POPULAR **2019** MEDICINE

大众医学

合订本

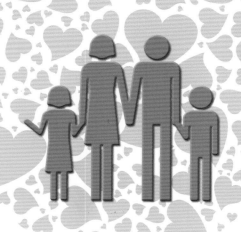

上海科学技术出版社

图书在版编目(CIP)数据

2019年《大众医学》合订本 /《大众医学》编辑部编 .

—上海：上海科学技术出版社，2020.1

ISBN 978-7-5478-4660-5

Ⅰ . ① 2… Ⅱ.① 大… Ⅲ.① 医学–基本知识 Ⅳ.① R

中国版本图书馆CIP数据核字（2019）第244046号

《大众医学》2019年合订本

上海世纪出版(集团)有限公司 出版、发行
上 海 科 学 技 术 出 版 社

（上海钦州南路71号 邮政编码200235 www. sstp. cn ）

开本889×1194 1/16 印张60 插页1

字数 1440 千

2020年1月第1版

2020年1月第1次印刷

ISBN 978-7-5478-4660-5/R.1963

定价：90.00元

本书如有缺页、错装或坏损等严重质量问题，
请向印刷厂联系调换

医学科普：
让健康知识惠及大众

作者简介

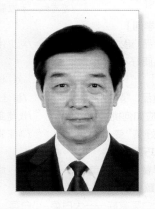

王陇德，中国工程院院士，中华预防医学会会长，国家卫生健康委员会脑卒中防治工程委员会副主任，中国老年保健医学研究会名誉会长，卫生健康委"健康中国2020战略研究组"首席专家，中国疾病预防控制中心健康教育首席专家。

随着社会的进步，传染性疾病、营养不良性疾病等逐步得到了控制，而慢性非传染性疾病成为国人需要面对的新问题。目前，心脑血管疾病、恶性肿瘤等慢性疾病已成为我国城乡居民最主要的死亡原因。

20世纪90年代，世界卫生组织全球调查结果表明，决定人的健康和寿命的因素中，生活方式和行为占60%，环境因素占17%，遗传因素占15%，医疗服务条件占8%。世界卫生组织指出，通过生活方式的调整，可有效预防心脑血管病、2型糖尿病、肿瘤等常见慢性病。通过健康知识的传播，能提高人们的健康素养，让大家采取更健康的生活方式，提高健康水平和生活质量，延长寿命。

医学科普并非易事，我认为做科普必须把握好以下四个原则。

第一，所传播的知识科学性要强，必须要以科学研究结论为基础。比如，很多人认为鸡蛋胆固醇含量高，要尽量少吃。其实这并不科学。事实上，鸡蛋营养丰富，富含优质蛋白质和人体必需氨基酸，富含钙、磷、铁等，蛋黄还富含卵磷脂。英国的研究发现，每天吃1个鸡蛋是安全的，并将鸡蛋的推荐摄入量从"每周3个"增加到"每天1个"。

第二，要通俗易懂。医学知识有很强的专业性，有很多让老百姓难懂的专业术语，必须用通俗易懂的语言加以解释，才能让大家理解其中的含义。

第三，要易于操作。《中国居民膳食指南（2016）》对每日需要摄入的各类食物的量进行了推荐，比如，每天要摄入谷薯类食物250~400克，蔬菜300~500克，新鲜水果200~350克，奶及奶制品300克，禽畜肉40~75克，蛋类40~50克，等等。为了更加便于操作，我个人建议40岁以上中年人不妨把握膳食结构与数量的"10个网球原则"：每天摄入不超过1个网球大小的肉类，相当于2个网球大小的主食，要保证3个网球大小的水果，不少于4个网球大小的蔬菜。另外，还要掌握"四个一"，即每天吃1个鸡蛋、1斤（500克）牛奶、1小把坚果、1副扑克牌大小的豆腐。

最后，医学科普还应针对重点问题进行科学知识的普及。比如，中风等对健康危害巨大的疾病，应该重点宣传，让老百姓了解早预防、早发现、早治疗等知识。防患于未然，或发病后及时得到有效的救治。**PM**

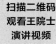
扫描二维码
观看王院士
演讲视频

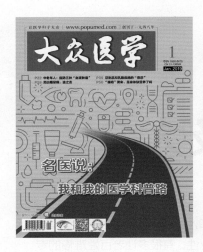

特别关注

名医说：我和我的医学科普路

本期特别关注，我们特邀获得"传播健康 心系大众"医学科普奖的医学专家们谈一谈他们对医学科普的理解，聊一聊他们是如何走上医学科普之路的，说一说他们是如何"以科普为己任，甘于奉献并乐在其中"的。同时，读者们也可以用手机扫描文中的二维码，阅读这些"医学科普达人"的优秀科普作品。

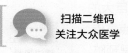

扫描二维码
关注大众医学

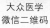

大众医学
微信二维码

大众医学
有声精华版

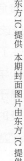

本期部分图片由东方 IC 提供 本期封面图片由东方 IC 提供

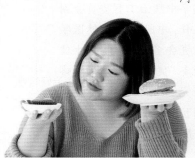

轻松订阅

★ 邮局订阅：邮发代号 4-11
★ 网上订阅：www.popumed.com（《大众医学》网站）
http://item.zazhipu.com/2000399.html（杂志铺网站）
★ 上门收订：11185（中国邮政集团全国统一客户服务）
★ 本社邮购：021-64845191 / 021-64089888-81826
★ 网上零售：shkxjscbs.tmall.com（上海科学技术出版社天猫旗舰店）

创刊于1948年　首届国家期刊奖　第三届中国出版政府奖期刊奖提名奖
新中国60年有影响力的期刊　全国优秀科技期刊一等奖　华东地区优秀期刊　中国百强报刊

大众医学® （月刊）

2019年第1期　Da Zhong Yi Xue

健康锦囊

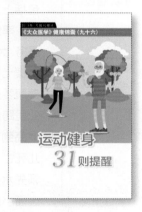

《大众医学》健康锦囊（九十六）
运动健身 31 则提醒

顾问委员会
主任委员 吴孟超　陈灏珠　王陇德
委　员
陈君石　陈可冀　曹雪涛　戴尅戎　顾玉东　郭应禄
胡亚美　廖万清　陆道培　刘允怡　邱蔚六　阮长耿
沈渔邨　沈自尹　孙 燕　汤钊猷　吴咸中　汪忠镐
王正敏　王正国　肖碧莲　项坤三　庄 辉　张金哲
钟南山　曾 毅　曾溢滔　曾益新　周良辅　赵玉沛
孙颖浩　郎景和　邱贵兴

名誉主编 胡锦华
主　编 温泽远
执行主编 贾永兴
编辑部主任 黄 蕙
主任助理 王丽云
文字编辑 刘 利　熊 萍
　　　　　　戴 薇　张 磊
美术编辑 李成俭　陈 洁

主　管 上海世纪出版（集团）有限公司
主　办 上海科学技术出版社有限公司

编辑、出版 《大众医学》编辑部
编辑部 （021）64845061
传　真 （021）64845062
网　址 www.popumed.com
电子信箱 popularmedicine@sstp.cn

邮 购 部 （021）64845191
　　　　　　（021）64089888转81826

广告总代理
上海科学技术出版社有限公司广告部
上海高精广告有限公司
电话：021-64848170
传真：021-64848152
广告/整合营销总监 王 萱
广告/整合营销副总监 夏叶玲
业务经理 丁 炜　杨整毅

发行总经销
上海科学技术出版社有限公司发行部
电话：021-64848257 021-64848259
传真：021-64848256
发行总监 章志刚
发行副总监 潘 峥
业务经理 张志坚　马 骏

编辑部、邮购部、广告部、发行部地址
上海市徐汇区钦州南路71号（邮政编码200235）

发行范围 公开发行
国内发行 上海市报刊发行局、陕西省邮政
　　　　　　报刊发行局、重庆市报刊发行局、
　　　　　　深圳市报刊发行局等
国内邮发代号 4-11
国内统一连续出版物号 CN31-1369/R
国际标准连续出版物号 ISSN 1000-8470
国内订购 全国各地邮局
国外发行 中国国际图书贸易总公司
　　　　　　（北京邮政399信箱）
国外发行代号 M158
印　刷 杭州日报报业集团盛元印务有限公司
出版日期 1月1日
定　价 10.00元
80页(附赠32开小册子16页)

杂志如有印订质量问题，请寄给编辑部调换

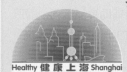

艾滋病

青年学生要多点"防艾"意识

国家卫生健康委指出，青年学生应该知道"艾滋病离你并不遥远"的道理。目前，学生中艾滋病相关知识的知晓率不低，但学生对艾滋病感染的防护意识很差。调查发现，有过性经历的学生安全套使用率不到40%，且容易发生不安全的性行为。据统计，2017年有3077例学生感染艾滋病病毒（HIV），其中81.8%是同性性传播导致感染。专家建议，学生首先要了解预防HIV感染的知识；其次，要增强预防意识，采取措施（如使用安全套、远离高危性行为等）保护自己。目前，全国有11个省、52所高校设立了HIV尿液检测自动售卖机，怀疑感染者最好去HIV自愿检测点检测，也可利用校园的自动售卖机进行检测，检测结果可以通过网络查询。

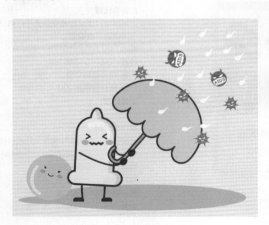

糖尿病

60岁以后：4人中1人患糖尿病

上海市卫生健康委员会最近发布的调查数据显示：上海市35岁以上常住居民中，糖尿病患病率为17.6%；随着年龄增长，糖尿病患病率逐渐上升，60~74岁、75岁及以上人群中糖尿病患病率高达24.3%和31.3%，意味着60岁以上的老年人中1/4以上为糖尿病患者。专家指出，患糖尿病后，不仅需要药物治疗，还需要采取定时监测血糖、调整饮食、科学运动锻炼等综合性措施。患者的家属也要学习糖尿病的相关知识，鼓励患者树立战胜疾病的信心。

上海

改革开放40年，上海市民健康20件大事

近日，上海市卫生健康委员会公布了改革开放40年来，与上海市民健康息息相关的"上海卫生改革发展20件事"，包括上海成功抗击"非典"等传染病、在全国率先建设医联体、率先开展社区卫生服务中心标准化建设与家庭医生签约服务、大力推进郊区三级医院建设、加强医养结合和老年护理、支援七省区市精准健康扶贫、率先开展控烟等。上海市卫生健康委员会邬惊雷主任表示，改革开放40年来，上海卫生事业呈跨越式发展：人均期望寿命从改革开放初期的72.77岁提高到83.37岁，常住人口孕产妇死亡率为3.01/10万，婴儿死亡率为3.71‰，市民三大健康指标连续十多年保持世界领先水平。上海卫生系统要牢固树立"没有全民健康就没有全面小康"的理念，始终遵循卫生事业发展的客观规律，永远把人民健康放在心上；上海要努力建成亚洲一流医学中心城市，进一步提升医疗服务能级和核心竞争力。

奶粉

看婴幼儿奶粉标签，要善于"抓重点"

目前，市场上婴幼儿配方乳粉琳琅满目，家长该如何选购呢？国家市场监管总局提醒，购买时必须仔细看标签：①看必须标注的内容是否齐全，包括食品名称，配料表，净含量和规格，生产者和（或）经销者的名称、地址和联系方式，生产日期和保质期，贮存条件，食品生产许可证编号，产品标准代号（进口商品除外），营养成分表，注册号，食用方法，适宜人群信息和食品属性（如乳基或豆基产品以及产品状态）；还应看标明"对于0~6月婴儿最理想的食品是母乳，在母乳不足或无母乳时可食用本产品"，较大婴儿配方乳粉有无标明"须配合添加辅助食品"。②看是否有不允许标注的内容，如"益智""增加抵抗力（免疫力）""保护肠道""人乳化""母乳化""进口奶源""生态牧场"等信息。不要购买或食用无标签或标签信息不全、内容不清晰，掩盖、补印或篡改日期的产品。**PM**

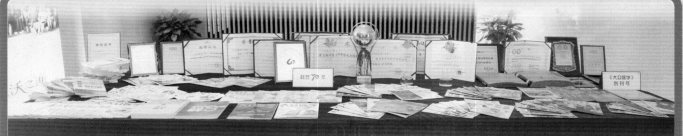

医学科普:助力健康中国

"传播健康 心系大众"首届医学科普创新论坛
暨《大众医学》创刊70周年纪念活动成功举办

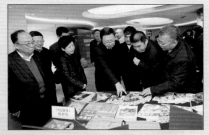

与会领导参观《大众医学》创刊70周年展台

2018年11月22日下午,"传播健康 心系大众"首届医学科普创新论坛暨《大众医学》创刊70周年纪念活动在上海朵云轩影城成功举办。

中国期刊协会会长吴尚之,中国工程院院士、《大众医学》杂志顾问委员会主任委员王陇德,中国工程院院士汤钊猷、邱蔚六、廖万清,中共上海市委副秘书长、市委宣传部副部长朱咏雷,上海市新闻出版局局长徐炯,上海世纪出版集团总裁王岚,上海市新闻出版局副局长彭卫国,上海申康医院发展中心副主任朱同玉,中国期刊协会秘书长刘晓玲,上海世纪出版集团党委副书记何向莲,上海世纪出版集团副总裁阚宁辉、李远涛、毛文涛,纪委书记张国新,上海市期刊协会会长王兴康,中华医学会科学普及部部长唐芹,中华医学会科学普及分会主任委员王立祥,上海市医学会常务副会长兼秘书长谭鸣等领导,以及来自医疗卫生界的领导、专家,出版界的同仁出席了本次会议。

吴尚之会长在发言中指出,70年来,《大众医学》始终坚持正确的出版导向,着力为读者服务,为人民的健康服务,着力办好高品质的科普期刊,赢得了读者的信任和赞誉,得到了社会的充分肯定。他希望《大众医学》:一要担当文化使命,做优科普出版;二要加快创新融合,推动期刊发展;三要加强队伍建设,打牢事业基础。

上海市委宣传部朱咏雷副部长指出,作为国内办刊历史最悠久的医学科普杂志,《大众医学》在70年的办刊历程中始终坚持"让医学归于大众"的宗旨,坚持正确的出版导向,长期

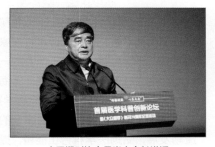

中国期刊协会吴尚之会长讲话

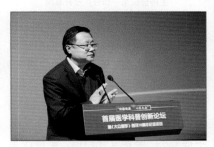

上海市委宣传部朱咏雷副部长讲话

深入基层、贴近群众,传播医疗健康知识,提高广大人民群众的健康素养。朱副部长要求《大众医学》杂志在今后的办刊工作中:一要坚持正确的办刊导向,始终坚持"让医学归于大众"

的办刊宗旨;二要坚持精品战略,打造上海一流的医学科普文化品牌;三要坚持开拓创新,加快融合发展,使70年的老品牌更加叫得响、传得开、留得住。

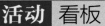

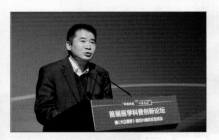

上海市新闻出版局局长徐炯讲话

上海市新闻出版局局长徐炯指出，上海是中国期刊出版的发祥地和重镇，上海期刊紧跟历史发展的脚步，呈现出百花齐放的局面，成为上海文化事业建设中一道靓丽的风景线。改革开放后，上海期刊业迅速发展，《大众医学》是其中的优秀代表。希望《大众医学》能够不忘初心，再攀高峰，成为上海和中国科普文化品牌的代表，继续谱写上海期刊的辉煌。

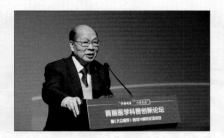

中国工程院院士汤钊猷致辞

《大众医学》顾问委员会委员汤钊猷院士作为作者代表致辞。汤院士指出，科普作者和科普媒体要强化健康中国的宣传力度，重视创作有中国特色、符合国情的科普作品，撰写能够引起人们思考的科普文章，宣传科学精神和科学思维，倡导"高、精、尖、新"与"多、快、好、省"并重。他呼吁，更多的一线医学专家应重视医学科普工作，积极投入健康中国建设。

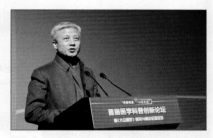

中华医学会科学普及分会主任委员王立祥致辞

中华医学会科学普及分会主任委员王立祥在致辞中指出，在步入"全民健康、全面小康"的新时期，以个人健康为中心，整合个体、群体、全体"三位"一体，融通个人、家庭、社会"三者"合一，以前人、中人、后人"三人"健康为目标，以"人与人、人与社会、人与自然和谐"为准则的立体健康时代已经到来，医学专家应与媒体共同努力，进行全方位的健康传播。

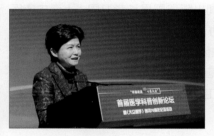

上海世纪出版集团党委书记、总裁王岚
主持会议第一部分并致开幕词

上海世纪出版集团党委书记、总裁王岚在开幕词中指出，上海世纪集团目前共有杂志 75 种，《大众医学》是其中的优秀品牌。新时代，新征程，集团将按照习总书记致《大辞海》出版暨《辞海》第一版问世 80 年贺信中提到的"坚定文化自信，坚持改革创新，打造传世精品"的重要指示精神，积极响应市委提出的打响上海"文化品牌"的号召，一如既往地坚持正确舆论导向不动摇，坚持创新融合发展不动摇，全力打造历久弥新且为人民群众喜闻乐见的文化精品、文化品牌。

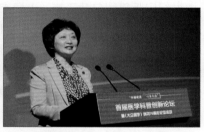

上海市医学会常务副会长兼秘书长谭鸣致辞

上海市医学会常务副会长兼秘书长谭鸣在致辞指出，科普是科学家的责任，医学科普是医务工作者的一种职业能力、一种责任和义务。上海市医学会将一如既往地与《大众医学》杂志携手，共同助推医学科普事业的蓬勃发展，弘扬医学科普正能量，提升广大人民群众的科普获得感，共同为全民健康、健康中国做出更多贡献。

扫描二维码，
观看《大众医学》创刊
70 周年纪念短片

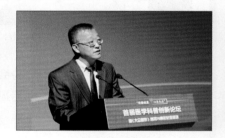

上海科学技术出版社社长、
《大众医学》杂志主编温泽远发言

上海科学技术出版社党委书记、社长、《大众医学》主编温泽远代表《大众医学》杂志发言。他首先回顾了《大众医学》70 年走过的历程，汇报了杂志取得的成绩；感谢 70 年来一直伴随着杂志成长的作者、读者和前辈编者；感谢关心《大众医学》发展的各级主管机构、领导、老师和同行。温社长表示，《大众医学》是一艘驶向深海的船，将以创刊 70 年为新起点，面对医学科普这片蔚蓝的海洋，再次鼓满帆、把稳舵，借着融合发展的东风，开拓创新，不辱使命，奋力前行。

会议的第二部分是医学科普主题演讲。由中华医学会科学普及部部长唐芹主持。

中华预防医学会会长、中国工程院院士、《大众医学》顾问委员会主任委员王陇德发表了精彩演讲。王院士指出，提高人民健康素养是提高全民健康水平最根本、最经济、最有效的措施之一。要建立健康教育体系，普及医学知识，教育、引导人民群众树立正确的健康观，形成

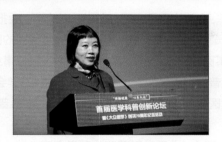

唐芹部长主持主题演讲环节

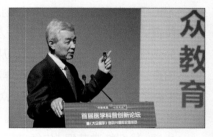

王陇德院士发表主题演讲

健康的行为和生活方式。而在医学科普工作中，要遵循三个原则——科学、通俗、易操作，多用人民群众听

得到、听得懂、听得进的途径和方法普及健康知识和技能，让健康理念和知识深入人心。

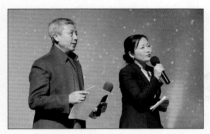

颁奖仪式由中华医学会科学普及分会主任委员王立祥、《大众医学》编辑部主任黄薏主持

会议的第三部分是"传播健康 心系大众"医学科普奖颁奖仪式。为激励更多医学专业人员积极从事医学科普工作，表彰为中国医学科普事业繁荣发展，提升中国人民健康素养做出

卓越贡献的专家，以及在医学科普领域成绩卓著的医疗机构，在中华医学会科学普及部的指导下，中华医学会科学普及分会、《大众医学》杂志联合主办了首届"传播健康 心系大众"医学科普奖评选活动，并在本次大会上举行了颁奖仪式。

吴孟超、王陇德、陈灏珠、汤钊猷、庄辉、郎景和等18位两院院士获得卓越成就奖；冯新为、杨秉辉、吴在德、徐光炜等50位著名医学专家获得突出贡献奖；胡健卫、王剑虹、石浩强等35位青年专家获得新生力量奖；中国医学科学院北京协和医

院、北京大学人民医院、上海交通大学医学院附属瑞金医院、复旦大学附属中山医院等33家医疗机构获得优秀组织奖。**PM**

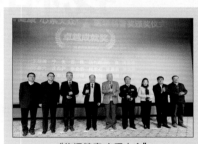

"传播健康 心系大众"
医学科普卓越成就奖获奖代表合影

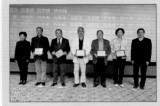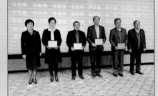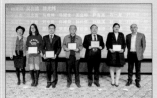

"传播健康 心系大众"医学科普突出贡献奖获奖代表合影

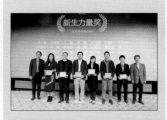

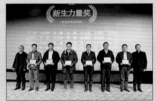

"传播健康 心系大众"
医学科普新生力量奖获奖代表合影

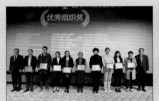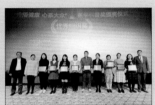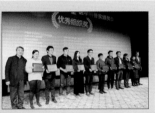

"传播健康 心系大众"医学科普优秀组织奖获奖代表合影

习近平总书记多次指出：科技创新、科学普及是实现创新发展的两翼，要把科学普及放在与科技创新同等重要的位置。近年来，越来越多的医务人员主动投身医学科普事业，一大批优秀的医学科普工作者脱颖而出。

为激励更多医学专业人员积极从事医学科普工作，表彰为中国医学科普事业繁荣发展、提高中国人民健康素养做出卓越贡献的专家，以及在医学科普领域成绩卓著的医疗机构，中华医学会科学普及分会、《大众医学》杂志联合主办了首届"传播健康 心系大众"医学科普奖评选活动，并在首届医学科普创新论坛暨《大众医学》杂志创刊70周年纪念大会上举行了颁奖仪式。

本期，我们特邀获得"传播健康 心系大众"医学科普奖的医学专家们谈一谈他们对医学科普的理解，聊一聊他们是如何走上医学科普之路的，说一说他们是如何"以科普为己任，甘于奉献并乐在其中"的。同时，读者们也可以用手机扫描文中的二维码，阅读这些"医学科普达人"的优秀科普作品。

名医说：
我和我的医学科普路

策划/ 本刊编辑部
执行/ 黄荟
支持专家/ 汤钊猷 邱蔚六
　　　　　郭树彬 杨秉辉 董健
　　　　　程蕾蕾 崔松

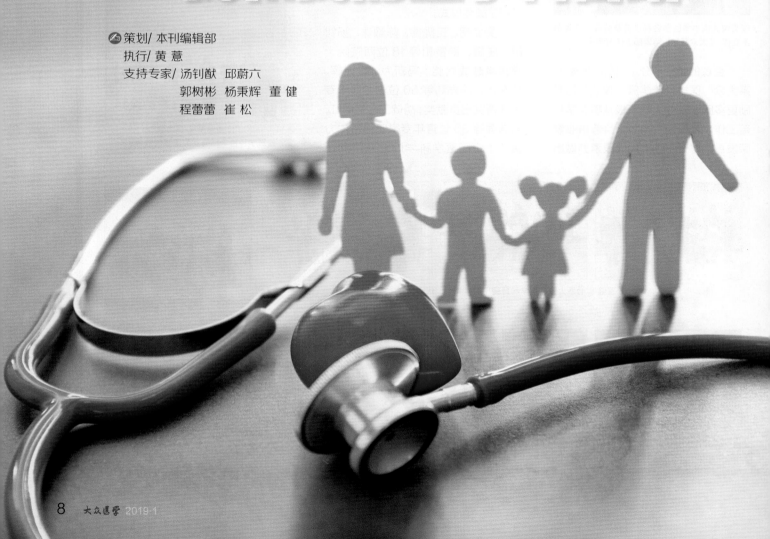

为传播医学知识和科学精神**添砖加瓦**

中国工程院院士　汤钊猷

汤钊猷
"传播健康 心系大众"
医学科普卓越成就奖得主

> 科普不单单是把高深的科学知识用百姓能懂的语言传播给大众，还包括传播科学精神。前者是"硬件"，后者是"软件"，两者相辅相成。

科普不仅要让大众获得科学知识，还要让大众知道科学是如何发展的。如果这样理解的话，在过去 60 年间，我在众多报刊上发表过近百篇科普文章，参编和主编过十几本科普读物。1958 年，在《大众医学》杂志创刊 10 周年之际，我发表了《急性阑尾炎不用开刀了》，这是我写的第一篇科普文章，那时我 28 岁。当时，我这个外科医生居然真的用针灸治好了急性阑尾炎，还治好了一位因阑尾炎穿孔并发弥漫性腹膜炎的 91 岁患者。我们曾做过系统研究，证实其机制是有科学基础的，还在《中华医学杂志（英文版）》上发表了论文《针灸治疗急性阑尾炎 116 例》。我认为，对急性阑尾炎，多一种疗法总比少一种好，尤其是不适合手术的病人及边远地区的居民。但任何疗法都需要"精细实践"，该文说"学习祖国医学并不简单"，需要选择合适穴位，需要"得气"，实证需要用"泻"法（留针和捻针），还要辨证论治，不然就会失败。

我印象最深的一篇科普文章

我的科普文章和科普书有些曾获奖，提示大家认可这些是科学的。如果把经不起考验的东西传播给大众，那就是传播伪科学，贻害无穷。我最满意的一篇科普文章，是 1978 年在《大众医学》杂志创刊 30 周年时，分 4 期发表的《肝癌漫话》。这组文章在 1981 年荣获"新长征优秀科普作品二等奖"；1982 年被上海科学教育电影制片厂制作成专题片《肝癌治疗的曙光》；1983 年被收录在中国科普创作协会编的《花儿为什么这样红》一书中；1999 年又充实后被中国科普佳作精选编委会编入《中国科普佳作精选》中。

这组文章之所以备受关注，我想主要原因有以下几点。首先，过去大家一直认为肝癌是绝症，而此文给大众以新的希望。其次，文章不仅介绍了对

付肝癌的诊疗进展，还突出了我国在肝癌预防，特别是早诊早治方面的成果。用甲胎蛋白和肝功能的联合动态分析，可在肝癌出现症状前 6~12 个月诊断出还没有症状的、枣子大小的"小肝癌"，此时进行手术切除，六成患者可生存 5 年以上。第三，文章还给读者传播了一些辩证思维，如"早期诊断，由难变易""变不可逆为可逆"等。后来的资料证明，获得长期生存的肝癌患者，60% 是小肝癌；住院肝癌患者 5 年生存率也因此由早年的 3% 提高到近年的 40% 以上；美国和意大利的统计提示，早诊早治是提高肝癌疗效的最重要途径。

1985 年，我们出版了英文版《亚临床肝癌》专著，在国际上最早提出"亚临床肝癌"概念。国际肝病学奠基人 H.Popper（珀波）在此书前言中称"这一概念是人类认识和治疗肝癌的重大进展"。小肝癌研究还提高了我国肝癌研究的国际学术地位：我担任两届国际癌症大会中肝癌会议的主席，并在国际抗癌联盟主编的《临床肿瘤学手册》中编写肝癌章节（连续三版）。

我最满意的一部科普作品

尽管百余年来癌症诊治进展不小，但远未全胜。对付癌症，不仅要发展硬件（手术、放疗、化疗、分子靶向治疗等），"软件"也不可或缺。如下象棋，开始时"兵力

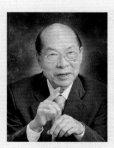

专家简介

汤钊猷　中国工程院院士，复旦大学附属中山医院肝外科教授，复旦大学肝癌研究所名誉所长，曾任上海医科大学校长、中华医学会副会长。在国际上最早提出"亚临床肝癌"的概念，在肝癌早期发现、早期诊断和早期治疗，不能切除肝癌的缩小后切除，以及肝癌转移复发的研究领域，做出了卓越贡献。

相等"（硬件），胜负则取决于"棋艺"（软件）。耄耋之年，从洋为中用、古为今用和"近为今用"的角度，我在上海科学技术出版社先后出版了《消灭与改造并举——院士抗癌新视点》《中国式抗癌——孙子兵法中的智慧》和《控癌战，而非抗癌战——＜论持久战＞与癌症防控方略》三本书。

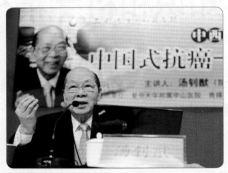

"中国式抗癌——孙子兵法中的智慧"科普讲座

我最满意的作品是《中国式抗癌——孙子兵法中的智慧》。该书获得 2015 年上海市优秀科普图书一等奖、2018 年上海科普教育创新奖一等奖。吴咸中院士说，将孙子兵法与现代医学及传统中医相结合，古为今用，洋为中用，是空前的创新；王正国院士说，用孙子兵法的军事和哲学思想指导抗癌，并有实例，启发极大。

习近平总书记在党的十九大报告中指出："文化自信是一个国家、一个民族发展中更基本、更深沉、更持久的力量。"我体会到，中国的崛起，文化自信是很重要的因素。同样，中华文明精髓在对付癌症方面也应当有重要意义。《孙子兵法》是取胜之道，其中"慎战、非战、易胜、全胜和奇胜"，意味着消灭肿瘤的决策要谨慎，能"不战而屈人之兵"更好；一定要战，就要"易胜"（早诊早治），就要"全胜"（综合治疗），就要"奇胜"（创新取胜）。

2018 年，我出版了《控癌战，而非抗癌战——＜论持久战＞与癌症防控方略》。一字之差，反映了观念的更新。癌症是机体"内乱"（癌细胞是正常细胞变来的），不同于传染病的"外敌入侵"。因此，百余年来所用的"消灭"战略，应改为"消灭与改造并举"战略。如对付"罪犯"，光有死刑不够，还要有徒刑。当前，对付癌症应从"治癌"为主（关注杀癌"神药"）转变为"预防（含早诊早治）"为主。其实，"健身却癌"是更为根本的。"健身却癌"有三个重点：一是心胸开阔；二是适度运动，运动不是越多越好，"适度"是因人、因地、因时而异；三是好的生活方式，我提倡"两动"（动脑、

扫描二维码
阅读汤钊猷院士
科普作品

动身体），"两通"（二便通、血脉通），动静有度。

我对医学科普的三点体会

● 要有目的与动力

如果科普能引起大众的兴趣，给患者以希望，引发专业人员思考，那就会有千千万万的人投入或声援攻克癌症的战斗。正是出于这个目的，我写了《肝癌漫话》。记得那是 1978 年元旦前的一个周日，我一口气写完两万余字的《肝癌漫话》。因为从事肝癌研究十多年，一千多条生命在我眼皮底下被肝癌夺去，全国每年有几十万人死于肝癌，难道可以等待、可以袖手旁观吗？这就是我写《肝癌漫话》的动力。

● 要有第一手资料

两万余字的《肝癌漫话》能在一天内写出来，是因为我已基本看遍文献，还总结了全国三千多例肝癌患者的资料，有一千多例肝癌患者的临床经验和教训，特别是当时国内外都没有的"肝癌早诊早治"的实践。

我在不同年代写的科普文章，主题都是我当时所从事的科研工作。20 世纪五六十年代，我从事血管外科专业，写了"丝绸血管"；20 世纪六七十年代，我从事肿瘤研究，写了癌症的早期诊断、治疗和肿瘤免疫；20 世纪 80 年代，我开展肿瘤导向治疗研究，写过《向肝癌发射导弹》；20 世纪八九十年代，我体会到"辩证思维"的重要，就写了有关临床辩证思维的文章；21 世纪以来，我从事"杀癌疗法的负面问题及其干预"的相关研究，是我后来写三本控癌相关科普图书的背景。

总之，科普要能言之正确，言之有物，最好是自己所从事的工作，这样才能保证其科学性和先进性，并"有血有肉"。为此，我赞成要动员更多的专家去写科普文章。

● 要能引人入胜

写科普文章，要让读者知道事情的来龙去脉，才能引人入胜。最好把读者当作好问的小孩，能让小孩弄懂，就成功了一半。我在后期的写作中，还常常讲一些哲理，如果能为读者所接受，就可能变成更多创新的动力。科普不单给人们以知识，最好还能给人们以启发。科普文章要使人看了有兴趣，有希望，有意犹未尽之感。

科普：科学之一翼

中国工程院院士　邱蔚六

邱蔚六

"传播健康 心系大众"
医学科普卓越成就奖得主

> 医学科学研究工作应包括科学研究和健康促进两部分。在健康促进工作中，科普占据着绝对重要的位置。因而，医学科普应被看作医学科学研究工作的另一翼。

《大众医学》杂志是一本具有悠久历史的著名医学科普刊物，笔者既是《大众医学》杂志的作者，也是《大众医学》杂志的读者。

我的四十余年科普路

粗略算来，笔者参与科普工作已有40余年。有幸的是，《大众医学》杂志是我最先投稿的医学科普杂志。在2014年出版的《邱蔚六文集》中，笔者选择刊登了10篇科普文章，在《大众医学》杂志上发表的就有8篇。其中一篇《颌下肿块，结石作怪》也被选为"重读经典"，再次刊登于《大众医学》杂志2018年第11期——《大众医学》杂志创刊70周年特刊上。更为有幸的是，我的另一篇科普文章《口腔也会患癌》，曾被评为全国卫生报刊优秀作品（科普类）一等奖。

40多年来，从撰写科普文章开始，笔者参与了各种科普活动，如参加各类

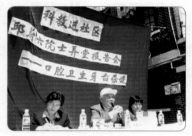
进社区进行科普宣讲

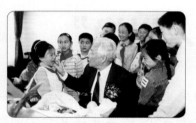
为小朋友宣讲口腔保健知识并做口腔检查

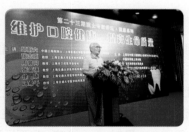
在院士讲坛做专题科普讲座

医学咨询活动，参加电台、电视台组织的《名医坐堂》《家庭保健》《健康热线》节目，参加"全国爱牙日"等各类科普公益活动。这得感谢《大众医学》杂志对我的引领。

科普的重要性不言而喻

健康是国家之大计。"没有全民健康，就没有全面小康。"这是2016年8月习总书记在全国卫生与健康大会上提出来的。2018年11月，李克强总理在第九届全球健康促进大会上公布了《"健康中国2030"规划纲要》。继之，国家又正式将"国家卫生与计划生育委员会"更名为"国家卫生健康委员会"，这充分体现了"健康"的概念在我国扎下了根，也是我国医疗卫生界今后需要坚持的工作方向。

●科普需要医学人员走出象牙塔

无论是临床医护人员，还是科研人员，都要参与到科普工作中来，不能单纯局限于临床医疗或科学研究中。

●科普是贯彻"4P"医学的重要手段

"4P"，指的是预防性、预测性、个体化和参与性。科学的健康促进是面向广大群众的事半功倍的预防性措施。中国人民需要科普，中国的医学科普需要医学科技人员。

●科普可以提高公民的科学素养和素质

公民的科学素养决定了一个国家的科技水平和文明水平。我国在这方面还远远落后于发

专家简介

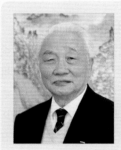

邱蔚六　口腔颌面外科学专家，中国工程院院士，上海交通大学荣誉讲席教授、博士生导师，上海市口腔医学临床中心名誉主任，曾任上海交通大学医学院（原上海第二医科大学）口腔医学系主任、口腔医学院院长、附属第九人民医院院长等职。擅长颌面部肿瘤与整复外科，是我国口腔颌面外科、头颈肿瘤外科及口腔颌面修复重建外科的开拓者之一。

达国家。2018 年中国科协对中国公民科学素质的抽样调查数据表明,科学素质达标者仅为 8.47%。由此可见,我国公民健康素养和素质有待提高。

● 科普是建设智慧城市的需要

世界已经进入人工智能(AI)时代。建设智慧城市,更需要科普。伴随人工智能产生的一些可穿戴健康监测产品,可以使患者更方便地监控自己的健康状态,并主动参与疾病早期发现、早期诊断和及时治疗。人工智能相关被看作是"赋能"(empower)于人,自然也离不开科普。

扫描二维码
阅读邱蔚六院士
科普作品

科普应多样化、常态化

科普被认为是健康促进的喉舌和工具。科普应该是健康的、有益的,绝不应该是有害的、误导的。视对象不同,科普的形式可以是多样的,包括文字、演讲、示教,以及情景剧、小品、相声等各种艺术形式。同时,科普的常态化也很重要。不厌其烦地"老和尚念经",至少可以起到加强记忆、仿效而行的作用。

最后想说一点:作为医学科技人员,既要重视健康教育与科普,主动参与科普工作,同时也应该认识到,自己也是"被科普"的对象,因为除医学知识外,对其他领域的科学进展,包括创新、发明等,也都要学习,都需要"被科普"。

科普是"授人以渔"

首都医科大学附属北京朝阳医院急诊科 郭树彬

> **郭树彬**
>
> "传播健康 心系大众"
> 医学科普突出贡献奖得主

科普的未来发展方向,除了要建立一个面对广大老百姓的专业、权威的科普平台外,还需要建立一个面对广大基层医生的继续教育体系,通过"两手抓",全面提升我国人民的健康素养和健康水平。

很多人都曾去医院的急诊科就诊过,"拥挤、嘈杂、车水马龙"或许是它留在大家脑海里最深刻的印象。有时候,大家还会看到脾气暴躁的家属与医生、护士争吵的情景,使原本就拥挤不堪的急诊室变得更加让人无法呼吸。

一般地说,病人家属情绪激动无非两个原因:一是对医生的治疗措施不满意;二是一些疾病并非急重症,病人应该去门诊治疗,但病人不理解,非要在急诊看。这些情况的出现,很大程度上是因为公众缺乏医学知识,对医务人员不够信任,非要以不专业甚至可能错误的做法来参与诊疗,从而导致非急诊病人占用急诊医疗资源,有限的急诊资源不能顺畅地运转起来。

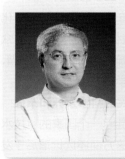

专家简介

郭树彬 首都医科大学附属北京朝阳医院急诊科主任、主任医师、教授、博士生导师,中华医学会科学普及分会候任主任委员,中国医师协会医学科普分会主任委员、急诊医师分会副会长。牵头成立中国医师协会医学科普媒体联盟、中国健康科普联盟,推行互联网移动应急志愿者项目,推出急诊前沿公开课和"急危医谈"网络云学院,出版多本医学科普图书。

科普,将医生还给病人

在急诊工作这么多年,我深刻体会到做科普的重要性。现在的医院如此拥挤,医患矛盾也不少见,很大原因是老百姓在看病的时候与医生沟通的时间少。因此,必须将医生还给病人,让医生在看病之余有更多时间传递科学知识、防病理念和健康生活方式。

通过医学科普知识的传播，我们可以有效地避免可预防疾病的发生；对于可治疗的疾病，能够得到更好的预后；对于不能治愈的疾病，也希望能正确调整病人及其家属的预期，避免不必要的医疗资源投入，使得社会更安定。科普是医生工作的升华，如果能把疾病预防做好，医院将会不再这么拥挤，人民健康就可以被更好地保障。

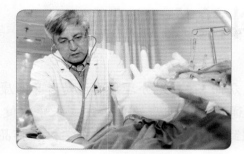
诊治病患

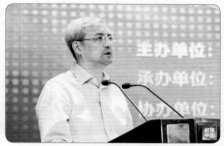
进行科普宣讲

而形成一种健康文化理念，在"润物细无声"的作用下，使患者形成对其日常行为的自我约束。

"会科普"是对医生更高的要求

会看病是医生的本职工作，会科普则是对医生更高的要求。好医生可以分为三类：第一类是技术高超，能够把病治好的医生，这是作为好医生最基本的要求；第二类是医学团队的领导者，能高效管理科室和医院，能带领团队挽救更多病人的生命，这类医生比第一类医生高了一个台阶；而第三类，是既会看病，又会科普的医生。这部分医生能利用各类手段将医学知识普及给公众，能间接帮助更多的人，这才是最高层次的医生。授人以鱼，不如授人以渔；为人治病，不如教人防病。

医学的发展，最重要的是医学成果的转化。这个转化，不仅局限于产品或医疗技术转化，也包括一些科普知识，能够为广大人民所知晓和运用，并使人们从中获得健康收益。

科普是生产力，更是健康的"说明书"

医学科普是生产力，不容缺失，必须建设。如果绝大多数人能选择健康的生活方式，知道如何及时、正确地处理突发疾病，懂得无病早防、有病早治，不仅能大大降低疾病的发病率、致残率和致死率，还能大大降低个人和社会的医疗费用支出。

什么样的医学科普才算好？医学科普不在乎方式和形式，最重要的是内容质量上乘，文字浅显易懂，能让更多老百姓接受和受益。再就是传播范围要广，要与主流媒体合作，增加传播力度。

未来的科普，更应该是健康的"说明书"。除医学知识外，医生还应该有目的地向患者传播一些健康常识，从

做有组织、有规划、有目标的精准科普

我从七年前开始从事医学科普工作，在中华医学会科普分会和北京市医学会科普分会担任相关职务。当时，医学科普给我的感觉是比较乱，很多内容不够科学与规范。于是，我们开始组织不同专业的医学专家撰写科普文章，目标是做权威的、专业的医学科普。近几年，我们联合了多个以医学科普工作为中心的组织，并与全国50余家媒体组成"医学科普媒体联盟"，进一步推动了医学科普知识的更大范围传播。我们还建立了"科普主场"，根据科普对象的年龄、性别、职业等来设置，通过有影响力的电视、网络、报刊等媒体，以及义诊、宣传等形式进行传播。科普主场可以给科普专家一个发挥其所长的平台，也可以使希望了解科普知识的大众"有处可寻、有处可依"。

科普是"健康中国2030"规划中最重要的内容之一，也是国家将重点扶持和关注的领域。在我看来，科普的未来发展方向，除了要建立一个面对广大老百姓的专业、权威的科普平台外，还需要建立一个面对广大基层医生的继续教育体系，通过"两手抓"，全面提升我国人民的健康素养和健康水平。

各级医院和医务工作者应当成为医学科普的主力军，联合专业的医学科普工作者和各类有影响力的媒体，共同打造中国最大的权威医学科普平台，使大众能随时随地获得专业、权威的科普知识。

扫描二维码
阅读郭树彬教授
科普作品

视医学科普为己任

复旦大学附属中山医院教授　杨秉辉

杨秉辉

"传播健康 心系大众"
医学科普突出贡献奖得主

> 对民众而言，应充分理解自己是自身健康"第一责任人"的深刻含意，努力通过建立健康的生活方式来争取健康。而对医务同道而言，更应认识到，创作更多、更好的医学科普作品是义不容辞的责任。

科学是人类智慧的结晶，应该造福于民。医学在这个意义上的特征更加鲜明，因为它是一门直接服务于人类健康的学科。对一般民众，甚至其他专业的科技人员而言，普及医学知识十分必要。何况如今人们寿命延长、疾病谱转变，大量慢性病与退行性疾病成了人们健康的主要威胁。这些疾病已非一方、一药所能治愈，很多患者需要在医学照顾之下维持生命与健康，此时患者及其家属若能了解病之来由、发展、转归，以及治疗、护理方法，便能取得尽可能好的疗效。而想要预防此类疾病，则更需要人们了解并努力践行健康的生活方式和行为。医学以促进人类之健康为目标，医生便应视普及医学知识为己任。

工作实践让我走上科普之路

1952 年，我在读初中二年级时患了卡他性中耳炎，在做胸部 X 线透视时意外发现患有肺结核病。当时，我已经读过鲁迅先生的《药》，知道自己患了与小说里华小栓一样的重病，自是惶惶不安。家人带我到上海福州路、河南路口的一栋大楼里，先请放射学专家张去病医师摄片，再请肺痨科专家刁友道博士诊治。当时，我看见摄片报告上写着"干酪样病灶"等词汇，很是不解，诊病时便问刁博士："医生，什么叫干酪样病灶？"刁博士没想到一个小孩会问他这个问题，而这医学名词也确实很难解释清楚，

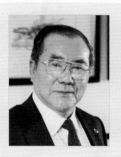

专家简介

杨秉辉　复旦大学附属中山医院教授、博士生导师，中华医学会全科医学分会名誉主任委员，中国首席健康教育专家，曾任复旦大学附属中山医院院长、上海市科学技术协会副主席、上海市科普作家协会理事长等。

便道："小孩子别问这些，拿我的处方去配药吃，会好的。"没有得到"干酪样病灶"的解释，我心中快快，所幸服了刁博士处方的对氨基水杨酸钠（PAS）不到半年，我真的痊愈了。这段经历引发了我对现代医学的崇拜，以致后来选择了从医之路。

10 年以后，我从医学院毕业，进入中山医院做了内科医生，也大致弄懂了"干酪样病灶"是怎么回事。看门诊时，我很愿意向病人多做些解释，也顺便说几句安慰的话，不料却很受病人欢迎。尽管我当时还是个"小医生"，却总有病人愿意找我看病。

20 世纪 70 年代初，我们在某地农村用检查甲胎蛋白（AFP）的方法筛查肝癌，发现了一些甲胎蛋白阳性的病例。然而，当地农民既不相信只在手指上采一滴血便能查出肝癌，也不相信肝癌还能治疗，不愿意进一步查治。于是，我们便先向当地医生"科普"，然后再一起上门宣讲，甚至用公社的有线广播宣讲，终于逐步得到了农民们的认可，也为早期肝癌的诊治打下了基础。从医疗实践中，我深深体会到医学科普的重要性，从此踏上了医学科普之路。

医学科普：离不开医务人员和媒体的参与

科普工作的基础是科普创作。自从 1975 年在《科学普及》杂志上发表《肝癌的早期发现》一文起，我已经在全国各地报刊上发表了医学科普文章近千篇。从 1981 年在河南科学技术出版社出版《肿瘤知识》科普图书至今，由我主编或创作的医学科普书籍已达 50 余册。有的图书曾获国家科技进步奖二等奖、卫生部科技进步奖二等奖等奖项。

医学科普需要医务人员的参与，但要将医学知识"普及"给民众，则需要借助媒体的力量。《大众医学》恰是一本专业的医学科普杂志。自 1979 年在《大众医学》发

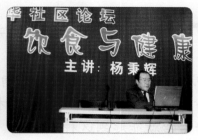

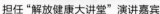
担任"解放健康大讲堂"演讲嘉宾

进社区进行科普宣讲

表《奇妙的胸腺》一文至今，我已与《大众医学》合作近40年。说是"合作"，其实是我从《大众医学》那里得到了近40年的支持与帮助，这不仅是因为我的许多科普文章在《大众医学》上发表，更因为我从《大众医学》那里学到了不忘初衷、坚持以普及医学知识为己任、精益求精的办刊精神。我曾负责主编中华医学会唯一的一本名为《健康世界》的科普杂志7年。中山医院有一本名为《健康促进》的内部医学科普期刊，办刊20余年，亦由我主持工作。我以《大众医学》为榜样，努力办好医学科普刊物。尽管科普写作，包括主编、审稿等工作，占据了我大量的业余时间，但也拓宽了我的知识面，提高了我的写作和编纂能力，我无怨无悔，并在其中得到了快乐。

科普创作：更应关注疾病预防

让民众了解某种疾病如何诊断、如何治疗固然重要，但如何预防这些疾病更为重要。"预防为主"是我国卫生工作的基本方针，医学科普也应该把工作的重点转向健康教育和健康促进。

我于20世纪90代起开始关注健康话题的医学科普，并于1995年主编了一套关于营养的系列丛书，由当时的上海医科大学出版社出版。2003年，我向人民卫生出版社主动请缨，编写并出版了《健康的生活方式》一书。该书出版后反响良好，多次重印、再版。最后，该社又邀多位专家加盟，形成健康生活方式系列丛书，并于2000年获国家科技进步奖二等奖，开科普类图书获此殊荣之先河。其后，我又陆续写了《生活中的66个健康话题》《健康从哪里来》《生活行为与健康》《健康的逻辑》等以健康促进为主题的医学科普图书，这

扫描二维码
阅读杨秉辉教授
科普作品

类图书事实上比讲述某一类疾病的图书，更为民众所需要。

"叙事医学"：
让医学知识"温暖起来"

医学内容原本晦涩难懂。随着民众文化水平的提高，医学知识的普及，加以医学科普作者的努力，如今这一难题有了逐步化解的迹象。不过，大多数读者还是因为自身疾病诊疗需要，才会选择阅读医学科普作品。比如，"肝不好"的人愿看《肝炎100问》，前列腺增生的人想找《前列腺疾病知多少》来看。医学科普作品即便通俗易懂，但也大多枯燥无味，若非必要，有谁愿意花许多时间来读呢？这其实涉及医学科普作品的趣味性问题，而这个问题多年来一直未能得到很好解决。

在医学教育中，近年有"叙事医学"的提法，要求学生将学到的医学知识整合到具体的病人身上，叙说其得病后的痛苦、治愈后的喜悦等。确实，既然医学是生物－心理－社会模式，那么医学知识的普及也应该在心理、社会的背景下展开。我想，人物、事件、场景是小说的要素，应该可以借用小说的形式来写医学科普。因此，近年我试着采用小说的形式表述医学的原理，普及健康的知识，使生冷的医学知识借着小说主人公的体温也温暖起来。

自2014年至今，我已经出版了两部短篇医学小说集《财务科长范得"痔"》和《保卫科长莫有"病"》，以及一部25万字的长篇医学小说《祺东的黄兴家医生》。图书出版后，据称读者反应颇佳。《祺东的黄兴家医生》一书于2017年荣获中国科普作家协会"年度杰出科普作品"。

如今，我国经济发展，国泰民安，《"健康中国2030"规划纲要》的制定，充分说明了国家对人民健康的高度重视。对民众而言，应充分理解自己是自身健康"第一责任人"的深刻含意，努力通过建立科学、健康的生活方式来争取健康。而对医务同道而言，更应认识到，创作更多、更好的医学科普作品是义不容辞的责任。于我个人而言，虽然几十年来在医学科普领域做了些工作，惜乎学识有限、能力平常，贡献无多。因此，更寄希望于年轻的同道们，年轻人思维活跃，视野开阔，一定能比我辈做得更好。相信只要大家一起努力，医学科普一定兴旺，民众健康一定增强，中华民族伟大复兴的目标也一定能实现。

科普于我，是一种情怀

复旦大学附属中山医院骨科教授　董健

董健

"传播健康 心系大众"
医学科普突出贡献奖得主

"上医治未病"，一个好医生，应该把病人"越看越少"，即希望他们不生病、少生病，或者病情不加重，这才是真正的医学大家该做的事。医学科普恰恰就能起到这种效果。

上大学时，与《大众医学》结缘

三十多年前，我参加高考体检，遇到的医生态度很不友好，但我并不生气，反而立志今后要做对患者特别好的医生。我的家族里有很多学医的长辈，他们告诉我当医生非常辛苦。但我依然不顾家长和学校的"惋惜"，以总分第二名的优异成绩被上海医科大学（现复旦大学医学院）录取，开始了医学生涯。

由于我读的是医学院，故经常会被亲朋好友问到一些医学问题。惭愧的是，我常常答不出来。从大二开始，我常常到图书馆翻阅《大众医学》杂志，从中学到不少医学科普知识。自那时起，我就与《大众医学》杂志结下了缘分。

一名患者，一篇科普文

我最初的科普实践源于一名老年颈椎病患者。那是一位 80 多岁的老太太，因行走困难、腿脚无力来医院就诊。家属告诉我，他们曾陪老太太看过神经内科、骨科，但都没查出病因。后来，老太太走路越来越困难，他们经多方打听，才慕名来到我的门诊。我检查后发现，老太太患有严重的颈椎病，必须立即进行手术治疗。不出所料，术后两天，老人的腿脚力量就开始恢复，出院时已能走路。为此，我撰写了一篇题为《行走无力要当心颈椎病》的科普文章，提醒老年人不能简单地认为，年纪大了行走无力是正常现象。从那以后，我便开始了我的医学科普之路。

一种常见病，一本书

所谓"医者仁心"，除了体现在"生死博弈"中的责任与担当外，也体现在医患之间的点滴交流中。我认为，医患之间的许多纠纷和矛盾都是由于沟通不够、信任缺失所致。如果患者在接受治疗前，能够阅读与自己疾病相关的医学科普文章，对疾病有一个比较全面、详细的了解，医患之间的沟通会更加顺畅，对治疗结果也会有更合理的预期，有利于减少医患纠纷，化解不必要的矛盾。

在我的门诊，时有患者列出十几个甚至几十个问题，希望在看门诊时问个清楚，然而这并不现实。我意识到，如果能将这些常识性问题写下来，不仅能为患者们解答很多困惑，也能节省大量时间。于是，《专家诊治腰椎间盘突出症》系列科普书应运而生。目前，这套书的累计发行量已超过 10 万册。

2015 年，我作为总编参加"达医晓护"科普团队，并开设"椎求健康"专栏，意思是"追求脊椎的健康"。2016 年，我带领中山医院的同事们总结临床体会、借鉴国外经验，制作了一套腰椎健身操微视频，为广大腰椎疾病患者提供了规范、有效的康复方法。这套健身操爆红各大网络平台，腾讯视频一周的点击量即超过 200 万次。

2017 年，由上海市科委拍摄的"腰突症的防治"宣传小视频也在上海地铁、公交等移动终端播出。

从最初的颈椎病防治科普文章，到《专家诊治腰椎间盘突出症》科普图书，再到"网红"腰椎健身操微视频，从一开始的"无心插柳"到如今的悉心"促柳成荫"，我的医学科普路已走了十多年。如今，我和我的团队与时俱进，

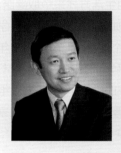

专家简介

董健　复旦大学附属中山医院骨科主任、脊柱外科主任、教授、博士生导师，中华医学会骨科分会骨结核专委会副主任委员，中国医师协会疼痛分会腰椎疼痛委员会主任委员，上海市医师协会骨科医师分会副会长，中国中西结合骨伤科分会副主任委员，上海市中西医结合学会骨伤科分会主任委员，中国研究型医院脊柱外科分会副主任委员，复旦大学医学科普研究所所长。擅长脊柱疾病，尤其是脊柱肿瘤的诊治。

扫描二维码
观看"网红"
腰椎健康操

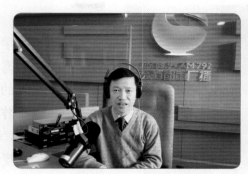

受邀担任电台节目嘉宾

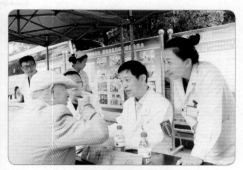

进社区进行义诊

有目标、有计划地开展系统性的科普工作，希望打造涵盖图文、音频、视频、微电影等多种形式的骨健康全媒体科普平台，让医学科普工作更上一层楼。

待以诚，慰以心

多年来，我十分热心医学科普工作。对这项工作，我有着自己的价值理解：医学科普，给予读者热爱生活、珍惜生命的信念，帮助他们科学对待健康与疾病，乃至正确对待生老病死等问题。在我看来，医学科普的本质是希望消除医学的神秘感，拉近医患之间的距离。医生对患者要像对待朋友一样，用最简单、最通俗的语言，讲他们想听又听得懂的内容。

多年来，我一直以"兢于业，勤于专；待以诚，慰以心"作为自己的座右铭。在临床、科研工作之余还要兼顾医学科普，我确实更加忙碌了。但来自患者的信任，也让我收获了额外的感动与满足。

有一次，我在门诊遇到一位老人。问诊时，老人对我说："医生，我从外地赶来，我来这里不是为了看病，就是想看看您本人长什么样子。"老人的话让我和我的学生们都很诧异。随后，老人从背包中拿出一本我十分熟悉的书籍——《专家解答腰椎间盘突出症》。老人翻开书，指着书上各式各样的笔记对我说："我无意中在书店看到了您写的书，这本书让很多困扰我的问题迎刃而解，非常感谢您的付出。今天，我特地到上海来，就是为了向您说声谢谢！"

近年来，我也收到过不少患者的来信，他们在信中写道："这本书写得好，写得实在……看后十分受益……我把这本书推荐给了我的老同事、老朋友，让他们有病照书治，无病照书防……"

这些事情让我十分感动。于我而言，能够帮助患者，便是对我的最大褒奖。

科普不是"小儿科"

很多人，包括有些医生在内，都认为科普是"小儿科"，不值得付出。但我觉得，"上医治未病"，一个好医生，应该把病人"越看越少"，即希望他们不生病、少生病，或者病情不加重，这才是真正的医学大家该做的事。医学科普恰恰就能起到这个效果。医生的感动和满足不应只来自于挽救患者于生死之间，还应该来自于帮助大众防病保健。

经常有同行对我为医学科普工作尽心尽力而感到不理解，觉得医生与其花时间做科普，不如多看几个患者，多做几台手术。但我却认定，科普是有价值的，不仅对患者有利，对医生本人也有好处。经常撰写科普文章或者做科普节目的医生，能深入浅出地为患者解释病情，更容易理解患者的想法，医患之间的沟通也更为顺畅。

如同年少时立志学医一样，科普于我，也是一种情怀。科普看似简单，实则不易，因为医生看病需要花时间，做科普需要花时间，必须协调好科普与临床工作之间的关系。医生这一职业需要有奉献和服务精神，从事科普工作同样也要有奉献精神。做科普不能一时兴起，要甘于寂寞，长期坚持。希望更多的医生能够投身科普工作。

扫描二维码
阅读董健教授
科普作品

"为患者服务，尽最大可能解除患者的伤痛。"这是我30年前做医生时立下的誓言。无论医疗、科研，还是科普，都是践行这一初心的最好方式。

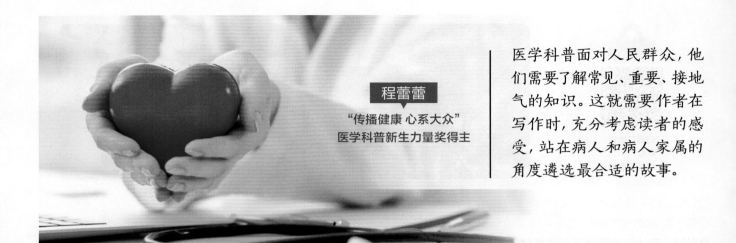

程蕾蕾

"传播健康 心系大众"
医学科普新生力量奖得主

医学科普面对人民群众，他们需要了解常见、重要、接地气的知识。这就需要作者在写作时，充分考虑读者的感受，站在病人和病人家属的角度遴选最合适的故事。

讲述"动听"的心脏故事

复旦大学附属中山医院心内科主任医师　程蕾蕾

在过去的两年，我出版了两本心血管科普故事书《说句心里话》和《医生最懂你的心》。前者发行时，曾一度成为当当网生活健康类图书销售榜单冠军，后者被评选为2017年"健康中国年度杰出科普作品"。

从写科普文章，到写医学科幻小说

我虽然自幼时起就喜欢阅读和写作，但医生的工作实在过于繁忙，文学对于我而言，只是一个童年梦想。从医20多年以来，我陆陆续续撰写过近200篇医学科普文章，先后发表在《大众医学》《新民晚报》等报刊上，但很多都是工作需要。直至有一天，有同学向我推荐了刘慈欣的科幻长篇《三体》。果不其然，我被《三体》所描绘的宏伟宇宙景观、曲折故事情节和人物性格特征深深打动。科幻文学蕴含着对科学的追求、对知识的探索、对未来的好奇，这些都令我欲罢不能。

掩卷感慨之际，我忽然想到，我是不是也可以写科幻故事呢？于是，我立即制订计划并付诸实施。在兴趣的驱使下，我利用业余时间一共写了5部短篇和1部中篇科幻小说，它们不可避免地都带有医学痕迹。2014年，我前往西班牙参加欧洲心脏病年会，在往返的飞机上，我写了科幻小说《巴塞罗那》和《不夜传奇》，前者连载于《东方早报》，后者刊登于《科幻世界》杂志。

很多朋友问我，医生工作那么忙，怎么还有时间写作？对我来说，写作其实是一种放松。在文字的世界里，想象力任意驰骋，我挥斥方遒、指点江山，那些人物、那些情节在指尖逐渐浮现，那是我塑造的全新世界。

"一本书，两个人"，启发我写"故事"

随心所欲编撰科幻小说是一码事，既生动又严谨地讲述心血管科普故事则是另外一码事。在准备写书的过程中，有"一本书"和"两个人"让我记忆深刻。

先说"一本书"。准备写书的时候，我反复告诉自己，写科普文章容易，但要写得让读者喜欢看，很难。这当中一定有技巧。比如，很多人觉得历史非常枯燥，但当年明月撰写的《明朝那些事儿》却脍炙人口。何故？因为他的叙事方式另辟蹊径，以史料为基础，以年代和具体人物为主线，加入了小说的笔法，语言幽默风趣。他的书杜绝了

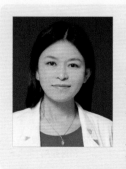

专家简介

程蕾蕾　复旦大学附属中山医院、上海市心血管病研究所主任医师，硕士生导师。擅长疑难心血管疾病的超声诊断，以及高血压、高脂血症、冠心病、心肌病等心血管疾病的诊治。研究方向为肿瘤化疗及放疗后心血管损伤的诊断与治疗，在采用心脏超声无创检测心功能方面经验丰富。

史籍常见的说教口吻，转而以一种网络语言向读者娓娓道出明朝三百多年的历史故事，让课本上的明史变成一部活生生的写实生活史。

再说"两个人"，他们都是我的病人。一提到心血管疾病，大家肯定首先想到高血压。高血压是最常见的慢性病，但控制血压并不容易。我经常对病人说，降压不能靠我，得靠你们自己。高血压病人非常容易陷入的误区是"我已经吃了降压药，肯定没事儿了"。实际上，服用降压药，并不等于控制了血压。就好比请客吃饭，"吃过饭了"与"吃得酒足饭饱、心满意足、宾主尽欢"是大相径庭的。因此，已经服药的高血压病人，一定要做好血压监测，不仅去医院复诊的时候要请医生测量血压，自己在家里也要常备血压计测量血压，还要做好记录。为啥要这么做呢？因为血压像河水，高低起伏，变化不断。偶然去医院测量的血压值，并不能全面反映血压的真实情况。只有一边监测，一边观察，才能了解降压药的疗效，才能及时调整降压方案，事半功倍。这就好比小朋友解数学题，如果只顾埋头做题，老师或家长从不批改，也不告诉孩子对错与否，那么孩子就算做一百遍也只是徒劳无功，重复错误。因此，我经常叮嘱高血压病人要重视血压自我监测。但总有那么一些病人满不在乎。有一回，一位比较熟悉的老病人来就诊，他的血压一直控制不好。我仔细追问，发现他吃降压药"三天打鱼，两天晒网"，血脂、血糖也超标，长此以往很可能造成冠状动脉粥样硬化，并影响肾功能。看着他随口应付的样子，我忽然灵机一动，给他讲了一个真实的故事。

那是我的另一个老病人，跟他情况差不多，也是百般不听劝阻，最后血压骤升导致脑干出血。幸亏抢救及时，但留下了一个非常奇怪的后遗症——会突然莫名其妙哈哈大笑，不分时间、不分场合，时常发作，他非常苦恼。最近，他来就诊的时候，才刚刚坐下，就是一阵突如其来的狂笑不止，足足持续了三五分钟。他说，他已经被这个后遗症弄得寝食难安、非常郁闷。我只好努力开导他，他太太也在一边安慰说："你已经算幸运了，中风以后手脚都还能动，有多少人中风以后瘫在床上呢！再说，突然哈哈笑总比莫名其妙哭要好吧？要是动不动就大哭，更让人受不了呢！"这个"笑比哭好"的故事，我后来写在《说句心里话》里。

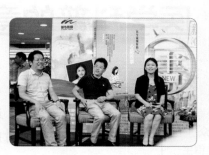
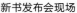

新书发布会现场

扫描二维码
阅读程蕾蕾教授
科普作品

没想到，讲故事非常管用，那个病人听完，神情立即变得凝重。"啊！真的吗？血压搞不好这么危险？"从此以后，他每天乖乖服用降压药，认真做好血压监测。再来找我看病的时候，他把记录得整整齐齐的血压小本子和病历卡一起递给我，对我说："我可不想笑比哭好！"

从他身上，我深切地感受到，人人都喜欢听故事，而不是听道理。讲故事好比吃自助餐，选不选、选什么，主动权在听众手里，这样就不会产生压力；而单纯讲道理，就像是单位统一发的盒饭，即便不喜欢吃也没得选，接纳程度就不会很高。

有趣、好看的"心脏故事"诞生

深入分析之后，我开始动手写书。从这些年来的工作经历中筛选故事并不难，但我始终有一个信念，那就是要把故事讲得"好听"。否则，比我专业水准高的心血管专家很多，重复拷贝医学教科书的科普文章也很多，我既然下决心要写，就得写出不一样的。

此外，我在写书的过程中，也不断提醒自己不要贪心。心血管疾病非常复杂，各种知识包罗万象。专业人士做科普最容易犯的错误就是追求大而全。而事实上，医学科普面对人民群众，他们需要了解常见、重要、接地气的知识。这就需要作者在写作时，充分考虑读者的感受，站在病人和病人家属的角度遴选最合适的故事。还是拿吃饭来比喻，能做满汉全席的厨师固然厉害，但是要把家常白菜豆腐做得有滋有味，可能更费工夫。因此，我努力让自己写的心血管科普故事有趣、好看，首先使读者愿意读下去，然后重点突出老百姓最关心的常见知识，尽量做到看书之后，能潜移默化记在心里。看心脏故事，记医学知识。读完书之后，只要能记住三五点对自己或家人有用的要点，就很成功啦！

医学科普的意义：帮助他人

上海中医药大学附属曙光医院心内科主任医师　崔 松

崔 松
"传播健康 心系大众"
医学科普新生力量奖得主

> 我的主业还是医生，还是按部就班地在医院查房、看门诊、做手术，我只是将别人娱乐的时间用在了科普事业上。我的科普之路还在继续！

对于科普这件事儿，本不是有意为之。在我学习和刚工作的 20 世纪 90 年代，医学科普还不时髦。但作为大学里的校园主持人、校广播台副台长，我倒是有一个做电视台主持人的梦想。

"身兼数职"的心内科医生

1998 年，上海电视台主持人大赛的消息一出，我马上就报名了，一路初赛、复赛，并成功晋级决赛。虽然最终我只得了第五名，但却是第一批接到电视节目主持邀请的新人。

1999 年，上海有线体育台开设了一个讲述运动与健康的栏目《走向健康》，邀请具有医学背景的我担任主持人。从此以后，我自然而然地走上了医学科普之路。

2000 年，上海教育电视台老牌医学科普节目《健康热线》向我伸出橄榄枝，我顺利接棒即将出国深造的华山医院外科博士余波（现任复旦大学附属浦东医院院长），成为这个名牌栏目的特邀主持人。这一干就是 7 年，从前期的策划、沟通，到每期 50 分钟的直播主持，不仅使我的临场应变、时间把控、场面调度能力得到了大幅提升，也逐渐练就了简明扼要、逻辑清晰、形象又通俗易懂的语言风格。由于节目邀请的嘉宾都是各科的翘楚，在与他们进

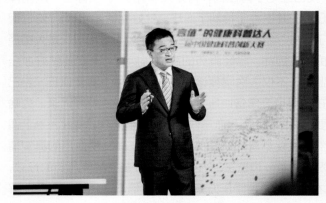

参加科普演讲比赛

行访谈的过程中，也使我对各科疾病的认识有了从广度到深度的全面提升。当时，我就萌生一个想法：不想做主持人，想做那个被访谈的专家。

2007 年以后，我不再担任电视节目主持人。在繁忙的医疗工作之余，我把重点放在了科普讲座上，先后成为解放日报"健康讲坛"的顾问及演讲嘉宾、新民晚报"健康大讲堂"首期嘉宾、文汇报"中医药文化讲堂"主持人、市委宣传部"东方大讲堂"专家，以及上海电视台《名医大会诊》《名医话养生》《陈辰全明星》，上海教育电视台《健康大不同》，上海人民广播电台《活到100 岁》等节目的嘉宾。同时，我还参与上海健康促进中心相关科普节目的策划和制作，现已制作数百集。

2015 年，为了适应新形势，我开通了新媒体科普渠道：在"喜马拉雅"上开设了医学科普音频栏目，还开通了微信公众号，以有趣、新颖的形式，使医学知识惠及更多人群。

2017 年，我成为上海电视台《名医话养生》的特邀主持人，继续科普事业。

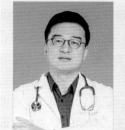

专家简介

崔 松 上海中医药大学附属曙光医院心内科主任医师、硕士生导师，中华中医药学会心血管病分会委员，上海中医药学会心病分会常委，上海市医学会心血管病专科分会血脂与动脉硬化学组委员，上海市中西医结合学会心身医学分会委员，国家中医药管理局中医药文化科普巡讲团专家。主要从事中西医结合诊治心血管病及心身疾病工作。

做科普，最开心的莫过于能帮助别人

有一次，我在电视台做节目，讲到大家要重视胸痛，因为发生胸痛就可能意味着患有冠心病、心绞痛乃至心肌梗死。典型的心绞痛位于心前区或者胸前区，发作规律是劳累、运动以后会痛，休息会缓解，再劳累又会痛。但还有很多不典型的心绞痛，可能表现为肚子痛、后背痛、手臂痛，甚至咽喉痛、牙齿痛。但不管是哪里痛，都可能与运动有关。节目播出第二天，我正好出门诊，一个病人就直接来医院找我了。他对我说："崔医生，我的咽喉一直痛，我去看过耳鼻喉科、呼吸科、消化科，他们给我做过喉镜、胃镜，都没有查出问题。我昨天看了你主持的电视节目，发现自己的情况和你说的症状特别像，我只要爬三楼，就会出现咽喉疼痛。"我对他说："你很有可能是冠心病、心绞痛，赶紧去做一个运动平板试验。运动平板试验，又叫跑步机试验，就是用跑步增加的运动量诱发心绞痛。"结果，这个病人在做运动平板试验的时候，又明显感到咽喉疼痛，且心电图也呈现心肌缺血的表现。于是，我建议他尽快去做冠状动脉造影检查。果然，冠脉造影显示他的一支冠状动脉已经有 90% 狭窄。放置支架后，他的咽痛症状完全缓解了。

一年多以后，他再次找到我，对我说："崔医生，我怎么咽喉又痛了？"我说："你应该复查一下，看看心脏支架目前情况如何。"果然，冠脉造影显示他的另一根冠状动脉也出现了狭窄。他觉得很"冤枉"，对我说："我血压不高，血脂控制得很好，血糖也不高，平时吃饭也很清淡，为什么血管又堵了？"我问他，这一年有没有戒烟？他说："崔医生，我已经不太吸烟了，但我是开棋牌室的，如果我不让大家吸烟的话，大家就不来打牌了，我也没办法。"我告诉他："你的心脏又出现问题，罪魁祸首就是烟草。你必须戒烟，还要防止吸入二手烟。现在，你不得不装第二个支架了。"做完支架植入手术以后，他的咽痛症状又消失了。这时候，电视台邀请我去做节目，我就邀请这个病人一起去。在节目中，我们还原了当时的情景，我突然灵机一动，告诉他："你知道吗？今天你上了电视，很多人都会看，也知道你是因为这个原因复发了。你干脆就做个牌子，放在你的棋牌室外面，叫'无烟棋牌室'。也许其他地方没有，咱们就做上海首家吧！"他回去以后，真的把自己的棋牌室变成了无烟棋牌室。之后，他除了来门诊配药外，再也没有发作过心绞痛。这让我觉得，做科普非常有意义！

送大家两个养生"关键字"

下个月就是春节了，我想把"节"字送给读者朋友们。"节"是调节、节制的意思，大家对自己的饮食、欲望和行为，都要有调节和节制。在春节假期里，往往会有几对矛盾并存，寒与热、饥与饱、乐与烦、劳与逸，要处理好它们之间的关系，就要通过调节与节制。我还想送一个中医养生中的关键字——"顺"给大家。我们的活动、饮食、起居，都讲究"天人相应""顺应四时""顺应自然"。因此，《内经》里有一句话，叫"故智者之养生也，必顺四时而适寒暑，和喜怒而安居处，节阴阳而调刚柔。"

看到这里，可能有人会问：崔医生，您现在主业是科普工作吗？其实不是，我的主业还是医生，还是按部就班地在医院查房、看门诊、做手术，我只是将别人娱乐的时间用在了科普事业上。我的科普之路还在继续！ **PM**

扫描二维码
阅读崔松教授
科普作品

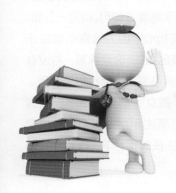

1948年8月25日，以裘法祖、过晋源、谢毓晋等为代表的年轻医务工作者们，基于"让医学归于大众"的理念，创办了我国第一本综合性医学科普期刊——《大众医学》。71年来，无数心系大众病痛与疾苦的优秀医务工作者们为普及医学知识、提高中国人民的健康水平不遗余力、默默奉献。从7位"老、中、青"医学科普达人的肺腑之言中，我们看到了中国医学科普事业的传承、发展与创新，感受到了医学科普的重大意义与独特魅力，也被他们的仁心、爱心与责任心深深感动。"让医学归于大众"，是医务工作者们的初心，也是《大众医学》杂志的使命。

中老年人：

本刊记者/ 黄蕙 张磊
支持专家/ 上海交通大学医学院附属瑞金医院
血液科主任医师　阎骅

提防三种"血液肿瘤"

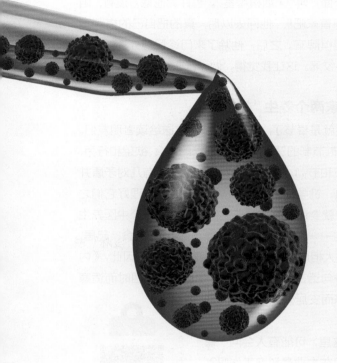

半年前，一部根据真实故事改编，以讲述低价代购白血病患者救命仿制药为主题的电影《我不是药神》火遍大江南北。本以为是部喜剧，却"圈泪"无数，并引发了全社会对血液系统恶性肿瘤，尤其是慢性粒细胞性白血病的空前关注。

在很多人的印象中，血液系统恶性肿瘤就是白血病，且更"青睐"儿童。实际上，在成人患者中，除了白血病，淋巴瘤、多发性骨髓瘤也是常见的血液系统恶性肿瘤；血液系统恶性肿瘤在各年龄人群中均可发生，除了儿童，中老年人也容易被"偷袭"。更有不少人认为，血液系统恶性肿瘤十分凶险，一旦"中招"，就等于"被判了死刑"，不仅治疗过程十分痛苦，生存期也不长。实际上，随着医疗和诊断技术的不断进步、新药的不断推陈出新，血液系统恶性肿瘤的治疗理念和治疗效果有了不少变化。

对于中老年人而言，哪些血液系统恶性肿瘤较常见？如何早期发现疾病的"蛛丝马迹"？一旦罹患血液系统恶性肿瘤，应该如何科学诊治，以达到最优疗效？带着这些问题，本刊记者采访了血液病学专家、上海交通大学医学院附属瑞金医院血液科主任医师阎骅。

一、"懒惰"的白血病："慢淋"

魏女士的故事

在阎主任的办公桌上，放着一个精致的圆盘摆件。阎主任笑着告诉记者："很多人都问我，最近是不是又得了一个大奖。实际上，这个摆件是我的一位患者送的，之所以把它摆在这里，是因为在它的背后，有一个医患互信、性命相托的故事。"

于是，我们的话题就从这个故事的主人公——魏女士开始。

三年前，刚退休不久的魏女士在一次健康体检中被发现血常规存在异常——白细胞及淋巴细胞分类计数偏高。她很害怕，唯恐自己患上血液病，第一时间便预约了瑞金医院血液科阎骅主任医师的专家门诊。经过一系列检查，魏女士被确诊为慢性淋巴细胞白血病（简称"慢淋"）。阎主任安慰她，由于病情尚属早期，暂时不需要药物干预，只要定期复查即可。但另一方面，魏女士进一步的基因检测报告又让阎主任有些担心，因为检查结果提示她存在 Tp53 基因突变，属于"慢淋"中的"高危型"。这意味着，与没有该基因突变的患者相比，魏女士更容易发生疾病进展，治疗也更为棘手。

不出阎主任所料，在之后的随访过程中，魏女士的外周血淋巴细胞呈逐渐上升趋势。一年后，其淋巴细胞计数已高达 $80×10^9$/ 升，并出现乏力、发热、淋巴结肿大、感染等情况。在阎主任的指导下，魏女士开始接受分子靶向药物治疗，病情很快趋于稳定。

然而好景不长，一年半后，魏女士对靶向药物产生了耐药，病情在短时间内急转直下，白细胞和淋巴细胞急剧上升，并很快出现昏迷、高钙血症等严重并发症，病情十分危急。在抢救魏女士的一个多月时间里，阎主任不断组织全科讨论，召集多学科会诊，并在反复查阅国内外文献的基础上大胆采用了一系列"非常规"治疗手段，正是凭着这份医者的果敢和执着，最终把魏女士从死亡线上拉了回来。回忆起当时的情景，阎主任感慨地表示："魏女士之所以能转危为安，一方面依托瑞金医院强大的医疗力量，另一方面更归功于家属对瑞金医院的无条件信任，这种医患互信使我们能完全放下顾虑，大胆尝试一些新的治疗方法，最终获得了满意的疗效……"

认识"慢淋"

慢性淋巴细胞白血病（CLL），也称小淋巴细胞淋巴瘤(SLL)，是主要发生于中老年人群的一种成熟B淋巴细胞克隆增殖性肿瘤，以淋巴细胞在外周血、骨髓、脾脏和淋巴结聚集为特征。CLL和SLL是同一种疾病的不同表现，主要区别在于前者主要累及外周血和骨髓，而后者主要累及淋巴结和骨髓。

在西方国家，"慢淋"是最常见的成人白血病类型，发病率约为4.3/10万；亚洲人群的发生率相对较低，中老年患者居多。近年来，随着健康体检的普及，"慢淋"的检出率有所增加，不少患者是在体检中发现外周血淋巴细胞增多，经进一步检查而被确诊的。

"慢淋"已是一种慢性病

与急性白血病不同的是，多数"慢淋"是比较"懒惰"的肿瘤，进展比较缓慢。在疾病早期，患者往往没有明显症状，不影响正常生活。有些患者能与疾病"和平共处"几年、十几年甚至终身无需治疗。

不过，不同"慢淋"患者的预后存在较大差异，根据不同预后因素对患者进行评估并给予个体化治疗尤其重要。找到预后较差的那部分患者，并给予更为积极的治疗，有助于改善这些患者的预后，延长生存时间。研究证明，在所有预后因素中，具有Tp53基因突变的患者预后最差，必须积极干预。近年来，随着副作用较小的分子靶向药物的出现，可以使"慢淋"患者免受放化疗之苦。

二、不幸中的万幸："慢粒"

一部电影，一种救命药

电影《我不是药神》讲述的是一个保健品店老板程勇去印度低价代购慢性粒细胞白血病（简称"慢粒"）患者的仿制"救命药"格列宁的故事。剧中，程勇经历了起初纯粹为了赚钱，到最后不惜冒着卖假药被抓的风险而真心帮助患者的心路历程。通过电影，我们看到了"慢粒"这种疾病的凶险，也知道了"慢粒"有一种特效药。

认识"慢粒"

慢性粒细胞性白血病，简称"慢粒"，也称慢性髓性白血病（CML），是一种造血干细胞克隆增生性疾病，临床上多以外周血白细胞明显增多、脾脏肿大为主要特征。我国CML的发病率为0.39/10万~0.55/10万，各年龄组均可发病，中位发病年龄在45~50岁。90%以上CML患者体内存在特征性的费城染色体(Ph染色体)和(或)BCR-ABL融合基因。

CML已实现长期生存

CML病程分为慢性期、加速期和急变期三个阶段。慢性期患者多无明显症状，往往是在体检或诊治其他疾病时发现血象异常或脾脏肿大，经进一步检查而被确诊

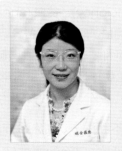

专家简介

阎骅 上海交通大学医学院附属瑞金医院血液科主任医师、博士生导师，中国老年学会血液分会常委兼副理事长，中国抗癌协会临床肿瘤学协作专业委员会执行委员会委员、血液肿瘤委员会委员，中国医师协会血液科医师分会骨髓瘤专业委员会委员，上海市医学会血液学专业委员会青年委员会副主任委员。擅长急慢性白血病、淋巴瘤、多发性骨髓瘤的诊治。
专家门诊：周二下午、周三上午

的。慢性期一般持续1~4年，如果不加以干预，疾病会逐渐进入加速期，并出现发热、消瘦、贫血、出血等症状。一旦疾病进一步发展至急变期，患者病情就会急转直下，治疗效果不佳，生存时间明显缩短。过去，化疗作为治疗CML的主要方法，不仅副作用大，疗效也欠佳，患者5年生存率不到30%。2002年，随着以BCR-ABL融合激酶为靶点的酪氨酸激酶抑制剂（TKI）——伊马替尼（格列卫，电影中"救命药"的原型）被美国食品药品管理局批准作为Ph染色体阳性CML一线治疗药物后，CML的治疗模式发生了革命性变化，"慢粒"从致死性疾病转变为仅靠口服药物即可获得满意控制的疾病。研究数据表明：TKI治疗获得深度分子学反应超过两年的部分患者能够获得长期无治疗缓解，即功能性治愈。功能性治愈已成为CML患者追求的长期治疗目标。更让人振奋的是，2017年2月，伊马替尼已成功纳入《国家基本医疗保险、工伤保险和生育保险药品目录（2017年版）》乙类目录，报销比例达80%左右（各地区不同），从而大大减轻了CML患者的治疗负担。

三、易被漏诊的"血液肿瘤"：多发性骨髓瘤

金阿姨的故事

金阿姨是位退休教师。4年前，她因腰背痛、关节痛多次就诊于骨科、风湿科、中医科、康复科等，吃过不少药，但症状却始终没有得到缓解。经过半年多的"折腾"，金阿姨辗转来到瑞金医院血液科阎主任的门诊，阎主任敏锐地察觉到了问题所在。最终金阿姨被确诊为多发性骨髓瘤。在阎主任的精心治疗下，金阿姨的病情很快得到了控制。出院以后，金阿姨严格遵照医嘱治疗和复查，病情一直都保持稳定。如今，金阿姨时常和朋友结伴出国旅游、休闲娱乐，与健康老年人无异。

认识多发性骨髓瘤

多发性骨髓瘤是由于体内合成和分泌免疫球蛋白的浆细胞发生恶变，继而大量异常克隆性增殖所导致的血液系统恶性肿瘤，目前尚无法治愈。

多发性骨髓瘤并不鲜见，在大部分地区，其发病率居血液系统恶性肿瘤第2位，仅次于淋巴瘤。据估计，我国多发性骨髓瘤的发病率为每年（1~2.5）/10万，多见于中老年人，高发年龄为40~70岁，发病率随年龄增长而增加。

多发性骨髓瘤的典型症状被称为"CRAB"症状，即血钙增高(calcium elevation)、肾功能损害(renal insufficiency)、贫血(anemia)和骨病(bone disease)。多发性骨髓瘤起病隐匿，临床表现各异。在被确诊的多发性骨髓瘤患者中，首发症状多种多样：有些患者以腰腿疼痛起病，进行性加重，直至卧床不起，甚至发生病理性骨折，患者常至骨科就诊而延误诊治；有些患者是在体检中被发现有贫血、蛋白尿、肾功能异常，反复就诊于肾脏科，却不知"元凶"是多发性骨髓瘤。由于多发性骨髓瘤爱"伪装"，故患者常被误诊为慢性肾炎、营养性贫血、再生障碍性贫血、慢性肝病、转移癌、甲状旁腺功能亢进、腰肌劳损、颈椎病等其他系统疾病。

中老年人若出现不明原因贫血、乏力、反复感染、双下肢水肿、泡沫尿、全身骨痛等症状时，应"多长一个心眼"，去医院检查以排除多发性骨髓瘤。

新药不断问世，预后明显改善

过去，多发性骨髓瘤的主要治疗方法是化疗，但总体疗效欠佳。

近10年来，随着分子靶向新药，如蛋白酶体抑制剂和免疫调节剂的问世，多发性骨髓瘤患者的生存质量和预后已得到显著改善，中位总生存期延长至5~7年或以上。**PM**

专家提醒 随着科学研究的不断深入、临床诊疗技术的不断提高，部分血液系统恶性肿瘤已经像高血压、糖尿病一样成为可控、可治的慢性病，患者不必过分恐惧。中老年人应当养成定期体检的好习惯，往往在血常规、尿常规等检查中就能捕捉到血液病的"蛛丝马迹"。

乙肝抗病毒治疗
谨防四大副作用

山东大学附属济南传染病医院主任医师　汪明明

核苷（酸）类药物是有效的抗乙肝病毒药物，对改善肝功能、稳定病情具有良好作用。目前，临床应用的核苷（酸）类药物有替诺福韦、恩替卡韦、替比夫定、阿德福韦和拉米夫定。在长期应用过程中，有时难免出现副作用，如血清肌酸激酶升高，钙、磷代谢障碍，肾功能损害，乳酸酸中毒等，患者需要加以认识和防范。

副作用 1　血清肌酸激酶升高

肌酸激酶（CK）催化肌酸和三磷酸腺苷生成磷酸肌酸和二磷酸腺苷，是能量代谢过程中所必需的一种活性酶，主要存在于骨骼肌、心肌和平滑肌中。剧烈运动、产妇和新生儿可出现血清 CK 生理性升高；男性骨骼肌容量大，血清 CK 水平高于女性。核苷（酸）类药物须经磷酸化后才能发挥作用，可引起血清 CK 升高，以替比夫定最为突出。一般认为，当血清 CK 水平升高在正常值上限 5 倍以下时，可密切观察，无须调整治疗方案，患者应减少运动；血清 CK 水平升高介于正常值上限 5~10 倍者，应考虑减少药物剂量；血清 CK 水平升高超过正常值上限 10 倍以上者，应考虑停药、更换治疗方案。

副作用 2　钙、磷代谢障碍

核苷（酸）类药物引起钙、磷代谢障碍并出现骨软化症，主要见于阿德福韦和替诺福韦。据报告，阿德福韦引起的钙、磷代谢障碍多在用药 3 年后发生，80.95% 在用药 3~7 年期间发生。替诺福韦是最新的一种抗乙肝病毒药，上市之初并未见有钙、磷代谢障碍的报告，但随着时间推移，其相关副作用也引起了临床关注。

目前认为，核苷（酸）类药物引起钙、磷代谢障碍主要继发于药物引起的肾小管酸中毒：肾近曲小管再吸收障碍，尿磷排泄增多，致低磷血症，钙、磷沉积减少，影响骨矿化；细胞内磷不足，致 1-α 羟化酶活性降低，使肾内 1,25- 双羟维生素 D_3 合成减少，血钙降低；肾小管对钙的重吸收受抑制。上述多重作用最终导致骨软化症。长期服用核苷（酸）类药物，特别是阿德福韦和替诺福韦的患者，定期检测血清钙、磷水平至关重要。

副作用 3　肾功能损害

核苷（酸）类药物所致肾功能损害多见于长期应用阿德福韦和替诺福韦的患者，存在时间、剂量依赖性和可逆性，表现为肾小管功能障碍、间质性肾炎、急性肾小管坏死、范尼可综合征等。研究表明，每天服用阿德福韦 10 毫克，持续 5 年，肾功能损害的发生率为 3%~8%；替诺福韦的肾毒性低于阿德福韦，在艾滋病的治疗中，与替诺福韦相关的肾功能损害发生率为 4%~6%。

阿德福韦和替诺福韦均通过肾小管主动分泌以原型经肾脏排泄，肾小管周围较高浓度的药物会影响肾小管的重吸收和分泌功能，严重时可导致肾小管细胞凋亡。因此，已有肾功能损害的患者，选择阿德福韦和替诺福韦时应谨慎；长期应用核苷（酸）类药物者应定期检测血清尿素氮、肌酐和肾小球滤过率。

副作用 4　乳酸酸中毒

核苷（酸）类药物引起乳酸酸中毒较为少见。有研究认为，核苷类药物在抑制乙肝病毒聚合酶的同时，对人体线粒体聚合酶也存在抑制作用，导致大量乳酸堆积，引起乳酸酸中毒。

核苷类药物引起乳酸酸中毒多见于失代偿期肝硬化或肝衰竭患者，起病急，可迅速进展为肝脂肪变性、肝衰竭，病死率高。有学者认为，重症乙肝患者在选择抗病毒药物时应加以注意，一般患者也应注意评价发生乳酸酸中毒的潜在风险，治疗过程中应定期复查血清乳酸水平。**PM**

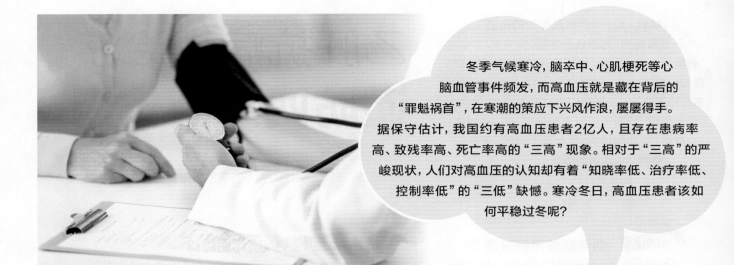

冬季气候寒冷，脑卒中、心肌梗死等心脑血管事件频发，而高血压就是藏在背后的"罪魁祸首"，在寒潮的策应下兴风作浪，屡屡得手。据保守估计，我国约有高血压患者2亿人，且存在患病率高、致残率高、死亡率高的"三高"现象。相对于"三高"的严峻现状，人们对高血压的认知却有着"知晓率低、治疗率低、控制率低"的"三低"缺憾。寒冷冬日，高血压患者该如何平稳过冬呢？

寒潮来袭，你的**血压**还好吗

上海交通大学附属第六人民医院特需医疗科　黄高忠（主任医师）徐瑞雪

冬季，血压为何易"受惊"

气温骤降、寒流来袭，温度变化是造成血压波动的重要原因之一。当人体感到寒冷时，会自动开启"防御"机制，交感神经兴奋，外周血管收缩，血液流动加快，心率和心输出量同时增加，最终导致血压升高。研究表明，气温每降低10℃，收缩压就会升高1.3毫米汞柱、舒张压升高0.6毫米汞柱，而高血压患者的血压随季节变化幅度比正常人更大。其次，冬季日照时间相对减少，人体内维生素D缺乏，继而刺激肾素－血管紧张素－醛固酮系统，使血压在一定程度上有所升高。此外，冬令进补、缺乏运动等，也是造成冬季血压升高的重要原因。

寒冷使高血压患者血管剧烈收缩，加上中老年患者随着年龄的增长，血管自然老化、自主神经调节功能减退，血压波动增大，在一定程度上加速了动脉粥样硬化的发生、发展，甚至可诱发血管痉挛、斑块脱落，造成缺血性脑梗死、心肌梗死、脑出血等严重后果。此外，还应提防高血压慢性靶器官损害进展，如肾功能损害、肾动脉硬化、高血压性心脏病、心力衰竭等。

正确监测血压，你真的会吗

仅凭主观感觉来判断血压的高低是不可靠的。在自然情况下，血压有个"两峰两谷"的特点，即早晨6～8时为第一高峰，16～18时为第二高峰，午间12～14时及凌晨0～4时为明显低谷。因此，高血压患者可分别在早上刚起床（6～8时）、午饭后午睡前（12～14时）、傍晚（16～18时）和睡前（20～22时）各测一次血压，连续监测7天，最后计算出的平均血压值较为准确。此外，宜使用上臂式的自动化电子血压计，带有脉搏测定和数据存储功能的为佳。

伴有不同合并症或并发症的人群，降压标准各不相同。一般来说，收缩压宜降至140毫米汞柱、舒张压宜降至90毫米汞柱。若患者合并糖尿病、慢性肾病或冠心病，血压宜降至130／80毫米汞柱以下。降压同时须积极控制血糖和血脂。对于高龄老人（年龄＞80岁）而言，降压标准可适当放宽，血压控制在150／80毫米汞柱以下即可，在老人能耐受的情况下，血压可进一步降低。需要注意的是，当舒张压降至70毫米汞柱以下时，冠脉血流减少，可能会引起心绞痛。过度降压还可能引起缺血性脑梗死。所以，冬日降压不可过低，降压达标的时间也不能过快，以 2~4 周为宜。

安全用药，谨记两"调"建议

● 服用时间

长效药物可在每天早上服用。晨起洗漱后，用温开水送服。如果晨起时测得血压较高，长效药物可试着在睡前服用。短效制剂哪怕是每次半片，也要分配为一日三次，而不要集中一次吃；中效制剂一日两次，餐后服用。若晨起时测得的血压较低，可在医生指导下根据具体情况灵活调整。

● 服用剂量

不少患者在自我监测血压后，一旦观察到血压上升，总爱凭"经验"为自己调整降压药，最终反被"聪明"误。尽管冬季血压波动大，但高血压患者切忌自行增减药量，尤其不可含服硝苯地平（必要时可以口服）等短效药物，以免血压波动过大，诱发心血管疾病。如无明显症状，先将血压、心率记录下来，待就诊时，由医生根据血压波动情况调整药物治疗方案，达到事半功倍的效果。

除了参考血压值外，药量的调整还要根据不同的降压药种类而定。比如：β 受体阻滞剂和利尿剂，以及一些短效制剂不适合加倍服用；长效药物应逐渐增加药量。血压高伴心率较快的患者，可用 β 受体阻滞剂；如果有水肿，或者已用多种药物仍无法理想降压，可加用利尿剂，但剂量要小，防止血液浓缩、黏滞度增加。降压药的搭配中，钙离子拮抗剂加 β 受体阻滞剂或者血管紧张素转化酶抑制剂／血管紧张素II受体拮抗剂，都是理想的组合。药物加量可以半片为单位逐渐递增。值得注意的是，缓释或者控释制剂不能掰开服用，否则易造成药物过量甚至中毒，引起严重不良反应。

改善生活方式，高血压患者可以这样过冬

● 适当运动

冬季虽然天气寒冷，但高血压患者仍需要适度运动，只是运动强度不宜过大。运动的时间也有讲究。研究表明，醒来后 2 小时是血压快速上升期，平均收缩压较晚上最低血压要高 29 毫米汞柱，舒张压要高 24 毫米汞柱。清晨血压每升高 10 毫米汞柱，脑卒中的风险增加 44%。有些老年人因为醒得早，大清早就外出锻炼身体，是不可取的，最好等太阳升起来后再去运动。

运动以每周不少于 3 次、每次不少于 30 分钟的中等强度运动比较合适。老年人宜选择散步、慢走、太极拳等运动，使用社区里的运动器械时，要注意保护关节。中年人可以适当打羽毛球，不宜冬泳，以免发生意外。运动以身体发热微微出汗为宜，注意适当增减衣物，运动前要充分热身。

● 合理饮食

养生的人都有冬季进补的习惯，加上传统春节的到来，人们过量进食厚腻食物，也会使血容量、血液黏稠度、血管阻力增加，从而导致血压升高。高血压患者需注意饮食不要过于厚腻，不能暴饮暴食或过量饮酒，也不宜大量进食热性食物或补品。饮食均衡很重要，宜多吃热量不太高、营养丰富的食物，如瘦肉、鸡、鱼、乳类及豆制品，常吃新鲜蔬菜，如芹菜、菠菜、番茄等，伴有心脑血管病的高血压患者可以适当吃些黑木耳、银耳等。胆固醇过高的患者应用植物油，如玉米油、菜籽油等富含不饱和脂肪酸的油。老年人时有便秘问题，切忌用力排便，因为用力排便会使腹内压增大，血压升高，有诱发心脑血管疾病的风险。应注意多饮水，吃些香蕉、梨等水果及富含纤维的蔬菜，适当按摩腹部，必要时可口服乳果糖、麻仁丸、益生菌等帮助通便。

● 日常起居

高血压患者在冬季应顺应天时、合理作息，宜"早睡晚起"。起床时，动作不宜过于剧烈，可以在床上适度活动身体后再坐起，然后缓慢起立。早晨起床后，宜喝些温水；中午可午睡 0.5~1 小时；晚上睡前用温水泡脚、按摩足底有利于安眠；夜间起身去卫生间时，最好先在床上躺半分钟，等意识清醒后坐起，然后在床边坐半分钟再去。冬天室内外温差大，室温适宜保持在 18~23℃，避免温差太大。适时开启门窗通风，通风时应避免冷风直吹头部。老年高血压患者应注意洗澡时间不宜太久，水不宜太热、太冷。外出时应注意保暖，尤其是头和脚。**PM**

扫描二维码，
加入黄高忠
主任医师专栏

1921年，加拿大科学家班廷发现了胰岛素，拯救了无数糖尿病患者的生命。1991年，为了引起全球对糖尿病的警觉和醒悟，世界卫生组织和国际糖尿病联盟将班廷的诞辰日——11月14日定为世界糖尿病日。鉴于糖尿病的危害极大，2006年底，联合国通过决议，从2007年起将"世界糖尿病日"更名为"联合国糖尿病日"，旨在把专家的学术行为上升为各国的政府行为，促使各国政府和社会各界加强对糖尿病的控制，减少糖尿病的危害。防治糖尿病，政府、个人和医生都有责任。

扫描二维码，
加入邹大进
主任医师专栏

防治糖尿病，谁之责

海军军医大学肥胖与糖尿病诊治中心教授　邹大进

中国糖尿病现状：五"多"一"少"

没有全民健康，就没有全面小康。但糖尿病像妖魔一样，损毁了无数中国人的健康。目前，健康中国建设面临着糖尿病的重大挑战——"五多一少"。

●一"多"：**患病人数多**　当前，中国20岁以上成年人的糖尿病患病率为11.3%，每10个人中至少有1人患糖尿病，而且无症状的糖尿病患者多。

●二"多"：**2型糖尿病患者多**　糖尿病患者中，2型糖尿病最多，比例高达90%以上。其中，未诊断者占50%。

●三"多"：**糖尿病"后备军"多**　空腹血糖介于6.1~6.9毫摩/升、餐后2小时血糖介于7.9~11.0毫摩/升的血糖偏高人群，每年约有7%转变为糖尿病患者，被称为糖尿病的"后备军"。中国有1.5亿~2亿人为糖尿病"后备军"。

●四"多"：**并发症多**　糖尿病并发症是导致患者死亡或残疾的主要原因。

●五"多"：**青年发病多**　在2型糖尿病患者队伍中，20~30岁的年轻人越来越常见，甚至有不少青少年、儿童的身影。

●一"少"：**治疗达标少**　糖尿病治疗的关键是心血管危险因素的管理。在中国糖尿病患者中，危险因素管理达标的比例很低，致使并发症高发。

防治糖尿病，政府有责

在我国，以糖尿病为代表的慢病所致的死亡占疾病死亡的85%，以糖尿病为代表的慢病引起的医疗费用占中国疾病负担总费用的70%。政府在糖尿病防治中的作用至关重要，应以《"健康中国2030"规划纲要》总体引领糖尿病的防治工作。

●**广泛宣传教育**　政府应通过各种形式的宣传教育，使人人知晓糖尿病及其危害，人人知晓糖尿病的预防措施。宣传教育应从娃娃抓起，比如，在中小学生物课本中增加糖尿病、高血压、血脂异常等简单的医学科普内容。

●**建立税收调控**　建议政府对甜饮料和高糖、高油、高能量食品征收重税，在学校周边50米内不允许出售甜饮料；各种食品的外包装应当标注所含能量，所含能量较高的食品应标注"糖尿病患者及糖尿病高危人群不宜食用"的警示语。

●**普查高危人群**　政府应对幼儿园、小学、中学、大学的学生进行普查，了解儿童、青少年超重和肥胖的发生情况，建立家长与学校共管肥胖的防治措施，减少学生成年后糖尿病发病率。

●**规划运动场地**　政府应开放公园和体育场，铺设规范步行道，尽量规划自行车标准道路和自行车停车位置，使骑车出行成为城市最健康、便捷的交通工具。

●**实施预防措施**　政府应大力推广大庆糖尿病预防方案，如筛查高危人群、组建预防团队、实施同伴预防监测等。

●**治疗药大包装**　目前糖尿病的治疗药物多数是小包装——1盒7片，这样做既浪费包装盒、说明书，又增加物流费用，是糖尿病治疗的短板。建议政府对慢病用药实施大包装，以1盒药吃3个月来考虑，这样做不仅可大幅降低药价，还能减少患者反复跑医院配药的痛苦与烦恼。

防治糖尿病，人人有责

每个人都应该对自己的健康负责，莫要等到生病后才懂得健康的宝贵。做好以下几件事，可以远离糖尿病及其并发症。

● **日行一万步** 日常生活和工作中，每坐1小时，要起来走几分钟。平时最好安步当车，出行少开车，多骑自行车。多消耗一些能量，就能减少糖尿病的患病风险。

● **饮食多样化** 食物种类要多样，保证每餐摄入一定量的水果和蔬菜，多吃各种粗粮和粗粮食品。

● **学会"管住嘴"** 早餐很重要，不能"省"；可适当减少晚餐的量。日常饮食中，要适当多吃全谷物、豆制品，注意补充纤维素，不喝甜饮料，多喝水。

● **改掉坏习惯** 长期熬夜、久坐、少动、经常不吃早餐等坏习惯，都是糖尿病的高危因素。

● **努力减"肥肉"** 超重或肥胖者，努力减肥是当务之急。减少4~5千克脂肪并长期保持，即可大幅度降低糖尿病的患病风险。

● **警惕"病"来临** 40岁以上人群应每年检测一次血糖。如果出现多饮、多食、多尿、体重下降、皮肤瘙痒，以及经常饥饿、手足麻木等现象，要及时检测血糖，及早发现糖尿病。

● **及时用药** 确诊糖尿病后，该用降糖药、降压药、调脂药时不应迟疑，延误治疗意味着打开并发症的入侵之门。如果治疗达标，必须在医生指导下长期坚持用药，切莫自行停药。

防治糖尿病，医生有责

医生是防治糖尿病的关键环节，责任重大。医生的职责包括：制订以患者为中心的治疗策略；对心血管危险因素的综合管理；全力减少并发症的发生和恶化；帮助患者维持良好的生活质量。其核心是以患者为中心的"7S"理念。

❶ **良好的开端（start）** 在患者治疗开始之前，医生需要做出精确的诊断，并全面评估患者的心血管危险因素，制订合适的治疗目标。做出精确诊断，是指需要排除特殊类型糖尿病和1型糖尿病。确诊患者为2型糖尿病后，医生要评估患者的腰围和胰岛功能，以及有无并发症等；然后，全面评估患者的血脂、血压、血糖水平，以及体重、吸烟、饮酒、久坐等生活方式和家族史，制订合适的血脂、血压、血糖和体重管理目标。

❷ **禁忌证审查（side effect）** 医生在制订用药方案时，需要审查和排除禁忌证，预设副作用的预防措施，避免盲目处方，造成不可挽救的损害。

❸ **用药要舒适（smart）** 医生要关注药物对患者生活质量的影响，减少患者的疼痛与不适，避免发生低血糖、体重增加和胃肠道不适症状。

❹ **卓越的疗效（super）** 医生要酌情制订治疗方案，使患者的各种心血管危险因素管控达标，避免患者在短时间内因疗效欠佳而反复调整用药。

❺ **血糖要平稳（smooth）** 平稳降糖才是硬道理。患者使用降糖药物后，即使HbA1c（糖化血红蛋白）达标，但如果血糖波动明显，也可能是无效降糖。

❻ **便捷的治疗（simple）** 治疗方案简单、方便，能减少患者的治疗痛苦，提高患者的治疗依从性。

❼ **最少的费用（small fee）** 医生要考虑患者和医保的支付能力，争取花最少费用，取得最大收益。**PM**

总之，防治糖尿病及其并发症，需要政府、患者和医生三方共同努力，使每一位糖尿病患者得到标准治疗，并使各项并发症的危险因素早期、持久达标：低密度脂蛋白胆固醇<1.8毫摩/升（极高危患者）或<2.6毫摩/升（高危患者）；血压≤130/80毫米汞柱；糖化血红蛋白<7%；体质指数<24千克/平方米。

早预防、早发现、早诊断、早治疗、早达标是我们战胜糖尿病、不得并发症的五"早"法宝。只有这样，健康中国的目标才能早日实现！

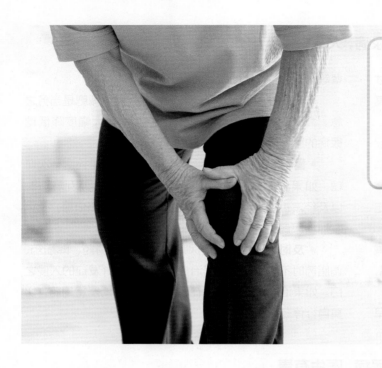

"大夫，我上了年纪之后上下楼梯膝盖就痛""医生，我上周打篮球摔了一跤，膝盖又肿又痛，走不了路了"……膝痛是骨科门诊最常见的症状之一，严重影响人们的日常生活和工作。膝痛的原因较为复杂，常见的包括运动损伤、膝关节骨关节炎、炎症、肿瘤等。

膝痛揭秘

上海交通大学医学院附属仁济医院骨关节外科
刘晓林 岳冰（主任医师）

膝痛原因1： 运动损伤

运动相关损伤中，膝关节滑膜炎、半月板损伤和韧带损伤比较常见，都可以表现为不同程度的膝痛。

● 膝关节滑膜炎

膝关节滑膜炎常因过度运动或膝关节扭伤等所致，滑膜组织发生充血、水肿，继发无菌性炎症，从而引起疼痛，常伴关节积液。滑膜炎导致的膝痛往往不会很严重，一般表现为行走不适或膝关节隐痛。主要通过口服非甾体抗炎药、膝关节制动休息、局部热敷理疗等方法治疗，炎症消退后，膝痛往往会自行缓解。

● 膝关节半月板损伤

半月板是夹在膝关节中间的半月形软骨板，坚韧、富有弹性，主要功能是稳定膝关节、缓冲负荷、吸收震荡。在踢球等体育运动过程中，膝关节急速屈伸伴随旋转，会造成半月板嵌顿甚至撕裂。半月板急性损伤引起的膝关节疼痛，一般表现为受伤后膝关节剧痛伴肿胀，无法伸直、弯曲。若延迟治疗或治疗不当，半月板损伤会转入慢性期，疼痛持续，可出现关节弹响，有时会突然出现关节无法伸直，称为"关节交锁"，若不及时治疗，患者的运动功能将会受到严重影响。半月板损伤一般通过体检和磁共振可明确诊断。保守治疗效果差、症状和体征较重、诊断明确的半月板损伤患者，应及早通过关节镜进行半月板切除或修补。

● 膝关节韧带损伤

膝关节的韧带较为复杂，主要有前交叉韧带、后交叉韧带、内侧副韧带、外侧副韧带。这些韧带将关节周围各骨牢固地连接在一起，保证膝关节的稳定。前、后交叉韧带位于膝关节内部，保证膝关节前后方向的稳定；内、外侧副韧带位于膝关节两侧，保证膝关节的侧方稳定。膝关节韧带损伤多见于剧烈的体育运动，如踢足球、打篮球等。当膝关节受到直接或间接暴力后，韧带遭受超过其负荷的牵拉，会发生撕裂，甚至完全断裂。膝关节韧带损伤引起的疼痛往往非常剧烈，伴随肿胀、关节不敢活动和损伤处压痛。韧带轻度拉伤和部分撕裂的患者，可进行保守治疗；韧带完全断裂者，需要通过关节镜微创手术进行重建，以恢复膝关节的正常功能，具体手术方案包括韧带修补、自体或同种异体韧带组织移植等。

膝痛原因2： 膝关节骨关节炎

膝关节骨关节炎是中老年人的常见病，以关节软骨退变和软骨下骨增生为特征（如图）。随着上述病理改变的进展，患者的膝关节疼痛、积液、肿胀、僵硬、畸形症状会逐渐加重，行走和上、下楼梯困难，影响正常生活。

此外，患者往往因患侧腿疼痛，而将身体重量转移到对侧腿，这样会造成两个后果：患侧大腿肌肉发生废用性萎缩，大腿变细；对侧腿因承重过度，关节磨损加重，导致疼痛在两条腿之间交替出现。保守治疗效果差、症状较重、畸形明显、关节破坏严重的患者，需行手术治疗。

与牙齿磨损类似，关节软骨出现退变性磨损和破坏后，也是不可再生的。打针、吃药、针灸等方法只能暂时止痛，不能让关节软骨再生。像装牙套一样，用人工材料做成的薄膜（钴铬合金和高交联超高分子量聚乙烯，厚度约几毫米）替代破坏的软骨层，可以解除疼痛，矫正关节畸形，恢复关节功能，显著提高患者生活质量。目前的人工关节材料通常可使用20~30年，即使磨坏了还可以通过再次手术更换新的薄膜。我科在人工关节置换领域经验丰富，手术全程贯彻微创操作理念，独创的出血管理技术使治疗全过程出血仅几十毫升，患者术后1日便可扶助行器下地行走，术后1周可独立行走。

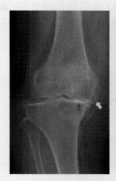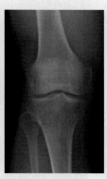

左图：膝关节内侧间隙消失（红色箭头），"骨头碰骨头"，说明内侧软骨完全磨损；见股骨及胫骨边缘骨刺形成（黄色箭头）。

右图：正常膝关节，内、外侧关节间隙相等。

膝痛原因3：炎症

各种原因导致的关节炎症也是膝痛的一大致病因素。常见的有类风湿关节炎、痛风性关节炎及感染性关节炎。

● 类风湿关节炎

类风湿关节炎是一种自身免疫性疾病，可造成膝关节滑膜炎症，使关节正常结构受到破坏，膝关节疼痛往往与关节畸形和活动障碍并存。病情严重、内科治疗难以控制的患者，可进行关节镜下滑膜切除术、人工关节置换术等治疗。

● 痛风性关节炎

痛风性关节炎是人体嘌呤代谢异常、血尿酸增高、尿酸盐结晶沉积在关节内引起的炎症性病损。膝关节受累时，疼痛剧烈，关节红肿，可伴发热等全身表现，常用治疗药物包括非甾体抗炎药、促尿酸代谢药和糖皮质激素等。关节破坏严重、畸形明显、功能受限较重者，需采取手术治疗，以控制疾病进展、矫正畸形、改善关节功能。手术方案应根据关节损伤的严重程度而定，主要有切开或关节镜下痛风病灶清理术、关节病灶刮除和植骨术、关节融合术、人工关节置换术等。

● 感染性关节炎

感染性膝关节炎是细菌、病毒等直接侵入或通过血液传播至膝关节腔导致的关节炎症，疼痛较为严重，伴关节红肿，严重者可伴有寒战、高热等全身症状。在急性期，可根据关节液、血液细菌培养和药敏试验结果，全身和局部使用针对性强的抗生素，以控制感染；感染症状不能控制、全身中毒症状严重者，可接受关节切开引流术，并持续灌洗；关节破坏严重者，在感染控制后可进行关节置换手术，以恢复关节功能。**PM**

特别提醒 虽然膝痛原因千奇百怪，但只要及时就诊，找出原因，进行针对性治疗，就可以远离膝痛困扰。

专家简介

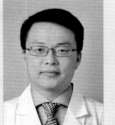

岳冰 上海交通大学医学院附属仁济医院骨关节外科副主任、主任医师、博士生导师，中华医学会骨科学分会关节镜学组委员、中国医师协会骨科医师分会人工关节感染专业委员会委员、运动医学专业委员会委员。擅长膝、髋关节疾病的外科治疗，如膝关节半月板、韧带、软骨损伤的关节镜微创治疗，膝、髋骨关节炎及类风湿关节炎、痛风性关节炎、创伤性关节炎、髋关节发育不良、股骨头坏死等的人工膝关节表面置换术、人工髋关节置换术、关节翻修术等。

特需门诊：周三下午（东院）
专家门诊：周一下午（西院），周四上午（东院）
周三上午（隔周，宝山分院，原大场医院）

喉是上呼吸道最重要的器官之一，发挥着呼吸、发音、吞咽等生理功能。喉癌是发生在喉部的恶性肿瘤，我国喉癌的发病率居耳鼻咽喉科恶性肿瘤第2位，且近年来有增高趋势，我院近几年喉癌的年手术量均在650例以上。喉癌患病人群具有北方高于南方，男性明显多于女性（约8∶1）的特征，其中95%为鳞状细胞癌。

喉癌：说不出的"痛"

复旦大学附属眼耳鼻喉科医院耳鼻喉科主任医师　张明

吸烟、饮酒最"伤喉"

说起抽烟喝酒，大家都知道对身体不好，严重时还会导致肺癌、肝癌的发生。但大多数人不知道，吸烟和饮酒也是喉癌最明确的致癌因素，且两者有协同作用。

绝大多数喉癌患者有长期吸烟史，因为烟草燃烧可产生煤焦油，其中的苯并芘可致黏膜水肿、充血、上皮增生及鳞状化生，从而致癌。值得庆幸的是，吸烟者戒烟后，患喉癌的风险可有所下降。

饮酒者患喉癌的危险性也比非饮酒者高1.5～4.4倍，尤其与声门上型喉癌的关系最为密切。

此外，空气污染，如工业粉尘、二氧化硫、铬、砷等有害物质的长期吸入，也是喉癌的重要危险因素。

无故声音嘶哑，可能是喉癌信号

喉癌晚期常表现为呼吸困难、吞咽困难、咯血、咽喉痛及颈部出现肿块等，一般不易被漏诊。但若只是声音嘶哑，患者往往会误以为是"感冒"或"咽喉炎"所致，并不放在心上。殊不知，声音嘶哑可能是喉癌的早期症状。患者一定要留意声音嘶哑持续的时间、程度、发病时有无诱因等。咽炎所致的声音嘶哑会随炎症消退而好转，而喉癌引起的声嘶会进行性加重。因此，凡是出现不明原因声音嘶哑且持续两周以上，均应做细致的喉部检查，万不可掉以轻心。

根据发病部位，喉癌可分为声门上型、声门型和声门下型，其中声门型最常见。除进行性声音嘶哑外，随着肿瘤在喉内的具体部位不同，还有一些不典型症状需要密切注意。如咽喉部异物感、痒感、吞咽不适感等症状可能是声门上型喉癌的早期症状；会厌癌常引起咳嗽或干咳，发音多无改变，当肿瘤侵犯声带导致发音变化时，已属晚期；声门下喉癌的早期症状不明显，当肿瘤发展到相当程度时，可出现刺激性咳嗽、咯血、声嘶、呼吸困难等不适。此外，部分患者可出现颈部肿块，这提示喉癌已发生颈部淋巴结转移。

早诊早治，喉癌并不可怕

喉癌的治疗需要综合考虑肿瘤因素（大小、部位、病理类型）、医生因素（技术经验、设备条件）和患者因素（年龄、全身情况、顺应性）。并不是所有喉癌患者都需要接受全喉切除术，喉功能保存率可达70%。

喉癌治疗的整体预后尚可，早期喉癌的5年生存率在90%以上，中期喉癌为50%～80%，但晚期喉癌只有30%～40%。由于早期喉癌和中晚期喉癌的治疗方式、治疗效果、患者的生存质量、生存率、复发率等方面均存在着很大差异，故早期诊断、早期接受规范治疗是改善喉癌预后的关键。遗憾的是，临床上仍有部分患者在确诊后，因过度关注治疗后的声音质量而迷信偏方，延误了治疗时机。

● **早期：手术切除**　对于早期喉癌，放疗、经口激光手术、经口机器人手术和开放性喉部分切除术的治疗效果相仿，可保留喉的发音功能，术后5年生存率高。

● **中晚期：综合治疗**　对于中晚期喉癌，主要采取以手术为主的综合治疗，医生会根据肿瘤的部位及患者的全身情况选择不同的手术方式，如喉部分切除术或全喉切除术，多数需要同期做颈淋巴结清扫术。视术后的病理情况，某些患者（如病理提示T4病变、外周神经侵犯、脉管内癌栓、转移淋巴结≥2个、切缘阳性或<5毫米、转移淋巴结有结外侵犯等）需要补充放疗或放化疗。全喉切除术后患者可以选择电子喉、食管发音康复及安装发音钮等方法，以部分恢复言语功能。**PM**

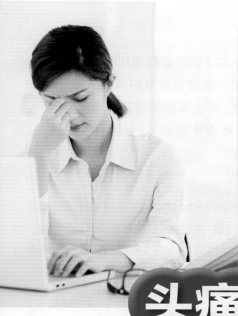

生活实例

　　吴小姐在外企就职，与大多数白领一样，每天在电脑前连续工作8小时以上。下班后，她也离不开手机，睡觉前躺在床上还要"刷"一遍朋友圈。最近，她常在下午感到眼睛胀痛、头痛，十分担心自己是不是患上了青光眼，便去某医院眼科就诊。测得眼压偏高，为22~25毫米汞柱（正常≤21毫米汞柱），眼底检查发现视盘杯凹大，光学相干断层扫描（OCT）检查可疑视神经纤维变薄，视野检测正常，疑似青光眼，医生建议她去上级医院确诊。她怀着焦虑、担忧的心情，来到专科医院就诊。经过复查和综合分析，医生排除了青光眼，认为她的眼压偏高与紧张、用眼过度有关，视盘杯凹大是生理性的，但需要注意用眼卫生和调整工作生活习惯，并定期随访，否则容易发生眼病，包括青光眼。

头痛 会不会是青光眼

复旦大学附属眼耳鼻喉科医院眼科教授　孙兴怀

　　近年来，随着社会发展，人们使用电脑办公已成常规，日常生活中对手机更是十分依赖，眼健康问题也备受大众关注。随着用眼卫生常识和眼病科普知识的普及，人们开始认识到，青光眼的早期症状可能表现为眼睛胀痛、头痛等。这么一来，不少人便将头痛与青光眼联系在一起。今天我们就来谈谈头痛与青光眼之间的关系。

眼胀、头痛，可能是青光眼的首发症状

　　青光眼是直接损害视神经视觉功能，主要与眼球内压力（也就是眼压）升高有关的眼病，最终可造成视神经凹陷性萎缩和视野缺损，是世界公认的危及大众健康的第一位不可逆性致盲眼病。换言之，目前的治疗手段尚无法使青光眼失明者复明。

　　由于升高的眼压会刺激支配眼球的感觉神经末梢（三叉神经的眼睛分支），故青光眼患者会出现眼睛胀痛、头痛等不适症状。如有这些症状，患者一定要去医院眼科进行青光眼排查，以免造成不可挽回的视功能损害。青光眼的诊断需要依据眼压升高、眼底视神经损伤和视野损害三方面来综合分析判断。

眼胀、头痛并非都是青光眼所致

　　虽然青光眼与眼胀、头痛等症状高度相关，但并非所有眼胀、头痛都是青光眼所致。一方面，青光眼有急性与慢性之分，

特别提醒

体检发现视杯盘比大，应排查青光眼

　　青光眼是眼压升高压迫视盘（视神经）造成凹陷性萎缩损伤。正常的视神经杯凹与视盘的比例是C/D≤0.4，如果超出此范围首先需要排除是否患有青光眼。通过视神经定量检测设备OCT，可以评价大杯盘比是否为病理性。人群中有10%的视盘杯凹大是生理性的，与发育有关。不过，如果在此基础上发生青光眼，则更容易造成视功能的损害。如果一次检测不能得出肯定的结论，建议定期（3~6个月）随访和检测，观察其变化趋势。如果视杯盘比进行性扩大，神经纤维层逐渐变薄，则可明确诊断为青光眼。

加上每个人的疼痛阈值不一，对青光眼的感知程度不同，并非所有青光眼患者都伴有眼胀、头痛等症状。另一方面，过度近距离用眼引起眼肌长时间收缩（即调节痉挛），也可以造成眼睛胀痛和头痛症状。源于眼部疾病的头痛往往伴有眼部充血、视力下降、视物模糊、虹视、重影等表现。伴有头痛的眼痛还可能源于其他疾病，如偏头痛、紧张性头痛，或五官的附件病变（如鼻窦炎等）。鉴别的要点之一是这类头痛引起的眼痛通常不会引起视力的改变，也无法通过减少用眼或者重新配镜而缓解。

值得注意的是，青光眼的症状也不仅局限于眼部，有时可伴有明显的全身症状，甚至掩盖了眼部的不适。比如以头痛（尤其是偏头痛）为表现时，易与神经科、心血管科疾病混淆，患者往往会去神经科、心内科就诊，延误了青光眼最佳治疗时机，造成不可挽救的视功能损害。

不做"青"睐者

青光眼与现代生活工作方式密切相关：过度疲劳、熬夜、生活不规律、紧张、压力大等都会影响自主神经的稳定性，易诱发眼压升高和青光眼。特别是长时间近距离看手机、电脑，使眼睛一直处于紧张状态，加重了用眼负荷。

此外，青光眼也是一种"心病"，青光眼患者往往比正常人表现出更多焦虑、担忧情绪，更易出现血管痉挛、血压上升、眼压波动大等病理生理变化。

要防范青光眼，就要建立健康的生活、工作方式，避免用眼过度，适当做些有氧运动，保持良好的心境。易感人群应定期进行眼科检查，通过积极预防、控制，将青光眼拒之门外。PM

特别提醒

晚上关灯以后看手机，更伤眼

晚上关灯以后看手机，由于背景黑暗，很容易引起视觉疲劳。眼睛经常处于疲劳状态，就会发生各种眼病，其中也包括青光眼。特别需要注意的是：人的瞳孔会自然扩大来适应黑暗环境，如果是远视眼或40岁以上正视眼的人群，晚上关灯以后看手机，更易诱发房角关闭而导致青光眼急性发作。

50岁的张女士因腰部酸痛到医院就诊，结果发现两侧肾脏密密麻麻布满了结石，而且伴有肾积水。医生从她的肾脏中取出的结石多达百颗。张女士疑惑不已：为什么会出现这么多结石？

肾结石形成的原因比较复杂，通常是多种因素综合作用的结果，机体代谢、尿路结构、尿路感染、年龄、性别、生活习惯、职业、地理环境、气候等都与肾结石形成有关。某些结石形成与遗传因素有关，如胱氨酸结石。另外，某些药物也与结石形成有关，如磺胺类药物及一些抗病毒药物等。结石成分因人而异，常见的结石成分有草酸钙、尿酸、磷酸镁铵等。

如同"摇元宵"，多因素促成结石多发

结石可以见于一侧肾脏，也可发生于双侧肾脏；可以单发，也可以多发。多发结石通常比较复杂。一般地说，结石刚开始形成时，在肾脏内形成一个很小的核心，核心慢慢增大并脱落到管腔内；或尿液中成石物质过多，导致其无法溶解在尿液中而形成结石核心。此时，就像往水杯中加糖一样，加到一定量，糖不再溶化，而是沉积在杯底。尿液淤积在肾脏，缺少流动，成石物质无法有效通过尿液排出体外，就更容易沉淀，形成结石。如果结石块随着尿液流动堵塞管道出口或者因为其他原因导致管道出口不畅，就会导致尿液在肾脏管道内淤积，这时称为肾积水。

结石核心在肾脏管道内活动，就好像摇元宵（汤圆）一样。我国北方地区做元宵时，先将馅沾上水，然后将其投进盛满面粉或米粉的盆内，摇动盆子，使其不断粘上面粉或米粉，逐渐变圆、变大，从而做成元宵，因此称为"摇元宵"。馅就好比是结石的核心，面粉或者米粉好比是结石的原料，形成结石的原料有很多来源，可通过饮食摄入，也可由人体生产。有时候，细菌也可以"帮忙"，合并尿路感染时，细菌可将尿液分解成形成结石的原料。肾脏内的管道就像摇元宵时的盆，如果同时伴有肾积水，常常会"憋"大管道，使"盆"越来越大。

肾脏里的"元宵"

北京大学人民医院教授　许清泉

而人体的日常活动就起到"摇"的作用。结石核心越多，成石原料越多，"盆"越大，加上人体活动，产出的"元宵"越多，就在肾脏管道内形成大小不等的结石，严重者可达数十个，甚至上百个。

肾结石高发，及时发现至关重要

尿路结石是我国最常见的泌尿系疾病之一，其分布存在明显的地域差异，南方发病率较高，同一个结石高发区，发病率差别也较大。尿路结石中以肾结石为主，近年来，我国肾结石发生率呈逐年上升的趋势。它就隐藏在许多人的身体中，多数人因疼痛发作才被发现，疼痛通常比较剧烈，令人难以忍受；有些患者因其他疾病做检查或体检时被发现；少数人被确诊时肾脏已经受到严重破坏，丧失了治疗时机。因此，及时发现和采取必要的治疗措施很重要。

较大结石需手术治疗

随着技术的进步，肾结石的治疗方法也发生了显著变化，原则是缓解疼痛、去除结石、保护肾功能。肾多发结石通常比较复杂，常合并管道不畅、代谢异常或尿路感染等多种因素，治疗方案的选择要综合考量。一般地说，如果结石很小（直径5毫米以下），患者可以尝试多喝水，同时服用排石药物。结石较大时，患者需要采用微创手术去除结石。目前常用的手术方法有输尿管镜取石和经皮肾镜取石，二者各有优缺点，医生会根据患者的具体情况制定治疗方案。

预防复发，重中之重

肾结石的复发率很高，国外报告半数以上患者10年内会复发，我国结石患者的复发率更高，复发多见于排石治疗后2~3年内。如何有效预防复发？

首先，肾结石患者要进行适当的体育锻炼，保持合适的体型，避免肥胖。

其次，减少成石原料"供应"，减少原料"生产"。肾结石发病率的上升与社会经济的发展及日常饮食结构的改变有密切关系。影响结石形成的食物成分有蛋白质、脂肪、草酸、某些矿物质、微量元素及维生素等，日常生活中喝的"汤汤水水"也与结石形成有关；大鱼大肉、奶制品及食糖均可增加尿液中的成石物质，促进了结石形成。结石成分不同，患者需要注意的事项不同：①菠菜、小白菜、韭菜及蒜苗等蔬菜草酸含量较高，草酸钙结石患者应尽量避免食用。②尿酸结石患者要少食鱼、肉、海鲜和动物内脏等，有时还需要服用药物减少结石原料的产生，如降血尿酸药物。③如果是感染性结石，定期检查尿液、及时杀灭尿液中的细菌尤为重要。

第三，促进成石原料排出。肾结石患者日常生活中应足量饮水，保证每日尿量2升以上，这样有助于排出成石原料及细小的结石块。正如"河道"里水流量大、流速快，就不会造成泥沙淤积一样。另外，疏通排尿管道，缓解肾积水，缩小结石形成的空间，也有助于减少结石原料的沉淀。**PM**

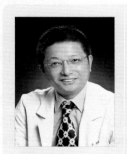

专家简介

许清泉　北京大学人民医院泌尿与碎石中心副主任、主任医师、教授，擅长肾结石、输尿管结石、泌尿系统肿瘤等的诊断和治疗，尤其是泌尿系微创手术。

专家门诊：周一上午、周三上午

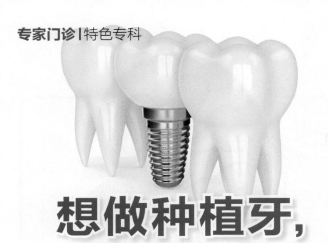

想做种植牙，麻烦不麻烦

复旦大学附属中山医院口腔科
王 庆（副主任医师） 郑丹萍

生活实例

自从一个月前拔了一颗坏掉的牙齿之后，张阿姨一直在发愁：这颗缺掉的牙齿该怎么办？不装假牙肯定不行，因为吃饭时食物总是卡到"空档处"，咀嚼也"不得劲"。为此，张阿姨特地和几位安装了假牙的"病友"进行了交流。他们告诉张阿姨，如果装活动假牙，每天都需要拿下来清洁，比较麻烦，而且假牙旁边有金属钩子，会感觉"不舒服"；如果装烤瓷牙套，要把旁边两颗好牙磨小，然后套个牙套，比较"受罪"。大家都推荐张阿姨去做种植牙。于是，张阿姨又有了新的疑惑：装种植牙到底麻烦不麻烦呢？

安装种植牙，需要详细评估

种植牙是指在颌骨里安放一个人工牙根，然后在人工牙根上装固定假牙。种植牙不会影响旁边的好牙，也省去了活动假牙"拿上拿下"的麻烦，故越来越多的患者希望安装种植牙。不过，装种植牙也并非那么简单，装牙前需要仔细评估，医生一般会通过以下几个方面判断缺牙患者能不能装种植牙。

❶ 全身状况 患严重糖尿病者，术后易发生感染，应在血糖得到控制后再考虑"种牙"；血液病、心脑血管疾病患者，应在病情稳定后再考虑"种牙"；口腔内有炎症者（如未控制的牙周炎、邻牙根尖周炎等），需经过治疗改善后再种牙。种植牙术前，患者还需要做血常规、出凝血时间等检查。

❷ 缺牙局部情况 医生会为患者做详细的口腔检查，以了解缺牙的位置和数目、牙齿的咬合关系、剩余牙齿的基本情况、牙龈有无炎症和增生、缺牙区牙槽骨的宽度和高度、重要解剖结构的位置等。这些检查内容有些可以直接观察到，有些需要通过拍X线片来明确。种牙时需要在颌骨里安放一个人工牙根，颌骨的大小、密度非常重要，在种牙前就要明确颌骨能不能容纳并固定住人工牙根。

拍牙片辐射大吗

牙科摄片通常分为根尖片、全景片、牙科CT三类。根尖片，即常说的"小牙片"，能显示局部1~3颗牙齿范围内的病变，主要用于了解单颗牙齿龋病、根尖周病变和牙槽骨破坏情况；全景片通过二维成像将全口牙齿、上下颌骨、上颌窦和颞下颌关节等同时显示在一张牙片上；牙科CT通过三维成像，立体地还原口腔颌面部的硬组织结构。通过牙科CT，医生能测量需要种植区域的牙槽骨是否有足够的高度和宽度，与上颌窦或下颌神经管等重要解剖结构的距离，决定种植体的位置和方向设计等，从而提高治疗的准确性和安全性。因此，种植术前最好做牙科CT。牙科摄片的辐射量很低，只要不过度使用，对人体是安全的。

如何选择种植时机

传统的观念认为，种植牙应该在缺牙区骨完全愈合之后，即拔牙后3~6个月进行。随着研究深入，技术和材料的进步，针对不同患者、不同缺牙，有不同的种植时机。有些患者适合传统的种植方法，拔牙后3个月再考虑种牙；有些患者较适合即刻种植。即刻种植是在拔牙同时植入人工牙根，可以缩短疗程，减少复诊的次数，利于保持牙龈形态和牙槽骨的宽度，因为拔牙后等待3个月，局部牙槽骨会吸收萎缩，严重时会影响种牙的效果、增加种牙的难度。不过，即刻种植在适应证上有严格要求，包括残牙无急性感染、拔牙后剩余的牙槽骨能支撑种植牙根的初期稳定性等，技术难度和风险相对较高，需要有经验的医师才能完成。**PM**

别让"矮小"成为孩子成长路上的"坎"

本刊记者/ 张 磊

受访专家/ 长春金赛药业股份有限公司总经理、美国加利福尼亚大学博士 金 磊

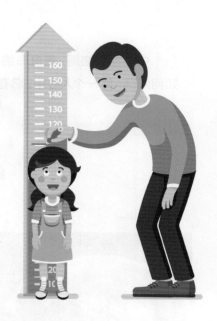

记者： 20 年来，金赛药业一直致力于关注中国儿童生长发育和身高问题，通过科技创新满足患者需求。据统计，我国儿童矮小的发病率约为 3%，全国 4~15 岁需要治疗的矮小儿童约有 700 万人。然而目前，我国真正接受合理治疗的患者却不到 10 万。您觉得是什么原因导致这一现象？

金磊博士： 国内关于儿童生长发育的宣教还不够，虽然矮小儿童的诊治已有长达 20 年的历史，但大众普遍认为身高是遗传的，儿童矮小是不可以治疗的。

记者： 对于身高问题，家长可能存在哪些误区？

金磊博士： 一些家长认为，矮小不可以治疗；还有一些家长认为，孩子现在矮，但以后还有机会长高。这样使很多孩子错过了最佳治疗时机。

记者： 据调研，除 700 万矮小儿童外，还有 3900 万普通家庭对孩子的身高不满意。想让一个孩子长得更高，有何安全有效的干预措施？

金磊博士： 保证充分营养和睡眠，鼓励孩子多运动、多晒太阳，有助于长高。如有必要，遵医嘱使用生长激素治疗，有望长到比较理想的身高。

记者： 生长激素是目前临床上治疗矮小安全有效的药物，但有些家长会谈"激素"色变。它的安全性有保障吗？

金磊博士： 生长激素是人体正常分泌的用于促进生长发育的蛋白质，是人体用来调整长高的核心蛋白质。只要在专业医生的正确诊断和处方管理下，生长激素的使用是非常安全的。在国外，使用生长激素治疗的孩子经过连续 30 年的监控，证实生长激素是安全的。而老百姓所说的"激素"是一种皮质类固醇激素，与生长激素是两种不同的物质。皮质类固醇激素的使用可能会伴随一些不良反应。

记者： 随着生长激素研发技术的升级，已经出现了粉剂、水剂、长效三种剂型，它们有何不同？在作用、安全性、特点上有哪些区别？

金磊博士： 围绕生长激素的创新，我们进行了不懈的努力，主要方向是使生长激素的使用变得更方便、更安全。生长激素本身是非常安全的，但由于制备技术的不同，第一代粉剂的蛋白质结构发生了变化，长期使用会产生抗体。2005 年，我们上市了亚洲第一支生长激素水剂，保持了生长激素的天然结构，抗体零检出，长期使用更安全，疗效更好；同时配备了隐针电子笔，消除患者注射恐惧，减轻注射疼痛。2014 年，我们上市了全球第一支每周注射一次的长效生长激素，受到了医生和家长的普遍欢迎，大大减轻了患者每天注射的痛苦，提高了治疗依从性。

记者： 对于对矮小儿童治疗仍有顾虑的家长，您有什么想说的吗？

金磊博士： 首先，身高问题可以通过安全的手段来进行干预。其次，如果发现孩子矮小，家长应该及时带孩子去儿童内分泌科或儿保科就诊，别让孩子错过最佳治疗时机，造成终生遗憾。最后，我想呼吁社会各界参与儿童生长发育科普教育工作，让更多家庭了解正确的生长发育知识，使孩子们获得理想的身高。**PM**

中国地大物博，美食海纳百川。有生之年，踏遍祖国各地，品尝各式美食，不枉此生。然而，任大江南北如何闯荡，每一个人心中，总有一种或几种食物代表着家乡，寄托着思念与乡情。

"中国美食地图"之江苏扬州篇：

"旁海大斩肉"

江苏省苏北人民医院营养科副主任医师　赵绮华

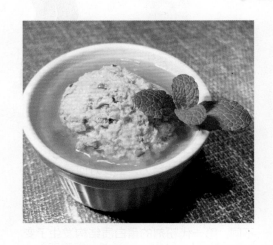

扬州地处江苏中部，由北向南沟通白马、宝应、高邮、邵伯四湖，汇入长江，扬州城区坐落于长江与京杭运河交汇处。水乡丰饶，水鲜物产次第涌上餐桌。最"霸道销魂"者，蟹也。扬州人开动脑筋，把本来只能饕餮一个秋季的时令蟹鲜，变作足够支撑一年、从早餐到夜宵都能亲近的寻常美味——"旁海大斩肉"。它的学名叫"蟹粉狮子头"。

儿时，螃蟹是家常小菜。秋天的晚饭经常是毛豆螃蟹搭烫饭，比咸鸭蛋便宜。那时猪肉金贵，所以狮子头几乎不肯"屈尊"让螃蟹搅和进来。光阴荏苒，我为人母，兼主厨和营养师。为了丰富家人的食谱，也为了在快节奏工作的间隙享受生活，我开始炮制"旁海大斩肉"。

猪肉是优质蛋白质的重要来源

猪肉是中国最常见、最重要的荤菜，短短几十年，身价起伏过，地位跌宕过。

猪肉的蛋白质含量平均为13.2%，鸡蛋约为14.7%，属于高蛋白质食物。不同部位猪肉，蛋白质含量不一，里脊肉约为21%，后臀尖约为15%，肋条肉约为10%。猪肉蛋白质中必需氨基酸的构成比例接近人体需要，易被吸收利用，营养价值高，属于优质蛋白质。与牛羊肉相比，猪肉的脂肪含量高，以饱和脂肪酸为主。猪肉中的碳水化合物主要以糖原的形式存在于肌肉和肝脏中。此外，猪肉还含有钙、磷、铁、硫胺素、核黄素、烟酸等营养素，其所含有的血红蛋白可补铁，有助于预防贫血。

关于猪肉，我们在做健康宣教的时候，常喜欢提起多年前刚刚富裕起来的华西村的"怪事"：当时，华西村村民纷纷推崇鱼虾等"白肉"，不吃猪牛羊肉，结果贫血发生率升高。此外，僧侣及素食者血红蛋白水平往往偏低，令人担忧。因此，膳食指南推荐成人每天应摄入畜禽肉40～75克。

扬州人做狮子头，多选夹心肉或肋条肉。大家可能会担心，吃这么多肥肉要紧吗？实际上，如果一个人血糖、血脂、血压、血尿酸正常，偶尔吃点肥肉不会影响健康。何况，扬州的狮子头是焖出来的，很大一部分脂肪已经溶入汤中，不喝肉汤即可。

螃蟹：味美、肉细、营养突出

螃蟹是水产中的佼佼者，蛋白质含量在17.5%，富含脂肪、钙、磷、铁等营养素，维生素 A、维生素 B1、维生素 B2 和磷的含量都比较高。蟹肉细腻，肌肉纤维中含有十余种游离氨基酸，特别是谷氨酸、脯氨酸、精氨酸，是鲜美味道的来源，堪称"爬行的鸡精"。

蟹黄，包括螃蟹体内的卵巢和消化腺，橘黄色，味鲜美，含有丰富的蛋白质、磷脂、维生素 A 等营养物质，油脂和胆固醇含量也较高。

不负时光的营养功夫菜

拆蟹是一门技术活。阴历九月凉风起，蟹黄最肥美。将蟹蒸熟了，用小八件或蟹三件细细拆。考究点的，得把蟹黄上的黑膜撕掉。"斩肉"是切出来的，绞肉机绞出来的肉泥口感会差一些。用锋利的厨刀在砧板上将肥肉、瘦肉分别切成石榴籽大小，再与蟹黄、蟹肉搅和到一起，放一个鸡中国是大豆的故乡，大豆种植历史长达五千年，甚至位列"五谷"之第三位。而发明富含钙、镁元素的豆制品，更是中华民族对营养事业的一大贡献。然而，不知从什么时候开始，豆制品被扣上了"导致乳腺癌、促进乳腺增生"的帽子，很多女性朋友将其拒之门外，有乳腺疾病的患者更是丝毫不敢靠近。坊间传言称，豆制品中的大豆异黄酮是一种植物雌激素，会增加乳腺疾病的发病风险。真相到底是怎么样的呢？

豆制品和乳腺疾病的"恩怨"

中国农业大学食品学院　范志红（副教授）　王淑颖

豆制品可降低乳腺癌死亡和复发风险

目前，国内外的调查并没有发现豆制品有促进乳腺增生或乳腺癌的作用。相反，研究发现，在中国、日本等亚洲国家和欧美的亚裔女性中，吃豆制品的数量和乳腺癌发生风险之间呈负相关。也就是说，豆制品摄入量高的人，罹患乳腺癌的风险会降低，特别是对于绝经前女性而言，效果比较肯定。2015 年，欧洲食品安全局（EFSA）对这个问题进行了深入讨论，得出的结论是：豆制品和大豆异黄酮不会增加乳腺癌、子宫内膜癌等女性相关癌症的发生风险。上海市疾控中心对乳腺癌患者长达 5 年的调查显示，豆制品的摄入能显著降低乳腺癌复发和死亡风险。

因此，女性朋友不必因为害怕罹患乳腺疾病而远离豆制品，乳腺疾病患者也可以放心吃豆制品。除大豆异黄酮外，豆制品中还有植酸、蛋白酶抑制剂、凝集素等成分，均有抑制癌细胞增殖的作用。《中国居民膳食指南（2016）》建议，成年人每天应该摄入相当于 15～25 克大豆的豆制品。按等量蛋白质计算，25 克大豆相当于72.5 克北豆腐、140 克南豆腐、365 克豆浆、55 克豆腐干、175 克内酯豆腐、40 克豆腐丝。

需要提醒的是，乳腺癌易患人群及乳腺癌患者不宜直接食用大豆异黄酮提取物或相关保健品。因为大豆经过提取纯化后，其中含有的多种抑制肿瘤细胞增殖的有益成分被去除，其效果可能与直接吃豆类食物差异巨大。极少数人可能由于遗传或代谢差异，对大豆异黄酮敏感。如果吃了豆制品之后，乳房有明显胀痛不适等症状，应少吃或不吃。

蛋（也可以不放），加点盐、糖、生姜和葱末，再加一点凉开水，顺一个方向搅拌，术语叫"水化"，即让蛋白质多肽链上含有的多种亲水基与水分充分接触，聚集大量水分子，使蛋白质成为亲水胶体。

起锅烧好开水，调到中低火档，用勺将"狮子头"一个一个塑形下锅，入水为佳。大勺下大狮子头，小勺下小狮子头。完成后盖上锅盖，焖煮 0.5~1 小时。

如果一次做得多，可以用玻璃碗连汤带丸子分别盛装，放入冰箱冷冻室。加工时，可以将美味变换：喜欢红汤的，与泰兴芋头、沙头大汤菜炖，加酱油、冰糖；喜欢白汤的，配娃娃菜、老百叶清炖，或者配茼蒿做汤；还可以稍微加热后用锅铲碾碎，与扬州大头矮青菜、米饭同炒，做成菜肉塌饭；上班族赶时间，可以配大白菜盖浇面条，或者配菠菜做菜汤饭。 PM

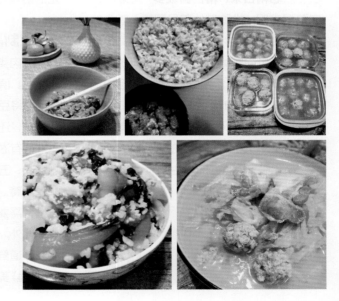

吃错了，可能"招来"乳腺癌

乳腺疾病，尤其是乳腺癌，确实是一种跟饮食有关的疾病。有以下饮食习惯的人，更容易被乳腺癌"盯"上。

● **喜食高脂食物** 膳食中脂肪含量过高与多种癌症的发生有关，如肾癌、肺癌、肠癌、胃癌、食管癌、卵巢癌等，也包括乳腺癌。有关脂肪之害，有多种理论，如动物脂肪中环境污染物富集量较高、脂肪有促进化学致癌物的致癌作用、高温加热油脂中含有反式脂肪酸和脂肪氧化聚合物质、n-6脂肪酸会促进炎症反应、高脂肪食物促进身体肥胖间接导致固醇类物质（包括性激素）代谢紊乱等。

● **大量吃煎炸肉类和加工肉制品** 摄入较多肉类可增加癌症发生风险。中国营养学会建议将每日肉类摄入总量控制在50～75克。值得注意的是，粉红色加工肉制品（如香肠、火腿、腊肉、培根、灌肠等），只要食用就会增加癌症（如肠癌、胰腺癌、前列腺癌、乳腺癌等）发生风险。这类食物除含有动物蛋白质和动物脂肪外，腌制时加入的亚硝酸盐会与肉类蛋白质分解产物合成致癌物亚硝胺。尽管含量少，但经常食用的风险不可忽视。

● **吃精白米、精白面较多** 可靠的研究数据表明，排除其他差异因素，膳食的血糖生成指数越高，血糖负荷越高，患乳腺癌的风险越大。GI（生糖指数）最高组和最低组相比，乳腺癌发生风险增加57%；而GL（血糖负荷）最高组和最低组相比，乳腺癌风险增加153%。有汇总分析发现，GL和GI较高的饮食，还会增加肠癌和子宫内膜癌的发生风险。

● **饮酒过多** 酒精不仅是强烈的促癌物质，还会降低身体对致癌物的解毒能力。

这样吃，有助保护乳腺

要想远离乳腺疾病，除了避免以上饮食习惯，常吃豆制品外，还应做到以下几点。

● **减少精白米面摄入，增加粗粮摄入** 多项研究发现，吃全谷杂粮能够降低女性罹患乳腺癌的风险。将一部分精白、细软的主食用全谷杂粮来替代，吃消化速度比较慢的主食，且碳水化合物（包括淀粉和糖）的总量不能过多。除主食外，很多零食，如饼干、曲奇、蛋糕、小点心、薯片、锅巴、膨化食品、蛋卷、糖果、冰淇淋、甜饮料等，均含有大量碳水化合物，应尽量少吃。

● **将一部分红肉换成少油烹调的鱼类** 研究表明，膳食中的脂肪酸比例和乳腺癌发生风险有关。n-3脂肪酸比例较高时，乳腺癌的发生风险较小。其原因可能是n-3脂肪酸具有调节某些细胞因子，降低炎症反应的效果，特别是二十二碳六烯酸（DHA）和EPA（二十碳五烯酸）有抑制血管新生的作用，有助于减缓癌细胞的增殖速度。

● **多吃深绿色、橙黄色蔬菜，以及橙黄色水果** 深绿色和橙黄色蔬菜水果大多富含类胡萝卜素。对相关研究进行系统分析和汇总分析发现，血液中类胡萝卜素的浓度越高，乳腺癌的发生风险就越低。也有研究发现，柑橘类水果摄入量和乳腺癌发生风险之间存在负相关。除类胡萝卜素外，果蔬中对癌症风险有益的因素还包括膳食纤维、多酚类物质、多种维生素等。

● **多吃十字花科蔬菜** 研究发现，多吃十字花科蔬菜（如西兰花、芥蓝、芥菜、大白菜、小白菜、萝卜等）的女性乳腺癌患病率较低。除多酚类物质、多种维生素外，十字花科蔬菜中的硫苷类物质也有较为肯定的防癌作用。

豆制品也能吃得有滋有味

与肉类相比，豆制品的味道相对寡淡，这也许是大家"嫌弃"它的原因之一。值得注意的是，有些烹调方法会使豆制品的健康作用大打折扣。例如，将豆腐做成油炸产品或麻婆豆腐，不仅需要放很多调味料和油来增加味道，还要搭配肉末，会增加脂肪和胆固醇的摄入量。其实，想让豆制品变得有滋有味，只需要在调味品和配料上下工夫。例如，用花椒、孜然、咖喱粉、五香粉等味道浓烈的调味品，将豆腐做成椒香豆腐、孜然豆腐、咖喱豆腐。另一方面，由于这些调料味道较浓，故烹调时可以少加一些盐，更适合需要控盐的人。

此外，用葱碎、洋葱碎、香菇碎、茴香碎、蘑菇碎、茼蒿碎等味道浓重或味道鲜美的食材与豆制品一起烹调，即便没有肉末，烹调出来的豆制品也很鲜美，且能保持豆腐低脂的健康品质。🅿🅼

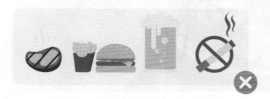

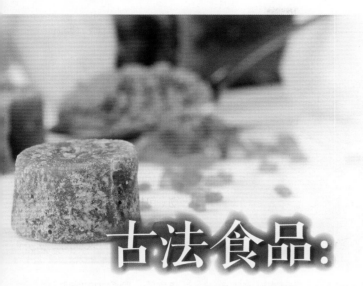

现如今，生活中充斥着各种"古法制作"的食品。有了"古法"二字做前缀，产品似乎便"高级"了许多，价格自然也贵了不少。很多人认为，返璞归真的古法食品，少了各种花样繁多的添加剂、防腐剂，安全更有保障。那么，这些古法食品真的更安全、健康吗？

古法食品：
追求情怀，勿忘安全

华东理工大学食品科学与工程系教授　刘少伟

古法食品是指采用传统工艺、手法制作的食品，包括古法红糖、古法酿造酒、古法酱油等等。古法食品的制作工序繁多，古法红糖的熬制步骤就有十余道之多，历经原料处理、压汁、除杂、熬煮、榨汁、开泡、赶水、过滤、摇瓢、打沙等"五榨三滤两浮一沉"，方可冷却成型；古法酿酒的工艺也非常复杂，包括制作酒曲、酒曲发酵、拌糠、蒸馏等步骤，每一步都需要由经验丰富的师傅操控，方能保证酒的醇厚口感。

古法食品与现代食品的区别在于古法食品更强调以人为主，人为地控制食品的配方和加工工艺。古法食品依靠经验制作，无法实现标准化，因此产品的口味差异很大。现代食品则是在一定的标准体系下，依靠现代化仪器控制原料使用量，并不断优化过程参数确保其最佳品质，具有可重复、易掌握的特性。换言之，现代化生产并没有什么特殊的原理，只是把"大师""匠人"们的经验用更加方便、可靠的方式实现。比如，混合原料时常需要进行搅拌，古法工艺里往往是人拿着木棍或者竹竿搅拌——不同的人、不同的身体状态，搅拌的力度相差很大；现代生产中的机械搅拌，力度可以达到完全一致。

食材　"原生态"更健康？

很多人认为，原生态食材天然、无污染，种植或生长过程不使用农药、化肥，因此品质更加上乘。但事实未必如此。

先从环境方面来看。以蔬菜为例，我们期望的纯天然食材，应该是按时令生长、自然成熟、不施用农药和化肥。但往往忽略了对生长环境的要求，例如土壤、灌溉水，甚至空气都要求洁净、无污染。

再从农业投入品看。很多人认为种植过程中施用不含化学成分的农家肥，长出的作物既好吃，又安全。实际上，未充分腐熟的农家肥，特别是人粪尿不可避免地含有寄生虫卵，很容易通过蔬菜进入人体。此外，原生态食材的口感与营养品质也未必更好。现代农业讲究合理施用肥料，甚至"测土配方施肥"，按照土质和植物的习性补充必要的营养元素，比起营养不足、长满虫眼的"野菜"，必然长势更好、品质更佳。

有人认为，原汁原味是饮食的最高境界，其中的安全隐患无须多言。很多所谓的原生态食材，都是个人采摘获得，存在很大的安全隐患，例如有毒的野生蘑菇、重金属含量超标的蔬菜。

此外，收获的食材需要转运、储存以进行进一步加工或消费，若不采取现代工业化食品的处理手段，如何保鲜、保质也是个问题。

工艺　古法也存安全隐患

以古法榨油为例，采用古法工艺压榨的菜籽油中芥酸含量非常高，有可能损害心血管系统、诱发心肌炎，甚至影响生殖功能。目前，联合国粮食及农业组织和世界卫生组织已建议，食用菜籽油中的芥酸含量不得超过 5%。中国早在 2004 年就将食用菜籽油中的芥酸含量限定为不超过 3%。未经处理的古法菜籽油，芥酸含量可高达 40%。此外，花生、大豆等古法榨油原料，很容易被黄曲霉菌污染，产生强致癌物黄曲霉毒素。由此可见，古法工艺存在的安全隐患还是很大的。

制作古法黑糖时，需要长时间熬煮甘蔗汁。未经处理的甘蔗汁，含有一定量的蛋白质，它们和糖分一起，经不断加温浓缩，会产生美拉德反应。美拉德反应越强，糖汁的颜色越深、香味越浓，但同时也产生大量丙烯酰胺。动物实验表明，丙烯酰胺有潜在的神经毒性和致癌可能。

产品▶ 质量缺乏保证

近些年，烘焙、烹饪非常流行。越来越多的人爱上了下厨做菜、做点心，也有不少人找到了新的商机，直接在朋友圈中出售自己制作的各种食品，其中不乏古法点心。但是，这所谓的"古法""纯手工"食品其实基本等同于"无经营许可、无卫生许可、无监督抽查、无专业培训、无产品标准"的产品，质量没有可靠的保证。一旦出现与食品安全相关的纠纷，消费者难以维权。**PM**

❝ 古法制作是一种情趣，蕴含着有趣的饮食文化。不过，再有情趣、有内涵，也必须以安全为基础。尤其在食品领域，安全更是重中之重。大家应尽量从正规且有卫生许可的企业、商家购买食品，不要随随便便在网上购买各类私人的"手作食品"，这样才能保证安全、健康。❞

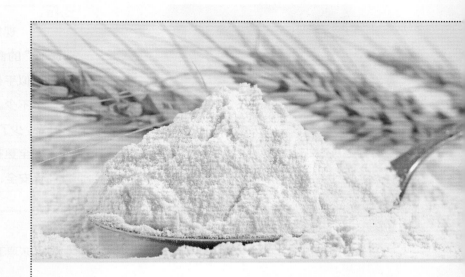

小麦的营养

成熟的小麦籽粒由麸皮、胚和胚乳三部分组成。小麦籽粒中，胚乳约占 89%，是面粉的主要来源。小麦富含淀粉和蛋白质，还含有氨基酸、脂肪、微量元素、矿物质等人体需要的营养成分。

小麦中淀粉含量高达 70% 左右，可为人类提供能量。小麦淀粉具有糊化温度低、热糊稳定性好、耐热、耐搅拌、冷却后凝胶能力强等特点，具有增强面条适口性和缩短蒸煮时间的作用。

普通小麦籽粒蛋白质含量为 6.9%~22%，以 12%~16% 者居多。虽然蛋白质含量较高，但营养价值远不如动物蛋白质，主要是因为赖氨酸、苏氨酸、异亮氨酸等人体必需氨基酸的含量较低。

除含量较多的淀粉和蛋白质外，小麦籽粒中还含有维生素、矿物质和膳食纤维等，但这些营养元素在小麦籽粒中不是均匀分布的，其在面粉中的含量受加工的影响。

小麦面粉的品质

小麦面粉的外观、营养成分及含量主要取决于加工面粉所用的小麦种类和加工精度。

在品尝之前，色泽最能影响消费者的购买欲望。小麦的种皮颜色对小麦面粉的外观影响最为直观。小麦种皮有白色、红色等，内含黄色素、棕色素和黄酮类化合物，会导致面粉粉色的差异。白皮小麦皮色较白，胚乳色较白，表皮混入面粉后对粉色影响小；而红皮小麦种皮为红褐色，胚乳色泽也发暗，表皮混入面粉后对粉色影响较大。在实际生产中，为了使面粉的粉色稳定，一般将白麦和红麦按一定的比例搭配加工。小麦面粉的颗粒度对面粉的色泽也有一定的影响。面粉颗粒度越大，筛理过程中所需要的筛网孔径越大，因此混入的麸星越小麦是世界上最重要的粮食作物之一，全世界有 1/3 以上的人口以小麦为主粮。中国是全球最大的小麦生产国和消费国，小麦常年产量约占全球小麦总产量的17％。一直以来，小麦作为我国主要的商品粮和战略储备粮品种，在粮食生产、流通和消费中具有重要地位。小麦籽粒中含有人体所必需的营养物质，其化学组成和特有的面筋蛋白，使其可以被制作成具有良好黏弹性、胀发性和延伸性的面食。

面粉品质好不好，用对很关键

西北农林科技大学　顾丹丹　刘杨（副教授）

多，面粉色泽差；反之面粉色泽好。此外，面粉经高温灼烧后所留下的灰分含量越高，面粉等级越低，面粉白度也越低。《中华人民共和国国家标准 小麦粉》（GB/T 1355—1986）依照加工精度将小麦粉分为特制一等、特制二等、标准粉、普通粉，就以小麦粉的粉色、麸星含量、灰分、粗细度等为评判指标。中国的面食以蒸煮为主，对面粉的白度有较高的要求。单从外观来看，色泽亮白而颗粒细腻的面粉，加工精度更高，更适合制作蒸煮面食。

但是，小麦的加工精度越高，小麦粉的营养成分含量越低。小麦从籽粒状态经过碾磨、筛理变成面粉的过程中，表皮中的纤维素、蛋白质、矿物质，糊粉层中含量较高的烟酸、泛酸，胚芽中的蛋白质、脂肪和多种微量元素，都会有不同程度的损失。含有麸皮的全麦面粉，膳食纤维、维生素含量高于精制面粉，且钾、钠、铁、锰、锌、磷等矿质元素含量远超出精制小麦粉。但由于麸皮的存在，全麦面粉制成的食品的适口性或多或少会有所降低，目前全麦面粉的应用主要集中在焙烤加工食品，包括全麦面包、全麦饼干等。

除了外观、营养品质，小麦面粉在加工成食品时对食品的加工工艺和成品的质量所要求的适应性和满足程度，叫作小麦面粉的食品加工品质。某种小麦面粉的食品加工品质好坏与否，不能一概而论，而要根据所加工食品的具体种类评判。例如，制作蛋糕需要筋度较低的面粉，而制作面包则需要筋度高一些的面粉；倘若用错，做出来的食品一定不好吃。因此，除了考虑外观与营养品质外，在制作食品时用对面粉也很关键。

如何选购小麦面粉

小麦的用途很广，可以作为制作白酒、酒精、啤酒、酱油、醋的原料，小麦面粉发酵转化为麸酸钠后，可提制味精等，但近90％的小麦都被加工成各种面粉。国家标准《小麦品种品质分类》（GB/T 17320—2013）把优质小麦依用途划分为四种类型：强筋小麦、中强筋小麦、中筋小麦和弱筋小麦。强筋小麦胚乳为硬质，小麦粉筋力强，适用于制作面包、某些面条，或用于配粉。中强筋小麦胚乳为硬质，小麦粉筋力较强，适用于制作方便面、饺子、馒头、面条等食品。中筋小麦胚乳为硬质，小麦粉筋力适中，适用于制作面条、饺子、馒头等食品。弱筋小麦胚乳为软质，小麦粉筋力较弱，适用于制作馒头、蛋糕、饼干等食品。

选购小麦面粉时，最好认准正规企业生产的产品，从正规渠道购买。首先，看外观。检查外包装是否完好、洁净，以及生产日期、保质期等内容。除全麦面粉外，面粉的自然颜色为乳白色或略带微黄色，手感细腻、均匀，且具有麦香味。此外，还应当针对用途进行选购。除了根据需要选择不同筋力的小麦面粉外，市场上还有根据面粉所要加工的面制食品种类进行分类的专用粉，例如蛋糕专用粉、饼干粉、面包专用粉等，用来制作蛋糕、饼干、面包等，可以直接购买。**PM**

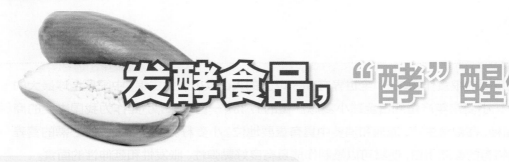

发酵食品，"酵"醒健康

相 红

> 时间能创造无限可能，比如"发酵"这件事。面团通过发酵变得松软香甜，果蔬发酵后能量倍增，乳制品发酵后对肠道有益，发酵技术更是在促进健康方面备受关注……

发酵食品——有益微生物酿造的精华

发酵食品是人们利用有益微生物加工制造的一类食品，具有独特的营养价值。日本自古就有用纳豆菌发酵的纳豆，以及用酵母菌、乳酸菌发酵的味噌汤等多种发酵食品。发酵过程中，微生物起着重要的作用，把营养分解成更易消化的形式，不仅优化了肠道环境，还创造了新的营养物质，对人类健康有着积极影响。

健康活力——"酶"有秘密

在日本，高品质发酵食品经过多种有益微生物和独特工艺发酵后，生产出人体所需的主要酶类物质，如蛋白酶、超氧化物歧化酶、淀粉酶等，它们支配着生物的新陈代谢、营养和能量转换等许多催化过程。

蛋白酶的主要功能是催化食物中的蛋白质及分解一些死亡的细胞；超氧化物歧化酶可清除体内超氧阴离子自由基，消除活性氧的毒性，保护机体，在抗衰老、预防心脑血管疾病等方面具有明显作用；淀粉酶可将淀粉水解为单糖、双糖或糊精，补充人体营养。

不仅如此，日本有研究发现，将青木瓜、海带和糙米等食物经过有益微生物群进行发酵，利用植物蛋白酶，能得到一种糖和氨基化合物反应生成的健康物质——PAC。PAC作为"蛋白黑素"的一种，具有强效抗氧化成分，可协助人体更好地利用活性氧保护肠道健康，排出体内代谢废物，促进细胞健康活力。

选用得当，健康"加分"

在养生狂潮席卷之下，"发酵食品""酵素酶"因其可以抑制肝脏脂肪蓄积、改善血液循环、抗氧化，从而提高机体免疫力等有益效果，以难以置信的速度在国内风靡，受到消费者的追捧。随之，廉价酵素、自制酵素也蔚然成风。殊不知，自制酵素和大部分发酵产品由于没有严格的选料准备和发酵过程中优秀的检测技术，不仅没有抗氧化、补充营养的作用，还常有被真菌污染、发生霉变等情况。

此外，也有不少人对发酵食品存有质疑，甚至觉得常吃发酵食品会致癌，其实不然。在高端发酵技术成熟的日本，特别是在"长寿岛"冲绳，人们除了多多食用海带、青木瓜、裙带菜、海葡萄等含有丰富抗氧化成分的食物来改善健康状况以外，还会选用真正经过专业发酵的健康食品，尤其是含有强效抗氧化成分"蛋白黑素"的发酵食品作为膳食补充剂，来提高身体免疫力。选择高品质的发酵食品，对助力健康有着事半功倍的效果。**PM**

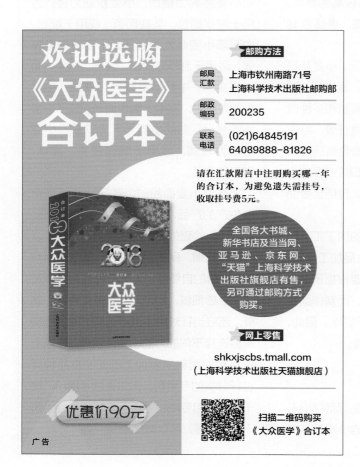

现在市面上的饮料琳琅满目，有些自称"健康饮料"。饮料对健康的作用有哪些？我们应该如何挑选饮料？

饮料，应如何挑选

扬州大学食品科学与工程学院教授　钱建亚

饮料的作用

《中华人民共和国国家标准 GB/T 10789-2015 饮料通则》规定，饮料或称饮品是指经过定量包装的，供直接饮用或按一定比例用水冲调或冲泡饮用的，乙醇含量（质量分数）不超过 0.5% 的制品，也可为饮料浓浆或固体形态。饮料浓浆是指以食品原辅料和（或）食品添加剂为基础，经加工制成的，按一定比例用水稀释或稀释后加入二氧化碳方可饮用的制品。

饮料共分为 11 大类：包装饮用水、果蔬汁类及其饮料、蛋白饮料、碳酸饮料（汽水）、特殊用途饮料、风味饮料、茶（类）饮料、咖啡（类）饮料、植物饮料、固体饮料和其他饮料。饮料产品也可以采用两种或两种以上类别交叉命名，但必须同时满足相关标准。显然，工厂生产的饮料产品可以是多种形态、多种原料的。

饮料的基本作用首先是提供水分，其次可以通过风味和色彩等给人提供感官的生理享受和心理享受，还可以作为载体为身体补充营养素等成分。

别入饮料广告的"坑"

●"××味"饮料含有XX

任何标有"××味"的饮料，无论是固体还是液体，一般都是调味的产品，可以是添加天然材料生产，更多的是用香精、香料调制而成。除原汁外，液体饮料在加工过程中通常都会加入添加剂或助剂，以赋予产品必要的外观和口感。

● 坚果饮料可以替代坚果

坚果饮料，如核桃饮料，是以核桃仁为原料，可添加食品辅料、食品添加剂，经加工、调配后制得的蛋白饮料。其技术要求之一是"核桃露（乳）原料中去皮核桃仁的添加量在产品中的质量比例应大于 3%，不得使用除核桃仁外的其他核桃制品及含有蛋白质和脂肪的植物果实、种子、果仁及其制品"。坚果饮料的功能还是补充水分，满足口感。如果想摄取坚果的营养素，还是直接吃坚果最好。

挑选饮料看食品包装

按照目前食品生产许可分类目录中的分类，除了"特殊医学用途配方食品"的"全营养配方食品"和"特定全营养配方食品"，"特殊医学用途婴儿配方食品"，"婴幼儿配方乳粉"和"其他特殊膳食食品"中的"辅助营养补充品"外，其他食品都不是以"营养"为必须要求的。**PM**

> **特别提醒**
>
> 想通过普通饮品就能达到保证营养全面的目的是不可行的。普通饮料不能提供完全营养，更不能代替餐食。水仍是最好的饮料。

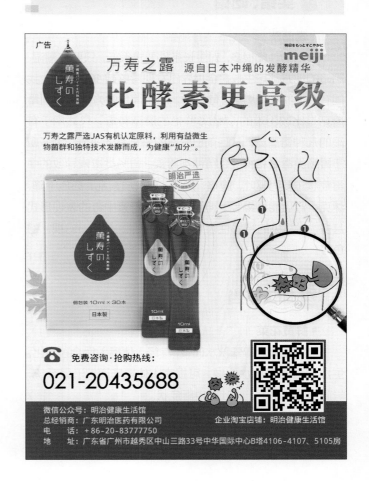

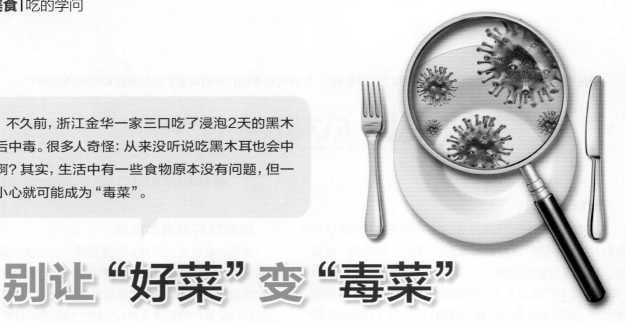

不久前，浙江金华一家三口吃了浸泡2天的黑木耳后中毒。很多人奇怪：从来没听说吃黑木耳也会中毒啊？其实，生活中有一些食物原本没有问题，但一不小心就可能成为"毒菜"。

别让"好菜"变"毒菜"

🖊 上海市营养学会　蒋家骝

食品不安全的原因多种多样，有一些食品安全事件是由于消费者自己造成的，如买错、吃错，加工、储存不当，以及不良饮食习惯等原因。以下介绍最常见的三种食品安全问题，只要我们稍加注意，即可避免。

1 买错、吃错

● 毒蘑菇

蘑菇的种类很多，对生长条件要求很低，只要在潮湿、阴暗的地方都可生长。全世界已发现毒蘑菇100余种，我国有90多种，极毒的有9种。想用简单的方法来识别毒蘑菇是比较困难的，"色彩鲜艳的蘑菇有毒"只适用于有限的几种毒蘑菇。从目前已分离的蘑菇毒素来看，大多属于胃肠类毒素和神经、精神类毒素。胃肠类毒素导致的中毒症状主要为呕吐、腹痛、腹泻、电解质紊乱、血压下降、休克、肾功能衰竭等；神经、精神类毒素中毒的表现形式甚多，最常见的特异性表现为精神错乱、幻听、幻视、幻色等。

正确方法：不采、不购、不吃不认识的蘑菇。

● 有苦味的夜开花、黄瓜、丝瓜

夜开花、黄瓜、丝瓜等是百姓爱吃的蔬菜，但有时会买到有苦味的品种。这些苦味物质的成分主要是苦质苷素、生物碱、毒蛋白等，吃得稍多会出现头痛、恶心、呕吐、腹泻等症状。

正确方法：由于出现上述苦味的物质大多存在于瓜蒂处，所以在加工上述瓜果时，应把瓜蒂周围部分切除。如果瓜体也有苦味，则不应再吃。

2 加工不当

● 鲜黄花菜

鲜黄花菜含毒素秋水仙碱，其经人体摄入后会被氧化，生成剧毒的二秋水仙碱，可损害人体胃肠道、泌尿系统，导致腹痛、腹泻、呕吐等中毒症状。

正确方法：将鲜黄花菜在沸水中稍煮片刻，再用清水浸泡、冲洗，就可将大部分水溶性秋水仙碱去除。

● 刀豆、扁豆、豇豆

这些豆类天然存在皂素、植物血凝素等有毒成分，对胃肠道有强烈的刺激性，并可引起黏膜充血、肿胀及出血性炎症，食用后会使人出现恶心、呕吐、腹泻、腹痛等症状。

正确方法：在烧煮刀豆、扁豆、豇豆时，应煮至其原来的生绿色消失，食用时没有僵硬感及生味。这时，其中的毒素已被全部破坏。

● **海蜇**

新鲜的海蜇含有 5- 羟色胺、毒胺、毒肽蛋白等有毒物质，食用后会出现腹泻、呕吐等症状。

正确方法：经过盐加明矾腌制三次，使鲜海蜇脱水三次，才能让毒素随水排尽。经过一次盐、矾处理的海蜇称头矾海蜇，特点是皮厚、水分多；经过两次盐、矾处理的海蜇称二矾海蜇，边薄，皮、心较厚，呈半透明玻璃样，稍挤压会有少量液体流出。经过三次盐、矾处理的海蜇称三矾海蜇，皮色晶莹透白或呈淡黄色，肉质厚薄均匀又有韧性，用力挤也挤不出水。一矾、二矾海蜇所含毒素已有减少，但仍不能吃，只有三矾海蜇才适宜食用。

3 存放不当

● **烂姜**

鲜姜极易腐烂，烂姜不像其他蔬果那样会失去原有的口味，仍保持固有的辣味和特有气味。因此，有人认为姜烂了不要紧，反正还要烧熟煮透的，仍用其来烹调，也有人用它来防治风寒感冒。这是不正确的！生姜一旦腐烂，其中的一些成分会转变成对肝脏有强烈毒性的黄樟素，这是一种强致癌物。

正确方法：不吃烂姜。

● **发芽土豆**

土豆对环境的变化非常敏感，温度稍高则易变青、发芽，不仅消耗了土豆中自身的营养物质，使营养价值降低，还会产生一种叫龙葵素的毒素。一次摄入 200 毫克龙葵素（约 25 克已变青、发芽的土豆），经过 15 分钟至 3 小时就可发病。最早出现的症状是口腔及咽喉部瘙痒、上腹部疼痛，并有恶心、呕吐、腹泻等症状。摄入 300 ~ 400 毫克甚至更多龙葵素，可引起体温升高、反复呕吐，导致脱水，出现瞳孔放大、怕光、耳鸣、抽搐、呼吸困难、血压下降等症状，极少数人可因呼吸肌麻痹而死亡。

正确方法：不要吃未成熟的青皮土豆及发芽土豆。土豆上已有少许发芽、发青部位及腐烂部分，应彻底清除。若发芽部位很多，应把整个土豆扔掉。

● **浸泡不当的黑木耳**

从 2010 年至今，陕西西安、浙江温州、河北常德、湖南长沙、安徽、辽宁等多地都出现过因食用黑木耳导致多脏器损伤的中毒病例。它们的共同特点是所食黑木耳都经过长时间浸泡，从致病的黑木耳中都可检出椰毒假单胞菌的代谢产物米酵菌酸。

研究发现，干木耳本身并不含米酵菌酸，且在大多数情况下，长时间浸泡黑木耳（最长的浸泡实验时间达 5 天）也未发现产生米酵菌酸。对照发病家庭泡发的黑木耳发现，有的是浸泡容器残留食物残渣，未洗涤干净，或浸泡时其周边存在过期、变质的食物，而食物残渣及周围有变质食物是米酵菌酸形成的关键条件。浸泡黑木耳的环境卫生情况很差，或是浸泡过程中接触到了其他变质的食物，就有可能滋生各种细菌，其中包括椰毒假单胞菌。而米酵菌酸正是椰毒假单胞菌的代谢产物，如果在有椰毒假单胞菌的前提下，再加上长时间浸泡，就会产生大量米酵菌酸。

米酵菌酸不能被烧煮或高温破坏，食用后，轻者会出现恶心、呕吐、腹痛、腹胀，重者会出现黄疸、腹水、惊厥、抽搐、皮下出血、血尿、血便等多脏器损害的症状。因目前没有特效的治疗药物，所以只能对症治疗。如果患者中毒不严重，还有机会抢救；如果毒素已经造成多脏器严重损伤，则不可逆，患者约在 10 天内死亡。

正确方法：黑木耳本身不含米酵菌酸，在清洁的环境中浸泡黑木耳也不会产生米酵菌酸。在良好的卫生环境下，短时间浸泡的黑木耳不会产生毒素，这也是至今在全国范围内有记载的因吃黑木耳导致米酵菌酸中毒的案例不到10例的原因。木耳没有必要泡发太长时间，不要将其浸泡过夜或更长时间。如果发现黑木耳浸泡后有异味或有黏液产生，应立即丢弃，不可食用。**PM**

坚果早餐：营养又美味

江苏省苏北人民医院营养科 蒋 放

果谷香粥

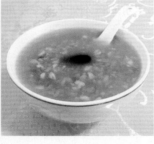

食材：大米，燕麦米，赤豆，红枣，核桃。

做法：准备 100 克谷类，比例为大米、燕麦米、赤豆各 1/3。12 颗枣洗净，浸泡待用。6～8 个核桃现剥（桃仁的皮保留）。上述食材为 3～4 人份。

：点评：

这是一碗有"颜值"、有营养的粥。当然，营养粥不等于营养早餐。因为营养早餐必须包含三大要素：主食、蛋肉奶、水果蔬菜。因此，如果这款果谷香粥搭配鸡蛋、香蕉或西红柿饼，就可以称得上是一份不错的营养早餐。

将核桃加进早餐，其高脂肪、高蛋白质、高膳食纤维可以提高早餐的质量。此外，核桃是坚果中抗氧化物质和 n-3 脂肪酸含量最多的，还含有丰富维生素 E、多种微量元素等。这些营养物质相辅相成，对预防脑卒中、冠心病、糖尿病、老年认知退化等有一定作用。核桃仁表面的皮有些许涩味，这是多酚类物质的特点，它强大的抗氧化活性，让核桃成为坚果界的"翘楚"，保留核桃仁的皮就是留住了较多的抗氧化剂。燕麦有调节血脂、控制血糖、调节肠道菌群的作用，其富含 β- 葡聚糖是一种可溶性膳食纤维，不能被人体吸收，可以降低血低密度脂蛋白胆固醇水平，延缓小肠中葡萄糖的吸收，还能预防便秘。

南瓜核桃羹

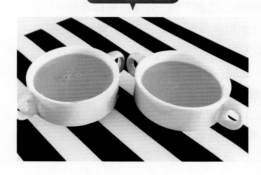

食材：南瓜，核桃。

做法：准备 500 克南瓜和 6 个核桃。将南瓜洗净、切块，核桃仁洗净，一起放入锅中，加开水 500 毫升，中火煮 15 分钟。待南瓜熟软后，放入豆浆机或破壁机打成浆，一道美味的甜品就做好了。以上食材为 3 人份。

：点评：

在寒冷的冬天早晨，手捧一碗金灿灿的南瓜核桃羹，喝上几口，金黄的涓流顺着食管流向胃，暖身又暖心。如果搭配一块三明治，堪称"完美早餐"。

南瓜是富含淀粉的蔬菜，橙红色瓜瓤说明有满满的胡萝卜素。β 胡萝卜素可以在体内转化为维生素 A。人体内有充足的维生素 A，可以避免发生"夜盲症"，还能增强黏膜的抗病力，减少呼吸道感染的发生率。南瓜的橙黄色越深，所含的胡萝卜素越多。食用 200 克南瓜即可补充每日所需维生素 A 的 90%。南瓜的质地越"面"（纤维含量少而柔软），所含淀粉比例越高。又"面"又甜的南瓜，能量高，200 克南瓜相当于 50～80 克白米饭的能量。此外，不加盐的南瓜羹是典型的高钾低钠食物，对控制高血压和预防骨质疏松有一定益处。

核桃的加入，为几乎不含脂肪、蛋白质的南瓜羹增添了一种风味与香气。更惊喜的是，核桃加南瓜可使营养得到互补，令口味与营养"双丰收"。 **PM**

白菜原产于中国，栽培历史悠久，最早的历史记载始于西晋。苏东坡曾以"白菘类羔豚，冒土出熊蹯"这样的诗句描述白菜，称其有如羔羊肉和小猪的肉一般美味，堪称土里长出的熊掌。到了明代，王象晋《群芳谱》中"白菜一名菘，诸菜中最甚常食"说明白菜受到了普遍欢迎。白菜不仅可以食用，还具有一定的药用价值。中医认为，大白菜性平、味甘，能通利肠胃、消食下气，而小白菜性凉、味甘，有除烦解渴、清热解毒、消食祛痰的功效，适合各类人群食用，民间一直有"百菜不如白菜"的说法。时至今日，白菜依然深受我国居民的喜爱，在城乡居民蔬菜供应中占有重要地位。

庞大的白菜家族——

南京农业大学园艺学院教授　侯喜林

大白菜、小白菜、娃娃菜

白菜属于十字花科、芸薹属作物，以叶、叶球、嫩茎等为主要食用部位，主要有大白菜和小白菜之分。白菜家族非常庞大，品种繁多，变异复杂：大白菜株型较大，叶片多不光滑，除散叶变种外，叶片均可抱成叶球；小白菜株型矮小、叶柄明显、叶片多光滑，不形成明显的叶球。白菜营养丰富，富含矿物质、维生素、膳食纤维，以及碳水化合物、蛋白质和氨基酸等。这些营养物质的含量因品种、栽培季节、产地等而异，但总体趋势是小白菜高于大白菜，绿色菜高于白色菜。

大白菜：形态各异，口感不同

大白菜清香鲜嫩，食用方法很多，可炒食、做汤、做馅，亦可腌渍、加工。除部分散叶变种外，大白菜的可食用部位以叶球为主。依照叶球形状，常见的大白菜有卵圆型、平头型、直筒型三种。卵圆型大白菜的叶球呈卵圆形，叶色绿或淡绿，叶片较薄、有毛，代表品种有胶州白菜等。平头型大白菜的叶球为倒圆锥形，叶色绿或淡绿，叶片厚度中等、毛少，代表品种有洛阳包头、太原包头等。直筒型大白菜的叶球呈长筒状，叶色绿，叶片厚、无毛，代表品种有天津青麻叶、玉田包头等。一般而言，叶色白的大白菜水分含量高，口感绵软，粗纤维含量较低，不耐储藏；叶色青绿的大白菜水分含量低，干物质含量高，叶肉厚、韧，粗纤维较多，菜质较粗，可长时间储藏。

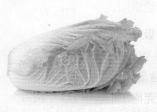

商品大白菜常见的问题有开裂、烧心、腐烂、黑斑、冻害等，主要因生长期过长、病害或贮藏不当引起。消费者在购买时，通过外观即可进行判断。掂起大白菜并从顶部轻轻按压叶球，分量重、按压有紧实感且外层叶片湿润者为佳；外观萎蔫、叶球松垮者品质欠佳。再看根部是否发软、

霉变，如有，说明储存时间过长，不新鲜。至于叶片上的小黑点，若排除为昆虫排泄物（可洗掉），可能由栽培过程中肥料使用不当造成，食用后不会对人体造成危害。

小白菜：品种众多，能吃能看

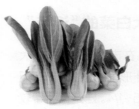

小白菜又称不结球白菜，俗称青菜、油菜（北方）等，风味鲜美，可清炒、煮汤，也可与其他食品混炒，还可盐渍。小白菜形态多样，植株形态有直立型、塌地型；叶柄有青梗、白梗、紫红梗，其中又分长、短、扁、圆梗类型；叶片从墨绿至浅黄绿，从平滑至皱缩均有。可概括为普通白菜类、塌菜类、分蘖菜类、薹菜类、菜薹类五个类型。普通白菜是小白菜中最主要的一类，品种众多。塌菜植株平展，叶色浓绿或深绿。菜薹类在广东和广西栽培历史悠久，以菜心、紫菜薹为代表。

小白菜性喜冷凉，秋冬季收获的，植株生长充分，虫害较少，品质更好。夏季气温较高，南方地区供应的小白菜多以提

早采收的菜秧为主，例如鸡毛菜。青梗小白菜叶柄较细、薄，口感脆嫩，有特殊香气，营养价值高；白梗小白菜叶柄较宽、厚，口感绵甜。同一品种，叶色浅的嫩，叶色深的老。购买时，可依照时令和喜好进行选择。挑选小白菜时，应观察叶片、叶色是否均匀，有无发黄、腐烂、虫斑，新鲜的小白菜应当叶片完整、无破损，叶柄直挺、不萎蔫。小白菜叶片中的营养成分含量通常显著高于叶柄，因此叶片与叶柄的质量比也是衡量小白菜品质优劣的重要指标。小白菜最好当天买，当天食用，吃不完可以放置冰箱内保存一两天，否则很快会变得枯黄，营养成分流失。

除了供食用外，小白菜还有一定的观赏价值。例如，小白菜新品种"黄玫瑰"远看好似一朵朵娇艳的玫瑰花，可作为阳台观赏品种或切花，也可食用，如制作沙拉。

娃娃菜： 大白菜的"近亲"

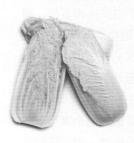

近些年，娃娃菜在市场走俏。作为大白菜的"近亲"，其外形虽酷似大白菜，但大小仅为大白菜的1/5~1/4。娃娃菜菜帮较薄、味道甜嫩鲜美，价格比大白菜贵很多。于是就有一些商贩用剥去外层菜叶的大白菜冒充娃娃菜销售。通常，娃娃菜叶色以嫩黄色为主，而大白菜心为黄中带白；娃娃菜外形头尾均匀、叶片平整、叶脉细腻，大白菜短缩茎明显、叶脉宽大、叶片卷曲地包在一起，相较精致的娃娃菜，略显粗糙；轻握娃娃菜，手感结实有弹性，而大白菜则松散；娃娃菜中心柱很小，大白菜中心柱大。**PM**

你是否有过这样的经历，忽然很想吃某种东西，馋意来袭便一发不可收拾……很多人认为，"嘴瘾"袭来，是因为身体缺乏某种营养了。有了这样"合理"的理由，便开始纵容自己的口腹之欲。众所周知，身体就像一台精密的仪器，当它出现了小小的偏差，便会通过各种方式提醒你该关心一下自己的健康状况了。这种说法不无道理，人体缺乏营养时，确实会表现出相应的症状，例如缺铁导致贫血、缺钙导致骨质疏松、缺乏维生素C引起牙龈出血等。那么，"嘴瘾"也是如此吗？

想吃东西，原因各不相同

"嘴瘾"，实际上就是食物渴求，指个体在某一时期对某种食物的强烈渴望或想获得某种特定食物的强烈动机。有别于饥饿，食物渴求与心理因素、药物作用、生理因素、社会文化因素等多个方面有关，且因人而异。

有人认为，想吃巧克力可能意味着体内缺乏 B 族维生素，因为人体缺乏 B 族维生素时会感到疲劳、情绪低落，来块巧克力，可以舒缓情绪、放松心情。关于人类对巧克力的渴求，国外曾有研究者对 3000 名抑郁症患者进行了调查，发现处于压抑状态的人可能对巧克力的渴求更为强烈。无独有偶，一项对 568 名志愿者进行的调查发现，半数女性存在对巧克力的渴求，半数女性渴求者在经期呈现渴求高峰，这种渴求不仅仅是巧克力，她们对甜食的渴求也有类似的趋势。研究者认为，对巧克力的渴求主要与食用巧克力后情绪、激素水平变化有关。

还有一种说法是，想吃咸味说明体内缺钠。事实上，排除大量出汗的情况，健康成年人每日摄入 2~3 克食盐便足以维持血钠平衡。《中国居民膳食指南（2016）》将食盐的推荐量定为每人每日不超过 6 克，但实际上，很多地区居民的食盐摄入量大大超过推荐量，甚至成倍增加。在这种背景下，缺钠的情况不太可能发生，反而是食盐摄入过量的情况普遍存在，导致高血压、胃部疾病的发生风险增加。

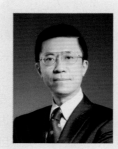

专家简介

于康 北京协和医院临床营养科主任医师、博士生导师，中国营养学会理事兼科普委员会副主任委员，中华医学会肠外肠内营养学分会委员兼营养代谢协作组副组长，中国老年医学会营养与食品安全分会副会长，北京医学会临床营养分会候任主任委员，北京医师协会临床营养分会副主任委员，北京营养师学会副理事长。

"嘴瘾"袭来，是身体缺营养了吗

北京协和医院临床营养科教授　于康

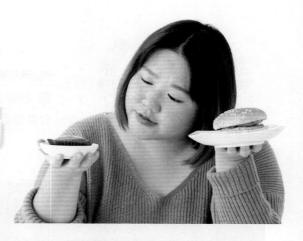

想吃肉是因为体内缺乏蛋白质和铁元素？其实，一些爱吃肉的人，体内的蛋白质和铁元素并不缺乏；而不爱吃肉的人，即使缺乏蛋白质和铁元素，也不会想吃肉。

除了生理因素，人们对食物的渴望，还受到社会文化因素的影响。英国妇女比西班牙妇女对巧克力的渴求更为强烈，这与英国巧克力的高消费现象一致。在我国南方盛产槟榔的地区，一些人喜爱嚼食槟榔。槟榔中含有直接或间接刺激中枢神经的物质，会使嚼食者产生面部潮红、心跳加快等症状。尽管嚼食槟榔可导致口腔癌，但吃槟榔的欲望仍然难以克服。然而，我国其他地区的居民却没有这种戒不掉的瘾。

此外，"嘴瘾"很大程度上也受到心理因素的影响。比如，在外生活的你，有时会特别想念某种家乡味道；思念某个亲人的时候，会特别想吃他曾经为你做过的一道菜。

这些都说明，影响人类"嘴瘾"的因素相互交织，非常复杂。"嘴瘾"受神经生理、激素水平、心理因素、社会文化因素的影响更甚，目前并没有更多的证据证明嘴瘾与营养缺乏有直接的关系。人体在缺乏营养时，身体会出现相应的症状或表现，调整饮食可以起到补充营养的作用；但这不能代表你想吃某种东西的时候，就一定是缺乏某种营养了。再爱吃的食物，只要不健康，就要少吃或干脆不吃，不能为自己找借口。

如何克服"嘴瘾"

● **区分"嘴瘾"与疾病**　有些时候，疾病也会导致患者热衷于某种食物，如缺铁性贫血导致异食癖，肠道菌群失调导致自闭症患儿挑食，等等。如果长期对于某种食物有着执着的渴望，需要与一般的"嘴瘾"进行鉴别，并在医生指导下进行治疗。

● **优化膳食结构**　《中国居民膳食指南（2016）》推荐"食物多样"，每天的膳食应包括谷薯类、蔬菜水果类、畜禽鱼蛋奶类、大豆坚果类等食物，平均每日摄入12种以上食物，每周25种以上。"什么都吃点"，是保证营养充足的前提。"吃多种食物"并不意味着什么都吃，膳食指南给出了每种食物的合理限量，特别是容易被忽略的盐、糖、油。

● **合理安排一日三餐**　人体在感到饥饿时，很容易为了尽快填饱肚子而选择不健康的食物，也更容易摄入过多食物。因此，一日三餐要合理安排时间，不要等到很饿了才吃饭，更不要以零食取代正餐。对自己的饮食进行记录是一个很好的习惯，当你在抱怨自己"喝凉水都长肉"的时候，不妨回过头来看看自己是否在不知不觉中摄入了很多食物。

● **首选低能量食物**　当你特别想吃些甜食的时候，不妨用中低糖水果替代巧克力和糖果，如苹果、草莓、柚子等。平日可以储备一些蔬菜、水果、奶制品、坚果等天然又健康的食物，尽量避免手边和目之所及的地方有高能量食物。这样即使"嘴瘾"袭来，因为"选择"有限，也不会摄入太多能量。不要用饮料、奶茶等解馋，看似喝下去的是"水"，其实都是能量。

● **控制零食**　奶油蛋糕、饼干、膨化食品中通常含有植物奶油、人造黄油、香精等，虽不健康，却往往让人"欲罢不能"。美食给人以享受，吃一点未尝不可，但要注意控制摄入量。购买此类食品时，可以买一小盒、一小袋，而非一大盒、一大包。

● **远离美食诱惑**　走在大街上，美食广告可谓无处不在，让人垂涎欲滴；手机上的外卖APP，也可以让你动动手指便满足"嘴瘾"。能否抵挡诱惑，全凭意志力。最好的方法就是尽快远离美食诱惑，如分散注意力、卸载手机上的外卖APP等，不要让食物太容易得到。 **PM**

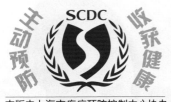

本版由上海市疾病预防控制中心协办

集中空调通风系统，是指为使房间或者封闭空间空气温度、湿度、洁净度和气流速度等参数达到设定的要求，而对空气进行集中处理、输送、分配的设备、管道、仪器仪表等的总和，常见于宾馆、商场、办公楼、机场、轨道交通、医院、学校等公共建筑，以及住宅建筑中。

室内空气质量：
值得重视的问题

上海市疾病预防控制中心环境职业场所卫生评价科主任医师　陈 健

集中空调通风系统可导致的健康危害

对于室内空气质量而言，集中空调通风系统可谓一把"双刃剑"：一方面，集中空调通风系统可以排除或稀释空气污染物，创造适宜的室内环境，提高人的舒适度；另一方面，集中空调通风系统在设计、安装、运行、管理等环节中若存在不合理因素，可能会诱导或加重空气污染物的形成和扩散，损害人体健康。例如：集中空调通风系统的新风取风口未设置在室外无污染区域，会导致被污染的空气进入室内；有些施工单位未按照要求清运管道内的施工垃圾，会造成空调风管里滋生的螨虫、真菌、细菌、病毒和昆虫等被气流携带到室内；长期不清洗的集中空调通风系统，过滤网和通风管道中的细菌、真菌，以及过滤网上脱落的玻璃纤维可能随送风进入室内；未定期清洗消毒的冷却塔，其中的冷却水易受到军团菌污染，在空调制冷状态下，军团菌会随着新风进入室内，污染室内空气。

集中空调通风系统可能导致的室内空气污染，对人体健康造成的危害主要包括三方面：

一是呼吸道感染。引起呼吸道感染的病原微生物包括病毒、细菌、真菌、支原体、衣原体等。

二是过敏症，包括过敏性鼻炎、哮喘、过敏性肺泡炎等。过敏原包括集中空调通风系统中可能存在的细菌、真菌、尘螨等。

三是不良建筑综合征。主要症状为眼、鼻、咽喉部位有刺激感，皮肤刺激，头痛，易疲劳，嗜睡，呼吸困难，哮喘，等等。主要与集中空调通风系统卫生状况不良有关。

集中空调通风系统的卫生管理

为避免由集中空调通风系统导致的健康危害，运行管理单位应按要求对集中空调通风系统进行日常维护：送风口、回风口、新风口定期清洗；开放式冷却塔每年清洗不少于一次，初次启用或停用达一定时间后再次使用的，需全面清洗消毒；空气过滤网、过滤器和净化器等，每六个月清洗或者更换不少于一次；空气处理机组、表冷器、加热（湿）器、冷凝水盘等，每年清洗不少于一次；对运行中的集中空调通风系统开展全项检查，包括送风中细菌总数、真菌总数、可吸入颗粒物等，风管内表面积尘量、细菌总数、真菌总数，循环冷却水中嗜肺军团菌（采用空调制冷时），每两年不少于一次；日常运行中，需对集中空调通风系统卫生指标进行监测，包括风管内表面积尘量、细菌总数、真菌总数，循环冷却水中嗜肺军团菌（采用空调制冷时），每年不少于一次。发现相关指标不符合要求的，管理单位应当委托专业清洗机构对集中空调通风系统进行清洗、消毒。

目前，越来越多的住宅也配置了集中空调通风系统，其运行管理通常由小区物业统一负责。住宅集中空调通风系统也应当按照上述清洗、维护要求进行日常管理。小区居民可以根据自身的空调使用情况，对居室内的送风口进行定期清洁，还可以对物业的日常管理工作进行监督，督促其及时按照相关要求对集中空调通风系统进行清洗维护。**PM**

关注上海市疾病预防控制中心，了解更多疾病防控信息。

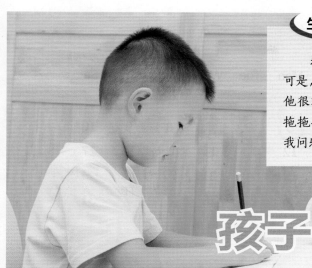

乐乐今年上小学一年级，是一个白皮肤、大眼睛的可爱孩子。可是，他说自己很久没笑了，爸爸、妈妈整天为了他学习的事吵架，他很难过。这时，妈妈对乐乐说："那你写作业还不自觉一点，总是拖拖拉拉。"乐乐说："我也想快一点，但就是没办法集中注意力。"我问乐乐你的注意力去哪了？他说："跑到爸爸、妈妈身上去了！"

孩子的"专心"去哪了

华大应用心理研究院国家二级心理咨询师 陈 露

妈妈的"代言人"

"我觉得孩子健康快乐最重要，没必要给孩子安排太多的兴趣班和课外作业。他妈妈总喜欢比较，担心他不如别的孩子，拼命给他补课。我们的想法不一样，这可能给孩子造成困扰。"乐乐爸爸慢条斯理地说。乐乐妈妈低着头，对丈夫的话没有回应。乐乐则打破沉默："妈妈希望我学习好一点。有时候爸爸放松'警惕'，我的成绩就会下降，我觉得爸爸应该听妈妈的。但是有时爸爸和妈妈的想法不一样，我就夹在中间了。"

通过上述沟通看得出来，爸爸说的话显然是有逻辑、有条理的，听上去并没有什么不妥的地方。但仔细听，爸爸的弦外之音是在抱怨妈妈喜欢拿孩子与别人做比较。妈妈对这种说法显然感到不舒服，又不知如何回应。对妈妈情绪格外敏感的乐乐便开始帮妈妈说话。

爸爸显然对妈妈的情绪没有察觉，还在就如何教育孩子发表意见。而乐乐妈妈正处于焦虑和气愤中，阻碍了彼此的理性沟通。

看到爸爸对妈妈的表现无动于衷，乐乐继续做妈妈的"帮手"："你俩吵架的时候，你很凶，不是吗？"乐乐说到这里，妈妈掩面而泣。乐乐说："我很怕他们吵架。妈妈会一直哭，我去哄她，她也不听我的话，我心里也很烦。"

家庭中的情绪纠缠

妈妈说，自从有了孩子，她和乐乐爸爸很久没有一起看电影、逛街了。如今，夫妻之间没有亲密，只有争吵。每次吵架，总是乐乐出来哄她，她心疼儿子，觉得自己拖累了儿子。乐乐外婆近期被查出患了癌症，她非常焦虑。所以，当看到乐乐写作业拖拖拉拉，她就会发脾气，虽然知道这样不好，但就是控制不住。

乐乐妈妈遭受的心理冲击混杂着对孩子行为问题的低容忍度，也影响了乐乐爸爸的情绪。他觉得妻子过分了，而这样的指责又引发了妻子更多的不满。这时，乐乐感受到的是爸爸的"凶"和妈妈的眼泪，觉得父母的婚姻岌岌可危，害怕他们离婚。PM

这个家庭的真正问题是乐乐妈妈无法处理自己母亲生病引发的焦虑和无力感，以及婚姻中夫妻无法彼此支持的局面。当父母不再亲密，孩子便会承受压力，并试图重建家庭的和谐。有时，他们为了达到目的，会下意识地使自己成为"问题人物"，吸引父母的关注，借此寻求问题的解决之道。所有孩子都希望父母和睦地陪伴在自己身边，否则，孩子的注意力就会被父母的事牢牢地吸引，甚至顾不上自己该关注的事。

最后，爸爸反省道："孩子还小，精力有限，过于关注某件事，就没有精力做其他事。没想到是我们俩的状态给他带来了困扰，以后我应该对老婆好一点。"听了爸爸的话，乐乐小大人似地说："我终于放心了。"

子宫内膜在卵巢分泌的雌、孕激素刺激下，周期性生长、脱落，排出血液，形成月经。月经的主要成分是血液和子宫内膜组织，它是子宫的"眼泪"，观月经可识健康。

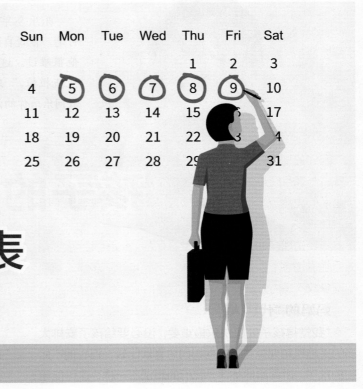

Sun	Mon	Tue	Wed	Thu	Fri	Sat
				1	2	3
4	5	6	7	8	9	10
11	12	13	14	15		17
18	19	20	21	22		4
25	26	27	28	29		31

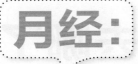

月经：
女性健康晴雨表

复旦大学附属妇产科医院主任医师　邹世恩

正常月经四要素

按照现行临床诊疗常规，正常的月经具备四大要素，其中任何一个要素出现异常，都属于月经失调。

- **月经周期**　相邻两次月经第一天的时间间隔为月经周期，一般为21~35天。
- **周期规律性**　月经周期应基本保持一致，变化不超过7天可视为规律。
- **月经期**　每次月经持续的时间为月经期，正常为3~7天。

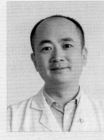

专家简介

邹世恩　复旦大学附属妇产科医院主任医师、硕士生导师，中国老年医学学会妇科分会青年委员会副主任委员，上海市医学会骨质疏松专科分会委员、妇产科专科分会绝经学组委员。擅长妇科良恶性肿瘤的微创治疗及妇科内分泌疾病的诊治，同时致力于医学科普工作，创建微信公众号"恩哥聊健康"。
专家门诊：周三下午，周四全天（杨浦院区）

- **月经量**　每次月经的总量称月经量，大多为50~60毫升，不过允许的正常范围比较广，为5~80毫升。

总体来说，月经周期、月经期可准确记录，但月经量较难准确测量。实际生活中，我们常常根据与既往经量相比较、是否有血块、卫生巾使用情况、是否出现贫血等来判断月经量是否异常。

月经失调 *1*：周期异常

月经周期异常可以表现为周期延长、缩短或不规律，主要与内分泌疾病有关。当然，如果月经超过30天不来，首先要做的是排查怀孕。不管是10多岁的小女孩还是50多岁的阿姨，有月经的女性都有怀孕的可能，只是概率不同而已。怀孕了，月经自然不来。

与内分泌相关的常见疾病包括多囊卵巢综合征、高催乳素血症、早发性卵巢功能不全、围绝经期和甲状腺功能异常等，主要表现为月经周期变长，也有一些表现为月经周期缩短（频发月经），月经周期的规律性也随之发生变化。通过检测性激素六项、抗米勒管激素、甲状腺功能可以帮助诊断。内分泌疾病多数通过药物治疗能达到比较好的疗效，但难以根治，往往需要长期用药。

此外，如果月经从来没来过，要考虑先天性的问题，包括子宫畸形、性腺发育问题或性激素合成障碍等。如果曾经接受过人工流产术或诊断性刮宫术，也可能好久不来月经，需要排除严重内膜损伤引起的宫腔粘连。

月经失调 2：月经量增多

月经量增多容易引起贫血，不少女性常常因此感到很困扰。出现月经量增多，首先还是要排除怀孕的情况。怀孕之后的先兆流产、难免流产或宫外孕，都可能表现为阴道流血较多。

月经量增多的表现形式主要有两种：一是月经期正常，但月经量增多；二是月经期延长，月经量也增多。这两种情况多数不是内分泌疾病所致，而是器质性疾病引起。

● **宫颈疾病** 宫颈息肉、宫颈炎和宫颈癌等宫颈疾病，常表现为月经期延长、月经淋漓不尽或同房后阴道流血，通过妇科检查和宫颈癌筛查可以诊断。患者确诊后可根据病情进行相应的药物治疗或物理治疗，宫颈癌患者需要进行手术或放、化疗。

● **子宫内膜病变** 包括内膜息肉、内膜增生过长、内膜癌、黏膜下肌瘤、凸向宫腔的肌壁间肌瘤等，这些疾病会使子宫内膜增生过度或内膜表面积增加，从而增加月经量，延长月经期。诊断子宫内膜病变通常需要进行 B 超检查，必要时应进行诊断性刮宫术，以了解内膜病理状态。多数子宫内膜疾病需要手术治疗，可通过宫腔镜或腹腔镜进行。

● **子宫肌层病变** 子宫腺肌病，以及多发或较大的子宫肌瘤、子宫肉瘤等疾病，可以使子宫体积变大，影响脱落内膜的表面积，也使子宫肌层收缩受到影响，从而造成月经量增多。子宫肌瘤、子宫肉瘤多数需要手术治疗；子宫腺肌病的治疗比较复杂，要根据病情和患者的生育需求制定方案。

● **剖宫产切口憩室** 愈合不良的剖宫产瘢痕会形成憩室：其内部可能有子宫内膜生长，但与其他内膜脱落不同步；或月经血被"兜"在憩室内，月经结束后还有少量"出血"。上述两种情况都可以让月经期"变长"，有的甚至可以持续 10~20 天。一般情况下，剖宫产切口憩室可通过 B 超或磁共振发现。治疗上，可以先尝试口服短效避孕药

等，无效或憩室过大者需要手术修补。

● **血液病** 一些女性患有血液系统疾病，存在凝血机制障碍，每次来月经就像水龙头关不住，月经量很大，需要到血液科诊治。

如果月经量增多的同时伴有月经周期紊乱，可能存在内分泌疾病，也可能有器质性疾病。引起月经周期异常的内分泌疾病，大部分存在孕酮缺乏，如果因此而好久不来月经，子宫内膜明显增厚，一旦月经自行来潮，可能出现"血崩"，月经量明显增多。

月经失调 3：月经量减少

月经量减少更容易让女性感到困惑或难过，因为很多人首先想到的是自己的卵巢功能衰退了。的确，卵巢功能衰退所致的早发性卵巢功能不全或围绝经期都会出现月经量变少，不过多数同时伴有月经周期变长，还有潮热、盗汗等低雌激素所致的临床症状。出现这种问题，应在医生指导下根据实际情况适当补充雌、孕激素，以缓解症状、改善健康状况。

如果月经量减少的同时，月经周期变长，除了卵巢功能衰退，还可能是多囊卵巢综合征、高催乳素血症和甲状腺功能减退症所致。这些内分泌疾病更多地表现为月经周期变长、月经量减少。

此外，先兆流产或宫外孕引起的出血也很容易被混淆为月经量减少，需要排除。

如果月经周期规律，只是月经量减少，还可能是因为既往刮宫术或内膜炎引起内膜损伤，造成宫腔粘连，导致脱落的内膜组织不足，月经量自然减少。通过输卵管碘油造影、B 超等可诊断；确诊需要通过宫腔镜检查，其在发现宫腔粘连的同时可以进行治疗，术后需要服用雌激素等预防复发。**PM**

> **温馨提示**
>
> 月经失调的表现形式多种多样。如果只是偶尔一次月经失调，多数没问题，不需要紧张；如果经常如此，应及时到医院检查。器质性疾病多数需要手术治疗；内分泌疾病多数可药物调理，需长期用药；如果存在肿瘤，及时发现、及时治疗往往能够收到较好疗效。

儿童支原体肺炎 越来越多

✍ 复旦大学附属儿科医院呼吸科主任医师　王立波

生活实例

　　6 岁男孩墨墨因发热 1 周伴咳嗽，曾在外院按普通呼吸道感染治疗，包括止咳、祛痰，以及使用头孢类抗生素抗感染，体温持续不降，维持在 38~39.5℃，且咳嗽加剧，来我院就诊。查体发现，患儿无明显气促及肺部湿啰音；胸片检查显示，患儿右下肺有大片炎症；血液检查发现，患儿外周血白细胞为 12.4×10^9/升，中性粒细胞占 92%，C 反应蛋白 >160 毫克／升，血沉 34 毫米／小时，支原体抗体 > 1:1280。由此，诊断明确——支原体肺炎。

　　经静脉滴注阿奇霉素抗支原体感染、甲泼尼龙抑制机体炎症反应等治疗 2 天后，患儿体温下降，咳嗽逐渐好转；1 周后，外周血象基本恢复正常，血支原体抗体 > 1:5120。但胸部 CT 显示，患儿右下肺炎症尚未明显吸收，遂进行纤维支气管镜检查。检查过程中发现，患儿支气管炎症、肿胀明显，痰液引流不畅，即进行支气管镜下反复灌洗治疗。1 周后复查胸片，提示炎症基本吸收。

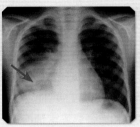

治疗前，右下肺大片炎症

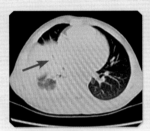

治疗 1 周后，右下肺炎症未明显吸收

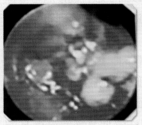

支气管镜检查发现，支气管炎症、肿胀明显，痰液引流不畅

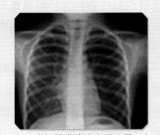

支气管灌洗治疗后 1 周，炎症基本吸收

专家简介

王立波　复旦大学附属儿科医院呼吸科主任、主任医师，中华医学会儿科学分会呼吸学组哮喘协作组委员，上海市医学会儿科专科分会呼吸学组副组长，上海市医学会变态反应专科分会委员，上海市呼吸病研究所儿科呼吸研究室主任、呼吸感染防治研究基地副主任。擅长支气管哮喘、反复喘息性疾病、慢性咳嗽、反复呼吸道感染、重症肺炎、慢性肺病、弥漫性肺病等儿童呼吸系统常见病、疑难病、罕见病的诊治。

专家门诊：周一下午
特需门诊：周一、周五上午

　　支原体是目前发现的最小、最简单，也是唯一一种没有细胞壁的原核细胞。其大小介于细菌和病毒之间，体积仅为细菌的十分之一。支原体有很多种类，其中能引起儿童肺炎的主要是肺炎支原体（MP），溶脲支原体、人型支原体、生殖器支原体能引起人类泌尿生殖道感染。

　　肺炎支原体是儿童急性呼吸道感染的重要病原体，通过飞沫和直接接触传播，潜伏期为 1~3 周，容易在幼儿园、学校等人员密集的环境出现局部流行，每 3~7 年出现地区周期性流行。肺炎支原体感染可发生在任何季节，不同地区的流行季节有差异，我国北方地区秋冬季多见，

扫描二维码，加入王立波主任医师专栏

南方地区夏秋季高发。

肺炎支原体肺炎好发于学龄前儿童。近年来，5岁以下儿童肺炎支原体肺炎的报道呈增多趋势，是儿童社区获得性肺炎（CAP）的重要类型之一，占住院儿童CAP的10%~40%。

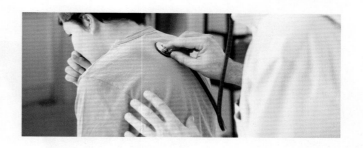

支原体肺炎症状重、体征轻，易漏诊

在我科住院的5岁以上社区获得性肺炎患儿（主要为重症）中，60%~70%为肺炎支原体肺炎。这些患儿多有持续咳嗽伴发热（症状重），但医生听诊多未闻及明显湿啰音（体征不明显），外周血象类似细菌感染（白细胞高，以中性粒细胞为主，C反应蛋白增高等），多需要胸部X线检查确认，因而容易漏诊。患儿X线胸片或胸部CT多表现为节段或肺叶肺实变，部分为弥漫性斑片状渗出影，支气管镜下还可以看到明显的支气管炎症和肿胀。

确诊：须行抗体检测

如果需要明确肺炎由肺炎支原体感染所致，还需要测定血MP-IgM抗体。阳性结果为：抗体滴度>1:160，或恢复期和急性期抗体滴度呈4倍或4倍以上增高。MP-IgM抗体一般在感染肺炎支原体后4~5天出现，持续1~3个月，甚至更长时间。婴幼儿由于免疫功能不完善、产生抗体的能力较低，抗体检测结果可能出现假阴性；而以前患过支原体感染的孩子可仍然存在抗体，会导致假阳性结果。因此，评价抗体检测结果时，需要结合患儿的病程、年龄及以往支原体抗体滴度，综合考虑。现在，临床上通过RT-PCR技术可以定量检测咽部分泌物MP核酸拷贝数量。研究显示，联合应用MP核酸检测和血清学抗体检测两种方法，可以提高诊断准确率。

治疗：抗感染、控炎症并重

支原体肺炎的治疗主要包括以下几方面。

首先，是抗肺炎支原体感染。由于青霉素类、头孢菌素类这两类临床最常用的抗生素是通过破坏细菌的细胞壁杀灭细菌的，而支原体没有细胞壁，故这两类抗生素"无能为力"。红霉素、阿奇霉素等大环内酯类抗生素，可以有效杀灭支原体。近几年研究发现，一些支原体对大环内酯类抗生素耐药，可选用喹诺酮类（如环丙沙星和左氧氟沙星）和半合成类四环素类（如多西环素和米诺环素）。但给儿童使用这两类抗生素时，医生应考虑不良反应，并告知

患儿家长，以取得知情同意。

其次，肺炎支原体感染后，患儿肺部炎症反应强烈，大量炎性因子会通过血液循环释放到全身各脏器，引起多脏器功能异常。尤其是血管炎症会导致静脉闭塞，甚至脑梗死，需要特别留意。因此，除了尽快控制肺炎支原体感染外，多需要静脉使用糖皮质激素和丙种球蛋白控制炎症反应，以免病情急剧加重。

此外，由于支气管炎症、肿胀，阻碍肺部炎性分泌物引流，痰液堵塞在肺内，因此必要时还需要进行支气管反复冲洗，以促进肺内炎性物质及时排出，恢复肺功能。

预后：多数良好

多数支原体肺炎患儿预后良好，重症及难治性患儿可遗留肺结构或功能损害，如闭塞性细支气管炎、单侧透明肺、支气管扩张等，需要进行长期随访。改善预后的关键是及时诊断，早期进行有效治疗。

预防：增强体质，注意卫生

肺炎支原体感染后的免疫保护还不是很明确，也没有有效的肺炎支原体疫苗可用，预防主要通过增强自身体质、注意个人卫生来实现。儿童若出现持续高热伴剧烈咳嗽超过3~5天，且没有任何缓解迹象，需要及时摄X线胸片、测定MP-IgM抗体，以明确诊断。 **PM**

> **专家提醒**
>
> 目前，支原体肺炎在诊断和治疗上还存在一些问题：很多基层医院只能检测血支原体抗体，且一般只能报告阳性或阴性结果，不能报告抗体滴度；有些患儿发生支原体感染后抗体滴度很高，恢复到阴性需要很长时间，容易导致反复使用红霉素或阿奇霉素。此外，不少家长对支原体感染比较恐惧，认为多用几个疗程阿奇霉素才比较放心，其实机体免疫机制也能清除支原体，过多使用阿奇霉素并不可取。

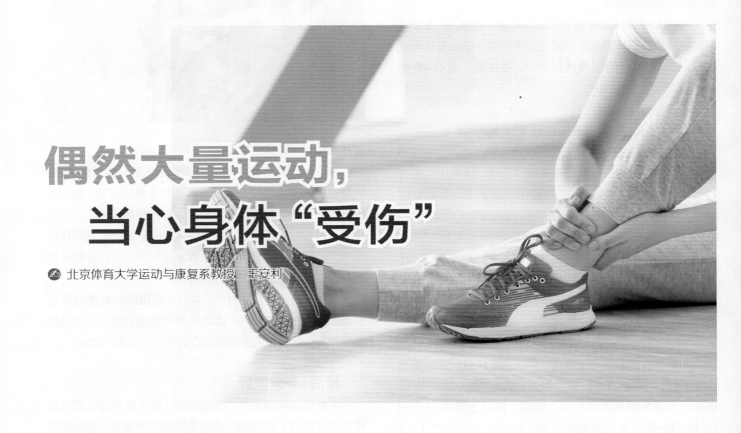

偶然大量运动，
当心身体"受伤"

北京体育大学运动与康复系教授　王安利

偶然大量运动，身体"难适应"

运动有益健康。不过，运动锻炼必须"得法"，否则有可能损害身体健康。常见的两种情形是：从不锻炼的人突然从事大运动量的锻炼；以前经常锻炼的人，由于各种原因中断了锻炼，现在又想锻炼了，一开始就进行大运动量锻炼。

事实上，没有运动习惯的人，由于平时缺乏锻炼，运动器官、呼吸循环系统的功能相对较差，不足以支持高强度运动时机体的代谢及运动需求。运动强度过大，不仅不能取得理想的锻炼效果，还可能危害健康，甚至造成较严重的伤害。

有的人以前经常锻炼，后来因为某些原因停止了锻炼。他们认为自己过去的运动能力很强，现在仍可以从事大运动量锻炼。殊不知，终止系统运动锻炼后，机体的功能会逐渐退化，特别是心血管和呼吸系统功能，在较短时间内就会较大幅度下降。进行高强度运动时，运动器官受运动神经支配可以较快调动起来，而心肺功能的调动往往比较迟缓，会出现主观意识和实际能力之间的"剪刀差"。换句话说，就是主观感觉还是以前的感觉，但能力（特别是心肺功能）已经不是以前的能力了。因此，即使以前曾经是"运动能手"，中断锻炼一段时间后，突然大量运动，也容易导致各种伤害事故发生。

运动过度，当心3种损伤

❶ 运动应激综合征

突然参加高强度运动，体力负荷超过机体承受能力时，锻炼者可出现"运动应激综合征"。主要表现为头晕、恶心、呕吐咖啡样物、全身无力、脉快而弱、血压下降、面色苍白、呼吸困难、咯血性泡沫样痰等，严重时可出现意识丧失，甚至危及生命。

❷ 骨关节运动损伤

偶然参加高强度运动还容易造成骨关节运动损伤。长期不参加体育锻炼者，肌肉力量下降，反应迟钝，协调性差，对身体的控制能力下降。在锻炼过程中，特别是完成一些较复杂的动作时，容易出现肌肉拉伤、骨关节及韧带扭伤，即使没有明显损伤，也会发生比较严重的延迟性肌肉酸痛。

心情不好，
并非就是抑郁症

复旦大学附属中山医院医学心理科　刘文娟　季建林（教授）

生活实例

　　张先生因为"抑郁症"前来门诊咨询。他说：最近两个月心情一直不好，高兴不起来，怀疑自己得了"抑郁症"；他刚刚结婚，家庭矛盾很多，工作压力也很大，感觉自己受到了很多挫折。问他其他方面情况如何，他说：吃饭、睡觉都不错，工作和社交也没受影响。在综合了解他各方面的情况后，我们认为他并没有患抑郁症。

　　李小姐是一名女大学生，前不久失恋了，情绪非常糟糕，天以泪洗面，不愿见人，甚至不能上课。一个星期后，她的情绪开始好转，她在网上做了一个测试，发现自己比较符合"抑郁症"的表现，就特地来门诊咨询。经过询问，我们得知她目前可以正常上课和与别人交流。考虑她的抑郁情绪持续时间不到两周，认为她并没有患抑郁症。

❸ 心血管事件

　　不经常参加体育活动者、身体状况较差者，以及可能存在心血管疾病的中老年人群，偶然参加高强度运动，运动风险更高，严重者可能引发心肌缺血、心绞痛及心肌梗死等严重心血管事件。这种情况下，运动已不是一种健身的手段，而是心脏病发作的诱因。

2项建议，合理开启"运动模式"

❶ 低强度，长周期

　　许多研究证明：低强度长周期或高强度短周期的训练，对提高心血管耐力的作用是相似的，但运动强度较大时，发生心血管意外和骨关节损伤的可能性增加。因此，大多数研究机构推荐中低强度、持续时间较长的运动，如慢跑等。

　　坚持经常锻炼是关键。首先，不经常锻炼的人，心血管系统适应能力较差，突然剧烈运动容易引发心血管意外。其次，只有经常坚持运动，才能收到应有的锻炼效果，一旦间断，心肺功能、体力即随之下降。需要提醒的是，不能经常坚持锻炼者，恢复锻炼时的运动量和运动强度要适度。

❷ 循序渐进

　　平时不锻炼者，开始锻炼的运动量和强度要小，以后随身体适应能力提高，可逐渐加大运动量。老年人最合适的运动强度一般是达到最大心率的 60%（运动时最大心率＝220－年龄），锻炼时间每次不短于 15 分钟，并在此基础上逐渐延长，每日或隔日锻炼一次为宜。如果采用慢走的锻炼方式，开始时的步速要慢，每分钟 60~90 步（每步 70~80 厘米），或每小时 2.5~4 千米。以后逐渐增加步数和步速，最高可达到每分钟 120~140 步，或每小时 5.6~6.4 千米。在此基础上转入慢跑或走跑交替。开始跑速要慢，距离要短，适应 1~2 周后，再逐步增加运动量和运动时间。所有的健身锻炼者都应当记住：身体功能提高了，方能从事较剧烈的运动，而不是通过剧烈运动来提高身体的功能水平。**PM**

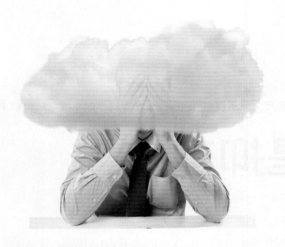

心情不好是不是抑郁症呢

现实生活中，很多人都会受到挫折，并因此心情不好。那么，这是不是意味着患了抑郁症呢？实际上，抑郁症是一种精神障碍，属于疾病的一种。凡是疾病，就有相应的诊断标准。

诊断抑郁症时，医生主要看症状及持续时间、严重程度，同时要排除其他疾病。

如果是抑郁症，应该出现以下症状中的 5 项以上，且第①项和第②项必须符合至少一条。

①几乎每天或每天大部分时间都心情低落。这既可以是患者自己感觉到的，如感到悲伤、空虚、无望，也可以是他人观察到的。儿童和青少年可能表现为特别容易生气、发脾气。②几乎每天或每天的大部分时间，对于所有或几乎所有活动的兴趣或愉悦感明显减少。患者可能会说：自己对什么事情都不感兴趣，以前喜欢做的事情也不想做了，开心不起来了。家属可能会发现患者活动明显减少，对以前的爱好都提不起兴趣，也不愿意社交，总是独自发呆。③在没有节食的情况下体重明显减轻或增加（如一个月内体重变化超过原体重的 5%），或几乎每天食欲都减退或增强。④几乎每天都失眠或睡眠过多。⑤几乎每天都感到烦躁甚至"抓狂"，或变得很迟钝。家人朋友也可以明显看到患者有异常表现，如坐立不安、反应很迟钝、和以前判若两人等。⑥几乎每天都疲劳或精力不足，特别容易感到累、没力气。⑦几乎每天都感到自己毫无价值，或过分地感到内疚，觉得自己一无是处，甚至感觉自己拖累了家人。⑧几乎每天都存在思考能力减退或注意力不能集中的现象，反应迟钝，做事犹豫不决。⑨反复出现想死的想法（不仅仅是恐惧死亡），反复出现没有具体计划的自杀意念，有某种自杀企图，或有某种实施自杀的特定计划。

这些症状给患者带来巨大的精神痛苦，对社交、工作、学习造成显著的负面影响，且不能直接归因于某种躯体疾病（如甲状腺功能减退），或某种药物、化学品等。

由此可见，抑郁症不仅仅是心情不好或生活中受了挫折，更多的是意味着心理和生理调节功能紊乱，导致一系列心理和躯体的症状，且这些症状持续存在两周以上，对生活和工作造成了很大的负面影响。

专家提醒

心理自测并不能诊断疾病

目前，网络上有很多心理自测量表。这些心理测试，有的是纯粹趣味性的心理测试，有的则属于目前常用的症状筛查自评量表。前者只是一种心理测试游戏，后者可用于筛查抑郁、焦虑和强迫等症状。一个人心情不好，使用量表测出有抑郁倾向时，并不意味着患了抑郁症；如果要确诊，需要去正规医院精神科或心理科就诊，请医生帮助明确诊断。

正确面对生活中的挫折

在现实生活中，每个人都会遭受挫折，也很难避免陷入糟糕的境遇。在这种情况下，人的心情难免低落，甚至持续一段时间。但这种情况并不一定是抑郁症，尤其是年轻人。我们要合理看待现状，通过自我调整走出困境。

首先，要相信心理的伤口会随着时间的推移自然愈合。当人的身体出现伤口，可以动用自身的力量愈合；事实上，人的心理同样具有强大的修复和自愈能力。海明威曾说过："那些伤害我们的，终将使我们更强大。"当我们直面困难，度过难熬的这段时间后，我们的抗挫折能力会大大提高。

其次，不能消极对待挫折。有的人为了排解郁闷，会选择沉迷于网络，甚至酗酒，结果越陷越深，形成恶性循环。勇敢正视自己现在的生活，积极行动，寻求改变，靠自己的努力一点点改变自己的境遇，才能真正让自己开心起来。

最后，要懂得"满足"，常回顾一些生活中正面的事，让自己心平气和地面对生活中遇到的挫折。想一想，没有一个人的生活是"容易"的，生活远没有想象中那么糟糕。**PM**

小针刀疗法：

上海交通大学医学院附属第六人民医院东院
针推伤科副主任医师 朱轶

膝骨关节炎治疗利器

张阿姨就诊记

张阿姨刚刚退休，今年不到 60 岁，体力、精力还充沛，孩子也长大了，工作、家庭都不用她操心。张阿姨正打算到处走走、饱览祖国大好河山，可偏偏在这个关键时刻，恼人的膝关节疼痛又找上了门，尤其是上下楼梯的时候，酸痛难忍。张阿姨到医院就诊，X 线检查显示：骨质增生、关节间隙尚好、膝关节退行性改变。骨科医生诊断为膝骨关节炎，并开了一些外用的膏药和口服的消炎镇痛类药物。张阿姨用药几天后，觉得疼痛虽有所缓解，但仍然影响行动，尤其是上下楼梯时，膝关节不能用力，疼痛明显。

得知张阿姨的苦恼后，有热心的朋友向她推荐了小针刀治疗，据说效果很不错。长期饱受膝关节疼痛的张阿姨没有犹豫，虽然对"小针刀"并不了解，但还是决定尝试一下。

张阿姨到针推伤科门诊就诊后，医生仔细询问了她的病况，包括 X 线检查和既往用药等情况，随后嘱咐她躺在治疗床上。医生经过一番检查，在张阿姨膝关节疼痛最明显处定了几个治疗点。接着，医生对治疗部位

进行常规消毒后，行皮下组织麻醉，然后取了一根比一般针灸针略粗的针（原来这就是"小针刀"）扎进了张阿姨膝关节处的治疗点。伴随着一些酸胀感，张阿姨感觉到"咔嚓咔嚓"的小针刀松解操作声响。一两分钟以后，治疗便结束了。

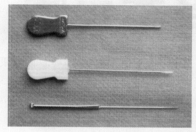

小针刀

医生对张阿姨说："好了，您下来走两步试试。"张阿姨半信半疑地下地后走了几步，惊喜地发现，膝关节轻松了许多。医生又建议她到楼梯间试试看，张阿姨觉得更加不可思议：上下楼梯时的疼痛感大大减轻，效果真是立竿见影。

张阿姨先后接受了 3 次小针刀治疗。如今，膝关节疼痛已大有改善，走平路没有任何影响，上下楼梯也比原来好了许多。

其实，张阿姨所患的膝骨关节炎很常见，多见于 50 岁以上人群。随着人类寿命的延长，其发病率正逐年上升，严重影响中老年朋友的健康和生活质量。膝骨关节炎发生的原因是膝关节退化或骨质增生（也就是中医所说的"骨"伤），以及膝关节周围的肌腱、韧带、关节囊等软组织也相应发生病理改变，造成关节软骨的磨损和退化（也就是中医所说的"筋"伤），导致膝关节周围的力学平衡被打破（也就是中医所说的"筋骨失衡"），进一步引起膝关节周围骨质增生和软组织损伤，形成恶性循环，从而出现膝关节反复发作的疼痛和活动不利等症状。

小针刀治疗是一种介于手术疗法和非手术疗法之间的闭合性松解术，是中医特有的微创疗法，尤其适合软组织

损伤性病变及骨关节疾病的治疗。其治疗关键在于治疗点的确定，慢性筋骨疼痛性疾病一般选择疼痛最明显处作为治疗点。操作者需要熟悉人体解剖结构，以避开重要的神经及血管。确定好治疗点后，医生可根据病情及部位等选择合适型号的小针刀，将其刺入机体病变处，对炎性、粘连及变性的筋膜、韧带、关节囊等软组织（也就是中医所说的筋结、筋歪、筋缩、筋弛等）进行松解、切割和剥离，充分缓解关节囊和周围软组织内高压，消除肿胀，改变关节周围力线，从而减轻或消除症状，阻断"筋骨失衡"的恶性循环。结合功能锻炼，小针刀疗法可帮助患者达到"骨正筋柔"的新状态，对防止关节病变的进一步发展有良好作用。**PM**

中医认为，肾具有"藏精、主骨、生髓"作用，肾气盛衰决定着人体先天禀赋好坏、生长发育迟速、脏腑功能强弱等，故将肾称作"先天之本"。当人体肾气虚弱、精血不足时，可能出现腰膝酸软、体虚乏力、耳鸣脱发、骨质疏松、夜尿频多、性欲衰退、不孕不育等表现。根据中医五行理论，冬季属水，对应的脏腑为肾，主封藏，是养肾的最佳时机。

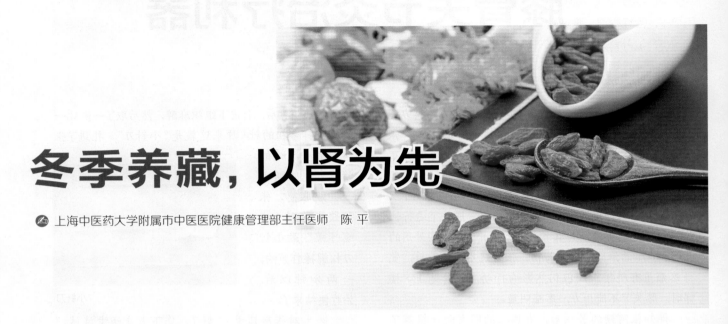

冬季养藏，以肾为先

上海中医药大学附属市中医医院健康管理部主任医师　陈 平

饮食起居，调神护肾

● **饮食调理** 日常饮食宜清淡、易消化，忌过食肥甘、辛辣刺激之品，因为这类食物极易增湿生痰，阻滞气机，从而造成痰气郁闭化热，耗伤肾阴。平时可适量食用具有温肾壮阳或滋补肾阴的食物，如黑芝麻、黑木耳、大枣、枸杞子、山药、阿胶、核桃、虾仁、海参、乌鸡、韭菜及坚果类等。

● **适度日晒** 冬季气候寒冷，多晒太阳有温肾壮阳之效。《老老恒言》中说："日清风定，就南窗下，背日光而坐，脊梁得有微暖，能使遍体和畅，壮人阳气，极为补益。"背部有很多重要穴位，适度日晒，有助散寒温阳。

● **节制房事** 节欲保精是养肾抗衰的重要一环。肾为先天之本，肾精充足则五脏六腑皆旺，抗病能力强，身体强壮，健康长寿。反之，肾精匮乏则五脏虚衰，多病早天。节欲保精对于中老年人尤为重要。

● **调畅情志** 中医认为，肝肾同源，肾精亏虚可致肝血不足，出现焦虑、抑郁等症状。调畅情志、放松心情，有疏肝益肾之效。

药食结合，辨证调理

❶ 脱发——肾精不足

【**症状**】头发脱落稀少，发色无泽或早白，伴腰膝酸软、遗精、耳鸣等。

【**治法**】填精补肾，固发防脱。

【**常用药物**】药用熟地黄、山药、山茱萸、枸杞子、菟丝子、牛膝等。

【**食疗药膳**】平素饮食可适量食用黑木耳、鲈鱼、栗子、海参、芡实、黑豆等食物。

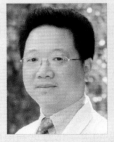

专家简介

陈 平 上海中医药大学附属市中医医院健康管理部主任、主任医师，上海市药膳协会常务副秘书长，上海市中医药学会治未病分会副主任委员、膏方分会委员。擅长冠心病、高血压、心律失常、焦虑失眠的治疗及中医养生与亚健康状态调理。

专家门诊：周二、周五上午　特需门诊：周一上午

怀山枸杞粥：取怀山药 50 克，枸杞子 10 克，芡实 30 克，大米 50 克，共煮粥，时常服用。

❷ 头晕耳鸣——肾阴不足

【症状】头晕耳鸣，腰膝酸软，失眠多梦，五心烦热，盗汗，尿黄便干，舌红少津，脉细数。

【治法】滋补肾阴。

【常用药物】药用熟地黄、山药、枸杞子、石菖蒲、磁石等。阴虚内热者可加知母、黄柏、牡丹皮、地骨皮、菊花等。

【食疗药膳】平素饮食可适量食用糯米、绿豆、藕、银耳、豆腐等食物。

虫草参冬老鸭汤：取老鸭 1 只，北虫草 50 克，沙参 30 克，麦冬 30 克。浸泡沙参、麦冬片刻后装入小纱布袋。将老鸭剁块、飞水、油锅爆炒后放入料酒，炒出香味。放入装有中药的纱布袋及北虫草，一起小火微煲，直至酥软，调味后食用。

❸ 体虚乏力——肾阳亏虚

【症状】神情倦乏，面色苍白，少气懒言，畏寒肢冷，腰膝酸软，面浮肢肿，大便溏薄，小便清长。舌质淡胖有齿痕，苔白滑，脉细沉。

【治法】温补脾肾，行气化水。

【常用药物】药用人参、白术、甘草、干姜、桂枝、泽泻等。若下肢水肿、小便短少明显者，可加川牛膝、车前子。

【食疗药膳】避免过食生冷。平素可适当食用韭菜、莲子、芡实等。

芡莲韭菜粥：取新鲜韭菜 30 ~ 60 克切小段，与芡实 30 克、莲子 30 克、粳米 60 克共煮粥，加盐调味后食用。

❹ 尿频尿多——脾肾气虚

【症状】尿频，夜间尤甚，或伴神疲乏力，腰膝酸冷，小便清长，舌淡胖，边有齿印，脉沉细无力。

【治法】温补脾肾。

【常用药物】药用桑螵蛸、益智仁、覆盆子、莲子肉等。腰膝酸软明显者，可加淫羊藿温补肾阳，熟地黄补益精血。

【食疗药膳】平素可适量食用薏苡仁、山药、淡水鱼、大葱、花椒、洋葱等食物。

怀山芡实猪肉粥：取怀山药 50 克，芡实 30 克，猪肉 25 克，粳米 60 克。将芡实提前浸泡 3 小时，猪肉切丝，加少许油、盐炒香，放入生姜 2 片，砂锅慢煲，待熟烂后食用。

腧穴按摩，健骨益肾

❶ 按摩腰背

【操作】将两手掌对搓至手心热发后，在腰部上下推揉，至有热感为宜。早晚各 1 次，每次约 200 下，可补肾纳气。

【功效】防治中老年人因肾虚所致的腰酸背痛等症。

❷ 按摩肾俞穴

【操作】双掌搓热后，将掌心贴于肾俞穴（第二腰椎棘突下旁开 1.5 寸处），反复拍打 3~5 分钟，或直接以手指按揉肾俞穴，至出现酸胀感。

【功效】温补肾阳，对改善肾虚腰痛、耳鸣等有一定作用。

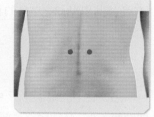

肾俞穴

❸ 按摩太溪穴

【操作】以对侧拇指按揉太溪穴（足内踝后方，内踝尖与跟腱之间的凹陷处），每次 5 分钟左右。

【功效】补肾、疏肝、明目，对肝肾亏虚造成的失眠多梦、头晕眼花等有一定防治作用。

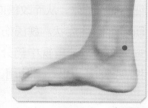

太溪穴

❹ 按摩关元穴

【操作】将掌心搓热，轻轻放至小腹上，以关元穴（脐下 3 寸）为圆心，顺时针摩腹 3 ~ 5 分钟。

【功效】补益元阳，温补下焦。对女性痛经、闭经，男性遗精、阳痿等有一定防治作用。

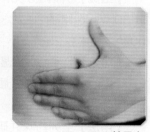

关元穴

❺ 按摩涌泉穴

【操作】按压足心涌泉穴（足底前部凹陷处，第 2、3 足趾缝纹头端与足跟连线的前三分之一处），或用拇指指腹从足跟推向足尖，每次 3 ~ 5 分钟。

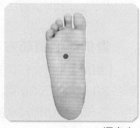

涌泉穴

【功效】补益肾精，适用于肾精亏虚造成的神经衰弱、精力减退等。**PM**

中药热熨
防治筋骨病

热熨法是一种热疗方法，又称为烫熨法。最早人们通过在陶瓷钵内装好烧红的木炭，在人体疼痛部位进行烫熨，以治疗疾病；后来逐渐演变为选用温经祛寒、行气活血止痛的药物，加热后用布包裹，热熨患处。热熨法操作简便，适应证广，副作用小，早在《普济方·折伤门》中就有"凡伤折者，有轻重浅深久新之异，治法亦有服食淋熨贴焙之殊"的记载。

上海交通大学医学院附属瑞金医院北院伤科副主任医师　胡劲松

热熨为何能治病呢？中医理论认为：人体若要健康无病，必须经络通畅、气血调和、阴阳平衡。而热熨通过温热刺激和药物协同效应，能畅通经络、调和气血、平衡阴阳，改变机体的病理状态。现代医学研究发现，热熨能使皮肤和皮下组织的细小血管扩张，从而改善血液循环，减轻部分关节筋肉疼痛性症状。魏氏伤科是上海伤科八大家之一，临床十分重视中药外用，这里为大家介绍几种热熨方，以供参考使用。

筋骨劳损熨药方

【组成】升麻 25 克，龙胆草 30 克，远志 30 克，细辛 20 克，薄荷叶 30 克，白附子 20 克，陈皮 50 克，钩藤 40 克，防风 30 克，稻草根 50 克，生半夏 25 克。

【功效】散寒，祛风湿，通络止痛。

【主治】风寒湿阻，腰酸背痛。多用于颈、肩、腰、腿部位疼痛等劳损性疾病。

【用法】上列药味共研为细末，拌匀后放入铁锅，锅中先放醋（或者黄酒）少许，与药一同炒热。药粉炒热后，装入预置的一个布袋内，放在患处热熨。每包药可用 3 日左右，每日热熨 2~3 次，每次半小时以上。

骨折筋伤熨药方

【组成】荆芥、防风各 60 克，海桐皮 30 克，当归 60 克，羌活、独活各 30 克，防己 30 克，乳香炭、没药炭各 30 克，桑枝、桂枝各 30 克，生香附 60 克，川断 30 克。

【功效】祛风散寒，舒筋活血，通络止痛。

【主治】跌打损伤，风寒湿阻，腰胯寒冷，酸痛无力。适用于跌打损伤，复又感受风寒湿邪，乃损伤杂症之属。现多用于骨折筋伤治疗后恢复期。

【用法】上列药味共研为细末，拌匀后放在铁锅中，锅中先放醋（或者黄酒）少许，与药一同炒热。药粉炒热后，装入预置的一个布袋内，放在患处热熨。每包药可用 3 日左右，每日热熨 2~3 次，每次半小时以上。

止痛蒸敷方

【组成】当归 30 克，桂枝 30 克，红花 30 克，接骨木 30 克，五加皮 60 克，路路通 30 克，虎杖根 60 克，络石藤 60 克，川活、羌活各 30 克。

【功效】活血祛风，通络逐痹止痛。

【主治】跌打损伤后期局部疼痛，风寒湿痹阻络致骨与关节疼痛，颈腰椎退变及椎间盘病变引起的疼痛酸麻等证。

【用法】上药共研为细末，装入布袋中，袋口缝合，将药袋置于锅内隔水蒸热，热寒冬腊月，很多人出现手脚冰凉、躯体怕冷、关节疼痛等不适。中医认为，这与寒凝血瘀有关。所谓"温则行，寒则凝""通则不痛，不通则痛"，就好比夏季温暖则流水潺潺，冬季寒冷则滴水成冰，人体气血流动也是如此。下面给大家介绍三个冬季常用的驱寒暖身保健穴位命门、关元和涌泉，搓揉或艾灸这三个穴位，有疏通经络、振奋阳气之效，有助于活血化瘀、御寒保暖。

经穴保健，驱寒暖身

上海中医药大学附属曙光医院针灸科　崔光卫　沈卫东（主任医师）

壮阳散寒——命门穴

【定位】

命门穴位于腰部，在后正中线上，第 2 腰椎棘突下的凹陷中。取穴时，多采用正坐或俯卧位，可取一长线经肚脐中点，水平绕腰腹一周，该线与后正中线交点凹陷处，即为命门穴。

【功效】

命门穴有壮阳、补肾、散寒之效，归属督脉，位于两肾之间。中医称其为"元气之根本""生命之门户"，故名"命门"。命门穴是反映和调节

敷患处。药袋温度较高时，为防止烫伤皮肤，药袋外可包裹拧干的湿毛巾 1~2 条；待药袋温度降低后，可去除毛巾，直接热敷患处皮肤。每剂药可连续用 2~3 日，每日用 1~2 次，每次用前均需蒸热。局部寒邪伏滞、畏寒症状明显者，可于方中另加老姜 30 克（切碎）蒸敷。

舒筋盐熨方

【组成】川乌 30 克，草乌 30 克，生乳香 15 克，生没药 15 克，细辛 15 克，艾绒 15 克，荆芥 30 克，防风 60 克，粗盐 250 克。

【制法】上列药味共研为细末，拌匀后放在铁锅中炒热，加入陈醋 200 毫升，随洒随炒，再炒半分钟。然后马上装入布袋，将袋口扎紧，放于患处熨烙。

【功效】祛风散寒，舒筋活血，通络止痛。

【主治】此方可缓解痉挛，用治妇女痛经、夜间小腿抽筋和坐骨神经痛等证。**PM**

注意事项

● 凡热性病，见高热、神昏、谵语者，以及局部无知觉者均不宜热熨。

● 有出血性疾病，如血小板减少性紫癜、过敏性血小板减少性紫癜、月经过多或崩漏等，不宜热熨。

● 热熨时，要防止局部烫伤。开始时熨药热度过高，可加一层垫布。随时观察皮肤有无潮红、水疱等烫伤，如有不适应，应立即停止热熨，并在局部涂以治烫伤药物。

● 热熨后暂时不宜外出，要注意避风，防止着凉。

命门之火盛衰的一个反应点。命门之火衰微，则寒邪易侵袭人体，使人出现怕冷畏寒、关节疼痛等症状。

【操作】

❶ **掌擦命门穴** 双手相互搓热后，立即用单手掌的大鱼际、掌根或小鱼际附着在命门穴区部位，进行直线来回快速摩擦，以穴区皮肤潮红、透热至小腹为宜，每日1～2次。

❷ **艾灸命门穴** 艾条悬灸，每次10～20分钟，以局部潮红、温热为度；艾炷隔姜灸，宜连续灸5～7壮，以局部潮红、温热为度。

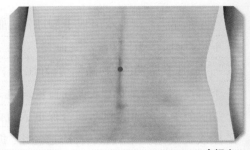

命门穴

温补元阳——关元穴

【定位】

关元穴在下腹部，前正中线上，当脐中下3寸。取穴时，多采用仰卧位或正坐位，取穴时应先确定耻骨联合，沿下腹部前正中线垂直向下推，可触及一骨头，此骨头即为耻骨联合；再将脐中与耻骨联合上缘中点的连线平分为5等分，该连线的上3/5与下2/5交点处即为关元穴。

【功效】

关元穴归属任脉，是小肠募穴，任脉与足三阴经交会穴，是人身阴阳元气交关之处，故名关元，亦是俗称的"丹田"之处。此穴具有温补、散寒、益气的功效，且能大补元阳，是治疗真阳不足、肾阳虚衰、寒凝血结、阴寒内积的常用穴位。

【操作】

❶ **掌擦关元穴** 双手相互搓热，迅速用单个手掌附着在关元穴区，进行直线来回快速摩擦，以穴区皮肤潮红，透热至腰背为度，每日1～2次。

❷ **艾灸关元穴** 《黄帝内经》云"积冷虚乏皆宜灸"，灸疗关元穴是温补驱寒的重要方法。艾条悬灸，每次10～20分钟，以局部潮红、温热为度；艾炷隔姜灸，宜连续灸5～9壮，以局部潮红、温热为度。

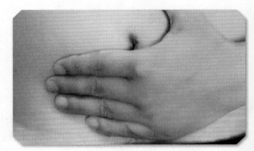

关元穴

补肾壮阳——涌泉穴

【定位】

涌泉穴在足底部，取穴时多采用俯卧或仰卧位，足趾屈曲，足底第2、3趾趾缝纹头端与足跟连线的前1/3与后2/3交点处凹陷，即为涌泉穴。

【功效】

涌泉穴是足少阴肾经的井穴。中医学认为，人体诸多经脉都汇集于足底，与全身各脏腑、组织、器官都有密切关系，故涌泉穴被称为"接地气"的枢纽。有一种说法是："百病从寒起，寒从脚下生。"经常按摩搓揉涌泉穴，可以补肾壮阳、强筋壮骨，缓解下肢冰凉或身体上热下冷等不适，还有益于调气血、助睡眠。

【操作】

❶ **搓揉涌泉穴** 每日早、晚用手掌快速搓揉涌泉穴（足心），接着搓揉各个脚趾，至有热感为止。

❷ **艾灸涌泉穴** 每次5～10分钟，以双足温热为宜。

❸ **热水沐足** 在较深的盆中加入40℃左右热水，水量宜没过脚踝，浸泡约20分钟。同时，按摩搓揉双足涌泉穴，以感觉全身发热，微微出汗为宜，长期坚持，便可尝到"福从脚底生"的甜头。

当然，对于大部分人来说，冬季会有手脚冰凉、怕冷等不适，还要注意日常调护。首先是保暖，美丽"冻"人不可取；其次，要合理饮食，并适当进行运动锻炼。**PM**

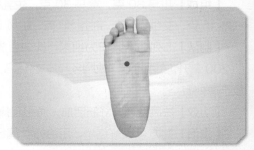

涌泉穴

提起铁皮石斛，似乎已经家喻户晓，但是说到铁皮石斛花，不少人可能不太了解。铁皮石斛花是兰科石斛属多年生草本植物铁皮石斛的花，花朵呈淡黄色，共六瓣，每年5~6月盛开，同样具有保健价值。

名贵中药名贵花
——铁皮石斛花

上海中医药大学教授　陈德兴

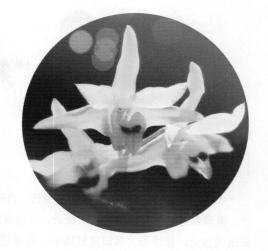

百里挑一的铁皮石斛花

铁皮石斛花的花期很短，采收期也较难把握。与铁皮石斛相比，其花更为珍贵，平均每产出100克铁皮石斛药材，才能产出1克铁皮石斛花。铁皮石斛生长速度缓慢，因长期过度采挖致使野生资源濒临绝种，目前已被列为国家保护二类珍稀濒危植物。道家经典《道藏》中将铁皮石斛称为"九大仙草"之一。其茎可入药，味甘，性微寒，有滋阴益胃、清热生津、强精壮骨、润肺益肾、明目等功效。多用于治疗萎缩性胃炎、浅表性胃炎、十二指肠溃疡、肝炎、胆囊炎等疾病，还可用于恶性肿瘤、糖尿病等的辅助治疗。

铁皮石斛花除保留铁皮石斛的药用价值外，还气香味轻清，功善疏达，故其最显著的功效是清心解郁，经常服用可缓解烦躁、抑郁等症状。从现代研究分析，铁皮石斛花中含有多种挥发油成分，有助于舒缓精神紧张，尤其适合精神压力大、饮食不规律、易疲劳烦闷者。

保健用法与验方

鲜品铁皮石斛花可洗净后榨汁饮用，也可泡茶饮用，或凉拌调味食用。干品石斛花多用沸水冲泡，代茶饮用，或微火煮饮。石斛花无论鲜品还是干品，均可作为食疗药膳的原料，或煲汤，或烹炒，或蒸煮，如石斛花炒鸡蛋、石斛花馅饼、石斛花瑶柱煲鸡等。

❶ 西洋参石斛花茶

【组方】铁皮石斛花6~12克，西洋参3~5克。

【用法】先将西洋参片、铁皮石斛花放入砂锅内，加入500毫升清水，浸泡30分钟；大火煮沸后，改用小火煨煮5分钟，加盖焖10分钟，即可倒入杯中，代茶频频饮用。茶中的铁皮石斛花、西洋参也可嚼后咽下。

【适宜人群】滋阴养胃、生津润肺。适用于热伤津液，低热烦渴；胃阴不足，口渴咽干，呕逆少食；肺肾阴虚，干咳少痰，视物昏花，舌红少苔；等等。

【注意事项】脾胃虚寒、畏寒怕冷者不宜服用。

❷ 石斛花蒸鸡

【原料】铁皮石斛花10克，草鸡500克，虫草花6克，红枣6克，生姜2克，香葱3克，料酒、盐、白糖、胡椒粉少许。

【用法】将草鸡洗净、斩块，放进大碗，加入适量料酒、生姜、香葱、盐、白糖、胡椒粉调味腌制10分钟；再将铁皮石斛花、虫草花洗净，冷水泡发至软，红枣去核切成小块；把铁皮石斛花、虫草花、红枣放进鸡肉中，拌匀。待水开后，将草鸡放入蒸格，大火蒸12分钟，关火后焖3分钟便可食用。

【适宜人群】滋阴补血、健脾补肾。适用于老年人及阴血不足、脾肾亏虚等体弱者，一般人也可服用。**PM**

特别提醒

＊铁皮石斛花性偏寒，体质偏寒、热病早期阴未伤者、脾胃虚寒者不宜过度服用。

＊铁皮石斛花可与其他花搭配泡茶饮用，如菊花、玫瑰花、茉莉花、栀子花等。

＊隔夜的石斛花茶勿饮用。

＊铁皮石斛花干品极易受潮，应密封避光保存。

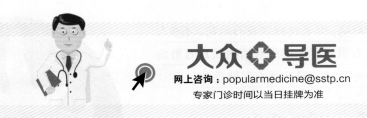

大众 ✚ 导医

网上咨询：popularmedicine@sstp.cn

专家门诊时间以当日挂牌为准

问：肩部受伤半年，还能治好吗

我半年前骑自行车摔倒后右肩部受伤，当时拍片未见骨折，但肩部疼痛一直不见好转。最近，右肩逐渐抬不起来，去医院检查，被诊断为肩部肌腱撕裂，需要进行手术治疗。过了这么长时间，手术治疗效果会打折扣吗？

上海 顾女士

同济大学附属同济医院关节外科副主任医师孙业青： 很多人因外伤、拎重物或肩膀受力牵拉后出现肩部疼痛。在没有发生骨折的情况下，大部分人认为在家休养或用点药就好了，结果随着时间的推移，有些人出现肩部活动不便的现象，甚至无法吃饭、穿衣，如厕也极不方便。这部分患者往往存在肩部肌腱撕裂，逐渐发生肩部粘连，进一步活动可导致撕裂加重，严重者肩膀都抬不起来。如果早期诊治，可以通过微创手术修补肌腱，效果比较好；随着时间推移，肌腱撕裂加重，甚至回缩、吸收，会增加治疗难度，手术效果也会大打折扣。因此，肩部外伤后，没有发生骨折并不代表"万事大吉"，应进一步检查肩部肌肉、肌腱有无撕裂情况。若有，应尽早治疗。

专家门诊：周一下午，周四上午

问：帕金森病为何会导致消极悲观情绪

我母亲患有帕金森病，以前挺乐观的一个人，现在变得消极悲观，常常很焦虑，动不动就流泪。除了运动障碍，帕金森病还会带来精神问题吗？

江苏 张先生

上海交通大学医学院附属瑞金医院神经内科主任医师王刚： 我们时常看到，帕金森病患者表情严肃，少有笑容，稍一遇事就焦躁不安，难以控制自己的情绪，有时会因自己的疾病而感觉"生不如死"。事实上，除了饱受运动障碍的困扰外，部分帕金森病患者还伴有焦虑、抑郁等精神症状。这一方面与患者自身的心理因素有关，但更多的是与患者脑内生物化学物质的改变有关。由于这些精神问题的存在，帕金森病患者通常会出现不同程度的消极悲观情绪，排斥社会活动和人际交往，而这常常又会加重病情。此时，除了必要的药物治疗外，来自家庭的关爱和社会的理解尤为重要。患者亲属应该多陪护患者，鼓励其进行正常的社会交往，给予其精神上的安慰和生活上的照顾，使他感受到家庭的支持和关爱。

专家门诊：周四下午

问：甲状腺也会"感冒"？

我前段时间感冒了，发热、咽痛，总是不见好转。后来去就医，做了相关检查，被诊断为"亚急性甲状腺炎"。难道甲状腺也会感冒？能治好吗？

山东 刘女士

山东省济南医院糖尿病诊疗中心主任医师王建华： 冬季气候寒冷多变，是上呼吸道感染的高发季节，很多人出现发热、咽喉及颈部疼痛时，往往认为是感冒、咽炎、扁桃体炎等。不过，有些病人治疗后没什么效果，症状依旧，这时不要忘记一种疾病——亚急性甲状腺炎。这是一种由病毒感染诱发的甲状腺变态反应性炎症，多见于30~50岁的女性，常于感冒后1~2周发病，最典型的症状是发热、甲状腺部位明显肿痛，疼痛剧烈时可沿颈部放射至咽喉、下颌及耳部，往往伴有甲状腺功能异常。症状典型的患者，其病情演变往往经历三个阶段，即"甲亢期""甲减期"和"恢复期"。亚急性甲状腺炎的治疗以缓解症状、对症处理为主：轻症患者首选解热镇痛剂（如吲哚美辛、阿司匹林等）；重症患者可短期服用糖皮质激素；处于病程早期，心悸症状明显者，可口服心得安对症处理；病程后期出现"甲减"者，可酌情补充甲状腺素。本病具有自限性，除少数患者（10%以下）最终发展为永久性甲状腺功能减退外，绝大多数患者都可以自行康复，预后良好，但容易复发。

专家门诊：周二、周四全天

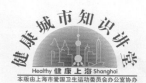

作为"健康上海"指定杂志合作媒体，《大众医学》在2019年将继续开设"健康城市知识讲堂"，当好读者的健康生活参谋。《上海市全民健康生活方式行动方案（2017—2025年）》确定了"三减三健"（减盐、减油、减糖、健康口腔、健康体重、健康骨骼）、适量运动、戒烟限酒、心理健康和道路交通安全出行五个重点专项行动，通过跨部门合作，指导市民践行健康生活方式，增强健康自我维护能力，提升健康素养水平。您想知道"健康达人"是怎样培养健康生活好习惯、好技能，从而收获健康、防治慢性病、安全出行的吗？本栏目将介绍他们的鲜活故事，并邀请专家点评，希望您能从中受到启发。

关键时刻，头盔保护你

本刊记者/ 王丽云
支持专家/ 上海市公安局交通警察总队事故防范处处长　王毅
上海市疾病预防控制中心伤害防治科主任医师　彭娟娟

上海市民庞女士的故事

头盔救了我

2018 年 7 月 22 日早上，我骑电动自行车去上班，没想到旁边车道的一辆汽车直冲过来，把我撞飞了！只听一声巨响，我摔倒在地，神志不清。过了一会儿，我爬起来坐在地上，发现我的电动自行车倒在几步之外，那辆汽车的前挡风玻璃全碎了。因为戴了头盔，所以我的身体没什么大碍，是头盔救了我一命。2 天之后，是我女儿结婚的大喜日子，女儿的喜事差点变成我的丧事。事后，我特别庆幸自己那天戴了头盔，也特别感谢女儿为我的安全着想而帮我买了头盔，并一直督促我骑车时佩戴。

与我类似，我的一个同事骑电动自行车时也被汽车撞倒了。但他没戴头盔，结果发生颅内出血，被送到医院后再也没醒来。对比我的亲身经历和同事的经历，我经常劝诫亲朋好友：骑摩托车、电动自行车时一定要戴头盔！

电动车伤亡逐年上升，头部损伤是主要死因

在上海，每年有近千人死于道路交通事故，更多的人因此受伤或发生永久性残疾，给家庭、社会带来了巨大伤害。其中，随着电动自行车数量的剧增，每年都有上百起涉及电动自行车的死亡事故。据上海市公安局交通警察总队统计，2007—2013 年，电动自行车事故死亡人数占交通事故总死亡人数的比例逐年升高，从 2007 年的 13.8% 上升至 2013 年的 20.45%。

道路交通事故往往会造成头部损伤，而头部损伤是导致死亡和残疾的重要原因。上海市疾病预防控制中心的死因监测数据显示：2017 年上海市道路交通事故死亡的摩托车（含电动自行车）驾乘人员，超过七成因颅脑损伤致死。

科学使用头盔，可大幅减少伤亡

目前，全球只有 44 个国家（约 12 亿人）对佩戴头盔有立法。在上海，2017 年 3 月 25 日正式实施的《上海市道路交通管理条例》第三十五条规定，"倡导驾驶电动自行车、残疾人机动（电动）轮椅车上道路行驶时佩戴安全头盔"，并没有强制实施。因此，电动自行车驾乘人员安全头盔的佩戴情况不容乐观。2017 年上海市疾病预防控制中心在全球道路安全项目评估中观测发现，上海市电动自行车驾驶人员头盔佩戴率仅为 12.5%，乘客头盔佩戴率为 2.01%。

研究显示，科学佩戴安全头盔可将二、三轮机（电）动车事故驾乘者的致死风险降低约 40%、重伤率降低约 70%。安全头盔为什么会有如此重要的作用？众所周知，电动自行车速度较快，骑车人发生交通事故后极易从车上摔下来，一旦摔倒在地面或撞到其他固定物，头面部会受到撞击，颅内的脆弱脑组织也会因惯性而在颅腔内发生"震荡"，导致严重后果。安全头盔主要通过以下几方面减少严重颅脑伤害的危险：相对固定头部，使其不易晃动，有效隔绝外部硬物或尖锐物的撞击；内部为软性缓冲物质，能吸收一部分冲击力；可将冲击力分散，使其不至于集中在头部某一区域。**PM**

专家提醒
安全头盔保护生命，骑电动车戴好头盔。

就医看病，患者本人及其家属往往寄希望于名院名医，认为只要到大医院找到著名的医生，自己就有救了。殊不知，在不少疾病的防治过程中，患者本人及其家属起着重要作用。甚至可以这么说，患者是自身健康的第一责任人，尤其是在高血压、糖尿病、哮喘等慢性疾病的治疗过程中，仅仅依靠医生的医疗技术是远远不够的。

治病救人，
不仅仅是医务人员的使命

中国人民解放军第306医院全军糖尿病诊治中心主任医师　许樟荣
四川德阳市人民医院内分泌科副主任医师　王艳

拒绝保命手术的糖尿病患者

不久前，许樟荣大夫到某地级市的三甲医院查房和讲课，会诊一例患者。他的大致情况如下。

男，67岁，退休工人，丧偶，患糖尿病10余年，经常不服用降糖药，也不定期复诊。有脑梗死病史。1年前，因运动后出现双足小趾外侧皮肤破损，继之出血溃烂，自行在家换药，未就医。1月前，患者无明显诱因出现畏寒、发热，右足明显肿痛，脓性分泌物增多，第4趾变黑坏疽，但他仍未就医，自行在家换药，并继续每日进行跑步运动，创面溃烂逐渐加重。入院前2天，患者神志萎靡，反应迟钝，被家属送医，急诊科医生以"2型糖尿病，糖尿病足"将其收住院。入院时，患者随机静脉血糖为45.69毫摩/升，HbA1c（糖化血红蛋白）为11.9%，血酮为1毫摩/升，尿酮阳性，血pH为7.46。反映感染的血液学指标，如白细胞计数和中性粒细胞百分比、血超敏C反应蛋白、血沉等，明显升高。

患者入院3天后，许大夫应邀会诊，检查患者双足后发现：双足背都有溃疡；右足多处破溃，有脓性渗出；皮肤暗红，皮肤温度低；右侧小腿外侧皮肤有捻发音，从膝以下直到足背；足背感染严重。右足X线平片检查显示：第4趾骨及软组织缺如，第5跖骨头骨质吸收；右足广泛肿胀，皮下积气。

许大夫和该院内分泌科王艳副主任医师一起与患者及其家属谈话，告诉他们：如此发展迅速、感染严重的足，又合并皮下气肿，应该立即手术，必要时需要截除部分足组织（即"小截肢"）。

实际上，会诊之前，该院骨科专家已经告诉患者应及早手术，但被患者及其家属拒绝。当许大夫告诉患者，为了保命必须立即手术时，患者及其女儿再次拒绝。经再三强调后，患者同意手术，但其女儿坚持不让患者手术，选择了自动出院。结果，患者出院后病情加重，7天后昏迷，11天后在家里死亡。

健康和生命，常常掌握在患者及家属手中

这个病例使我们深感悲痛与无奈。在我们的从医经历中，这样的例子不是个别。因此，我们希望通过介绍和分析这个案例，让更多的患者及其家属了解，治病救人不仅仅是医务人员的使命，也是患者本人与家属共同的责任。

该患者多年以前已经发生过脑梗死，近1年多又有双

足溃疡，持久不愈，这与他长期不控制血糖、不定期复诊和不规范治疗有关。1年前因运动不当发生双足皮肤溃疡后，他仍自行处理，不到医院就诊，致使足溃疡发展到足趾坏疽和严重感染。在已经发生双足溃疡的情况下，患者还坚持每天跑步，理由是当年脑梗死后医生曾嘱咐要坚持锻炼。该患者双足动脉搏动有力，能够天天跑步，说明他的下肢血供是可以的，足溃疡的发生和进展与周围神经病变、运动不当、血糖控制不佳有关。

糖尿病足溃疡合并感染可危及肢体健康乃至生命安全。患者已出现全身炎性反应综合征，神志萎靡，反应迟钝，右下肢已出现大量皮下气体，右足第4、5足趾已坏疽，严重的高血糖也反映了感染的严重程度。此时，必须进行紧

急清创手术，包括局部截肢（截趾），仅仅全身用抗生素是不可能取得良好疗效的。国内外专家一致认为，严重感染的足溃疡，手术治疗刻不容缓，时间就是肢体、就是生命。但该患者及其家属坚决拒绝手术治疗，选择了自动出院，实际上就是拒绝了救命保肢的机会，是非常可惜的。

医生的使命是治病救人，但再好的医生也治不好不遵医嘱的患者。对于患者而言，最重要的就是要信任医生，这也是保证治疗效果的基石。越是危重的患者，越要信任医生，采取科学合理的治疗方案。病情紧急时，拖延就会失去救命的机会。遗憾的是，因为患者及其家属固执己见，也因为紧张的医患关系使得医生不能果断地采取急诊手术，导致了这例患者死亡的悲剧。

拒绝保足手术的糖尿病患者

由上述病例，许大夫联想到另一个病例。去年，他在内蒙古自治区乌海市见过一名糖尿病足病患者，女性，80岁，维吾尔族，患糖尿病多年，因足趾坏疽入院。入院时，医生曾建议立即截除坏疽的足趾，实行保足措施，但是遭到患者及其家属拒绝，理由是宗教信仰不允许截

趾。后来，许大夫应该院烧伤科主任邀请去会诊，发现患者严重营养不良，小腿以下全部发黑、坏死，大腿到腹股沟部皮肤及软组织全部糜烂、感染，已经没有手术机会了。他只能告诉患者及其女儿，医务人员现在能做的就是尽最大可能减轻患者痛苦。

有些悲剧，因患者及家属而致

许多疾病在早期阶段并非不能治疗。及早、科学、规范的治疗不但能保住这类糖尿病足溃疡患者的下肢乃至生命，而且能尽可能地减轻患者的痛苦及医疗负担。遗憾的是，由于一些患者的执拗，也由于医患沟通的不顺畅，导致本可避免的悲剧时常发生。当然，作为专科医生，我们有责任将疾

病的严重性、危急性告诉患者及其家属，我们应该尽最大努力让治疗得到最佳效果和最佳"费效比"。但是，我们所做的一切，必须得到患者及其家属的理解和支持。

因此，治病救人不仅仅是医务人员的使命，患者本人及其家属也要承担相应的责任。有时候，患者及其家属的作用甚至比医务人员的作用更重要。**PM**

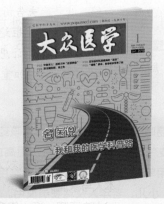

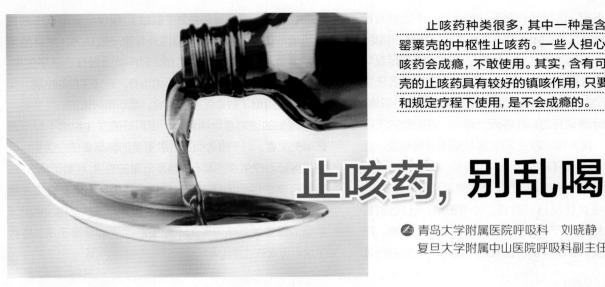

止咳药种类很多，其中一种是含有可待因或罂粟壳的中枢性止咳药。一些人担心服用这类止咳药会成瘾，不敢使用。其实，含有可待因或罂粟壳的止咳药具有较好的镇咳作用，只要在正常剂量和规定疗程下使用，是不会成瘾的。

止咳药，别乱喝

青岛大学附属医院呼吸科　刘晓静
复旦大学附属中山医院呼吸科副主任医师　陈智鸿

可待因：镇咳作用强而迅速

吗啡可直接作用于中枢神经系统，抑制咳嗽，具有较好的止咳作用。由于副作用太多，吗啡本身并不适合作为止咳药使用。科学家在吗啡的分子结构上进行改造，制造出了可待因。可待因是阿片生物碱的一种，又称甲基吗啡，可选择性抑制延髓咳嗽中枢，镇咳作用强大而迅速，疗效可靠，适用于各种原因引起的剧烈干咳。

不过，可待因毕竟是吗啡改造而来的，其结构与吗啡相似。口服可待因之后，约15%经脱甲基转化为吗啡。服用治疗量时，成瘾性少见；大剂量服用后，可抑制呼吸中枢，并发生烦躁不安等兴奋症状。如果长期大量滥用这类药物，会导致患者对其产生耐药性，必须增加药物剂量，才能起效，久而久之就会产生依赖性，也就是"上瘾"。

小贴士

含可待因成分的止咳药

常见的含有可待因成分的止咳药包括联邦止咳露、小儿联邦止咳露、联邦泰洛其、新泰洛其、小儿联邦泰洛其、菲迪克、可非、可非止咳露、复方磷酸可待因止咳露、珮夫人止咳露、万辉化痰止咳露、复方福尔可定口服溶液、奥亭止咳露、欧博士止咳露、博士小儿止咳露、苏菲止咳糖浆、强力止咳露、可愈糖浆等，可待因含量一般在0.10%左右。

部分中草药止咳糖浆制剂也会成瘾

一些中草药止咳糖浆原料中含有罂粟壳。罂粟壳进入人体后会分解成吗啡、可待因和罂粟碱等。虽然药物成分中没有标明含吗啡或可待因，但本质上也是通过吗啡和可待因类似的中枢作用而止咳的。长期、大量、连续服这类中草药糖浆制剂，亦可成瘾。常见的含有罂粟壳的中草药糖浆制剂包括强力枇杷露、麻芩止咳糖浆、清热止咳糖浆等。

目前，含可待因或罂粟壳成分的止咳药被归为麻醉药品，国家严格管制，需要由医生开具专门的处方才可以使用，切忌长期、大量、连续服用。患者服用5～7天后，若咳嗽症状未改善，应及时就医。**PM**

特别提醒

痰多黏稠不易咯出者不宜使用中枢性止咳药，以免痰液滞留造成支气管阻塞，甚至窒息；严重高血压、冠心病或正在服用单胺氧化酶抑制剂的患者禁用；孕妇、哺乳期妇女、小儿、老年人及驾驶员慎用。

维生素C是治感冒"特效药"吗

复旦大学附属中山医院药剂科
金知萍 吕迁洲（教授）

> 很多人认为，维生素C是治疗感冒的"特效药"。当出现感冒苗头时，立即服用维生素C，可阻止感冒发展。这是真的吗？

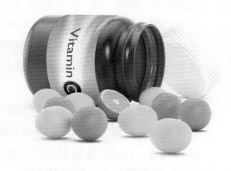

维生素C防治感冒，未获认可

20 世纪 70 年代，诺贝尔化学奖和和平奖得主美国化学家莱纳斯·卡尔·鲍林（Linus Carl Pauling）写了一本名为《维生素C和普通感冒》的书。他的观点是：维生素 C 能预防和治疗感冒。那么，维生素 C 真的能预防和治疗感冒吗？事实上，迄今为止，他的理论并没有得到医学界的认可，不论是药典，还是相关药品说明书，都没有关于维生素 C 有防治感冒药理作用的记录。

长期服用维生素C，益处不突出

2011 年，有学者分析了 29 项共 11 306 名受试者的相关研究报告，结果表明：在普通人群中，无论是否长期服用维生素 C，普通感冒的发生率没有差异。但是，对于长期暴露在寒冷环境中或者运动强度大的人而言，比如滑雪、马拉松运动员，每天补充 0.6 ~ 1 克的维生素 C，普通感冒发生率可以降低一半。虽然在预防感冒方面没有得到阳性结果，但是研究证实：长期服用维生素 C 能缩短普通感冒的病程，成年患者病程平均缩短 8%，儿童患者病程平均缩短 14%；长期服用维生素 C，还可以降低普通感冒症状的严重程度。

虽然有研究认为，一些特殊人群长期服用维生素 C 可以使普通感冒发生率降低一半，或使病程缩短，严重程度降低；但需要指出的是，一般成年人平均每年仅感冒 1~2 次，儿童 3 ~ 5 次，普通感冒的病程通常为 10 天左右。因此，单从防治普通感冒的角度考虑，长期服用维生素 C 的益处并不突出。

维生素C不能消灭感冒病毒

目前，循证医学证据并不支持维生素 C 可以防治感冒的说法。感冒多由流感病毒、副流感病毒、呼吸道合胞病毒、腺病毒、鼻病毒等呼吸道病毒感染引起，是临床比较常见的急性上呼吸道感染。维生素 C 有助于提高机体免疫力，但没有消灭病毒的作用。也就是说，维生素 C 仅仅只能作为病毒性感冒治疗中的辅助用药，而不能代替药物治疗，故它不是治疗感冒的"特效药"。

总之，感冒后不必大量服用维生素 C。如果想通过服用维生素 C 来增强人体抵抗力，目前认为"药补不如食补"。与人工合成的维生素 C 相比，食物中的天然维生素 C 配比合理，效果更可靠、更安全。而且，如果储存不当或者过期，人工合成的维生素 C 可能会产生有害的降解产物。感冒后，患者应注意休息，大量饮水，同时均衡饮食，适当多吃富含维生素 C 的食物。必要时，可服用抗感冒药对症治疗。一般一周左右，感冒即可自愈。**PM**

特别提醒

维生素 C 呈酸性，不宜与碱性药物，如氨茶碱、碳酸氢钠、谷氨酸钠等合用。核黄素、避孕药、抗惊厥药、阿司匹林等与大剂量维生素 C 同时服用，可能会影响彼此的疗效。红霉素与维生素 C 同服，疗效下降 26% ~ 44%。

逍遥丸能否
让抑郁者"乐逍遥"

上海交通大学附属精神卫生中心教授　姚培芬

医生手记

雨后一个闷热的下午，我和几个老朋友相约喝茶聊天，其中一位朋友脸色阴沉，很少言语，大家好生奇怪：以前这位朋友可是很活跃的。出于职业习惯，我悄悄和她聊了几句。原来，近日她心情不好，不愿讲话，对什么事都没兴趣，经常唉声叹气，头痛，无食欲。

听了她的诉说后，我建议她尽快就诊。翌日，她便在丈夫陪伴下来到我的诊室。经过仔细交谈和有关抑郁、焦虑量表评估，结合她目前的抑郁症状及部分躯体症状，我诊断她患轻度抑郁症。她担心服用西药副作用大，听说中成药逍遥丸也可治疗抑郁症，但不知效果如何。

抑郁症又称抑郁障碍，临床主要采取药物（西药、中药）、心理和物理等方法治疗，其中，中医中药治疗深受患者喜爱。逍遥丸方出宋代《太平惠民和剂局方》，主要成分为柴胡、当归、白芍、白术、茯苓、薄荷、生姜和炙甘草。诸药合而成方，可使肝郁得疏，血虚得养，脾弱得复，气血兼顾，肝脾同调，故为疏肝理气的千古名方，临床常用于治疗轻、中度抑郁症。

肝郁脾虚所致轻度抑郁症，可用逍遥丸

中医学中没有明确的抑郁症病名，分别属于"郁症""脏燥""百合病""痫病"等病名，有关"郁症"证型，一般有肝郁气滞、肝郁化火、痰湿郁结、心脾两虚、肝肾不足等分型。那么，哪些情况可以使用逍遥丸？

● **可以使用**　逍遥丸可用于肝郁脾虚所致的抑郁症，症候表现为郁闷不舒、胸胁胀痛、头晕目眩、口干咽燥、神疲食少、乳房作胀、食欲减退、月经不调等。注意，在使用逍遥丸期间，患者需保持情绪乐观，切忌生气恼怒，忌生冷及油腻难消化的食物。同时，要仔细观察症状改善情况，最好3～6周去医院随访一次。若抑郁症状获得临床治愈，不宜马上停药，至少需观察病情1年左右。目前，有关逍遥丸的副作用尚不明确。

● **谨慎使用**　年老体弱、阴虚火旺、有出血倾向，以及肝肾阴虚、气滞不通者，若出现胁肋疼痛、胸腹胀痛、咽喉干燥、舌干无津、舌红无苔、脉象沉细，需谨慎使用逍遥丸。孕妇忌服。此外，高血压、心脏病、肝病、糖尿病、肾病等慢性病患者出现抑郁症状后，应在医生指导下服用逍遥丸。

除逍遥丸外，柴胡加龙骨牡蛎汤、半夏厚朴汤、甘麦大枣汤、加味百合地黄汤、越鞠丸等，对轻、中度抑郁症状也有良好疗效，患者可在医生指导下使用。

严重抑郁症，须西药或综合治疗

需要强调的是，中医中药治疗轻、中度抑郁症效果较好，但当抑郁症状严重影响工作和生活，或者患者伴有消极行为时，则需要采取西药或中西药联合治疗，甚至心理、物理等综合治疗。通常，在进行药物治疗的同时联合心理治疗，效果会更好。

有些人担心抗抑郁西药副作用大。事实上，目前的新型抗抑郁药，不但疗效肯定，而且副作用很小。一般最常见的副作用是胃肠道反应，这种情况在服药早期比较明显，通过饭后服药、小剂量服药、缓慢增加药物剂量等可减轻不良反应。**PM**

特别提醒

出现抑郁症状应及早就医

抑郁症目前病因未明，至今还没有一种或一系列的检查可以进行诊断，一些症状评估量表有助于医生对抑郁症状严重程度进行量化参考。因此，患者需要到正规医院请医生进行专业判断，确诊是否为抑郁症。至于疾病严重程度，主要由医生依据症状、社会功能、工作能力等做出判断。

"最近一直加班，熬了几个通宵，我的智齿又开始痛了。"

"智齿痛起来时，简直要人命，恨不得拿把刀把它撬下来。"

······

"快吃点甲硝唑，上次我智齿发炎，吃了甲硝唑就好了，价廉物美。"

生活中，我们经常听到"小伙伴"抱怨"智齿"给他们带来的烦扰。一些人碰到智齿发炎，马上想到吃"甲硝唑"。智齿发炎，吃甲硝唑到底管不管用？

智齿发炎，单吃甲硝唑管用吗

上海交通大学医学院附属第九人民医院口腔外科
王保利　郑凌艳（主任医师）

智齿"发炎"：大多在抵抗力下降时

"智齿"是人类口腔内的第三磨牙，一般在 16 ～ 25 岁间萌出，此时人的生理、心理发育都接近成熟，是"智慧到来"的象征，因此被俗称为"智齿"。由于智齿萌出时间较晚，齿槽骨骨量不足，大多会萌出不全而异位或阻生，以致一部分牙冠被牙龈覆盖。如此，在牙龈与牙冠之间就会形成一个狭窄的盲袋，不仅容易积存食物碎屑和细菌，且一般刷牙、漱口难以清洗干净。当全身抵抗力下降、细菌毒力增强时，便可引起牙冠周围软组织的炎症，称为"智齿冠周炎"，俗称智齿发炎。

治疗：局部处理加全身抗炎

智齿发炎时，患者会感到智齿周围牙龈肿胀不适、疼痛。若病情加重，可出现面颊部肿胀、张口受限。检查可见龈瓣红肿糜烂，有明显触痛，压迫龈袋可有脓液溢出。急性发炎时，治疗以局部处理和全身抗炎为主。局部处理指对智齿周围的牙龈盲袋进行冲洗、上药，以及应用抗炎漱口水。全身抗炎指全身应用抗生素。常用的抗生素有青霉素类、头孢类及甲硝唑等。很多患者在智齿发炎时口服甲硝唑会获得较好的疗效，那是因为多数情况下，口腔感染的致病菌是厌氧菌，甲硝唑在对抗厌氧菌方面疗效显著。

单用甲硝唑：难以有效控制炎症

但是，甲硝唑并不是万能的。首先，就致病菌而言，智齿冠周炎除厌氧菌感染外，还有需氧菌感染，使用抗生素应针对需氧菌和厌氧菌联合用药。如头孢菌素和甲硝唑

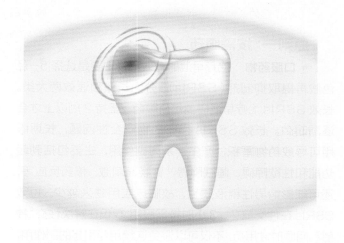

联合应用。其次，智齿冠周炎可能会导致局部脓肿，或严重的软组织间隙感染，此时，单纯服用甲硝唑并不能有效控制炎症，及时实施脓肿切开引流术，可避免炎症进一步扩散。

根治措施：消炎后及时拔除智齿

智齿冠周炎的病因是智齿萌出不全及阻生而造成的周围软组织炎症，只要智齿存在，炎症往往就会反复发作。因此，对智齿冠周炎的根本治疗措施是消炎后拔除智齿。若每次发炎仅依靠服用甲硝唑治疗，往往会造成细菌耐药。此外，甲硝唑对胃肠道有较强的刺激性，长期服用会造成恶心、胃肠不适等不良反应。

总之，患智齿冠周炎时，服用甲硝唑有一定的治疗作用，但单纯依靠甲硝唑，可能会造成疗效不足、胃肠反应及疾病迁延等。当智齿发炎时，患者最好及时就医，待急性期后及时拔除，以免复发。**PM**

早泄(PE)是严重危害成年男子身心健康及其家庭和谐的常见疾病,包含三个关键因素:阴道内射精潜伏期(IELT)短暂(俗称"秒射"),不能自行控制射精,造成夫妻感情不和睦。延长阴道内射精潜伏期、加强患者控制射精的能力、促使夫妻双方达到性满意,是治疗早泄的最终目标。

目前认为,治疗早泄有效且最常用的方法是药物治疗,联合其他方法治疗,可以达到更好的疗效。以下是早泄患者需要遵循的治疗三原则。

早泄治疗 三原则

北京协和医院泌尿外科教授 李宏军

原则一: 按需服药

● **口服药物** 治疗早泄的有效药物主要是选择 5- 羟色胺再摄取抑制剂(SSRIs),分为长效和速效两大类。长效 SSRIs 治疗早泄需要每日服药,坚持 2 周以上才会逐渐起效。长效 SSRIs 存在药物安全性问题,长期服用可导致药物蓄积,产生一系列副作用,主要包括勃起功能和性欲障碍、睡眠障碍、胃肠道刺激、停药反应等,还可能影响男性精液质量,故临床应用越来越少。短效 SSRIs 在性交前 2 ~ 3 小时按需服用,仅仅在解决性交"秒射"问题时才用药,不仅可以避免连续用药引起的副作用,还可以减少费用支出。

● **局部用药** 局部麻醉药物可以降低阴茎敏感性,提高射精阈值,且不会对射精造成影响。性交前,将复方利多卡因乳膏等局部麻醉药物涂抹在阴茎皮肤上,具有一定的疗效。但是,由于药物可能通过性交过程进入阴道,可导致女方性快感减弱或消失,在一定程度上限制了它的应用。PDE5 抑制剂、α 肾上腺素能受体拮抗剂等也可用于早泄的治疗,并可与 SSRIs 联合,取得更好的疗效。

原则二: 逐步减量

有效的药物治疗可以让绝大多数患者快速实现延迟射精的目的,但要培养良好的性交能力、恢复自信心,不是一件简单的事情,更不是短期内就可以实现的。有不少患者反映,药物疗效的确不错,但停药或性交前不服药,病情容易反复。

理论上讲,用药有效,停药仍有效,就随时可以停止药物治疗。但实际上,患者通常需要坚持药物治疗一段时间,逐渐形成新的性交习惯后,才可逐渐减量,直到完全停药。也就是说,治早泄药物应该坚持使用一段时间,同时,配合控制射精能力锻炼,直到具有比较满意的掌控射精的能力,治疗才能宣告结束。

原则三: "联合作战"

值得注意的是,为了获得掌控自如的射精能力,有时单靠药物是不够的,需要联合作战,包括行为疗法、性交技巧指导、性心理咨询及性教育等,尤其要征得妻子的理解和积极配合。

● **行为疗法** 行为疗法主要包括性感集中训练、动 - 停技术、挤捏阴茎头、牵拉睾丸训练等,目的是提高早泄患者的阴茎耐受能力,减少心理负担和焦虑,以延长射精时间,增强自信心。

● **掌握性交技巧** 患者应当注意摸索和总结性交技巧,并加强夫妻间配合。

● **征得妻子的理解和支持** 来自性伴侣的压力与早泄患者焦虑评分显著相关,患者及其伴侣需要纠正错误认知,建立新的性交体验,增加夫妻间的沟通和交流,从而增强自信心,减少心理负担和焦虑,获得满意疗效。

有临床研究报道,包皮环切、阴茎假体、阴茎背神经离断等可改善部分早泄患者的快速射精现象,然而其确切疗效仍有待证实,且安全性问题是目前的主要顾虑,临床治疗中不建议采用。**PM**

在日常生活中，被沸水、滚粥、热油、热蒸气烫伤的情况常会发生。烫伤后若能正确处理，可以减轻痛苦，有利于创面愈合。

巧用药膏 治烫伤

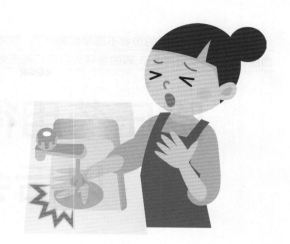

上海交通大学医学院附属瑞金医院灼伤整形科副主任医师　王志勇

牢记"冲、脱、泡、盖、送"原则

日常烫伤急救处理应牢记"冲、脱、泡、盖、送"的原则。在烧烫伤后即时，用冷水"冲"淋降温；"脱"去浸满热液的衣物；用冷水"泡"，将创面在自来水龙头下冲淋，或浸入 5～20℃清洁冷水中，半小时至 1 小时；然后用干净敷料、毛巾、床单等"覆盖"创面；最后妥善地"转送"医院。

不要随意在创面上涂抹药物，如红汞、龙胆紫等，以免妨碍医生对创面的观察和深度判断。红药水含有汞，大面积使用可能引起汞中毒。也不要涂抹不易清除的物质，如黄酱、酱油、香油、牙膏、香灰等，这些物质对创面起不到任何治疗作用，反而会妨碍清创，并增加创面污染的机会。此外，有的患者图方便，把家里的头孢类等抗生素粉撒在伤口上，这样做是十分错误的。因为抗生素被局部应用后，很容易使细菌产生耐药性。因此，严禁将口服和静脉应用的抗生素直接外用于烧伤创面上。

药物选用讲究多

如果烫伤面积不大，患者又嫌麻烦不愿去医院就诊，可以就近去药房购买治疗烫伤的药膏。下面，我们简单介绍常见烧伤外用药膏的特点和使用方法。

1. 外用抗生素制剂

❶ **磺胺嘧啶银**　自 20 世纪 60 年代开始，磺胺嘧啶银被应用于烧伤创面，其疗效为临床所公认，至今仍是国内外应用最为广泛的创面外用药。但是，磺胺嘧啶银对创面有一定刺激性，可引起疼痛感。其不良反应主要为过敏，个别患者应用后可出现局部瘙痒、皮疹、面部潮红、眼睑及口唇水肿等症状，多次应用后创面周围皮肤可出现湿疹样改变，局部瘙痒明显。当有以上情况出现时，患者需要及时去医院就诊。

特别提醒：磺胺药可自乳汁中分泌，可能对乳儿产生影响，哺乳期及怀孕妇女不宜应用。

❷ **莫匹罗星**　莫匹罗星主要对金黄色葡萄球菌、表皮葡萄球菌等革兰阳性菌有较高的抗菌活性，多用于烧伤后残余创面，特别是后期金黄色葡萄球菌感染的烧伤创面。

特别提醒：患者在使用莫匹罗星前后应洗手。孕妇、哺乳期妇女慎用。

❸ **复方多黏菌素 B 软膏**　该软膏不宜大范围使用于面积较大的创面。患者有肾功能减退或全身应用肾毒性或耳毒性药物时，应注意毒性产生的可能。

特别提醒：孕妇和儿童慎用。

2. 中药制剂

中医认为，创伤初期由于气血瘀滞、经络阻塞，表现为局部肿痛等；创伤中期以邪毒内存、正气已虚为特点；创伤后期由于气血不足，脏腑虚弱，以正虚为主。中医外用药的作用主要是行气活血、推陈致新；燥湿收脓、脓去肌生；酸涩收口、生肌收口。目前，临床常用的中药制剂有京万红烫伤膏、水火烫伤膏、八湿膏、创灼膏等。

特别提醒：有些中药制剂本身抗感染作用不强，需警惕使用过程中发生的创面感染。

3. 油膏

包括蓝油烃软膏、一些抗感染的油膏（如金霉素眼膏）等。

特别提醒：烫伤现场急救处理时，一般不宜使用油膏，因为油膏会阻碍热量的散发，不利于减轻疼痛。

如果患者烫伤面积不大，可以自行选购、使用，但在使用过程中应注意观察，必要时请专科医生评估，以便随时调整治疗方案。不要随意选用某些偏方，以免造成不良后果。**PM**

不少初发高血压的患者不愿早服降压药，怕降压药用得太早会导致以后无药可用，希望通过改变不良生活方式来改善血压。降压药物用得太早，真的会导致以后用药无效吗？

降压药用得太早，以后会无药可用吗

上海交通大学医学院附属瑞金医院
高血压科教授　郭冀珍

生活实例

用降压药"无效"，与血压未能稳定控制有关

45岁的李先生患高血压10年，发现血压高于140/90毫米汞柱后，他马上开始服用氨氯地平，每天1片。由于平时工作太忙，李先生不太关注自己的血压水平。最近一次单位体检，医生发现他的血压上升到160/90毫米汞柱，还有高血糖和高脂血症。显然，每天1片的氨氯地平已经"无效"，需要加药了。李先生认为，吃降压药太早是造成降压药"失效"或"耐药"的原因。

专家解析

耐药性又称为抗药性，是病原体，如细菌、病毒等微生物通过与药物相互作用后，产生了对抗药物发挥作用的能力，从而使药物的疗效降低或消失。最常见的例子是抗菌药的耐药性。降压药作用于人体的血管、心脏或肾脏，不针对任何病原体，所以不存在耐药性或抗药性。耐受性是机体对药物的敏感性下降。例如，一些药物可以诱导肝

药酶的活性，加快药物代谢，使药物还没有发挥疗效就被代谢掉，要加大药物剂量才有效果，这就是产生了药物耐受性。临床常用的治疗高血压药没有这些作用。

用一种降压药不能控制血压，并不是吃药太早造成的药物"耐药"或"耐受"，其根本原因在于患者身体的病理、生理改变，与年龄渐长和血压长期未能得到稳定控制，同时伴有高脂血症、高血糖等其他造成动脉粥样硬化的危险因素存在有关。研究证实，血压控制得越早，能越早保护血管和重要器官，远期预后越好，等发展到心、脑、肾等脏器损害时再用药，就失去了最佳治疗时机。李先生平时工作繁忙，压力大，多年不体检，不重视自我测压，每天闭着眼睛吃降压药，血压早已升高却浑然不知。

特别提醒

高血压患者的血压和正常人的血压不同，受各种因素影响，波动很大。这就需要长期、仔细地测量血压，并在医生指导下调整用药，终身服用降压药。

生活实例

该用药时不用药，不明智

38岁的王先生发现血压升高2年，平时血压130~140/90~105毫米汞柱，无明显不适，只是工作压力较大时会感到有点头晕。王先生不想过早吃降压药，想先通过坚持运动、少吃盐、降体重、劳逸结合等方式来降压，但效果似乎不明显。

专家解析

中青年高血压初期多数是单纯舒张压高（舒张压在90毫米汞柱以上）。这是因为中青年人主动脉弹性较好，当心脏向主动脉泵血时，有弹性的主动脉很容易扩张，收缩压不高。但是当心脏舒张时，主动脉弹性回缩有力，加上周围血管处于收缩状态，这时产生的压力（即舒张压）就会较高。这种高血压在短期内不会发生较大危险，但随着年龄的增长，会由单纯的舒张压升高发展到收缩压、舒

张压同时升高。到老年期，由于动脉粥样硬化加重，血管弹性减退，表现为单纯收缩压升高、舒张压反而下降，脉压较大，成为难以控制的"老年纯收缩期高血压"。

长期随访发现，中年时期"舒张期高血压"，即舒张压长期升高5毫米汞柱以后，中风危险性可上升35%～40%。所以，如果一个中青年人舒张压总是维持在90毫米汞柱以上，一定要及早服降压药。一项研究显示，对有多个心血管危险因素，如高血糖、高脂血症及各种不良生活方式的"高危"高血压患者，随访约5.5年后发现：服药6个月内血压控制良好的患者与服药6个月到1年后才逐步控制血压的患者相比，前者5.5年后心脑血管事件发生明显少于后者。

特别提醒

目前认为，除少数中年人由于不健康生活方式，如多吃少动引起肥胖、高血压、早期糖脂代谢紊乱等，通过坚持运动、严格保持良好的饮食习惯、减肥、戒酒等措施，可使血压明显下降，甚至正常，不需要使用降压药外，大多数高血压患者降压达标都需要服降压药，同时改变不良生活方式，即坚持"两条腿"走路的方针。目前临床研究已公认：越早服降压药，越能有效、平稳控制血压，获益越大。故希望通过单纯改变不良生活方式降压的患者，若短期内血压下降不明显，应及时服降压药，采取服药和改良生活方式同时并举，及早降压达标。

除了中青年高血压患者要及早使用降压药外，老年人也一样，发现血压高必须尽早使用降压药。因为老年高血压患者与中年高血压患者在血压升高至相同水平时，老年患者并发症及合并症明显比中青年患者多，伴发的危险因素也多。PM

小贴士

正确认识降压药的不良反应

有些患者担心降压药的不良反应。其实，常用降压药的不良反应并不严重，尤其目前多主张采取小剂量联合用药的原则，只要在医生指导下逐步调整药物的种类和剂量，是可以避免不良反应的。患者千万不要"因噎废食"，延误早期治疗。平稳长期降血压对减少心、脑、肾靶器官的损伤，改善预后，十分重要。

甲状腺疾病高发："一站式"诊疗，让患者不再反复奔忙

近年来，甲状腺疾病高发，如甲状腺结节、甲亢、甲减、桥本甲状腺炎、亚急性甲状腺炎等。由于甲状腺疾病涉及学科众多，如内分泌科、普外科、核医学科、超声科、病理科、检验科等，患者往往需要多方求医，而得到的诊疗建议可能不完全一样，令患者无所适从。

自2017年上海市甲状腺疾病研究中心落户同济大学附属第十人民医院以来，从硬件设施到软件流程的升级，为患者带来了全新的就医体验。走进位于十院门诊五楼的甲状腺疾病研究中心，内科、外科、超声科、病理科、核医学科、检验科等临床与医技科室都在一起，患者不必再纠结到底该挂哪个科、去哪里做检查，只要挂一个号，就能完成诊疗全过程。当门诊医生完成初诊后，患者即可以去隔壁诊室完成超声、细针穿刺等检查，而细针穿刺病理学检查报告最快一小时就能拿到。中心主任邹大进教授表示："我们希望患者来到甲状腺中心，能接受专业团队的一站式个体化诊疗，得到一个确定的诊疗建议，接受科学、规范的治疗，快速解决所有问题。"

我国脑卒中防控形势严峻

2018年11月，在"武田制药携手阿里健康"发布会上，海军军医大学附属长海医院神经外科主任刘建民教授介绍了我国脑卒中防控形势和应对策略。根据世界卫生组织调查，中国脑卒中发病率居世界第一；我国第三次居民死因调查结果显示，脑卒中已经上升为中国居民第一位死因。脑卒中除了高死亡率外，还具有高致残率和高复发率的特点，严重威胁公众健康。遗憾的是，目前仅有极少数患者能够意识到发生卒中需要及时就医，极少数患者能够通过救护车送入医院，只有20%左右的医院能够将静脉溶栓开始给药时间控制在60分钟之内。脑卒中患者一旦发病，家属需要在第一时间呼叫救护车，将患者快速转运至有条件诊治的医院，明确诊断后尽快实施救治。

全新面貌，全新征程

亲爱的读者朋友们，当您拿到 2019 年第 1 期《大众医学》杂志，是否有耳目一新的感觉？ 2018 年，《大众医学》迎来创刊 70 周年的重要日子，我们出版了《大众医学》创刊 70 周年特刊、"名家谈健康"

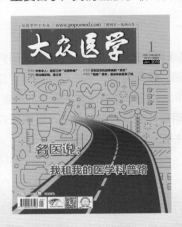

系列丛书，制作了纪念短片，举办了"传播健康 心系大众"首届医学科普创新论坛暨《大众医学》创刊 70 周年纪念活动，得到了各级领导、专家，以及广大读者的普遍关注。2019 年，《大众医学》以全新面貌呈现在广大读者面前，期待为读者们奉上更高品味、更高质量的"健康大餐"。2019 年，让我们继续与健康携手同行！

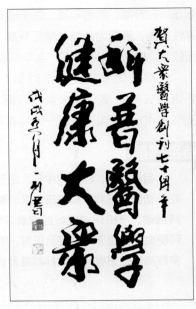

中国书画研究会副会长、著名书法家徐国麟受江苏省医学会科普分会委托，为《大众医学》创刊 70 周年题词

敬告读者

最近，本刊编辑部接到不少询问《大众医学》杂志是否接收学术论文的电话，甚至还有一位医务人员致电称自己已向"《大众医学》杂志"支付了数千元的论文审稿费和版面费。

《大众医学》杂志友情提醒广大读者和医务人员：本刊是国内知名的医学科普期刊，刊出的是三甲医院、科研院所等单位专家撰写的科普文章，一般以约稿为主；《大众医学》杂志不刊登学术论文，也从不收取所谓版面费、审稿费等，www.popumed.com 为本刊唯一官网，popularmedicine@sstp.cn 为本刊唯一官方邮箱。请大家提高警惕，切莫受骗上当。

《大众医学》编辑部
2019 年 1 月

敬告读者

每一个月，《大众医学》都会带给您权威、实用、最新的保健知识。出版前，每篇文章都经过严格审查和内容核实。我们刊出这些文章，并不是要取代看病就医，而是希望帮助大家开阔眼界，让自己更健康。

由于个体差异，文章所介绍的医疗、保健手段并不能适合每一位读者，尤其是在诊断或治疗疾病时。任何想法和尝试，您都应该和医生讨论，权衡利弊。

您可以通过以下方式，进一步了解有关专家信息：

1. 登陆《大众医学》网站 www.popumed.com，打开"专家门诊"，在"看病找专家"中键入专家姓名，了解专家专长、联系办法等信息。

2. 发电子邮件至 popularmedicine@sstp.cn 或写信向编辑部咨询。

3. 通过 114 查询相关医疗机构电话，向挂号室或咨询服务台，了解专家近期门诊安排，就近就医。

敬告本刊作者

1. 本刊稿件一律不退，敬请自留底稿。从稿件投到本刊之日起，三个月后未得录用通知，方可另行处理。如需退稿（照片和插图），请注明。

2. 稿件从发表之日起，其专有出版权、汇编权和网络传播权即授予本刊，同时许可本刊转授第三方使用。本刊支付的稿费包含信息网络传播的使用费。

3. 根据需要，本刊刊登的稿件（文、图、照片等）将在本刊或主办本刊的上海科学技术出版社的网页或网站上传播宣传。

4. 本刊作者保证来稿中没有侵犯他人著作权或其他权利的内容，并将对此承担责任。

5. 对于上述合作条件若有异议，请在来稿时声明，否则将视作同意。

健康是一种责任

|作|者|简|介|

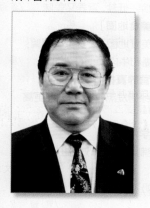

杨秉辉，复旦大学上海医学院内科学教授、博士生导师，中华医学会全科医学分会名誉主任委员，《中华全科医师杂志》总编辑，中国首席健康教育专家，曾任复旦大学附属中山医院院长、上海市科学技术协会副主席、上海市科普作家协会理事长等。

俗话说："人吃五谷，难免生病。"换句话说：人生在世，生病是难免的。生了病只好寻医问药，所以，无论古今中外，医疗这个行业都是长盛不衰的。但人是理性的动物，自然会想到：如果能不生病，那就不需要费那么多劲去寻医问药了。

要想不生病，就需要预防疾病。随着现代医学发展，"免疫疗法"在疾病预防方面曾经大放异彩。"打防疫针"确实帮助人类控制了许多传染病的流行。随着经济发展、科学进步，人的寿命延长，人类疾病谱也发生了显著变化：危害人类生命健康的主要疾病不再是传染病和营养不良，而是慢性非传染性疾病和与年龄增长相关的退行性疾病。

预防传染病之所以能取得较为满意的效果，是因为人们已经明确了它的病原体、传播途径和受感染者因缺少免疫力而发病的事实。因此，消灭病原体、切断传播途径、增强易感人群的免疫力，便可实现预防疾病的目标。那么，应如何预防慢性病呢？

分子生物学研究发现，许多慢性病的发生与基因相关。基因的缺陷与生俱来，至少在目前，因为技术或伦理的原因，尚无法纠正。幸运的是，遗传在这类慢性疾病中起的作用"有限"，许多只是让人们对此类疾病的致病因素

"易感"。那么，真正的致病因素是什么呢？让人始料未及的是，其病因就来自于人们的日常生活。所以，这些疾病有时被称为"生活方式病"。

要预防此类慢性病，应该努力改善生活行为。无数事实证明：摄入过多脂肪与动脉粥样硬化、某些癌症的发生有关；盐摄入过多与高血压有关，也与某些癌症有关；摄入能量过多又缺少运动，与糖尿病有关；吸烟与癌症、心血管病、慢性呼吸道疾病都有明确的关系……时下，我国正在大力倡导健康文明的生活方式，可以说，健康文明的生活方式便是预防慢性病的"疫苗"。

世界卫生组织指出，人的健康长寿与遗传因素、社会、环境、医疗卫生服务及人的生活方式相关，而且最主要的是生活方式。事实上，社会、环境、医疗卫生服务等是"公共的"，非一己之力能完全左右；遗传因素是"爹妈给的"，也无从选择；唯独"生活方式"，是自己可以完全掌控的，而且它在人体健康由来的诸要素中又占绝对"大份额"。理性之人岂能不加重视？

《中国防治慢性病中长期规划》明确指出：要倡导"每个人都是自己健康的第一责任人"的理念。建立健康的生活方式、追求健康，应该是每个人对自己、家庭、国家和社会的应尽之责。**PM**

中国邮政发行畅销报刊

Contents 目次 2019 年 2 月

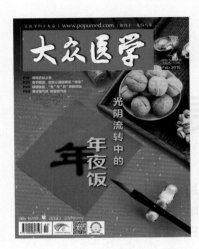

特关别注 光阴流转中的 年夜饭

年味是什么？不同的人有不同的答案：是大街小巷张灯结彩，是爆竹声中辞旧迎新，是万家灯火中欢声笑语，是热气腾腾的丰盛美味，也许还远不止这些。光阴岁月里，从满足温饱到追求健康，国人的生活发生了巨大变化。时代在变，春节的传统仍在延续，其最好体现可能就是在除夕晚上，家人团聚、共叙天伦，围坐在餐桌旁开开心心地吃上一顿年夜饭。

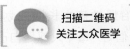
扫描二维码
关注大众医学

大众医学
微信二维码

大众医学
有声精华版

本期部分图片由东方IC提供　本期封面图片由东方IC提供

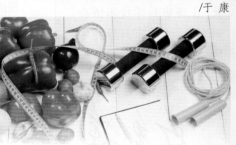

轻松订阅

★ 邮局订阅：邮发代号 4-11
★ 网上订阅：www.popumed.com（《大众医学》网站）
　　http://item.zazhipu.com/2000399.html（杂志铺网站）
★ 上门收订：11185（中国邮政集团全国统一客户服务）
★ 本社邮购：021-64845191 / 021-64089888-81826
★ 网上零售：shkxjscbs.tmall.com（上海科学技术出版社天猫旗舰店）

创刊于1948年　首届国家期刊奖　第三届中国出版政府奖期刊奖提名奖

新中国60年有影响力的期刊　全国优秀科技期刊一等奖　华东地区优秀期刊　中国百强报刊

大众医学®（月刊）

2019年第2期　Da Zhong Yi Xue

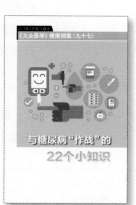

顾问委员会

主任委员 吴孟超　陈灏珠　王陇德

委员

陈君石　陈可冀　曹雪涛　戴尅戎　顾玉东　郭应禄
胡亚美　廖万清　陆道培　刘允怡　邱蔚六　阮长耿
沈渔邨　沈自尹　孙　燕　汤钊猷　吴咸中　汪忠镐
王正敏　王正国　肖碧莲　项坤三　庄　辉　张金哲
钟南山　曾　毅　曾溢滔　曾益新　周良辅　赵玉沛
孙颖浩　郎景和　邱贵兴

名誉主编 胡锦华

主　编 温泽远

执行主编 贾永兴

编辑部主任 黄　慧

主任助理 王丽云

文字编辑　　　刘　利　熊　萍
　　　　　　　戴　薇　张　磊

美术编辑 李成俭　陈　洁

主　管 上海世纪出版（集团）有限公司

主　办 上海科学技术出版社有限公司

编辑、出版 《大众医学》编辑部

编辑部 （021）64845061

传　真 （021）64845062

网　址 www.popumed.com

电子信箱 popularmedicine@sstp.cn

邮购部 （021）64845191
　　　　（021）64089888转81826

广告总代理

上海科学技术出版社有限公司广告部
上海高精广告有限公司

电话： 021-64848170

传真： 021-64848152

广告/整合营销总监 王　萱

广告/整合营销副总监 夏叶玲

业务经理 丁　炜　杨整毅

发行总经销

上海科学技术出版社有限公司发行部

电话： 021-64848257　021-64848259

传真： 021-64848256

发行总监 章志刚

发行副总监 潘　峥

业务经理 张志坚　马　骏

编辑部、邮购部、广告部、发行部地址

上海市徐汇区钦州南路71号（邮政编码200235）

发行范围 公开发行

国内发行 上海市报刊发行局、陕西省邮政
　　　　　报刊发行局、重庆市报刊发行局、
　　　　　深圳市报刊发行局等

国内邮发代号 4-11

国内统一连续出版物号 CN31-1369/R

国际标准连续出版物号 ISSN 1000-8470

国内订购 全国各地邮局

国外发行 中国国际图书贸易总公司
　　　　　（北京邮政399信箱）

国外发行代号 M158

印　刷 杭州日报报业集团盛元印务有限公司

出版日期 2月1日

定　价 10.00元

80页（附赠32开小册子16页）

杂志如有印订质量问题，请寄给编辑部调换

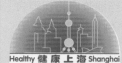

玩具

儿童玩具致伤：
一半以上因误食或误塞小零件

国家市场监督管理总局近日发布的报告显示，儿童玩具致伤问题发生的例数呈明显上升趋势，需要家长提高警惕。在儿童玩具及用品导致的伤害中，因儿童误食或误塞小零件等造成的伤害占比达53%。受某些手机射击游戏的影响，玩具枪等弹射类玩具引发的伤害频发。专家介绍，玩具的锐利边缘、突起尖点、突出物、小零件、绳索等，都可能导致孩子受伤。玩具上的鼻子、眼睛、扣子等小零件如果不牢固，幼儿咬、啃、抠时，这些小零件就极易脱落，有可能被幼儿误食、吞咽，造成窒息危险。玩具车的车轮与车身也存在危险的间隙或夹缝，可能夹伤幼儿手指。因此，家长为孩子挑选玩具时，一定要考虑安全因素；儿童在玩玩具时，家长要陪伴，以便发现危险及时处理。

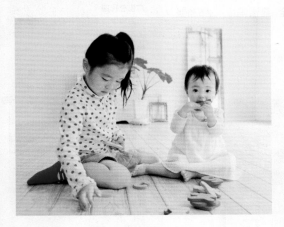

运动

认知障碍老人：
运动让大脑"年轻"

国外的一项最新研究显示：有氧运动可以明显改善患有认知障碍的老年人的思维能力。该研究涉及160名平均年龄为65岁的人，所有参与者均存在一定程度认知障碍，但尚未达到老年痴呆症的程度。研究发现，每周进行三次有氧运动（如步行、慢跑或骑自行车），每次锻炼45分钟，6个月后，参与者的思维和记忆能力有明显提升；在锻炼的同时，若注意合理营养，大脑功能改善更明显。93岁的参与者经6个月锻炼和合理营养后，经评估，其大脑思维能力与84岁的人相当。研究者指出，合理的有氧运动有助于改善大脑血液循环，坚持运动确实可以让大脑更年轻。

畜禽肉

选购鲜、冻畜禽肉有讲究

随着春节的来临，畜禽肉的消费大大增加。为此，国家市场监督管理总局特别发出消费提示。①购买鲜、冻畜禽肉，应尽量选择证照齐全且具备冰箱、冰柜等制冷设备的商超或农贸市场，查看动物产品检疫合格证与动物检疫验讫印章，购买猪肉时，还要另外看肉品品质检验合格证和肉品品质检验验讫印章。无相关证章或证章不全的，应避免购买。②质量好的畜禽肉：表面有一层微干的外膜，有光泽；表面微干或湿润，但不黏手；按压后凹陷立即恢复；无异味。避免购买解冻变软、包装袋内冰霜较多的产品。③购买的鲜、冻畜禽肉应尽快烹调食用，鼓励按需购买，即买即食。④加工畜禽肉时，案板和刀具须清洗干净，注意生熟分开操作。

食品安全

食品安全感：上海排首位

近日发布的《公共安全感蓝皮书：中国城市公共安全感调查报告（2018）》显示，上海市民的食品安全感最高，列全国首位，其次是广州和武汉，西宁、哈尔滨、北京、昆明、石家庄、南京和重庆等7个城市分列第四位至第十位。报告显示，公众食品安全感指数偏低，对食品安全仍然存有较深担忧。安全的食品是维持人类生存和发展的最基本需要，单凭个人和家庭难以科学判断食品的真伪、优劣、品质高低。而现实中发生了大量食品安全事件，导致食品安全感指数偏低。研究指出，上海作为一座超大型城市，在发生多起食品安全事件后，当地政府将保障食品安全放在了非常优先的位置。2017年1月20日，被称为"史上最严"的《上海市食品安全条例》获得通过，并于2017年3月20日起施行。基于这些因素，上海市民食品安全感高于全国其他城市。**PM**

国内首个医学科普研究所
——复旦大学医学科普研究所成立

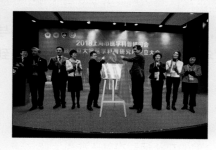
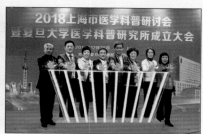

2018年12月26日，在由上海市医学会、复旦大学指导，上海市医学会科普专科分会、复旦大学医学科普研究所主办，复旦大学附属中山医院承办的"2018上海市医学科普研讨会暨复旦大学医学科普研究所成立大会"上，全国首个医学科普研究所——复旦大学医学科普研究所正式揭牌成立。

上海市科委季晓烨巡视员、上海市科协副主席梁兆正、上海市卫健委副主任吴凡、上海市医学会常务副会长谭鸣、复旦大学附属中山医院院长樊嘉、复旦大学上海医学院副院长孙逊、中华医学会科普部部长唐芹、中华医学会科普分会主任委员王立祥等领导共同为研究所揭牌，见证了复旦大学医学科普研究所的启航。

复旦大学附属中山医院历来重视医学科普工作，是国内少数几家将医学科普工作纳入医护绩效考核体系的公立医院之一。中国科学院院士、复旦大学附属中山医院院长樊嘉认为，设立专门的医学科普研究所，对于资源整合、专家库和相关行业规范的建立具有重要意义。

复旦大学医学科普研究所所长、复旦大学附属中山医院骨科主任董健教授介绍，随着人民生活水平的不断提高，广大人民群众越来越关注健康和医疗问题。面对人民群众不断增长的健康和医疗科普需求，目前的科普宣传仍然存在优质科普作品量少、学术主导不够、规范管理不足等问题。复旦大学医学科普研究所将搭建我国医学科普的研究平台，在中国国家科普研究所的指导下，集合我国医学科普的优秀人才，积极整合医学界、传媒界及其他社会各界同仁的智慧与资源，吸纳相关专家，组建权威的专家委员会；开展医学科普学术研究，通过科普的学术化，将科普研究上升到理论高度，并

扫描二维码
学做
"青年颈椎健身操"

进行医学科普学术咨询、提交政策建议、制定相关行业规范和标准；及时发布科学信息，阻断虚假医学健康信息的传播，改变网络上医疗和健康知识鱼龙混杂让老百姓无所适从的状况；加强医学科普创作建设，实现科普内容的全面化、系列化、通俗化和形象化，切实满足人民群众对医学健康知识的需求；加强科普人才梯队建设，致力于建立一支踏实工作、富有激情与奉献精神的医学科普工作队伍。

会上，来自沪上各医疗机构、科普媒体的科普专家们还从如何鼓励专业人员从事科普工作，如何吸引医生加入科普阵营，如何进行新媒体时代的医学科普传播与科普融合等方面，进行了深入探讨和交流。

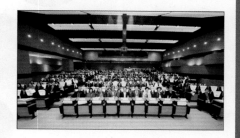

据悉，由董健教授领衔的团队已经制作完成针对青年白领、中老年、患者人群的6个部位（颈椎、腰椎、肩关节、腕关节、膝关节、髋关节）的健身操。这套由中山医院骨科专家原创并示范的健身操，是国内首部成系列的全身骨关节健身操，计划今年年初全部定稿并向公众推出。

　　年味是什么？不同的人有不同的答案：是大街小巷张灯结彩，是爆竹声中辞旧迎新，是万家灯火中欢声笑语，是热气腾腾的丰盛美味，也许还远不止这些。每个时代的春节有每个时代的特色：在物资匮乏的年代，置办年货之繁难，人们对一顿年夜饭的强烈期盼，可能是生活在物质丰饶时代的年轻人难以想象的；如今，热闹的商场里年货琳琅满目，红火的饭店里觥筹交错。光阴岁月里，从满足温饱到追求健康，国人的生活发生了巨大变化。时代在变，春节的传统仍在延续，其最好体现可能就是在除夕晚上，家人团聚、共叙天伦，围坐在餐桌旁开开心心地吃上一顿年夜饭。

　　2019年，中华人民共和国成立70周年。70年来，中国社会发生了巨变，食物供应、营养状况等变化更是与人民健康息息相关。辞旧迎新之际，本刊特邀营养、食品领域的专家回顾"年夜饭变迁"，期待读者从中感受到社会进步，同时，养成科学的饮食习惯，收获健康长寿。

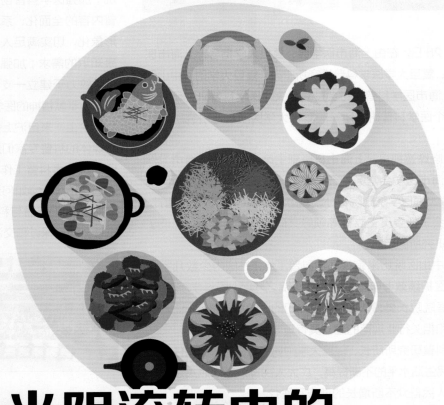

光阴流转中的
年夜饭

📝 策划/ 本刊编辑部
执行/ 戴 薇
支持专家/ 蔡美琴　蒋家騄　厉曙光　马志英　马冠生

20世纪50—70年代，在物资短缺的情况下，家家户户的生活都比较拮据，加上计划经济时代想要采办一些好年货需要排队、抢购，主妇们为了一家的年夜饭精打细算，很早就开始做准备。那时，一年中最好的一顿饭，当属年夜饭了。

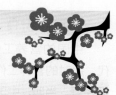

20世纪50—70年代的年夜饭

一年中最好吃的一顿饭

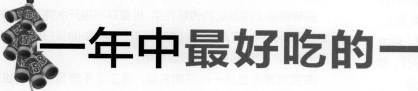

支持专家/ 上海交通大学医学院营养系教授　蔡美琴

消费习惯：物资匮乏，消费只为解决温饱

中华人民共和国成立初期，物资极度匮乏，粮食无法敞开供应。为满足全国人民最基本的能量需要，营养学家提出了"九二米""八五面"的粮食加工标准，以养活更多的人。同时，粮食供给制应运而生。最早实行凭票供应的是粮食，随后，食用油票、布票也相继面世。1958年，猪肉、牛羊肉、鲜蛋、红糖白糖、粉丝、糕点等副食品也开始实行凭票定量供应。那时，这些小小的票证可谓与每一个人的生活都息息相关。

受经济条件和物资供应的限制，百姓的日常生活支出中，食品消费占据了很大比例，其次是布料、衣物、毛线等与"穿"相关的物品。少数家庭有自行车、手表、缝纫机、收音机等，但这类消费品的人均保有量极低。可以说，人民的生活水平还徘徊在"温饱线"上下。

上海作为中国经济比较发达的地区，"吃饱肚子"的问题尚不十分紧迫，但与营养、健康也相去甚远。据资料记载，1952年，上海地区总人口数为850.53万，全年主要食品类消费品的零售量为：粮食12.475亿千克、食用植物油0.495亿千克、猪肉7.73万吨、家禽896万只、鲜蛋0.181亿千克、水产品0.945亿千克、蔬菜3.87亿千克；平均每人每日消费粮食约400克、食用植物油16克、畜禽肉32克、鲜蛋不到6克、水产品30克、蔬菜124克。

1962年，上海地区平均每人每日消费粮食约390克、食用植物油7.6克、畜禽肉7.1克、鲜蛋不到1克、水产品约37克、蔬菜403克。1965年的统计数据显示，各类食品消费情况恢复至20世纪50年代水平，并保持稳步上升。

到了1979年，上海地区总人口数为1132.14万，主要食品类消费品零售量为：粮食17.77亿千克、食用植物油0.535亿千克、猪肉23.26万吨、家禽1485万只、鲜蛋0.487亿千克、水产品1.835亿千克、蔬菜10.385亿千克；平均每人每日消耗粮食430克、食用植物油13克、畜禽肉65克、鲜蛋12克、水产品44克、蔬菜250克。

从以上数据可以看出，20世纪50—70年代，上海地区的人均粮食摄入量基本达标，除1962年略有下降外，其余年份均较为平稳，"吃饱肚子"是当时人们消费的首要目的。畜禽肉的摄入状况在1975年之前一直不理想，由于物资匮乏，百姓食物中"油水"不足是极为普遍的现象。鲜蛋类的摄入情况更是不容乐观，一直远低于营养需求的下限，直到1979年后才见起色。蔬菜类消费除1962年外，其余年份均徘徊于基本需求量的下限。

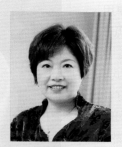

专家简介

蔡美琴　上海交通大学医学院营养系副主任、教授，中国营养学会理事，中国食品科学技术学会理事，中国健康教育协会理事，上海市营养学会副理事长兼秘书长、上海市营养学会妇幼专业委员会主任委员。

营养状况：与饥饿和疾病抗争

中国的营养工作始于20世纪40年代，那时的营养工作与如今的营养工作大相径庭。当时，中国人的膳食无论量与质均有很大缺陷：一方面，物质匮乏，营养不良的人群非常庞大；另一方面，人们摄入的营养物质质量不高，普通家庭的膳食中营养过于单调，每日食物以谷类为主，总能量虽基本满足，但蛋白质欠缺，且大多来自植物，优质的动物蛋白质极少，维生素、矿物质缺乏的情况也极为普遍。

举几个例子。20世纪50年代，原南京军区部队士兵因核黄素缺乏而患流行性阴囊炎、口角炎。抗美援朝时期，我国部分志愿军战士因无法吃到新鲜水果和蔬菜，缺乏维生素A而患上严重的夜盲症。自20世纪30年代开始，我国黑龙江省克山地区不断出现流行性克山病，死亡人数众多；到了70年代，该病才被发现与营养素硒缺乏关系密切。20世纪60年代初期，中国面临严重的粮食危机，人们营养严重不足，不少人患水肿和肝炎。

苦尽甘来的20世纪70年代，人们的温饱问题已经基本解决，营养状况也有所改善。除了必需的食物外，人们的可支配收入有了富余，糖果、烟酒的消费量逐年上升。到了70年代末期，甚至出现了一些营养品，如麦乳精等。

年夜饭关键词：期待、解馋

我出生于20世纪60年代，童年记忆里的年夜饭令人充满期待，平日里舍不得吃的细粮、油，到了过年才能"大方"享用。几斤蔬菜、猪肉，一条鱼，再加些橘子、瓜子、水果硬糖，就可以开心地过一个春节。20世纪70年代早期，年夜饭餐桌上的菜式丰富了一些，但日子都不算富裕，粮食还好说，副食就得精打细算了。例如，买猪肉的时候，很多主妇专挑肥的，为的是回家可以熬点

猪油改善伙食。为了准备一桌丰盛的年夜饭，主妇们必须提前几个月积攒各种票证。单有票还不够，还要"抢购"，很多家庭为了争购年货起早贪黑去供应点排队，去晚了就什么都没了。因此，排着长队购物的场面也是当时过春节的一大特色。此外，一到冬天，市场上很难觅到夏令蔬菜的身影，常见的只有大白菜、土豆、萝卜等，远不如现在丰富和新鲜。那时的年夜饭，有几道菜是总会出现在餐桌上的，例如白斩鸡、酱鸭、红烧带鱼、油豆腐塞肉、红烧肉、烤麸、发芽豆、肉圆、蛋饺等。

白斩鸡是上海地区的传统名菜，将整只鸡用开水烫、冷水浸，反复多次，后切块蘸料食用，皮黄肉白，滋味鲜美。鸡肉中的蛋白质含量高、种类多，且易于消化，很容易被人体吸收利用。

油豆腐塞肉也是一道江南名菜，做工亦不算复杂。以油豆腐和猪肉为主料，将猪肉剁碎、调味后，取油豆腐轻轻戳个小洞，随后往小洞里塞肉末，再将塞好肉末的油豆腐码在锅里，加水和调味品炖煮至熟。在人们普遍缺乏优质蛋白质的情况下，这道菜算得上很有营养了。

在水产品种类还不丰富的年代里，带鱼是冬季里能吃到的为数不多的水产品。制作红烧带鱼时，将带鱼剪成段，稍加腌制后下锅煎至两面金黄，再加入调味品稍炖，待汁浓稠时出锅即可。

上海的红烧肉非常出名，由肥瘦相间的五花肉加入酱油、料酒、糖等制作而成。在20世纪70年代早期，红烧肉是人们年夜饭中的一道"大菜"。这道菜具有浓油赤酱的上海特色，制作方法非常考究，火候得当才能做出肥而不腻、酥而不烂、甜而不黏、浓而不咸的味道来。在肉食摄入量普遍不足的时期，这应该是最解馋的一道菜。

过往岁月里，这些年夜饭中的菜肴，也许营养并不均衡，但在营养极度缺乏的时期，一年中几乎只有过年时才能吃到这么多美味，也算是对亏欠了一整年的胃口聊作补偿了。

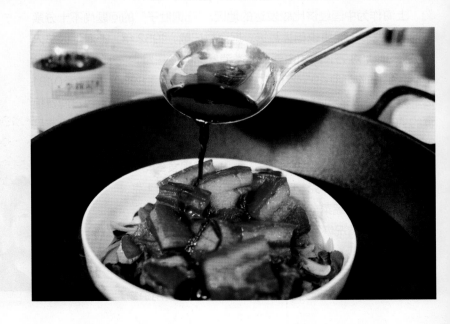

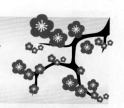

20世纪80年代，凭票供应的东西越来越少了，市场经济的引入、集贸市场的恢复，使人们对食物多了一些选择余地，富裕起来的老百姓的餐桌上，菜肴种类也由单一转向丰富。

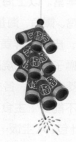

20世纪80—90年代的年夜饭

追求口味与品质

✍ 支持专家/上海市营养学会　蒋家骃

消费习惯：肉类消费增加，"上饭店"开始流行

与20世纪50年代初期相比，20世纪90年代初期我国每人每年消耗的食物中，肉类、水产类、植物油翻了一番，禽类增加了近4倍，蛋类增加了近6倍。1992年的全国营养调查显示，我国居民膳食中动物性食品所占比例已达10%，蛋白质的摄入量已能满足营养需求。但调查结果也是有喜有忧。以上海城市居民家庭为例，根据《上海统计年鉴（1992）》提供的数据，1980—1991年，粮食的人均消费量呈稳步下降趋势，从1980年的人均每年消费148.56千克下降到1991年的101.52千克，畜禽肉、鲜蛋的消费量则持续上升。鲜奶的消费量逐渐上升，1980年、1985年、1990年、1991年的鲜奶消费量分别为4.8千克、13.8千克、22.44千克、25.08千克，十年增长了5倍多，但离参考摄入量还远之又远，农村居民的乳制品消费量极低。令人忧虑的是：1991年食用油的消费量达到了1980年的近2倍；蔬菜的消费量逐年下降，1991年蔬菜的每日人均消费量只有300克左右，勉强"及格"，而水果的消费量还远不达要求。

这个时期，饭店渐渐多了起来，不仅国内各地的菜系开始相互融合，国外的洋快餐也开始落户中国，各种新的餐饮形式不断闯入人们的视野，很多人认识了"自助餐"。逢年过节、遇到喜庆的事，大家都喜欢上饭店"摆一桌"。到了20世纪90年代中期，鲍鱼、海参等名贵菜肴受到人们的追捧，蔬菜、水果种类越来越多，饼干、巧克力、薯条、冰激凌等各色零食和小吃也是"应有尽有"。

营养状况：营养缺乏与营养过剩"两极分化"

20世纪80—90年代，中国社会经济快速发展，人们不用再等到过年才能"大快朵颐"地吃顿肉，冬天也能吃到一些夏令蔬菜了；居民的购买力大幅提高，菜篮子里的花样多了，餐桌上的菜肴也丰富了。营养的改善对我国居民健康的影响十分显著。代表贫困的营养缺乏病、传染性疾病、地方病等疾病死亡率明显下降，足月新生儿平均体重已接近发达国家和地区。儿童生长发育状况良好，以5岁男童为例，1982—1992年，城市男童身高平均增加了5.9厘米，农村男童身高平均增加了4.4厘米。人群期望寿命也从20世纪50年代的35岁，增加到男性67岁、女性71岁。但这一时期我国居民的营养状况渐渐出现了"两极分化"。

一方面，1989年的全国营养调查显示，我国居民的膳食已经能满足基本能量需要，但一些矿物质和维生素摄入不足。

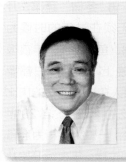

专家简介

蒋家骃　上海市疾病预防控制中心主任医师，上海市营养学会前副理事长，长期从事疾病预防工作。

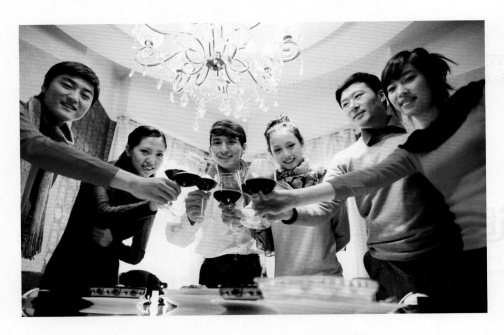

家里"搬"到了饭店，又省事又体面，使原来春节期间休息的饭店突然红火起来；蛋糕、汤圆成了过年走亲访友相互馈赠的体面礼物。

这一时期，年夜饭菜单已经非常丰富。以上海为例，冷盘有白斩鸡、熏鱼、海蜇丝、酱鸭、花生米、皮蛋、拌黄瓜、烤麸；热菜有狮子头、红烧蹄髈、糖醋小排、茭白鳝丝，各式烧法的鱼自然也不能少；主食有蛋饺、汤圆、百叶包、八宝饭……寓意"脱苦"的塌菜、象征"如意"的黄豆芽、代表"团圆"的全家福砂锅，也必须出现在年夜饭席面上，很多家庭将这一习惯保持至今。

例如，钙摄入量不足和维生素 D 缺乏，导致我国北方儿童佝偻病发病率高达 32%；碘缺乏病遍及全国，是社会主要的公共卫生问题；学龄前儿童缺铁性贫血发病率约为 35%。此外，某些营养素，如核黄素和维生素 A 的膳食摄入量也依然不能满足生理需要。

另一方面，中国经济较发达地区部分居民膳食中的谷类、薯类、蔬菜所占比例明显下降，油脂和动物性食物摄入量过高，从而导致肥胖、心脑血管疾病、癌症等疾病的发病率上升，成为膳食结构改变带来的新问题。

年夜饭关键词：丰富、体面

这个时期，市场上食材的种类越来越丰富，蔬菜、瓜果、蛋、禽、肉纷纷摆上了货架，很多家庭不再"冬储"蔬菜，开始随吃随买，再也无须在过年的时候为粮油而奔忙，鸡、鸭、鱼、肉成了年夜饭的主角。大年三十晚上，家家户户都要多炒几个肉菜，上海人在这一天吃的肉比二三十年前一个月吃的肉还多。自20世纪90年代中期开始，一些人不再为准备一顿年夜饭而在家中忙碌，年夜饭开始从

熏鱼是上海过年必备的食品。从字面上看，熏鱼很容易让人以为其通过烟熏制作而成，其实，熏鱼的制作过程与烟毫无瓜葛。制作熏鱼要将用酱油腌制过的鱼块经油炸后，再浸入卤汁入味。此菜外焦里嫩，咸鲜味美。

烤麸是以生面筋为原料制成的食品，像豆制品却不是豆制品。生麸的制作过程是一门"转化"的艺术，将麦麸面粉用水调上劲后，在清水中搓揉，洗去淀粉，留下面筋，随后发酵、蒸制。蒸熟的烤麸呈褐黄色，有很多气孔，看起来像海绵，吃起来松软、有弹性。过年吃烤麸，意味着一生富贵。还有一种说法是，吃烤麸有"靠夫"（依靠丈夫）的寓意。

蛋饺是以鲜虾、猪肉等为馅料，用蛋皮包成的饺子，颜色金黄，外形如元宝。摊制蛋皮不仅耗费时间，还需要耐心和技巧。做法是将制作蛋皮的汤勺在火上烤热并抹层油，倒入打匀的蛋液后轻轻转动汤勺，使蛋液均匀地附着在勺子里；随后放入馅料，合上蛋皮。这样制成的蛋饺还是半成品，吃的时候可蒸可煮。

猪油八宝饭的主料是猪油和糯米。制作时，将糯米浸泡一夜后蒸熟，随后倒入猪油和糖，趁热拌匀；再用各色蜜饯在碗壁上贴出花样，置入拌好的糯米饭压实，吃的时候再倒扣过来，表面漂亮诱人。有的人家还会煮一碗浓浓的糖水淋在八宝饭上。猪油八宝饭晶莹剔透、软糯绵甜，是孩子们的最爱。

这样一桌年夜饭，折射出了当时人们的营养观。在经历了物资匮乏的年代之后，"大鱼大肉"似乎成了一种补偿。人们对食物的追求，不再限于温饱，而向口味和品质转变。尽管当时肉类代表着"体面"，海鲜意味着"高品质"，这在现在看来显然不尽合理，但其中孕育着的是人们对营养态度的悄然转变，是一个好的开端。

步入21世纪，很多原来只有过年才会操办、添置的东西，现在很容易得到，办年货变得轻而易举：网上购物越来越发达，消费者足不出户就可以买到各种各样的生鲜食材，甚至加工过的食物半成品。年夜饭餐桌上的菜肴也变得司空见惯：过去期盼着春节能吃到很多平时吃不到的好菜，如今这种欲望早已被平时殷实的生活所填平。少了节前忙忙碌碌的情景，没有了春节氛围的渲染，人们总感叹"年味"淡了。其实，是时代变了。

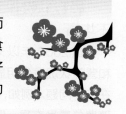

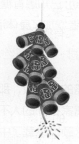

注重花样与健康

21世纪的
年夜饭

支持专家/ 复旦大学公共卫生学院教授　厉曙光
上海市食品研究所教授级高级工程师　马志英

消费习惯： 饮食追求便捷，不良生活习惯普遍

有人形容当今的生活"吃饭带噎，走路带跑"，社会经济的快速发展使人们越来越忙碌。很多年轻人不吃早餐，上饭店、叫"外卖"成了就餐常态。人们吃得越来越"快"，就餐模式的改变，势必会引发一些健康问题。例如，不吃早餐不仅会导致一日能量分配不均，还容易引起各类营养物质的缺乏；餐馆和外卖餐食的能量较高，经常在外就餐或吃外卖者体脂含量增加，久而久之，可能诱发心脑血管疾病、糖尿病、血脂异常等慢性疾病。除了吃得过"快"，还有很大一部分人吃得过"精"。以精细饮食为主的饮食习惯会导致人体摄入过多的能量。

除了饮食，不良生活习惯所带来的健康隐患也日益凸显。在中国，酒具有悠久历史，餐桌上的酒担负着重要的社交功能。《中国居民营养与健康状况调查系列报告之九：行为和生活方式》显示，我国居民平均每周饮酒3.9次，且饮用高度白酒的频率很高。同饮酒相似，吸烟也非常普遍，中国男性吸烟者约有3亿人，半数男性吸烟者每天吸烟20支以上，其中不乏20岁出头便开始吸烟的"老烟枪"。不少人近十几年来还养成了"新习惯"——喝饮料。我国居民每周消费饮料一次以上者所占比例已从2002年的24.7%迅速跃升至

2012年的65.1%，儿童青少年日消费量可达203毫升。此外，很多人身体活动量不足，仅有14.1%的人参加锻炼；出行时，也有更多的城市居民选择乘车而不是步行。

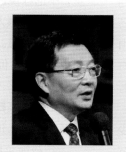

专家简介

厉曙光　复旦大学公共卫生学院营养与食品卫生教研室教授、博士生导师，国家食品安全风险评估中心专家，上海市食品安全地方标准审评委员会专家，中国食品科技学会理事，上海市营养学会理事，上海市食品学会理事。

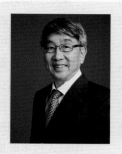

专家简介

马志英　上海市食品研究所技术总监、教授级高级工程师，上海市食品学会食品安全专业委员会主任，上海市食品协会专家委员会主任。长期从事食品生化、食品工艺和食品安全领域的科研工作，主持完成十多项国家和省部级重大科研项目。

营养状况：膳食结构不合理、不均衡

自 2000 年以来，我国居民的膳食和营养状况发生明显改善的同时，仍然存在不少问题。例如，城市居民动物性食物消费总量虽充足，但猪肉吃得多，禽肉和鱼虾类吃得少，结构不合理；奶类、豆类和水果的摄入量一直不足；很多地区居民炒菜重油、重盐的习惯依然延续至今；等等。营养状况的变化是膳食结构改变的直接体现。《中国居民营养与健康状况监测（2010-2013）》报告显示：与 2002 年相比，我国城市居民三大宏观营养素中，碳水化合物的供能比进一步下降，蛋白质摄入量十年间基本持平，脂肪提供的能量增加，其供能比已超过膳食营养素参考摄入量中脂肪可接受范围的上限；微量营养素方面，维生素 A、维生素 B_1、维生素 B_2 和维生素 E 摄入量与 2002 年相比整体均有下降，人均每日视黄醇当量的摄入量为 514.1 微克，约有 71% 的人摄入量不足；硫胺素和核黄素摄入不足的人高达 85%；钙的摄入量最低，还不到推荐摄入量的一半，且呈现持续下降的趋势，儿童和中老年人缺钙的问题尤其严重。

所谓"病从口入"，许多慢性疾病是由饮食不合理造成的。加之不健康的生活方式，与营养相关的慢性病患病率持续上升，成为现阶段我国居民突出的健康问题。

首先就是超重、肥胖。城市儿童青少年的体重呈持续增长趋势，由于长期沉溺于薯条等油炸食品和含糖饮料，肥胖问题开始困扰越来越多的孩子。与 2002 年比，2012 年儿童青少年的超重、肥胖率分别由 8.5%、4.4% 增长至 11%、7.7%。除了增加的体重，还有增大的腰围。从 2002 年到 2012 年，我国 18 岁及以上成年居民中男性腰围增加了 3.3 厘米，女性增加了 2.1 厘米。高血压患病率也有所上升，且呈现低龄化趋势，肥胖儿童青少年已成为我国高血压的潜在人群。糖尿病患病率显著攀升，并呈现出与高血压类似的低龄化趋势。大城市成年居民高胆固醇血症患病率为 6.0%，高甘油三酯血症患病率为 14.6%，血脂异常人群越来越庞大。

但令人欣慰的是，我国城市成年居民慢性病防控意识有所增强，高血压、糖尿病的知晓率和控制率明显提高。《中国居民营养与健康状况监测（2010-2013）》报告显示，在已知患有高血压的成年人中，一半以上患者进行了饮食控制，约半数患者增加了身体活动；已知患有糖尿病的成年人中，约 80% 的患者进行了饮食控制，58% 的患者增加了身体活动。

年夜饭关键词：营养、健康

如果说过去的年夜饭是一年当中最丰盛的一顿饭，那么，如今的年夜饭一定是中国人一年中最隆重的一顿饭。离家在外的人不顾舟车劳顿，日夜兼程，只为赶回家吃一顿团圆饭，因为这顿饭承载了中国人根深蒂固的家庭情结和对亲人沉甸甸的思念之情。

很多家庭早早地定好饭店的包间，一些时髦青年网购年夜饭，准备一顿年夜饭变得更加从容。餐桌上，除了浓油赤酱的八宝酱鸭、糖醋小排、锅烧河鳗，口味清淡的荠菜冬笋、水晶虾仁、芙蓉鸡片也备受欢迎。年夜饭的菜式不再局限于传统，融合了各地特色的食物越来越受青睐，有些饭店开发出乡村年夜饭、地方特色年夜饭、养生年夜饭，花样不断翻新，品种层出不穷。

当"吃什么"变得不再那么重要时，很多人开始关注"怎么吃"。对营养、健康、食品安全的日趋重视，年夜饭也不例外。中国人年夜饭的餐桌上，不论红烧还是油炸、干煸还是香酥，菜肴中的油脂含量往往都较高，吃得太多会摄入过多脂肪和能量。超重、肥胖者，应有意识地限制脂肪、糖类的摄入量。高血压患者宜吃得清淡一些，浓油赤酱、肥腴厚味的菜肴虽色味兼顾，但也意味着钠含量过高，对控制血压相当不利。糖尿病患者可以多吃蔬菜、低糖水果及粗粮，尽量避免甜食，少吃糖果、蜜饯、八宝饭、糖醋口味的菜肴等。血脂异常者除了要少吃含油脂过多的菜肴，还要特别注意避免摄入过多瓜子、花生等油脂含量高的坚果。

年夜饭菜肴的搭配是一门学问，如果能做到以下六个"一点"，便是一桌老少皆宜的年夜饭了：菜色浅一点，不要过分追求浓油赤酱；香味淡一点，自然菜香往往醇而不浓、久而不烈，饭店里刚上桌时香气扑鼻却不持久的菜，很可能加了香精、香料；口味清一点，食物原料各有其味，淡中有大味，尽量少吃过分香、鲜、辣的菜；素菜多一点，大部分人家的年夜饭是荤多素少、酒多饭少、油多汤少，根据膳食平衡原则，蔬菜、豆类制品要占总菜量的一半，少吃煎炸的菜肴和点心；品种杂一点，粗粮虽然口感不如精制粮，但可以保证营养均衡；总量少一点，过年期间很容易集中摄入过多能量，每顿饭应少吃一点。

在中国，春节是阖家团圆的重要节日。年夜饭是整个春节的"重头戏"，按照我国传统习俗，年夜饭对摆上餐桌的菜品很有讲究，不仅要满足全家老小的口福，还要有好的寓意。一桌丰盛的年夜饭，其菜品的种类和形式应该是多种多样的：冷盘可以有荤有素，如冷切牛腱肉、白斩鸡、五香熏鱼、大拌菜、蓝莓山药、凉拌藕片；热菜推荐清蒸鲈鱼、板栗烧鸡、菠菜丸子、太极豆腐羹；主食可根据地域和习惯，选择具有吉祥寓意的饺子、年糕等；最后辅以餐后甜点和水果。在安排一家人的年夜饭时，不妨参考以下这些简单又营养的家常菜品，遵循合理膳食、食物多样的原则，来安排主食、鱼禽肉、蔬菜、水果、豆制品、奶制品、坚果等食物。

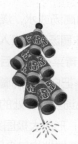

献上一桌
丰盛又健康的年夜饭

北京大学公共卫生学院　马冠生(教授)　张　曼

繁花似锦 —— 大拌菜

大拌菜的做法简单，将生菜、彩椒、紫甘蓝、小番茄、黄瓜洗净，生菜、紫甘蓝、黄瓜切片，彩椒切丝，小番茄对剖，加少许盐、白醋、白糖、橄榄油拌匀即可。

这道菜色泽鲜艳，清爽利口。新鲜蔬菜中含有丰富的维生素、矿物质、膳食纤维和植物化合物。凉拌可使蔬菜的营养被最大限度地保留，油的用量也不大，是一道低能量美食，老少皆宜。

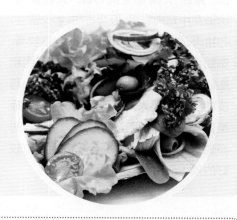

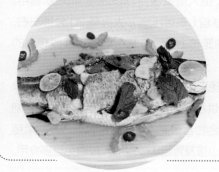

年年有余 —— 清蒸鲈鱼

新鲜鲈鱼去鳞、去腮、去内脏洗净，两面切"一字花刀"，表面放葱、姜、盐、胡椒粉、料酒后抓匀，鱼肚子里放入葱、姜，腌制15分钟。大火蒸 8~10 分钟后，倒掉多余的汤汁、拣出葱姜，并浇上蒸鱼豉油，加入新鲜葱丝，浇上热油即成。

过年吃鱼，寓意富贵吉利、年年有余。这道菜采用清蒸的方式，较好地保留了鱼的鲜味和营养。鲈鱼含有丰富的优质蛋白质、脂肪、维生素和矿物质等，其中含量较高的不饱和脂肪酸对预防血脂异常和心脑血管疾病有一定作用。

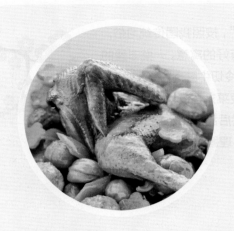

大吉大利 —— 板栗烧鸡

将板栗去皮煮熟备用，鸡肉切块后放入冷水中煮开，撇去浮沫。将油烧热，葱姜爆香后放入鸡块，以及料酒、老抽、生抽等调料。加水炖煮，水开后放入板栗，改用小火炖煮，待汤汁浓稠时，加入食盐盛出。

俗话说"无鸡不成席"，不管大小宴席，鸡都是不可或缺的重要菜品，有鸡即"有计"，寓意生财有计、大吉大利。这道菜中鸡肉鲜滑、板栗香甜，老少皆宜。与猪肉、牛肉相比，鸡肉蛋白质含量较高，脂肪含量较低，并且含有较多的不饱和脂肪酸，对人体健康有益。如果担心鸡皮的脂肪含量太高，可以弃去不吃。板栗富含不饱和脂肪酸和多种维生素，对高血压、冠心病和动脉硬化等疾病有较好的预防作用。

阖家团圆 —— 菠菜丸子

菠菜切碎后加入适量面粉，用手揉搓成团，蒸15~20分钟。蘸蒜泥、醋或辣椒酱吃。

年夜饭的餐桌上少不了丸子，其中包含的吉祥、团圆的寓意早已远胜于丸子本身的味道。蒸制而成的丸子不含油脂，口味清淡，巧妙地解决了油炸丸子油脂含量高的问题。菠菜的营养价值很高，除了含有丰富的维生素C、膳食纤维外，还含有较高的铁、钙、磷等矿物质。

四季多福 —— 太极豆腐羹

将内酯豆腐切丁、小青菜切碎。锅中加高汤或水，烧开后加入豆腐丁。煮开后加入食盐、水淀粉，调成浓稠汤羹，盛入碗中待用。另起一锅，放入高汤或水，水开后加入青菜碎煮沸后加盐调味，加入水淀粉，搅成浓稠汤羹，盛入碗中。把白色豆腐羹和绿色青菜羹倒入汤碗，用两把勺子在白色、绿色汤羹交界处的两端慢慢逆时针搅动，再分别用两色汤羹点上圆点，形成太极图案即可。如果感到制作图案有难度，可直接将两种汤羹搅拌均匀食用。

我国很多地方过年都有做豆腐、吃豆腐的习俗，豆腐谐音"都福"，寓意四季多福。豆腐也是营养价值很高的食品，是优质蛋白质的主要来源之一。另外，豆腐中还含有异黄酮等植物化合物，也对健康颇为有益。

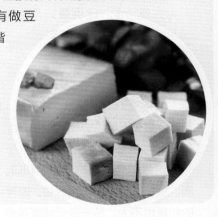

步步高升 —— 桂花年糕

将糯米粉、粳米粉拌匀，倒入适量水，拌成松散的颗粒状备用。笼屉内刷花生油，轻轻铺上糕粉（不可压实），大火蒸20分钟左右。将蒸熟的糕粉倒在浸过水的笼布上，隔着笼布把糕粉揉成想要的形状后，撒上桂花酱食用。

年糕谐音"年年高"，其包含的美好寓意不用多言。据说，最早时年糕是为午夜祭神、岁朝供祖先所用，后来才成为春节食品。制作年糕的糯米和粳米碳水化合物含量高、脂肪含量较低，口感柔韧香甜。但糯米较难消化，老人、小孩及胃肠功能差的人应避免过多食用。

| 专家简介 |

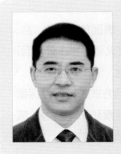

马冠生 北京大学公共卫生学院营养与食品卫生系主任、教授、博士生导师，中国营养学会副理事长，国家食物与营养咨询委员会委员，中国科协首席科学传播专家。

五谷丰登 —— 清蒸五谷杂粮

将红薯、芋头、玉米、山药、南瓜洗净切块，蒸 30 分钟左右。"蒸"寓意蒸蒸日上、事业通达。这道菜做法非常简单，但用薯类和玉米等全谷物代替一部分细粮作为主食，好处很多。与细粮相比，薯类和全谷物含有更丰富的膳食纤维、维生素、矿物质及植物化合物，有利于控制体重、预防便秘，还能降低糖尿病等慢性病的发病风险。

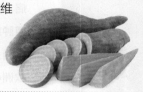

招财进宝 —— 饺子

在我国北方地区，除夕必吃饺子，这一习俗由来已久。饺子形似元宝，带有"招财进宝"的吉祥含义。饺子馅所用的蔬菜不同，具有不同的寓意，寄托了人们对新一年的期望。例如，韭菜谐音"久财"，白菜谐音"百财"，放糖寓意新年日子甜美，放花生寓意健康长寿，放硬币寓意财运亨通。

饺子虽小，却很容易实现食物多样化。饺子皮是谷类食物，饺子馅可荤、可素，也可荤素搭配。饺子的健康吃法应该是蔬菜和肉合理搭配，比例最好是 3~4 份蔬菜配 1 份瘦肉；蔬菜可以选择白菜、韭菜、芹菜，另外还可以根据口味搭配木耳、香菇等，使饺子营养更全面。肉馅饺子含有较多的动物脂肪，调馅时加油要点到为止，加盐也要控制好量。

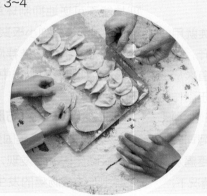

甜甜蜜蜜 —— 酸奶坚果杯

将开心果、核桃仁、松子等坚果去壳捣碎，在杯子中放一层酸奶铺一层坚果，直到把杯子填满。

乳制品富含优质蛋白质和钙，一般人每天应该喝 300 毫升牛奶或酸奶，孕妇、哺乳期妇女、儿童每天应喝 500 毫升牛奶或酸奶。坚果营养丰富，富含蛋白质、油脂、矿物质、维生素，经常吃坚果对癌症、心血管病有预防作用，但坚果油脂含量较高，应控制摄入量。将酸奶坚果杯作为甜品，寓意一家人幸福甜蜜。

锦上添花 —— 什锦水果拼盘

水果是膳食中维生素（维生素 C、胡萝卜素等）、矿物质（钾、镁、钙等）和膳食纤维（纤维素、半纤维素和果胶）的重要来源，还含有多种有机酸、芳香物质、色素、植物化学物等。吃水果能促进肠道蠕动，降低胆固醇，有益健康。饭后来一个水果拼盘，寓意"锦上添花"。糖尿病患者应尽量选择含糖量低的水果。 PM

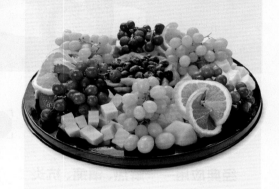

小贴士

俗话说，"年夜饭的酒不能少"，酒谐音"久"，有平安久远之意。过年喝酒很难避免，但是要讲原则。

● 孕妇、哺乳期妇女、儿童不饮酒。

● 首选葡萄酒，也可选择啤酒、香槟等酒精度低的酒类。

● 喝酒应适量，成年男性和女性一天摄入的酒精量不要超过 25 克和 15 克，相当于男性最多可以喝 750 毫升啤酒（或 250 毫升葡萄酒、75 毫升 38%vol 酒精度白酒、50 毫升高度白酒），女性最多可以喝 450 毫升啤酒（或 150 毫升葡萄酒、50 毫升 38%vol 酒精度白酒、30 毫升高度白酒）。

● 不宜过分劝酒，应适可而止。

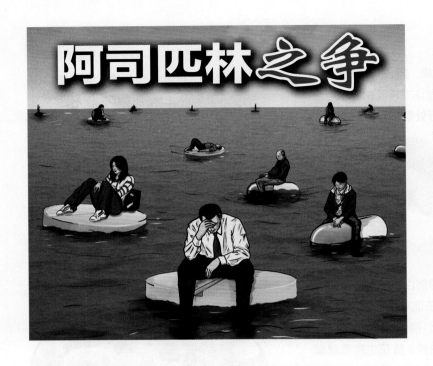

如果置身孤岛，只能选择随身携带一种药，你会选择哪种？有人首先想到的就是它——阿司匹林。阿司匹林从1899年问世至今，已有119年的历史，它不仅在预防心脑血管疾病及解热、镇痛、抗炎等方面经受住了时间的检验，更在胃肠道肿瘤、高危妊娠、阿尔茨海默病等疾病的防治方面大放异彩。但是，在2018年8月25日举行的欧洲心脏病学会年会上，哈佛大学和牛津大学的临床研究报告对阿司匹林在心血管疾病预防中的地位提出了质疑和挑战。作为治疗心脑血管疾病的"神药"，阿司匹林是否已经走下神坛？

华中科技大学同济医学院附属协和医院　老年病科　孟一迪　王朝晖（教授）

阿司匹林三大应用

经典应用——解热、镇痛、抗炎

早在公元前4 000多年，处于早期文明的人类就用柳树提取物来治疗发热、疼痛和炎症。直到1828年，慕尼黑大学约瑟夫·毕希纳（Joseph Buchner）教授首次从柳树皮中提炼出一种黄色晶体并命名为水杨苷。由于副作用和不稳定性，水杨苷被改造成乙酰水杨酸，并于1899年以商品名阿司匹林被拜耳公司注册。在药理上，阿司匹林主要通过抑制前列腺素的合成来起到缓解发热、疼痛及炎症的作用，属于"治标不治本"的"万金油"。一般情况下，口服中等剂量阿司匹林可缓解关节、肌肉疼痛和低热；治疗风湿性关节炎、骨关节炎等急慢性炎症，须服用大剂量阿司匹林才能起效。随着众多解热镇痛药物如布洛芬、双氯芬酸钠、对乙酰氨基酚、塞来昔布等的上市，现在，阿司匹林在解热、镇痛、抗炎方面已失去了原有的优势。

广泛应用——抗血栓形成

1948年，美国医生劳伦斯·克莱文（Lawrence Craven）第一个观察到，定期服用阿司匹林可以降低心肌梗死的风险。到了20世纪80年代，阿司匹林的这一效果得到了更多研究支持，也逐渐得到医学界认可。阿司匹林能不可逆地抑制环氧合酶-1，从而减少血栓烷A2的生成，起到抗血小板聚集、预防血栓形成的作用。欧美及我国相关指南均推荐应用小剂量阿司匹林用于治疗心绞痛、心肌梗死及脑卒中。

新发现——预防肿瘤

2016年4月，美国预防医学工作组在评估了3个心血管病临床研究后发现，在使用了10~19年阿司匹林的人群中，结直肠癌的发生率减少了40%。规律服用阿司匹林在保护心脏的同时，也为患者带来了额外的益处。因此，美国预防医学工作组推荐：心脑血管病风险较高且出血风险较低的50~69岁人群，可考虑服用小剂量阿司匹林来预防结直肠癌。随着研究的深入，人们逐渐发现阿司匹林的抗肿瘤作用不仅局限于结直肠癌，其对胃癌、乳腺癌、肝癌等都具有预防作用，但是这些作用还需要大规模的临床试验加以验证。

随着人们对阿司匹林研究的深入，阿司匹林的其他应用也日益被挖掘出来，如预防高危妊娠，治疗习惯性流产及不孕症，延缓阿尔茨海默病、白内障发生，等等。但这些作用还处于研究阶段，尚未大规模应用于临床。

预防心脑血管病，作用几何

预防脑梗死再发

1977年，《卒中》杂志发表了第一个证实阿司匹林预防脑梗死的临床试验。该研究结果显示，阿司匹林可降低包括死亡、脑或视网膜梗死及短暂性脑缺血发作的发生风险。之后开展的多项研究均证实，阿司匹林能有效减少脑血管疾病患者再次脑梗死，甚至死亡的发生。因此，欧美及中国的卒中学会均一致推荐阿司匹林作为脑卒中和短暂性脑缺血发作患者的首选用药。

预防心肌梗死再发

1988年，第二次国际心肌梗死生存研究发现，急性心肌梗死患者服用阿司匹林可显著减少心肌再梗死的发生率及死亡率。此试验是第一个证实阿司匹林对急性心肌梗死有直接作用的临床证据。此后，多项大型临床试验和荟萃分析均证实了阿司匹林在心血管疾病患者中获益显著。目前，国内外指南均推荐阿司匹林用于治疗心血管疾病。

尚未发生心脑血管病，能否预防存争议

尚未患有心脑血管疾病者是否需要服用阿司匹林，还存在争议。从1988年全球第一个阿司匹林一级预防的随机对照试验问世至今，30年中已报道10余项阿司匹林一级预防研究。而最终结果有较大差异，虽然大多数证据表明，阿司匹林可以降低心脑血管病的发生风险，但是能观察到阿司匹林降低死亡率的试验数量较少。目前，美国心脏协会、美国卒中协会、美国预防医学工作组、中华医学会心血管病学分会及神经病学分会均推荐心脑血管病高风险人群服用阿司匹林，防病于未然。

欧洲心脏病学会年会在2018年揭晓了两个最新的阿司匹林研究结果。

来自哈佛大学的ARRIVE研究共纳入12 546例没有心脑血管病和糖尿病的低风险人群，受试者被随机分为阿司匹林肠溶片（100毫克/日）组或安慰剂组。结果发现，阿司匹林组与安慰剂组受试者心脑血管病发生率分别为4.29%与4.48%，胃肠道出血的发生率分别为0.97%与0.46%，死亡率分别为2.55%与2.57%。该研究表明，

对于无心血管疾病的低危人群来说，阿司匹林不能预防心脑血管病的发生，反而增加胃肠道出血风险。

而来自牛津大学的ASCEND研究共入选15 480例没有心血管病史的糖尿病患者，同样随机分为阿司匹林肠溶片（100毫克/日）组和安慰剂组。结果显示，阿司匹林组与安慰剂组心脑血管病发生率分别为8.5%与9.6%，胃肠道等出血事件发生率分别为4.1%与3.2%，同时发现阿司匹林组和安慰剂组在胃肠道肿瘤及其他肿瘤发病率方面无显著差异。该研究表明，阿司匹林可降低糖尿病患者心脑血管病发生率，但也增加出血风险，两者的净获益效应几乎抵消。

这样看来，阿司匹林是不是就不能防血栓、防癌了呢？其实不然，上面两项研究均有不足之处。ARRIVE研究入选人群主要为低危患者，而心血管事件风险越大，使用阿司匹林的获益越大，ARRIVE研究得出阴性结果的原因不难理解。至于ASCEND研究，它的招募对象相对较为宽泛，以中低危人群为主，总体上来说，研究人群的心血管风险较ARRIVE研究高，最后ASCEND研究得出了阳性结果，但是严重出血事件的风险也随之增高，这些出血事件主要以胃肠道出血为主，这类风险是可以通过使用质子泵抑制剂来预防的，而心梗和卒中都是危及生命的不可逆事件，所以，不能简单地得出阿司匹林功过相抵的结论。

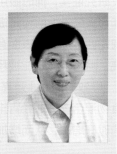

专家简介

王朝晖　华中科技大学同济医学院附属协和医院老年病科主任、老年医学研究所所长、主任医师、二级教授、博士生导师，中华医学会老年医学分会委员，中国医师协会老年医学科医师分会常委，湖北省医师协会老年科医师分会主任委员，湖北省医学会老年医学分会副主任委员。长期从事心血管和老年医学的临床、教研工作，擅长心脏急、危、重症的诊治，冠心病再灌注后康复，以及老年心、肺血管血栓性疾病的诊治和研究。

专家门诊：周三下午，周四上午

哪些人需要服用阿司匹林

心脑血管病患者

心脑血管病患者应长期服用小剂量阿司匹林，这一点毋庸置疑。《阿司匹林在动脉粥样硬化性心血管疾病中的临床应用：中国专家共识（2016）》指出，冠心病、非心源性卒中或短暂性脑缺血发作、心源性卒中、缺血性卒中急性期、外周动脉病患者，均应长期服用阿司匹林。

5类高风险人群

未患心脑血管病的人群，应严格评估受益和随后的出血风险，遵循《中国心血管病预防指南（2017）》的推荐。① 10 年动脉粥样硬化性心血管病风险≥ 10%。② 糖尿病患者，年龄≥ 50 岁，伴有以下至少一项主要危险因素：早发心脑血管病家族史（男 <55 岁、女 <65 岁发病）、高血压、吸烟、血脂异常或蛋白尿。③ 高血压患者，血压控制良好（<150/90 毫米汞柱），伴有以下 3 项危险因素中的至少 2 项：吸烟、低 HDL-C（高密度脂蛋白胆固醇）、男性≥ 45 岁或女性≥ 55 岁。④ 慢性肾脏疾病患者，估算的肾小球滤过率为 30~45 毫升 / 分。⑤ 不符合以上条件者，同时具备以下 5 项危险因素中的至少 4 项：吸烟，男性≥ 45 岁或女性≥ 55 岁，早发心脑血管疾病家族史（男 <55 岁、女 <65 岁发病），肥胖（体质指数≥ 28 千克 / 平方米），血脂异常。

服阿司匹林注意事项

不同剂型，应用不同

目前，阿司匹林主要有普通片、肠溶片、泡腾片和散剂等 4 个剂型。一般含阿司匹林 0.3 克（300 毫克）以上的普通片、泡腾片和散剂，在胃内即可溶解，吸收快、起效快，主要用于解热、镇痛、抗炎；每片不超过 100 毫克的普通片和肠溶片可用于治疗和预防心脑血管病。肠溶片具有抗酸性，在酸性的胃液中不崩解，而在碱性肠液中崩解，可以显著减少胃肠道副作用，若长期使用，宜口服肠溶片。

服用时间有无讲究

医生经常会被问到，阿司匹林是早上吃还是晚上吃，是餐前吃还是饭后吃。目前没有相关研究证实，何时服用阿司匹林更好，只需每日坚持服用即可。至于饭前还是饭后服用，这就要从制药工艺说起。阿司匹林肠溶片表面有一层抗酸包衣，空腹时胃内酸性最高，阿司匹林不能被释放，进食后食物会稀释并中和胃酸，导致胃内 pH 升高，使药物在胃内分解。此外，药物和食物混合在一起，胃排空减慢，可使阿司匹林在胃内停留的时间增加，从而增加药物对胃的直接刺激。所以，阿司匹林肠溶片宜空腹时服用。

正常人体内每天有 10%~15% 的新生血小板，故需每天服用阿司匹林，以保证新生血小板功能受到抑制。如果偶尔漏服，下一次服用常规剂量即可，不需要加倍剂量，否则会升高血药浓度，增加不良反应的发生。

有哪些不良反应

"是药三分毒"。阿司匹林最常见的不良反应是胃肠道不适，如消化不良、腹部疼痛等；其他不良反应有身体各部位出血、肝肾功能损害等。出现不良反应后，应及时就医，在医生指导下停药或换药。

哪些人不宜服用

第一次服用阿司匹林前，应全面了解病史，有以下问题的患者不宜服用：对阿司匹林、水杨酸盐或药品的其他成分过敏；有因水杨酸盐或含水杨酸物质、非甾体抗炎药导致哮喘的病史；活动性消化性溃疡；容易出血；妊娠的最后三个月；等等。**PM**

专家提醒 我国心血管病发病率居高不下，花费巨大，防病于未然刻不容缓。作为百年老药，阿司匹林获得容易，且花费较低，应该在严格评估风险收益比的基础上积极使用。强化治疗与预防，有望遏制我国心脑血管疾病流行上升趋势，提高人民健康水平。

50岁以上肩痛，六成因肩袖损伤

上海交通大学医学院附属仁济医院
骨关节外科 张炜 杨春喜（副主任医师）

● 生活实例

马女士最近比较郁闷：右肩膀疼了3个月，起初只是不能晾衣服，后来肩膀逐渐不能抬、不能伸，甚至晚上睡觉时翻个身都疼得受不了。她一直外用膏药加内服药物，但症状丝毫不见改善。无奈之下，马女士去医院就诊，经磁共振检查发现，她肩痛的原因是肩袖损伤。

肩关节非常复杂，是人体活动度最大、最灵活的关节。许多患者长期被肩部疼痛折磨，最主要的原因在于诊断不明确，导致治疗缺乏针对性，从而疗效不佳。

许多肩部疼痛被模糊地定义为"肩周炎"，治疗方式大多为内服止痛药、外用膏药、物理治疗（如针灸、按摩、理疗等）、运动锻炼等。而实际上，肩部疼痛的病因很多，包括肩袖损伤、肩峰下撞击综合征、粘连性关节囊炎（肩周炎或冻结肩）、肩峰下滑囊炎、肩袖钙化性肌腱炎、关节内游离体、肱二头肌长头腱炎、肩胛上神经卡压综合征、骨关节炎、类风湿关节炎、创伤性关节炎、感染性关节炎等。

主要症状：肩痛伴抬举无力

在50岁以上以肩痛为主诉的患者中，肩袖损伤的患病率高达60%。大部分患者无明显外伤史，起病隐匿，很多为骨刺摩擦引起的部分撕裂，容易被患者及医生忽视，或者被误诊为肩周炎。肩袖损伤的临床表现主要是肩关节疼痛，伴抬举无力，夜间患侧卧位时疼痛明显加重，疼痛分布在肩关节前方和三角肌区，患侧肩关节外展、上举困难，病史长者可出现冈上肌、冈下肌及三角肌萎缩。

当肩袖浅层损伤时，没有涉及肌腱的主要部分，对运动无明显影响，可进行非手术治疗。如果非手术治疗不能基本恢复肩关节外展活动，或肩袖撕裂发生在全层或深层，肌腱撕裂的自我修复能力十分有限，上肢外展和前屈活动受到影响，则需要手术治疗。

快速鉴别肩周炎与肩袖损伤

如何初步区分肩周炎和肩袖损伤呢？

严重肩周炎患者，关节囊与纤维组织粘连，发生肩关节疼痛的同时，肩关节外展（手心向前，手臂伸直，向身体两侧抬起）往往不能超过90°，手臂上举困难，摸自己的后脑勺很费力，甚至远远够不到。就算别人帮忙抬胳膊，患者的胳膊也依旧抬不起来，手够不到后脑勺。

而肩袖损伤的患者，主要是肩关节外展无力，尤其是大拇指朝下、向前外方向抬胳膊困难，伴疼痛，或抬到一定位置突然很疼，不敢再动。但是在别人帮助下，也就是其他人用手托着患者胳膊帮助抬举时，活动范围不受明显限制，仅在某个角度可引发疼痛，甚至剧痛。

简而言之，肩周炎患者的肩关节主动、被动活动均受限，肩袖损伤患者的肩关节以主动活动受限为主（肩袖损伤合并钙化性肌腱炎时，可出现肩关节主、被动活动均受限）。多数情况下，无论是肩袖损伤还是严重的肩周炎，经过肩关节镜下微创手术治疗，大多患者可快速康复。 **PM**

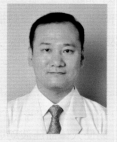

专家简介

杨春喜　上海交通大学医学院附属仁济医院骨关节外科副主任医师、副教授、硕士生导师，上海市医学会运动医学专科分会关节伤病微创学组委员，上海市中西医结合学会关节病专委会委员，上海市康复医学工程研究会理事。擅长肩、肘、膝关节疾病的关节镜治疗，HTO（胫骨高位截骨）、单髁置换等膝关节疾病的精准外科治疗，以及肩、肘、膝人工关节置换术。

专家门诊：周三下午（东院），周四上午（西院）

春节期间，
拒绝心脑疾病来"拜年"

上海交通大学附属第一人民医院急诊危重病科主任医师 洪 江

● 生活实例

老王退休后，和老伴安享晚年。尽管有着数年高血压、冠心病病史，但老王平日里几乎没有不适，便很少到医院随访。去年春节，儿子特地从国外赶回家过年，老王别提多高兴，早早地开始筹备年夜饭，忙得不亦乐乎。饭桌上，几盅酒下去，老王打开了话匣子，忍不住向儿子"催婚"。儿子听后不以为然，坚称婚姻是自己的自由，父母无权干涉。一番争执中，老王突感胸前剧痛，家人见他面色惨白、额头大汗，吓得呆立在原地、不知所措。邻居见状，立即拨打"120"急救电话。经检查，老王被确诊为急性心肌梗死，须马上进导管室行心脏介入手术，"打通"闭塞的冠状动脉。术后，经过几天的安心休养，老王转危为安。

春节亲人团聚，本是件喜庆的事，可经这么一"闹"，再也没了过节的心思。事实上，老王的情况并非个案。春节期间，心脑血管疾病高发，每个人都应提高预防心脑血管疾病的意识。

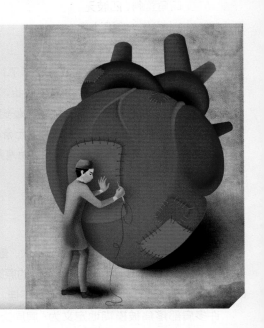

5个原因最伤"心"

❶ 气候寒冷 冬季，人体血管收缩，血压增高，易引发一系列心脑血管事故。另外，寒冷的气候常引发感冒和肺部感染，尤其是患有慢性支气管炎和慢性阻塞性肺疾病的人，常并发冠心病，或使原有的心力衰竭加重。

❷ 空气严重污染 近年来，我国空气污染严重，且冬季以下沉气流为主，污染物不易扩散，加剧了空气污染。国内外大量研究表明，雾霾是导致呼吸道感染的"罪魁祸首"。此外，冠心病、脑卒中、心衰的发生数也明显上升。

❸ 饮食不当 中国有着数千年的过年习俗，在饮食方面，鸡、鸭、鱼、肉轮番上桌，人们不可避免地摄入过多高脂肪、高能量食物，酒足饭饱后，心脏负荷也随之加重。

❹ 情绪剧烈波动 情绪过于激动会导致心率加快，血压升高，可诱发冠心病、脑卒中发作。

❺ 过度劳累 春节期间频繁走亲访友，连夜打牌、玩麻将等，易使体力过度透支，均是心脑血管疾病发生的高危因素。

5类心脑疾病高发

❶ 高血压 春节期间气候寒冷，易使人体血压波动增大。高血压患者在节日期间若感到头痛、头晕、头胀，甚至视物旋转、恶心等，应警惕血压突然增高的可能，须及时就医，在医生指导下调整降压药。

❷ 心肌梗死 高血压、糖尿病、冠心病患者，尤其是50岁以上的吸烟男性，若突感剧烈胸痛、胸闷、大汗淋漓、恶心呕吐、后背疼痛、牙痛、手臂痛或麻木等不适，且舌下含服硝酸甘油不能缓解，应警惕可能发生了心肌梗死。一旦

心梗发作，应就地休息，立刻拨打"120"急救电话，等待救护车的到来。至胸痛中心就诊后，应尽快完善心脏造影等检查。没有条件的医院可根据患者病情进行静脉溶栓，挽救濒死的心肌。

❸ 脑卒中（脑梗死和脑出血） 若患者突发意识不清、不能站立、口角歪斜、四肢无力（尤其是一侧肢体无力），须警惕脑卒中发作。值得注意的是，在等待救护车到来间隙，不少家属擅自给患者喂服阿司匹林，这看似争分夺秒、有"智慧"的急救措施，实则大错特错。这是因为，脑卒中包括脑梗死和脑出血，若患者发生了脑梗死，确实可服用阿司匹林以延缓病情进展，为后续溶栓治疗奠定良好基础；而患者若发生了脑出血，服用阿司匹林将大大加重患者的出血情况。因此，在辨清脑梗死和脑出血前，脑卒中的首要治疗应以降压为主，以防脑水肿和继续出血。

❹ 心力衰竭 慢性心脏病、高血压或肺心病患者，在春节期间受寒、劳累、食盐、饮水过多，可能加重病情。若患者感到胸闷气促加重、走路或爬楼梯费力、夜间难以平卧、双下肢水肿等不适，应警惕心力衰竭的发生或加重。一旦出现以上不适，应严格限盐、限水，监测体重，遵医嘱增加利尿剂用量，若未改善，须再度就医。

❺ 猝死 猝死是突然发生的死亡。若患者被救回，医学上称之为心搏骤停；若患者不幸死亡，便是发生了猝死。有数据显示，我国仅有不到百分之一的院外心搏骤停患者被成功救回，即使在院内，目前的成功救回率也不尽如人意。

人人须知的急救"黄金4分钟"

节日期间，机场、火车站、汽车站等人流量大的场所，都是猝死的高发地。若发现一个人突然倒地不起、神志不清、没有呼吸或出现叹息样呼吸、颈部动脉搏动难以摸到，便可能发生了心搏骤停。猝死的急救争分夺秒，往往待急救医生赶到现场为时已晚。一旦发现心搏骤停，除了拨打"120"急救电话，在4分钟内进行急救是已被证实的"黄金时间"，能否将猝死者从死亡线上拉回来，目击者的早发现、早抢救至关重要。因此，每个人都有必要了解并掌握心肺复苏术(CPR)。

CPR正确做法如下：

目击者大声呼救，指定其他人拨打"120"急救电话。环顾周围，寻找红色标志的自动体外除颤器，与此同时，开始胸外按压，双手交叉叠压、双臂伸直，按压胸部正中的中下段（即两个乳头间）。按压深度为5~6厘米，频率为100~120次/分。指定另外一个人做人工呼吸，即捏住鼻子，口对口吹气。如不能掌握徒手心肺复苏技能，可仅持续做胸外按压，直至救护人员到来。 Ⓟ

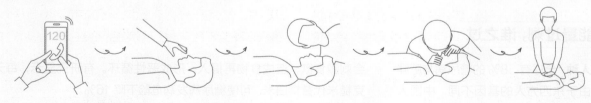

7条秘诀，让你安"心"过节

1 保暖，及时增添衣物，避免寒邪入侵。

2 保证充足睡眠，不可长时间打牌、玩麻将。

3 戒烟限酒，同时尽量避免吸二手烟。

4 清淡饮食，不宜吃太饱。

5 保持乐观情绪，避免与人争执。

6 有慢性病者应自查服药是否规律。

7 一旦发生异常，须及时送医治疗。

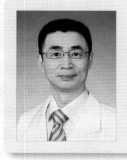

专家简介

洪江 上海交通大学附属第一人民医院急诊危重病科主任医师、教授，中国医药生物技术协会心电学技术分会委员。擅长心脏病的急救，内科疑难病症、心血管危重病症的处理，尤其是高血压和心律失常的诊断和处理。

特需门诊：周一、周二、周四、周五全天。

能量过剩，万恶之源

✍ 上海交通大学附属第六人民医院东院内分泌科主任医师　魏丽

能量过剩，病纷至

"能量过剩"可谓"万恶之源"，它不仅导致肥胖，影响外在美观和日常生活，带来心理问题，还会引起多种疾病。在远古时期，食物供给不能保证，那些具有生存优势的个体被自然选择留下来，产生了"节约基因"，可在饱餐后使机体分泌大量胰岛素，将食物转化为能量存储下来。但到了现代，饮食结构变了，不仅食物供给能得到保证，人们还常常摄入高营养食物，而"节约基因"却继续行使着储存能量的职责，结果导致脂肪在体内大量囤积，超重、肥胖随之而来。肥胖是能量过剩的表象，其实质性危害是引起多种疾病的发生，尤其是腹型肥胖。

● **激素分泌异常**　肥胖女性因卵巢功能障碍而导致多毛、月经周期延长、闭经和不孕；肥胖男性因雄激素减少、雌激素增多，表现为轻度性功能减退、阳痿和性欲减退。

● **骨病**　肥胖者常伴有腰、腿痛，严重者可影响关节活动。同时，由于长期体重负荷过大、活动减少，肥胖者可发生骨质疏松症和腰椎、膝、踝等关节骨质增生，进一步加重关节病变。

● **睡眠呼吸暂停综合征**　中度肥胖者可有胸闷、活动时气短等症状；重度肥胖者因颈部脂肪沉积，易出现舌体肥大、舌根后坠，造成鼾症、睡眠呼吸暂停综合征，导致缺氧，严重时可出现神志不清及嗜睡。

● **肝胆病变**　肥胖者往往存在血脂异常，甘油三酯在肝脏中蓄积会导致脂肪肝，且易发生胆固醇结石。

● **高血压、冠心病、脑卒中**　肥胖者血管内皮下存在脂质沉积，会逐渐形成动脉硬化，继而引起高血压、冠心病、脑卒中等疾病。

● **糖尿病**　肝脂肪浸润和持续高胰岛素血症可引起胰岛素抵抗，胰岛素长期过度分泌，随之而来的是胰岛细胞功能衰竭和糖尿病的发生。

● **其他**　肥胖是患食管癌、结直肠癌、乳腺癌、肾癌和子宫内膜癌的危险因素。超重或肥胖可能增加男性患乳腺癌、弥漫性大 B 细胞淋巴瘤和前列腺癌的风险。肿瘤发生与肥胖引起的糖代谢异常、过量胰岛素、免疫反应炎症机制等有关。

能量过剩，谁之过

● **人种**　全球有 58% 的糖尿病与肥胖有关，由于东西方人的基因不同，中国人更容易患上糖尿病。有研究指出，美国人脂肪含量占体重的 30% 时才有患糖尿病的危险，而中国人脂肪含量占体重的 23% 时就可能患 2 型糖尿病。

● **基因**　有些人容易肥胖，有些人不容易肥胖，这与基因有关。肥胖、糖尿病及高血压都有家族遗传倾向。

● **饮食**　饮食习惯和饮食结构是影响体重的重要因素。喜欢吃甜食、油炸食品的人更容易肥胖，而肥胖者摄入甜食后，会刺激食欲，造成食物再摄入，形成恶性循环。有研究显示，每天用 50 克糙米代替精白米，可使糖尿病发病危险下降 16%。

● **看电视**　美国一家研究机构发现，每天看电视两小时，可增加 14% 的糖尿病发生风险。看电视是所有静坐活动中健康风险最高的一种，原因可能是，看电视时往往会吃东西、喝饮料。

● **以车代步**　近些年来，很多人开始享受家庭小汽车带来的舒适和便捷，但其"副作用"却不易察觉。据统计，男性以车代步后，体重平均增加 1.8 千克，肥胖的可能性增加 1 倍。

● **运动量减少**　如今很多人普遍缺乏运动，肌肉含量下降，脂肪超标。

● **睡眠减少**　研究显示，平均每日睡眠时间不足 8 小时，肥胖的发生风险增加 1 倍。人进入深睡眠状态 1 小时后，生长激素分泌进入高峰，该激素除促进生长外，还能加速体内脂肪"燃烧"。**PM**

一图看懂肝脏弹性检查结果

◢ 首都医科大学附属北京地坛医院肝病中心主任医师　闫 杰

慢性肝病持续存在的最严重后果是逐渐发生肝脏纤维化，进而发展成不可逆转的肝硬化。监测肝脏纤维化的程度是评估各类慢性肝病病情轻重的关键。以往，我国慢性肝病的最常见病因是乙型肝炎；随着经济状况的改善和生活水平的提高，肥胖所致的脂肪肝已成为我国慢性肝病的最常见病因。最新统计表明，我国成年人脂肪肝患病率高达 30% 左右，因此监测肝脏脂肪变程度也成为非常重要的一项体检内容。

肝脏弹性检查通过一个类似于 B 超检查的探头，可以在短短几分钟内完成肝脏纤维化和肝脏脂肪变的定量评估。这项检查操作简便，对人体没有创伤，被很多健康体检中心列为常规体检项目。如何才能快速看懂肝脏弹性检查报告呢？

E: 评估肝脏纤维化程度

如图所示，橙色数值（14.3）表示患者瞬时肝脏弹性（E）的定量检测结果，单位为千帕（kPa）。这个数值是经过 10 次检测后所得到的平均值。怎么才能知道自己的肝脏弹性是不是正常呢？只要将这个数值与下方的标准数据轴比较，看看落在数据轴的哪个部分就行了。其中，绿色部分（小于 7.3 kPa）说明肝脏弹性处于正常状态，没有纤维化；红色部分则表示已经发生了肝硬化（大于 17.5 kPa）；介于绿色和红色之间的黄色到橙色部分表示肝脏已经发生了纤维化，数值越大，纤维化程度就越重。

CAP: 评估肝脏脂肪变程度

肝脏脂肪变用受控衰减参数（CAP）来评估，绿色数值（284）表示患者肝脏脂肪变的定量检测结果，单位为分贝／米（dB/m）。同样，将这个数值与下方的标准数据轴比较，就可以判断肝脏脂肪变程度。其中，绿色部分代表肝脏基本没有脂肪变（小于 238 dB/m）；随着颜色的转变，肝脏脂肪变的比例就逐渐增加。我经常用"红灯停，绿灯行，黄灯等一等"这个形象的比喻来告诫脂肪肝患者应该重视这个检查结果，并通过有效的饮食、运动等治疗手段来使这个数字逐渐降低，最终恢复到数据轴的绿色范围内。PM

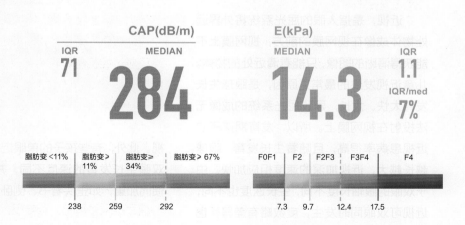

CAP(dB/m)				E(kPa)				
IQR **71**	MEDIAN **284**			MEDIAN **14.3**			IQR **1.1** IQR/med **7%**	
脂肪变 <11%	脂肪变> 11%	脂肪变≥ 34%	脂肪变> 67%	F0F1	F2	F2F3	F3F4	F4
238	259	292		7.3	9.7	12.4	17.5	

肝脏弹性检查注意事项

很多因素可以干扰肝脏弹性检查结果的准确性。比如，肥胖、肋间隙偏小会降低肝脏弹性检测的成功率。对于这类患者，应该换用特定的小探头，以提高检查成功率。

再比如，肝脏炎症急性发作时，由于肝脏组织严重水肿，会导致肝脏弹性检测值偏高，甚至得出类似晚期肝硬化患者的检查结果。如果不了解这种情况，会导致对结果的误读，从而引起患者恐慌。因此，转氨酶、胆红素检测结果异常的急性期肝病患者不宜进行肝脏弹性检查，应在肝功能指标恢复正常后再行检查。

复旦大学附属眼耳鼻喉科医院眼科
副主任医师 姚佩君

生活实例

萱萱是三年级的学生。一天，她带回来一张检查单，说是体检发现左眼视力1.0，右眼视力却只有0.15，需进一步检查。妈妈带萱萱去医院检查后吓了一跳，萱萱右眼竟然已有200度近视！妈妈感到难以置信，怎么以前没发现呢？孩子平时从没说看不清黑板啊！萱萱这才交代，她双眼一起看东西时确实清楚，而且以前检查视力时，她经常用左眼眯着偷看。

孩子单眼近视，
家长该做些什么？

如今，青少年近视人数日益增长，单眼近视的情况并不少见。不少家长主动关注孩子视力情况。但仍有部分家长重视不够，或视力检查方法不正确，导致一些孩子患单眼近视未被发现。

单眼近视，警惕眼病相伴

近视，是指人眼的屈光系统将外界远处物体成像在视网膜的前方，视网膜上不能获得清晰的图像，只能看清近处的物体。儿童近视发生的最常见原因，是眼球生长发育太快、太长，导致屈光系统的成像无法投射在视网膜上。所以，发育期孩子的近视患病率很高，且随着生长发育，眼球越长越大，近视加深的速度相应加快。由于双眼的眼轴长度不同，生长速度也不同，近视可双眼同时发生，度数略有差异，也可只发生在单眼。

值得注意的是，若单眼高度近视（＞600度），大多伴随其他眼病。例如外伤或角膜炎后残留的斑翳，使角膜混浊，导致形觉剥夺性近视；先天或后天性的白内障，本该透明的晶状体存在混浊，屈光力自然会出现变化；髓神经纤维及黄斑发育异常、视网膜发育异常等，易伴发高度近

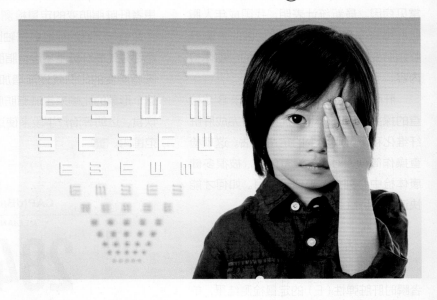

视。此外，有些孩子的单眼近视度数并不高，也不伴其他眼病，只是因为双眼生长发育的速度不同，并没有特别的病因，但可能会因不良用眼习惯而加重，如歪头看书、侧卧看书等。

正确检查，避免单眼近视"漏网"

因一只眼正常，双眼同时视物时不能发现另一眼的异常，故单眼近视常被忽略。年龄较小的患者不会主动和家长说自己看不清黑板，这就需要家长和学校及早、定期对孩子进行视力筛查，及时发现异常。

自从我院褚仁远教授提出建立青少年视力发育档案后，上海已经逐步建立起较完善的青少年视力筛查体系。从幼儿园、小学开始，孩子每年进行一次视力检查，甚至有医院专业人员进校园进行视力普查。一般

情况下，3岁的孩子可学会看"E"字视力表，更小的孩子可用动物图案视力表代替。需要注意的是，在检查视力时，必须遮盖一眼，检查另一眼，遮盖时不可压迫眼球，以免造成角膜暂时性形变，影响被遮盖眼稍后的视力检测。只有分别查双眼视力，才能真正发现单眼的视力问题。

若怀疑孩子单眼近视，应立即为其验光，检测屈光状态。若孩子无法配合看视力表，可进行散瞳验光：6岁以下儿童需用1%阿托品眼膏扩瞳，俗称"慢散"；6~12岁儿童可用0.5%托吡卡胺眼药水扩瞳，俗称"快散"。扩瞳的目的是放松眼睫状肌，使其失去调节作用，从而获得准确的屈光度数据。

若确诊为单眼近视，需至专科医生处完善检查，排除前面提到的眼病可能。单眼近视的孩子一般会呈现出双眼不一致的眼轴长度，甚至会伴有该眼的弱视和斜视。排除其他眼病后，此时记录眼轴、角膜曲率、眼位和双眼视功能等基础数据尤为重要。

及时矫正，还孩子清晰未来

18岁前，若确诊为单眼近视，应及时进行光学干预和行为学干预。

┊光学干预┊ **角膜塑形镜是首选**

所谓光学干预就是配镜。青少年近视的常规配镜原则是在准确验光下足配，既不减度数，也不加度数。足配能使视网膜上成像最清晰，减少模糊图像引起的近视进展。配镜后尽量常戴，不要脱脱戴戴，要让视网膜上始终获得清晰成像，防止近视加深。即使写字或看近处时，也要戴镜。如果写字时不戴镜，近视度数可以抵消生理性的调节需求，眼调节功能会逐渐降低，甚至会出现外斜视。

但单眼近视的孩子面临另一个问题，那就是框架眼镜的棱镜效应：近视眼所戴的镜片会将图像缩小，使该眼看到的图像变小，而另一眼看到的图像是正常大小。双眼近视度数相差越大，透过框架眼镜看的图像大小差异就越大，大脑要将双眼图像融合成单一图像的难度也就越高。当双眼近视度数相差大于250度时，双眼融像能力会达到极限，大多数孩子将无法耐受框架眼镜。有些从小配戴度数差异很大眼镜的孩子，似乎没有不适感受，但他的双眼是无法形成正常的双眼视功能和立体视觉的。因此，单眼近视往往需要使用隐形眼镜进行光学干预。隐形眼镜矫正平面位于角膜，不产生棱镜效应，可使双眼视功能获得最好的保留，

甚至在对近视眼进行光学干预后，能建立起正常的双眼视功能。当然，戴隐形眼镜时，需注意护理和随访。

500度以下的单眼近视可以考虑选择角膜塑形镜。每晚使用，可对角膜上皮起到塑形作用，次日白天无需戴框架眼镜也能获得较好的视力。同时，角膜塑形镜根据逆几何原理设计，可通过改善周边离焦的方法来缓解近视的进展速度。因此，对于初次发现的单眼近视患儿而言，角膜塑形镜是首选。当近视度数高于500度，或伴有高度散光时，高透氧硬性角膜接触镜也是较好的选择。

┊行为学干预┊ **让近视"止步"**

佩戴框架眼镜或隐形眼镜后，患儿还要进行必要的弱视训练，通过遮盖健康眼，精细训练弱视眼，同时进行双眼视功能训练，争取早日建立起三级视功能。当双眼视功能建立后，隐性和间歇性的外斜视有望获得改善，无须进行斜视矫正手术。

控制近视发展和预防对侧眼出现近视，除了角膜塑形镜外，低浓度阿托品眼药水和户外活动也是经过临床试验证实的有效方法。低浓度阿托品可通过抑制眼球生长，阻止近视进一步加深；此外，每天2小时户外活动可有效防治近视发展。

同时，良好的用眼习惯也必不可少：保持良好的握笔姿势，避免手指遮挡笔尖；保证眼睛与书本间维持适当的距离；避免长时间近距离用眼，或间隔以远眺；阅读照明需有背景灯光，并结合前方来源的台灯照明，照度应均匀无频闪；使用LED灯时需要配合灯罩，避免直接注视光源。PM

单眼近视不罕见也不可怕，关键是早期发现，排除眼病，早期干预，定期随访。18岁后，如果近视度数稳定，可进行全飞秒角膜激光矫正手术或ICL眼内镜植入术来矫正近视，以获得更便捷、更舒适的双眼视功能。

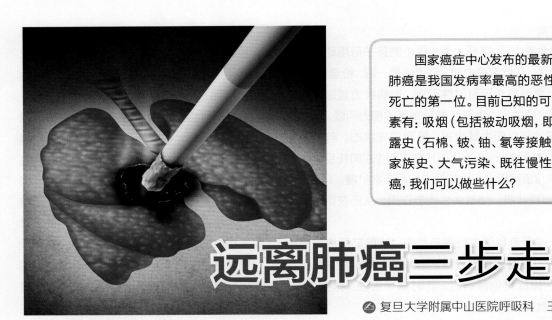

国家癌症中心发布的最新癌情监测数据显示，肺癌是我国发病率最高的恶性肿瘤，而且稳居癌症死亡的第一位。目前已知的可以导致肺癌的危险因素有：吸烟（包括被动吸烟，即"二手烟"）、职业暴露史（石棉、铍、铀、氡等接触者）、电离辐射、肺癌家族史、大气污染、既往慢性肺部感染等。预防肺癌，我们可以做些什么？

远离肺癌三步走

复旦大学附属中山医院呼吸科　王晓丹　胡洁（主任医师）

第一步：　不吸烟，避免二手烟

吸烟和被动吸烟是导致肺癌的最主要原因。烟草中有至少69种已知致癌物质，可增加全身多个器官发生肿瘤的风险，包括肺癌。研究显示，吸烟者患肺癌的概率比不吸烟者平均高10倍以上；吸烟量越大，吸烟年限越长、开始吸烟的年龄越小，肺癌的发病风险就越高。吸烟不仅会引发癌症，还会改变癌细胞的生理学特点，降低化疗、放疗和靶向治疗的效果；吸烟还可能增加包括手术在内的肿瘤治疗措施相关并发症的发生率。

此外，有职业暴露危险者应做好防护措施，呼吸系统疾病患者要及时接受规范治疗，有条件者可通过相关措施改善居室空气质量。

第二步：　高危人群定期筛查

如果肺癌能在早期被发现，大多可以获得很好的治疗效果。因此，存在肺癌危险因素者要重视起来，定期进行肺癌筛查。

肺癌的高危人群为50～75岁，且至少合并以下一项危险因素：

● 吸烟≥20包年（每天吸烟包数乘以吸烟年数），包括已戒烟但戒烟时间不足15年者；

● 被动吸烟者；

● 有职业暴露史（石棉、铍、铀、氡等接触者）；

● 有恶性肿瘤病史或肺癌家族史；

● 有慢性阻塞性肺疾病或弥漫性肺纤维化病史。

如果既往没有肺部基础疾病，最好通过低剂量胸部CT进行筛查；如果有肺部基础疾病，则应根据具体病情选择适宜的CT扫描方式进行筛查。需要强调的是，肺癌筛查不能替代戒烟的预防作用，吸烟者应尽早戒烟。

第三步：　警惕肺癌"信号"

尽管肺癌早期可以没有任何表现，但也有一些症状可以作为信号提醒人们进行进一步检查，避免漏诊或延误诊断。这些症状有：反复咳嗽、反复胸痛或背痛、痰中带血或咯血、反复发生肺炎、声音嘶哑等。尤其是肺癌高危人群，如果出现上述症状，更要提高警惕，及时就诊。

需要说明的是，这些症状是非特异性的，除了肺癌，很多其他疾病也可能有这些表现。**PM**

读咨者询

问：药物可以预防肺癌吗？

答： 目前还没有发现对肺癌有预防作用的药物。关于阿司匹林、β胡萝卜素、维生素E、硒、类固醇等的临床研究结果显示，长期服用上述药物对预防肺癌没有帮助。

最近，因体检发现前列腺增生、前列腺钙化，不少中年男性甚至个别青年男性来门诊咨询：自己年纪还不算大，怎么就患上了前列腺增生、钙化呢？是不是提前衰老了？

中青年男性：
发现前列腺增生怎么办

上海交通大学医学院附属第九人民医院
泌尿外科 谷 猛 王 忠（教授）

前列腺增生有"年轻化"趋势

众所周知，前列腺是性腺的一部分，其分泌的前列腺液组成精液的主要成分，对维持精子活性有重要作用。正常成年男性前列腺底部横径4厘米，纵径3厘米，前后径2厘米，重约20克；到了中老年，前列腺逐年增大，医学上称为前列腺增生症，俗称前列腺肥大，是一种慢性进行性进展的良性病变。

男性45岁左右开始出现轻度前列腺增生，这种增生除了有时表现为尿频外，大多没有任何临床症状。近年来，随着饮食结构等因素的变化，前列腺增生呈现年轻化趋势；存在肥胖等代谢紊乱的男性，前列腺增生可能会更早发生。

前列腺钙化，常与前列腺炎相伴

彩超检查发现，前列腺中的钙化点多为前列腺曾发生慢性炎症的表现，也可能是尿液反流入前列腺管内，慢慢演变成钙化灶或前列腺小结石。一般地说，前列腺钙化不会有明显症状，多数无需特殊治疗。如果前列腺钙化伴随会阴部潮湿、下腹部或肛门部不适等症状，有可能存在慢性前列腺炎，需要养成并保持良好的排尿和生活、作息习惯，适量运动，避免久坐。若上述情况逐渐加重，应及时就医，根据具体情况用药治疗。

合理饮水，减少前列腺增生带来的麻烦

体检发现前列腺体积增大，不必过于焦虑，若没有排尿相关症状，则不必治疗，定期（半年至一年）进行彩超检查随访即可。

一部分中青年男性发生前列腺增生后，会伴随排尿等待、夜尿增多的现象。每晚起夜多于一次，往往会导致睡眠变差，进而带来一系列的健康问题。这种情况发生后，患者应早期到泌尿外科就诊，接受评估，决定是否需要治疗。同时，要合理饮水，把一天中的大部分饮水量尽可能放在上午或者傍晚之前，晚饭后尽量不饮水。如症状改善不明显，或增生的前列腺已经影响排尿或膀胱功能，应配合药物治疗，以减轻夜尿症状，延缓前列腺增生的进展。

45岁后体检要做PSA

男性45岁以后，每年的健康体检要包括前列腺特异性抗原（PSA）的检测。PSA出现异常时要高度重视，及时就诊，排除前列腺癌的可能性。我国通常把PSA＜4纳克/毫升归为正常；PSA介于4~10纳克/毫升为"灰色区域"，前列腺癌与前列腺增生均有可能存在，早期前列腺癌有可能"混杂其中"；当PSA＞10纳克/毫升时，存在前列腺癌的可能性增大，需要进一步检查以明确诊断。

国外一些专家认为，目前PSA筛查过度，浪费了医疗资源，这种观点也被我国少数学者认同。其实不然，我国对PSA的筛查不但没有过度，而且远远不够。常常有患者来就诊时，PSA已达50甚至数百纳克/毫升；还有的患者出现骨痛后来就诊，才发现前列腺癌已经多处转移，失去了最佳的治疗机会。 **PM**

延|伸|阅|读

即使被确诊为前列腺增生症，排除了前列腺癌，也不能高枕无忧。若增生引起排尿不畅、夜尿增多等症状，经过药物治疗效果不佳，或者前列腺增生引起膀胱功能障碍或膀胱结石、血尿、尿潴留等并发症，都要积极手术治疗，可选择经尿道前列腺剜除术等微创治疗方法。

肾囊肿指数：

复旦大学附属中山医院泌尿外科
朱延军 王杭 郭剑明

区分肾囊肿性质的好工具

朱医生手记

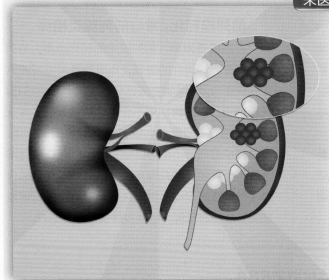

七八年前的一天，我正在看门诊，接到一个朋友的电话，说他的同事在体检的时候查出"肾囊肿"，问我"要不要紧"。当时，诊室外排队等候的病人很多，我也没有时间跟他多聊，只是问了一句："多大？"他说："3厘米。"我没多想，回了一句："不算大，应该没什么问题，定期复查吧。"然而一年后，那个朋友再次找到我，说他的那位同事今年体检发现肾脏的那个囊肿长大了不少，达到了6厘米。到医院做了CT检查，考虑为"囊性肾癌"。我立即安排他住院检查，所幸未发现远处转移，尽快为他施行了保留肾单位的肾肿瘤切除手术，术后病理提示为囊性肾透明细胞癌。目前，这位患者已恢复健康。这件事提醒我们：对待"肾囊肿"，不能太轻率。

形形色色的"肾囊肿"

平时所说的"肾囊肿"，泛指各种肾囊性疾病。根据囊肿的形态，可以将其分为单纯性肾囊肿和复杂性肾囊肿。单纯性肾囊肿的囊壁光滑且薄，囊液均质，囊内没有实质性肿块，大多为单房或者囊肿内只有很细很薄的分隔，这样的囊肿绝大多数是良性的。而复杂性肾囊肿真的很"复杂"——可能囊壁很厚，也可能为多房，或者囊液密度不均，甚至在囊壁上可以发现结节和肿块等。复杂性肾囊肿形态特征多变，可能因为囊肿伴有出血、炎症，也可能是恶性肿瘤。

肾囊肿，是否都要手术切除

既然肾囊肿存在一定"恶性"的可能，是否应该一律手术切除，免除后患呢？首先，如果明确诊断为单纯性肾囊肿，除非囊肿体积巨大（5厘米以上），且造成明显腰酸、胀痛等症状，一般不需要手术。其次，良性囊肿的手术方式是"去顶减压"，就是把囊肿的顶盖掀掉，把囊液吸尽，而囊肿的底部因为紧贴肾实质，无需将其剥离。这样的手术通常在腹腔镜下完成，创伤小。但是，如果是恶性的囊肿性病变，仍采用这种方法手术，将会带来灾难性后果，可导致含有恶性肿瘤细胞的囊液在患者体内四处流淌，腹腔镜气腹形成的气溶胶带着肿瘤细胞四处飞散，无异于将肿瘤细胞像种子一样到处播散，会造成肿瘤复发和转移。因此，对于怀疑为恶性的囊肿，必须将肿物连同部分正常肾组织彻底切除，并尽量避免在手术过程中将囊肿弄破。

"肾囊肿指数"：鉴别良恶性的有力工具

最近30年，尽管影像学诊断技术突飞猛进，CT、磁共振等影像学检查的图像分辨率越来越高，但对囊肿的良恶性鉴别却没有大的进展。超声检查是诊断肾囊性疾病的第一步。典型的单纯性肾囊肿，有经验的超声科医生可以明确诊断。如果超声提示囊肿为"复杂性肾囊肿"，就需要进行CT或磁共振等更精确的影像学检查。即便如此，还是有近半数的复杂性肾囊肿无法确定其良恶性。

30多年前，国外学者博斯尼亚克（Bosniak）根据肾囊肿的影像学表现将其分为5个级别：级别越高，恶性的可能性就越大，即经典的"Bosniak分级"系统。这个分级系统对囊肿的良恶性进行了一定程度上的区分，并沿用至今。然而，这一分级系统最大的缺点在于它的评价标准主观性很强，对于同一个病例，不同的影像科医生或泌尿科医生可能给出不同的评级，这既不利于疾病的诊断，也不利于进行病例间的对比、分析和研究。

2018年10月，复旦大学附属中山医院泌尿外科郭剑明、王杭教授团队结合文献复习及临床经验，总结1700余例囊性肾占位病例资料，运用先进的统计学研究手段，创新性地提出了囊性肾占位的连续定量评分体系——"肾囊肿指数"（RCI）。该体系基于影像学检查数据，包含4个指标：囊壁、囊肿分隔、实性结节、囊内容物。研究发现，RCI低于6分的囊性肾占位绝大多数是良性病变，

而RCI高于10分的囊性肾占位基本都是恶性病变，介于6分与10分的囊性肾占位可以使用该体系的列线图工具进行进一步的风险评价及随访。

与Bosniak分级系统相比，RCI评分体系在预测既往鉴别最为困难的几类囊性肾占位病理性质时，具有更高的准确性。另外，在囊性肾占位患者的随访过程中，RCI的变化可精准地反映肿块恶性风险的变化。这项研究结果于2018年10月在线发表于国际权威影像学期刊《欧洲放射学杂志》上。

针对性采取手术治疗肾囊肿

有了更为精确的诊断工具，就可以在术前对囊肿的良恶性进行准确评估，并制定合适的手术方案。单纯性肾囊肿或倾向于良性的病变，如果需要手术，可以采用腹腔镜下的肾囊肿去顶减压，部分病例甚至可以采用单孔腹腔镜、针式腹腔镜等技术，以达到更好的美容效果。倾向于恶性的病变，在保证治疗效果的基础上，可以采用小切口、腹腔镜或者达·芬奇机器人辅助腹腔镜手术等微创技术，进行保留肾单位的肿瘤切除，达到切瘤、保肾和微创三大目标。PM

特别提醒

体检发现肾囊肿后要"三步走"

第一步 到泌尿外科就诊，进行超声检查；明确为单纯性肾囊肿的，由泌尿外科医生评估是否需要手术。

第二步 如果超声怀疑为复杂性肾囊肿，就要进行增强CT或者磁共振检查，评估其可能是恶性病变的风险。

第三步 不能排除恶性病变的，应该选择合适的方式接受保留肾单位手术或根治性肾切除术。当然，对于性质模棱两可、位置"刁钻"、保肾手术难度大的病灶来说，患者定期复查随访也是可以选择的方案。

专家简介

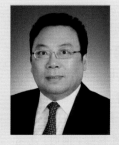

郭剑明　复旦大学附属中山医院泌尿外科主任、教授、主任医师、博士生导师，中国医师协会泌尿外科医师分会委员，中国抗癌协会泌尿男生殖系肿瘤专业委员会委员，上海市医学会泌尿外科专科分会前列腺学组副组长，亚洲男科学协会常委。擅长泌尿外科各类疾病的诊断和规范化手术治疗，如保留肾单位的肾肿瘤腹腔镜手术、微创经皮肾镜取石术、机器人辅助腹腔镜前列腺癌根治术等。

特需门诊：周一上午、周二上午

专家简介

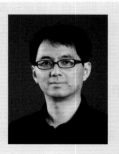

王杭　复旦大学附属中山医院泌尿外科肾肿瘤亚专科主任、主任医师、硕士研究生导师，复旦大学附属闵行医院泌尿外科学术主任，上海市医师协会泌尿外科分会委员，《中华泌尿外科杂志》通讯编委。擅长泌尿系统肿瘤和尿控相关疾病的诊治。

特需门诊：周一上午　专家门诊：周二上午

中华医学会的调查数据显示，我国甲状腺功能亢进症（甲亢）的发病率为3.7%，平均每27人中就有一名甲亢患者，以20~40岁多见，女性尤甚。

甲亢易复发，

碘-131治疗来帮忙

同济大学附属第十人民医院
甲状腺疾病研究中心副主任医师　余飞

生活实例

34岁的李女士，自5年前确诊患"甲亢"起，便服用抗甲状腺药物治疗，并定期化验。"熬"了近2年后，指标终于正常，迎来了停药的好消息。不料，停药3个月后，甲亢竟"卷土重来"。治疗1年康复后，又遭遇第二次复发。服药、抽血、停药、复发、再服药、再抽血、再复发……用她自己的话来说，仿佛人生陷入了无休止的"噩梦"循环。备受煎熬的她和大多数甲亢患者有着同样的疑问：为何甲亢总爱吃"回头草"？难道无法根治吗？

六成甲亢易复发

甲亢是由于甲状腺腺体功能亢进，合成和分泌甲状腺激素增加导致的甲状腺毒症。其中，格雷夫斯（Graves）甲亢最为常见，约占85%。甲亢的发生与人体自身免疫息息相关，并有显著的遗传倾向，主要症状包括易激动、烦躁失眠、心悸、乏力、怕热、多汗、消瘦、食欲亢进、大便次数增多、女性月经稀少等，常伴有程度不等的甲状腺肿大和突眼症状。

所谓甲亢复发，是指经正规药物治疗1.5~2年，达到治愈标准，停药后症状再现，并迁延不愈，常对患者的学习、工作、生活乃至生育产生严重影响。据统计，约60%的甲亢会反复发作，主要与三类因素相关。

● **疾病相关因素**　如甲状腺肿大程度、促甲状腺素受体抗体、男性及有甲亢家族史者。

● **生活方式相关因素**　如长期进食含碘量较高的食物、长期生活在电离辐射区域内、长期吸烟及长期处于较大精神压力状态下等。

● **治疗方案因素**　如未遵医嘱规律服药、自行停药等。

碘-131治疗，减少甲亢复发

甲亢的治疗方法有多种，包括口服抗甲状腺药物治疗、碘-131治疗和手术治疗。其中，碘-131是治疗难治性或复发性甲亢的有力武器，被称为"不开刀的手术"。

碘是合成甲状腺激素的原料，碘-131是碘的一种特殊同位素。被甲状腺滤泡细胞摄入的碘-131释放的β射线有较强的电离辐射力，可使部分"亢进"的甲状腺滤泡细胞被"歼灭"，从而减少人体甲状腺激素的合成与分泌，由此达到治疗甲亢的目的。且碘-131大多聚集在人体的甲状腺组织中，在甲状腺以外的组织中分布少、滞留时间短，不会伤及其他细胞。

碘-131治疗一般2~3周起效，患者症状缓解，甲状腺缩小，体重恢复正常水平，复发率低于药物治疗。以下甲亢患者应进行碘-131治疗：对抗甲状腺药物过敏者；药物治疗效果差或多次复发者；有手术禁忌证或手术风险高者；病程较长者；老年患者，特别是有心血管疾病高危因素者；合并肝功能损伤者；合并白细胞或血小板减少者；合并心脏病者；等等。

值得注意的是，碘-131治疗甲亢并非人人适用。妊娠及哺乳期妇女，确诊或怀疑甲状腺癌（此时应首选手术治疗）者，不宜使用。此外，碘-131治疗可能会导致甲状腺功能减退症，患者须终身服用甲状腺激素。**PM**

专家提醒

日常生活中，甲亢患者应保证充足休息；戒烟并避免二手烟；在医生指导下补充钙、磷和维生素D，以预防甲亢所致的骨质疏松症。同时，患者应保持乐观心态。家人亦当多理解，营造和谐的家庭氛围。

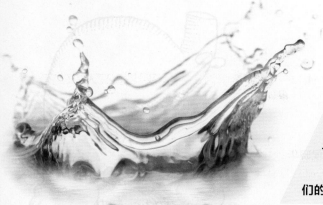

水过敏，你听说过吗

华中科技大学同济医学院附属同济医院 陈 浩 刘光辉（主任医师）

提到过敏，人们都觉得司空见惯。有时候，过敏甚至被人们当成了调侃的话题：有人说自己对穷过敏，有人说自己对上班过敏，还有人说自己对水过敏。虽然这些看起来是博人一笑的段子，但你知道吗？水过敏是真实存在的。

水是人类的生命之源，占人体重的三分之二。对水过敏的人，他们的生命是如何维持的呢？让我们一起来揭开水过敏的神秘面纱。

罕见的水源性荨麻疹

1964年，美国宾夕法尼亚大学医院雪莱（Shelley WB）博士和同事们在《美国医学会杂志》（JAMA）上发表文章，报道了3例年龄不超过20岁的女性患者，在接触水或出汗30分钟后，全身突发多个部位的点状风团、红斑及剧烈瘙痒，且症状的发生与水的温度无关。这是关于"水过敏"的首次报道。作者推测，这可能是水与皮肤表面的皮脂或皮脂腺发生反应，形成一种有毒物质，通过刺激毛囊周围的肥大细胞脱颗粒与释放组胺，产生荨麻疹样的皮损。严格来说，这是水诱发的物理性荨麻疹，与IgE介导的过敏反应有着本质区别。Shelley博士将其命名为水源性荨麻疹，该病名一直沿用至今。水源性荨麻疹非常罕见，至今全球报道不超过100例，发病机制尚不清楚。

诊断主要依靠"水激发试验"

在皮肤接触水后20~30分钟，皮肤表面出现1~3毫米的滤泡样风团、水疱，周围环绕1~3厘米大小的红斑，可有瘙痒、灼热及刺痛感，这是水源性荨麻疹的典型表现。皮损多发生在上肢和躯干，有时也可蔓延到手掌和脚掌，患者偶尔会出现喘息、呼吸困难等全身症状，停止接触水30~60分钟后，症状可缓解。水源性荨麻疹的发生与水的温度、pH及患者的心理因素无关，通常在青春期发病，女性发病率较男性高。酒精及其他有机溶液不会诱发荨麻疹，但会增强水通过皮肤的渗透性，从而加重水源性荨麻疹。果汁等因为含有水分，可能也会诱发水源性荨麻疹。

水源性荨麻疹患者血清IgE（包括特异性IgE与总IgE）一般在正常范围，这也从侧面说明水源性荨麻疹并非由过敏导致。若荨麻疹伴有血管性水肿，还必须检测血清C1抑制物的水平。一般地说，遗传性与获得性血管性水肿可检测到C1抑制物水平降低，而水源性荨麻疹C1抑制物水平多为正常。水源性荨麻疹患者血清组胺水平大多升高，但少数患者血清组胺水平可无明显变化。

须区别于其他物理性荨麻疹

水源性荨麻疹还需要与其他类型的物理性荨麻疹相鉴别，如胆碱能性荨麻疹、热性荨麻疹、寒冷性荨麻疹、压力性荨麻疹、日光性荨麻疹等。胆碱能荨麻疹的皮肤损害与水源性荨麻疹相似，但多在运动、出汗、情绪紧张或食用辛辣食物后出现，而水源性荨麻疹的诱发因素仅限于水。压力性荨麻疹可采用使局部皮肤受压，日光性荨麻疹可使皮肤暴露于不同波长的紫外线或其他可见光下，皮肤划痕症可采用划痕试验，接触性荨麻疹可用斑贴试验，寒冷性荨麻疹可用冰袋接触局部皮肤，20分钟后观察试验部位皮肤是否出现风团、红斑等皮损，以与水源性荨麻疹相鉴别。

抗组胺药是治疗首选

治疗水源性荨麻疹，首选第二代抗组胺药。少数应用抗组胺药无效的患者，可采用补骨脂素（一种光敏感药物）联合B波段紫外线控制症状。一些外用霜剂，如凡士林等疏水剂能形成皮肤屏障，阻止水与皮肤的直接接触，减轻水源性荨麻疹的症状。奥马珠单抗作为一种重组人源性抗IgE抗体，可抑制肥大细胞来源的炎症介质释放，对水源性荨麻疹可能有效。**PM**

胃息肉的再述

华中科技大学同济医学院附属协和医院消化内科教授　侯晓华

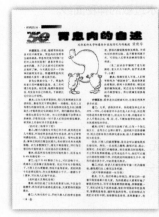

1998年，同济医科大学附属协和医院消化内科的侯晓华医生，以一篇题材新颖、通俗易懂、生动幽默的科普文章《胃息肉的自述》荣获《大众医学》举办的"全国中青年医学科普征文比赛"一等奖。20年后，侯晓华医生再次邀请"息肉兄弟"开了一场新闻发布会。

侯教授： 20年前，我邀请"息肉兄弟"开了一场特殊的新闻发布会，反响热烈。现在，大家的健康意识提高，更加重视疾病的早期预防。我再次"邀请"息肉兄弟来到现场，谈谈息肉早期癌变的相关话题。近年来，内镜技术发展迅速，相信大家也很期待了解现在有什么新方法可以诊断和治疗息肉。

（老大、老二迫不及待地登场了。）

老大： 很高兴又和大家见面了。我先介绍一下我们兄弟俩：我是老大，是腺瘤性息肉，我的癌变率有10%～20%；老二是增生性或炎性息肉，癌变率小于1%。今天，我来和大家说说"息肉癌变"这些事儿。

说到息肉早期癌变，就得提到"上皮内瘤变"。它是息肉癌变过程中的最重要阶段，长期以来受到消化科和内镜医师的高度重视。上皮内瘤变是指胃黏膜腺管及上皮的增生和分化偏离了正常规律，表现为细胞分化和结构的异常，分为低级别上皮内瘤变和高级别上皮内瘤变。低级别上皮内瘤变指结构和细胞学异常局限于上皮的下半部，一旦发现，需要进行内镜下治疗或随访；高级别上皮内瘤变指结构和细胞学异常扩展至上皮的上

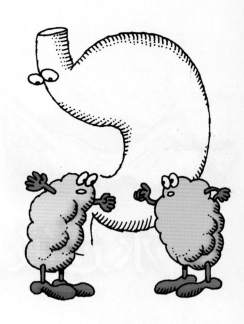

半部，乃至全层，因其形态学具有与浸润性癌相同或相似的异常改变，极有可能发展为浸润癌，所以一旦发现，应积极行内镜下治疗或外科手术治疗。

（此时，老二抢着开了腔。）

老二： 我也来说说，有哪些手段可以帮助医生早期发现我们癌变了呢？窄带成像技术配合放大内镜，不仅能够精确观察消化道黏膜上皮形态，还可以观察上皮血管网的形态，有助于发现早期癌变病灶，对于胃内局灶癌变的检出率比普通高清白光内镜提高近10%。还有更高科技的内镜检查——共聚焦激光显微内镜，能将病变放大1000倍，可以在内镜检查的同时，实时观察黏膜的显微结构，被誉为"活体病理"。

（老大连连点头。）

老大： 是的！这些年，内镜医生也在发现我们的道路上进行了很多深入的研究。在做胃镜的时候，医生经常发现一些胃里隆起的病变伪装成我们的样子，给病人造成一些困惑，让大家误认为就是我们。实际上，它们是比我们来源更深的病变，比如间质瘤、平滑肌瘤、神经纤维瘤、异位胰腺等。内镜医师通过超声胃镜检查可以明确病变来源，把这些"伪装者"揪出来！

老二： 大哥，你看现在内镜检查技术

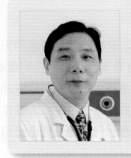

专家简介

侯晓华　华中科技大学同济医学院附属协和医院大内科主任、消化科主任、内镜中心主任、教授、博士生导师，中国医师协会消化医师分会副会长，中华医学会消化病学分会胃肠动力学协作组组长。擅长食管、胃肠疾病的诊断和治疗，特别对各类疑难胃肠疾病的诊治、消化内镜治疗有丰富经验。

这么发达，如果所有人都积极地做内镜检查，及时治疗，我们都不会发展成癌了。但是总有一些人因为害怕内镜检查，即使出现不适症状，也迟迟不愿意去做内镜检查，以至于疾病发展，酿成悲剧。

老大：确实有好多人因为担心胃镜检查不适或惧怕麻醉风险而拒绝做胃镜检查。胶囊胃镜的出现可谓这类患者的福音，不需要打麻药，检查全程无任何不适。有严重心脏或肺部疾病、做普通胃镜风险较大者，也可以考虑进行胶囊胃镜检查。胶囊胃镜就像一个微缩的照相机，检查时口服一粒胶囊，医生在体外磁控操纵这个小型相机实时拍照，就能看清整个胃部，诊断准确性非常高，与普通胃镜诊断符合率高达95%。

老二：这里也要提醒大家，胃癌是一种与生活习惯密切相关的癌症，长期吸烟、喝酒，喜欢吃油炸、烟熏、腌制、高油、高盐、过烫的食物，饮食不规律，暴饮暴食等都会对胃造成损伤，长此以往容易导致疾病发生。

老大：什么时候需要做胃镜检查呢? 医生建议，年龄40岁及以上，有以下任何一种情况者，应及时做胃镜检查：①胃癌高发地区人群；②幽门螺杆菌感染者；③慢性萎缩性胃炎、胃溃疡、胃息肉、手术后残胃、肥厚性胃炎、恶性贫血等患者；④胃癌患者的一级亲属；⑤存在其他危险因素（如长期摄入高盐、腌制食物，吸烟，重度饮酒，等等）。实际上，只要人们提高警惕，是完全可以让我们避免发生癌变的，或者在我们癌变前就及时发现，并进行治疗。

老二：现在，内镜下治疗技术发展很快，内镜医生可以通过内镜下黏膜切除术（EMR）和内镜黏膜下剥离术（ESD）把我们切除干净，然后送到病理医生那里进行检查，从而判断病理性质。更为重要的是，目前对于早期癌变的息肉，可以进行内镜下治疗，免去了开腹手术的创伤。

老大：内镜医生真是太了不起了! 希望大家通过这个发布会更深入地了解我们，也了解现在的内镜技术发展，更加重视检查及复查，减少胃癌的发生。

侯教授：非常感谢息肉兄弟再次来到这里做了精彩的介绍。大家要记住息肉兄弟的忠告，定期做内镜检查，谢谢大家!

胃息肉的自述

侯晓华

（原文刊登于《大众医学》1998 年第 8 期）

内镜医生：随着检查技术的不断更新，胃息肉的发现率越来越高。胃息肉究竟为何物? 它们对人体有何危害? 患者非常关心这些问题。为了让大家对它们的特点有所了解，今天我们召开一个特殊的新闻发布会，特邀请胃息肉兄弟给大家做一番自我介绍。

首先，让我来引见一下，胃息肉的"老大"名叫"腺瘤性息肉"，"老二"名叫"增生性息肉"。你们看，他俩外貌很相似，其实各有自己的特点。下面就让它们自己介绍吧。

老大：正如大家所看到的，我们兄弟俩确实长得很相似，都是突出于胃黏膜的一些隆起，由上皮和增生的腺体组成。只有采用特殊的染色方法（病理染色）才能将我们兄弟俩区分开。我们隐居在胃内，一般是比较安分守己的，对人们的健康不会带来太多麻烦。尽管我们是一对不受人们欢迎的难兄难弟，但实际上并没有作恶多端……

（此时，老二抢着开了腔。）

老二：刚才，内镜医生对我已做介绍，其实我还有几个别名，叫炎症性息肉、增生性息肉。我与正常胃黏膜很相似，只不过是腺体增生、延长，排列比较紊乱，腺体之间的空隙比较大，有时偶尔夹有未成熟细胞。在大多数情况下，我无不典型增生，所以发生癌变的可能性很小，应该说"品行还算端正"。

老大：虽然你发生癌变的可能性较小，但是也有 0.4% 的癌变率。

老二：这个 0.4% 算得了什么? 可以忽略不计。我基本上还是属于良性病变，且只有在少数情况下，才会使人们出现腹痛、消化不良等症状。我的同类个头差异比较大，但大多数都是小个子，一般都小于 1 厘米，可以和人们和平共处。

（此时，老大又乘机发难。）

老大：你们长成了"大块头"是要害人的，不仅会引起癌变，还会引起消化道出血，大家要格外提防着点。

老二："大块头"怕什么，只要人们平时注意检查，借助内镜就能很快发现我，还可以用电切术将我切除，不需要剖腹手术。你给人们带来的麻烦却要大得多。

（老二此话似乎触到了老大的痛处，老大半天不吭声，似乎有点理亏、心虚。）

老大：我确实害人不浅，人们常常称我为"癌前病变"。我的身体是由排列得十分拥挤、增生旺盛的腺体组成，还有不同程度的不典型增生，所以我确实很容易癌变。

内镜医生：看来老大还挺诚实的，让我们用掌声表示欢迎。

老二：大哥，话得说回来，你的癌变率也只有10%～20%。你小时候并不会引起人们不适，而且那时你还没有癌变的能力，故也并无大错。问题是不少人只管自己吃、喝、玩、乐，不断加重胃的负担，根本没想到你的存在。

老大：对呀！他们往往忽略了我，让我一个劲儿地生长，连我自己也难以"刹车"。这时，我不仅容易癌变，还容易导致消化道出血，给人们健康带来极大危害。但是，只要人们提高警惕，是完全可以避免我发生癌变的。例如，一旦出现上腹痛、腹部不适、恶心、黑便，只要及时进行内镜检查，医生就能及时发现我，并立即采取果断措施，通过内镜将我切除干净。如果病情需要，也可将我送到病理医生手中，将我切成许多小片，对此我也毫无怨言。

老二：希望人们能坚持每年做一次内镜检查，避免我们走上癌变这条邪路。

（哥俩一吐为快。）

老大：今天，我们哥俩心怀坦白，将自己的一切毫无保留地展示给大家，就是为了能让大家更好地了解我们的特点，尽早采取各种预防措施。顺便提一下，我们还有几个远房亲戚，他们分别是幼年性息肉变、弥散性息肉变、遗传性息肉变等。它们的特点与我们有所不同，如弥散性息肉变虽然数量少，但癌变率可达20%；而幼年性息肉变没有恶变倾向。

老二：我还要表表我们的苦衷，有时我们也会受不白之冤。因为在内镜下，有些胃内黏膜的隆起并不是我们，而是与我们截然不同的其他家族成员，如神经纤维瘤、纤维瘤、假性淋巴瘤等，希望大家明察。

内镜医生：今天，胃息肉兄弟俩的态度非常诚恳，希望大家能从中得到启发，并请记住它们的忠告，每年到我们这里来做一次内镜检查，防患于未然。**PM**

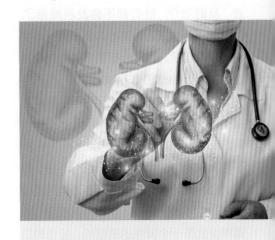

随着人们体检意识的不断提升，越来越多的肾上腺结节在腹部CT检查中被发现。面对体检报告上的"肾上腺结节"这一描述，不少人陷入了恐慌：肾上腺结节是什么？良性还是恶性？是否需要手术切除？要回答这一系列问题，就要先认识"肾上腺"这一神奇的器官。

肾上腺：人体的激素"工厂"

顾名思义，肾上腺是位于肾脏上方的腺体，左右各一，与肾脏的上内侧紧密相连，高约5厘米，宽约3厘米，厚0.5～1厘米，成人每侧肾上腺重4～5克。由于体积不大，位置较深，哪怕在B超检查下，正常的肾上腺也不容易被找到，只在CT或磁共振检查下较易探及。

别看肾上腺体积小，它却是人体非常重要的内分泌器官。肾上腺由周边的皮质和中央的髓质两部分构成。皮质部分主要分泌皮质激素：糖皮质激素以皮质醇为主，参与糖、脂肪及蛋白质代谢的调节；盐皮质激素即醛固酮，调节人体的水盐平衡。此外，皮质部分还分泌少量性激素。肾上腺髓质主要由嗜铬细胞组成，在内脏神经

体检发现肾上腺结节，观察还是手术？

🖋 上海交通大学医学院附属仁济医院
泌尿科副主任医师　陈勇辉

的刺激下，分泌儿茶酚胺（肾上腺素、去甲肾上腺素、多巴胺）。当人体受到兴奋、恐惧、紧张等情绪刺激时，便分泌出这类化学物质，使呼吸加快，血液流动加速，反应速度提高，从而提升人体自我防御能力。

分清两种结节，治疗不再纠结

❶ 无功能性结节：以随访观察为主

常规 CT 检查中，肾上腺结节的发现率约为 1%。大量小于 1 厘米的肾上腺小结节也能被 CT 发现，这些结节大多为良性，不会对健康造成严重损害。同时，这部分结节的生长速度缓慢，可与人长期"和平共处"，无须手术治疗，尤其是年龄偏大者。

❷ 功能性结节：明确诊断，积极治疗

除了大部分症状不明显、对人体影响不大的肾上腺结节，也有少部分功能性肾上腺结节，会对人体造成各种影响和危害。

● **皮质醇增多症** 表现为：满月脸、水牛背、皮肤出现紫纹、中心性肥胖、四肢纤瘦；易疲倦、腰背痛；高血压；多毛、脱发、痤疮；性功能障碍，闭经或月经减少。

● **原发性醛固酮增多症** 最主要的症状为高血压，一般为中度增高；第二类症状为肌无力或麻痹、感觉异常；第三类症状是多尿、夜尿、烦渴。

● **肾上腺嗜铬细胞瘤** 主要症状为高血压和代谢改变：发作性血压增高，伴心悸、气促、头痛、出汗、精神紧张、四肢发凉、震颤等。

肾上腺结节患者若伴有以上症状，一定要重视，到医院监测血液和尿液中的肾上腺素及其代谢产物，明确诊断，及早治疗。

5 种肾上腺结节须手术切除

根据症状、病史及相关检查，医生可对结节定性，性质不同，治疗方法和预后也截然不同。以下几种情况须及时进行手术治疗：

❶ 肾上腺结节较大，直径大于 3 厘米，且患者年纪较轻。

❷ 结节生长迅速，每年增长 1~2 厘米。

❸ 有高血压及上述提到的明显症状，并伴有血、尿相关激素水平异常，即功能性肾上腺结节。不管结节大小，均须手术治疗。

❹ 有肺癌、乳腺癌、肝癌、肾癌等病史的患者，若发现肾上腺结节，需警惕肿瘤转移到肾上腺的可能，可通过穿刺或手术明确诊断。

❺ 由经验丰富的医生根据患者病史、CT 或磁共振检查的结果，高度怀疑恶性可能者，应考虑手术治疗。**PM**

特别提醒

若体检发现肾上腺结节，无须过于紧张。目前，超过90%的肾上腺手术可在腹腔镜下完成，患者通常只需住院3~5天。因此，即便经过医生筛选须手术治疗者，也大多可取得良好疗效。

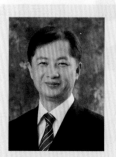

专家简介

陈勇辉　上海交通大学医学院附属仁济医院泌尿科副主任、副主任医师，硕士生导师。擅长肾肿瘤、肾上腺肿瘤的微创治疗，复杂性肾癌及腔静脉癌栓的外科治疗。

专家门诊：周二上午
特需门诊：周五上午

豆腐乳是经特定真菌发酵后的豆腐。发酵让豆腐发生了神奇的变化，保留了豆腐原有的营养成分，且增加了B族维生素，尤其是合成了维生素B_{12}。也就是说，豆腐变成腐乳，更有营养了，更增添鲜美细腻的独特风味。但是，我们不能因为它更有营养而抛弃豆腐，毕竟腐乳是咸的，多吃易摄入较多盐，导致钠超标。不过，有一种方法既可以保留腐乳的美味和营养，也不会因此摄入过多钠，那就是把腐乳当盐用。以下介绍两款腐乳菜，大家可以如法炮制并创新其他菜色，丰富餐桌。

腐乳做菜：低盐、营养又美味

江苏省苏北人民医院营养科　蒋 放

腐乳西兰花

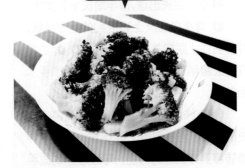

原料： 西兰花1颗，腐乳1块，蒜泥适量。

做法： ①将西兰花切小块，焯水至8分熟（水中加少量盐可保持西兰花的脆绿）。②开火，干煸蒜泥，放1汤匙开水，放入腐乳，将腐乳炒碎。③倒入焯好的西兰花。④快速翻炒拌匀腐乳，出锅。

┊ **点评** ┊

低盐、有味： 1块约10克的腐乳大约含1克盐，且腐乳自带味精，因其在发酵过程中蛋白质被分解，谷氨酸含量较高，所以在滋味上一点不逊色。

低脂、不用油： 这道菜的脂肪含量约为1克，而且这1克脂肪来自食物本身。

提供少量维生素 B_{12}： 维生素 B_{12} 是"营养神经"的维生素。一旦缺乏，会出现精神不振、淡漠、抑郁、健忘、脾气古怪、偏执等，还可能增加老年痴呆症的发生风险。而维生素 B_{12} 一般只存在于动物性食品中，纯素食者容易缺乏。

腐乳虾

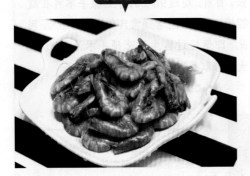

原料： 虾（河虾、海虾均可）约100克，腐乳1小块，姜、葱、蒜适量（两人份）。

做法： ①虾洗净备用。②腐乳1小块，加2汤匙水调匀备用。③开火，干煸姜、葱、蒜。④放入虾翻炒，加料酒、生抽各1汤匙及少量水，至虾熟。⑤倒入腐乳汁炒匀，加麻油1/2汤匙，翻炒出锅。

┊ **点评** ┊

腐乳与河（海）鲜碰撞出一种清新的味道，这道蛋白质丰富的美食适合在晚餐吃，既能补充优质蛋白质，又不油腻。此外，维生素 B_{12} 含量较丰富，且来自动物性食物，更易被人体吸收利用。**PM**

温馨提示

● 腐乳作为一种风味独特的小菜，受到很多人的青睐。喝粥吃一块，馒头涂半块……这些吃法很容易使盐超标。如果将它当调味品用，有利于减少用盐量。

● 虽然腐乳的蛋白质含量及营养物质较丰富，但不宜多吃。

● 纯素食者应适当摄入发酵食品和菌类食品，必要时服用维生素B_{12}补充剂。

无论走多远，总有一种感情会萦绕在心，那就是思乡之情；无论离开多久，总有一种食物会令人牵肠挂肚，那就是家乡美食。我的家乡——亳州市，位于安徽西北部，是曹操和华佗的故里，是药材之乡，亦是一座拥有三千多年历史的文化古城。除了以悠久的历史、灿烂的文化闻名遐迩之外，她还拥有众多美食，如牛肉馍、锅盔、曹氏鱼头、嘛糊、娃娃鱼等。离乡多年，每次回去的时候，我总要带着孩子去品尝我记忆中的味道。

"中国美食地图"之安徽亳州篇：

嘛糊和牛肉馍

上海中医药大学附属岳阳中西医结合医院营养科副主任医师　马　莉

嘛糊

嘛糊是亳州当地流传千年之久的一道名小吃，外观似酸奶，口感细腻无渣，滑润如脂，清香微甜，有咸、淡之分。嘛糊如何产生无人知晓，人们只知道是老亳州人传下来的健胃美食。

小时候，我家楼下有一片小吃摊。清晨，爸爸会从楼下买好嘛糊，让我吃得暖融融的去上学。嘛糊制作讲究，是将黄豆、小米、大米按一定比例磨成粉调成糊，倒入近乎沸腾的热水中，按照一个方向搅动直至全熟。吃时将熬好的糊盛到碗中，撒上咸黄豆和咸菜（讲究些的还会加上芝麻粉和细碎芹菜），这便成了香喷喷的嘛糊。在一碗嘛糊中，我始终觉得嘛糊上撒的咸黄豆是点睛之笔，清香微甜、滑润的嘛糊，配上煮得很软的咸黄豆，增添了嘛糊口感的层次，突出了嘛糊的香甜，令人食欲大开。

从营养学的角度来看，嘛糊实在是一款值得推荐的主食。首先，嘛糊由多种原料组成，如黄豆、小米、大米，比普通白粥含有更为丰富的钙、优质蛋白质、B族维生素、钾等，营养价值远远大于白粥，且易于消化吸收，轻松实现主食多样化。其次，嘛糊中的原料搭配合理，营养价值"1加1大于2"。大米和小米的蛋白质属于半完全蛋白质，其中的赖氨酸含量

低，影响其他必需氨基酸在体内的充分利用，降低整体蛋白质营养价值。而大豆蛋白质属于优质蛋白质，不但蛋白质含量高，氨基酸模式接近人体，而且赖氨酸含量较多。将大豆和小米、大米混合食用，可以发挥蛋白质互补作用，弥补大米、小米的缺陷，大大提高了营养价值。聪明的古人虽然不懂得什么是蛋白

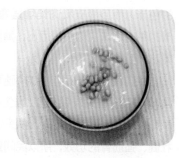

质互补，但根据生活经验在物质匮乏的年代发明了这道物美价廉、似粥而又不是粥的美食来补充营养，真是了不起！

嘛糊易于消化吸收，老少皆宜，一年四季、早晚均可食用。容易腹胀、排气多者，食用嘛糊时可以不撒咸黄豆。

家庭版嘛糊

原料： 黄豆1/2杯，小米1/3杯，大米1/5杯。

做法： ①黄豆预先浸泡好。②将小米、大米洗净，和泡好的黄豆一起放入豆浆机，加适量水，按照"五谷豆浆"模式制成嘛糊。③如喜欢搭配咸黄豆，可提前用盐水焖煮黄豆，至黄豆变软即可。

牛肉馍

牛肉馍为亳州市独有的清真食品，相传是由清朝李姓回族所创，一百多年来一直深受人们的喜爱。每天清晨，城区各个牛肉馍的摊点都会荡漾着扑鼻的香味，它色泽金黄，入口能发出脆响的声音，层层鲜嫩而不油腻，是亳州小吃中的上品。

我认为称呼牛肉馍为牛肉馅饼可能会更贴切些，因为它是用上好的、肥瘦均匀的黄牛肉打碎成肉泥，佐以红薯粉丝、葱等多味材料拌匀做馅；将馅均匀地铺在擀好的面皮上，层层卷起，直到制成皮薄如纸、馅皮层层

相叠，直径为 35 ~ 40 厘米、厚 3 ~ 5 厘米的圆形饼；再将成形的饼胚放在特制的圆形平底锅内，泼上油，文火煎炕，待到两面颜色金黄就可以出锅了。

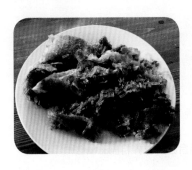

对于小时候的我来说，吃牛肉馍是只有周末的清晨才能实现的幸福事。一个牛肉馍出锅至少需要 30 分钟，而且出锅后一定要趁热吃，否则里面的粉丝回生会使滋味大打折扣。所以，每天清晨总有长长的队伍等牛肉馍出锅，只有周末的早晨我不用急着上学，才能坐在店里细细享受这道美味。刚出锅的牛肉馍，有一股扑鼻的香味，泛着诱人的色泽，而且面皮和肉馅层层叠叠，煞是诱人。托起一块咬一口，浓厚的牛肉香味立刻喷涌而出，薄脆的皮和软糯鲜香的馅在口腔里碰撞，美味极了！

牛肉馍相当于小吃中的"硬菜"，营养价值也较高。馅料中的牛肉含有丰富的蛋白质、肌氨酸、维生素 B_6、铁、锌等营养素，且脂肪含量低，享有"肉中骄子"的美称。中医认为，牛肉有安中益气、养脾胃、补虚壮健、强筋骨的功效，所以民间素来将牛肉视为进补食材。此外，牛肉馍的其他主料，如小麦面粉、红薯粉丝和植物油含有丰富的碳水化合物和不饱和脂肪。所以，小小一块牛肉馍所包含的三大产能营养素（蛋白质、碳水化合物、脂肪）质和量都很足，非常耐饥。

需要注意的是，牛肉馍虽然美味又有营养，但其所含脂肪和能量较高，所以在食用时要注意控制量，尤其是糖尿病、血脂异常和消化不良者等，浅尝即可。食用牛肉馍时可以搭配一些爽口的泡菜或时蔬，一方面可以解腻，另一方面可以补充维生素和膳食纤维，使饮食更平衡。食用的时间最好放在清晨，不仅耐饥，还易于控制一天的食量。

自制牛肉粉丝馅饼

原料：牛肋条肉250克，粉丝75克，面粉250克，鸡蛋1个，大葱、姜、酱油、精盐、五香粉、香油适量。

做法：①面粉里加酵母和水，揉至光滑面团，静置发酵。②将牛肉、生姜切成末，加油炒熟，将大葱、泡软的粉丝切碎，同肉馅一起搅拌均匀，加入调料，打入一个鸡蛋搅拌均匀。③包成包子，醒发。④平锅放油，小火煎至两面金黄。

不知我介绍的嘛糊和牛肉馍有没有勾起你的食欲？如果有的话，请去我的家乡亳州走一走吧，尝尝牛肉馍、嘛糊等美味又营养的美食，一定不会让你失望！**PM**

> "菠菜颜色那么深，是不是化肥施多了？""反季蔬菜到底能不能吃？""冬天有没有应季蔬菜？"一到冬天，类似的疑问就多了起来。

绿得发黑：叶菜营养价值高的标志

提到营养价值高的蔬菜，很多人首先想到的是绿叶菜。鲜为人知的是，叶色深绿甚至绿得发黑的绿叶菜营养价值更高。这是因为，绿叶颜色越深，说明叶绿素含量越多，合成的养分越多，营养价值越高。测定表明，叶菜的颜色越深绿，其中的叶酸、维生素 K、维生素 B_2、叶黄素、胡萝卜素、镁等营养素的含量就越高。大棚蔬菜、水培蔬菜的叶片颜色往往偏浅，原因之一是光照不足，叶绿素不够多。

细心的消费者可能会发现，春天的菠菜颜色格外深，这是为什么呢？菠菜是一年四季都可以种的蔬菜，耐寒性很强，有春菠菜、夏菠菜、秋菠菜，还有冬菠菜。冬菠菜是在入冬之前播种，冬天休眠，春天收获的。为了提高它的抗冻性，菠菜在休眠之前的确要施肥补营养，但这是帮助菠菜越冬所必需的措施，其效果就是让叶绿素含量增加，叶片充分肥大，加强光合作用，以便菠菜积累营养。植物和人一样，"身体强壮"才能抵抗严寒。相比而言，寒冷条件下长出来的菠菜涩味比较小，口感更鲜美，夏天的菠菜相对而言涩味重一些。

除了菠菜，常见的深绿色叶菜还包括：十字花科的芥蓝、芥菜、小白菜、油菜、鸡毛菜、菜心、乌塌菜、西兰花、萝卜缨、羽衣甘蓝、西洋菜等；伞形科的茴香菜、香菜、带叶子吃的嫩芹菜等；菊科的大叶茼蒿、蒿子秆、油麦菜、莴笋叶、深绿色生菜等；百合科的韭菜、蒜苗、小香葱等；

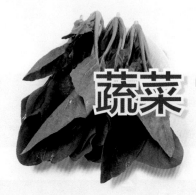

蔬菜"绿得发黑"，营养价值更高

中国农业大学食品学院
范志红（副教授） 王淑颖

旋花科的甘薯叶、空心菜等；其他如苋菜、木耳菜、苜蓿芽、牛皮菜、番杏、紫背天葵、荠菜、马齿苋、苦菜、柳芽等。此外，一些种子发出的芽苗见光后颜色深绿，也属于深绿色叶菜。

反季蔬菜：质不够，量来凑

有些人对"反季蔬菜有害健康"的说法深信不疑。在寒冷的冬天，他们宁可只吃白菜、萝卜和腌菜，也不愿意选择新鲜的蔬菜。的确，从农业生产角度来说，应季产品品质优于反季节产品。番茄长在冬天的大棚里，其中维生素 C 的含量只有夏天露地种植产品的一半；刻意选育和栽培的早熟果实，口味和营养价值通常不如自然晚熟的水果。

但是，我们不得不承认，如今人们已经被反季节蔬菜和水果所包围，而且无法离开它们了。每当北方的寒冷冬季来临，天地间一片荒凉，寸草不生，枯叶凋零。从 11 月到 4 月之间，几乎没有什么方法种植"应季"的蔬菜和水果。如果不吃反季果蔬，只靠白菜、萝卜、腌菜过冬，不利于膳食平衡，易使维生素 C、胡萝卜素、维生素 B_2 等营养素摄入不足，并且增加了亚硝酸盐的摄入量，不利于饮食安全，更不要说美食的享受了。

相比之下，无论哪个季节，多吃点蔬菜水果，是关键的健康问题。无数研究证实，蔬菜水果的总摄入量越多，癌症、心脏病的风险就越小。冬天吃蔬菜水果，总比不吃要好。反季果蔬的营养价值相对低一些，我们更应该重视足量摄入，达到"质不够，量来凑"。其实，现在很多反季节的蔬菜水果，并不一定是大棚产品，其中也有来自南方的产品，甚至是来自国外的产品。例如，在海南，一年四季都可以生产蔬菜水果，其实没什么应季问题，其营养价值也未必低于北方的应季产品。

芽菜：永远的"应季菜"

在寒冷的北方地区，冬天几乎没有什么"应季菜"。不过，唯有一类蔬菜永远"应季"，这就是芽菜。生豆芽是我国的古老智慧结晶，无论黄豆芽、黑豆芽、绿豆芽、花生芽，还是豌豆苗，都是冬春"青黄不接"季节的真正美食。

豆子是植物的种子，储藏大量的蛋白质、脂肪和碳水化合物，就是想在发芽的时候让种子能够利用，有足够的"力量"顶出土壤，成为一棵新的植株。人类以种子为食，正是想利用植物的生存智慧，来满足自己的营养需求。说到豆芽的营养，和豆子本身的确有所不同。脂肪、蛋白质、淀粉等能量物质大多分解掉，"抗营养物质"如植酸、单宁、蛋白酶抑制剂之类妨碍营养素利用的物质大幅度下降，水分大幅度增加，维生素 C 含量升高，这就是发豆芽过程中的变化。换句话说，发芽让豆子从"主食"或"蛋白质来源"变成了蔬菜，成了维生素 C 的来源。例如，绿豆中的维生素 C 含量是零，蛋白质含量是 20%，而变成绿豆芽之后，蛋白质含量变成了 1%，维生素 C 含量变成了 6 毫克 /100 克。

除了直接从市场上买现成的芽菜，还可以手工发芽豆或黄豆芽。以黄豆嘴（发芽豆）为例，做法为：①将黄豆洗净，加水浸泡 24 小时，让黄豆吸水达到极致。在这一过程中，一些妨碍消化吸收的因素如蛋白酶抑制剂、植酸等已经开始下降。②取出黄豆，控去多余水分，在铺了纱布的大平盘上均匀铺一层。一定不能让水淹住黄豆，要让它充分暴露于空气中。这是因为，种子发芽是一个需要大量氧气帮忙的过程，没有空气就无法发芽。③使纱布保持湿润，最好是用喷壶均匀喷水，让黄豆始终处于吸水饱和状态。发芽豆过程中，水分对保持酶的活性很重要，不能让黄豆表面变干。④ 24~48 小时后，会看到黄豆生出不到半厘米长的小芽，这时就是黄豆嘴，可以食用了。如延长时间，待芽长一寸（一寸约等于 3.3 厘米）以上，即为黄豆芽。黄豆嘴的蛋白质、脂肪含量与黄豆相似，只是抗营养成分较少、维生素 C 含量较多，而豆芽的蛋白质和脂肪含量则大幅下降。**PM**

我们多数人吃饭一般先吃主食，再吃蔬菜和肉。但最新版《中国2型糖尿病膳食指南》中提出：糖尿病患者应调整进餐顺序，养成先吃蔬菜、最后吃主食的习惯。

简易控制血糖法：
改变进餐顺序

广东省人民医院营养科主任医师　马文君

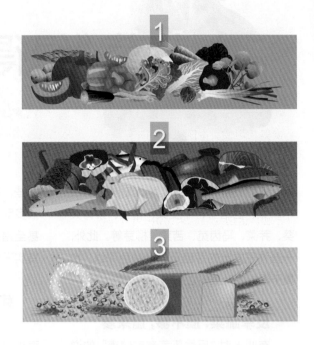

科学饮食是糖尿病治疗的基础，应该贯穿糖尿病综合治疗的始终。然而，糖尿病饮食调控不只是限制能量、限制甜食、少吃一点这么简单，糖尿病患者还应掌握正确的进食顺序。改变进餐顺序是一种简单、易行、有效的控制血糖方法。

蔬菜-荤菜-主食进餐顺序的益处

在糖尿病患者中所进行的干预研究显示，与先吃主食后吃蔬菜（500克／天）／荤菜的进餐顺序相比，先吃蔬菜／荤菜后吃主食，餐后血糖、胰岛素水平显著降低。进一步研究显示，按照蔬菜-荤菜-主食的顺序进食可降低餐后血糖波动。长期坚持，还可使2型糖尿病患者餐后血糖及糖化血红蛋白水平显著降低。因此，改变进餐顺序，按照蔬菜-荤菜-主食的顺序进餐，有利于糖尿病患者短期和长期控制血糖。

青岛大学的研究将2型糖尿病患者分成3组，按照主食居前、居中、居后的进餐顺序，短期试验观察其对餐后血糖和胰岛素的影响。方法1为主食居前吃，方法2为主食居中吃，方法3为主食居后吃。研究均鼓励患者细嚼慢咽，每餐进食30分钟，主副食间隔10分钟。结果表明，主食越早吃，餐后血糖和血浆胰岛素水平也越高。

按主食居前、居中、居后的进餐顺序，长期试验观察其对糖化血红蛋白和体重的影响。A组为主食居前吃，B组为主食居中吃，C组为主食居后吃。结果表明，随着主食进餐顺序由前向后转移，患者糖化血红蛋白水平（反映近2~3个月的血糖平均水平）依次降低。与最先吃主食相比，最后吃主食不仅有利于血糖控制，还有利于体重控制。

国外的研究也表明：无论是2型糖尿病患者还是非糖尿病人群，先吃蔬菜后吃主食的进餐方法均可降低餐后血糖；针对出院的糖尿病患者给予先吃蔬菜后吃主食的强化教育1~2.5年后，其糖化血红蛋白、血压、血总胆固醇和低密度脂蛋白胆固醇均有明显下降，且蔬菜摄入量明显增加，而主食、水果、油脂、饮料和甜食的摄入减少。

进餐顺序对血糖影响的原因

先吃蔬菜和肉类，其所富含的膳食纤维、蛋白质可以延缓碳水化合物的胃排空时间，减缓升高血糖的速度，随之由血糖刺激而产生的内源性胰岛素分泌减少，进而减轻胰岛素抵抗，降低糖尿病的发病风险；膳食纤维和蛋白质也可增加饱腹感，对控制总能量和营养素的摄入也有一定的帮助；先吃肉类可促进胰高血糖素样肽-1（GLP-1）的分泌，从而有助于餐后血糖的管理。

当然，饮食对机体的影响复杂多变，这些研究或多或少有其局限性，还需要更多的大样本研究证实。糖尿病患者可以从每一餐开始，尝试改变进餐顺序，以改善血糖控制情况，对控制体重和血脂也有一定帮助。**PM**

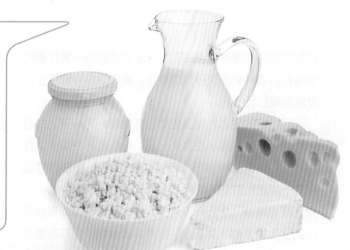

2018 年 9 月，中国乳制品工业协会等机构联合发布了《2018 年中国人奶商指数》，显示中国人"奶商"仅为 60.6 分，勉强及格。"奶商"包括喝奶意识、喝奶知识和喝奶行为三个维度，可以衡量公众在乳制品方面的健康素养和习惯。中国人的"喝奶意识"得分为 82.5 分，达到了良好水平；但"喝奶知识"（53.4 分）和"喝奶行为"得分（48.6 分）双双不及格。国家虽然做了多年的科普教育和宣传推广，但老百姓对乳制品的重视程度还远远不够。这里我们就来讲讲奶的知识。

要"喝奶"，也要"吃奶"

同济大学附属同济医院临床营养科　罗斌　吴萍（副主任医师）

伴随着社会经济的发展，中国老百姓乳制品消费量虽呈上升趋势，但仍处于较低水平。此外，人们消费的乳制品种类单一，以液态奶为主，对于干酪乳、发酵乳的认识存在不足。

多摄入乳制品可降低健康风险

乳制品富含蛋白质、钙、维生素 A、锌、钾、镁、维生素 B_2、维生素 B_{12}、乳糖、磷等物质，这些物质对维持人体正常生理功能具有极其重要的作用。乳制品摄入量有保证的人与不吃乳制品的人相比，健康水平差距非常明显。乳制品能增强人体免疫力、增加骨密度，而不吃乳制品的人容易缺钙，免疫调节水平和代谢功能变差。

世界权威医学杂志《柳叶刀》发布的一项涉及 21 个国家、13 万人的研究显示，每天摄入两份乳制品（244 克牛奶 / 酸奶或 15 克奶酪或 5 克黄油为一份）的人，全因死亡风险下降 17%，心血管病死亡风险下降 23%。乳制品不仅包括牛奶、酸奶等液态奶，也包括奶酪、奶油等固态奶。中国居民在"喝奶"的同时多"吃奶"，可以帮助增加奶的摄入量，减少诸多健康隐患。

乳制品食用方式应当"多元化"

可以喝的乳制品绝大部分为牛奶，而且多为纯鲜奶，含有较为丰富的优质蛋白质、维生素等。而一些小众奶，如羊奶、骆驼奶等，尽管其营养成分各有千秋，但都与牛

特别提醒

乳制品保障三大人群营养

● **儿童青少年**　乳制品是多种营养成分的良好来源，通过增加乳制品的摄入，儿童的年龄别体重和身高、血清铁蛋白和锌的水平、短期记忆值和相关生活质量指标都有明显提高，低体重和贫血的发生率下降。青少年期也应多摄入一些乳制品，例如每日增加250克鲜奶或相应质量的乳制品。

● **孕妇**　研究显示，不吃乳制品的中国妇女产后骨密度比同龄非孕妇女下降16%。此外，孕期增加乳制品

摄入可使妊娠期高血压的发生率降低35%，子痫前期的发生率降低55%，早产的发生率降低24%。孕期饮奶还可降低孩子出生后对牛奶蛋白过敏的风险。一般提倡孕妇及哺乳期妇女每天喝两杯奶，约500克。

● **老年人**　奶中的蛋白质消化吸收率高，可以保障足够的蛋白质摄入量。奶中的乳糖可促进机体对钙的吸收，预防骨质疏松等疾病。奶中的钙还可促进肾脏排水和钠，患高血压的老年人每天饮用1~2杯牛奶，有助于稳定血压，舒缓紧张情绪。

奶有着相同的营养特点，不能简单地根据某一营养素的含量判断哪种奶的营养价值更高。酸奶则是将鲜奶进行发酵制成的乳制品。

可以吃的固态乳制品主要包括奶酪、奶油等。奶酪和酸奶一样，都属于发酵乳制品。奶酪营养密度大，在具有同等热量的前提下，奶酪中富含的钙、蛋白质要远远高于酸奶和鲜奶。奶酪的制作工艺会将鲜奶中的一部分乳糖分解掉，是乳糖不耐受人群的良好选择；胃容量小的宝宝需要摄入体积小、营养多的食物，营养密度高的奶酪是助力宝宝生长发育的优质食材。奶油由牛奶中分离的脂肪加工而成，主要用来制作奶油蛋糕等，少量摄入可增进食欲。但其中动物性脂肪含量较高，容易引起肥胖，不能摄入过多。

人们可以按照自己的体质和口味选择合适的乳制品，若喝牛奶感觉肚子不舒服，可以考虑喝酸奶。"吃奶"不仅指吃固态乳制品，也可以把液态奶加入其他食品中食用，如在燕麦粥中加入牛奶、制作馒头和面包时加入牛奶等。多元化的食用方式可增加乳制品的摄入量。

乳制品选购注意事项

面对市场上种类繁多的乳制品，选购时应重点关注四个方面。

❶ 品牌 最好选择品牌知名度高且标识说明完整、详细的产品。

❷ 标签 注意生产日期和保质期，购买后不宜长久存放。配料表应尽量简单，除奶外，最好不含其他成分。含乳饮料的配料表中除奶外，还有水、甜味剂、果味剂等，水的含量往往最高（国家标准要求含乳饮料中奶的含量不低于30%），其营养价值不能与纯奶相提并论。纯牛乳中，总干物质（也叫全乳固体）和蛋白质含量越高，营养价值越高。

❸ 价格 在关注配料及营养成分的同时，可选择性价比高的乳制品，经济又实惠。

❹ 种类 挑选乳制品时，除了考虑个人口味、喜好等因素外，也应该注意因人而异，选择适宜的种类。例如，高脂血症、肥胖者可选择低脂、脱脂奶，或无糖、低脂酸奶，不选奶油。**PM**

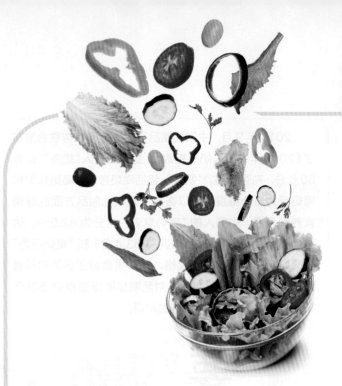

影响因素1： **原料处理**

绝大多数烹饪原料在烹制前都要经过清洗、切分处理，有的原料还要先行焯水。以白菜为例，切分、清洗、浸泡、漂烫、挤汁等处理对维生素C含量的影响如下。

不同处理方法对白菜维生素C含量的影响

处理方法	维生素C损失率（%）
先洗后切，切后测定	0
切后冲洗2分钟	8.4
切后浸泡30分钟	23.1
沸水漂烫2分钟，不挤汁	45.1
沸水漂烫2分钟，挤汁	77.1
沸水漂烫2分钟，挤汁后进行其他热处理	93.5
浸泡过夜，再挤汁	95.5

从上表可以看出，切分本身对维生素C含量的影响并不大，只要不把蔬菜切得太碎，损失的维生素C也不算多。但是切后一遇水，维生素C就随着水流失了，冲洗水流越大，泡的时间越长，损失就越多。因此，与切后洗相比，洗后切能更好地保留维生素C。加热对维生素C的破坏也很严重。如果少不了焯水这个步骤，那么将蔬菜放入沸水中快速漂烫，则可以减少维生素C的损失。因为沸腾的水中所含溶解氧极少，且蔬菜本身含有的氧化酶在高温下迅速失活，通过氧化作用损失的维生素C小于放入冷水中"煮开"的蔬菜。

维生素C是人体必不可少的一种维生素，长期缺乏维生素C会导致坏血病，因此它又被称为抗坏血酸。此外，人体中的维生素C还有抗氧化、预防动脉粥样硬化、预防癌症发生等多种作用。人体无法合成维生素C，只能通过食物获取。可是，维生素C的化学性质非常活泼，日常烹饪中它的损失不可避免，因此要针对不同影响因素采取措施，以减少损失。

留住蔬菜中的维生素C

华南农业大学食品学院教授　赵力超

影响因素 2：烹饪方法

中国的饮食文化博大精深，烹饪食物的方法多种多样。据统计，全国各地的菜肴烹饪方法多达四百多种，常见的有蒸、煮、炒、炸、炖、爆等。通过各式各样的烹饪手段，植物性食材的细胞壁被破坏，更有利于消化吸收，但也使菜肴中营养素发生了一系列变化。不同烹饪方式对维生素C含量的影响也很大。

● **蒸** 蒸以水蒸气作为传热媒介，菜肴的浸出物较少，营养素保存率较高。但是长时间蒸制，维生素C会被大量破坏。因此，可等水沸后再放入需要蒸制的食品，同时盖紧锅盖，并用大火快速蒸熟。

● **煮** 煮是将处理好的原料放入汤水后加热的方式，原料在煮制过程中，其中一些营养物质会浸入汤中而被弃去。经过煮制的蔬菜，维生素C保存率为18%~73%，具体因蔬菜种类和煮制条件而异，总体趋势是：时间越短，维生素C保存率越高。

● **炸** 油炸后的食物，维生素C损失反而少。一是因为油炸温度高，加热时间短；二是维生素C在油中溶解度不高。但要注意控制油温不要过高，有实验证明，油温在150~200℃时，维生素C的保存率小于2%，油温高于200℃时油脂会劣变。

● **炒** 炒菜是较好的烹饪方法。大火快炒可减少维生素C的损失，急炒3分钟，白菜的维生素C损失率为5.3%，而将炒制时间延长到8分钟，维生素C损失率增加0.9%。另外，炒菜时加点醋可防止维生素C被破坏，勾芡则可在蔬菜表面形成"保护膜"，减少营养流失。

● **榨汁** 当蔬菜或水果被切碎后，因表面积变大，更容易被氧化，在搅拌过程中与空气充分接触，其内所含的维生素C也会因氧化而大量损失。因此，喝鲜榨果汁不如直接生吃水果。

影响因素 3：加热器具

不同加热器具对蔬菜维生素C含量的影响

蔬菜 \ 维生素C损失率（%）	微波炉	压力锅	传统锅
卷心菜	20	30	62
菜花	10	18	27
西兰花	13	19	55

三组数据都显示，相比用压力锅或传统锅烹调，微波炉烹调能更好地维持蔬菜中维生素C的含量。维生素C具有一定的热不稳定性，加热温度越高、时间越长，损失越多，采用功率大、加热时间短的微波炉加工食品，可以更好地保留蔬菜中的维生素C。

结论：五种措施，减少维生素C损失

❶ 先洗后切，尽可能地保留蔬菜在处理过程中流出来的汁液。

❷ 不要将果蔬切得太碎，不用或少用榨汁机处理水果和蔬菜。

❸ 大火快炒或油炸，但要注意控制油脂摄入量。

❹ 蒸煮过程中，等水沸后再放蔬菜。

❺ 用微波炉取代传统的加热方式烹饪一些菜肴。 **PM**

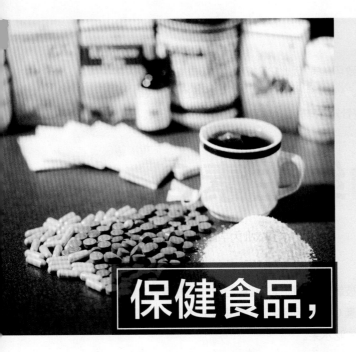

保健食品，

2016 年 6 月，中国消费者协会公布的《保健食品消费者认知度问卷调查报告》显示，七成以上消费者对我国保健食品市场总体不满意。2017 年 7 月，国务院食品安全办等 9 部门发布了《关于印发食品、保健食品欺诈和虚假宣传整治方案的通知》（食安办〔2017〕20 号），开展了对食品、保健食品欺诈和虚假宣传的专项整治，体现了我国对严厉打击违规营销宣传产品功效、误导和欺骗消费者等违法行为，切实保障消费者合法权益和消费安全的决心与信心。2018 年 10 月，国家市场监督管理总局发布了《食品、保健食品欺诈和虚假宣传整治问答》，对与食品、保健食品整治相关的法律法规进行了梳理。

事实上，我国对保健食品的管理一直未有松懈，管理制度一直在演变与发展。然而，随着保健食品产业的发展与壮大，各类与之相关的问题仍旧日益凸显。总体而言，有两个问题较为突出：一是保健食品功能分布不均匀，二是保健食品的"食品"与"药品"属性难以区分。

"食"与"药"界限何在

国家市场监督管理总局食品评审中心副主任药师　李美英

增强免疫力保健食品"蔚然成风"

改革开放以来，我国经济飞速发展，人民的生活水平不断提高，消费者的自我保健意识也在不断增强。20 世纪 80 年代后期，保健食品应运而生。特别是近年来，保健食品行业飞速发展，各类产品层出不穷，令人眼花缭乱。

自 1996 年我国开展保健食品审批和生产许可管理至今，保健功能声称经历了 5 次调整。到 2003 年，允许声称的保健食品功能有 27 项：增强免疫力、改善睡眠、缓解体力疲劳、提高缺氧耐受力、对辐射危害有辅助保护功能、对化学性肝损伤有辅助保护、增加骨密度、缓解视疲劳、祛痤疮、祛黄褐斑、改善皮肤水分、改善皮肤油分、辅助降脂、辅助降糖、抗氧化、辅助改善记忆力、促进排铅、清咽功能、辅助降血压、促进泌乳、减肥、改善生长发育、改善营养性贫血、通便功能、对胃黏膜损伤有辅助保护功能、调节肠道菌群、促进消化。2012 年，国家食品药品监督管理局又对抗氧化等 9 项功能的评价方法进行了修订，并将"改善营养性贫血"调整为"改善缺铁性贫血"。

截至 2016 年 6 月，我国已获批的保健食品功能主要集中在增强免疫力、缓解体力疲劳、辅助降血脂、抗氧化等，占 60% 以上。其中，增强免疫力类产品又占功能性保健食品总量的 42.5%，排名第一，是辅助降血脂类产品（排名第二）数量的 3.2 倍。

为何形成这样的局面？原因如下。增强免疫力功能的评价方法一直沿用 2003 年卫生部发布的《保健食品检验与评价技术规范》，多年未修订，与当前实际情况脱离，导致对结果的判定要求不高，产品容易达到要求的检测目标。在对现行的 27 项保健功能进行评价时，有 7 项仅要求进行动物实验，5 项仅要求进行人体试验，15 项要求既做动物实验又做人体试验。对于增强免疫力类产品的评价，只需细胞水平或动物水平实验，相比人体试验，增强免疫力类产品的评价方法简单、成本低廉，易于通过评价。此外，人体与实验动物的生理、心理均存在很大不同，以动物在应激状态下免疫水平的变化评价产品对人体的功能，科学性存在质疑。

含中药材保健食品"食""药"难分

我国有着悠久的中医药历史文化，中医药养生的思想根深蒂固，管理制度允许保健食品原料使用中药材，既是我国保健食品的特色，也是监管的难题。

众所周知，中药材药理活性因其入药部位、产地、炮制方法、使用剂量等而异。我国对保健食品中药材原料的使用，沿用了2002年发布的《关于进一步规范保健食品原料管理的通知》。该规定只列出了允许使用的中药材名称，未进一步明确使用方法，因此无法严格指导企业的研发与生产，导致中药材在保健食品的使用中随意性较大。例如，目前多数产品配方里中药材原料的使用剂量多以《中华人民共和国药典》为参考，但其安全性仍值得商榷，一些产品中五味子、制何首乌、杏仁的最大用量甚至超过了《中华人民共和国药典》规定使用值的上限。

原料安全性的监测，多建立在长期食用、药用的经验基础上，但目前我国缺乏系统、全面的毒理学研究资料。可以作为药物使用的中药材，作为保健食品长期食用是否存在安全隐患尚未可知，多种原料之间的协同与拮抗作用也不清楚。蒽醌类化合物具有潜在的细胞毒性、肠毒性、肝毒性、泌尿系统毒性和生殖系统毒性，但含有蒽醌类衍生物的何首乌、决明子、芦荟、丹参、大黄、茜草、番泻叶等中药材原料被广泛运用于保健食品中。以何首乌为例，2014年7月，国家食品药品监督管理总局根据药品不良反应监测结果，发布了《关于加强含何首乌保健食品监管有关规定的通知》，下调何首乌使用剂量，限制保健食品功能使用，限制使用人群，以保障人民食用安全。

2012—2015年，我国共批准含中药材的保健食品1714个，占三年内保健食品批准总量的56.7%。不但单个产品使用中药材的种类不断增多，中药材达5味以上者高达230个，而且某些保健食品的中药材原料配伍与一些中成药非常相近。例如，某西洋参地黄丸使用的主要原料包括熟地黄、山药、制山茱萸、西洋参、泽泻、茯苓6味中药材，仅将我国传统六味地黄丸组方中牡丹皮换成了西洋参。六味地黄丸具有滋阴补肾的功效，主治头晕耳鸣、腰膝酸软、肾阴亏损等，而西洋参地黄丸的保健功能声称为增强免疫力、对辐射危害有保护功能。仅一味药材的变化，产品的性质与功能便完全不同，究竟是"食"是"药"，难以区分。

分清"食"与"药"，合理选择保健食品

根据《食品安全法》，作为一类特殊食品，保健食品的属性为食品，与药品有本质区别。除了国家从监管方面加强把控外，消费者在购买和使用保健食品时，也应科学认识，理性选择。保健食品与药品的具体区别如下。PM

不同点	保健食品	药品
使用人群	具有保健需求的特定人群	疾病患者
使用目的	调节机体功能、改善亚健康状态、提高人体抵御疾病的能力，不以预防、治疗疾病为目的	用于有目的地调节人体生理功能并有相应的适应证，规定功能主治、用法、用量
副作用	保健食品原料在规定使用量下无毒副作用，不得使用有毒有害物质，产品不允许给人体带来任何急性、亚急性和慢性危害	在固定使用量下允许有一定的毒副作用
用法用量	仅口服使用，食用、饮用有规定用量	有多种给药途径，如注射、涂抹等
使用期限	如消费者经济状况允许，保健食品又有实际效果，可以长期食用	有明确的服用剂量和服用时限，在疾病痊愈或明确该药品无效时，需停止使用
购买渠道	超市、药店，无须医生或专业人员的指导，可根据自身的知识和条件自由购买	应购于药店或医院，在医生或专业人员的指导或监护下，方可合理使用

在我国，立春之日吃春饼的习俗由来已久。晋代时，已经有了春饼的雏形，最初被叫作"五辛盘"。周处《风土记》中记载："元日造五辛盘。五辛所以发五脏气，即葱、蒜、韭菜、芸薹、胡荽是也。"后逐渐演变为立春之日食用，名字也变成了"春盘"。唐代诗人杜甫在诗作《立春》中描述的就是立春之日人们互赠春盘的热闹景象："春日春盘细生菜，忽忆两京全盛时。盘出高门行白玉，菜传纤手送青丝。"宋代文豪苏东坡在立春时节与友人踏青游山，"雪沫乳花浮午盏，蓼茸蒿笋试春盘"，于是便有了脍炙人口的《浣溪沙·细雨斜风作晓寒》。最末一句"人间有味是清欢"颇富哲理，被后世传颂至今。从宋到明清，吃春饼之风日盛，且有了皇帝在立春时节向百官赏赐春盘、春饼的记载，明代《燕都游览志》载："凡立春日，于午门赐百官春饼。"至于春饼里的内容，也是不断变化的，例如明代民间常以葱、蒜、韭、姜、芥丝等寻常蔬菜制作春饼，这类蔬菜能增进食欲。在讲究"药食同源"的中国，很多辛味蔬菜还有药用价值。

立春时节话"五辛"：

南京农业大学园艺学院教授 侯喜林

葱、蒜、韭、姜、芥

葱：葱白长短不一，味道各有千秋

自古以来，葱便有"和事草"的雅称，意为各种菜肴中只要加些葱，便可达到五味调和。因音同"聪"，我国部分地区还有食葱聪明的说法，颇为有趣。葱的种类主要有大葱、分葱、香葱、胡葱。大葱在我国的栽培最为普遍，根据葱白的长度，分为长白型和短白型两种。长白型大葱质嫩、味甜，生熟食均可，例如章丘大葱质地细嫩、纤维少、品质上等，是山东名吃煎饼卷大葱的主要食材。北京烤鸭也常佐以长白型大葱的葱丝和黄瓜丝，一则提味，二则解油腻。而短白型大葱的葱白粗短、紧实，辣味浓，主要供调味、炒食用。大葱以葱白为主要食用部分，以外形圆整、皮色洁白、不失水、不干瘪者品质为佳。

细香葱柔嫩、香味浓烈，小葱拌豆腐素雅淡洁、清香爽口，是一道经典凉菜。不仅在中国，欧美人食用细香葱也非常普遍，细香葱常用以制作汤羹、沙拉等。细香葱的维生素和大多数矿物质的含量均高于大葱，胡萝卜素含量是大葱的十余倍，营养价值很高。

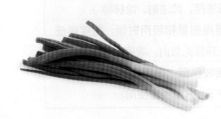

蒜：不可缺少的调味品

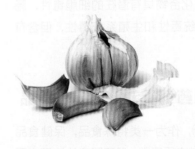

大蒜起源于中亚，公元前113年，张骞将大蒜从西域带回陕西关中地区，后遍及全国。大蒜富含磷、铁、镁等矿物质，每100克蒜苗中维生素C含量高达70多毫克；而每100克新鲜蒜头中硒的含量近30微克，是一般蔬菜的25倍，因而具有一定的防癌作用。大蒜味辛、性温，有暖脾健胃、促进食欲、解毒消虫等功效，同时也是一种抗菌剂，对大肠杆菌、葡萄球菌等有抑杀作用，还能预防心血管疾病和糖尿病等。此外，大蒜独特的风味物质——大蒜素能增进食欲，是膳食调味中不可缺少的调味品：家常菜烧茄子、鱼香肉丝、麻婆豆腐等，陕西的酿皮，北京的灌肠，不调蒜汁便缺了滋味；西安地道的羊肉泡馍更是要搭配几瓣糖蒜。

大蒜的主要产品为蒜头、蒜薹和青蒜。用作蒜头、蒜薹食用的大蒜，以大瓣种为宜（每个蒜头4~8个蒜瓣），而小瓣种（每个蒜头约20个蒜瓣）宜用作生产蒜苗。因此，炒菜调味用的大蒜，应选择大瓣种。蒜瓣是储存营养的器官，蒜头肥大圆整、外皮颜色一致、蒜瓣大小均匀无畸形、无裂头散瓣者品质为佳。

韭：春初早韭味道最胜

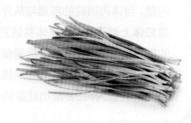

《南齐书·周颙传》中有这样一段对话："文惠太子问颙：'菜食何味最胜？'颙曰：'春初早韭，秋末晚菘。'"可见，早春是食用韭菜的好时节。现代医学研究证明，韭菜含有较多的纤维素，能增加胃肠蠕动，除改善习惯性便秘和预防肠癌外，韭菜含有的挥发油及含硫化合物，还具有促进食欲、杀菌和调节血脂的作用。韭菜也是一味传统中药，中医认为韭菜具有补虚益阳、调和脏腑的药用价值。

以嫩叶和柔嫩花茎供食用的称作韭菜、韭薹，而韭黄是韭菜软化栽培（令蔬菜在黑暗或弱光条件下生长，形成柔软、黄化器官的栽培技术）不产生叶绿素的结果。韭菜的营养价值远高于韭薹和韭黄。韭菜的食用方式主要有炒食或制作馅料：一道韭菜炒鸡蛋，是百姓饭桌上常见的菜肴；韭菜饺子，可荤可素，备受欢迎。我国北方有些地区将韭菜花制成韭花酱，是涮羊肉必备的调料之一。

姜：老嫩皆可食

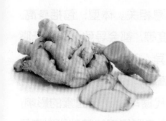

不同于上述三种葱蒜类蔬菜，姜属于薯芋类蔬菜，以肉质根茎供食。姜是多年生草本植物，生产上常作一年生蔬菜栽培。姜含有的姜辣素、姜油酮、姜烯酚和姜醇等构成了姜的特殊香辣味，使姜既可以直接作为调味品，也可以加工成姜糖、咸姜片、姜汁、姜酒等。姜有健胃、除湿、祛寒等作用，是良好的"发汗剂"，冬天里喝点姜汤，很快便会感到身体温暖；夏日里喝点姜汤，还能散热解暑。俗话说"上床萝卜下床姜，不用医生开药方"，可见姜的保

健功效之大。

根据用途，姜可分为食用药用型、食用加工型、观赏型三类。我国栽培的生姜品种多数以食用为主，兼有药用价值，例如山东莱芜大姜、广州肉姜、福建红芽姜；也有少数品种以药用为主，例如湖南黄心姜、湖南鸡爪姜。鲜食或用于加工的生姜品种要求纤维含量低、肉质脆嫩、色淡、香味浓而辣味淡。观赏型生姜主要有花姜等。

一般情况下，嫩姜用于鲜食，老姜用于调味，是制作肉食去腥的必备调料，以颜色鲜黄、有光泽、组织致密饱满者为佳。生姜发芽后营养消耗不多，仍可食用。

芥：全身是宝

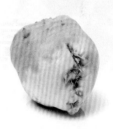

芥菜原产于我国，是十字花科芸薹属草本植物。经过长期的栽培选育，形成了叶用、茎用、根用等丰富的品种。茎用芥菜是加工榨菜的原料蔬菜；叶用芥菜可鲜食，亦可加工；根用芥菜属于根菜类蔬菜，又叫大头菜、辣疙瘩等，其主要供食用部位为肉质根，通常经腌制或酱制后食用。芥菜中含有硫代葡萄糖苷，经水解后产生挥发性芥子油，因而具有特殊的香辣味。我国云南、四川等地的大头菜，四川地区的榨菜、冬菜，江浙一带的雪里蕻、梅干菜，潮汕地区的梅菜等，均由芥菜加工而成。此外，芥菜种子磨粉可制成黄芥末，榨出的油称芥子油。芥菜可谓全身是宝。PM

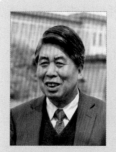

专家简介

侯喜林　二级教授，博士生导师。主要从事不结球白菜遗传育种与分子生物学研究工作。南京农业大学园艺学院原院长，国家大宗蔬菜产业技术体系岗位科学家和江苏省蔬菜产业技术体系首席专家，农业农村部华东地区园艺作物生物学与种质创制重点实验室主任。

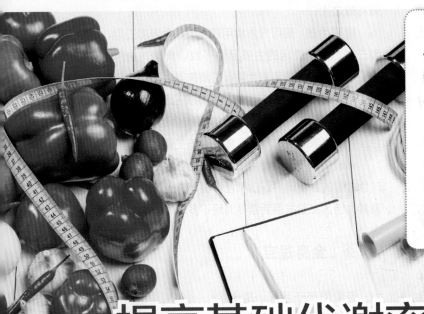

人类的一切生命活动都需要能量，能量可以维持体温和正常的生理活动，包括细胞的生长、繁殖，营养物质的运输，代谢废物的排泄，等等。我们通过摄入食物获取能量，又通过代谢释放或储存能量，能量"来源"与"去路"之间的关系，是营养学的一个基本问题。当体内消耗的能量与从外界摄取食物获得的能量总体上趋于相等，身体就达到了能量平衡。当能量的摄入大于消耗，多余的能量便会转变成脂肪囤积在体内，久之便会造成肥胖等问题。所以，减肥，一要控制能量的摄入，二要增加能量的消耗。

提高基础代谢率，减肥就能"偷懒"吗

北京协和医院临床营养科教授　于康

吃不胖，可能是"天生的"

想要减肥的朋友可能会特别留意到这样一种人，他们怎么吃都不胖，也不用在健身房里挥汗如雨地运动减肥。排除疾病的原因，这类人可能有着先天的"优势"，因此他们可以"有恃无恐"地享受美味，令人羡慕不已。

不运动，身体也会消耗能量吗？答案是肯定的。通常情况下，能量的"去路"包括以下几个部分：运动的生热效应、食物的生热效应、兼性生热效应、基础代谢。运动生热不用多说，就是通过运动消耗能量，在所有的能量"去路"中，运动生热效应的变异率最大，换言之，增加运动强度就可以增加能量消耗。食物生热效应是食物消化、转运、代谢、储存过程中所消耗的能量，一般可达到每日能量消耗量的10%。摄入碳水化合物、脂肪、蛋白质均可引起生热效应，但能量的消耗量各不相同。兼性生热则涵盖了环境温度、情绪应激等其他因素引起的能量消耗。

最后，来说说基础代谢率，也就是瘦人躺着都不胖的"秘诀"。基础代谢率是指人在清醒且安静的状态下，不受活动、环境、温度和精神紧张等因素影响时的能量代谢率。基础代谢在每日消耗的能量中所占比重最大，可达60%~70%。而一个健康、中等活动强度的成年人，运动生热效应消耗的能量只占15%~30%。看到这里，你的疑惑是否被解开了？

影响基础代谢率的因素

如果基础代谢率可以提高，减肥岂不是会容易很多？道理虽如此，但是否切实可行，还要看看影响基础代谢率的因素有哪些。

无脂组织（肌肉、器官及骨骼等）与基础代谢率息息相关。体型，包括身高、体重、肥胖程度等，都会导致个体间无脂组织含量的差异。无脂组织的质量越大，基础代谢率越高。同时，有研究证实，无脂组织的基础代谢率受遗传因素的影响，不同个体每千克无脂组织的基础代谢率是不同的。此外，随着年龄的增长，人体的基础代谢率逐渐降低；女性的基础代谢率一般低于男性。无脂组织、性别、年龄这三个因素在导致基础代谢率不同的因素中占83%。年龄、性别、遗传，是我们没办法选择与改变的，但体重、肥胖程度、肌肉量却是可以人为调整和控制的。从这个角度分析，基础代谢率是可以提高的。

甲状腺激素水平、交感神经系统活动也会导致代谢率的不同。举个简单的例子，甲亢患者食量大，人却消瘦，就是基础代谢率异常上升导致的。人体内儿茶酚胺与交感神经系统相互作用，导致交感神经系统活跃，基础代谢率也会升高。摄入咖啡因可以导致血浆儿茶酚胺水平升高，也许有潜在的减肥功效，但还有待确切证据支持。还有一些研究表明，尼古丁可以刺激儿茶酚胺释放，长期酗酒也可能引起体内儿茶酚胺水平的变化。如此看来，在一些"非常规"状态下，人体的基础代谢率也会有所提高。但请注意，吸烟、喝酒不一定会瘦，但一定是不健康的，若以损害健康为代价来减肥，得不偿失。

减肥还需"减脂增肌"

通过上述分析看得出来，想通过提高基础代谢率减肥，我们能做的就是"减脂增肌"，其最终的"落脚点"还是控制饮食与增加运动量。在这里，康叔给大家一些建议。

● 节食减肥不可取

节食减肥确实能很快见效。减肥者认为，长期节食，身体需要的能量得不到补给，便会开始消耗储存的脂肪。这种方法并不科学，当机体缺乏能量补给时，为对抗体重的丢失，能量消耗会出现代偿性变化，基础代谢率反而会降低；且节食减肥短期之内减掉的很可能是水分，很容易反弹。长期节食还会造成胃肠道功能紊乱，导致营养不良。减肥是一项长期而系统的工程，每餐食物均按比例减量、保持生活规律，才能保持代谢系统正常运转，消耗

更多能量。

● 优质蛋白益处多

对于想减肥的人，蛋白质应该是最理想的宏量营养素了。一是三种宏量营养素中，蛋白质生热效应最大，消化蛋白质能提高代谢率，每天多消耗 80~100 千卡（335~418 千焦）的能量。二是人体肌肉所消耗的能量占据很大比例，而蛋白质是修复肌肉和加强肌肉组织生长的必需品。还有研究显示，腰围的减少与优质蛋白质的摄入量多明显相关。豆制品及乳制品中优质蛋白质含量较高，可以在每日饮食中适量增加。但不提倡通过大量食用或只吃高蛋白质食物进行减肥，营养均衡、食物多样化是健康膳食的基础。

● 保证饮水量

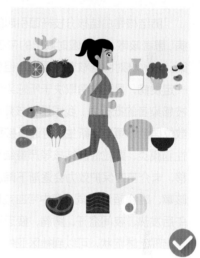

水约占人体重量的 70%。作为良好的介质，水可以输送营养、调节体温、排泄废物、促进消化、保证新陈代谢的稳定运行。身体缺水，代谢率会降低。不要等感到口渴再喝水，因为当人感到口渴时，机体已经处于缺水状态。成年人每日需要 2500 毫升水分，其中 1200~1500 毫升水分需要通过直接饮水获得，白开水是最佳饮品。

● 增加运动量

在每日饮食摄入和运动消耗差不多的情况下，代谢率高的人，维持体重或减重更容易一些，而代谢率低的人则要通过额外的运动来消耗更多的能量。除了基础代谢外，运动生热效应所消耗的能量比例排第二位。高强度运动时，能量消耗甚至可达到基础代谢率的 10 倍以上。除了运动生热效应，运动也可增加肌肉含量，提高基础代谢率。肌肉组织代谢活跃，肌肉越发达，基础代谢率越高，消耗的能量越多。需要提醒的是，要科学运动，循序渐进，切莫急于求成。**PM**

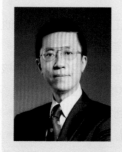

专家简介

于康 北京协和医院临床营养科主任医师、博士生导师，中国营养学会理事兼科普委员会副主任委员，中华医学会肠外肠内营养学分会委员兼营养代谢协作组副组长，中国老年医学会营养与食品安全分会副会长，北京医学会临床营养分会候任主任委员，北京医师协会临床营养分会副主任委员，北京营养师学会副理事长。

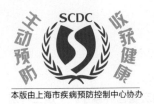

本版由上海市疾病预防控制中心协办

> 2017年,湖南省桃江县第四中学发生结核病聚集性疫情,共报告肺结核确诊病例81例,疑似病例7例;2018年11~12月间,上海市一所职校发现13例肺结核……这些发生在学校内的结核病突发公共卫生事件引起了高度关注,也再次敲响了学校结核病防控的警钟。

严把入学体检关
防控学校结核病

上海市疾病预防控制中心结核病艾滋病防治所
副主任医师　陈　静

　　肺结核是由结核分枝杆菌引起的一种慢性呼吸道传染病,患者咳嗽、打喷嚏时喷出的带菌飞沫可引起健康人感染。全人群对肺结核普遍易感,但感染了结核杆菌的人不一定发病,是否发病取决于所感染结核菌的毒力、菌量及被感染者的抵抗力。我国是结核病高负担国家之一,患者数位居全球第二。新生儿可通过接种卡介苗有效预防结核性脑膜炎、粟粒性肺结核等严重结核病,但随着时间的推移,卡介苗的保护效力会逐渐下降。肺结核的主要症状为咳嗽、咯痰超过2周,痰中带血或咯血,其他常见症状有午后发热、夜间盗汗、胸痛、疲乏无力、体重减轻等。如果出现上述症状,可以到社区卫生服务中心或辖区结核病定点医院筛查。随着医疗技术的进步和卫生服务可及范围的扩大,越来越多以体检等方式发现的早期结核患者,他们可能不具备上述典型症状。

　　结核病防控的重点人群包括患者的密切接触者、老年人、学生、糖尿病和艾滋病患者。在校学生学习紧张,压力大,户外活动少,易发生抵抗力下降,此时若感染结核杆菌,更容易发病。学校人群高度集中,出现结核病病例后,如果不能及时发现并处置,很可能导致校内传播。

防止蔓延:把好入学体检关

　　2018年6月,《上海市学校结核病防控工作规范(2018版)》发布,基本思路包括:将结核病筛查纳入学校入学体检项目,以把好"入口"关;创建良好的学校卫生环境,以减少校内病例发生;落实学生健康体检、晨检及因病缺勤病因追查与登记制度等措施,以做到早发现、早治疗、早处理;按规范要求做好散发疫情处置,以防发生聚集性疫情,并进一步防止疫情蔓延。

　　为切实把好入学体检这个关口,学校应将结核病检查作为新生入学体检和教职工体检的必检项目。其中,初中、高中毕业体检和大、中专院校入学体检项目中必须包括胸片检查。体检必须由具备资质的体检机构开展,发现疑似病例时应及时反馈给学校,由学校通知学生(或家长)到结核病定点医疗机构检查、确诊。

　　确诊肺结核并符合休学条件的在校学生,一定要遵医嘱治疗,以确保疗效,尽早康复。患者的密切接触者(主要包括同班师生、同宿舍同学)也应配合筛查,以便卫生机构和学校根据筛查结果及时采取相应的处理措施。

积极预防:做好日常健康宣教

　　做好日常结核病防控工作离不开健康教育,学校应采取多种形式广泛宣传结核病防治核心知识。

- 肺结核是长期严重危害人民健康的慢性传染病。
- 肺结核主要通过呼吸道传播,人人都有可能被感染。
- 咳嗽、咯痰2周以上,应怀疑得了肺结核,要及时就诊。
- 不随地吐痰,咳嗽、打喷嚏时掩口鼻,戴口罩等,可减少肺结核的传播。
- 规范全程治疗,绝大多数患者可以治愈,还可避免传染他人。
- 出现肺结核可疑症状或被诊断为肺结核后,应主动向学校报告,不隐瞒病情、不带病上课。
- 养成勤开窗通风的习惯。
- 保证充足的睡眠,合理膳食,加强体育锻炼,提高抵御疾病的能力。**PM**

关注上海市疾病预防控制中心,了解更多疾病防控信息。

维护健康：

从关注人体"微生态"开始

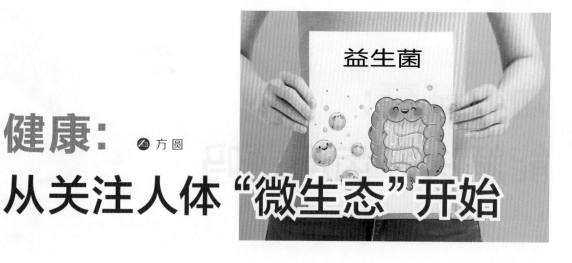

益生菌

☑ 方圆

健康是人们共同的向往，但遗憾的是，几乎每个人都会受到健康问题的困扰。且不说瘫痪、脑卒中、癌症等严重疾病，即便是高血压、血脂异常、冠心病、痛风等慢性病也会让人们痛苦不堪。随着医学科技的进步和生活水平的提高，人们应对疾病的能力越来越强。与此同时，医疗保健技术与产品也不断涌现，成为人们预防和治疗疾病的重要手段。

传统的保健观念认为，人体缺什么，就该补什么，如补充维生素、矿物质、蛋白质等。实际上，人体内寄居着各种各样的细菌，它们和人体共同组成微生态系统。人体微生态不仅是消化、吸收、免疫、能量代谢的重要参与者，也是药物代谢的中转站，在维护人体健康方面扮演着重要角色。

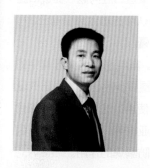

益生菌：维护人体微生态平衡的"法宝"

近些年，富含益生菌的食品、保健品悄然流行起来。福建康是美生物科技有限公司总经理黄轲多年来致力于肠道益生菌的研究。他认为，这种大量存在于人体肠道内的活性微生物对于维持人体微生态健康具有重要意义。现代人生活节奏快、工作压力大、饮食结构不合理、生活方式不健康，再加上年龄增长、长期使用抗生素等，体内益生菌，尤其是肠道益生菌的数量大大减少，微生态失衡，需要及时补充益生菌，以恢复人体微生态的平衡。

为此，黄轲研发了一种可用于调节人体肠道菌群健康的益生菌组合物，创新性地将嗜酸乳杆菌、长双歧杆菌、短双歧杆菌等多种肠道益生菌与乳铁蛋白等多种有效物质相结合，显著提升了肠道益生菌的定植能力，有助于建立和维持肠道菌群平衡，维护人体健康。

创新技术：为益生菌品质"护航"

为了制备出效果更佳的益生菌产品，黄轲对益生菌的培养设备和生产设备进行了改造，并取得了多项成果，包括一种微生物试剂盒、一种高效的生物发酵设备、益生菌培养系统、互联网远程定位益生菌发酵系统等。这些创新技术确保了益生菌产品的品质，对于益生菌效用的最大限度发挥具有重要意义。

黄轲表示，随着人们健康保健意识的不断增强，益生菌产品的市场前景被广泛看好。未来，消费市场对益生菌产品的需求将会大幅度增加，益生菌产业有望迎来爆发式增长。福建康是美生物科技有限公司专注于益生菌等先进生物科技的研究，致力于为消费者提供高品质的健康保健产品。益生菌产品是一种作用于人体的功能性产品，其品质的优劣直接关系着消费者的身体健康，甚至生命安全。研发和生产益生菌的工作人员和企业不但要有创新意识，更要有责任意识，努力为消费者提供安全、放心的益生菌产品，积极促进益生菌产业的健康发展。**PM**

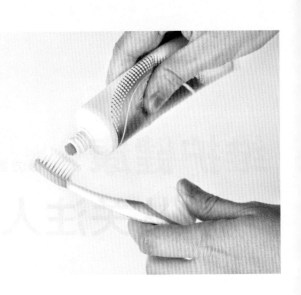

功效牙膏：
能解决牙齿问题吗

上海中医药大学附属龙华医院口腔科副主任医师　王 兵

读者咨询

张女士：我吃了酸的东西（如水果等）后，第二天吃东西时牙齿总是发酸。这是不是因为刷牙不到位，没有把酸性的水果残留物刷干净？用防酸牙膏能缓解这一问题吗？

江先生：我患有牙周炎，牙根暴露比较多。网上有帖子说，某些功效牙膏对牙周炎很有效，是真的吗？

医生的话

吃酸性食品后牙齿发酸，一般是牙敏感症的表现。牙周萎缩、牙磨耗、牙体楔状缺损等，都可导致牙敏感症，防酸牙膏只对轻度牙敏感症有效。张女士这种情况，应该到口腔科就诊，针对病因进行治疗。另外，进食酸性食物或果汁，可在半小时后刷牙。因为酸性环境会造成牙齿表面脱钙，立刻刷牙会引起牙面硬组织损伤。一般牙膏呈弱碱性，能中和口腔内部分酸性物质，从而预防龋病的发生。

牙周炎的治疗包括局部治疗、药物治疗和有效的牙周清洁护理。牙膏只能在刷牙时发挥有限的作用，并不能有效治疗牙周炎。像江先生这样的牙周炎患者，应该到口腔科就诊，进行相关治疗。当然，正确刷牙对牙周健康的维护也至关重要。饭后刷牙，使用牙线、冲牙器、牙间刷等进行有效清洁，是保持牙周清洁、避免局部刺激的有效方法。牙膏只是对牙齿清洁有辅助作用，从治疗的角度讲，牙膏不是药物或治疗手段，并无治疗作用。

牙膏成分不神秘

牙膏到底有哪些功效呢？其实，消费者在购买牙膏时，不妨先花几分钟时间仔细看一下牙膏的标签，了解其成分。

牙膏的基本成分为摩擦剂、洁净剂、润湿剂、胶黏剂、防腐剂、甜味剂、芳香剂、色素和水，其中发挥主要功能的是摩擦剂和洁净剂。摩擦剂是牙膏的主体原料，一般占20%~50%，能和牙刷共同作用，去除牙垢，减少牙渍、牙菌斑、牙结石等。目前，使用较多的摩擦剂是天然碳酸钙和二氧化硅。洁净剂即表面活性剂，可以使菌斑、软垢在刷牙时更易被清除，目前普遍使用的是月桂醇硫酸钠。

三种"功效牙膏"得到认可

所谓功效型牙膏，是在牙膏基本成分的基础上添加了某些特殊成分，有预防或减轻某些口腔问题、促进口腔健康的作用。目前得到卫生部门认可的功效牙膏有三种：防龋牙膏、抗炎牙膏和抗过敏牙膏。

❶ **防龋牙膏**　即含氟牙膏。氟制剂是这类牙膏中的功效成分。氟在预防龋病方面的重要作用已被大量研究证实，含氟牙膏也早已在全球广泛使用。这种牙膏中的氟化物有氟化钠、单氟磷酸钠和氟化亚锡等，可通过抑制牙齿脱矿或促进牙齿再矿化，达到预防龋病的作用。

❷ **抗炎牙膏**　即添加了抗炎抑菌成分（中、西药成分）的牙膏，有一定抑制牙菌斑，减轻牙龈红肿、出血等炎症表现的作用，适用于牙龈炎、牙周炎等患者。

❸ **抗过敏牙膏**　市场上常见的"防酸"牙膏等属于

形形色色的"治病处方"

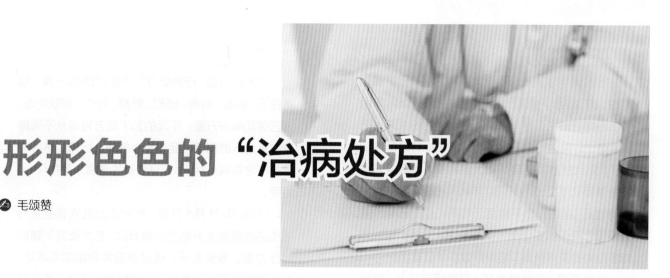

毛颂赞

运动处方

20世纪50年代，德国医生黑廷格尔首次将一些运动方式写进了处方。现在，小到咳嗽、发热，大到心脏病、癌症，医生开处方时，常会建议病人进行适量运动，并说明运动的时间、强度等。例如，一名哮喘病人的运动处方可能是："每周坚持散步3次，每次至少30分钟；每周游泳1次，每次不超过45分钟；坚持2个月，随时与医生沟通你的感受。"目前，在一些基于多学科团队合作的运动健康门诊，心血管、内分泌、骨科、营养、体育等多学科专家可为"三高"、肥胖、骨关节疾病等病人及亚健康人群提供治疗和运动、康复方案。

书籍处方

近年来，许多医院开设了病人图书馆。这种"阅读疗法"对预防老年痴呆症，治疗抑郁症、神经衰弱、精神分裂症等疾病颇有效果。"阅读疗法"一词源于希腊语，由"图书"和"治疗"合成，顾名思义，是指利用阅读图书达到治疗疾病的一种方法。

在英国部分城市，医生给抑郁症病人开处方时，不仅开药，还开出阅读书目；病人凭医生处方可到图书馆办理借阅手续，通过阅读达到心理自救的目的。在意大利，医生和文学家联手，针对不同疾病精心设计出不同的书籍处方，进行辅助治疗，同样取得了较好的效果。

此类。牙本质过敏的发病机制尚不明确。流体动力学假说认为，钙质流失导致牙本质小管开放后，外部刺激可引起牙本质小管内容物的流动，刺激牙髓神经，产生痛觉。抗过敏牙膏具有一定抗牙本质过敏症状的作用，可缓解因冷、热、酸、甜、机械等化学及物理刺激使牙齿产生的短而尖锐的疼痛。抗过敏牙膏多加入氯化锶或硝酸钾等物质。氯化锶可封闭牙本质小管，而硝酸钾可抑制刺激传导至牙髓神经，从而缓解牙敏感症状。楔状缺损、牙齿磨耗（磨损）、牙龈退缩等患者易对冷、热、酸、甜及机械刺激敏感，抗过敏牙膏有一定缓解作用。

除了含氟牙膏已被证明有防龋作用外，其他类型的功效牙膏只是具有辅助作用。

积极治疗，科学刷牙

必须明确，药物牙膏并不能治疗口腔各类炎症和其他疾病，也不可替代任何药物。如果出现牙齿龋洞、牙龈出血、牙齿酸痛等，不能一味依赖功效牙膏，应该及时就医，以免延误治疗时机。

实际上，牙膏的主要作用是清洁牙齿，使用普通牙膏即可。需要提醒的是，无论使用哪种牙膏，为了保证牙膏成分与牙体及牙周组织充分接触并发挥作用，每个牙面都需要有足够的拂刷时间，每次刷牙时间应不少于3分钟，每天至少早晚各刷牙一次。总之，牙膏并不是解决所有口腔问题的"法宝"，正确刷牙远比选择牙膏更重要。**PM**

"笑疗"处方

历代医学家都把笑称作"身心的快乐源泉"。笑的临床应用，相应产生了"笑的疗法"。元末明初江苏武进的名医徐迪，一次临诊时男扮女装，装疯卖傻，边跳边唱，一位发怒得病不能转动身体的女子，见此怪状情不自禁地大笑起来，结果身体就能随意转动了。20世纪30年代，法国医学家瓦歇系统地把"笑的疗法"应用于临床。他在巴黎一家医院里，每天都要让病人集中一次，给他们播放富有感染力的笑声录音，结果疗效非常显著。

研究证实：笑能降血压；笑能释放压力，减轻沮丧感；笑可以刺激人体分泌多巴胺，产生欣快感。喜剧、漫画、相声、滑稽、小品等艺术形式都可作为笑疗处方的内容。

"话疗"处方

"话疗"，可以交流思想，开阔眼界，陶冶情操，促进感情；可以广交朋友，消除烦闷，排遣寂寞；可以健脑益神，延缓大脑衰老。对很多人来说，与人闲聊是一种乐趣，是一种享受，能释放心中的郁闷和焦躁，刺激大脑分泌多巴胺，有利于健康与长寿。曾有医生开过这样一个"话疗"处方：每周至少与家人交流15小时以上；夫妻之间每天至少交流2小时，包括共进晚餐或午餐等。

有一位百岁老奶奶特别喜爱闲聊。她说："讲故事，说笑话，闲聊，是我长寿的重要秘诀。给邻居讲故事、说笑话，让别人开心的同时，我自己也感觉很幸福。"许多国家的女性平均寿命比男性高，其原因之一就是女性比男性爱闲聊。

公园处方

美国很多地区积极响应"处方公园"活动，医生为某些病人开出"公园处方"，并在处方中给出适当的运动建议。实践表明，大部分参与"处方公园"活动的病人，通过与大自然的亲密接触，搭配合理运动，起到了减肥、降压、集中注意力的效果。

艺术处方

艺术处方是"行为处方"中最广泛的一类，包括音乐、旅游、跳舞、绘画、雕塑、写作、诗歌朗诵、园艺劳动等多方面。不同的艺术处方可以从不同角度改善病人的病情，促进身心健康。比如，跳舞可缓解帕金森病症状，写作可帮助肿瘤病人重拾信心，等等。

2018年11月1日起，加拿大魁北克省蒙特利尔市的家庭医生开始为患者开具"艺术处方"辅助治疗方案。专家表示，通过参观博物馆和美术馆，有心理健康问题的患者可以缓解身心压力，改善精神状况，且没有副作用。

音乐处方

音乐可以调节人的自主神经，减轻焦虑和疼痛，辅助治疗精神心理疾病，以及高血压、癌症等慢性病。实践证明，巴赫、贝多芬等音乐家的作品其实就是一张张音乐处方，对失眠、抑郁症、哮喘等病人有治疗作用。轻快、愉悦的乐曲可以消除肌肉疲劳，和谐、舒缓的乐曲可以使呼吸趋于平稳，优美、悦耳的乐曲可以调节神经。就像服药必须对症一样，音乐处方也有针对性，病人该听哪些曲子，听多长时间，都应该由音乐治疗师掌握。

买鞋处方

对运动员和患有足部疾病、糖尿病的病人来说，买到一双合脚而又健康的鞋并非易事。不过，新西兰开有多家"健康鞋店"，能为这些人排忧解难。"健康鞋店"的鞋样式很普通，但价格不菲，然而总是顾客盈门，有不少顾客是拿着医生开具的"买鞋处方"来"量足定做"。鞋店除了根据医生建议帮顾客选择合适的"健康鞋"，还会根据每个人的脚型和不同需求制作矫正鞋垫，以矫正走路或跑步姿势。PM

因为备孕不成功，我和妻子去医院检查。结果妻子没有什么问题，我的检查报告提示"精液不液化"。为此，我非常紧张。听说这种情况怀孕概率很低，有没有好的治疗方法？

精液不液化，妻子能怀上吗

南京医科大学附属妇产医院泌尿男科副主任医师　潘连军

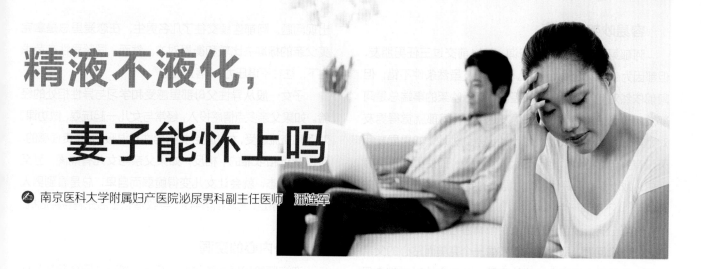

正常情况下，精液会液化

精液由两部分组成：精子与精浆。其中，精子由睾丸的生精小管中的生精上皮所产生；精浆由附睾、精囊和前列腺分泌，为精子提供营养，并为精子的游动提供适宜的环境。正常情况下，刚射出体外的精液呈黏稠状态，5~25分钟后液化为流动的液体。如果精液射出体外后超过60分钟仍然不液化，则属于精液不液化，是一种病理状态。精液的液化状态主要受精囊和前列腺调控：精囊分泌物中含有使精液处于凝固状态的酶，而前列腺则分泌使精液液化的酶，正常情况下，二者处于平衡状态，精液离体后在前列腺相关酶的作用下逐步液化。

精液不液化，多与前列腺有关

精液不液化的原因主要在前列腺，最常见的是前列腺炎。患前列腺炎时，前列腺液中的使精液液化的酶失活或功能不足，导致精液不能液化。还有一种情况是前列腺功能低下。前列腺是雄激素依赖器官，如果雄激素缺乏，则前列腺分泌物会减少，精液中引起液化的酶也会相应减少，精液离体后就处于不能液化的状态。此外，精液中锌离子缺乏，也会导致精液不液化。

精液不液化，要针对病因治疗

精液不液化，处于黏稠状态，会影响精子的运动，使精子活力降低，可导致女方受孕困难。精液不液化的男性，需要针对病因进行相应的治疗，以恢复正常生育能力。

首先，要确定是否存在前列腺炎。一般通过前列腺彩超检查、精浆弹性蛋白酶及精浆锌测定，结合相关症状等，即可做出诊断。如果确定存在前列腺炎，可服用相应药物治疗，目前常用的一些中成药及植物类药往往具有不错的效果。除了药物，还需要进行生活方式调整，如避免久坐、忌食辛辣刺激性食物、忌酒等，还要加强运动，保持性生活频率适度。

其次，如果是因雄激素水平降低导致的前列腺功能低下，在排除某些内分泌疾病（如泌乳素瘤）后，可通过中医中药整体调整，如服用滋阴补肾的中成药等，改善前列腺功能。

最后，因精浆锌缺乏导致的精液不液化患者，可补充锌制剂。

大多数情况下，经过上述处理，患者精液不液化可得到有效治疗，妻子受孕概率随之提升。PM

恋爱不顺探因：父爱缺失

中南大学湘雅二医院精神卫生研究所　李则宣（副主任医师）　黄任之

容易吵架的恋情

阿郁第四次来做情感咨询。她以前交过三任男朋友，但都因为感觉不合适而分手。现任男友虽然条件不错，但阿郁依然对他不满意，两人经常吵架。吵架的事端总是阿郁发起。比如，看电影时，男友迟到了，阿郁就觉得男友对她不热情，为此大吵一场；她出差到外地，如果男友哪天没有打电话给她，她也会大发脾气……即使男友确实有理由，她也不能原谅他。她对男友的要求是，要对自己"关怀备至"，不能有一丝懈怠。

细细分析，我们注意到：阿郁情感方面不顺利，都指向了同一个问题，即她要求男友像一个完美而贴心的父亲一样。这种融合了父亲功能的恋爱，注定会给对方带来很大的障碍。

探索原生家庭模式

咨询中了解到，阿郁每次失去理智的时刻，都会停留在"他不在乎我""不关心我"这种想法上。感受到对方的疏忽和不够照顾时，阿郁就会变得非常急躁，必须要通过激烈的争吵才能让自己平静下来。现实生活中，阿郁的人际关系处理得不错，但在恋爱关系方面却处理得不好。咨询师让她回忆一下小时候的事情，阿郁谈起很多尘封往事。小时候，她和妈妈相依为命，爸爸总是出差，长年累月不回家，即使回家，也只是问她："功课做好了没有？""考试有没有拿到前五名？"在她的感觉里，爸爸并不"温暖"。

爱吵架源于父爱缺失

父亲长期对女儿感觉的忽视，给阿郁带来巨大的心理空洞，使她无法成为一个健全而独立的社会人。阿郁也强烈地感受到：自己一点儿也不好，不值得对方喜欢和珍惜，也不会有人长久地关心自己。但她内心渴望更多的关怀、赞美、欣赏和陪伴。当对方没有快速地表现出这一点，甚至还有疏忽时，她的理智就会消失，便忍不住指责对方。当阿郁带着这种内在需求与男友交往时，就会不可避免地出现问题。阿郁连续交往了几名男生，在恋爱里总是拿完美父亲的标准去比较和衡量对方。然而，同龄异性在苛求之下，往往不堪压力，"落荒而逃"。

子女一般从异性父母那里感受和学习与异性相处的经验。如果父亲多点情感投入，经常与女儿一起玩耍、做功课、对话和交流感受，女儿就会觉得男性是温暖的、有责任感的、可以亲近和依靠的；相反，如果父亲与女儿有隔阂，甚至是敌对状态，就会让女儿变得脆弱而自卑，总是看到男人的缺点和不足，无法相信男人，导致婚恋生活充满各种危机。

填补内心的空洞

咨询师给阿郁布置了两个任务。第一，回忆父亲与自己交往的点点滴滴，并且通过母亲、父亲的亲友和同事去了解他。比如，与父亲的同事交流后，阿郁得知父亲在外时曾念叨着自己没有照顾好家庭，内心很愧疚……慢慢地，她觉得自己误解了父亲。阿郁还了解到，父亲从小家庭贫困，很小就自己养活自己，所以结婚后觉得弱小的妻儿可以像他一般强大，无需过多照料。另外，为了追求事业，父亲总是不拒绝出差，选择性"遗忘"了家庭生活。

了解到父亲的成长经历与性格、处事方式，阿郁释然了许多：父亲不是不爱自己和妈妈，而是没有品尝过温暖的家庭照顾，内心同样有不安全感，想要通过格外努力工作来给自己和家人一份经济保障；父亲没有发展出足够爱别人的能力，是因为他得到的爱也很少……

阿郁的第二个任务是：观察生活，检查不合理的信念，并对负性思维进行剖析。她意识到："对方迟到，并不是故意要刺激我，可能有不得已的原因""即使对方不喜欢我的某些地方，但也不会认为我一无是处"。

几次咨询后，阿郁厘清了家庭关系和恋爱关系。她表示，已经意识到对男友的要求超越了恋爱边界，是未完成的心理情结干扰了理智。她现在释然了，可以用独立而成熟的心态去发展恋爱关系，不会再让"父爱缺失"影响自己的恋爱生活了。**PM**

舍不得扔东西 是一种病吗

江西师范大学心理学院 刘明矾（教授） 周丽

彭女士的自述

我发现自己总舍不得扔东西，而且还在不停添置新东西。过去买的东西，即使用不上，也总要想方设法让其"有点用处"，而不是扔了。结果，家里积攒的东西越来越多，空间变得拥挤、不舒服，平时找东西也困难，有时还会导致心情急躁。如果让我扔掉某些物品，我总要经历一番心理挣扎。我母亲也跟我一样留恋"旧物"，她从小就教育我要"物尽其用"，无论价值高低，只要未来可能用到的物品都保存起来，尽量不要丢弃。

咨询师的话

囤积行为在生活中随处可见，体现着勤俭节约的优良品德，但如果发展到囤积成癖，为囤积而囤积，则需要留意了。有些人在家里堆积大量物品，如落伍的科技产品、成堆的未读报纸，甚至是各式包装盒，它们价值不高、用处不大，却占用家居空间。物品积攒多了，使用起来也不便利。

美国《精神疾病诊断与统计手册》（第五版）将过度囤积带来的心理行为问题定义为"囤积症"，它的核心在于丢弃困难，当考虑丢弃时会产生痛苦和焦虑情绪。物品的过度囤积，压缩了生活空间，妨碍正常生活。彭女士感觉旧物仍"有用"而难以丢弃，让家里的生活区域变得拥挤，导致无法有效获取物品，干扰了正常生活的开展，烦躁情绪也随之而来。

"爱上"囤积的3个原因

❶ **生理是基础** 囤积行为可能具有高度遗传性，有囤积行为的人往往有存在相同问题的亲属。另外，有研究表明，囤积行为和大脑某些部位的激活异常有联系。

❷ **创伤事件是诱因** 囤积行为及其引发的心理问题可能由创伤事件引发，比如失恋、离异、失去亲人等。如果一个人失去过重要的人，也许就不愿再经历失去，也就无法抛弃旧物。他们难以抛弃的旧物上"印着"无法割舍的情感与过去的点滴回忆。

❸ **行为是强化剂** 对于爱囤东西的人来说，丢弃物品的困难会触发焦虑和不安。为了避免负性情绪带来的不舒服感，他们便不愿丢弃任何物品。

彭女士的囤积行为，可能与自己的母亲有很大关系，不能排除遗传的作用和母亲教育方式的影响。同时，持续的囤积行为对心理的强化作用，最终导致正常生活受到影响，烦恼等负面情绪随之而来。

改善囤积行为的4个心理处方

有类似彭女士的困扰及烦恼的人，可以采纳以下心理咨询师的建议。

❶ **改变认知** 囤积者往往对囤积物有种自信："说不定以后能派上用场""等我瘦了就能穿上它们了"……而事实上，物品增多以后，便难觅它们的踪影了。这时候需要代之以合理的、有建设性的想法，如："穿不了的衣服可以捐出去""为了生活的便捷，我应该做减法"，等等。

❷ **调整行为** 在亲人的监督下，正确管理囤积物，以便更容易"扔掉"用处不大的东西。囤积者及其亲人可以对物品进行分类和评级，将它们按重要等级分装到不同颜色的袋子里，将重要程度最低的物品果断丢弃或者送到回收站。

❸ **获取社会支持** 过度囤积者应主动寻求家人和朋友的支持，缓解内心焦虑，给自己带来更多信心和动力。

❹ **培养健全的人格** 囤积者可以发掘自身的优势和兴趣点，培养业余爱好，从事自己感兴趣的工作。用努力学习和认真工作来抵抗压力，增加自信，培养坚韧的心理品质。**PM**

随着生活水平的提高，人们对生活品质的追求也在提高，而性生活的美满与和谐是家庭生活的重中之重，涉及夫妻双方的健康与幸福。其中，男性阴茎勃起不坚的问题很常见，尤其是中老年男性。勃起不坚是什么原因导致的？应该如何正确对待？

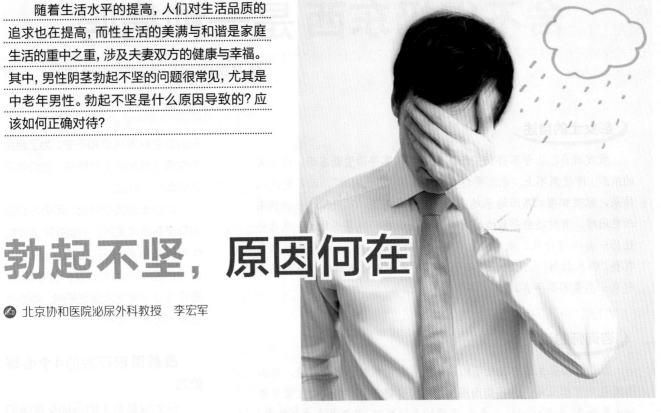

勃起不坚，原因何在

北京协和医院泌尿外科教授　李宏军

1.与年龄有关吗

读者疑问：

我今年 50 多岁，近年来存在阴茎勃起不坚的问题。是不是年龄大了，阴茎就会勃起不坚？如何判断是否属于正常现象？

分析点评：

随着年龄的增长、人体的老化，男性勃起功能逐渐下降，这是自然现象。50 岁男性出现阴茎勃起不坚的表现，尚属正常。判断勃起功能是否正常，有主观判断和客观标准两个方面。主观判断方面，在性生活过程中，如果阴茎能够勃起，可插入并坚持到完成射精，表明可基本上完成性生活的全部过程，就不会有太大问题；性生活质量的优劣只是"程度问题"，最好不要与年轻人（或自己年轻时）的状态相比，否则，无疑是自寻烦恼。客观标准方面，则是回答一下通用的国际勃起性功能指数问卷的 5 个问题（简称 IIEF-5），如果评分达不到 22 分及以上，可初步判断为勃起功能障碍（简称 ED）。值得注意的是，轻、中度ED 及偶发性 ED 的危害虽然不严重，但是其后续进展值得关注。因为 ED 可能是心脑血管疾病和其他慢性病的前驱症状。

2.与工作压力有关吗

读者疑问：

人到中年，平时工作很忙，压力很大。难以启齿的是，我有时会出现勃起不坚的现象。妻子倒是很体谅我，认为我工作压力太大，需要调整。请问这与工作压力大有关吗？

分析点评:

回答是肯定的。人到中年,正是事业打拼的关键时期,工作繁忙和压力大在所难免,再加上其他方面的压力(如教育孩子、夫妻关系紧张等),都可导致中年男人在关键时候"掉链子",出现勃起不坚。这种时而出现的勃起不坚现象提示中年男人应该注意自我调整,学会放手并适当缓解压力,否则可能会让"有时"的勃起不坚变成频繁出现的问题,那样就严重了。

3.与打鼾有关吗

读者疑问:

丈夫患有打鼾的毛病,在性生活时有勃起不坚的现象。我最近看了一些网上的资料,文章说勃起不坚与打鼾有关。到底是真是假?

分析点评:

打鼾是呼吸不畅的表现,打鼾严重者可能会影响肺的换气功能和血氧饱和度,对整体健康不利,必然会影响生殖系统功能,甚至影响睾丸分泌男性激素(睾酮)。此外,打鼾容易发生在肥胖人群中,而肥胖对男性性功能的不利影响是众所周知的。尽管打鼾的男性发生勃起不坚现象的概率较不打鼾的男人要高一些,但二者并无必然的联系。患有打鼾毛病的丈夫发生了勃起不坚,首先要自我反思一下,是否有各种不利因素影响,如疲劳、压力大、夫妻感情不和、环境不利因素等,必要时可找医生咨询、检查,以明确病因,并加以治疗。

4.与饮酒有关吗

读者疑问:

喜欢饮酒的丈夫近年来性方面存在"勃起不坚",我说这肯定与饮酒有关,他还不承认。我说得对吗?

分析点评:

少量饮酒一般对性功能没有影响,但长期过量饮酒对男性健康不利。酒精是中枢神经系统抑制剂,可引起性能力降低,甚至导致勃起不坚。过量饮酒可伤及肝脏,引起肝功能异常,使肝脏对雌激素的灭活作用降低,而导致体内雌激素蓄积,从而产生对抗雄激素的作用。此外,长期饮酒可诱发动脉粥样硬化,使阴茎动脉硬化、内径变小,从而影响阴茎的充血程度,诱发或进一步加重勃起功能障碍。需要提醒的是,发生勃起不坚的原因很多,是否由于饮酒这一个因素造成,并不能完全断言,应该从生活中多寻找原因,必要时可寻求医疗帮助。

全方位应对勃起不坚问题

男性勃起不坚的原因复杂多样,勃起功能改善是一个"系统工程"。

首先,要调整认知并学会情绪掌控。自我反思,把那些明显的不利因素分析一下,努力加以克服,可能绝大多数男人的"ED"问题就自行解决了。要特别注意两个问题:第一,要密切夫妻感情,良好的夫妻感情是维持美满性生活的基础;第二,要回避不利的性生活时机,在男性患病、疲劳、压力大、夫妻感情不和睦、环境恶劣等情况下,应尽量避免性生活,以免遭遇尴尬。

其次,自我调节无效且夫妻感情受影响者,需要咨询专业医师并接受必要的检查,例如精神心理评估、生殖器官发育情况检查、生殖内分泌激素测定、阴茎动静脉血流情况检查、阴茎海绵体肌电图检测等。发现问题要及时治疗。

另外,勃起功能障碍的康复过程中,伴侣参与非常重要,这一策略已经被2018年美国制定的ED诊治指南纳为核心理念。毕竟,女性是男性性功能障碍的直接见证者和受害者(也可能是始作俑者),对男性接受专业咨询和诊疗决策意见具有举足轻重的影响,应该成为男性性功能康复的积极参与者。**PM**

乳牙未脱，恒牙已出

上海交通大学医学院附属第九人民医院儿童口腔科副主任医师　汪隼

小胖的双排牙

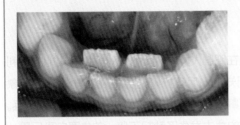

最近，7岁的小胖变得怪怪的：平时食欲很好，吃饭很快，这几天吃饭时突然变得慢吞吞的。小胖说，下门牙有点晃动，吃饭时有点疼，所以吃不快。小胖妈妈检查后发现，小胖下颌的门牙有2个"双排牙"，外面的牙齿有点晃动，里面新长出了2颗牙齿，而且边缘凹凹凸凸的。就医后得知，这种情况称为乳牙滞留，比较常见。

什么是乳牙滞留

人的一生有2副牙齿，乳牙与恒牙。乳牙于婴儿出生后6~7个月开始陆续萌出，2岁半~3岁全部萌出。从7~8岁开始，乳、恒牙逐渐替换，乳牙脱落，恒牙萌出，到12岁左右替换结束，口腔中的牙全部为恒牙。乳牙滞留是指继承恒牙已萌出，乳牙还没有脱落；或恒牙未萌出，但乳牙已超出正常换牙年龄极限而仍未脱落。

乳牙滞留的临床诊断依据为：乳牙已到达替换时期但尚未替换，而且该乳牙根部或唇、颊、舌侧有继承恒牙萌出；也有部分孩子无继承恒牙，导致乳牙一直滞留于牙列中，乃至呈现在恒牙列中。

未脱落的乳牙可松动或不松动，取决于牙根的被吸收程度。如果乳牙的牙根被吸收得多，仅有软组织保留于原位，常常会比较松动，进食时会有不适或疼痛；如果乳牙的牙根被吸收得少，会比较牢固地存留在原位。

最常见的乳牙滞留是下颌乳中切牙，继承恒牙在乳牙的内侧萌出，呈"双排牙"现象。刚萌出的恒牙切端表现为凹凹凸凸的，是由于恒牙萌出不久，磨耗少的缘故。随着时间的推移，磨耗增加，恒牙的切端就会变得比较平整。

乳牙为什么会滞留

造成乳牙滞留的原因有很多，多数原因目前尚不清楚。局部因素有：继承恒牙萌出的方向异常，使乳牙牙根未吸收或吸收不完全；继承恒牙先天缺失、异位萌出、埋伏阻生，不能促使乳牙脱落；继承恒牙萌出无力，不能使乳牙根被吸收。全身因素，如佝偻病、先天性梅毒、先天性外胚叶发育异常、颅骨锁骨发育不全，以及一些遗传因素等，也会造成乳牙滞留。

乳牙滞留怎么办

乳牙滞留常常会使继承恒牙萌出受阻或异位萌出，若不及时干预，会造成牙列不齐等，往往需进行正畸治疗。

当恒牙异位萌出、乳牙尚未脱落，出现"双排牙"现象时，应拔除滞留的乳牙，解除恒牙萌出障碍。拔除松动明显的乳牙，一般不需要局部注射麻醉，只需在黏膜表面涂布麻醉药；比较牢固的乳牙可在局麻下拔除。拔除滞留的乳牙后，多数异位萌出的恒牙可以自行矫正。由于恒牙比乳牙大，乳、恒牙替换时会发生牙列拥挤、不齐，但这只是暂时的。

继承恒牙先天性缺失的乳牙能在牙列中存留很长时间，可承担咀嚼功能，一般应尽量予以保留。但由于衰老、磨耗等原因，乳牙最终会逐渐松动、脱落，一般不能使用终身。

如何预防乳牙滞留

从小多吃富含纤维的食物，让牙齿多咀嚼，可以促进颌骨发育，有利于乳、恒牙的正常替换和牙齿整齐美观。对于先天性缺失恒牙的乳牙，应做好预防和治疗龋齿、牙髓病、根尖周病的工作，尽可能保留乳牙，让其行使咀嚼功能；实在不能保留的，可拔除乳牙后安装间隙保持器或进行义齿修复。**PM**

科学背包

苏州大学体育学院教授　张秋霞

让孩子体态更健康

小小背包，与健康体态关系大

背包是广大青少年学生的"亲密伙伴"。近年来，背包对青少年健康的影响逐渐被科研人员所重视，相关研究主要集中在背包不同载荷、负重位置、背包方式，对青少年身体平衡、身体姿势、步态的影响。研究发现，青少年生长发育快，背包姿势不良、过度负重等，都会引起青少年体姿、体态出现问题，严重者会导致身体疼痛，为相关疾病的发生埋下隐患。

使用背包，应避免3个误区

误区1：挑选时尚靓丽的单肩包

点评：青少年学生在选择背包时，往往过于注重美观，大多挑选时尚靓丽、符合自己"心意"的背包。很多家长也认为，只要孩子喜欢，买什么类别、材质、样式的背包都可以。据调查，为了时尚炫酷，一些青少年学生酷爱背单肩包。但长期背单肩包，会使身体受力不均，容易产生腰背肩颈等部位疼痛、高低肩、脊柱侧弯等问题。另外，很多孩子虽然用的是双肩包，但只用单肩背着，也会导致同样的问题。因此，应该使用轻便、对称的双肩包，避免长期使用单肩包、斜挎包。

误区2：大书包可以多用几年

点评：很多家长会特意挑选较大的书包，认为孩子发育快，大书包可以长期使用。这么做并不科学，因为背包过大无形中会增加孩子腰背部的负担，影响正确背包姿势的养成。在挑选背包时，应当坚持"量体裁衣"，背包大小要符合孩子的身高。

误区3：厚重的书包质量好

点评：一些家长在挑选背包时，会对较厚重的背包"情有独钟"，认为其质量靠得住。其实不然，在挑选孩子的背包时，应当选择材质较轻的，以减轻孩子背包时腰背部的负荷。

7项建议，科学使用背包

❶ 小学生背包重量应不超过自身体重的15%，中学生背包不超过自身体重的20%。

❷ 背包两侧的重量要均衡，不能一侧重、一侧轻，以免影响身体姿势。背包与身体接触的部位也要尽量对称，以利于身体姿势平衡，并让背部肌肉处于放松状态。调整背带长度，并利用腰带使背包贴身，避免摇晃，以稳定重心。

❸ 选择内部设计合理的背包，以方便合理放置和固定物品。背着包走路时，若包里的东西来回晃动，则不利于身体稳定。

❹ 背包的背带要尽可能宽，这样可以增加背带与肩部的接触面积，减少肩部受力，避免肩部酸痛。有些背包配置气垫背带或带绒增厚背带，是不错的选择。

❺ 年纪较小的学生可以考虑拉杆包，使用时应左右手交替提拉。

❻ 背包时间不宜过长，放下背包后要及时进行伸展活动，放松疲劳的肌肉。

❼ 家长应培养孩子养成正确的背包方式，纠正日常生活中的不良姿势，关注其卧姿、坐姿、站姿。**PM**

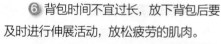

专家简介

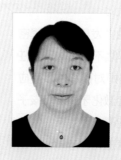

张秋霞　苏州大学体育学院教授、运动康复系副主任，中国体育科学学会运动生物力学分会秘书长，江苏省体育科学学会运动医学与康复专业委员会常委，中国中西医结合学会运动医学专业委员会常委。主要从事康复评定与运动康复、生物力学与运动控制的教学与科研工作。

睡在妈妈床上的年轻人

国家二级心理咨询师 陈 露

生活实例

22岁的阿杰没有一点大学生该有的精气神，因为和同学相处不融洽，他已经两周没去学校了。阿杰说，他不敢去学校，因为同学们会欺负他；他也不敢坐地铁，面对地铁上形形色色的人，他常觉得自己受到了骚扰。所以，他现在基本不出门。

这个时候，阿杰的爸爸叹了口气说，这一切都是因为妈妈太宠爱阿杰。妈妈眼睛一瞪，开始埋怨爸爸对家从来不管不顾。阿杰面无表情地坐在一边，任凭父母你一言我一语地争论。我问阿杰爸爸，怎么看待他和妻子间的争吵。爸爸说："我觉得对孩子是有影响的。阿杰妈妈骂我、骂孩子，声音整栋楼都能听见。她一吼，我都感到紧张，别说孩子了。"阿杰这才说："妈妈确实经常大吼大叫，我小时候，她还经常拿棍子打我。"但是，即便如此，二十几岁的阿杰依然和妈妈一起睡觉。妈妈说，因为阿杰害怕独自睡觉，所以让他睡在自己旁边。爸爸一直睡在小房间，颇为无奈。

专家解码

大量研究发现，父母如何表达及处理矛盾对孩子的身心发展影响很大。夫妻间长期的摩擦、暴力、敌意、蔑视、冷漠，都可能对孩子造成精神困扰，影响心理健康、学习能力、社交自信等，甚至导致疾病。

阿杰的爸爸出于工作或玩乐的原因，常年不在家，阿杰与妈妈"相依为命"，形成了父子疏离、母子纠缠的家庭模式。面对夫妻矛盾，阿杰的父母从未平心静气地讨论解决方式，而是大吵大闹、互相指责。按照人际互补理论，妻子越歇斯底里，丈夫就越回避，甚至离开家庭。最终，妻子感觉无望和沮丧，把所有的精力转向孩子。阿杰就成了妈妈的伴儿，年复一年代替爸爸照顾妈妈的情感需要。

家庭也需要界限

一个功能良好的家庭，角色和界限应该是清晰的：父亲像父亲，母亲像母亲，儿子像儿子。二十几岁的年轻人，在情感上应该更倾向于与同龄女孩接触和交往，而不是在家中陪伴妈妈。为了心安理得地睡在妈妈身边，阿杰"退行"到更小的年龄状态。正如他所说，自己的心理年龄大概只有14岁。

家庭需要建立边界才能保证个体独立发展，过于紧密的关系会阻碍家庭成员的自我发展。界限不清意味着责任不清。例如，学业是孩子自己的事，妈妈对孩子的事反应过激，不仅不能解决孩子的问题，还会激化矛盾。而孩子对父母的事感兴趣，甚至超过了自己的事，因为家庭是他赖以生存的环境，他会出自本能地对家庭付出忠诚，甚至牺牲自己的需要和发展。

每个人都有自己的"功课"

我让阿杰爸爸说出妻子的十个优点，他拉着妻子的手，开始一一列举。但阿杰妈妈还在为刚才的争吵生气。我转头对阿杰说："你看，爸爸鼓足勇气接近妈妈，但是妈妈还在想着十分钟前的话……"妈妈插嘴说："我觉得他不够真诚，他之所以这么说，是因为老师要求他这么做。"我看了妈妈一眼，继续对阿杰说："爸爸的努力并没有被妈妈感受到，因为他没有主动做。爸爸表达或不表达爱意，妈妈都会怪他，你觉得爸爸还会做吗？"阿杰说："不会了。"我说："对，这是爸爸妈妈要做的功课。你也有你的功课，你觉得是什么？"阿杰回答："我要有我的朋友。"

阿杰爸爸一开始说过，阿杰有人际交往障碍。而我看到的是，阿杰父母间有交往障碍。如果父母多年的恩恩怨怨都能消散，年轻人的改变会更有希望。**PM**

陈女士今年37岁，平时非常注重皮肤保养。但最近一两年她发现自己的肤色似乎整体暗了一号；入秋后总觉得皮肤发干，脸上的小细纹也变得明显；近几日工作较忙，睡得稍晚一些，黑眼圈便很严重，即使化妆也遮盖不住。看着镜中憔悴的自己，陈女士犯了愁。其实皮肤护理不一定要靠昂贵的护肤品，简单的自我按摩也有不错的效果。

自我按摩 给你好气色

上海市针灸经络研究所　李明哲

皮肤晦暗缘何起

● **气血失调**　中医认为，面色晦暗多因阳气不足、脾胃失调，导致气血凝滞或匮乏，使皮肤失于滋养。脾胃虚弱的女性大多面色萎黄、气血不足，平日可适量食用山药、大枣、鲫鱼等健脾益气养血食物。女性阳气虚弱则不能温通经脉，致气血不畅，可表现为面色无光泽、怕冷、手脚冰凉等，平日应忌食寒凉，并加强体育锻炼。

● **水分缺乏**　随着年龄增长，肌肤逐渐暗沉，主要由皮肤水分减少、角质层透明度降低所致。如果肌肤角质层储水充分，就给人清透明亮的感觉。反之，角质层干燥变薄，皮肤明亮度即随之下降，显得暗淡无光。在秋冬空气干燥的日子里，若肌肤缺水状态得不到及时改善，还会导致老化角质堆积，皮肤更显粗糙。

美肤按摩小妙招

❶ **按揉迎香穴**　用双手食指同时按揉双侧迎香穴（鼻翼外缘中点旁，鼻唇沟中），每穴5分钟，以局部酸胀、微微红润为宜，可改善肤色，淡化鼻翼、唇周法令纹。

❷ **按揉太阳穴**　用双手拇指同时按揉双侧太阳穴（前

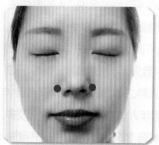

迎香穴　　　　　　太阳穴

额两侧，外眼角延长线的上方），每穴5分钟，以局部酸胀、微微红润为宜，可促进面部血液循环，提亮肤色。

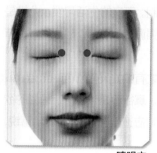

晴明穴

❸ **按揉晴明穴**　用双手食指同时按揉双侧晴明穴（内眼角稍上方凹陷处），每穴5分钟，以局部酸胀、微微红润为宜，可有效缓解视疲劳，加速眼周血液循环，改善黑眼圈、水肿等眼部症状。

❹ **按揉曲池穴**　用拇指按揉对侧曲池穴（屈肘成直角，在肘横纹外侧端尽头处），以产生酸胀感为度，每侧3分钟，两侧交替进行，能清热解毒、美白皮肤。

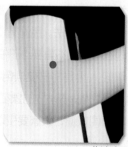

曲池穴

❺ **按揉足三里穴**　用双手食、中二指同时按揉双侧足三里穴（坐位屈膝，在外膝眼向下四横指处），每次5分钟，以局部酸胀、微微发红为宜。足三里穴具有健脾益气的功效，脾胃乃后天之本，脾胃强则气血充盈、面色红润。**PM**

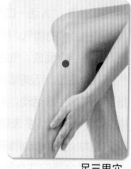

足三里穴

常言道：天有三宝日月星，地有三宝水火风，人有三宝精气神。精气神是判断一个人是否健康的重要指标。缺乏精神、少气无力是疾病表现，而失精、脱气、无神则意味着生命垂危。中医认为，精、气、神三者关系密切，相互滋生，精充气则足，气足神乃旺。保养精、气、神，是健身延年、延缓衰老的重要方法，尤其是精、气、神逐渐衰退的中老年人，更应珍惜此人身"三宝"。

养好精气神
新春新气象

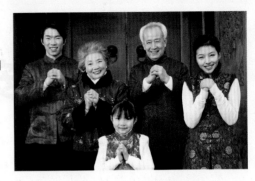 山西省中医院教授　冯明

节制以养精

"善养生者，必保其精。"精之于生命活动譬如发动机中的油，古人常用油灯比喻，将失精称作"油尽灯枯"。精难生而易耗，保精之道首先在于节制。不良的生活习惯，尤其是纵欲，最易损耗精气，故中医强调饮食有节、起居有常、节制性欲，以防妄耗精气。

"葆精之道莫如寡欲。"人之有欲如天有风、寒、暑、湿、燥、火六气一般正常，过则为六淫。寡欲不是禁欲，有适当的欲望本非坏事，但若太过则易伤身，应适当调整心态、养精蓄锐，少做些虚耗精力之事。

清代医家李渔曾指出"养生之诀，当以睡眠居先"，认为睡能还精。就是说，高质量的睡眠是消除疲劳、恢复精力的最佳方法。民间有"吃人参不如睡五更"的谚语，可惜现在不少人不重视"子午觉"（子时大睡，午时小憩），很多年轻人更是将日夜颠倒、长期熬夜视作家常便饭，甚至认为是"拼搏奋斗"的象征。近年来不断有中青年人英年早逝的新闻报道，大家要引以为戒。

培补以养气

常言道："人活一口气。"中医认为，气是人体最基本的物质，由肾中的精气、脾胃吸收运化水谷之气和肺吸入的空气几部分结合而成。气的作用有推动、温煦、防御、固摄和气化五大方面，涉及呼吸吐纳、水谷代谢、血液运行、津液濡润、抵御外邪等生命活动。人体由于元气不足引起的一系列病理变化，称为气虚，多表现为身体虚弱、面色苍白、呼吸短促、四肢乏力、头晕、动则汗出、语声低微等。

科学合理的饮食是补气的重要环节，也可在食补基础上辅以药补。"人参味甘，大补元气，止渴生津，调营养卫"，其他如黄芪、党参、太子参、西洋参等也是大众比较熟悉的补气中药材。此外，古人的养气七法也可参考："一者，少言语，养肺气；二者，戒色欲，养精气；三者，薄滋味，养血气；四者，咽津液，养脏气；五者，莫嗔怒，养肝气；六者，美饮食，养胃气；七者，少思虑，养心气。"

少思以养神

民间有"药补不如食补，食补不如神补"的说法，养神之重要性可见一斑。如何养神？除了尽量避免劳心费神之外，更重要的是保持精神专注。

● **省思少虑，抑目静耳**　常言道："闭目养神""眼不见心不烦""五色令人目盲，五音令人耳聋"。现代社会先进的通信设备和丰富的传播手段，给人们带来方便的同时，也带来了新的困扰，不少人有明显的信息焦虑倾向（人在短时间内接受过多繁杂信息，大脑中枢来不及分解消化，从而造成一系列的自我强迫和紧张情绪）。此时须适当远离网络环境，以凝聚精神，可进行静坐冥想、气功导引等活动。

● **恬淡专注**　我们不能消极地认为恬淡虚无就是无所事事，任时光蹉跎。书法家苏局仙在102岁时曾说："人的养生法，只有'动静'二字。动则人所易解，静则往往认为是四肢休息，呆坐养神，实则百念丛生，无所谓静。真正的静就是心神专一。如创造发明，勤学苦练，兴致淋漓，思想集中，饥饱不知，寒暖不惑，呼之忘应，这可算入静之境界。"因此，聚精会神地从事某项工作也利于养神。老年人体力较弱，闲暇时间较多，可适当培养艺术方面的爱好，所谓"琴养心，棋育智，书蕴性，画怡情"，对健康大有裨益。**PM**

时针指向凌晨2点，姜女士哺乳后轻轻放下熟睡的女儿。尽管疲惫不堪，莫名的身体疼痛却让她难以入眠。近两周，她来回奔波于几家医院，看了不少医生，做了各种检查，产后遍身疼痛的症状却未能缓解。因各项检查结果均正常，姜女士甚至被身边人打上了"产后抑郁"的标签，她为此苦恼不已。

产后身痛 如何解

上海中医药大学附属龙华医院风湿科副主任医师　王骁

产后身痛，不可忽视

产后身痛，又名产后痹、产后风湿，与西医范畴的风湿性疾病不同；产后身痛患者的风湿病相关指标大多正常。产后身痛主要表现为头痛、肌肉痛、关节痛、足跟痛、肢体麻木等，也可伴有肢体酸楚沉重、乏力、多汗、怕风、畏寒、皮肤蚁行感、焦虑、急躁易怒等不适。产后气血亏虚或保养不当，受风、寒、湿等致病因素影响，可致患者气滞血瘀、经络不通、肢体关节失于濡养，不荣则痛。

许多人将产后身痛视作"月子病"，认为只要注意日常调护，可以慢慢恢复。事实上，大部分产后身痛患者如果不及时治疗，病情可进一步加剧，甚至绵延数年。我曾见过一位患者，酷暑时来就诊仍然身着冬季厚外套，头戴绒线帽，手套、口罩一应俱全。经过一年多的精心诊治，她才慢慢恢复，疼痛、畏寒等症状明显减轻。虽然产后身痛并非一辈子治不好的疾病，但若不重视、治疗不及时，可长期危害健康。

调补气血，治病求本

产后身痛与一般痹证不同，起因多为产后气血俱虚，虽然夹杂外感之证，但仍应以调理气血为主。《沈氏女科辑要》云："此证多血虚，宜滋养，或有风寒湿三气杂至之痹，以养血为主，稍参宣络，不可峻投风药。"因此，治疗应以调补气血、促进机体修复为要，再根据疼痛部位、性质等进行辨证。

产后身痛常见的证型有血虚、风寒、血瘀、肾虚四种。若肢体关节酸楚、疼痛、麻木，伴面色萎黄、头晕心悸，多属血虚；若疼痛剧烈或痛无定处，遇热则舒，伴恶寒畏风，多属外感风寒；若疼痛较重，痛有定处，关节屈伸不利，伴恶露量少，多属血瘀；若产后腰酸明显，足跟疼痛，伴头晕耳鸣，多属肾虚。

除中药治疗外，患者通常还须配合适当的康复锻炼。

至于针灸、熏洗、敷贴等其他治疗方式，应根据具体病情做出选择，不可一概而论。治疗效果也因个体差异而有所不同，有些患者可在2~4周痊愈，有些则需要长达数月甚至更长时间的治疗。

积极治疗，莫入误区

产后身痛患者往往较为敏感，不恰当的治疗或康复措施常常会导致病情加剧。

误区1：过度发汗 不少患者本就出汗较多，却误信传言，认为发汗、汗蒸等有助于排出体内寒湿之气，减轻病痛，结果却适得其反，身痛、怕冷、怕风等症状更为突出。因此，产后身痛患者切勿随意发汗。

误区2：运动不当 部分产后身痛患者主要表现为关节屈伸不利，误以为进行加强肢体灵活性的运动可以缓解症状，结果在练习瑜伽等后，病情反而加重。这与产后体虚，肌肉、韧带、骨骼尚未完全恢复有关。此时，如过度拉伸或弯曲肢体关节，更容易导致损伤。

误区3：盲目进补 不少人出现产后身痛症状后，第一反应是"体虚进补"。其实，产后饮食宜清淡、易消化、营养均衡。盲目服用补品不但不能帮助机体尽快恢复，还可能加剧病情，引发"奶结"、便秘等其他问题。因此，产后进补要慎重，最好在专业人员指导下调养身体。 **PM**

专家提醒

产后身痛是中医常见病，并非单纯的"产后抑郁"，更不是"作"出来的病。尽管相关血液指标往往正常，但本病严重影响产妇身心健康，家人应给予患者充分的理解和关爱。患者本人也应充分重视，及时到正规中医院风湿科就诊，积极治疗。

支气管扩张症主要表现为反复咳嗽、咯痰，甚至咯血，病程较长，易反复感染，给患者造成严重困扰。对于此类需长期药物治疗的慢性疾病，中医中药不失为好的选择。支气管扩张症病机虚实错杂，虚证包括肺肾气虚、肺阴亏虚等，实邪则有痰、瘀、火等。由于支气管扩张症在发病期及缓解期表现不同，调治用药也各有侧重点。

支气管扩张症：治疗、调理须并重

上海中医药大学附属岳阳中西医结合医院呼吸内科
副主任医师　王振伟

急则治标，辨证用药

支气管扩张症急性期往往由感染诱发，症状可见咳嗽频次增多，痰量明显，以黄脓痰为主，多数患者可出现不同程度的咯血症状。此时，痰、火实邪是主要致病因素，治疗应以清热化痰为主，经典用方有清金化痰汤、苇茎汤等。我科常用支扩感方，药味包含桑白皮、黄芩、桔梗、薏苡仁等，其中黄芩、桑白皮具有良好的抗炎活性，桔梗可引经入肺并助脓痰排出，疗效较好。

支气管扩张症急性期可合并肝火、血热、气阴亏虚等兼证。如情志不畅，肝火上扰于肺，可引起咳嗽、咯血加重，治疗时应适当加入平降肝火之药，如丹皮、栀子等。血热咯血患者可加入凉血药，如紫草等，能有效改善咯血症状。

支气管扩张症病机往往为本虚标实。因此，即使处于疾病急性期，在使用清热化痰等泄法基础上，应稍以顾护正气，不可清泄太过，亦不可补益太甚而使邪困于里。此外，针药结合治疗本病也有较好疗效。孔最穴为手太阴之郄穴，主治咳嗽、气喘、咯血等证，在孔最穴施以穴位注射，可有效减轻急性期患者咯血症状。

缓则治本，扶正固元

在支气管扩张症缓解期，患者虽无严重感染和出血，但一般痰多体弱，病情易于反复。

"痰"作为贯穿始终的主要病理因素使支气管扩张症迁延难愈。痰为夙根久伏于肺，故患者长期咳嗽、咯痰不愈，一经外邪引动，则咳喘加重，脓痰量多。我科在支扩稳定方中，加入金荞麦、薏苡仁以化痰排脓，同时结合现代西医治疗手段，联合应用支气管镜下灌洗助内伏之痰排出，对减少发病次数、延缓肺功能的退化等可起到一定作用。

支气管扩张症缓解期患者的另一特点是"虚"，常见证候为气阴亏虚。气虚常表现为咯痰、无力、气短，易于感冒，痰白清稀，形寒肢冷，舌淡苔白，脉沉细无力；阴虚常表现为干咳少痰，颧红潮热盗汗，形体消瘦，舌红苔薄，脉细数。久病患者往往两者症状兼有，治疗可使用沙参麦冬汤。

中医认为，支气管扩张症病久常累及脾、肾两脏，除咳嗽、痰多外，累及脾，多表现为胃纳欠佳，大便溏薄，四肢乏力；累及肾，多见气喘加重，小便清长或少尿，肢体浮肿。肺肾两虚患者可予金匮肾气丸和参蛤散，肺脾两虚患者可予参苓白术散。支气管扩张症病程较长，久病必瘀，可使用一定的活血药物，使肺络畅达，血循于络，对于改善肺气的宣肃功能及控制咯血有一定帮助。此外，敷贴、膏方也不失为支气管扩张症患者进行调理的有效手段。

综合防治，相辅相成

● 支气管扩张症病程日久、肺功能欠佳而呼吸困难者，可加强呼吸肌锻炼，以改善肺功能。

● 咯痰困难者可使用振动拍击法帮助排痰。具体操作为：腕部屈曲，手呈勺形于胸背部拍打，由下向上。

● 忌食肥甘厚腻及辛辣发物，以防肥甘化湿生痰或发物引动伏痰。平素饮食中可加入百合、川贝母养阴润肺，薏苡仁祛湿排痰，冬虫夏草补益肺肾，茯苓健脾化痰，等等。

● 吸烟者应主动戒烟。易发生呼吸道感染患者可注射流感疫苗及肺炎疫苗。**PM**

立春一到，阳气升发。中医讲究顺时养生，《黄帝内经》有"春夏养阳"一说。此时须顾护阳气，为强健体魄打好基础。

春来护阳 好体魄

上海交通大学医学院附属瑞金医院北院中医伤科副主任医师　胡劲松

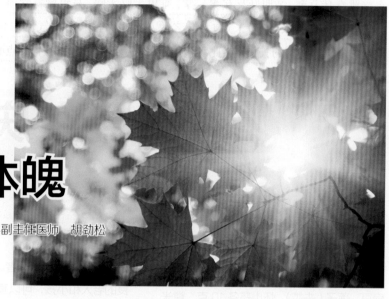

阳气亏虚五症状

阳气有温养、推动作用，如机体阳虚则脏腑功能减退，容易出现虚寒征象，主要表现为五大症状。

❶ 怕冷，四肢不温 这是阳气亏虚最主要的症状。阳虚体质的"冷"有两个特点：一是背部、腹部有明显怕冷症状；二是天气寒冷时，阳虚之人手脚冰冷往往超过腕踝关节以上，不单是手指、脚趾冷。

❷ 不振，情绪消沉 万物生长靠太阳，人体生命活动也是靠阳气提供能量。阳气不足者常常表现为萎靡懒动、精力不济、情绪消沉。

❸ 虚弱，完谷不化 完谷不化指大便中夹杂未消化食物。阳气不足会影响脾胃的运化腐熟功能，使食物无法很好地消化吸收，直接从肠道排出。

❹ 水肿，舌淡而胖 就像地面的水汽蒸发靠太阳一样，人体内水分的消耗与代谢，取决于阳气的蒸腾作用。如果阳气亏虚，影响水液蒸腾代谢，会有多余水分蓄积于体内，表现为下肢水肿、肌肤松软、舌体胖大有齿痕等。

❺ 脉象沉细 阳气不足则心脏搏动无力，且阳虚之人大多体胖，因此脉象沉细无力。

顺时调摄阳气长

❶ 避寒就温 早春二月正是季节变换之时，气候由寒转温，忽冷忽热，此时要注意防寒保暖，及时增减衣物。春季多风邪，体质较弱者不可骤然减衣，外出时最好戴上帽子、口罩，以防风邪侵袭。怕冷明显者可时常艾灸神阙穴（肚脐），以温阳祛寒。

❷ 饮食调养 冬季饮食多醇厚滋补，立春后就应有所调整，多食微温微辛之物，以助人体阳气宣发，如小葱、韭菜及豆芽等。春节前后大量"时兴"果蔬上市，包括一些反季节蔬果，如西瓜等寒性食物，应尽量少食，以免伤阳。

❸ 舒展筋骨 "动则生阳"，户外运动是最简单易行的顾护阳气办法。现代人室内活动时间较多，长期不见太阳，缺乏日照的植物会"打蔫"，人也一样。天气晴暖时，应适当进行快走、慢跑、爬山、打太极拳等活动，以利于气血流通、阳气勃发。需要提醒的是，运动过度、汗出过多，体内阳气也会随汗液排泄，体育锻炼应适可而止，避免过于疲累。

❹ 精神内守 养生先养神，中医情志养生讲究"恬淡虚无"，劳心亦可伤阳。现代社会人们一天内接收的信息，可能比古人一辈子都多。每天要处理的信息量巨大，各种压力使许多人"心事重重"，精神得不到真正放松。虽然体力负担减轻了，脑力负担却在加重，无形中加剧了人体阳气的损耗。《黄帝内经》讲"精神内守，病安从来"，告诫人们应从外界事物中适当抽离，这在当今"朋友圈"、微博等信息泛滥的情况下，仍然具有重要的现实意义。不妨从现在开始，每天为自己安排一小段"放空"时间，或闭目养神，或记录心情，内心平和自然可减少阳气外泄。**PM**

新春佳节至，亲朋好友欢聚一堂，难免大吃大喝，易致脾胃受损。中医有"脾胃虚，百病生，诸病从脾胃论治"之说，认为脾为"后天之本"，气血生化之源。如果脾胃不好，则气血生化乏源，身体脏器得不到滋养，久则百病丛生，故补脾是防治疾病的关键。值此辞旧迎新之际，不妨制作几款补脾点心，在品尝美味的同时，呵护您和家人的健康。

补脾糕点 庆新年

上海中医药大学附属岳阳中西医结合医院营养科副主任医师　马 莉

八珍糕

【原料】党参、茯苓、白术、薏苡仁、芡实、扁豆、莲子（去芯）、怀山药各 10 克，糯米粉、粳米粉各 300 克，白糖适量。

【制作】将党参等 8 味药材研成细末，与糯米粉、粳米粉混匀；加水及白糖适量，和成面团，切成糕状；放入蒸笼中蒸熟，即可食用。

【功效】健胃补气，滋肾养脾。

【适用人群】脾胃虚弱，见饮食无味、食而不化、精神萎靡者。形体消瘦、精神疲乏、食欲不振或进食后消化不良的老人和小孩，可以直接用"八仙糕粉"冲成糊状进服。

【注意事项】忌食生冷、油腻、不易消化食物。急性肠炎、腹泻者忌用，糖尿病患者可不放白糖。

【点评】八珍糕被誉为"千古养生第一糕"，由明代御医陈实功所创。方中既有滋补脾阴的山药、莲子、白扁豆，又有滋补脾阳的党参、白术，还有祛湿的茯苓、薏苡仁及收涩的芡实。八种食材搭配应用，使得八珍糕补益之力平和，不寒不热，益气、健脾、祛湿功效显著，特别适合脾胃虚弱、消化功能不良者食用。

阳春白雪糕

【原料】茯苓、芡实、莲子（去芯）、怀山药各 120 克，粳米、糯米各 500 克，白糖 100 克。

【制作】将茯苓、芡实、莲子、怀山药一起研为细末，与淘洗干净的粳米、糯米拌和，放入纱布袋内；蒸至极熟取出，加入白糖搅拌均匀，揉作一块；用模具制成糕，晾干收贮。

【功效】健脾祛湿，益气养胃，补肾固精。

【适用人群】脾胃虚弱者，尤其是年老脾胃虚弱、肾虚精亏者；营养不良、厌食症患儿；等等。

【注意事项】脾胃湿热及伤食积滞者忌食，糖尿病患者可不放白糖。

【点评】阳春白雪糕出自明代医著《寿世保元》，书中称其"王道之品，最益老人"。方中芡实补脾止泻、养心益肾；莲子健脾补心、强筋补虚、益肠胃；山药健脾益肾、补虚劳；茯苓健脾补中、利水渗湿；粳米调和脾胃。几种食材搭配应用，使得阳春白雪糕健脾补肾效果显著，尤其适合老年人食用。

九仙糕

【原料】莲子、山药、茯苓、薏苡仁各 5 克，大麦芽（炒）、白扁豆、芡实各 3 克，柿霜 2 克，白糖 500 克，糯米粉 1000 克。

【制作】莲子用温水浸泡后去芯，与他药同放锅里，加水，用武火煮沸后转文火煮 30 分钟取汁；将糯米粉、白糖、药汁混合，揉成面团做成糕；上笼武火蒸 30 分钟。

【功效】补益脾胃，养神扶元。

【适用人群】脾胃虚弱、元气亏损之食少便溏及身体瘦弱者。

【注意事项】糖尿病患者可不放白糖。

【点评】九仙糕出自清代医著《串雅外编》，方中麦芽可消食、和中，柿霜可养胃阴除邪，配以山药、薏苡仁、茯苓、莲子、芡实、白扁豆等食材，使得九仙糕养元气、益脾胃功效显著。**PM**

三七花为五加科人参属植物三七的花序，又称田七花、参三七花、金不换花，是三七全株中三七皂苷含量最高的部分。三七花入药，多选生长两年以上之三七尚未开放的花蕾干燥品，具有清热生津、平肝降压功能，主要用于津伤口渴、咽痛音哑及高血压病的防治。近几年三七花大受青睐，常作保健药茶饮用。

名贵中药名贵花——三七花

上海中医药大学教授　陈德兴

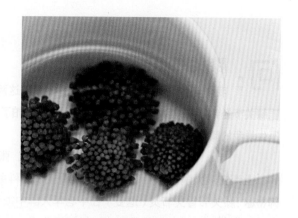

三七性温花性凉

中药三七是以三七的干燥根入药，虽然与三七花属于同一植物，但是两者性味功效却有区别。三七味甘、微苦，性温；而三七花虽然也是味甘、微苦，但其药性却偏凉。

三七与三七花在功效方面也有明显差异。三七的功效可以用"散瘀止血，消肿定痛"八个字概括，临床主要用于咯血、吐血、衄血、便血、崩漏、产后血瘀腹痛、跌打损伤、外伤出血、胸腹刺痛等的治疗，也可用于防治血脂异常、胆固醇增高、冠心病、心绞痛、中风后遗症等疾病。三七花性凉，具有清热、平肝、降压等功效，临床多用于咽痛、头昏、目眩、耳鸣等病证。药理研究发现，三七花总皂苷对中枢神经系统有抑制作用，可起到镇静安神、抗炎镇痛等作用。此外，三七花还具有扩张外周血管、提高心肌供氧能力、增强机体免疫功能、抗衰老、清除氧自由基等作用，可用于预防心脑血管疾病、排毒养颜、延缓衰老等。

保健用法与验方

● 三七花茶

【组成】三七花 3~5 朵。

【用法】将三七花放入玻璃杯或瓷杯中，先用沸水冲洗一下，然后加入 200 毫升沸水冲泡，代茶饮用。茶中的三七花也可直接食用。

【适宜人群】清热生津、平肝降压、镇静安神、保肝护肝。适用于高血压、血脂异常及轻度心脑血管疾病患者；因精神压力而致神经衰弱、抑郁、精力不足者；脂肪肝、长期体弱多病、免疫力低下者。

【注意事项】孕妇及儿童慎用。

● 三七花青果饮

【组成】三七花 3~5 克，青果 5~10 克。

【用法】将三七花及青果盛入杯中，以沸水冲泡后代茶饮。

【适宜人群】清热利咽、消肿止痛。适用于急、慢性咽喉炎患者，有咽喉肿痛、咽痒咳嗽、烦渴者，等等。

【注意事项】风寒感冒者不宜。

● 三七花降压茶

【组成】三七花、槐花、白菊花、决明子各 6~10 克。

【用法】上述花、药放入砂锅内，加水浸泡 30 分钟后，大火煮沸，小火煎煮 5 分钟，焖 10 分钟，代茶饮用。

【适宜人群】平肝、降压、降脂。适用于高血压、血脂异常患者，或有神疲乏力、肢体麻木、头晕失眠等症状者。

【注意事项】血压偏低的人不适宜。**PM**

特别提醒

● 三七花一般可放心服用，偶见皮疹等过敏反应或肝损害。应用三七花过程中，如有不适应立即停用，严重者应及时就医。

● 三七花药性属凉，平素怕冷、脾胃虚寒者应慎用。风寒感冒期间不宜服用。

● 三七花有活血化瘀作用，妇女月经期间、妊娠期及产后不宜服用。

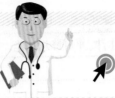
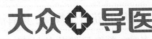

大众 ✚ 导医

网上咨询：popularmedicine@sstp.cn

专家门诊时间以当日挂牌为准

问：膝关节退变能治好吗

我今年 65 岁，身体没什么大毛病，只是这两年左腿膝关节经常疼痛，爬楼梯时尤甚。我去医院看过，拍了片子，医生说我的膝关节退变了。这个病能治好吗？

浙江 张先生

上海交通大学医学院附属仁济医院骨关节外科主任医师岳冰：膝关节骨关节炎（退变）在中老年人群中很常见。关节长期过度运动，如频繁登山、长时间跑步、久站等，可能会使关节软骨磨损，造成软骨破坏和软骨下骨的增生、硬化，最终形成骨关节炎。其主要症状为膝关节疼痛、僵硬、行走障碍，甚至出现膝关节畸形、伸直或屈曲受限。早期骨关节炎患者，软骨仅有部分破坏，可服用非甾体抗炎药控制关节内炎症，局部辅以理疗、热敷等。生活中，应避免久坐、久站，不要进行长距离跑步、登山等运动，可改为骑车、游泳等膝关节负重少的运动。晚期骨关节炎患者，骨质增生严重，关节间隙明显减小，甚至消失；若膝关节严重畸形、活动受限，或关节疼痛和行走障碍严重影响日常生活，可考虑接受人工全膝关节置换手术。该手术可以解除相关症状，恢复膝关节功能。

特需门诊：周三下午（东院）

专家门诊：周一下午（西院），周四上午（东院），

周三上午（隔周，宝山分院）

问：电热饼会使人烫伤吗

最近天气冷，我买了个电热饼，睡觉时放进被窝暖脚。上周末，我熬夜追了部电视剧，天快亮时才昏昏沉沉睡去。醒来时，我发现右脚脚踝起了个水疱。去医院就诊，医生说是烫伤。电热饼温度并不高，难道也会导致烫伤吗？

上海 刘女士

上海交通大学医学院附属第九人民医院整复外科副主任医师倪涛：电热饼、电热毯、暖宝宝等取暖设备虽然温度不高，但使用不当也会使人烫伤，即"低温烫伤"。低温烫伤一般指长时间接触中等温度的热源所造成的皮肤或皮

问：哪些药物会影响血糖

我是一名糖尿病患者，最近发现血压高、血脂高，服用了降压药和调脂药。我服用的降糖药种类和剂量还和以前一样，但血糖却比以前升高了，会不会是服降压药和调脂药的影响？

江苏 王女士

上海交通大学医学院附属瑞金医院药剂科副主任药师石浩强：糖尿病患者可能会同时患有其他多种疾病而需要长期服药，有些药物，如激素、利尿剂、烟酸、免疫抑制剂、抗精神病药物、蛋白酶抑制剂等，可能会使血糖升高，患者应格外谨慎。降压药中的利尿剂与 β 受体阻滞剂可影响患者的血糖水平。噻嗪类利尿剂（如氢氯噻嗪）对糖耐量影响较大，会抑制胰岛素的分泌，糖尿病患者应尽量避免使用。β 受体阻滞剂（如倍他乐克）会通过抑制胰岛素分泌及组织对葡萄糖的利用而使血糖升高，糖尿病患者应慎用。烟酸又被称为维生素 B$_3$，在起到降低血脂作用的同时，会产生一定的升血糖作用。另外，目前临床上发现他汀类药物在降低胆固醇的同时，有引起血糖升高的趋势。药物引起的血糖升高与药物的剂量、用药时间、给药途径、患者个体差异密切相关。糖尿病患者要尽量避免使用可能会诱发血糖升高的药物，若必须联合用药，应更加重视血糖监测，密切注意药物相互作用，在医生指导下适时调整治疗方案。

下组织损伤（可造成烫伤的最低温度为 44℃），一般多见于老年人、婴幼儿、糖尿病患者，大量饮酒、过度劳累的情况下也容易发生。低温烫伤的面积通常比较小，烫伤处一般呈圆形或椭圆形，多见于足跟、足底、脚踝、小腿前侧、臀部等。冬季使用取暖设备时应提高警惕，要用毛巾、衣物等将热源与皮肤隔开，避免某一部位长时间接触取暖设备，并随时观察皮肤情况，尤其是婴幼儿、老年人、糖尿病患者、生活不能自理者等。

专家门诊：周五上午（北院），周六上午（南院）

烧伤、瘢痕专科门诊：周二下午（南院）

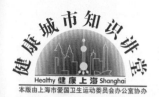

健康城市知识讲堂

Healthy 健康上海 Shanghai

本版由上海市爱国卫生运动委员会办公室协办

安全座椅，守护生命

上海市公安局交通警察总队宣传中心主任　丁 斌
全球儿童安全组织（中国）首席代表　崔民彦

市民刘先生的故事

我儿子快出生时，我便在网上搜索关于儿童安全座椅的知识，几经比较后买了一款，花了 4000 元左右。我父母虽未明确反对，但多少有些不解，认为大人抱着孩子乘车就行，没必要这么麻烦。后来，他们的态度因一起事故而发生了转变。儿子 1 岁半左右，我们全家自驾出行时被一辆车撞了，造成车辆左前轮、悬架等部位损毁。万幸的是，我们全家都系着安全带，儿子则安稳地躺在安全座椅里睡觉。现在，我儿子已经 5 岁多了，每次上车的第一件事就是爬上自己的"专座"——儿童安全座椅。

大人为何"抱不住"孩子

2018 年 5 月，湖北汉川发生一起车祸，一辆半挂车和小轿车发生擦碰，导致小轿车内一名两岁半的小女孩飞出车外。 2018 年 4 月，江苏张家港发生一起车祸，一辆轿车与一辆大货车发生了碰撞，轿车窗户玻璃碎裂，后座大人怀中一名 6 个月大的婴儿被甩出车外……其实，这些令人十分遗憾的事故是完全可以避免的。研究发现，儿童乘车时正确使用安全座椅，可使婴儿致死性碰撞降低 70%，幼儿致死性碰撞降低 54%~80%。与不使用儿童安全座椅相比，婴儿使用安全座椅可减少 90% 的受伤与死亡危险；与使用成人安全带相比，使用正向式安全座椅的儿童，可减少 80% 的受伤危险。

很多人认为，在市区，车速较慢，大人抱着孩子乘车不会有什么危险。可是，实验告诉我们，当汽车发生碰撞时，约束孩子需要的力量远远大于孩子本身的体重，一个 10 千克的孩子在每小时 30 千米的车速下，需要的约束力约为 300 千克！因此，发生车祸时，大人是完全"抱不住"孩子的。这也是上述车祸中孩子脱离大人怀抱、飞出车外的原因。为此，全球有 96 个国家已经实施了要求使用儿童约束装置的法律，同时建议：儿童约束装置必须达到质量标准并正确安装，且符合儿童的身高和体重。2017 年 3 月发布的

《上海市道路交通管理条例》规定：驾驶家庭乘用车携带未满 4 周岁的未成年人时，应配备并正确使用儿童安全座椅。

正确选择儿童安全座椅

正确选择并使用儿童安全座椅，才能对儿童起到保护作用。儿童安全座椅大致分为三个阶段。

● **第一阶段：反向式儿童安全座椅**（婴儿安全座椅，即 0 组和 0+ 组）

适合儿童：体重 13 千克以下。参考年龄为 1 周岁以内。

使用方式：反向式安装在汽车的后排座椅上，座椅内的约束带要正确使用。只要孩子体重在座椅的承载重量范围内，应尽可能让孩子使用反向式儿童安全座椅，以更好地保护孩子的颈椎。

● **第二阶段：正向式儿童安全座椅**（儿童安全座椅，即 I 组）

适合儿童：体重 9~18 千克。参考年龄为 1~4 周岁。

使用方式：正向式安装在汽车的后排座椅上，座椅内的约束带要正确使用。应尽可能使用此类座椅，直到孩子体重超出座椅的承载重量，或身高超出约束带的可约束长度。

● **第三阶段：增高垫座椅**（有背增高垫或无背增高垫，即 II 组和 III 组）

适合儿童：体重 15~36 千克，身高 145 厘米以下。参考年龄为 4~12 周岁。

使用方式：孩子坐在增高垫上，同时使用成人安全带，并确保安全带约束肩部与胯部。

当孩子体重（36 千克以上）与身高（145 厘米以上）超出增高垫座椅承受范围时，可使用成人安全带，参考年龄为 12 周岁以上。儿童使用成人安全带时，一定要做到：安全带约束肩部与胯部、背靠座椅、双脚平稳着地、在乘车过程中保持这样的坐姿。

目前，市场上有适合更多不同体重儿童的儿童安全座椅，家长可根据实际情况选择。带孩子乘坐网约车或租车自驾时，家长也应注意儿童安全座椅的使用。**PM**

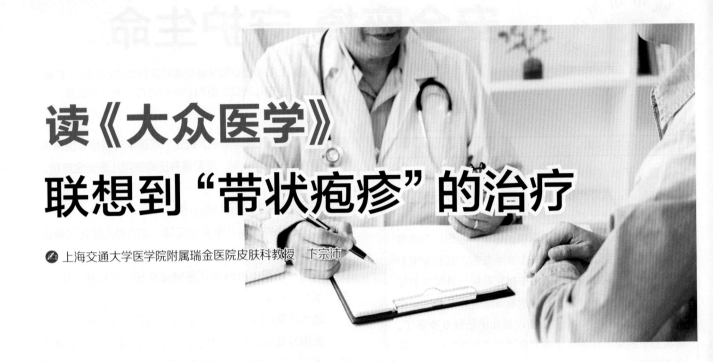

读《大众医学》
联想到"带状疱疹"的治疗

上海交通大学医学院附属瑞金医院皮肤科教授　卞宗沛

我，工作了50多年的皮肤科临床医生，所接触的患者除了皮肤病、性传播疾病和结缔组织病（现已归于风湿免疫科）外，还常被患者咨询一些其他专科疾病的相关问题。常说"隔行如隔山"，尤其在医院分科越来越精细的今天，医生往往对本专科外的疾病认知较为粗浅。为弥补这一缺憾，我知道《大众医学》刊载的文章是各科专家精心撰写的经验之谈，其中不乏临床实践中遇到的珍贵经典案例，因此，常读《大众医学》给了我不少帮助。

就拿"带状疱疹"这个常见的病毒性皮肤病来说。在典型皮疹出现前的3~7天，患者局部会产生程度不等的疼痛。回首几十年前，在急诊间，竟曾把带状疱疹误以为心绞痛、胸膜炎、阑尾炎、肩周炎，甚至还有误行手术的荒诞教训。再则，带状疱疹是自限性疾病，有些人"挨一挨"，不经治疗，皮疹也会随时间推移而逐渐褪去，但这部分患者常因此留下闪电样的疼痛后遗症，这便是"带状疱疹后遗神经痛"（PHN）。PHN可持续几个月、几年，甚至几十年，给患者的生活、休息、工作造成了无休止的痛苦。由此可见，发病期的积极治疗非常必要。

❶ **及早治疗。**当皮肤突然出现单侧、沿周围神经分布、伴有疼痛"扎堆"出现的小水疱，应在一周内及时到正规医院接受诊断及治疗。

❷ **静脉滴注抗病毒药——阿昔洛韦。**在我国，静脉滴注的给药途径有被过度采用之嫌。历数我的行医生涯，一般很少给患者采用静脉滴注治疗。可带状疱疹的治疗却应尽可能采用静脉滴注，以达到快速抑制病毒的目的，从而缩短患者疼痛时间，减少PHN的发生。

❸ **有争议的"糖皮质激素"应用。**不少人会问，治疗带状疱疹为什么要用糖皮质激素？这是因为，糖皮质激素可及早抑制病毒侵犯脊髓后根的感觉神经，降低神经元损伤，缓解患者疼痛，有利于恢复。尽管糖皮质激素的长期使用会产生多种不良反应，但以带状疱疹的治疗而言，规范抗病毒治疗的同时，短期应用糖皮质激素控制炎症是非常有必要的，尤其在预防PHN的发生方面更是起到了关键作用。

❹ **带状疱疹造成的皮肤水疱，无需涂抹外用药。**带状疱疹由水痘－带状疱疹病毒引起，规范用药、控制病毒后，水疱即可自行消退。

由带状疱疹这一疾病的治疗可见，对临床医生而言，知识面越广越好，联想到的问题越多越好。医学是一门复杂多变、日益更新的科学，而《大众医学》是人们身边一位与时俱进的良师益友。我认为，不但普通读者要读《大众医学》，医生也应时常阅读。**PM**

高血压患者头痛，
勿盲目用止痛药

复旦大学附属中山医院老年病科
副主任医师　马慧

生活实例

李阿姨患高血压病5年，平时每天服用1粒长效降压药，血压控制平稳。最近，气温大幅下降，李阿姨出现头痛不适，偶尔还有头晕。年轻时，李阿姨曾患过偏头痛，每次偏头痛发作，她都服用止痛药，症状很快得到缓解。这次李阿姨以为也是偏头痛发作，随即服用了止痛药，虽头痛有所缓解，但头晕更加厉害，还出现了恶心、呕吐等症状，家人立即陪她到医院就诊。医生检查发现她的血压增高到170/96毫米汞柱，便为她调整了降压药的剂量。

很快，李阿姨的血压恢复到140/90毫米汞柱以下，头痛、头晕症状也消失了。

原来李阿姨这次的头痛不适是由于血压过高导致的，控制好血压，不适症状即可得到缓解。高血压患者如果出现头痛不适，不宜盲目服用止痛药。因为如果是血压过高所致的头痛，服用止痛药会掩盖病情，使高血压得不到合理的治疗，血压可能进一步上升，以至于延误病情，甚至发生脑出血等心脑血管意外。

头痛往往是高血压病的主要症状之一，以胀痛为主，呈持续性，疼痛部位不固定，或左或右或头顶或脑后。气温下降时，高血压头痛易发作。这是因为，在寒冷季节里，人体血管收缩，血压较平时高，有高血压病史的患者往往因为服药剂量不够，血压降不下来，而导致头痛发作。一般地说，血压超过正常值越多，头痛会越剧烈。

止痛药可以有效缓解头痛，但高血压患者不宜随意服用，这是为什么呢？

首先，止痛药虽然可能有一定的止痛效果，但是治标不治本。止痛药和降压药的作用机制完全不同，止痛药没有降压效果。短期的血压急剧升高可能导致高血压危象，危及患者生命；长期的血压慢性升高会导致血管壁受损，导致动脉粥样硬化，引起冠心病、脑卒中和肾功能下降等人体重要脏器损害。

其次，止痛药本身有一定的副作用，长期服用可能会引起消化道溃疡和出血。只有在排除了血压波动和其他潜在的疾病后，才可以在医生指导下适量服用止痛药。

可见，高血压患者发生头痛、头胀和头晕时，首先要规范测量血压，判断血压控制情况。如果血压明显增高，可在医生指导下合理使用降压药，及时使血压恢复正常。随着血压下降或恢复正常，头痛等症状往往可自行消退。

如果血压控制尚可，要寻找其他可能引起头痛的原因并进行相应治疗。千万不要头痛医头，脚痛医脚，以免贻误病情和治疗。在排除可能的疾病后，并且没有禁忌证的情况下，可以适当服用止痛药缓解头痛。止痛药的种类非常多，常用的有非甾体抗炎药，如阿司匹林、对乙酰氨基酚、布洛芬和塞来昔布等。

平时，高血压患者应注意劳逸结合，保持充足睡眠，多锻炼，调节饮食，监测血压，合理用药，避免血压升高。**PM**

小贴士

高血压头痛形成的机制分为三种类型

第一是由于高血压的机械作用，血管异常扩张，动脉壁的痛觉感受器受刺激，引起头痛，表现为头部钝痛、搏动性跳痛，局限于一侧或两侧的前脑部及后脑部，也可弥散至整个头部，属非偏头痛性血管性头痛。

第二是由于头部肌肉反射性收缩，头部周围出现紧箍样疼痛，多位于枕下、头颈部，伴颈部僵硬感。

第三是由于大脑功能紊乱，引起颅内血管的舒缩障碍，产生全头弥漫性胀痛及钝痛。

新闻回顾

芬太尼一直是我国及国际严格管控的强效麻醉性镇痛药，在 2018 年 12 月举行的中美元首会晤上，两国领导人就"对芬太尼类物质进行管控"达成了共识。

"麻醉性镇痛药"

离"毒品"有多远

——从芬太尼的故事说起

华中科技大学同济医学院附属同济医院肿瘤中心教授　于世英

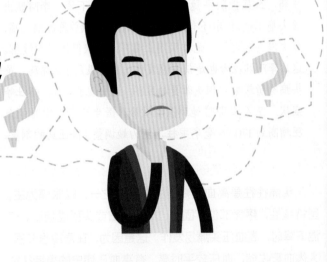

"麻醉性镇痛药"是指阿片及合成的各种阿片类活性碱类镇痛药，用于疼痛治疗。本文所提的"麻醉药"是人们对"麻醉性镇痛药"的俗称，并非指用于手术中让全身或局部暂时性失去知觉的麻醉药品。

芬太尼家族的研发故事

比利时杰出科学家保罗·杨森博士一生研发了 80 多种药品，其中，芬太尼家族在现代麻醉史和镇痛医学中占有重要地位。

2002 年，笔者有幸受邀参加保罗·杨森博士举办的小型座谈会，会间，他谈到研发芬太尼家族的故事。1960年，杨森博士成功研发出人工合成强效镇痛药——芬太尼，其镇痛效力是吗啡的 100 倍。1974 年，他又研发出舒芬太尼、卡芬太尼，其镇痛效力分别是吗啡的 1 000 倍和10 000 倍。随后，他还研发出芬太尼的多种衍生物，芬太尼家族的名称也由此而来。在研发过程中，杨森博士发现，芬太尼的系列衍生物如同其他麻醉性镇痛药一样，镇痛作

用越强，成瘾性等不良反应越明显。当在场专家问其缘由时，杨森博士回答道："这也许是天意。"

意味深长的回答道出了麻醉性镇痛药的"天性"。杨森博士说，正因如此，他认为前期研发的医用芬太尼、舒芬太尼、瑞芬太尼、阿芬太尼提供给临床镇痛治疗，兽用卡芬太尼提供给巨型动物镇痛治疗，足矣! 接下来要做的事，一是将自己亲自研发而尚未上市的其他近 20 种芬太尼衍生物全部锁进保险箱，二是研究如何更加合理及安全地使用已上市的芬太尼类药物。

如何将短效芬太尼安全有效地应用于需要长期持续用药的慢性癌症疼痛治疗? 杨森博士开始研究芬太尼新剂型，即芬太尼透皮贴剂。芬太尼具备作为透皮给药的三大特性: 分子量小、脂溶性、强效。然而，作为麻醉性镇痛药的透皮贴剂，必须按时、按量、透皮吸收并释放入血，才能既保证维持恒定的有效镇痛血药浓度，又避免出现过高血药浓度导致的成瘾、欣快感及呼吸抑制等严重不良反应。经过反复地试验，芬太尼透皮贴剂 1990 年问世，1999 年在

中国上市。如今，芬太尼透皮贴剂和其他麻醉性镇痛药一样，已成为中重度慢性癌症疼痛治疗的基本镇痛药物。

合理应用，是镇痛良药

止痛药分麻醉性镇痛药和非麻醉性镇痛药两种。非麻醉性镇痛药，如阿司匹林、布洛芬、对乙酰氨基酚、塞来昔布等，其作用机制是通过抑制引起疼痛的炎性因子而减轻疼痛，因此称为解热镇痛药。解热镇痛药无成瘾和呼吸抑制等副作用，但止痛强度远不及麻醉性镇痛药，当用量达到一定限度时，止痛作用不再增强，不良反应发生率却明显增加。长期用药尤其如此，可导致消化道溃疡、肝肾毒性、血小板功能抑制等。

正因如此，对于中重度癌症疼痛病人的止痛治疗，麻醉性镇痛药必不可少。

麻醉性镇痛药通过抑制中枢神经系统的疼痛传递系统而产生强效镇痛作用。由于其中枢作用机制，可能因使用不当而导致药物精神依赖性（俗称成瘾）和呼吸抑制等问题。麻醉性镇痛药不仅止痛作用强，还可通过适当调整剂量进一步增强镇痛作用。麻醉性镇痛药对肝、肾、血小板功能无影响，因此，对于需要长期止痛治疗，尤其是因病情恶化可能还需要逐渐增加止痛强度的中重度癌症疼痛病人来说，麻醉性镇痛药是他们的止痛"神药"，有时甚至是他们唯一可能获益和耐受的止痛疗法。

然而，人们对麻醉性镇痛药的成瘾恐惧，长期存在于癌痛病人合理止痛治疗的过程中。为此，世界卫生组织早在 1986 年就开始大力推广"癌症疼痛三阶梯止痛"原则，轻度疼痛选择消炎镇痛药，而麻醉性镇痛药则是缓解中度和重度疼痛的基本药物。2000 年，世界卫生组织在《国家麻醉药品供应管理平衡原则》中指出："尽管治疗癌症疼痛的药物及非药物疗法多种多样，但是在所有止痛治疗方法中，麻醉性镇痛药是癌痛治疗必不可少的药物。对中重度癌痛病人而言，麻醉性镇痛药具有无可取代的地位。因此，必须保证止痛治疗的麻醉性镇痛药品的供应。"全球 30 多年的癌痛规范化治疗的临床推广经验及研究证据证明：合理应用麻醉性镇痛药是癌症疼痛治疗必不可少的良方！

滥用，成害人毒品

麻醉药，因其中枢神经作用机制，不当使用会产生身体依赖和精神依赖（成瘾），甚至呼吸抑制致死。因此，包括麻醉性镇痛药在内的麻醉药，一直被列为特殊管制药，严格预防滥用。在我国，麻醉性镇痛药的原料生产、制作、销售、处方、应用的每一环节都有非常严格的监管制度。例如，医院首先需要获得国家严格审查的印鉴卡资格，并严格实施专人负责、专柜加锁、专用帐、专用处方、专册登记的"五专"管理制度，才能为病人提供麻醉性镇痛药。而癌痛病人要获取麻醉性镇痛药，需要由获得麻醉药品处方资格的医师根据癌痛病情开具处方，处方还需要记录病人的身份信息。临床上，麻醉性镇痛药处方为专用红处方。

调查证明，美国毒品黑市的芬太尼类物质并非源于医疗制药和临床所用药品，而是通过地下黑工厂及非法渠道流入。事实上，经严格程序批准上市用于临床的药物，才能称之为药品。需要管制的芬太尼类物质，包括已批准上市用于医疗和兽用的芬太尼及其衍生物药品，还包括前面提到的被杨森博士认为应被永久锁进保险箱的芬太尼系列衍生物和前体物。芬太尼类物质是人工合成的高效阿片类物质，其制作成本大大低于通过种植罂粟提取制作吗啡、海洛因等物质；其强效阿片类作用又使其体积大大缩小，夹带运输可能性增加，运输成本及风险减低。加之，不法分子不断翻新制造的芬太尼类衍生物变体，使人们辨识其本性的难度大大增加。而对于吸毒的"瘾君子"来说，不断翻新的复杂毒品，使人过量吸食而死的危险也在不断增加。

总之，麻醉性镇痛药，合理应用是镇痛良药，非法使用则是毒品。盲目将临床应用的"麻醉性镇痛药"直接与"毒品"画等号，是制造恐慌的危言耸听说法。让身受疼痛折磨的癌症病人忍痛，限制他们合理获得麻醉性镇痛药治疗，是残忍的，不人道的！**PM**

🔵 小贴士

麻醉性镇痛药已有数千年历史

麻醉性镇痛药应用已有数千年历史：公元前，古埃及开始医用罂粟；973 年，罂粟籽被列入我国药典《开宝本草》；1803 年，从鸦片中提取出吗啡；1917 年，人工半合成羟考酮；1960 年，人工合成芬太尼。

甲亢患者用药前，
须查肝功能和血常规

复旦大学附属中山医院内分泌科
副主任医师　凌雁

生活实例

58岁的老李近三个月来，发现怕热、多汗、心慌，手抖伴体重下降，于是到医院就诊。医生仔细询问病史，并让他做了甲状腺功能和甲状腺彩超检查后，诊断老李患了甲状腺功能亢进症(甲亢)。医生在开药前，要求他先做肝功能和血常规检查。老李有些疑惑：为什么服药前需要检查肝功能和血常规呢？

甲亢的治疗方法主要包括药物、放射性碘以及手术。其中，药物治疗最常用。目前，抗甲状腺药物主要包括甲巯咪唑和丙基硫氧嘧啶。这两种药物的不良反应虽然大多轻微，但有时也可能出现相当严重的不良反应，如粒细胞缺乏症和药物性肝功能损害。

● **粒细胞缺乏症**　粒细胞缺乏症是指粒细胞绝对计数低于 $0.5×10^9$/升，是抗甲状腺药物最严重的不良反应。临床证实，部分尚未进行治疗的甲亢患者本身存在粒细胞减少症（粒细胞绝对计数低于 $1.5×10^9$/升），这些患者使用抗甲状腺药物后，发生粒细胞缺乏的风险非常高。因此，患者在开始进行抗甲状腺药物治疗前，必须检查血常规，了解白细胞分类计数。若粒细胞绝对计数低于 $1.5×10^9$/升，应避免使用抗甲状腺药物，宜选择放射性碘治疗或者手术治疗。

甲亢患者开始使用抗甲状腺药物后，也需警惕发生粒细胞缺乏症。大多数粒细胞缺乏症发生在治疗后3个月内，患者应每周去医院监测血常规，如出现粒细胞绝对计数低于 $1.5×10^9$/升应立即停药，及时就诊。发热和咽痛是粒细胞缺乏症最常见的症状，患者若出现发热或咽痛，必须立即去医院就诊。

● **肝脏毒性反应**　甲亢本身可以导致肝功能损害，从无症状性的肝功能异常到暴发性肝衰竭均有可能发生。因此，甲亢患者在治疗前应常规检测肝功能，在确认肝功能正常后，方可用药，以免药物治疗导致已经存在的肝损害进一步加重。如果患者存在肝功能异常，应先进行保肝治疗，待肝功能正常后，再考虑使用抗甲状腺药物，或者选用放射性碘治疗等其他治疗方式。

服用抗甲状腺药物后 2～4 周，患者应去医院复查肝功能。如出现轻度肝功能异常，医生会给予患者保肝治疗，并密切随访肝功能；如转氨酶达到正常上限的3倍以上，应停用抗甲状腺药物，并进行积极的保肝治疗。服药期间，患者应注意观察有无皮肤、巩膜发黄，大便颜色变浅，小便颜色变深，以及腹痛、腹胀、恶心、厌食等提示肝损害的表现。一旦出现上述症状，应及时就诊。

甲亢药物治疗的疗程一般为 1.5～2 年，患者应坚持规律用药和密切随访，以便医生定期评估药物疗效和发现不良反应，适时调整药物剂量，或换用其他治疗方案，避免病情延误和出现并发症。**PM**

特别提醒

积极治疗，避免并发症发生

甲亢若不能得到及时、有效的治疗，后果非常严重。甲亢的高代谢状态会导致患者体重迅速下降、肌肉消耗、钙质流失、虚弱无力；严重甲亢会导致心脏损害，包括心律失常、心脏扩大、心力衰竭等；甲亢还会引起转氨酶增高和黄疸，甚至肝功能衰竭。

在痛风门诊，经常有患者问医生：听说喝点"苏打水"对尿酸高的人有好处，那可不可以通过喝苏打水来降尿酸呢？"苏打水"，实际上是碳酸氢钠水溶液，呈弱碱性，可以中和经肾脏代谢的尿酸，促进其排出，减少尿酸结石的形成。那么，"苏打水"真的能降尿酸吗？

喝"苏打水"能降尿酸吗

复旦大学附属中山医院肾内科　刘中华　邹建洲（副教授）

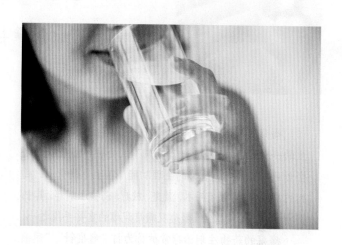

喝苏打水：降血尿酸作用有限

正常尿液呈弱酸性，pH 值为 6 左右。当尿 pH 值降至 4.75 时，90% 以上的尿酸以结合状态出现在尿液中。这种结合形式的尿酸盐可以沉积在肾实质中，或形成结石。碳酸氢钠是治疗痛风的辅助药物，可以碱化尿液，从而避免尿酸盐沉积或结晶。喝苏打水可以达到类似的效果。通常，医生会根据痛风患者的尿液酸碱度来决定碳酸氢钠的使用时间，尽量将尿液酸碱度维持在 6.2～6.9，提高尿酸盐溶解度，防止其沉积于关节和肾脏。

需要强调的是，喝苏打水、口服碳酸氢钠虽然有助于促进尿酸排泄，但其降低血尿酸作用很有限，且不能长期过多饮用。长期大量服用碳酸氢钠，可引起碱血症，并可因钠负荷增加而诱发充血性心力衰竭和水肿。此外，尿酸过高会引起尿酸盐结石，但尿液过碱，也容易形成含钙的碱性结石。长期喝苏打水会改变胃肠道的酸碱环境，容易引起胃肠胀气、食欲减退等不适。

降血尿酸：得用药物

临床证实，只有规范、合理地使用降尿酸药物，才能使尿酸水平达标，防止并发症发生。目前，根据作用机制，降尿酸药物可以分为抑制尿酸合成、促进尿酸排泄和新型降尿酸药物。

❶ **抑制尿酸生成药物**　通过抑制黄嘌呤氧化酶活性，减少尿酸合成，包括别嘌醇和非布司他等。疗效明确，可快速降低血尿酸，但有一定不良反应。

别嘌醇可引起过敏反应和肝肾功能损伤。过敏严重者可出现剥脱性皮炎等超敏反应，甚至危及生命。合并使用噻嗪类利尿剂是发生超敏反应的危险因素。研究发现，汉族人中人类白细胞抗原 B 位点 5801 等位基因（HLA-B*5801）与别嘌醇不良反应有关，服用别嘌醇前可进行该基因检测，HLA-B*5801 阳性者禁用。

非布司他是选择性黄嘌呤氧化酶抑制剂，安全性较高。不良反应主要是皮疹、恶心和肝功能损害。

❷ **促进尿酸排泄药物**　通过抑制肾小管重吸收尿酸，以起到促进尿酸排泄的作用，药物包括苯溴马隆和雷西纳得等。

苯溴马隆不良反应主要有皮疹、胃肠道不适、腹泻和肝功能损害等。尿酸性结石患者禁用。

雷西纳得主要用于使用抑制尿酸生成药物而尿酸仍不达标的患者，不能单独使用。不良反应有头痛和胃食管反流，肾小球滤过率小于 45 毫升 / 分的患者禁用。

❸ **新型降尿酸药物**　主要是尿酸酶，可以分解尿酸为可溶性产物而排出，药物包括拉布立酶和普瑞凯希等。

拉布立酶主要用于防治血液系统肿瘤，以及放疗或化疗导致的急性高尿酸血症。

普瑞凯希用于其他药物疗效不佳或存在禁忌证的难治性痛风患者，不良反应有严重心血管事件。**PM**

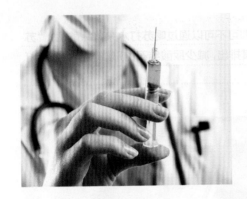

打针能否使瘢痕消失

上海交通大学医学院附属第九人民医院整复外科主任医师　武晓莉

　　瘢痕是人体受到创伤后伤口或创面自然愈合过程中产生的一种正常的、必然的产物，不仅会破坏体表美，还会妨碍相关组织或器官的生理功能，甚至导致畸形。瘢痕的常用治疗方法有手术、激光、放疗、药物注射等，其中，药物注射是治疗增生性瘢痕及瘢痕疙瘩的重要手段之一。

　　瘢痕的药物注射治疗常被称为打"瘢痕针""瘢痕软化针"等，最常用的药物是激素和抗肿瘤药物。临床上，医生还会根据患者瘢痕的具体情况加入麻醉药物，并按比例混合调配。打瘢痕针可使瘢痕变得平软、成熟、稳定，减轻瘢痕增生带来的痛痒等不适，但并不能使瘢痕完全消失。

关注"宜"和"忌"

　　临床上，以下3种情况可以打瘢痕针：①瘢痕增生早期，或者面积较小的瘢痕疙瘩。②部分瘢痕疙瘩患者在手术治疗后，可能会出现局部充血或早期增生迹象，此时需及时复诊，必要时可通过打瘢痕针进行干预，抑制增生。③有些瘢痕疙瘩患者由于各种因素不适宜手术或放疗，可配合使用药物注射、激光等，控制瘢痕生长。

　　以下情况不可以打瘢痕针：①备孕期、孕产期和哺乳期女性不能打瘢痕针，因为激素和抗肿瘤药物会引起内分泌紊乱，导致胎儿畸形。如果打了瘢痕针，应停药半年以后再考虑生育。②未成年人不宜打瘢痕针，如果确因病情需要，医生会考虑单独使用激素，尽量避免使用抗肿瘤药物。

不宜随意停药

　　瘢痕疙瘩较难治疗，容易复发，特别是患者在饮食、内分泌、身体免疫等情况发生变化时。所以，患者一定要遵照医嘱，及时复诊。最常见的复发见于怀孕期间，孕期体内激素水平大幅波动，很容易造成瘢痕增生复发的情况。

　　使用药物注射治疗，通常2～4周注射一次，治疗一段时间后，可根据恢复情况适当延长注射间隔期，直至停药。治疗周期一般短则几个月，长则几年。一般认为，停止治疗1.5～2年内，瘢痕不出现增生，即可认为治愈。瘢痕未治愈前，不能随意停药，否则可能会造成瘢痕复发。复发后的瘢痕疙瘩可能比治疗前更大、更难治。

　　此外，打瘢痕针还可能带来一些副作用，患者亦需关注。

❶ 激素类药物可能引起女性月经紊乱；还可能引发痤疮，新的痤疮可能会转变成瘢痕疙瘩。

❷ 长期大量注射激素类药物可能导致肥胖、骨质疏松、抵抗力降低。

❸ 部分患者注射激素类药物后可能出现局部瘢痕淤血发黑，等淤血消退后，颜色会逐渐恢复正常。**PM**

专家简介

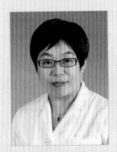

　　武晓莉　上海交通大学医学院附属第九人民医院整复外科主任医师，中国整形美容协会瘢痕医学分会常委、秘书长，中国中西医结合学会医学美容专业委员会皮肤外科亚专业委员会副主任委员。擅长瘢痕及体表肿物的综合治疗，包括手术、放疗、注射、激光等。

专家门诊：周二上午　　特需门诊：周五上午

特别提醒

生活中的注意事项

　　对于增生性瘢痕及瘢痕疙瘩患者而言，无论采用哪种治疗方法，平时都需要忌烟酒和辛辣食物，不要熬夜，尽量避免泡温泉、洗桑拿等活动。由于注射药物后皮肤表面会有细小伤口，24小时内不宜碰水。注射治疗2天后，可以配合使用抗瘢痕类外用药物。

2018年12月1日，位于北京市的某家便利店赫然新增了3个特殊的货架，上面陈列着七十余种非处方药（OTC）和医疗器械，这是北京市首个获批经营药品、医疗器械的便利店。

便利店买药，
安全、靠谱吗

上海交通大学医学院附属瑞金医院药学部
副主任药师　石浩强

对于大多数老百姓来说，去药店买药已经成为一种习惯，既方便，又安全。而去便利店买药，许多人心里会犯嘀咕：便利店买药，安全性如何？靠谱吗？

去便利店买药并非新鲜事

在海外旅游，我们常常看到一些便利店除了售卖普通商品外，还会出售治疗感冒、发热、腹泻之类的药品。其实，在国内非药店卖药（主要是非处方药），早已不是什么新鲜事。1999年6月，我国出台的《处方药与非处方药分类管理办法（试行）》指出："经省级药品监督管理部门或其授权的药品监督管理部门批准的其他商业企业可以零售乙类非处方药。"2011年10月，四川地区某便利店获得了销售非处方药的资格，开始销售非处方药；同年，武汉某便民超市也设立药品专柜销售非处方药；福建、沈阳等地也先后陆续颁布了允许便利店设置便民药柜的细则。遗憾的是，这项便民措施没有得到广泛推广。大家仍然认为在医院或药店购买的药品更安全、更可靠。事实上，只要知道哪些药品可以在便利店购买，关注选购药品时的一些注意事项，在销售渠道更加方便的便利店买药，同样安全、可靠。

特别提醒

处方药无法在便利店购买

处方药是必须凭借执业医师或执业助理医师处方才可以调配、购买和使用的药品，通常安全性相对较低，对用药方法或时间有特殊要求。目前，这类药品仍须在医院配药，或凭医师处方去药店购买。

便利店仅出售乙类非处方药

非处方药指的是"经国务院药品监督管理部门批准生产，不需要凭借医生处方，即可自行判断、购买和使用的药物"。目前，全球非处方药主要有解热镇痛药、抗感冒药、滋补药、维生素、微量元素及其他添加剂等。根据非处方药安全程度，又分为甲类和乙类两种。非处方药的包装、标签、说明书上均有其特有的OTC标识。根据规定，红色为甲类，必须在药店出售；绿色为乙类，安全性相对较高，可以在便利店出售。乙类非处方药包括发热时常用的药物泰诺林（对乙酰氨基酚缓释片），咽喉肿痛时服用的板蓝根颗粒，以及各种维生素类药品，等等。治疗感冒的常用药泰诺（酚麻美敏片），因其含有伪麻黄碱（为易制毒化学品），受国家管控，为甲类非处方药，无法在便利店买到。

去便利店买药关注三点

● **一看　认准便利店售药资质**　可以销售药品的便利店需获得相关机构颁布的《药品经营许可证》，以保证其正规的药品供货渠道。大家去便利店选购药品时，须认清便利店的售药资质，警惕"无证经营"便利店的违规售药行为，以防买到假药、劣药。

● **二问　购买药品可咨询药师意见**　国家对允许售药的便利店有相关的资质要求，即需要配备执业药师。因此，大家在选购药品时，如有疑问，可咨询执业药师的专业意见，保证用药安全、可靠。

● **三读　仔细阅读药品说明书**　药品说明书是法定文书，药品的适应证、用法用量、注意事项或禁忌证、储存条件等都能在说明书中找到准确答案。因此，大家买药前最好认真阅读药品说明书，以便对症用药。

总之，只要大家养成咨询专业人员、认真阅读药品说明书的良好习惯，在便利店，同样可以购买到安全、放心的药品。**PM**

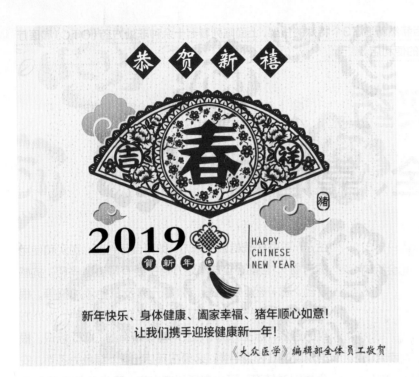

《大众医学》恭祝广大读者新年快乐！

2018年，《大众医学》迎来创刊70周年的重要日子。在70年的发展历程中，《大众医学》不断与时俱进、开拓创新，始终走在医学科普传播的最前沿。2019年，《大众医学》以全新面貌踏上新征程。我们深知，《大众医学》杂志能够70年勇立潮头、历久弥新，离不开一代又一代编者的辛勤耕耘，离不开广大作者的大力支持，更离不开忠实读者的拥护与厚爱。当您拿到这期杂志的时候，新年的脚步已临近。《大众医学》编辑部全体员工祝大家新年快乐、身体健康、阖家幸福、猪年顺心如意！让我们携手迎接健康新一年！

订全年杂志，赢订阅大奖

为回馈广大订阅读者对《大众医学》杂志的支持，我们将于2019年7月举办一次年度订阅抽奖活动。每位获奖读者除了能获得由《大众医学》资深编辑精心挑选的健康图书大礼包一份外，还将获得限量版《大众医学》创刊70周年纪念笔记本1本。

请订阅了全年杂志的读者尽快将订阅单复印件寄到编辑部，或者将全年订阅单拍照上传至大众医学官方微信公众平台，记得一定要附上您的姓名、地址、邮编和联系电话，以便我们将您的信息纳入抽奖系统。通过微信订阅全年杂志的读者，我们会将您的信息录入抽奖系统。

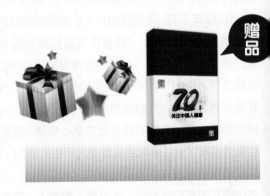

敬告读者

每一个月，《大众医学》都会带给您权威、实用、最新的保健知识。出版前，每篇文章都经过严格审查和内容核实。我们刊出这些文章，并不是要取代看病就医，而是希望帮助大家开阔眼界，让自己更健康。

由于个体差异，文章所介绍的医疗、保健手段并不能适合每一位读者，尤其是在诊断或治疗疾病时。任何想法和尝试，您都应该和医生讨论，权衡利弊。

您可以通过以下方式，进一步了解有关专家信息：

1. 登陆《大众医学》官方微信公众号，直接留言或点击下拉菜单"专家专栏"，搜索相关学科，向专家咨询。

2. 发送电子邮件至popularmedicine@sstp.cn或写信向编辑部咨询。

3. 通过114查询相关医疗机构电话，向挂号室或咨询服务台，了解专家近期门诊安排，就近就医。

敬告本刊作者

1. 本刊稿件一律不退，敬请自留底稿。从稿件投到本刊之日起，三个月后未得录用通知，方可另行处理。如需退稿（照片和插图），请注明。

2. 稿件从发表之日起，其专有出版权、汇编权和网络传播权即授予本刊，同时许可本刊转授第三方使用。本刊支付的稿费包含信息网络传播的使用费。

3. 根据需要，本刊刊登的稿件（文、图、照片等）将在本刊或主办本刊的上海科学技术出版社的网页或网站上传播宣传。

4. 本刊作者保证来稿中没有侵犯他人著作权或其他权利的内容，并将对此承担责任。

5. 对于上述合作条件若有异议，请在来稿时声明，否则将视作同意。

老年人饮食，别走两个极端

作者简介

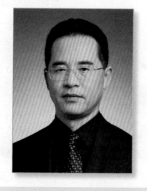

马冠生，北京大学公共卫生学院营养与食品卫生学系主任、教授、博士生导师，国家食物与营养咨询委员会委员，九三学社中央科普工作委员会委员，中国科协首席科学传播专家，中国营养学会副理事长。

现实生活中，我们经常会见到一些老年人什么都"不敢吃"：怕吃了油腻让体重增加，怕吃了鸡蛋使血胆固醇升高……还有一些老年人则完全相反，他们在饮食方面百无禁忌，"什么都吃"：大块的红烧肉，还要加上半瓶"二锅头"。

有句老话说：千金难买老来瘦。很多老年人对这句话深信不疑，为此"一点油腻"都不敢碰，肉也尽量不吃。其实，这种老观念需要更新。研究证明，老年人都不同程度地存在肌肉衰减的问题，这与蛋白质摄入量不足有关。很多人担心摄入过多脂肪会导致心脑血管疾病，但实际上，脂肪也是人体所必需的营养素之一。另外，老年人的贫血问题比其他人群严重，这与饮食也有直接关系。"什么都不敢吃"会导致人体所需要的蛋白质、微量营养素等摄入不足，影响老年人的营养状况，甚至健康。

另一方面，"随意地吃"对老年人的健康同样不利。摄入过多油腻的食物会导致能量摄入过多，不利于心血管系统的健康。老年人饮酒更应该适度。老年人因为年龄增长，味觉变差，烹调时大把用盐，对血压控制非常不利。

随着年龄增长，老年人的器官功能渐进性衰退，如牙齿脱落、消化液分泌减少、消化吸收能力下降、味觉迟钝等，这些改变都会明显影响老年人摄取、消化和吸收食物的能力。因此，老年人更应该努力做到合理营养、均衡膳食。

老年人每天应至少摄入12种食物，做到食物多样化。保证每天摄入足够的优质蛋白质，吃适量的肉、蛋、鱼、虾、禽类食物。每天喝奶，有血脂异常和超重、肥胖者应选择低脂奶、脱脂奶；乳糖不耐受的老年人可以选用低乳糖奶或酸奶。每天吃30~50克大豆或豆制品，若以蛋白质含量来折算，40克干大豆相当于80克豆腐干、120克北豆腐、240克南豆腐或650克豆浆。鸡蛋含有丰富的营养素，每天吃一个是可以的。

老年人的一日三餐都要合理安排。早餐最好有1~2种主食，1个鸡蛋，1杯奶，以及蔬菜或水果。中餐、晚餐最好有2种以上主食，1~2个荤菜，1~2种蔬菜，1个豆制品。饭菜应少盐、少油、少糖、少辛辣，以食物自然味来调味，温度应适宜。

老年人要保持适宜体重，可根据自己的体质指数（BMI）来衡量。BMI最好不低于20.0千克/平方米，最高不超过26.9千克/平方米。**PM**

Contents 目次 2019 年 3 月

中国邮政发行畅销报刊

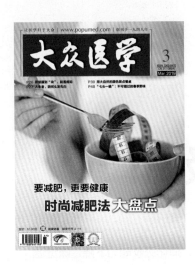

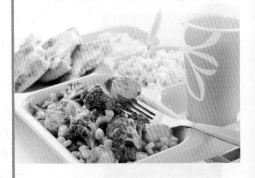

要减肥，更要健康——时尚减肥法大盘点

长久以来，减肥一直是肥胖和爱美人士的梦想。

近年来，代餐食品、生酮饮食、素食、辟谷、断食、减肥茶、瘦身汤等"时尚"减肥方法层出不穷，颇受追捧。这些方法真的能起到减肥作用吗？有没有副作用？需要注意哪些问题？本刊特邀专家为您分析。

本期部分图片由东方IC提供 本期封面图片由东方IC提供

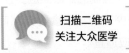

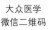

扫描二维码
关注大众医学

大众医学
微信二维码

大众医学
有声精华版

轻松订阅

★ 邮局订阅：邮发代号 4-11
★ 网上订阅：www.popumed.com（《大众医学》网站）
http://item.zazhipu.com/2000399.html（杂志铺网站）
★ 上门收订：11185（中国邮政集团全国统一客户服务）
★ 本社邮购：021-64845191 / 021-64089888-81826
★ 网上零售：shkxjscbs.tmall.com（上海科学技术出版社天猫旗舰店）

创刊于1948年　首届国家期刊奖　第三届中国出版政府奖期刊奖提名奖
新中国60年有影响力的期刊　全国优秀科技期刊一等奖　华东地区优秀期刊　中国百强报刊

大众医学® （月刊）
2019年第3期 Da Zhong Yi Xue

《大众医学》健康锦囊(九十八)

人人必知的
24个"爱耳"小常识

顾问委员会
主任委员 吴孟超 陈灏珠 王陇德
委员
陈君石 陈可冀 曹雪涛 戴尅戎 顾玉东 郭应禄
胡亚美 廖万清 陆道培 刘允怡 邱квартир六 阮长耿
沈渔邨 沈自尹 孙燕 汤钊猷 吴咸中 汪忠镐
王正敏 王正国 肖碧莲 项坤三 庄辉 张金哲
钟南山 曾毅 曾溢滔 曾益新 周良辅 赵玉沛
孙颖浩 郎景和 邱贵兴

名誉主编 胡锦华
主　编 温泽远
执行主编 贾永兴
编辑部主任 黄蕙
主任助理 王丽云
文字编辑 刘利 熊萍
　　　　 戴薇 张磊
美术编辑 李成俭 陈洁

主　管 上海世纪出版(集团)有限公司
主　办 上海科学技术出版社有限公司

编辑、出版 《大众医学》编辑部
编辑部 (021)64845061
传　真 (021)64845062
网　址 www.popumed.com
电子信箱 popularmedicine@sstp.cn

邮购部 (021)64845191
　　　　(021)64089888转81826

广告总代理
上海科学技术出版社有限公司广告部
上海高精广告有限公司
电话:021-64848170
传真:021-64848152
广告/整合营销总监 王萱
广告/整合营销副总监 夏叶玲
业务经理 丁炜 杨整毅

发行总经销
上海科学技术出版社有限公司发行部
电话:021-64848257 021-64848259
传真:021-64848256
发行总监 章志刚
发行副总监 潘峥
业务经理 张志坚 马骏

编辑部、邮购部、广告部、发行部地址
上海市徐汇区钦州南路71号(邮政编码200235)

发行范围 公开发行
国内发行 上海市报刊发行局、陕西省邮政
　　　　　报刊发行局、重庆市报刊发行局、
　　　　　深圳市报刊发行局等
国内邮发代号 4-11
国内统一连续出版物号 CN31-1369/R
国际标准连续出版物号 ISSN 1000-8470
国内订购 全国各地邮局
国外发行 中国国际图书贸易总公司
　　　　　(北京邮政399信箱)
国外发行代号 M158
印　刷 杭州日报报业集团盛元印务有限公司
出版日期 3月1日
定　价 10.00元
80页(附赠32开小册子16页)

杂志如有印订质量问题,请寄给编辑部调换

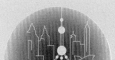

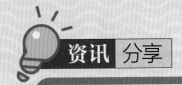
营养补充剂

**营养素补充剂，
不能随意服用**

中国营养学会对 36 000 多人进行调查，发现一年内，有 31% 的居民（18 岁以上）购买过营养素补充类产品，55% 的居民曾经服用过营养素补充剂，老年人使用率更高。为此，中国营养学会近日发布了以下的建议：①2 岁以上健康个体，如果能按照《中国居民膳食指南》践行平衡膳食原则，就能够获得充足的营养，不推荐额外补充营养素。②由于各种原因无法通过膳食满足营养需要的个体，应咨询营养师、营养专家或医生，合理进行膳食调整或营养素补充。补充营养素虽然简便、有效，但同时应积极采取膳食改善措施，包括选择强化食品等。孕妇、乳母、幼儿、老年人等特殊人群，营养调理的手段应包括合理膳食、营养素补充、合理运动等措施。③营养素补充剂量，应根据中国居民膳食营养素参考摄入量进行补充，过量补充不一定会带来健康益处，反而可能带来负面效应，甚至增加患某些疾病的风险。

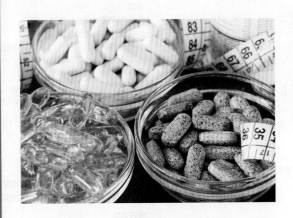

生育年龄

**近三年，中国女性
生育年龄推迟一岁**

国家卫生健康委最近提供的数据显示，近三年来，我国育龄女性平均初育年龄和平均生育二孩的年龄都往后推迟一岁。专家表示，随着经济社会的发展，我国的生育模式和生育状况发生了新的变化。城镇化的推进、高等教育的普及等因素都影响到人们的婚育计划。目前，90 后已成为了"生育主体"，他们的生育观念、生育意愿出现了新变化。专家呼吁，从优生优育的角度讲，成年人应该"趁年轻"完成生育计划，这样对下一代健康有利。

保健食品

**保健食品
欺诈惯用的十大骗术**

最近，关于保健食品虚假宣传的问题成了公众关注的话题。为此，国家市场监管总局特别发布"食品、保健食品欺诈和虚假宣传之十大骗术"。最常见的是"假借公益欺骗型"，借助"全国健康万里行""老年人模特队""夕阳红旅游"等公益活动的名义，组织所谓"专家"讲解"养生知识"，现场开展各种互动，诱导与会老人高价购买各类保健品等。还有"冒充专家恐吓型"，组织健康讲座和体检，由"假专家"开展"一对一"的"诊疗"，解读体检报告，渲染体检结果的严重性，吓唬消费者，让他们购买"特供保健食品"治疗；"瞒天过海神吹型"，在普通酒、饮品中添加化学药物成分，利用广告将普通酒或饮品包装成治百病的"神药"。其他的有："免费旅游陷阱型"（利用"免费旅游"的机会向老人推销保健品）、"非法添加毒害型"（在保健品中非法添加药物成分）、"患者现身说法型""虚构认证伪装型"等。

安全座椅

儿童安全座椅使用率不足 1%

最新的一项调查表明，我国儿童安全座椅使用率不足 1%，相比一些发达国家高达 90% 的使用率，差距明显。研究表明，合理使用儿童安全座椅可使婴儿交通死亡率降低 70%，低龄儿童交通死亡率降低 54%~80%。世界卫生组织公布的数据表明，道路交通事故每年造成全球 130 万人死亡，5000 万人受伤，其中 21% 的道路交通死亡发生在儿童。我国的调查显示，事故中死亡的儿童有 78% 以上为脑部受伤，儿童乘员使用约束系统配置的比例极低。专家呼吁，儿童乘车安全应该成为家长的"必修课"，不要因为安全座椅价格高等因素而忽视孩子的乘车安全。**PM**

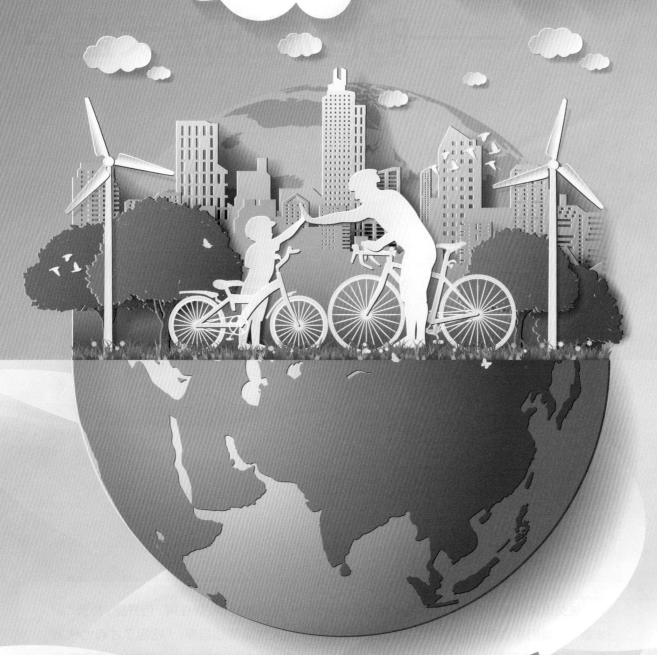

节能减排

爱护环境

共建美好家园

要减肥，更要健康
——时尚减肥法大盘点

策划/ 本刊编辑部
执行/ 王丽云
支持专家/ 于康 郭红卫 孙建琴 邹大进 高健 秦秀娣 朱江帆

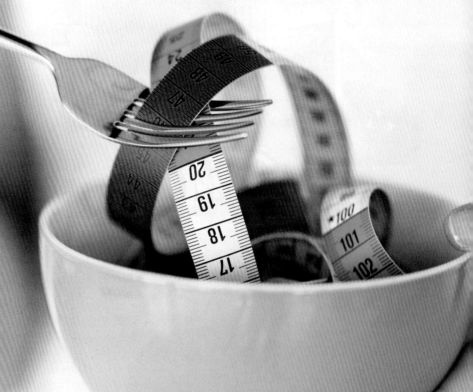

　　长久以来，减肥一直是肥胖和爱美人士的梦想。有些人很自律，管住嘴、迈开腿，每天"刷步数"对他们来说有一种成就感；有些人留恋美食，边大快朵颐边自嘲，"吃饱了才有力气减肥"；而有些人整天把"减肥"挂在嘴边，热衷于尝试各种或老套或新奇的减肥方法，孜孜不倦地在减重和追求美的道路上越战越勇。近年来，代餐食品、生酮饮食、素食、辟谷、断食、减肥茶、瘦身汤等"时尚"减肥方法层出不穷，颇受追捧。这些方法真的能起到减肥作用吗？有没有副作用？需要注意哪些问题？本刊特邀专家为您分析。

方法1. 生酮饮食减肥

生酮饮食，能减肥但伤身

北京协和医院临床营养科教授　于康

身边故事

郑先生： 前段时间，一种叫作生酮饮食的减肥方法比较流行，我在朋友推荐下也开始尝试：每天的食物以肉类为主，搭配一些蔬菜，主食很少。对于喜欢吃肉的我来说，这种减肥方法深得我心，三个月后，我的体重果然减轻了5千克。不得不承认的是，我感觉身体和精神状态不太好，常常犯困，想睡觉，还经常便秘，所以又恢复了以前的饮食模式。现在，我的体重倒是没有反弹，但自我感觉慢慢恢复了原先的活力。

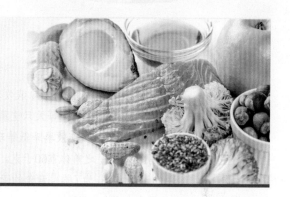

什么是生酮饮食

要搞清楚什么是生酮饮食，先要明白这里的"酮"指的是酮体。酮体是脂肪酸氧化分解的中间产物，人体饥饿时，酮体是包括脑在内的许多器官和组织的"燃料"。顾名思义，生酮饮食是一种使身体产生大量酮体的饮食方法。具体地说，生酮饮食指高脂肪、极低碳水化合物的饮食，碳水化合物供能比为 2%～15%，脂肪供能比为 60%～90%，以脂肪取代葡萄糖供能。因此，生酮饮食又叫低碳水化合物饮食，也有人将其称为"吃肉减肥法"。

减肥原理：模拟饥饿状态

血糖是人体能量供给的主要来源。正常饮食状态下，身体可以将摄入的碳水化合物转化为血糖。空腹时，肝脏储存的糖原会维持血糖的稳定。当人体处于长期饥饿状态时，糖原被消耗殆尽，又没有外来糖分补充，身体就会"燃烧"脂肪，为机体提供能量。当采用生酮饮食模式时，碳水化合物摄入量极低，人体被动进入一种模拟的饥饿状态，体内脂肪大量分解，在

此过程中产生大量酮体。这就是生酮饮食的减肥原理。

生酮饮食，不良反应多

虽然生酮饮食的减肥效果得到不少研究的确认，但不良反应也不容忽视。碳水化合物是人体的重要组成部分，参与多种生理过程，是血糖的主要来源。《中国居民膳食指南》推荐，每日摄入的能量应有 55%～65% 来自碳水化合物，20%～30% 来自脂肪，10%～15% 来自蛋白质。而生酮饮食中，主要能量供应物质由碳水化合物变成脂肪，这种饮食结构和代谢模式的改变，除了会导致维生素、膳食纤维、矿物质等营养素的缺乏之外，还会引起低血糖，使人容易发生头晕、眼前发黑、出冷汗、乏力等症状。此外，长期采用生酮饮食法减肥，会引起厌食、恶心、呕吐、便秘、脂代谢紊乱、脂肪肝、心肌病、肾结石等不良后果，得不偿失。因此，没有专业营养师的指导和监控，不宜尝试生酮饮食法减肥。饮食平衡、总量控制、适量运动，才是健康减重的基本原则。

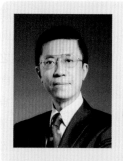

专家简介

于康　北京协和医院临床营养科主任医师、教授、博士生导师，中国营养学会理事兼科普委员会副主任委员，中华医学会肠外肠内营养学分会委员，中国老年医学会营养与食品安全分会副会长，北京市营养学会副理事长。擅长肥胖症、糖尿病、血脂异常、痛风、肾脏疾病、外科疾病等的肠内营养支持和营养治疗等。

专家门诊：周三、周四上午（东院）

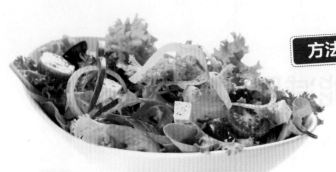

方法2. 素食减肥

长期吃素，有利也有弊

复旦大学公共卫生学院营养与食品卫生学教研室教授　郭红卫

身边故事

杨女士：休完产假回归职场，我发现自己足足"大了一圈"。在孩子断奶后，我想尽快恢复以往苗条的身材，采用了素食减肥的方法，每天只吃蔬菜、水果、果汁及少量主食（米饭、面条、面包）。三个月后，我的体重减轻了5千克。但是，容易疲劳、工作效率降低等现象也随之而来。

王女士：我身高162厘米，之前体重60千克。为了将体重控制在55千克以下，我采用增加蔬菜、豆制品，减少主食，不吃肉、鱼类食物的素食方法。为了弥补素食的营养素缺乏，我每天喝一杯牛奶，吃10克左右坚果。三个月后，我的体重下降了5千克，身体没有出现任何不适。

素食能否减肥

素食，即不吃肉、家禽、海鲜等动物性食物。由于脂肪含量低，素食食品提供的能量比非素食膳食低。

首先，采用素食在一定程度上减少了能量摄入，当摄入能量低于机体能量需要时，机体会动用体内储存的脂肪产能。

其次，植物性食物含有丰富的膳食纤维，既能阻碍食物的吸收，又能在胃内吸水膨胀，形成较大的体积，使人产生饱腹感，有助于减少食量，对控制体重有一定作用。

第三，食用膳食纤维含量多的食物时，咀嚼次数增加，可使进餐速度减慢，小肠吸收营养的速度也相应减慢。膳食纤维还能促进肠道蠕动，加速肠道内容物的排泄。

因此，合理素食可起到减肥的作用。

素食有一定健康益处

植物性食物中，膳食纤维、水溶性维生素、碳水化合物、微量元素、有抗氧化作用的植物化学物含量较高。与一般人相比，素食者血脂水平相对较低，体重更容易维持在正常范围。研究表明，膳食纤维和抗氧化剂可降低食管癌、结肠癌的发病率；增加蔬菜、水果的摄入，可降低心血管疾病的发病和死亡风险。

主要问题是结构不平衡

素食的主要营养问题是膳食结构不平衡。蛋白质、脂肪和碳水化合物这三大营养素除了在体内具有其特定的功能外，亦为人体的能量来源，在膳食中，三者应有合适的比例。蛋白质中优质蛋白质所占的比例，脂肪酸中饱和脂肪酸、单不饱和脂肪酸和多不饱和脂肪酸之间的比例，以及n-6脂肪酸与n-3脂肪酸的比例，等等，在膳食配制中也需要考虑到。

植物性食物中，蛋白质（尤其是优质蛋白质）含量偏低，脂肪，维生素 A、E、D、B_{12} 和锌等营养素的含量也偏低，素食者存在缺乏这些营养素的风险。植物性食物中所含的铁多为三价铁，人体对其吸收率低，长期素食者容易缺铁而发

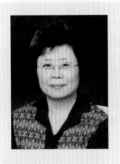

专家简介

郭红卫　复旦大学公共卫生学院营养与食品卫生学教研室教授、博士生导师，中国营养学会常务理事，上海市营养学会理事长，上海市学生营养与健康促进会副会长、专家委员会副主任委员。

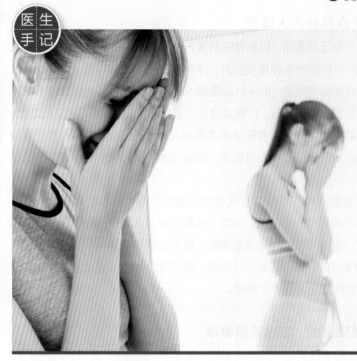

方法3. 辟谷减肥

辟谷、轻断食，不要走极端

复旦大学附属华东医院临床营养中心 任 茜 孙建琴（教授）

医生手记

为了更苗条、更美丽，小璐和闺蜜一起参加了辟谷修行班。在一周的封闭式辟谷中，她只喝水，不吃任何食物，结合气功、冥想，体重骤降了十几千克。为了巩固效果，她又增加了一周的辟谷。接下来，可怕的事情发生了：她的体重从原先的60千克降至30千克左右，极度虚弱，无力行走，出现严重脱发、头晕、失眠，看见食物就恶心，进食后即引发呕吐，伴心慌，自觉"胃部像纸一样薄"，出现严重胃肠功能紊乱。身体出现严重问题的小璐精神也随之崩溃，变得焦虑、抑郁。紧接着，她出现严重内分泌紊乱，停经，怕冷，出虚汗，即使在炎热的夏天也要穿厚衣服。到医院就诊时，小璐已完全无法工作，停职在家养病，曾经健康、阳光的她，变成了一个弱不禁风、病恹恹的"纸片人"。

生缺铁性贫血。维生素 B_{12} 为水溶性维生素，但其在蔬菜、水果中的含量几乎为零，其膳食来源主要为动物性食品和经发酵的豆制品，如动物肝脏和肾脏、牛肉、猪肉、鸡肉、鱼类、蛤类、蛋、牛奶、乳酪、乳制品、腐乳等。因此，长期吃素会带来一些健康问题。从平衡膳食的角度出发，素食减肥并不值得推荐。

素食减肥注意事项

采用素食减肥者在制定食谱时要注意食物多样化，合理搭配，扬长避短，以确保满足机体的营养需要。

● **食物多样化，增加豆类食物** 食物种类要多样，在以谷类为主食的基础上，增加豆类食物的摄入。豆类不仅可提供优质蛋白质，提高素膳食的蛋白质质量，也能提供不饱和脂肪酸和大豆磷脂等生物活性物质。发酵豆制品可提供维生素 B_{12}，可选择食用。素食者还可每天摄入一杯牛奶和一只鸡蛋，它们也是优质蛋白质的来源。

● **每天摄入适量坚果** 坚果类富含蛋白质、不饱和脂肪酸、维生素和

矿物质，但其所含能量较高，所以不能多吃，每天以 10～15 克为宜。

● **常吃菌藻类食物** 菌藻类含有丰富的蛋白质、维生素和矿物质，是素食减肥者维生素和矿物质的良好来源。菌藻还含有丰富的 n-3 脂肪酸，可以平衡素食膳食中 n-6 和 n-3 脂肪酸的比例，有益健康。每天宜摄入 5～10 克菌藻类。

● **经常食用亚麻籽油和紫苏油** 大多数植物油中 n-6 脂肪酸含量较高，而 n-3 脂肪酸在亚麻籽油和紫苏油中含量最丰富。经常食用亚麻籽油和紫苏油可以增加 n-3 脂肪酸的摄入。

● **坚持身体活动** 身体活动可以增加机体能量消耗，是减肥的关键。

辟谷、断食太极端

辟谷是近年来悄然流行的一种养生方式。所谓"辟谷"，字面意思是避而不食五谷杂粮，也就是完全摒弃食物，只喝水。传统的辟谷分为"服气辟谷"和"服药辟谷"两种主要类型。服气辟谷主要是通过绝食、调整气息（呼吸）的方式来进行；服药辟谷则是在不吃主食（五谷）的同时，通过摄入其他辅食（坚果、中草药等），对身体功能进行调节。由上述病例可见，若要减重，可适当减少能量摄入，但不能操之过急、走极端。

"改良"辟谷——轻断食

为了健康减重，英国医学博士迈克尔·莫斯利（Michael Mosley）提出了"轻断食"的改良减重方法。轻断食即能量剥夺和随意进食交替进行，主要包括隔日断食、5：2断食、限时断食、宗教断食几种模式。一般我国流行的轻断食指的是5：2断食模式，即一周内有五天正常进食，其余两天则摄取平常摄入能量的1/4（女性约500千卡/天，男性约600千卡/天，1千卡≈4.18千焦）。

适度轻断食，能减肥还能治病

轻断食真的能减肥吗？随着新概念的提出，已有大量医学研究表明，适当间断

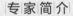

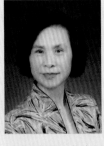

专家简介

孙建琴　复旦大学附属华东医院营养中心主任、主任医师、教授、博士生导师，中国营养学会常务理事，上海市营养学会副理事长，上海市食疗研究会秘书长，上海市医学会肠外肠内营养学专科分会副主任委员。擅长各种慢性疾病的营养防治、老年人的饮食营养调理，各种人群的营养评价与健康生活方式指导等。

特约专家门诊：周四下午
营养消化整合门诊：周四上午

减少能量摄入，可以影响肠道菌群，改善便秘，调节生物钟，并对肥胖、2型糖尿病、癌症和心血管疾病的下游代谢调节产生影响。《中国超重/肥胖医学营养治疗专家共识》指出，轻断食模式有益于体重控制和代谢改善，可通过改善代谢和炎性反应间接增加体重控制获益，还能增强糖尿病、心脑血管病及其他慢性疾病的治疗获益。

轻断食并非人人适合

虽然已有证据表明，轻断食的减重方法有一定益处，但并不代表人人都适合。只有那些严重超重或肥胖，伴有高血压、血脂异常、糖尿病、代谢综合征或便秘的患者，即平时能量摄入一直"供大于求"、饮食过于油腻导致肠胃负担过重的人群，比较适合轻断食。而像贫血、低血压、低血糖、甲状腺功能减退、肿瘤患者等体质虚弱的人，都不适宜轻断食，否则会加重病情，导致低血压、低血糖昏迷、黏液性水肿昏迷、多器官衰竭，甚至休克。

轻断食期间的饮食结构变化较大，虽然短期内没有明显危险，但是长期坚持可能造成一定危害。比如，长期主食摄入过少，机体会动员脂肪分解供能，使中间产物酮体大量累积，容易出现酮症酸中毒；另外，长期饮食不规律也有可能引起消化性溃疡、慢性胃炎等消化道疾病，或加重便秘，导致肌肉流失及营养不良等。

尝试轻断食，勿忘注意事项

辟谷、断食其实是一种违反生理和医学常识的行为，尤其长时间断食，是非常危险的。如果有减重需求，应当在医师及营养医师的指导下进行。减肥饮食应该以低能量为原则，保证充足的蛋白质摄入，并尽量保持食物多样化及营养均衡。如果采用轻断食的减肥方法，要注意以下几点。

● **精选碳水化合物**　碳水化合物为人体每日生理活动所需的基本能量，因此减肥过程中不能完全禁绝碳水化合物的摄入，可以挑选升糖指数低、膳食纤维丰富、饱腹感强的食物，如燕麦、糙米等。

● **保证充足蛋白质**　充足的蛋白质摄入是预防肌肉流失、保护细胞功能、调节内分泌、增强免疫力、增强体力等的保证。应选择优质蛋白质，如鱼、虾、去皮的禽畜肉类（鸡胸脯、鸡肉、牛肉）、大豆及其制品等。

● **控制脂肪摄入**　选择低脂烹饪方法和低脂食物。比如：用少油或无油的烹调方法，用脂肪含量较低的鸡肉、牛肉代替猪肉，以豆制品代替动物肉类，增加食入蔬菜瓜果，等等。

● **注意维生素及矿物质摄入量**　注意摄入富含维生素及矿物质的食物，如低脂奶或脱脂奶、坚果，富含B族维生素的全麦食品，以及富含维生素C的柠檬、草莓等。

网购减肥产品，需慎之又慎

海军军医大学肥胖与糖尿病诊治中心　张 征　邹大进（教授）

医生手记

在不少人眼里，减肥似乎并非难事，各种减肥广告让人看了感觉不瘦都难。王女士就深受这些广告的影响。她今年28岁，身高161厘米，体重58千克，体质指数22.3千克/平方米。从医学角度看，这属于标准的正常体型。但王女士对自己的身材并不满意，曾经尝试过不少减肥方法，体重时降时升，从来没能实现自己的目标。她笑称自己总是走在减肥的路上，永远到不了终点。在朋友的推荐下，王女士前段时间又购买了一款"网红减肥茶"，服用数周后，体重减轻了6千克。但伴随着体态的愈加"轻盈"，王女士却自觉精力大不如前，动辄疲劳、困倦，甚至连一些轻体力运动都难以完成。

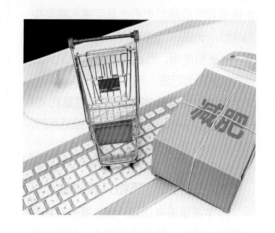

市场上的减肥产品五花八门，各种"减肥茶""瘦身汤"，信誓旦旦地自称减肥"永不反弹""无效退款"。它们真的像广告宣传的那样有效、安全吗？

减肥茶、瘦身汤靠什么减重

减重的本质是减脂，就是要减少体内的脂肪成分。但是，很多所谓的减肥产品丝毫不顾及基本减重原则，不惜通过丢失水分、蛋白质等来实现数字上的体重降低，同时带来了严重的安全隐患。在国家市场监督管理总局公布的各地制售虚假减肥药的案例中，我们可以看到他们无所不用其极的恶劣手段。

有的减肥产品添加了呋塞米、氢氯噻嗪等利尿药物。此类药物能让身体中的大量水分随尿液排出，原本用于改善水肿、降低血压等，健康人使用后很容易导致失水，以及钠、钾、氯等矿物质的过度丢失，从而引起肌无力、全身疲乏等一系列症状，严重时甚至可诱发心律失常、呼吸抑制和昏迷。

有的减肥产品添加了番泻叶、大黄、芒硝、酚酞等导泻剂。服用这些本用于治疗便秘的药物后，会出现频繁腹泻，大量水分、营养物质经肠道丢失，在体重下降的同时造成脱水和营养不良。而一旦停药，在腹泻停止后，体重就会迅速反弹。

还有些减肥产品添加了甲状腺素、过量咖啡因等，通过提高心率、血压及新陈代谢率，使身体消耗更多的热量，实现减重的目的，但同时也会造成心慌、心悸、失眠，甚至焦虑、抑郁等各种并发症。

此外，还有很多由于副作用太大而国家早已明令禁止使用的药物，被不法分子添加到减肥产品中，如苯丙胺、芬氟拉明、西布曲明等。以苯丙醇胺为例，它曾经是几十年前广泛使用的减肥药物，能够抑制食物摄入和刺激能量消耗，但在应用过程中，医生发现该药可能导致脑出血、中毒性神经病、自杀倾向升高等严重后果，我国早在2001年就停止了该药在中国的销售

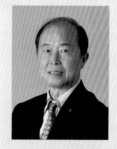

专家简介

邹大进　海军军医大学肥胖与糖尿病诊治中心、附属长海医院内分泌科教授，主任医师，博士生导师，中华医学会糖尿病学分会副主任委员，中国医师协会内分泌代谢科医师分会副会长兼肥胖与肠道激素专业委员会主任委员。长期致力于肥胖与胰岛素抵抗的研究，以及甲状腺疾病、糖尿病等的诊治。

特需门诊：周一全天（上海市第十人民医院）
周二上午（长海医院）

和使用,其在很多国家甚至已被列为毒品。同样,减肥药芬氟拉明因为会带来心脏瓣膜损害、肺动脉高压等严重不良反应,被认定不良反应远大于治疗收益,于2009年撤市。曾一度大卖的减肥药物西布曲明也被发现可能导致患心血管疾病和脑卒中的风险,于2010年被要求停止在中国的生产、销售和使用,而且生产企业要负责召回并销毁所有已进入市场的药品。

因此,如果确实需要使用减重药物,一定要在医生指导下严格选择、规范用药、定期复查随访。

减肥这件事,药物只是辅助

科学减重没有捷径,最主要的方法是调整饮食结构,控制热量摄入,并结合规律的运动锻炼。而药物只是处于辅助地位,只适合少部分人,如体质指数明显偏高,或合并糖尿病、高血压、血脂异常、阻塞性睡眠呼吸暂停等肥胖相关并发症者。

即使选择使用减重药物,仍应以科学的饮食、运动和行为治疗为前提和基础,不能本末倒置、盲目依赖药物。药物永远是严格饮食管理、持续规律运动后的补充治疗,指望通过药物一劳永逸地"消灭"肥胖的想法,是不现实、不科学的。

目前临床使用的各类减重药物依然存在很多副作用和潜在风险,用药后必须进行疗效评估。如果对药物反应良好,在治疗3个月后体重下降超过5%,可以继续药物治疗;如果未达到满意疗效,或出现显著不良反应,则应停药,改用其他药物或其他治疗手段。

实际上,大多数轻中度肥胖者通过生活方式改善就能达到持续减肥的效果。更多自认为需要减肥的健康者,应进行健身锻炼,增加肌肉含量,提高心肺功能,没有必要把"减肥"作为目标。

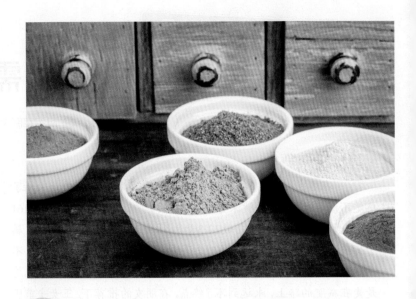

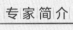

张女士: 闺蜜最近在吃一款代餐奶昔,吃了三个月,轻松瘦了三四千克。我也心痒痒,买了一大包,味道很香,很好吃。但一顿只吃小小一杯,实在是饿得慌,结果下一顿常常饥不择食,饭量大增。一个月下来,我的体重没有任何变化。代餐食品到底能不能减肥?

代餐食品号称"天然、营养、低热量、持久饱腹",迎合了当下一些消费者轻松减肥的消费心理。代餐食品减肥是从欧美传入的减肥方法,在美国硅谷,代餐食品甚至是很多公司办公室里免费零食的一部分。近年来,我国的代餐食品市场也非常火爆。

代餐食品究竟是什么

顾名思义,代餐食品是一种含有正常饮食的基本营养素,能够取代部分或全部正餐的食物。与一般食品相比,代餐食品往往有高纤维、低热量、饱腹感强的特点。

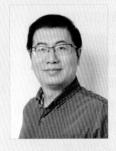

专家简介

高键 复旦大学附属中山医院营养科副主任、副主任营养师,中国营养学会老年营养分会委员,中国抗癌协会肿瘤营养与支持治疗专业委员会科普分会委员,上海市营养学会理事,上海市临床营养质控中心专家组成员。擅长营养咨询、营养指导,特别是糖尿病、肾病、手术前后、肿瘤放化疗后的营养指导。

代餐食品，营养有缺陷

复旦大学附属中山医院营养科副主任营养师　高 健

代餐食品有哪些特点

在淘宝网搜索"代餐"，可以查到1万个以上的产品，主要分为代餐粉、代餐棒、代餐奶昔、代餐粥等，多数为粉剂，食用时加水冲调即可。它们的主要特点见下表（1千卡≈ 4.18 千焦）。

	代餐粉	代餐棒	代餐奶昔	代餐粥
配料	各种谷物粉或各种蔬菜粉	坚果、杂粮、水果干等	蛋白粉、植物籽粉、酵素等	紫薯、燕麦、复合麦片等
主要营养成分	碳水化合物、膳食纤维	蛋白质、碳水化合物、膳食纤维、维生素	蛋白质、碳水化合物、膳食纤维、维生素	碳水化合物、膳食纤维
热量	120~200千卡/袋	200~280千卡/袋	90~160千卡/杯	100~250千卡/碗
缺点	缺乏蛋白质和维生素；消化吸收速度快，易造成血糖快速上升	热量相对较高；额外添加果葡糖浆和植物油	蛋白质含量不足；多样的口味主要靠多种香精和调味剂	缺乏蛋白质和维生素

正常成年人一顿正餐摄入的能量为500 ~ 800 千卡，如果每天能以上述一份代餐食品代替一顿正餐，可以减少200 ~ 600 千卡能量，每天可以减少10% ~ 30% 的能量摄入。这些代餐食品一般都含有较多膳食纤维，有吸收水分的作用，可以增加胃肠道内食物的体积，能增加饱腹感，让人感觉不到饿。各种代餐食品都宣称可以提供3 ~ 4小时的饱腹感，但实际上，不同的人对饱腹感的评价差异很大。

代餐食品能否减肥

能减肥，但是有前提条件——吃代餐食品时，必须忍住不再吃其他食物。其实，真正让你减肥的不是代餐食品，而是少吃。无论吃不吃代餐食品，只要少吃，使能量消耗大于能量摄入，就能减肥。这就是有人用代餐食品减肥成功，而有人却没有效果的原因。食用代餐食品减肥成功的，一定是那些吃得少、动得多的人；没有效果的人，多数是因为吃了代餐食品，但是饱腹感不够，又吃了很多其他食物，摄入的总能量并没有减少，当然就达不到减肥的目的。

虽然短期内确实有人能用代餐食品减肥，但能永远用代餐食品代替正常饮食吗？即使代餐食品的口味再好，吃得时间长了，也一定会厌烦。如果无法忍受代餐食品单调的口味而恢复之前的饮食习惯，体重反弹几乎是无法避免的。

如何选择代餐食品

适当食用代餐食品有一定的健康益处，但一日三餐都吃代餐食品或者长期进食代餐食品，不仅会使人对自然食物的兴趣减弱，降低牙齿咀嚼和肠胃消化能力，还会影响身体健康。

现在市面上热销代餐食品的口感普遍比较单一，而且各种代餐食品都有一些营养缺点，不能提供平衡而丰富的营养素。每天用代餐食品取代一餐影响不大，如果急功近利，三餐都吃代餐食品，一段时间后，会导致营养不良，引起免疫功能下降，进而影响健康。一些追求快速减肥的女士因为不合理地食用代餐食品，出现了身体不适症状，如掉头发、皮肤松垮、水肿、肤色黯淡等，严重者甚至出现月经不调、失眠、抑郁等症状。目前，不论是学术界还是食品行业，对代餐食品都没有统一的标准。因此，消费者在挑选代餐食品时，一定要根据自身的体质和营养需求合理选择，一般一天最多代替一次正餐。同时，还要注意在其他餐次中尽量合理搭配与之互补的食物。如果在食用代餐食品的过程中出现健康问题，要及时咨询营养师。

总而言之，食用代餐食品并不是减肥的捷径。减肥还是应该是循序渐进，综合调整饮食、运动、生活习惯、睡眠、心理等。只有遵循科学、健康的饮食和生活原则，才能更好地维持理想体重。

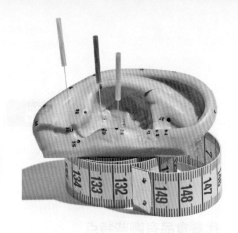

方法6. 针灸、耳穴减肥

针灸、耳穴，减肥又保健

上海市针灸经络研究所副主任医师　秦秀娣

医生手记

35岁的王先生体重80千克，身高170厘米，平时经常感到疲倦乏力、胃胀胃痛、口苦口干，渴喜冷饮，大便干结，小便短赤，有时还会出现恶心、手指麻木等症状。我发现他舌偏红、苔黄腻、脉滑数，属于胃肠实热型，治宜清泻胃肠腑热，疏肝健脾化湿。考虑到王先生平时工作比较忙，我为他采用针灸配合耳穴疗法，主要选取任脉、肝经、胆经、脾经、胃经、大肠经等穴位，并嘱他配合适当运动，饮食控制。坚持3个疗程后，王先生体重减轻了12千克，脂肪肝消失了，啤酒肚没有了，血脂也降到正常范围，整个人瘦了一大圈，大小便量多且畅通，精神状态有了明显改善。

针灸减肥效果如何

针灸减肥是在中医学的经络理论指导下，通过针刺某些特定穴位而达到减肥的一种治疗手段。中医学认为，肥胖系体内脾运失调、气虚痰湿、胃强脾弱、湿热内滞及冲任失调等因素，导致水液失调，脂浊淤积于体内而造成的。针灸减肥通过刺激经络腧穴，平衡阴阳，调理脏腑，运行气血，疏通经络，最终达到减肥的目的。大量临床研究证明，针灸减肥疗效肯定，且不易反弹。同时，针灸还可达到有病治病、无病保健的作用。现代医学研究也发现，针灸能调整人体的神经、免疫、内分泌系统，使交感和副交感神经相互协调。一方面，可抑制胃的排空，纠正异常的食欲；另一方面，可促进胃肠蠕动，减少食物的吸收。因此，对于肥胖这类与代谢、内分泌相关的问题，针灸治疗是具有优势的。

哪些人针灸减肥效果好

18～50岁的肥胖者采用针灸减肥的效果比较理想。通常越胖的人针灸治疗后减重越多，但预测疗效好不好，更主要看患者是否适应针灸，也就是得气快不快、酸胀感觉明显不明显。有的人拔针后还有酸胀感，说明得气多，就会瘦得快。

针灸减肥的治疗一般每周3次，每次30分钟，10～15次为一个疗程，可以配合电针加强刺激。在针灸治疗的同时，积极配合饮食控制、运动锻炼，是减肥取得良好疗效的关键。

值得一提的是，很多接受过针灸减肥的人，虽然体重减轻并没有达到她们的预期，但经过1～2个疗程的治疗，她们往往会发现，身体其他方面的问题，如月经不调、睡眠不好、青春痘等，都有了不同程度的改善，这也是针灸对人体神经、免疫、内分泌系统良性调整作用的体现。

耳穴减肥须配合体针

耳穴减肥是指通过按压耳部某些穴位实施减肥的方法。耳穴减肥无痛苦，且疗效较好，但是须配合体针。现代医学认为，耳郭神经血管最为丰富，特别是耳甲腔、三角窝，刺激该处的神经有调整机体平衡、影响消化系统功能、抑制食欲的作用。

常用的减肥耳穴有神门、交感、便秘点、胃、肝、胆、脾、肾、小肠、大肠、直肠下段、肺、三焦、内分泌、肾上腺、皮质下、口、饥点，一般每次选取5～7个穴位，左右耳交替。针刺耳郭部疼痛比较明显，现临床多用磁珠按压耳穴，可用胶布贴附，保留24小时，有空时可自行按压。

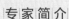

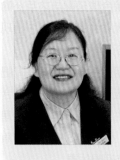

专家简介

秦秀娣　上海市针灸经络研究所副主任医师，开设小儿脑瘫、中风、近视、减肥等针灸专科门诊，擅长应用"汤氏头针"，在颈椎病、肩周炎、腰椎症、面瘫、失眠、月经不调、痛风、抽动秽语综合征、脑萎缩、胃肠道紊乱等的针刺及中药治疗方面经验丰富。

专家门诊：周一、周三、周五全天

方法7.手术减肥

手术减肥，严重肥胖者的出路

同济大学附属东方医院糖尿病与减重外科教授　朱江帆

医生手记

四年前，出租车司机朱女士来到我的诊室，她因肥胖而苦恼不已。身高160厘米的朱女士，体重高达95千克，腰围120厘米。除了肥胖，她还伴有高血压、血脂异常、糖尿病、脂肪肝、多囊卵巢综合征，每天要吃好几种药。更令她苦恼的是，睡觉时鼾声震天，经常憋醒；开车遇到红灯时，得使劲打起精神，睁大眼睛，否则很容易就睡着了。接受减重手术后，朱女士恢复很顺利，半年后体重下降了25千克，不仅摆脱了肥胖，血压、血脂、血糖都正常了，久违的月经如期而至，睡觉时也不怎么打呼噜了。

肥胖不仅是体重超标，还经常伴有各种代谢异常，主要包括糖尿病、高血压、睡眠呼吸暂停综合征、多囊卵巢综合征、脂肪肝等。减重手术是快速、有效、持久地降低体重的有效手段，同时也能很好地治疗这些疾病。

减重手术怎么做

目前，减重手术一般在腹腔镜下进行，常用的手术方式主要是胃袖状切除（"缩胃术"）和胃旁路（"胃绕道"）。前者对胃做纵行切除，剩下香蕉样大小的胃，这样就限制了饮食摄入的量，通过减少进食使体重减轻。后者是把食管和小肠连接起来，使食物直接进入小肠，从而减少食物的消化、吸收，使体重很快下降。

哪些人可以做减重手术

减重手术适合严重肥胖及伴有代谢性疾病，经饮食、运动、药物治疗无效或效果不佳的患者。肥胖程度一般用体质指数（BMI）表示，其计算方法为体重（千克）除以身高（米）的平方。减重手术治疗糖尿病通常需要遵循 ABCD 标准。A（age）指年龄，要小于 65 岁。B（BMI）指体质指数，要大于 27.5，就是要达到一定的肥胖程度，这样才能取得满意的治疗效果。C 指 C 肽，是一种反映胰岛细胞功能的指标，要求高于正常值下限的一半。D（duration）是指罹患糖尿病的时间，要求少于 15 年，因为随着时间的推移，胰岛细胞功能逐渐衰退，手术效果常常不能令人满意。

为减肥切胃值得吗

很多人认为不值得为减肥切胃。其实，肥胖也是病，如果不治疗，会引起各种严重的健康问题，甚至猝死。手术有风险，但对于某些患者来说，如果不做手术，风险往往更大。

接受减重手术后，患者需要在医生指导下循序渐进地恢复饮食。术后第一个月主要进流质饮食，包括水、牛奶、果汁、豆浆、菜汤、肉汤等，适当补充维生素；术后第二个月开始，可进食豆腐脑、鸡蛋羹、软面条、菜叶等；术后第三个月可逐步恢复正常饮食。一般术后半年左右可以完全恢复正常饮食，但是很容易吃饱。此时，患者需要根据自己的具体情况制订切实可行的食谱，避免食物摄入过多。

一般减重手术后半年，患者的体重会大幅下降，伴发的代谢性疾病多数能得到良好控制。如何维持来之不易的减肥效果？我的建议是三个字：不任性。一定要养成良好的生活习惯，控制进食量，尤其是碳水化合物摄入量。同时，要尽量增加运动量，可选择散步、游泳、慢跑等运动方式。**PM**

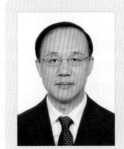

专家简介

朱江帆　同济大学附属东方医院糖尿病与减重外科主任、主任医师、教授、博士生导师，中国研究型医院学会糖尿病与肥胖外科专业委员会主任委员，中国医师协会外科医师分会肥胖与糖尿病外科医师委员会常委。擅长肥胖及其代谢性疾病（糖尿病、高血压、多囊卵巢综合征、睡眠呼吸暂停综合征）的微创手术治疗。

专家门诊：周二、周五上午（南院）

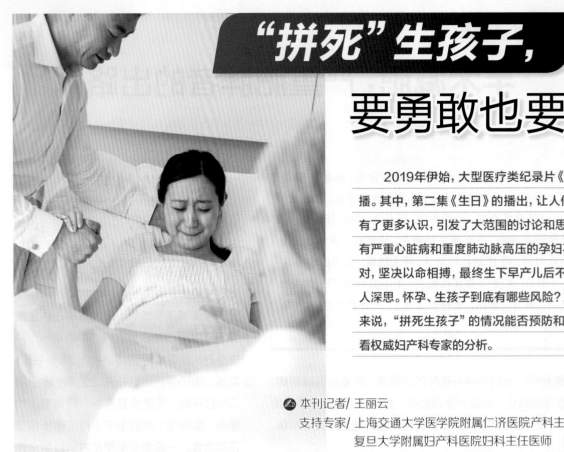

"拼死"生孩子，
要勇敢也要理智

2019年伊始，大型医疗类纪录片《人间世》第二季开播。其中，第二集《生日》的播出，让人们对生孩子的风险有了更多认识，引发了大范围的讨论和思考。特别是一位患有严重心脏病和重度肺动脉高压的孕妇不顾医生和家人反对，坚决以命相搏，最终生下早产儿后不幸离世的案例，令人深思。怀孕、生孩子到底有哪些风险？对某些高危孕产妇来说，"拼死生孩子"的情况能否预防和避免？让我们来看看权威妇产科专家的分析。

本刊记者/ 王丽云
支持专家/ 上海交通大学医学院附属仁济医院产科主任医师　林建华
复旦大学附属妇产科医院妇科主任医师　陈晓军

怀孕、分娩是对女性身体状况的一次大考验。怀孕期间，由于胎儿生长发育的需要，在胎盘产生的激素参与下，身体各系统都会发生不同程度的变化。自古以来，生孩子就有"过鬼门关"一说。随着医疗技术的发展和孕产期保健措施的完善，如今绝大多数人生孩子都能顺利"过关"。有统计数据表明，2000—2017年，我国不同地区孕产妇死亡率均有显著下降：东部地区孕产妇死亡率从2000年的约21/10万降到2017年的12.5/10万，中部地区孕产妇死亡率从2000年的约51/10万降到2017年的23.1/10万，西部地区孕产妇死亡率从2000年的约115/10万降到2017年的24.6/10万。

不过，对于孕前患有相关疾病或孕后出现并发症的女性来说，怀孕、生孩子并非一帆风顺，很可能危险丛生，甚至可能威胁生命。统计显示，导致孕产妇死亡的主要原因有产科出血、妊娠期高血压、心脏病、羊水栓塞、产褥感染、静脉血栓及肺栓塞、肝病等。

患心脏病，能否怀孕生育

《生日》中，25岁的吴女士患有严重先天性心脏病伴重度肺动脉高压，为了生个孩子，她不顾医生和家人的反对，选择了坚持。怀孕7个月时，吴女士的心脏再也承受不了，不得不进行剖宫产手术。手术后，吴女士被送进了重症监护室，最终因肺部严重感染抢救无效，连孩子都没能见上一面就离开了人世。

与吴女士类似，杨女士在怀孕20周产检时被发现患有先天性心脏病、肺动脉高压。不同的是，她在医生建议下终止了妊娠，并在半年后接受了心脏外科手术治疗。术后3个月，她意外怀孕，鉴于在手术修复后短期内心脏还未完全恢复的情况下，孕产风险依然很大，她又听从医生的建议选择了流产。一年后，她第三次怀孕，终于顺利生下了健康可爱的宝宝。

林建华：心脏病是孕产妇死亡的重要原因之一。怀孕期间，除生殖系统外，身体变化最大的要数循环系统。在孕中、孕晚期，血容量平均增加1500毫升，较非孕期增加30%~45%，心脏容量增加10%，心率加快10~15次/分，心搏量增加30%；同时，子宫增大，横膈抬高，使心脏向左向上移位，右心室压力增大，大血管扭曲。临产后，子宫收缩时，会有大量血液被挤入外周循环，回心血量增加，心搏量增加，心脏负担更重；产妇用力屏气时，腹压增加，内脏血液涌入心脏，心脏负担加重；而胎儿一旦娩出，腹压骤降，回心血量会突然减少；胎盘排出后，又有大量血液从子宫进入体循环。这些血流动力学变化使心脏负担明显加重，原有心脏病的妇女心脏承受能力差，很容易发生心功能降低，甚至心力衰竭，死亡率达1.95%。

心脏病妇女能否怀孕，主要取决于心脏病的严重程度和心功能状态。比较轻的先天性心脏病，如小的房间隔缺损或室间隔缺损、轻度的瓣膜狭窄或关闭不全、药物控制良好的心律失常等，已经手术矫正的心脏病，以及心功能在I~II级，是可以怀孕的。严重心脏病变，如复杂性先天性心脏病、紫绀型心脏病、重度肺动脉高压、重度主动脉狭窄和二尖瓣狭窄、复杂主动脉缩窄、主动脉根部直径扩大的马方综合征、伴有心室功能不全的围产期心肌病、急性心肌梗死等，以及心功能为III～IV级、既往有心衰史，这些患者不宜怀孕。

患有心脏病的女性，在计划怀孕前，一定要先去心内科和产科专家处就医，进行全面检查和评估，明确是否可以怀孕。通过药物及手术治疗能够纠正的心脏病，应尽量在孕前先治疗，待心脏结构和功能达最佳状态后再怀孕，以减少妊娠风险。患严重心脏病不宜怀孕的女性，应做好避孕措施；一旦意外怀孕，应在怀孕3个月内进行人工流产。可以怀孕的心脏病妇女，孕期应定期进行产前检查，适当增加产检频率，增加心功能评价指标，注意预防疲劳、治疗贫血、控制胎儿体重，选择合适的分娩方式，避免产时心脏负担加重；产后要预防感染，避免摄入过多液体；孕期一旦出现心脏疾病加重或者心功能异常，应及时终止妊娠。

前置胎盘，到底有多凶险

《生日》中，38岁的林女士曾生育两女，两次都是剖宫产，因一心想生儿子而怀了第三胎。孕晚期B超检查提示：前置胎盘，完全覆盖于子宫内口。考虑到产后出血风险大，手术难度较高，林女士转入上海仁济医院产科。在完善磁共振等检查后，医生判断其前置胎盘比较凶险（胎盘覆盖于前次剖宫产切口处），伴植入可能，手术风险极高。经多学科会诊讨论后，医生制订了综合处理方案，于林女士孕34周6天时，先预防性行双侧髂内动脉球囊置入术，后行全麻下剖宫产术。胎儿娩出后，由于胎盘植入，林女士子宫下段出血迅猛，医生立即启动危重孕产妇紧急救治流程，快速输血；当出血达6000毫升时，为避免危及生命，医生立即为她进行了次全子宫切除术。林女士术中合计出血约10 000毫升（是正常成年人总血容量的2倍多），输注多种血液制品近9000毫升，最终母子平安。

林建华： "凶险性前置胎盘"是既往前置胎盘分类中的新名词，也是"后剖宫产时代"的产物，它是胎盘相关并发症中最严重的疾病。不仅如此，因剖宫产切口菲薄，孕妇再次妊娠及分娩时有子宫破裂的风险，也存在产后大出血、失血性休克、切除子宫等风险，甚至随时危及母胎生命。

预防前置胎盘、胎盘植入，第一次生育时分娩方式的选择应慎重，要避免无医学指征的剖宫产术。子宫切口瘢痕的恢复需要2年左右，故剖宫产的女性应严格避孕2年后再考虑下次妊娠。剖宫产术后再次妊娠者应定期监测，了解胎盘位置与剖宫产切口的关系。一旦发现凶险性前置胎盘或前置胎盘伴植入，应尽早至综合性医院诊治，必要时，要遵循产科医师的建议，终止妊娠，尽量降低出血风险。

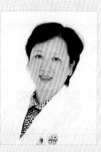

专家简介

林建华　上海交通大学医学院附属仁济医院产科主任、主任医师，上海市产科心脏病监护中心主任，中华医学会妇产科学分会妊娠高血压疾病学组副组长兼秘书，上海市医学会围产医学专科分会副主任委员。擅长产科高危疾病的诊治和危重孕产妇的抢救，尤其擅长妊娠心脏病和子痫前期的处理。

特需门诊：周二下午、周四全天、周五上午（东院）

患子宫内膜癌，能不能当妈妈

33岁的黄女士备孕期间一直有阴道流血的迹象，在当地医院就诊，被确诊为子宫内膜腺癌，医生建议切除子宫。黄女士特别想当妈妈，辗转到复旦大学附属妇产科医院就诊。通过病理会诊和磁共振检查，医生发现黄女士的肿瘤没有浸润和远处转移的迹象，于是对她进行了药物治疗。3个月后，她的子宫内膜病灶逆转为不典型增生。继续治疗了几个月，病情逐步稳定后，生殖内分泌专家帮她将子宫内膜调整到适合受孕的状态，介入科专家为她进行了双侧输卵管通液治疗，生殖医学专家为其进行了人工授精。次月，黄女士成功怀孕，最终当上了妈妈。

陈晓军： 子宫内膜癌是最常见的女性生殖系统恶性肿瘤之一，40岁以下的患者占3%~14%。治疗子宫内膜癌或癌前病变，全子宫切除是目前医学界公认的首选方案，但对于年轻、强烈要求保留生育功能的患者来说，这样的治疗会让她们永远失去当母亲的权利。因子宫内膜癌预后较好，故迫切要求生育的早期腺癌患者（分化好、无肌层浸润），可以先采用大剂量孕激素治疗，等病情缓解后尽快实施助孕治疗，完成生育后再进行手术治疗。

除部分早期子宫内膜腺癌外，部分子宫颈原位癌、早期浸润癌，以及部分Ⅰ期上皮性卵巢癌、大多数卵巢交界性肿瘤、卵巢恶性生殖细胞肿瘤，也可以采用保留生育功能的治疗。

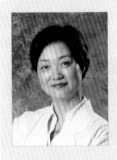

专家简介

陈晓军 复旦大学附属妇产科医院党委副书记、主任医师，上海市医学会妇科肿瘤专科分会委员。擅长子宫内膜癌、癌前病变的保留生育功能的治疗，以及妇科良恶性肿瘤、盆底功能障碍、妇科常见疾病的诊治。

专家门诊：周二、周四上午（黄浦院区）

5类孕产妇高危因素预警

多年来，上海市建立了全覆盖的孕产妇系统保健管理，着力建设危重孕产妇抢救中心及网络，创新性提出"妊娠风险预警制度"，减少了孕产妇死亡的发生。2017年，上海市孕产妇死亡率为3.01/10万，达发达国家先进水平。

❶ **绿色预警** 没有妊娠高危因素。

❷ **黄色预警** 妊娠期伴有以下情况：哮喘，慢性肝炎，肝炎病毒携带者，中度贫血，精神病缓解期，双胎妊娠，先兆流产，早产，胎儿宫内生长受限，妊娠期高血压，妊娠期糖尿病，妊娠期肝内胆汁淤积症，胎膜早破，羊水过少，≥36周胎位不正，等等。有上述情况的孕妇，应到二级及以上医疗机构进行产前检查，并加强随访和监护。

❸ **橙色预警** 妊娠期伴有以下情况：哮喘伴肺功能不全，肾炎伴肾功能损害，需要使用胰岛素治疗的糖尿病，病情未稳定的甲状腺疾病，血小板减少，重度贫血，癫痫，自身免疫性疾病，智力障碍，前置胎盘，羊水过多，等等。有上述情况的孕妇，原则上应在三级医疗机构诊治；病情较重、对母婴安全有一定威胁的，要到三级综合性医疗机构进行产前监护及随访，直至分娩。

❹ **红色预警** 妊娠期伴有以下情况：严重心脏病变，严重心律失常，糖尿病并发严重肾病，精神病急性期，危及生命的恶性肿瘤，等等。有这些情况的孕妇，继续妊娠可能危及生命，原则上应在三级综合性医疗机构诊治。

❺ **紫色预警** 妊娠期伴有传染性疾病，如艾滋病、梅毒等性传播疾病，以及开放性或粟粒型肺结核、急性肝炎等。这些孕妇应按照规定到上海市公共卫生临床中心或各区县定点医疗机构医治。**PM**

专家提醒 医学在发展，医疗技术水平在提高，许多过去被认为不宜怀孕、生育的"禁区"不断被打破。但是，为了母婴安全，患有相关疾病的女性在怀孕前必须接受评估和治疗，怀孕后要密切监测，听从医生的建议，切忌盲目勇敢或怀有侥幸心理，拿自己的生命做赌注。

药物性肝炎，该如何提防

山东大学附属济南传染病医院主任医师　汪明明

> **医生手记**
>
> 今天出门诊，我一连看了三个药物性肝炎患者。
>
> 第一个是28岁女性，因觉得自己有点胖，便按广告买了一种名叫"奥利司他"的减肥药，吃了1个月。5天前，她出现恶心、呕吐、食欲下降等症状，化验发现，血清转氨酶等肝功能指标显著异常。
>
> 第二个还是女性，42岁，因嫌自己长了不少白发，便去看了位老中医，连续服了3个月的汤药。半个月前，她出现恶心、呕吐等消化道症状，在当地医院就诊，发现肝功能显著异常。我查询患者服用的中药方后发现，每方都有何首乌。
>
> 第三个是54岁男性，7天前因牙痛自行到药店买了扑热息痛服用，服药后牙痛未缓解，便加大剂量服用。3天前，他出现恶心、呕吐、食欲下降等症状，化验发现，血清转氨酶比正常值高5倍左右。
>
> 一天见到这么多药物性肝炎患者，有很多话得说。

"妖孽"的减肥药

减肥药"奥利司他"2000年在我国上市。其主要作用机制是：与脂肪形成无活性中间体，通过对消化道的多种脂肪酶产生可逆性抑制，使膳食脂肪吸收减少约1/3，逐渐消耗机体储存的脂肪，达到减轻体重的目的。但在实际使用过程中，很多人出现了肝损害。2010年5月，美国食品药品管理局（FDA）对奥利司他的肝损害数据进行了全面评估，确认1999年至2009年8月间因使用奥利司他而发生严重肝损害的病例有13例，其中2例因肝衰竭死亡，3例需要进行肝移植。尽管奥利司他与肝损害的关联性尚不明确，但考虑到其严重性，我国相关部门于2010年9月对奥利司他的生产企业提出了要求：需在药品说明书中增加可能出现肝损害不良事件的警示。

减肥主要靠合理饮食和科学运动，使用奥利司他的消费者，务必谨慎、再谨慎。

何首乌的"魔影"

何首乌是传统中药，在400多年前的《本草纲目》中就有记载，谓之能"乌人发"。按中医理论，何首乌味苦甘涩，性微温，归肝肾经，可补益精血、解毒、截疟、润肠通便。何首乌分为生何首乌和制何首乌，在我国民间使用广泛，认同度较高，但盲目使用出现问题者也不在少数，其中最常见的是肝毒性。现代医学揭示，何首乌含蒽醌类衍生物，其中的大黄素、大黄酚和大黄酸是重要的肝毒性物质。

何首乌的肝毒性是明确的。因此，慢性肝病患者切不可盲目服用何首乌或含何首乌的保健品。即使是健康人，服用时间也不宜过长，生何首乌每日用量不可超过1.5克，制首乌每日用量不可超过3克。

"暗藏"的解热镇痛药

很多解热镇痛药具有肝毒性，以对乙酰氨基酚（商品名为扑热息痛）最为常见，很多"感冒药"的复方制剂（如"感康""泰诺""感冒灵"等）中都含有对乙酰氨基酚。对乙酰氨基酚引起肝细胞毒性，主要是由于药物在生物转化过程中产生毒性较大的自由基代谢产物所致。超剂量服用，在服药期间饮酒，都会增加肝损害的风险。

如何防范解热镇痛药引起的肝毒性？最重要的是要看清复方制剂的配方，不要重复用药，用药时间不可过长，服药期间要多饮水，不饮酒。**PM**

专家提醒　有些药物的肝毒性有时是无法预料的，其毒性与剂量无关，与个人的特异体质有关。怎么办？正是应了这样一句话：是药三分毒，能不吃药就尽量不吃。

真实病例

一天晚上，老王在家看电视，突然感到一阵恶心，并呕吐一次，把家人吓了一跳。起初，家人以为他是吃坏了肚子，谁知过了几分钟，老王突然说不出话来，右侧手脚也不听使唤了。家人怀疑老王"中风"了，立即呼叫救护车，将老王送到了医院。到达医院时，老王已经出现昏迷和呼吸困难，情况十分危急。接诊的神经内科医师判断他可能发生了脑血管意外。经卒中多模CT检查、脑血管CT成像检查后，老王被确诊为脑梗死、基底动脉主干闭塞。

在获得家属知情同意后，医生为老王实施了阿替普酶（rt-PA）静脉溶栓治疗。之后，老王的意识和肢体活动虽有恢复迹象，但反应仍较差且不稳定。为挽救老王的生命，神经内科医生果断地通知神经外科介入团队，启动血管内介入治疗。经家属同意后，神经外科医生为老王实施了基底动脉取栓术。术后第二天，老王的手脚活动度有了明显好转，十天后便康复出院了。

取出的脑动脉血栓

取栓术：让急性基底动脉闭塞患者"虎口脱险"

复旦大学附属中山医院青浦分院神经外科副主任医师　刘祥璐

基底动脉闭塞：异常凶险的脑梗死

基底动脉系统闭塞所致脑干和（或）小脑梗死，又称后循环梗死。基底动脉负责脑干等重要脑区的供血，而脑干是负责人体心跳、呼吸的生命中枢。急性基底动脉闭塞是最严重的缺血性卒中类型，病情进展迅速，可导致延髓麻痹、四肢瘫痪、昏迷等。患者若未能得到及时救治，死亡率高达90%。

静脉溶栓：4.5小时内治疗有效

脑血管闭塞后，只需短短几分钟，就会造成不可逆的神经细胞损伤。因此，必须在最短时间内开通闭塞血管，恢复血液供应，挽救濒死的缺血脑组织。目前，脑梗死的有效治疗方法有两种：静脉溶栓和动脉取栓。

急性脑梗死患者在发病后4.5小时内接受静脉溶栓治疗的有效性和安全性已被大量研究证实。重组组织型纤溶酶原激活剂（rt-PA）是目前常用的溶栓药物。不过，静脉溶栓存在一定的局限性，如溶栓时间窗窄（4.5小时）、有出血风险、血管开通率低等。尤其是颅内大血管闭塞，静脉溶栓的再通率较低，平均仅为21.3%，且部分患者会在血管溶通后发生再闭塞。

动脉取栓：颅内大血管闭塞患者的首选治疗

对大动脉闭塞患者而言，动脉取栓更有效。动脉取栓是通过介入的方法，将微导管送至颅内闭塞血管处，释放支架，使支架像渔网一样展开，捕获血栓，然后用导管回拉支架，将血栓拉出体外。该方法主要适用于颅内大血管闭塞，包括颈内动脉、大脑中动脉及基底动脉等。目前，动脉取栓已是颅内大血管闭塞的首选治疗方法，且是最高级别的推荐治疗手段。通过动脉取栓，约89%的闭塞血管可开通，约50%的患者可获益。**PM**

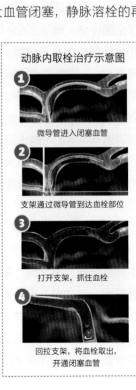

动脉内取栓治疗示意图

① 微导管进入闭塞血管

② 支架通过微导管到达血栓部位

③ 打开支架，抓住血栓

④ 回拉支架，将血栓取出，开通闭塞血管

基因突变是"元凶"

复旦大学附属中山医院心内科教授 舒先红

▶生活实例

34岁的程女士于2年前开始出现心慌、胸闷气短症状，每次持续时间虽不长，但近来发作次数明显增多，且伴有阵发性头晕，走3层楼梯都觉得困难，平时也很容易感到疲劳。为了搞清自己患了什么病，她慕名到复旦大学附属中山医院厦门医院心内科就诊。经检查，我发现程女士的心跳很慢，每分钟仅43次，且存在心律不齐，还有较长时间的停搏。

经仔细询问，我发现程女士有明显的心脏病家族史：在她父亲的8个兄弟姐妹中，6人罹患心脏疾病，其中4人猝死；她有一个40岁的哥哥和38岁的姐姐，都已经因为心脏问题植入了心脏起搏器；她的堂兄弟姐妹也存在不同程度的心功能异常和心律失常。

家族50多个成员中有10人确诊患心脏病，已有4人猝死、4人植入心脏永久起搏器，其他成员均有不同程度的心脏不适症状，这很可能与基因突变有关。于是，我建议程女士和她的家族成员做基因检测，筛查致病基因。

不久以后，程女士和家人来到上海，进行了基因检测和筛查。结果显示，该家族的心脏问题以心律失常为主，有恶性心律失常事件发生，多位家族成员已经植入心脏起搏器。经全外显子组测序及家系共分离验证分析，我们确认程女士家族为目前已知最大的LMNA（核纤层蛋白）基因突变致病家系，并发现了LMNA基因新的致病基因突变位点——LMNA c.1489-1G>C。

LMNA基因突变与恶性心律失常相关

LMNA 基因位于1号染色体，编码的蛋白形成细胞的核纤层，核纤层是维持基因组稳定性和细胞电机械稳定的关键结构。

既往研究已经证实，LMNA 基因突变会导致恶性心律失常及扩张型心肌病，多表现为心脏传导系统异常。程女士的家族成员主要表现为心动过缓、房室传导阻滞、交界性逸搏，合并室性心律失常，具有极大的心源性猝死风险。国际心血管病治疗指南推荐 LMNA 基因突变患者植入 ICD（植入型体内自动除颤器），以预防心血管病不良事件的发生。

基因筛查：让病因"现形"

随着基因测序技术的不断进步，医务人员能够快速准确且全面地了解基因序列信息，对认识和了解心血管罕见遗传性疾病有极大帮助。通过全外显子组测序，结合大家系的临床信息，我们找到了程女士家族的致病基因及突变位点，并确认该基因突变位点在汉族人群中属首次被发现。这一发现对家族性罕见心肌病的精准治疗和防控具有重要价值。

针对性干预：摆脱"基因魔咒"

近年来，复旦大学附属中山医院心内科已完成 300 余个遗传性心脏病家系的致病基因筛查，阳性率在 80% 以上，并将辅助生殖技术与遗传性心肌病的防治相结合，阻断致病基因的遗传，以达到优生优育的目的。

考虑到程女士家族中猝死成员较多且发病率较高，我们建议携带致病基因、已出现心脏问题的家族成员应根据情况适时植入心脏起搏器，以应对可能出现的猝死风险；目前尚未出现心脏问题的致病基因携带者，应定期随访心功能和动态心电图，以便早期干预。为了让程女士家族后代摆脱"基因魔咒"，我们建议程女士家族中携带致病基因的成员进行辅助生殖干预，以阻断致病基因遗传给下一代。**PM**

关节镜，解决五大膝关节问题

膝关节是人体重要的负重关节，膝关节疾病在关节疾病谱中占较大比例，大多数到关节外科就诊的患者，主要症状是膝关节疼痛。很多患者希望通过微创的关节镜技术解决问题。那么，什么是关节镜技术？它能为膝关节疾病做些什么？

上海交通大学医学院附属仁济医院骨关节外科　杜林　李展春（主任医师）

关节镜技术主要用于关节内疾病的检查及治疗。医生通过关节周围皮肤的微小切口，将特殊的光纤内镜检查系统放入关节腔内，在通过监视器观察关节腔内结构的同时，借助相应的特殊器械进行操作，实现检查及治疗的目的。与传统手术相比，关节镜手术创伤小，恢复快。患膝关节疾病，有5种情况可通过关节镜技术获益。

❶ 明确诊断

俗话说："眼见为实。"目前，绝大多数膝关节疾病在医生体格检查及拍片等辅助检查下可以得到诊断，但少数病例仍存在不确定或模棱两可的情况。这时，医生会结合后续可能的治疗措施，建议这部分患者做关节镜检查，在检查的同时借助关节镜进行相应治疗。

❷ 治疗半月板损伤

半月板是膝关节内传导负荷、吸收震荡、稳定关节的重要结构。如果半月板有损伤，需要及时处理。通过关节镜，医生可以实现半月板撕裂的切除、成形、缝合固定，盘状半月板的切除、成形，以及半月板囊肿的切除等治疗。

❸ 治疗韧带损伤

膝关节的韧带较为复杂，主要有前交叉韧带、后交叉韧带、内侧副韧带、外侧副韧带。这些韧带将关节周围各骨牢固地连接在一起，保证膝关节的稳定。体育运动过程中，存在韧带损伤的风险，尤其是前、后交叉韧带。韧带损伤会导致膝关节不稳定，需要手术处理。借助关节镜，医生可以完成前交叉韧带及后交叉韧带的修补和重建。

❹ 治疗关节软骨损坏

如果把关节比喻成一间房子，那么关节软骨就像房子里的地板和吊顶。由于年龄增长、外伤等因素的影响，关节软骨局部会损坏，从而引起关节疼痛。通过关节镜，医生可以对局部发生剥脱的软骨面进行钻孔、固定，对关节面缺损部位进行骨软骨移植，进而达到治疗目的。

❺ 清理关节腔

膝关节腔内的其他问题，包括滑膜皱襞的切除、支持带的松解或紧缩、关节清理、游离体取出等，也可在关节镜下进行。

总之，关节镜技术尽管不是万能的，但在把握好适应证的情况下，能充分发挥微创、恢复快、并发症少的优势，帮助患者解决问题。尤其对于膝关节疾病，在目前手术技术成熟的情况下，医生通过精细操作，可以应用关节镜技术帮助患者解除或减轻膝关节病痛，重建膝关节功能。**PM**

专家简介

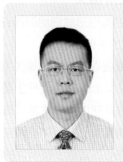

李展春　上海交通大学医学院附属仁济医院骨关节外科副主任、主任医师、硕士生导师。擅长髋、膝、肩关节疾病的人工关节置换和翻修及微创关节镜手术，股骨颈骨折、骨关节炎、骨与关节损伤、骨质疏松症的诊治。

专家门诊： 周一下午、周三上午（东院），周三下午（西院）

春天，一个万物复苏的季节。柳树抽条、草长莺飞。然而，与春天一同到来的，不仅是枝头迎春花绽放，一些与季节密切相关的眼部疾病也爱在这时"出风头"。地域带给人们的差异不仅体现在性格上，也体现在疾病上，比如南方的春天里，过敏性结膜炎高发；北方的春天里，干眼症高发。

南方的我在**流泪，**
北方的你在**缺水**

复旦大学附属眼耳鼻喉科医院
眼科主任医师　龚 岚

南方：过敏性结膜炎"横行"

南方的春天不仅气候宜人，街头、墙角百花齐放，处处弥漫着花香。然而，有些人走在街头却止不住地涕泪横流、望"花"兴叹——他们是"花粉症"的受害者。花粉症是由花粉播散引起的疾病，具有明显的季节特征。患者的眼睛和呼吸道在接触花粉后可发生过敏反应，进而引发过敏性结膜炎和过敏性鼻炎。

过敏性结膜炎的主要症状是眼痒、流泪，可伴眼红。年幼的患儿难以准确表达自己的不适症状，往往是家长发现孩子"流泪增多""揉眼增多""眨眼增多"后，才来医院就诊。由于每位患者的过敏程度不同，症状也有差异。过敏性结膜炎中，以"春季卡他性结膜炎"最为严重。春季卡他性结膜炎在严重眼痒、流泪、眼红基础上，还可进一步出现因过敏引起的局部增殖反应，甚至继发角膜损伤，导致视力下降。其危害不容小觑。

治疗过敏性结膜炎，最重要的措施是避免与花粉这一类过敏原接触，从源头上预防过敏发生。具体方法包括在花粉季减少户外活动、外出时佩戴防护眼镜、外出后使用人工泪液及时冲洗眼睛等。已发生过敏性结膜炎者，可滴用肥大细胞稳定剂、抗组胺制剂、激素、免疫抑制剂等抗过敏眼药水。眼药水的选择需结合过敏性结膜炎的严重程度，有些药物可能存在不良反应，须在专业医师指导下正确使用。合并过敏性鼻炎的患者，可同时口服抗过敏药，对过敏性结膜炎也有缓解作用。

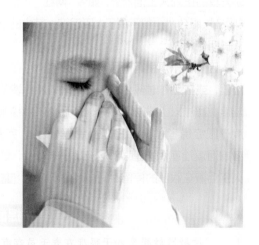

北方：干眼症的"重灾区"

南方患者在饱受过敏性结膜炎折磨时，北方患者可能正遭受着眼干的痛苦。干眼症是泪液异常引起的一种眼科疾病。患者因泪液缺乏或泪液蒸发过强，出现一系列眼部不适，并伴有眼睛表面损伤。干眼症的常见症状包括眼部干涩，有烧灼感、异物感、畏光等。

在我国北方地区，一年中空气相对湿度以春季最低。以北京为例，国家统计局公布的《中国统计年鉴》显示，2017 年北京 3~4 月份的平均相对湿度仅为 38% 及 36%，远低于同期的上海（67%、64%）。在春季 20℃气温下，令人体感到舒适的相对湿度为 40%~60%。

FM89 都市广播　名医坐堂首播：14：00~15：00　重播：次日 4：00~5：00

北方地区明显偏低的湿度条件，是导致干眼症或干眼症状的"元凶"。此外，现代人对电脑、手机等视频终端的大量依赖，极大地助长了干眼症的发生、发展，成了头号"帮凶"。

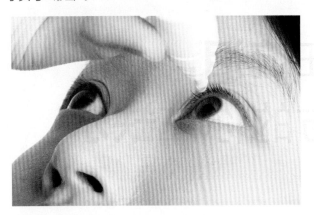

尽管干眼症较难根治，但仍有些方法可帮助患者感到舒适。使用人工泪液滋润双眼是缓解干眼症及干眼症状的基础治疗措施，不同类型、不同严重程度的干眼患者均适用。人工泪液具有较高安全性，可长期、按需使用，不必担心产生依赖性。值得注意的是，除药房或医院开具的正规人工泪液外，如今"网红"产品风靡，各类"网红"眼药水一般不属于人工泪液，其中的添加成分不宜长期使用。

因气候干燥引起干眼症状的患者，可在房内安置加湿器，或在工作时佩戴湿房镜，以增加环境及眼睛局部湿度。通过以上方法和充分休息后仍不能缓解的中、重度干眼症患者，须到正规医院眼科就诊，完善检查后，考虑泪道栓塞（阻塞眼部泪液排出的管道，延长泪液及人工泪液在眼部的停留时间）等治疗方案。**PM**

特别提醒

过敏性结膜炎和干眼症在春天虽存有一定地域差异，但并不绝对。长期、反复发生过敏的患者，因眼部长期慢性炎症，可合并干眼症；部分干眼症患者因眼部干燥，对外界刺激敏感，可表现为迎风流泪或眼痒。这两种春季常见的眼病就像一对"难兄难弟"，常结伴出现。患者若分不清两者的差别，应及时至正规医院眼科就诊，遵医嘱治疗，早日摆脱这春天的烦恼。

咳嗽是呼吸内科、普通内科、社区门诊中，患者最常见的症状之一。慢性咳嗽是指咳嗽持续时间超过8周，常见于上气道咳嗽综合征、咳嗽变异性哮喘、嗜酸性粒细胞支气管炎、变应性咳嗽、胃食管反流病等。气喘是支气管哮喘（简称哮喘）、慢性阻塞性肺疾病（简称慢阻肺）患者最主要的症状之一。在我国，约有1.5亿人患有这两种慢性气道疾病。

为了帮助慢性呼吸病（慢性咳嗽、哮喘、慢阻肺）患者进行自我管理、提高药物疗效、减少并发症、改善生活质量，我院开设了医药联合门诊——慢性咳喘诊治及药物咨询门诊，由"医师+药师"联合提供诊治服务。患者就诊时，可同时接受医师诊治及药师用药指导，高效地为患者规划、制定最安全、合理的用药方案，避免药物间不良相互作用的发生，解决影响药物疗效的相关问题。

（案例一：）

十多年前，张大爷反复出现咳嗽、咯痰症状，多为白色黏痰，不易咯出，且症状逐年加重。近两年，张大爷在活动后常感到气喘，医生诊断他患有慢阻肺。近日，在一次感冒后，他咳嗽、气喘复发并持续加重。在饱受疾病折磨之下，他来到"慢性咳喘诊治及药物咨询门诊"就医。

根据张大爷的症状及检查结果，呼吸内科医生迅速给出了诊断，开具了治疗药物，并交代他拿到药后回诊室，学习吸入药物的正确使用方法。不一会儿，张大爷折回诊室，一脸焦虑地说："这个吸入剂（噻托溴铵）我曾经用过，不仅没效果，吸入后还常感到口干舌燥，血糖还会升高，不敢再用这药了。"听完张大爷的顾虑，药师耐心地解释道："噻托溴铵属于 M 受体阻断剂，可以扩张支气管，并不会影响血糖。"之后，药师要求张大爷演示他的用药过程，很快，药师就看出了问题所在。原来，张大爷的装药动作基本正确，但吸药时却"边吸边吹"，导致大部分药物沉积在口腔里，真正吸到肺部的药物剂量很少。也就是说，张大爷错误的吸入方式不仅没有发挥药物应有的治疗作用，还增大药物不良反应，使他不愿再规律使用吸入剂，从而造成疾病不能被有效控制。掌握了正确的用药方式后，张大爷的咳嗽、气促症状有了明显改善。

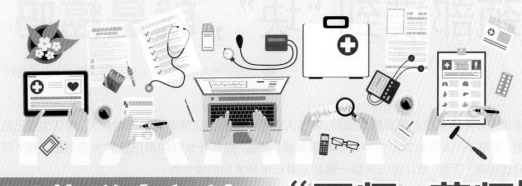

医药联合门诊："医师+药师"
为安全用药把关

上海交通大学附属胸科医院呼吸内科副主任医师　李锋
上海交通大学附属胸科医院主管药师　王晓晖

分析:

　　吸入剂是治疗哮喘、慢阻肺患者的关键药物。相比全身给药，吸入给药时气道药物浓度高、起效快、全身不良反应少，但须教会患者正确使用，方能保证药物被有效吸收。事实上，70%~80%的患者使用吸入剂的方法有误且浑然不知，导致疗效锐减。因此，首次使用吸入剂治疗的患者，应与医生和药师进行一对一的吸入剂使用指导，联合门诊的出现可有效杜绝患者的错误用药方式。

案例二:

　　近两月，刘阿姨常剧烈干咳、轻微憋气，充足休息后，症状也难以缓解，严重时咳得全身出汗，甚至小便失禁。刘阿姨从没有过如此严重的咳嗽，如今这没来由的剧咳，使刘阿姨很担心。

　　一番检查后，刘阿姨的胸部CT显示：双肺弥漫淡片状磨玻璃影，局部可见蜂窝状改变，怀疑肺纤维化可能。结合CT检查结果，医生详细询问了病史，了解到刘阿姨既往无肺部疾病史，但患有心律失常，近半年来一直口服胺碘酮治疗。听到这里，药师便知道了答案：胺碘酮是造成剧咳的"幕后黑手"。药师向刘阿姨解释道：胺碘酮最严重的不良反应是肺毒性，严重时可危及生命。这种药源性的肺纤维化因临床症状隐匿，早期阶段不易被患者和医生察觉。

分析:

　　目前已发现100多种药物可引起肺损伤，大部分药物性肺损伤会伴有咳嗽等症状。另有文献调查称，咳嗽是血管紧张素转化酶抑制剂类降压药物的常见不良反应，发生率为10%~30%，占慢性咳嗽病因的1%~3%。其他易引起肺损伤，导致药源性咳嗽的药物有：利尿剂、麦考酚酸吗乙酯、呋喃妥因、奥美拉唑、部分抗菌药等。由药物引起的肺损伤发病机制多与过敏有关，停药后症状大多可缓解，必要时可使用糖皮质激素治疗。**PM**

特别提醒

　　看似只是一个小小的咳嗽，背后却可能隐藏着许多大问题。咳嗽超过8周的患者千万不可置之不理，也不可喝些止咳药草草了事。咳嗽病因复杂且涉及面广，特别是胸部影像学检查无明显异常的慢性咳嗽，因诊断不明，常导致患者反复进行各种检查，或长期大量使用抗菌药和镇咳药，收效甚微并产生诸多不良反应。当咳嗽迁延不愈时，患者应配合医生完善相关检查，及早查明真相，积极对因治疗。

颈部摸到"块"，就是癌吗

上海交通大学附属第六人民医院甲乳外科主任医师　樊友本

淋巴结是人体免疫系统的重要组成部分。不少人无意中摸到自己颈部有淋巴结肿大，常认为自己的免疫系统出了问题，更有不少人因此忧心忡忡而到医院就诊。那么，究竟什么样的淋巴结肿大应引起重视？哪些情况又不必过分忧虑呢？下面，就让我们来聊一聊颈部淋巴结肿大的前世今生。

淋巴结肿大，是健康在"报警"

沿着人体全身的淋巴管分布着上千个淋巴结，其主要工作是过滤、清洁从组织液回到血液的淋巴液。淋巴结内生活着不计其数的淋巴细胞，不断捕捉、消灭各种有害细菌，是人体防线免疫的"先锋队"。当淋巴系统自身发生了病变或其他部分的病变引起了淋巴系统的反应时，淋巴结便有肿大可能。此时，位于浅表部位的淋巴结非常容易被摸到。颈部淋巴结较为丰富且易被感觉到，有较好的自我预警作用。

引起淋巴结肿大的病因五花八门，缺乏特异性，不同患者的同一句"淋巴结肿大"病因有时天差地别，问题可大可小。因此，医生可能会追问一系列问题，以便准确地对病情做初步评估。

4种最常见的淋巴结肿大原因

早发现、早治疗对任何疾病都具有重要意义。除了保持良好的生活作息、定期体检外，若在颈部摸到肿大淋巴结，或许就是身体发出的预警信号。常见的淋巴结肿大病因大致可概括为以下几类：

❶ **淋巴结炎**　常继发于头颈部的急慢性炎症，或全身的感染性疾病，典型表现为"红、肿、热、痛"，且表面光滑。颌下、颏下淋巴结肿大常见于口腔、咽喉、呼吸道感染，如齿龈炎、扁桃体炎等。耳周淋巴结肿大常见于耳、腮腺、头颞部感染，如中耳炎、腮腺炎等。抗感染治疗后，淋巴结炎患者普遍能获得较为理想的疗效。

❷ **恶性肿瘤淋巴结转移**　原发灶大多为头颈部肿瘤，近年来尤以甲状腺肿瘤为主，也可见于鼻咽肿瘤、肺部肿瘤、乳腺肿瘤、胃肠道肿瘤等。此类淋巴结多为无痛、质地坚硬的固定淋巴结。锁骨上窝淋巴结肿大需排除胃肠道肿瘤转移可能。治疗重点是找到原发病灶，针对原发肿瘤进行治疗。

❸ **淋巴瘤**　以非霍奇金淋巴瘤更多见，表现为无痛性、进行性增大的淋巴结，可多发，有时伴不明原因长期发热或周期性发热、消瘦、多汗、瘙痒。

❹ **淋巴结核**　淋巴结核初期可表现为质地硬、无压痛，可推动的淋巴结肿大。随着疾病进展，淋巴结周围炎可使淋巴结与周围组织，甚至与皮肤发生粘连，变得难以推动。再继续发展，淋巴结可发生干酪样坏死，甚至形成脓肿。此时，淋巴结可触及波动感，严重者可形成窦道，经皮肤破溃，同时伴全身症状，如午后低热、盗汗、食欲不振、消瘦等。一旦被确诊为淋巴结核，须立即接受规范的抗结核治疗。

目前，超声对于颈部淋巴结良恶性的诊断已较为成熟，准确性较高，且简单易行，可作为判断颈部淋巴结性质的首选检查，必要时可行淋巴结穿刺细胞学检查或淋巴结切除活检，以明确诊断。**PM**

特别提醒　**描述淋巴结肿大的常见问题**

临床上，对淋巴结肿大存在着很多描述词，患者可在发现有淋巴结肿大时先自行作答。

- 淋巴结肿大的数量：单发还是多发？
- 淋巴结肿大的质地：坚硬还是柔软？
- 淋巴结肿大的性质：下压淋巴结是否有疼痛感？
- 淋巴结肿大的活动度：推动淋巴结是否能活动？
- 淋巴结肿大的时间：淋巴结是迅速增大还是缓慢增大？
- 淋巴结周围的情况：是否伴有"红、肿、热"？

一般地说，缓慢增大、周围无红肿、无压痛、较为固定、质硬、抗菌药治疗无效的淋巴结，患者须格外重视，立即就医排查。

人未老，因何 头发先白

复旦大学附属华山医院皮肤科教授　杨勤萍

> 王先生是某公司销售经理，今年才29岁，可头发却已经花白，每隔1～2个月就得染一次头发，否则小朋友见了他都叫他"伯伯"，让他非常尴尬。
>
> 小张是名高三学生，最近生出很多白头发。去医院检查后，医生说可能与他学习压力大有关，让他加强饮食营养。
>
> ……
>
> 现实生活中，年轻人头发"未老先衰"者并不少见，严重者白发密集。头发颜色到底是由哪些因素决定的呢？为什么有些年轻人的头发会变白？如何治疗早白发呢？

头发颜色的科学解释

人类的头发有黑色、金色、黄色、白色、红色、棕色等颜色。头发颜色的差别不但与种族、年龄、营养状况等内在因素有关，而且与生活环境等外部因素也有一定的相关性，而微量元素（如铜、铁等）对头发的颜色也会产生影响。一般地说，白种人的头发大多是棕色或淡黄色，黑种人的头发多数是深褐色，黄种人黑色发较多。

头发颜色的形成和变化，主要是头发的组成成分起作用。毛发黑色的深浅主要决定于皮质中黑色素的量以及细胞内存在的气泡多少。皮质中黑色素越多、细胞之间气泡越少，头发颜色就越黑；反之，黑色素量少、气泡多，由于气泡产生光的反射，毛发的颜色变淡。

毛发的色调主要由两种色素构成：真黑色素和褐黑色素。呈现棕黑色的为真黑色素，浅色或红色的为褐黑色素。毛发所含微量元素对毛发颜色也产生一定影响。含有等量的铜、铁和黑色素的头发呈黑色，含镍量过多的头发变灰白色，含钛量大的头发呈金黄色，含钼多的头发呈赤褐色，含铜和钴多的头发呈红棕色，含铜过多的头发呈绿色，含过多铁或严重缺乏蛋白质的头发呈红色。

早白发有别于老年性白发

白发指头发全部或部分变白，可分为先天性和后天性两种。先天性白发往往有家族史，以局限性白发较常见，多见于发际部。后天性白发有老年性白发和早白发两种。

老年人头发逐渐变白是一种正常的生理现象。白发中黑素细胞和黑素小体减少，酪氨酸酶活性逐渐下降，黑素生成活性降低。此类生理性白发通常从 30~40 岁由两鬓角开始，逐渐向头顶部发展，接着胡须、鼻毛变白，最后累及体毛。通常，胸毛、腋毛、阴毛到老年也不会变白。

早白发发生于儿童及青少年，一般指 30 岁之前出现白发。最初，头发中有稀疏散在的少量白发，大多数首先出现在头后部或顶部，夹杂在黑发中呈花白状。随后，白发可逐渐或突然增多，但不会全部变白。患者常有家族史，白发增多不影响身体健康。

为早白发找找原因

早白发的原因很多：有的是遗传的；有的是营养不良，长期缺乏B

专家 简介

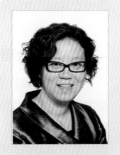

杨勤萍　复旦大学附属华山医院皮肤科副主任、主任医师、博士生导师，中华医学会皮肤性病学分会毛发学组副组长，中国中西医结合学会皮肤病专业委员会毛发学组副组长，上海市医学会医学美学与美容学分会副主任委员。擅长脱发、痤疮、白癜风、银屑病、黄褐斑、湿疹、鱼鳞病等皮肤病的诊治及常见皮肤病的中西医结合治疗。

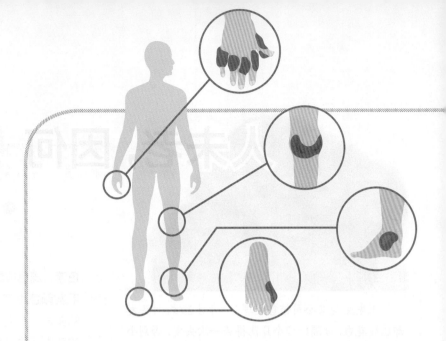

族维生素、蛋白质和铜，妨碍黑色素的合成；有的是因为精神过度紧张、睡眠不足，过度劳累使神经调节功能发生障碍，影响黑色素的产生；有的是因为长期患有慢性疾病，或吃了某种药物和食物；还有的是由于缺乏体育锻炼。这些因素都会使供应毛发的血液循环受限，影响了头发的营养和色素的生成。

需要提醒的是，青春期骤然发生的白发，需要考虑营养障碍问题。精神因素的作用也不容忽视，严重的情绪影响可使头发迅速变灰白。少数早白发还可伴有器官特异性自身免疫疾病，如恶性贫血、甲状腺功能亢进。心血管疾病（如冠心病、心肌梗死、外周动脉疾患、高血压等）患者中灰发的发生率增高。斑秃恢复时，新生的毛发亦为白色。另外，药物和部分化学品也可使毛发颜色改变。如：二磷酸氯化喹啉可使原先黄色的毛发变白，但黑发者不变；美新芬可使黑发变白；等等。

控制白发，
从改变生活方式做起

单纯的早白发，对身体健康无多大影响，但应该注意多参加体育活动；多吃新鲜蔬菜、水果和鸡蛋等食物，不偏食挑食；注意心情愉快，不过度焦虑；生活有规律，早睡早起，每天睡足8小时。平时还要注意饮食调理，可多吃黑豆、黑芝麻、黑桑葚、山药、茯苓，以及核桃、榛子、花生、瓜子等坚果。如果早白发是由某些慢性病引起的，必须积极治疗慢性病。

从中医角度看，早白发多辨证为血热或血虚受风。中药大多用凉血、养血疏风之剂治疗早白发。患者应去正规医院就诊，由医生辨证施治，长期服用会有效果。**PM**

随着生活方式（尤其是饮食结构）的改变、超重及肥胖人群的增加，痛风的发病率快速增长，如今痛风一跃成为仅次于糖尿病的第二大代谢性疾病。痛风带给患者的不仅是彻骨之痛，更可怕的是对关节、肾脏及心脑血管造成的严重损害。

虽然痛风目前尚不能彻底根治，但完全可以被控制。遗憾的是，由于观念错误、治疗不规范等原因，许多痛风患者病情长期反复，最终导致关节、肾脏等器官严重损害。

1 哪些患者需要使用降尿酸药

符合下列条件之一者，均应使用降尿酸药物。

1. 急性痛风反复发作，每年发作次数≥2次。

2. 已经出现慢性病变（如痛风石、尿酸性肾结石、关节破坏等）的痛风患者。

3. 以下三类无症状的单纯高尿酸血症患者：

● 同时合并心血管病危险因素或心血管疾病，血尿酸高于420微摩/升（男）或360微摩/升（女）；

● 不合并心血管病危险因素或心血管病，但血尿酸高于540微摩/升；

● 无心血管病危险因素、血尿酸介于420~540微摩/升（男）或360~540微摩/升（女）的单纯高尿酸血症患者，在生活方式干预3~6个月后，血尿酸仍≥360微摩/升。

2 如何合理选择降尿酸药

血尿酸增高的原因大致可分为三种类型：尿酸合成增加型、尿酸排泄障碍型和混合型。如果属于"尿酸合成增加型"，选择抑制尿酸生成的药物比较合适，如别嘌醇、非布司他；如果属于"尿酸排泄障碍型"，宜选择促进尿酸排泄的药物，如苯溴马龙、丙磺舒；对于"混合型"

痛风患者最想了解的八件事

山东省济南医院糖尿病诊疗中心主任医师　王建华

或难治性痛风，可联合应用抑制尿酸合成药和促尿酸排泄药。在选择药物时，还要充分考虑药物的副作用及患者的肝肾功能状况，确保安全有效。

3 痛风所致炎症能否用抗生素"消炎"

痛风急性发作时，患者受累关节可出现红、肿、热、痛等炎症反应，炎症大多可在 3~7 日内自行缓解。痛风性关节炎是尿酸盐在关节及周围软组织中沉积所致的无菌性炎症，而非细菌引起的感染性炎症，故抗生素治疗是无效的。痛风急性期的主要治疗措施是消肿止痛，一般首选非甾体抗炎药或秋水仙碱。越早使用，疗效越好，应尽量在痛风发作 24 小时内（最好是 12 小时内）服用。上述药物治疗效果欠佳或不能耐受的患者，可短期口服糖皮质激素。

4 痛风急性期能否用降尿酸药

在痛风急性期，如果加用降尿酸药物，可能因血尿酸水平显著波动而导致症状加重。因此，患者在痛风急性发作缓解至少 2 周后，开始使用降尿酸药物比较合适。但若患者此前正在服用降尿酸药物，则不必停用。

5 治疗痛风必须长期用药吗

痛风是一种慢性代谢性疾病，只有长期把血尿酸平稳控制在目标水平（360 微摩 / 升以下，有痛风石的患者血尿酸宜控制在 300 微摩 / 升以下），才能有效预防它所带来的各种急慢性损害。因此，如果患者单纯通过改善生活方式（如低嘌呤饮食、忌酒、减肥等）不足以使血尿酸长期维持在正常范围，就需要长期用药，即便是在无症状的"发作间歇期"也不宜停药。否则，很可能会引起血尿酸升高，导致痛风反复发作。

6 如何防范降尿酸药的副作用

降尿酸药物都有一定的副作用，为了确保用药安全，患者用药须从小剂量开始，而且要定期复查肝肾功能、血常规及尿常规。比如：别嘌醇对肝、肾有一定影响，并可导致骨髓抑制，患者需要定期检测肝肾功能及血常规；别嘌醇还可引起严重的超敏反应，患者在服药前应先做 HLA-B5801 基因筛查，如果筛查结果为阳性，则须换用其他降尿酸药物；促尿酸排泄药（如苯溴马龙）必须在患者肾功能良好的前提下使用，患者用药前及治疗期间一定要注意监测肾功能，每天饮水量应至少在 2000 毫升以上；服用碳酸氢钠（小苏打）的患者，需要监测尿液 pH，当尿液 pH 超过 7.0 时应停药，以防形成草酸钙或其他类型的结石。

7 尿酸是否降得越低越好

虽然血尿酸越低，组织中的尿酸越易溶解，但生理浓度的血尿酸水平对神经系统有一定的保护作用。如果血尿酸水平过低，有可能增加神经退行性疾病（如多发性硬化症、帕金森病、老年痴呆症等）的发生风险。因此，血尿酸水平并不是越低越好，而是要控制在一个合适的浓度范围，不宜低于 180 微摩 / 升。

8 痛风发作时，血尿酸水平一定升高吗

痛风发作时，血尿酸水平不一定升高。在痛风急性发作时，由于应激反应，内源性激素使尿酸经肾脏排出增加，部分急性痛风患者的血尿酸水平可在正常范围。这也提醒我们，在痛风急性发作期间，即便血尿酸正常，也不能完全排除痛风。尤其是患者有典型痛风症状时，如单个关节红、肿、热、痛等，应在关节疼痛缓解后复查血尿酸，明确诊断。**PM**

用大自然的颜色装点餐桌

江苏省苏北人民医院营养科　蒋放

食物本身没有好坏，搭配才是关键。荤素、干稀如何搭配，煮妇（夫）们天天盘算。蔬菜的色彩搭配是营养师最关注的，这不仅是"颜值"问题，更是植物营养素如何搭配的问题。

你留意过蔬菜的颜色吗？不同的颜色代表不同蔬菜的"营养密码"。这些漂亮的色彩大多由植物化学物质（由植物自身合成的天然有机化合物）呈现。植物营养素是蔬菜中具有保健作用的物质，虽不在七大营养素之列，但却是科学界近年来的一个新发现，被誉为"植物给予人类的礼物"。研究表明，植物营养素具有抗氧化、抗衰老、预防心血管疾病、抗癌等作用，是天然保健品。此外，植物还用颜色告诉我们：它们含有番茄红素、类胡萝卜素、叶绿素、花青素等方面的信息。例如，橙色的胡萝卜含有胡萝卜素，绿色的菜含胡萝卜素和叶绿素等。不同的植物营养素"协同配合"，促进健康的效果更好。蔬菜颜色的搭配实质上是营养素、保健物质的搭配。推荐两款各色蔬菜搭配的菜肴，各位可如法炮制。

"三色棒"之素三鲜

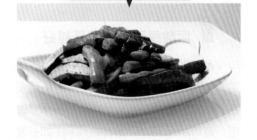

原料：四季豆300克，胡萝卜150克（1根），香干100克，青椒1个，蒜头5～6瓣。

做法：①蒜头洗净，其他食材洗净后切条备用。②热锅放冷油1勺，放入切好的胡萝卜煸炒10秒钟。③加入四季豆，中火煸炒约10分钟（中途需加水），放1勺生抽，加开水1碗。④放入香干、蒜头、青椒，盖上锅盖，中火焖15分钟，放少量盐翻炒后出锅装盘。

｜营养特点｜

这款菜肴富含蛋白质、钙和胡萝卜素。绿色、橙色提供满满的胡萝卜素，香干不仅提供优质蛋白质，还含有较多的钙。吃一小碗素三鲜，能基本满足本餐蛋白质的供应，还能补充约200毫克钙（相当于一杯牛奶的钙含量）。

"四色条"之芦菇豆干

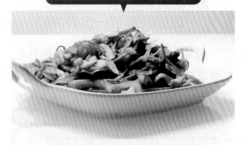

原料：芦笋、杏鲍菇、虫草花、香干、青椒、蒜头适量（依人数而定）。

做法：①蒜头洗净，其他食材洗净后切条状备用。②热锅放冷油1勺，放入蒜瓣、虫草花煸炒10秒钟。③加入杏鲍菇、芦笋、香干，中火煸炒约3分钟（加少量水），放少许盐。④起锅前放青椒翻炒1分钟。

｜营养特点｜

这款菜肴食材品种多样，维生素、矿物质及膳食纤维含量丰富。菌菇类富含维生素 B_{12} 和铁、锌等矿物质。这些营养素互相配合，有利于促进健康。吃一小盘可以满足全天对维生素 C 的需求。**PM**

温馨提示

五颜六色的蔬菜是大自然送给我们的礼物。它们不仅能为餐桌增色，还有助于预防慢性疾病及癌症的发生。每天保证吃500克、3～5种颜色的蔬菜，可以促进健康。何乐而不为呢？

作为一名地道的江西人，虽然我在广州生活了十余年，却仍难以忘怀家乡丝丝飘香的菜肴味道，割不断浓浓的思乡之情。有两道江西菜对我有特殊的意义，一是"黄金元宝"，一是清炒柚皮。

"中国美食地图"之江西篇：
黄金元宝和清炒柚皮

广东省中医院临床营养科副主任医师 郭丽娜

"黄金元宝"（蛋饺）

"黄金元宝"色泽金黄，形似金元宝，寓意"招财进宝"，是江西人在节日里必做的一道菜。黄金元宝咸淡适中，口感鲜嫩，是老少皆宜、南北俱爱的私厨良品。

这道美食的营养价值在于它体现了食物的多样化。"黄金元宝"包含很多食材，鸡蛋、瘦肉是最基础的；冬菇、木耳、马蹄、火腿等，也可以作为食材放进"金元宝"中。

制作方法

原料：鸡蛋8个，瘦肉（略带肥肉）200克，香葱或马蹄少许，高汤小半碗（以清鸡汤为佳）。

做法：①瘦肉剁成肉馅，葱切碎，马蹄切茸，鸡蛋打散。②在瘦肉馅、葱中加入适量高汤、生粉、盐、生抽，搅拌均匀待用。③煎蛋皮。蛋皮成形后将适量肉馅放在蛋皮上，折叠鸡蛋皮，包裹住肉馅。④将包好肉馅的鸡蛋皮双面煎至微黄出锅，也可放在高汤中稍煮入味。⑤将"黄金元宝"隔水旺火蒸10分钟即可食用。

煎蛋皮时，最好用不粘锅或不锈钢煎蛋模具，以减少油的用量。煎蛋皮时，油温不能太高，宜小火慢煎，因为植物油（如玉米油、葵花籽油等）以不饱和脂肪酸为主，油温过高易使这些油脂氧化，不利于健康。

清炒柚皮

清炒柚皮早年流行于江西中部井冈山地区，与"红米饭""南瓜汤"一样，是贫苦百姓的家常菜。如今，人们的生活水平大幅度提高，此菜反而难得一见。

柚皮指柚子皮内白色的部分，非最外层黄色的皮。清炒柚皮富含膳食纤维，适合肥胖、血脂异常、高血糖、便秘者食用。有研究指出，柚子皮

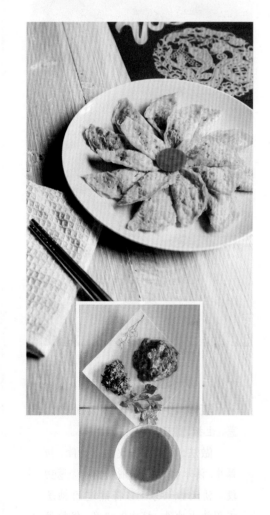

的总黄酮物质比柚子汁高。现代人常常因吃得过多而导致食滞不消化、腹部胀满，食用柚子皮可起到一定的改善作用。此外，

柚子皮还可降逆止呕,对缓解早孕期呕吐有一定效果。

清炒柚皮用快炒方式烹制,少油少盐,口感清淡、绵柔,入口即化。如果不喜欢柚子皮的苦味,可用90℃的水煮15分钟,有助于去除苦味。

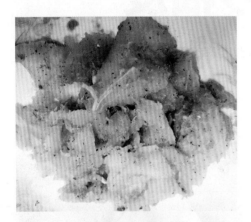

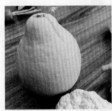
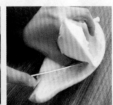
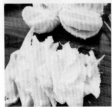
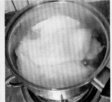

制作方法

原料: 柚子皮半个,朝天椒5个,葱、生抽、盐适量。

做法: ①将柚子皮表层刮除,切厚片,沸水煮15分钟脱苦味。②葱切段,朝天椒切末。③将煮过的柚子皮用清水冲洗,挤水2~3遍,保持半干状待用。④爆炒朝天椒,倒入柚子皮,加适量盐和生抽,翻炒3~5分钟,放入葱段,稍翻炒后出锅。

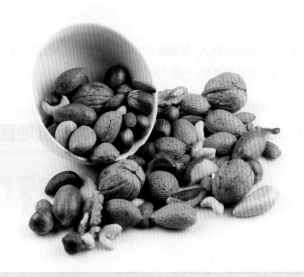

味道香美,营养丰富,体积小,能量高……看到这些关键词,你首先想到的食物是什么?没错,它就是大家眼中的健康零食——坚果。然而,你对这种食物了解多少?

坚果益处多,也有软肋

一般地说,坚果分为两大类:一类是树坚果,常见的有核桃、巴旦木、榛子、开心果等;另一类是植物种子,常见的有葵花籽、花生、黑芝麻等。

如果要在食物里评选"营养宝库",坚果肯定"榜上有名"。从营养成分分析,坚果脂肪含量为35%~80%,能榨出油来,其所含的脂肪酸以亚油酸和油酸等不饱和脂肪酸为主;蛋白质含量为12%~36%,是植物性蛋白质的重要补充来源;碳水化合物在15%以下,膳食纤维含量较高;铁、锌、钙、镁、钾等矿物质含量突出,高于大豆,远高于谷类,是多种微量元素的良好补充来源;维生素E和B族维生素含量较高,在植物性食物中属于佼佼者。此外,坚果还含有磷脂、多酚、黄酮等功能性成分。很多研究表明,适量吃坚果可以降低血脂,降低冠心病、脑卒中等心脑血管疾病的发病风险。有研究显示,吃花生可能有利于控制血压,有些坚果还可能有降低糖尿病风险的效果,如核桃。

然而,坚果虽好,但其能量密度较高,加上味香、体积小,很容易吃过量,有发胖风险。所以,要想从坚果中吃出健康,又不"长胖",要"买得聪明、吃得聪明"才行。

选坚果,要选"原味"

虽然坚果是公认的健康食物,但如今市面上的很多产品经过了烤、炒,甚至油炸处理,并加入盐和糖,使其健康效果大打折扣。

一般地说,越接近原味、糖和盐添加少的产品越健康。选择包

聪明选吃坚果

中国农业大学食品学院　范志红（副教授）王淑颖

装产品时，最靠谱的办法是看产品的食物营养成分表，尽可能选择同类产品中碳水化合物及钠含量低的品种。若能购买完全没调味的产品更好（包装上会注明）。如果选购散装售卖的坚果，购买前要先闻气味，最好能尝尝，若感觉不新鲜，就不要购买。买后要尽早吃完，以免其发生品质劣变。

特别提醒

● 便秘者最好购买没有经过烘烤和调味的坚果。腹泻、消化道急性感染患者，以及脂肪消化不良者，应暂时避免吃坚果。

● 若有口腔溃疡、咽喉炎等情况，不要选择经过烘烤、油炸，以及添加了较多盐、糖和香辛料的产品。

● 高血压和糖尿病患者，要注意坚果产品的含钠量，最好选择原味的。

吃坚果，选对时机

"吃坚果易长胖"，这是很多人拒绝吃坚果的理由。其实，吃坚果是否容易发胖，关键在于量和时机。《中国居民膳食指南（2016版）》推荐，平均每天吃10克坚果，相当于两个核桃、一把葵花籽，或14粒左右的巴旦木。

有研究表明，在不增加一日总能量的前提下，吃坚果并不会增肥。也就是说，要想多吃坚果，就要少吃其他食物，保持每日能量的整体平衡。最增肥的吃坚果方式是，明明不饿还要吃坚果。例如，边吃坚果，边追剧或者埋头玩手机，一吃一大包，当然容易发胖。

部分坚果的膳食纤维含量很高，饱腹感很强，如巴旦木、甜杏仁、榛子等。有研究表明，如果把巴旦木纳入一餐中，配合淀粉类食物一起食用，可以让餐后的饱腹感持续更长时间，甚至到下一餐仍然会发挥作用，将饱腹效果持续一整天。也就是说，如果用"巴旦木+淀粉主食+少油菜肴"替代"淀粉主食+多油菜肴"，前者更有利于控制食量，让人不会因为提前饥饿而食欲大开，反而有利于控制体重。

变着花样吃坚果

想让坚果发挥健康效果，需要"细水长流"地吃。一次吃250克坚果，之后很多天都不吃，难以获得坚果带来的健康益处。坚果除了能当零食吃，还可以用来制作各种美食。

● **做菜** 做凉拌菜时，把坚果切碎放进去，不放沙拉酱和香油。这样既可以获得坚果的营养，又能避免摄入过多脂肪，味道也不错。坚果还可以用来炒菜，在菜肴快炒熟时把坚果放入，一起翻匀即可。

● **做豆浆** 将坚果与黄豆、燕麦等食材一起打成豆浆，既美味又营养，如核桃燕麦豆浆等。

● **煮粥** 将坚果煮粥，也是不错的选择，这样每天都能吃到适量坚果，又不会吃过量，如花生燕麦糙米粥等。

● **做配料** 将坚果切碎，可以给很多食物做配料。比如，将坚果、葡萄干等拌在酸奶里一起吃，香甜美味；制作甜点、包子、饼干、面包时，将坚果作为馅料，营养十足。

特别提醒

如今，市场上出现了很多名为"每日坚果"的小包装产品。这些产品中除了坚果，还含有一定量的水果干。从营养搭配上来说，这种组合合理，坚果和水果干能够营养互补；从口味上来讲，这两种食物放在一起吃更添美味；从储存上来讲，这两种食物保质期长，便于储存和携带，也便于食用。但需要注意的是，如果包装内的水果干含水量较高，会导致坚果吸潮，变质速度加快，给健康带来威胁。因此，大家在购买时应首选坚果和水果干分开包装的产品，并注意生产日期，越新鲜越好。**PM**

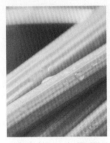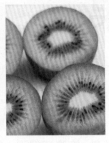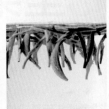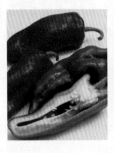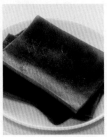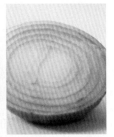

高血压是一种常见的心血管疾病，很多人希望通过"食疗"降血压，以取代药物。网络上一直流传着多种多样的降压食物，它们的降压功效被描述得"有理有据"，其中呼声最高的当属芹菜、猕猴桃、茶、辣椒、海带、洋葱这六大"超级降压食物"。它们的降压功效到底如何？

盘点六大"降压食物"

华南农业大学食品学院 赵力超（教授） 冯春梅

芹菜

传言依据

芹菜中含有大量钾和芹菜素，两者都能降低血压。

事实分析

高血压患者的饮食要求"高钾低钠"。钾能扩张血管，降低血管阻力，促进多余的钠从尿液中排出，有利于降低血压。"低钠"可以通过限制食盐的摄入量得以实现，而实现"高钾"需要额外摄入。《中国居民膳食营养素参考摄入量 第2部分：常量元素》（WS/T 578.2-2018）推荐18岁以上的健康成人每日摄入2000毫克钾，高血压患者应在此基础上增加钾的摄入。蔬菜是钾的良好食物来源，芹菜的含钾量如何？以100克可食用部分计，芹菜的含钾量为154毫克，相比豇豆（737毫克）、马铃薯（342毫克）、菠菜（311毫克）、海带（246毫克）、油菜（210毫克）等常见蔬菜，其含钾量并不算高。所以，依靠芹菜"单枪匹马"补钾的效果并不像想象中那么好。高血压患者应多吃各种蔬菜，以确保摄入足够的钾。

那么芹菜素呢？中国疾病预防控制中心营养与食品安全所的一项研究发现，坚持给大鼠灌食4周的芹菜素，能实现降血压作用的最小有效剂量是每千克体重26毫克。倘若这种方法对人体也有作用，一个60千克体重的成年人，每日要摄入1560毫克芹菜素，才有可能产生降压效果。而芹菜中芹菜素的含量为0.003%～0.088%，靠吃芹菜来利用芹菜素降血压，一天至少要吃1.77千克的新鲜芹菜，并且要连续吃几周，想必不现实。况且大鼠是大鼠，上述实验结果并不一定适用于人。所以，靠吃芹菜降血压，不靠谱。

猕猴桃

传言依据

猕猴桃含有的镁、钾能促进血管扩张，使血压下降，且有研究证实每天吃3个猕猴桃就能降低血压。

事实分析

镁的确可以调节血管张力，影响血压，但是猕猴桃中的镁和钾含量也没有特别的优势。以100毫克可食用部分计，猕猴桃中镁含量为12毫克、钾含量为144毫克，相比红枣（镁25毫克、钾375毫克）、香蕉（镁43毫克、钾256毫克）、桃（镁7毫克、钾166毫克）、橙（镁14毫克、钾159毫克）、柑橘（镁11毫克、钾154毫克）等常见水果，其镁、钾含量也只是一般水平。道理和芹菜一样，很多水果都能补充镁和钾，在这个方面猕猴桃没什么特别之处。

至于每天吃3个猕猴桃能降血

压的研究结果来自挪威奥斯陆大学医院，这项小规模研究的志愿者为平均年龄55周岁的50名男性和68名女性，其血压范围为（128 ± 14）/（85 ± 8）毫米汞柱。志愿者被随机分配成两组：一组每日食用3个猕猴桃，一组每日食用1个苹果。8周下来，"猕猴桃组"的血压改善效果优于"苹果组"。如此便有了日食3个猕猴桃可降血压的说法。然而，随后又有类似的实验证实，每日食用猕猴桃对血压并没有显著影响。因此，单纯依靠日食3个猕猴桃降血压，有点"冒险"。

茶

┆传言依据┆

有实验证明茶含有的茶多酚能降血压，故喝茶可以降血压。

┆事实分析┆

以往研究表明，茶多酚在防治心血管疾病等方面具有较好的生物活性，其降压作用确实已经被实验证实，但这些实验更多的是在大鼠、家兔等动物身上进行的，且茶多酚对人体的降压作用还没有得到一致的结论。一项来自德国科隆大学医院的研究就得到了相反的结论。同时，短时间内补充茶多酚并不影响血压，北京协和医院有研究证实，长期（≥12周）摄入茶多酚才可能有效。至于茶多酚的有效降压浓度是多少，相应要喝多少、多浓的茶才能补充足够的茶多酚，均没有明确的数据。

辣椒

┆传言依据┆

辣椒中的辣椒素能扩张血管，促进血液循环，降低血压。

┆事实分析┆

辣椒素是辣椒中的一种活性物质。英国科学家曾经报道，辣椒中的辣椒素能降血压，随后国内的一些动物实验也证实确实如此。但目前还没有大量的人体流行病学研究和临床试验证明辣椒素能对人体起效。靠吃辣椒摄入辣椒素来降血压是否可行？没有明确答案。如果持有"宁可信其有"的态度，也应考虑一下这个事实：过量吃辣椒有可能增加胃病的发生风险。

海带

┆传言依据┆

海带中的海带氨酸具有降压功效，高血压患者经常食用海带可降低血压。

┆事实分析┆

海带氨酸又称昆布氨酸，是海带中的一种强碱性氨基酸，已被证实长期摄入能降血压。如果把昆布氨酸作为一类新药生产出来，是否可行？若从海带中提取，不仅成本高，还会造成很大的浪费。因为海带中昆布氨酸的含量极少，100千克海带只含有3克昆布氨酸，更别说提取过程中的损耗。

洋葱

┆传言依据┆

洋葱含有前列腺素A，能降血压。

┆事实分析┆

前列腺素A的确是一种强效血管扩张剂，早就被证实有一定的降压功效。可是，洋葱不等于前列腺素A，前列腺素A只是洋葱中的一种物质，含量也很少，大概4000个大洋葱才含有1克前列腺素A。所以，靠吃洋葱来降血压无异于异想天开。**PM**

专家提醒

说了这么多，所谓"降压食物"的降压理由无外乎三种：某种物质含量较高、有实验证明其能降压、含有降压物质。

● 某种物质含量高低，通过比较往往可以得出结论。例如芹菜和猕猴桃，其有效"降压"成分含量与很多常见蔬果相比，并没有优势，与其只吃芹菜或猕猴桃，不如各种蔬果都吃些，让身体获得的营养更加均衡，也能使每日的饮食有更多"花样"。

● 证明某种食物可以降压的实验往往是动物实验，所选取的实验条件、实验动物不同，有可能得出不同甚至完全相反的结论。具体到人身上，也需要多次重复实验加以证实，单凭一两个实验，结论非常片面，难以说明问题。

● 含有降压物质，不能说明只要摄取这种物质就一定可以降血压。关键在于剂量，通常这些"降压"物质在食物中的含量很低，想要达到降压效果所需摄入的食物量往往非常大，依靠饮食摄取难以做到。

总而言之，食物终究是食物，最多只能辅助降低血压。希望大家擦亮双眼，不要轻信传言，以免延误病情，造成不可挽回的后果。

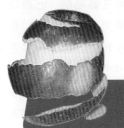

在网上，关于"果蜡有毒、果蜡致癌"的说法不绝于耳。有网络视频显示，用不多的时间便从5个苹果的表皮上刮下了250克果蜡，引得众人围观……苹果皮中的有些营养成分含量确实高于果肉，可因为有这一层果蜡，不削皮的苹果还能放心吃吗？

吃苹果是否该削皮

——营养与果蜡如何取舍

上海市食品研究所
教授级高级工程师 马志英

水果表面为什么要打蜡

苹果、梨、李子等水果在生长过程中，表皮会分泌一层天然果蜡，这种果蜡是一种脂类成分，是水果的天然"保护层"，可减少水分散失，增强果实硬度。新鲜苹果表皮刮下的一层很薄的白色物质，就是天然果蜡。

苹果采摘后，首先进入仓库储存，再运输到各地销售。以前国内运输耗时长、冷链短缺，有时在储运过程中，苹果的表皮会起皱，不久便霉烂，保鲜期很短。打蜡可以减少水果在储存过程中的水分蒸发，防止其腐烂变质，延长保鲜期。随着现代冷链物流技术的发展，目前大部分果品已不再通过打蜡来保鲜了。除了保鲜作用外，打蜡还有美化水果外观的作用，可以使水果光亮诱人，商品价值提升，一些进口苹果或国内的高端苹果仍会进行打蜡处理。

给苹果打蜡，用的是什么蜡

目前，我国《食品安全国家标准 食品添加剂使用标准》规定，可以用巴西棕榈蜡、吗啉脂肪酸盐（又名果蜡）和紫胶（又名虫胶）对新鲜水果进行表面处理。紫胶仅限用于柑橘类水果，吗啉脂肪酸盐则是目前在苹果上使用最普遍的果蜡。吗啉脂肪酸盐是用吗啉、脂肪酸和天然动植物蜡（如棕榈蜡）或天然动植物胶（如紫胶），在一定温度下反应制成的果蜡。它使用方便，安全性高，即使进入人体，也会分解成吗啉和脂肪酸，不会危害健康。进口蛇果、青苹果等都用吗啉脂肪酸盐进行处理。我国的食品添加剂标准对其虽没有最大使用量的限制，但它的价格远高出一般苹果的价格，商家也不会大量添加。巴西棕榈蜡由巴西棕榈的叶与叶芽提取精制而成，也是一种安全性很高的添加剂。我国标准规定其在每千克新鲜水果中的最大使用量为0.0004克。5个苹果，最多只能有0.002克的蜡，可以说用量微乎其微。网络视频中所谓"5个苹果250克蜡"的说法不靠谱。一般地说，按规范使用果蜡是安全的，无须担忧有毒，更谈不上会致癌。一般果蜡的熔点为80℃左右，用80℃左右的水冲烫几秒钟能有效去除果蜡。但如果无法判断苹果表皮的打蜡情况，还是削皮吃更安全。

哪些果蜡有害

● **非食品添加剂的果蜡** 食品添加剂标准对果蜡中的有害化学成分都有限量要求，如吗啉脂肪酸盐果蜡中铅不能超过2毫克/千克、砷不能超过1毫克/千克。曾有一些不法商贩使用廉价的工业蜡处理水果，而工业蜡最大的危害就是其有害成分无法控制，对人体健康造成危害。

● **不合格的添加剂果蜡** 不合格的添加剂果蜡，同样会给人体健康带来隐患。在一些生产监管查处案件中，发现有擅自弃用国家标准中规定的原料，而将工业用胶和工业用蜡掺入添加剂果蜡的案例。还有的食品添加剂质量控制不严，生产的果蜡中砷、铅等有害物超标。**PM**

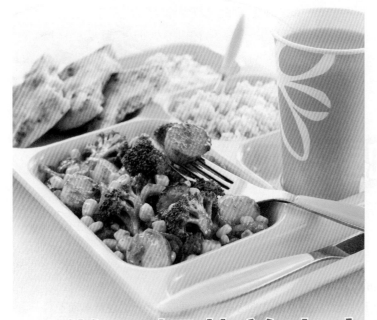

做一顿营养丰富的 学生早餐

重庆医科大学公共卫生与管理学院营养与食品卫生学教研室教授　赵 勇

定时定量，合理安排三餐

学龄儿童的一日三餐时间应相对固定，做到定时定量，进餐时细嚼慢咽。对于学龄儿童来说，早餐尤其重要。早餐提供的能量应占全天总能量的25%～30%，包括谷类、禽畜肉蛋类、奶类、豆类及其制品、新鲜蔬菜和水果等食物。原则上，每个年龄段学龄儿童早餐的食物选择可以参考表1。

表1　每人每天早餐的食物种类及数量（单位：克）

食物种类	6岁～8岁	9岁～11岁	12岁～14岁	15岁～17岁
谷薯类	75～90	90～105	105～120	105～120
蔬菜类	90～105	105～120	120～135	130～150
水果类	45～60	60～75	75～90	90～105
禽、肉类	9～12	12～15	15～18	18～21
鱼虾类	9～12	12～15	15～18	15～18
蛋类	15	15	25	25
奶及奶制品	60	60	75	75
大豆类及其制品和坚果	9	11	12	15
植物油	5	5	5	5
盐	1.5	1.5	1.5	2

丰富早餐品种

家长和学校可结合本地饮食习惯、季节特点及孩子自身的营养健康状况和身体活动水平来搭配早餐品种，保证早餐营养质量。

一顿营养充足的早餐至少应包括以下三类及以上食物：

● **谷薯类**　米、面、杂粮及薯类食物，如粮豆粥、馒头、包子、花卷、红薯等。

● **肉蛋类**　鱼禽肉蛋等食物，如蛋、猪肉、牛肉、鸡肉等。

● **奶豆类**　奶及奶制品、豆类及其制品，如牛奶、酸奶、豆浆、豆腐脑等。

● **果蔬类**　新鲜蔬菜水果，如菠菜、番茄、黄瓜、西兰花、橙子、梨、苹果等。

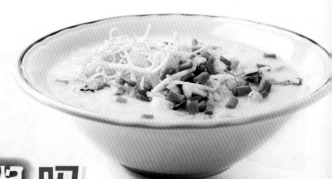

感冒是一种自愈性疾病，病程基本在一周左右。有些人认为，感冒时很多食物不能吃，只能喝点白粥。这是误区还是事实？

感冒时只能 喝粥 吗

东部战区总医院营养科 姜明霞 郑锦锋（副主任医师）

感冒期间，人通常会觉得没有胃口，原因有两个：一是因为感冒时胃肠道蠕动速度缓慢或功能紊乱；二是人体内时刻都在进行着复杂的化学反应，而这些化学反应的顺利进行需要各种酶的催化。人感冒后体温会升高，酶活性降低，也造成消化液分泌减少，因此会影响消化过程，使人感觉没有胃口或饭后不舒服。清淡的汤和粥相对容易消化，热汤、热粥还可以起到发汗作用。但是，只喝一碗白粥是不能满足机体的能量和营养素需求的。

以下几类食物在感冒时能吃吗？如果要吃，有什么注意事项？

鸡蛋

鸡蛋的营养价值较高，蛋白质含量为13%左右，它是优质蛋白质的来源，富含各种必需氨基酸，利用率高，是所有食物中最理想的含优质蛋白质食物。蛋黄富含脂肪、矿物质（如钙、磷、铁等）及各种维生素（如B族维生素和维生素A、E、K、D等），还含有较多的磷脂和胆固醇。因此，鸡蛋是机体蛋白质、维生素和矿物质的良好来源，且易于消化吸收利用。感冒时，要增强免疫力，提高蛋白质的摄入量，可以每天吃一个鸡蛋。

特别值得一提的是，鸡蛋和牛奶富含促进儿童生长发育的蛋白质、钙和维生素等，对学龄儿童至关重要。馒头能为儿童生长发育及一天上午学习和身体活动提供充足的能量。炒白菜可提供丰富的维生素。**PM**

点评： 以上食谱为6~8岁学生的一周早餐推荐食谱，富含碳水化合物、蛋白质和维生素，含有适量的脂肪。在满足该阶段学生生长发育所需能量和营养素需要的基础上，做到每天食物互换，确保食物多样性。

表2 一周早餐食谱举例（6~8岁学生）

星期一	星期二	星期三	星期四	星期五
红豆包 红小豆 25 克 小麦面粉 90 克	发糕 小麦面粉 40 克 玉米面 30 克	花卷 小麦面粉 80 克	馒头 小麦面粉 70 克	芝麻烧饼 小麦面粉 90 克 （黑）芝麻 2 克
炒土豆丝 土豆 50 克	煮鸡蛋 鸡蛋 50 克	煮鸡蛋 鸡蛋 50 克	清炒莴苣 莴苣 80 克	鸡蛋羹 鸡蛋 30 克
紫菜蛋花汤 鸡蛋 15 克 （干）紫菜 2 克 香菜 2 克	八宝菠菜 菠菜 100 克 花生米 10 克	豆豉油麦菜 油麦菜 100 克 豆豉 5 克	大米绿豆粥 大米 20 克 绿豆 10 克	炒白菜丝 大白菜 80 克
牛奶 牛乳 200 克	豆腐脑 老豆腐 35 克	牛奶 牛乳 200 克	牛奶 牛乳 200 克	牛奶 牛乳 200 克
食用油 食用油 5 克	食用油 食用油 5 克	食用油 食用油 5 克	食用油 食用油 5 克	食用油 食用油 5 克

鉴于感冒时食欲减退、消化能力受影响，可采取蒸、煮等方法烹调，不用煎、炒等方式。

畜禽肉类

畜肉类包括猪、牛、羊等的肌肉和内脏，蛋白质含量一般为10%~20%，猪、牛、羊瘦肉的蛋白质含量较高，可达20%。禽类主要有鸡、鸭、鹅等，蛋白质含量高达16%~20%。畜禽肉类的必需氨基酸组成与人体需要较接近，利用率高，是人体优质蛋白质的来源之一。畜禽肉还富含B族维生素、维生素A，以及铁、锌、硒等矿物质。感冒患者需要提高机体抵抗力，畜禽肉可提供足量的蛋白质、维生素、矿物质等，所以畜禽肉类在感冒时也可食用。

当然，畜肉和禽肉的营养特点不同，畜肉类的脂肪含量较高，平均为15%，猪肉最高，牛肉最低，且与肥瘦度不同相关；禽类的脂肪含量为9%~14%，相对低于畜肉类。两者最主要的区别在于脂肪的类型不同，畜肉以饱和脂肪酸为主；禽肉的不饱和脂肪酸含量相对更多，更易于消化吸收。人体相对虚弱时，要注意补充优质蛋白质，同时选择更易于消化吸收的食物，因此，禽肉相对畜肉更有优势。

辛辣食物

辣椒、芥末等辛辣刺激性食物可能会加重胃肠道紊乱，感冒时最好避免食用。但以下几类食物可以适量选用。

● **洋葱** 气味辛辣，可抗寒，抵御感冒，且具有一定的抑菌作用。同时，洋葱的营养价值丰富，可刺激胃、肠及消化腺分泌，增进食欲，促进消化。

● **大蒜** 除含有人体所需的多种必需氨基酸、糖类、脂类、维生素和微量元素外，大蒜还含有三十余种含硫化合物，也就是我们常说的大蒜素。大蒜素具有抗微生物、抗氧化、调节免疫等多种生物学作用，对多种革兰阴性菌和阳性菌有抑制或杀灭作用。

● **生姜** 中医认为，生姜辛温，有驱寒、散风、祛湿等功效。以姜作为感冒食疗品，可使身体温暖并促进排汗，适用于感冒初期鼻塞、头痛、无汗时。

油炸食物

油炸食品指淀粉类食品经高温（>120℃）烹调而成，酥脆可口，香气扑鼻，可增进食欲。但其能量高，维生素受高温影响大部分被分解，营养素密度较低，而且脂肪含量高，不易

于消化吸收，会加重胃肠道负担。感冒时，患者食欲减退，消化功能降低，一般不宜食用此类食物。

茶、咖啡

人在感冒时血管通透性增加，液体流失量大，一定要多喝水，饮水量需保持在1200~1800毫升。值得注意的是，这些水最好是温开水，有喝茶、喝咖啡习惯者，可饮淡茶和少量咖啡，忌浓茶和浓咖啡。浓茶和浓咖啡会导致胃肠不适，有时可能引发胃食管反流。此外，茶叶中的某些成分会拮抗、降低或干扰解热镇痛药的效果。一些治疗感冒的中成药所含的生物碱成分容易与茶叶中的鞣酸产生沉淀反应，使药物失效。所以，在感冒治疗期间，最好不饮浓茶，更不要用浓茶水送服药物。

酒

酒精是纯热能食物，主要化学成分是乙醇（酒精），过量饮用会引起肝损伤，也是胎儿酒精综合征、痛风、癌症、心血管疾病等发生的重要危险因素，一般情况下最好避免饮酒。感冒时如饮酒，尤其是高度烈性酒，会使全身血管扩张、中枢神经兴奋，影响睡眠质量，引起头痛，降低抗病能力，加重病情。**PM**

［专│家│提│醒］

感冒时需要获得全面、均衡的营养，饮食搭配强调食物多样化，应包含米、面等主食，以及蔬菜水果类、畜禽肉鱼虾蛋类、豆奶类等食物，以保证充足的能量、蛋白质、维生素、矿物质、水等营养素的摄入，提高机体免疫力，加快康复。感冒时，由于人体消化功能下降，主食可选择清淡易消化的粥类或汤面类，副食可选择适量鸡蛋、鱼虾或鸡肉，以及多种蔬菜和水果，烹调方式以蒸、煮、氽等为主，避免油炸，以达到营养均衡、全面又可口的目的。

中国的野生蔬菜很多，大多属于药食兼用品种，既可以作为充满野趣的菜肴食用，也具有一定的防病保健作用。我国很多地方均有春天吃野菜的习惯，南京、苏州等地将其中几种野菜合在一起，称之为"七头一脑"。"头"指的是嫩茎叶等植物的新生部位，"七头"分别指枸杞头、马兰头、荠菜头、香椿头、苜蓿头、豌豆头和小蒜头，"脑"则指菊花脑。

"七头一脑"：
不可错过的春季野味

南京农业大学园艺学院教授　侯喜林

雅俗共赏枸杞头

我国有悠久的枸杞栽培和利用历史，早在 3000 多年前人们便已开始采摘枸杞。枸杞分为宁夏枸杞和枸杞两类，宁夏枸杞以其果实枸杞子供食用或药用，枸杞则以嫩茎叶供人食用。

枸杞子是人尽皆知的中药材，可生食、泡茶、煮粥，还可与蔬菜、药材等配合制成药膳。菜用枸杞富有营养，蛋白质、维生素C、铁等营养物质的含量远高于等量的鲜果，常食枸杞嫩茎叶可清热解毒、明目清肝、养阴补血。菜用枸杞分为大叶枸杞和细叶枸杞两个品种，以叶肉厚、香味浓的细叶枸杞品质为上。枸杞头可焯水加佐料凉拌，制成佐餐小菜，味极清香；也可下油盐炒食，油盐炒枸杞芽是《红楼梦》中记载的美食之一，尝遍山珍海味的探春和宝钗，依然对这道菜颇为垂青，可见枸杞头是雅俗共赏的好食材。

专家简介

侯喜林　二级教授，博士生导师。主要从事不结球白菜遗传育种与分子生物学研究工作。南京农业大学园艺学院原院长，国家大宗蔬菜产业技术体系岗位科学家和江苏省蔬菜产业技术体系首席专家，农业农村部华东地区园艺作物生物学与种质创制重点实验室主任。

食用香椿应趁早

香椿是多年生落叶乔木，被视为长寿的象征，典出《庄子·逍遥游》"上古有大椿者，以八千岁为春，以八千岁为秋"。香椿的嫩芽、嫩叶清香可口，是一种独特的芳香型蔬菜。因医药典籍记载其具有壮阳滋阴、收敛止血、祛风除湿、清热解毒、健胃理气等功效，民间有"常食香椿芽不染病"之说。香椿炒鸡蛋、油炸香椿鱼、香椿拌豆腐可谓家喻户晓。

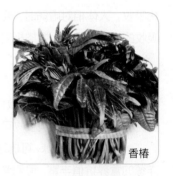

香椿

香椿芽在昼夜温差较大的早春生长良好，品质也好。每年 3 月下旬开始，几场春雨之后，香椿树枝头顶端便萌发出第一茬嫩芽，是香椿芽中的上品，芽和嫩叶紫中透绿，叶轴肥大，粗纤维少，脆嫩多汁。第二、三茬芽多为采摘顶芽后萌发的侧芽，质量稍逊于头茬芽。因此，吃香椿应趁早。

"可废梁肉"马兰头

马兰在我国长江流域，特别是安徽、江苏、浙江等地分布广泛，人工栽培的不多。野生马兰多生于田埂、沟边、路旁、房前屋后，阡陌间几乎随处可见，当地人采集野生马兰食用极为普遍。马兰以嫩茎叶供食用，色绿清香，风味独特。清代文人袁枚在《随园诗话》中给出的做法是"摘取嫩者，醋合笋拌食"，认为"油腻后食之，可以醒脾"。现如今，不少酒家将马兰头氽熟后加麻油凉拌制成前菜，清新开胃。甚至有人称马兰头气味清新，其滋味胜过精美的梁肉。

马兰有青梗和红梗两种类型，药用以红梗为佳，食用以白梗为佳。马兰春秋都有。用于食用的野生马兰，每年2月下旬或3月初就可采收。茎白、叶绿的马兰幼嫩、质量好；如茎发红、叶转黄，表明马兰已开始转老，纤维多、品质差。秋季气温下降后的10~11月也可采收马兰，但品质不如春季的好。

用途众多的苜蓿

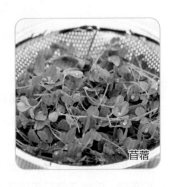

苜蓿

苜蓿最初作为饲草传入中国，因其营养价值居各类牧草之首，被广泛应用于饲喂牲畜。《齐民要术》中记载苜蓿"为羹甚美"，表明苜蓿作为蔬菜是很好的做汤食料。唐朝始以苜蓿作为粮食，到了元代，苜蓿种植颇受鼓励，就是为了防止饥荒。《群芳谱》中还有以苜蓿酿酒的记载："采其叶，依蔷薇露法蒸取馏水，甚芳香。"

菜用的苜蓿，又名草头、金花菜、秧草等，在上海，江浙一带栽培较多。是营养价值很高的绿叶蔬菜，其营养含量在众多蔬菜中名列前茅。例如，菜苜蓿的含铁量是菠菜的2.6倍以上，胡萝卜素含量接近黄胡萝卜。苜蓿还含有植物皂素，能与人体胆固醇结合，从而降低人体胆固醇含量。其嫩株或嫩梢品质鲜嫩，可炒食，可腌渍，也可做汤，深受人们喜爱。

江南最为人熟知的荠菜

19世纪末至20世纪初，上海郊区就开始人工栽培荠菜，至今已成为市场供应的主要绿叶菜，为人们熟知。荠菜的蛋白质含量为青花菜的1.5倍，每100克可食用部分的钙含量为420毫克，是百余种蔬菜中最高的。荠菜常用以凉拌，焯熟剁碎后，摆成尖塔的造型，就是上得了酒席的一道菜肴；此外，荠菜包子、荠菜馄饨、荠菜春卷……很多馅料里都会有荠菜。

春寒料峭之时，荠菜便已出现在田间地头了。荠菜的生长适温为12℃~20℃，以每年三四月间最为鲜嫩。等到细碎洁白的荠菜花开起来，多半已经老了。因此，趁春季荠菜品质最佳时食

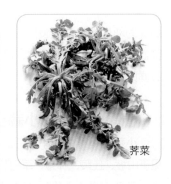

荠菜

用鲜嫩的荠菜，可谓一种饮食哲学。常见荠菜品种有板叶荠菜和花叶荠菜。板叶荠菜叶片浅绿色、宽阔，产量虽高，口味却稍逊；而花叶荠菜叶片绿色、窄而厚，叶缘有锯齿，香气浓，味道鲜美。

豌豆苗、豌豆芽苗大不相同

豌豆于两汉时期传入中国，《诗经》中称匍匐成片生长的野豌豆为"薇"。豌豆的可食率较高，其嫩荚、籽粒和嫩梢均可食用。荚用豌豆又称荷兰豆，是以鲜嫩的果荚作为蔬菜食用的一种豌豆。其维生素含量与以富含维生素C著称的辣椒接近，也属高维生素C蔬菜。一般荚用豌豆为软荚种，以甜嫩爽脆、口感清香而独领风骚。以籽粒供食用的豌豆又称甜豌豆，它的荚壳不能食用，市场上常见的速冻甜豌豆，也是国际市场上的热销产品。南方地区将豌豆嫩梢作为汤食和炒食的主要鲜菜之一，如上海的"豌豆苗"、广州的"龙须菜"、四川的"豌豆尖"，因翠绿多汁、清脆香甜，已成为饭店的上等佳肴。广义上的豌豆苗是指豌豆的小苗，但严格意义上的豌豆苗应该是茎叶肥嫩、纤维少、生长旺盛、无卷须或卷须不发达、可多次采收的专用品种。

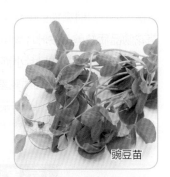

豌豆苗

豌豆芽苗是近几年快速发展起来的优质、无污染、营养丰富的保健型蔬菜，与豌豆苗不同，豌豆芽苗是以豌豆种子萌发后

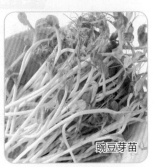

豌豆芽苗

形成的幼芽作为蔬菜食用的，质地脆嫩，口感清香，可整盘销售，也可剪割采收、包装上市，目前市场上已不算鲜见。

春季佐餐佳品小蒜头

小蒜头指野生的小根蒜。小根蒜的适应性很强，多见于山坡、丘陵、林缘、草甸及田间，常成片生长。有人说小蒜头有些"低调"，其夹杂在草丛里的纤细管状叶很容易被忽略。

小根蒜是食用地下鳞茎及嫩茎叶的野生蔬菜，地下鳞茎又称薤白。薤白白净透明、肉质脆嫩无渣，气味辛辣，香气浓郁，不逊色大蒜，是席上佐餐佳品，可蘸酱生食、盐渍咸菜、炝拌调味等；同时，薤白也是一种常用中药，具有理气宽胸、通阳散结、活血化瘀、健脾益气的功效。

清热解暑的菊花脑

菊花脑现已成为江苏一带具有鲜明特色的传统特产蔬菜。菊花脑主要以嫩梢供食用，是春末夏初至炎夏季节作汤菜用的重要绿叶蔬菜之一。菊花脑叶碧绿、脆嫩，因含有黄酮类和挥发油等芳香物质，食之别具风味。菊花脑蛋汤金玉交错，营养与美味兼具。

冬季严霜后，菊花脑地上部分枯死，翌年早春萌发新株，5~6月时采摘的嫩梢品质最好，高温季节生长的菊花脑品质较差。按叶片大小，菊花脑可分为小叶种和大叶种。小叶菊花脑叶片小而先端尖，叶缘深裂，叶柄常带淡紫色，产量低，品质较差；大叶菊花脑叶片较宽大，呈卵圆形，先端较钝圆，产量较高，品质好，是目前生产上栽培较多的一种。**PM**

专家提醒

野菜虽味美，但采摘时应注意鉴别，很多植物外形相似，有些能吃，有些则有毒，因此在无法确定野菜种类的时候，还是不吃为妙。此外，还应注意吃野菜要适量，不采食生长环境可能有污染的野菜。现在很多野菜都已人工栽培，宜从市场购买食用，虽少了一些挖野菜的趣味，但更加安全放心。

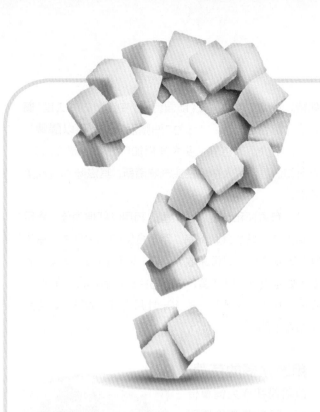

说到糖类，你想到了哪些糖？是白糖、红糖，还是砂糖、冰糖？没错，这些都是糖，但糖类远不止这几种。糖类在自然界分布最广、含量最多，是食物的主要成分。它还有另外一个为人熟知的名字——碳水化合物。

根据水解程度不同，碳水化合物可分为单糖、寡糖和多糖。单糖是最简单的碳水化合物，常见的单糖有葡萄糖、果糖、半乳糖，可直接被人体吸收利用。寡糖由2~10个糖单位连接形成，以2个糖单位组成的双糖最为常见。典型的双糖有麦芽糖、蔗糖、乳糖等，由相应的酶催化水解成单糖后，被人体吸收利用。多糖是由10个以上乃至数千个糖单位缩合而成的高分子聚合物，常见的多糖包括淀粉、纤维素、果胶等。淀粉是葡萄糖在植物中的储存形式，大米中淀粉含量为75%~80%，小麦中淀粉含量约为60%。淀粉经淀粉酶水解生成麦芽糖、麦芽寡糖及糊精等产物，最终被分解为单糖被人体吸收。纤维素、果胶等多糖难以水解，最终形成废渣被排出体外。人类不能消化、利用纤维素，但纤维素可给人以饱腹感，还有促进胃肠蠕动、防止便秘的作用。

戒糖，戒的是"添加糖"

提供能量是碳水化合物最主要的生理功能，每克葡萄糖彻底氧化可释放约16.7千焦的能量，人体所需能量的70%以上都通过这种方式获得。碳水化合物也是

说说"戒糖"这件事

 北京协和医院临床营养科教授　于 康

组成人体的重要成分之一，它们与脂类形成的糖脂是神经组织与细胞膜的成分，与蛋白质构成的糖蛋白参与免疫保护、代谢调控等过程。总之，碳水化合物对维持生命非常重要。戒糖并不是盲目、笼统地戒除碳水化合物，而是在保证必要的碳水化合物摄入的前提下，戒除对人体而言多余的添加糖。

添加糖是人工加入食物中的糖类，是纯能量物质，不含其他营养成分，包括白糖、红糖、黑糖、蔗糖、玉米糖浆、粗糖、蜂蜜等。《中国居民膳食指南（2016）》建议平衡膳食中最好不含添加糖，即使有需要，每人每日摄入量也应控制在25克以下，最多不超过50克。

代糖，"看上去很美"

甜味带给我们快乐，同时也带来了健康风险。过多摄入添加糖会增加龋齿及超重、肥胖的发生风险。有研究表明，添加糖还会造成血脂异常、心脏病、胰岛素抵抗等问题。

代糖是糖类以外的甜味剂的统称，作用是改善口感，虽有甜味，但几乎不产生能量或能量很低。以糖精、阿斯巴甜为代表的非营养性代糖，甜度高，基本不产生能量，常见于低糖可乐、果冻、水果罐头，以及冷饮、奶制品中。以木糖醇、山梨醇、甘露醇为代表的营养性代糖，虽会产生一定的能量，但不易被人体吸收，不易导致血糖快速升高，常见于口香糖、糖果中。

可代糖只是"看上去很美"，其对健康具有的潜在风险依然不能被忽略。代糖的饱腹感不如糖类，也容易导致过量摄入。代糖本身的安全性也存在争议，例如木糖醇食用过量会导致甘油三酯升高。

因此，不要过量食用代糖，也不要过量食用使用代糖的食物。

嗜糖，如何有效戒糖

生活中，糖无处不在。除了糕点、甜品、冷饮、含糖饮料等外，很多零食，如水果罐头、果酱、番茄酱、乳酸菌饮料、酸奶等，都含大量的糖；还有容易被忽略的蜂蜜，其含糖量甚至高达75%；一些被认为天然、健康的水果干、蜜饯，实际上都经过了糖渍，含糖量非常高。减少摄入这类食品，就可以控制添加糖的摄入量。在选购食品时，首先要看食品标签。除了解添加糖的种类外，还要注意添加糖的含量。例如，一罐330毫升可乐的含糖量约为35克，喝一罐可乐就把一天的糖摄入量"透支"了。

除了购买食品时多加留心外，还可以自己动手制作低糖或无糖零食。例如，自己烘焙面包、西点时，尽量减少糖的比例；喝咖啡时，多加奶，少加或不加糖。中餐中有许多菜肴需要用糖调味，红烧、糖醋口味的菜肴是含糖"大户"，银耳汤、雪梨汤要用冰糖熬煮，也含有很多糖。因此，日常烹饪菜肴时，应注意尽量少加糖。外出就餐时，应尽量避免上述类型的菜品，尝试用柠檬水或中低糖水果替代饮料或果汁，餐后甜点能省则省。

甜味令人快乐，如果不是肥胖、糖尿病、胃肠功能不佳等患者，不必完全对甜味说"不"。但要注意，甜味多了，健康风险也随之增高。倒不如趁早培养低糖的饮食习惯，减少高糖带来的风险。这是一种健康素养，也是一种生活智慧。**PM**

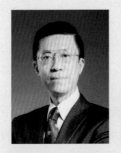

专家简介

于 康　北京协和医院临床营养科主任医师、博士生导师，中国营养学会理事兼科普委员会副主任委员，中华医学会肠外肠内营养学分会委员兼营养代谢协作组副组长，中国老年医学会营养与食品安全分会副会长，北京医学会临床营养分会候任主任委员，北京医师协会临床营养分会副主任委员，北京营养师学会副理事长。

都说女儿是父亲前世的"小情人",这对父女也不例外。当父亲走进咨询室,一屁股坐在双人沙发上的时候,跟着进来的女儿一瞪眼,继而瞥向单人沙发,父亲就"乖乖地"起身坐到单人沙发上,女儿和母亲就并排坐在双人沙发上。眼前的这个女孩14岁,因为被精神科诊断为情绪障碍伴自残行为前来咨询。

和父亲"对呛"的女儿

国家二级心理咨询师　陈 露

父女间的悲哀

据父亲说,因为妻子工作忙碌,女儿是自己一手带大的,原来成绩很好,但最近两年,女儿学习成绩下降,还非常叛逆。对此,父亲的焦虑无可言表,他反复说:"你要中考了,上不了好学校,就找不到好工作、赚不到钱,以后要吃苦头。"不仅如此,父亲更担心的是女儿的性格,担心她步入社会后难以立足,会遭受排挤。在父亲眼中,仿佛能看见孩子未来的凄惨人生,这种想象的焦虑已经把他击垮了,他的担心也不断压迫着女儿。对此,女儿说:"爸爸就是这样把我往死里压。"

实际上,这个女孩因为父亲过去的精心呵护和管教,在外待人接物表现很好,但一回到家,就会和父亲发生冲突,甚至不愿与父亲共处一室。对于父亲的指责,女儿激动地表示,自己在家连哭的权利都没有,稍微发出点声音,父亲就会冲进来询问;父亲早晨送,晚上接,自己也没有机会和同学相处,自己像被父亲牢牢地控制了。有一次,女儿无意间在手上滑了一刀,她反而觉得有解脱感,后来只要感到心烦意乱,她就"割腕"发泄情绪。

父亲明明那么爱女儿,但是女儿对父亲充满恨意,甚至以自残的方式来释放自己压抑的情感,这是父女之间很悲哀的事。

父女之爱,需要空间

父亲爱女儿,天经地义。但是当女儿慢慢长大,父亲就要学习保持一定的距离,更适合远远地欣赏,否则父亲的爱就会成为女儿的枷锁。

咨询室里,父亲的眼睛一直盯着女儿不放。女儿虽然不看父亲,但是对父亲的一声轻叹、一次皱眉都会产生很大的情绪反应。此时,母亲只是坐在一旁,表情冷漠,好像不存在一般。我问母亲:"你认为丈夫需要如此关注女儿吗?"她认为"不需要",可是自己说话丈夫不听。母亲在说话的时候,父亲自始至终面向女儿,根本没有听妻子的话。

我鼓励母亲不要就此放弃,母亲有些失落地说:"说话没人听,我就不说了。"女儿急忙对父亲说:"你都听到了吗?"女儿这么主动和努力,可见她非常在意父母之间的关系,她希望父母之间好好的,父亲不要再总"盯着"她。

对于女儿的表态,父亲有些不知所措。我示意他转身去关注妻子,看着妻子说话。丈夫很不习惯地照做,说结婚这么多年来,一直爱着妻子,只是不知如何表达。听到丈夫的话,妻子本来没有表情的脸,居然有些羞红。

爱,要选对对象

大概所有的妻子都希望获得丈夫的重视。丈夫的关爱,若在妻子身上,妻子就很受用;若放在青春期女儿身上,就适得其反,备受指责。这位父亲开始明白,无论有多少爱,必须选对对象,否则只会阴差阳错。

女儿经过一番努力,看到父母能够找回对方,终于松了一口气,真的开心了。

一对夫妻,如果只爱孩子而不爱彼此,孩子就不会有太大的幸福感。要孩子活得好,夫妻就要过得好,孩子看到父母偕老,才能安心地走自己的路。**PM**

科技的发展改变了世界，也改变了人们管理健康的方式。当健康管理与互联网、大数据、人工智能等先进科技紧密结合，人们的健康就不再是抽象空洞的概念，而是确切可见的数据，健康管理也因此变得切实可行。

科技助力： ✍ 方 圆

健康管理走向"数字化"时代

数字健康管理：科技与医疗的"完美结合"

健康是全世界共同关注的话题。数字健康管理是一种将领先科技与医疗保健技术相结合的健康管理方式，通过采集人体相关数据，为人们提供个体化的医疗保健建议等健康管理服务。随着数字健康管理理念的兴起，世界各国都掀起了数字健康研究和应用的热潮。近年来，中国在数字健康管理方面发展迅速，一批优秀的健康管理企业和专业人才涌现出来，福州市鹤瑞年健康管理有限公司总经理陈国荣就是其中的典型代表。他率先提出了独具特色的数字化健康管理理念，还创新性地将医疗保健技术与先进的互联网技术相结合，将理论转化为科技成果，研发了多个数字化健康管理软件和网络技术服务平台，为用户提供实时、全面的健康管理服务，在慢性病的预防和管理方面具有独特优势。

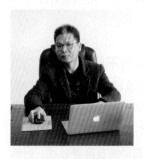

"强强联合"：促进数字健康管理的发展

国民健康状况对国家的整体发展和进步起着至关重要的作用。随着中国经济的腾飞和医疗技术的进步，中国的医药卫生事业取得了巨大成就，国民健康状况也得到了明显提升。然而，现代人生活节奏快、工作压力大，睡眠不足、缺乏运动、饮食结构不合理等情况普遍存在，高血压、高血糖、血脂异常、肥胖等慢性病的发病率不断攀升，且呈低龄化趋势。

近年来，国家加大了对健康事业的投入，并鼓励企业加强国际间的交流与合作，积极进行技术创新，为广大老百姓提供更方便、有效、全面的健康服务。作为福州市鹤瑞年健康管理有限公司总经理，陈国荣在企业国际合作方面积累了丰富的经验。他指出，国际合作包含两方面的内容：一是"引进来"，二是"走出去"。"引进来"就是引进国外先进的技术、专业人才和管理方法，提升企业的综合实力，为企业发展注入新活力。"走出去"就是充分发挥自己的优势，主动布局国际市场，积极参与国际竞争与合作，为企业发展开拓新空间。而"强强联合"是最稳固的合作关系，想要通过国际合作获得跨越式的发展，首先要提升自身的实力。

随着时代的发展，社会的进步，人人追求健康、享有健康的全民大健康时代正在来临。数字健康管理应当紧紧围绕人们对健康的核心需求，帮助人们建立科学的生活方式，懂得如何预防疾病的发生，如何主动管理自己的健康。在数字健康管理全球化发展的浪潮中，陈国荣通过积极的国际合作，走出了一条创新发展之路。数字健康管理不同于医疗技术方面的合作，其涵盖的内容不仅包括医疗技术，还涉及大数据、互联网、机器学习等互联网技术。由于数字健康管理覆盖更广泛的人群，故其应用也具有更广泛的意义。**PM**

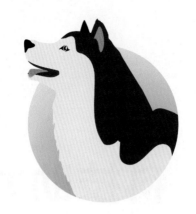

解读狂犬病 五大困惑

上海市疾病预防控制中心主任医师　胡家瑜

狂犬病俗称"疯狗病"，是由狂犬病病毒引起的人兽共患急性传染病。狂犬病病毒主要侵犯人体中枢神经系统。人得了狂犬病后，初期在愈合的伤口或周围有痒、痛、麻及蚂蚁在爬等异常感觉；以后出现高度恐惧、狂躁不安、恐水、怕风、怕光、怕声响等，并逐渐出现咽喉肌痉挛、流口水、瘫痪等症状，最后死于呼吸、循环和全身衰竭。狂犬病的病程一般不超过5日，病死率是所有传染病中最高的，是迄今为止人类唯一病死率高达100%的急性传染病。

由于狂犬病"可怕"，人们对狂犬病产生了很多误解和误读。现在网络信息很发达，也导致了一些错误知识的快速传播。

困惑1：狂犬病有超长潜伏期吗

解读：被带病毒动物咬伤而感染狂犬病病毒到发病的时间称为潜伏期。很多人都在误传关于狂犬病潜伏期的说法。常见的是"潜伏期从几天到十几年都有"。为此，被咬的人惴惴不安，终身背上沉重的心理包袱。狂犬病潜伏期的长短受多种因素影响，比如伤口的严重程度及其距头面部的远近、感染病毒的数量和病毒的毒力等。但实际上，世界卫生组织所获得的有效数据表明，狂犬病潜伏期通常为2~3个月，短则不到一周，长则一年，1年以上罕见。

困惑2：手脚发麻与狂犬病有关系吗

解读：人在患狂犬病后，起初在愈合的伤口或周围，可有痒、痛、麻及蚂蚁在爬等异常感觉。如果被咬伤后未接种疫苗，不久以后，咬伤部位出现发麻等症状，也许是狂犬病的早期症状。不过，狂犬病的病程非常短，十天内必发病。如果这样的症状超过十天或更长时间，就与狂犬病无关，往往是对狂犬病过分恐惧、焦虑造成的。

困惑3：咬伤没出血，不需要注射疫苗吗

解读：狂犬病预防必须掌握三个关键，即第一时间伤口处理、接种疫苗和注射狂犬病被动免疫制剂。

按照世界卫生组织的推荐，被动物咬、抓伤后，首先要判断受伤的严重程度，然后再据此采取不同的处理措施：①如果是完好无损的皮肤接触到动物的分泌物，那么属于Ⅰ级暴露，无需进行任何处置。②如果是皮肤被轻咬，或者无出血的轻微抓伤、擦伤，为Ⅱ级暴露，应立即处理伤口并接种狂犬病疫苗。Ⅰ级暴露和Ⅱ级暴露最大的区别是有无破皮，有些伤口用肉眼无法区别时，可以用酒精棉球轻擦伤口，若有疼痛感即可判断破皮。③如果是单处或者多处贯穿性皮肤咬伤或者抓伤，或破损皮肤被舔，或者开放性伤口、黏膜被污染，则为Ⅲ级暴露，应立即处理伤口并注射狂犬病被动免疫制剂，随后接种狂犬病疫苗。Ⅱ级暴露和Ⅲ级暴露最大的区别是有无出血。

特别强调的是，出现以下情况时，无论伤口情况如何，一定要按照Ⅲ级暴露处置：伤人动物看起来有病或表现不够正常；伤口或黏膜受到动物唾液的污染；伤人动物无端咬人。

困惑4：过了"时间点"没必要打疫苗吗

解读：接种狂犬病疫苗没有时间限制，原则上是接种越早效果越好。事实上，被狗咬伤超过24小时，接种疫苗仍是有必要的。只要在疫苗生效（就是疫苗刺激机体产生足够的免疫力）之前，人还没有发病，疫苗就可以发挥作用。

困惑5：手脚发麻是疫苗的不良反应吗

解读：狂犬病疫苗的安全性比较好，主要是局部红肿、硬结等轻微不良反应，少数人会出现一过性发热等全身症状，过敏、神经系统症状等严重不良反应则罕见。

若接种狂犬病疫苗后，也出现手脚发麻等症状，可能是对狂犬病的恐惧、焦虑造成的，与狂犬病症状无关，也不属于狂犬病疫苗接种后的不良反应。**PM**

你有没有被这些"变态"困扰

✍ 肖特明

变态一

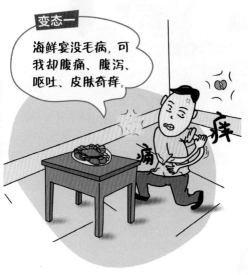

海鲜宴没毛病，可我却腹痛、腹泻、呕吐、皮肤奇痒。

变态二

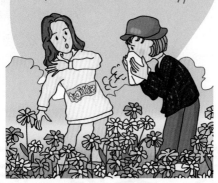

只要跟花花草草确认过眼神，我就要开始100个喷嚏的节奏。

变态三

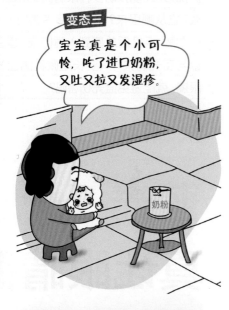

宝宝真是个小可怜，吃了进口奶粉，又吐又拉又发湿疹。

变态四

老婆，我没抽烟！

阿嚏阿嚏！只要闻到一点点烟味，我就会打喷嚏，你老实交代！

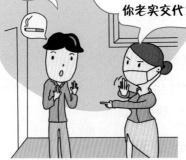

变态五

有一种狗狗，叫别人家的狗狗，我就看看，不敢抱抱，否则全身发疹子。

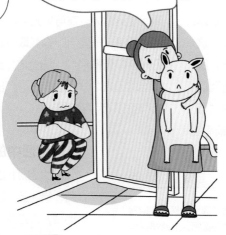

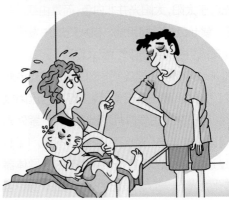

变态六

真扫兴，到朋友家新居玩，一会儿工夫老公儿子的眼睛又红又肿又痒，只好早早退席。

全球有 **22%** 左右的人患有过敏性疾病，我国过敏性疾病人数超过 **2** 亿，大约每三个孩子中就有一个过敏儿。

小仙医生语录：

过敏是一种变态反应。变态反应不是心理变态，而是机体的免疫系统功能"变态"所致。

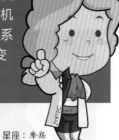

小仙医生
生于：1983　　星座：摩羯

身份：来自欧洲的健康医生
家族：世代在欧洲研发和生产原研药
学历：瑞士苏黎世大学医学院博士
专长：对过敏性疾病有丰富的诊疗经验

数字时代，人们对电子产品的依赖程度越来越高。为缓解人们因过度用眼所产生的焦虑，不少商家宣称，防蓝光眼镜能"过滤"所有对眼睛有害的蓝光，长期佩戴不仅能缓解视疲劳、保护视力，还能预防多种眼病。蓝光是什么？它从哪里来？对眼健康有害吗？睡前"刷"手机后总感到入睡困难，是否也与蓝光有关？只要长期佩戴防蓝光眼镜，就能避免蓝光伤害吗？

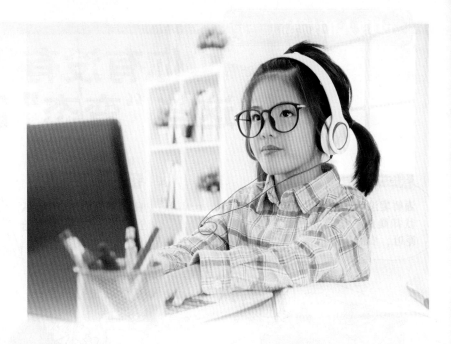

蓝光

上海交通大学医学院附属仁济医院眼科
陶 晨（主任医师） 姜 燕

真让眼睛很"受伤"吗

可见光，也就是人眼能感受到的光线，其所处的波长介于 390 ~ 770 纳米。在这个范围内，波长越长，越靠近红色光，所蕴含的能量越低；波长越短，越靠近蓝色光，所蕴含的能量越高。人们常说的"蓝光"，是波长 400 ~ 500 纳米的高频率、高能量蓝紫光，在可见光中最伤眼，又称高能可见光。

近来，一些自媒体截取了哈佛医学院的一段报告称，夜间使用高能可见光会降低褪黑激素的分泌，是增加罹患癌症、心脏病、糖尿病、肥胖症风险的因素之一。这个结论爆出后，激起了人们的担忧和恐慌，大家纷纷视"蓝光"为"死敌"。

生活中的"蓝光"避无可避

大自然的光源于太阳，太阳光并非白色，而是由红、橙、黄、绿、蓝、靛、紫七色光共同组成。自从爱迪生发明灯泡后，人造光源在人类生活中发挥着巨大作用。

白炽灯通过加热电热丝（钨丝）发出白光，其光谱同样包含红、橙、黄、绿、蓝、靛、紫。荧光灯在电流阴极加电后发出电子，电子在稀有气体里发出紫外光，紫外光遇到荧光粉后发出白光。与白炽灯和荧光灯不同，LED 灯的发光原理是通过发光二极管（一种固态的半导体器件）直接把电转化为光。LED 所发出的光只有红、绿、蓝

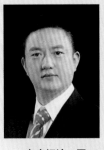

专家简介

陶 晨 上海交通大学医学院附属仁济医院眼科主任医师，上海市医学会视光学专科分会成员。擅长眼科常见病，如白内障、青光眼、慢性泪囊炎、干眼症、屈光不正、斜视、弱视等疾病的诊断治疗，以及各种原因引起的复视鉴别诊断。

专家门诊：周一、周二上午，周四下午
特需门诊：周五上午

3 种颜色，且以"蓝光"为主。由于蓝光波长短、能量高，具有较强的穿透性。日常生活中，蓝光随处可见，但接触到的有害蓝光主要来源为 LED 液晶屏幕，如手机、电脑等。

蓝光伤眼，不可忽略2个关键信息

● 只有长期接触蓝光，才有被"伤眼"的可能

在人眼中，角膜只能吸收波长 ≤ 300 纳米的光线，晶状体只能吸收波长 300 ~ 400 纳米的光线。这么看来，蓝光（波长 400 ~ 500 纳米）似乎并不能被角膜和晶状体吸收，其负面影响也就无从谈起。但一些动物实验发现，若长期暴露在蓝光下，容易造成小鼠的视网膜变性。由此可见，虽然短期（几小时至几天）用电脑、手机是安全的，但长期注视电脑、手机、平板电脑等电子产品时，应考虑蓝光对眼睛可能产生的病理性影响，并采取相应防护措施。

还有研究表明，射入眼睛的蓝光辐照量与持续时间、剂量和年龄密切相关。在 7 ~ 19 岁年龄段，射入眼底视网膜的蓝光约为 85%；成年以后，射入眼底视网膜的蓝光一般在 50% 以下；步入老年期，晶状体逐渐混浊，会阻碍部分蓝光的射入。因此，青少年及儿童更应注意防护。

● 正规电子产品并无蓝光过量隐患

国家标准 GB/T20145-2006 灯及灯系统的光生物安全性，将蓝光对视网膜的危害程度分为 4 种：无危险、低危险（1类）、中危险（2类）和高危险（3类）。按照相关规定，只有辐亮度属于无危险或低危险（1类）的产品才可以在市场售卖。如果灯具的辐亮度属

于 2 类或 3 类，在没有警告标记的情况下，不能直接使用。也就是说，只有当蓝光辐亮度达到 2 类或者 3 类危险级别时，才可能会在较短时间内或瞬间对人眼造成伤害。

大量数据显示，手机、电脑等各类以 LED 为背景光源的电子产品中，其蓝光量并不高于相同色温下的荧光灯、白炽灯等传统光源及日光。对人眼视网膜上蓝光辐照量的比较研究显示，手机、电脑中的 LED 光源与荧光灯、白炽灯等传统光源类似，并无明显差别。因此，只要是合格的手机、电脑等电子产品，都是安全的，不会对眼睛造成伤害。不过，经长期使用的电子产品，其 LED 荧光屏可能发生老化，其中的荧光粉发生降解，其所发出的背景光源的波长可能小于 450 纳米，对眼睛的伤害将加大。

依据 GB/T 20145-2006 标准，蓝光视网膜危害的分类

序号	危害程度	辐亮度范围（$W·m^{-2}·sr^{-1}$）	释义
0 类	无危险	≤ 100	在极限条件下也不造成任何光生物危害
1 类	低危险	≤ 1×10⁴	在曝光正常条件限定下不产生危害
2 类	中危险	≤ 4×10⁶	不产生对强光和温度的不适反应的危害
3 类	高危险	> 4×10⁶	在更短瞬间造成危害

佩戴防蓝光眼镜，勿入2误区

● 误区 1：戴了防蓝光眼镜，从此再也不怕眼疲劳

不少人在佩戴防蓝光眼镜后，自认为有了"神器"护眼，电子产品对眼健康的伤害便可忽略不计，不想却与护眼的初衷背道而驰。最根本的避免蓝光伤眼的办法，是缩短人眼对光源的注视时间。当然，长期、不间断地注视蓝光光源者，可佩戴防蓝光眼镜加以防护。

● 误区 2：长期佩戴总无害

有些人为图方便，不仅在注视蓝光光源时佩戴防蓝光眼镜，平时也不脱镜，这一做法也是错误的。实际上，蓝光有调整人体生理节奏的功能，长期佩戴防蓝光眼镜，易导致睡眠紊乱、饮食异常、精神低沉，甚至抑郁，影响健康。**PM**

延伸阅读

夜间使用高能可见光，可降低褪黑激素的分泌，是增加罹患癌症、心脏病、糖尿病、肥胖症风险的因素之一。事实真是如此吗？

在追溯阅读了完整的报告后不难发现，

原来哈佛医学院的研究结论指的是长时间夜间工作、暴露在蓝光照明过多的人，可能因睡眠节奏、生理节律改变等原因，而导致免疫力降低，冠心病、糖尿病、肿瘤等疾病高发。这一结论更多指向有睡前久久暴露在蓝光下，如追剧、刷微信等情况者，将会引起睡眠节律的改变，从而对健康造成负面影响，蓝光并非导致睡眠紊乱的"罪魁祸首"。

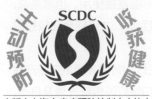

本版由上海市疾病预防控制中心协办

据统计，我国糖尿病患者数约为 1.1 亿，居世界首位。作为与膳食营养关系最为密切的慢性病之一，糖尿病患者如何科学控制饮食一直广受关注。而在糖尿病治疗中，营养治疗（即饮食控制）是最基本和重要的措施，糖尿病患者的营养水平决定了病情的发展。那么，糖尿病患者应该如何调节好自己的饮食呢？《中国糖尿病膳食指南（2017）》为糖尿病患者提供了切实可行的建议，糖尿病患者遵循以下八个要点，就有助于科学控制饮食。

八个要点，
助糖尿病患者科学饮食

上海市疾病预防控制中心慢性非传染病与伤害防治所
副主任医师　徐继英

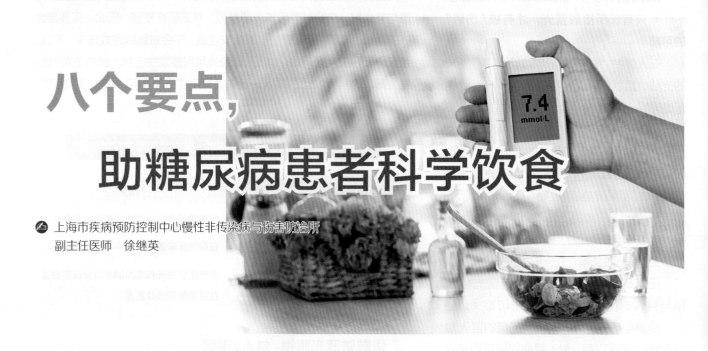

吃动平衡，合理控制能量

糖尿病患者每日需要摄入的总能量，可以按照下述方法计算得出。

① 计算体质指数（BMI），判断自己属于什么体型。体质指数 = 体重（千克）/ 身高（米）^{2}，BMI ≥ 24 千克 / 平方米属于超重或肥胖，BMI < 18 千克 / 平方米属于消瘦，介于两者之间属于正常。

② 计算自己的标准体重。标准体重（千克）= 身高（厘米）– 105。

③ 判断自己每日需要的能量。每日能量需求量（千卡）= 标准体重（千克）× 单位体重所需能量，具体可参考下表：

糖尿病患者每日能量需求量（千卡 / 千克）				
体重	卧床	轻体力劳动	中体力劳动	重体力劳动
消瘦	20~25	35	40	40~45
正常	15~20	30	35	40
超重或肥胖	15	20~25	30	35

糖尿病患者应控制体重和腰围，预防腹型肥胖，男性腰围不超过 90 厘米，女性不超过 85 厘米，成年人 BMI 应该控制在 18.5~23.9 千克 / 平方米。同时要规律运动，每周至少 5 次，每次不少于 30 分钟，以有氧运动为主，包括游泳、快走、慢跑、骑自行车、打太极拳、跳健身舞、跳绳、打篮球、踢足球等。

主食定量，粗细搭配，全谷物、杂豆类占1/3

主食应选择低 GI（血糖生成指数）食物，包括粗粮、豆类、乳类、薯类，含果酸较多的水果（苹果、樱桃、猕猴桃等），全麦或高纤维食品，混合膳食食物（饺子、馄饨等）等。

多吃蔬菜，水果适量，种类、颜色要多样

餐餐应有蔬菜，每日蔬菜摄入量应为

跑步：

"脚掌落地"好，
还是"脚跟落地"好

上海体育学院运动科学学院　王 琳（副教授）姜嘉怿

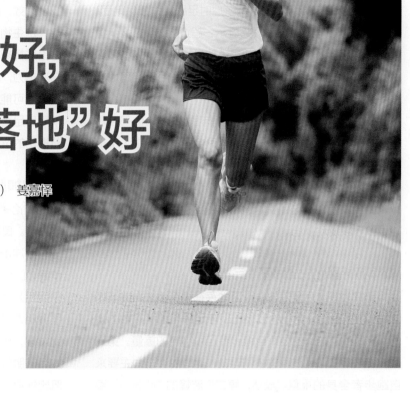

　　跑步简单易行，是深受大众喜爱的健身运动方式之一。然而研究发现，跑步者中运动损伤发生率很高。因此，科学合理跑步，预防跑步损伤非常重要。

　　近年来，跑步落地方式成为跑步爱好者关注的焦点话题之一。

300~500 克，深色蔬菜占 1/2 以上，深色蔬菜中的绿色叶菜不少于70%。两餐之间适量选择低血糖生成指数的水果，如桃、柚、李子、樱桃、梨、苹果、猕猴桃等。

常吃鱼禽，蛋类和畜肉适量，限制加工肉类

　　畜肉类的饱和脂肪酸含量，牛羊肉较低，猪肉最高，食用应该适量。每周食用鸡蛋不超过 4 个，或每两天 1 个鸡蛋。限制腌制、烘烤、烟熏、酱卤等加工肉制品的摄入。

奶类、豆类天天有，零食加餐合理选择

　　保证每日摄入 300 克液态奶或者相当量的奶制品。重视大豆及其制品的摄入。零食可选择少量坚果，但每天不超过 25 克。

清淡饮食，足量饮水，限制饮酒

　　烹调注意少油、少盐，成人每日烹调油摄入量为 25~30 克，食盐用量不超过 6 克。宜饮用白开水，在没有其他基础疾病的情况下，每天饮用量应为 1500 毫升左右；不饮酒。

定时定量，细嚼慢咽，注意进餐顺序

　　每日进餐时间、进食量应根据病情进行合理安排。进食速度不可过快，每口饭菜咀嚼 25~30 次。合理的进餐顺序是先吃蔬菜，再吃肉类，最后吃主食。

注重自我管理，定期接受个体化营养指导

　　自我管理包括饮食控制、规律锻炼、遵医嘱用药、监测血糖、足部护理、血糖控制六个方面。向专业医师咨询个体化的饮食营养方案，每年不少于 4 次。**PM**

关注上海市疾病预防控制中心，了解更多疾病防控信息。

"脚跟落地"方式最常见

一般地说，生活中常见的跑步落地方式主要分为后足落地和前足落地。后足落地是指落地时足跟最先接触地面，是最常见的落地方式。有研究显示，超过85%的跑步者采取后足落地的跑步方式。前足落地是指脚落地时，前脚掌最先接触地面。约15%的跑步者主要使用前足落地的跑步方式。

从生物力学的角度看，每次跑步落地时，人体都会对地面产生一定的冲击力，同时地面也会对人体产生大小相等、方向相反的力，即地面反作用力。观察发现，每次跑步落地时，人体要承受相当于2~3倍体重的冲击力。在进行长距离跑步时，这种反复的冲击力会不断累积，极有可能导致下肢运动损伤。

两种落地方式都不"完美"

研究发现，后足落地很明显地存在两个冲击力的波峰（冲击力最强点）。第一个波峰出现在足跟与地面接触的瞬间，此时的冲击力主要来自跑步者足和小腿的重量。第二个波峰出现在落地过程的中间时刻，此时的冲击力主要来自跑步者全身的重量。显然，第二个波峰的"冲击力"要比第一个波峰大。当跑步者采用前足落地的方式时，后足落地时的第一个冲击力波峰不存在，而只存在落地过程中间时刻的冲击力波峰。

有人认为，后足落地的第一个冲击力波峰是造成采用后足落地跑步者下肢出现更多过劳性损伤的重要因素，跑步者只要选择前足落地的方式，就可以有效避免下肢运动损伤的发生。是否真是这样呢？答案是否定的。不少研究发现，当跑步者转为使用前足落地时，会出现足弓、跟腱及小腿后侧肌肉酸痛的现象，甚至会出现跟腱炎、足底筋膜炎等运动损伤。

首先，两种落地方式在总的垂直地面反作用力上并无显著差异，跑步者受到的总冲击力并无不同。那么，为什么前足落地的冲击力会少一个波峰呢？关键在于不同落地方式吸收冲击力部位的差异。在接触地面时，采用前足落地方式的跑步者通过踝关节更大的跖屈，进而更多地动员足弓、跟腱和小腿后侧肌肉及软组织来帮助吸收这部分冲击力，因此冲击力只有一个波峰。而采用后足落地的跑步者在触地时，其踝关节背屈，无法更多地动员足弓、跟腱

和小腿后侧肌肉及软组织，因此这部分冲击力更多由胫骨和膝关节直接吸收，骨和关节对冲击力的吸收没有肌肉、肌腱高效，因而多一个冲击力波峰。

从生物力学角度上看，并不存在最佳的跑步落地方式。无论选择哪种跑步落地方式，都不会改变接触地面产生的总冲击力，而只是改变了下肢吸收冲击力的部位。采用前足落地可能增加跑步者发生踝关节周围组织损伤的风险，采用后足落地可能增加跑步者发生胫骨应力性骨折及膝关节损伤的风险。

增加肌肉力量更重要

无论采用哪种落地方式，跑步者都需要增强下肢肌肉力量。良好的肌肉力量可以帮助关节缓冲、吸收跑步落地时的冲击力，达到预防运动损伤的目的。前足落地的跑步者，尤其要注意增强对足弓和小腿后侧肌肉力量的训练。采用后足落地的跑步者，尤其要注意对大腿股四头肌和腘绳肌力量的训练。跑步者还需要在跑步后进行拉伸。研究发现，运动后肌纤维排列紊乱，跑步后拉伸肌肉可以有效促进肌纤维恢复原有的整齐排列，消除肌肉疲劳，加快肌肉恢复。

科学跑步的7个要点

正确的跑姿对预防相关运动损伤非常关键，也有利于将跑步运动坚持下去。

❶ 头部保持正直，不可左右摇摆，肩膀放松，挺胸收腹。

❷ 肘关节屈曲约90度，紧凑连贯地进行前后摆臂，避免手臂越过身体正中线。

❸ 保持骨盆稳定，避免骨盆上下摆动。

❹ 跑步时膝关节方向必须与脚尖方向相同，避免膝关节内扣。

❺ 跑步步频尽量控制在每分钟180~190步，落地时足尽量在重心的正下方，落地时要轻盈，避免过于沉重的落地。

❻ 身体适度前倾，利用重力产生加速，进而推动身体向前。

❼ 跑步要有计划，注意控制运动量，既要从跑步中获得健康与乐趣，又要注意避免运动损伤的发生。**PM**

别误解了性病

空军军医大学附属西京医院皮肤科主任医师　马翠玲

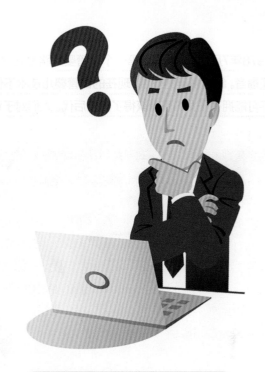

性病，由于带有一定"隐私"性，经常被人们，包括患者本人所误解。比如：很多人认为，患性病后，复发不可避免；也有人认为，患性病后会产生免疫力。真相到底如何呢？

患性病，复发不可避免吗

问题：

我是一名性病患者，听说患性病后，即使治好了，几个月后又会复发，是真的吗？

解答：

性传播疾病是指通过性接触、类似性行为及间接接触传播的疾病，是一组临床表现各不相同的疾病。我国重点防控的性传播疾病主要包括梅毒、淋病、生殖道衣原体感染（非淋菌性尿道炎）、尖锐湿疣、生殖器疱疹、艾滋病等。目前，除了艾滋病、生殖器疱疹只能控制、不能根治外，大多数性病是可以治愈的。

性病治疗后复发有以下几种情况。首先，很多性病实际上并非复发，而是再次被感染。因此，要杜绝多个"性伴"，患性病后，"性伴"也要同时检查和治疗。其次，一些性病由于自身的发病特点表现为"复发"。比如，尖锐湿疣有亚临床感染。通俗地讲，患了尖锐湿疣以后，肉眼可以看到的疣体是一批批长出来，而不是一下子全部长出来的。给患者的感觉是，得了尖锐湿疣前几个月特别容易复发，这其实不是复发，而是其本身的特点。经过彻底治疗，尖锐湿疣一般都能治愈。最后，有些复发是因为部分性病患者没有及时检查、没有接受正规治疗所致。由于病原体没有被彻底杀灭，所以导致病情迁延反复。

患了性病，能产生"免疫力"吗

问题：

我是一名性病患者，听说患过某种性病后，就会对那种性病产生免疫力，是真的吗？

解答：

所有性传播疾病都不存在"终身免疫"，患病后再接触病原体还会"再感染"。临床表现与以前一样，不会比前一次轻。比如，梅毒感染后病程很长，临床上偶尔能遇到二期梅毒合并一期梅毒的患者，就是因为前面感染的梅毒进入了二期，再次感染的梅毒还是从一期梅毒开始。艾滋病、生殖器疱疹等性病，到目前为止还无法根治，更不存在"免疫力"的问题。PM

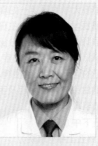

专家简介

马翠玲　空军军医大学附属西京医院皮肤科主任医师、教授，西安市医学会皮肤性病学分会副主任委员，陕西省性学会健康教育委员会主任委员。擅长白癜风等色素性皮肤病、儿童皮肤病、过敏性皮肤病、瘢痕、性病等的诊治。

专家门诊：周一、二上午，周五全天

1978年7月25日，世界上第一个试管婴儿路易丝·布朗在英国诞生，被称为人类医学史上的奇迹，让全球不孕不育夫妇喜获福音。经过多年的发展，现在的试管婴儿技术不仅在妊娠率方面有了长足的进步，其治疗范围也越来越广，让很多原来不可能拥有子女的患者获得了健康后代。人们对于试管婴儿技术的认识有了进步，但还存在不少误解。

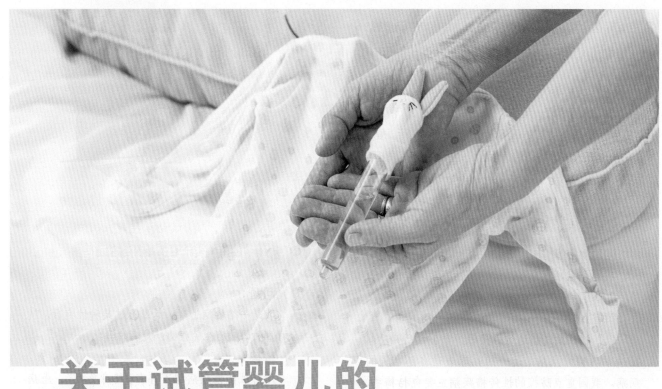

关于试管婴儿的那些误解

同济大学附属第一妇婴保健院

辅助生殖医学科　李昆明（主任医师）　张 燕

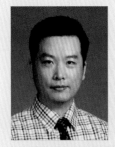

专家简介

李昆明　同济大学附属第一妇婴保健院辅助生殖医学科副主任、主任医师、博士生导师。擅长妇科内分泌疾病如月经失调、子宫内膜异位症、多囊卵巢综合征的治疗，在人工授精、试管婴儿等辅助生殖技术的用药及手术操作方面经验丰富。

专家门诊：周二下午（西院），周五下午（东院）
特需门诊：周一上午、周三下午、周五上午（东院），
周二上午（西院）

误解1：我们刚结婚半年，公公婆婆催我们赶紧生小孩，可以做试管婴儿吗？

有的人到辅助生殖医学科就诊，要求做试管婴儿，理由很"奇葩"："房子要拆迁，多个孩子多得100万元""家里有亿万资产，需要生个儿子来继承"……这些都不是做试管婴儿的理由，会被医生拒绝的。

试管婴儿技术有非常严格的适应证，主要针对以下人群：经过积极试孕仍不能怀孕者，如患有严重排卵障碍、输卵管性不孕、重度子宫内膜异位症、不明原因不孕等；完全不可能自然受孕者，如患有双侧输卵管切除、梗阻性

无精子症等；有明确遗传性疾病者。

辅助生殖技术的几条伦理原则中，其中一条是"严防商业化"，一条是"有利于患者"。也就是说，试管婴儿技术的对象应该是那些真正需要的患者，不能滥用。而患者如果的确到了需要做试管婴儿的地步，也不要犹豫，遵医嘱是最好的选择，有良知的医生会告诉患者该做什么、不该做什么。

误解 *2*：做试管婴儿就像去饭店点餐，花钱就能做，几代任我选。

试管婴儿是比较通俗的说法，正式名称是"体外受精－胚胎移植"。所谓的一代、二代、三代试管婴儿只是民间俗称，它们分别有严格的适应证，不能被随意选用。

一代试管婴儿（IVF-ET，体外受精－胚胎移植技术），是先将卵子和精子分别在体外培养，然后让卵子和精子自然受精，待受精卵分裂成有 4~8 个细胞的早期胚胎后，再移植入人的子宫内继续生长发育。主要适用于输卵管堵塞、子宫内膜异位症等因素引起的不孕，其不足之处是无法治疗因男方因素导致的不育。

二代试管婴儿（ICSI，单精子卵胞浆内显微注射），是将单个精子通过显微注射的方法注入卵母细胞胞浆，从而使精子和卵母细胞被动结合受精，形成受精卵并进行胚胎移植，达到妊娠目的。此技术适用于严重的男方因素导致的不孕，如严重少、弱、畸精子症，不可逆的梗阻性无精子症，生精功能障碍，体外受精失败，精子顶体异常。

三代试管婴儿（PGD，胚胎植入前遗传学诊断），是精子和卵子在体外结合形成受精卵，并发育成胚胎后植入子宫。在植入子宫前对胚胎进行基因检测，以避免遗传性疾病。有明确遗传性疾病的夫妇可通过此技术筛选正常的胚胎，改善妊娠结局，适应证为：①染色体数目、结构异常，如非整倍体、平衡易位、罗伯逊易位等；②单基因遗传病；③三联体重复序列异常，如脆性 X 染色体综合征等。

误解 *3*：就像手机升级换代一样，试管婴儿也是一代比一代好，三代肯定是最好的。

世界第一例试管婴儿诞生于 1978 年的英国，至今已 40 多年，我国第一例试管婴儿诞生于 1988 年的北京。2010 年，诺贝尔医学奖颁给了试管婴儿之父罗伯特·爱德华兹，说明经过 30 多年的随访，证实了试管婴儿技术总

体上是安全、有效的。当然，对试管婴儿后代安全性的观察还会继续下去。随访过程中也有不同的声音，如有人认为，试管婴儿发生某些疾病的概率更高，可能与父母的遗传背景、胚胎的体外培养环境等有关。相关专家正在努力，不断改进、完善试管婴儿技术。

一、二、三代试管婴儿的分类并非类似电子产品的升级换代，而是按照不同的适应证来划分的，不是一代比一代好。

误解 *4*：三代试管婴儿是经过挑选的最优胚胎，100% 会怀孕，不会流产。

三代试管婴儿技术并非使用特别的药物或技术增加了"好胚胎"的数量，而是针对现有的胚胎进行筛选，只适用于特定人群。比如：染色体平衡易位的患者，如果自然怀孕，平均 16~18 次妊娠中才有一次正常妊娠，其他都以流产为结局；双方都携带地中海贫血基因的夫妇，子女有25% 的可能患重型地中海贫血，50% 的可能患轻型地中海贫血，另有 25% 属于正常；等等。为了顺利生育及后代健康，这些患者可以借助三代试管婴儿技术。

需要澄清的是，即使经过筛选的胚胎，其种植率也不会是 100%，妊娠后也需要进行规范的产前诊断，不能保证 100% 不流产。这项技术只针对特定染色体、基因进行检测，做三代试管婴儿不等于进"保险箱"。

误解 *5*：我年纪大了，听说国外有更先进的四代试管婴儿，成功率更高。

2016 年 4 月，英国科学家宣布世界首个"一父二母"的试管婴儿诞生，这表明第四代试管婴儿——胚浆置换技术（GVT）成功运用。此技术主要是将"老化"卵子和"年轻"卵子进行卵核置换，将高龄妇女卵子的细胞核取出，放置于年轻妇女卵子的细胞质中进行培养，组成新的卵子。年轻女性卵子胞浆里的遗传基因不到 1%，高龄母亲卵子的细胞核携带主要基因。移植完的卵细胞与父亲的精子结合后，生成携带三个人遗传物质的受精卵。此技术的优点是解决高龄妇女卵子老化问题，提高大龄女性的受孕概率；缺点是存在伦理难题，可能引发"三亲婴儿"问题，孩子在遗传学领域有一个主要妈妈和一个次要妈妈，在未来生活中可能会发生诸多问题。出于伦理和安全考虑，我国目前禁止应用此项技术。**PM**

春季是皮肤病高发季节，多变的天气，温度忽高忽低，空中飘扬的花粉、柳絮，以及尘螨、真菌、旧棉絮、狗毛、猫毛等均容易引起孕妇过敏，导致皮肤瘙痒。此外，生活中许多物质，如化妆品、洗衣粉、衣服上的金属扣，以及一些食物，如鱼、虾、蟹、蛋白、奶、坚果类等，也可能引起孕妇过敏。

孕妇过敏 怎么办

复旦大学附属妇产科医院妇科　王彩燕　姚晓英(主任医师)

避免过敏：首先应避免接触过敏原

要防止过敏，首先考虑的是尽可能不接触易导致过敏的物质。

● 清除过敏原，尽量不用地毯、抱枕、填充毛绒玩具等。避免在粉尘环境中工作。穿着的衣物应宽松，棉质较佳。

● 外出时，尽量选择长袖衣服，戴口罩、眼镜等，减少皮肤裸露。尽量不去公园或野外，避免花粉刺激呼吸道。家里不要养花。

● 宠物身上的毛发对人体而言是一种异物，是加重过敏的罪魁祸首。过敏体质的孕妇最好远离宠物。

● 尽量少吃或不吃辛辣刺激的食物，如辣椒、生姜、生蒜等。

● 精神紧张、情绪激动容易加重过敏症状，孕妇应注意减轻精神负担，避免烦躁和焦虑不安。

症状严重：在医生指导下治疗

瘙痒症状较轻时，除避免刺激外，还应避免搔抓。许多孕妇因为忍受不了瘙痒而不断搔抓，这是非常错误的做法。搔抓后不但皮肤会发红，出现抓痕，还可能使表皮脱落出现血痂，长此以往，会导致皮肤增厚、色素加深。已经出现皮肤过敏的孕妇洗澡时水温不宜过高，避免使用碱性沐浴露及肥皂，以免加重瘙痒。

症状严重、影响日常生活时，可去医院就诊，在医生指导下采用药物治疗。通常，医生会根据孕妇的病情选择合适的抗过敏药。目前，临床上常用的抗过敏药主要为第三代抗组胺药，如氯雷他定。不过，妊娠前3个月，孕妇最好不要使用，孕中、后期也需慎用。

因过敏所致的单纯性皮肤瘙痒，轻者可局部使用炉甘石洗剂，可以取得较好效果，对孕妇和胎儿不会有影响。此外，孕妇也可以去中医科就诊，选择一些煎剂或者洗剂，改善过敏反应。

有过敏体质或过敏性疾病的孕妇，在日常生活中应尽量避免接触过敏原。一旦发生过敏反应，一定要去医院就诊。**PM**

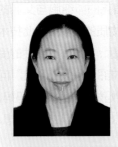

专家简介

姚晓英　复旦大学附属妇产科医院计划生育科主任、主任医师。擅长不孕不育、习惯性流产、流产、引产等妊娠相关疾病的诊治。

门诊时间：周一上午（黄浦院区）
周四全天（杨浦院区）

温馨提示

警惕：妊娠晚期瘙痒可能不是过敏

有一种特殊的瘙痒并不是过敏引起，而是孕妇患了妊娠期肝内胆汁淤积症。其首发症状为孕晚期瘙痒，约80%的患者在孕30周后出现瘙痒，有的甚至更早。瘙痒程度不一，常呈持续性，白昼轻，夜间加剧。瘙痒一般从手掌和脚掌开始，逐渐向肢体近端延伸，甚至可能发展到面部，产后迅速消退。

妊娠期肝内胆汁淤积症以皮肤瘙痒和胆汁酸升高为特征，是一种主要危害胎儿的疾病，可增加围生期胎儿死亡率。患者应在医生指导下治疗，目的是缓解瘙痒症状，恢复肝功能，降低血胆汁酸水平。同时密切监护胎儿宫内状况，及时发现胎儿缺氧，以利于医生采取相应措施。

附睾梗阻，生育成难题

中山大学附属第一医院男科教授　涂响安

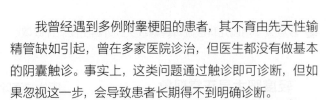

男性无精子，警惕附睾梗阻

相对于弱精子症、少精子症和畸形精子症，无精子症无疑是男性不育症最为严重的状况。它曾被认为是难治之症，只能通过供精才能繁衍后代；近30年来，由于辅助生殖和男科显微技术的发展，大部分无精子症患者可以通过显微重建或"取精＋辅助生殖"的方式生育自己的子女。

在无精子症患者中，梗阻性无精子症约占40%，表现为睾丸生精功能正常，但是输精管道（睾丸内管道、附睾、输精管、射精管）梗阻，精子的运输发生障碍，导致"无精子症"。其中，附睾梗阻占了60%左右。

附睾梗阻的病因分先天性和后天性两类。后天性主要是因为炎症。在我国，男性生殖系统感染引起的炎症是导致附睾梗阻性无精子症的主要原因，如附睾睾丸炎、淋病、支原体和衣原体尿道炎等治疗不及时和不规范等。另外，还有因医源性损伤所致的附睾梗阻。

全面检查：不能忽视触诊

患者来就诊时，医生应详细询问病史，包括患者的生育史、生殖系统感染病史、泌尿生殖道损伤病史、疝修补术等阴囊腹股沟部位手术史，家族和遗传病史及工作环境。

详细的查体可以初步估计疾病性质，对于梗阻性无精子症的初步诊断极为重要。进行体格检查时，除观察患者体型、毛发分布、有无乳房发育外，应着重检查阴囊及其内容物。检查内容包括睾丸大小和质地，以此判断睾丸生精功能。附睾的检查包括完整性、大小、硬度、有无红肿、疼痛、结节、囊肿，附睾头体部是否饱满扩张，尾部是否可触及结节或硬结，以判断是否存在附睾部位梗阻。进行输精管检查时，主要检查输精管是否存在，有无增粗变硬，以判断是否存在先天性输精管缺如或梗阻等情况。最后进行精索静脉曲张的检查。

我曾经遇到多例附睾梗阻的患者，其不育由先天性输精管缺如引起，曾在多家医院诊治，但医生都没有做基本的阴囊触诊。事实上，这类问题通过触诊即可诊断，但如果忽视这一步，会导致患者长期得不到明确诊断。

精液常规和精浆生化检查也很有参考价值，精液常规必须做三次以上。附睾梗阻患者的精液常规表现为：无精子；炎症引起的不育，精液量和pH值基本是正常的（2毫升以上，pH>7.0）；若先天性输精管缺如，精液量少（<1.5毫升），且pH<7.0。另外，附睾梗阻患者精浆生化检查时α-葡萄糖苷酶往往较低。

超声检查也是必需的，分为经阴囊超声检查和经直肠超声检查，可以了解睾丸的大小、附睾、输精管和精索静脉的情况。附睾梗阻的典型超声表现为附睾网格状扩张。经直肠超声检查可了解射精管和精囊情况，排除射精管梗阻。染色体、性激素和血抑制素B等检查也是需要的。

输精管造影曾是男性生殖道梗阻定位诊断的金标准，但因为属于有创检查，且造影术会引起新的梗阻，现已很少使用。

显微微创手术，让生育成为可能

显微输精管附睾吻合术是目前治疗附睾梗阻性无精子症最有效的外科手段，患者住院时间约一周。

术后，患者应每三个月复查一次精液常规。如附睾复通，绝大部分人会在术后3个月至一年内出现精子，也有少部分人在术后1~2年才出现精子。开始大多数是"少弱精子"，以后会慢慢改善。亦可通过服用一些药物来改善精子的浓度和活力，一般需用药3~6个月，若无明显改善，就没有必要继续服药。如术后一年半仍未见精子，则需考虑选择睾丸或附睾穿刺取精＋第二代试管婴儿技术（ICSI）来实现生育。**PM**

"腺样体之争"：
儿童腺样体肥大必须手术吗

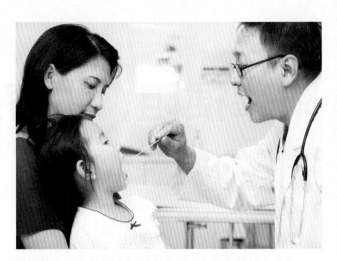

复旦大学附属儿科医院耳鼻咽喉头颈外科主任　许政敏

轻度肥大是正常现象

腺样体也叫咽扁桃体，位于鼻咽腔顶后壁中线处，形状像半个剥了皮的橘子，与我们熟知的口咽部的两个腭扁桃体、舌根淋巴组织和咽后壁淋巴组织共同组成"咽淋巴环"，是呼吸道的第一道防御门户。

腺样体在人出生后便存在。正常情况下，2～6岁时，腺样体增生最为显著；10岁后逐渐萎缩；青春期后，基本退化消失。由此可见，儿童腺样体轻度肥大是常见的生理现象。孩子从幼儿逐步成长到青少年阶段，腺样体大多有不同程度的轻度增大，这是人体在面对各种上呼吸道刺激时所产生的一种正常免疫反应，也称为正常腺样体。而当腺样体发现病毒或细菌等病原体时，它会肿胀，包围病原体；当病原体被清除后，腺样体有时会变回原样，有时会因感染次数过多或机体本身处于过度反应，肿胀便进一步增大并可长期存在，这就是所谓的"腺样体肥大"。当腺样体肥大达到中、重度时，便称之为病理性肥大。

除了呼吸道感染、过敏之外，环境污染、饮食不当、长期吸二手烟等也易引起儿童腺样体肥大。

病理性肥大后患无穷

腺样体周围有鼻窦和中耳通道（咽鼓管）的开口。腺样体轻度肥大并不会对孩子造成明显影响，但若鼻炎、鼻窦炎、感染或过敏等呼吸道疾病反复发作后，腺样体便会持续增大。当增大到严重堵塞后鼻孔，导致鼻腔通气功能严重受限时，鼻炎、鼻窦炎将进一步加重，孩子会出现呼吸不畅、鼻塞、流涕等不适，不自主地皱鼻、揉鼻，持续几周，甚至几个月都不见好转。很多家长不清楚腺样体与鼻腔的结构关系，不知道这些症状是因为鼻腔后端通气障碍所致，只一味地给孩子服用抗生素。可想而知，治疗效果必然是不理想的。若腺样体持续增大，阻挡了咽鼓管咽口，还会引发分泌性中耳炎，导致中耳积液，患儿会出现耳闷、耳胀、耳内有声音、听力下降等症状。

当鼻咽部被腺样体严重堵塞，患儿无法通过鼻子呼吸，便会出现阻塞性睡眠呼吸暂停低通气综合征——睡眠打鼾、张口呼吸、憋气、汗多、多动等情况，长期张口呼吸还会导致正在发育的颌面部出现前突（上颌骨变长、硬腭高拱、上切牙突出、牙列不齐、嘴唇变厚、面部表情迟钝），医学上将这样的面容改变称为"腺样体面容"。另外，呼吸暂停会使患儿脑部慢性缺氧，影响记忆力、智力及生长发育。

明确腺样体肥大的程度

怀疑可能存在腺样体肥大的患儿，需经过严格的体

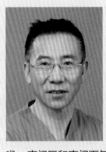

专家简介

许政敏　复旦大学附属儿科医院耳鼻咽喉头颈外科主任、主任医师、教授、博士生导师，上海市儿童听力障碍诊治中心主任，中国医师协会儿科医师分会儿童耳鼻咽喉专业委员会主任委员。擅长儿童听力障碍、儿童鼾症、儿童过敏性鼻炎及儿童耳鼻喉－声门区和声门下气道先天性疾病的临床诊治和研究。

特需门诊：周一、周三、周六上午

格检查和影像学检查来确诊。常用检查方法包括鼻内镜检查、鼻咽侧位 X 线片及鼻咽部 CT 三维成像检查。

鼻内镜检查快速、无创，可直观看到鼻腔及鼻咽部全貌。腺样体堵塞后鼻孔 1/3 以下为 I 度（轻度），堵塞后鼻孔 1/3～2/3 为 II 度（中度），堵塞后鼻孔超过 2/3 到全部堵塞为 III（重度），II 度和 III 度腺样体肥大的患儿需考虑手术治疗。

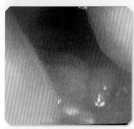 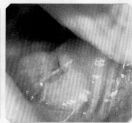 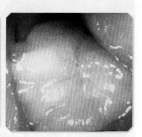

I 度腺样体肥大　　II 度腺样体肥大　　III 度腺样体肥大

鼻内镜检查略有酸胀、疼痛感，若患儿或家长不能接受，也可行影像学（X 线或 CT）检查，通过测定腺样体-鼻咽腔比率（A/N 值）及后气道间隙（PAS）宽度，来评估腺样体大小与鼻咽腔阻塞情况。当 A/N 值介于 0.61～0.70，为中度肥大；A/N 值≥0.71，为病理性肥大；A/N 值>0.80，为显著肥大。A/N 值≥0.71、PAS≤3 毫米，可作为手术指征。打鼾明显的患儿还可进行多导睡眠监测检查（PSG），以明确睡眠呼吸障碍程度。

腺样体肥大，并非都要手术

治疗腺样体肥大，手术是最佳的选择。可发现腺样体肥大就必须马上手术吗？答案是否定的。是否需要手术，不仅要看腺样体肥大的程度，还要密切结合临床症状。如果临床症状不严重，可保守治疗 1～3 个月：用生理盐水洗鼻，使用适合患儿年龄的喷鼻激素，采用兼顾合并症的药物治疗。只有临床症状严重、保守治疗效果不明显或观察期间反复发作的患儿，需择期手术。目前，临床多采用内镜下低温等离子射频消融微创切除术，术中出血较少，术后患儿疼痛感较轻。

打消4个手术顾虑

目前，家长们对于腺样体切除主要存在 4 方面的担忧。

❶ 切除腺样体后，孩子的免疫力会降低吗

不会。咽淋巴环上的其他淋巴组织会在术后代替腺样体的功能，而且腺样体本身就存在生理退化的过程。因此，3 岁以上的患儿酌情行腺样体切除术，不会影响其免疫功能。相反，术后鼻腔通气改善，睡眠质量好，食欲增加，生长激素分泌增加，上呼吸道慢性感染得到控制，更有利于孩子免疫功能的提高。

❷ 麻醉会影响孩子的智力吗

全球医学专家已达成共识，对患儿而言，全身麻醉是最安全的麻醉方法。麻醉药物的作用仅局限于麻醉期间和麻醉结束后 24 小时内，此后不再会对患儿的身体及智力产生任何影响。

❸ 手术创伤大吗

腺样体切除术是在鼻内镜监视下进行的微创手术，不仅时间短（半小时左右）、创伤小，切除同时还可立即止血，大大减少了术后出血和复发的可能性。

❹ 最佳手术时机是何时

除非有手术禁忌证，腺样体切除术没有年龄、季节的限制。

术后必知的4个家庭护理对策

❶ **饮食** 腺样体肥大切除术 6 小时后，患儿可进食流质。术后第二天至 2～3 周，可食用温凉半流质，多喝水，多吃软烂的蔬菜、水果。家长应鼓励患儿尽早进食，多运动咽部肌肉，减少日后发生咽部异物感的可能。

❷ **感染** 手术后，患儿的体温可能会轻度升高。体温≤38.5° 属正常术后反应；若有高热，应及时去医院复诊，明确有无伤口或上呼吸道感染。

❸ **出血** 虽然目前手术出血发生率非常低，但术后 24 小时、7 天和 14 天仍有出血的风险，这与伤口褪膜时间相关。家长应密切注意患儿口、鼻腔内分泌物的颜色，分泌物中带血丝是正常现象，但若经鼻流出或经口吐出大量新鲜血液，家长须立即带孩子去医院复诊。为避免出血，勿让患儿进食固体、较烫和刺激性食物，更不要吃所谓大补的食物。不要用力擤鼻、剧烈活动，保持房间湿度，洗澡温度不宜过高。

❹ **疼痛** 术后疼痛因人而异。一般来说，单纯的腺样体手术痛苦不大，患儿在手术当天便可自由活动，大多患儿自手术第二天开始可感到疼痛感减轻。若同时做扁桃体切除术，术后一周内，患儿的吞咽痛较为明显，第二周起会有明显减轻。家长不要过于焦虑，以免给患儿心理暗示，加重疼痛感。**PM**

经常崴脚，
佩戴矫形器管用吗

苏州大学体育学院教授　张秋霞

经常崴脚是一种"后遗症"

经常崴脚，应该怎么办？很多人都有这样的困扰。踝关节扭伤，俗称崴脚，是日常生活中最常见的运动性损伤。第一次踝关节扭伤往往不受重视：很多人认为只是小小的扭伤，并未"伤筋动骨"，一般不做处理；一些人认为休息一阵自然就好了；有部分人在扭伤后采用不恰当的处理方法，如涂抹红花油或药酒后按揉；还有人在发生严重扭伤后不就医而是卧床休息；等等。这一系列错误的认识和处理办法，导致后遗症的出现，比如脚踝疼痛、无力、不稳和失控等，并出现经常性崴脚的现象。

经常发生脚扭伤者往往不堪其扰，有人尝试佩戴矫形器来帮助摆脱这一困扰。那么，佩戴矫形器真管用吗？

踝矫形器有助于脚踝稳定

矫形器是指装配在人体四肢、躯干等部位的体外器具。踝矫形器是用于踝关节软组织损伤和足踝关节不稳患者的矫形器，经常崴脚者使用后，有助于保持踝关节的稳定，减少踝关节的异常运动，对踝关节起到保护作用。正确地佩戴矫形器是矫形器发挥保护作用的前提。

矫形器还可以用于体育运动时的防护。不管是否有过脚扭伤经历，在参与中高强度体育运动时，都可以根据自身需求佩戴踝矫形器，尤其是在疲劳状态下或运动强度高于自身运动水平的比赛中。

合理选择和使用矫形器

在选择矫形器时，应选择同自身脚踝相适应尺寸的踝矫形器，从舒适度、实用性等多方面考虑。有学者对功能性踝关节不稳者佩戴目前市面较为常见的弹性踝矫形器和半刚性矫形器后的动态平衡能力进行了比较研究。研究发现，相较于半刚性踝关节矫形器，弹性踝关节矫形器有利于提高功能性踝关节不稳者的动态平衡能力。

显然，佩戴弹性踝关节矫形器，相对效果更佳。优质的踝关节矫形器在提升运动表现、降低扭伤风险方面更有效。应严格按照使用说明佩戴矫形器。还要注意避免长期佩戴矫形器，防止因长期佩戴导致本体感觉降低，神经、肌肉控制能力下降。

崴脚重在预防

由于踝关节扭伤后容易形成习惯性扭伤，故预防扭伤尤为重要。日常生活、运动中应选择适合的鞋子与良好的运动场地，并加强对踝关节的保护。一旦发生扭伤，要及时处理，如注意局部保护，进行冰敷、包扎等，并及时就医，排除韧带断裂、骨折脱位等损伤。**PM**

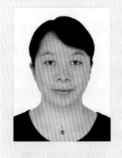

专家简介

张秋霞　苏州大学体育学院教授、运动康复系副主任，中国体育科学学会运动生物力学分会秘书长，江苏省体育科学学会运动医学与康复专业委员会常委，中国中西医结合学会运动医学专业委员会常委。主要从事康复评定与运动康复、生物力学与运动控制的教学与科研工作。

校园欺负行为，家长不能忽视

上海健康医学院　陈建萍

生活实例

小A是一名初三女生，近两周以来，她情绪低落，不想上学，还出现了伤害自己的行为（用小刀割自己的手臂）。父母带她去医院后，医生诊断她为"抑郁发作"，并为她开了相应的药物，建议她休学。家长不明白女儿为何会出现这样的状况，问孩子本人也问不出来，希望我能和孩子谈谈。

经过交谈，我了解到以下事实。原来，从小学到中学，小A总受到班级中某些同学的欺负，每每想到自己被他们起绰号、嘲笑、捉弄、恶作剧、孤立的情形，她的心情都会跌落到谷底，痛苦、抑郁，觉得自己实在太无能、太失败。去年，一位看似和自己交好的女生竟然用手机拍下了自己如厕的照片，并将此照片发到了班级QQ群中。虽然事后老师批评了这位同学，也让她道了歉，但这件事让自己在全班同学面前都抬不起头。这学期，欺负她的人又不断散布谣言，说她喜欢某某男生……一直被欺负的经历让她越发自卑、胆小，不敢相信身边的人，学习成绩也不断下降，经常一个人哭泣，晚上时常做噩梦，不想上学，甚至想到自杀。

心理咨询师的话

近年来，随着网络上对相关事件的曝光，校园欺负行为已经成为社会日益关注的问题。国内外的研究表明，欺负行为在中小学校里非常普遍。国内一项对近万名中小学生的调查显示，1/5的学生曾受到同伴的欺负。

校园欺负指的是学生长时间受到一个或多个学生的负面行为的影响。欺负的形式主要有：肢体欺负（如打、踢、推、撞，以及抢夺、破坏物品等）、言语欺负（如骂人、取绰号、嘲讽等）、关系欺负（如背后说人坏话、散布谣言、贬损排斥等）。欺负行为是一种特殊的攻击性行为，对少年儿童的个性发展和心理健康会产生极其不利的影响。像小A这样经常受欺负的孩子，会出现注意力分散、学习成绩下降、不愿上学、自尊心和自信心下降、情绪抑郁、焦虑、失眠、做噩梦等，严重的甚至会导致自杀。

许多被欺负的孩子对这类事件多数是保持沉默，如果家长未能及时察觉，并给予孩子必要的支持和帮助，孩子会感觉更加孤立无援。

4个建议，让欺负行为不再被忽视

家长需了解一些预防校园欺负行为的策略，能够辨识自己的孩子是否正在遭受欺负，并给予孩子正确的指导和帮助。

❶ **与孩子保持良好的沟通** 学会尊重和倾听孩子想法，理解孩子感受，除关注孩子学习成绩外，还要注意孩子的情绪、饮食、睡眠状况等。如有异常，应及时和孩子沟通。

❷ **保持冷静，给予孩子正确指导** 知晓孩子被欺负时，不要责备，不要急着表态，耐心地听孩子说完事情的经过。向孩子表明自己会保护他的强烈意愿，同时帮助孩子释放心里的委屈和压力，让他知道自己不是孤立无援的。鼓励孩子学会表达，找合适的机会，用严肃、认真且合理的态度向欺负者表达自己的不满。

❸ **和学校老师联系沟通** 由于欺负行为具有反复性的特点，不要指望向老师"告个状"就能解决问题。家长要和学校老师积极沟通、相互合作，共同寻求解决的办法。

❹ **帮助孩子提高相关的能力** "被欺负"是生活中难以避免的，关键是要合理应对。家长要帮助孩子提高保护自己和解决问题的能力。做个有心人，在日常沟通中结合不同的情境，向孩子示范如何有效解决冲突；善于发现孩子的优点，努力提高孩子的自信；鼓励孩子与人交往，在班级中交一两个朋友。另外，多带孩子运动，培养健康的体魄，有助于培养孩子乐观外向的性格。**PM**

春为四季之首，万象更新之始，此时养生应注意保护阳气，柔肝养肝，增强自身免疫力。同时，春天也是生长的季节，一些药食两用的蔬菜正当食用时。下面为大家介绍几款适合春天食用且日常方便购得的"中药菜"。

春天来了，"中药菜"上桌

📝 上海中医药大学附属岳阳中西医结合医院营养科副主任医师　马　莉
配图 / 上海中医药大学　曹海峰

蒲公英

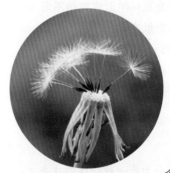

蒲公英

蒲公英为菊科蒲公英属植物，别名黄花地丁、婆婆丁、黄花苗，全身被白色疏软毛，含白色乳汁。花期 5～8 月，果期 6～9 月。一般在开花前或刚开花采挖为佳，将其连根挖出、洗净后，新鲜食用、药用或晒干备用。蒲公英分布于全国大部分地区，田间地头经常能够有它的身影，十分易得。

作为药物的蒲公英，味苦、甘，性寒，具有清热解毒的功效。现代研究证实其有一定的利胆保肝、抗肿瘤、利尿、广谱抗菌的功效，常用来治疗急性乳腺炎、流行性腮腺炎、疔毒疮肿、胆囊炎、尿路感染等疾病。

作为食物的蒲公英，营养价值高，富含钙、铁、钾、镁、维生素 A、胡萝卜素、维生素 C、烟酸、果胶等营养素，其中最突出的是每 100 克蒲公英钙的含量高达 216 毫克，维生素 A 和胡萝卜素含量分别是胡萝卜的 3.6 倍和 1.8 倍。除此之外，蒲公英还富含蒲公英固醇、胆碱、菊糖等植物化合物，具有良好的药用价值。

鲜嫩的蒲公英口感清香，略带苦味，可以煲汤、炒食或煎汁煮粥。

食谱1：蒲公英炒肉丝

【主料】猪肉 100 克，蒲公英鲜叶 250 克。

【调料】味精、精盐、料酒、葱花、姜末、酱油、素油各适量。

【制法】将新鲜蒲公英去杂洗净，焯水后捞出，沥水切段。猪肉洗净切丝。将调料放入碗中拌匀，勾成芡汁。油锅烧热，放入肉丝煸炒，加入芡汁炒至肉熟时，放入蒲公英炒至入味，出锅装盘即成。

【功效】这道菜肴荤素搭配，营养价值高，具有清热解毒、利尿散结、滋阴润燥的功效，适用于疔毒疮肿、目赤、便秘、咳嗽、胃炎、感冒等症。

食谱2：蒲公英粥

【主料】粳米 100 克，蒲公英 90 克。

【制法】将新鲜蒲公英洗净，切碎，加水煎煮，去渣取汁，与淘洗干净的粳米一同入锅，加水适量，先用武火烧开，再转用文火熬煮至粥成。

【功效】蒲公英粥具有清热解毒、消肿散结的功效，适用于尿路感染、肝炎、胆囊炎、急性乳腺炎、急性扁桃体炎、急性结膜炎等疾病。

注意事项：蒲公英偏寒凉，阳虚外寒、脾胃虚弱者不宜食用。

马齿苋

马齿苋为马齿苋科马齿苋属一年生肉质草本植物，又名五行草、长命菜、马齿菜、瓜子菜、酸味菜等，通常生长在田野、路边，全国各地均有出产。马齿苋的茎为圆柱形，略带红色，一般匍匐在地面或斜向上生长，叶片上面呈深绿色，下面为暗红色，5～9 月开黄色小花。春季采收其嫩茎叶，可新鲜或晒干食用。夏秋季拔取全株为佳，除去根，鲜用或用开水烫过，晒干备药用。

作为药物的马齿苋，味酸性寒，具有降脂、解毒、消炎、利尿、消肿的功效，可用于糖尿病、高脂血症、痢疾、疔疮疖肿、尿路感染等疾病的治疗。

作为食物的马齿苋，除胡萝卜素含量丰富外，在常规营养素含量方面并无突出之处，但其含有丰富的不饱和脂肪酸，且以 α 亚麻酸为主，这在陆地植物中比较少见，有"菜中之鱼"的美称。此外，马齿苋还含有去甲肾上腺素、生物碱、香豆精、黄酮、蒽醌甙、强心苷、有机酸等植物化学物质，赋予其多种生物活性。

马齿苋味道脆嫩柔润，酸咸多汁，别具风味，深受人们喜爱。新鲜的马齿苋食用方法多样，可以做凉拌菜，晒成干菜，做包子馅，也可烹炒或做羹汤食用。

食谱1: 马齿苋炒鸡丝

【主料】鲜马齿苋 400 克，鸡脯肉 100 克，蛋清 1 枚。

【调料】精盐、料酒、香油、淀粉、姜末、清汤各适量。

【制法】将新鲜马齿苋去杂洗净，沥水切段。鸡脯肉切成细丝，放入碗内，加精盐、料酒，放入蛋清、淀粉拌匀。炒锅置火上，加油烧至七成热时，放入马齿苋翻炒断生，再入鸡丝、精盐炒匀，用水淀粉勾芡，淋上香油，起锅装盘即成。

【功效】健脾益胃，解毒消肿。

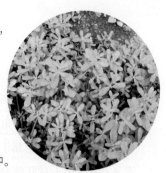

马齿苋

食谱2: 蒸马齿苋

【主料】鲜马齿苋 250 克，面粉 100 克。

【调料】蒜蓉、精盐、香油等适量。

【制法】将马齿苋去杂洗净，沥水，切段。在菜上撒些许面粉，确保每个叶子上裹上薄薄一层面粉便可。上蒸屉，水开有热气后计时 10 分钟。出锅，加入精盐、蒜蓉、香油拌匀即可。

【功效】凉血，利尿，降压。

注意事项：马齿苋性偏寒凉，脾胃虚寒、肠滑作泄者避免食用。

菊苣

菊苣为菊科菊苣属多年生草本植物，又名苞菊。花期 5～9月。春夏季采收地上部分，切段晒干备用。夏秋季采收根，切片晒干备用。

菊苣的地上部分和根，均可为药食两用。作为药物的菊苣，地上部分具有清热解毒、清肝利胆、利尿消肿的功效，可治疗湿热黄疸、胃脘胀痛、食欲不振、水肿等症。菊苣根则具有清热、健胃、降脂的功效，可治疗消化不良、胸腹胀闷、高脂血症等症。作为食物的菊苣，地上部分含有丰富的钾、膳食纤维、马栗树皮苷、蒲公英甾醇、菊苣酸等，可作为蔬菜食用。菊苣根经过烘烤研磨后，加进咖啡中，可作为廉价的咖啡代用品，故菊苣又名"咖啡萝卜"。

菊苣是西方生食蔬菜的代表。新鲜的菊苣叶片富含水分和特有的香味，口感爽脆，常用于沙拉中，品种包括裂叶菊苣、碎叶菊苣、阔叶菊苣、比利时菊苣、意大利菊苣等，

栽培菊苣

其中比利时菊苣和意大利菊苣较昂贵，通常作为上等的沙拉配菜。

食谱1: 菊苣饮

【主料】菊苣 9 克。

【制法】将菊苣洗净，放砂锅内，加水适量，煎汁饮用。

【功效】清热解毒，利尿消肿。

食谱2: 菊苣沙拉

【主料】菊苣 300 克。

【调料】精盐、百里香碎、罗勒叶碎、意大利香醋、橄榄油各适量。

【制法】将菊苣洗净，切细条。在百里香碎和罗勒叶碎中倒入橄榄油、意大利香醋、少许盐和胡椒粉，拌匀成油醋汁，吃时淋在菊苣上即可。

【功效】清肝利胆，清热解毒，利尿消肿。PM

注意事项：除孕妇外，一般人群均可食用。

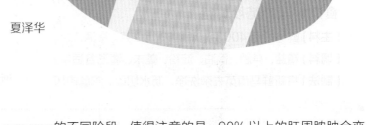

肛瘘是很古老的疾病，在《山海经》中就早有记载。如今，在肛肠科门诊，每天有大量肛瘘患者向医生发问：肛瘘是什么病？肛瘘是怎么得的？我的肛瘘属于高位还是低位？病情严不严重？由于对肛瘘缺乏认识、羞于倾诉，患者常身陷焦虑和痛苦中。

肛瘘 八问

上海中医药大学附属曙光医院柏氏肛肠科副主任医师　夏泽华

一问：肛瘘是怎样形成的

肛瘘是肛周感染的后遗症。由肛腺感染是导致肛周感染的主要原因（占90%以上）。90%以上的肛周感染最终都会形成肛瘘。引起肛周感染的其他原因包括异物、外伤等，多不会形成肛瘘。

肛腺开口于肛管中段齿状线上方、肛隐窝的底部，腺管向外穿过黏膜下层、内括约肌层，最远可能到达内外括约肌之间。腺管内有鳞状上皮和杯状细胞（具有分泌功能），一旦腺管开口堵塞，其中的分泌物和粪便残渣就会引发感染。形成肛瘘有两个条件：一是肛腺感染；二是肛腺感染后，腺管内伴近隐窝段上皮残留，导致腺管难以闭合。

人体有3~10个肛腺，均匀分布在肛门的12个点位。有的肛隐窝内没有肛腺开口，有的肛隐窝内有多个肛腺开口。因此，肛周有些部位不会形成肛瘘，有些部位的肛瘘可能有多个内口。

二问：肛周脓肿与肛瘘是一回事吗

肛周脓肿与肛瘘的病因、原发病灶、感染扩散路线均相同，且可相互转化，故肛周脓肿及肛瘘是同一种疾病的不同阶段。值得注意的是，90%以上的肛周脓肿会变成肛瘘。

当肛周脓肿自行溃破或切开引流后，可能出现以下3种结局：①溃口不能闭合，3周后肛瘘形成；②溃口闭合，短时间内再次形成脓肿；③溃口闭合，保持很长一段时间的稳定，但仍会复发。

三问：肛瘘如何确诊

详尽的病史有利于提高诊断的准确性。患者应向医生描述病史：发病持续时间、有无发热、肿块范围、脓液量、肿块消退时间、诊治过程、肛门周围先有痛感还是先有肿块、肿块是手术切开还是自行破溃等。

随后，医生会观察患者肛周情况，包括肛瘘外口的位置、脓肿手术形态等；做肛门指检，以了解肛门括约肌情况、肛瘘内口位置、肛管直肠环是否硬化等。若直肠环硬化，常提示为高位复杂性肛瘘；若在直肠壁摸到炎性结节，常提示伴有高位肌间瘘。

影像学检查主要包括肠镜检查、直肠超声及磁共振检查。对于复杂性肛瘘，肠镜检查能排除克罗恩病、溃疡性结肠炎引起的肛瘘，还能发现肛瘘的内口。经肛管直肠超声诊断肛瘘的准确率超过 80%，能准确定位肛周深部脓肿。磁共振（MRI）对复杂性、深部肛瘘的诊断准确率高，尤其能精确显示肌间瘘管，还可较准确地显示高位复杂性肛瘘的瘘管扩散路径。

肛瘘的诊断应该包括以下几点：肛瘘的位置，单纯性还是复杂性，高位还是低位，肛提肌以上还是以下，肛瘘的范围，是否合并其他类型的肛瘘，肛瘘内口的位置，是否有多位置的内口。

四问：肛瘘如何分类

国内以肛瘘的瘘管是否超过肛门外括约肌的深部（相当于瘘管超过齿状线平面），将肛瘘分为低位及高位。此外，肛瘘又有单纯性及复杂性之分。还有一种 Parks 分类法，将肛瘘分为 4 大类及 14 亚类。4 大类肛瘘分别为：括约肌间瘘、经括约肌瘘、括约肌上瘘、括约肌外瘘。Parks 分类法不仅对临床实践具有指导意义，对认识及理解高位复杂性肛瘘具有重要的指导价值。

五问：肛瘘手术怎么做

肛瘘手术主要是清除或关闭肛瘘内口，引流肛瘘的主管及支管，杜绝感染来源，使管道闭合。肛瘘手术分为传统手术及微创手术。

传统手术以瘘管切开切除术为主，将外口与内口之间的管道全部切开或切除，清除瘘道及炎性增生组织。低位肛瘘患者的所有瘘管都位于齿状线水平以下，需要切开齿状线以下的内括约肌、联合纵肌、外括约肌浅部、皮下部等。高位肛瘘患者齿状线以下的部分应全部切开，高位部分进行切割、挂线治疗。低位肛瘘手术对肛门影响较小，高位肛瘘因需要切开肛管直肠环，对肛门形态及功能影响较大。

微创手术是通过不同的手术方法或器械，以尽量少或不切开肛门括约肌，达到关闭内口、清除瘘管、治愈肛瘘的目的。微创手术方法主要有：生物胶封堵术、异种生物补片、皮瓣推移术、肌间瘘管结扎术、视频辅助下瘘管手术。不过，由于这些手术方式操作复杂、影响因素多、治愈率不高，目前尚未成为肛瘘的主流术式。

六问：分期手术好还是一次性根治手术好

肛周脓肿的手术治疗方式有两种：一种是分期手术，先行肛周脓肿切开引流术，术后经换药，待炎症消退、瘘管明确后，再行肛瘘手术；另一种是一次性根治手术，就是在行肛周脓肿切开引流的同时切除内口，或完全开放创面，或行肛瘘挂线，或行创面缝合。从理论上说，肛瘘一次性根治术是可行的，部分肛肠科医生认为一次性手术能缩短病程、减少费用。但是，我们主张肛瘘患者还是分期手术为好，原因有：脓肿期炎症范围较大，周围组织充血水肿，不利于准确寻找肛瘘内口，容易形成假道，导致手术失败；肛管周围肌肉组织水肿，术后局部水肿消退缓慢，愈后瘢痕硬化变形，恢复时间长；对一些复杂、高位的脓肿，一次性根治手术可能使病情变得更加复杂，处理更困难。

七问：肛瘘术后很容易复发吗

肛瘘术后再发，应弄清是复发，还是新发，这是两种完全不同的情况。肛瘘复发，指的是手术创面未完全愈合或再次出现红肿、疼痛、皮肤破溃流脓等。肛瘘新发，指的是手术切除的肛瘘完全愈合，再次发生的肛瘘与手术无关。越复杂、位置越高的肛瘘，术后复发率越高。

八问：肛瘘该如何预防

肛瘘是一种常见病、多发病，仅 5% 左右的肛瘘属于难治性肛瘘，患者不必过分担心。肛瘘的预防远比治疗重要。

日常生活中，应注意清淡、规律饮食，不暴饮暴食，不过度劳累，及时治疗慢性结肠炎、慢性腹泻、炎症性肠病等，以免诱发肛周脓肿。一旦发生肛周脓肿，患者应尽早去医院诊治，及时切开引流。一般地说，低位脓肿发病后 4 天、高位脓肿发病后 7 天，即可切开引流。特别是高位脓肿或肛周红肿、疼痛剧烈时，不应等到皮肤触及波动感时再切开引流。需要提醒的是，发生肛周脓肿后，患者坐下时应轻柔，切勿突然施加压力，以防脓肿向深部溃破，形成更复杂的肛瘘。**PM**

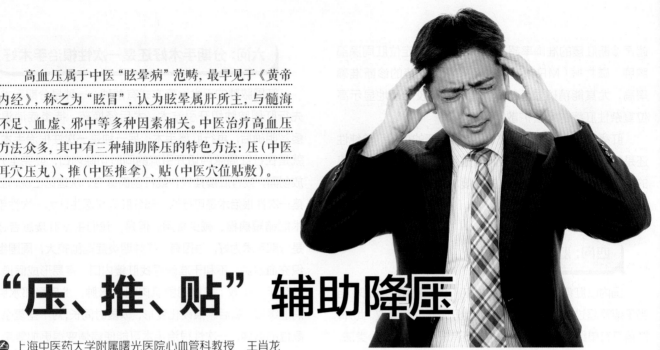

高血压属于中医"眩晕病"范畴，最早见于《黄帝内经》，称之为"眩冒"，认为眩晕属肝所主，与髓海不足、血虚、邪中等多种因素相关。中医治疗高血压方法众多，其中有三种辅助降压的特色方法：压（中医耳穴压丸）、推（中医推拿）、贴（中医穴位贴敷）。

"压、推、贴"辅助降压

⬛ 上海中医药大学附属曙光医院心血管科教授　王肖龙

"压"——中医耳穴压丸

中医耳穴压丸是在耳穴表面贴敷压丸的一种简易方法。压丸取材多为王不留行籽，将其贴敷在6×6毫米大小胶布中央，用镊子夹住，贴敷在相应的耳穴上。治疗高血压，可选取肝、心、肾、神门、交感、降压沟、皮质下、内分泌等耳穴，用医用酒精消毒全耳郭后，选取单耳3～4个穴位贴敷压丸。贴好后用拇指和食指环形按揉，每次每穴5分钟，每天按压4～8次，以胀、痛、热、能耐受为

度。动作要缓慢轻柔，避免擦伤皮肤，年老体弱者宜轻度刺激。每3～5日更换一次敷贴，双耳交替治疗。中医耳穴压丸可持续刺激穴位，患者也可不定时地按压，以加强刺激，能在一定程度上改善头晕、头胀、失眠等症状。该疗法操作简便、无创伤、安全性高，易于推广。

使用耳穴压丸法应防止胶布潮湿和污染，以免引起皮肤炎症。夏季易出汗，压丸时间不宜过长。耳郭局部皮肤有炎症或冻疮者，不宜应用此法。

专家简介

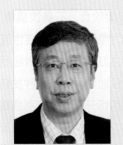

王肖龙　上海中医药大学附属曙光医院心血管科主任、西医内科学教研室主任，主任医师、教授、博士生导师，中国医师协会中西医结合心血管分会副主任委员、心脏介入专家委员会副主任委员，上海市中西医结合学会活血化瘀专业委员会副主任委员、心血管病分会副主任委员。擅长中西医结合防治心力衰竭、冠心病、高血压病、心律失常，以及心血管病的介入治疗。

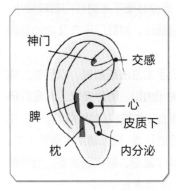

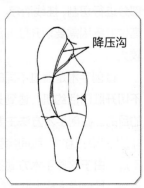

"推"——中医推拿

多数高血压患者在血压升高时，可伴有不同程度的头颈部不适感。通过推拿头颈肩部或对症穴位，可起到醒脑开窍、镇静安神、行气活血、舒经活络之效。简易方法为：以按揉手法作用于前额头维、太阳、印堂、攒竹等穴位，以及头部神庭、百会、上星、风池、风府等穴位，每个穴位1～2分钟，有醒脑开窍、舒经解痉之效；以按拿手法由轻到重地按捏肩井等颈肩部穴位或肌肉，2分钟内推拿3次，有行气活血、解痉安神之效。中医推拿应用范围广，安全性高，高血压患者可根据上述方法进行简单的操作，能明显改善发病时的头颈部不适感。但要达到更具针对性的辨证施治，则需要由专业推拿医师进行操作。

使用中医推拿法应注意：局部皮肤损伤、关节扭伤、骨折，或过饥、过饱、过劳者不宜推拿；推拿颈肩部时，用棉质盖单覆盖皮肤，推拿力度适宜，以防摩擦损伤皮肤。

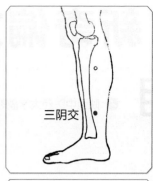

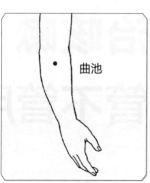

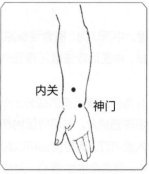

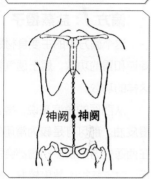

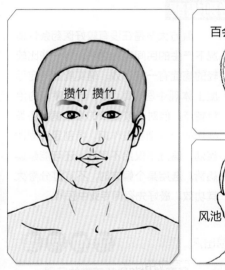

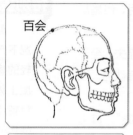

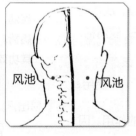

"贴"——中医穴位贴敷

中医穴位贴敷是以中医整体观念和经络学说为理论依据，将药物研成粉末，运用水、醋、酒、凡士林等介质调成糊状，用胶布进行固定，贴敷于穴位，用来防治疾病的一种外治法。

防治高血压一般多选取涌泉、内关、三阴交、神阙、曲池等穴位，可单穴、双穴或多穴配伍。其中，涌泉多被称为"降压奇穴"，在高血压防治中效果明显。吴茱萸有升阴降阳之功，在防治高血压的中药组方中应用较多，可

使用醋调吴茱萸粉贴敷，穴位多取双侧涌泉穴。一般而言，贴敷药物应在临床医师的指导下辨证选择，阴虚阳亢者可选天麻、菊花、牛膝、水蛭等；痰湿壅盛者可选白芥子、半夏、白术、牡蛎等；气虚血瘀者可选丹参、川芎、黄芪、当归等。贴敷时间为6～9小时，每天1次，1周为1个疗程。

中医穴位贴敷不仅通过刺激穴位发挥作用，还通过皮肤组织吸收药物有效成分以发挥药理作用，从而达到叠加效应。此疗法安全、无创、无痛，易被患者接受。治疗过程中，应注意药物过敏反应等情况；皮肤有红、肿、硬结或破溃者禁用；孕期应慎用影响胎儿发育的贴敷。**PM**

特别提醒

中医"压、推、贴"可改善高血压患者头晕、头胀、失眠等临床症状，普遍用于高血压患者的辅助降压。无论是处于高血压的临界值或偶尔出现血压偏高，还是血压不稳定，均可选择一种或多种中医治法，以改善病情、提高生活质量。借助中医"压推贴"等方式辅助降压，可改善临床症状，还能在一定程度上减少口服药物的用量，降低药物不良反应发生率，减轻经济负担。不过，以上3种中医治法均不能替代正规药物治疗。

治咳嗽"新奇偏方"，管不管用

陕西中医药大学副教授 辛 宝

最近，网上兴起两则治疗咳嗽的新奇偏方——"盐蒸橙子"和"花椒炖梨"，其疗效如何？适应人群为何人？请听分解。

偏方 1：盐蒸橙子

这个偏方中的主要食材是橙。中医认为，橙食性偏凉，具有理气宽胸、降逆和胃的功效，属于理气食材。中医治疗咳嗽注重理气化痰，而橙具备这样的功效。

从西医的角度来说，橙含有两种止咳化痰的成分：一是那可汀，一是橙皮油。那可汀是较为常用的镇咳药成分，与可待因的药理作用相似。现在西医处方里很多药物都会加入那可汀。而橙皮油可以起到止咳化痰的作用，对支气管炎效果较好。此外，橙富含维生素C，对增强身体抵抗力有一定作用。因此，综合来看，橙在咳嗽防治中可以起到一定作用。但是从药性来看，只能起到辅助作用，而不能取代药物。

这则偏方用蒸而不是煮，因为蒸法可以避免一些营养素的流失。至于用盐，可能是因为"咸入肾"，有引逆归元（肾）的作用。但笔者认为，该偏方用盐，一为调味，二为方便保存，食性的问题倒是次要的。

该方可以辅助治疗咳嗽，但仅适用于风热感冒引起的"热咳"，其主要症状为痰发黄、较黏稠，咽喉红肿、疼痛，口干、口苦，等等。从食性来看，该方并不适合外感风寒引起的寒咳，常见症状为怕冷，痰白、较清稀，喉咙不痛、偏痒，等等。

偏方 2：花椒炖梨

梨味甘性凉，入肺、胃经，具有生津、润燥、清热、化痰的作用。因其有滋阴润肺的作用，故与咳嗽的治疗分不开，但并不是所有咳嗽都能用梨来止咳。花椒性味辛温，具有温中散寒、除湿止痛的功效。现代研究认为，花椒有抑菌、镇静、调节的作用。由此看来，花椒炖梨似乎是有一定依据的。

花椒与梨的组合有历史渊源。《本草纲目》中记载的治疗咳嗽方子："用好梨去核，捣汁一碗，放入椒四十粒，煎开，去渣，加黑饧一两，待化匀后，细细含咽。"又方："用梨一个，刺五十孔。每孔放椒一粒，裹一层面在灰火内煨熟，冷定后去椒食梨。"

从配伍角度来看，花椒炖梨既有花椒的热性，又有梨的凉性，将两者的优势结合起来调和药性。梨的凉性被花椒的热性所控制，而梨润肺止咳的功效又被发挥出来。两者的效力能够入肺、胃二经，缓解咳嗽症状，同时起到散寒、化痰作用，主要用于风寒咳嗽。

花椒炖梨的重要食材是梨，最好选择雪花梨，因其果肉嫩而细腻，汁多且味甜，可清热去火，具有润肺止咳的功效。将雪花梨洗净，不要去皮，止咳效果更佳。大火煮开后，小火蒸炖。水开后把火调小，蒸炖半小时左右即可去花椒吃梨。因为梨块炖得较软烂，故小孩也可食用。**PM**

特别提醒

偏方大多是在没有较好医药条件情况下产生的民间应急之法，对一些比较轻的病症有一定疗效，确实能在一定程度上体现中医"简、便、验、廉"的治疗特点。但对于较复杂的慢性病、各类疾病的急性期和发作期，特别是顽固性疾病，偏方不仅治不了病，还可能延误病情。选用某个偏方时，不宜过分夸大其功效，最好先咨询专业中医师。

延伸阅读

风寒咳嗽和风热咳嗽的区别

风寒咳嗽一般是人体受风寒之邪外袭、肺气失宣所致，症状多为头痛、鼻塞、流清涕。治疗一般以辛温解表为主。服药后，可喝些热粥或热汤，帮助出汗，以便借助药力驱散风寒。

风热感冒引起的咳嗽是因风热之邪犯表、肺气失和所致，主要症状是头胀痛、咳嗽，可有发热、舌尖发红、舌苔微黄等，有些患者还会感觉口渴，想喝凉水。治疗一般以辛凉解表为主。

医学，在医疗技术与人文关爱间追求平衡

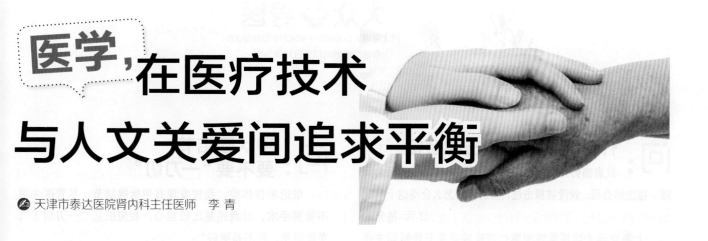

天津市泰达医院肾内科主任医师　李 青

一位86岁的老爷爷，患糖尿病25年。3年前发现蛋白尿和双下肢水肿，1年前发现血肌酐升高，因下肢水肿加重住院治疗。

老人比较胖，体重82千克；患有高血压；还有糖尿病，空腹血糖11毫摩/升，餐后2小时血糖21毫摩/升，糖化血红蛋白9.2%；另外，血肌酐高，肾小球滤过率54毫升/分，已经是中度肾功能不全了。我们给予降压、调脂、改善循环等治疗，一切都很顺利，唯独在降糖治疗上出现了波折。

他入院前一直用门冬胰岛素＋甘精胰岛素＋倍欣（伏格列波糖）治疗，胰岛素日用量为50单位。他从不控制饮食，血糖控制得非常不理想。医生一直要求他控制饮食，可他根本不听，为此儿女们经常跟他生气。

我第一次查房时，他的小儿子为此事向我"控诉"，他不服，父子俩又争论起来。孩子们的意思是，他应该听医生的话，按要求严格控制饮食。他则不以为然，他虽然能理解孩子们的爱，但认为自己都这么大年纪了，就美食这点爱好，一辈子就这么过来了，如果这也不能吃，那也不能吃，他受不了。如果严格控制饮食只为延长生命，这样毫无生活乐趣的长寿，他宁可不要。

这位老人的想法在患者中有一定的普遍性，确实代表了相当一部分老年糖尿病患者的想法。

我问他："你不想控制饮食，那你想控制血糖吗？"他说，自己知道高血糖的危害，当然想控制。我说："那就好，你可以不控制饮食，但是，你的胰岛素必须加量，这样可以吗？"父子俩一听，同时问："胰岛素的量不小了，还能加吗？"

我告诉他，加大胰岛素的用量可以有效控制血糖。胰岛素的用量，以血糖值和体重等为依据，每日的用量可以用到每千克体重0.8单位或更多。根据他的体重，他可以每天用到64单位或者更多，还有很大的加量空间。

父子俩觉得有道理，就同意了我的方案。此后，老人的胰岛素逐渐加量，加至每日用量70单位时，血糖控制良好，空腹血糖约7毫摩/升，餐后血糖约10毫摩/升，没有出现低血糖反应。

饮食控制、运动和药物是糖尿病治疗的"三驾马车"。饮食控制得好，可有效控制血糖，减少药物用量，减少并发症的发生。很好地进行饮食控制当然是一个理想的治疗措施。但是，饮食控制需要改变生活方式，很多病人无法完全按照医生的要求做。此外，因为过度控制饮食而导致营养不良的情况并不少见。

对于患者的认识误区，家人和医生有义务进行科普指导，晓以利害关系，尽量去纠正。但患者了解情况后如果仍不想改变自己，有时也应该尊重患者的选择。千万不要认为"我这是为你好"，就给患者实施生硬的治疗。如果这样，就算医生给患者付出了全部心血，可能也得不到患者的理解。

临床医疗，我们面对的是病人，而不只是疾病。医学没有绝对的治疗标准，每一个治疗方案的实施，除了遵从诊疗规范之外，还应该考虑患者的感受，甚至有时候患者的感受要高于治疗目标。正是因为医学除了医疗技术之外，还需要人文关爱，所以医学是科学，又高于科学。**PM**

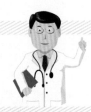

大众 ✚ 导医

网上咨询：popularmedicine@sstp.cn

专家门诊时间以当日挂牌为准

问：什么是肩峰下撞击综合征

我肩痛好几个月了，最近去医院就诊，被诊断为肩峰下撞击综合征。我没被撞击过，也没摔过，怎么会得这个病？

江西 岳先生

上海交通大学医学院附属仁济医院骨关节外科副主任医师杨春喜：很多患者听到"肩峰下撞击综合征"这个诊断，第一反应是"我没被撞击过"。其实，这里的撞击是指肩峰骨刺等导致的肩关节抬举时发生的"撞击"。肩关节抬举时，肱骨大结节向肩峰下间隙移动，正常情况下肩峰下无骨刺，间隙充分，功能良好的肩袖组织具有下压肱骨头的作用，肱骨大结节不会触及肩峰。当肩峰下有较大骨刺，或肩袖撕裂无力时，肱骨大结节会撞向肩峰，称为肩峰下撞击综合征。反复撞击，会使肩袖发生磨损和撕裂。存在粘连性肩关节囊炎（肩周炎）时，关节间隙狭窄，反复抬举肩关节亦容易出现继发性肩峰下撞击综合征，继而发生肩袖损伤。

专家门诊：周三下午（东院），周四上午（西院）

问：甲状腺结节要不要"一刀切"

最近单位体检，我被发现有甲状腺结节。尽管医生说不需要手术，但我还是比较担心。我想把它"一刀切了"，免除后患，岂不是更好？

江苏 刘女士

复旦大学附属肿瘤医院头颈外科副主任医师李端树：随着超声医学的不断发展，一些直径仅有几毫米的甲状腺小结节也无处"藏身"。手揣"甲状腺小结节"的报告，多数人期望"一刀切"，远离疾病侵扰。其实，甲状腺结节是一种常见的甲状腺病，分为炎性、良性和恶性三种，多数是炎性或良性，不需要手术切除。因为手术后，可能需要终身服药来维持甲状腺功能，生活质量将会受到一定影响，对于炎性或良性甲状腺结节患者来说得不偿失。您可定期随访，随访周期一般以半年为宜。

专家门诊：周三上午

问：会打鼾的哮喘不是"好"哮喘？

我儿子患有哮喘，睡觉时经常打呼噜。听说会打呼噜的哮喘不是"好"哮喘，比较难治。打呼噜真的与哮喘有关吗？

上海 王女士

上海交通大学医学院附属瑞金医院呼吸科主任医师万欢英：鼾症（打鼾，打呼噜）是成人和儿童在睡眠过程中的常见现象。打鼾严重者，会发生明显的呼吸中断，称阻塞性睡眠呼吸暂停（OSA）。有研究显示，OSA不仅是难治性哮喘的独立危险因素，还会显著增加哮喘急性加重的风险。一方面，哮喘病情越严重，OSA患病率越高。反复哮喘发作极易导致气道慢性炎症，且哮喘患者常伴发过敏性鼻炎、鼻窦炎，夜间睡眠时可出现鼻塞、鼻咽部分泌物增多，这些原因均可导致上气道狭窄或闭塞，进而引起OSA。另一方面，OSA也极易诱发哮喘。打鼾者睡眠中容易出现张口呼吸，尤其是鼻炎、鼻窦炎患者。鼻腔是肺的过滤器，张口呼吸时，干燥的冷空气不经过鼻腔而直接从口腔进入咽喉部及气管，会刺激哮喘患者原本脆弱敏感的气道，导致夜间哮喘发作。同时，睡眠呼吸暂停过程中，患者用力吸气使胸腔负压进一步增加，当其超过食管下括约肌张力时，胃内容物反流至咽喉部，刺激气管，可引发支气管痉挛。由此可见，会打鼾的哮喘的确不是"好"哮喘，有可能发展为难治性哮喘。伴有打鼾的哮喘患者宜接受睡眠监测，如果伴有OSA，应进行相应的干预。

专家门诊：周二、周四上午（北院）

特约门诊：周一上午（总院）

特需门诊：周四下午（总院）

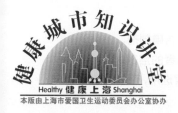

本版由上海市爱国卫生运动委员会办公室协办

安全带就是"生命带"

上海市公安局交通警察总队宣传中心副科长　夏永铭
上海交通大学附属第六人民医院急诊医学科副主任医师　叶珏明

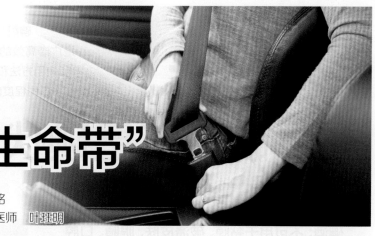

市民王女士的故事

前段时间，我驾车与朋友及其母亲结伴出行。晚上回家途中，我有些疲惫，在一个路口没有及时转弯，结果径直开向对向车道，撞上了道路外侧的路沿石，车子颠簸了一下，继续向前飞驰，最终撞断了路边一棵行道树才停下来。我们赶紧下车，发现车辆前、后胎都瘪了，气囊弹出，挡风玻璃也碎裂了，车前盖正冒着烟。幸运的是，尽管车辆损毁严重，但因为我们三人都系好了安全带，所以没有受伤，仅朋友母亲胸前因为安全带发挥作用而留下了一点勒痕。每当回忆起此事，我都非常后悔当时的疏忽，但同时又十分庆幸自己有佩戴安全带的好习惯。

安全带有多重要

道路交通碰撞是全世界人口的主要死因之一，是15~29岁人群的主要死因。每年，全球有超过125万人死于道路交通碰撞，另有2000万~5000万人受到严重伤害，其中一些人因此而发生残疾，导致生活不能自理。世界卫生组织指出，使道路碰撞事故和死亡增加的风险因素包括未系安全带、酒后驾驶、超速、未戴头盔等。

虽然系安全带不能防止道路交通碰撞，但是能在发生碰撞时减轻伤亡。发生碰撞时没有使用安全带的乘坐者，占道路交通死亡的大多数。当发生道路交通碰撞时，如果乘坐者没有系好安全带或使用儿童安全座椅，实际上会发生三次"碰撞"。第一次碰撞是车辆与另一个物体的碰撞，如另一辆车、静止物体或人。第二次碰撞是没有系安全带的乘坐者与车辆内部物体的碰撞，如驾驶员的头部撞到玻璃。第三次碰撞是人体内部器官与胸腔壁或骨架的碰撞。第二次碰撞导致死亡和受伤的比例最高，而正确使用安全带和儿童安全座椅，可以显著减少死伤。如果没有系安全带，后排乘客不仅自己可能会受伤，也可能在二次碰撞过程中伤及驾驶员或前排乘客。

在会导致车辆乘坐者死亡的碰撞中，使用安全带可将死亡风险降低约50%：可使驾驶员和前排乘客的死亡风险降低40%~50%，重伤风险降低45%，轻伤风险降低20%；可使后排乘客的死亡和重伤风险降低25%，轻伤风险降低75%。

2017年3月实施的《上海市道路交通管理条例》规定，机动车乘坐人在配有安全带的座位就座时，应当使用安全带。

安全带如何挽救生命

发生碰撞时，没有使用安全带的驾驶员及乘客将以碰撞前的车辆行驶速度继续前进，抛射撞向车身内结构。如果驾驶员或乘客从车辆内被抛射出去，75%的人会因此死亡，比仍在车内者发生死亡的可能性高3倍。使用安全带，是预防在车辆碰撞时被抛射出去的一项关键措施。

使用安全带，可降低人撞到车辆内部的风险，如果撞到，撞击速度也会降低。发生碰撞时，安全带会把受到的力量分散到使用者身上，可提供必要的支持，约束车辆乘坐者，然后把他们拉回到座位上。

安全带还能防止驾驶员及乘客在安全气囊完全充气前碰到安全气囊。安全气囊启动时的速度约为每小时300千米，如果车辆乘坐者在安全气囊完全充气前碰到，有遭受严重伤害的风险。**PM**

磕破皮：
涂碘酒还是碘伏

碘酊（俗称碘酒）和碘伏都是含碘制剂，是广谱高效的皮肤消毒剂。但是，两者的溶剂、浓度、使用方法和适用范围不同。若错误选用，可造成不同程度的伤害。

复旦大学附属华山医院主任药师　李中东

碘酒：不可用于黏膜、破溃皮肤、眼睛、口腔

碘酒是碘与碘化钾溶于酒精和水的混合溶液。碘以分子状态释出，其浓度越高，杀菌作用越大。碘酒的常用浓度为 2.5% ~ 3%，为深棕色。用碘酒涂抹皮肤消毒时，有轻微的清凉感，其后需用 75% 酒精擦拭、脱碘，以减弱碘对皮肤和深层组织的刺激和腐蚀。

适用范围：碘酒主要用于皮肤消毒，不可消毒黏膜。因碘酒会灼伤黏膜，故不能用于破溃皮肤、眼睛、口腔部位的消毒。碘酒有杀灭细菌、真菌、病毒、阿米巴原虫等作用，可用于治疗毛囊炎、皮脂腺炎、甲沟炎、甲癣、软疣、单纯性疱疹、寻常疣等皮肤病。用碘酒制成的 1% 碘甘油，还可治疗牙龈炎、牙周炎、感染性唇炎等。

碘伏：可用于皮肤和体腔、黏膜等部位

碘伏是碘与聚乙烯吡络烷酮在水溶液中结合形成的聚维酮碘，作用与碘酒相当，但碘伏的有机碘（碘离子络合物）和水溶液对组织没有刺激性，故可用于皮肤、体腔、黏膜等部位的消毒。医用碘伏浓度通常较低，一般为 1%，呈浅棕色。用碘伏消毒皮肤时可直接涂擦。碘伏是水溶液，易清洗，无腐蚀性，不易污染衣物。

适用范围：与碘酒相比，碘伏用途更广泛，既可用于皮肤、黏膜的消毒，也可用于烫伤、烧伤、冻伤、刀伤、擦伤、挫伤等一般外伤的消毒，还可治疗滴虫性阴道炎、真菌性阴道炎、皮肤真菌感染等。临床上用于手术前皮肤消毒、各种注射部位皮肤消毒、器械浸泡消毒以及阴道手术前消毒等。碘伏可直接涂抹皮肤，用起来更方便，容易水洗。手术中使用碘伏（涂于皮肤后呈浅黄色），还可明确指示消毒范围，避免漏擦。

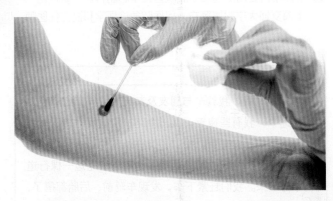

关注5点事项

❶ 碘酒和碘伏均是外用药，切忌口服。一旦误服，应马上用淀粉糊或米汤灌胃，并及时送医院救治。

❷ 若使用碘酒和碘伏部位出现烧灼感、瘙痒、红肿等情况，应停药，并将局部药物洗净，必要时就医。连续使用 3 日，若无效，也应就医。

❸ 对碘过敏者禁用，易过敏者慎用。碘接触皮肤以后，过敏反应少见，但严重过敏者可出现皮肤溃烂、喉痉挛、肺水肿、哮喘发作、休克，甚至死亡。

❹ 碘酒应装在瓶塞紧闭的深色玻璃瓶中，于冷暗处存放，以减少碘的分解和挥发。若其性状发生改变，则不能使用。

❺ 儿童必须在成人监护下使用，存放时应将碘酒和碘伏放在儿童接触不到的地方。**PM**

特别提醒

一般地说，用于没有破损的皮肤消毒，可以使用碘酒，也可以使用碘伏，还可以两者同时使用；用于黏膜、体腔或破溃皮肤的消毒，就不可以使用碘酒，只能使用碘伏。如果不慎使用了碘酒，带来的不良后果是：除可能遭遇酒精烧灼引起的剧烈刺痛感外，还可能出现高浓度碘引起的过敏反应，引起瘙痒、红肿，甚至皮疹、起疱、溃疡或脱皮等损伤。

说到维生素C，大家都很熟悉。维生素C可以促进伤口愈合、抗疲劳，可以提高人体抵抗力，还可以美白皮肤……

维生素C又称抗坏血酸，是维持人体正常代谢所必需的水溶性维生素。维生素C具有重要的生理功能，但人类自身无法合成，必须通过日常饮食或药物补充。那么，哪些人需要补充维生素C？哪些人又不能补充？

维生素C：补还是不补

复旦大学附属中山医院药剂科　金知萍　吕迁洲（教授）

宜补：孕妇、哺乳期妇女、吸烟者

维生素C是清除人体自由基的重要还原剂，参与人体重要的生理过程。当维生素C摄取量长期低于10毫克/天，造成维生素C缺乏时，就可能出现骨骼和牙齿易折断或脱落，以及皮下、黏膜、肌肉等部位出血的坏血病症状。那么，人体每天应补充多少维生素C？《中国居民膳食指南》推荐：18岁以上成年人每天维生素C摄入量为100毫克。

研究证明，只要每日食用一定数量的新鲜蔬菜、水果、薯类、豆类等食物，大多数人能获取足量的维生素C，并不需要额外补充。但是，孕妇、哺乳期妇女和吸烟者可适当增加维生素C摄入量。孕早期每天维生素C摄入量为100毫克，孕中期和孕晚期每天维生素C摄入量为130毫克。哺乳期妇女每天维生素C摄入量为130毫克。研究发现，吸烟者血液中维生素C比不吸烟者少30%~50%。因此，吸烟者与被动吸烟者可额外补充维生素C。

特别提醒

维生素C宜在餐后1~2小时，用温开水送服，不宜用开水、茶水或牛奶送服。服药期间，应尽量避免食用动物内脏。

不宜补：7类人慎用

患以下疾病时，患者补充维生素C宜谨慎。

❶ **恶性贫血**　恶性贫血患者需要从饮食或药物中补充维生素B$_{12}$，维生素C会降低维生素B$_{12}$的生物利用度，导致维生素B$_{12}$吸收不良；维生素C还可与食物中的铜、锌离子结合，阻碍离子吸收，进一步造成维生素B$_{12}$等物质的缺乏。

❷ **缺铁性贫血**　缺铁性贫血患者摄入大剂量维生素C后，可造成血浆铜蓝蛋白活性降低，血铜下降，特别是在饮食中铜含量较低时。

❸ **镰状细胞贫血**　患者服用大剂量维生素C后，可导致溶血危象。

❹ **白癜风**　白癜风是由于皮肤黑色素细胞内的一种酶活性降低或消失而引起的局限性色素代谢障碍性皮肤病。维生素C不仅可使黑色素生成中断，还能使血清铜及其氧化酶的含量降低，并影响酪氨酸酶的活性，干扰黑色素生成。

❺ **尿路结石**　长期大量服用维生素C可引起尿酸盐、半胱氨酸盐或草酸盐结石，加重已有尿路结石患者的病情。

❻ **糖尿病**　大剂量服用维生素C可能干扰血糖测定结果，造成检查结果假阳性，影响疾病的诊断和治疗效果的评估。

❼ **痛风、血色病、葡萄糖-6-磷酸脱氢酶缺乏症、胃溃疡**　患这些疾病的患者，若考虑长期服用维生素C，亦需慎重。

《中华人民共和国药典临床用药须知》明确指出：大量服用维生素C（每日1克以上）可引起腹泻、皮肤红而亮、头痛、尿频（每日600毫克以上时）、恶心、呕吐、胃痉挛等。过多服用维生素C咀嚼片，还可造成牙釉质损坏。因此，患者最好在医生指导下补充维生素C，以免发生不良反应。**PM**

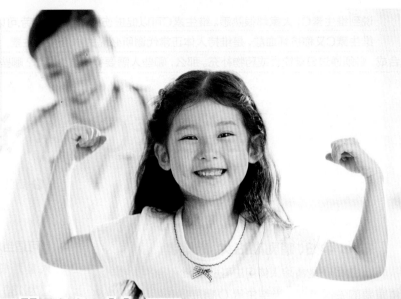

近期，国家药品监督管理局多次就"修订部分药品说明书中有关栏目内容"发布通告。其中，多个药品新增了"儿童慎用""儿童禁用"的规定。对此，一些妈妈们望文生义，看到"禁用、慎用"这几个字，就认为这个药品有危险，不敢给孩子用。

儿童
"慎用""禁用"的药品，
以后还可以用吗

上海市儿童医院药学部主任药师　孙华君

"儿童"是一个多年龄段的群体

"儿童"是个非常特殊的群体，不仅仅因为儿童处于生长发育期，器官功能尚不成熟，更因为通常所说的"儿童"群体，实际上是一个多年龄段的群体：既包括了出生 28 天以内的"新生儿"、1 月到 1 岁的"婴儿"、1 ~ 3 岁的"幼儿"、3 ~ 6 岁的"学前期儿童"、6 ~ 12 岁的"学龄期儿童"，也包括 12 ~ 18 岁的"青少年"，年龄跨度大，各个阶段身体及器官发育情况不同。从这个角度讲，脱离年龄段，泛泛而谈"儿童"，不是很严谨。也就是说，"某药儿童慎用、禁用"，并不表示每个儿童都不可用，需要儿科医生根据具体情况，具体分析。

例如，某药标明"新生儿禁用"，这意味着年龄较大的儿童使用这些药品风险较低。在新生儿时期，药物代谢必需的酶活性很低，随着孩子一天天长大，药物代谢必需的酶活性逐渐增强，再服用这些药物，安全性就增强了。同理，成年人经常服用的药物，儿童服用不一定安全，因此家长不要擅自给儿童服用成人药，即使是相对安全性较高的非处方药，若不能正确服用，也存在一定的风险。

正确认识"禁用"与"慎用"

药品"禁用"与"慎用"是基于对药品治疗过程中潜在风险大小的评估，实际上也包括了对药物疗效的评估，是对某个群体使用某种药品的治疗获益和风险权衡之后得出的结论。"慎用""禁用"，并不是因为这种药品一无是处，只是这种药品在特定的情况下风险较大而已。之所以强调"群体"，是因为这些结论是基于临床研究或者临床观察的总体数据得出的。获得这个总体数据的人群从概率学角度讲，绝大部分是普通"儿童"，难以囊括许多特异体质的儿童。

当得知某种药品新增了"禁用""慎用"规定后，妈妈们不必大惊小怪。药品是把"双刃剑"，既有治疗作用，也会伴随不良反应。我们需要谨慎对待，密切观察。"只有治疗作用没有毒副作用的药品"是不存在的。大家要慎重对待，不要自作主张给儿童服药，更不要相互推荐药品。但也不要草木皆兵，谈"药"色变。必须用药时，应该在医务人员指导下正确使用，切忌擅自停药。**PM**

5类胃药不宜与吗丁啉同服

刘先生上大学时曾患过胃溃疡。参加工作后，由于单位事情多，胃痛发作时，他就去药店买药吃。一天，刘先生觉得胃胀，不想吃东西，为助消化，在常规服用胃药后，他加服了吗丁啉。可是，腹胀并没有明显缓解，胃痛反而有所加重。这是怎么回事呢？

吗丁啉的主要成分为多潘立酮，可促进胃肠动力，防止胃食管反流，增强胃蠕动，促进胃排空，主要用于由胃排空延缓、胃食管反流、食管炎引起的消化不良。

有人认为，将吗丁啉与其他胃药一起吃，可以增加疗效。殊不知，由于作用机制与其他胃药不同，吗丁啉与许多胃药之间存在相互作用。以下5类胃药不宜与吗丁啉同服。

❶ 黏膜保护类胃药（铋剂） 常见的有丽珠得乐、乐得胃、胃必治等，主要用于胃及十二指肠溃疡病人。这类药物在胃液中呈胶体状，可与溃疡基底面的蛋白形成复合物覆盖在溃疡表面，从而阻断溃疡创面与胃酸和胃蛋白酶的接触。

合用危害：与吗丁啉合用后，可导致铋剂类药物在胃内停留时间缩短，难以形成保护膜，无法起到抗溃疡作用。两种药物应相隔2~3小时以上再服用。

❷ 抗酸药 代表药物有达喜（铝碳酸镁片）、氢氧化铝凝胶、复方氢氧化铝、铝碳酸镁、磷酸铝、海藻酸铝镁等。治疗胃溃疡时，抗酸药不仅需要足够的浓度，还需要在胃内停留足够长的时间，促使其与溃疡面充分接触，从而形成保护膜。

合用危害：吗丁啉可促进胃排空，与抗酸药合用，可减弱抗酸药的保护作用。临床上，抗酸药常与抗胆碱能药联用。抗胆碱能药可以延迟胃排空，以便抗酸药有足够的时间和浓度存在于胃黏膜表面，从而起到保护作用。

❸ 抑制胃酸类胃药 常见的有西咪替丁（泰胃美）、雷尼替丁、法莫替丁、奥美拉唑、兰索拉唑、雷贝拉唑等。这类药物可抑制胃酸分泌，促使溃疡修复，其疗效与药物剂量和胃内滞留时间密切相关。临床主要用于治疗十二指肠溃疡、胃溃疡、术后溃疡、反流性食管炎、上消化道出血等疾病。

合用危害：吗丁啉可促进胃肠蠕动，缩短抑酸类胃药在胃内停留时间。

❹ 中枢类止吐药 包括胃复安、盐酸地芬尼多片等，可用于各种原因引起的恶心、呕吐。

合用危害：吗丁啉的止吐作用是甲氧氯普胺（胃复安的有效成分）的23倍。将甲氧氯普胺及盐酸地芬尼多与吗丁啉合用，属于重复用药。

❺ 胃肠解痉药 阿托品、颠茄、山莨菪碱、匹维溴铵的主要作用机制为松弛痉挛状态的胃肠平滑肌，延长胃排空时间，临床上常用于胃肠绞痛。

合用危害：吗丁啉能促使胃肠蠕动，提高胃内容物通过率，缩短胃排空时间。与胃肠解痉药合用，药理作用相反。**PM**

吗丁啉含乳糖，乳糖不耐受、半乳糖血症或葡萄糖/半乳糖吸收障碍者慎用。吗丁啉主要在肝脏代谢，肝功能受损者慎用。哺乳期妇女服药期间不宜哺乳。

过敏性鼻炎患者：
不要听到激素就恐慌

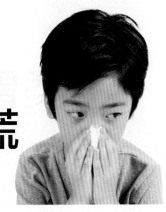

复旦大学附属眼耳鼻喉科医院耳鼻咽喉科　丁国强　郑春泉(教授)

生活实例

　　每年春暖花开之际，5岁的小宝就会鼻痒难耐，喷嚏不断，清水鼻涕流个不停。妈妈带他去医院看病，医生诊断为过敏性鼻炎。医生告诉小宝妈妈，尽量让孩子少接触过敏原，并开了喷鼻药水、口服抗过敏药。小宝妈妈看到说明书吓了一跳，喷鼻药水竟然是激素。这么小的孩子就用激素，安全吗？会影响孩子发育吗？

　　许多过敏性鼻炎患者，尤其是患儿家长，一听到"激素"二字，就会产生莫名的紧张和恐慌。那么，采用激素治疗过敏性鼻炎真有那么可怕吗？《变应性鼻炎诊断和治疗指南》指出：过敏性鼻炎的一线治疗药物是鼻用糖皮质激素、抗组胺药和抗白三烯药，其中，鼻用糖皮质激素是治疗过敏性鼻炎最有效的药物之一。

鼻用激素：可应对所有鼻部症状

　　糖皮质激素具有强大的抗炎、抗过敏和抗水肿作用。鼻内使用糖皮质激素可以使较高浓度的药物直接作用于鼻黏膜的糖皮质受体而发挥治疗作用；鼻用糖皮质激素对过敏性鼻炎的所有鼻部症状，包括喷嚏、流涕、鼻痒和鼻塞均有显著改善作用，有的鼻用糖皮质激素还能缓解眼部症状，如眼痒、流泪和眼红等。

　　目前，临床上常用的鼻用糖皮质激素包括糠酸莫米松、布地奈德、丙酸氟替卡松鼻喷剂等。轻度患者，每天喷鼻1~2次，疗程不少于2周；中重度患者，每天喷鼻1~2次，疗程不少于4周；重度持续发作者可考虑长期用药。持续治疗的效果优于间断治疗。

鼻部用药：全身不良反应少见

　　鼻用糖皮质激素属于局部用药，全身吸收很少，安全性较高。主要有鼻腔干燥、刺激感、鼻出血、咽炎和咳嗽等局部不良反应，多较轻微。掌握正确的喷药方法可以减少鼻出血发生，如避免朝鼻中隔方向喷药等。临床证实，使用鼻用糖皮质激素（疗程1年）对儿童的生长发育总体无显著影响。

　　除了鼻用糖皮质激素外，还有一类口服糖皮质激素，如泼尼松、波尼松龙等，为过敏性鼻炎的二线治疗药物，主要针对中重度持续发作的患者。如通过其他治疗方法无法缓解严重鼻塞时，医生会选择安全性和耐受性较好的短期口服糖皮质激素，用量按体重计算（0.5~1.0毫克/千克），早晨顿服，疗程5~7天。需要注意的是，由于全身使用糖皮质激素会产生不良反应，故儿童、老年人及严重高血压、糖尿病患者等禁用。

联合用药：
提高疗效、减少不良反应

　　为了提高疗效及减少不良反应，目前过敏性鼻炎的治疗常采用联合用药，除使用糖皮质激素外，抗组胺药和抗白三烯药同样具有重要作用。抗组胺药（如氯雷他定、西替利嗪等），能缓解鼻部症状，特别是鼻痒、喷嚏和流涕，但对缓解鼻塞效果有限。抗白三烯药缓解鼻塞的作用优于抗组胺药，亦能有效缓解喷嚏和流涕等症状。

　　减充血剂的主要作用是收缩血管，快速缓解鼻塞，但对过敏性鼻炎的其他鼻部症状无明显改善作用。除了药物治疗之外，脱敏治疗也是治疗过敏性鼻炎的主要方法。鼻腔冲洗是一种方便、安全、廉价的治疗方法，通常用于鼻腔和鼻窦炎等疾病的辅助治疗。**PM**

注射头孢菌素 也要做皮试吗

浙江大学医学院附属第一医院　阳平　肖永红（教授）

新闻回顾

2018年12月，上海一男子因患分泌型中耳炎在医院输注了头孢菌素，结果发生过敏性休克，经抢救无效死亡。陪同的人说，医生没有给该男子做皮试。

头孢菌素是常用的一大类抗菌药物，主要用于治疗多种感染性疾病。头孢菌素过敏主要是人体免疫系统对药物抗原的异常反应，可分为速发型和迟发型两种。速发型一般在用药后马上发生；迟发型则有一定的潜伏期，多发生在用药后1~7天，有些可能时间更长。过敏反应主要表现为皮肤瘙痒、皮疹、胸闷、恶心、呕吐、头痛等，严重者可发生过敏性休克。

过敏反应较青霉素少、轻

头孢菌素和青霉素的过敏机制大致相似，但从不良反应监测报告来看，青霉素的过敏反应较多，后果较严重；头孢菌素过敏反应很少，后果也较轻。据报告，青霉素过敏反应发生率约为2%，头孢菌素过敏反应发生率为0.07%~2.8%；青霉素过敏性休克发生率为0.2%，头孢菌素过敏性休克发生率为0.0001~0.1%。

过敏反应的发生与患者自身的过敏性体质密切相关。机体对药物的反应与机体的致敏状态、病理状态及合并用药等多种因素相关。不同品种、不同规格、不同厂家生产的同种药物的致敏性也可能不相同。一般认为，头孢菌素的化学结构与其致敏性有关，以前使用过头孢菌素的患者，即使当时没有发生过敏反应，再使用化学结构侧链同源性较高或是类似的头孢菌素，仍有可能发生过敏。

三种情况需做过敏试验

由于个体差异、药品的理化性质、药品质量等多种因素均可能影响头孢菌素过敏反应的发生；与青霉素相比，头孢菌素发生过敏反应的概率较小；且研究发现，常规做头孢菌素皮试对预测头孢菌素过敏并不如青霉素皮试有价值，故一般情况下，用药者无须常规做头孢菌素皮试。

以下3种情况，需进行头孢菌素皮试。

● 药品说明书明确要求进行皮试的头孢菌素，如某些国产头孢菌素。

● 既往有明确β-内酰胺类抗生素（如青霉素）速发型过敏反应史的患者，主要表现为数分钟内发生的速发型反应，包括荨麻疹、哮喘发作、过敏性休克等。

● 既往有头孢菌素严重过敏史的患者，因临床情况确需使用头孢菌素，应尽量选用化学结构侧链差异大的其他头孢菌素，以减少或避免交叉过敏反应的发生。

需要强调的是，由于头孢菌素皮试阴性的患者在用药过程中仍可能发生过敏反应，故使用头孢菌素期间，患者需密切注意可能发生的过敏现象，一旦出现皮疹、心慌、胸闷、呕吐、呼吸急促等过敏现象，应及时呼叫医生，接受相应处理。**PM**

小贴士

头孢菌素皮试阳性和阴性判断标准

头孢菌素皮试20分钟后，受试者可在医生指导下判断结果。如受试者皮丘局部无红肿，无自觉症状，可判断为阴性；如皮丘局部隆起，并出现红晕，硬块，直径大于1厘米，或红晕周围伪足，痒感，或全身出现皮疹，甚至过敏性休克，则可判断为阳性。

二甲双胍是生活方式干预后、血糖控制不达标的2型糖尿病患者的首选药物，不但能够改善胰岛素抵抗、降低血糖，还能预防糖尿病引起的大血管和微血管病变，改善血脂代谢、减少心血管并发症发生概率。但在用药期间，患者应遵循以下四个原则。

服二甲双胍，
应遵循"四原则"

上海交通大学附属第六人民医院内分泌代谢科　蔡玲莉　周健（主任医师）

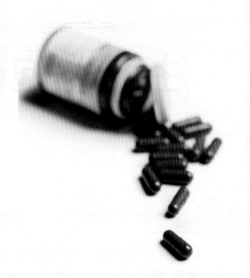

一、定期检查不能少

二甲双胍本身不会损害肾功能，但由于它主要经由肾脏排泄，肾功能不全患者可能出现体内药物蓄积，引起乳酸增高；二甲双胍不经肝脏代谢，无肝毒性，但肝功能受损后会明显降低对乳酸的清除能力。因此，长期服用二甲双胍的患者应定期到医院检测肝肾功能。此外，患者还需定期检测血糖、尿酮、血脂及糖化血红蛋白等糖代谢相关指标，以利医生评估血糖控制情况，判断是否需要调整用药。若单独使用二甲双胍治疗，血糖仍未达标，医生会及时调整治疗方案，必要时联合用药。

二、避免长期、过量饮酒

乳酸酸中毒是二甲双胍的罕见不良反应，发生概率约为 0.003%。大量研究表明，肝肾功能正常的患者即使长期使用二甲双胍，也不增加乳酸酸中毒风险，但当超剂量服用、肝肾功能受损或过量饮酒时，则可能导致乳酸酸中毒发生。研究证实：长期饮酒可造成肝功能不全，从而影响肝脏代谢能力，引起乳酸堆积；长期饮酒还可能导致维生素 B_1 等摄入不足，影响体内酶反应，最终造成丙酮酸增加及乳酸生成增加；过量饮酒还可能减少体内二甲双胍排泄，从而进一步增加乳酸酸中毒风险。值得注意的是，若患者空腹、大量饮酒同时服用二甲双胍，可导致低血糖，甚至昏迷。

三、预防维生素 B_{12} 缺乏

长期服用二甲双胍可能引起维生素 B_{12} 缺乏。二甲双胍不仅可使小肠蠕动发生改变，刺激肠道细菌过度生长，抑制维生素 B_{12} 的吸收，还可抑制回肠末端维生素 B_{12} 内因子的吸收，最终造成患者体内维生素 B_{12} 水平降低。维生素 B_{12} 缺乏症的警示症状包括手脚麻木或刺痛、记忆受损、贫血、头痛等，症状轻微且进展缓慢，但严重的维生素 B_{12} 缺乏可能会导致恶性贫血，女性缺乏维生素 B_{12} 还会导致月经不调。长期服用二甲双胍治疗的患者应在医生指导下适当补充维生素 B_{12}。

四、接受造影检查慎服药

接受造影检查，如增强 CT、冠脉造影、肾盂和输卵管造影检查等时，患者应及时调整二甲双胍的用法、用量。《二甲双胍临床应用专家共识》指出：肾功能正常的患者做造影前不必停用二甲双胍，但使用造影剂后应在医生指导下停药48～72小时，复查肾功能正常后，方可继续服药；全身麻醉术前48小时使用造影剂者，应暂时停用二甲双胍，之后还需停药48～72小时，复查肾功能正常后，方可继续用药。**PM**

小 贴 士

二甲双胍：宜从小剂量起始，逐渐增加剂量

二甲双胍常见不良反应包括腹泻、恶心、呕吐、腹部不适、腹胀及乏力等，常于用药早期出现，故宜从小剂量起始，逐渐增加剂量。随着治疗时间的延长，上述不良反应可逐渐消失。

> 尽管利巴韦林的说明书明确指出"严禁用于孕妇",但该药用于孕妇的不良事件至今还时有发生。研究证实,利巴韦林除一般不良反应,如疲倦、头痛、食欲减退、肌肉痛、关节痛等外,最主要的毒性是溶血性贫血及致畸作用。

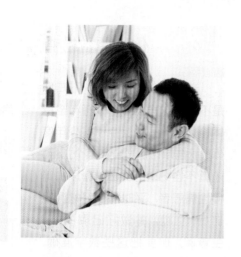

备孕男女

四川大学华西药学院教授　徐正

请"远离"利巴韦林

真实案例

2013年,30岁的吴女士因感冒去医院看病,医生没有询问吴女士是否怀孕,也未告知利巴韦林可致畸,就开了利巴韦林注射液和口服退热药。一个月后,吴女士到该市妇幼保健院检查,确诊怀孕7周以上。保健院医生了解到她怀孕期间曾服用过利巴韦林,建议她做人工流产手术。吴女士流产后,将原就诊医院告上法庭,要求赔偿。法院审理后判定:被告医院与原告吴女士的流产之间有因果关系,医院存在医疗过失行为。

利巴韦林致畸有实证

人类或动物研究均显示:利巴韦林对胎儿的危害程度超过了对孕妇的益处。为此,美国药品管理部门将利巴韦林定义为妊娠期最危险的 X 类药物,即妊娠期禁用;在世界卫生组织（WHO）药品不良反应数据库中,有关利巴韦林的不良反应表现为胎儿异常的有 126 例次,明确为畸形的有 45 例次,且涉及多系统畸形;在动物试验中,大量研究均已证实,利巴韦林有明显的致畸和杀胚胎的毒性作用（在低于人体用量的 1/20 时即可出现）。已经发现的畸形有颅、腭、眼、四肢、颌、骨骼及胃肠道畸形,其发生率和严重程度随剂量的增加而增加。上述案例中,吴女士在怀孕早期用了利巴韦林,对其胎儿有很高的致畸形风险。为此,妇科医生建议她终止妊娠。

停药后至少6个月才能怀孕

利巴韦林的药品说明书要求:"在治疗开始前、治疗期间和停药后至少 6 个月,服用利巴韦林的男性和女性均应避孕,一旦怀孕应立即告知医生。"为什么备孕的男性同样要"远离"利巴韦林呢?动物实验数据表明,利巴韦林可损害睾丸,伤害精子,从而影响后代健康。至于要求在用药后过 6 个月才可以怀孕,是因为利巴韦林在体内存留时间长。为了保险起见,6 个月以后怀孕才能确保安全。

孕早期用过利巴韦林 应终止怀孕

利巴韦林虽是处方药物,但由于管理上的漏洞,在一些社会药房不用处方仍能买到。而妇女在怀孕初期没有明显征兆,可能会在毫不知情的情况下误用药物。如果不幸中招,该怎么办呢?大部分专业人士会建议及时终止怀孕。因为怀孕期间的各种检查不能确保发现所有胎儿畸形,且用利巴韦林后造成畸胎的后果不能被接受。**PM**

特别提醒

不要用利巴韦林对抗感冒

利巴韦林俗名叫"病毒唑",是合成的核苷类抗病毒药。现用于治疗呼吸道合胞病毒引起的病毒性肺炎与支气管炎、皮肤疱疹病毒感染等。遗憾的是,在现实生活中,不少人把利巴韦林作为抗感冒药物使用。感冒虽是由病毒造成的上呼吸道感染,但至今并无"利巴韦林能治疗感冒"的证据,该药也未被药监部门批准用于感冒。事实上,感冒是自限性疾病,多休息、多喝水即可。

化验单、检查报告一大堆怎么办? 智能健康档案帮您"妥妥搞定"

亲爱的读者朋友们,不知您是不是有这样的困惑:每年坚持体检,家里虽然保存了不少年度体检报告单,但要查阅某个指标,还真不容易;高血压、糖尿病等慢性病患者,平时需要经常测量血压、血糖,并做好记录,供医生查阅,但要把这些数字准确、分门别类地整理好,真有一定难度;每天要吃好几种药的患者,最好将每种药的服用时间和剂量记录下来,若治疗过程中有换药、调整剂量、停药等,也要一一记录,不仅麻烦,还容易搞错……

现在,这些问题统统都不是问题啦!告诉大家一个好消息,《大众医学》杂志与上海申挚医疗科技有限公司达成战略合作,在《大众医学》官方微信公众号开通了"智能健康档案"功能。读者只要登录《大众医学》官方微信公众号,点击页面下方"健康管理"菜单,即可看到"健康档案"。经简单注册后,即可建立您的专属健康档案了。

您可以先点击页面右上角"新增信息",将您的一般情况、化验报告、检查报告、治疗情况、病史、家族史等情况录入。化验单录入支持手动输入和拍照录入,很方便!

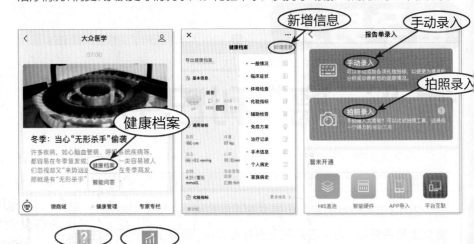

如果不知道某个化验指标的含义,点击该指标右侧的 🔹 键,即可查看。如果想知道自己一段时间内某化验指标的变化情况,可以点击该指标右侧的 🔹 键,选择相应时间段,即可看到一条指标变化曲线,一目了然!

同时,智能健康档案还有"一键导出"功能,只要点击"导出健康档案",输入电子邮箱地址,即可收到一份整理好的健康档案。

有了智能健康档案这个小帮手,大家再也不用为整理一大堆检查报告而烦恼,也不用再为看不懂某个化验指标而发愁。更重要的是,它能及时跟踪我们的健康状况,万一发现有异常指标,就会提醒我们要引起重视,及时排查可能存在的健康隐患。亲爱的读者朋友们,赶紧拿起手机试试吧!

新时代，心理健康受挑战

|作|者|简|介|

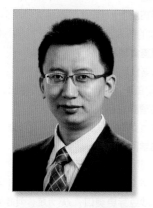

王振，上海交通大学医学院附属精神卫生中心副院长、主任医师、博士生导师，中国医师协会精神科医师分会强迫症专委会副主任委员，上海市医学会互联网医疗专科分会委员、行为医学专科分会委员。长期从事强迫症、焦虑障碍、心理应激与创伤相关障碍及常见情绪问题的临床诊疗与病理机制研究工作。

2019 年 2 月，中国精神障碍流行病学调查结果正式发布。这是继 1982 年和 1993 年之后的第三次大规模调查。本次调查覆盖全国 31 个省、市、区，共 32 552 名 18 岁以上调查对象完成调查，调查内容包括心境障碍、焦虑障碍、酒精及药物使用障碍、间歇暴发性障碍、进食障碍、精神分裂症及其他精神病性障碍、老年期痴呆等七类主要精神障碍。调查显示，焦虑障碍患病率最高，终身患病率为 7.57%；紧随其后的是心境障碍，终身患病率为 7.37%；精神分裂症的终身患病率则仅为 0.75%；在 65 岁及以上的人群中，老年期痴呆的终身患病率达 5.56%。18 岁以上人群的整体精神障碍（不含老年期痴呆）终身患病率达 16.57%，即约六分之一的人一生中可能患有精神疾病，而这还不包括睡眠障碍等轻症心理疾病。这一数字远高于 1982 年和 1993 年的调查结果。

为什么中国的精神障碍患者人数增加如此之快？事实上，精神疾病患病率的变化有几方面原因。首先，每次流行病学调查采用的标准和工具均不相同，随着研究的发展，疾病的识别率有一定的提升，原来无法识别的部分患者在本次调查中得以识别；其次，由于病耻感的原因，既往调查中被调查对象隐瞒了自己的症状；最后，也是最重要的原因，即随着社会快速发展，心理压力不断增加，精神障碍患病率的确在升高。

事实上，并非所有的精神障碍患病率都有大幅度增加，如精神分裂症患病率在过去四十年中并没有发生显著变化，与其他国家报告的患病率（1% 左右）基本相同。这主要是因为，此类疾病的原因主要是遗传等生物学因素，并不会随社会发展而发生重大变化。但是，以焦虑、抑郁为代表的与社会环境因素或心理压力密切相关的精神障碍，患病率则呈现出爆炸式增长。这种变化与过去四十年社会的快速发展和转型、人们生活方式的巨大转变，以及科技发展带来的人际互动模式变化密不可分。这种疾病谱的变化并非我国所特有，在其他国家也曾发生，是社会快速发展所致的必然现象。

这些新的变化对普通民众有很大的警示意义。首先，我们要认识到，心理障碍离我们并不远，可能是自己，也可能是亲人、同事和朋友正在经受心理疾病的困扰。其次，面对精神障碍不必恐慌，要积极到专业机构接受治疗；目前，大部分精神障碍都可以治疗，而且大部分情况下是可以康复的。当然，精神疾病的诊疗需求大幅度提升，也给我国心理卫生工作者带来了严峻挑战。最后要特别提醒的是，对于心理疾病，最好的治疗仍是预防。每个人都应该主动了解心理健康知识，积极采取措施维护心理健康，不给心理疾病机会侵扰我们。PM

Contents 目次 2019 年 4 月

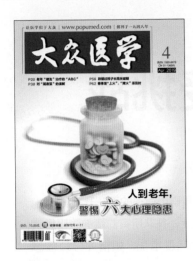

让医学归于大众 www.popumed.com 创刊于一九四八年

大众医学 4
Apr.2019

P20 老年"糖友"治疗的"ABC"　P56 别错过孩子长高关键期
P32 对"隔夜菜"的误解　P62 春季里"上火",灭火"添良材

定价: 10.00元
邮发代号 4-11

特别关注

人到老年，警惕
六大心理隐患

人到老年，会面临各种各样的挑战：身体功能下降，患有慢性疾病，社会角色转变，感觉孤独……种种因素都会给老年人带来心理压力。为此，老年人可能出现各种各样的心理问题，比如：感觉失落和空虚；焦虑，悲观失望；性格变得固执守旧，甚至发生较大改变；记忆力下降；生活满意度低；等等。那么，老年人应该如何正确看待和应对这一系列问题呢？本刊特邀心理和精神健康等领域的专家为您解惑。

本期部分图片由东方 IC 提供　本期封面图片由东方 IC 提供

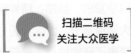

扫描二维码
关注大众医学

大众医学
微信二维码

大众医学
有声精华版

轻松订阅

★ 邮局订阅：邮发代号 4-11
★ 网上订阅：www.popumed.com（《大众医学》网站）
　　http://item.zazhipu.com/2000399.html（杂志铺网站）
★ 上门收订：11185（中国邮政集团全国统一客户服务）
★ 本社邮购：021-64845191 / 021-64089888-81826
★ 网上零售：shkxjscbs.tmall.com（上海科学技术出版社天猫旗舰店）

创刊于1948年　首届国家期刊奖　第三届中国出版政府奖期刊奖提名奖
新中国60年有影响力的期刊　全国优秀科技期刊一等奖　华东地区优秀期刊　中国百强报刊

大众医学®（月刊）

2019年第4期 Da Zhong Yi Xue

健康锦囊

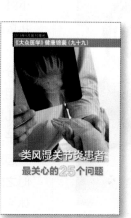

顾问委员会
主任委员　吴孟超　陈灏珠　王陇德
委员
陈君石　陈可冀　曹雪涛　戴尅戎　顾玉东　郭应禄
胡亚美　廖万清　陆道培　刘允怡　邱蔚六　阮长耿
沈渔邨　沈自尹　孙 燕　汤钊猷　吴咸中　汪忠镐
王正敏　王正国　肖碧莲　项坤三　庄 辉　张金哲
钟南山　曾 毅　曾溢滔　曾益新　周良辅　赵玉沛
孙颖浩　郎景和　邱贵兴

名誉主编　胡锦华
主 编　温泽远
执行主编　贾永兴
编辑部主任　黄 蕙
主任助理　王丽云
文字编辑　刘 利 熊 萍
　　　　　戴 薇 张 磊
美术编辑　李成俭 陈 洁

主 管　上海世纪出版（集团）有限公司
主 办　上海科学技术出版社有限公司

编辑、出版　《大众医学》编辑部
编辑部　（021）64845061
传 真　（021）64845062
网 址　www.popumed.com
电子信箱　popularmedicine@sstp.cn

邮购部　（021）64845191
　　　　（021）64089888转81826

广告总代理
上海科学技术出版社有限公司广告部
上海高精广告有限公司
电话：021-64848170
传真：021-64848152
广告/整合营销总监　王 萱
广告/整合营销副总监　夏叶玲
业务经理　丁 炜 杨整毅

发行总经销
上海科学技术出版社有限公司发行部
电话：021-64848257 021-64848259
传真：021-64848256
发行总监　章志刚
发行副总监　潘 峥
业务经理　张志坚 马 骏

编辑部、邮购部、广告部、发行部地址
上海市徐汇区钦州南路71号（邮政编码200235）
发行范围　公开发行
国内发行　上海市报刊发行局、陕西省邮政
　　　　　报刊发行局、重庆市报刊发行局、
　　　　　深圳市报刊发行局等
国内邮发代号　4-11
国内统一连续出版物号　CN31-1369/R
国际标准连续出版物号　ISSN 1000-8470
国内订购　全国各地邮局
国外发行　中国国际图书贸易总公司
　　　　　（北京邮政399信箱）
国外发行代号　M158
印 刷　杭州日报报业集团盛元印务有限公司
出版日期　4月1日
定 价　10.00元
80页(附赠32开小册子16页)

杂志如有印订质量问题，请寄给编辑部调换

大众医学——Healthy 健康上海 Shanghai 指定杂志合作媒体

围绕《"健康上海2030"规划纲要》既定的蓝图，上海将聚焦"健康生活、健康服务、健康保障、健康环境、健康产业"五大领域，持续推进"共建共享、全民健康"的战略，将健康融入所有政策。"大健康"理念的践行，需要全社会、全体市民共同参与和努力。《大众医学》作为上海市建设健康城市行动指定杂志合作媒体，邀您与健康结伴同"行"。

听力

一半年轻人
面临听力损失风险

世界卫生组织近日指出，世界上将近50%的12～35岁人群（约11亿人）由于长时间和过度暴露于巨大声音（包括使用个人音频设备听音乐等），面临听力损失的风险。听力一旦损失，就不会再恢复。据统计，目前世界上超过5%的人（约4.66亿人以上）患有残疾性听力丧失；据估计，到2050年，将有超过9亿人（约每10人中就有1人）罹患残疾性听力丧失。而实际上，半数听力损失可采取措施得到有效预防。为此，专家建议，使用音频设备时，尤其要注意保护听力。比如：注意音频设备的最大音量是多少，自己能承受的音量范围是多少；留意自己平时听音乐的习惯是否影响听力及有多大影响；选择有音量限制功能或提醒功能的设备；在嘈杂环境中不要将音量调得太大；等等。

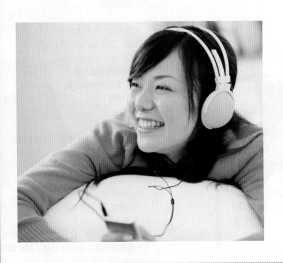

防癌

养成健康生活方式可防近半癌症

上海市发布的最新癌情监测数据显示：上海市共有40万例癌症生存患者；癌症发病率为497.3/10万，男性的发病风险高于女性；肺癌发病率最高，大肠癌位居第二；肺癌、大肠癌、胃癌、前列腺癌和肝癌是男性最常见的癌症，女性最常见的癌症依次是肺癌、甲状腺癌、乳腺癌、大肠癌和胃癌。为此，有关部门发出以下癌症防治健康提示：①养成健康生活方式可以预防接近50%的癌症，如不吸烟、避免被动吸烟、平衡膳食、积极进行身体活动等；②定期体检，积极参加社区组织的大肠癌筛查、妇科病普查和65岁以上老年人体检等，以早期发现癌症并及时治疗；③癌症患者应尽早到正规医疗机构接受规范治疗、康复保健、心理支持和姑息治疗，改善生存质量，提高生存率。

电子屏幕

沉迷电子屏幕，
幼童大脑发育可受影响

加拿大研究人员对近2500名儿童进行了跟踪调查，结果发现，2岁儿童平均每天花费在电子屏幕上的时间约为2.4小时；到3岁，这一时间增加至约3.6小时。而2岁和3岁儿童面对电子屏幕的时间越长，他们在3岁和5岁时大脑发育筛查试验（测试语言、运动等技能）的结果越差。研究者分析，沉迷于电子产品可能会妨碍社交，并可能会占用本应用来练习攀爬、走路或其他身体技能的时间。专家建议：幼儿要在18个月之后才可观看电子产品；对18~24个月的孩子，父母可以选择高质量、持续时间短的节目，陪同孩子一起观看；2~5岁儿童每天面对屏幕的时间应该限制在1小时之内；6岁以上儿童要确保使用电子屏幕不影响睡眠和身体活动。

口腔健康

保护口腔健康，重在好习惯

国家卫健委最近发布《健康口腔行动方案》，其中特别强调养成良好口腔健康习惯的重要性。以刷牙为例，医学专家建议每天早晚各刷牙一次，但目前成人每天2次刷牙率只有36%。国家卫健委希望到2025年，这一比例提高到45%。摄入过多糖分可导致龋齿等问题，为此专家建议：每个人都要注意养成"低糖"的习惯，尤其是青少年；中小学校及托幼机构应限制销售高糖饮料和零食，食堂应减少含糖饮料和高糖食品供应；大家要学会看食品营养标签中的添加糖等内容，主动选择"低糖"或"无糖"食品；吸烟不利于口腔健康，要远离烟草。另外，研究表明，食用槟榔不仅可导致口腔黏膜下纤维性变，同时也增加口腔癌的发病率，有长期咀嚼槟榔等习惯者要改正。**PM**

2019年2月19日，《上海市生活垃圾管理条例》全文正式公布，并将于2019年7月1日正式实施。按照国务院在部分城市先行开展生活垃圾强制分类的要求，上海市将建立健全生活垃圾分类投放、分类收集、分类运输、分类处置的全程分类体系，积极推进生活垃圾源头减量和资源循环利用。

从2019年7月1日起，上海市民将不能再随意"混扔"生活垃圾。生活垃圾主要分哪几类？投放垃圾时有哪些要求？大家一起来学习一下！

生活垃圾分类：你了解多少

如何进行生活垃圾分类

根据《上海市生活垃圾管理条例》，上海市生活垃圾按照以下标准分类：

● **可回收物** 废纸张、废塑料、废玻璃制品、废金属、废织物等适宜回收、可循环利用的生活废弃物。

● **有害垃圾** 废电池、废灯管、废药品、废油漆及其容器等对人体健康或者自然环境造成直接或者潜在危害的生活废弃物。

● **湿垃圾（易腐垃圾）** 食材废料、剩菜剩饭、过期食品、瓜皮果核、花卉绿植、中药药渣等易腐的生活废弃物。

● **干垃圾（其他垃圾）** 除可回收物、有害垃圾、湿垃圾以外的其他生活废弃物。

今后生活垃圾该如何"扔"

《上海市生活垃圾管理条例》规定：产生生活垃圾的单位和个人是分类投放的责任主体，应当将生活垃圾按照"可回收物、有害垃圾、湿垃圾、干垃圾"的分类标准，将生活垃圾分别投放至相应的收集容器内。垃圾桶等收集设施也应按照分类标准统一图文标识，区分不同颜色（可回收物为蓝色、有害垃圾为红色、湿垃圾为棕色、干垃圾为黑色）。

居民日常生活以外产生的餐厨垃圾、餐厨废弃油脂应投放到专用的收集容器。房屋装饰装修中产生的废弃物按照建筑垃圾处理，应单独投放到管理责任人设置的堆放场所。废旧家具等大件垃圾可预约回收或投放至指定场所。

搞不清生活垃圾的具体分类怎么办

用过的尿布，算干垃圾还是湿垃圾？外卖餐盒，是干垃圾还是可回收垃圾？一次性纸杯是可回收垃圾吗？如果搞不清某种生活垃圾的具体分类，可以登录"上海发布""绿色上海"等微信公众号，查询生活垃圾的具体分类情况。

以"上海发布"微信公众号为例：登录该公众号后，先点击左下角"市政大厅"菜单；进入"市政大厅"后，找到"垃圾分类查询"图标；点击该图标，进入查询页面，在搜索框内输入垃圾的中文名称，如"尿布""中药渣""电池"等，即可获知该垃圾的具体分类，同时还能了解该类垃圾的投放要求。**PM**

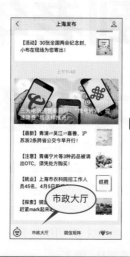
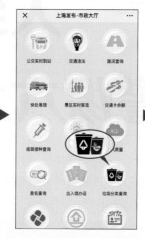
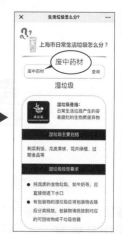

　　人到老年，会面临各种各样的挑战：身体功能下降，患有慢性疾病，社会角色转变，感觉孤独……种种因素都会给老年人带来心理压力。为此，老年人可能出现各种各样的心理问题，比如：感觉失落和空虚；焦虑；悲观失望；性格变得固执守旧，甚至发生较大改变；记忆力下降；生活满意度低；等等。那么，老年人应该如何正确看待和应对这一系列问题呢？本刊特邀心理和精神健康等领域的专家为您解惑。

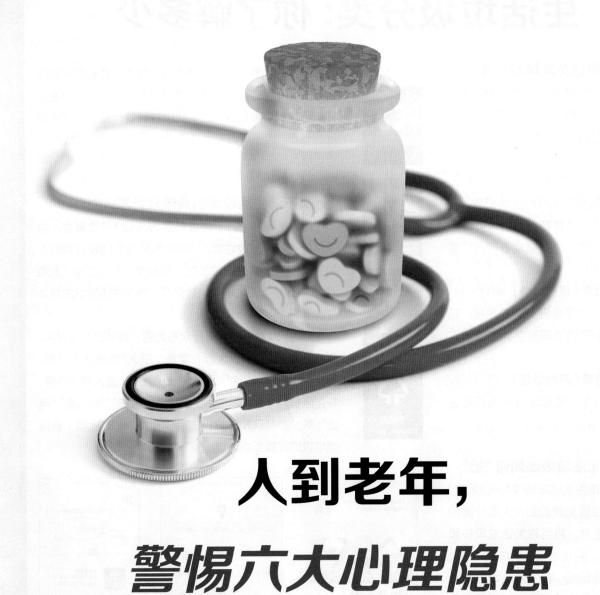

人到老年，
警惕六大心理隐患

策划/ 本刊编辑部

执行/ 刘利

支持专家/ 刘明矾　傅安球　张杰　王育梅　王学义　季建林　顾耘

与时俱进，别停留在过去

江西师范大学心理学院　刘明矾（教授）　周丽

身边故事

李女士今年六十多岁，性格内向，不爱说话，老伴去世后一直住在儿子家。在生活方面，李女士习惯了自己做家务；儿子、儿媳喜欢借助"外力"，扫地用扫地机器人，洗衣服用洗衣机，没有李女士身上那股自己动手、勤俭持家的精神。吃饭时，李女士常常为孙子的"坏习惯"苦恼，比如，孙子经常把筷子插在碗中间，李女士认为这"很不吉利"，可孙子却一副无所谓的样子。很多"新科技"也让李女士"一头雾水"。有一次打扫卫生，李女士发现一副"坏"耳机，耳机线没了，就扔了，后来，孙子说那是他的无线蓝牙耳机，花上千元买来的……李女士对此感觉无助又无奈。

李女士平素身体不太好，经常腰酸背痛，脾气也越来越差，不太愿意说话。儿孙们经常对李女士说，要学会与时俱进，可李女士总觉得新的没有旧的好，一直留恋过去，时不时地因怀旧而唉声叹气。

分析点评

李女士拘泥于过时的看法或做法而不愿改变，导致自己无法融入新生活，这是一种过分守旧的心理，在老年人身上十分普遍。如今，老龄化问题越来越严重，如果老年人思想上过分守旧，就会无法适应新时代的生活，这也是老年人心理健康道路上的一块"绊脚石"。当然，人到老年，有点守旧是难免的；但如果过分守旧，就会让自己一直停留在过去，很容易与下一代在价值观、人生观上产生分歧，形成思想上的代沟，产生人际矛盾与心理不适。

李女士是个性格内向、沉静的人，不爱与人交往。当身体状况不好时，原有性格方面的不足更为明显。随着年龄增大，她接受新事物的能力下降，愈加拘泥于过去的观念，在价值观上与子女产生了冲突，阻碍了他们的和谐相处。李女士感觉儿孙不理解自己，于是越来越感到孤单、失落。

过分守旧的三个原因

❶ 生理原因

随着年龄的增加，人体功能退化，记忆力变差，其他认知能力也慢慢变差。年老体衰，老年人接受新事物的能力不可避免地下降，更拘泥于过去，不太愿意尝试做出改变。

❷ 心理因素

性格较为内向、敏感，喜欢安静、不爱交往者，多年形成的人格容易导致行为固执、刻板。另外，人到老年，阅历和习惯累积到一定程度，不愿意轻易改变，缺乏开拓进取的精神，思想上容易过分守旧。

❸ 负性事件

老年期是负性生活事件的多发阶段：衰老、疾病渐生、社会角色与地位改变、社会交往减少、丧偶、子女离家、好友病故……在负性生活事件冲击下，老年人消极情绪体验频繁发生。负性生活事件会增强老年人的心理防御，加剧过分守旧的心理。

克服守旧的五个诀窍

❶ 运动娱乐，促进思维

老年人退休后空闲时间多，应多参加文体娱乐活动，以增强体质、促进思维敏捷度。可根据自己的兴趣、爱好、身体状况等选择合适的项目，如太极拳、太极剑、游泳、广场舞、下象棋等。身体健康、思维活跃，有利于适应新事物，克服过分守旧的心理。

❷ 调整心态，改变认知

老年人容易沉迷于过去，认为新的没有旧的好，这时候需要调整心态。既要把过去的经验当作一笔财富，也要随着时代发展适当更新自己的想法。平时可以多看新闻，了解社会的发展，促进观念变化。

❸ 学会沟通，消除代沟

沟通的前提是尊重和理解，切忌把自己的想法强加在他人身上。产生分歧时，要懂得站在他人立场上换位思考。增强沟通，不仅要说，更要做，可多与子女一起参加娱乐活动，比如一起看最新的电影、听时尚音乐等，以增进几代人之间的情感，缩小代沟。

❹ 大胆尝试，主动适应

克服过分守旧心理，大胆尝试必不可少。很多老人不习惯使用智能手机，但是当尝试使用视频电话功能看见远在他乡的孙子时，那种欣喜会冲淡学习新事物的不适感。慢慢地，老年人也会爱上高科技带来的便利，逐步融入"新社会"。

❺ 能力下降，需要理解

老年人学习新事物的能力随着年龄增长而下降，故年轻人需要多给予鼓励和支持。尤其是对高科技一窍不通的老年人，需要年轻人耐心指导。当老人与年轻人出现价值观的冲突时，年轻人应以理解为主，不要一味强求老人改变。年轻人的理解和支持可以让老人得到安全感，放下防御，更好地克服过分守旧心理，适应新生活。

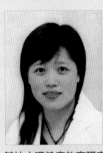

专家简介

刘明矾 江西师范大学心理学院教授、博士生导师，江西师范大学心理技术与应用研究所所长，江西省高校人文社科重点研究基地心理健康教育研究中心主任，江西省心理咨询师协会常务理事。擅长心理健康、心理咨询、医学心理学等领域的研究和实践。

身边故事

老李半年前刚退休。作为一名国有企业技术人员，他几十年来对待工作始终敬业、认真负责，加上出了名的好人缘，领导和同事们都对他赞赏有加。退休前他担任部门主管一职，到了退休年龄，领导虽有挽留，但耐不住儿女的劝说，加之他也想早点回家享受清闲，就拒绝留用了。

但他没想到，退休的日子这么"难熬"，生活和以前完全不一样了。上班时虽然权力并不大，但下属和客户对自己都"很当回事"，自己也挺有价值感。虽然现在家里是他说了算，但儿女都有自己的事业和家庭，平时也不怎么来父母家；老伴每天健身、做家务、看电视，不时去子女家帮忙照料一下，需要他参与的事情并不多。

总之，老张每天不知道该干什么，心里总是空落落的。别人说看电视能解闷，他把遥控器拿在手里，总是找不到想看的电视节目；听从朋友建议，去棋牌室打牌、下棋，也只是消磨时间而已，感受不到乐趣；以前的老同事不是住得远就是要带孙辈，没有机会多来往；拿着智能手机，总是刷朋友圈，也很没意思……他经常满屋子转悠，坐卧不定，心里感觉焦躁，但又不知道烦的是什么；晚上也睡不好，经常失眠；以前每天吸烟不到一包，这段时间几乎每天都要吸两包……他时常会想到以前单位里的事，后悔没有答应领导在单位"发挥余热"。

分析点评

生活中，像老李这样退休后离开熟悉的工作环境后感到失落、空虚、苦恼，进而影响身心健康的老年人不在少数。

根据"社会撤退理论"的观点，老年人在离开工作岗位后，其所占有的许多社会资源会相应减少，因而会出现严重的"缺失感"。退休后，人际关系、社会地位、经济收入等诸多方面都会发生重大变化，这是客观存在，自然会令人感到失落。同时，长期以来担当的社会角色发生变化，生活范围明显缩小，突然失去生活的规律和目标，也会加重这一问题。这时候，如果没有找到新的生活目标和自身价值所在，就很容易像老李这样无所事事，被空虚感所困扰。

六条建议，改善空虚失落感

❶ 坦然接受现状

每个人都会变老，人生有近 1/3 时间在退休中度过，这是不可回避的。老年人不要总是沉浸在自己过去所担任的社会角色中，要知道，当下的每一天都是我们余生中"最年轻的一天"；还要认识到，虽然人的躯体衰老是无法改变的，但心理状态可以自我调节和控制。只要愿意改变，坦然接受社会角色转变的事实，退休后的空虚、失落感就是暂时的。

接纳现实，
制订生活新目标

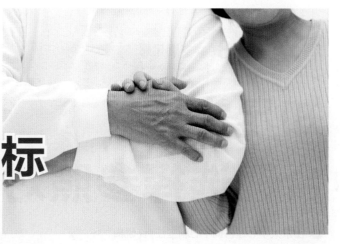

上海师范大学教授 傅安球
上海健康医学院 陈建萍

② 合理评价自己的重要性

老年人应当对自己和社会进行重新认识和评价。退休后，虽然离开了工作岗位，被人需要的机会减少了，但老年人是社会的财富，所拥有的成熟心态、知识和经验是年轻人无法比拟的。老年人完全有能力利用这些财富和经验继续为家庭、社会做出贡献。一旦觉察到自己的重要性，老年人就能更加积极地思考和行动。

③ 建立新的生活方式

没有目标、无所事事的状态很容易让人懒散、颓废，对自己失去信心，长此以往，会进一步影响老年人的健康状况。改变空虚感的第一步，是根据自己的情况，制定规律、可行的作息制度，如早睡早起、按时休息、适时活动等。同时，要养成良好的饮食和卫生习惯，戒除有害健康的不良嗜好，积极参与文体活动等。建立一种新的、适合自己的生活方式，会让老年人更健康、更有活力。

④ 寻找新的生活目标

目标往往能够激励人们行动。新的生活目标可以使老年人对生活产生新的希望，以更积极的情感状态生活，这是改善空虚状态的关键。想一想：有没有曾经喜欢却一直没有去做的事？有没有自己感兴趣的新知识和新技能？身边哪些同龄人的生活状态是自己羡慕和向往的？自己可以为家人、身边人做哪些事情？总之，可以为退休后的新生活设定一些具体目标。刚开始时，目标不要太大，要从切实可行的小目标开始，一点点做起。

⑤ 增进家庭事务的参与感

家庭是生活的港湾，对心理健康的重要性不言而喻。一些老年人习惯了不做家务，"衣来伸手、饭来张口"，随着退休后收入减少、儿女独立生活，在家里的存在感减弱，空虚感便会更明显。所以，老年人要努力增进自己对家庭事务的参与感，主动做一些力所能及的家务活动，也可以为儿女孙辈做一些事。这样既进一步融洽了家庭关系，还有助于自己体验到成就感和对家庭事务的参与感。

⑥ 积极参与社会活动

老年人积极参与各种社会活动，可获得来自他人和社会更多的关注与尊重，在缓解空虚感的同时，进一步体会到快乐和充实，能促进身心健康。例如，结伴旅行、喝茶会友、集体性的体育活动、学习互动、与他人交往、分享经验等，都可以帮助老年人建立新的生活圈子，重新找到归属感。心理学研究显示，老年人为他人提供支持，能显著提升其主观幸福感。身体条件允许，老年人退休后要积极参与社区志愿服务活动，这是改善空虚状态非常好的选择。社区活动通常可选择性很大，老年人可以根据自己的专长、爱好进行选择，还可尝试不同的或以前没有机会接触的领域。这些服务社会的活动，能使老年人生活内容更宽广、更丰富，感受到充实感和价值感，生活也会更有意义。

专家简介

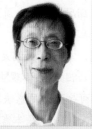

傅安球 上海师范大学心理学教授，美国催眠师考试委员会催眠治疗导师，曾任上海师范大学心理咨询与发展中心主任。擅长应激障碍、神经症、性心理障碍、人格障碍、心境障碍等心理问题的矫治。

心理隐患**3**：缺乏满足感

知足常乐，合理选择参照对象

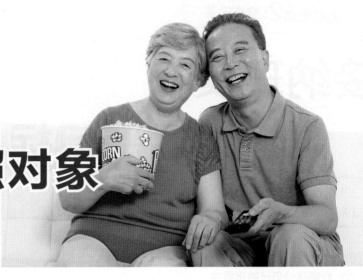

山东大学心理咨询中心副主任　许晓梅
中央财经大学社会与心理学院特聘教授　张 杰

身边故事

春节过后，白女士送走了住在北京的大儿子和小儿子两家，家里从热闹重回安静。她出门买菜时，遇到几位邻居，聊起了家常：她感叹儿孙才回来没几天、话还没说够又离家了；邻居吴女士的儿子是位教师，能一直在家住到寒假结束，这不禁让白女士有点"嫉妒"；邻居张女士的孩子是"海归"，各方面都很优秀，过年回家带了很多礼物，这让白女士多少有些"不自在"……她感觉，生活中的"缺憾"真不少。

事实上，令白女士不满意的事情还有很多。比如：她回顾自己曾经从事的高等教育事业，为自己当时没能评上教授而感觉遗憾；现在，她虽然身体还不错，但看到别的同龄人很"健壮"，经常游山玩水，心里还是感觉有些不平衡。白女士的儿子们也很疑惑：老人吃穿不愁，生活清闲，怎么总是"不满足"？

分析点评

老年人生理功能和认知功能逐渐衰退，社会角色和社交网络也发生了变化。这些变化会带来不同的情绪体验和感受，影响老年人看待自身、其他人和事的观点。回顾过去或与周围的人相比较，很多老年人总觉得有很多缺憾，认为生活不够圆满。

心理学研究表明，幸福感和满足感是人们对现实生活的主观感受，既与生活客观条件密切相关，又体现主观需求和价值观。客观条件局限、主观要求过高等，都可导致满足感缺乏。事实上，现在老年人一般不会满足于"有饭吃""有衣穿"等基本需求，而往往对生活有更高要求，导致满足感缺乏问题更加突出。

"心有所憾"的三大原因

❶ 参照对象选择不合适

满足感是非常主观和社会化的感受，因时而异、因地而异、因人而异，最终取决于个人所选择的参照体。"社会参照理论"指出，人们选择参照体时，有时是主观、麻木的，受个人阅历、性格等的限制和影响；有时则是客观、被动的，可受到周围环境、社会文化、当前热点、流行风尚等的影响。有的人会以取得某种社会地位为"成功标志"，一旦没有达到这种目标，就会感觉有遗憾；受社会上实用主义、功利主义等不良风气影响，一些人对物质条件有较高的要求，因此而产生"不满足"……不管是哪种情况，人们都是选择了某个"参照对象"的。不过，很多时候，人们并未意识到自己选择的参照对象并不合理。心理学研究表明，选择不恰当的参照对象，会造成认知偏差、心态失衡，影响满足感的获得。

❷ 精神需求得不到满足

老年人易产生孤独、恐老、怕病等多种心理。离开工作岗位后，老年人可能有"被社会抛弃"的感觉，担心自己得不到尊重；有的老年人子女不在身边，平时与亲友来往较少，会产生孤独感；衰老和生病后，会认为自己"没用""是家人的负担"……这些都决定了老年人有希望被人抚慰、有人陪伴、被人尊重等心理需求。如果这类需求得不到满足，也会产生较强的不满足感。

❸ 生活需求得不到满足

随着年龄增长，老年人的劳动能力和自理能力日趋降低，特别是疲劳生病时，求助于别人的需要更加凸显。老年人常常希望儿孙帮助他们完成日常生活中自己无法独立完成的活动；患较严重疾病时，需要儿孙们在饮食、就医、护理等方面提供帮助。如果老年人这些生活需求得不到满足，也会产生消极情绪。

增强"满足感"的三种调节方法

❶ 横向比较，正视现实

横向比较，即与同时代的人进行比较，与自己相似的群体进行比较。这是一种常见的"比较方式"。我国地域广阔，收入差异相对较大，有研究显示，中西部和农村地区老年人从"不幸福"到"幸福"的收入转折点低于东部和城镇地区，说明相对收入水平（横向比较）比绝对收入水平对幸福感的影响更大。

为此，老年人"与人比较"时应持一份理性。俗话说："台上十分钟，台下十年功。"如果只看到他人当前的收获，并将之作为参照体，就会看不到别人之前的积累和付出；要正视"天外有天、人外有人"的现实。应当从目前所处环境中找一个合适的、力所能及的对象来比较，这样既能促进自身努力，又不会诱发心理失衡。在日常生活中，老年人要留意自己选择的比较对象，如发现不合理之处，要有意识地进行调整，重新做出选择。

❷ 纵向比较，知足常乐

从很大程度上讲，满足与否的最大决定者是本人。老年人主观上怎么看待事物、如何选择参照对象，对是否能够拥有满足感非常关键。其实，纵向比较比横向比较更"健康"。老年人可以选择自身作为参照体，即将现在的自己与过去的自己相比，这样就会看到自己从"白手起家"到现在所取得的成就，以及自己一路走来付出的努力，从而感受到踏实和快乐。同时，还要看到自己的付出与收获是相等的，甚至因为赶上了好时代，自己的付出是"超值"的。这样进行比较，就会更加知足常乐、感恩惜福。老年人要拥有一颗感恩的心，珍惜自己所拥有的，不盲目追求自己无法得到的东西，降低不切实际的期望，减少心理失衡。拥有更多获得感对老年人的心理健康好处多多。

❸ 积极应对，社会支持

老年期是压力事件多发阶段，家庭关系不和睦、搬入养老机构、配偶去世等事件都会给老年人带来"阴影"。研究发现，积极应对压力事件的老年人总体幸福感更高，而采用消极应对方式的老年人孤独与不满意的

程度更高。所以，老年人面对压力事件时，要学会使用积极的应对方式，乐观面对问题，并向他人求助，努力寻求解决问题的途径。同时，老年人要减少消极应对方式的使用，尤其避免过度使用回避、自责、幻想等消极应对方式；要科学缓解心理压力，以减轻心理负担，增加幸福感。

老年人要积极参与社会互动，以适应各种变化，提高个人的应对能力。比如，参加社区老年舞蹈队、球队，力所能及地参加各种活动，尤其是奉献社会的志愿者活动等，这些都对提升幸福感有帮助。

需要注意，参照对象的选择并不是决定满足感和幸福感的全部因素，老年人的现实需要（如生病后的照顾）必须要得到满足，这是子女和社会需要面对的问题。来自各个方面的社会支持，特别是家庭支持和情感支持是老年人幸福晚年生活的重要保证。现在中青年人学习、工作压力较大，照顾、陪伴老人的时间较少，但完全可以利用现代通信技术，多与老人交流，了解老人的心情和生活状况，给予老人心理上的支持和安慰。

总之，老年人应该对"老龄化"持有积极的态度，主动从生活目的、个人成长、自我接纳等方面入手，规划和设计晚年生活，提高主观幸福感、满足感。

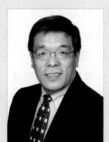

专家简介

张杰　中央财经大学社会与心理学院特聘教授，纽约州立大学布法罗分院社会学终身教授，山东大学公共卫生学院特聘教授及博士生导师，山东大学自杀预防研究中心主任。擅长老年心理学、社会发展心理学等领域的研究。

心理隐患**4**：情绪焦虑

心平气和，放松身体和心情

河北医科大学精神卫生研究所　王育梅（副教授）　王学义（教授）

身边故事

张老先生3个多月前接受白内障手术后，逐渐出现全身发紧、手发麻、心慌、胸闷、头晕等症状，常感觉心烦，坐立不安，身体活动不灵活。他担心自己得了大病，就到当地医院就诊，做了很多相关身体检查，结果没问题。

不过，张老先生还是觉得心里乱糟糟，全身不舒服，乏力，总担心医生没有认真检查、遗漏了问题。他变得不爱出门，在家里不愿意一个人待着，让老伴儿女轮流陪自己，不然"心里不踏实"。最近，他担心自己得了"不治之症"，紧张、头晕等表现明显加重，不停地向亲人"诉苦"。家人让张老先生看电视，想分散一下他的注意力，但他却说看不下去……于是，家人带着他辗转多家医院求医问药。有位医生建议他看精神科，最后被诊断为"广泛性焦虑障碍"，住院治疗1个月后，病情好转出院。

分析点评

张老先生有较为严重的焦虑情绪，患上了"焦虑症"。焦虑是常见的一种不良情绪。老年人身体素质下降，患有一种或多种慢性疾病，再加上刺激性生活事件较多，个人应对压力的能力下降，很容易产生焦虑、不安、紧张等情绪。焦虑情绪如果未能得到及时疏导，则可能加重，发展为焦虑症。

焦虑症表现复杂、变化多端，主要分三大类症状。①躯体症状：有多种表现形式，如失眠、疼痛、头晕、乏力、出汗等全身症状，以及心悸、胸闷、呼吸急促、喉部鼻腔堵塞感、恶心、呕吐、腹痛、腹泻、尿频、尿急等自主神经功能失调症状；②情感症状：与处境不相符的紧张不安、过分担心、心烦、害怕或恐惧、易怒等；③行为症状：坐立不安、搓手顿足、颤抖、身体僵硬、深长呼吸、经常叹气、反复询问、言语急促、过度要求医师给予安慰或保证、警觉性和敏感性增高、注意力难集中等。

三大因素，易致老年人焦虑

❶ 躯体健康问题

许多躯体疾病容易与焦虑"共同出现"。随着年龄增加，高血压、糖尿病、脑卒中等疾病开始困扰老年人，而老年人的心理承受能力逐渐下降，很容易出现焦虑情绪。同时，躯体疾病本身的发病机制涉及情绪相关脑区，神经递质、激素等改变也容易诱发焦虑症状。

❷ 应激性生活事件

许多焦虑障碍患者发病前往往经历过应激性生活事件，如发现自己身体出现异常状况、生活环境突然发生改变、子女未能达到自己的期望等。在性格层面，做事犹豫、瞻前顾后、谨小慎微、过度在意别人的看法、急脾气、好钻牛角尖的老年人，更容易产生焦虑情绪。

❸ 遗传因素

焦虑障碍具有遗传性。有研究显示，本病遗传度约为30%。

四种手段，排解焦虑

❶ 维护情绪稳定

情绪稳定有利于身心健康。研究表明，维持情绪稳定、注意心理减压，有助于维持老年人神经、心血管、呼吸、胃肠道等系统的健康稳定，预防或减轻焦虑情绪。轻度焦虑可以通过倾诉、合理宣泄、转移注意力等方式加以应对。老年人平时应注意心理保健，发现情绪问题及早干预；对待生活中的事件或问题不要反应过于激烈，尽量保持心态平和。

❷ 合理看待焦虑情绪

易受焦虑情绪影响的老年人容易出现两类"逻辑错误"。其一是过高估计负性事

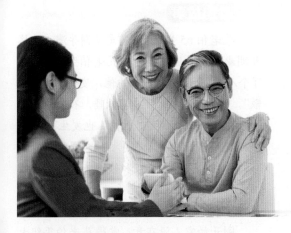

心理隐患5：情绪悲观

乐观向上，
保持年轻心态

复旦大学附属中山医院医学心理科　刘文娟　季建林（教授）

身边故事

"年轻难，不叫难；老来难，难死人。"70岁的老顾经常这样感叹。他丧偶十年，轮流住在儿女家，帮他们看孩子、做家务，平时难免与儿女有些争执，他感觉儿女不体谅他的难处，心情经常很低落。3个月前，老顾被查出患有糖尿病，这下他更发愁了，担心自己成为儿女们的"累赘"。最近，他听到一位老朋友故去的消息，心情一下子跌落到谷底。他觉得年龄大了，生活基本上没什么盼头，现在又患了病，日子难熬，为此常唉声叹气，暗自抹泪……

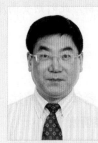

专家简介

季建林　复旦大学附属中山医院心理医学科主任、教授，复旦大学上海医学院精神卫生学系主任，中华医学会行为医学分会候任主任委员，中华医学会心身医学分会常委。擅长焦虑障碍、抑郁症、失眠等问题的诊治。

件出现的可能性，尤其是与自己有关的事情；其二是过分戏剧化或灾难化地想象事件的结果。老年人要换一个角度审视自己的想法，这样才能看出自己想法的不合理性。另外，要多了解心理知识，了解焦虑的原因和表现，做到对焦虑问题不恐惧。

❸ 学会放松心情

老年人平时可听听音乐，适当运动，放松心情，以减轻焦虑情绪。具体的放松方式可结合自身情况摸索，也可向精神科医生请教，还可以在医院接受专业的生物反馈治疗、音乐治疗等。

❹ 接受综合治疗

焦虑情绪持续时间较长者，要警惕患焦虑症的可能，应到医院精神科就诊。明确诊断为焦虑症的患者要接受综合治疗，包括心理治疗和药物治疗。药物治疗是老年焦虑症治疗的重要方法，大致可以分三期：第一期为急性治疗期，需要2~3个月，主要目的是缓解或消除焦虑症状、恢复社会功能、提高生活质量；第二期为巩固期，需要2~6个月，药物治疗剂量同急性治疗期；第三期为维持期，至少需要12个月，仅以小剂量药物维持治疗即可。巩固期和维持期对于预防复发非常重要。焦虑障碍的总疗程为2年左右，不少老年人因为难以坚持服药而导致疾病复发，以致治疗难度更大，疗程更长。在药物治疗的基础上，医生会对患者实行心理治疗，包括认知行为治疗、放松训练等。

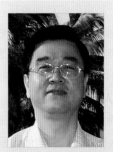

专家简介

王学义　河北医科大学精神卫生研究所主任，河北省精神疾病司法鉴定中心主任，主任医师、教授、博士生导师，河北省心理卫生学会常务副理事长，河北省医学会精神病学分会副主任委员。擅长精神科各类疾病的诊治、心理咨询和治疗、精神康复训练等。

像老顾一样，感到老年生活"难"的老年人不在少数。老年时期，除了可能遭遇空巢独居、丧偶等问题外，还要面对社会角色剧变导致的心理落差。老年人大多身体功能退化，一些老年人还患有一种或多种慢性病。同龄老年人故去的消息也会让他们的心境"受到挑战"。以上这些情况都非常容易让老年人被悲观情绪所缠绕，甚至患上抑郁症。

抑郁症在老年人中比较常见。如果老年人近期经受负性事件刺激（比如丧失亲人和好友、患上严重疾病、重大手术治疗后恢复情况不理想等），出现持续的睡眠障碍以及没有明确原因的疼痛、乏力、体重下降，感觉浑身不适，自信心下降，觉得自己"干啥都不行"，记忆力减退，反应迟钝，不能体验乐趣，不愿参加正常活动，甚至远离人群，此时则要高度警惕患抑郁症的可能，需要积极诊治。

四条建议，摆脱老年悲观情绪

❶ 适当运动，改善情绪

所有的运动类型都有利于改善情绪，包括家务劳动。研究显示，积极参加体育运动者，每月心情欠佳的天数较无任何锻炼者少 1.5 天；在抑郁症人群中，这方面的"运动红利"更明显，平均每月少 3.8 天。对老年人来说，散步、广场舞是最简便易行的运动方式。每周锻炼 3~5 次，每次 30~60 分钟，对摆脱悲观情绪有良好的效果，会让老年人心理"更年轻"。

❷ 获得更多情感支持

老年人应当经常进行集体活动，包括下棋、打乒乓球、跳舞、结伴旅游等。在集体活动过程中，不仅可以消耗大量体力，对改善夜间睡眠有一定作用，还可以融入集体环境，找到群体归属感，获得感情支持，改善心情，焕发"年轻活力"。

❸ 保持好奇心，培养兴趣爱好

广泛的兴趣爱好和良好的精神寄托，是远离悲观情绪的"救生圈"。老年人要永远保持好奇心和上进心，不断让自己有新的追求，要经常学习，不断获得新知识。这些精神上的"营养品"有利于消除悲观失望的心情，让心情更加愉快舒畅、心态更加年轻。

❹ 不怕麻烦别人，积极求助

当明显的悲观情绪已经持续一段时间，而自己无法摆脱时，一定不要怕麻烦家人和朋友。要向他们积极倾诉自己的困扰，以获得他们的情感支持。必要时，让他们帮助自己寻求专业的心理干预和治疗。老年抑郁症通过及时规范治疗，通常都会获得较好的疗效。

孔老伯 65 岁，退休前是话剧导演，性格开朗幽默。最近半年来，孔老伯突然像"变了个人"。原来精神不错的他，变得有些"懒散"，白天无精打采、昏昏欲睡，夜间睡眠变差。近两月来，孔老伯"性情"也发生了变化，渐渐变得不爱说话，不愿参加老同学、老同事的聚会，也不爱洗澡和换洗衣物，家中垃圾常常不扔。他还经常"丢三落四"，比如买菜时忘了把菜带回家、烧水时忘了关煤气等。

刚开始家人没在意，觉得孔老伯年纪大了，性情发生变化是自然的。可这种状态一直持续，甚至有加重迹象，家人于是带孔老伯去医院就诊。经过医生仔细问和脑部磁共振检查，孔老伯被诊断患有轻中度"阿尔茨海默病"，即人们常说的"老年痴呆"。

我们身边有许多像孔老伯这样的老年人，他们有"懒散"的表现，有时性情也会发生改变。很多家属认为这是正常现象，但很多这样的老人后来都被诊断为老年痴呆。

初患老年痴呆的老年人会表现为近期记忆力减退，面对生疏和复杂事物时，易出现疲乏、焦虑和消极情绪；还会不修边幅、暴躁易怒、自私多疑等。不过，对此很多家属都"不以为意"。随着病情进展，老人行为慢慢"失控"，出现思维和判断障碍：出门不认识回家的路，甚至不认识家人；生活不能自理，甚至大小便失禁、瘫痪卧床……此时，家属才意识到问题的严重性。

据调查，随着人口老龄化进程加速，老年痴呆发病率显著上升，已成为老年人死因排名第四位，给家庭及社会带来了沉重负担。因此，观察到老人有变得懒散、性情改变等迹象时，不能忽视，早期正确诊断和干预治疗是防治老年痴呆的关键。老年人尤其要讲究健康生活方式，积极预防老年痴呆；出现记忆力下降等表现，要及时告诉子女。

健康生活，预防老年痴呆

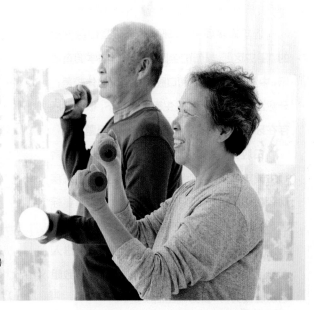

上海中医药大学附属龙华医院老年科　潘露茜　顾耘（主任医师）

四个建议：保持大脑活力，远离老年痴呆

美国加州大学旧金山分校的研究人员分析了1968—2014年间323份研究报告，涉及5000多名老年痴呆患者，发现中年肥胖、吸烟、高血压、糖尿病、颈动脉狭窄、教育程度低、抑郁症、身体虚弱等因素会增加患老年痴呆的风险。研究提示，维持健康的生活习惯、积极控制基础疾病，能有效预防老年痴呆的发生。

❶ 健康饮食

饮食是人类生存最重要的组成部分，老年人一定不能忽视饮食对大脑健康和心理健康的作用。通过以下饮食方式，可保持大脑活力，预防痴呆：①减少饱和脂肪酸和反式脂肪酸的摄入，避免过多食用肉类、糕点及油炸食品等。②多吃蔬菜、豆类（蚕豆、豌豆、扁豆）、水果和全麦食物，这些食物中很少含有或不含有饱和脂肪酸或反式脂肪酸，同时富含能保护大脑健康的叶酸、维生素 B_6 和 B_{12} 等。③每日吃一小把坚果或种子类食品，这些食物中含有丰富的维生素 E，具有较好的抗氧化作用，可降低老年痴呆风险。

❷ 适度有氧运动

老年人可适当进行有氧锻炼，如跑步、快走或健身操等。有氧运动能降低脑萎缩的程度，改善记忆等认知功能，同时还能减少冠心病、糖尿病、高血压等慢性病的发生。老年人运动应适可而止，每周3次有氧运动、每次持续40分钟左右即可，应避免体力消耗过度和跌倒等事故。

❸ 保持活跃思维

老年人还应当培养自己的兴趣爱好，秉持一颗好奇心，保持每日思维活跃，做到"活到老，学到老"。这是预防老年人认知功能退化的重要方法。平日可多读书看报、玩智力游戏、练习书法绘画、养花种草等，还可多与家人、朋友一起去旅游等。

❹ 及早发现问题并治疗

家属要细心，发现老年人有"不正常"表现时，要及时带其去医院就诊。如果被诊断为老年痴呆，要及时治疗。很多人认为，一旦患老年痴呆就无药可治，只能任其逐渐恶化。这是一种误解。接受治疗如同"踩着刹车下坡"一样，尽管不能阻止最终结局，但可以延缓病情进展，提高生活质量。同时，老年痴呆患者常伴有精神行为异常，药物治疗可明显改善症状，提高患者生活质量，减轻照料患者的负担。 **PM**

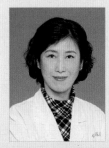

专家简介

顾耘 上海中医药大学附属龙华医院大内科兼老年科主任、主任医师、教授，世界中医药联合会老年病专业委员会副会长，中华中医药学会老年病分会副主任委员，全国阿尔茨海默病防治协会中医药专业委员会主任委员。擅长各类老年病的诊断和治疗。

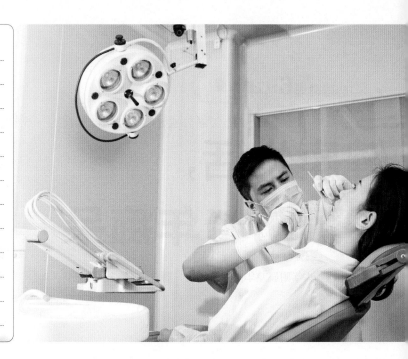

近年来多项调查表明，中年人是口腔健康的"重灾区"。最新的全国口腔流行病学调查显示，中年人牙周健康和口腔卫生状况总体较差，牙龈出血、牙结石的发生率居高不下，很多人还存在牙齿磨损、牙隐裂、牙齿缺失等问题。

口腔疾病是常见病，不仅影响咀嚼、发音等生理功能，还与心脏病、糖尿病、消化系统疾病等密切相关。口腔健康是身心健康的重要标志。中年人忽视口腔健康，可导致很多严重后果：新发口腔疾病或使原有口腔疾病加重；进入老年后面临"掉牙齿"的问题；牙齿缺失导致咀嚼功能丧失，严重影响生活质量。

中年人的口腔健康危机

南京大学医学院附属口腔医院教授　骆小平

调查发现，中年人工作、生活压力较大，很难把口腔健康列为一项"重要任务"来对待，因"忙于生计"而忽视口腔健康是普遍现象。另外，过去有"牙病不算病"的说法，很多人缺乏口腔健康意识，对轻微的口腔健康问题没有给予足够重视。目前，我国成人每天2次刷牙率只有36%，这也从一个侧面说明，中年人在维护口腔健康方面做得不够。

调查发现，以下几种口腔健康问题在中年人中"表现突出"。

牙结石：及时清除，以免牙齿松动、脱落

全国口腔流行病学调查发现，中年人牙结石的检出率最高。口腔内的温度、湿度和复杂结构都为细菌的生长繁殖提供了适宜条件，细菌、糖类、蛋白质、脂肪、钙、磷、食物残渣等聚集成牙菌斑，附着在牙面上；牙菌斑钙化后，即形成牙结石。

牙结石表面粗糙，食物残渣、细菌易附着在上面，导致其越来越大。牙结石多沉积于牙颈部，会刺激牙龈组织，引起牙龈水肿、充血、糜烂、出血、萎缩等一系列症状。继续发展下去，牙槽骨将会受到破坏，进而导致牙齿松动。总之，牙结石如不及时清除，最终可导致牙齿松动、脱落等严重问题。

牙结石形成之初，硬度较小，通过刷牙等方法往往可将之清除；但随着钙化日积月累，牙结石在口腔中紧密附着，普通的刷牙或口腔清洁方法难以奏效。此时，必须求助于专业的口腔科医生，采用超声洁治（洗牙）和手工刮治的方式去除。

预防牙结石的具体措施有：①坚持刷牙，每天应刷牙2次，每次不少于3分钟；②每半年进行一次全面口腔检查，及时发现牙结石，并通过洁治等方法将其清除；③多吃粗纤维食物，少吃甜食及黏性强的食物，包括零食。

牙齿隐裂：稳定、保护患牙是关键

牙隐裂是继牙周病、龋病之后，引起成年人牙齿缺失的第三大主要原因。当过度的咬合外力施加在健康牙体组织上，或生理性咬合力施加在薄弱牙体组织上时，就可引起牙齿折裂，造成牙隐裂。调查显示，35~50岁的男性牙隐裂发生明显增多，表现为牙齿咬合痛且反跳痛明显，患者不敢咬硬的食物。中年人工作压力和精神压力大，很多人有"紧咬牙关"的习惯，易发生牙隐裂。

牙隐裂的典型临床症状为咀嚼、咬硬物或粗糙食物时局部尖锐疼痛，压力去除后疼痛缓解；不可解释的对冷刺激敏感。出现这些症状后，应及时到口腔科进行诊断。牙隐裂患者通常存在牙科充填治疗史，有紧咬牙、夜磨牙等不良习惯，以及猛然咬硬物等经历。口腔科医生会结合叩诊、咬诊及牙髓温度测试来检查患者的情况；可用尖锐的探针探查可疑区域，当对裂纹施加压力时，患者常会出现疼痛；还可借助光纤透照、口内拍照及放大镜等进一步探查。

牙隐裂治疗方案的选择取决于裂纹的位置、方向、大小或程度。隐裂轻微者不需要任何治疗；严重者必须接受根管治疗，甚至要拔除患齿。牙隐裂治疗的首要目的是稳定、保护牙体组织，以预防裂纹进一步扩展，防止折裂部分在咀嚼压力及食团作用下不受约束地移动，避免牙齿完全

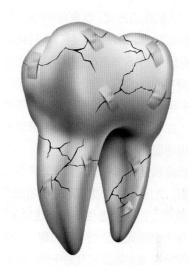

裂开，以及唾液、细菌等微生物的入侵。牙隐裂的治疗方法包括咬合调整和各种保护患牙的修复方式，如使用金属冠、烤瓷冠或全瓷冠等来保护隐裂牙。

口腔异味：要注意口腔清洁，也要警惕某些疾病

口腔异味俗称口臭。可分生理性和病理性两种。

生理性口腔异味是当颊舌运动量小、基础代谢率低、唾液分泌减少、口腔自洁作用受到抑制时，食物残渣和脱落的上皮细胞发生腐败而产生的不良气体，通常睡眠后容易出现。这种异味持续时间短，采取正确的口腔卫生措施（如刷牙、漱口等）后可很快消除。

病理性口腔异味分为两种类型。第一类由口腔局部因素引起，占大多数。口腔卫生状态欠佳，有牙菌斑、牙结石、软垢堆积，以及牙龈炎、牙周病、龋病、口腔肿瘤等，都可导致口腔异味。第二类是因为其他身体部位疾病导致的口腔异味，如消化不良、鼻咽喉部疾病、呼吸系统疾病等。

另外，吃了某些食物，如大蒜、洋葱、某些辛辣调味品等，以及女性月经期、吸烟等，也可导致口腔异味。

很多人并不知道自己有"口臭"，往往是由亲近的人告诉他们的。口腔异味不仅影响社会交往，更可能是疾病的征兆。因此，发现口腔异味应及早到医院就诊，找出原因，

采取针对性的治疗措施。从预防角度讲，中年人平时要注意以下问题：养成良好的口腔卫生习惯，改善体质，提高免疫力，减少口腔有害细菌的繁殖；饮食方面，应注意营养均衡；保证睡眠充足、作息规律。

专家简介

骆小平　南京大学医学院附属口腔医院副院长、修复科主任、主任医师、教授，中华口腔医学会口腔修复学专业委员会常委。擅长牙齿的美学修复和牙列磨损的咬合重建。

专家门诊：周二上午
高级专家门诊：周四全天

牙齿磨损：重视牙齿酸痛，及早干预

随着人们生活方式、饮食习惯的改变，牙齿磨损发生率越来越高，且有年轻化趋势。调查显示：45岁左右的中年人，因牙齿重度磨损而就诊的人数明显增加；无论男女，中年时期牙颈部楔状缺损发生率明显增加；由于精神紧张，中年人夜磨牙症发病率也明显上升。

牙齿磨损是一种非龋性、非外伤性的牙体硬组织的进行性损失，从牙齿萌出开始一直存在，包括生理性和病理性两类。生理性牙齿磨损无须治疗；而病理性、快速进展的牙齿磨损则须被及时干预，接受合理的修复治疗。

牙齿磨损包括酸蚀症，以及各种原因导致的牙齿磨耗、磨损、楔状缺损等。导致牙齿磨损的常见因素有：①夜磨牙症；②有害的口腔习惯（如嗑瓜子、咬指甲等）；③胃食管反流性疾病和饮食失调（如神经性暴食症、厌食症等）；④嗜食酸性食物和饮料；⑤干燥综合征；⑥先天性牙釉质、牙本质发育不全；⑦工作环境中有酸性气体；等等。

牙齿磨损表现为牙齿酸痛，尤其是受酸甜食物和冷水刺激时，牙齿会十分敏感。牙齿磨损不像龋齿那样易于诊断和治疗，特别是早期，往往容易被忽视。牙齿磨损是一个相对缓慢的过程，患者的治疗要求并不急切，当牙齿磨损影响美观、产生酸痛、降低咀嚼效率、经常性咬伤牙龈及唇颊黏膜时，患者才会就诊。

治疗牙齿磨损，要尽可能找出病因，采取预防性措施。例如：当患者有夜磨牙症时，可考虑采用树脂垫置于口内，防止夜间磨牙时后牙的咬合接触；也可采用头帽式咀嚼肌肌电刺激方式阻断肌肉的兴奋，以防止夜磨牙症的发生。另外，要根据牙齿磨损的具体情况进行牙齿修复。

牙齿磨损的早期干预措施还包括：①改变不良生活及饮食习惯，控制酸性饮料摄入；②减少使用可引起口腔酸性环境的药物，特别是女性肾病患者，长期服用枸橼酸钠可导致牙釉质广泛性脱钙；③有效治疗胃食管反流及其他相关疾病。**PM**

延伸阅读

侵袭性牙周炎

侵袭性牙周炎是一种发病早、进展速度快的重度牙周疾病。尽管此病初发年龄可以在20岁左右，但暴发和加重的时间在女性为35~45岁，在男性为45~55岁。此病的主要临床症状为局部或广泛性牙齿松动，牙槽骨重度吸收，最终导致牙齿松动、脱落或被拔除。侵袭性牙周炎的发生与以下几种因素有关：①大量研究证明，细菌、病毒感染是侵袭性牙周炎的重要致病因素。②侵袭性牙周炎具有遗传倾向，有显著的"家族聚集性"。③吸烟是侵袭性牙周炎最重要的危险因素之一。④精神压力也是一种危险因素，严重的焦虑症和抑郁症患者可能由于应激反应系统过度反应，而增加牙周炎易感性，并促进牙周炎的进一步发展。治疗侵袭性牙周炎的措施包括彻底消除感染，清除结牙石和牙菌斑及病变的牙骨质，全身或局部使用抗生素，以及手术治疗，等等。

牙齿缺失、咬合功能异常

调查发现，一些中年人还存在缺失牙齿后未能及时修复的情况，导致牙齿咬合功能异常。事实表明，牙缺损越久，牙体缺失数目越多，修复越困难，功能恢复也越差。中年人牙缺失后，应及时修复，既有利于美观，又有利于维护咀嚼、发音等功能。

专家提醒 根据世界卫生组织提出的健康标准，口腔健康被定义为：牙齿清洁、无蛀牙、无疼痛；牙龈颜色正常、无出血。中年人虽然工作繁忙，但也不能忽视口腔健康。首先，要在日常生活中养成良好的口腔卫生习惯，如每天刷牙、饭后漱口、使用牙线等。其次，要定期到医院检查口腔健康，进行口腔保健，如牙周洁治等，同时接受口腔保健方面的指导。最后，出现口腔疾病后，要及时至医院口腔科诊治。

今年春节，张先生非常开心，终于摘掉了乙肝的"帽子"。张先生在上小学时被查出感染乙肝病毒，肝功能正常。到了高中阶段，由于学习压力大，肝功能反复出现异常，乙肝"大三阳"，乙肝病毒复制水平也很高，在医生指导下开始服用抗病毒药物恩替卡韦。五年后，他大学毕业，虽然肝功能已正常，乙肝病毒也低于检测下限，但"大三阳"毫无变化，来我院求诊。在继续服用恩替卡韦的基础上，开始服用经验方补肾健脾中药，每三个月复查一次。两年后，张先生的"大三阳"转变成"小三阳"；继续治疗两年后，乙肝病毒表面抗原转阴、表面抗体转为阳性，达到临床治愈。

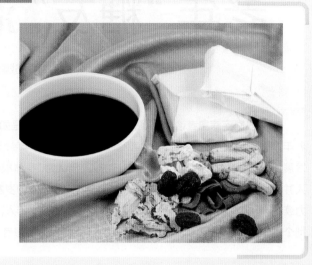

补肾健脾，提升乙肝疗效

上海中医药大学附属曙光医院肝病科主任医师　高月求

中医认为，乙肝是在人体正气不足的基础上感受湿热疫毒之邪所致，具有"伏邪"特征，常因劳累、情绪、饮食不节等因素而反复发作。乙肝病毒作为病邪首先侵犯肝脏，导致口苦、黄疸等症状；肝病可侵及脾胃，导致纳差、乏力等症状；肝病日久可伤肾，导致腰酸腿软、口舌干燥、关节冷痛等症状。

中医认为，"肾为先天之本、脾为后天之本"，以补肾健脾为主，兼顾清热解毒，是治疗慢性乙肝的基本原则。我科在长期临床实践中形成了慢性乙肝系列治疗方药，并通过不断总结疗效，优化成补肾健脾方，在全国范围进行了大样本多中心临床研究。

"十一五"课题研究结果显示，与单用恩替卡韦的205名患者（对照组）相比，进行补肾健脾方联合恩替卡韦治疗的206名慢性乙肝"大三阳"患者（试验组），一年疗程结束时，47名患者HBeAg（乙肝病毒e抗原）转阴，即"大三阳"转为"小三阳"，阴转率（22.80%）高于对照组（12.68%）。治疗前后的肝脏穿刺病理检查提示，补肾健脾方联合恩替卡韦治疗可明显减轻患者肝脏炎症和纤维化程度。"十二五"课题研究结果显示，与单用恩替卡韦治疗的233名患者（对照组）相比，进行补肾健脾方联合恩替卡韦治疗的245名乙肝"小三阳"患者（试验组），两年半疗程结束时，27名患者HBsAg（乙肝病毒表面抗原）转阴，阴转率达到11.03%，高于对照组（1.29%）。研究成果分别获得中华医学会科技成果三等奖、上海市科技进步二等奖、中国中西医结合学会科技成果二等奖，并写入《慢性乙型肝炎中医诊疗指南》。在"十三五"课题研究中，我们将观察补肾健脾方对乙肝病毒表面抗原转阴的影响。

补肾健脾方用药十味（巴戟天、仙灵脾、生地、生黄芪、白术、灵芝、苦参、猫爪草、丹参、青皮），以调控免疫为关键机制，同时具有抗肝脏炎症、抗肝纤维化作用。肝功能正常、病毒复制水平高的慢性乙肝患者可单用，能降低乙肝病毒复制水平；肝功能异常、病毒复制水平高的患者，或正在进行抗病毒治疗的患者，可在应用恩替卡韦、替诺福韦等抗病毒药物的基础上，加用补肾健脾方，促进乙肝病毒e抗原或表面抗原转阴，减轻肝脏炎症和纤维化程度，改善预后。PM

老年"糖友"治疗的"ABC"

战略支援部队特色医学中心全军糖尿病诊治中心主任医师　许樟荣

老年慢性疾病患者诊疗过程有其特殊性,糖尿病也是如此。关于老年的定义,国际上的通行说法是,65周岁以上的人为老年;我国《老年人权益保障法》第2条规定,老年人的年龄起点是60周岁。我更倾向于前一种定义。随着社会的进步和经济的发展,现实生活中,65岁甚至70岁左右的人,自认为"身体很健康、并不老"的人不在少数。因为衰老是一个渐进的过程,很多人并不一定意识到自己慢慢地走向衰老。但实际上,从40岁左右开始,生理功能已经下降,进入老年后更是明显下降,如记忆力衰退、听力及平衡能力下降等。另外,同样年龄段的老年人,个体差异很大,因此,具体到看病、用药与护理,还是要强调和贯彻个体化的治疗原则,切不能一概而论。对于老年糖尿病患者,我将这些需要特殊注意的问题归纳为"ABC"。

 ——糖化血红蛋白

一句话解读:老年患者血糖控制不宜过严,要预防低血糖的发生。

A,即糖化血红蛋白,英文缩写是HbA1c,也可简称为A1c。其反映的是患者最近 2 ~ 3 个月的平均血糖水平,通常认为这是反映血糖控制好坏的金标准。

随着年龄增长,人体胰岛细胞功能日渐衰退,胰岛素分泌能力下降,血糖水平随之升高,这是自然现象。曾经有专家提出,老年人的血糖诊断值要随年龄增长而适当增加。对于老年糖尿病患者,尤其是80 岁以上者,血糖的控制目标较宽松,不要求也不建议严格控糖。如果空腹血糖在7 ~ 8 毫摩 / 升,餐后血糖为 10 ~ 11 毫摩 / 升,患者可以不用降糖药。当然,不同患者的个体差异很大,原则上还是因人而异,以不发生严重高血糖和低血糖为基本原则。

老年人发生低血糖,尤其是严重低血糖,可以致死、致残。随着血糖水平达到或接近正常,患者发生低血糖的概率必然增加,尤其是接受胰岛素治疗和应用磺脲类降糖药的患者。老年糖尿病患者往往病程较长、并发症较多,对于低血糖的感知能力很差,自我处理低血糖的能力也很差。避免低血糖发生的基本措施为规律的生活方式、规范的治疗、定期监测血糖,及时调整治疗,切不能过于严格地控制血糖。

尽管长期轻度高血糖可造成糖尿病慢性并发症,如眼底病变、肾病和神经病变等。但是,慢性并发症的发生、发展往往需要多年,甚至二三十年,高龄(80 岁以上)糖尿病患者生命历程较短,发生这类慢性并发症的可能性较小,因此不必严格控制血糖。这类患者的降糖治疗,应以不发生低血糖,尤其是不发生严重低血糖和严重高血糖为基本原则。

专家提醒:在老年糖尿病患者的血糖控制方面,安全达标和长期达标同样重要。

 ——血压

一句话解读:糖尿病合并高血压,要将血压控制到正常范围,并重视体位性低血压。

B,即血压(blood pressure)。流行病学调查显示,我国每 10 个成年人中有 1 个糖尿病患者,有 2.8 个高血压患者,约一半糖尿病患者合并高血压。糖尿病合并高血压的后果非常严重。高血压可促使糖尿病并发症的发生和发展。另外,一些降压药可影响糖尿病的控制,加重高血糖,如排钾利尿剂、β 受体阻滞剂等。

糖尿病患者将血压控制到正常范围能减少高血压的危害，老年人也是如此。但是，老年糖尿病患者需要特别重视的一个问题是体位性低血压。体位性低血压是指当从卧位转为直立后，收缩压下降 30 毫米汞柱和（或）舒张压下降 20 毫米汞柱以上；也有将站立后收缩压下降 20 毫米汞柱或舒张压下降 10 毫米汞柱称为体位性低血压。我倾向于采用前一种更为严格的定义。老年糖尿病患者合并体位性低血压的情况并不少见，尤其是长期血糖控制不良的患者。

健康人由卧位变为立位时，心率会加快，由于颈动脉窦压力感受器的作用，外周血管会发生收缩，以代偿由于体位变化造成的血压下降。因此，健康人由卧位变为立位时，收缩压不降低，甚至还会略有升高。但糖尿病患者，尤其是病程长的老年患者，由于自主神经功能紊乱，引起小动脉收缩功能失调，易导致体位性低血压，主要表现为由卧位或坐位突然变为直立体位时，血压降低，患者出现站立不稳、视物模糊、头晕目眩、软弱无力、大小便失禁等，严重时会发生晕厥。一些降压药、利尿药及镇静催眠药会诱发或加重体位性低血压。

需要强调的是，老年糖尿病患者合并心血管病变的概率很高，因体位突然变化、血压突然下降而诱发心脑缺血的危险性大大增加。因此，老年糖尿病患者应加强血压监测，而且是不同体位的血压监测，并在医生指导下根据血压变化及时调整降压治疗方案。日常生活中，患者应做到以下几方面，以预防体位性低血压的发生：起床时动作要缓慢，先坐一会再站立，站立后扶着床档稍息一会再缓步行走；上厕所后起立时，动作要缓慢；行走时步行速度不宜太快、太猛，不要突然止步，尤其不要突然止步再回头；用药时要看说明书，一些药物可以引起或加重体位性低血压，要避免服用；若有严重、频发的体位性低血压，要及早就诊。

专家提醒：体位性低血压是可以预防的，关键是要重视，并及早发现。

——胆固醇
一句话解读：有冠心病的糖尿病患者应将LDL-C控制在1.8毫摩/升以下，无冠心病的患者应将LDL-C控制在2.6毫摩/升以下。

C，即胆固醇（cholesterol）。糖尿病合并血脂异常非常普遍，67%~75% 的患者合并血脂异常。

脂代谢异常是糖尿病心血管病变的绝对危险因素。在任何血胆固醇水平的情况下，糖尿病患者的冠心病死亡率均是非糖尿病患者的 2 ~ 4 倍。糖尿病患者合并的血脂异常不仅仅是数量的改变，如甘油三酯、总胆固醇、LDL-C（低密度脂蛋白胆固醇）升高，HDL-C（高密度脂蛋白胆固醇）降低，还有质的改变，如小而致密的 LDL-C 和氧化的 LDL-C 等，这些异常的结果加速动脉粥样硬化，进而促发心脑血管事件。根据《中国 2型糖尿病防治指南》的要求，有冠心病的患者，LDL-C 的达标值为＜1.8 毫摩 / 升；无冠心病的患者，其达标值为＜2.6 毫摩 / 升。

但是有研究显示，高 LDL-C 水平是 80 岁以上高龄患者的保护因素，LDL-C 水平越高，死亡率越低，过低的 LDL-C 水平会使糖尿病发病率和认知功能下降率增加。另外，老年人往往合并使用多种药物，服用他汀类调脂药，副作用会明显增加。因此，对于包括糖尿病患者在内的高龄老人，不设立调脂目标值是合适的。我的观点是：对于 80 岁以上的高龄糖尿病患者，更需要关注的是低脂血症（即低于血脂正常范围或正常范围内低值，尤其是胆固醇、

甘油三酯、LDL-C 和 HDL-C 都低或偏低）。低脂血症往往意味着这些老年患者合并营养不良，一般同时存在贫血、低白蛋白血症和消瘦。合并营养不良的老人抵抗力弱，一旦发生心脑血管意外、呼吸道感染等，死亡率较高。

专家提醒：高龄糖尿病患者更要关注低脂血症，不太严重的高脂血症无须治疗。PM

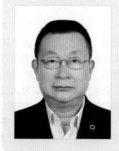

专家简介

许樟荣 战略支援部队特色医学中心全军糖尿病诊治中心主任医师、教授、博士生导师，中华医学会糖尿病学分会糖尿病足与周围血管病学组顾问，亚洲糖尿病学会监事。

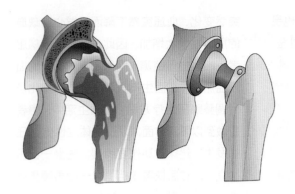

髋关节置换后，六类活动促康复

上海交通大学医学院附属仁济医院骨关节外科
朱颖华（副主任医师） 赵耀超

全髋关节置换术可消除疼痛，使髋关节功能得到良好恢复，从而满足患者的基本生活需要。

随着技术的进步，术后人工关节的活动度越来越能满足患者对活动的更高要求，如盘腿、下蹲等。但是，人工关节的活动度会因手术技术、患者所患病种、关节病变程度的不同而不尽相同。比如：采取后外侧手术入路的患者，发生人工髋关节后脱位的风险较高；采用前外侧、前侧手术入路的患者，前方脱位的发生风险较高；关节趋于融合或关节高位脱位的患者，由于术中软组织松解较多，术后发生脱位的风险也会相应增加。以下六类运动，有助于患者术后康复，并预防关节假体脱位。

❶ 散步 日常散步不仅对人工髋关节没有任何影响，还有利于心肺功能锻炼，是一种很好的康复锻炼方式。患者术后散步要循序渐进，不能操之过急。

❷ 园艺劳动 种植、浇水、锄草等劳动能增加身体活动量，运动四肢肌肉和关节。但应注意避免弯腰搬重物及深蹲，尽量借助器具完成相应的劳动。

❸ 骑自行车 骑自行车主要是下肢关节的运动，能在不负重的状态下反复进行髋关节的屈伸活动，防止术后髋关节僵硬。髋关节置换术后患者在锻炼时，需要选择合适高度的自行车，以向后甩腿上车的方式比较安全。女性患者因多数习惯"前上车"的方式，需特别注意不要过度内收和内旋髋关节，否则有一定的脱位风险。骑行时，需要特别注意路面安全，防止意外摔倒。

❹ 打乒乓球 乒乓球是一项集力量、速度、柔韧、灵敏和耐力为一体的球类运动，老少皆宜。打乒乓球时，脚步的反复移动可以让髋关节在各个方向上都得到适度的康复锻炼。但对于全髋关节置换术后不久的患者来说，运动时需要避免突然下蹲或转身等急速、剧烈动作。

❺ 游泳 游泳是一项需要全身参与的运动，能够提高许多肌肉的力量和协调性，特别是躯干、肩带（由肩胛骨、肱骨、锁骨构成的区域）和上肢的肌肉，又不直接导致下肢的负重，特别适合髋关节置换术后患者进行康复锻炼。因为游泳需要克服较大的阻力，所以长期坚持锻炼能使关节周围的肌肉力量和关节灵活性都得到提高。患者下水游泳前要先在岸上做好准备活动，热身 10~15 分钟，同时要避免发生滑倒等意外。

❻ 广场舞 广场舞具有广泛的群众基础，又有体育锻炼的价值。全髋关节置换术后患者应选择步伐轻盈的舞蹈，避免剧烈、活动范围过大的动作。**PM**

专家提醒

髋关节置换术后6周内，患者在进行功能锻炼时需要警惕发生关节脱位的风险。6~8周后，髋关节周围软组织修复完成，脱位的风险大大降低，患者无须过多限制某些所谓的"危险动作"，以免影响髋关节的活动范围和功能，进而影响日常生活。患者应积极大胆地进行康复锻炼，争取在术后尽早达到正常或接近正常的髋关节活动范围和功能，回归正常生活状态。

专家简介

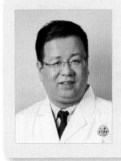

朱颖华 上海交通大学医学院附属仁济医院骨关节外科副主任医师，上海市中西医结合学会关节病专业委员会委员。擅长髋、膝关节疾病的人工半关节和全关节置换术，以及人工关节翻修手术。
专家门诊：周二下午（西院），
　　　　　　周一上午、周四下午（东院）
专病门诊（骨关节疾病）：周四上午（东院）

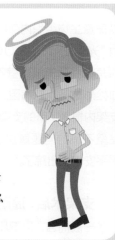

医生手记

不久前，一位74岁的男性患者在家人陪伴下来我院神经内科急诊就诊。家属说，老人患冠心病多年，9年前曾做过右冠状动脉支架植入手术，植入支架2枚，长期服药治疗。此外，老人还有高血压、糖尿病病史多年，长期服药。当天晚上，老人在吃完晚饭后不久，突然发生晕厥，伴尿失禁、大汗淋漓，约10分钟后自行清醒；清醒后，老人一直说背痛，还呕吐过一次。他们怀疑老人可能"中风"了，便立即带老人来医院就诊。

然而，老人的脑CT检查未见明显异常，也没有低血糖（血糖6.5毫摩/升）。神经内科医生告诉家属，在急性脑梗死发病48小时内，脑CT检查可以表现为正常，但老人突发晕厥，伴出冷汗、呕吐，必须提高警惕，需要排除其他疾病可能。很快，老人被收入病房。经心电图、心肌酶谱等检查，老人被确诊为急性下壁心肌梗死。得知这一消息，家属大吃一惊：以为是脑血管的问题，怎么突然变成了心肌梗死？

心梗后：提防"再梗"

上海中医药大学附属第七人民医院心血管内科　庄少伟（教授）　张 洁

晕厥：以为是"脑梗"，不料却是心梗

导致突发晕厥的原因，除脑梗死外，还有可能是心肌梗死。因为心脏供应全身血液，如果心脏出了问题，会引发心脏停搏、严重心动过缓或室颤等，可直接导致脑供血不足，患者会出现头晕、眼前发黑，甚至晕厥。老先生就是因为冠状动脉堵塞，心肌梗死而引发了晕厥，这种情况是非常危险的，随时会再次发生晕厥，甚至猝死。

没有胸痛：也可能是心肌梗死

心脏是内脏器官，它出现损伤后，不一定会像皮肤伤口那样有部位固定、痛感明确的情况，可能表现为胸口闷胀、心慌，也可能出现上腹部不适、后背酸痛、左肩膀酸痛、左手酸痛、颈部酸痛、咽喉疼痛等不典型表现。

冠脉造影+OCT检查：查明真相

经冠状动脉造影，我们发现老人9年前植入的右冠状动脉支架内有血栓影，堵住了血管。我们先进行血栓抽吸，吸出较多血栓。然而，造影显示其右冠状动脉中段及远段的血管支架不连续。我们初步判断可能是支架断裂引发支架内血栓形成，进而导致心肌梗死，而非通常情况下斑块破裂导致的心肌梗死。

为查清血管内的支架情况，我们与家属沟通后，决定给患者做光学干涉断层成像检查（OCT检查）。这是目前分辨率最高的腔内影像学技术，轴向分辨率可达10微米，是血管内超声成像技术（IVUS）的10倍左右，成像速度快，可

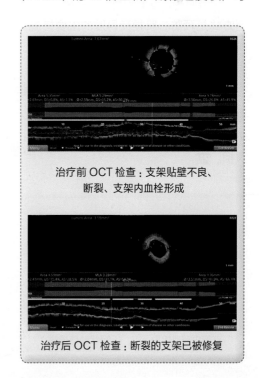

治疗前OCT检查：支架贴壁不良、断裂、支架内血栓形成

治疗后OCT检查：断裂的支架已被修复

以探查生物组织内部的微观结构，又被称为"光学活检"。在OCT的帮助下，我们清楚地看到支架贴壁不良、断裂，支架内血栓形成。找到病因之后，我们在断裂的支架内植入了新的支架，将原来支架断裂、贴壁不良的问题解决了。不久以后，老人平平安安地出院了。

支架术后：提防血管"再堵"

一般而言，以下几种情况易发生血管"再堵"：一是支架不合适，与血管腔不匹配。支架过小会导致贴壁不良，支架过大则会导致血管夹层等问题，容易产生血栓。二是药物抵抗。支架植入后，患者需要进行双联抗血小板治疗，甚至抗凝治疗，如果患者对这些药物产生抵抗，会增加血栓形成的风险。三是患者擅自停药，或医生不了解支架植入情况误停药。四是支架植入时间长，支架因发生金属疲劳而折断。五是其他原因，如外伤、严重低血压等。

规范服药、定期复查，保持健康的生活方式是预防心肌梗死再发的主要措施。有冠脉支架植入史者，若出现持续胸闷、胸痛等不适，或突发晕厥、休克等情况，一定要及时去医院就诊。心电图、心肌酶谱检查可以快速诊断有无心肌梗死，而冠脉造影和腔内影像学检查可以进一步查明真相。**PM**

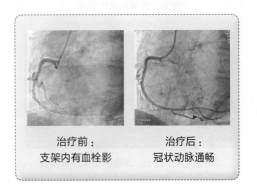

治疗前：
支架内有血栓影

治疗后：
冠状动脉通畅

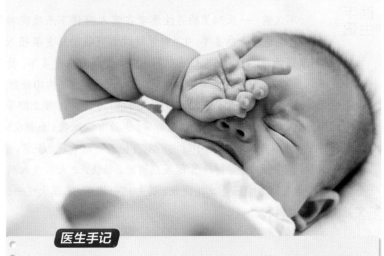

视网膜母细胞瘤（简称RB）是婴幼儿最常见的眼内恶性肿瘤，多见于5岁以下儿童，其中1/4为双眼发病，部分有家族史。病因可能与遗传、基因突变及病毒感染有关。视网膜母细胞瘤位居儿童恶性肿瘤发病率第十位，严重危害患儿的视力和生命。

视网膜母细胞瘤早期多"悄无声息"

视网膜母细胞瘤可分为四期：眼内生长期、青光眼期、眼外扩展期及全身转移期。眼内生长期又可以分为A、B、C、D、E期。肿瘤早期多"悄无声息"，患儿可无任何异常，往往是在做眼底筛查或头部影像学检查时被偶然发现。视网膜母细胞瘤的瘤体呈白色，生长迅速。瘤体较大时，瞳孔区会出现黄色或白色反射，在暗处、瞳孔放大时尤为明显，医学上称之为"白瞳症"，又叫"猫眼反光"。部分患儿因瘤体遮盖视网膜黄斑，会影响视觉，可导致斜视。若患儿出现眼睛红肿、哭闹，说明病情往往已经处于青光眼期或眼外扩展期。

治疗："保眼、保视功能"渐成主流

在20世纪90年代前，视网膜母细胞瘤的主要治疗方法是眼球

视网膜母细胞瘤：
最常见的婴幼儿眼内恶性肿瘤

复旦大学附属眼耳鼻喉科医院眼科　薛 康（副主任医师）钱 江（主任医师）

摘除，目的是挽救患儿的生命。近年来，视网膜母细胞瘤的治疗方法发生了巨大变化，"保留眼球"乃至"保留视功能"为目标的个体化综合治疗已成为主流。

全身化疗、眼动脉化疗、玻璃体腔注射化疗是视网膜母细胞瘤保眼治疗的主要方法。

近十年来，眼动脉介入化疗因保眼成功率大大优于全身静脉化疗，副作用较全身化疗轻，已成为视网膜母细胞瘤的一线治疗。不过，眼动脉化疗对操作者技术要求高，治疗费用昂贵，并有威胁视力的可能，如导致视神经萎缩、玻璃体出血、脉络膜和视网膜萎缩、视网膜血管阻塞等。

多次玻璃体腔注射化疗可以有效治疗玻璃体种植。我们团队在临床实践中发现，黄种人（眼部色素丰富）对马法兰玻璃体注药化疗有较明显的眼部毒性反应，易导致视力不良，需要引起重视。

全身化疗是一种较为安全的治疗选择，发生严重不良反应的风险较小。全身化疗有助于降低生殖系突变的视网膜母细胞瘤患儿颅内肿瘤的发生率，有助于减少眼球摘除术后病理结果显示高危的患儿发生肿瘤远处转移的风险。

盲目"保眼"不可取

随着全国各大眼科中心逐步开展视网膜母细胞瘤的保眼治疗，出现了一种盲目追求保眼的倾向。实际上，并非所有视网膜母细胞瘤患儿都可以保留眼球。一般地说，青光眼期及其后各期，均不具有保眼价值，盲目保眼反而会增加危及患儿生命的风险。即便是眼内期视网膜母细胞瘤患者，也并非都能保眼。保眼的成功率与分期的严重程度呈负相关，分期越严重，保眼成功率越低，发生潜在并发症的可能性越大。

值得注意的是，虽然视网膜母细胞瘤的治疗已经有了突破性进展，发达国家视网膜母细胞瘤眼球摘除的比例小于10%，使用眼动脉介入化疗的比例高达90%以上，但客观地说，其保眼率高主要归功于肿瘤的早发现。美国视网膜母细胞瘤的平均诊断年龄是18个月，北欧国家视网膜母细胞瘤的平均诊断年龄是6个月。我国的情况却不容乐观，我院视网膜母细胞瘤的平均诊断年龄是26个月。因此，一味参考发达国家的标准，盲目强调保眼率并不可取。尤其是单眼E期患眼，即使保眼成功，患儿也难有视功能，还可能因多次局部治疗导致眼球萎缩，影响外观。

客观地说，眼球摘除在晚期视网膜母细胞瘤的治疗中仍有重要地位。拒绝眼球摘除往往会延误治疗时机，导致不良预后，影响患儿的生存率。患儿在摘除眼球、植入义眼后，外观几乎可以达到"以假乱真"的效果，治疗费用也大大低于保眼治疗。**PM**

> **特别提醒**
>
> 治疗视网膜母细胞瘤，需要由经验丰富的眼科医生根据肿瘤分期、家庭经济条件、治疗依从性等进行综合评估，制订个体化的治疗方案。任何治疗都应以对患儿有利为原则，盲目追求保眼率不可取，同时也需要患儿家长的爱心、耐心和高度配合。有视网膜母细胞瘤家族史、双眼发病、1岁前低龄发病者，可能与遗传有关，应做基因筛查。视网膜母细胞瘤患者生育的后代，应尽早去正规医院眼科进行相关检查，以便早发现、早治疗。

> 鼻咽癌是长在鼻咽腔顶部和侧壁的恶性肿瘤。鼻咽癌的早期症状不明显，如回吸涕带血、鼻塞、鼻出血、耳闷、耳鸣、颈淋巴结肿大等，特别容易被忽视。到了晚期，患者还会出现头痛、眼胀、斜视等症状。

鼻咽癌复发：
鼻内镜手术可"挽救"

复旦大学附属眼耳鼻喉科医院耳鼻喉科
宋小乐　余洪猛（主任医师）

大多数早期鼻咽癌患者在接受放射治疗后，能获得临床治愈。不过，有些患者就没有这么幸运了，比如老林。几年前，老林因出现回吸涕带血、鼻塞、耳闷等不适症状去医院就诊，最终被确诊为鼻咽癌。接受放疗后，肿瘤完全消退。一个月前，老林去医院复查鼻咽镜，医生发现其鼻咽部有新生物，活检后证实为鼻咽癌复发。同时，磁共振检查显示其鼻咽部肿物包绕一侧颈内动脉。老林很紧张，不知道下一步该怎么办：是再次放疗，还是需要做手术？

鼻咽癌复发：
鼻内镜手术疗效好，并发症少

鼻咽癌复发后再次放疗，出现并发症的风险高，如张口困难、吞咽困难、口鼻黏膜坏死、放射性骨坏死等，会严重影响患者的生活质量；若肿瘤累及颈内动脉，放疗还可能导致患者发生颈内动脉大出血，甚至死亡。因此，放疗科医生对鼻咽癌放疗后复发患者的治疗感到很棘手。

近年来，随着鼻内镜技术的发展，医生对鼻咽部解剖结构的研究更加深入，经鼻孔到达鼻咽部的鼻内镜手术创伤小，术后恢复快，无面部切口，并且是在放大镜直视下进行手术，视野更清晰，对病变的切除也更彻底。越来越多的研究表明，在鼻内镜下切除复发性鼻咽癌疗效确切，能使患者获得较高的生存率和较好的生活质量。

肿瘤包绕颈内动脉：也能做手术

颈内动脉是毗邻鼻咽部的维持生命的大动脉，犹如一根高压水管。颈内动脉被肿瘤包绕的鼻咽癌患者需要先在介入科做颈内动脉造影（DSA）检查，并在条件允许时先将动脉"堵上"，以便鼻内镜手术时将肿瘤连同颈内动脉一同切除，防止发生不可控制的大出血。

最终，医生先为老林做了颈内动脉栓塞术，再实施了鼻内镜下复发性鼻咽癌挽救性手术，并运用先进的磁共振导航技术，精确定位病灶，将肿瘤全部切除。**PM**

专家简介

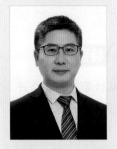

余洪猛　复旦大学附属眼耳鼻喉科医院耳鼻喉科研究院副院长、耳鼻喉科副主任、鼻科主任、鼻颅底外科主任、主任医师、博士生导师，中国医学科学院"内镜下鼻颅底肿瘤的外科治疗"创新单元主任，中国医师协会耳鼻咽喉科医师分会鼻科学组副组长，上海市中西医结合学会耳鼻咽喉科专业委员会副主任委员。擅长鼻炎、鼻窦炎、腺样体肥大、鼻眼相关疾病，以及鼻腔、鼻窦、鼻咽、鼻颅底肿瘤的内镜手术治疗。

专家提醒

经初次规范治疗、肿瘤完全消退6个月后，局部或区域再次出现的鼻咽癌叫复发性鼻咽癌。据统计，10%~15%的鼻咽癌患者会在治疗后5年内发生局部或区域性复发。复发性鼻咽癌的症状与复发部位密切相关，主要表现为鼻塞、涕中带血、耳鸣、耳聋、头痛、面麻、复视等，但很多患者常常无明显症状或症状不典型，故定期随访十分重要。

系统治疗：
改善肝癌预后的有效手段

复旦大学附属中山医院肝肿瘤外科教授　孙惠川　周　俭　樊　嘉

早期肝癌：手术是最佳选择

由中国抗癌协会发起的中国肝癌治疗现状调查结果显示，在中国原发性肝癌病人中，Ⅰ期占15.3%，Ⅱ期占27.1%，Ⅲ期占53.9%，Ⅳ期占2.6%。与欧美国家相比，中国肝癌病人以Ⅱ期和Ⅲ期为主，Ⅲ期病人占一半以上，即多数病人在初诊时已为中晚期，生存期短。

目前，手术依然是早期肝癌的主要治疗手段。复旦大学附属中山医院的数据显示，在二十世纪六七十年代，肝癌手术病人的平均肿瘤直径为8厘米，术后五年生存率仅为23%；近十余年来，随着早期诊断技术的不断提高，肝癌手术病人的平均肿瘤直径已缩小至4厘米，术后五年生存率已提高到64%。

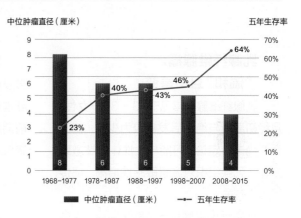

复旦大学附属中山医院肝癌术后五年生存率（1968—2015）

中晚期肝癌：系统治疗优于"单打独斗"

由中国卫生健康委员会颁布的《原发性肝癌分期和诊疗规范（2017年版）》建议：Ⅰ期和Ⅱa期病人以手术切除为主；Ⅱb、Ⅲa、Ⅲb期病人以肝动脉介入治疗（经肿瘤供血动脉直接注射化疗药物或栓塞剂）、放疗、靶向药物治疗等非手术治疗为主，手术切除为辅；Ⅳ期病人以对症支持治疗和舒缓疗护为主。

对中晚期肝癌病人而言，合理应用介入治疗、化疗、靶向药物治疗、免疫治疗等系统治疗，有助于控制病情、缩小肿瘤直径、延长生存期，部分病人甚至能够获得手术切除的机会。比如，我科曾诊治过一个肝癌病人，就诊时肝内有一个直径14.6厘米的巨大肿块，无法手术。于是，我们先为其实施了肝动脉介入（TACE）治疗，并于治疗后1周启动分子靶向药物治疗。半年后，该病人的肝脏肿块有所缩小，获得了手术切除的机会。再比如，以合并门脉癌栓的肝癌（Ⅲa期）为例，若病人不接受治疗，中位生存期仅为2.7个月；若接受分子靶向药物治疗，中位生存期也仅为6.1个月；若接受以手术为主的系统治疗（手术切除＋门静脉取栓＋门静脉化疗），病人的中位生存期为25.1个月。此外，免疫检查点抑制剂（肿瘤免疫治疗药物）联合靶向药物治疗，对中晚期肝癌病人也有一定疗效。

复发：影响早期肝癌预后的重要因素

复旦大学附属中山医院的资料显示，早期肝癌病人术后5年无复发生存率与肿瘤分期和肿瘤直径密切相关。以2008—2015年的资料为例：肿瘤直径在1厘米以下者，术后5年无复发生存率为62%；肿瘤直径在6厘米以下者，术后5年无复发生存率为38%；而肿瘤直径在10厘米以上者，术后5年无复发生存率平均为20%左右。

目前尚无预防肝癌切除术后肿瘤复发的标准方案。中国卫生健康委员会颁布的《原发性肝癌分期和诊疗规范（2017年版）》中提出，使用抗病毒药物（乙肝病人），接受干扰素、肝动脉介入治疗等，有助于减少复发机会。PM

> 纤维腺瘤是最常见的乳腺良性肿瘤。虽然名曰"良性",但在乳腺外科诊室内,许多女性忧心忡忡地拿着检查报告就诊。其中不少人只是专程来听医生口中那一句"没事",求个心安;也有不少人担心肿瘤癌变,强烈要求尽快手术切除。事实上,乳腺纤维腺瘤比大家想象中"温和"得多。

"温和"的乳腺纤维腺瘤

复旦大学附属肿瘤医院乳腺外科　章颖　柳光宇(主任医师)

乳腺纤维腺瘤:"温和"且不善变

乳腺纤维腺瘤常见于20～30岁女性,月经初潮前与绝经后发病较为少见,病因至今尚未有定论,可能与女性体内性激素变化、乳腺组织对激素敏感性增高、遗传等因素有关。

乳腺纤维腺瘤是一种良性肿瘤,大多由体检发现。当肿块较大或生长在较浅表的位置时,易被患者自己触及。瘤体可从黄豆大小到橘子大小,边界大多较为清楚,表面光滑或有分叶,触感类似橡皮擦,质地有韧性,可自由推动,但不引起疼痛。乳腺纤维腺瘤大多生长较为缓慢,可一侧乳房长几个,也可双侧同时生长,一般不会有皮肤改变、淋巴结肿大、乳头溢血等伴随症状。当长到一定大小或待患者中老年后,多数乳腺纤维腺瘤会随着乳腺腺体的退化而趋于稳定,不再增大;有些乳腺纤维腺瘤可变小,同时伴有钙盐沉积,少数甚至会"自动"消失。

乳腺纤维腺瘤与恶性肿瘤的最大区别在于它只在局部生长,且有一定自限性,不会通过血液或淋巴道转移,大多不会对生命产生威胁。患乳腺纤维腺瘤也不会增加乳腺癌发生风险。少数乳腺纤维腺瘤可合并乳腺癌前期病变,如不典型增生、低级别导管原位癌、小叶内瘤变等,但这类病变与纤维腺瘤无关。目前并无可以阻止纤维腺瘤形成和生长的药物,大家不要误信市面上那些以预防、消除纤维腺瘤的产品,以免上当受骗。

直径超2厘米,首先手术治疗

对体表触摸不到、超声测量直径<2厘米的小纤维腺瘤可不做任何处理,每隔3～6月进行一次超声检查即可。若肿块大小、形态变化不明显,可每隔半年或一年随访一次。对肿块直径≥2厘米、体检可触及的单发肿块及近期突然增大者,宜进行穿刺活检明确诊断。

目前,去除纤维腺瘤的有效方法是手术切除。除了传统的开放性手术外,还可采用真空辅助微创旋切术,通过3毫米切口就可以切除肿瘤,创伤小,出血、感染等并发症少。不过,微创手术并非人人适用,对于纤维腺瘤较大(直径大于3厘米)的患者而言,开放性手术仍是治疗首选。

乳腺纤维腺瘤具有多发性、双侧性的特点。无论传统开放手术或微创手术,均不能保证将可触及或超声可发现的病灶完全切除。因此,乳腺纤维腺瘤切除术后,部分患者在随访中可再次被发现同侧或者对侧乳房内有乳腺纤维腺瘤,这类情况称"再发",而非"复发"。再发的乳腺纤维腺瘤同样很少对人体产生危害,可继续随访观察或再次手术切除。**PM**

特别提醒

综上所述,乳腺纤维腺瘤是一种不会影响健康的良性肿瘤,有些学者甚至认为它和小叶增生一样,是年轻女性常见的生理状况,不必过于担心。乳腺纤维腺瘤对人体健康危害甚小,广为流传的"豆浆、牛奶不能喝"等纯属谣言。尽管如此,也有少数患者的乳腺纤维腺瘤和某些恶性肿瘤难以区分。因此,无论是常规体检发现还是自己无意中摸到乳房肿块,均应到医院进行乳腺超声等鉴别检查,40岁以上患者还可加做乳腺钼靶检查,以初步判断肿瘤的良恶性。

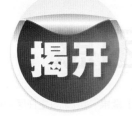
揭开 "千杯不醉"与"一杯就倒" 的神秘面纱

复旦大学附属中山医院检验科教授　郭玮

急诊室的故事

一天深夜，一位中年男子因神志不清、呼之不应被家人送到了中山医院急诊室。经检查，该男子被诊断为重度酒精（乙醇）中毒。家人告诉医生，患者平时不常喝酒，一喝酒就满脸通红。亲友们纷纷劝说他平时要多喝点酒，说不定多练练，酒量就能练出来。谁知道这次亲朋欢聚，他才喝了没几杯酒，就倒了。

喝酒是宴席上不可缺少的重头戏。饭局中，为何有人"千杯不醉"，有人却"一杯就倒"？"勤能补拙"，酒量能"锻炼"出来吗？

酒量好不好，取决于"酶活性"

人体代谢乙醇主要依靠肝脏。肝脏中存在两种不同的代谢酶——乙醇脱氢酶和乙醛脱氢酶。乙醇脱氢酶是代谢过程中的"反派角色"，乙醇在乙醇脱氢酶的"威逼利诱"下变成乙醛，乙醛对人体有害，是导致醉酒和饮酒后脸红的主要元凶。乙醛脱氢酶是乙醇代谢过程中的"正义化身"，促使有毒的乙醛转化为无毒的乙酸，同时能为人体提供能量。如果"反派角色"活性强，"正义化身"活性弱，就会导致乙醇和有害代谢物乙醛在体内积聚，导致脸红、头晕、恶心呕吐等不适症状。

"酶活性"强不强，与先天基因有关

乙醇脱氢酶和乙醛脱氢酶的活性，即酒量大小，与先天基因有关。与乙醇脱氢酶活性相关的基因为ADH1B，而决定乙醛脱氢酶活性的基因为ALDH2。在汉族人群中，"反派角色"的活性相差不大，"正义化身"的活性有较大差异，部分人甚至存在缺陷。通常，一个人每小时可以代谢7克乙醇，乙醛脱氢酶活性强的人每小时能代谢10克以上乙醇。

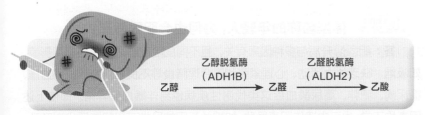

乙醇 —乙醇脱氢酶（ADH1B）→ 乙醛 —乙醛脱氢酶（ALDH2）→ 乙酸

"能不能喝"，基因检测告诉你

想要了解自己对乙醇的代谢能力，可以做一次乙醇代谢相关基因检测。仅需采集2毫升全血（相当于一次血常规检测），4个工作日即可获得报告。

若基因ADH1B未发生突变，携带基因型为AA，表示将乙醇代谢为乙醛的能力正常；若基因ADH1B发生突变，携带基因型为AG或GG，则表示将乙醇代谢为乙醛的能力增强；若基因ALDH2未发生突变，携带基因型为GG，表示将乙醛代谢为乙酸的能力正常；若基因ALDH2发生突变，携带基因型为GA或AA，则表示将乙醛代谢为乙酸的能力较弱。

本文开头提到的这位中年男子，经基因检测发现其携带的乙醇脱氢酶活性相关基因ADH1B较为强势，而乙醛脱氢酶活性相关基因ALDH2相对弱势，决定了其代谢乙醇的能力较弱，易发生乙醛堆积和酒精中毒。PM

专家提醒

"先天不足"，"勤练"并不能"补拙"

如果先天基因提示一个人无法"叱咤酒场"，那么刻苦"练习"，每天喝点酒，逐渐加量，是否可以"练出酒量"呢？实际上，所谓"练出酒量"是一种"自我感觉良好"的假象，身体的解酒能力并没有变强。长此以往，反而会损伤肝功能。

关于**高胆固醇**的九大困惑

上海交通大学附属第六人民医院特需医疗科 王素果 黄高忠(主任医师)

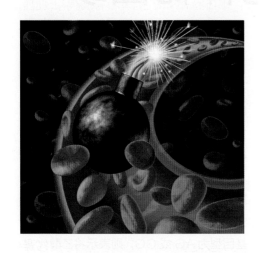

胆固醇异常升高是动脉粥样硬化的主要原因之一。胆固醇沉积在血管壁上，堆积成"斑块"，使血管腔狭窄，造成堵塞。若斑块堵塞累及冠状动脉(供养心脏的血管)，会导致心肌缺血或心绞痛；如斑块破裂诱发血栓形成，短时间内可使动脉完全堵塞，引起心肌梗死。若累及脑部血管，则会引起脑卒中，严重危害健康。如今，高胆固醇血症的发生率逐年提高，患病人群也越来越年轻化。面对胆固醇异常，大家常有许多困惑，在此选取9个代表性问题一一解答。

固醇升高不需要处理；极低密度脂蛋白胆固醇升高往往提示甘油三酯升高，临床上常用贝特类、烟酸类等药物。

困惑一： 胆固醇是什么？如何理解"好胆固醇"和"坏胆固醇"？

答：胆固醇属于脂质，不溶或微溶于水，在体内需与载脂蛋白结合才能运输，主要以高密度脂蛋白胆固醇(HDL-C)、低密度脂蛋白胆固醇(LDL-C)、极低密度脂蛋白胆固醇(VLDL-C)等几种形式存在。体内的胆固醇主要来源于食物摄取(约占1/3)和肝脏合成(约占2/3)。

低密度脂蛋白胆固醇升高易促进动脉粥样硬化斑块形成，被人们称为"坏胆固醇"；高密度脂蛋白胆固醇对血管有保护作用，被称为"好胆固醇"。因此，如果总胆固醇升高由于其中的高密度脂蛋白胆固醇升高引起，那就没有什么不好。

事实上，各种胆固醇均为人体所必需，并无好坏之分，只有当其含量发生异常改变时才会对机体造成不利影响。临床上，低密度脂蛋白胆固醇升高需要进行降脂治疗，以他汀类药物为主；高密度脂蛋白胆

困惑二： 胆固醇越低越好吗？

答：体内胆固醇浓度并非越低越好。这是因为，胆固醇是细胞膜的重要组成成分，它的存在大大提高了细胞膜抵御外界毒素侵袭的能力。胆固醇还是机体其他多种物质合成的原料，如胆汁酸、肾上腺皮质激素、维生素D、雄激素等，这些物质与人体的糖、脂类、蛋白质、钙、磷代谢及生殖繁衍等关系密切。因此，胆固醇匮乏会影响人体健康。

困惑三： 高胆固醇血症是否会遗传？

答：大量研究表明，小部分高胆固醇血症是会遗传的，这与基因异常有关，称为家族性高胆固醇血症。临床上有些血脂异常的就诊者发病年龄小，升高程度严重，具有家族聚集性。这部分人群常以低密度脂蛋白胆固醇显著升高、广泛的皮肤黄色瘤以及早发的冠心病为特征。家族性高胆固醇血症发病率虽然相对不高，但对心脑血管的危害严重，临床上应遵循早筛查、早治疗和积极改善生活方式的原则。

困惑四： 体型匀称的年轻人，为何也会胆固醇高？

答：胆固醇升高与多种因素有关，且不同危险因素之间存在相互影响，如吸烟、缺乏体力活动、心理紧张和不合理膳食等不良生活方式。高血压、糖尿病、肥胖、高尿酸血症这类代谢性疾病也易伴随血脂异常。即使上述因素均正常，也可由遗传因素导致，如相关基因的异常可引起脂质代谢紊乱，

导致胆固醇升高。因此，胆固醇升高并不是"胖人"和中老年人的专利。

困惑五： 哪些人需要检查血脂？多长时间检查一次？

答：《中国成人血脂异常防治指南》指出，血脂检查的对象既包括无症状的人群，也包括伴随心血管相关疾病者。重点对象是有心绞痛、心肌梗死病史者，伴随高血压、糖尿病、肥胖、吸烟等危险因素者，有早发性心血管病家族史（指男性一级直系亲属在 55 岁前或女性一级直系亲属在 65 岁前患缺血性心脑血管病）及家族性高脂血症者，应每年筛查一次血脂。

正在或准备接受药物降脂治疗的患者，治疗前应确定基础血脂。在首次测定后的 1 ~ 3 个月内于同一检验机构进行复测，若 2 次血脂指标较接近，取其平均值即为基础血脂；若 2 次血脂值相差较大，需进行第 3 次测定，这 3 次的平均值也可作为基础值。在开始治疗的 4 ~ 8 周内应复查血脂，以调整用药。如果血脂未能降至目标值，则应在医生指导下增加药物剂量或改用其他药物联合用药。长期连续服药的患者及高危患者（已有冠状动脉粥样硬化性心血管病者），宜每 3 ~ 6 个月复查血脂情况。

困惑六： 如何看懂化验单？胆固醇"正常"为什么还要吃药？

答：一张化验单中，可包括各类胆固醇的含量：HDL－C、LDL－C 和 VLDL－C 等。其中，LDL－C 含量最高，约占 2/3，是胆固醇中致动脉粥样硬化的主要成分，降胆固醇治疗的主要目标就是降低 LDL－C。但饮食和药物治疗的目标值应根据不同临床状况而定。比如：无冠心病且无或仅有一个危险因素者，LDL－C 应小于 3.4 毫摩尔／升（130 毫克／分升）；无冠心病但具有两个或以上危险因素（包括高血压、吸烟、血脂异常、肥胖、男性 40 岁以上或女性绝经后等）者，LDL－C 应小于 2.6 毫摩尔／升（100 毫克／分升）；存在冠心病或等同危险（如糖尿病或其他部位动脉粥样硬化性疾病）者，LDL－C 应小于 1.8 毫摩尔／升（70 毫克／分升）。

另外，由于他汀类药物除了降低胆固醇外，还具有抗炎、保护血管内皮、抗血栓、稳定动脉粥样硬化斑块、预防心脏事件发生的作用；而患有冠心病特别是球囊扩张、支架植入术后患者，即使治疗前 LDL－C 低于上述范围，也能从中获益。由此可知，仅凭化验单上的一个正常值范围来判断 LDL－C 是否正常和是否需要治疗是不够的，需要结合个人情况综合判断。

困惑七： 他汀类药物伤肝吗？能否长期服用？会不会导致胆固醇过低？

答：降脂药物的主要不良反应是肝功能损害，发生率约为 2%，表现为血清转氨酶升高，升高程度一般较轻，不产生明显症状，多数在停药后即可自行恢复正常。另外，约 0.5% 的患者可出现一过性肌酸激酶轻度升高，有些伴有肌肉（主要是小腿部肌肉）酸痛，极个别情况下出现严重的横纹肌溶解症。患者在用药前、最初服药的 4 ~ 8 周及服药后应分别测定血清转氨酶及肌酸激酶，以免出现严重不良反应。

血脂异常的病程有些类似于高血压，一旦停药，多数会在数月内恢复到原来水平。因此，一般情况下降脂药物可以而且应该长期服用。人体胆固醇的摄入和合成具有自我调节机制，就算终身服药，也不会导致体内胆固醇过低。

困惑八： 运动减脂是否有效？

答：运动对血脂的影响是个复杂而漫长的过程，长期运动锻炼可促进脂质代谢，改善血脂异常，对降低胆固醇有一定作用。运动强度宜根据个人情况而定，一般以每周 3 ~ 4 次为宜，每次运动时间控制在 30 ~ 60 分钟。

困惑九： 茶叶、鱼油等是否可降低胆固醇？

答：茶叶含有的茶多酚和茶色素可降低体内胆固醇和甘油三酯水平，改善血脂代谢。鱼油中含大量不饱和脂肪酸，具有降胆固醇和抗动脉粥样硬化作用。但其疗效和安全性均缺乏足够证据。其他可能具有降脂作用的药品或食品有燕麦片、山楂制剂、月见草油、藻酸双酯钠和绞股蓝片等，但均不能代替降脂药物，以免延误治疗。**PM**

专家提醒

食物中的胆固醇并没有那么可怕，蛋黄中胆固醇含量较高，很多人不敢吃。研究证实，人体自身合成胆固醇的量大于膳食摄入的量。对健康人而言，每天吃一个鸡蛋，其带来的营养效益远高于其对血清胆固醇水平的影响。血脂异常者，每周可吃 3 ~ 5 个鸡蛋。

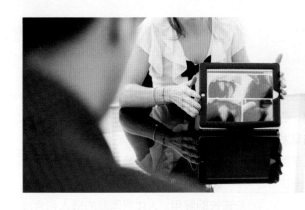
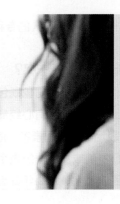

每个人都希望拥有一头乌黑亮丽的头发。但随着工作压力增大、生活节奏加快和饮食结构改变，越来越多的人出现了脱发的烦恼。脱发看似对身体健康影响不大，但严重影响美观。在皮肤科诊室，因脱发前来就诊的患者人数日益增多，且越来越年轻。

脱发治疗，男女有别

复旦大学附属华山医院皮肤科教授　杨勤萍

脱发的六大常见原因

头发的生长和脱落是新陈代谢的正常过程，每天维持着"长"和"落"的相对平衡状态。正常情况下，每天落发数小于 50 根不必太在意，但若落发量突然增加至每天 100 根以上，或出现了明显的片状脱发、毛发稀疏，头皮患有某种皮肤病，或患有某种全身性疾病的同时又出现脱发现象，一定要及时就医。

引起脱发的原因很多，可以分为以下 6 类。

❶ **遗传因素**　在先天性脱发和雄激素性秃发中，遗传起到了重要作用，斑秃患者也往往携带易感基因。

❷ **内分泌因素**　毛发的生长受多种内分泌激素的影响，当垂体功能减退、性激素代谢异常和甲状腺功能异常时，往往会出现脱发。

❸ **神经精神因素**　在精神压力的作用下，人的立毛肌收缩，自主神经或中枢神经功能紊乱，毛囊局部微血管持久收缩，造成局部血液循环障碍而影响毛发生长，使毛发进入休止期，出现脱发。精神压力还可以引起出汗过多和皮脂腺分泌增加，影响头发的生存环境，从而加重脱发。

❹ **营养代谢因素**　毛发是身体状况的外在表现，机体营养不良和代谢异常可引起发质和发色改变，严重营养不良可致毛发弥漫性脱落，减肥所致的休止期脱发常常归于该病因。

❺ **物理因素**　长期强力梳发、使用过紧的发夹、扎辫过紧等，都可引起牵拉性脱发。

❻ **化学因素**　烫染头发可以导致毛发颜色改变，甚至脱发。

除了以上病因外，感染、免疫、头皮局部皮肤疾病及系统性疾病都可能诱发脱发。

> **测一测：你是"掉发"还是"脱发"？**
>
> 随机提起头上一撮头发（约 30 ~ 40 根）并轻拉，若掉落 3 ~ 4 根头发或更多，则提示有脱发危机。

雄激素性脱发并非男性"专利"

在所有脱发疾病中，雄激素性脱发约占 90%，也就是人们最熟悉的脂溢性脱发。雄激素性脱发发生在男性身上时称为男性型脱发，发生在女性身上时称为女性型脱发。雄激素性脱发以男性多见，患病率达 20% 以上，女性患病率约为 6%。男性型脱发主要与遗传和雄激素代谢异常有关，女性型脱发除了这两个因素外，还与缺铁有关。一旦出现明显脱发症状，应及时就诊，以明确诊断并控制症状。

"诊"不同：女性脱发原因更难辨

一般而言，患者在就诊时，医生会询问详尽病史，观察脱发的大致情况，了解脱发部位、形态、大小、数目，脱发区域头皮的颜色、光滑度、新生毛发生长情况等。同时，医生还会对患者全身伴发疾病，如内分泌失调、营养不良等状况加以关注。除一般体格检查外，另有针对毛发的特殊检查，如脱发定量分析：嘱患者连续 7 天收集自己脱落的头发，统一放在一个容器中。7 天后计数，再计算每天平均脱发量。这种试验方法可确定脱发量，有助于了解患者病情进展情况和恢复情况。

此外，实验室检查中，性激素水平的检测对雄激素性脱发、产后脱发、更年期脱发和口服避孕药引起的脱发有一定临床意义。

与男性相比，女性脱发患者还需检查血常规和血清铁蛋白、血清铁等，排除缺铁导致的脱发。甲状腺功能、抗核抗体、补体、抗双链 DNA 或抗 Sm 抗体等检查，有助于排除甲状腺功能异常和免疫性疾病引起的脱发。患者有时还需进行空腹血糖、空腹胰岛素、梅毒、微量元素检查和病理活检等，以明确临床诊断。

"治"不同：同病不同药

治疗男性脱发的主要药物是非那雄胺（口服）和 5% 米诺地尔溶液（外用）。非那雄胺是目前唯一一个被批准用于治疗男性脂溢性脱发的口服药物，疗效明确。每日口服 1 毫克，一般服药 3 个月后毛发脱落便可减少，治疗 6～9 个月头发开始生长，连续服用 1～2 年可收获理想疗效。一般而言，用药 1 年后有效率可达 65%～90%。值得注意的是，如需维持疗效，患者须长期坚持口服非那雄胺。个别患者服药后可出现性欲减退、阳痿及射精减少。但随着时间的延长，上述症状多数会逐渐消失；中止治疗后，上述不良反应可在数天或数周消退。米诺地尔是有效的外用促毛发生长药物，能刺激真皮毛乳头细胞表达血管内皮生长因子，扩张头皮血管，改善微循环，达到促进毛发生长的目的。临床上，米诺地尔有 2% 和 5%

两种浓度剂量。一般男性宜用 5% 的浓度，女性宜用 2% 的浓度。平均起效时间为 12 周，推荐用药时间为半年至 1 年，有效率可达 50%～85%，以轻中度谢顶者疗效更好，须长时间维持治疗。经药物治疗无效的患者可采用植发治疗。

雄激素异常的女性脱发患者除外用 2% 米诺地尔外，可结合安体舒通和达因 -35 治疗。安体舒通主要用于女性患者的治疗，能使部分患者的症状得到一定改善，主要不良反应为月经紊乱、性欲降低、乳房胀痛，疗程应达 6 个月至 1 年。女性脱发并发痤疮和多毛的患者，可在医生指导下口服达英 -35 和复方环丙氯地孕酮。经过治疗后，大多数患者可获得满意疗效。外用药的使用可能使少数患者在非治疗区域产生多毛症状，停药半年后一般可缓解。 PM

问与答

● 治疗雄激素性脱发有"特效药"吗？

雄激素性脱发无根治药物，患者须长期服药，不可随意停用。药物治疗无效的重度患者，可使用发片、假发等修饰手段。

● 民间偏方、补肾良方对脱发治疗有效吗？

一些患者出现脱发症状后，病急乱投医，过度相信偏方、秘方。比如：自己在家用生姜擦头、用啤酒洗头；大量食用芝麻、核桃，寄希望于食物生发；自行购买补

肾相关中药服用，等等。其实，这些治疗方法并无科学依据，即便补肾，也应请中医师辨证施治。

● 哪些不良习惯会损害毛囊？

工作应酬和聚会等场合常烟雾缭绕、酒气熏天、缺少氧气。缺氧会使人体微循环变差，而酒精及尼古丁的刺激也会损害毛囊。经常熬夜会引起机体生物钟紊乱，影响血液循环及毛囊的正常生长周期。接触油漆、甲醛等化学刺激物，频繁烫发或染发，也会影响毛囊健康。

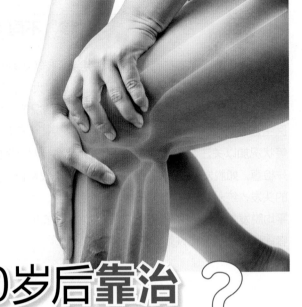

最近，网上流传一种说法，即骨关节炎在60岁之前要靠防，在60岁之后要靠治，认为这是对付骨关节炎的"秘诀"。这种说法是否全面、科学呢？

骨关节炎：

60岁前靠防，60岁后靠治？

上海中医药大学附属龙华医院风湿科教授　苏励

骨关节炎：最常见的关节病

骨关节炎是一种以关节软骨变性、破坏及骨质增生为特征，以关节疼痛为主要症状的退行性疾病，是最为常见的一种关节病。国际骨关节炎研究学会白皮书揭示，目前全球骨关节炎患病人数高达2.4亿。中国40岁以上人群骨关节炎患病率为46%，50岁以上人群患病率高达50%，75岁时患病率达到80%。

骨关节炎病因尚不明确，其发生与年龄、肥胖、劳损、创伤、关节先天性异常、内分泌、软骨代谢、免疫异常、遗传等多种因素有关，表现为缓慢发展的关节疼痛、压痛、僵硬、关节肿胀、活动受限和关节畸形等。疾病初期，患者会感觉某些关节活动不自如，时常觉得手脚僵硬；久坐后，会感到关节像上了锁一样动弹不得，活动几分钟后关节僵硬才能慢慢好转。病情严重时，关节肿胀、疼痛，活动时常发出"咔嚓"声，把手按在关节上有时能感到骨头在摩擦。膝关节受累者，常表现为上下楼梯（特别是下楼时）、下蹲、起立时关节疼痛。随着疾病进展，关节会出现不同程度的僵直、畸形，关节功能逐渐丧失，最后可引起关节瘫痪，生活不能自理。

骨关节炎发病率如此之高，目前却缺乏有效的治疗方法，致残率可高达53%，被称为晚年生活中最大的"绊脚石"。

哪些人容易患骨关节炎

❶ 肥胖者的体重问题会加重膝关节负担，且容易使膝关节两侧间隙负重不平衡，导致膝关节退行性改变。尤其是中老年肥胖者，长期日积月累的劳损和一些微小损伤，可导致软骨退变，进而发展成骨关节炎。

❷ 绝经后女性雌激素减少，骨质疏松症发生率高，而骨质疏松会进一步加速骨骼退化，所以绝经后女性骨关节炎发病率明显增高。

❸ 特殊职业人群，如职业运动员（特别是长跑运动员等）、重体力劳动者，或者长期站立、半蹲、蹲位工作者，容易发生膝关节、肘关节骨关节炎。长期伏案工作、使用电脑、开车等"久坐族"也是骨

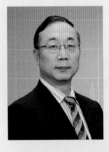

专家简介

苏励　上海中医药大学附属龙华医院风湿科主任医师、教授、博士生导师，上海市名中医，国家中医药管理局痹病学重点学科及风湿病重点专科负责人。

专家门诊：周三下午、周四上午、周五下午

关节炎的易患人群。

❹ 青少年时期关节（特别是膝关节）因跌倒、撞击、运动不当等受伤而未彻底治愈者，中年以后多会出现骨关节炎。

❺ 有骨关节炎家族史者，可能因遗传导致软骨基质中的合成酶异常，从而促进骨关节炎的发生。

❻ 从性别上看，女性骨关节炎患病率高于男性。

60岁前也需要"治"

多项研究表明，由于上述种种原因（如肥胖、特殊职业、久坐、青少年时期关节受伤而未彻底治愈等），骨关节炎可以早在30岁甚至更年轻时就"种下病根"，到四五十岁时出现症状。可见，骨关节炎不是60岁以上老年人的"专利"，不管年龄大小，只要存在上述发病因素，除了采取减轻体重、进行适当强度的体育锻炼等预防措施外，还应该及时治疗，此时的治疗效果应是最好的。

骨关节炎的治疗应在专业医生指导下进行，目前没有疗效肯定的药物，应采取运动治疗、物理治疗和行动支持治疗等综合性治疗措施，具体包括低强度有氧运动、关节功能训练、关节周围肌肉力量训练、水疗、冷疗、热疗、按摩、针灸及行动辅助器械等。总之，60岁以下人群不仅要预防骨关节炎，更应防治并重。

60岁后需注意三个"防"

虽然年龄并非导致骨关节炎的唯一因素，但研究表明，年龄的确是骨关节炎的一个重要发病因素。中医有"治未病"的理念，包括三个"防"，即未病先防、既病防变、已病防复发。

骨关节炎在60岁以上人群中多发，要在未发时先预防。除了年轻时预防骨关节炎的发生并积极治疗已发生的骨关节炎外，老年时也要防：保持正常体重；进行适当的体育锻炼，增加关节周围肌

肉、组织的强度，以起到保护关节稳定性、降低关节损伤的作用；不过度运动，不要长时间跳广场舞，不爬山，不做"深蹲"，不抬（提）重物，避免砍骨头、剁肉等动作，以减少骨关节炎的发生或减缓病情的进展。这就是"未病先防"。

一旦得了骨关节炎，则应根据专业医师的建议积极治疗，以防止病情恶化，这就是"既病防变"。

经过治疗，骨关节炎缓解了，关节肿痛消失了，这时候不能忘乎所以，注意不要进行爬山、跑步、登楼等有损关节的活动，以防骨关节炎复发及进一步加重，这就是"已病防复发"。

总之，60岁以上人群不但要积极治疗已发生的骨关节炎，也不应忽视预防骨关节炎的发生、加重及复发。**PM**

延│伸│阅│读

防治骨关节炎，不妨练练太极拳

太极拳动静结合，圆润柔和、中正安舒，对膝骨关节炎的预防和治疗颇有好处。打太极拳可改善腿部肌肉的耐力和人体的平衡能力，使膝关节周围的肌肉得到锻炼，增加膝关节的稳定性、柔韧性和灵活性，加大关节活动度，防止关节粘连，缓解关节僵硬等症状。多个研究表明，打太极拳可以减轻膝骨关节炎患者的症状，改善关节功能，且无明显不良反应。为达到预防和治疗膝骨关节炎的目的，打太极拳需要注意方法：练拳前应先热身，练拳后要注意放松，使膝关节运动有张有弛；不要选择对下盘要求较高的太极拳种（如陈式太极拳），杨式太极拳、简化太极拳比较适合；"架子"不应太低，否则会增加膝关节压力。应以高架式、小步幅、小角度和慢旋转为主。每周练习2~3次，每次30~60分钟为宜，且要有持续性。行动困难的重度膝骨关节炎患者不宜练太极拳，以免加重关节磨损；膝骨关节炎发作期、疼痛明显时，也不宜练太极拳。

专家提醒 60岁以下人群既要预防骨关节炎，又要防治并重；60岁以上人群不但要积极治疗已发生的骨关节炎，而且应预防骨关节炎的发生、加重及复发。不论年龄，早期预防、早期诊断、早期治疗、及时调整生活方式，都是改善骨关节炎患者生活质量、避免致残的关键所在。

不放油的**肉末炖豆腐**

📍 江苏省苏北人民医院营养科　蒋 放

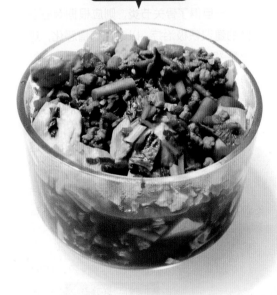

肉末炖豆腐

并非用有营养的好食材就能烹饪出营养又健康的菜肴，不当的加工常以牺牲营养甚至健康为代价换取美味。例如，传统菜肉末豆腐中，肉是瘦肉，豆腐是正宗的素食，外表油亮亮，色香味俱佳，可它为何是"脂肪大户"？问题出在厨师加进去的油。传统的肉末炖豆腐这般用油：煎豆腐加上煸散肉末，至少需要 4~5 勺油，通常有 50 毫升！本来瘦肉与豆腐的营养价值高，但烹饪方法使其产生过多的脂肪，让这道菜变成了五花肉样的效果。对于五花肉，很多人或许有顾虑，但对肉末豆腐却认为是健康菜，经常放开吃。

那么，可不可以减少用油又保证口味呢？不妨试试改良版肉末豆腐吧。

┊ 改良食材 ┊

增加茶树菇，其不仅作为风味物质加盟，更为营养加分。一肉一豆一菇组合出高蛋白质、高钙、高膳食纤维的"三高"营养特点。

┊ 改良烹饪方法 ┊

1. 不放油，不开油锅。
2. 炖煮。这样既控制了脂肪的量，又不会产生油烟，一举两得。

┊ 具体做法 ┊

1. 肉切末，放入葱、姜、料酒，炒锅中放 2 勺水，开中火，倒入肉末，煸炒至肉色变白后改小火（该步骤不可省略，否则肉末会成团）。
2. 嫩盐卤豆腐一盒，切成小方块，茶树菇切丁，倒入炒锅内。
3. 生抽 2 勺、老抽 1 勺、微辣黄豆酱 1 勺，放入炒锅中，加水小半碗。
4. 改中火炖，锅开再炖 10 分钟。
5. 起锅前，撒入蒜末或香菜末即可。

┊ 营养特点 ┊

● 三高二低

改良版肉末豆腐的营养特点为"三高二低"，即高蛋白质、高钙、高膳食纤维，低脂、低盐。同时，这道菜味道鲜美，营养与口味兼得，加之口感软滑细嫩，特别适合老人、孩子，以及患高血压、糖尿病等疾病者食用。

● 控油、控烟

蒸、炖、煮是健康的烹饪方法，既有利于控油，又不会产生油烟。食用油是能量大户，50 毫升油的热量与 2 碗米饭相当，约为 5 杯牛奶（200 毫升／杯）的热量。中国营养学会推荐：每人每日烹饪用油 25 ~ 30 克。此外，油烟是家庭污染重要源头之一，炒、煎、炸等烹饪方法均会产生不同程度的油烟，所以我们应尽可能减少这类操作，用蒸、煮、炖替代。**PM**

 专家提醒 营养需要合理搭配，食材需要健康的烹饪方法。二者兼得并不容易，这款肉末豆腐做到了，你也可以如法炮制，将其他菜肴做类似改良，增添厨房乐趣，获得营养健康。

我的家乡位于湘赣交界的安仁县。记得儿时吃过一种多用来招待客人，称为"鲜鱼煮烫皮"的当地小吃，其鲜美的味道可用"堪比龙肉"来形容。我对它的记忆则可用"刻骨铭心"来形容，以至离开家乡几十年后仍一直怀念这种原生态的美食。

"中国美食地图"之湘南篇：

湘南鱼粉

中南大学湘雅二医院营养科教授 唐大寒

传统的鲜鱼煮烫皮加工过程并不复杂，几乎家家都可以烹制。其主要原料有当地手工制作的干烫皮丝、鲜草鱼，辅料有自产的山茶油、辣椒面、姜、青蒜和当地特有的豆油膏等。制作流程：在炒锅内倒入山茶油烧热，放入青蒜段炝味，再放入切成1.5～2厘米见方的鲜草鱼块；翻炒数次，加入食盐、姜丝、辣椒面再翻炒数次，倒入足量（根据干烫皮丝的用量决定，中途不可再次加水）的冷井水或山泉水，盖上锅盖；旺火烧开后投入干烫皮丝，煮2～3分钟后改小火或关火（火候不足会令烫皮发硬、口感不佳，时间过长则烫皮易碎不成形），同时用干净筷子挑上少许（1.5～3克）豆油膏融入汤中，加少许酱油并在锅内推动烫皮。然后将烫皮、鱼块连同汤料一并装入碗内趁热吃，久放易发稠，影响口感。

"烫皮"是赣南与湘南部分地区居民以大米为原料，经浸泡、磨浆、蒸熟、晾干、切丝或片等工序制成的具有地域特色的风味特产，在湖南其他地区，其被称为米粉。湖南人素有用米粉当早餐主食的习惯，尤其是冬日的早晨，一碗热气腾腾、盖有自己所喜爱"码子"（配菜）的米粉会瞬间令人精神抖擞、寒意四散、食欲大增。常见的米粉"码子"食材包括猪肉及其内脏（瘦肉片、红烧肉、排骨、肚片、肝等）、牛肉（或牛杂）、鸡蛋、香干、木耳、剁辣椒、碎酸菜、酸豆角、榨菜等。唯独湘南地区（包括衡阳、郴州和永州）居民除用上述食材来做"码子"外，还喜欢用鲜鱼来做米粉的底汤和"码子"。

据传，鲜鱼煮烫皮与三国时期的庞统有一段渊源：庞统投奔刘备之初并不被重用，只是任耒阳县（今属衡阳市）县令的小职。一次公差途中，他投宿栖河古渡小镇（今属郴州市），因心事重重、寝食不安，一夜辗转难眠。待第二天起床已是晌午时分，顿觉饥肠辘辘，而店家早餐食料早已卖完。正在店主着急之时，恰巧一渔翁打鱼回来经过此店，店家灵机一动，买了条鲢鱼，立刻宰杀熬成鱼汤，加入当地的五爪朝天红椒粉，调入当地特产豆油膏、茶油等佐料，用家里过节备用的烫皮（干米粉）做成一碗鱼粉。庞统食后汗流满面、胃口大开、酣畅淋漓，顿时觉得精神抖擞，大声赞道："此乡野之味，亦可登大雅之堂！快哉！快哉！"回耒阳后，他励精图治，最终成就一番事业。因庞统

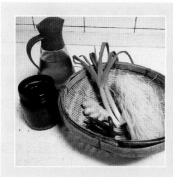
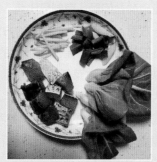
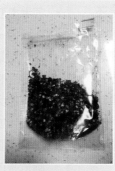
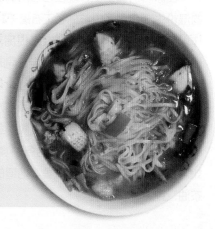

号凤雏，为纪念他，后人把庞统夜宿的古渡称为栖凤渡，而店家为庞统做的美味鱼粉也就被称为"栖凤渡鱼粉"。经过近2000年，这种特色美味在湖南的湘南地区广为流传，即本文所指的湘南鱼粉。现今，湘南鱼粉所用鲜鱼已经不限于鲢鱼，更多用草鱼（皖鱼、鲩鱼等），也有用黄颡鱼、鲶鱼、鲫鱼、鱼杂、鳙鱼头等。

湘南鱼粉不仅味美，还具有以下几方面的营养特点：

● 符合"中国居民膳食指南"推荐的"谷类为主"膳食原则，而大米加工成米粉后，使谷类主食变得更为丰富。

● 鲜鱼富含蛋白质、矿物质、维生素等人体所需的重要营养素，且鱼的蛋白质品质高，又易被消化吸收。

● 该美食用天然山茶油进行烹饪，有利于预防心血管病等慢性病。

● 湘南的豆油膏是大豆经过发酵等复杂工艺制作而成的，除有天然鲜味物质外，还含有大量具生物活性的肽类物质。

从营养角度来分析，如果在传统湘南鱼粉制作过程中适当减少辣椒面的用量，既可降低辣椒对消化道的刺激，又可适当减少食盐的用量。另外，如根据个人喜好搭配适量新鲜菌类、叶类蔬菜等，可使食物结构更趋合理，营养更均衡。

在原料的加工上，现在已经由机械化的湿粉生产代替了传统的手工石磨干粉制作，不仅使生产成本降低、效率提高，还使产品质量和卫生状况更加稳定，同时大大推动这一传统美食的市场化进程。在烹煮过程中，湿粉也可以采用煮捞面的方式来制作。值得注意的是，为保证湘南鱼粉的美味，应尽量使用原生态的各种食材，如野生河鱼、鲜草饲喂的草鱼、地道的山茶油、豆油膏等。**PM**

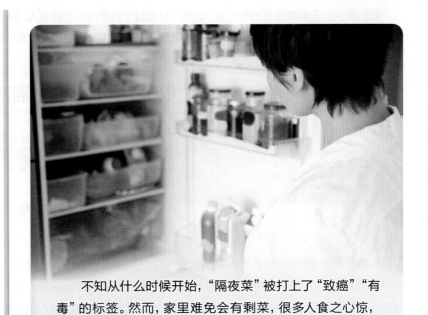

不知从什么时候开始，"隔夜菜"被打上了"致癌""有毒"的标签。然而，家里难免会有剩菜，很多人食之心惊，弃之心痛。"隔夜菜"到底能不能吃？

"隔夜菜"没那么可怕

目前对"隔夜菜"并无统一定义。一般来说，"隔夜菜"并不单指放了一夜的菜，放置时间超过8~10小时就应该算"隔夜"了。事实上，"隔夜菜"是否能吃，要具体情况具体分析。

一方面，先考虑"隔夜"的是什么菜。蔬菜"隔夜"可能产生有害物质，在存放过程中，细菌活动可将蔬菜中的硝酸盐逐渐转变成有毒的亚硝酸盐。不过，如果仅在冰箱中放一夜，亚硝酸盐含量远远达不到引起食品安全事故的程度。我们的测定表明，如果烹调后不加翻动，放入4℃的冰箱冷藏24小时后，菠菜等绿叶菜的亚硝酸盐含量约从3毫克/千克升到7毫克/千克，仍然很低。人体摄入200毫克亚硝酸盐可能发生中毒，而这需要摄入30千克的"隔夜"菠菜，显然不可能。所以，一次吃250克"隔夜"菠菜完全无须担心。"隔夜"的鱼、禽、畜肉类和豆制品只存在微生物繁殖问题，基本无须考虑亚硝酸盐问题。豆制品比鱼、禽、畜肉类更容易腐败。

另一方面，需考虑"隔夜"的方法。"隔夜菜"如果放在十几至二十几摄氏度的室温下是比较危险的，因细菌在这样的温度下增殖速度飞快，容易导致菜肴腐败变质，产生较多致病菌或细菌毒素，也可能大幅度增加亚硝酸盐的含量。不过，如果"隔夜菜"放在冰箱里，或在10℃以内的室温下，并不会造成严重的食品安全风险。虽然细菌数和亚硝酸盐含量会有所上升，但通常不会达到造成实际危害的程度。

对"隔夜菜"的误解

中国农业大学食品学院 范志红（副教授） 王淑颖

此外，无论是哪一类食品，在室温下放的时间越长，放入冰箱中的时间越晚，微生物的"基数"就越大，存放之后就越不安全。进入冰箱之中，降温的速度也很重要。如果冰箱里东西太满、制冷效果不足，或菜肴的块太大，则难以快速降温，也会带来安全隐患。

"隔夜"木耳为啥总"惹事"

近年来，时常出现吃"隔夜"黑木耳和银耳中毒的报道，中毒者轻则住进重症监护室，重则丧命。这是怎么回事呢？

木耳、银耳等菌类都含有营养成分，可以成为细菌的培养基。在干品中，微生物无法生长；一旦泡发，在环境温度较高的情况下，就不可避免地滋生多种微生物，变成"培养基"。其中，有一种叫做"椰毒假单胞菌"的致病菌，可产生毒性凶猛的毒素"米酵菌酸"。人一旦中毒，会出现恶心、呕吐、腹痛、腹胀等症状；如果摄入量多，可出现黄疸、腹水、皮下出血，甚至惊厥、抽搐、血尿、血便等情况，可能导致人体多器官功能衰竭，且没有特效药，中毒病例的死亡率高达50%以上！最可怕的是，这种毒素非常耐热，就算将泡过的木耳认真清洗，并在沸水中焯烫过，还是无法完全去除毒素。

幸好，这种毒素并不经常出现在泡发木耳的碗中。浙江省疾病预防控制中心的专家经过实验发现，出现"椰毒假单胞菌"的原因可能在于泡木耳时不够干净。如果木耳泡发时间短，容器清洁，经常换水，保持浸泡水清澈、木耳没有黏性也没有味道的状态，不至于产生这种细菌。但是，很多家庭厨房卫生条件差，完全不在意环境温度高低，也不在乎碗是不是干净，泡发食物时不注意水是否浑浊、木耳是否发黏。有报道显示，中毒者曾在大热天把木耳露天泡两天两夜。在如此高温的季节，食物在室温下放3个小时都不安全，何况是两天两夜呢？即便不产生可怕的"椰毒假单胞菌"，也可能滋生其他细菌，导致食用后出现胃肠不适等情况。

因此，不要一次泡发过多干货。不管是木耳、银耳、蘑菇、海带，还是海米、干贝、海蜇、海参，泡发之后一定要尽快吃完；泡好之后即使放入冰箱里储藏，也不要超过24小时。如果泡发后24小时吃不完，应分装在保鲜袋里，放冷冻室保存。食用前要彻底加热，保证杀菌。

与"隔夜菜"和平相处

● **提前分装，及时冷藏**

如果预料到一餐内有食物吃不完，应提前分装，待稍凉后放入冰箱。如果食物已在室温下放置两三个小时，又被食用过，应将其铺平，放在冰箱冷藏室下层最里面，使其尽快冷却。

● **充分煮熟，彻底加热**

将食物加热到100℃，保持沸腾3分钟以上。若肉块较大，应延长加热时间，或切成小块后加热。豆制品要多加热几分钟，因其维生素含量较低，所富含的蛋白质和钙、镁等不怕热，故延长加热时间不会明显降低营养价值。蔬菜不适合长时间加热，可用蒸的方法降低营养素损失。

● **旧菜翻新，改刀加料**

对鱼、禽、畜肉类剩菜，可采用改刀、加配料、改调味等方法翻新。比如：将剩下的肉块切成片，搭配新鲜蔬菜，做成蔬菜炒肉片；将剩下的红烧肉加咖喱粉，搭配新鲜土豆、胡萝卜，改为咖喱风味菜；等等。

● **合理计划，分批"消灭"**

如遇剩菜较多的情况，应按先水产后肉类、先清淡菜后浓味菜的顺序，分批"翻新"，尽快食用，不再剩下。**PM**

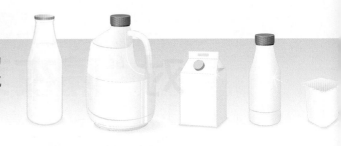

不同的食物用不同的包装，这是非常简单的道理。但是，同为牛奶，它们却有许多种不同的包装，有袋装的、枕装的、盒装的、瓶装的，透明的、不透明的……为什么会有这么多不同种类的包装？它们各有什么特点？对于不同包装的牛奶，我们又该如何选择？

"透视"透明包装牛奶

华东理工大学食品科学与工程系教授　刘少伟

玻璃瓶是最早、最传统的牛奶包装，具有环保、成本低等优点，但也存在保质期短、不易运输等缺点。随着包装技术的进步，玻璃瓶已经逐渐淡出人们的视线了。百利包和爱克林立式包装都属于塑料袋包装，无异味，无污染，阻隔性能优越，多用来装巴氏奶和酸奶。而大家比较熟悉的屋顶盒、利乐包都属于纸盒包装，比塑料袋包装更加环保。因灌装方式的不同，屋顶盒包装的牛奶保质期从 48 小时到几个月不等；采用利乐包包装的牛奶，灌装过程完全封闭，可将牛奶与空气、细菌、光线隔绝，保质期较长。

牛奶包装多不透明

牛奶中含有核黄素和卟啉等对光线敏感的物质，在光线的激发下会产生活性氧。这些活性氧与蛋白质、维生素和脂肪反应，会产生风味不佳的物质。尤其是活性氧与氨基酸、不饱和脂肪酸的反应，会产生多种醛类、酮类，以及蛋氨酸亚砜和二甲基二硫化物等，对牛奶的风味有明显影响。

由于加工、储存及饮用的需要，牛奶的包装一方面要稳定性好，成分不易分解、迁移，不吸收异味；另一方面要保证外部的细菌、气体、光、水分等不进入袋内，牛奶的水分、油脂、芳香成分等不外渗。因此，牛奶生产厂家多选用不透明的牛奶包装。

透明包装影响牛奶风味

最近，不少品牌推出了透明包装的牛奶，甚至因其宣称"回归鲜奶本身的味道"而成了"网红"。其实，和玻璃瓶包装一样，透明袋包装是一种被淘汰的牛奶包装方式。

美国康奈尔大学的一项研究光照对牛奶风味影响的实验表明，用荧光灯照射透明包装牛奶 9 小时，受试者会在牛奶中喝出异味；换用 LED 灯照射 12 小时，受试者会在牛奶里喝到塑料的味道。要知道，放在超市货架上的牛奶，往往会长时间接受这两种灯光的照射，如果不能避光保存，其风味所受的影响可想而知。采用透明塑料袋包装只会缩减成本，其实并不尽合理。就连生产厂家都在透明袋上明确指出"光照影响口感""避光储存"，说明对于透明包装不利于牛奶的储存这一点，生产厂家"心知肚明"。

市面上的牛奶主要分为常温奶和巴氏奶。常温奶因采用超高温（135～150℃）灭菌方式生产，其保质期能达到一至数个月。而大家通常说的鲜奶，是采用低温（72～85℃）巴氏灭菌法生产的，可保留有益菌群，风味更佳，价格也更贵，但巴氏奶保质期通常较短，且只能低温保存。很多透明包装牛奶是采用超高温灭菌方式生产的，营养成分也与常温奶无异，但因采用了透明包装，保质期被人为地缩短，加之全程冷链储存、销售，常给消费者带来"这是鲜奶"的错觉。

哪种包装的牛奶更安全

一般而言，牛奶采用塑料袋包装会面临一个严重的问题：塑料制品的有害成分可能在高温、光照的条件下析出。针对这个问题，目前市场上的透明包装一般为透明高阻隔奶膜，其阻氧性能优异，在高温或日晒情况下也不会析出小分子。且牛奶作为快速消费品，只要企业严格按照标准进行生产、包装密封性不存在问题，透明包装本身的安全隐患不大。

所以，消费者只要在超市购买正规品牌的牛奶，不管是透明包装还是不透明包装，都比较安全，只是价格、风味和营养价值有些许区别。**PM**

上一期我们详细介绍了学龄儿童的丰富早餐，那么，学龄儿童的午餐又该如何安排？

学生营养午餐，从吃饱到吃好

重庆医科大学公共卫生与管理学院营养与食品卫生学教研室教授　赵 勇

午餐在一天中起着承上启下的作用，要吃饱、吃好。在有条件的地区，学生应吃"营养午餐"。午餐提供的能量应占学龄儿童全天总能量的30%～40%，食物应多样化，保证营养齐全。尽量选择含蔬菜、水果相对较丰富的食品，少吃能量、脂肪、食盐或添加糖含量高的食物和饮料。

点评： 表2食谱为6～8岁学生的一周午餐食谱推荐，包括适量的谷类、薯类、蔬菜、禽畜鱼蛋类、豆类。食谱中禽、蛋和瘦肉可提供人体所需要的优质蛋白质、维生素A、B族维生素等。大豆及其制品是优质蛋白质和钙的良好来源，能促进骨骼的生长发育和健康。动物肝脏富含人体易吸收的血红素铁，搭配富含维生素C的新鲜蔬菜，有利于铁在体内的吸收和利用，预防儿童缺铁性贫血的发生。该食谱满足该阶段学生午餐的能量和营养素需要，且做到了适量多样、常变花样、营养均衡。家长及学校可如法炮制。**PM**

专家简介

赵 勇 重庆医科大学公共卫生与管理学院营养与食品卫生学教研室教授、硕士生导师，中国学生营养与健康促进会学生餐分会常委、学生健康教育分会常委，中国医师协会儿童健康专委会儿童单纯性肥胖防治专委会副主任委员。

表1 学生每人每天午餐食物种类及数量（单位：克）

食物种类	6～8岁	9～11岁	12～14岁	15～17岁
谷薯类	100～120	120～140	140～160	140～160
蔬菜类	120～140	140～160	160～180	180～200
水果类	60～80	80～100	100～120	120～140
禽、肉类	12～16	16～20	20～24	24～28
鱼虾类	12～16	16～20	20～24	20～24
蛋类	20	20	30	30
奶及奶制品	80	80	100	100
大豆类及其制品和坚果	30	35	40	50
植物油	10	10	10	15
盐	2	2	2	2.5

参考《学生餐营养指南》（标准编号：WS/T554-2017）

表2 学生一周午餐食谱推荐（6～8岁）

星期一	星期二	星期三	星期四	星期五
大米饭 大米 60 克	大米饭 大米 70 克	馒头 小麦面粉 80 克	花卷 小麦面粉 80 克	大米饭 大米 80 克
煮玉米 玉米 30 克	蒸山药 山药 20 克	蒸红薯 红薯 30 克	蒸南瓜 南瓜 30 克	蒸芋头 芋头 30 克
海带炖鸡块 海带 25 克 大豆 25 克 鸡块 20 克	红烧茄子 茄子 40 克 猪肉（瘦）20 克	胡萝卜炒猪肝 胡萝卜 40 克 猪肝 20 克	西兰花炒虾仁 西兰花 40 克 虾仁 15 克	土豆炖排骨 土豆 40 克 豆腐 20 克 猪大排 40 克
黄瓜炒肉片 猪肉（瘦）20 克 黄瓜 55 克	平菇炒牛柳 平菇 50 克 牛柳 20 克	大烩菜 土豆 25 克 金瓜 25 克 猪肉（瘦）30 克	白菜肉片 大白菜 40 克 猪肉（瘦）15 克	黄瓜炒鸡蛋 黄瓜 40 克 鸡蛋 20 克
香菇油菜 香菇（干）10 克 油菜 50 克	豆干炒圆白菜 豆干 40 克 圆白菜 50 克	小白菜炒虾皮 小白菜 50 克 虾皮 5 克	炒莲藕 莲藕 60 克	素炒三丝 胡萝卜 20 克 青椒 20 克 黄豆芽 20 克
二米粥 大米 10 克 小米 10 克	小米粥 小米 20 克	红豆汤 红小豆 20 克	紫菜豆腐蛋花汤 鸡蛋 10 克 豆腐 80 克 紫菜（干）2 克	绿豆汤 绿豆 15 克
食用油 10 克	食用油 10 克	食用油 10 克	食用油 10 克	食用油 10 克

参考《天津市中小学学生餐营养指南（2018 年版）》

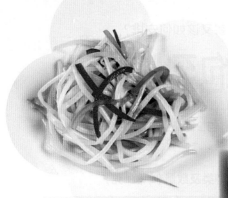

炒豆芽看起来是一道非常简单的家常菜，但是烹饪时间很难拿捏。时间过长，豆芽蔫了，失去爽脆的口感；时间过短，又难以消除豆腥味，口味不佳。其实，要解决这个问题，只需在炒豆芽时加一点醋。醋是让炒豆芽更加爽脆好吃的最佳"搭档"，不仅能提升口感，还能让一盘普普通通的炒豆芽更有营养。这其中有什么科学道理？

醋：让炒豆芽更爽口

华南农业大学食品学院　赵力超（教授）刘启雁

众所周知，醋是酸性的，其 pH（酸碱度，＜7 属酸性，＞7 属碱性，7 为中性）通常为 1.5~3.0。炒豆芽时加醋实际就是加酸的过程，可导致豆芽发生一些变化，主要体现在三个方面。

变化1：口感更加爽脆

首先，让豆芽有爽脆口感的原因是豆芽内部的果胶形成了凝胶。果胶形成凝胶的首要条件就是酸度要低。酸性条件下，果胶分子的羧酸盐基团转化为羧酸基团而不带电荷，分子间斥力降低，分子能够彼此"亲近"，从而缔合形成凝胶。简单来说，就是在中性和碱性环境下，果胶不容易形成凝胶；而在酸性环境下，豆芽富含的果胶极易形成凝胶，从而保护豆芽中的水分不向外流失，在口感上的表现就是又脆又嫩。

其次，豆芽除了含有果胶，还含有大量蛋白质。在一些理化因素的作用下，天然蛋白质特定的空间结构会遭到破坏，发生变性，原本有序的紧密结构变为无序、松散的多肽链；一些热变性蛋白质的多肽链会相互缠绕，凝固为固体状态。在炒豆芽的过程中，这两个过程也在悄然发生：加热使豆芽中的蛋白质变性，而醋的加入恰巧使变性的蛋白质发生凝固，从而使豆芽坚挺、不萎蔫。

变化2：营养水平提升

加醋除了让豆芽好吃外，还能让豆芽更有营养。在酸性条件下，豆芽中的一些蛋白质发生部分水解，变成多肽、小肽、氨基酸，水解后的蛋白质更容易被人体吸收和利用。

此外，酸性条件可以减少维生素 C 流失。维生素 C 的性质非常活泼，但维生素 C 在酸性介质中较为稳定，即使加热也不易被破坏。在烹调过程中，除了大火快炒以外，适量放一些醋，可以减少维生素 C 的损失。

变化3：消除豆腥味

豆类食物中含有一种不受人们欢迎的豆腥味。豆类食物中的脂肪氧化酶被氧气和水激活后，将亚油酸、亚麻酸等多价不饱和脂肪酸氧化，生成氢过氧化物，再降解成多种具有不同程度异味的小分子醇、醛、酮、酸、胺等挥发性化合物，从而形成了豆腥味。

豆芽经过较长时间的炖煮煨炒，虽然大部分豆腥味可被消除，但这样会使豆芽失去脆嫩口感。而加一点醋，可以快速抑制脂肪氧化酶的活性，阻止豆腥味形成，让豆芽风味更佳。**PM**

专家提醒

炒豆芽放醋的时间宜早不宜迟。很多人习惯在出锅时才放醋，这是不可取的。正确的炒豆芽方法是油锅烧热后放入豆芽，大约半分钟之后放醋，每200克豆芽放一勺醋即可。

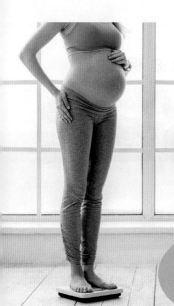

孕期，胎儿和母体都会发生一系列生理变化，最为明显的变化之一是孕妇体重大幅增加。孕期体重增长过多或过少，对母亲和宝宝的健康都不利，且这种影响可能会持续宝宝的一生。孕妇体重增长过少，对准妈妈的影响是容易导致营养不良，对胎儿的影响包括发育迟缓、低出生体重、抵抗力差。孕期体重增长过多，容易导致准妈妈患糖尿病及产后肥胖，还会因胎儿过大引起难产，使胎儿产伤发生率增高，如颅内出血、锁骨骨折、臂丛神经损伤及麻痹，甚至新生儿窒息、死亡等；巨大儿成年后2型糖尿病、血脂异常、心血管疾病的发病率也明显高于正常人群。那么，孕期增加多少体重才算适宜？

孕期，你该"胖"多少

北京协和医院临床营养科教授 于 康

孕期体重增长在哪里

胎儿从一个小小的受精卵长成一个 3~4 千克的宝宝，这部分重量首先反映在准妈妈的体重上。胎儿附属物，包括胎盘、胎膜、脐带、羊水，也经历了从无到有、从少到多的过程。妊娠末期，胎盘可导致孕妇体重增加约 700 克，羊水可导致孕妇体重增加约 900 克。

另一部分体重的增加，表现在母体自身。伴随着妊娠的进程，孕妇的子宫容量可增加 1000 倍，重量增加 900 克左右；乳房增大，可使孕妇体重增加 900 克左右。健康孕妇怀孕期间机体总水量增加，包括血液、细胞外液等，这部分重量到妊娠末 3 个月约有 3600 克。孕期增加的体重以非脂肪组织为主，主要体现在蛋白质含量的上升，其中近一半蛋白质积累在胎儿体内，其余的蛋白质增加在子宫、血液、胎盘、乳房等组织和器官。所以，与其说孕期变胖了，不如说"增重"更加确切。

孕期应该增长多少体重

根据孕前的体质指数（BMI），可以计算出孕期的适宜增重范围。BMI= 体重（千克）/[身高（米）]^2。孕前 BMI 为 18.5~23.9 千克 / 米 ^{2} 的女性，孕期可增重 11.5~16 千克；孕前 BMI 小于 18.5 千克 / 米 ^{2} 的女性，孕期适宜增重 12.5~18 千克；孕前 BMI 大于 24 千克 / 米 ^{2} 的女性，孕期增重应控制在 7~11.5 千克。

孕前偏瘦的女性，孕期可以增加相对较多的体重，而孕前体重偏重者，需要合理控制体重，以免增长太多。有一点需要特别注意，孕期不可减肥，低碳水化合物饮食及禁食有可能导致酮症，影响胎儿大脑发育。

孕期饮食原则: 食物多样, 营养充足

孕期要保证各种营养素的充足供给，食物应多样化，尽量不要偏食。新鲜蔬菜和水果除提供维生素 C、叶酸等必要的营养素外，其富含的纤维素还可以缓解孕期便秘，应适当多吃。孕期女性血容量增加，适量食用动物肝脏、瘦肉、动物血，可以补充铁元素。孕期缺碘容易引起孕妇甲状腺肿大并影响胎儿身体和智力发育，海带、紫菜等海产品中碘含量较高，应适当增加食用次数，还可以通过加碘盐补碘。孕期女性体内钙容易流失，奶制品含有丰富的钙，可选择液态奶、酸奶，也可选择奶粉。

孕期饮食应以清淡为主，注意控制油、盐、糖的摄入量；少吃腌制、熏制食品，少喝碳酸饮料、浓茶；不要图方便而经常吃快餐、方便食品，这类食品不仅营养不均衡，而且油、盐含量往往很高，吃得不卫生还有可能引发食源性疾病；更不能饮酒、吸烟，同时应注意远离二手烟。

孕期还应当保持适度运动。运动不仅可以改善孕妇的健康状况，还有助于分娩。但应当注意自身安全，避免撞击、跌到，不要剧烈运动，在闷热、潮湿的天气不宜进行锻炼。运动后要充分休息，保证充足的睡眠，并足量饮水。

三个时期，区别对待

● **孕早期** 此阶段，胎儿生长速度较慢，母体的相关组织增长、变化也不明显，所需营养基本上与孕前相差不大，需注意补充叶酸。如果有早孕反应，烹调时应做到食物清淡爽口、易消化，避免刺激性强的食物。这个阶段的膳食重点应该放在食物的质量和安全上，不必过于追求量的增加。

● **孕中期** 此阶段，孕妇每日能量摄入以较孕前增加 300 千卡（约 1256 千焦）为宜。饮食中碳水化合物的摄入量应根据增重的情况进行调整。若体重增长过快，可适当减少食物摄入，特别是甜食和油脂含量高的食物；若体重增长过慢，则需要适量增加饮食，或补充一些营养食品，如孕妇奶粉。此阶段，孕妇应摄入足够的蛋白质，每日增加蛋白质 15 克左右，相当于 100 克瘦肉；钙的推荐摄入量为每日 1000 毫克，较孕前增加 200 毫克，铁的推荐摄入量为每日 24 毫克，碘摄入量须比平日增加 110 微克。孕期对各种维生素的需求量均有所增加，其中需求量增加最大的是维生素 A，约为 70 视黄醇当量。动物肝脏、蛋黄中维生素 A 含量较高，深色蔬菜中胡萝卜素含量较高，可转化为维生素 A，可适当多吃。有些营养素若不能通过食物完全获得，可从妊娠第四个月开始，在医生指导下服用膳食补充剂，如铁剂、钙片等。

● **孕晚期** 此阶段，胎儿生长最为迅速，体重可增长一半。孕妇代谢和组织增长达到高峰，与孕中期相比，每日的能量需求增加 150 千卡（约 628 千焦）。每日饮食中，除了碳水化合物要适量增加外，蛋白质也应当再增加 15 克，动物性蛋白质最好占蛋白质总摄入量的 2/3；铁的摄入量应再增加 5 毫克，并多吃含钙丰富的食物。这一阶段，孕妇往往有饱胀感、烧心感，可以通过少食多餐、清淡饮食等方式予以应对。**PM**

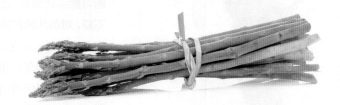

芦笋：蔬菜之王、保健之星

芦笋，别名石刁柏、龙须菜，其嫩茎质地细腻、纤维柔软，有独特的芳香风味，是一种高档蔬菜。在菜市场上，芦笋总是被扎成小捆，笔直地"站"着，颇具"贵族"姿态。芦笋是西餐中十分受欢迎的食材，经过简单的烤制或熬煮，依然可以保持原有的美观外形和脆嫩口感，常与牛排、鹅肝、三文鱼等搭配摆盘，使菜品顿时显得精致、高雅了许多。芦笋不仅营养丰富，还是一种"功能型"蔬菜，具有保健功效，其所含的天门冬酰胺、芦笋苷及多种甾体类物质，对心脑血管疾病、癌症具有一定的防治效果，因此在国际上享有"蔬菜之王"的美誉。

作为曾经备受欧洲贵族追捧的蔬菜，芦笋不仅"风靡"王公贵族的餐桌，还被画进了画中。法国 19 世纪的绘画大师爱德华·马奈的作品《一捆芦笋》如今陈列于德国科隆的一家博物馆供人欣赏，相传当时这幅画被收藏家以八百法郎的价格拍下，付款时，收藏家却大方地给了马奈一千法郎。面对这笔额外的财富，马奈又画了《一根芦笋》赠与收藏家，并称这根芦笋是上一捆芦笋中"遗漏的明珠"。马奈生活过的阿让特伊镇，是法国著名的芦笋之乡，当地盛产白芦笋，想必这为他带来了许多灵感。

在欧洲，芦笋的栽培历史非常悠久。而在中国，芦笋的栽培历史仅百余年，起初只作零星栽培，后来才开始大面积种植。尽管近年来芦笋已经"飞入寻常百姓家"，但比起其他蔬菜，它的价格依然牢牢地巩固着其蔬菜贵族的地位。尤其是白芦笋，之所以价格昂贵，是因为其生产过程中更依赖人工。白芦笋需要被"捂"着长大，见光就会转绿。想要获得白色、柔嫩的产品，采收期的黎明，农民要反反复复地在田间垄上寻找裂痕（裂痕标志着有嫩茎即将出土），再在裂缝处用手扒开表土，将嫩茎割断收获，同时加盖湿布遮光、保湿。

栽培绿芦笋就比较"省工"了，新鲜、优质的绿芦

蔬菜之王与蔬菜皇后

南京农业大学园艺学院教授　侯喜林

——芦笋与洋葱

笋色泽深绿，嫩茎肥大而均匀，笋条笔直，笋头钝圆、鳞片抱合紧密。但不同于被加工成罐头的白芦笋，用于鲜食的绿芦笋不耐贮藏，由于其嫩茎含水量较高，存放1~2天后，便会失去原有的风味，纤维老化，笋体萎蔫，甚至开始腐烂。除了保鲜难，劣质笋也是"困扰"芦笋的常见问题。劣质笋指空心、老化、发苦等品质低劣的笋。空心笋是嫩茎中心髓部的薄壁细胞间隙崩裂、拉开形成的，一般情况下，太粗大的嫩茎易空心。嫩茎发硬、纤维较多、食用后留有渣滓的芦笋即老化笋，贮藏时间过长或风吹失水等容易造成芦笋老化。一般春季前期采收的嫩茎肥美，以后逐渐变硬。芦笋略带苦涩味是正常现象，但苦涩味过重会影响品质。幼龄芦笋或处于衰退期的芦笋苦味比壮年期重，粗度为0.8~1.8厘米的健壮芦笋苦味较淡。其他次劣笋还有嫩茎炸裂、锈斑、扁形笋、嫩茎变色、鳞片松散及弯头等，消费者购买时应注意鉴别。

洋葱：**蔬菜皇后、健康卫士**

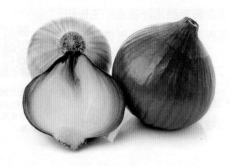

与芦笋相比，洋葱价格虽然"亲民"，但其魅力却如同它"蔬菜皇后"的称谓一样，可谓独一无二。洋葱是人们膳食中的调味佳品及绝好配菜，中餐常见，西餐中更是必不可少，做沙拉要用，做汤要用，烤面包也要用，不用洋葱的菜例倒很少见。英国文学家罗伯特曾直言，"洋葱是蔬菜中的玫瑰"。没有洋葱，就没有烹调艺术，洋葱若从厨房中消失，饮食之乐将全部化为乌有。

美国军事家格兰特将军也与洋葱有一段"渊源"。美国独立战争即将进入高潮时，当时的北军总司令格兰特将军给陆军部发了一封紧急信件："没有洋葱，我无法调遣我的部队！"翌日，三列载满洋葱的火车开往前线——格兰特将军相信，洋葱可以预防痢疾等多种疾病。

故事归故事，洋葱作为健康卫士却名副其实。洋葱肥大的肉质鳞茎内含有特殊的挥发性芳香物质，形成了其特有的辛辣味，能增进食欲、帮助消化，是天然的广谱杀菌剂。此外，洋葱含有丰富的硒元素和槲皮素，可对抗肿瘤；其特有的前列腺素A能扩张血管、降低血液黏度，有降血压、预防血栓形成等功效。

洋葱头是洋葱的鳞茎，有扁球形、圆球形或椭圆球形等多种形态，鳞茎的表皮有紫红色、黄色或白色。黄皮洋葱表皮为黄铜色至淡黄色，扁圆形，肉质含水量低，口感致密细嫩，甜而稍带辣味，适合鲜食。红皮洋葱表皮为紫红或粉红色，扁球形或圆球形，鳞片肉质不如黄皮洋葱细嫩，含水量大，质地较脆，辣味重，适合烹炒和煎炸。白皮洋葱表皮为白色，鳞茎较小，肉质柔嫩细腻，适合脱水加工或制作罐头食品。

品质优良的洋葱，外形圆整，色泽正常，表皮干燥，无须根，无发芽，无霉变，无虫害及机械伤。用于鲜食的洋葱，在贮藏过程中会出现萌芽、腐烂和失水干缩等现象，从而影响其食用品质。且抽芽以后，葱头内部的水分和养分逐渐向新芽转移，葱头质地变软，纤维增多，营养价值也会降低。一般情况下，黄皮洋葱休眠期长，耐贮藏；红皮洋葱耐贮性差，但同是红皮类型品种，圆球形的比扁圆形的耐贮藏。**PM**

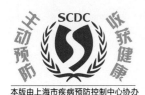

本版由上海市疾病预防控制中心协办

近几年，很多人都热衷于补充益生菌，但对益生菌是什么、有什么作用却不太了解。其实，益生菌就衍生自人体自身的微生物群，其功能是更好地协调人体的微生态平衡，是人体最"迷你"的守护者。

人体最"迷你"的守护者
——微生物群

上海市疾病预防控制中心病原生物检定所　蒋 慧

人体内最多的不是细胞，而是细菌。有研究表明，人体细菌的数量是人体细胞的10倍，其编码的基因数目也是人体自身基因数目的100～150倍。人的生长、发育、免疫、代谢等重要生理过程都需要细菌等共生微生物群的参与，它们与人体健康息息相关，主要存在于人体体表或体腔，如胃肠道、口腔、泌尿生殖道、皮肤和呼吸道。

● **胃肠道**　肠道微生物群是人体微生物群最重要的组成部分，其数量庞大，占人体总微生物群的90%。健康的肠道微生物在控制代谢、抵抗感染和炎症、预防自身免疫性疾病和癌症方面发挥关键作用。当肠道微生物群失衡时，很多疾病会随之而来。有研究表明，肥胖、糖尿病、心脑血管疾病、自身免疫性疾病等均与肠道微生物群的变化相关。生活中，可以通过良好的生活方式调理相关微生物群，如适量运动、合理膳食、补充益生菌制剂等。

● **口腔**　目前研究已发现，健康成人的口腔包含600多种细菌、真菌、病毒等微生物。在正常生理状态下，口腔中的微生物通常不致病。它们有助于维持口腔或全身微生态平衡，刺激宿主免疫系统，协助营养吸收；也可作为生物屏障阻止致病菌的侵入。口腔微生物群失衡时，可产生龋齿、牙髓根尖周病、牙周病、智齿冠周炎、颌骨骨髓炎等疾病。例如，龋齿是由口腔细菌分解糖类产酸导致的，要控制龋齿的发生，应当少吃糖类食物并注意口腔卫生。

● **泌尿生殖道**　无论男性女性，泌尿生殖道中都有微生物群。当这些微生物群的平衡被"打破"，外界细菌侵入，便会引发尿路感染、尿道炎、阴道炎等疾病。因此，日常洗护时需注意私处卫生，但无须频繁使用私处清洁制剂，以防过度清洁，破坏微生物群平衡。

● **皮肤**　皮肤的常驻微生物寄居在皮脂腺和毛囊，形成了皮肤的第一道生物屏障。健康的皮肤有其特定的优势微生物群，皮肤微生物群紊乱将导致相应的皮肤疾病。因微生物感染所致的皮肤病有粉刺、痤疮、过敏性皮炎、牛皮癣、细菌性血管瘤、蜂窝织炎等。日常生活中，尽量不要长期使用抗菌香皂、抗菌毛巾等，这类产品可能会改变皮肤微生物群，以致为病原微生物提供侵入皮肤的机会。

● **呼吸道**　呼吸道中存在着大量微生物，这些微生物构成的群落在方方面面捍卫着呼吸道健康。例如，上呼吸道的原住微生物群会通过定植抗力，有效阻止病原微生物定植于上呼吸道黏膜，从而降低人类肺部感染的概率；呼吸道的正常微生物群还能与宿主的免疫系统配合，共同抵抗病原微生物入侵；微生物群还会影响胎儿呼吸道的生长和发育，自然分娩和母乳喂养更有利于婴儿形成健康的呼吸道微生物群。

作为人体内最渺小又最庞大的存在，微生物群的作用举足轻重。为了自身健康，我们应避免外界干扰致其失调，同时合理、适当地补充益生菌，保护好我们体内的微生物群。**PM**

关注上海市疾病预防控制中心，了解更多疾病防控信息。

专家提醒

导致微生物群失调的主要原因包括陌生环境、疾病状态、滥用抗生素等。其中，滥用抗生素不仅会导致微生物群失调，还可能使致病菌耐药，降低宿主抵抗力。因此，应遵医嘱合理使用抗生素，切勿滥用。

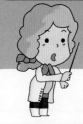

我为什么会过敏

肖特明

过敏究竟是怎么发生的呢？先来介绍一下过敏发生中的四个重要角色。

过敏原：
某些进入人体后会导致部分免疫系统发生异常反应的物质，是造成过敏的罪魁祸首。

B细胞：
主要功能是免疫保护，分泌抗体，对抗入侵体内的病原体。

IgE：
人体的一种抗体，是正常人血清中含量最少的免疫球蛋白，可导致过敏反应。

肥大细胞：
广泛分布于皮肤及内脏黏膜下的微血管周围，可分泌多种细胞因子，参与免疫调节。

食入性过敏原： 蛋奶、小麦、海鲜、坚果豆类	**吸入性过敏原：** 花粉、尘螨、真菌、宠物皮毛、碎屑等。	**注入性过敏原：** 某些注射药物、昆虫叮咬、大黄蜂和蜜蜂等的刺蛰。
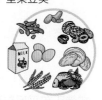		

过敏过程

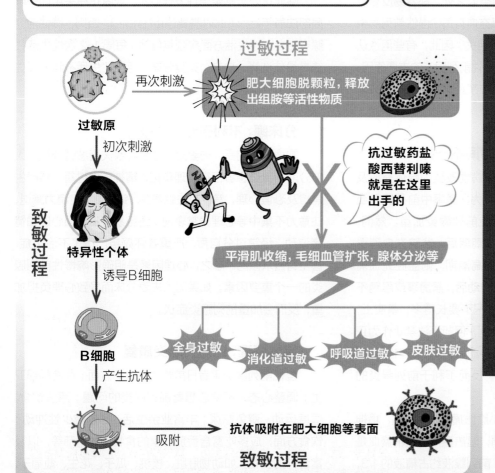

再次刺激 → 肥大细胞脱颗粒，释放出组胺等活性物质

过敏原
↓ 初次刺激

特异性个体
↓ 诱导B细胞

B细胞
↓ 产生抗体

抗过敏药盐酸西替利嗪就是在这里出手的

平滑肌收缩，毛细血管扩张，腺体分泌等

全身过敏　消化道过敏　呼吸道过敏　皮肤过敏

吸附 → **抗体吸附在肥大细胞等表面**

致敏过程

致敏过程

小仙医生语录：

过敏，是内外因共同作用的结果。同样情况下，有的人过敏，有的人不过敏，说明过敏的发生需要内因，就是"过敏体质"。所谓外因，就是各种各样的过敏原。有特应性体质的人首次接触过敏原即可被致敏，但不产生临床反应；再次接触同一抗原时，就可发生过敏反应。

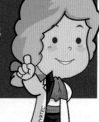

小仙医生
生于：1983　　星座：摩羯

身份：来自欧洲的健康医生
家族：世代在欧洲研发和生产原药
学历：瑞士苏黎世大学医学院博士
专长：对过敏性疾病有丰富的诊疗经验

慢性前列腺炎是男科最常见的疾病之一，可发生于男性一生的各个阶段，主要表现以会阴或小腹胀痛、排尿不适、精神状态欠佳为主。其特点是发病缓慢、病情顽固、反复发作、缠绵不愈，严重影响男性的生活质量和家庭幸福。

夫妻分床，
有助前列腺炎康复吗

云南省中医医院男科
张春和（主任医师） 白强民

前列腺炎反复，与局部充血有关

慢性前列腺炎与慢性咽炎有类似之处，都容易反复发作。慢性咽炎与经常讲话致咽部充血有关，慢性前列腺炎则与性冲动导致前列腺充血密切相关。因此，有些男性认为，频繁的性生活或手淫是导致慢性前列腺炎的主要原因。于是，有些前列腺炎患者认为应该禁止性生活，选择夫妻分床睡。这种做法科学吗？

有无射精，前列腺充血时间不一样

前列腺在发生炎症时的主要病理改变为腺体充血及腺液炎性分泌物潴留等。有人认为，房事中前列腺乃至整个盆腔都处于充血状态，会使前列腺炎加重。然而，研究表明，一次性冲动，在性高潮期后，盆腔充血消退的时间为15～30分钟；若无性高潮期，则盆腔充血需1天才能消退。这说明，产生性冲动后，禁房事或忍精不射，前列腺充血的时间比正常情况下要长得多。事实上，人们虽然可人为地对房事进行控制，但却无法禁止作为正常生理现象的性冲动，而发生性冲动后，如果没有性高潮，则前列腺的充血持续时间更长，反而不利于前列腺炎的康复。

前列腺炎多表现为会阴或小腹胀痛、排尿不适、精神状态欠佳。中医认为，不通则痛、湿热壅滞、败精瘀血是慢性前列腺炎的主要发病机制。前列腺液约占精液的1/3，在房事排精过程中，前列腺液中的部分炎性分泌物随之排出，有益于炎症减轻和疾病康复。

除非正处于感染急性发作阶段，或者正在采用前列腺局部注射等治疗（此时需要停止性生活），否则，慢性前列腺炎患者在性生活方面应顺其自然，每周1~2次性生活往往是最佳选择。总之，夫妻分床、拒绝性生活不利于慢性前列腺炎的康复。

分床睡，不利于心理健康

需要注意的是，夫妻分床亦会导致夫妻感情疏远。大部分前列腺炎患者存在心理负担，精神压力过重，易产生焦虑及恐惧心理，常伴有失眠多梦、头晕健忘、精力减退、注意力不集中等心理异常表现；还容易产生负面心理和情绪波动，经常过分自责，严重者怀疑自己得了不治之症，甚至有自杀倾向。总之，心理因素是明确影响慢性前列腺炎的一个重要因素。如果因为夫妻分床而导致心理负担加重，反而会加重前列腺炎症状。

综合调理，助前列腺炎康复

慢性前列腺炎患者日常要注意以下方面：保持局部卫生；调整心态，不要总想着前列腺炎的问题；清淡饮食，适度运动，避免憋尿；丰富业余生活，尽量减少性冲动；饮食方面，应多吃富含番茄红素的食物，如番茄等，以及富含锌的食物，如动物肝脏、核桃、瓜子、花生、葡萄干、萝卜、柿子等。**PM**

畸形精子多，
并非意味着"不孕"

安徽医科大学第一附属医院泌尿外科主任医师　张贤生

读者咨询

我和妻子有要孩子的打算，已经尝试快一年了，但妻子还是未能怀孕。检查发现，妻子基本没什么问题，而我的精子畸形率高达 90%。虽然医生说我这种情况并不影响怀孕，但我心里还是很不踏实。妻子也经常抱怨我精子质量有问题，一定是这个原因导致她不能怀孕。这肯定是我的问题吗？我该怎么办？

一般认为，夫妇婚后有正常的性生活，未采用任何避孕措施，一年以上未能怀孕的称为不育症。因男方因素未能怀孕的称为男性不育。

"畸形精子"多，也可能使配偶怀孕

随着严格的精子形态学评价标准越来越多地应用于临床实践中，畸形精子症变得越来越多见。所谓"畸形精子"，是指精子的形态异常，包括无定形头部（不规则头部）、锥形头部、大头型、小头型和不成熟型精子等。而"精子畸形率"，则指精液中异常形态精子所占的比例。

有研究表明，如果一组男性（精子密度 $> 20×10^6$/毫升，精子活力 $> 30\%$）正常形态的精子所占比例 $< 14\%$，使用体外受精，配偶的受孕率为 37%；而如果正常形态的精子数 $> 14\%$，则配偶的受孕率可达 90%。仔细分析那部分正常形态精子数低于 14% 的患者，发现精子的畸形率高于 96%，则配偶的受孕率仅有 7.6%；而精子的畸形率介于 $86\% \sim 96\%$，其配偶的受孕率可达 63.9%。随后的许多研究也得出了相似的结果。

规范进行精液分析检查，是对男性不育评估的一种重要方法。但是，实验室得到的精液参数并不等同于男性生育力的评价。除了无精症患者以外，精液分析并不能把患者截然区分为不育和有生育能力两组。精子质量下降，统计学上怀孕的概率也随之下降，但不会下降到零。

进一步检查明确病因

除了常规的精液分析检查，男性可接受进一步的详细检查。比如检查是否有精索静脉曲张、泌尿生殖系统炎症等。找到病因后进行规范治疗，方可获得较好的临床效果。值得注意的是，只有部分男性不育患者存在相对明显的病因，多数患者病因不明，但可以通过经验性地使用某些药物来提高生育能力。

配偶检查不可或缺

男性不育最大的诊疗误区是忽视对配偶情况的了解和分析。生育是男女双方共同努力的结果，缺一不可；忽略了任何一方，都可能会大大影响治疗效果。在选择合理的治疗方案之前，必须对配偶的情况进行综合分析，包括年龄、月经周期状况、有无排卵、输卵管通畅情况，以及目前正在采取或拟采取的治疗方案，等等。只有把男女双方的因素都考虑了，在此基础上制定的治疗方案才可能是科学、合理的。治疗方案的选择应遵循从简单到复杂，从经济到昂贵，从无创、微创到有创的原则。另外，男性不育的影响因素众多，每个患者的具体情况又存在很大的差异，因此在治疗方案的选择上要做到个体化和差异化。**PM**

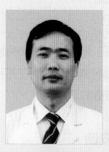

专家简介

张贤生　安徽医科大学第一附属医院泌尿外科副主任、主任医师，中华医学会男科学分会委员，中国中西医结合学会男科学分会委员，安徽省中西医结合学会男科学专业委员会主任委员。擅长勃起功能障碍、早泄、男性不育、生殖器畸形、前列腺疾病等各种男科疾病的诊治。
专家门诊：周三上午（绩溪路院区）
周六下午（长江路院区）

七大因素，
让女性离抑郁更"近"

上海市精神卫生中心副主任医师　乔 颖

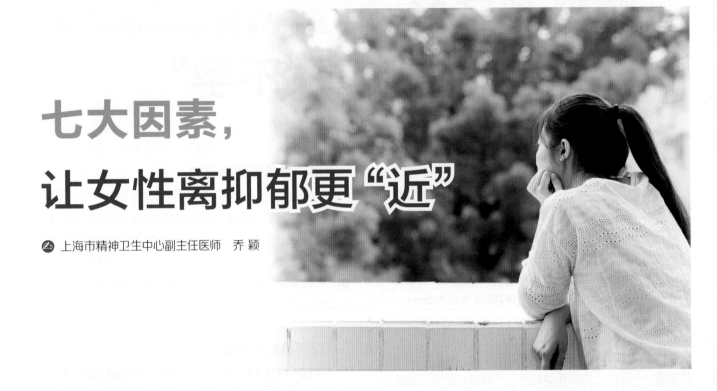

案例分析

周六，门诊来了一位35岁的女性，她说："我感觉自己很煎熬，虽然每天都在朋友圈'晒'一些快乐的事情，可内心其实并不快乐。我经常情绪低落，有时会默默地流泪，感觉生活很苦，人与人之间感情淡漠，甚至想过'人为什么要活着'这样的问题……每天下班后拖着疲惫的身心回到家，什么事也不想做，食欲明显下降。我好想一走了之，甚至结束生命……"

这位女性最终被诊断患有抑郁症。抑郁症是常见的心理障碍，以持续的心境低落、兴趣减退、活动减少等为主要特征，严重者可引起自残、自杀等不良事件。值得注意的是，在门诊的抑郁症患者中，很多都是女性。近年来，许多学者也对抑郁症的性别差异进行了大量研究，发现女性抑郁症发病率约为男性的2倍。这是什么原因？哪些因素让女性离抑郁更"近"？

1. 遗传风险高于男性

抑郁症的遗传率为 30%～40%，而女性的遗传风险高于男性。女性的情绪较容易受环境因素影响，而在不良环境下，遗传因素会增加特定精神障碍的易感性。

2. 不可小看的激素水平波动

女性激素也是抑郁症的一个重要影响因素。激素可调控脑内多个参与抑郁症发生、发展的神经递质系统，以及个体对环境因素的敏感性。从青春期、孕产期到更年期，女性的不同生命周期都伴随着体内激素水平的变化，而激素水平的剧烈变化，会使发生抑郁的风险显著升高。有研究表明，雌激素水平下降、促卵泡激素水平升高，对绝经期女性而言，都是出现抑郁的危险因素。经前期紧张、产后的情绪低落、更年期的焦虑等，都与女性激素水平不稳定有关。

3. 睡眠问题更多见

女性睡眠障碍者人数多于男性。长期失眠会使人思考能力和记忆力下降、内分泌紊乱、精神萎靡、焦虑、烦躁，甚至诱发或加重精神痛苦，引发抑郁。

4. 更易体验不愉快情绪

从青春期开始，女性的情绪不稳定性就显著高于男性。女性更容易经历焦虑、愤怒、内疚和抑郁情绪，应对环境未知结果的抗压力能力较差。于是，女性更有可能将普通情况诠释为"危险信号"，将小挫折看成"大磨难"。女性相对较脆弱、胆小，更渴望亲密的人际关系和得到他人及社会的认同，面对人际方面的压力和负性生活事件的时候，女性比男性更容易为此烦恼。这些特质也是抑郁症的高危因素。

5. 心理应激反应模式不同

通常情况下，男性对社会心理应激的生理反应更大，更容易出现攻击他人的言行。而女性的应激反应相对较小，对待负性生活事件，她们更倾向于将原因归结为自己能力欠缺或性格不好。从进化角度出发，这一现象是为了保护胎儿免受母体应激的影响。然而，应激反应调动较弱与更高的抑郁风险相关。基于精神分析的"精神发泄"理论认为，人将体验到的负性情绪及时发泄出来，是维持心理健康的关键因素；如果长期抑制愤怒情绪，最终将导致抑郁。

小贴士

人大脑里有一个叫"杏仁核"的结构，虽然体积不大，但和人类的情感调节有着密切联系，在情绪反应和情感记忆方面扮演着重要角色。科学家发现，女性抑郁症患者杏仁核体积缩小较男性患者更明显。尽管青春期女性杏仁核体积缩小并不直接与抑郁症风险相关，但可能造成女性对负性事件敏感性增加，继而增加患抑郁症的风险。

6. 处理不良情绪的方式过于"内向"

心理学家发现，最初出现情绪低落时，男性喜欢通过参加体育活动发泄和摆脱自己的抑郁情绪，转移注意力；女性往往不愿意活动，她们会不自主地进行"心理反刍"，即反复思虑情绪低落发生的可能原因并给出各种可能的解释，被动重复地体验伤痛，延长了抑郁情绪的持续时间。长期如此，进展为抑郁症的风险大大增加。

7. 受教育程度和婚姻质量的影响

有研究发现，女性社会经济地位和受教育水平越高，抑郁症发病风险越小。这说明，受教育程度越高的女性，应对生活事件时思考问题比较全面，心态相对较好；低收入、低学历者，由于社会接触面较窄，在经历负性生活事件时，解决问题的途径较少，更容易引起较重的负性情绪。

心理学研究还发现，女性抑郁和婚姻质量明显相关。婚姻关系的不协调使已婚女性心理和生理长期处于应激状态，情绪低落、内心痛苦等症状得不到配偶的理解和安慰、疏导，致使心力过度劳累，心理耗竭，诱发抑郁。而对于本身就有抑郁的患者来说，较差的婚姻质量会使原本低落的心境变得更差，可谓"雪上加霜"。**PM**

延伸阅读

针对女性的暴力是一个全球性的严重问题，包括躯体（性）虐待、强奸、性别歧视等，在某些地区还存在强迫结婚及生育等。这些应激事件可能增加女性罹患抑郁症的风险。早年成长经历中的负性事件，如躯体（情感）虐待、被忽视，会形成"解不开的结"存在于身体中，这些"结"会使人身体"非常僵硬"。而在之后的人生中，只要有相关事件或场景"唤醒"这些往事，痛苦、焦虑、自卑等情感就会重现，令生活"看不见阳光"。

专家感言

目前，世界各国精神卫生专家都高度关注"女性抑郁"的问题。从大的方面讲，全社会都应该维护女性权益，为她们建立温暖、宽容的社会和家庭支持系统，给予女性必要的人文关怀，使她们得到心理支持和安慰，感受到幸福。从个人角度讲，女性要学会维护自己的身体健康，了解自己的身体特点，保证充足睡眠，参加适当的体育锻炼；合理地进行自我心理调适；遇到不良情绪时，要通过合理的方式宣泄（如转移注意力、向亲友倾诉等）；注意个人的自我成长，多学习新知识，同时注意维持良好的家庭关系；等等。

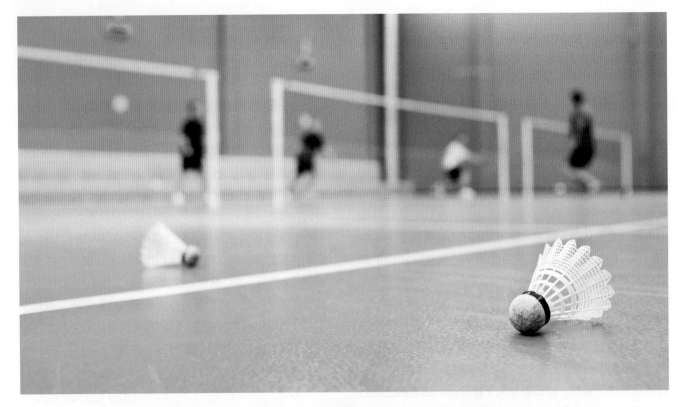

打羽毛球，要当心眼外伤

首都医科大学附属北京同仁医院眼科 于 洁（副主任医师） 陈 艳 刘 毅（主任医师）

羽毛球是眼外伤高风险运动

随着生活水平的提高，越来越多的人加入了运动健身的行列，但由于缺乏科学正确的指导，运动不当导致的损伤也随之而来。羽毛球运动是一项集娱乐性和锻炼性于一体、大众喜闻乐见的全身性体育运动项目，球小而速度快，是当今世界速度最快的球类运动。因其基本不与他人发生肢体接触，所以被认为是相对安全的一项运动。

不过，羽毛球并非无风险运动。作为持拍类运动的一种，羽毛球可归类为眼外伤高风险运动。在临床实践中，我们遇到过不少在羽毛球运动中眼睛被打伤的患者。

据笔者临床观察，羽毛球运动是眼外伤发生率最高的运动项目。近5年，我们收治相关患者150余例，其中约一半患者需要手术治疗，严重者发生永久性视力损害。广大羽毛球运动爱好者在从事这一体育活动时，要注意眼外伤的预防。

四大因素，导致打羽毛球"伤眼"

❶ 双打

在我们的病例中，双打与单打发生眼外伤的比例约为7：1。由于场地面积所限，双打时场上队员数量增加而相互之间距离缩短，相互碰撞的机会增加。单打时双方队员隔网对阵，仅存在被球击伤的风险；而双打时队员位于同一场地，增加了被队友球拍击伤的风险。球拍冲击力大，会导致比球击伤更严重的眼外伤。

❷ 前场队员回头

在我们的病例中，约80%左右为双打中前场队员回头导致自己被打伤。"双打回头"是一个应该严格避免的不规范动作，由于很多业余爱好者未经过严格的专业训练，常在运动中无意识地做出这类不规范动作，导致眼外伤。第二位多见的原因是网前扣杀，一般在距离过近来不及躲闪的情况下发生。双打中前场队员处于最高风险的位置，既有可能被对手的球打伤，也有可能被队友的球或球拍打伤，可谓"腹背受敌"。

❸ 不专业、运动年限短

在我们的病例中，70%的受伤者和80%的致伤者未接受过专业指导，致伤者的运动年限往往较短。未经专业指导，打球时往往更加随意，甚至不按规则进行，容易把他人打伤。

❹ 眼外伤风险知晓率低，无人采取眼外伤防护措施

我们的问卷调查显示，有50%的受伤者知道羽毛球属于眼外伤高风险运动，但并无一人在运动时采取任何防护措施。防护意识淡薄和保护措施缺失也是导致此类眼外伤发生的重要因素之一。

六条建议，有效预防眼外伤

❶ 戴专用防护眼镜

90%的此类眼外伤属于可预防之列，采取适当的防护措施是最佳选择，特别是非专业的运动爱好者。专用防护眼镜强度高，能够对脆弱的眼睛提供有效保护，防止球或球拍直接击伤眼睛。

❷ 矫正视力，首选隐形眼镜

业余羽毛球爱好者中不乏合并近视、远视、散光等裸眼视力不好的人，此类人群如果不进行视力矫正，必然导致反应速度减慢、球场表现不佳，同时也会增加受伤风险。因此，这类运动爱好者应将视力矫正至最佳。在矫正视力的方式中，可以选择角膜接触镜（即隐形眼镜），不宜戴普通框架眼镜，因为戴框架眼镜可能因镜片碎裂而增加开放性眼外伤（眼球被划破）的风险。我们遇到的4例眼球开放伤均为镜片划伤所致。

❸ 接受专业指导

羽毛球爱好者应接受基本的专业指导，提高动作规范性和运动水平，防范包括眼外伤在内的各类伤害事件。

❹ 选熟悉的搭档

双打更具趣味性，运动量相对小，更受欢迎，但需要两名队员默契配合。但在运动中，因找不到适宜搭档而"临时组队"的情况时有发生。由于缺乏相互了解和配合，彼此之间没有默契，身体冲撞等伤害的发生风险大幅增加。

❺ 光线适宜，正规打球

正规室内场馆符合运动所需的要求，是比较适宜的运动场所。如果在室外打球，建议对光线照明情况给予特别注意，既不要在过强的阳光下打球，也不要在光线暗淡的晚间打球，避免因光线不好、看不清而增加受伤风险。不要采用2人单打和4人双打以外的其他非正规打法。在我们的病例中，有过1位成人与多位儿童对打及6名成年人同时上场打球而发生眼外伤的情况。在有限的场地内，上场人数过多必定会增加受伤风险。此外，不要在路边等公共空间打球，以防伤及路人等情况的发生。

❻ 高风险人群慎重参与

一只眼失明或视力严重减退者，不宜参与此类眼外伤高风险运动。其他高风险人群还包括：①内眼手术后患者，如白内障、青光眼、玻璃体切除术等；②屈光手术后患者，如接受放射状角膜切开术（RK）、准分子激光原位角膜磨镶术（LASIK）等；③眼部及全身疾病导致眼球壁薄弱者，如角膜巩膜葡萄肿、角膜巩膜变性类疾病、眼球破裂伤缝合术后等；④其他眼病，如病理性近视等。以上几类患者应慎重参与羽毛球运动，如果在充分了解眼外伤风险的情况下仍希望参与此项运动，运动时应进行有效的眼部防护。**PM**

特别提醒

打羽毛球不当，眼睛"很受伤"

对60例羽毛球运动中眼睛受伤患者的研究发现：①右眼受伤者32例，左眼受伤者28例。②单打受伤者8例，双打受伤者52例，其中被队友击中致伤37例，被对手击中致伤15例。③被球致伤者42例，全部为闭合性眼外伤；而球拍致伤者18例，闭合性眼外伤14例，开放性眼外伤（定义为眼球穿孔伤或眼球破裂伤）4例。④研究中有受伤前后视力比较结果者53例，对其进行随访2个月至6.5年，视力变化以受伤者末次随访最佳矫正视力与受伤前最佳矫正视力比较获得，视力无变化者29例，视力下降者24例，其中11例伤后不再继续参与羽毛球运动。

大龄男生育，"孕前检查"有无必要

云南省第一人民医院泌尿外科副教授　赵良运

医生手记

下午近五点半，我刚刚结束了对当天最后一位患者的诊疗，正准备下班。此时，门口来了一对中年夫妇。女方很着急地开口请我"加个号"，并直接要求给丈夫行常规孕前检查。但丈夫却表现得很不好意思和不情愿，一个劲地说："没事没事，不用麻烦大夫了！"我请这对夫妇坐下，详细询问了就诊目的及双方的看法、分歧。原来，这对夫妇计划生二胎，妻子最近到医院做了相关检查，结果都不错；丈夫觉得身体状况保持得不错，没必要做检查。而妻子却认为，丈夫年龄大了，吸烟、喝酒、时而上夜班等会影响下一代健康，因此迫切希望丈夫做个检查。

不少大龄男性有生育打算，存在一些困惑。多数男性自觉身体状况保持得不错，虽然年龄大了点，但没必要去做"孕前检查"。他们认为，如果妻子怀不上，再去检查也不迟。另外，一些男性已经当了爸爸，认为自己在生育方面不会有问题。大龄男性"孕前检查"到底有无必要？

男性增龄，生育能力受挑战

众所周知，男性精液质量受体内激素、个体素质及体外环境等多种因素影响。研究显示，1938—1990 年，全球男性精液量和精子密度、精液质量都不断下降，这种长期的变化趋势可能与生存环境变化、体质下降和工业污染有关。

有研究对吸烟、饮酒、射精频率、运动强度和生活压力对精液质量的影响进行了分析，结果显示：吸烟严重

危害人体生殖能力，酒精对男性的生精能力及精子的生成和成熟都有负面影响。现实生活中，很多男性都或多或少有一些不良生活习惯，而不良生活习惯持续越久，生殖能力下降越明显，治疗越困难。值得注意的是，很多大龄男性在生育第一胎后，经常会将曾经保持的良好生活习惯"抛之脑后"。

另一方面，研究显示，男性子代出现染色体缺陷的风险与年龄的增长密切相关；男性年龄越大，配偶自然流产风险越高。近期一个涉及精子DNA损伤的研究显示，20～30岁年龄组精子DNA合格率显著高于30～40岁年龄组和40～50岁年龄组的男性。这提示20～30岁是最适合生育的年龄段。

生育前，需要做自我评估

大龄男性准备生育时，妻子年龄往往也并不小。众多研究已证实，女性生育能力也与年龄密切相关。这种情况下，不管是丈夫还是妻子，都需要做更多的准备。作为常年从事一线临床工作的男性科医生，我建议大龄男性准备生育前，可先自行结合个人的年龄、身体健康状况、工作环境及生活习惯等进行一次全面的自我评估。若自评后有所顾虑，应尽早到医院检查，听取必要的"育前建议"；若自评各方面情况都良好，但在不避孕的情况下，数月后妻子未能自然妊娠，则应早日就诊。

当然，即使年龄大了，也不必对自己的生育能力产生担忧和焦虑，否则反而会给自己和配偶带来不利影响，进而影响身心健康，反过来也会对生育有影响。日常生活中，应保持心态放松、乐观，保持良好的生活习惯，以利于优生优育。**PM**

孕酮"低"、HCG"不翻倍"的误区

浙江大学医学院附属妇产科医院主任医师 石一复

如今，受多种因素的影响，很多女性生育年龄延迟。当打算怀孕时，不论头胎、二胎都是"宝"。其是否"有喜"，都会自行"验孕"；也不论有无异常情况（如腹痛、阴道异常流血等）都急忙去医院检查，抽血测孕酮（P）和绒毛膜促性腺激素（HCG），或进行超声诊断，了解胚胎或胎儿安危。

怀孕后流产并不少见，女性第一次怀孕发生自然流产的概率是15%~20%，这还不包括极早期的月经并无过期或仅延迟几天的流产在内。在医院诊室中，常有患者着急地告诉医生，自己"孕酮低"、HCG未"翻倍"。不少医师或认识不足，或无原则迁就，或因工作忙而懒于解释，对此一律按先兆流产处理，予以口服或注射黄体酮（孕酮）等药物进行"保胎"治疗。实际上，除少数患者确实要用孕酮外，多数属不必使用或滥用。

孕早期，连续测定孕酮无意义

怀孕初期，孕酮由卵巢的黄体分泌，至孕6~8周时，黄体产生的孕酮量逐渐下降，胎盘开始分泌孕酮。在这个阶段，孕酮水平有一个下降过程，不必为此担心。至孕8~10周后，胎盘成为孕酮的主要来源。

怀孕早期，孕酮水平波动较大，不是恒定不变的，也不一定是始终上升的。怀孕12周内，孕酮的正常参考值范围在15.04~161.35纳摩/升（或4.73~50.74纳克/毫升），若孕酮<15.9纳摩/升（或5纳克/毫升），往往提示胚胎发育潜能不良，但最终还是要根据超声检查结果来判断。

目前，各国指南或专家共识均提出，连续测定孕酮无意义，没有必要根据孕酮水平来决定是否补充孕酮及调整用量。

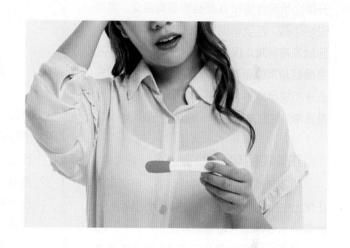

孕早期，不必盯着HCG是否"翻倍"

HCG主要是胚胎绒毛的合体细胞分泌的一种蛋白。在受精后7~9天，母体血清中可测到HCG，一般为100毫单位/毫升。

在孕早期，HCG迅速增加，通常48小时可"翻倍"。但实际上并非绝对，当HCG<1200毫单位/毫升时，翻倍时间为1.7~2天；当HCG在1200~2000毫单位/毫升时，翻倍时间约为3天；当HCG为6000毫单

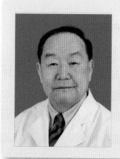

专家简介

石一复 浙江大学医学院附属妇产科医院主任医师、教授、博士生导师，我国著名妇产科专家，2012年获首届"中国妇产科医师奖"。擅长妇科肿瘤、妇科疑难杂症、不孕不育等的诊治。

位/毫升时，翻倍时间约为4天。所以，不必盯住孕早期HCG的"翻倍"，否则会产生不必要的顾虑。

孕8～10周时，HCG达到高峰，在15万～20万毫单位/毫升，以后逐渐下降。孕4个月末，HCG水平达到稳定状态，并维持到妊娠结束。分娩后，HCG下降，约2周左右完全消失。

在孕8周前，可动态监测HCG，以了解胚胎发育情况。这一阶段，HCG数值的升降比孕酮数值和B超检查更有意义，更能说明问题。若孕早期HCG不增反降，提示胚胎发育异常，保胎没有意义，但最终还是要根据超声检查结果来判断；若HCG明显低于相应孕期参考水平，提示胚胎或胎盘发育异常，妊娠难以继续，保胎价值不大。

正确使用孕酮

孕期随意使用孕酮盲目保胎，可能影响正常出生后代的健康，也可能导致过期流产、胎盘绒毛变性成为葡萄胎等。

目前，孕酮主要用于孕12周内先兆流产（孕12周内出现少量阴道流血，其后数小时至数日可出现轻微下腹痛或腰骶部胀痛，宫颈口未开，子宫大小与停经时间相符）并存在黄体功能不足者，使用方法有口服、肌内注射或阴道局部用药。如果临床症状改善或消失，超声检查提示胚胎存活，可继续妊娠，并继续使用1～2周后停药，或持续用药至孕8～10周。如果治疗过程中症状加重，HCG不升或下降，超声检查提示难免流产，应停药，终止妊娠。

复发性流产者再次怀孕后，可使用孕酮至孕12～16周或前次流产的孕周后1～2周。

对药物成分过敏，有不明原因阴道流血、异位妊娠、胚胎已死或难免流产、胎儿畸形等情况，禁用孕酮。严重肝病、肾病、心源性水肿、高血压、类风湿关节炎、血栓性疾病等患者，应慎用孕酮。**PM**

孩子的生长发育不是一个匀速的过程，在不同阶段有不同特点。家长应在不同阶段的重要节点关注孩子的生长发育情况，一旦发现异常，应及时带孩子就诊。常常有父母在孩子小学毕业、初中毕业、甚至高中毕业后，才发现孩子身高有问题，此时就诊，很多孩子已错过了最佳治疗期。那么，在孩子生长发育的不同阶段，家长应该怎么做呢？

1. 关注孩子各阶段的生长发育情况

足月儿出生时身长50厘米左右；出生后第一年生长速度最快，身高可增长25厘米左右；第二年身高可增长10厘米左右；从3岁到青春期（男孩11岁左右，女孩10岁左右）开始前，身高增长比较平稳，每年增长5～7厘米；青春期是生长加速期，每年增高8～12厘米，持续2～3年。但由于有性激素的参与，青春期孩子在增高的同时，骨骼成熟也加快，一旦骨骺闭合，身高增长就会停止。女孩的青春期一般比男孩早一两年，男孩的青春期持续时间要比女孩长一些。女孩的青春期从乳房增大开始，男孩的青春期以睾丸增大开始，最终以女孩初潮、男孩遗精结束。

在孩子生长发育的每个阶段，家长都应关注。孩子出生后的第一年，家长每个月都要测量其身高、体重；此后每半年测量一次，最好选取早上的同一时间点，由同一个人测量。2～12岁身高的估算公式为：身高 = 年龄 ×7+75 厘米。孩子入学后，家长可以通过以下简便方法来大致判断孩子的身高情况：如果孩子所在的班级有50名同学，孩子的身高排在倒数第5名，提示孩子可能存在生长迟缓；如果排在倒数一二名，提示孩子可能存在生长落后情况，家长应尽早带孩子到医院就诊，检查骨龄、生长激素等指标。

2. 保证孩子睡眠充足，督促孩子多运动

影响孩子生长发育的因素，除遗传、内分泌外，还有营养及环境等。其中，睡眠和运动对孩子身高的影响不容忽视。

睡眠是否充足是影响孩子身高的关键因素之一。这是因为，促进人体长高的生长激素在一天中呈脉冲式分泌。比如，孩子晚上8时睡觉，到晚上10时进入深睡眠时，生长激素分泌达到高峰，几乎占一天分泌量的一半；早上五六时又是生长激素分泌的

别错过
孩子长高关键期

华中科技大学同济医学院附属同济医院儿科教授　罗小平

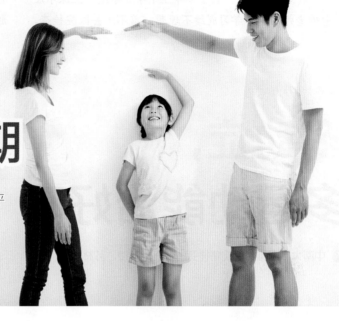

另一个高峰。现在很多学生普遍睡眠不足，家长应设法安排好孩子的作息，晚上早点睡，早上晚点起。

合理运动能帮助孩子长高。培养孩子的运动习惯，应从婴儿期开始。不同时期可选择适合的运动方式：在婴儿期、幼儿期，可通过婴儿操、游泳等促进生长发育；3～5岁儿童，可以选择跑步、骑自行车等；上小学后，选择范围越来越广，如跳绳、踢毽子、打篮球、踢足球等。

3. 发现问题及时治疗，别怕生长激素

孩子生长发育异常，经诊断存在生长激素缺乏或多种非生长激素缺乏，可通过合理应用生长激素进行治疗，安全有效地改善身高。但必须由儿科内分泌专科医生诊治，并在治疗时严密随访监测。

"闻激素而色变"的恐惧心理让不少家长有顾虑，导致我国矮小症患儿接受治疗的年龄一般比较晚，70%的患儿在10～13岁才接受治疗。而开始治疗年龄越大，生长期就越短；只有及早治疗，才能最大限度地提高患儿的成年身高。大规模临床应用证实，生长激素治疗可使生长激素缺乏性矮小症患儿平均每年增高8~13厘米，严格规范使用生长激素是安全的。

4. 不随意使用补品和增高产品

很多家长在发现孩子身高偏矮时，会首先考虑使用增高保健品，甚至盲目进补。殊不知，这样做会延误最佳治疗时机。

目前市面上标榜可以增高的保健品，多在营养方面做文章。实际上，因缺乏生长激素而身高不足的孩子，靠吃营养品是没有用的。有些保健品或所谓的补品甚至可能非法添加了某些药物成分，导致孩子骨骺提前闭合，甚至性早熟。性早熟的孩子在某段时间会长得快，比同龄孩子高，但很快就"不长了"，最终身高往往较矮。目前，我国未批准过任何具有"增高"功效的保健品。**PM**

专家简介

罗小平　华中科技大学同济医学院附属同济医院儿科主任、主任医师、教授、博士生导师，华中科技大学同济医学院遗传代谢病诊断中心主任，中华医学会儿科学分会副主任委员、内分泌遗传代谢病学组组长。擅长生长发育障碍、性发育异常、甲状腺疾病、肾上腺疾病、糖尿病等儿童遗传代谢病及内分泌疾病的诊治。

特需门诊：周一下午
专家门诊：周二下午、周五上午，周四下午（光谷院区）

读者咨询

我是一名家长，孩子今年上小学五年级，上课不注意听老师讲课，学习成绩不理想。前不久去医院检查，孩子被诊断为多动症。有人说，多运动可以帮助孩子战胜多动症，这是真的吗？

多动症，多运动能治好吗

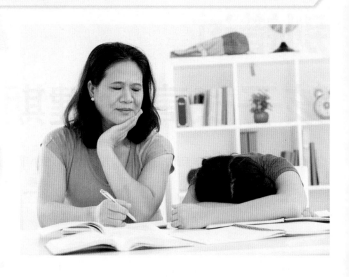

中南大学湘雅二医院精神卫生研究所教授　苏林雁

多动症指注意缺陷多动障碍，核心症状是注意力不集中、多动和冲动性，孩子不能集中注意力完成学习任务，活动过度、做事冲动且有头无尾，缺乏计划性，情绪不稳定，等等。近年来，磁共振成像研究发现，多动症儿童大脑前额叶体积明显缩小，提示多动症儿童大脑皮质厚度发育比正常儿童滞后。据此，医学研究者提出，多动症是一种神经发育障碍。

多因素导致多动症

导致多动症的大脑发育缺陷部分与遗传因素有关。研究发现，多动症患儿的父母与同胞患病率比正常对照组父母和同胞高2～8倍。母亲怀孕早期接触不良物质（孕期吸烟、饮酒等）、分娩时缺氧、产伤、低出生体重等，都可能造成孩子脑损伤。在儿童成长过程中，不良家庭环境（父母不和）、不当教养方式（打骂教育、忽视孩子等），家庭缺乏温暖，父母对孩子缺乏理解、信任和鼓励等，也是多动症发病的重要影响因素。不良社会环境（对孩子的歧视、拒绝等）对疾病发展也有重要作用。

适量运动有益康复

近年来，一些研究考察多动症儿童运动治疗的效果，发现运动对儿童的认知、人际交往和动作能力的提高有积极影响。一项研究发现，多动症儿童在接受动作及感觉、肢体动作的训练（包括与其他儿童合作运动）后，其人际沟通能力、同伴关系等均明显改善，行为问题明显减少。还有研究发现：运动训练可以增加额叶、扣带回和尾状核的血氧流量，促进多动症儿童的行为改善；多动症儿童存在明显的执行功能缺陷，运动干预对执行功能有着积极影响。

就目前的研究结果来看，多动症儿童每天进行适量的运动治疗，对于改善认知、动作协调能力及执行功能确有好处，但运动治疗能否成为多动症的主流治疗措施，还有待进一步的深入研究。

多措施综合应对

实际上，治疗多动症更重要的是采取全面的措施。首先，要理解孩子和他们的行为，要知道他们不是"故意捣蛋"，仅仅是因为大脑发育不完善而导致行为无法自控。

孩子患有多动症，单纯陪伴并不能解决主要问题，更重要的是治疗。医生会针对每个儿童的临床特点和家庭背景，制订相应的治疗方案。比如：医生会对患儿父母进行治疗知识的培训；行为治疗可循序渐进地提高孩子的自我控制能力；由学校和老师实施课堂行为管理，培养孩子专心听讲、认真完成作业的习惯；年龄较大的青少年可以接受认知行为治疗；症状严重的孩子需要药物治疗，以提高儿童的自我控制能力，改善行为，促进大脑皮质发育，常用药物包括哌甲酯、托莫西汀等。**PM**

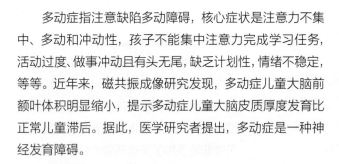

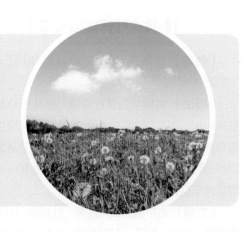

　　春回大地，万物复苏，天气渐暖，一些患者过度出汗的情况也常随气温回升而加剧。中医认为，正常出汗是人体生理现象，而过度出汗则往往是病理现象。其中，入睡后发生的异常性出汗增多称为盗汗，多由阴虚内热所致；在白天清醒状况下出现的异常性出汗增多称为自汗，常因气虚不固而起。异常出汗的中医病因主要有久病体虚、饮食不节、情志失调等，导致阴阳失调、腠理不固，故而汗液外泄失常。

春季 止汗验方

　　上海中医药大学附属龙华医院风湿病科副主任医师　　王 骁

　　中医经典《黄帝内经》中就已有对于出汗的生理、病理认识。医圣张仲景所著《金匮要略》中记载了多张可用于治疗自汗和盗汗的处方。千百年来，人们在诊治异常出汗过程中积累了大量经验，也涌现出不少行之有效的单方、验方。以下特别挑选几张药食同源、疗效可靠且较为安全的验方与广大读者分享，所标剂量为成人一日参考用量。

▌▌ 黄芪五指毛桃黄鳝汤 ▌▌

　　【处方】 生黄芪（薄片）30克，五指毛桃根（薄片）50克，黄鳝（去头尾及内脏后切段）150克。

　　【用法】 将生黄芪、五指毛桃根薄片置于砂锅中，先以1200毫升温水浸泡半小时，再武火烧开，转文火煎20～30分钟，滤去药渣，以汤烹煮黄鳝至熟透，分次食用黄鳝肉、喝汤。

　　【方解】 本方为笔者珍藏的民间食疗验方。方中生黄芪、五指毛桃根健脾补肺，二者合用，益气固表止汗之效更佳。

黄鳝能补五脏，补气养血，与上两味本草合用能气血双补，固表止汗。本方适用于治疗久病体虚、稍动则多汗的患者，所选药物均为药食同源之品，较为安全。尤其值得一提的是，五指毛桃根是岭南民间草药中的优秀代表，有"南芪"的美称，不仅补气作用较佳，还有一股椰奶般的清香，除可供药用外，也是两广地区民众喜爱的煲汤食材。全国名老中医邓铁涛教授当年对此药非常推崇，甚至提议将此药纳入国家药典。

▌▌ 百合地黄五味子汤 ▌▌

　　【处方】 百合15克，生地15克，五味子9克。

　　【用法】 上药置砂锅中，先以600毫升温水浸泡半小时，再武火烧开，转文火煎10～15分钟，取汤代茶饮，分次服用。

　　【方解】 本方源自张仲景《金匮要略》中的百合地黄汤，其中百合能养阴润肺，清心安神；生地能清热凉血，养阴生津；五味子能收敛固涩，益气生津，补肾宁心。三药合用，共奏养阴清热、润燥止汗之功，尤其适用于阴虚内热所致的盗汗、五心烦热、失眠等情况。方中药物均为药食同源之品，较为安全。但养阴药物可影响脾胃消化功能，脾胃虚弱者服用后可出现腹胀、食欲减退、腹泻等情况，应慎用。

▌黄芪牡蛎糯稻根茶 ▌

【处方】 生黄芪 30 克，煅牡蛎 30 克，糯稻根 30 克。

【用法】 将煅牡蛎置砂锅中，先以 600 毫升清水煎半小时，与此同时，以 400 毫升温水浸泡生黄芪和糯稻根。待牡蛎煎满半小时后，将上述二药连同浸泡的温水一起倒入砂锅，武火烧开，转文火煎 10 ~ 15 分钟，取汤代茶饮，分次服用。

【方解】 方中黄芪益气固表，牡蛎潜阳补阴，糯稻根养阴、除热、止汗，三药联用能补气滋阴，潜阳止汗。煅牡蛎是以牡蛎壳煅烧炮制成的中药饮片，由于贝壳类药物不易煎出，需按上述步骤先煎才能获得可靠疗效。本方对于气虚、阴虚或气阴两虚所致的自汗、盗汗均有疗效。**PM**

特别提醒

以上三方是笔者在临床工作中常用的止汗验方，应用得当常可获得满意的止汗疗效。在实际临床工作中，导致多汗的病因远非气虚、阴虚这么简单。外感风、热、暑、湿等邪气，患结核病，服用某些药物，以及情志不调、脏腑受损、饮食不节、湿热阻滞中焦等，均可导致异常性多汗。只有针对病因，恰当治疗，才能解决这些问题。因此，在不确定自身出汗原因或尝试上述食疗验方疗效不佳时，及时到正规医院就诊是更为明智的做法。

此外，中医学认为汗液属于人体正常津液范畴，出汗过程受人体正气调控，称"气能行津"。在生理情况下，随着环境气温升高或运动增加，机体会适度出汗，以便及时适应环境变化，维持健康稳态。气虚或气的固涩功能失调时，出汗就可能异常性增多。过度出汗后，人们往往感觉疲乏无力，这是因为"津能载气"。汗液作为气的载体，适度出汗时并不会引起显著不适，大量出汗会导致气的大量丢失，从而导致虚弱乏力的产生。因此，出汗较多的患者不宜随意通过汗蒸、桑拿等方式发汗，也不宜剧烈运动，否则，过度出汗可能导致病情加剧。进食清淡、易消化的饮食有助于补养身体，维持气血和脏腑功能平衡协调，对于多汗患者也非常适用。相反，嗜辛辣刺激食物往往导致出汗加剧，病情缠绵难愈。

"西塞山前白鹭飞，桃花流水鳜鱼肥。"唐代诗人张志和的一首《渔歌子》，描绘了一幅山川溪流春意盎然的景色。然而，春天不仅有各种美景，也会给人们带来一些烦恼。

开春后，在年轻女性面颊、眼周等处常可见一些片状红斑，多伴有细碎鳞屑，俗称"桃花癣"。虽然名字听上去浪漫，但这些红斑多伴瘙痒，女士们又不敢轻易抓挠，着实恼人。我国古典名著《红楼梦》中就叙述了史湘云等大观园中的小姐们用"蔷薇硝"来治"桃花癣"，并因此而引发风波的故事情节。

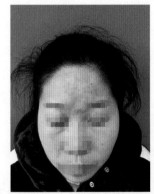

桃花癣

"桃花癣"的分类

"桃花癣"虽然名称有"癣"，但并不是我们现代通常所说的真菌感染引发的"癣"。根据各种文献、史籍中的记录和描述，"桃花癣"多发生于春季，多见于年轻女性面部，是以红斑、鳞屑、瘙痒为主要表现的一类皮肤疾病，可能包括现代医学所指的白色糠疹、季节性接触性皮炎、日光性皮炎、脂溢性皮炎等疾病。春暖花开，阳光明媚，紫外线含量增多，空气中悬浮着花粉、柳絮等粉尘颗粒，青少年及皮肤敏感性较高者，尤其是女性，暴露在外的面部皮肤就可能出现一系列炎症反应，表现为瘙痒、红斑、脱屑等。

● **白色糠疹** 又称单纯糠疹，多见于儿童和青少年，民间也有人认为其与蛔虫寄生有关而称其为"虫斑"。其发病可能与皮肤干燥及风吹日晒等外界因素有关，表现为面部出现多个大小不等的圆形或椭圆形淡红色斑，之后逐渐变为浅白色斑，上面有细小的糠秕样鳞屑，一般无异常感觉。多于春季起病，夏秋季消退。

● **季节性接触性皮炎** 这是由花粉、柳絮等引起的一种过敏性皮肤病，女性多于男性。皮疹多局限在面颈部，

春意盎然，须防"桃花癣"

上海市虹口区嘉兴路街道社区卫生服务中心中医科　周海伦
上海中医药大学附属岳阳中西医结合医院皮肤科副主任医师　王一飞

表现为轻度红斑、丘疹、脱屑、瘙痒，可于每年春秋季反复发作。

● **日光性皮炎**　又称日晒伤，多为光敏性肤质的人于春夏季节日晒后，在曝光部位出的红斑，呈淡红或鲜红色，严重者可出现水疱、糜烂；随后红斑颜色逐渐变暗、脱屑，留有色素沉着或减退。患者自觉烧灼感或刺痒感。

● **脂溢性皮炎**　这是发生在皮脂腺分布比较丰富的部位（如鼻翼两侧、眉部、头皮、耳后等处）的一种慢性炎症性皮肤病，发病可能与皮脂分泌、马拉色菌感染、精神因素、饮食辛辣油腻、日光照射等相关。主要表现为界限较清楚、略带黄色痂皮或鳞屑的淡红或暗红色斑片，自觉轻度瘙痒。

四招防治"桃花癣"

一旦得了上述所谓的"桃花癣"，现在也没有《红楼梦》中所说的"桃花癣"特效药"蔷薇硝"，该怎么办？其实，不必过分担心，虽然"蔷薇硝"的成分不得而知，但我们可以从以下四方面入手预防和治疗"桃花癣"。

❶ 皮肤防护是基础

"桃花癣"因各类外界致病因素诱发，故用各类理化手段阻隔，可有效预防和减轻症状。如使用润肤剂对皮肤进行保湿、防护；及时清洗面部，保持清洁；外出活动时做好防晒措施；等等。加强对皮肤的防护，减少与致病物质的接触，是预防和治疗"桃花癣"的基础。

❷ 生活方式很重要

无论是否患了"桃花癣"，都应放松心情，舒畅情志，不要紧张焦虑；应清淡饮食，营养均衡，避免摄入辛辣刺激食物及海鲜等发物；应规律起居，劳逸结合，不得熬夜劳累，从而调整好身体状态，促进恢复，避免病情加重。

❸ 合理用药来保障

如出现瘙痒等症状，应及时就诊，合理用药治疗。应注意的是，"桃花癣"并不是真菌感染性疾病，不应自行使用抗真菌类药物。并且，"桃花癣"位于头面部，千万不能使用成分不明的护肤品或"包治百病"的"三无"药膏，以免造成难以挽回的损伤而追悔莫及。

❹ 中医治疗有特色

中医对"桃花癣"有独到的理解，常将"桃花癣"辨为血燥风热、肠胃湿热、肺经风热等证。以干燥性红斑、瘙痒、脱屑为主要表现者，多属于血热风燥，治以清热凉血祛风，可用生地15克、黄芩9克、防风9克、蝉蜕9克、知母9克、牛蒡子9克。面部红斑伴有油腻性鳞屑、皮脂溢出者，多属肠胃湿热，治以清热健脾利湿，可用白术9克、茯苓9克、甘草6克、山药9克、薏苡仁9克、茵陈18克、侧柏叶15克。面颈部红斑、丘疹、瘙痒，鳞屑不多，遇热加重者，多属肺经风热，治以疏风清热，可用桑叶9克、白菊花9克、连翘9克、薄荷3克、芦根9克、知母9克。

除用药以外，中医主张饮食上可进一些清补脾肺、清热利湿、清热解毒的食物，如山药、白扁豆、绿豆、苦瓜等。还可配置简单的茶饮方，如：金银花茶，方用金银花5克、绿茶3克，功用清热解毒；连玉茶，方用连翘10克、玉竹3克、绿茶5克，功用清热散结；大青叶茶，方用大青叶5克、茉莉花3克，功用清热凉血；苋英茶，方用马齿苋5克、蒲公英3克、绿茶3克，功用清热解毒止痒。以上茶饮方的制作方法均是先将草药洗去灰尘杂质，再用200毫升左右的开水冲泡（可按比例增加水量及药量），封盖5～10分钟后饮用，饮尽可再加水，直至味淡。但需注意，脾胃虚弱者慎用，女子体寒、月经迟而少者慎用。此外，体虚易乏者可加黄芪、甘草，心烦盗汗者可加竹叶、麦冬等。服用后如病情迁延变化，则应及时就诊。

总而言之，春暖花开时节应注重预防皮肤疾病，防患于未然。若患"桃花癣"，应妥善处理，无须忧虑过度。若病情变化或加重，及时就诊，则可保一季无虞。**PM**

春季，人们容易出现鼻窍出血、咽喉肿胀、牙龈肿痛、口舌生疮、大便秘结、痔疮肿痛或出血等证，俗称"上火"。中医认为，万物分阴阳，人体只有阴阳平衡，才能百病不生。如果阳多了，或者阴不足，都会"上火"。

春季易"上火"，"降火"须及时

上海中医药大学附属龙华医院中医示范科副主任医师　魏华凤

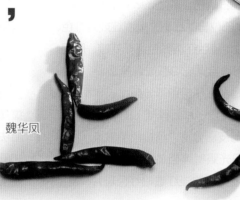
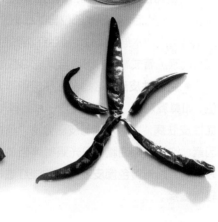

春季"上火"五大常见原因

● **冬令进补补"上火"**　人们通常会在冬季进补，如服用人参、红枣、阿胶、鹿茸、药酒等。一补两个月左右，尤其服用膏方时间较长。如果补益不当或补益太过，在春季时就会出现"上火"现象。

● **辛辣油腻吃"上火"**　春节期间，餐桌上丰盛的鸡鸭鱼肉、煎炸熏烤，加之花生、瓜子、巧克力等零食，让人大饱口福的同时也埋下春季"上火"的隐患。此外，节日期间，很多人会打破日常生活规律，熬夜玩乐，导致晚上阳不入阴，体内阳气上浮而"上火"。

● **空调暖气烘"上火"**　从冬季至春季，因为外界环境气温较低，大家户外活动减少，喜欢长期待在有暖气的环境中，室内空气干燥，如果又不经常喝水，就容易"上火"。

● **阳气升发引"上火"**　中医认为，春季对应于肝，主升发。春天万物复苏，大自然开始阴消阳长，人体阳气亦相应上升。此时，本身肝火、心火偏盛者，以及有工作或生活压力大、喜欢或被迫经常熬夜、性生活不节制等情况的人，春季容易阳气过度引发，出现各种"上火"表现。

● **细菌、病毒染"上火"**　春季雨水丰润，细菌、病毒易滋生繁殖，气温变化较大，抵抗力差者容易感染细菌或病毒，引起口腔溃疡、疱疹、咽痛、咳嗽等"上火"病证。

对证"降火"

"上火"涉及的病证颇为广泛，切不可一味追求清热泻火，应根据具体的病因和发病机制，准确地进行预防与治疗。

❶ 按脏腑分

● **心火型**　有虚实之分，多表现为心烦易怒、胸闷心慌、小便短黄、失眠多梦、睡眠出汗、口腔溃疡、口干舌燥等。可选用莲子心、竹叶、黄连等泡茶或煮粥，味觉苦者可酌情加冰糖调味。

● **胃火型**　有虚实之分，多表现为口干口苦、口气严重、牙齿出血、牙龈肿痛、大便干硬、痔疮肿痛或出血、恶心、反酸等。此型纠正饮食偏嗜尤为重要，应少食辛辣厚味，忌烟酒刺激，多食新鲜蔬菜和水果，保持大便畅通。出现牙痛、口气严重者可选用石膏水煎，过滤去渣，取其清液，加入粳米、绿豆等煮粥食之。便秘者可选蜂蜜决明子茶治疗，适当食用杏仁、桃仁等果仁类食品以润肠通便；还可喝一些酸奶，配以益生菌调节肠道菌群。

● **肾火型** 多为虚证，常表现为头晕目眩、耳鸣耳聋、腰膝酸软、潮热脸红、夜间出汗、手足心热、频繁遗精等。可选用桑葚、女贞子、山萸肉、生地、鳖甲、龟板等煮水煲汤服用，如枸杞甲鱼汤有补益肝肾、滋阴强壮的作用。此外，还应适当节制性生活。

● **肺火型** 有虚实之分，多表现为咽痛咽痒、干咳无痰或痰少而黏、鼻衄、咯血、扁桃体肿大、颈部淋巴结肿大、皮肤红疹等。可选用金银花、桑叶、菊花、茉莉花、胖大海、罗汉果、玉蝴蝶、薄荷等泡茶，以清肺热、利咽喉；可适当多食梨、百合、白木耳、荸荠、杏仁等凉性食物，如冰糖炖川贝雪梨可润肺止咳化痰。以上方法也有助于改善便秘。鼻腔干燥出血时，可冷敷额头、鼻梁以止血；缓解后，可取白茅根或藕节煎水，代茶饮。

● **肝火型** 有虚实之分，多表现为头痛头胀、目干目糊、脸红目赤、口苦口臭、两肋胀痛、烦躁易怒等。中医认为，情志过激或抑郁容易导致气机逆乱、脏腑功能紊乱、阴阳失调，或郁久化火。因此，调节情志、少生气、多欢笑是"降火"的有效方法之一，尤其是高血压患者，更要注意不能过于激动，避免暴怒。可选用玫瑰花、腊梅花、佛手等泡茶喝，以疏肝解郁；用天麻、罗布麻叶、菊花、决明子煮水或煲汤喝，治疗头痛头胀、眼睛酸涩充血、大便干硬等；肝火太旺、血压高者还可选羚羊角粉吞服。

❷ 按内外虚实分

● **病毒感染(外感实证)** 有学者发现"上火"与病毒感染有密切联系，病毒进入机体后，会引起免疫失调，导致口腔黏膜溃疡和炎症。不良的生活、饮食习惯及情志不畅等对其也有影响。易发生口腔溃疡者日常生活中应注意以下几点：加强锻炼，提高抵抗力；保持心情舒畅；注意口腔卫生；避免过食辛辣、肥甘厚腻等刺激之品；规律生活，避免劳累、熬夜。在溃疡发作时，应选择半流质软食，避免过热、过咸及粗硬食物；可适当选用蒲公英、大青叶、金银花、连翘、板蓝根等清热解毒中药泡茶喝。

● **火热炽盛或湿热壅盛(内伤实证)** 此型患者"上火"时，没有明显虚弱、疲劳等表现，可兼有下肢沉重、头重、有痰、口气、大便黏、舌苔厚等湿重症状。此时，应注意饮食清淡，苦瓜、芥蓝、豆芽、豆腐、菠菜、百合、白木耳、荸荠等蔬菜均有一定"去火"功效；可适当选用柚子、苹果、梨、橙子等水果，以及苦丁茶、绿茶、菊花茶、山楂凉茶等茶饮。名医夏翔教授曾传授经验：取250克荸荠，洗净，不去皮和尖，煮水喝，可润肺泻火；如湿重，可用赤小豆、薏苡仁、白扁豆煮粥食用以祛湿；用冬瓜皮、玉米须煮水喝可利水。此型保持大便通畅很重要，严重者可选用大黄、黄连、黄柏、石膏等泻火，用蔻仁、金钱草、六一散等清热化湿。

● **阴虚火旺(内伤虚证)** 患者往往表现为盗汗、手足心热、心烦不安、下午或夜间多见潮热、口干喜饮等。此时，应注意室内温度不宜太高，保持一定湿度。饮食上宜吃具有滋阴养液、生津润燥作用的食品，适当饮梨汁、藕汁、荸荠汁、麦冬汁、鲜芦根汁、甘蔗汁等养阴清火润燥；泡服西洋参、枸杞子、菊花茶；鸭肉煨汤可滋五脏之阴，清虚劳之热；黑白木耳有润肺清肠的作用。**PM**

"红豆生南国，春来发几枝。愿君多采撷，此物最相思。"很多人认为，相思红豆就是平日里经常熬汤煮粥的红豆，多吃可利尿，对肾病患者有益。实际果真如此吗？中药红豆和赤小豆之间有什么关联？红豆确是肾病患者的良药吗？请专家释疑。

"相思"红豆有大毒，食用红豆治水肿

上海中医药大学教授　王海颖

红豆有三种，功效各不同

目前有红豆之称的药物有三种。

❶ 赤豆　为豆科植物红豆树的种子。红豆树为常绿或落叶乔木，每年秋末冬初，采集近圆形的荚果，里面有红色种子6～10粒，这种近圆形或椭圆形的种子即为红豆。红豆性平味苦，有小毒，具有理气、通经的功效，常用于治疗疝气、腹痛、血滞经闭等症，多煎汤内服，常用量为9～15克。

❷ 相思子　为豆科植物相思子树的种子。中医认为，相思子性平，味辛、苦，有毒。《本草拾遗》言其功效为："通九窍，治心腹气；止热闷头痛，风痰；杀腹藏及皮肤内一切虫。"相思子具有毒性，常导致患者出现食欲不振、恶心、呕吐、腹痛、腹泻、呼吸困难、皮肤青紫、少尿、尿血等，甚至导致患者死亡。因此，相思子一般很少使用。

❸ 赤小豆　为豆科植物赤小豆的成熟种子。中医认为，赤小豆性平，味甘、酸，入心、脾、小肠经。赤小豆甘能补脾，性善下行而利水，故为滋养性食疗佳品，对脾虚湿盛、水肿胀满、肢体重困等证疗效甚佳。

相思子有毒，不适合居家使用

下面我们来重点看一下相思子。

相思子又名红豆，首载于《千金要方》。相思子树广泛分布于热带地区，是一种有毒的植物。《本草拾遗》云："生岭南，树高丈余，子赤黑间者佳。"从中药角度来看，相思子味苦、辛，性平，有大毒，具有清热解毒、祛痰杀虫的功效。相思子的主要毒性成分是一种被称为相思豆毒蛋白的蛋白质，其种壳坚硬，如果吞下整个，往往不致中毒；但若咀嚼后吞服，则半粒种子即可引起中毒。此毒素具有很强的毒性，误食中毒后表现为食欲不振、恶心、呕吐、腹痛、腹泻、呼吸困难、体温先升高后降低、蛋白尿、时有抽搐、皮肤青紫、循环系统衰竭和少尿，最后出现溶血现象、尿血，逐渐呈现呼吸衰竭而死亡。

因此，此药一般仅作外用，主治痈疮、腮腺炎、疥癣、风湿骨痛，可取适量研末调敷，或煎水洗，或熬膏涂。这样既可发挥疗效，又避免其毒性。由此可见，相思子必须在专业医生的指导下才可使用，不适合居家使用。

赤小豆熬汤煮粥，善治水肿

赤小豆首载于《神农本草经》，被列为中品。李时珍在《本草纲目》里载："此豆以紧小而赤黯色者入药，其稍大而鲜红、淡红色者，并不治病。"现今多以豆科植物赤小豆的种子（赤小豆）和红豆树的种子（赤豆）入药，广泛用于清热解毒、利尿消肿。但是，赤小豆的种子质量较优，与《本草纲目》记载相吻合，我们平日用来熬汤煮粥的实际上是赤小豆的种子。

《药性论》载："赤小豆消热毒肿，散恶血，治烦满，治水肿皮肌胀满。"《本草新编》云："赤小豆，可暂用以利水，而不可久用以渗湿。湿证多属气虚，气虚利水，转利转虚而湿愈不能去矣。况赤小豆专利下身之水，而不能利上身之湿。盖下身之湿，真湿也，用之而有效；上身之湿，虚湿也，用之而益甚，不可不辨。"赤小豆可治疗各类型水肿，包括肾脏性水肿、心脏性水肿、肝硬化腹水、营养不良性水肿等，如能配合乌鱼、鲤鱼或黄母鸡同食，消肿效果更好。现代研究发现，赤小豆富含蛋白质、脂肪、糖类、磷、钙、铁，维生素 B_1、维生素 B_2、烟酸、皂苷等成分。

单用赤小豆煎汤喝或煮粥食，可治疗产后缺奶和产后浮肿。赤小豆与莲子、百合同食，有固精益气、止血、强健筋骨等作用。

需要提醒的是，赤小豆通利水道，尿多之人忌食；由于赤小豆"性逐津液，久食令人枯燥"，故不宜长期服用，以免耗伤人体津液。

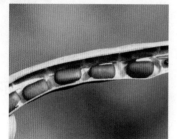

赤小豆食疗方

● **赤小豆花生饮**

【原料】赤小豆 30 克，花生仁 90 克，红糖 6 克。

【做法】原料洗净，共煮熟服用。每日早饭前服。

【功效】治疗肾炎水肿。

● **赤小豆茅根汤**

【原料】赤小豆 120 克，茅根 60 克。

【做法】原料洗净，放锅中，加水煮至豆烂，吃豆喝汤。

【功效】治疗全身水肿。

● **赤小豆鲫鱼汤**

【原料】赤小豆 50 克，鲫鱼 1 尾（约 500 克），陈皮、草果各 6 克，葱、姜、胡椒各少许。

【做法】原料洗净，共煮汤，每日 1 次，连服 1 个月。

【功效】治疗低蛋白血症引起的水肿、腹水及营养不良性水肿。

● **茯苓赤小豆粥**

【原料】茯苓 25 克，赤小豆 30 克，大枣 10 枚，大米 100 克。

【做法】赤小豆洗净，冷水浸泡半日后，同茯苓、大枣、大米煮为粥，早晚餐温服食。

【功效】健脾化湿，用于治疗脾虚腹泻、消化不良、水肿等。

● **杞豆粥**

【原料】枸杞 10 克，赤小豆 20 克，粳米 50 克。

【做法】原料洗净，一同熬粥，趁温食用，每 3 日 1 次。

【功效】补肝肾、明目，有助于治疗肝肾不足、视物昏花。

辨别赤小豆和相思子

赤小豆与相思子的外形有相似处，过去曾有误把相思子当作赤小豆服用而引起中毒的案例。通过外观辨别赤小豆与相思子并不困难：赤小豆呈椭圆形，两端截形或圆形，暗红色，种脐白色，不凹；相思子基部靠近种脐部分为黑色，上部为朱红色，即为半黑半红的双色。对于我们而言，赤小豆是食疗佳品；相思子美观可爱，有美好的寓意，适合佩戴观赏。只要不混淆、不误食，它们都是大自然美好的馈赠。**PM**

经穴按摩不是随机、随便地在身体某些部位乱按乱敲，而是在中医经络学说的指导下循经取穴、配穴，并配合相应的手法按摩，以达到治病养生的效果。按照《针灸逢源》记载，足少阴肾经有27个穴位，其中有大家熟知的补肾穴位涌泉、太溪、照海、复溜等。另外，奇经八脉中的任督二脉能分别总任、总督一身之阴经、阳经，其所包含的很多穴位也具有很好的补肾功效，如任脉中的中极、气海、关元、神阙、会阴，以及督脉中的腰阳关、命门、中枢、至阳等。

经穴按摩，补肾养生

✍ 上海中医药大学附属市中医医院肾病科主任医师　龚学忠

▌辅助治疗排尿滴沥不畅

取穴：中极穴，关元穴，气海穴，肾俞穴。

按摩方法：先按顺时针方向按摩小腹约8分钟，然后先后按中极穴、关元穴、气海穴、肾俞穴，每穴位按摩约2分钟。用按揉法按摩，手法应轻柔、缓和，但用力深沉、动作有节律。每日1次，每30天为一疗程，坚持按摩。配合补肾、活血中药煎服，效果更佳。

适用人群：前列腺增生、肥大的中老年男性，以及复发性尿路感染的女性。症见排尿滴沥不畅、不通，排尿无力，尿流变细者。

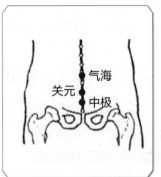
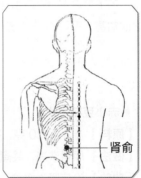

▌辅助治疗遗尿

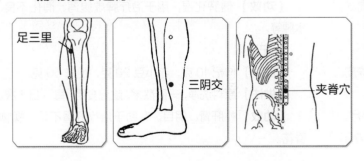

取穴：足三里穴，三阴交穴，关元穴，背部夹脊穴。

按摩方法：用按揉法，每晚按摩一次，先后按摩上述穴位，每个穴位3分钟，每30天为一疗程，坚持按摩。配合温阳补肾固摄中药煎服，效果更佳。

适用人群：有夜间遗尿的儿童，以及年老体弱者、小便难控制者。

▌辅助治疗腰酸腰痛

取穴：命门穴，肾俞穴，腰阳关穴，腰眼穴。

按摩方法：手握拳，以拳尖（握拳，手背掌指关节突起最高处）置于穴位上，先顺时针揉9次，后逆时针压揉9次，再重复压揉36次。长期坚持按揉，可起到温肾阳、利腰脊的作用。配合温阳补肾化瘀中药煎服，效果更佳。

适用人群：肾虚见反复腰酸腰痛、腰肌劳损者。

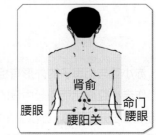

辅助治疗小腿酸软

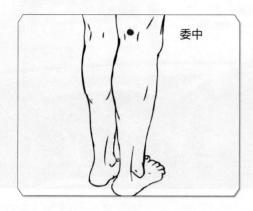

委中

取穴：委中穴。

按摩方法：双手对搓至热，以双手同时拿揉（大拇指与其余四指的指腹相对施力）两下肢的委中穴，时间2~3分钟，每日1~2次，30天为一疗程，坚持按摩。如同时伴有腰酸乏力，可以配合擦腰动作，即双手对搓至热，以双手手掌紧贴腰部脊柱两侧，一上一下为一遍，连续擦60遍。配合温阳补肾化瘀中药煎服，效果更佳。

适用人群：肾虚见下肢酸软无力、小腿抽筋者。

辅助治疗手足冷

取穴：神阙穴，命门穴，关元穴。

按摩方法：

❶ 神阙穴按摩方法：双手对搓至热后，双手重叠，一手掌心对准并贴于神阙穴上，先顺时针按摩30次，后逆时针按摩30次，共计20分钟左右，每日1次。

❷ 命门穴、关元穴按摩方法：用擦法，即手掌大鱼际、手掌根或小鱼际附着在一定部位，直线来回摩擦，以透热为度，每日1~2次。配合温肾活血中药煎服，效果更佳。

适用人群：肾虚见平素手足冷者。

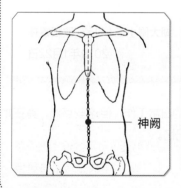

神阙

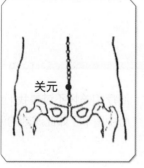

关元

辅助治疗阳痿、遗精

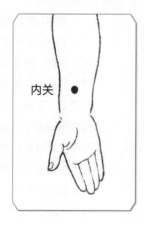

内关

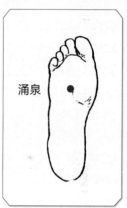

涌泉

取穴：关元穴，内关穴，涌泉穴。

按摩方法：用按揉法或擦法（即手掌大鱼际、手掌根或小鱼际附着在一定部位，直线来回摩擦，以透热为度），每日1~2次，坚持按摩。配合温阳固摄中药煎服，效果更佳。

适用人群：肾虚见阳痿早泄、遗精滑精者。**PM**

专家提醒

经常有患者问，可否采用外物敲打腰部的方法来补肾。对于这种做法，笔者不推荐大家采用，还是以穴位按摩为妥。另有几点注意事项如下：

❶ 由于腰为肾之府，腰部也是很多补肾穴位，如肾俞、命门、腰阳关、背部夹脊穴等所在处，故按摩务必掌握力

度，不能用力过大，以按揉法或擦法为宜，不要用外物敲打。

❷ 慢性肾病、肾囊肿、肾错构瘤、肾结石、肾盂肾炎、尿路感染急性期等患者，更应避免被敲打或撞击腰部。

❸ 肾虚症状明显者，在经穴按摩时，配合对证的中药内服，效果更好。在按摩获效之后，应进一步坚持，以巩固疗效。

车祸现场，急救处理至关重要
—— 一封来信引发的提示

湖南省儿童医院神经外科　陈小燕　范双石

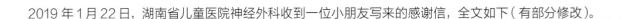

2019年1月22日，湖南省儿童医院神经外科收到一位小朋友写来的感谢信，全文如下（有部分修改）。

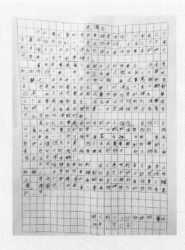

你知道我最钦佩的英雄是谁吗？以前，为革命牺牲的战士们是我的英雄，可自从不久前的车祸后，我觉得那些救死扶伤的医生和护士也是我心目中的英雄。

首先，我要感谢为我做手术的陈医生，他在危急时刻救了我一命，并在我出院后，帮我解决了许多有关伤口的问题。其次，我要感谢张医生，他是我的主管医生，我们有问题都找他，他总会给出最好的回答和建议。第三，我要感谢谢医生，他在术后鼓励我自己小便，在快出院时帮我拆线。最后，我还要感谢所有的护士姐姐。她们在我需要时帮助了我，还不时跟我聊天，把我无聊的病房生活变得有趣不少。让我印象深刻的是欧阳波姐姐，她不仅和我同姓，还特别温柔、有趣。当灾难降临时，我才感觉自己是多么弱小，英雄般的医生和护士却迎难而上，用他们精湛的医术帮助我恢复了健康。谢谢你们——湖南省儿童医院神经外科的所有医护人员！

湖大附小三（4）班 欧阳睿祎
2019年1月22日

一笔一画、方方正正，这封笔触稚嫩的感谢信出自一位年仅8岁的小学生之手。信中所描述的医护人员对她的治疗和关怀不过是我们的日常工作，但这些点滴，竟在她心中留下了如此深刻的记忆。

事件回放：

这份令人动容的医患情缘起于一场突如其来的车祸。2018年12月22日，8岁的祎祎与家人外出时发生车祸，头部流血不止，现场人员立即为她做了简单的伤口压迫、包扎止血，随后赶来的专业医护人员将她护送至湖南省儿童医院。当日，神经外科值班医生谢医生接诊祎祎时，她已呈嗜睡状，鲜血完全渗透了头部的纱布及绷带。检查发现，祎祎前额正中偏右有一条长约8.0厘米、宽约1.0厘米的开放性损伤，可见骨质缺损；右侧颞顶部发际线内有6.0厘米×4.0厘米左右的皮肤挫裂伤，伤口周围散落着玻璃碴，伤口内含鲜血、陈旧性血块及少量异物混杂。

由于祎祎病情危急，谢医生立即报告上级医师。经过详细、缜密的术前讨论，入院不到4小时，祎祎便接受了急诊手术，3个半小时后转危为安。术后，在神经外科医护人员的精心管理和家属的细心照料下，祎祎的身体、精神状态明显好转，一周后便康复出院。对此，祎祎一家非常感激，医护人员也成了祎祎心目中的英雄。

《大众医学》

◢ 张民华

——民间良方，病家良药

自与《大众医学》结识以来，已走过将近二十个年头。一路走来，《大众医学》使我受益匪浅，它犹如一贴良方、一味良药，起到了无病防病、有病"治病"的作用。我之所以成为《大众医学》的忠实粉丝，是因为一段难忘的经历。

一次患病经历，让我初识《大众医学》

2000年春节，当跨年钟声还在空中回荡时，突如其来的上吐下泻、头晕目眩让我痛苦难耐，与窗外尚未散尽的节日气氛形成了极大的反差。我躺在床上，既紧张又恐惧。 在太太的陪同下，我们立刻赶往就近二甲医院就诊。经脑颅CT等一系列检查后，我被诊断为"腔隙性脑梗死"。诊断书上这6个大字就像甲骨文拼凑在一起，我完全不明白这是什么意思……

经过一段时间的正规治疗后，我康复如初。为了对养

车祸急救两步走

毫无疑问，祎祎是幸运的。从这起车祸成功救治的过程不难发现，及时专业的医疗救治固然重要，车祸现场人员正确有效的急救处理，亦是此次救治成功的前提及保障。

近年来，我国机动车数量增长迅速，交通事故也日益增多。车祸所致外伤一般具有环境复杂、复合伤多、病情复杂且变化快、可能同时有多人受伤、伤情轻重不一等特点。车祸发生后，常因现场人员急救意识薄弱而耽误最佳抢救时机，使伤者的残疾率、死亡率长期居高不下。因此，了解安全、快速、有效的现场急救措施，对车祸伤者救治至关重要。面对车祸，目击者应掌握正确方法，分两步开展急救。

● 第一步：评估环境，拨打"120"急救电话

首先，目击者要对现场环境做出安全、快捷的评估：判断周围环境有无坠石、坠物危险，有无高压电线扯断，车辆有无漏油，有无危险气体、液体泄漏，伤员是否被困车内，等等。与此同时，应有专人立即拨打"120"急救电话，详细告知受伤地点、受伤人员情况及联系方式。

● 第二步：评估伤情，有针对性地采取急救措施

在专业医护人员到达事故现场之前，目击者应先评估伤者的呼吸、脉搏、意识状态，以及气道是否通畅、肢体关节是否活动受限及出血等情况，优先救治出现心搏呼吸骤停、气道梗阻、活动性大出血及昏迷等重症伤者。

对心搏呼吸骤停伤者，应先进行人工心肺复苏，等待专业救援者到达；如发现气道梗阻，可通过抬起下颌、清理口腔异物等措施来解决，同时要注意保护颈椎，以免引起二次损伤。伤者若出现活动性大出血，往往提示体内有大血管破裂，此时救助者应设法局部加压或用带状物捆扎出血部位近心端以止血，并适当抬高出血部位，要注意适时放松止血带，以防组织坏死。对昏迷的伤员，应注意保持气道通畅，将其头略向一侧倾斜，以免窒息；开放性伤口应使用干净的布料覆盖包扎。对四肢骨折者，可临时用木条、树枝等类似物品固定其患肢，以免骨折端刺破周围组织、血管和神经，造成二次损伤。对弹离座位或被车辆撞倒的伤员，不能随便抬、抱；若疑伤者有颈椎损伤，应先将其作为一个整体转至平卧位，固定他的颈部，由三四人步调一致托起伤者、移至木板上，在搬运途中必须保持其头部与躯干长轴一致，防止颈椎过伸、过屈和旋转，避免造成二次损伤。

在现场进行初步急救处理后，应及时将伤者转送至最近医院，以便尽早接受专业治疗。**PM**

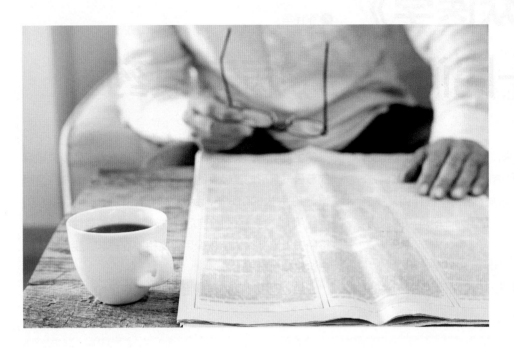

疗"。由于脑梗死和心绞痛都属于心脑血管慢性疾病，需长期服药。"是药三分毒"，我按照专家的建议，定期复查，观察服药后的不良反应。除了尿酸偏高外，其他指标都在正常范围内。虽然这并不能代表我的身体无恙，但至少在术后的十多年里，心绞痛的感觉再也没找上我。

生活中，有《大众医学》源源不断的医学科普知识"傍身"，我常提醒身边的亲朋好友重视疾病发生的早期信号，加强科学的日常保健。因此，我成了朋友口中的"张医生"，与健康相关的问题他们经常和我讨论。

生保健有所帮助，家人特意为我订了《大众医学》。从此，我每月都会认真阅览，想从这本知识面广、专业性强的科普期刊中，查找适合我身体状况的医学知识，以便对自己的病情有更多了解。

读之已久，感触良多。我发现《大众医学》是老百姓身边的一位"良友"，保健养生的一帖"良方"，刊物中名医专家的文章又像"处方"单里的"良药"。在不知不觉中，我对医学的认识有了质的飞跃，在疾病防治方面也大有长进。根据《大众医学》的指导，结合自己的具体情况，我在日常生活中养成了良好的习惯。由此，在近二十年时间里，曾让我紧张、恐惧的腔隙性脑梗死未再发生。

《大众医学》让我成了一名健康使者

本以为每年体检便可高枕无忧。殊不知，疾病再次深入到我的体内。2006年末，我因动脉粥样硬化导致出现不稳定性心绞痛。"压榨感"过后，我立刻想起在《大众医学》上曾读到过关于冠心病"濒死感"症状的描述。与之前的患病经历不同，这一次我十分清楚自己正在经历着什么。果不其然，经心脏血管造影检查，我的冠状动脉前降支堵塞80%以上，须植入支架治疗。

手术后，我再一次翻开《大众医学》查阅，把它的描述当作"处方"，利用"处方"里的"药材"进行辅助"治

新媒体时代，我再识《大众医学》

由于新媒体的出现，在老龄化的现代社会里，不少与我一样的退休人员总爱在网上寻找疾病治疗方法。我常思考着：在这个便捷、快速的网络时代，难道就不需要纸质刊物了吗？答案显然是否定的！

为了谋取利益，总有一些不法商人利用老年人体弱多病的生理特征和延年益寿的心理欲望，在网络这块平台上占据一席之地，以所谓"科学"和断章取义的专家教授的"名言警句"作为幌子，散播不科学的"保健养生"方法和所谓的"医学知识"。随着智能手机的普及，近年来，"治病不如养生""就医不如保健"等五花八门的说教更是层出不穷，使不少老年人难辨真假，以致将一生积蓄用在所谓养生治病的保健品或各种劣质保健器材上的案例时有发生。"伪科学"不仅会让缺乏现代医学常识的老年人蒙受巨大经济损失，还可能对其心理和生理造成更大的伤害，耽误正规治疗，着实令人扼腕叹息。

我认为，在老龄化趋势日渐严重的情况下，《大众医学》是百姓"良友"、民间"良方"、病家"良药"。在追求健康的道路上，选择《大众医学》是明智之举。**PM**

医疗行业直接关系到人们的身体健康和生命安全，其发展离不开每一位医务工作者的默默付出。医学继续教育是帮助医务人员了解先进技术与诊疗手段，提升业务水平的重要途径。作为我国医学教育的领军者，北京昭天下教育科技有限公司总裁刘钊在总结多年临床经验的基础上积极探索医学教育新模式，为提升医务工作者的业务水平和学习能力做出了重要贡献。

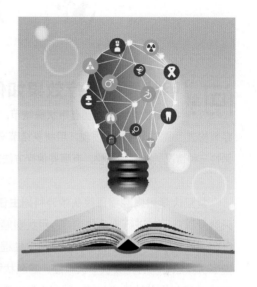

授人以渔，
📝 方圆

探索医学教育新模式

立足专业，深耕学术

刘钊曾就职于首都医科大学宣武医院，是一名骨科医师。在日常工作中，他擅于学习和总结，对骨外科疾病的诊治有独到见解，从医期间发表了十余篇学术论文。比如，腰椎畸形是导致患者腰部疼痛的重要原因，也是脊柱外科最常见的病种。临床上主要通过矫正腰椎冠状面、矢状面和水平面的明显异常排列，以减轻或消除患者的腰痛症状。腰椎冠状面和水平面排列异常的矫正较容易，矢状面排列异常的矫正则较困难。为对腰椎矢状面排列成角、影响因素等进行调查论证，刘钊对450名患者进行了跟踪检查，利用专用软件测量腰椎相邻节段椎体间成角及腰椎曲度，获得了大量有效数据，并发表了学术论文《正常成人腰椎矢状面曲度改变及其影响因素》。刘钊发现：腰椎曲度大小与患者年龄明显相关，与性别、体重关系不大；40岁以下人群，腰椎生理曲度随年龄增长有减小趋势；

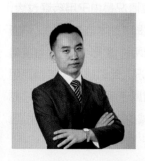

40~60岁人群，腰椎曲度相对稳定；60岁以上人群，腰椎曲度明显减小。由此可见，腰椎曲度虽然有随年龄增长逐渐减小的趋势，但中年人的腰椎曲度趋于稳定，而非进行性减小，这是腰椎的一种自我保护机制。根据该结论，刘钊又对腰椎矢状面相邻椎体间节段性成角及腰椎曲度影响因素进行了深入探讨，为腰椎矢状面矫正治疗提供了重要的数据基础和理论依据。

分享学习经验，转型医学教育

在多年的学习与工作中，刘钊总结出了一套有助于提高医生学习能力与业务水平的学习方法，并陆续出版了《国家临床执业及助理医师资格考试用书：实践技能操作指南》《国家临床执业及助理医师资格考试：笔试核心考点背诵版》等50余本医学教育图书。在《国家临床执业及助理医师资格考试用书：实践技能操作指南》中，刘钊通过病史采集、病例分析、体格检查和基本操作、医生职业素质四部分对医生的实践技能与操作进行了系统分析与讲解，采用建立系统框架、应用图表记忆等全新学习方法和思维方式，提高医务人员对相关理论知识的掌握能力，用图表贯通、口诀背诵的方法加深记忆，使知识点简单化、形象化、重点化。此外，刘钊还创办了北京"医考巴巴"考试网，开发运营了"医考巴巴""昭昭题库"等App和微信公众号，通过线上授课的方式，将其临床经验和学习方法通过互联网传播到全国，帮助更多医疗工作者提升业务水平。**PM**

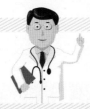

大众 ➕ 导医

网上咨询：popularmedicine@sstp.cn

专家门诊时间以当日挂牌为准

问：甲状腺癌治疗效果如何

我最近体检被发现有甲状腺结节，正在等待细针穿刺检查。我查阅资料后发现，甲状腺结节有炎性、良性和恶性三种情况。如果是恶性，有哪些治疗方法？疗效如何？

浙江 张女士

复旦大学附属肿瘤医院头颈外科副主任医师李端树：只要及早发现并进行规范化治疗，甲状腺癌治愈率可高达90%以上。大约95%的甲状腺癌是恶性程度较低的分化型甲状腺癌（包括乳头状甲状腺癌、滤泡状甲状腺癌），如果经过及时规范的手术治疗，很多患者的寿命与健康人没有区别，生活质量也不会受到影响。如果一名患者被怀疑患有甲状腺癌，首先需要进行超声和血液检查，有条件的应该进行细针穿刺检查，以明确是不是甲状腺癌，以及甲状腺癌的病理分型；其次，要根据诊断结果决定是否手术，以及确定手术方式和切除范围。绝大部分甲状腺癌患者的手术效果是令人满意的，患者的预后情况也较为良好；部分有转移的患者，术后需要再进行一段时间的放射性碘治疗。患者术后要定期随访，并适当补充甲状腺激素。

专家门诊：周三上午

问：肩袖损伤怎么办

我父亲肩关节疼痛三个月了，最近越来越严重，去医院检查后诊断为：肩袖损伤、冈上肌腱破裂。听说肩关节镜手术创伤小，不知效果如何？需要住院多长时间？术后恢复需要多久？

上海 黄女士

上海交通大学医学院附属仁济医院骨关节外科副主任医师杨春喜：肩关节镜手术适用于肩关节内外的各种病变。手术时，肩关节镜通过肩关节周围数个5毫米的皮肤切口进入肩关节，在明确诊断肩关节内病变的同时，进行有针对性的治疗。由于无须切开关节，关节镜手术基本不破坏关节内部各组织结构之间的关系，更容易准确定位和处理病变，治疗效果较好，创伤较小，患者恢复较快。根据肩关节镜手术患者的康复要求，一般住院时间为1~5天。部分病情较轻的患者可在日间手术室接受手术，术后次日即可出院。根据肩袖损伤的范围及程度，患者术后的恢复期在3~8个月不等，一般8~12周可恢复肩关节的日常生活能力，6~8个月可恢复其运动能力。

专家门诊：周三下午（东院），周四上午（西院）

问：空腹时间越长血糖越高是何故

我老伴75岁，患2型糖尿病18年，之前口服药物拜糖平、维格列汀、罗格列酮、二甲双胍，最近又加用利拉鲁肽注射液，血糖还是控制不好，主要表现为：空腹时间越长，血糖越高，上午9时、10时的空腹血糖反而比上7时高。另外，饮食控制越严格，餐后血糖升高越明显。这是什么原因？

山东 刘女士

山东省济南医院糖尿病诊疗中心主任医师王建华："空腹时间越长，血糖越高""饮食控制越严格，餐后血糖升高越明显"这两种情况，反映的其实是同一种现象——低血糖后引起反跳性高血糖。医学上把这种现象称为"苏木杰现象"，这是机体对低血糖的一种保护性反应。人体的血糖在升糖激素（如糖皮质激素、儿茶酚胺等）和降糖激素（主要是胰岛素）的共同调节下，保持在相对稳定的状态。当机体在某些诱因（如药量过大、节食过度）作用下发生低血糖时，升糖激素分泌就会增加，从而导致血糖反跳性升高。空腹血糖升高大致可分两种情况，第一种情况是因为降糖药用量不足所致；第二种情况是由于用药量过大，导致低血糖后反跳性血糖升高（即"苏木杰现象"）。可通过检测凌晨3时的血糖来区分这两种情况：如果患者凌晨无低血糖发生，则属于第一种情况，此时应加大降糖药用量；如果凌晨有低血糖发生，则属于第二种情况，即"苏木杰现象"，对此，正确的做法是减少降糖药的种类和用量。

专家门诊：周二、周四全天

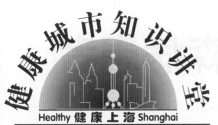

健康城市知识讲堂
Healthy 健康上海 Shanghai
本版由上海市爱国卫生运动委员会办公室协办

食物多样：
平衡膳食的基本原则

本刊记者 / 王丽云
支持专家 / 复旦大学公共卫生学院食品与卫生学教研室教授 郭红卫

市民马家骏的故事

我今年83岁，为减轻老伴负担，从70岁开始学习"买、汰、烧"，从一个做饭"小白"成长为营养"大厨"。在日常食物搭配和烹饪的实践中，我不仅得到了很多乐趣，更收获了健康，除血压稍高（需要每天服一种降压药）外，血脂、血糖等各项指标都很理想，身体和精神状态也很好，很多人以为我只有70岁左右。

我的营养秘诀是食物多样化，每天的食物种类可达25种。我每天早晨5：30起床，花一小时左右做早餐：用黄豆、黑豆、绿豆、赤豆、黑木耳等做成豆浆，吃的时候不过滤豆渣，还要加上燕麦片、紫菜、虾皮等；准备一两种蔬菜，以凉拌为主；红薯、芋头、馅儿饼、包子等"点心"，大多清蒸；再加一个鸡蛋和一小把坚果（含五六种）。这样，一顿早餐就包括近20种食物。午餐一般一荤两素，有时煲个汤，米饭中常加点藜麦等其他谷类。晚餐通常做两个素菜，或半荤半素。在一日三餐之外，我会在上午吃点水果，以时令品种为主，下午喝一杯低脂、无糖酸奶。这样的饮食习惯，我坚持了十几年，加上每天适当运动，自我感觉很好，体重一直保持在62.5千克左右。

平衡膳食模式是最大限度保障人体营养和健康的基础，能满足人体正常生长发育及各种生理活动的需要，并且可降低包括高血压、心血管疾病等多种疾病的发病风险。食物多样是平衡膳食模式的基本原则。

每人每周应摄入25种以上食物

人类需要的营养素有40多种，如蛋白质、碳水化合物、脂肪、钙、铁、碘、锌、硒、维生素A、维生素B_1、维生素C等，这些营养素必须通过食物摄入。食物可分为五

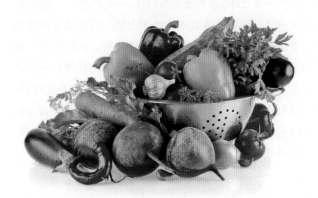

大类，包括谷薯类、蔬菜水果类、畜禽鱼蛋奶类、大豆坚果类和油脂类。除了母乳可以满足6月龄以内婴儿的营养需求外，没有一种食物含有人体所需要的所有营养素。不同食物中的营养素及有益膳食成分的种类和含量不同，只有多种食物组成的膳食才能满足人体对能量和各种营养素的需要。因此，为了更好地满足营养和健康的需求，日常饮食中要摄入多种食物。《中国居民膳食指南》推荐，每人每天应摄入12种以上食物，每周至少摄入25种以上食物。

如何做到食物多样化

一日三餐食物种数的分配，早餐至少摄入4~5种，午餐摄入5~6种，晚餐摄入4~5种，加上零食1~2种。

怎样才能做到食物多样呢？马家骏老先生的做法非常值得大家借鉴。"小份"是实现食物多样化的关键，每样食物少吃点，食物种类多一些。尤其是儿童用餐时，"小份"可让孩子吃到更多品种的食物，营养素来源更丰富。全家人一起吃饭也有利于食物多样化。

此外，还要注意膳食结构的合理性，一段时间内同类食物进行互换是保持食物多样的好办法。值得提醒的是，巧妙搭配和合理烹调不仅可以增加食物品种，还可提高食物的营养价值、改善食物的口感，如粗细搭配、荤素搭配、色彩搭配等。 **PM**

"阳奉阴违"的帕金森病患者

海军军医大学附属长海医院神经外科　仇一青　胡小吾(教授)

医生手记

一天上午，在帕金森病门诊，一位熟悉的"老面孔"又来了，他就是年近七旬的张大伯。只是这次张大伯看上去与以往大不一样，由老伴陪同，步履艰难，面无表情，情绪低落，驼背，四肢不自主抖动，声音低沉，自诉"洗澡、穿衣都要老伴帮忙了"。看到他这样，我们也感到有点吃惊。他老伴说："不瞒你讲，因为担心太早吃药，病情会越吃越重，每次门诊医生开的药，我都不让他吃。"

张大伯现年68岁。2年前，他第一次来到门诊室，看上去还是挺精神的，只是诉说近2～3个月不明原因出现右下肢行走拖曳，便秘、噩梦也有半年了。检查发现，他动作比较慢，右下肢僵硬，并有轻微抖动。头部磁共振检查发现：双侧基底节区腔隙灶。我们诊断为帕金森病早期，给他开了盐酸普拉克索处方，嘱其门诊随访、复查。随后几次的门诊，我们也一直嘱其按时服药。万万没有想到的是，他竟从未服用！

帕金森病是一种常见的中老年人中枢神经系统变性疾病，治疗方法有药物治疗、手术治疗、康复治疗及心理治疗。其中，以药物治疗为首选，且应贯穿整个治疗过程，手术是药物治疗的有效补充，但目前所有治疗方法都无法根治。一些患者认为，太早吃药会使病情加速发展，不到万不得已不要吃药。真的是这样的吗？答案是否定的。

过去，确实有这样的治疗观念：为了避免药物所致运动障碍并发症的提前出现，确诊后并不立即治疗，而是等到病情影响到生活质量，造成行动不便后才开始用药。目前认为运动障碍并发症的发生不仅与长期应用左旋多巴制剂有关，还与用药总量、发病年龄、病程密切相关。用药剂量越大、用药时间越长、发病年龄越轻、病程越长，越易出现运动障碍并发症。但目前最新研究认为，只要每天服用左旋多巴总剂量不超过400毫克，就不会使药物引起的运动障碍并发症提早出现。帕金森病患者的治疗应尽早启动，以提高运动功能，改善生活质量。如果等到症状很严重再吃药，效果有限。

早中期：治疗效果较好

研究证实，在帕金森病早、中期，药物治疗效果较好；如果等病情发展到晚期再治疗，效果就不佳了。有个患者讲得好，有好的新鲜苹果，若你放着舍不得吃，等啊等，等到苹果烂了再吃，显然吃不到新鲜苹果的味道。目前，也有理论认为：帕金森病早期进展较晚期快，是因为早期存在有害的代偿机制，尽早开始药物治疗可能阻断其有害代偿，延缓病情的发展。因此，目前的主流观点是：一旦早期诊断，即应尽早开始治疗，抓住治疗时机，这对帕金森病的治疗成败起关键作用。

药物治疗原则：从小剂量开始

需要强调的是，早治疗并不是一开始就服复方左旋多巴，更不是过量服用。早期治疗分非药物和药物治疗。前者包括认识和了解疾病，补充营养，加强锻炼，树立战胜疾病的信心，得到社会及家庭的理解、关心和支持。早期药物治疗一般使用单一药物，也可以小剂量多种药物联合应用，力求达到疗效较好、维持时间较长而运动障碍并发症发生率最低的治疗目的。

●60岁以前发病的患者，一般可先服用多巴胺受体激动剂（如普拉克索、吡贝地尔和罗匹尼罗）或单胺氧化酶抑制剂（如司来吉兰和雷沙吉兰）。应用上述药物可以推迟左旋多巴的应用时间。

●60岁以后发病的患者，可首选复方左旋多巴，宜从小剂量开始，坚持"剂量滴定"原则，逐渐缓慢加量，力求实现"尽可能以小剂量达到满意临床效果"的初衷。**PM**

血脂一升高，
需要马上吃药吗

复旦大学附属中山医院上海市心血管病研究所主任医师　程蕾蕾

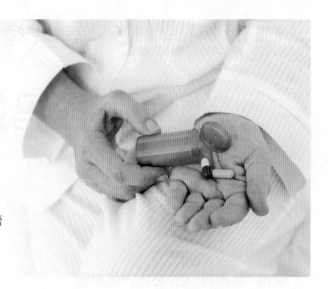

血浆中含有的所有脂肪统称为血脂。血脂是维持人体细胞基础代谢的必需物质。血脂不是单一的，由不同种类的脂肪成分组成，主要包括胆固醇和甘油三酯。其中，胆固醇又细分为低密度脂蛋白胆固醇、高密度脂蛋白胆固醇等。

血脂正不正常，主要观察哪些指标？

血脂全套检测包括很多指标，不少患者拿到检查单觉得困惑：数字那么多，究竟是正常还是不正常？如果不正常，严重吗？事实上，虽然血脂成分很多，但重点关注总胆固醇（TC）、甘油三酯（TG）、低密度脂蛋白胆固醇（LDL-C）和高密度脂蛋白胆固醇（HDL-C）四项指标就可以了。

如果 TC、TG、LDL-C 超过正常上限，或同时 HDL-C 低下，称为血脂异常。成人血脂的正常值范围，各个国家和地区的标准不尽相同。由于采用的仪器和试剂不同，各家医院提供的正常对照值也不统一，最终判断应根据各医院的标准。

血脂检测指标（仅供参考）

名称	英文缩写	正常参考值（毫摩/升）
总胆固醇	TC	3.1 ~ 5.7
甘油三酯	TG	0.4 ~ 1.7
高密度脂蛋白胆固醇	HDL-C	1.0 ~ 1.6
低密度脂蛋白胆固醇	LDL-C	< 3.4

很多人同时也会关注其他血脂项目，如载脂蛋白A1、载脂蛋白B、脂蛋白（a）的浓度。如果上述四项指标正常，这些指标不正常，可以继续观察，暂时不用着急服药。

血脂升高，需要马上吃药吗？

医生在给血脂异常患者制定调脂方案时，会根据患者的病情、危险因素、年龄、家族史等进行危险程度分层。不同层次的人，服药标准不一样。

● 如果是单纯的轻度血脂异常，没有合并心脑血管病变，不吸烟，且家族里没有人得过冠心病、脑卒中等疾病，应首先采取加强运动和控制饮食的非药物治疗方法，3 ~ 6 个月后复查血脂。如果血脂能够得以控制，则应继续非药物治疗，每6个月至1年再复查；如果血脂还是偏高，才考虑药物治疗。值得注意的是，无论复查后血脂是否正常，患者都应该始终坚持控制饮食和加强运动的健康生活方式。

● 已经有冠心病、高血压、糖尿病、动脉硬化等疾病者，必须尽快开始药物治疗。对这些患者而言，单纯通过加强运动和控制饮食是无法奏效的。老年人不宜通过过分严格限制饮食和过快减轻体重的方法来纠正血脂异常。

控制血脂，吃药时需要注意什么？

服用调脂药期间，患者需要遵守医嘱，定期随访。调脂药不是万能的，并非服用后，血脂马上就会正常，不同的人，服药后反应也不一样，因此，只有通过复查血脂，才能知晓疗效。如果通过规范服药，血脂仍不能降到正常值范围内，需要医生进一步调整治疗方案。

服用他汀类药物前和服药后4周需要复查血脂、肝酶、肌酶及肾功能，同时需要观察有无肌痛、肌无力、疲乏等表现；服贝特类药物期间，应随访肝肾功能。有些患者对服用调脂药心存顾忌，觉得这些药伤肝。其实，只要定期监测，这些副作用都能有效控制。**PM**

孕期用药一直是医师、药师和准妈妈们关心的热点问题。尤其是在不知道自己怀孕的情况下或在备孕期间服用了所谓的"禁用药"，准妈妈们会特别担心。

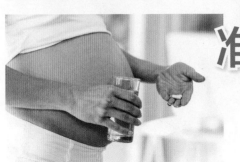

准妈妈服了"禁用药"，一定会致畸吗

复旦大学附属妇产科医院药剂科主任药师　汤 静

使用"禁用药"后：必须严格避孕

市面上的药物品种很多，而真正意义上的"禁用药"是指化疗药氨甲蝶呤、雌激素药己烯雌酚、抗病毒药利巴韦林、抗疟药奎宁、曾用于缓解孕期呕吐的沙利度胺、痤疮用药异维A酸等。这些药物在美国食品药品管理局（FDA）妊娠期用药等级中被评为X级，有相当明确的致畸作用，禁用于孕妇。其中，氨甲蝶呤治疗作用广泛，除肿瘤外尚可用于系统性红斑狼疮、银屑病、类风湿关节炎；利巴韦林目前依然被广泛误用于治疗上呼吸道感染；异维A酸无论口服、外用，都是对抗痤疮的有力武器。使用这些药物期间，需严格避孕；利巴韦林停药至少6个月、异维A酸停药至少3个月后，才可以开始备孕。为了避免不必要的麻烦，使用"禁用药"的准妈妈需严格遵医嘱，或者按照药品说明书上的建议进行避孕，防患于未然。

使用普通药后：不同时期，区别对待

服用普通的感冒药（如泰诺）、治疗尿路感染的沙星类药物后，会不会致畸？让我们先来看看药物对不同时期胚胎及胎儿发育的影响。

● **受精后2周内（月经周期28天者，停经28天内；周期35天者，停经35天内，以此类推）**　受精卵尚未着床，用药对宝宝的影响是"全"或"无"。"全"表现为胚胎早期死亡，导致自然流产；"无"表现为胚胎继续发育，不出现异常。

● **受精后3～8周**　胚胎开始定向分化发育，受到有害药物作用后，可能产生形态上的异常而出现畸形。在这段时间内，每个器官发育的时间均不相同，比如：肢体和眼睛于受精后24～46日（停经6～9周）发育，如果在这段时间（受精后24～46日）内使用的药物是已知不会对胎儿肢体（如骨骼、软骨）和眼睛发育有影响的，那么，对胎儿造成影响的概率很小。

● **受精后9周～足月**　胎儿处于生长、器官发育、功能完善阶段，仅有神经系统、生殖器和牙齿仍在继续分化，特别是神经系统分化、发育和增生是在妊娠晚期和新生儿期达到高峰，需避免使用对这些部位有影响的药物。由于胎儿肝酶未发育完全，导致药物代谢慢、血脑屏障通透性高，此时若使用不当药物，容易在胎儿体内（尤其是脑、心等血流丰富的器官）造成蓄积，使胎儿受损，可表现为胎儿生长受限、低出生体重和功能行为异常。

显然，"孕期只要吃过药就要流产"这种说法是错误的。使用"禁用药"的准妈妈需严格避孕来防患于未然；在不知道自己怀孕的情况下服用其他药物的准妈妈，可以向专业人士咨询，评估风险，并按时产检，及时发现问题。**PM**

特别提醒

孕期用药原则

● 使用任何药物（包括非处方药）前，均应咨询医师或药师，切勿自行服用。能不用药就不用，若非用不可，应尽量避免在受精后3~8周（停经5~12周）使用。

● 记录服药时间、药物名称（可留下药盒）、末次月经时间和平时月经周期，以便在需要评估药物对胎儿影响时，能够查阅详细信息。

● 患有甲状腺疾病、癫痫、系统性红斑狼疮、哮喘等慢性病需要长期服药的准妈妈，须及时告知医生备孕计划及怀孕情况，以便调整用药。切勿自行停药，以免使原有疾病恶化，对母儿双方造成更大的影响。

大量使用糖皮质激素，股骨头易"受伤"

上海交通大学附属第六人民医院风湿免疫科
王 倩 戴生明(教授)

生活实例

去年，43岁的宋女士被诊断为系统性红斑狼疮，起初每日服用泼尼松（糖皮质激素）10片，随着面颊红斑、关节疼痛等症状的好转和逐渐消失，6个月后，强的松减为每日3片。宋女士觉得自己的病情正在逐步好转，只是面部明显发胖，体重增加了8千克。2个月前，宋女士偶然发现自己大腿根部有些酸痛，但没当回事；近日，她感觉酸痛更加明显，走路时加重，髋关节磁共振检查发现，双侧股骨头缺血性坏死。得知股骨头坏死与服用糖皮质激素有关后，宋女士十分沮丧。

糖皮质激素（激素）包括甲泼尼松龙、泼尼松（强的松）、地塞米松、氢化可的松等。该类药物具有良好的抗炎、抗过敏等作用，在许多疾病，如系统性红斑狼疮、急慢性肾小球肾炎、严重创伤、皮肌炎、过敏性疾病、中枢神经系统疾病等，以及器官移植术后的治疗中具有不可替代的作用。但大剂量、长期使用糖皮质激素，可能给少数患者带来严重并发症——股骨头坏死。

并非所有患者均会出现股骨头坏死

随着糖皮质激素在临床的广泛应用，各种不良反应也逐渐暴露出来。用药后早期，患者会出现胃口增加、心跳加快、神经亢奋、失眠、皮肤痤疮、多毛等；其后，会出现"水牛背""满月脸"等表现，发生高血压、糖尿病、骨质疏松等，尤其严重的是，可能诱发缺血性股骨头坏死。1953年，有学者报道：股骨头缺血性坏死与使用糖皮质激素相关，发病机制尚不明确，可能与脂代谢异常、凝血状态改变、骨质疏松、红斑狼疮伴发的局部血管炎等相关。随后，人们发现，不同患者对糖皮质激素的敏感性存在差异，并非所有患者均会出现股骨头坏死。这可能与遗传易感性、用药方案相关。一般认为，短时间内使用大剂量糖皮质激素，以及长期使用糖皮质激素，均可能会增加发生股骨头坏死的风险。

警惕髋部或大腿前部疼痛

在使用糖皮质激素期间，如果患者出现腹股沟（髋部）或大腿前部疼痛，要高度警惕，及时到医院就诊，以便医生尽快调整治疗方案，预防或阻止股骨头坏死的发生。如果不加以重视，随着病情的进展，会进一步加重股骨头缺血症状，甚至发生坏死、塌陷，导致局部活动受限、跛行等。

治疗效果与发现早晚有关

迄今为止，股骨头坏死的治疗效果主要取决于发现的早晚。在极早期发现，应尽量减少"激素"用量，采用其他治疗措施，包括：①避免负重，尽量减轻体重，拄拐行走，减少髋关节局部负荷；②高压氧治疗，改善局部缺血性损伤；③药物治疗，如使用活血抗凝药物、改善微循环药物、降血脂药物等。如果病变已到中期，可使用双膦酸盐预防股骨头塌陷。如果病变已到晚期，且严重影响行走，患者只能接受外科手术治疗，如骨移植术、人工关节置换术等。

几点注意事项

目前，糖皮质激素在治疗多种疾病方面，仍有着不可撼动的重要地位，大家不要"因噎废食"，拒绝必要的激素治疗。在使用激素过程中，注意以下问题就可减少发生股骨头坏死风险。首先应该控制饮食，避免油腻或过多进补动物性食品，且要控制总热量，食物宜清淡。患者服用激素之后，往往胃口大开，如果饮食不节制，容易出现肥胖、高血压、糖尿病，甚至股骨头坏死。根据我们的经验，服用泼尼松后体重增加较快者，通常更容易发生股骨头坏死。其次，应注意每日补充钙、维生素D，忌烟酒，加强室内功能锻炼，如空蹬、大腿向内外两侧旋转等，并注意防护，预防骨折。**PM**

大多数哮喘患者每天使用一种药物控制哮喘症状或预防哮喘发作。这种药物多数为吸入药物，主要成分是吸入型糖皮质激素或吸入型糖皮质激素加长效支气管扩张药。吸入型糖皮质激素能够在呼吸道局部发挥强大抗炎作用，一般治疗剂量下几乎不被吸收到血液，因此，不会发生严重副作用，绝大多数患者，包括孕妇和儿童均可长期使用。目前认为，通过长期规律使用吸入激素，大部分患者的病情可以达到临床控制，几乎不产生副作用。

预防哮喘发作，"吸入激素"是关键

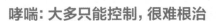

复旦大学附属华山医院呼吸科教授　陈小东

哮喘：大多只能控制，很难根治

哮喘是一种慢性气道炎症性疾病，存在气道高反应性。当患者接触或暴露于外界的刺激物时，哮喘就会发作。

"吸入激素"可以减轻气道炎症，降低气道高反应性，但无法在短时间内彻底消除气道炎症。因此，大部分哮喘只能控制，很难根治。即使"吸入激素"以后，哮喘没有再发作，绝大部分患者还是不能停药。当然，也有少部分患者，在哮喘症状完全得到控制后，可以在医生指导下酌情减药，甚至可以停药。

规范治疗：规律吸入药物+随访

对哮喘患者来说，规范的治疗不仅是每天规律"吸入激素"，还应该每三个月到医院找专科医生进行病情评估，以调整治疗方案。医生会从患者的哮喘症状及其对日常生活的影响等方面，全面准确评估在目前的治疗方案下，哮喘病情是否得到控制，是完全控制还是部分控制。另外，医生还会要求患者接受一些基本检查，如肺功能检查，以及反映气道炎症严重程度的呼出气一氧化氮检测（FeNO）。

● 如果患者的临床表现、肺功能和 FeNO 综合评估虽有好转，但没有达到完全控制，则称之为部分控制。这说明患者目前的治疗药物剂量还不够，需要加量，或加用其他种类的平喘药，这叫做阶梯疗法的升级疗法。

● 经评估，如果患者的病情得到完全控制，需要按照目前的治疗方案继续治疗三个月，以观察病情变化。

● 如果评估结果属于完全控制，医生会考虑阶梯疗法

的降级治疗。也就是说，可考虑减少目前"吸入激素"的剂量或者种类。

哮喘完全控制标准

通常，哮喘患者需要符合以下几条标准，才算完全控制：①最少（最好没有）出现慢性症状，包括夜间症状；②哮喘发作次数减至最少；③无须因哮喘发作而看急诊；④最少（或最好不需要）按需使用 β_2 受体激动剂；⑤没有活动（包括运动）限制；⑥呼气流量峰值（PEF）昼夜变异率 <20%；⑦ PEF 正常或接近正常。

停激素：仅限于这些情况

虽说大部分哮喘只能控制而很难根治，但并非所有的哮喘都不能得到根治，都需要一辈子"吸入激素"。对一小部分轻症哮喘患者而言，经多次评估，病情得到完全控制，在降级治疗以后的多次随访中仍然处于完全控制，且所用吸入激素的量已减至最小，可以考虑停药。部分过敏性哮喘患者哮喘发作的季节性非常明显，即使发作，也非常轻，也可以考虑暂时停药，等到下一年度发作季节前一个月再恢复用药。

哮喘的发病基础是机体存在免疫紊乱，当通过主动或被动免疫纠正了免疫紊乱，可以停用控制气道炎症、减低气道高反应性的吸入激素。有明确过敏原（如尘螨或花粉）的过敏性哮喘患者，可以使用特异性免疫治疗，部分患者可以得到根治，从而完全停药。部分过敏性哮喘患者还可以通过注射外源性 IgE 单抗（奥马珠单抗），完全根治哮喘。**PM**

测血糖前，可以吃降糖药吗

复旦大学附属中山医院内分泌科副主任医师　凌 雁

李阿姨确诊糖尿病三个月，目前口服降糖药。一天，她例行去医院复查，医生要求她检测空腹血糖、餐后两小时血糖和糖化血红蛋白，以了解目前血糖控制情况，决定是否需要调整降糖药。第二天一大早，李阿姨打算去医院验血。临走时，她突然想到自己应该吃降糖药，可又不太确定，测血糖之前，能否吃降糖药？

其实，李阿姨的疑问是糖尿病患者普遍关心的问题。糖尿病患者测血糖之前，到底可不可以吃降糖药？

● **测定空腹血糖**　空腹血糖指的是禁食过夜至少8小时、在早晨测定的血糖。测定空腹血糖的当天早上，患者不仅不能进食，也不能使用降糖药，包括口服降糖药和注射药物。需要注意的是，测定前一天，患者应当按医嘱正常使用降糖药，包括在睡前注射的胰岛素。

● **测定餐后血糖**　餐后血糖为进餐后2小时的血糖，测定时间从吃第一口食物开始计算。测定餐后血糖的患者应该照常服用降糖药，包括餐前服用的药物，与第一口食物一起服用的药物，以及餐中和餐后服用的药物。如果是注射胰岛素的患者，也应该在注射胰岛素之后进餐，再测餐后血糖。

● **测定糖化血红蛋白**　糖化血红蛋白反映最近三个月的血糖水平，是监测糖尿病患者血糖控制状态的重要指标。糖化血红蛋白的测定值不受即时血糖的影响，所以，用不用降糖药对该指标不会有影响，空腹或餐后测定均可。**PM**

为进一步保障公众用药安全，2018年，国家市场监督管理总局对追风透骨制剂（胶囊剂、片剂、丸剂）说明书增加了"警示语"，并对不良反应、禁忌证和注意事项进行了修订。

追风透骨制剂：说明书增加了"警示语"

复旦大学附属华山医院副教授　傅晓东

追风透骨制剂包括追风透骨胶囊（片）和追风透骨丸，主要用于治疗风湿性关节炎、坐骨神经痛等慢性疾病。方中川乌、草乌祛湿温经散寒；白芷、防风驱风祛湿；乳香、没药行气活血，舒筋活络止痛；当归养血活血；桂枝祛风散寒，化气利湿，通利血脉。诸药合用，共奏祛风除湿、通经活络、散寒止痛之功效。

本次说明书修订提到的制川乌、制草乌、制天南星，这三种中药在未经炮制时（生川乌、生草乌、生天南星）位列28种毒性中药材名单中，经过炮制以后，毒性虽有所降低，但一些特殊人群，如对追风透骨制剂及所含成分过敏者、肝肾功能不全者禁用，运动员应禁用或慎用。

追风透骨丸的说明书中已有"孕妇禁用"字样，此次国家市场监督管理总局对追风透骨胶囊（片）也增加了此项禁忌。孕妇一般需慎用通经祛瘀、行气破滞、辛热及滑利的药物，追风透骨胶囊（片）含有发散、行气、行血的中药成分，如乳香、没药等，故孕妇亦应忌用。

患者应严格按说明书服用追风透骨制剂，不要随意增加用量和服用时间，更不要长期服用。服药后，如出现头痛、头晕、口舌麻木、心烦欲呕、心悸、呼吸困难、过敏等情况，应立即停药，并到医院就诊。**PM**

《80天变身护理达人》获评"2018年全国优秀科普作品"

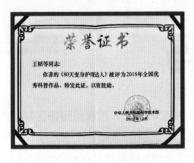

2018年12月17日，中华人民共和国科技部网站公布了2018年全国优秀科普作品名单。由上海科学技术出版社有限公司《大众医学》编辑部编辑出版的科普图书《80天变身护理达人》榜上有名。

据悉，2018年全国优秀科普作品推荐活动共收到28个省、自治区、直辖市，以及计划单列市、副省级城市，中央、国务院及中央军委有关30个部门推荐的244部作品（共计688册）。经形式审查，科技部聘请知名专家组成评议组，进行了独立的评议、推荐工作，共评出《拥抱群星》等50部优秀科普作品，经公示无异议后，正式将这50部作品作为2018年全国优秀科普作品，向全社会推荐阅读，并颁发荣誉证书以资鼓励。

随着社会经济的快速发展，公众迫切需要掌握疾病康复、家庭护理等方面知识和技能。《80天变身护理达人》由医疗和护理专家共同打造，其作者除了有权威医学专家外，还有长期在临床一线工作的护理骨干，特别是四位具有较高理论与实践能力的男护士的操作演示为本书添色不少。全书共分为80个知识点（每天学习一个知识点），包括：家庭护理基本操作，如体位、喂食、口腔清洁、翻身拍背、压疮护理等；意外伤害的家庭急救，如怎样应对中暑、扭伤、异物窒息、烫伤等；突发病痛的家庭急救，如怎样处理胸闷、胸痛、心悸、晕厥、咯血、腹痛、便血等；常见伤病的家庭康复护理，如脑卒中康复、术后伤口护理、骨折后功能锻炼等。该书涵盖了常用的居家护理和康复知识。为便于读者掌握，该书配有145幅专家示范彩图及大量原创视频，读者扫描书中二维码，即可看着视频轻松学习。

《80天变身护理达人》于2017年12月出版后，因内容"接地气"、表现形式新颖，迅速受到广大读者的青睐和业界的肯定，先后获评"第五届中国科普作家协会优秀科普作品银奖"，国家卫健委、科技部、中国科协"新时代优秀科普作品"，2018年上海市优秀科普图书，第31届华东地区科技出版社优秀科技图书二等奖。该书的出版是"家庭照顾者"科普理念的一次有益尝试，希望构建由个人、家属、家庭护理人员多方合力的家庭养老科普体系，以"护养结合"推动"医养结合"。

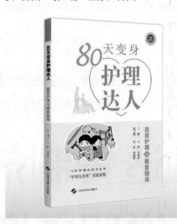

扫描二维码，
立即购书

治肿瘤：
三分手术，七分"综合"

|作|者|简|介|

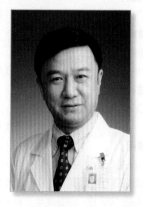

叶定伟，复旦大学附属肿瘤医院副院长、泌尿男生殖系统肿瘤多学科综合诊治团队首席专家、泌尿外科主任医师、教授、博士生导师，复旦大学前列腺肿瘤研究所所长，中国抗癌协会泌尿男生殖系统肿瘤专业委员会主任委员，上海市医师协会泌尿外科医师分会副会长。

1986年，我刚从事泌尿外科手术工作时，泌尿外科主要以前列腺增生、结石、精索静脉曲张等手术为主。当时，科室每年收治的前列腺癌新发病例只有几个，很多医生只是在教科书里看到过"前列腺癌"这个名词。而目前，肾癌、膀胱癌和前列腺癌等泌尿外科肿瘤发病率明显升高，成了泌尿外科主要的手术病种，每年，仅我们医院就做1000多台前列腺癌手术。

面对肿瘤的挑战，很多人会认为"开掉就行了"。这种看法不全面，也不够科学。开刀不是万能的，治疗肿瘤最关键的是"治人"，应把病人看成一个整体，而不是简单的"治病"。从医生的角度而言，手术固然可以做到安全、麻利、观赏性好；但从病人的角度而言，他们最终追求的是生存率和治愈率。肿瘤治疗需要实现从"治病"到"治人"理念的转变，"三分手术，七分综合"——应采取多学科综合诊治的方式。

多学科协作模式（简称MDT）是实现肿瘤综合治疗的最佳手段。这是一种新型治疗模式，需要内科、外科、放疗科、影像科、病理科、介入科、护理部等多学科医务人员通力合作，借助各自专业知识，利用各科的技术和设备，针对某一疾病进行讨论，确定肿瘤的病理类型、分级与分期，还要考虑患者的经济状况、心理承受能力等诸多因素，再权衡利弊后制定科学、合理、规范的方案，并定期评估疗效、调整方案，保证病人利益最大化。

我们曾诊治过一名前列腺癌伴多发盆腔淋巴结转移的患者。为取得最好的治疗效果，我们召集了泌尿外科、放射诊断科、病理科、核医学科、放疗科、肿瘤内科等多位专家，多次、分阶段进行了讨论。

经讨论，多学科专家达成共识：患者盆腔淋巴结转移灶数目多、体积大、范围广，不宜立即行根治性手术或放疗，应首选内分泌治疗，再根据治疗后的反应情况决定进一步的治疗措施；由于患者有严重的下尿路梗阻症状，故可以先行经尿道前列腺电切术。电切术后，患者排尿困难症状明显改善；经过内分泌治疗，患者前列腺体积缩小，肿大淋巴结也较前显著缩小，整体治疗效果很好。针对下一步的治疗，我们又进行了多学科讨论，大家最后达成共识：患者身体状况良好，应该抓住时机行前列腺癌根治术及扩大盆腔淋巴结清扫术。术后6周，患者前列腺特异性抗原水平降至正常范围，手术达到了预期效果。后来，这名患者获得了长达4年的无瘤生存期（后发生骨转移，经治疗病情稳定），这与多学科团队根据最新的指南和患者自身实际情况采取的综合性治疗措施是分不开的。

国外研究亦表明，治疗前列腺癌，有MDT团队的医院比没有MDT团队医院的治疗效果要好20%~25%。实践证明，针对疑难肿瘤病例，多学科协作是最佳治疗模式。**PM**

Contents 目次 2019 年 5 月

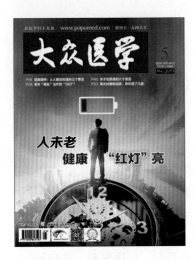

人未老 健康"红灯"亮

人到中年，虽然年富力强，事业有成，但也承受着生活、工作、教育、家庭等带来的前所未有的压力。再加上很多中年人存在吸烟、喝酒等不良生活习惯，对养生保健也不够重视，身体健康在不知不觉中亮起了"红灯"。

人未老，身体却出现了问题，应该怎样应对呢？为帮助广大中年人及早发现健康隐患，最大限度避免疾病"突袭"，本刊特邀9位相关领域的权威专家撰稿，为中年人健康"支招"。

本期部分图片由图虫创意提供
本期封面图片由图虫创意提供

扫描二维码
关注大众医学

大众医学
微信二维码

大众医学
有声精华版

轻松订阅

★ 邮局订阅：邮发代号 4-11
★ 网上订阅：www.popumed.com（《大众医学》网站）
　　http://item.zazhipu.com/2000399.html（杂志铺网站）
★ 上门收订：11185（中国邮政集团全国统一客户服务）
★ 本社邮购：021-64845191 / 021-64089888-81826
★ 网上零售：shkxjscbs.tmall.com（上海科学技术出版社天猫旗舰店）

创刊于1948年　首届国家期刊奖　第三届中国出版政府奖期刊奖提名奖

新中国60年有影响力的期刊　全国优秀科技期刊一等奖　华东地区优秀期刊　中国百强报刊

大众医学® （月刊）

2019年第5期 Da Zhong Yi Xue

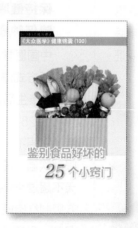

《大众医学》健康锦囊（100）

鉴别食品好坏的 25 个小窍门

顾问委员会

主任委员　吴孟超　陈灏珠　王陇德

委员

陈君石　陈可冀　曹雪涛　戴尅戎　顾玉东　郭应禄
胡亚美　廖万清　陆道培　刘允怡　邱蔚六　阮长耿
沈渔邨　孙 燕　汤钊猷　吴咸中　汪忠镐　王正敏
王正国　肖碧莲　项坤三　庄 辉　张金哲　钟南山
曾 毅　曾溢滔　曾益新　周良辅　赵玉沛　孙颖浩
郎景和　邱贵兴

名誉主编　胡锦华
主 编　温泽远
执行主编　贾永兴
编辑部主任　黄 蕙
主任助理　王丽云
文字编辑　刘 利 熊 萍
　　　　　戴 薇 张 磊
美术编辑　李成俭 陈 洁

主 管　上海世纪出版（集团）有限公司
主 办　上海科学技术出版社有限公司

编辑、出版　《大众医学》编辑部
编辑部　（021）64845061
传 真　（021）64845062
网 址　www.popumed.com
电子信箱　popularmedicine@sstp.cn

邮购部　（021）64845191
　　　　（021）64089888转81826

广告总代理
上海科学技术出版社有限公司广告部
上海高精广告有限公司
电话：021-64848170
传真：021-64848152

广告/整合营销总监　王 萱
广告/整合营销副总监　夏叶玲
业务经理　丁 炜 杨整毅

发行总经销
上海科学技术出版社有限公司发行部
电话：021-64848257 021-64848259
传真：021-64848256
发行总监　章志刚
发行副总监　潘 峥
业务经理　张志坚 马 骏

编辑部、邮购部、广告部、发行部地址
上海市徐汇区钦州南路71号（邮政编码200235）

发行范围　公开发行
国内发行　上海市报刊发行局、陕西省邮政
　　　　　报刊发行局、重庆市报刊发行局、
　　　　　深圳市报刊发行局等
国内邮发代号　4-11
国内统一连续出版物号　CN31-1369/R
国际标准连续出版物号　ISSN 1000-8470
国内订购　全国各地邮局
国外发行　中国国际图书贸易总公司
　　　　　（北京邮政399信箱）
国外发行代号　M158
印 刷　杭州日报报业集团盛元印务有限公司
出版日期　5月1日
定 价　10.00元
80页（附赠32开小册子16页）

杂志如有印订质量问题，请寄给编辑部调换

近视预防

0~6岁：预防近视的关键时期

国家卫健委疾病预防控制局近日发布《儿童青少年近视防控健康教育核心信息（2019）》。其中特别强调，0~6岁是孩子视觉发育的关键期，应当高度重视孩子早期视力的保护。目前，我国青少年近视率世界第一，视力保护迫在眉睫。家长要在预防儿童近视方面承担应有的责任，6岁以下儿童要尽量避免使用手机和电脑，家长在孩子面前也应尽量少使用电子产品。坚持每天参加2小时以上户外活动对预防近视有重要意义，家长应引导孩子积极参加体育锻炼。家长要经常提醒、督促孩子看书、写字时坚持"三个一"，即眼睛离书本一尺、胸口离桌沿一拳、握笔的手指离笔尖一寸，连续用眼时间不宜超过40分钟。此外，还要保证孩子睡眠充足、营养合理。

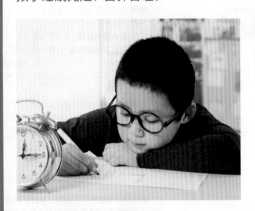

5G

5G 医疗，正在路上

5G，即第五代移动通信技术，它以极大的无线网络传输带宽、GB级别的传输速率，以及不到0.1秒的传输时延，为现代医疗带来更多可能。专家指出，5G医疗应用场景大致可分为三类：一是基于医疗设备数据无线采集的医疗监测与护理类应用，如无线监护等；二是基于视频与图像交互的医疗诊断与指导类应用，如远程查房等；三是基于视频与力反馈的远程操控类应用，如远程机器人手术。目前，上海、广东、湖北、河南、山东、浙江等多地的医疗机构已经在进行5G医疗相关的探索及实践。比如：上海交通大学附属第一人民医院与中国移动上海公司签署战略合作协议，共同打造5G智慧医院联合创新中心；广东省第二人民医院通过5G技术实时传输4K信号，与200公里之外的阳山人民医院相互进行远程手术直播……相信在5G网络的支持覆盖下，医疗平台的触角将广阔延伸，为人民健康带来更多福祉。

生活方式

保持健康生活方式，降低肿瘤发生风险

中国医学科学院研究人员对我国南北方15个省份10万余人的生活方式进行了调查研究，最长随访跨度达17年之久。研究的6项健康生活方式为：①不吸烟；②保持健康体重（体质指数介于18.5~25千克/平方米）；③体力活动充足，指中等或中重度体力活动每周不少于150分钟，重度体力活动每周不少于75分钟；④限制饮酒，指不饮酒，或男性酒精摄入每天不超过25克，女性每天不超过15克；⑤充足（每天不少于500克）的蔬菜、水果摄入；⑥限制红肉摄入（每天少于50克）。结果发现，我国大多数成人具备3~5项健康生活方式，而每增加一项健康生活方式，降低患癌风险6%；与具有不超过3项健康生活方式的个体相比，同时保持6项健康生活方式者患癌风险降低17%。

远程手术

远程手术：设想美好，实现有障碍

随着信息技术的快速发展，互联网在医疗上的应用也日益广泛。那么，远程手术作为一种"最高级"的互联网医疗，目前是否能够成为现实呢？国家卫健委近日就此指出，在考虑当前互联网技术发展水平和医学科学规律的前提下，应以包容审慎的态度来看待远程医疗。目前，远程会诊在远程医疗领域已有所应用，不具有很大风险；不过，远程手术的情况大不一样，因为手术容错率很低，对各方面技术要求很高。不管手术大小，都具有一定风险。利用网络技术做远程手术时，网络有可能出现故障和问题，而手术不可中断。实际上，达·芬奇手术机器人（一种微创手术设备）最初研发目的就是用于远程手术，但目前基本是在手术室里应用，并未用于远程医疗。总之，目前远程手术尚不能成为现实。**PM**

维护肝脏，增进健康

每年的 3 月 18 日是"全国爱肝日"，今年的主题是"维护肝脏，增进健康"。为帮助广大肝病患者摆脱疾病困扰，上海市医学会肝病专科分会主办"3.18 全国爱肝日"健康咨询活动。来自沪上各大医院肝病科、感染科、消化科、中医科的 30 余位专家为前来咨询的市民提供义诊咨询，上海交通大学医学院附属仁济医院茅益民教授、上海交通大学附属第一人民医院陆伦根教授、上海交通大学医学院附属瑞金医院谢青教授、上海中医药大学附属曙光医院徐列明教授为市民带来四场精彩的科普讲座，受到热烈欢迎和高度评价。

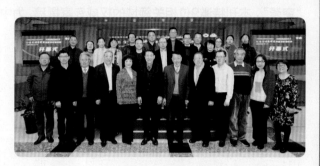

参与活动专家合影

茅益民教授介绍，脂肪肝不是亚健康或富贵病，而是一种慢性进展性疾病。脂肪性肝炎若不及时干预，可进展为肝纤维化、肝硬化，甚至肝癌。值得一提的是，脂肪肝不仅会导致肝脏损害，还会影响血压、血糖，导致高血压、糖尿病等代谢性疾病。脂肪肝还与动脉硬化、肾病、骨质疏松、睡眠呼吸暂停综合征、结直肠腺瘤等多种疾病相关，堪称人类健康的"隐形杀手"。迄今为止尚无能够治愈脂肪肝的特效药，任何宣称能治愈脂肪肝的药物或保健品均不可信。

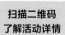
扫描二维码
了解活动详情

徐列明教授则点评了三个颇具代表性的有关肝病的谣言。很多人认为肝脏在半夜排毒，故半夜一点以后是养肝的时间。实际上，肝脏无时无刻不在工作，并没有半夜排毒、养肝之说。不过，早睡不熬夜是个好习惯，有益健康。有人认为，肝病患者要卧床休息少动。实际上，对不同肝病患者有不同要求，不能一概而论。急性肝炎患者确实需要卧床休息，而脂肪肝患者却应该少吃多动，避免长期静卧。有人认为，肝病患者吃糖可以补肝。实际上，肝脏是糖代谢的场所，肝病患者肝脏功能受损，多吃糖会增加肝脏负担，甚至会诱发糖尿病。不少肝硬化患者出现血糖升高，就是因为肝脏代谢糖的能力降低所致。

2019 年 3 月 16 日下午，中国医师协会医学科普分会肝病科普专业委员会正式成立。该委员会由 51 位来自全国各地的肝病专家组成，堪称肝病科普领域的"国家队"。首任主任委员由"爱肝联盟"的发起人之一、上海交通大学医学院附属新华医院消化内科主任范建高教授担任。

为迎接"全国爱肝日"，中国医师协会医学科普分会肝病科普专业委员会联合《大众医学》旗下"爱肝联盟肝病防治新媒体平台"启动了别开生面的在线直播答疑。庄辉院士、缪晓辉教授、鲁晓岚教授、谢雯教授、任万华教授、范建高教授共同解答了网友和医生提出的热点问题。

扫描二维码
观看答疑视频

为方便肝病患者求医问药，"爱肝联盟"肝病防治新媒体平台在《大众医学》专家专栏举办了"全国爱肝日"在线义诊周活动，特邀深圳市第三人民医院陈军主任医师、浙江大学附属第二医院王彩花主任医师作为嘉宾医生，为全国网友义诊，回复网友问题。问答浏览量已超过 1500 人次。**PM**

扫描二维码
查看问答详情

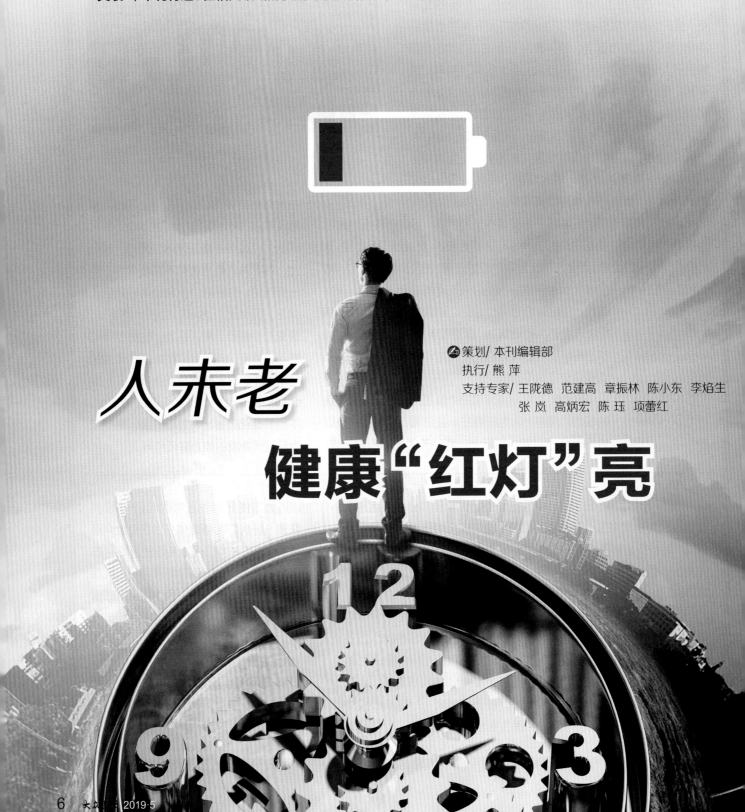

人到中年，虽然年富力强，事业有成，但也承受着生活、工作、教育、家庭等带来的前所未有的压力。再加上很多中年人存在吸烟、喝酒等不良生活习惯，对养生保健也不够重视，身体健康在不知不觉中亮起了"红灯"。

人未老，身体却出现了问题，应该怎样应对呢？为帮助广大中年人及早发现健康隐患，最大限度避免疾病"突袭"，本刊特邀9位相关领域的权威专家撰稿，为中年人健康"支招"。

策划/ 本刊编辑部

执行/ 熊 萍

支持专家/ 王陇德 范建高 章振林 陈小东 李焰生
张 岚 高炳宏 陈 珏 项蕾红

人未老
健康"红灯"亮

人到中年，杜绝健康隐患

中国工程院院士　王陇德

人到中年，身体功能及健康状况会发生一些退行性改变。对于隐藏在工作压力、生活重担和不良生活方式下的健康危机，如血管硬化、骨量流失、肌肉萎缩等，许多中年人往往浑然不知。殊不知，这些中年时期的"小毛病"若不被充分重视，将会在不久的将来或者在进入老年期以后，引发健康"大危机"。

年龄渐长　身体渐"衰"

随着年龄增长，骨骼肌开始衰老、流失，这对中年人极为不利，可明显减弱运动能力，降低生活质量。中年时期的骨质减少，意味着进入老年以后发生骨质疏松症及骨质疏松骨折的危险性大大增加。中年时期若不及早重视和防治动脉硬化，可能导致冠心病，甚至心肌梗死和脑卒中。

据统计，我国每年新发脑卒中200余万例，其中约1/3死亡。在脑卒中幸存者中，约有3/4的患者因留有后遗症（如偏瘫等）而不同程度地丧失劳动能力和生活能力。以往，脑卒中的防治对象主要为老年人，比较忽视中年人。近年研究发现，在脑卒中患者中，近50%属于40～64岁的劳动力人口；在血脂异常和超重肥胖这两个引起脑卒中的主要危险因素方面，40岁以上的中年人也很普遍。

最为严重的问题是，大部分中年人没有认识到自己的健康风险，自我保健意识差，缺少科学、合理、健康的生活和工作习惯，更没有改变自己生活方式的意愿和行动。譬如，中年人的吸烟率明显高于老年人；绝大部分中年人没有坚持适量的运动锻炼；中年人高血压控制率低，而高血压是脑卒中等心脑血管疾病的首要病因。

主动预防　迈向健康

诸多因素都使中年人的健康亮起"红灯"，并给老年健康埋下"定时炸弹"。增强中年人的保健意识，促进中年人的身体健康，是摆在所有中年人面前十分重要的任务。中年人应积极参加"三减三健"，主动杜绝健康隐患，防患于未然。

● **减盐**　《中国居民膳食指南》食盐推荐量为＜6克。食盐摄入过多可使血压升高，发生心脑血管疾病的风险显著增加。故烹饪时，应控制放盐量，少吃高盐食品。

● **减油**　《中国居民膳食指南》食用油推荐量为25～30克。烹调油摄入过多会增加糖尿病、高血压等慢性病发病风险。平时，大家应少吃油炸食品，尽量选择蒸、煮等少油烹调方法。

● **减糖**　《中国居民膳食指南》建议：每天添加糖摄入量不应超过50克。过多摄入白砂糖、绵白糖等，会增加龋齿、肥胖、2型糖尿病、心脑血管病等疾病的发病风险。因此，要控制添加糖摄入量。

● **健康口腔**　口腔疾病与糖尿病、心脑血管疾病等慢性病关系密切。研究表明，长期慢性牙周炎是心脑血管病发生的独立危险因素。因此，应关注口腔健康，养成良好刷牙习惯，定期进行口腔检查，等等。

● **健康体重**　体重过高会增加肥胖、高血压、糖尿病、冠心病的发病风险，体重过低则易增加骨质疏松症的发病风险。维持健康体重和健康腰围，定期测量体质指数，坚持"日行一万步，吃动两平衡"。

● **健康骨骼**　严重的骨质疏松症易导致骨折，从而影响生活质量。中老年人要注意预防骨质疏松症，均衡饮食，坚持喝牛奶，以保证钙摄入量。同时，保持每天充足的日照时间，坚持运动，促进钙的吸收。

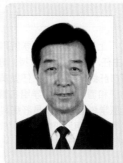

专家简介

王陇德　中国工程院院士，中华预防医学会会长，国家卫生健康委员会脑卒中防治工程委员会副主任，中国老年保健医学研究会名誉会长，卫生健康委"健康中国2020战略研究组"首席专家，中国疾病预防控制中心健康教育首席专家。

大腹便便 危害严重

上海交通大学医学院附属新华医院消化内科主任 范建高

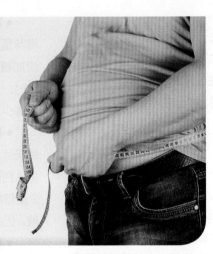

中年"发福"往往表现为腹部脂肪蓄积过多和腹型肥胖。腹型肥胖又称恶性肥胖、苹果型肥胖、内脏型肥胖、上半身肥胖。腹型肥胖患者较皮下脂肪型肥胖（又称良性肥胖、下半身肥胖）患者更容易合并糖、脂和激素代谢紊乱及肥胖相关疾病，且减肥效果差。

"发福"原因何其多

肥胖形成的原因是长期膳食热量摄入超过热量消耗，剩余能量以中性脂肪的形式蓄积在脂肪组织内。与儿童和青少年人不同，中年人发福主要与代谢减慢、缺乏锻炼和女性更年期内分泌改变等因素有关。

● **基础代谢减慢** 人到中年之后，全身器官的代谢进入一个相对放缓的时期，40～50岁中年人的基础代谢率可能只有年轻时的八九成。如果不适当控制膳食热量摄入，多余热量就会转化为脂肪，囤积在体内造成肥胖。

● **活动量下降** 人到中年，日常活动和运动量比年轻时明显减少，全身肌肉总量也逐年减少。由于肌肉的运动是消耗热量的主要途径，肌肉的减少导致中年人每天消耗的热量比青年时下降30～50卡（126～209焦耳）。若长期的热量摄入超标，运动量不足，发胖在所难免。久坐不动最容易使脂肪大量堆积在腹部内脏，形成"将军肚"。

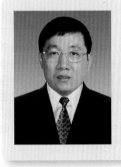

专家简介

范建高 上海交通大学医学院附属新华医院消化内科主任、主任医师、教授、博士研究生导师，上海市肝病学会名誉主任委员，中华肝病学会脂肪肝和酒精性肝病学组名誉组长，中国医师协会医学科普分会委员肝病科普专业委员会主任委员，《实用肝脏病杂志》总编辑。擅长慢性肝病和炎症性肠病的诊治。

● **内分泌改变** 这在女性群体中更为常见。女性到了中年以后，雌激素水平逐渐下降，内脏脂肪增多，更容易发生糖、脂代谢紊乱。当然，绝经后妇女肥胖还与饮食习惯改变和活动量减少等因素有关。许多中年人有慢性病，服用的一些药物也可能会造成肥胖。

"将军肚"是"万恶之源"

"中年发福""将军肚"听似很吉利，然而它却是"万恶之源"。中重度肥胖患者常有乏力、气短、腹胀、便秘、下肢水肿、关节疼痛、活动困难等症状，并因此而出现抑郁、焦虑等心理障碍，使日常工作和生活受到限制。

高血脂、高血压、高尿酸血症（痛风）、高血糖（糖尿病）、动脉硬化（冠心病、脑卒中）的患病概率与肥胖特别是腹型肥胖的程度及持续时间密切相关。腹型肥胖还容易诱发脂肪肝、胆石症、胃食管反流、便秘、胰腺炎等。腹部和腰背部脂肪过多对骨骼和关节是额外负担，容易引发变形性骨关节病和腰椎间盘脱出症；合并少肌症和骨质疏松者还容易发生跌倒和骨折。此外，长期肥胖还会增加结直肠癌、前列腺癌、子宫内膜癌、卵巢癌、宫颈癌、乳腺癌、胆囊癌、肾癌、甲状腺癌、肝癌、肺癌等恶性肿瘤的发生风险。

相比体重超标的总体肥胖，腰围增粗的腹部肥胖者更易患各种慢性疾病，导致生活质量下降，预期寿命缩短。为此，体态肥胖的中年人切不可为自己的肥胖冠以"壮"的美名，不可自欺欺人，对自己不健康的腰围和体重等闲视之。

骨量流失　应对有方

上海交通大学附属第六人民医院骨质疏松和骨病科　章振林（教授）袁虎

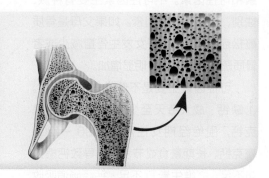

提到骨质疏松症，很多人的第一反应：这是老年病，离中年人还远着呢！事实并非如此。2018年，我国首次进行的社区人群大规模多中心骨质疏松症调查发现：我国40~49岁人群骨质疏松症患病率为3.2%（男性为2.2%，女性为4.3%），40~49岁人群低骨量率为32.9%（男性为34.4%，女性为31.4%）。

人到中年，骨量"入不敷出"

强健的骨骼是健康生活所必需的。人们常说的骨强度包括骨量和骨质量。由于缺乏测定骨质量的恰当方法，目前仍以骨量作为评判骨骼强健与否的标准。骨量，即骨密度，指每平方厘米骨矿物质含量。骨骼通过成骨细胞（新骨形成）和破骨细胞（旧骨分解吸收）进行新陈代谢。在不同年龄段，由于新骨形成和旧骨吸收的速度不同，骨量也会不同。骨量高，意味着骨骼相对坚韧。

在儿童和青少年时期，新骨形成速度大于旧骨分解吸收，骨量迅速增加。通常在30岁左右，骨量达到一生中的最高值，称为峰值骨量。此时的骨量最高，骨骼也最强壮。30~40岁人群，骨形成和骨吸收基本平衡，骨量维持在相对较高水平。女性40岁、男性50岁以后，骨量开始"入不敷出"。女性绝经后1~5年，由于雌激素迅速减少，骨量快速丢失，每年丢失1%~3%，有些人甚至超过3%，骨量被逐渐透支。当骨量减少到一定值后，骨质疏松症便出现了。

拒绝中年"发福"

中年"发福"对健康有弊无利。尽早改变不良饮食习惯，坚持科学地锻炼身体，中年"发福"完全可以防范，由"发福"导致的许多常见病也可以避免。

● **合理饮食** 由于中年人基础代谢减慢、体力消耗减少，应适当减少进食量，并放慢进食速度，少吃高脂肪、高热量食物，增加新鲜蔬菜、全谷物、豆类等食物的比例。重点控制晚餐，拒绝吃宵夜及晚饭后吃水果等夜食行为。少吃零食和饮料，多喝茶水。

● **适当运动** 中年人要坚持有规律的运动，如大步快走，每次30~45分钟，每周3~5次；适当做负重运动，如举重或拉弹力带，预防或延缓肌肉萎缩。有条件者可以在医生指导下制定一个切实可行的锻炼计划。

中年人要密切关注自己的体重和腰围变化。家里不妨准备一把皮尺，养成定期测量腰围的习惯。

肥胖的中年人每年应去医院测量血压，化验生化指标，并做上腹部B超检查。有吸烟、饮酒以及肿瘤家族史者，还需定期筛查冠心病、结直肠肿瘤等严重疾病。

专家提醒

什么是腹型肥胖

腰围增粗（男性腰围≥90厘米，女性腰围≥80厘米），或者腰臀比（腰围和臀围的比值）增大（男性>0.9，女性>0.8）或者腰高比（腰围和身高的比值）>0.5，均表明存在腹型肥胖。

两大因素，增加骨量流失风险

正值壮年，为何会出现骨量流失或骨质疏松症？常见的危险因素分为不可控因素和可控因素。不可控因素主要有种族、性别、年龄及遗传因素。如果父母是骨质疏松症患者，那么子女发生骨量减少或者骨质疏松症的风险会明显增加。

可控因素主要是不健康的生活方式。①缺钙：成人每天至少需要摄入800毫克钙，围绝经期女性需要1000～1200毫克钙。长期素食或节食容易导致钙摄入量不足。②维生素D不足：钙经肠道吸收需要维生素D的帮助，维生素D不足容易导致钙不能被吸收，而中国人普遍缺乏维生素D。③光照不足：阳光对维生素D的生成和钙的吸收非常重要。如果长时间待在室内，或出门涂防晒霜、穿防晒服或打遮阳伞，得不到足够日晒，会阻碍人体自身维生素D的合成。④运动不足：长期久坐，可能引起骨质溶解和吸收，造成"废用性脱钙"。⑤吸烟、嗜酒：吸烟能加速骨质溶解，饮酒过多、过频可促使钙质从尿中丢失。⑥不良饮食习惯：经常喝含有咖啡因的饮品、浓茶、碳酸饮料等均会影响钙的吸收，加速骨量流失。大量摄入盐和糖可增加尿钙排泄，使身体处于缺钙状态。⑦精神压力：高强度的精神压力可妨碍肠道对钙的吸收。

此外，一些加速骨量流失的疾病，如糖尿病、甲状腺功能亢进等，以及一些药物，如糖皮质激素、甲状腺激素等，也可导致骨吸收亢进，骨形成低下，骨量明显丢失。

任其发展，可导致骨折

如果存在以上危险因素，却置之不理，任其发展，骨量丢失会越来越严重。当骨量流失到一定程度时，骨骼中纵横交错的骨小梁断裂的次数和部位会增加，可形成多处"微小骨折"，导致骨痛。疼痛位置不固定，多出现在腰背部。通常在站立或久坐后、弯腰、运动、咳嗽时加剧，坐下或躺下后减轻；白天较轻，夜间和清晨加重。由于人体骨骼像高楼的框架，框架力量缺失，高楼就会摇摇欲坠。骨质疏松可造成身高降低和驼背。严重时，轻微的外力，比如咳嗽、打喷嚏、搬动很轻的物体等，就能导致骨折。

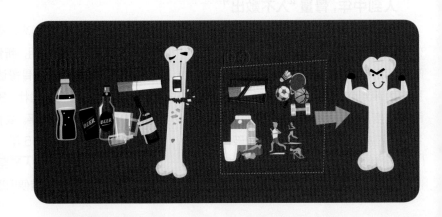

四项措施，应对骨量流失

● **补钙** 奶制品含钙量较高，且钙磷比例合适，是补钙的理想选择。一般来说，没有乳糖不耐受的中年人，每天应喝300毫升牛奶。饮食中可适当增加含钙、磷丰富的食品，如鱼、虾、虾皮、海带等。

● **多晒太阳，补维生素D** 钙是构成骨骼的"基石"，维生素D的作用是把"基石"输送到骨骼中。要想让钙充分发挥作用，还要多晒太阳。晴好天气时，应保证每天户外活动20～30分钟。必要时，可口服补充维生素D（每天400～1200国际单位）。

● **适量运动** 骨骼也是"用进废退"的，每天至少运动半小时，有助于延缓骨量丢失。快走、慢跑、骑自行车、乒乓球等都是很好的运动。心肺功能不佳者可先咨询医生，选择适合自己的运动方案。

● **改掉不良习惯** 不吸烟，少饮酒，饮用咖啡要适量。饮食应均衡，口味宜清淡。

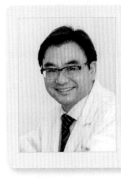

章振林 上海交通大学附属第六人民医院骨质疏松和骨病专科主任、骨代谢病和遗传研究室主任、教授、博士生导师，中华医学会骨质疏松和骨矿盐疾病分会候任主任委员，上海医学骨质疏松专科分会前任主任委员。擅长骨质疏松等代谢性骨病的诊治。

咳喘不停　防范有方

复旦大学附属华山医院呼吸科教授　陈小东

> 呼吸系统包括气管、支气管和肺，是人体与外界相通的一个重要系统，其主要功能是吸入氧气并排除体内代谢所产生的二氧化碳。人到中年，很多人常常感到上楼气喘吁吁，跑几步甚至走得快一点也会觉得胸闷、喘不上气；有的人除气喘以外，还可能有反复咳嗽、咯痰。是什么原因造成中年人气喘吁吁或咳喘不停？除心脏功能减退以外，呼吸系统功能衰退，也是重要原因。如有长期大量吸烟或长期接触空气中的有害物质，更是令肺功能"雪上加霜"。

病因：呼吸功能衰退

随着年龄增长，肺组织弹性会减弱，肺活量和最大肺通气量逐步减少，肺通气功能开始减退；50岁以后，呼吸道黏膜逐渐萎缩，黏膜的纤毛功能及保护性咳嗽反射功能下降，气管内分泌物容易潴留。若还有长期大量吸烟的陋习，或者有反复接触外界有害物质的经历，更容易发生呼吸系统老化，出现慢性咳嗽、咯痰及活动后喘息。咳嗽本身是人体的一种保护性呼吸反射动作，能有效清除呼吸道内的分泌物及进入气道的有害颗粒异物，防止呼吸道出现损伤和感染。但咳嗽也有不利的一面，长期反复咳嗽、咯痰会影响正常的工作和休息，剧烈咳嗽还可能导致呼吸道出血。

专家提醒

中年人若出现反复不愈的咳嗽、咯痰、喘息等症状，必须找专科医生咨询，查明病因，并进行针对性治疗，避免漏诊、误治。

慢性支气管炎是导致中老年人群出现"咳喘不停"的最常见原因，以慢性咳嗽、反复咯痰为主要表现，多见于长期吸烟，包括反复吸入二手烟，或者经常接触有害物质的人群。正常情况下，呼吸道很少产生黏液等分泌物，但如长期大量吸烟或长期接触空气中的有害物质，呼吸道可以产生过多分泌物，出现较多痰液。在疾病早期，咳嗽、咯痰相对较轻，或只是在吸烟或感冒后咳喘症状明显。如果不加以重视，则可能发展为慢性阻塞性肺病，严重影响健康和寿命。

预防：改变不良生活方式

首先，中年人应摒除不良生活习惯，如抽烟、酗酒、暴饮暴食等。吸烟，包括暴露于二手烟，是慢性支气管炎的最主要高危因素，而酗酒和暴饮暴食则常常会引起胃食管反流，加重咳嗽症状。中年人饮食宜清淡，不宜过饱、过甜、过咸和过油腻。中年人不宜过多进食具有刺激性的食物，如辣椒、大蒜、洋葱等，不宜过多饮用具有刺激性的饮料，如浓茶、咖啡、酒、可口可乐等。合理饮食是减少胃食管反流的重要因素。

其次，中年人应适当控制体重，并加强体育锻炼。肥胖人群除出现限制性通气功能下降外，还容易引起睡眠呼吸暂停综合征。严重的睡眠呼吸暂停综合征会加重机体重要脏器功能减退，严重影响运动耐力。中年人的呼吸系统老化实际上是肺通气功能下降所致，适当的身体锻炼，如腹式呼吸锻炼、打太极拳、慢跑、行走和游泳等，可以提高肺通气功能储备。

最后，改善室内环境卫生，也可以避免外界有害因素对呼吸道的影响。居室内要保持空气新鲜、流通，室内无刺激性气味，不放花草，不用陈旧被褥和羽绒制品。采用湿式扫除，避免室内尘土飞扬，可以减少发生过敏性咳嗽的机会。

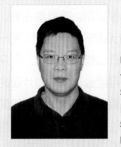

专家简介

陈小东　复旦大学附属华山医院呼吸科主任医师、博士生导师，中国医师协会呼吸医师分会委员，上海市康复医学会呼吸病学分会副主任委员，上海市医学会呼吸病专科分会哮喘学组和肺癌学组副组长，上海市中西医结合学会呼吸病学分会肺癌学组副组长。擅长慢性咳嗽、哮喘、慢性阻塞性肺病、肺部疑难杂症的诊治。

记忆减退 "就诊"必读

上海交通大学医学院附属仁济医院南院神经科教授 李焰生

根据记忆时间长短，记忆可分为即刻记忆、短期记忆、近事记忆和远事记忆；根据记忆内容，记忆可分为形象记忆、逻辑记忆、情绪记忆和运动记忆。

人到中年后，许多人会出现记忆减退，表现为"丢三落四"，如：出门忘记带钥匙或手机，到了商场忘记要买什么东西，见到老熟人一时想不起名字，等等。如果这些情况偶尔发生，无需大惊小怪。但若是这种"丢三落四"明显影响到了个人的工作、生活或社交活动，则提示可能存在潜在的疾病，需要及时就医。

中年人记忆力减退原因复杂

记忆是既往的经验在脑内储存和再现的心理过程，是信息的识记、保持和再现的环节。儿童和青少年记忆能力强大，特别是学习能力强，过目不忘，能像海绵吸水那样记住所有东西。中年期以后，人们会发现自己的记忆能力逐渐发生变化，突出的特征是快速记忆和学习能力不像以前那样，需要用更长时间、花更大精力去学习新的知识、掌握新的信息。

引起中年人记忆能力变化的原因很复杂。简单地理解，一方面是中年人的大脑不可能还像年轻时那样具有无限的记忆空间；另一方面是中年人的记忆技巧发生了变化，不再需要对什么都过目不忘，而只需选择记住他们认为重要的信息。如看电影，孩子可能会记住精彩片段的每句台词，而中年人则会记住主要情节和梗概。随着阅历的增加和经验的积累，在信息爆炸的时代，中年人聪明地学会了抓住重点，就是对感兴趣的信息予以注意，并予以记忆，而对不感兴趣的信息予以忽略。了解了中年人的记忆特征，就很容易理解中年人偶尔发生的"丢三落四"行为。

三种情况需要就诊

中年期后记忆减退是正常现象，是与老化相关的自然过程。若记忆严重减退，已经影响到工作和日常生活，就肯定不是自然现象。事实上，也有不少人在中年期或老年期可以没有记忆减退。

目前认为，中年人若出现下列三种情况后，需要及时去医院神经科或精神心理科就诊。

● **主观记忆诉说** 总是觉得自己记性差，什么都记不住，但客观上并没有因为记忆差而给工作、家庭或个人生活、社交等带来明显影响，且各种客观的神经心理学检查（如各种记忆量表测定）结果均正常。

主观记忆诉说也被称为主观认知衰退，可能近半数的中年人会发生。研究认为，主观记忆诉说的原因多种，主要与抑郁焦虑障碍和认知障碍有关。由于患者的注意力不集中导致"记不住"，或对轻的、偶尔发生的遗忘过度担忧。患者除记忆差外，还会有兴趣丧失、睡眠差、全身多种不适等症状。在就医时，患者千万不要只关注或只讲"记忆差"，而不谈其他症状，这样会导致诊断错误甚至误诊。通常，经过规范的抗抑郁、抗焦虑治疗，患者的记忆功能会得到明显改善。

- **客观记忆损害** 不仅自己经常感觉记忆差，还给工作、家庭或个人生活、社交等带来明显影响，抑或是客观的神经心理学检查，如各种记忆量表测定结果不正常。随着现代诊断技术的进步，已经可以对阿尔兹海默病等认知障碍性疾病实现早期诊断，使患者获得早期干预的机会。

- **全身疾病** 许多全身性疾病，如营养、代谢、感染、肿瘤，或脑部疾病，如卒中、炎症、肿瘤、外伤等，均可损害记忆能力。由于这些疾病导致的损害较为广泛，故患者在记忆能力下降同时还会有其他症状，如意识障碍、头痛、癫痫、肢体运动感觉异常、语言障碍及其他认知功能障碍，不难识别。医生也会依据患者的症状和体征，开展针对性检查，进而明确诊断。

四项措施防记忆减退

- **对自然老化导致的记忆减退要泰然处之** 无需过分担忧，不要期望通过练什么功、吃什么药或偏方来提高记忆能力。迄今为止，还没有任何一种药物或偏方被证明能够预防中年人记忆减退。

- **改变不健康的生活方式** 要改变吸烟、酗酒、不运动、不健康饮食等不良生活方式。要保持良好的睡眠习惯、作息规律；积极参加社交活动，学会保持心情愉悦；养成"活到老、学到老"的终身学习习惯，多动脑子，多做智力活动，如智力游戏、猜谜、脑筋急转弯等。

- **尽早识别和严格控制各类慢性病** 尤其要防治高血压、心脏病、糖尿病、动脉粥样硬化、脑卒中等，因为这些疾病会加速自然老化的过程。

- **掌握简单易学的记忆技巧** 提高注意力，认真做事，不三心二意，不一心二用；物品放在固定地方，避免随手乱放，出门前核实钥匙、手机是否带好，减少因"不注意"导致的遗忘；使用辅助措施，如记事簿、冰箱贴、手机提示、备忘录等；聚焦兴趣点，专注于自己感兴趣的事，不求多、只求精。

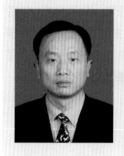

专家简介

李焰生 上海交通大学医学院附属仁济医院神经科教授、主任医师，中国医师协会神经内科医师分会委员、疼痛与感觉障碍专科委员会副主任委员，中国老年医学学会神经医学分会副会长，上海市医学会卒中专科分会候任主任委员。擅长脑卒中、头痛、头晕、痴呆等疾病的治疗。

小贴士

失眠会导致记忆减退吗

失眠是最常见的睡眠障碍，表现为入睡困难（如关灯后半小时仍然无法睡着）、早醒（入睡后不久或好不容易才睡着，但很快就醒，且难以再睡着）、易醒、醒后仍然感到疲乏和困倦等。导致失眠的病因很多，但大多数与精神障碍，如抑郁焦虑和紧张应激有关。也就是说，失眠与这些精神障碍常常是"难兄难弟"，一同出现。失眠的其他原因还与环境（睡眠环境差）、时差、"三班倒"、疾病（特别是伴随疼痛）、食物（如酒精、咖啡因等）、药物（如皮质激素、神经精神科药物等）、不良生活方式、遗传因素等有关。

失眠会从多方面影响记忆功能。多数失眠与抑郁、焦虑、应激有关，而抑郁、焦虑本身就会因注意障碍（难以保持注意力集中、容易"分心"）而导致记忆损害，抑郁、焦虑还会因兴趣缺乏和其他认知症状而导致记忆损害。

研究发现，人脑内的β-淀粉样蛋白在脑内的过多蓄积是导致阿尔兹海默病的元凶，而β-淀粉样蛋白的清除与睡眠密切相关，失眠会影响脑内β-淀粉样蛋白的有效清除，长期失眠会增加发生阿尔兹海默病的风险。

了解失眠的原因，养成健康的睡眠卫生习惯，积极治疗失眠是保持良好记忆功能的重要方面。

动脉硬化　悄无声息

上海交通大学医学院附属仁济医院血管外科　倪其泓　张 岚(教授)

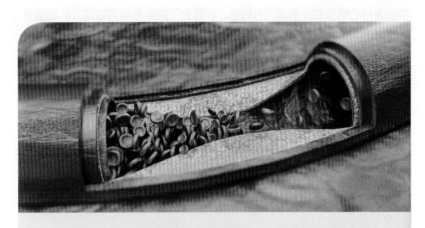

动脉硬化是血管外科最常见的疾病之一，因动脉管壁增厚、变硬，失去弹性，造成管腔狭窄甚至闭塞，从而导致一系列疾病，包括冠心病、脑卒中、外周动脉疾病等。动脉硬化主要发生于老年人群中，70岁以上人群的患病率高达90%。近年来，随着生活水平的提高和饮食结构的改变，动脉硬化的发病人群越来越年轻化。

病因有多种

动脉硬化的病因多种多样，最主要的是高血压、糖尿病、血脂异常，也就是人们俗称的"三高"，还包括肥胖、吸烟、运动不足等不良生活习惯，长期处于紧张状态、脾气暴躁也容易引起动脉硬化。

遗憾的是，很多中年人对健康不够重视，即使查出"三高"也未进行规范治疗，同时又存在吸烟、喝酒等不良生活习惯，以及工作、生活等多方面的压力，成为动脉硬化的"后备军"。

危害知多少

随着动脉硬化的发展，可逐渐导致血管狭窄，但此时大部分患者仍然没有任何不适和临床表现，很多患者只有在血管狭窄超过75%甚至血管闭塞时，才会出现症状。而一旦出现临床症状，患者的动脉硬化往往已十分严重。例如，冠状动脉硬化一旦出现症状，提示血管已发生严重狭窄，轻者造成心绞痛，严重者造成心肌梗死；颈动脉狭窄的最大危害是诱发脑卒中。

下肢动脉硬化的最初表现可能只是腿部发凉、麻木，继而出现行走一段距离后小腿酸胀、疼痛，休息片刻后疼痛缓解，临床上称为间歇性跛行。随着血管病变的发展，行走距离逐渐缩短，即使在静息状态下也会出现足趾和腿部疼痛，足部的伤口经久不愈或形成溃疡，患者整日屈膝扶足而坐，足趾发黑、坏疽。中年人若出现腿部发凉、麻木等症状，可能已经存在下肢动脉硬化、血管狭窄的情况，应尽早去血管外科就诊。

防治须结合

预防动脉硬化的首要措施是控制危险因素，包括控制血压、血糖、血脂，戒烟戒酒，加强运动，适当减压，避免情绪暴躁等。

动脉硬化的治疗方法包括药物和手术两大类。冠状动脉严重狭窄者，可能需要植入支架。下肢血管重度狭窄或闭塞者往往需要手术治疗。传统的手术方式通过旁路转流改善远端肢体缺血，创伤大，围手术期并发症多。随着医疗技术和微创介入器材的发展，血管腔内介入治疗术已成为治疗下肢动脉硬化的首选方法。其创伤小，简单安全，患者清醒无痛，恢复快，适用于绝大部分患者。

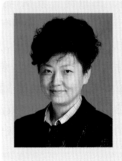

专家简介

张 岚　上海交通大学医学院附属仁济医院血管外科主任、主任医师，中华医学会外科学分会第十八届委员会血管外科学组委员。擅长下肢深静脉功能不全、深静脉血栓、动脉粥样硬化闭塞性疾病、脉管炎和尿毒症患者血透通路建立的手术及微创介入治疗。

肌肉萎缩　健康大敌

上海体育学院体育教育训练学院教授　高炳宏

按成年人的心理和生理特点，成年前期(25~39岁)阶段，人的身体发育成熟，各种生理活动和生理功能相对稳定；30~35岁，人体肌肉力量维持在高峰期。50岁左右，肌肉力量开始下降，每十年下降12%~15%；60岁后下降速度明显加快。肌肉力量下降的主要原因是肌肉萎缩。随着肌肉体积的萎缩，肌肉力量明显降低，运动能力明显减弱。

引起肌肉萎缩的两大因素

引起人体肌肉萎缩的主要原因有病理性因素和生理性因素。病理性因素包括长期不用、营养障碍、缺血和中毒等神经源性肌萎缩，以及由肌肉本身疾病引起的肌源性肌萎缩。生理性因素包括以下两方面。

● **身体活动量与强度明显下降**　在互联网的便捷服务、先进的代步工具影响下，中年人的体力活动越来越少，身体活动方式单一，动作幅度小，再加上长期久坐，导致体内骨骼肌逐渐出现质量下降、体积萎缩和功能衰退的现象，即骨骼肌衰老。主要表现为四肢骨骼肌质量或体积减少，力量下降或减弱，运动和平衡能力下降，身体活动能力日渐衰退，等等。

● **能量代谢能力明显不足**　随着年龄增加，中年人基础代谢能力逐渐降低。若能量摄入没有得到合理控制，能量摄入大于支出，就可能导致肥胖。肥胖不仅增加人体负担，还可能导致骨骼肌生成、降解相关的多种信号调节通路发生改变。当促使骨骼肌降解的因素超过生成时，就会引起骨骼肌萎缩。

骨骼肌萎缩，危害多多

骨骼肌萎缩可能给身体带来如下危害。

● **人体姿势变形**　由于肌肉萎缩、肌力失衡，容易导致关节功能下降、脊柱侧弯、驼背、高低肩、长短腿，引发颈椎病、肩周炎、关节痛、腰骶疼痛等病症，影响正常生活。

● **生理功能减退**　骨骼肌是人体最活跃的器官，骨骼肌萎缩会导致心肺功能下降，从而可能引发胸闷和心脑血管疾病等。

● **身体平衡能力下降**　肌肉萎缩和肌肉力量丢失可导致人体运动能力明显降低，易发生跌倒、摔倒等事故。

防范肌肉萎缩，越早越好

骨骼肌的强弱直接关系到体质健康和生活质量的好坏。中年人应及早加强身体锻炼，越早防范，收益越多。

● 养成健康的生活方式，避免久坐，时常调整身体姿势；控制低头玩手机的时间，不做"低头族"；在办公桌前久坐工作时，定时做伸懒腰动作，调整身体姿势，缓解疲劳；避免身体左右两边长时间不对称负重。

● 合理饮食，依据身体活动能量消耗来控制饮食的能量摄入，避免暴饮暴食。

● 选择适合自身的运动方式，循序渐进地安排运动量和强度。每周进行自重训练(俯卧撑、深蹲等)或抗阻力量训练(固定器械、杠铃、弹力带等)，以及有氧心肺耐力训练(跑步、游泳、爬行等)。当然，也可进行一些简单高效的动作，如踮脚尖提重物，抬头深蹲＋手臂推举，俯身支撑以及高抬腿练习。运动前后要做好拉伸活动。运动前后要少量、多次饮水。

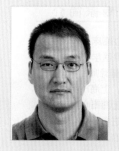

专家简介

高炳宏　上海体育学院体育教育训练学院院长，上海市"人类运动能力开发与保障"重点实验室执行主任，中国体育科学学会体能训练分会常委，中国田径协会委员，上海市体育科学学会理事，上海市体育科学学会体能训练分会主任委员。主要进行不同人群体能训练的理论与实践、高原低氧训练的理论和实践、运动员身体功能状态和运动训练负荷监控与评定等研究。

中年焦虑　重在调节

上海市精神卫生中心教授　陈　珏

中年期是人生的鼎盛时期，也是家庭、事业、个人发展负担最重的时期。若不重视心理保健，极易产生焦虑、抑郁情绪，影响工作、生活和社交。

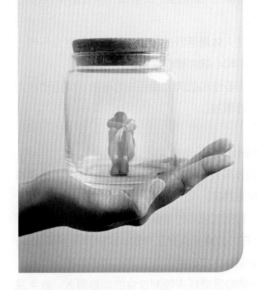

特殊的"高压"时期

● **身体压力**　随着年龄增长，中年人身体开始走下坡路，器官功能开始出现衰老，内分泌缓慢失调，免疫力下降，再加上长期劳累，极易导致中年人身心交瘁，疲惫不堪。

● **家庭压力**　中年人"上有老、下有小"，繁杂家务、子女教育、赡养老人等均对中年人产生巨大压力。再加上各种生活琐事，易使夫妻关系出现危机，对中年人的身心健康造成严重影响。

● **事业压力**　中年人常常是单位的"中流砥柱"，承担更多的工作压力。很多中年人面对复杂的人际关系，同事间、上下级间不可避免的矛盾及摩擦，会感到情绪紧张、烦躁不安。如今，科技发展日新月异，中年人需要不断学习新的知识与技能，这也会对其造成一定的压力。

调节情绪防焦虑

在压力面前，适度的情绪反应具有积极的意义。然而，如果长期处于高压之下，人会变得精神紧张、焦躁不安、郁郁寡欢、悲观消极，甚至出现躯体不适。中年人感到压力时，应积极采取措施调节情绪，防止发展成严重的焦虑症或抑郁症。

● **减轻压力**　适当减压，减少工作量。必要时可暂时离开压力较大的环境，去旅游、休假等，让自己的身心得到一定程度的修复。

● **转移注意力**　当出现持续的焦虑、抑郁情绪时，转移注意力有助于缓解症状，如听音乐、画画、打游戏、逛街等，也可以通过握住冰块或压力球等转移不适的感觉。

● **学习冥想或放松训练**　当出现急性焦虑发作时，进行呼吸放松练习可有效缓解紧张不适感，使自己放松下来。冥想练习可以帮助个体察觉到与身体感觉的细微联系，提高自身忍受痛苦的能力。

● **记录"情绪日记"**　当被某种情绪困扰时，记录下当时的情绪感受。定期分析情绪、行为、想法之间的关系，寻求正向积极的解决办法。

● **建立积极的社会支持系统**　与朋友家人多沟通，遇到问题及时寻求他人帮助，获得他人支持。

如果中年人出现以下情况，应尽早到精神科就诊，获得有效治疗：出现持续（大于2周）的情绪低落，对以前感兴趣的事情不再感兴趣，缺乏愉快感，对本应该高兴的事情毫无反应；注意力不集中，反应迟钝；整日疲乏无力，精力、体力差；夜间睡不着，早醒；食欲、性欲减退；体重下降；自我评价低，自责；觉得活着没有希望，甚至存在消极自杀的观念或行为；深感痛苦，严重影响日常工作、学习和生活，无法通过自我调节改善。

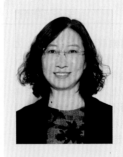

专家简介

陈　珏　上海市精神卫生中心临床心理科主任、主任医师、博士生导师，心身医学特色学科负责人，中国心理学会注册心理督导师，中国心理卫生协会心身医学专委会常委，上海市医学会行为医学专科分会副主任委员，上海市心理卫生学会理事。擅长成人及青少年的进食障碍、情绪障碍、睡眠障碍等心理障碍的诊治。

皮肤衰老 美丽"打折"

复旦大学附属华山医院皮肤科教授 项蕾红

> "手如柔荑、肤如凝脂",是广大爱美女性的普遍追求。随着时间的流逝,尤其是步入中年之后,除了机体内脏器官的变化外,皮肤也会逐渐出现松弛等衰老征象。

皮肤:最先衰老的器官

皮肤走向衰老的过程是由内部因素和外部因素共同决定的。内部因素主要指基因导致的自然老化,这种衰老难以避免和逆转。皮肤裸露于体表,极易受到雾霾、紫外线、烟雾等有害物质的损伤。皮肤衰老主要表现为皮肤松弛、弹性变差、干燥,出现皱纹、色素沉着,免疫调节能力下降(易感染),等等。

皮肤主要由表皮、真皮、皮下组织(如皮下脂肪)和附属器(汗腺和皮脂腺)四部分组成,衰老皮肤的特征与这四部分的形态与功能变化紧密相关。皮肤松弛主要与皮肤的保水能力变差、真皮胶原纤维及弹性纤维的质量与功能下降、皮下脂肪变薄等因素有关。随着皮肤的衰老,表皮层厚度呈下降趋势,表皮细胞更新减慢、屏障功能减弱,皮肤保水能力下降。衰老皮肤的真皮层中成纤维细胞数量逐渐减少,合成胶原蛋白、弹性蛋白等细胞外基质的能力下降,易导致皮肤弹性变差。随着年龄增长,皮肤合成透明质酸的能力也逐渐下降。透明质酸不仅具有重要的保水功效,还可以改善营养物质代谢,增加皮肤弹性。除表皮和真皮的变化外,衰老皮肤的皮脂腺、汗腺萎缩,皮下脂肪组织减少,可导致皮肤干燥,皮肤弹性变差。

由内而外:全方位"呵护"

皮肤作为人体的一部分,其状态与人体的健康状况息息相关。建立健康的生活方式,合理膳食、适量运动、戒烟限酒和心理平衡,对皮肤大有裨益。

皮肤暴露于体表,外用护肤产品也是延缓皮肤衰老的有效方法。皮肤干燥是很多皮肤疾病的重要病因,也是皮肤衰老、松弛的重要"驱动力"。外用皮肤护理产品能够起到滋润保湿作用,保持皮肤的水润状态。紫外线导致的光老化是加速皮肤衰老的罪魁祸首,生活中做好防晒是延缓皮肤衰老的重要手段。

医疗手段在减轻皮肤松弛等方面也有一定作用。激光在面部皮肤松弛改善方面有很好的疗效;射频通过加热皮肤起到刺激胶原收缩及再生,改善皮肤松弛的目的;聚焦超声聚焦于皮下组织,刺激成纤维细胞产生新的胶原蛋白,有助于改善皮肤松弛。外科手术,如皮肤提紧术及自体脂肪填充术,在改善面部皮肤松弛方面亦大有可为。**PM**

专家提醒

别夸大"水光针"的效果

水光针的主要成分是透明质酸,也就是人们常说的玻尿酸。透明质酸分子具有特殊的保水作用,由于其注射深度可达真皮层,保水能力较强。但皮肤的保水能力变差只是导致皮肤松弛的一个方面,目前尚无研究证据显示,仅依靠水光针就能够改善皮肤松弛。水光针属于医疗注射用品,很多美容机构并没有相应的资质,患者应该警惕。由于其操作简便,很多人自我注射、互相注射,这违背医学常识,害人害己。

专家简介

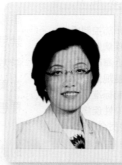

项蕾红 复旦大学附属华山医院皮肤科主任医师、教授、博士生导师,中国医师协会皮肤科医师分会副会长,中国整形美容协会常务理事、皮肤美容分会候任会长,全国微创与皮肤整形美容分会副会长。擅长白癜风、黄褐斑等色素障碍疾病,痤疮、面部皮炎、湿疹等皮肤病的诊治。

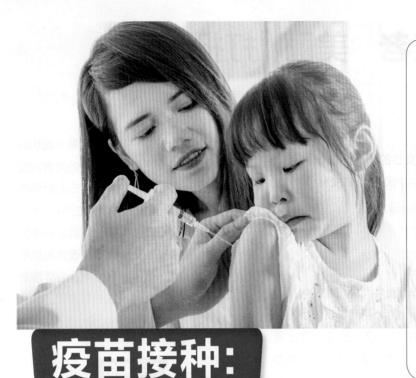

疫苗接种：

人人都应知道的三个事实

刚过去的4月25是我国第33个"儿童预防接种"宣传日。儿童预防接种工作是卫生事业成效最为显著、影响最为广泛的工作之一，也是预防、控制传染病最主要的手段。近几年来，我国对儿童计划免疫的关注程度越来越高，然而，疫苗接种的禁忌证常困扰着患病宝宝的父母。一旦孩子出现了各类健康问题，父母看着疫苗说明书上罗列的一连串禁忌证不知所措——疫苗"打"还是不"打"？可不可以晚"打"？不"打"会怎样？为帮助家长更好地认识和理解疫苗接种的禁忌证，本刊特邀上海市疾病预防控制中心免疫规划所疫苗可预防疾病监测与评价科胡家瑜主任，针对不同特殊健康状态儿童是否能够接种疫苗进行详细分析，以便让患病宝宝能安全接种疫苗。

上海市疾病预防控制中心免疫规划所
疫苗可预防疾病监测与评价科主任　胡家瑜

事实一：正确理解疫苗接种的禁忌

●什么是疫苗接种的禁忌证

疫苗接种的禁忌证是指在某种状态下接种疫苗，极有可能使个体产生严重不良反应。当受种者存有某种疫苗禁忌证时，不可接种该疫苗。值得注意的是，禁忌证是以受种者的身体状态而定，而非疫苗本身。一般而言，疫苗无绝对的禁忌证，但两种情况除外：一是受种者对疫苗成分严重过敏；二是接种疫苗后，受种者出现了严重的过敏反应。

●什么是疫苗接种的慎用征

仔细阅读过疫苗说明书的人不难发现，与禁忌证一样高频出现在说明书上的还有"慎用征"这个词。慎用征与禁忌证意思相近，是指个体在某种状态下接种疫苗后，可能发生严重的不良反应或接种疫苗后不能对个体产生保护效果（如给刚使用过免疫球蛋白的人接种活疫苗）。比如，罹患严重的急性疾病是所有疫苗的慎用征。

禁忌证意味着不应接种疫苗，但大部分慎用征只是暂时的，待慎用征消失后，受种者应及时补种相应疫苗。

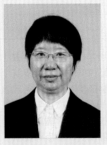

专家简介

胡家瑜　上海市疾病预防控制中心免疫规划所疫苗可预防疾病监测与评价科主任、主任医师，上海市预防医学会流行病学分会、免疫规划分会委员，上海市疾病预防控制标准化技术委员会委员，上海市感染性疾病科临床质量控制中心专家委员会委员。长期从事预防接种、传染病预防工作。

事实二：权衡收益与风险，理性接种疫苗

决定是否接种疫苗，应仔细考虑疫苗接种的收益和风险。若风险大于收益，则不应接种疫苗;反之，则应接种。例如，3月龄儿童在接种第一剂无细胞百白破疫苗3天内出现高热惊厥，这就成为4月龄时接种第二剂无细胞百白破疫苗的慎用征。不过，考虑到接种后再次发生高热惊厥的风险较低，但不接种疫苗发生百日咳的风险较大，故应进行神经系统功能检查，确定是否可以接种疫苗。若患儿检查无异常，可安心接种第二剂无细胞百破疫苗。

世界卫生组织始终强调：免疫规划疫苗不应有很多禁忌证。常规使用的疫苗，其益处大多显著高于发生不良反应的危险性，因此应争取一切机会为所有合格的受种者接种疫苗。而对相关疫苗禁忌证和慎用征的误解可使受种者丧失接种机会，造成疫苗可预防的相关疾病发生。

三种常见的疫苗接种的认识误区

× 患有轻型呼吸道疾病、轻型胃肠炎者不可接种疫苗。
× 上一次疫苗接种后出现发热或局部红、肿、热、痛等不适反应者不可接种疫苗。
× 非疫苗相关成分过敏者，如青霉素过敏、食物过敏等，也不可接种疫苗。

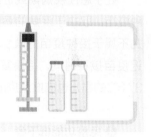

事实三：六大特殊人群的疫苗接种

❶ 早产儿

早产儿是指胎龄未满37周的新生儿。相比足月分娩的婴儿，早产儿所获得的母传抗体水平较低，感染风险较高，且感染后进展为重症疾病的风险也高。接种疫苗对降低早产儿感染风险具有重要意义。

早产儿的免疫应答水平与胎龄无关，而与出生后的年龄呈正相关。因此，胎龄及出生体重并非接种疫苗的决定因素。大多数情况下，早产儿应该根据出生后的实际年龄按照免疫程序接种疫苗（除乙肝疫苗和卡介苗外），且免疫程序和接种注意事项与正常分娩的婴儿相同，不宜加大间隔时间或减少接种次数。早产儿或低体重儿出生后是否须立即接种乙肝疫苗和卡介苗取决于孩子的体重及其生命体征是否平稳。乙肝表面抗原HBsAg阳性）母亲所生的早产儿及低体重儿，须在出生后24小时内尽早接种第1剂乙肝疫苗，同时在不同（肢体）部位肌内注射100国际单位的乙肝免疫球蛋白。在孩子满1月龄后，再按程序完成后2剂次乙肝疫苗免疫。HBsAg阴性母亲所生的早产儿及低体重儿，应按0、1、6月程序完成3剂次乙肝疫苗免疫，但首剂接种应在体重2000克时进行。出生体重＜2500克的早产儿暂缓接种卡介苗，待体重≥2500克且生命体征平稳时再行接种。危重症早产儿，如极低出生体重、严重出生缺陷、重度窒息、呼吸窘迫综合征等，应在生命体征平稳后尽早接种第1剂乙肝疫苗。

特别提醒

一般而言，早产儿可能伴有其他疾病如肺部感染、出生缺陷等，比健康儿童发生侵袭性细菌性疾病和流感病毒感染的风险大。故早产儿应按免疫程序及早接种肺炎球菌结合疫苗、流行性脑膜炎球菌结合疫苗和B型流感嗜血杆菌结合疫苗;从6月龄起，每年秋季应接种流感疫苗。

❷ 过敏儿

疫苗的成分主要包括疫苗抗原、培养基（动物蛋白）、抗生素、佐剂、防腐剂和稳定剂等。非特异性过敏、青霉素过敏、食物过敏和有家族过敏史不属于疫苗接种的禁忌证和慎用征。过敏儿若对疫苗成分不过敏，应按照免疫程序接种疫苗；若处于过敏急性反应期，可暂缓疫苗接种。若接种疫苗后出现了严重过敏反应，本次所接种的疫苗便被列为下一次疫苗接种的禁忌证。对鸡蛋过敏者可在医生监护下接种流感疫苗，禁忌接种黄热病疫苗。

❸ 急性疾病期患儿

处于急性疾病期或近期患过急性疾病的患儿是否接种疫苗，取决于疾病的病因及其严重程度。轻症疾病患儿不属于接种疫苗的禁忌证；中度或严重疾病患儿应推迟疫苗接种时间，待康复后补种疫苗。此外，体温大于37.6℃的患儿也应推迟疫苗接种。

❹ 免疫功能低下者

免疫功能低下包括原发性免疫缺陷和继发性免疫缺陷。免疫功能低下者在权衡接种疫苗的风险与益处时较为复杂。接种疫苗后，免疫功能低下者的获益比健康儿童更大。不过，他们在接种活疫苗后须承受比健康儿童更多的疫苗相关不良反应。

特别提醒

免疫功能低下人群接种减毒活疫苗前的评估内容包括：既往疫苗接种情况、疾病类型、免疫抑制的程度和持续时间、所需预防疾病的危险性和疫苗接种的益处（或潜在危险性）、接种的保护效果等。

通常，免疫功能低下的儿童可接种灭活疫苗和类毒素疫苗，谨慎接种减毒活疫苗。接种后的不良反应大多与健康儿童相同，但疫苗的免疫效果和持久性可能比健康儿童

低。考虑到减毒活疫苗（如脊髓灰质炎疫苗）病毒有发生传播和播散的可能性，免疫功能低下的儿童应谨慎接种减毒活疫苗，其家庭接触者也应在严格评估后再行免疫接种（尤其是减毒活疫苗）。

❺ 孕妇

孕妇最关注的莫过于接种疫苗是否会增加胎儿感染风险。当疾病暴露的风险较大时，感染可能对母亲或胎儿带来危险，而在疫苗不太可能带来伤害的情况下，孕妇接种疫苗的好处通常大于潜在的风险。目前尚无证据表明孕妇接种灭活疫苗有额外风险，故具有免疫接种指征的孕妇可接种灭活疫苗。例如：孕妇罹患严重流感的风险高，流感疫苗在整个孕期接种均是安全的，而流感对6月龄以下婴儿会造成严重威胁，且现有的疫苗无法覆盖6月龄以下婴儿。因此，世界卫生组织鼓励孕妇（妊娠的任何阶段）在流感季节接种流感疫苗，预防孕妇及胎儿罹患流感。

此外，狂犬病为致死性疾病，若孕妇在妊娠期被狂犬、疑似狂犬或不能确定是否患有狂犬病的宿主动物咬伤、抓伤、舔舐黏膜或破损皮肤处，须立即接种狂犬病疫苗。孕妇均能对狂犬病疫苗产生正常的免疫应答，且不会对胎儿造成不良影响。

❻ 母乳喂养的婴儿及哺乳期母亲

正在接受母乳喂养的婴儿及哺乳期母亲接种灭活疫苗和减毒活疫苗均无不良后果。灭活疫苗不会在体内复制，大多数减毒活疫苗不经乳汁排出，因此，这部分人群应按免疫程序接种疫苗。

延伸阅读

母乳喂养不会对婴儿的保护性免疫应答有不良影响。研究表明，与配方奶粉喂养的婴儿相比，母乳喂养的婴儿对某些口服和非口服疫苗具有更强的免疫应答。**PM**

专家忠告

由于接种人员无法对患儿所有的禁忌证和慎用征进行筛查，只能通过询问或简单体检来判断。因此，在接种疫苗前，家长应特别注意孩子有无急性疾病、过敏体质、免疫功能不全、神经系统疾患等。新生儿接种疫苗前，家长需告知接种人员有关新生儿的健康状况，包括出生时是否足月顺产、出生体重、新生儿出生评分情况、有无先天性缺陷、是否患有某种疾病等，以便接种人员正确掌握疫苗接种的禁忌证和慎用征，决定是否接种疫苗。

肝癌术后，中西医结合防复发

上海中医药大学附属曙光医院肝病科主任医师　高月求

肝癌的治疗方式有很多种，如根治性手术切除、肝脏移植、局部射频消融、动脉栓塞、放疗、化疗、靶向治疗等。临床上，医生会根据患者全身状况、肝功能情况、是否有肝外转移或血管侵犯，以及肿瘤数目、大小等进行分期，选择最优治疗方案。目前，有望根治肝癌的治疗方式是手术切除和射频消融治疗，但如果术后缺乏有效的自我管理和康复治疗，患者会增加肝癌复发的风险。中西医结合康复治疗是预防肝癌复发的重要措施。

措施一： 病因治疗

针对病因进行治疗是预防肝癌复发的关键因素。比如：如果肝癌是乙肝病毒感染导致的，患者必须进行抗乙肝病毒治疗；如果是长期大量饮酒导致的，患者必须禁酒；等等。

措施二： 中医药治疗

中医认为，肝癌发生与人体正气亏虚密切相关。所谓"虚损生积""邪之所凑，其气必虚"，加之手术耗散人体元气，使人体正气更虚，术后是中药调养的最佳时机。采用健脾养胃、疏肝补肾、调气养血等治法，使气血阴阳调和，正气回复，可减少肝癌术后复发概率。

我科以补肾健脾解毒为治疗法则形成的经验方（肝积方）长期应用于临床，可提高原发性肝癌术后患者的累积生存率，降低肝癌复发率，减轻肝组织的炎症损伤，改善肝功能。肝积方也可缓解或消除脘闷腹胀、食欲差、倦怠乏力、口淡、恶心呕吐等不适症状，对于改善肝癌患者生存质量、延缓病情进展有一定意义。

措施三： 饮食注意

不良饮食习惯也是导致肝癌复发的影响因素。肝癌术后早期，患者处于虚弱状态，肝功能的恢复需要一定时间，而食物的消化需要肝脏进行代谢，不恰当的饮食会增加肝脏负担。术后早期饮食应以易消化、低脂、适量蛋白质、富含维生素为主，遵循"少吃多餐"的原则，待脾、胃、肝、胆等脏器功能恢复后，再逐渐过渡到适当摄入高蛋白质食物。同时，应多吃新鲜的蔬菜、水果，以补充维生素等营养素；忌烟酒，忌油腻、辛辣刺激的食物，以防发生消化道出血等并发症。腹水患者术后应低盐饮食，以防腹水加重。

肝癌术后患者不宜大补。中医认为，中气虚则不受补，补则气滞不行，则胀、痛、满。虽然患者术后多有乏力、肢酸腰痛等症状，但大多数补品不易消化，会加重肝脏负担，不利于康复。

措施四： 情绪调节

不良情绪对肝癌患者的术后康复也有影响。有研究表明，焦虑、抑郁等不良情绪可能会破坏患者的免疫平衡，使全身状况长期得不到好转，甚至增加肝癌的复发率。

人们常说：心态好，病就好了大半。既然疾病发生了，就要接受，并坦然面对。调整心理状态的方法有很多，比如：多和开心的人交朋友，旅游，做令人放松的运动，听音乐，等等。

中医认为，肝主疏泄，适当应用疏肝解郁方，如柴胡疏肝散、酸枣仁汤、归脾丸之类，加上合理的心理疏导，可以促进患者康复。**PM**

专家简介

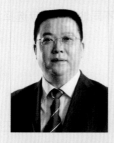

高月求　上海中医药大学附属曙光医院副院长、临床免疫研究所所长、主任医师、教授、博士生导师，中华中医药学会肝胆病分会副主任委员，上海市中医药学会肝病分会主任委员。擅长中医药、中西医结合防治慢性乙型肝炎、肝硬化、肝癌、自身免疫性肝病等。

专家门诊：周二、周日上午（东院），周四上午（西院）

《中华医学会肺癌临床诊疗指南（2018版）》解读

"中国特色"肺癌诊疗指南：
值得关注的四大特点、五个关键词

本刊记者/ 黄 蕙

专家支持/ 上海交通大学附属胸科医院呼吸内科教授　韩宝惠

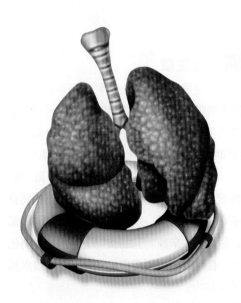

在我国，肺癌是发病率和死亡率均居首位的恶性肿瘤。据统计，我国每年新发肺癌病例约78.1万，死亡病例约62.6万。为进一步提高我国肺癌的诊疗水平、改善患者的预后、给各级临床医师提供专业的循证医学意见，以上海交通大学附属胸科医院呼吸内科主任韩宝惠教授为首的50余位专家，整合近年来肺癌病理、基因检测、免疫分子标志物检测、治疗手段等最新研究成果，并结合中国的国情，制定了《中华医学会肺癌临床诊疗指南（2018版）》。

近年来，我国发布的肺癌相关诊疗指南、专家共识不少，新修订的《中华医学会肺癌临床诊疗指南（2018版）》有哪些特色和亮点？在肺癌的筛查、诊断、治疗方面，该指南有哪些重点推荐建议？且听专家的分析。

特点一： 结合中国国情

结合中国国情、具有中国特色是《中华医学会肺癌临床诊疗指南（2018版）》的最大特点。目前，我国虽然有不少肺癌相关诊疗指南，但这些指南大多以美国国家综合癌症网络（NCCN）发布的指南为参考，主要基于国际上最新的研究结果和证据。但实际上，中国肺癌的发病年龄、高危因素、诊断技术、治疗药物等与国外相比均有一定差异。比如，美国肺癌的高发人群是55岁以上的吸烟人群，而我国人群肺癌的发病率从45岁开始就呈显著上升趋势，不吸烟女性肺腺癌的发病率也显著高于国外，如果照搬国外的筛查标准，仅对55岁以上的吸烟者进行筛查，将会漏诊一大批肺癌患者，尤其是不吸烟的女性患者。此外，中国是一个发展中国家，诊疗指南的制定必须考虑药物和治疗措施的可及性，以及不同地区在治疗选择上存在的差异。

特点二： 增加关注度高的肺癌筛查和诊断的内容

与多数指南将重点放在"治疗"上不同，专家组在制定《中华医学会肺癌临床诊疗指南（2018版）》时，充分结合中国国情及最新研究进展，对目前人们关注度高的肺癌筛查予以专门章节介绍。为方便理解和查询，指南中还附有肺癌筛查管理和结节管理流程图。同时，该指南还对其他指南较少涉及的肺癌诊断予以专门章节介绍。

特点三： 对临床常见的疑难问题进行解答

《中华医学会肺癌临床诊疗指南（2018 版）》对多原发肺癌的诊治、肺癌寡转移灶的治疗、肺癌病理标本的评估等临床上比较常见的疑难问题进行了专门解答。

针对多原发肺癌的治疗，指南推荐首选外科手术治疗，优先处理主病灶，兼顾次要病灶，在不影响患者生存及符合无瘤原则的前提下尽量切除病灶，并尽可能保留肺功能（如亚肺叶切除）。寡转移是指单个器官的孤立转移病灶（主要指 3 个以下病灶），分为同时性寡转移和异时性寡转移。肺部手术前存在孤立性脏器（脑、肾上腺或骨）转移者，应根据肺部病变分期原则进行治疗。肺部手术后出现孤立性脏器（脑、肾上腺或骨）转移者，应根据孤立性脏器转移灶进行治疗，使患者生存获益最大化。

特点四： 根据国情对肺癌的治疗方法进行适当更新

近年来，肺癌的治疗药物不断推陈出新，除了传统的化疗药物以外，分子靶向药物、免疫治疗药物，以及用于三线治疗的我国自主研发的多靶点酪氨酸激酶抑制剂等，为肺癌患者的治疗带来了希望。本指南结合国情，对早期肺癌、局部晚期肺癌、晚期肺癌的治疗方法进行了适当更新。

关键词一： 危险因素

● **吸烟** 吸烟和许多癌症发生有密切关系，尤以肺癌为甚。吸烟与鳞状细胞癌和小细胞癌的关系相对更为密切。肺癌发生的高峰期往往滞后于吸烟高峰期，开始吸烟年龄越小、每日吸烟量越大、持续时间越长，引起肺癌的相对危险度越大。被动吸烟也会增加肺癌的发生风险。

● **环境污染** 农业、工业废气、粉尘、汽车尾气以及室内污染，都是导致肺癌发生的不容忽视的原因。

● **职业暴露** 长期接触铀、镭等放射性物质，以及石棉、氡、砷及其化合物等高致癌物质者，更易罹患肺癌。

● **肺癌家族史及既往肿瘤病史** 这类人群往往可能携带异常基因突变。有证据表明，有一级亲属被诊断肺鳞状细胞癌的人患肺癌的风险明显升高。

● **45 岁及以上人群** 在我国，45 岁以下人群肺癌发病率相对较低，45 岁及以上人群肺癌发病率呈明显增加趋势。

● **罹患肺部疾病** 肺结核、慢性阻塞性肺病、尘肺等慢性肺部疾病患者肺癌发病率高于健康人。

关键词二： 筛查

● **哪些人需要做筛查**

《中华医学会肺癌临床诊疗指南（2018 版）》推荐年龄在 55 ~ 74 岁、吸烟量 30 包年（如已戒烟，戒烟时间不超过 15 年）者参加低剂量 CT（LDCT）肺癌筛查。具有以下肺癌高危因素者也应进行筛查，如氡暴露、职业致癌物质暴露（如石棉、辐射、二氧化硅等）、个人肿瘤史、直系亲属肺癌家族史、肺部疾病史（如慢性阻塞性肺病或肺纤维化）、长期二手烟接触史、长期油烟吸入史等。值得一提的是，鉴于我国 45 岁及以上人群肺癌发病率呈明显增加趋势，故指南建议将肺癌筛查年龄提前至 45 岁。

● **筛查出肺小结节怎么办**

指南建议，直径≥ 5 毫米的非钙化结节或发现气管和（或）支气管可疑病变者，需要接受进一步检查。年度筛查发现新的非钙化结节、包块或呼吸道病变，或原有

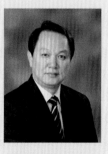

专家简介

韩宝惠 上海交通大学附属胸科医院呼吸内科主任、主任医师、博士生及博士后导师，中华医学会呼吸病学分会肺癌专业委员会委员，中国抗癌协会临床肿瘤学协作专业委员会（CSCO）执委、肿瘤血管靶向专委会主任委员，中国医师协会肿瘤专业委员会常委，上海市医学会呼吸病专科分会委员、肺癌学组组长，上海市医学会肿瘤靶分子专科分会副主任委员。

结节增大或实性成分增加者，也应接受进一步检查。

通常，医生会建议患者做一次高分辨率胸部CT加病灶的三维重建，以便了解结节内部的结构。若CT提示肿瘤生物学特征明显，可确诊为肺癌者，应尽早接受手术治疗。若怀疑结节可能与炎症相关，医生会建议患者接受两周的抗炎治疗，一个月后复查。复查结果：若病灶完全吸收，可排除肺癌；若病灶略缩小，则三个月后复查低剂量CT；若结节没有变化，则需要进行多学科会诊，确定治疗方案。还有一些肺小结节，可能暂时没有恶变迹象，但不排除将来发生恶变的可能性，患者需要长期随访。

关键词三： 诊断

肺癌的诊断通常需要结合病史、症状、体检，以及影像学和病理学检查。周围型肺癌早期可无明显症状，随着病情发展，可出现相应的呼吸道症状或转移相关症状。咳嗽是肺癌患者就诊时最常见的症状，早期常表现为刺激性咳嗽。由于肿瘤组织血管常较为丰富，部分患者可出现痰血；如果肿瘤侵袭较大血管，可引起咯血。

胸部CT检查可以有效检出早期周围型肺癌，进一步验证病变所在的部位和累及范围，也可帮助鉴别其良、恶性，是目前肺癌诊断、分期、疗效评价及治疗后随访最常用的影像学手段。

CT薄层重建是肺小结节最主要的检查和诊断方法。

对于肺内直径≤2厘米的孤立性结节，可进行薄层重建和多平面重建；对于初诊不能明确诊断的结节，视结节大小、密度不同，进行CT随访。若随访过程中发现结节大小、密度变化，尤其是发现部分实性结节中的实性成分增多或非实性结节中出现实性成分时，须高度警惕肺癌可能。

PET-CT检查是肺癌诊断、分期、疗效和预后评估的最佳方法之一。有条件者应进行PET-CT检查。

痰液细胞学检查是目前诊断中央型肺癌最简单、方便的无创诊断方法之一。纤维支气管镜检查是诊断肺癌的主要工具，可以通过活组织检查钳、毛刷及冲洗等方式进行组织学或细胞学取材。

关键词四： 治疗

根治性切除是早期（Ⅰ~Ⅱ期）非小细胞肺癌的优选治疗方式，解剖性肺叶切除是标准术式。开胸和微创手术具备同样的治疗效果，胸腔镜（包括机器人辅助）等微创手术安全可行，围术期效果优于开胸手术，长期疗效不亚于开胸手术。

通常，I_A期患者术后只需定期随访，无须其他治疗；I_B期患者术后是否要进行辅助治疗需要行多学科评估，有高危险因素者（如低分化肿瘤、脉管侵犯、肿瘤直径>4厘米等），宜进行术后辅助化疗；对$Ⅱ_A$和$Ⅱ_B$期患者，推荐以铂类为基础的方案进行辅助化疗，不建议行术后辅助放疗。Ⅲ期非小细胞肺癌以根治性同步放化疗为主要治疗模式。对于部分可切除的非小细胞肺癌，主要采取以外科手术为主导的综合治疗。Ⅳ期非小细胞肺癌患者以全身治疗为主。驱动基因阳性且不伴有耐药基因突变患者，可进行分子靶向治疗。驱动基因阴性或未知的肺癌患者以化疗为主。

关键词五： 愿景

近几年肺癌研究领域的成果很多，抗癌新药不断上市，医生手中的"武器"越来越多。对于驱动基因阳性的肺癌患者而言，分子靶向治疗已经帮助他们实现了长期生存；而在程序性死亡受体配体1（PD-L1）阳性的患者中，免疫治疗药物也显现出良好的疗效。韩宝惠教授告诉记者，他诊治的一位晚期肺癌患者，就诊时已经发生肝转移和骨转移，但在综合治疗的帮助下，已经存活了6.5年。

这些年，该患者在韩宝惠教授的指导下先接受了分子靶向治疗，耐药后进行了全身化疗，之后又接受了具有抗肿瘤血管生成作用的小分子多靶点药物治疗和免疫治疗，目前病情稳定。这名原本最多只有半年生存期的晚期肺癌患者之所以能实现"带瘤生存"6.5年，与医学科技的进步密不可分。韩宝惠教授表示，相信在不久的将来，肺癌也有望成为像高血压、糖尿病一样的慢性病。**PM**

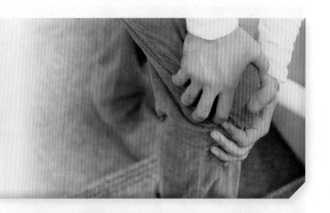

82岁的郑大伯是浙江临安人，家住山脚下，几乎每天都要上山下山。两年前，他的膝关节出现疼痛、肿胀，走路变得一瘸一拐的，起初不能爬山，后来连走出家门都困难。经检查，他的左膝关节软骨几乎磨损殆尽，右膝关节软骨也所剩无几。随后，郑大伯接受了人工膝关节置换手术，术后24小时就可以下床走路了。他开心地说："没想到手术后这么快就能走路，我真想明天就爬到山上去看看！"

"劳模"膝关节，软骨易受伤

🔷 上海交通大学医学院附属仁济医院骨关节外科主任医师　林瑞新

膝关节是人体最复杂的关节，也是最大的承重关节，在人类的直立行走中发挥着至关重要的作用，堪称"劳模"。人在走路时，膝关节的两个软骨（内侧半月板、外侧半月板）在"大腿骨"（股骨）和"小腿骨"（胫骨）之间起到类似"软垫"的作用。年轻时，软骨面很光滑，关节腔内滑液很充足，膝关节活动很自如。随着年龄增长，膝关节退化不可避免。如今，膝关节骨关节炎患者越来越多，是中老年人的常见病，60岁以上者占六成。

膝关节骨关节炎以关节软骨退变和软骨下骨增生为特征。随着上述病理改变的进展，患者的膝关节疼痛、积液、肿胀、僵硬、畸形等症状会逐渐加重，出现行走和上、下楼梯困难，影响正常生活。

膝关节骨关节炎的病因有三类

中老年人发生膝关节骨关节炎，主要原因可分为三类：一是膝关节受过伤，内侧副韧带、外侧副韧带、前交叉韧带、后交叉韧带损伤或断裂，内侧半月板、外侧半月板损伤，但没有及时处理，加速骨关节炎的发生；二是存在基础性疾病，如痛风或关节炎等，加快关节退变；三是经常爬山、带伤负重劳动等，导致膝关节磨损加剧。

膝关节骨关节炎应及早治疗

软骨在X线片上不显影，X线片上股骨和胫骨之间约4毫米的"间隙"就是膝关节软骨的位置。软骨不可再生，

应注意保护，出现问题应及早治疗。很多人等到这个间隙几乎消失不见了才就诊，就太晚了。

值得提醒的是，绝经后女性体内雌激素水平、全身免疫代谢功能降低，膝关节的剧烈运动会加剧膝关节退化。特别是爬楼梯时，膝、髋、踝关节处于不同平面，膝关节承受的重量高达人体重量的3～5倍。因此，在日常生活中，绝经后女性要尽量避免负重爬山或爬楼梯。

膝关节骨性关节炎的发生、发展大多延续5～10年。病情严重的患者往往行走困难，走路一瘸一拐。长此以往会导致肌肉萎缩、骨质疏松，出现腿细、膝关节增大的现象，甚至畸形的X形腿、O形腿，只能采取人工膝关节置换来治疗。人工膝关节置换术在我国已开展30年，技术比较成熟，患者术中出血仅50～200毫升，术后1日便可扶助行器下地行走，术后1周可独立行走。**PM**

专家简介

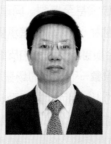

林瑞新　上海交通大学医学院附属仁济医院骨关节外科主任医师，中华医学会骨科学分会肩肘外科协作组委员、运动医疗分会上肢学组青年委员，中华中医药学会骨质疏松分会委员。擅长关节置换、关节矫形，以及髋、膝、肩、肘、踝等关节疾病的关节镜下微创治疗。

专家门诊：周一上午（西院），周二上午、周三下午（东院）

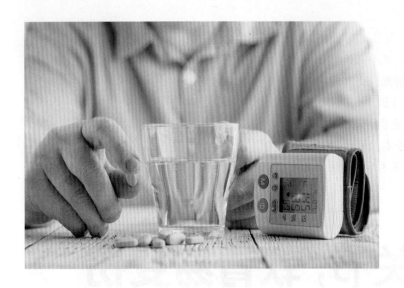

生活实例

王老伯原本想着退休后和老伴潇洒走世界，可就在上周，一向身板硬朗的老伴因头晕、乏力去医院看病，结果不但发现有高血压，还伴有肾功能减退。慌了阵脚的王老伯十分痛心。都说少年夫妻老来伴，他们唯一的儿子远在大洋彼岸，如今只有老两口相互扶持。晚上，王老伯照顾老伴睡下后，自己戴上了老花镜，仔仔细细地阅读起了药品说明书。王老伯心中不断"冒"着疑问：这年纪大了，血压怎么说高就高了呢？还有，好端端的怎么肾脏也出问题了呢？医生开了两种降压药，关照每天都要吃，而老伴一下子吃两种药，是不是太多了？"是药三分毒"，老伴已经有了肾功能减退，再这么服药，肾脏怎么"吃得消"呢？

高血压合并肾功能不全：

复旦大学附属中山医院
上海市心血管病研究所主任医师　程蕾蕾

降压、护肾"双赢"

高血压与肾功能不全："剪不断、理还乱"

正常的血压是维持人体健康的基本条件。如果把人体比作一幢大楼，心脏好比日夜运转的中心水泵，血管好比粗细不一的水管。这套供水系统不但给大楼里的家家户户提供水源，同时还承担着输送营养、回收垃圾的功能。

要保证供水系统的各级水管完整、通畅，就要保持一定的水压。水压过低，无法推动水流运转；水压过高，则会损害水管的管壁结构，时间长了，易造成水管爆裂甚至引起整幢大楼停水，大伙儿都"喝不上水"。我们都知道这样的常识：为了降低较低楼层的水压，高层住宅楼的十层左右一定会安置水管减压阀，如果不这么做，低楼层的水管会因长期承受高水压而发生水管破损甚至爆裂。同理，人体的血管也要维持在一定压力范围内，人体血管壁承受的压力就是血压。异常增高的血压会损害全身动脉内皮细胞，破坏血管内膜的结构和功能。想象一下这样的场景：大楼的水管漏了，管道工和看热闹的人一拥而上，场面一定混乱不堪。当血管内皮受损时，炎症细胞、血小板等"蜂拥而至"。它们有些帮忙"维修"，有些伺机"捣乱"，结果非但不能使血管整修如新，反而会在病变血管处形成动脉

粥样硬化斑块——这便是高血压摧残人体脏器的重要原因。高血压不仅对心脏本身不利，还会造成大脑、肾脏等器官病变，继而引发脑卒中、肾功能不全等。

说完了心脏和血管，再来说说肾脏。肾脏好比人体的"废品回收站"，血液在肾脏进行过滤，水分、蛋白质、葡萄糖和适量矿物质被回收，多余的水分、代谢废物等形成尿液被排出体外。体内水分过多或过少都会影响血压水平。肾脏与心血管系统默契配合，维持体液和电解质的动态平衡。当各种原因导致肾脏结构和功能发生改变，无法履行排泄代谢废物、维持水电解质平衡时，便称为肾功能不全。

如果把肾脏比作一张滤网，肾功能减退时滤网遭到破坏，体积相对较大的蛋白质也能漏出；若此时压力再增高，将导致更多对人体有利的物质漏出。当肾功能减退到一定程度时，患者会出现蛋白尿，排尿时尿液起泡沫便是最直观的表现。异常升高的血压会破坏肾脏的滤过功能；若肾脏功能受损，多余的液体和有害物质在体内蓄积，也会加重高血压，使心血管系统雪上加霜。

服降压药，先评估肾功能

高血压合并肾功能不全的情况并不少见。在肾功能减退患者中，约2/3合并血压升高，须口服降压药进行治疗。常见的降压药分五类。

①利尿剂，帮助排出人体水分，从而起到降压作用，如氢氯噻嗪、螺内酯等；②β受体阻滞剂，这类药物多数以"洛尔"为后缀，如美托洛尔、比索洛尔等；③钙离子拮抗剂，这类药多数以"地平"为后缀，如硝苯地平、氨氯地平等；④血管紧张素转化酶抑制剂，这类药物多数以"普利"为后缀，如培哚普利、依那普利等；⑤血管紧张素II受体拮抗剂，这类药物多数以"沙坦"为后缀，如坎地沙坦、缬沙坦、氯沙坦等。此外，还有一些药物如哌唑嗪等也有降压功效。

这些降压药各有千秋。轻度肾功能不全患者无明显用药禁忌，治疗后血压被有效控制便能获益。已发生肾功能减退的患者在选择降压药时须严格甄别。高血压伴轻度肾功能不全者，尤其是合并蛋白尿或糖尿病者，服用血管紧张素转化酶抑制剂（普利类）或血管紧张素II受体拮抗

剂（沙坦类）较为合适，这两类药物可减少蛋白尿，具有保护肾脏的作用，可单独或联合其他降压药服用。不过，高血压合并严重肾功能不全者，服用这两种药反而可能导致肾功能恶化、血钾升高，不宜服用。

看着药品说明书上列出的不良反应，高血压合并肾功能不全患者往往会感到困惑：医生让我吃药控制血压，说血压高了会进一步损伤肾脏，可是药品说明书上明明写着服药会影响肾功能。吃也不是，不吃也不是，这可怎么办呢？笔者建议，患者宜做到以下两点。

❶ 信任医生，详细咨询。

当患者合并多种疾病时，医生会经过缜密分析，选择对患者最有利的治疗方法。若患者对治疗心存疑惑，可向医生咨询，切勿自行改药、停药。

❷ 严遵医嘱，定期随访，持之以恒。

高血压和肾功能不全都是慢性病，难以彻底治愈。只有定期监测，及时发现药物不良反应并在医生指导下采取相应措施，才能力争降压和护肾"双赢"。

肾功能不全者，降压更为严格

如果把服用降压药比作吃饭，吃得是否满意、有没有吃饱，还得靠血压监测。高血压合并肾功能不全者应坚持家庭血压监测。只有不断监测血压，才能确保降压疗效。一般而言，若患者已出现蛋白尿，降压目标为130/80毫米汞柱以下。血压监测应牢记四"定"原则。

● **定时间** 每天在同一时间段进行测量。最佳时间为起床后或就寝前。

● **定体位** 无论采取哪种体位，都应使血压计袖带中心与心脏大致齐平。

● **定部位** 固定一侧手臂测量血压。与袖带连接的橡皮管，应放在胳膊内侧，让橡皮管的延长线与同侧中指在同一直线上。袖带的下缘应置于肘关节以上2～3厘米，

松紧度以刚好能插进一根手指为宜。

● **定血压计** 尽量采用同一个血压计进行血压监测。**PM**

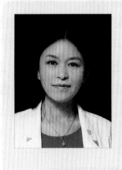

专家简介

程蕾蕾 复旦大学附属中山医院、上海市心血管病研究所主任医师、硕士生导师。擅长疑难心血管疾病的超声诊断，以及高血压、高脂血症、冠心病、心肌病等心血管疾病的诊治。研究方向为肿瘤化疗及放疗后心血管损伤的诊断与治疗，在采用心脏超声无创检测心功能方面经验丰富。

专家提醒

即便每天在同一时间、采用同一血压计，血压测量也不尽相同。因为人体血压是波动的，健康人每天血压波动幅度能达到15~30毫米汞柱，高血压患者的波动会更大。坚持测量血压并记录，是最好的健康档案，方便医生据此制定和调整降压治疗方案。

老年糖尿病患者的诊疗过程有其特殊性，具体到看病、用药与护理，要强调和贯彻个体化的治疗原则，切不能一概而论。本栏目上期介绍了老年糖尿病患者治疗需要注意的"ABC"，这期介绍"DEF"。

老年"糖友"治疗的"DEF"

战略支援部队特色医学中心全军糖尿病诊治中心主任医师 许樟荣

D——饮食和药物

一句话解读：老年糖尿病患者应注意膳食平衡、粗细搭配、少食多餐，药物治疗要安全、有效、简单。

D，一是饮食（diet），二是药物（drug）。

饮食治疗是糖尿病的基础治疗措施，离开饮食控制，单纯使用降糖药物（包括胰岛素在内）往往不能使血糖得到良好控制。肥胖是糖尿病的主要危险因素，新发病的中青年肥胖糖尿病患者往往合并高血糖、血脂异常、高血压、脂肪肝，有的还有高尿酸血症。对于这部分患者来说，严格的饮食控制，加上适当运动，可以使体重减轻、血糖和血压下降、血脂异常纠正、脂肪肝减轻，部分糖尿病患者在明显减重后不需要服用任何降糖药，血糖也可以维持正常。但是，老年糖尿病患者的情况有所不同。因消化功能减退、咀嚼功能下降、合并胃肠自主神经病变等原因，老年人体重往往明显下降。尤其是80岁以上的高龄糖尿病患者，合并营养不良、贫血和低脂血症的现象比较普遍。这些患者一旦发生心衰、脑卒中、呼吸道感染等，死亡率很高；如果发生糖尿病慢性并发症，后果也很严重。我们曾做过调查分析，发生足溃疡的老年糖尿病患者，血清白蛋白如果低于30克/升，溃疡很难愈合；如果低于25克/升，通常不能愈合，而促使足溃疡愈合的基本条件之一就是纠正营养不良。

由此可见，对老年糖尿病患者来说，控制体重无须过于严格。特别是体重偏轻、营养不良的患者，保持适宜体重很重要。饮食治疗的基本原则是：在控制总热量的基础上，注意膳食平衡，粗细搭配，少食多餐。合并糖尿病肾病的患者，应减少蛋白质摄入总量，提高蛋白质的质量，减少植物蛋白质摄入，增加鱼虾、瘦肉和蛋类等优质蛋白质食物。在烹饪方面，需要注意让老人容易吃、吃得下、方便消化。

老年糖尿病患者往往合并多种糖尿病并发症或其他慢性病，需要服用多种药物，有的患者甚至一天服用数十片药物。这一方面可能会对患者的消化道及肝肾功能带来影响，另一方面容易造成药物之间发生相互作用，导致严重后果。我曾经见过一名老年糖尿病患者，平时口服1~2种降糖药，血糖控制良好，某日因泌尿道感染服用左氧氟沙星后发生低血糖昏迷；也见过一名80岁女性糖尿病患者服用辛伐他汀后出现严重肌病、肾功能不全，停用他汀类药物、对症处理后才得以康复。此外，目前检查药物有效性和安全性的临床药理试验都是在70岁以下人群中实施的，几乎没有在80岁以上老年人中开展的。

所以，老年糖尿病患者的药物治疗要安全、有效、简单，尽量避免同时使用多种药物，凡是可用可不用的就不用。要抓住"主要矛盾"，即针对危及生命的病症用药。有些疾病或异常不危及生命，甚至只是与"老"相伴，可不用药或少用药，如高龄糖尿病老人合并略高的血脂等。

专家简介

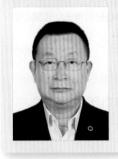

许樟荣 战略支援部队特色医学中心全军糖尿病诊治中心主任医师、教授、博士生导师，中华医学会糖尿病学分会糖尿病足与周围血管病学组顾问，亚洲糖尿病学会监事。

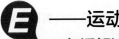

E ——运动

一句话解读：老年糖尿病患者的运动应适时、适量、适度。

E，即运动、锻炼（exercise）。老年糖尿病患者的运动需要注意适时、适量、适度等原则。

适时，就是在合适的时间运动。有些时间是不适合老人运动的，比如寒冬的早晨、饱餐后。在寒冬的早晨运动，人体受到寒冷刺激后，交感神经兴奋，会引起周围血管收缩、血压升高、心动过速，导致心脏负荷明显增加。老年糖尿病患者往往合并心脑血管硬化和心血管自主神经病变，骤然升高的血压会导致心肌缺血，而缺血引起的心绞痛等"报警信号"又不明显，严重者可发生猝死。使用胰岛素治疗的患者不宜在空腹时运动，否则容易诱发低血糖。

适量，即运动量不宜过大。有的老年糖尿病患者为了不服降糖药、不用胰岛素，寄希望于通过控制饮食和加强运动来控制血糖，加之退休后时间宽裕，每天活动4~5小时。这既没必要，也不合适。随着年龄增长，老年糖尿病患者胰岛B细胞分泌胰岛素的能力必然下降，活动量增加并不能改善这一能力。如果在过于严格控制饮食的同时增加活动量，还有可能造成酮症酸中毒。一句话，运动并不能代替药物治疗。

适度，即选择合适的运动方式。对于老年糖尿病患者而言，比较合适的运动方式是步行和游泳，不宜参加举重、吊环等需要爆发力的运动，也不宜爬山。老年人大多有退行性骨关节炎，经常爬山会伤及膝关节；山地高低不平，爬山还容易损伤足底，诱发糖尿病足病。

此外，老年糖尿病患者的运动要有规律，运动时应随身携带糖块、巧克力等食品，以免发生低血糖。运动方式和运动量发生明显改变时，应及时监测血糖，以了解运动改变对于血糖的影响，避免和及时纠正低血糖。总体上，运动总比不运动强，即使做不到每天运动1小时，分次完成这个运动量，也是有好处的。

F ——情绪

一句话解读：老年糖尿病患者要调整心态，积极面对衰老和疾病，享受老年生活。

F，即感觉、感情、情绪（feeling）。老年糖尿病患者要有良好的心态，要服老，并享受老的情趣、老的自由、老的幸福。

人的衰老是一个渐进的过程，越到生命后期，光阴逝去留下的"痕迹"越明显。老年人要服老，要积极适应衰老的过程，切不可鲁莽生活，如饮食无度、嗜酒如命、熬夜打牌等。

人要服老，要接受老年期容易发生多种疾病或多种代谢异常的现实。有些老年糖尿病患者过度关注血糖值：有的天天测空腹血糖，稍高一点就精神紧张；有的担心口服降糖药的副作用而拒绝服用，坚持要用胰岛素；有的为了严格控制血糖，吃得非常少，用药非常认真，结果经常造成低血糖。还有不少老年糖尿病患者不愿意花钱进行规范治疗，反而愿意花钱买保健品。遇到这类老年患者，我都会花些时间耐心解释，科学引导。**PM**

专家感言

与老年糖尿病患者交往时，医生要善于正确引导。同样的话题，换一种说法或想法，就会收到不一样的效果。有一次，我接诊一位老干部。他已经用了3种降糖药，但血糖控制仍不满意。我建议他每天加用一次基础胰岛素治疗，他坚决不接受。退而求其次，我建议他加用一种需要自费的口服药，一个月需要300元左右。老干部一听要自费，很不情愿。我对他说："健康地多活一些年多好！"他说："也是，孩子们每个月还给我钱。"我接着说："现在生活多美好，我们健康就是对孩子最大的支持。"这么一说，他高兴地接受了我的建议。

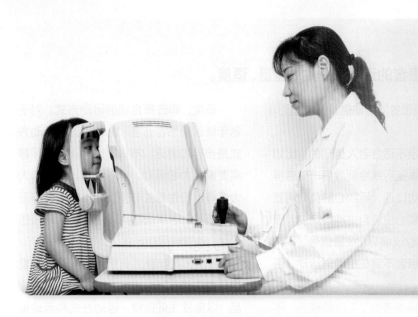

"医生，我家宝宝总爱斜着眼看电视，这是斜视吗？"

"医生，邻居都说我家宝宝有'斗鸡眼'，您帮忙看看？"

"医生，我家宝宝在阳光下总爱眯眼睛，这是怎么回事呀？"

在眼科门诊，经常会遇到孩子的爸妈或长辈焦急地询问一系列有关儿童斜视的问题。什么是斜视？斜视会随着年龄增长而自行消失吗？何时是斜视的最佳治疗时机？斜视必须手术治疗吗？

宝宝斜视，何去何从

复旦大学附属眼耳鼻喉科医院眼科副主任医师　姚 静

斜视有"内""外"之分

斜视是指双眼位置不对称，以内斜视和外斜视最为常见。家长可通过一个简单的方法在家进行初步判断：用手电筒照射在孩子两眼正中的鼻梁位置，观察黑眼珠上的反光点。如果反光点在黑眼珠正中，则基本排除斜视可能；如果一只眼睛的反光点在黑眼珠正中，另一只眼睛的反光点在偏黑眼珠外侧，那么很可能是内斜视（图A）；如果另一只眼睛的反光点在偏黑眼珠内侧，则很可能发生了外斜视（图B）。一旦发现异常，家长应尽快带孩子至医院明确诊断。

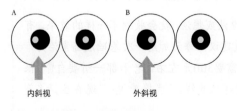

内斜视和外斜视图示

斜视若不及时处理，危害深远。首当其冲便是伴随一生的美观问题。当孩子有明显的斜视时，难免会迎来周遭异样的目光，长此以往，可能导致患儿产生自卑、孤僻等心理行为障碍，对日后升学、就业和择偶等重大人生事件造成不同程度的负面影响。其次，斜视会破坏孩子的立体视觉，影响日常生活，如打球、看3D电影等；由于无法完成精细的工作任务，斜视还将大大影响择业。此外，在孩子生长发育过程中，斜视，特别是内斜视，是导致弱视的重要原因。

若孩子被确诊为斜视，须先检查眼球运动是否存在异常。若眼球运动存在问题，还须进行眼眶和头颅影像学检查。随后，医生会仔细检查眼球的各部分结构，排除眼部器质性病变导致的知觉性斜视等。如果存在器质性病变，须先治疗原发疾病。临床上，大多斜视患儿不伴有眼球运动障碍及眼部器质性病变，可根据内斜视和外斜视的不同情况进行相应的治疗。

内斜视：以配戴眼镜和弱视治疗为先

临床上，最常见的内斜视包括婴儿型内斜视、调节性内斜视、部分调节性内斜视和非调节性内斜视。患儿若被确诊为内斜视，需用阿托品眼用凝胶进行扩瞳验光，检查是否伴有远视和弱视。

若患儿伴有远视，可先配戴远视眼镜治疗，2个月后，观察内斜视是否有好转迹象。若配戴眼镜后，患儿的内斜视完全好转，这种内斜视则称为调节性内斜视，和远视有关，无须手术，可继续以戴眼镜治疗。若配戴眼镜后内斜视部分好转，这种内斜视为部分调节性内斜视，和远视有一定关系，但只靠配戴眼镜是无法完全矫正的。如果此类患儿在配戴眼镜后斜视度数仍较大，宜尽早手术治疗。

若患儿无远视，或远视的度数很低，配戴眼镜后内斜视几乎无好转，这类内斜视包括婴儿型内斜视和非调节性内斜视。患儿越早治疗（一般建议2周岁以内手术），对恢复双眼视功能的帮助越大。

若患儿伴有弱视，须先治疗弱视，等双眼视力接近后，再择期手术治疗。

外斜视：大多需手术治疗

对外斜视患儿而言，眼位偏斜过于频繁或角度过大时，可考虑手术矫正。临床上最常见的外斜视包括间歇性外斜视和婴儿型外斜视。

婴儿型外斜视一旦确诊，须手术治疗。而有弱视的患儿须先治疗弱视，等双眼视力接近后尽快接受手术。

间歇性外斜视，顾名思义，外斜视是间歇性的。患儿大多数时候双眼眼位正常，当疲劳、发呆或患病时，由于融合代偿机制减退，一只眼会偷偷地向外"飘移"；一经提醒，外斜的眼睛会迅速"还魂入鞘"，恢复到正位，尤以看远处时经常发生。为了使眼位恢复到正常状态，患儿常有意、无意地动用眼球汇聚的力量，这将引起调节性近视而导致视力下降。有些孩子在明亮光线下喜欢闭一只眼，这也是间歇性外斜视的重要表现。对这类患儿而言，若斜视度数较小，控制良好，可先静观其变。若斜视度数大，患儿控制能力差，危及双眼视功能，应尽早手术。一般推荐4岁以上手术，此时孩子的配合度相对较好，眼球的运动功能和立体视觉等发育也相对比较成熟。

有些家长抱有侥幸心理，认为斜视会随着孩子生长发育逐渐消失，或试图用双眼集合训练（类似训练"斗鸡眼"）来纠正孩子的外斜视，替代手术治疗。集合训练对度数小的间歇性外斜视患儿有一定的控制作用，但术前进行双眼集合训练可能会影响斜视度的准确测量，故不宜进行。4个月以下儿童的斜视有时可能会自发消退，特别是当斜视属间歇性或斜视度可变时。但对大多斜视患儿来说，斜视不仅不会自愈，有些还会加重，比如

由间歇性外斜视发展为恒定性外斜视。

扫清手术疑虑，
还孩子阳光"视"界

斜视手术是眼外手术，通过调整眼球表面肌肉的位置和力量来矫正眼位。它对眼球的干扰非常小，一般不会影响患儿视力，相对比较安全。幼儿因配合度差，手术须在全麻下进行。手术时间非常短，一般半小时左右即可完成。

斜视手术在"眼白"的位置做切口，结束时用缝线将切口缝合。由于"眼白"处的血管非常丰富，故患儿术后眼睛出现红肿、异物感、畏光、流泪等都是正常现象，家长不必过度担心。手术当日，手术眼由纱布覆盖。此时，年龄较小的孩子可能因看不到事物而缺乏安全感，家长可通过语言、抚摸等安抚宝宝的情绪。术后第二天，便可除去纱布，伤口未完全愈合前，应避免生水进入眼睛。术后，患儿无须口服或静脉使用抗生素，只要遵医嘱使用抗感染和抗炎的眼药水，伤口周围的红、肿将逐渐褪去。术后通常不必拆线，缝线会自行吸收，一般不会在孩子脸上留疤。随着红肿的消退、缝线的吸收，异物感、畏光和流泪等症状也会逐渐减轻和消失。在室外阳光强烈时，家长可给患儿戴太阳眼镜来阻挡强光对眼睛的伤害，但这并不是必需的。对年幼的孩子而言，在室内长期戴深色太阳眼镜有造成弱视的风险。**PM**

术后出现"特殊现象"莫惊慌

- **术后重影** 少数外斜视的孩子术后会出现重影，也就是医学上讲的"复视"。术后重影一般在数天至数周逐步消失，不用过分紧张。

- **仍存内斜视** 部分调节性内斜视（不戴眼镜时"斗鸡眼"比戴眼镜时更严重的孩子）术后不戴镜时，家长可能觉得孩子依然存在"斗鸡眼"现象，因此怀疑手术失败。事实并非如此。这非但不代表手术失败，而正是医生诊疗计划的合理设计，是正常现象。这是因为，在术后，医生会嘱咐孩子配戴远视眼镜辅助治疗，随着远视度数的降低，"斗鸡眼"将会慢慢好转。若非如此，而是在术中完全"做正"，则易使孩子在术后出现外斜视。

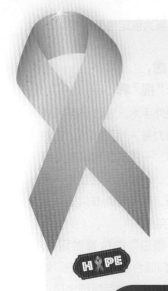

2019年2月，纪录片《人间世2》第5集《抗癌之路》在东方卫视播出。片中一位年仅30岁的大学教师闫宏微与乳腺癌顽强抗争但"屡战屡败"的故事令人揪心不已，同时也让人们"见识"了"三阴性乳腺癌"的凶险。

一个月后，复旦大学附属肿瘤医院的一项针对三阴性乳腺癌的重要研究成果在肿瘤学顶尖期刊《Cancer Cell》（《癌细胞》）发表，影响因子高达22分。该院专家团队历时五年联合攻关，绘制出全球最大的三阴性乳腺癌队列多组学图谱，并提出"三阴性乳腺癌分子分型基础上的精准治疗策略"，这意味着既往缺乏有效疗法的三阴性乳腺癌有望获得"分类而治"。

近年来，随着早期诊断率的不断提高、手术治疗的不断完善、治疗药物的不断推陈出新，乳腺癌患者的生存率和生活质量有了显著改善。为何唯独三阴性乳腺癌如此难治？复旦大学附属肿瘤医院的最新研究成果对三阴性乳腺癌的诊治具有什么重要意义？且听该院乳腺外科主任邵志敏教授的分析。

最难治的"三阴性乳腺癌"：
从束手无策到曙光初现

本刊记者/ 黄 薏
专家支持/ 复旦大学附属肿瘤医院乳腺外科教授　邵志敏

大众医学： 很多人都知道，乳腺癌是女性常见的恶性肿瘤，但对于"三阴性乳腺癌"，了解的人却并不多。什么是三阴性乳腺癌？这种类型的乳腺癌是不是更凶险？

邵志敏： 三阴性乳腺癌因为缺乏有效的"治疗靶点"，目前的治疗手段很有限，患者预后较差。

乳腺癌是个"大家族"，可细分为腔面 A、腔面 B、Her－2 阳性和"三阴性"四个亚型。三阴性乳腺癌（TNBC）是指雌激素受体（ER）、孕激素受体（PR）和人表皮生长因子受体（Her－2）都没有表达的乳腺癌，是一种特殊的免疫组织化学亚型，占所有乳腺癌的 15% 左右。

乳腺癌的主要治疗手段包括手术治疗、化疗、内分泌治疗和靶向治疗。抗癌药物要发挥作用，必须在肿瘤上找到作用的"靶子"，这个"靶子"就是我们通常所说的药物靶点。由于三阴性乳腺癌缺乏雌激素受体（ER）、孕激素受体（PR）和人表皮生长因子受体（Her－2）这三个治疗靶点，内分泌治疗和针对 Her－2 的靶向治疗均无效，患者往往只有化疗"一条路"，疗效不佳，副作用大，复发率高，也容易发生远处转移。正因为如此，三阴性乳腺癌堪称乳腺癌中最"毒"的类型，也是乳腺癌学界面临的一道世界性难题。

大众医学： 在复旦大学附属肿瘤医院最新发布的针对三阴性乳腺癌的研究中，最主要的成果是什么？

邵志敏： 我们团队的最新研究发现，三阴性乳腺癌并不是单一的类型，而是可以分为多个亚型。

我们研究团队采用高通量基因芯片和测序技术对 465 例三阴性乳腺癌标本进行研究，绘制出全球最大的三阴性乳腺癌队列多组学图谱，并通过大数据分析证实，三阴性乳腺癌不是传统认识中的单一类型。它也是一个"家族"，可分为不同的亚型，不同亚型患者存在生存期差异，对不同治疗方案的敏感性也不同。根据表面蛋白的不同特征，我们将三阴性乳腺癌分类并命名为 4 个不同的亚型：免疫调节型、腔面雄激素受体型、基底样免疫抑制型和间质型。这是国际上首次基于多维大数据系统提出的三阴性乳腺癌分类标准。

大众医学：将三阴性乳腺癌细分为四个亚型，有什么重要意义？

邵志敏：对三阴性乳腺癌不同亚型的分析，为科学家寻找相关治疗靶点指明了方向，有助于提高三阴性乳腺癌的疗效。

通过对三阴性乳腺癌不同亚型的进一步分析，我们找到了不同亚型独特的基因位点。而不同亚型独特的基因突变是临床转化研究的"航标"，有助于医学专家有的放矢地选择治疗方案。比如，免疫调节型三阴性乳腺癌，其癌细胞周围有大量淋巴细胞，提示可能对免疫治疗敏感；腔面雄激素受体型乳腺癌细胞有明显的 Her－2 基因突变，提示靶向治疗可能有效。

目前，我们正在开展针对难治性三阴性乳腺癌精准治疗的临床研究——FUTURE 研究。该项目已获得伦理委员会的批准立项，拟将三阴性乳腺癌患者的不同靶点精准地分成 4 型、7 个不同的靶向臂，力争尽快研发针对三阴性乳腺癌不同靶点的药物，最终实现对三阴性乳腺癌患者的"分类而治"，延长患者的生存期。对于化疗后耐药的晚期三阴性乳腺癌患者而言，这项研究将带来生机和曙光。

大众医学：目前，乳腺癌仍是女性最常见的恶性肿瘤。复旦大学附属肿瘤医院的统计数据提示，乳腺癌患者的 5 年生存率已高达 93.59%。那么，提高乳腺癌疗效的关键是什么？

邵志敏：多学科综合诊治模式是提高疗效的关键。

复旦大学附属肿瘤医院在乳腺癌的诊治和研究方面是上海乃至全国的一块"高地"。以手术为主，化疗、放疗相结合，病理及影像诊断辅助的"复旦肿瘤"乳腺癌多学科综合诊治模式，可以为不同分型、分期的乳腺癌患者提供全疾病周期的管理和个体化规范治疗，使患者不出国门便能获得比肩国际先进水平的治疗效果。

为完善治疗的全周期管理，乳腺外科率先尝试在外科嵌入专职化疗专家，组成一支乳腺癌综合治疗小组，实现病理诊断、影像诊断、外科规范治疗、放化疗的"无缝连接"，使患者享受集成式、一站式的诊疗服务。

对于一些难治性或复发、转移的乳腺癌患者来说，积极参加临床试验，也有望获得较好疗效和生存获益。这些临床试验都是高水平的多中心研究，基本与国际同步，患者在"家门口"就能获得参与。近期，我院乳腺癌多学科综合诊治团队对 2008—2016 年初治的 2 万余例乳腺癌患者生存率数据进行了统计，结果提示患者 5 年总体生存率为 93.59%，处于全国领先、国际先进水平，部分分期、亚型的乳腺癌患者的疗效甚至超过美国。

大众医学：对于普通女性而言，如何早期发现乳腺癌的"苗头"？
邵志敏：乳腺癌的早期诊断率直接决定疗效和预后。

乳腺癌发现得越早，疗效和预后越好。我院患者的随访数据显示，0～Ⅲ期患者的 5 年生存率为 94.28%，Ⅳ期患者的 5 年生存率为 49.36%。发现较早的 0 期和 I 期乳腺癌患者可以做保乳手术，不仅手术创伤小，术后不需要化疗，生存率和生活质量也高；反之，如果发现过晚，肿瘤已经很大，甚至已经发生远处转移，不仅治疗起来十分困难，疗效往往也不尽如人意。

为早期发现乳腺癌的蛛丝马迹，女性从 20 岁起就应每月进行乳腺自查。有乳腺癌高危因素（如乳腺癌家族史、未育或 35 岁以上初产妇、月经初潮≤ 12 岁或行经≥ 42 年的女性等）的女性从 35 岁起、其他女性从 40 岁起，应定期接受乳腺 B 超联合钼靶的筛查。45 岁以上女性可每两年进行一次钼靶筛查（对于部分致密型乳腺，结合超声仍有必要），以便早期发现乳腺癌。**PM**

（复旦大学附属肿瘤医院乳腺外科江一舟副研究员对本文亦有贡献）

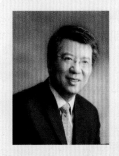

专家简介

邵志敏 复旦大学附属肿瘤医院大外科主任兼乳腺外科主任，复旦大学肿瘤研究所所长、乳腺癌研究所所长，中国抗癌协会乳腺癌专业委员会名誉主任委员，中华医学会肿瘤学分会副主任委员、乳腺癌学组组长，上海市抗癌协会乳腺癌专业委员会名誉主任委员，上海市医学会肿瘤专科分会主任委员。主要从事乳腺癌的临床和基础研究，建立适合中国人群的早期筛查和诊疗流程，开展临床试验提高乳腺癌患者的预后。

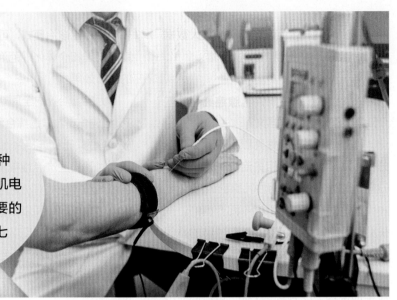

人人都知道心电图对心功能检查的重要性，却很少有人知道有一种与心电图"同名不同姓"的"兄弟"——肌电图。在神经内科，肌电图扮演着十分重要的角色。想了解肌电图，首先要从以下七个知识点说起。

你所不知道的"肌电图"

复旦大学附属华山医院神经科肌电图室副主任医师　乔 凯

知识点一： 探查周围神经系统病变

肌电图检查是临床常用的一项评价周围神经和肌肉功能是否完好的检查手段。它的基本原理是用特殊电极记录肌肉和神经传导产生的电信号，并将电信号通过仪器加工处理后形成图像、声音和数据等信息，最终由医生对结果进行分析，判断周围神经系统（包括运动神经元、周围神经、神经肌肉连接处和肌肉）有无病变及病变所在的部位。

通常，当患者出现肢体麻木（包括感觉减退、针刺和蚂蚁爬等感觉）、疼痛、无力，肌肉萎缩或肌肉酸痛、僵硬等症状，怀疑可能是由于周围神经（而非中枢神经）系统病变引起时，应接受肌电图检查。在进行肌电图检查前，患者须了解肌电图检查的相关注意事项，如遵医嘱暂时停服某些药物（尤其是服用溴吡斯的明治疗重症肌无力的患者）。

知识点二：

"肌肉"和"神经"检查常同时进行

肌电图检查通常包括"肌肉肌电图检查"和"神经肌电图检查"（也称神经传导检查）两部分。对大多数患者

而言，肌肉和神经的检查需要同时进行，二者相辅相成，缺一不可。此外，肌电图还有一些特殊的检查项目，如用于检查神经肌肉接头处功能的重复神经电刺激检查、用于评价肌膜兴奋性变化的运动试验等，临床医生会根据患者病情需要，选择合适的检查项目。

知识点三： 检查过程中略有不适

与心电图或脑电图不同，肌电图检查会引起不适感，患者在检查前应做好心理准备，但无须过分恐惧而造成思想负担。

肌电图检查一般从无创的神经传导检查开始。神经传导检查时，须给予一个电刺激"激活"神经，使其产生

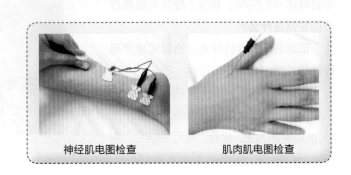

神经肌电图检查　　　　　　　肌肉肌电图检查

一个可以被表面电极记录到的电反应。检查者会从低电量开始逐步调高刺激量，直到刺激强度达到检查要求。刚开始接受电刺激时，患者会有"触电"样的感觉，随着电量逐步提高，可渐渐适应。

"肌肉肌电图"是一项有创检查，检查时须将一种特殊的电极针插入患者的肌肉中并记录肌肉电活动。电极针插入后，检查人员会嘱咐患者完全放松肌肉，以观察有没有异常的自发活动，随后让患者轻轻收缩被检肌，检查肌肉自主收缩时产生的电信号有无异常。患者可能会略感酸痛，但每一块肌肉的检查时间较短，大多数患者可以承受。

知识点四：肌电图检查对人体无害

一听到"电刺激"，患者常会露出惊恐的表情，还有不少人担心肌电图检查会对人体造成伤害而放弃检查，其实大可不必。肌电图检查后，部分患者可能会出现肌肉酸痛、扎针处少量淤血和肌酶暂时轻度升高，几天后便可恢复正常，一般不会对神经和肌肉造成损害。

肌电图虽然安全可靠、风险低，但也并非人人适用。例如：存在出血倾向的患者，应由医生仔细权衡检查的必要性和风险后再做决定；体内有植入型心律转复除颤器或留置心导管的患者，应先向心脏专科医生咨询。

知识点五：肌电图常与影像学协同诊断

随着影像学技术的不断发展，超声和磁共振检查在神经肌肉疾病诊断中的应用越来越广泛。与传统肌电图检查相比，影像学检查具有无创和无痛的优点，于是不少患者希望用影像学检查来代替肌电图检查。答案是，目前还不行。这是因为，超声和磁共振检查主要用于观察神经肌肉的解剖及结构方面的异常，而肌电图则主要用于评判神经肌肉的功能是否正常。影像学与肌电图并不能相互替代，只有相互补充，才能更好地诊断疾病。比如，肌电图检查可将尺神经损害定位在肘部，却无法得知其受损的原因；若配合超声检查，可能发现局部卡压等异常。此外，对于全身性的神经或肌肉病变而言，肌电图检查的优势更明显。

知识点六：肌电图检查强调个体化

与其他检查不同，个体化是肌电图检查的特点。肌电图医生在检查前会根据患者的病史、症状和体征等制定检查方案，在检查中会根据发现的问题调整检查内容。肌电图检查的时间长短因人、因病而异，短的可能只需十分钟，长的甚至需要一个多小时。

有些患者在检查时，希望检查部位能少则少。有的患者不理解为什么健康的一侧也要做检查，怀疑是否存在过度医疗之嫌。事实并非如此，很多情况下双侧检查非常必要。首先，检查结果正常与否除了要和正常值进行比较以外，还要与患者的健侧（即没有症状的一侧）进行比较，从而提高检查的敏感性，减少漏诊。其次，有些病变可双侧同时发生，若一侧病变较重，会导致患者误以为只有一侧不适。如常见的腕管综合征，患者往往只称一侧手麻，而肌电图却常发现其另一侧也存在病变，只是程度略轻而已。此外，有的患者只有上肢不适症状，但医生会依据疾病诊断思路，对其下肢进行检查，以排除可能存在的更为广泛的神经、肌肉损害。

有逃避检查的患者，同样也有主动要求医生"能多做就多做""四肢都查一遍"的患者。这种做法大可不必。肌电图有其精准的诊断标准，标准之外的多余检查只会给患者造成更多痛苦而不会对诊断有更多帮助，患者只需相信医生判断，积极配合检查便可。

知识点七：肌电图正常也需重视随访

值得注意的是，肌电图检查报告显示正常或未见明显异常，并不一定代表患者没有患病。首先，肌电图不适用于检测中枢神经系统的疾病，若患者感到麻木无力，肌电图检查却并无异常，只能说明患者的周围神经可能没有问题，并不能排除中枢神经系统病变。此外，即使患者存在周围神经系统或肌肉病变，但因电生理检查本身的局限性和疾病的复杂性，肌电图检查结果也有可能正常，如早期或轻微的周围神经病、代谢性肌病、单纯眼肌型重症肌无力等。对此，医生会根据患者病情综合判断，嘱患者间隔一段时间后再行肌电图检查，以追踪疾病进展及疗效。 **PM**

专家提醒 肌电图检查报告一般在检查后的第二个工作日便可拿到。检查报告包括各项数据、结果描述及诊断意见等。其中，诊断意见常以病变部位的提示为主而非疾病的原因，主治医生会以此为依据进行后续诊疗。

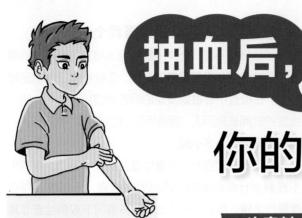

抽血后，你的按压方式正确吗

复旦大学附属中山医院检验科　潘柏申　郭玮
绘图/ 单玉璋

一次穿刺，留下"两个针眼"

大家常以为抽血只会在手臂上留下一个针眼，实则不然。采血时，采血人员手持采血针，沿静脉走向使针头与皮肤成 30° 角斜行快速刺入皮肤，然后再以 5° 角向前穿破静脉壁进入静脉腔，确认针头位于静脉中心位置后，再将采血针沿静脉走向继续推入 10~15 毫米。由此可见，采血操作会在采血处形成两个针眼，分别是"皮肤针眼"和"静脉针眼"。穿刺后形成的真正出血点并非肉眼所见的"皮肤针眼"，而是向上约 5 毫米处的"静脉针眼"。

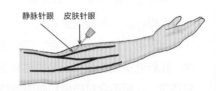

抽血后，淤青形成的五个原因

1 按压位置不对

由于大部分人不了解"两个针眼"的形成原理，抽血后只顾按压"皮肤针眼"而忽视了"静脉针眼"，导致穿刺部位的血没有被真正止住，血液蓄积在皮下，形成淤青或血肿。

正确做法：采血后，按压采血处及其稍上方。

2 按压手法不对

采血难免会造成疼痛，有些患者在采血后边按边揉，不料揉着揉着竟"揉"出了"小包"。此时穿刺点周围的血液尚未凝固，血管针眼处仍在出血，轻揉不仅不能减轻疼痛感，反而会加速出血，止血效果适得其反。

正确的做法：出血处只需按压，不可揉搓。

3 按压时间不足

医院门诊量大，不少排队候诊的患者们等得心焦。完成抽血检查后，他们常心急火燎地奔向诊室，将采血人员叮嘱的"多按几分钟"抛之脑后，随意按压几秒钟便算完成了任务，结果没多久就出现了血肿。

正确做法：持续按压 4~5 分钟。

4 衣着过紧

身着过紧的衣服会压迫静脉，导致血管出血点渗血，蓄积于皮下，引起淤青、血肿。

正确做法：抽血当天应穿着宽松衣服，既方便采血又便于止血。

5 屈起手臂

采血后，大家常习惯性地屈起手臂夹住棉签或棉球，但不久后却发现手臂淤青了。这是因为屈起肘部会阻碍肘部静脉的血液回流，变相地增加了此处血管内的压力，易使血液渗出。

正确做法：按压出血点时手臂伸直。**PM**

抽血后正确的按压方式是在针尖抽离皮肤的瞬间，用两根手指将棉签或棉球按压于采血处及其稍上方4~5分钟，并保持手臂伸直，以确保最佳止血效果，避免血肿或淤青发生。

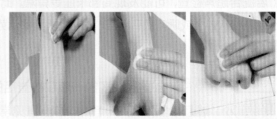

不同部位的按压止血方法

生活实例

郑阿姨今年84岁，因皮肤、巩膜黄染一个月逐渐加重就诊。肝功能检查发现，转氨酶、总胆红素、直接胆红素均升高；相关肿瘤指标检查发现，甲胎蛋白、癌胚抗原在正常范围，但CA199异常升高；B超检查提示肝门区占位，肝内胆管扩张。综合郑阿姨的病情及相关检查结果，初步诊断为：肝门部胆管癌可能，梗阻性黄疸。医生考虑对郑阿姨进行肝脏增强磁共振检查，明确有无手术机会。若有，可先进行胆汁引流"退黄"，再实施根治性手术切除；若无手术机会，则可在梗阻部位放置支架，以使黄疸消退，改善病情。

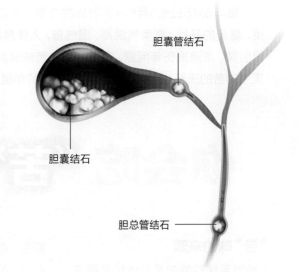

胆囊管结石

胆囊结石

胆总管结石

有一种黄疸，源于胆道受阻

海军军医大学东方肝胆外科医院副主任医师　葛乃建

黄疸主要表现为巩膜、黏膜、皮肤及其他组织颜色变黄，皮肤瘙痒，小便颜色加深，大便颜色变浅，等等。黄疸的发生是由于胆红素代谢障碍引起血清胆红素浓度升高所致，病因包括胆红素生成过多、肝细胞功能低下、肝细胞破坏、胆汁淤积、胆管梗阻等。其中，因胆道结石、胆管癌、胆囊癌、胰腺癌、肝癌、肝门转移瘤等造成胆管阻塞所致的黄疸，称为梗阻性黄疸。左肝管、右肝管、肝总管、胆囊管、胆总管等胆道任何部位发生阻塞，都会使阻塞"上游"胆管内压力不断增高，胆管不断扩张，最终导致肝内小胆管或微细胆管、毛细胆管发生破裂，结合胆红素从破裂的胆管溢出进入血液中，导致黄疸发生。血液学检查主要表现为以直接胆红素升高为主（直接胆红素与总胆红素比值大于55%），B超或磁共振胰胆管造影（MRCP）检查可见肝内胆管、胆总管等增粗，甚至胆囊异常增大。

对梗阻性黄疸，要在明确原发病的基础上针对病因进行治疗，同时也要对症治疗。胆道结石等所致的良性梗阻及适合手术的恶性梗阻（肿瘤），首选手术治疗。若黄疸持续时间长，有感染甚至休克等并发症，全身情况比较差，则需要迅速减退黄疸、改善肝功能。关键措施是解除胆道梗阻，使其恢复通畅，或者将淤积的胆汁引流出体外。

主要方法有两种：一是内镜下逆行胰胆管造影（ERCP），二是经皮肝穿刺胆道引流（PTCD）。紧急情况下较多采用PTCD，它是在超声或X线引导下，用细针经皮穿刺进入肝内扩张的胆管，待造影显示出肝内胆管和胆道梗阻部位后，在梗阻上方放置一根或多根有孔塑料引流管，将胆汁引流出体外，使黄疸消退，同时改善肝功能、控制胆道感染。

很多恶性胆道梗阻在被发现时已经失去手术切除肿瘤的机会，通过介入途径在胆道梗阻部位放置金属支架是标准疗法。通过金属支架，胆汁可按照正常途径进入肠道，避免胆汁、胰液等体液丢失，有助于改善患者的营养、代谢状况，提高患者生活质量。当然，由于肿瘤内生、上皮细胞增生和胆道碎片等因素的影响，金属支架的通畅性常常会受到限制，50%以上的支架在被植入6个月后会再次闭塞。为解决这一难题，国内外专家曾先后尝试改变支架设计、采用有机聚合物涂层包裹金属支架（覆膜支架）、用合金材质（如镍钛合金）代替不锈钢支架等方法。此外，采用局部放疗、胆管内光动力疗法、胆道射频消融术等综合措施，也可在一定程度上提高支架的通畅性，改善患者的生活质量，延长生存期。**PM**

每年5月5日或5月6日是农历的立夏。立夏意味着春天的结束、夏天的开始。夏季气温高、湿气重，人体易出现阳热过盛、暑湿困脾、津液损伤等问题，宜适当吃些苦味食品。然而，由于人们天生对苦的厌恶，故苦是五味中最不被了解和接受的。

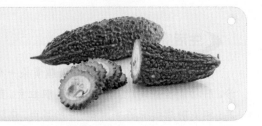

你会吃"苦"吗

上海中医药大学附属岳阳中西医结合医院
营养科副主任医师　马莉

"苦"味的来源

人类对苦味的感知是机体在长期进化过程中形成的一种防御机制，因为很多天然的苦味物质具有毒性。食物中的苦味多来自生物碱、黄烷酮糖苷类、萜类、甾体类、氨基酸和多肽类、无机盐类等物质。同一食品中可能含有多种苦味成分，如茶叶和可可中不仅含有生物碱（茶碱、可可碱、咖啡碱等），还含有高浓度的苦味氨基酸。

夏天不妨吃点"苦"

人类逃避苦味的本能反应，在远古时代保护了人类，但也会妨碍人们的判断。有些味苦的物质不仅没有毒，还反而对身体有益。越来越多的研究表明，蔬菜、水果中所含有的植物化合物，如生物碱、黄烷酮糖苷类、萜类、甾体类等，具有预防心血管疾病、提神醒脑、促食欲、消疲劳等功效，对人体具有保护作用。中医认为，苦味食物具有清热燥湿、泻下降逆的功效。夏属火，夏气与心气相通。夏季以养心为要，而苦味入心，故在饮食调养方面有"天热食苦胜似补"的说法。

对大众而言，"苦"的食物包括所有口感苦的食物。从中医角度而言，可以用于食疗的苦味食物种类较少，主要有莴笋、桔梗、苦瓜、竹笋、苦菜、蒲公英、芦荟、

菊苣、香椿、苜蓿、慈姑、干冬菜（梅干菜）、猪肝、菊花、桑叶、茶叶、荷叶、莲子心、决明子、西洋参、绞股蓝、荷花、槐花、苦杏仁、桃仁、罗布麻、咖啡、薤白、佛手、玫瑰花、陈皮等。

烹调有门道

烹调"苦"味食物需要一些技巧，方能"驯服"苦味。

● **直接去除**　焯水和盐渍后弃汁是常用的去除苦味的烹调方法。缺点是虽然苦味减轻了，但苦味物质、可溶性维生素和矿物质所带来的健康益处也随之打了折扣。当然，食用焯过水的食物（如苦瓜）依然能给人体带来一定益处。

● **掩盖与中和**　在菜肴中加入某些能抑制或中和苦味的调味品等，可将苦味掩盖。①加糖。甜味是人们最喜爱的味觉刺激之一，加糖能在一定程度上掩盖食物的苦味，使口感变得温和。②加酸味食材或调料。在苦味食材中略加一点酸味，不仅可以丰富口感，还能使菜肴更加爽口，苦味与酸味的搭配是夏日里经常采用的调味组合。③与肉一起烹调。将苦味蔬菜与肉一起烹饪（如苦瓜煲排骨等），不仅可以使苦味减轻，还能使菜肴显现一种"苦尽甘来"的特殊风味。④利用嗅觉掩盖苦味。加入一些天然香料（如桂皮、豆蔻、薄荷等）改善菜肴的气味和香味，可达到掩盖苦味的目的。

● **利用温度**　人的味觉会随着温度的降低而减弱，多数苦味食材比较适合制作冷菜，如凉拌菊苣等。

● **感受苦味之美**　虽然单纯的苦味会让人感到不愉快，但苦味可以扩展我们对食物的感受。可以把苦味作为一种调味品，将苦瓜汁（茸）与花椒配伍，制作成一种麻香微苦、咸鲜清香的味汁，用于白斩鸡、牛百叶等菜肴中，可达到"以苦生香"的目的。**PM**

专家提醒　苦味食物不宜食用过量，以免引起恶心、呕吐等不适。脾胃虚寒者、孕妇应尽量不食或少食。

无论你定居在异地，还是漂泊在他乡，最触动你味蕾的还是小时候母亲为你做的那些饭菜的味道，那就是家乡的味道。那些味道随着时间的推移，不仅没有流逝，还深深地印在每一个异乡人的脑海里，也早已蕴化为舌尖上的家乡。

"中国美食地图"之山东高密篇：

高密炉包

⊕ 北京大学公共卫生学院营养与食品卫生系教授　马冠生

尽管我不是从小生活在高密，但30多年的耳濡目染、亲身体验，高密炉包的味道始终让我难忘。初次品尝高密炉包的人大多会说，这不就是水煎包吗？水煎包是流行于山东、河南一带的特色传统风味美食。确实，高密炉包的做法和水煎包差不多，但是高密人还是把当地这种美食叫作"炉包"，其中的秘密只有高密人知道。如果你有机会到高密，大街小巷都可以看到"炉包"的字样，家家户户也会自己做炉包。

历史悠久，文人钟爱

高密炉包历史悠久，据说可以追溯到清朝年间，当年还作为走亲访友的礼物。现今，这种传统名小吃又焕发了青春。高密炉包不仅成为当地人喜欢的一种美食，在全国各地的不少城市也可以看到高密炉包的招牌。

诺贝尔文学奖获得者莫言作为一名高密人，对高密炉包情有独钟，据说这是他回老家必吃的食物之一。为了表达对炉包的厚爱，他还写了首打油诗："韭菜炉包肥肉丁，白面烙饼卷大葱，再加一盘豆瓣酱，想不快乐都不中。"

美味炉包的"秘诀"

高密炉包用料简单易得，传统的高密炉包以肥瘦相间的鲜猪肉、鲜白菜、鲜韭菜和上好的面粉为主料精心加工而成。现在有不同馅的炉包，如牛肉、羊肉等，但味道都不如猪肉馅的香；也有素馅的炉包，如用海米或虾皮、木耳等食材替换肉类，体现了人们对健康饮食的追求。出锅的炉包上雪白下金黄，外酥里鲜，口感甚佳。

制作炉包，发面是关键。面发得合不合适，直接会影响到炉包入口的第一感觉。面发得不够，小麦粉的鲜香不能被充分呈现出来，味道较淡；面发过了，味道偏酸，影响口感。面的软硬也要合适，面过硬，咬下去口感不好；面太软，炉包在煎制过程中容易破损，影响外观和食欲。

以往，我都是用家里的"老面"发面，需要将"老面引子"加温水泡好，再和面粉和在一起，发好待用。这样做出来的炉包，麦香在空气中弥漫，仅闻一下就已馋涎欲滴。现在发面大都使用酵母，把酵母用适量温水调匀后与面粉和在一起。虽然方便，但总感觉味道差一些。

如果说面发得好不好会直接影响炉包的外观和口感的话，那么决定炉包滋味的就是馅料。馅的肉香配上皮的麦香，造就了炉包特别的鲜香。因此，炉包馅料的选择和准备，可以说至关重要。因蔬菜含水量较多，馅宜现拌现用。拌得过早，蔬菜的水分会析出，馅容易稀。最好不要将蔬菜中的水分全挤出来弃之，因为这样会丢失蔬菜中的营养物质。

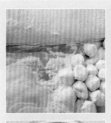
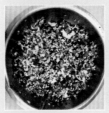
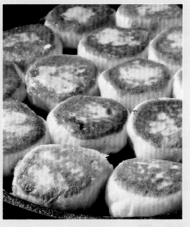

制作方法

｜原料｜

● **炉包皮原料** 面粉 300 克，水 150 克，酵母 4 克。

● **炉包馅原料** 肥瘦相间的猪肉 280 克，白菜或韭菜 250 克（或白菜加韭菜 250 克），葱末、姜末各适量。

● **调味品** 盐，料酒，酱油，花生油，香油少许。

｜制作｜

● **发面** 将酵母用适量温水调匀后加入面粉中，揉至面团表面光滑，放入盆中，将稍湿的笼布盖在面团上，再盖上盖，防止面团表皮发干。在室温 20℃下，面团发酵需要 2~3 小时，待面团涨发至原来体积的 2~2.5 倍即可。

● **准备馅料** 将肉切成小丁，蔬菜洗净、切碎后放入肉馅中，加入葱姜末、盐、生抽、香油、熟花生油等搅拌调匀。

● **包炉包** 将发好的面用刀切成大小合适的面剂子，用擀面杖擀成中间稍厚、外周稍薄的面皮，填上搅拌均匀的馅料后，包成圆形带皱褶的包子，然后用湿的笼布盖上。

● **入锅煎制** 煎制炉包需要用带边的鏊子或平底锅。在平底锅中加入适量花生油，将包好的包子整齐码放。煎一会儿后，将一碗清水将少许面粉调成面水，倒入锅中，至包子的三分之一，加盖后继续小火加热约 5 分钟，至水干、包子底部起金黄色焦皮即可。

按上述方法制作的炉包吃起来一面焦、一面软，一面香脆十足、一面劲道绵软，馅料的香味在口中回旋，让人吃后意犹未尽，百吃不厌。品尝炉包需要趁热，可以根据喜好佐以蒜汁或直接吃大蒜瓣、醋汁等，味道会更好。

｜营养特点｜

《中国居民膳食指南（2016）》建议"食物多样，谷类为主"。高密炉包充分体现了这样的原则，食材由面粉、肉类、蔬菜组成，实现了食物多样，所含营养素包括蛋白质、碳水化合物、脂肪、矿物质和维生素等，都是机体所必需的营养素。

｜食用注意｜

● 山东人的口味偏重，用盐较多。在家调馅时，应注意少用盐，不宜过咸。

● 宜选用较瘦的肉。虽然肥肉吃起来香，但其所含饱和脂肪酸较多，还是适量为好。

● 炉包美味，容易吃过量，应注意食用量，兼顾口福和健康。**PM**

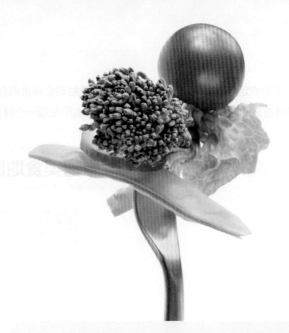

今年全民营养周的主题是"天天蔬果，健康你我"。虽然多吃蔬果有益健康的观念已深入人心，但遗憾的是，很多人对蔬果的营养、食用方法等仍存在误区，尤其是蔬菜。

误区一： 蔬菜上有农药，必须浸泡30分钟以上才行

勘误： 蔬菜中或多或少会有一些农药残留，但只要不超标，就无须过分担心。通过用水浸泡，可以去除蔬菜表面的大部分农药。但如果农药已被蔬菜吸收，那么浸泡就不起作用了。实验证明，蔬菜浸泡超过 20 分钟，并不会有更好的清洁效果，反而可能导致亚硝酸盐含量上升。去除农药残留的正确做法是：先用流动水将蔬菜洗净，浸泡 20 分钟左右即可。将蔬菜放入沸水中焯一下，也有助去除一部分农药。

误区二： 蔬菜最好都焯一遍水

勘误： 焯水的确可以去除蔬菜中的部分亚硝酸盐和草酸，但并非所有蔬菜都含有大量亚硝酸盐和草酸。一般来说，刚刚采收的新鲜蔬菜中亚硝酸盐含量微乎其微。草酸在有涩味的蔬菜中含量较高，如菠菜、竹笋、苦瓜、茭白等，这些蔬菜焯水后再烹调，口感会好很多。不过，十字花科甘蓝属的蔬菜，如大白菜、小白菜、圆白菜、芥蓝等，草酸含量很低，不一定都要经过焯水处理。需要说明的是，焯水虽然可以去除一些不利于健康的成分，但也会使蔬菜中的维生素 C、维生素 B_2 等水溶性维生素，以及酚类物质的含量下降。

关于吃蔬菜的八个误区

中国农业大学食品学院 范志红（副教授） 王淑颖

误区三： 绿叶蔬菜维生素C含量高，其他营养素含量少

勘误：除了维生素C，绿叶菜在营养方面还有很多优势：①可提供钙、钾、镁元素和维生素K，有助于预防和控制高血压；②可提供大量胡萝卜素和叶黄素，对维持正常视力有益；③可提供相当多的维生素B_2；④是膳食中叶酸的重要来源；⑤膳食纤维含量较高，对控制体重有益。

误区四： 只有难"咀嚼"的蔬菜（如芹菜），膳食纤维含量才高

勘误：蔬菜的"筋"并非膳食纤维的唯一来源。没有"筋"的食物，纤维含量反而可能更高。例如，毛豆煮后质地柔软，但丝毫不妨碍它成为蔬菜中的"纤维冠军"（膳食纤维含量4.0%）；嫩蚕豆（含量3.1%）、嫩豌豆（含量3.0%）的质地细腻，但膳食纤维含量却不低；豆角清脆（含量1.5%），纤维含量也比芹菜（含量1.2%）高。除豆类外，芥蓝（含量1.6%）、菠菜（含量1.7%）、苋菜（含量1.8%）、西兰花（含量1.6%）等看起来没有"筋"的蔬菜，纤维含量也高于芹菜。

误区五： 只有胡萝卜才能提供胡萝卜素

勘误：胡萝卜素是一种重要的抗衰老保健物质，呈橙黄色。除胡萝卜外，凡是橙黄色的蔬果多富含胡萝卜素，如南瓜、芒果等。鲜为人知的是，菠菜、芥蓝、油菜、小白菜、西兰花等深绿色蔬菜的胡萝卜素含量也不低，有的甚至接近于胡萝卜。这是因为叶绿素的浓重绿色掩盖了胡萝卜素的黄色。

需要说明的是，油炸是胡萝卜最糟糕的烹调方法，其次是油炒后再炖。如果要炒胡萝卜，可以少放一点油，降低一点油温。如果改成蒸煮胡萝卜，如蒸饭、煮粥时撒点胡萝卜丁，或直接把味道较甜的胡萝卜切条，蒸熟后当点心吃，不仅可以摄入更多胡萝卜素，还能减少油的摄入量。

误区六： 水果可以代替蔬菜

勘误：从营养价值上来说，蔬菜的营养素含量远高于水果。除芒果之外，水果的胡萝卜素含量均低于绿叶蔬菜；除柑橘类、枣、猕猴桃、山楂、草莓等外，多数水果的维生素C含量也不如蔬菜；至于钙、镁、铁等元素的含量，蔬果间也有很大差距。此外，蔬果所含的活性成分也不同。因此，水果不能代替蔬菜。值得一提的是，用服用多种维生素来代替吃蔬菜的做法也不可取。

误区七： 蔬菜应尽量生吃，方能保留其营养价值

勘误：蔬菜中最怕热的营养物质是维生素C，其他成分则具有较好的耐热性，短时间烹炒和水煮并不会造成严重的营养损失。因此，熟吃蔬菜仍然具有相当好的营养作用。蔬菜煮熟后体积缩小，每天吃500克蔬菜并不困难。但要生吃500克蔬菜，就没有那么容易，而且生吃蔬菜刺激肠胃，并非人人适合。此外，蔬菜中的胡萝卜素、番茄红素和维生素K都属于脂溶性物质，生吃会妨碍其充分吸收利用。急火快炒、白灼、短时间炖煮等，都是烹调蔬菜的常用方法。

误区八： 只要多吃绿叶菜，其他蔬菜不吃也无妨

勘误：蔬菜的营养素含量与其颜色有关：绿色越深，胡萝卜素、维生素K、维生素B_2和镁的含量越高；橙黄色越深，胡萝卜素含量越高。根茎类和果实类蔬菜也有自己独特的优势，如藕、荸荠、菱角、慈姑、薯类（土豆、甘薯、山药、芋头等）等含有淀粉，能够部分替代主食；菌类（蘑菇、香菇、木耳等）、藻类（海带、裙带菜、紫菜等）等富含菌类多糖，具有一定的保健作用；番茄、黄瓜、冬瓜、西葫芦、白菜、萝卜等热量低，饱腹感强，有助于控制体重。为了保持营养均衡，选购蔬菜时，最好选择一半深绿色叶菜，一半其他蔬菜。**PM**

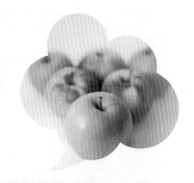

前些日子，有网友晒出了一组聊天记录的截图。一位妈妈在育儿群里问："几个月大的孩子拉肚子好几天了，该不该吃药？"问题一出，另一位"有经验"的妈妈回复说："孩子太小，尽量不要吃药，吃一些煮熟的苹果，有'收敛止泻'的作用，切记一定要吃熟苹果才有效果。"苹果真的像网上流传的那样有止泻神效吗？

熟吃止泻、生吃治便秘：

中南大学湘雅二医院营养科教授　唐大寒

苹果真的是"两面派"吗

针对苹果能治疗腹泻，网上流传的说法是因为其含有果胶、多酚和有机酸。具体的"科学解释"是：经过高温加热后，原本具有吸水、润肠通便作用的果胶（一种可溶性膳食纤维）便具备了收敛和止泻的作用，而多酚具有抗炎等性能，可以抑制、消除细菌，加上有机酸（主要为鞣酸）的收敛作用，"三管齐下"治疗腹泻效果很好。看到这些"理论依据"，对医学基础知识缺乏了解的人很可能以为找到了一个绝妙的偏方，想试一试。

生熟苹果均不能止泻

科学的依据应该来自科学实验或临床观察结果。2016年5月，发表在《美国医学会杂志》上的一项研究中，将647名平均年龄28.3个月并患有轻度胃肠炎和轻微脱水的儿童随机分为两组，一组给予苹果汁，另一组给予电解质维持液，结果发现两组患者的住院率、腹泻和呕吐频率无显著差异。还有研究为9名幼儿每日提供苹果汁250毫升，并与6名列为对照的幼儿相比较，发现给予苹果汁的幼儿排便频率增加、大便稠度降低，从饮食中撤除苹果汁后，9名幼儿的大便即恢复正常。该研究推测，排除膳食纤维的"通便"作用，苹果汁所含的果糖和山梨糖醇可能是导致幼儿慢性非特异性腹泻的原因之一。

上述临床研究结果充分显示生食苹果并没有真正意义上的止泻作用。那么，熟苹果是否有止泻功效？实际上，无论将苹果蒸熟还是煮熟，对其中的果糖、山梨醇及膳食纤维都不会产生影响，也不可能从根本上改变其理化特性。如果熟苹果真有止泻作用，相信也早已成为医生普遍推荐的治疗方法了。

至于苹果中的多酚，确有报道证实苹果多酚制剂对葡萄球菌肠毒素A有灭活作用，但不能代表吃几个苹果就有同样的效果，况且绝大多数腹泻与葡萄球菌肠毒素A没有半点关系。鞣酸对缓解腹泻有一定作用，但苹果中的鞣酸主要存在苹果皮中，为了获取那点微不足道的鞣酸刻意食用苹果皮而加重消化负担，这对本身就患有腹泻的患者来说得不偿失。因此，笔者认为，用苹果治疗腹泻的做法不但没有科学依据，而且是完全错误的。

苹果也不能治疗便秘

吃苹果不能止泻，那么上述研究结果不正好证实苹果有很好的通便作用吗？也不见得。首先，上述研究对象主要是婴幼儿，临床上便秘更多见于成人，且便秘的发病机制也是各不相同的。就最常见的习惯性便秘而言，主要与不健康的生活方式有关，例如运动量不足、喝水少、吃粮过于精细、吃肉多、吃蔬菜水果少等。治疗这类便秘，需要改变生活习惯，单凭吃苹果无法从根本上解决问题。另外，虽然苹果中的一些成分，例如膳食纤维，确实能促进肠道蠕动、预防便秘，但其含量远未达最低的量-效关系，也并非适用于所有类型的便秘，因而无法取代相关制剂或药物而具有治疗作用。

便秘或腹泻，是临床上常见的消化道症状，引起这些症状的原因是相当复杂的。如果不问原因、不分年龄、不管病情轻重，一律推荐食用（无论生食或熟食）苹果来解决问题，相信稍微有点医学常识的人都会觉得"不靠谱"。食物就是食物，没有绝对的好或坏之分，讲究的是合理搭配。如果将苹果列为膳食食物选择之一，这完全符合科学饮食原则。但用其来治疗某些疾病，就是一个彻头彻尾的饮食营养误区。**PM**

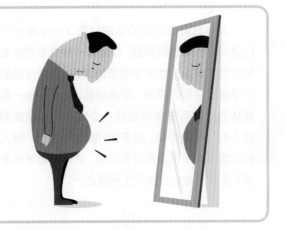

如今的70后、80后已经成了社会的"中坚力量"，承受着来自家庭和事业的双重压力，不知不觉中，衰老已经慢慢地靠近。陈先生已过不惑之年，平日工作繁忙，经常聚餐、饮酒，烟不离手。在一次单位组织的体检中，他被查出胆固醇、甘油三酯偏高，尿酸也有一定程度的升高。他身高174厘米，体重80千克，体质指数为26.4千克/平方米，显然已经超重，但骨骼肌量却低于同龄人群的平均值。医生提醒他，要尽早开始预防老年肌肉减少症。

中老年人的"肌"密

复旦大学附属华东医院营养科　孙建琴(教授) 白慧婧

肌肉减少是一种疾病

肌肉减少症（肌少症）表现为骨骼肌量下降伴功能衰退和（或）力量下降。2016 年 10 月，肌少症被确认为一种疾病，入编世界卫生组织国际疾病分类表。这种在老年人中极其常见而又不被重视的疾病，会从多方面给老年人带来危害，且这种损害是持续的、进行性加重的。首先，肌肉减少可引起骨质疏松，使老年人摔倒、骨折的风险，以及残障率增加；其次，肌少症还会导致老年人的抵抗力、免疫力下降，感染、营养不良等并发症高发，严重影响生活质量和心理健康。

研究表明，从 30 岁开始，骨骼肌量每 10 年减少 3% ~ 8%；50 岁以后，骨骼肌量平均每年减少 1% ~ 2%；过了 60 岁，骨骼肌每年的减少量可达 3%。肌少症在老年人群中非常常见，60 ~ 70 岁人群的发病率为 10% ~ 13%，80 岁以上人群的发病率高达 50% ~ 60%。

根据国外的有关标准及我国现有的研究，肌少症的诊断标准及筛查评估流程如下。

❶ **骨骼肌质量评估**　使用双能 X 线测量骨骼肌质量（SMM）、骨骼肌质量指数（SMMI），男性 SMMI < 7.0 千克 / 平方米，女性 SMMI < 5.4 千克 / 平方米；或使用体成分仪法测量四肢骨骼肌质量（ASM）、四肢骨骼肌质量指数（ASMI），男性 ASMI < 7.0 千克 / 平方米，女性 ASMI < 5.7 千克 / 平方米。

❷ **骨骼肌力量评估**　男性握力 < 26 千克，女性握力 < 18 千克。

❸ **骨骼肌功能评估**　6 米步速 ≤ 0.8 米 / 秒。

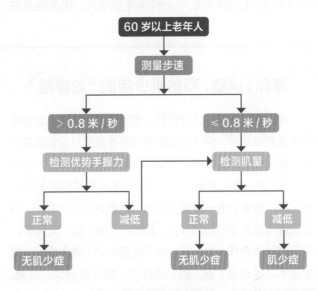

肌少症诊断流程图

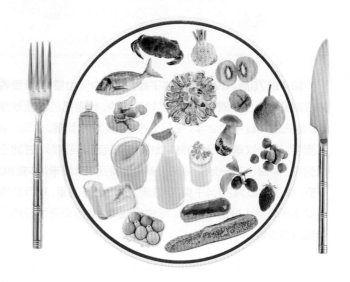

人类对食物过敏的认识经历了一个漫长的过程，直到20世纪早期，伴随着一种由食用鱼类引发过敏反应的血清学物质的发现，食物过敏的科学研究才拉开序幕。即便如此，食物过敏一直被认为是食品安全领域的一个次要问题而未引起人们足够的重视。直至20世纪80年代，当人们开始重新审视食物过敏问题，食物过敏才逐渐成为全球关注的公共卫生问题之一。

"改造"食物 远离过敏

北京协和医院临床营养科教授　于康

食物过敏是一种较常见的变态反应性疾病，其临床表现包括荨麻疹、疱疹样皮炎、口腔过敏综合征、肠道综合征、哮喘等，严重时可导致过敏性休克，甚至危及生命。通常，在进食含有过敏原的食物后数分钟至2小时便会出现食物过敏的症状，患者大多有消化道症状，如恶心、呕吐、腹胀、腹痛、腹泻等。

一朝过敏，就要终生远离吗

很多食物过敏患者在长期忌口的过程中，往往会缺乏某种营养素。有调查显示，儿童食物过敏患者中，每日钙、铁、锌、维生素的摄入量小于推荐膳食营养素供给量（RDA）的比例高达67%。特别是婴幼儿，因免疫系统尚未发育完善，体质比较"敏感"，食物过敏发生率较高，非常影响营养素的摄入。那么，对某种食物过敏，就要与它终生无缘了吗？事实未必如此。

如果多次食用某种食物后都出现过敏症状，这种食物肯定是过敏原。短期内应该远离这种食物。不再接触致敏食物，身体内对抗过敏原的抗体就会减少，数年以后

营养+运动，预防肌少症的"双保险"

作为合成肌肉的重要原料，蛋白质是中老年人饮食中的重要组成成分。保证足够的蛋白质才能保持骨骼肌的质量。健康中老年人每日蛋白质的适宜摄入量为每千克体重1.0~1.2克。研究表明，将每日所需的蛋白质均衡地分配到三餐，与集中于一餐摄入相比，能更好地吸收利用。建议选择含优质蛋白质的食物，例如肉、蛋、奶、大豆等。

鼓励中老年人摄入富含抗氧化营养素（维生素C、维生素E、类胡萝卜素、硒）的食物，如深色蔬菜、水果、豆类等，以减少与氧化应激有关的肌肉损伤。

随着年龄增长，维生素D缺乏的风险增加，而维生素D缺乏与肌少症有密切关系。因此，中老年人要注意监测血清维生素D水平并按需补充。增加户外活动有助于提高血清维生素D水平，从而预防肌少症。同时，应适当增加海鱼、动物肝脏和蛋黄等维生素D含量较高食物的摄入。

抗阻和有氧运动结合营养防治，效果优于单一治疗。中老年人应选择适合自己的运动方式进行锻炼，避免久坐等不良生活习惯。PM

可能完全消失。到那时再吃曾经引起过敏的食物，有可能不会再出现过敏现象。

然而，这种等待有效或无效，时间长或短，都因人而异。有些人经过等待之后再次接触致敏食物依然会过敏。对这类人而言，可采用口服脱敏疗法逐步适应营养价值较高而又经常需要食用的食品。例如，将过敏食物用液体稀释至1%，甚至1‰，少量食用。如果没有过敏症状出现，再逐渐加量，增加的量以不引起过敏反应为度。日积月累，有些患者对过敏食物的耐受程度几乎可以达到正常人的水平。

过敏食物，有些可以"改造"后吃

食物过敏原的本质是食物中的水溶性或盐溶性糖蛋白，但只有大于10千道尔顿的多肽或蛋白质才具有启动过敏反应的能力。基于这一原理，采用加热、酶解等手段，将能够引发过敏反应的蛋白质或多肽分解，可使它们的致敏性大大减弱，甚至消失。以下这些食物，就可以"改造"后吃。

● **牛奶或奶粉** 牛奶或奶粉是导致婴幼儿过敏的常见食物。许多婴幼儿喝了牛奶或奶粉后出现湿疹或哮喘，有些婴幼儿喝奶后表现出消化道过敏症状，如呕吐、腹痛、吵闹等。牛奶中一些导致过敏的蛋白质不耐热，高温煮沸处理后，其致敏性可减弱。

● **油料作物** 花生、黄豆、芝麻等都属于油料作物。这些油料作物导致过敏主要与其含有较多的蛋白质和多糖蛋白有关。临床上经常可以遇到食用花生过敏的患者。但花生、黄豆和芝麻等一旦加工成食用油，就很少诱发过敏症状。

● **禽蛋** 蛋黄较少诱发过敏，蛋清中的卵蛋白是诱发过敏的主要成分。卵蛋白耐热性较差，经高温加工过的蛋类，导致过敏的概率大大降低。

● **水果** 李子、杏、鳄梨、木瓜、西番莲、柿子、芒果、菠萝等常诱发过敏。一些水果的过敏原存在于籽和皮中，例如水蜜桃，去皮可以减少过敏原，从而减少过敏反应的发生。有些水果的过敏原不仅存在于皮、籽中，去皮、去籽食用不能降低过敏风险，但大多数水果中导致过敏反应的酶类在加工过程中会失活，因而制成罐头或水果干后较少诱发过敏。

● **蔬菜** 可以诱发过敏的常见蔬菜包括青豆、芸豆、扁豆、土豆、胡萝卜、蘑菇、番茄、茼蒿、韭菜和芹菜等。大部分蔬菜的过敏原是不耐热的，加热烹调之后较少诱发过敏。

这些过敏食物，少碰为妙

● **海产品及水产品** 大部分海产品或水产品，如鱼、虾、蟹、贝类、鲍鱼和海参等均可能引起过敏。特别是金枪鱼和鲑鱼，以及虾、蟹等甲壳类水产品，过敏原含量较高且耐热，烹饪也不能减少过敏的发生。

● **某些粮食** 大麦、小麦、燕麦等谷物，通过饮食和吸入途径均可导致食物过敏。另外，面粉中的螨类也是引起过敏的重要过敏原。玉米中的过敏原比较耐热，对玉米过敏的人吃爆米花也可能诱发过敏。

● **坚果** 核桃、开心果、杏仁、松子等坚果经常引起过敏。坚果类的致敏性较强，经常诱发较重症状。由于坚果类可具有共同的过敏原成分，所以对一种坚果过敏的人往往对另一种坚果也过敏。

● **食品添加剂** 食品中经常用到的食品添加剂，如食品调味剂（味精、甜味剂等）、防腐剂（苯甲酸钠、亚硝酸盐和硝酸盐等）、抗氧化剂（亚硫酸盐、硫酸钠、硫酸钾、丁基羟基茴香醚等）等化学物质和一些可食性染料均可诱发过敏。在购买食品时，应当注意食品中是否添加了此类成分。

此外，由于过敏原在低剂量下就能引发过敏。在食品加工过程中，若致敏食物与非致敏食物发生交叉污染，很容易给过敏患者带来危险。患者在选购食品时，要对食品标签上标注的致敏信息多加留意。**PM**

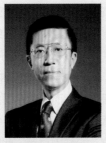

专家简介

于康 北京协和医院临床营养科主任医师、博士生导师，中国营养学会理事兼科普委员会副主任委员，中华医学会肠外肠内营养学分会委员兼营养代谢协作组副组长，中国老年医学会营养与食品安全分会副会长，北京医学会临床营养分会候任主任委员，北京医师协会临床营养分会副主任委员，北京营养师学会副理事长。

我国最早的百科辞典《广雅·释草》曾这样描述豆类蔬菜："豆角谓之荚，其叶谓之藿。"进入5月，从夏初上市的鲜蚕豆，到盛夏成熟的毛豆，再到三伏天里堵"伏缺"的豇豆，夏日里豆类蔬菜正当时。

夏季，豆类蔬菜正当时

南京农业大学园艺学院教授 侯喜林

豆类蔬菜是指豆科植物中可作蔬菜食用的栽培种群，包括以嫩豆荚供食用的菜豆、豇豆、扁豆、刀豆，以嫩豆粒供食用的毛豆、蚕豆，以及以嫩茎叶供食用的豌豆芽苗等，种类多，分布广，营养丰富。豆类蔬菜含有丰富的蛋白质、脂肪、多种维生素和矿物质，豆类籽粒中的蛋白质含量比谷物高1~3倍，比薯类高5~10倍，甚至比一些肉类还高。豆类蛋白质是全价蛋白质，氨基酸种类齐全、含量充足、比例适当，是优质蛋白质的主要来源之一。此外，豆类蔬菜含有大量纤维素、半纤维素和许多可溶性纤维素，也是肉类难以比拟的。

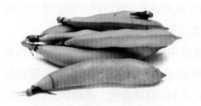

蚕豆，立夏前后最鲜嫩

明代高濂《遵生八笺》中曾写道："孟夏之月，天地始交，万物并秀。"农历四月，气温开始升高，雨水逐渐增多，农作物生长旺盛，一些夏收作物进入生长后期，丰收在望。王祯在《农书》中称蚕豆为"百谷之中最为先登之物"，每年立夏前后，蚕豆便率先上市了。

蚕豆于西汉时由"西域"传入中国，也称"胡豆"，经过栽培、驯化，渐渐成了深受中国老百姓喜爱的蔬菜。蚕豆的吃法多种多样，可"代饭充饥"，也可作为小菜或者零食。在江南一带，蚕豆饭是一道常见的民间美味，蚕豆上市的日子，也是蚕豆饭

飘香的时节。新蚕豆的嫩绿和软糯，令白米饭的颜色和口感都有了层次。蚕豆也可以做菜，无论炒、煮或配佐于荤素菜中，都具有沙中带糯、软酥鲜美的风味。蚕豆制成的小吃，也称得上远近闻名，上海的五香豆、绍兴的茴香豆是不少人孩提时代吃不腻的"零嘴"。

蚕豆含有丰富的蛋白质、脂肪、B族维生素、维生素C，还有多种氨基酸、葫芦巴碱，常吃可强身健体。但少数人食用蚕豆或吸入蚕豆花粉后可引起急性溶血性贫血，俗称"蚕豆病"。这类人应避免食用蚕豆或接触蚕豆花粉，避免再次发病。

蚕豆按籽粒大小可分为大粒种、中粒种、小粒种。大粒种蚕豆的籽粒长、宽而扁，品质好。长江流域及以南地区一般在4月中旬至6月采收蚕豆的鲜嫩豆荚。此时的蚕豆豆荚饱满、肥大，籽粒软嫩、颜色深绿，种脐尚未转黑，适合作为蔬菜食用。

菜豆，从夏天吃到秋天

菜豆别名四季豆、芸豆、玉豆等，以其豆荚供人们食用。菜豆味道鲜美、果荚肥厚，可焯水凉拌、清炒、干煸，或与其他蔬菜一同炖煮，多种多样的烹饪方式，能满足不同人的口味需求。菜豆为食药两用食物，其籽、果壳、根均可入药，有解热、利尿、消肿的功效；菜豆嫩荚中含糖苷类，有一定的抗癌作用，肿瘤病人可以适当多吃。

菜豆是夏秋季上市较早的蔬菜，细长的豆荚或直或弯，呈圆筒形、扁圆筒形和扁平形。嫩荚一般为绿色、淡绿色，也有黄、紫红等色，成熟时

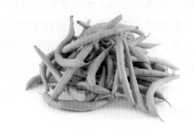

为白色或黄褐色。优质的菜豆形状良好，大小均匀，豆荚色泽正常、一致，外观平滑，种子尚未显著发育，脆嫩无筋。菜豆老化时因豆荚外皮变黄、纤维化程度增大、种子长大、豆荚脱水而失去鲜食价值。

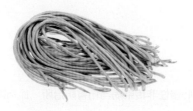

豇豆，不可取代的"伏缺"菜

豇豆，俗称豆角、长豆角、带豆等。豇豆的食用方法和菜豆差不多，但又有不同。豇豆干、酸豇豆的特别滋味大概只有豇豆才能实现。豇豆干做法非常简单，只需把豇豆洗净、烫熟，剩下的全部交给阳光。晒干的豇豆，不仅延长了豇豆的保存期限，且香味醇厚，可做包子馅、豇豆红烧肉、炒饭等。酸豇豆是人们喜欢的一道小菜，爽脆开胃，简单腌制即可制成，正所谓"不假粉饰，保留至味"。

栽培的豇豆有长豇豆与短豇豆之分。菜用豇豆多属于长豇豆类型，依豆荚颜色可分青、白、红三个种类，市场上均可见到。青荚种豇豆嫩荚细长，外表浓绿色，肉质细密，脆嫩；白荚种豇豆嫩荚肥大，呈青白色；紫荚种豇豆嫩荚紫红色。每年夏天，青荚种最先收获，而较为耐热的白荚种和紫荚种适合夏季栽培、收获，填补了三伏天餐桌上蔬菜品种的空缺。豇豆豆荚细小，种子痕迹尚未完全显露者，为过嫩；种子显露，豆荚外表凹凸不平、变软，为过老；豆荚饱满、

粗细均匀，上下颜色一致，蒂头口面干净、尾部不干缩者为优品。

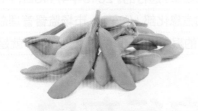

毛豆，盛夏的美味小菜

毛豆是豆科大豆属的栽培种，专业名称是菜用大豆，是在鼓粒期至生理成熟期之间收获的嫩豆荚。毛豆是长江流域及西南地区夏秋季的主要蔬菜之一，鲜嫩豆粒可直接炒食，也可带荚煮食，如盐水毛豆就是盛夏时节一道美味的小菜。毛豆的营养价值居于豆荚类蔬菜首位，不仅蛋白质、脂肪酸、矿物质等含量丰富，还有叶酸、异黄酮、大豆黄酮苷、皂苷、烟酸等多种营养成分，是理想的营养蔬菜。

作为蔬菜的主要食用部位，毛豆籽粒的颜色大多为绿色，老熟后的毛豆籽粒呈黄、青、黑、紫等多种颜色。品种选择以果荚薄壳、宽大，籽粒大、品味酥糯香甜者为佳。选购时，毛豆种子已饱满而豆荚尚保持翠绿色时品质最好；采收过早的毛豆，豆粒不饱满，产量低而商品性差；采收过迟的毛豆，豆粒老化变色，风味变差，品质下降。

四棱豆，豆类蔬菜"新秀"

四棱豆因豆荚果有4条棱而得名，是一种地上结荚、地下长薯，根、茎、叶、花均可直接食用的粮、油、菜、饲、药兼用的作物品种，被称赞为

"豆科新秀"和"绿色金子"。四棱豆原产于热带非洲和东南亚，在我国栽培历史不长，近几年国内有许多城市成功引种，因而逐渐走进了大众的视野。

四棱豆营养丰富，具有保健效果，其嫩叶中胡萝卜素含量比胡萝卜高4倍以上，无论素炒、荤炒，滋味都很鲜美。籽粒含油量16%～28%，其中不饱和脂肪酸含量高达80%，每百克油中含维生素E 126毫克。四棱豆块根的蛋白质含量高达25%，碳水化合物含量为27%～31%，营养价值为块根之首，比红薯、马铃薯高10倍，且味道甘甜，酷似板栗。

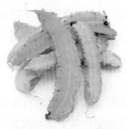

选购四棱豆时，豆荚嫩绿、手感柔嫩、荚果长宽定型但尚未鼓粒者品质较好。老化的四棱豆豆荚粗硬，纤维增加，不能食用。四棱豆的茎叶也可作为蔬菜食用，生长中期以后的四棱豆，枝尖嫩绿、光滑，幼叶未展开，此时采收的嫩茎叶，品质最佳。**PM**

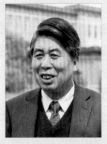

专家简介

侯喜林　二级教授，博士生导师。主要从事不结球白菜遗传育种与分子生物学研究工作。南京农业大学园艺学院原院长，国家大宗蔬菜产业技术体系岗位科学家和江苏省蔬菜产业技术体系首席专家，农业农村部华东地区园艺作物生物学与种质创制重点实验室主任。

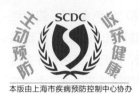

SCDC
主动预防 收获健康
本版由上海市疾病预防控制中心协办

2017年2月，上海市军工路隧道内发生了一起车祸，一名骑电动自行车的男性死亡，多家媒体进行了报道。该起车祸之所以引起媒体的广泛关注，是因为根据相关规定，事发地点是禁止电动自行车（非机动车）通行的。2019年4月15日，新修订的《电动自行车安全技术规范》正式实施，国家工业和信息化部、公安部、市场监督管理总局（国家标准委）等部门以"三确保一坚持"作为本次修订的根本原则，其中的"一坚持"，就是"坚持电动自行车的非机动车属性"。

勿忘电动自行车的"非机"属性

上海市疾病预防控制中心慢性非传染病与伤害防治所　徐乃婷

据统计，2013—2017年，全国共发生电动自行车肇事致人伤亡的道路交通事故5.62万起，死亡8431人，受伤6.35万人，直接财产损失1.11亿元。5年来，电动自行车事故起数、死亡人数逐年上升，道路交通安全形势严峻。正因为如此，电动自行车的交通安全问题受到了高度重视。

国家层面有《电动自行车安全技术规范》的修订，标准的性质由部分条文强制改为全文强制，调整并完善了脚踏骑行能力等技术指标，增加了防篡改要求、车速提示音等技术指标，这些均体现了"坚持电动自行车的非机动车属性"的原则。

地方层面，上海市已将非机动车、行人的交通违法行为列入重点整治对象，还针对外卖、快递企业进行上门督导检查。交通执法过程中，对电动自行车的处罚不仅涉及违反信号灯、逆行等乱骑行行为，还包括违法载人、载物行为。

与电动自行车非机动车属性相关的危险因素还包括占道行驶与超速行驶，违法占道行驶更是上海市非机动车肇事的主要原因之一。为确保自身和他人的安全，使用电动自行车时应切记其非机动车属性，主动遵守相关法规。

禁止违法占道行驶

《上海市非机动车管理条例》第二十九条（一般通行规定）对电动自行车的道路通行规定有明确条款，如：在非机动车道内行驶；除法定可以借道行驶的情况外，不得驶入机动车道；不得驶入高速公路、高架道路、越江隧道和越江桥梁等禁止非机动车通行的区域。

禁止超速行驶

车速过快会大大增加事故发生率和严重性。国家轻型电动车及电池产品质量监督检验中心的实验发现，干态单用后闸制动初速度大于30千米/时，制动距离大于10米，在超速行驶时极易发生刹不住车的情况。

对电动自行车上道路行驶的速度，国家有明确规定：电动自行车在非机动车道内行驶时，最高时速不得超过15千米（《道路交通安全法》第五十八条）。

禁止违规载人、载物

《上海市非机动车管理办法》对电动自行车载人有如下规定：限载1名12周岁以下的未成年人；搭载6周岁以下未成年人的，使用固定座椅。

《中华人民共和国道路交通安全法实施条例》和《上海市非机动车管理办法》均对电动自行车载物作了相关规定：电动自行车载物高度从地面起不得超过1.5米，宽度左右各不得超出车把0.15米，长度前端不得超出车轮，后端不得超出车身0.3米。

除以上强制规定外，新修订的《上海市道路交通管理条例》还加入了"倡导驾驶电动自行车、残疾人机动（电动）轮椅车上道路行驶时佩戴安全头盔"的条款，这也是电动自行车安全头盔佩戴第一次被提升到交规层面。新加坡等国家已出台并且实施强制驾驶电动自行车时佩戴头盔的法律条款。**PM**

关注上海市疾病预防控制中心，了解更多疾病防控信息。

过敏误区，你中了几招

肖特明

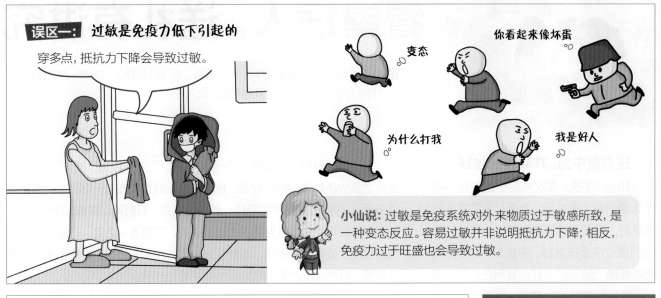

误区一： **过敏是免疫力低下引起的**

穿多点，抵抗力下降会导致过敏。

变态

你看起来像坏蛋

为什么打我

我是好人

小仙说： 过敏是免疫系统对外来物质过于敏感所致，是一种变态反应。容易过敏并非说明抵抗力下降；相反，免疫力过于旺盛也会导致过敏。

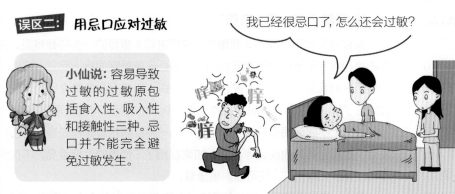

误区二： **用忌口应对过敏**

我已经很忌口了，怎么还会过敏？

小仙说： 容易导致过敏的过敏原包括食入性、吸入性和接触性三种。忌口并不能完全避免过敏发生。

痒

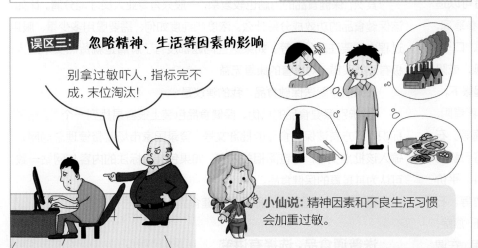

误区三： **忽略精神、生活等因素的影响**

别拿过敏吓人，指标完不成，末位淘汰！

小仙说： 精神因素和不良生活习惯会加重过敏。

小仙医生语录：

过敏已经成了常见病。但对待过敏却出现了两极分化：一部分人动不动拿过敏说事，把什么症状都归结为过敏；另一部分人对过敏症状识别不清，常南辕北辙吃错药，结果症状越来越严重。在这里，小仙医生要说，正确认识过敏很重要，要及时纠正过敏的误区。出现过敏症状者，要在医生指导下及时治疗，服用盐酸西替利嗪等抗过敏药。

小仙医生
生于：*1983*　星座：摩羯

身份：来自欧洲的健康医生
家族：世代在欧洲研发和生产原研药
学历：瑞士苏黎世大学医学院博士
专长：对过敏性疾病有丰富的诊疗经验

按照中国人的传统习惯，探望病人一般都要送点礼物，以示对病者的关怀。多数探视者以食品作为礼物，近年也有将名贵中药、保健品作为礼品的新风气。看望病人送什么礼合适呢？

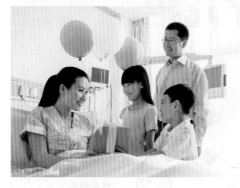

看望病人，送礼有讲究

上海中医药大学附属龙华医院老年科　顾耘（教授）　徐辉（副主任医师）
中南大学湘雅二医院营养科教授　唐大寒

送名贵中药，并非越贵越好

如今，不少人喜欢购买一些名贵中药作为看望病人的礼品。然而，中药并非名贵就好，还需要根据病人不同的体质和中药的适应证合理选择，不能唯"名贵论"，也不能唯"流行论"，好药要用在对的人身上，才能起到良好的药效。以下介绍几种人们经常作为探望病人礼品的中药的特点，方便大家按需选购。

● **参**　参有诸多品种，常用的有：山参、白参、红参及西洋参。它们均有补气作用，但在药性、强度、价格上有所差异。山参温润，补气作用显著，可用于体虚或术后恢复等气虚病证，价格较为昂贵。白参功效与山参相似，但力较弱，价格便宜。红参温热，平日怕冷、四肢冰凉者可以适当服用，但不宜多用、久用。西洋参寒凉，能清热、养阴生津，可用于烦躁、口干、便秘等症。最佳服用方法为文火煎，或隔水蒸20~30分钟，连汤带参一起服下。

● **石斛**　石斛的主要功效是养胃阴、滋肾阴、护肝利胆、强筋、抗肿瘤等。石斛品种繁多，最上乘的是米斛。将石斛的嫩茎扭成螺旋状后晒干，称为枫斗。平价替代品是天冬、麦冬、沙参、玉竹。石斛对心脑血管疾病、糖尿病、高血压、癌症、肝胆疾病等有一定的辅助治疗作用，在调节免疫功能、补虚益气方面也有一定功效。

在挑选石斛时，可以通过"一看、二闻、三拉、四嚼"的方法来选购。上乘之品大小均匀、颗粒饱满、色泽黄绿，细看表皮有一层细毛，发出淡淡清香，从中间位置往两边轻轻一拉就会断裂。石斛可以鲜榨、口嚼、磨粉、煎水代茶饮等。常用量为鲜品15~30克，干品6~2克，于早饭前和临睡前服用。值得注意的是，石斛虽好，但并非人人适用。虚寒湿重者不适宜服用，胃寒过重者服用时需要加些生姜和红枣。

送保健食品，须"三思"

保健食品是用来改善亚健康状况或促进病人康复的一类特殊食品。它并不是药物，不是用来治疗疾病的。对于处于康复期的病人而言，可以适当服用保健食品。不过，大多数送礼者对病人的情况及保健食品的真正功效缺乏了解，贸然购买保健食品作为探望病人的礼品，可能会事与愿违。

首先，不同疾病有轻重缓急之分，同一种疾病也有病程长短、有否并发症、是否合并其他疾病等差异。如果服用了不恰当的保健食品，不仅会干扰正常的临床治疗，还可能影响康复。

其次，保健食品的内涵也较复杂，一般只有专业人员才能分清。比如，该保健食品的功效成分是什么、浓度和纯度如何、需要服用多少量、服用过程中需要注意什么等。如果这些问题都没有了解清楚就贸然买来送人，极有可能买错，对病者的康复无益。

如果执意要送保健食品，我的建议是：

❶ 辨别保健食品的真伪。保健食品包装上很容易找到一个"蓝帽子"标识，下方有该保健食品的批准文号。登录国家市场监督管理总局网站，输入该批准文号，可查阅相关内容。如果包装上标注的内容与网站一致，可认为其是真的保健食品。

❷ 确定病人是否适合服用该保健食品。

送普通食品，选择有讲究

送保健食品不容易把握分寸，那么送普通食品应该没什么讲究吧？其

戒烟，以爱之名

复旦大学附属儿科医院呼吸科副主任医师　黄剑峰

吸烟有害健康是人人皆知的道理。烟草燃烧所产生的烟雾含有 7000 多种化合物，这些化合物绝大多数对人体有害，其中至少有 69 种为已知的致癌物，如多环芳烃、亚硝胺等，而尼古丁是引起成瘾的物质。后来，随着科学知识的普及，"二手烟"的危害也逐渐被越来越多的人所认识：被动吸烟不存在安全暴露水平，只要吸入就有害。儿童期暴露于父亲吸烟烟雾的女性，成年后罹患肺癌的风险显著增加。

我相信，为人父母都是爱自己孩子的。于是，很多家中有孩子又不愿意戒烟的爸爸，"巧妙"地想到了一些"避免"孩子暴露于"二手烟"的办法。例如，选择孩子不在家的时候吸烟，或者犯烟瘾时躲在窗边、阳台或卫生间吸烟。这样看起来，孩子似乎就可以免遭"二手烟"的侵害。

可是，你听说过"三手烟"吗？"三手烟"是指吸烟者吸烟后残留在皮肤、头发、衣服、墙壁、地板、天花板等处的烟草残留物，同样含有尼古丁、重金属等多种有害物质。

国外研究发现，实验室生成的模拟真实环境的"三手烟"样本和通过现场采集获得的样本，均可导致健康危害。简单地将孩子与吸烟时产生的烟雾隔离，也不能真正地保护孩子。

虽然相较于"一手烟"和"二手烟"而言，"三手烟"里的有害物质含量很低，但"三手烟"会在物体表面停留很长时间，甚至几个月都不会消失。此外，儿童的体重相对成人低，同样水平的有毒物质对儿童造成的危害更大。尤其是婴幼儿呼吸系统、皮肤发育尚未完善，抵抗力远低于成人，加之经常在地板、地毯、沙发上爬行或玩耍，很可能近距离接触残留在环境中的"三手烟"，久而久之，就可能引起呼吸系统疾病。

要避免香烟给孩子带来伤害，家长就应该彻底戒烟。不吸烟，不仅是为了给孩子树立榜样，更是出于对他们的爱。**PM**

实不然。虽然挑选普通食品不像挑选保健食品那样需要具备一定的专业知识，但也是有技巧的。

● **术后早期病人**　刚做完手术的病人宜进食流质食物，此时以送流质食物或容易制作成流质的食物为佳，如乳制品和多汁水果。如果病人不喜欢喝牛奶或有乳糖不耐受，就不要送乳制品。为方便保存，尽量不要送需要冷藏的酸奶、乳饮料及鲜奶，最好选择奶粉或常温纯牛奶。水果以患者喜欢又常吃的当季新鲜水果为佳，别出心裁地选择进口水果，可能会花了大价钱却白费心意。

● **术后恢复期病人**　绝大多数术后恢复期病人已逐渐恢复正常饮食，很快就能回家调养。此时可送的食品种类较丰富，除乳类、水果类外，一些干货，如坚果、菌类、干海产品等礼品，也是不错的选择。

● **其他住院病人**　送给这类病人的食物礼品，可根据病人的病情进行选择。看望痛风病人，不宜送菌类、海产品；看望糖尿病病人，不宜送蔗糖制品、蜂蜜、蛋糕、糕点、水果等；看望过敏性疾病病人，应避免送可能诱发或加重病情的食品。

看望产妇时，若无特殊情况，不宜送婴儿奶粉。因为如今提倡母乳喂养，即便母乳不足，一般也是由父母根据自己的意愿选择相应品牌，贸然送奶粉很可能用不上，也不利于母乳喂养。

送自制菜肴，不推荐

按照老百姓的传统观念，看望住院病人时，若能亲手烹制一些患者平时喜欢的菜肴或滋补汤类，更能体现情谊。不过，如果你不是每天在医院照看病人的家属，不能时刻掌握病人的病情变化，这种做法并不适宜，除非你准备的饭菜或汤是经医生确认可以进食的。此外，不管是鸡汤、肉汤、鱼汤，汤里的营养成分极为有限，无论每天喝多少汤，都无法满足病人的营养需要量，也达不到均衡营养的目的；滋补类的药膳，也不是食用一两次就可以达到很好的保健效果的。**PM**

"胖多囊",
可试试生酮饮食治疗

首都医科大学附属北京世纪坛医院妇科副主任医师　江波

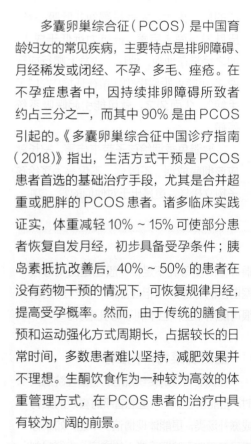

多囊卵巢综合征（PCOS）是中国育龄妇女的常见疾病，主要特点是排卵障碍、月经稀发或闭经、不孕、多毛、痤疮。在不孕症患者中，因持续排卵障碍所致者约占三分之一，而其中90%是由PCOS引起的。《多囊卵巢综合征中国诊疗指南（2018）》指出，生活方式干预是PCOS患者首选的基础治疗手段，尤其是合并超重或肥胖的PCOS患者。诸多临床实践证实，体重减轻10%～15%可使部分患者恢复自发月经，初步具备受孕条件；胰岛素抵抗改善后，40%～50%的患者在没有药物干预的情况下，可恢复规律月经，提高受孕概率。然而，由于传统的膳食干预和运动强化方式周期长，占据较长的日常时间，多数患者难以坚持，减肥效果并不理想。生酮饮食作为一种较为高效的体重管理方式，在PCOS患者的治疗中具有较为广阔的前景。

什么是生酮饮食

人体既可以用碳水化合物供能，也可以用脂肪供能。如果严格控制碳水化合物的摄入，人体会就分解脂肪，动用脂肪进行供能。生酮饮食是一种高脂肪、低碳水化合物与适量蛋白质的特殊饮食结构。这里的"酮"指的是酮体。在生酮饮食状态下，机体采用以脂肪分解为主的供能模式，肝脏将脂肪酸的氧化产物合成为酮体，释放入血，供肝外组织利用，从而达到减脂效果。

生酮饮食可快速减肥

与其他饮食方案相比，生酮饮食可较快降低体重。其减重原因包括以下几方面：蛋白质和油脂的饱腹感强，会使人减少摄入食物；酮体可以直接抑制人的食欲；胰岛素水平下降，脂肪合成受抑制，脂肪分解增加；糖异生作用加大能量消耗；等等。若认真执行生酮饮食计划，每个月可减重4～5千克。

生酮饮食配合抗阻锻炼，可以达到在减少体脂的同时不减少肌肉，甚至增加肌肉的效果。2型糖尿病患者应用生酮饮食可以显著降低餐后血糖水平，减少血糖波动，改善胰岛素抵抗，降低血浆胰岛素水平。生酮饮食也可以改善脂肪肝，减轻脂肪肝导致的肝功能损害。

肥胖PCOS患者可尝试生酮饮食

生酮饮食有严格的适应证。合并超重、肥胖（体质指数≥24千克平方米或体脂率≥28%）的PCOS患者，在排除相关禁忌证（某些代谢性疾病、严重肝肾疾病、严重糖尿病、严重心脑血管疾病、怀孕、哺乳、感染等）的情况下，可以选择这种治疗方法。患者应在营养师的指导下，根据饮食习惯和喜好设计个性化的菜谱，使"减肥餐"好吃，便于坚持。

生酮饮食不宜长期采用

生酮饮食的不良反应包括低血糖、虚弱、头晕、疲劳、便秘、维生素和矿物质缺乏、嗜睡或精神差、腹泻或腹痛等。患者采用生酮饮食期间，应在医生指导下预防不良反应，出现不良反应后应及时对症处理。

生酮饮食是一种极为偏颇的饮食方式，可以短期用于治疗疾病，但不能长期采用，达到治疗目标后，应尽快恢复平衡膳食。**PM**

月经的色、质、量是每个女性健康的"晴雨表",也是每月最关心的事情之一。但一直以来,有关经期健康的谣言却从未间断,其中不少甚至成了口口相传的"经验之谈",在许多女性脑海中根深蒂固。

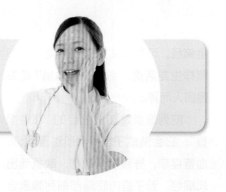

有关经期的谣言,
你听信了几条

上海交通大学附属第六人民医院东院妇产科
贺子秋(副主任医师) 陈 宇

谣言一:月经可以排毒

不知从何时开始,"月经可以排毒"这个说法在许多女性中流传。经血真的是人体的毒素吗?月经真的可以排毒吗?要回答这个问题,首先要正确认识月经。

正常月经是伴随卵巢周期性变化而出现的子宫内膜周期性脱落及出血。所以月经的主要成分是血液和脱落的子宫内膜,其间还混有一些宫颈黏液和脱落的阴道上皮细胞等,其中并没有什么毒素。由此,"月经可以排毒"的说法便不攻自破了。可能有人有疑问了:既然月经不排毒,为什么女性绝经后会明显衰老呢?难道不是因为毒素堆积的关系吗?答案显然是错误的。卵巢功能正常是女性的活力之源,月经代表卵巢有正常的周期性变化,与排毒毫不相干。因此,月经过多的女性千万不要误以为是身体在"自行排毒",而应及时去医院就诊,查明病因及时治疗。

谣言二:经期前几天是减肥的好时机,吃再多也不会发胖

虽然在月经周期中,雌孕激素呈周期性改变,但短暂的雌孕激素消长并不会快速且剧烈地影响碳水化合物及脂类代谢。

为何会有经期减肥事半功倍的谣言呢?这是因为经前体内雌激素水平升高,水钠潴留,而月经来潮后,水钠潴留明显减轻,容易让人有体重下降,抑或是吃再多体重也没有增加的错觉。若要减肥,只有"管住嘴,迈开腿",并无所谓的经期减肥法。

谣言三:经期应取消一切运动

月经期间,女性常感到身体虚弱、易疲惫,因此便认为经期不宜运动。其实,适当的运动不仅有利于经血排出,还可促进血液循环,有效缓解经期不适。在身体条件允许的情况下,女性在经期可适当安排低强度的有氧运动,例如散步等,每日2~30分钟。需要注意的是,月经期间不宜进行跳跃、赛跑之类的剧烈运动,也不宜从事重体力劳动,以免过度劳累。

谣言四:经期不宜洗头、洗澡

与"坐月子不能洗头"一样,"经期不能洗澡"也是令许多女性感到困惑的谣言之一。事实上,至今没有科学研究表明在月经期间洗头或洗澡会对健康产生影响,之所以有这么多谣言说不能洗头、洗澡,实则是怕经期着凉。经期女性抵抗力较弱,如果洗头、洗澡时受凉,头发没吹干就睡觉,或洗完就外出吹冷风等,易发生感冒、偏头痛、痛经等不适,但就现在的生活条件来看,这些影响完全可以避免。而且,洗个热水澡可有效缓解痛经和经期焦虑,还能保持阴部清洁。当然,女性在经期洗澡时不宜坐浴和盆浴,以淋浴或擦浴为宜。

谣言五:经期吃生冷的食物一定会导致痛经

很多姑娘从小就被妈妈教育:经期千万不能吃凉的,否则会导致或加

重痛经。可有些姑娘在经期吃冷饮却照样生龙活虎。到底孰对孰错？答案是因人而异。

前列腺素是造成痛经的"罪魁祸首"，它会造成子宫平滑肌过强收缩，血管痉挛，导致子宫缺血、缺氧而出现痛经。若子宫内膜局部前列腺素含量增高，或有些女性对前列腺素较为敏感，均会导致痛经缠身。目前尚无研究表明进食生冷食物会增加前列腺素生成，但可能会刺激平滑肌收缩，从而导致腹痛。经期到底能不能进食生冷食物因人而异，吃了生冷食物会导致痛经的姑娘应少吃或不吃，没有痛经困扰的姑娘则不必过分担心。

谣言六：经期越来越短、经量越来越少，这是卵巢早衰的表现

决定经期和经量的主要因素有：子宫内膜、内分泌因素、营养状态和全身因素等。我国关于异常子宫出血的指南规定，月经量少于 5 毫升为月经过少。因此，大多数因月经量减少前来就诊的女性，其实月经量并不是真的少。当然，也有一些女性的月经量减少是病理性的，如流产手术引起的子宫内膜损伤、宫腔或宫颈粘连、结核、卵巢功能减退、内分泌疾病、药物影响等。月经周期改变、月经量少可由不同原因引起，卵巢功能减退仅是其中一个。怀疑自己卵巢早衰的女性，可在经期第 2 ~ 4 天至医院检查性激素六项，即可判断卵巢的储备功能，及时发现异常并接受进一步治疗。如果做了上述检查均无异常，不妨回顾自己近来的生活状态，减肥、压力过大、熬夜、过度劳累等都会影响内分泌功能，从而导致月经不规律。**PM**

人口老龄化，跌倒问题引关注

截至 2018 年底，我国 65 周岁及以上老年人口达 16 658 万，占总人口的 11.9%。上海是我国老龄化程度最高的城市，2017 年老龄化率达到 14.3%（65 岁及以上常住人口占全部常住人口的比重），80 岁及以上高龄老年人口占比达 5.5%。

在老龄化日趋严重的同时，各种老年健康相关问题也随之而来。其中，老年人跌倒最值得重视。调查显示，我国 60 岁以上老人跌倒发生率为 18%，80 岁以上达到 24%。跌倒对老年人的身心健康具有极大危害，甚至可造成死亡，故必须引起重视。

有针对性地锻炼能预防跌倒

研究发现，肌力下降、平衡问题和步态障碍是导致老年人跌倒的主要危险因素。为此，国内外专家建议老年人进行有针对性的"防跌倒"运动，包括阻力训练、伸展运动、太极拳、有氧操、舞蹈、健步走等，以改善老年人步态、肌肉力量、平衡能力、身体柔韧性和全身整体功能。

❶ 太极拳

太极拳是普及较广的健身运动。国内外多项研究表明，经常练习太极拳能增强下肢关节的灵活性和力量，增强本体感觉，提高人体平衡能力。老年人在练习太极拳时，一定要做好热身活动，姿势不要太低，穿掌下势、拍脚、蹬腿、外摆莲等难度动作不能勉强为之；用意不用力，不能逞强。平时可以压腿、拉筋，做一些辅助练习。

❷ 肌肉力量锻炼

肌肉力量对维持身体的平衡、预防跌倒有重要作用。国外非常重视力量练习，包括老年人群。他们一般都在专门的健身房，通过杠铃、哑铃、弹力带、拉力器、综合器械等器材，进行适度的力量和心肺功能锻炼。国内老年人群多数没有器械和力量锻炼的习惯，可运用弹力带在家进行针对性的力量锻炼，也可以在小区进行集体锻炼。

❸ 广场舞

国内中老年女性跳广场舞的较多，广场舞有音乐伴奏和集体氛围，简便易行。尽管在预防老年人跌倒方面，广场舞针对性并不很强，但考虑到这种锻炼方式的普及性，尤其是老年人乐于参与，也间接地对预防跌倒有益处。

❹ 其他简易运动

在健身步道倒走、原地高抬腿等，简便易行，对于预防跌倒也有效果。

锻炼时间有讲究

为了有效预防跌倒，必须保证一定的锻炼时长、练习频率和持续时间。一般建议每次锻炼 20 ~ 60 分钟，每周 3 次，持续锻炼 6 个月以上，会有明显效果。

预防跌倒，
老年人应该怎么运动

上海交通大学体育系教授　王会儒

老年人群年龄跨度大，运动时应以少量、多次为基本原则。65～75岁年龄段的人群，身体功能状况相对较好，每次可以进行中等强度的锻炼60分钟左右；76～80岁年龄段的老年人，每次宜进行中小强度锻炼，持续30分钟左右；80岁以上的老年人群，以小强度的散步和关节活动为主，每次10分钟左右。

研究发现，在75岁以上老年人群中，多数人同时患有2～3种慢性病。因此，75岁以上老年人运动前应接受有计划、专业性的指导，同时要征得医生同意。锻炼过程中要及时向医生或健身指导员反馈锻炼情况，以便采取更合适的个性化锻炼方案及必要的监控措施。

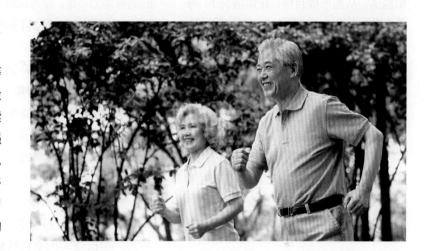

预防跌倒，需要多管齐下

● 从中青年期开始预防

人的衰老是一个漫长的动态变化过程。身体功能的衰退，从轻微到逐渐加重，具有累积性、渐进性的特点。青少年时期就要养成健康生活习惯，在中年期要继续维持这些健康习惯，这样到了老年，身体功能的衰退就不会那么明显，从而对预防跌倒有基础性的意义。

● 居室布置合理

随年龄增长，老年人视力减退，动作及反应能力大大下降。环境不熟悉、地面高低不平、障碍物、地板潮湿或打蜡、没扶手的楼梯、灯光照明不佳、不合适的鞋子、椅子或马桶的高度不合适等，都可能造成老年人跌倒。为此，老年人生活环境的人性化装修设计非常重要：①地板选择环保、防滑（尤其是无须打蜡的类型）、质软（避免硬度过高，摔倒受伤）的材料。摒弃有高低差或门槛石的设计，采用只有上吊轨的移门，厨房及卫生间有水的地方用防滑材质的地砖。②老年人视力逐渐减弱，年轻人觉得合适的光亮对老年人而言往往"不够用"。老年人需要增强照明亮度，确保走廊、楼梯等处光线充足而不刺眼；开关设置方便，要让老人易于触及。③跌倒多发生在卫生间及浴室，在进出活动、变换体位、站立小便时都有可能发生。所以，卫生间的设计应考虑老年人如厕及入浴的行为特点。比如，在适当位置设置扶手、手动触摸式冲洗和应急报警等装置，浴室地面应采用防滑材料。**PM**

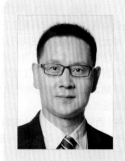

专家简介

王会儒　上海交通大学体育系副主任、教授，中国体育科学学会武术与民族传统体育分会委员，上海市精品课程"瑜伽"责任人。主要从事运动与健康促进研究。

有些不孕，因子宫内膜"出轨"而起

 同济大学附属第一妇婴保健院辅助生殖医学科主任医师　李昆明

子宫内膜是覆盖在子宫腔内的一层组织，在雌、孕激素作用下发生周期性增生和脱落，从而形成月经。正常情况下，子宫内膜会老老实实地待在宫腔里。有时候，子宫内膜会"出轨"，跑到不该去的地方，如卵巢表面、盆腔腹膜表面、直肠、膀胱或直肠阴道隔等，导致子宫内膜异位症。"流窜"到其他部位的内膜组织也会像月经那样周期性地剥脱出血，但这些血液不像子宫内的经血可以顺着宫颈排出，而是被"关"在体内，不断累积形成病灶，从而产生相应的临床症状，如痛经、性交痛、周期性尿频及尿痛、盆腔包块、不孕等。

子宫内膜为何会"出轨"

根据目前的研究，子宫内膜异位症的原因可能有如下几种。

● **经血逆流**　月经期腹压增加，导致经血从宫腔顺着输卵管进入腹腔，到达卵巢、腹膜、直肠等部位。

● **体腔上皮细胞化生**　有高度化生潜能的体腔上皮受到激素、经血及炎症刺激后，被激活，转化为内膜组织。

● **免疫缺陷**　盆腔局部免疫功能存在缺陷，自然杀伤细胞与吞噬细胞的清除能力不足，使本该被清除的"盲流"舒适地在盆腔里安家落户，甚至成了撵都撵不走的"钉子户"。

子宫内膜"出轨"为何导致不孕

● **盆腔解剖结构异常**　在宫腔里的子宫内膜挺"听话"，定期脱落形成月经；异位的子宫内膜脱离了宫腔的束缚后，生长变得肆无忌惮，而且没有顺畅的排出途径，导致无序增生。这些异位的子宫内膜反复出血，会引起输卵管、卵巢、子宫等发生粘连，使正常的解剖关系发生改变，尤其是输卵管可能会扭曲变形，失去正常的解剖结构和生理功能，自然会影响受孕。

● **盆腔内环境改变**　子宫内膜异位症患者体内相关的炎性因子不利于卵子的生长发育。特殊形式的子宫内膜异位症——子宫腺肌病，会使子宫增大、硬化，影响胚胎的种植。

● **卵巢功能异常**　"出轨"到卵巢的子宫内膜会侵犯正常的卵巢组织，降低卵巢的储备功能，还会使排卵困难。这些都会影响卵巢的功能。

子宫内膜"出轨"怎样才能好"孕"

● **药物治疗**　最简单的药物是口服避孕药，可以控制月经周期，减少异位子宫内膜的出血，缓解盆腔痛。注射GnRHa（促性腺激素释放激素类似物），可以使异位的子宫内膜逐渐萎缩、坏死。重度子宫内膜异位症患者术前应用GnRHa可以减少手术难度，术后应用可以减少复发，是手术的有益补充，对受孕有积极帮助。

● **手术治疗**　手术治疗的目的：一是明确诊断、判断严重程度；二是对异位的子宫内膜病灶进行治疗，如病灶烧灼、卵巢囊肿剥除等，从而尽可能恢复正常的盆腔解剖关系，为受孕创造条件。

● **辅助生殖治疗**　根据严重程度，子宫内膜异位症分为Ⅰ～Ⅳ期。Ⅲ期和Ⅳ期的中重度患者，手术后尽快进行试管婴儿治疗是明智的选择。Ⅰ期和Ⅱ期的患者，应结合年龄、不孕年限、男方精液质量等综合考虑，可以短期试孕或直接行人工授精治疗，如仍未受孕可考虑试管婴儿治疗。**PM**

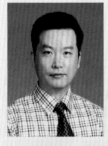

专家简介

李昆明　同济大学附属第一妇婴保健院辅助生殖医学科副主任、主任医师、博士生导师。擅长妇科内分泌疾病，如月经失调、子宫内膜异位症、多囊卵巢综合征的治疗，在人工授精、试管婴儿等辅助生殖技术的用药及手术操作方面经验丰富。

专家门诊：周二下午（西院），周五下午（东院）
特需门诊：周一上午、周三下午、周五上午（东院）
周二上午（西院）

患前列腺炎，
家庭热疗怎么做

上海交通大学医学院附属第九人民医院教授　姚德鸿

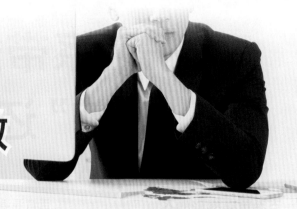

医生手记

　　前些年，笔者接到一位在国外工作的 32 岁男子的来信。他深受慢性前列腺炎困扰，排尿滴沥不尽、腰酸、会阴部不适，服用药物效果不好。他在杂志上看到过我写的文章，因此写信向我求助。考虑他当时的具体情况，我回信时给予他的建议只有两条：一条是绝对禁酒，另一条是热水坐浴。4 个多月后，我又接到他的来信。他在信中说：想不到采用看似简单的热敷疗法，居然让原先那些恼人的症状销声匿迹了……并一再对我表示感谢。

热敷对前列腺炎有效

　　热敷是将发热的物体放置于人体患病部位，或放置于患病部位附近，以防治疾病的一种物理疗法。这是一种古老疗法。在原始社会，人们便已经尝试热敷治疗，用树皮或兽皮，包上烧烤后发热的石块或砂粒，贴附在身体上以治疗痛楚。我国古医书中，有关热敷疗法的记载比比皆是。

　　现代医学认为，在 40 ~ 50℃的温度作用下，人体被作用部位的血液循环会十分显著地加速，局部毛细血管扩张，使局部肌肉松弛，达到促进炎症尽快吸收和消退的目的，同时可减轻疼痛等不适症状。

　　前列腺炎的病理特征为前列腺充血、分泌物潴留、腺管出现浸润，从而影响局部血液循环。热疗是一种无创治疗方法，使用时可在病灶处产生热效应，扩张局部血管，促进局部血液循环和新陈代谢，有利于前列腺炎的康复。

简便易行，在家热敷前列腺

　　治疗各类急、慢性前列腺炎，都可以采用热敷疗法，简便易行，可在家庭里进行。具体方式是热水坐浴：取一个盆口较大、能容人坐入的盆，里边放 40 ~ 42℃的热水，水的深度至少为盆高的 1/2。病人先排尽尿液、排空大便，然后坐在盆中，会阴部（包括阴囊在内）应全部浸没在热水中。每次坐浴 20 ~ 30 分钟。如果在热水坐浴过程中水温有所下降（尤其是在寒冷的冬天），可加入热水，以继续保持上述水温。每日至少进行一次，最好能早晚各一次，持之以恒进行一段时间，必将收到效果。

前列腺炎热疗要注意四个问题

　　❶ **保持较高水温**　在前列腺热疗时最容易犯的错误是：刚开始水温较高，后来水温降低，没有及时加入热水，导致水温过低，起不到治疗作用。

　　❷ **逐步提高水温**　刚开始热水坐浴时，可用 40 ~ 42℃水温的水；以后可逐步将水温提高到 50℃左右，效果更佳。

　　❸ **未婚、未育男子不宜热水坐浴**　男子阴囊里的睾丸生产精子时，需要比正常体温低 1.5 ~ 2℃的"低温"环境，热水坐浴的温度对精子的产生不利。

　　❹ **不能以洗热水澡替代**　洗热水澡能使全身皮肤毛细血管扩张，但对前列腺的热敷作用相对较小。前列腺炎病人要选择热水坐浴，治疗效果才会较明显。**PM**

孩子舌系带短，
"剪"还是不"剪"

复旦大学附属眼耳鼻喉科医院口腔科
副主任医师　苏怡

舌系带过短影响大

舌系带是张口翘起舌头时，介于舌头和口底之间的条状软组织。正常的舌系带能使舌头灵活伸出口腔外并上卷，舔到上前牙或人中位置。

正常孩子伸舌时，舌尖较为圆钝。舌系带短的孩子，舌头的正常活动将被限制，舌头不能伸长至口腔外或上卷不能触及上唇；因舌系带牵拉舌尖，舌头背面的舌尖部位会出现凹陷，勉强伸舌时舌尖呈"W"形，这是舌系带过短的初步诊断依据。

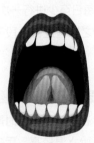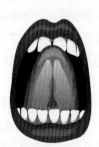

舌系带过短　　　　　正常

舌系带过短会影响孩子正常吮奶而出现漏奶等情况。若家长发现宝宝吃奶时，因舌头裹不住奶头而出现漏奶，应留心其是否有舌系带过短的可能。此外，伴随孩子的生长发育，舌系带短将严重地影响孩子早期语言学习和发音能力，导致卷舌音和舌腭音发音障碍，如"zhi、chi、shi、r"音发不清楚。但这一表现不具有特异性，家长较难判断。由于孩子的发音与听力功能、语言环境、智力发育等诸多因素有关，有些孩子听着方言长大，有些孩子生活在南方，家长说普通话时也常将卷舌音和平

舌音混淆。这些外因都须进行综合评估，才能正确地甄别孩子是否存在舌系带过短的倾向。

若怀疑孩子舌系带过短，最早在6月龄时，家长便可带孩子到专科医院进行检查，明确诊断。

"剪"：舌系带延长术

治疗舌系带过短的主要方法是在局麻下通过"舌系带延长术"将舌系带进行延长。部分经新生儿体检发现舌系带过短的孩子，可在表面麻醉下将舌系带适当延长。这个时期的孩子舌头小、舌系带薄，手术后只需用纱布或棉球压迫止血即可，无需缝合伤口、拆除缝线，简单易行。不过，由于孩子年龄小，难以把握舌系带修剪的长度，术后可能因伤口未缝合而发生舌系带粘连，须行二期手术。因此目前临床认为，对于存在舌系带过短但不会因此严重影响吃奶的患儿，可将手术延至一岁半进行，这个时期的孩子正要开口说话，手术恢复后便可对其进行发音训练。

除了新生儿体检时被发现舌系带过短外，临床上也有许多孩子到了上幼儿园时才被家长发现舌系带异常，这部分孩子可在四岁半到五岁时接受舌系带延长术。五岁左右的孩子舌系带薄，术中出血不多，且患儿已能与医生交流，可较好地配合治疗。依从性较高的患儿在麻醉后的十几分钟内便可顺利完成手术。部分患儿因害怕手术，开口度不佳，为确保手术顺利进行，医生须以开口器配合术中固定。术后，家长须密切看护患儿，避免患儿因麻醉药性未过舌部感觉消失而咬伤自己的舌头。一般而言，患儿术后无须使用抗生素，但抵抗力较弱的孩子可在医生指导下酌情口服抗生素三天，防止术后感染。家长须做好孩子的口腔护理，用漱口水定时擦洗伤口，避免食物残渣堆积在舌下区而导致伤口感染。

"剪"后，语音矫正至关重要

需强调的是，家长千万不能认为做好"舌系带延长术"就万事大吉了，而应在术后尽快对孩子进行语音训练，纠正其错误发音。若家长也有发音不准的情况，应至语音训练专业机构寻求帮助，对孩子的语言、发音能力进行系统的纠正和训练，以期达到更好效果，为孩子今后上学打好基础。**PM**

离婚家庭的孩子 闹脾气

国家二级心理咨询师 陈 露

生活实例

今年13岁的小铭随父母来到咨询室。在咨询的前15分钟，小铭的父母一唱一和地轮番表扬小铭，咨询室里充满欢声笑语。令我感到很困惑，既然这个孩子一切都好，为什么要来咨询？当着小铭的面，爸爸含糊地说小铭的作息习惯不太好。说话的空当，还偷偷比划了一下，示意小铭爱打游戏。妈妈却为小铭"打圆场"："是吗？他和我在一起的时候，表现都很好啊。即使打游戏到深夜，也会早早起床赶早班车去上学。"

趁小铭出去上厕所的工夫，小铭爸爸才"一股脑"地说出了实情：小铭不写作业，天天打游戏，还闹脾气。有时一言不合就会砸东西、撞墙，老师拿他一点办法都没有。

原来，小铭的父母已经离婚，半年前父亲再婚。小铭白天在学校遇到不开心的事无处诉说，回到家里又要面对"陌生"的继母，感到很压抑。他只能躲进自己的房间，疯狂地打游戏，只有这样他才能暂时感到轻松与愉悦。

假性和谐的离婚家庭

这个离婚家庭能够如此"和谐"实属罕见。爸爸在孩子面前小心翼翼，妈妈避重就轻。这种由回避问题营造出的假性和谐，阻碍了彼此更深入的沟通，也使问题无法得到解决。

当孩子面临压力时，不会妥善地处理情绪，到忍无可忍的时候，就会表现出一些偏差行为。例如，小铭的一个同学总喜欢打他一下闹着玩，令小铭有些反感，向妈妈诉苦。但妈妈说："我能理解你的不开心，但他是喜欢你才和你闹着玩，你应该'大气'一点，否则就会失去一位好朋友。"妈妈常常这样站在道德的制高点，以"我理解你"的态度同他讲话，内向、敏感的他虽然心里不舒服，却无法辩驳，因而恼羞成怒，造成情绪、行为失控。

离婚、再婚家庭需要付出更多努力

家庭有很多形式，从相聚到分离，再到重组，过程中会有很多的伤痛和迷茫。离婚、再婚家庭虽然非常不容易，但还是可以通过努力让日子过得好一些，让孩子的问题少一些。

● **将孩子的行为"正常化"** 青少年的问题可能与父母离婚、再婚有关，也可能是成长过程中的一些常见问题。例如，青少年开始寻求更多的自主性和自尊感，疏远成人，甚至表现出轻微的叛逆行为；同时因为青春期而出现情绪管理的失调，产生过激行为，从发展的角度来看，这些表现可能是正常的。

● **处理父亲对孩子的愧疚** 父亲再婚并不意味着对儿子的背叛，没有必要把青少年当作小孩一样哄着，背地里却隐晦地表达不满。父子间缺乏开诚布公的探讨，孩子无法学会在压力之下如何与他人相处。

● **处理母亲的情绪** 这个案例中，小铭妈妈的表现看似嘻嘻哈哈、不以为意，实际上是对丈夫再婚无意识的嫉妒和怨恨的反向形成。夫妻离婚，婚姻关系已经消亡，但作为父母，离婚夫妻仍需要为了孩子的利益寻求"合作"。因此，小铭妈妈应当处理好离婚过程中的负面情绪，不让这些情绪影响自己今后的生活。

● **看到孩子的失落** 离婚家庭的孩子大多希望父母复合，许多青少年最初对父母离婚、再婚感到困惑、焦虑和愤怒，但是随着时间的推移，在细心大人的支持与包容下，可能会慢慢适应。

● **再婚家庭的应对** 再婚家庭的夫妻之间需要很多的耐心、包容、弹性，甚至创造性。再婚夫妻在婚后学会坦诚分享彼此的感受，甚至是失望，有助于增进夫妻感情，以共同应对各种挑战。再婚母亲的主要工作不是充当孩子母亲的角色，而应成为孩子爸爸的后盾，支持他树立权威者形象。**PM**

读者咨询

我是一名白领女性，平时工作压力比较大。我喜欢喝奶茶，除了经常在街头的奶茶店买了喝，还会自己买奶茶粉冲泡。我感觉自己有点离不开奶茶：只要一天不喝奶茶，就感觉像缺了些什么；喝了奶茶后，精神会好点；工作时，也会很想买一杯奶茶喝……喝奶茶是不是也会上瘾？

喝奶茶 也会成瘾吗

上海市精神卫生中心　张 蕾　杜 江(主任医师)

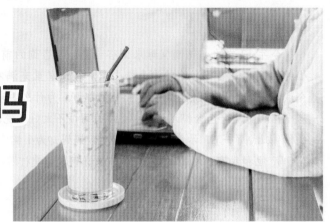

嗜好奶茶，事出有因

食物渴求和成瘾与药物成瘾有"相通之处"，也多与心理、生物、社会三方面因素有关。

奶茶中多含有一定糖分。有研究发现，糖能够刺激大脑释放 5 - 羟色胺和多巴胺——这是能够提升愉悦感的神经递质。因此，很多人喜欢在不开心时吃甜食来缓解负性情绪。

奶茶含有一定量的咖啡因。咖啡因是茶叶、咖啡豆等天然植物中含有的一种黄嘌呤类生物碱化合物，是世界上使用最为广泛的精神活性药物，可以达到提神的效果。长期大量食用咖啡因可能会导致成瘾，曾有 12 岁男孩因每日喝 10 瓶可乐（含咖啡因）导致成瘾的报道。

当奶茶中的糖分和咖啡因作用于机体时，大脑中多巴胺的释放会增加，并作用于大脑"奖赏中枢"，从而使得个体产生愉悦感。在这种正性强化的刺激下，可能形成对奶茶的"喜好"和成瘾行为。

嗜好奶茶与心理因素也有一定关系。在繁忙的工作后，坐下来品一杯自己喜欢的奶茶，将其当作对自己努力工作的一种"奖赏"，心情可得到短暂放松。以后就会下意识地把"奶茶"和"放松"联系在一起，就会希望通过喝奶茶来体验放松的感觉。在心情不好的时候，可能会通过喝奶茶来转移自己的注意力、缓解焦虑，这与有人心情不好时喜欢吃零食是一个道理。

判断是否成瘾的三个标准

每个人都有追逐快乐、享受愉快感觉的特点，而成瘾行为的形成与这种愉悦感密不可分。如果为了追逐这种愉悦感，个体反复从事某种行为，或使用某种物质，那么最终会导致成瘾行为。喝奶茶也不例外。

至于是否真正成瘾，需要从个人对奶茶的依赖性、耐受性，以及是否有戒断症状来判断。可以问自己以下三个问题：①是否不喝奶茶时有非常强烈的期待，喝奶茶时也有很强烈的满足感？②以前是否喝一小杯就可以达到让自己满足的感觉，而现在用量较以往有所增加？③是否不喝奶茶就坐立不安，感觉像少点儿什么？

如果对以上三个问题的回答都是"是"，则要警惕奶茶成瘾的可能性。尤其是将奶茶作为日常补充水分的主要途径时，一定要引起注意。**PM**

特别提醒

现在社会上流行的奶茶，本质上是一种饮品，营养价值有限。市面上的奶茶含糖量较高，且含一定量的反式脂肪酸，过多饮用奶茶不利健康。如果经过个人努力无法克服"奶茶瘾"，可向心理卫生专业人员求助。

睡眠不好，如何找出"病根"

河北医科大学第一医院睡眠健康中心 王育梅

睡眠不仅是晚上的事情，与白天的精神状态也密切相关。拥有良好的睡眠质量和充足的睡眠时间才能维持正常的日间功能，应对工作和学习的挑战。充足的睡眠、均衡的饮食和适当的运动是公认的三大健康标准。临床研究表明，一名成年人每天的睡眠时间应该在6～9小时，具体时间应视个人的具体情况而定，睡得过少或过多都不利于健康。

发生睡眠问题后，要进行一番自我分析，找出睡眠不好的原因，并针对原因采取相应措施。最常见的影响睡眠的因素有三类，睡眠不佳者可以对照一下，找出自己失眠的原因。

素质因素——容易导致失眠的个人特质

年龄是影响睡眠的最常见素质因素。不同年龄的人对睡眠的需求不同，睡眠时间随年龄增长而减少；睡眠各时期所占的比例也随着年龄增长发生着改变，即浅睡眠逐渐增多，深睡眠逐渐减少。

性别对睡眠也有影响，女性的睡眠时间通常少于男性。

另外，个人的一些人格特质也容易使人在遇到压力时发生失眠，如焦虑或忧虑倾向、完美主义、情绪压抑倾向等。

诱发因素——导致失眠开始发生的事件

在生活中，人们常会面临各式各样的压力与变动。有些变动是正向的，如职位升迁、谈恋爱、怀孕等；有些变动是负向的，如生病等。无论变动的结果是好是坏，这些事件都会影响心情与生活，既可使人非常高兴，也可使人紧张或悲伤，最终都可能造成失眠。

维持因素——让失眠持续的因素

当压力与生活事件过去之后，为什么还会持续失眠呢？研究发现，吸烟会提高大脑的活跃程度，减少慢波睡眠时间，破坏正常的睡眠周期，导致睡眠结构片段化。因此，无论为了自己还是家人的健康，都应尽早戒烟。

很多人认为饮酒可以助眠，这是错误的想法，摄入酒精的最初反应是让人很快进入睡眠状态，但酒精使浅睡眠时间延长，深睡眠时间减少。饮酒后随之而来的是频繁的觉醒和间断的睡眠，失眠与多梦等睡眠问题不断出现。

失眠的持续存在还常与一些不良睡眠习惯有关，如上床时间提早、周末补觉、午睡时间过长等。另外，过度摄取咖啡因、不当使用药物、每天运动不足、环境嘈杂等，也会影响睡眠。

许多人喜欢在夜间躺在床上玩手机等电子产品，而使用这些发光的电子产品1小时以上，会大大减少人体褪黑素的生成量。褪黑素由大脑中的松果体分泌，在夜间发挥着促进睡眠的作用，光线会抑制褪黑素的分泌，进而影响睡眠质量。**PM**

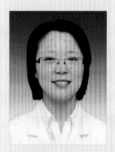

专家简介

王育梅 河北医科大学第一医院脑功能科主任、睡眠健康中心主任、精神卫生科副主任，中国医师协会精神科医师分会委员，睡眠医学医师分会精神科学组副组长，中国睡眠研究会青年委员，中国心理卫生协会心身医学组委员，河北省中西医结合学会睡眠医学专业委员会副主任委员。擅长各型睡眠障碍、酒精依赖等的诊治。

门诊时间：周一上午、周四下午

人到中年，
"性味索然"怎么改善

中山大学附属第一医院男科　周明宽　涂响安（教授）

医生手记

最近，有位患者来到男科门诊就诊。他说自己人到中年，虽然平日精力充沛，但在性方面越来越"清心寡欲"。他吃过"壮阳"食物和药酒，但没什么效果。他怀疑自己可能是缺乏性激素，咨询是否需要补充性激素。

人体性激素的分泌随年龄增长而发生着变化。男性40岁以后，雄性激素水平呈下降趋势，可出现一些类似"女性更年期"的症状，比如健忘、烦躁、心悸、出汗、没有食欲、全身乏力、难以入睡、对性失去兴趣等，俗称"男性更年期"，医学上称之为"迟发性性腺功能减退"，其特征是血清睾酮水平降低（低于健康青年男子参考值范围）。

很多男性到中年以后，会出现"性味索然""清心寡欲"等表现。究其原因，可能与血清雄激素水平下降有关。不过，中年男性出现对性缺乏兴趣等性功能相关问题，并不一定都由雄性激素低下引起，往往还与吸烟、缺乏运动、肥胖、睡眠不足、精神心理疾病等密切相关。面对此类"性问题"，中年男性需要从多方面进行调整。

六个建议，找回"性致勃勃"状态

❶ 科学地吃

为提高"性趣"，很多人会吃些所谓"壮阳"食物，或每天喝一些"壮阳药酒"等。其实，这些"饮食疗法"并不科学。那么应该如何吃呢？饮食应该以清淡为主，低脂、多素，以水果、蔬菜、坚果、五谷杂粮、鱼为主，少量红肉和精细谷物为辅。酒、高脂食物、高糖食物等，宜少食或不食。

❷ 合理地动

生命在于运动，合理运动不仅可以缓解压力、调节情绪，有益身体健康，对性功能改善也有极大帮助。运动分有氧运动和无氧运动，二者均有益于性功能的改善，具体运动形式、运动量因年龄、身体状况不同而异。一般以运动后有轻度劳累感，不影响第二天的正常工作和生活为合适。

❸ 充足地睡

长时间失眠或睡眠不足可导致记忆力下降、抵抗力下降、内分泌失调、神经衰弱等，进而影响性功能，可表现为性欲下降、勃起硬度下降等。良好的睡眠不仅能使人感觉精力充沛，且对性功能也有改善。

❹ 适时疏导心理

中年男性经常面对来自工作、生活各个方面的压力，久之会产生抑郁、焦虑等心理问题，而心理疾病与性功能障碍可形成恶性循环。此时，调整心理状态，疏导不良情绪，同时建立对性的正确认识，有助于打破恶性循环。在这个过程中，女方的理解和支持对于改善男性性功能有较大帮助。

❺ 其他调整

吸烟、服用某些药物、患病（如糖尿病、高血压等），都对性功能有一定影响。避免吸烟，不随意用药，及时治疗糖尿病、高血压等疾病，也有助于改善性功能。

❻ 接受必要治疗

影响性功能的因素较多，中年男性出现性功能问题、通过自我调整不能恢复时，应及时到医院就诊，进行性激素水平检测等相关检查，对病情进行综合评估。医生会针对不同患者制定个体化的治疗方案，包括补充雄激素、使用5型磷酸二酯酶抑制剂及某些中药等。**PM**

长期分居，"性福"为何遇障碍

上海交通大学医学院附属新华医院泌尿外科教授　白强

医生手记

一位男士来门诊就诊。他和妻子长期两地分居，最近夫妻团聚，他突然发现自己不能勃起。为此，夫妻俩都"一头雾水"。他们彼此感情很好，久别重逢时感情正浓，怎么会发生勃起障碍问题呢？难道就是网上说的长期无性生活导致的"阴茎废用"吗？经过检查，我发现他并没有器质性的病变，也没有合并其他全身性疾病。结合其长期两地分居的情况，我考虑其勃起障碍问题可能与长期无性生活导致阴茎氧张力降低有关，建议其回归正常家庭生活，适度锻炼。不久之后，这位男士果然可以正常过性生活了。

阴茎勃起与血管平滑肌密切相关

男性阴茎勃起功能障碍（简称ED）指阴茎持续（至少6个月）不能达到和维持足够的硬度，导致不能插入阴道进行正常性生活。ED会影响夫妻感情，妻子的不满足会使丈夫产生心理压力（如每次同房会担心自己不行），心理负担反过来会加重ED的严重程度。

针对阴茎海绵体血管平滑肌的研究，使人们对勃起功能障碍的原因有了越来越深入的理解。性刺激引起大脑兴奋，冲动传递到神经末梢，神经末梢释放一种叫作一氧化氮（NO）的神经递质，由其把性冲动的信息传递给阴茎血管平滑肌。在NO作用下，阴茎动脉平滑肌松弛，血管腔增粗，使更多的动脉血液进入阴茎，形成勃起。增大增粗的阴茎压迫阴茎的小静脉，造成阴茎血液回流受阻，使阴茎持续勃起。阴茎海绵体中75%的组织是血管平滑肌组织，阴茎也由许多相互连接的窦状隙或腔隙组成，当血液充入这些腔隙后，阴茎的血容量增加数倍到十几倍。一旦决定阴茎血流量的血管平滑肌发生问题，阴茎的勃起就会发生问题。

长期无性生活，阴茎海绵体氧张力降低

阴茎海绵体的氧张力，可以理解为阴茎内部氧气的含量。氧张力在阴茎勃起状态时明显高于疲软状态时，氧张力高有助于阴茎海绵体平滑肌细胞合成一些细胞因子，这些细胞因子可以导致阴茎勃起。

正常男性每晚有3～4次阴茎勃起，称为夜间勃起；勃起每次持续20～30分钟，勃起期间阴茎海绵体的氧张力较高，有助于维持阴茎海绵体平滑肌的功能和产生阴茎勃起的细胞因子。因此，夜间勃起既是判断勃起功能的一个重要指标，也是阴茎自我维护、促进性功能恢复的过程，故也有人将夜间勃起称为"给阴茎充电"。

对保留阴茎勃起功能的前列腺癌根治术后患者的调查发现，术后连续使用5型磷酸二酯酶抑制剂的患者中，将来恢复勃起功能的患者数量明显高于未使用药物者。其原因就是这类药物使阴茎经常处于"半勃起状态"，使海绵体中细胞氧张力较高，有利于维护阴茎的勃起功能。

长期分居或因其他原因长期缺乏性生活的男性，由于阴茎勃起减少，阴茎海绵体氧张力可降低；如果这种阴茎海绵体氧张力下降持续时间很久，则有可能导致ED。这是长期无性生活导致性功能"废用"比较合理的解释。

性功能"废用"怎么恢复

两地分居后的ED相对比较容易恢复。与糖尿病、高血压等引起的器质性ED相比，往往只是功能上的问题。临床观察发现，患者在回归正常家庭生活后，适度地锻炼身体，基本都可以恢复到正常状态。事实上，医学上也没有把长期分居引起的性功能减退当成一种疾病。**PM**

中医认为，经络是人体气血流通的通路，对穴位、经络，通过按压、揉、拍打等刺激可以起到调整脏腑功能、疏通气血、平衡阴阳的作用。

指压 益寿

上海交通大学附属第一人民医院中医科教授　王松坡

按揉穴位

● 中脘穴

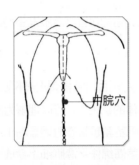

中脘穴属奇经八脉之任脉，为八会穴之一（腑会中脘），是调理胃肠不可缺少的穴位之一。指压此穴有助于缓解腹胀、腹泻、腹痛、便秘等消化不良症状，可用于慢性胃肠病、肝病的辅助治疗。经常按揉此穴可以提高人体后天之本"脾胃"的运化功能，增强体质。

取穴：上腹部正中线上，胸骨下端和肚脐连线的中点处。

操作：仰卧位最佳，放松腹部，用指腹间歇性按压或轻柔，力度以不感觉不适为度。

● 关元穴

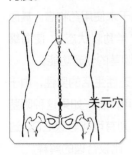

关元穴是任脉与足三阴交会的穴位，被称为"先天气海"，是吐纳吸气凝神之所，也是元阴元阳交关之处。刺激该穴位有培元固本、补肾益精的功能，为益寿健身要穴。指压或按揉关元穴可以调节下焦功能，多用于泌尿、生殖系统疾病的辅助治疗。经常按揉此穴有助于改善生殖功能、强身健体、益寿延年。

取穴：下腹部正中线上，脐下3寸（除拇指外的四指并拢，以中指中节横纹处为准，四指横量为3寸）处。

操作：仰卧位，用指腹间歇性按压或轻柔，或用掌跟按于穴位上，有节律地做环形按摩（一般正向、反向交替）。不宜过度用力，局部略有酸胀感即可。

● 足三里穴

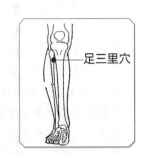

足三里穴为足阳明胃经穴位，有"人体保健第一要穴"之誉。俗语"常按足三里，胜吃老母鸡"，即充分体现了该穴的保健作用。经常按压足三里，可以补益脾胃后天之本，疏通经络气血，对消化系统疾病有辅助治疗作用。

取穴：小腿外侧，外侧膝眼（犊鼻）下3寸（度量方法同上），距胫骨前缘一横指处。

操作：拇指尖部按压或按揉足三里，徐徐用力。

● 三阴交穴

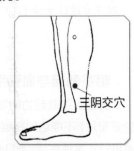

三阴交穴为足太阴脾经穴位，亦为三条足阴经气血交会之处。指压该穴能通调肝、脾、肾三脏，既能培补先天之精气，又能调补后天之气血，对女性养生保健具有重要作用。经常按压三阴交穴，可健脾益气、调肝养血、补肾填精，还可安神助眠。

取穴：内踝最高点上3寸（度量方法同上），胫骨内侧后缘。

操作：盘腿坐或坐位，用指腹间歇性按压或按揉三阴交穴，以产生酸胀感为度。

特别提醒：孕妇禁用。

● 涌泉穴

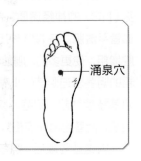

涌泉穴为足少阴肾经穴位，被认为是"人体强肾第一穴"。经常按压涌泉穴具有增精益髓、补肾壮阳、强筋壮骨、益寿延年之功。

取穴：取盘腿坐位，蜷足时足底前部凹陷处。

操作：用拇指间歇性按压或揉按，或点按与揉按交替进行。最好能按揉到足底发热。

临床上，经常有患者说：我感觉没力气，不想动，一爬楼梯就喘，还经常头晕，可能是气虚。那么，气虚有何表现？有哪些调养方法？

各色补气方，总有一款适合你

上海中医药大学副教授　孙丽红

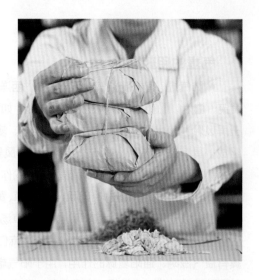

气虚的表现

气虚泛指身体虚弱、面色苍白、呼吸短促、四肢乏力、头晕、动则汗出、语声低微等一系列表现，多因先天不足、营养不良、年老虚弱、久病未愈等导致。

● **肺气虚**　主要由肺功能减弱引起，长期咳嗽、慢性肺病、吸烟、长期营养不良等都可能导致肺气不足。主要表现为短气自汗、咳嗽无力、声音低怯、易于感冒、面白、舌质淡、脉弱等症。

● **心气虚**　大多因久病不愈、长期身体虚弱、年龄大、身体衰老等所致。主要表现为心悸、气促、神疲体倦、劳则加重、多汗、舌质淡、舌苔白、脉弱无力等。

● **脾气虚**　多由饮食失调、过度疲劳、思虑过多或身体其他慢性疾病引起。主要表现为饮食减少、面色萎黄、食后脘腹不适、倦怠乏力、大便溏薄、舌淡苔薄、脉弱等症。

● **肾气虚**　主要由于年事高、长期生病、劳累等引起。临床表现为神疲乏力、眩晕健忘、腰膝酸软、小便频数清晰、夜尿多、白带清晰、舌质淡、脉弱等症。

按摩身体部位

除按压穴位外，按摩身体某些部位也有较好的保健作用。

● **按头**　头为精明之府、诸阳经之汇，亦为百脉所聚，包含百会穴等数十个穴位。经常按头具有祛风扶阳、疏通经络、活血安神等功效。经常按摩头部，有助于促进头部血液循环、畅通经气、缓解压力、安神助眠、减轻疲劳等。

操作：取坐位，先用双手五指指腹，从前额向后梳按数次；再从发髻向头顶正中梳按数次；最后用双手指腹轻扣头顶部数次。上述动作重复进行。

注意事项：梳按速度不宜过快，力度适中，以不感觉不适为宜。

● **揉腹**　腹为脾胃、肝、胆、肾、膀胱等脏腑之所在，脾胃为人体气机升降的枢纽、水谷精微化生之源。经常揉腹可以调整脾胃、充养肝肾、畅达气血，促进人体健康。

操作：取仰卧位。以顺时针、逆时针交替做环形按揉，或者从上向下推揉。动作和缓，不用蛮力。

注意事项：腹部感染、恶性肿瘤患者，以及孕妇不宜揉腹。

● **摩腰**　腰为肾之府，腰部又有带脉所在，按摩腰部可补肾益气、强腰健骨、聪耳明目，不仅可辅助治疗泌尿生殖系统疾病，还可预防腰痛、疏通血气、延年益寿。

操作：两手握拳，以拳眼在两侧腰部上下搓动，动作柔和有力，按摩到腰部发热。**PM**

▌特别提醒

大家可以根据自身具体情况，选择适合自己的穴位或身体部位进行按摩，每次持续 10 ~ 15 分钟，适应后可适当延长时间。每天早、晚各按摩 1 次。如果能形成习惯并长期坚持，可在一定程度上有助于强身健体、益寿延年。

气虚的用药

● **肺气虚** 宜补肺益气，可用人参、西洋参、太子参、黄芪、白术、山药、黄精等制成的中成药，如黄芪生脉饮、玉屏风颗粒等。黄芪生脉饮由黄芪、党参、麦冬、五味子组成，具有益气滋阴、补肺的作用。玉屏风颗粒由黄芪、白术、防风组成，具有益气、固表、止汗的作用。

● **心气虚** 宜补心安神，可用人参、甘草、黄芪、龙眼肉、酸枣仁、柏子仁、莲子、大枣等。如炙甘草汤，方由甘草、生姜、桂枝、人参、生地黄、阿胶、麦门冬、麻仁、大枣组成，具有益气滋阴、通阳复脉的作用，用于阳气虚弱、心脉失养而致的脉结代、心动悸、虚赢少气、舌光少苔等症。

● **脾气虚** 宜健脾益气，可用白术、党参、黄芪、茯苓、山药、太子参、甘草、大枣等。例如：参苓白术散由白扁豆、白术、茯苓、甘草、桔梗、莲子、人参、砂仁、山药、薏苡仁组成，可补脾胃、益肺气，用于脾胃虚弱、食少便溏、气短咳嗽、肢倦乏力等症；补中益气汤由黄芪、白术、陈皮、升麻、柴胡、人参、甘草、当归组成，可补中益气、升阳举陷，用于脾气虚伴脏器下垂症。

● **肾气虚** 宜补肾固肾，可用枸杞子、山药、菟丝子、杜仲等。如金匮肾气丸由地黄、山药、山茱萸、茯苓、牡丹皮、泽泻、桂枝、附子、牛膝、车前子组成，可温补肾阳、化气行水，用于肾虚水肿、腰膝酸软、小便不利、畏寒肢冷等症。

不同气虚证的食疗方

治气虚关键在于补气。脾胃为后天之本，为气血生化之源，故健脾是补气的主要方法。气虚体质者宜常食茯苓、山药、红薯、马铃薯、薏苡仁、大枣、粳米、莲子、扁豆、芡实、猪肉、牛肚、猪心、鲫鱼、青鱼、鲢鱼、黄鱼、黄鳝、鸡肉、泥鳅、香菇、胡萝卜、鹌鹑等食物。以下根据不同气虚症状，推荐相应的食疗方。

芪术炖乳鸽

【原料】乳鸽1只，党参10克，白术15克，调料适量。

【制法】将黄芪和白术置于鸽腹中，加食盐、姜、料酒、葱及适量水，清炖至熟烂，吃肉喝汤。

【功效】黄芪可补中益气、健脾益肺，白术益气补脾、固表止汗，二者与乳鸽同用，可用于脾肺气虚、食少倦怠、气血不足、懒言短气、四肢无力、表虚自汗等症。

【适宜人群】食欲不振、咳嗽虚喘、自汗气短、易感冒风寒者。

【使用注意】痰黄黏稠、热盛者不宜食用。

龙莲猪心汤

【原料】莲子（去心）20个，龙眼肉20克，猪心100克，调料适量。

【制法】猪心切成片，与龙眼肉和莲子肉一同炖熟，加少许盐调味，睡前1小时服。

【功效】中医认为，猪心可补虚、养心安神补血，主治心虚失眠、惊悸、自汗、精神恍惚等症；莲子肉有养心安神作用；龙眼肉能补益心脾、养血安神，可治疗头昏、失眠、心悸等症。

【适宜人群】心悸、失眠、易惊醒、神疲者。

【使用注意】发热、湿阻脾胃者不宜食用。

益脾饼

【原料】白术30克，干姜6克，鸡内金15克，熟枣肉250克，面粉适量。

【制法】白术、干姜、鸡内金研粉，加枣肉制成枣泥，再加面粉、清水，和面做薄饼，烙熟即食。

【功效】方中白术补气健脾，燥湿止泻；干姜温中补脾；鸡内金健脾消食；枣肉补脾养血。诸味合用，具有补气健脾、消食止泻的功效。

【适宜人群】食欲不振、消化不良、脾虚食滞不消者尤为适宜。

【使用注意】脘腹胀满、肢体困倦、尿少色黄、便秘者不宜食用。

杜仲腰花

【原料】杜仲10克，猪肾250克，绍酒、味精、酱油、干淀粉、精盐、白砂糖等调料适量。

【制法】杜仲洗净，加水熬成浓汁50克，加绍酒、味精、酱油、干淀粉、精盐、白砂糖调成芡汁。猪肾清理后切成腰花。炒锅在武火上烧热，放入花椒，投入腰花、葱、姜、蒜快速炒散，沿锅倒入芡汁和醋，翻炒均匀即成。

【功效】猪肾具有补肾气、助膀胱的功效；杜仲可补肝肾、强筋骨。猪肾益精滋血助阳，杜仲入肾经、壮阳气，两者合用具有补肾益精、健骨强体的作用。

【适宜人群】肾虚见腰膝酸软、小便频数清稀、夜尿多等症者。

【使用注意】阴虚火旺者不宜食用。**PM**

三类脾胃病，
验方来护养

南京医科大学第一附属医院中医科　魏睦新（教授）　徐婷婷

> 平日出现吃饭不香、胃痛、胃胀、反酸等症状，我们的第一反应是脾胃功能不好。那么，有什么方法可以顾护脾胃呢？

中医认为，在五脏六腑中，脾胃是气血生化之源，并赋予其"后天之本"的称号。脾胃的运化功能不仅是食物代谢过程的中心环节，也是维持生命活动的重要基础。

1. 脾胃气虚——健脾助运

脾胃气虚主要表现为消化不良，如食少、脘腹胀满、食后加重、喜按、便溏，并伴有气虚症状，如身体倦怠、神疲乏力、不想讲话、容易出汗、活动后易气喘、舌淡苔白、脉缓等。针对此类患者，主要以健脾益气助运为主，基本方为四君子汤。四君子汤加减，可成为异功散、六君子汤、香砂六君子汤等常用的补益方剂。

● 推荐验方：参芪饮

将生晒参片与黄芪饮片混匀，每天取5克泡饮。该验方性质偏温，有出血倾向者慎用。选购生晒参时，可用鼻子闻，应选择有浓烈人参香味的，不能只看价格高低。

脾胃气虚者还可出现下坠（眼睑下垂、胃下垂、子宫下垂、脱肛）、出血（便血、尿血、皮下出血、流鼻血，妇女月经量多）等症状。下坠症状明显者常用补中益气汤，可加用升麻、柴胡等升提之药，内热明显者应避免服用。出血症状明显者常伴血虚症状，可用归脾汤，并加用一些养血之品，如当归、阿胶、龙眼肉、大枣等。

● 推荐验方：当归生姜羊肉汤

在羊肉汤中重用调味品生姜，再加适量当归（一般4人份的羊汤，加当归15克），有助于上述患者的调补。

2. 脾胃阴虚——养阴益脾

脾胃阴虚者表现为胃脘嘈杂、隐隐灼痛，饥不欲食、干呕呃逆，手心发热，两颧潮红，大便干结，等等。可选用沙参麦冬汤或益胃汤，或选用一些养阴之物，如北沙参、麦冬、玉竹、天花粉、枸杞子、桑葚、黄精、蜂蜜等。

● 推荐验方：增液汤

增液汤是传统中医经典古方。取生地、玄参、麦冬各10克，洗去浮灰后放入杯中，加开水冲泡，放温后即可服用，有助于补益脾胃之阴。

注意事项：①分清气、血、阴、阳的虚损情况，不可乱用补益药，须知"过犹不及"的道理；②适当配合理气化湿的食物调补，如橘、橙、芦柑等水果，以及薏苡仁等食物，以防"滋腻碍胃"。

3. 脾胃实证——运脾化湿，区分寒热

中医认为，脾胃参与水液代谢的过程，故内生的痰湿既可由脾胃运化功能异常而产生，又会进一步影响脾胃功能，形成恶性循环。常见脘腹胀满、恶心欲吐、食欲不振、口黏、口中异味、头身沉重、大便黏滞不爽，甚至伴水肿等症状，可选用平胃散或二陈汤治疗。

● 推荐验方：健脾化湿粥

常用药材包括山药、茯苓、薏苡仁、芡实，以及温中散寒除湿之品，如藿香、佩兰、砂仁、豆蔻等。一般用优质大米，新米更佳，加入上述药材（大米与上述药材的比例为10：2）。山药、茯苓、薏苡仁、芡实等可以煲淡粥或甜粥；藿香、佩兰、砂仁、豆蔻等芳香类药材可煲咸粥，可适当加入瘦肉等，以增加营养和口感。**PM**

耳鸣是指在外界无声源刺激或电刺激时，耳内出现声音感觉的症状。据估计，约10%的人有过耳鸣体验，5%的耳鸣患者会寻求治疗，2%患者的耳鸣症状已严重影响其生活、睡眠、精力集中、工作能力和社交活动。

中医眼中的 **耳鸣治疗**

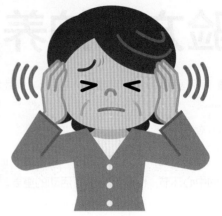

上海中医药大学附属市中医医院耳鼻喉科主任医师　郭 裕

耳鸣虽小，病因众多

❶ 耳部疾病

耳鸣患者多有耳病史，夜间有加重趋势。根据病变部位不同，耳鸣分为传导性耳鸣和感音性耳鸣。外耳有耵聍、异物、炎症肿胀导致阻塞，鼓膜充血、内陷、穿孔，中耳积液、感染，以及耳硬化症等，均可发生传导性耳鸣。内耳耳蜗是耳朵的感音部位，如内耳震荡、水肿、听神经瘤等可刺激内耳耳蜗产生感音性耳鸣。

❷ 鼻咽癌

约半数鼻咽癌患者有耳鸣现象。这是因为，鼻咽癌的好发部位为咽隐窝，易压迫咽鼓管，影响咽鼓管正常开放，从而引起耳鸣。

❸ 颈部疾患

患有颈椎病、颈部肿痛或当其他颈部疾病压迫颈动脉时，可使受压侧耳出现耳鸣。

❹ 循环系统病变

静脉系统病变产生的耳鸣多为嘈杂声，动脉系统病变产生的耳鸣常与心脏搏动相一致；高血压引起的耳鸣一般为双侧性；颈动脉体瘤引起的耳鸣常为单侧性；动脉粥样硬化、心瓣膜病变等可引起搏动性耳鸣。

❺ 药物中毒

服用大剂量药物，如奎宁、奎尼丁、氯喹等，可引起剧烈耳鸣，停药后一般可好转，大多不影响听力。庆大霉素、链霉素、卡那霉素等氨基糖苷类抗生素对听神经及前庭神经的损害较为严重，若不及时停药，可迅速发展成耳聋。

❻ 全身性疾病

肾病、肝胆疾病、糖尿病、结核病、慢性支气管炎等患者常有耳鸣症状。

❼ 神经衰弱

神经衰弱所致的耳鸣音调高低不定，多为双侧性，常伴有头痛、头昏、失眠、多梦等症状。此类耳鸣常与忧郁等不良情绪有关。

❽ 更年期综合征

更年期综合征患者也可出现耳鸣，睡眠质量差者更为严重。

中医治耳鸣，讲究整体观念和辨证施治

中医治疗耳鸣的优势在于重视个体差异，讲究辨证施治。针对不同类型、不同症候的患者采用不同治疗方法。与此同时，中医治疗又注重整体观念，把人作为整体施治主体并调整到最佳状态。

❶ 外治法　包括药物塞耳、塞鼻法，磁石

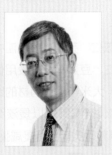

专家简介

郭 裕　上海中医药大学附属市中医医院耳鼻喉科主任医师、教授、博士生导师。擅长运用中西医结合诊治各类噪声疾病，采用穴位注射治疗过敏性鼻炎、耳鸣耳聋、急慢性咽喉炎、声音嘶哑、面瘫等疾病。

专家门诊：周一、周三、周五上午（总院）
　　　　　周二全天（石门一路分院）

颈椎不适，试试穴位按摩

上海市针灸经络研究所副主任医师　秦秀娣

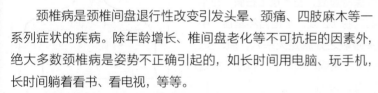

颈椎病是颈椎间盘退行性改变引发头晕、颈痛、四肢麻木等一系列症状的疾病。除年龄增长、椎间盘老化等不可抗拒的因素外，绝大多数颈椎病是姿势不正确引起的，如长时间用电脑、玩手机，长时间躺着看书、看电视，等等。

急性发作期或初次发作的颈椎病患者应适当休息，严重者应卧床休息 2～3 周。大部分颈椎病患者适合保守治疗，包括药物、牵引、针灸、推拿、物理治疗等。一些简便、易操作的按摩手法也有助于缓解颈椎不适，大家不妨一试。

1. 对按头部

双手拇指分别放在额部两侧的太阳穴处，其余四指分开，放在头部两侧，双手同时用力按揉 20～30 次。此法可清脑明目，振奋精神。

2. 梳摩头顶

双手五指微曲，分别放在头顶两侧，稍加用力从前发际沿头顶到脑后进行"梳头"动作

塞耳法，以及针刺疗法（体针、耳针、头皮针和穴位注射）。

❷ **导引法**　两手按耳轮，一上一下摩擦，每次 15 分钟；平坐伸一腿、屈一腿，横伸两臂，直竖两掌，向前若推门状，扭头项左右各 7 次。

❸ **辨证施治**　中医认为，耳鸣为多种疾病的常见症状，病因复杂，主要分虚、实两大类。

耳鸣类型		治则	主方
实证耳鸣	风热外袭	疏风清热、散邪通窍	银翘散
	肝火上扰	清肝泻火、开郁通窍	龙胆泻肝汤
	痰火壅结	清火化痰、和胃降浊	清气化痰丸
虚证耳鸣	脾气虚弱	健脾升阳、益气通窍	补中益气汤
	心血不足	益气养血、宁心通窍	归脾汤
	肾精不足	补肾益精、滋阴潜阳	益水平火汤
	肾元亏虚	温肾壮阳、祛寒通窍	附桂八味丸

自我按摩，促耳鸣康复

❶ **鸣天鼓法**　双手掌心紧按耳部，中指和示指放置于头后枕部，示指紧压在中指上，并用力向下滑落，叩击头部，使耳内隆隆如闻鼓声，每次叩击 36 次。

❷ **摩耳轮法**　用示指、拇指沿耳郭边缘上下来回摩擦 36 次，致耳郭发热为度。

❸ **揉耳垂法**　以双手示指、拇指肚分别捏揉双耳垂。先轻轻捏揉耳垂 30 秒，使其发红、发热；然后揪住耳垂向下拉，再放手，让耳垂回复原形，重复 10 次。

❹ **按听宫法**　以双手示指肚在张口时按压耳前凹陷处的听宫穴，按压 3 秒钟后放开，重复 20 次。**PM**

20～30次。此法可提神醒目，清脑镇痛。

3. 拿捏颈肌

把左（右）手上举放到颈后，拇指放置在同侧颈外侧，其余四指放到颈肌对侧，双手用力对合，沿风池穴往下拿捏至大椎穴，做20～30次。此法可解痉止痛，调和气血。

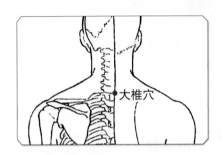

4. 按揉风池穴

风池穴位于枕骨下方，胸锁乳突肌与斜方肌上端之间的凹陷处。双手扣在后脑，双手拇指点揉风池穴，揉时心情平静，按揉时间根据自己的感觉而定，感觉舒服可多按揉，感觉头晕可少按揉，力度适中。

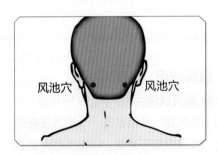

5. 按揉天牖穴

天牖穴位于乳突后下方，胸锁乳突肌

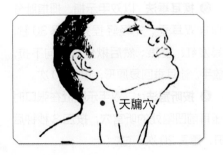

后缘，约平下颌角处。此穴常为颈部酸痛处，经常按摩可改善血压偏高、头痛、头眩、项强、耳鸣等不适。取坐位，用拇指指腹按揉该穴位3分钟，可两侧同时进行，用力适中，以局部有明显酸胀或酸痛感为宜。

6. 揉拿肩井穴

肩井穴位于大椎与肩峰端连线的中点，即乳头正上方与肩线交接处。用右手示指、中指、环指按摩左肩的肩井穴，用力按压5秒后慢慢放开，重复10次；然后用左手示指、中指和环指按摩右肩的肩井穴，重复10次。

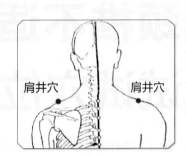

7. 按揉天宗穴

天宗穴位于肩膀下1/3处。取穴时，上半身保持直立，左手搭上右肩，左手掌在右肩膀1/2处，手指自然垂直，中指指尖碰触之处就是天宗穴。点、按、揉此穴会产生强烈酸胀感，有助于放松肩部肌肉。

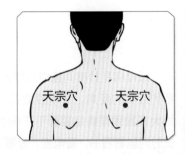

8. 揉掐合谷

将左（右）手拇指指尖放到另一手的合谷穴（虎口处），用力掐揉10～20次，双手交替做。此法可疏风解表，开窍醒神。**PM**

小贴士

颈椎病的日常调护

1. 注意局部保暖，防止受风着凉。
2. 避免不正常体位，防止颈部肌肉持续性收缩。
3. 睡眠时应避免高枕，枕头高度不宜超过10厘米。
4. 及时疏导颈椎病带来的焦虑、抑郁情绪，保持积极乐观的心态。
5. 加强自我锻炼。

专家提醒

颈部血管、神经丰富，按摩推拿须谨慎。若已有手臂发麻、脚踩棉花等症状，提示颈部神经、血管已受压，应由专业医师判断是否可以进行推拿按摩，以免加重病情。骨质疏松、高血压患者，以及颈部转动时疼痛剧烈者，不应盲目进行按摩推拿，应听取专业医师的建议。

上了年纪的人常常会发生足跟痛，厉害的时候连路都不能走，尤其是站起来及刚开始走的前几步，会感觉刺痛难忍。到医院检查，X线片往往提示跟骨下长了骨刺。由此，很多患者会很自然地认为足跟痛是骨刺引起的，多数医生也会这样解释，接下来就会针对骨刺进行各种各样的治疗，有时有效，但多数情况下效果不太理想。有些患者过了一段时间后，足跟不痛了，但复查提示X线片上的骨刺依旧是老样子。那么，足跟痛真正的病因是什么？该如何正确治疗呢？

反向按摩，巧治足跟痛

上海中医药大学附属曙光医院骨伤科教授　詹红生

足跟为何会痛

事实上，骨刺仅是表面现象，真正的原因是骨质疏松。人体的骨骼可分为松质骨和皮质骨两种。以长骨为例，中间一段很致密，主要是皮质骨；靠近两头的骨头没有这么致密，主要是松质骨。

跟骨是人体内最大的一块以松质骨为主的骨。随着年龄增长，特别是女性绝经后，骨质逐渐流失，容易发生骨质疏松症，而最早发生疏松的部位就是松质骨。跟骨发生骨质疏松后，包裹在外的骨皮质就需要承受更多的力量，久而久之，骨皮质会慢慢变厚。就像手掌用多了会生"老茧"一样，骨表面也会生"老茧"，承重大的部位还会鼓起来，看上去尖尖的，像刺一样，医学上称为"骨刺"。新长出来的骨刺较硬，走路时会有些疼痛，慢慢适应后，疼痛就会减轻或消失。

足跟痛的治疗策略应是局部治疗与整体调治相结合，标本兼顾。当然，疼痛剧烈者应"急者治其标"，尽快减缓和消除局部的疼痛刺激；亚急性期和慢性期患者，在疼痛减轻后，还要采用补肝肾、壮筋骨的中药内服，继续治疗骨质疏松，以"固其本"。

反向按摩，简单易行

❶ 原理

利用地面的反作用力对疼痛部位起到按摩作用，可提高骨刺周围筋膜的适应能力，缓解疼痛。同时，持续而缓和的冲击力刺激也有助于跟骨骨质疏松的治疗。

❷ 方法

先用温水或中药煮水泡脚20分钟左右。中药可选用伸筋草30克、透骨草30克、千年健30克、威灵仙30克、红花9克、艾叶9克、椒目9克、甘松6克、山奈6克、薄荷3克，冷水浸泡30分钟，大火煮沸后文火继续煮5分钟左右。

然后穿上厚棉袜，在木地板上跺脚，整个脚底都要接触地面，脚跟部用力稍多一些，以感觉到脚后跟微微胀痛为宜。左右脚交替跺100～200下，每天1～2次。

❸ 适用人群

一侧或双侧跟痛症，疼痛部位局限在足跟，脚掌等其他部位没有明显疼痛者。

❹ 注意事项

足跟部位明显肿胀，皮肤发红、发热，皮肤有破损者，跺脚后疼痛加剧、出现肿胀者，均不适用。跺脚的力量应由轻渐重，次数慢慢增加。若疼痛持续1个月未缓解或加重，应咨询专业医生。

其他方法

❶ 艾灸

在足跟痛区域用艾条悬灸，皮肤温度不宜太高，每次15分钟左右，每天1～2次。

❷ 按摩

在疼痛区域涂少许按摩油、凡士林或生姜汁等，用手轻轻按摩，每次5分钟左右，每天2～3次。

❸ 口服中药

在专业医生指导下口服六味地黄丸和补中益气丸，也有一定效果。**PM**

大众 ✚ 导医

网上咨询：popularmedicine@sstp.cn
专家门诊时间以当日挂牌为准

问：髋关节置换术后要注意哪些问题

我刚做了全髋关节置换术。听病友说，术后髋关节活动幅度不能太大，否则容易发生脱位。是这样吗？还应注意哪些问题？

上海　张先生

上海交通大学医学院附属仁济医院骨关节外科副主任医师朱颖华：只要手术没问题，人工髋关节脱位的发生率并不高。患者手术6~8周后，随着髋关节周围软组织修复的完成，发生脱位的可能性更是大大降低。此时，患者无须过多限制某些所谓的"危险动作"，否则将会影响髋关节的活动范围和功能。患者术后应尽快进行康复锻炼：①尽早进行上、下楼梯的练习，锻炼下肢肌力，以及髋、膝关节屈伸范围。②使用正常高度的椅、凳、马桶，不必特意买增高的马桶坐垫。③大胆做髋关节的屈伸活动，特别是屈髋动作，尽早完成独立上、下床，以及独自穿裤、穿袜、穿鞋等动作，尽快达到生活自理。单纯的髋关节屈曲活动不会导致脱位。④在平路行走熟练后，应尽早练习下蹲动作，可以双手握紧助行器或固定栏杆，屈曲髋关节后做半蹲动作，并逐渐增加下蹲深度。下蹲时要保持下肢轻度外展及外旋。

专家门诊：周二下午（西院），周一上午、周四下午（东院）

专病门诊（骨关节疾病）：周四上午（东院）

问：哺乳会使身材肥胖和乳房变形吗

我刚当上妈妈，欣喜之余又有些担忧，担心哺乳会使身材肥胖和乳房变形。另外，从宝宝健康的角度出发，哺乳期多久比较合适？

江苏　魏女士

上海交通大学附属儿童医院消化科主任医师张婷：产妇大量补充营养是造成身材走形的主要原因，若能坚持母乳喂养，有利于消耗孕期堆积的脂肪。哺乳后乳房是否

问：糖尿病患者主食吃什么好

最近，我被诊断出患有糖尿病，需要控制日常饮食。我想，主食富含碳水化合物，容易使血糖升高，是不是应该尽量少吃？吃什么比较合适？

山东　刘女士

山东省济南医院糖尿病诊疗中心主任医师王建华：许多糖尿病患者认为主食容易使血糖升高，所以尽量少吃甚至不吃，这是一种误解。主食摄入不足，机体缺乏热量来源，无法满足全身代谢所需，势必要动用脂肪和蛋白质来提供能量。脂肪分解会产生酮体，易致"饥饿性酮症"；蛋白质分解会引起消瘦、乏力、抵抗力下降，诱发各种感染。此外，人在饥饿状态下容易发生低血糖，产生头晕、心悸、意识障碍等问题；低血糖后又会发生反跳性高血糖，从而造成血糖大幅波动。还有些患者，虽然主食吃得很少，但肉、蛋及油脂等副食摄入增加，最终不但使总热量明显超标，而且会导致血脂异常，增加心脑血管疾病的发生风险。因此，糖尿病患者不能靠不吃主食来控制血糖，主食不但要吃，而且不能吃得太少，每日主食不能少于150克；最好粗细搭配，比如在精白米面中加入杂粮、豆类，做成豆饭、荞麦饭、杂粮面点等，这样不仅能减少血糖波动，而且有助于营养均衡。

专家门诊：周二、周四全天

变形与哺乳期乳房的护理情况有关，哺乳本身不会引起乳房变形。相反，婴儿的吸吮过程可反射性地促进母亲催产素的分泌，能增强乳房悬韧带的弹性。婴儿在出生后6个月内应接受纯母乳喂养，6个月后开始添加辅食。为了宝宝的生长发育和健康，哺乳期在一年左右为宜。如果宝宝身体抵抗力较差、经常生病、容易过敏，哺乳期可适当延长。

专家门诊：周二下午、周四上午（泸定路院区）

特需门诊：周三下午（泸定路院区）

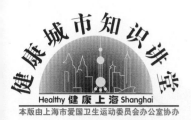

健康城市知识讲堂

Healthy 健康上海 Shanghai

本版由上海市爱国卫生运动委员会办公室协办

一束花，点亮生命的光

本刊记者/王丽云

支持专家/上海交通大学医学院附属仁济医院心理医学科主任医师　骆艳丽

市民张云蓉的故事

2000 年，我提前退休，跟随子女从外地来到上海生活。从安逸的城市到快节奏的大都市，从安稳的生活到经常搬家，从曾经的事业女性到围着锅台转的家庭妇女，加上人生地不熟，我感到非常失落：没有事业、没有朋友、没有家、没有归属感……在这样的心理状态下，我的身体也越来越糟糕，患上了高血压，成了医院的常客。

2012 年，我搬到浦东新区张江镇，在这里安家落户，心中渐渐有了安定感。2015 年，我加入小区新成立的健康自我管理小组，在各种小组活动和讲座中，我的生活慢慢地有了色彩。通过一次讲座，我爱上了花艺。我拜了师，开始学习插花，以转移自己的注意力。在与美丽鲜花的"交流"中，我的心情也越来越美，行将枯萎的人生得到了滋养，美好晚年生活的大门徐徐开启。借由一束花的缘分，我逐渐融入社区生活，结交了很多新朋友；大家相互交流，共同学习健康知识。我还参加健身操、合唱团队，在插花班分享自己的心得，并加入了志愿者队伍，为社区建设贡献余热。在如此丰富多彩的生活中，我每天心情愉快，身体也越来越好，以前服用两种药还控制不好的高血压，现在吃一种药就能控制得比较好。我深切体会到，在合理饮食、适量运动、戒烟限酒、心理平衡这健康四大基石中，心理平衡也很重要。

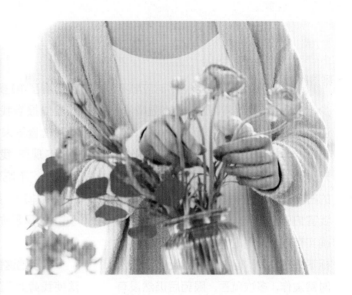

生活中，像张女士这样离开熟悉的环境后感到失落、空虚、苦恼，进而影响身心健康的中老年人不在少数。培养兴趣爱好，积极参与各种社会活动，结交新朋友，可在缓解空虚感的同时，体会到快乐和充实，重新找到自己的价值，促进身心健康。在插花班上，张女士找到了自己的兴趣，由此逐渐开启新的人生，收获快乐和健康，就是很好的例子。正在空虚失落中苦恼的朋友，不妨借鉴一下，试试以下几种方法。

● **培养兴趣爱好**　中老年人应保持好奇心和上进心，经常学习，让自己有追求、有爱好。兴趣爱好这些精神上的"营养品"可以给人良好的精神寄托，是远离空虚失落的"利器"，有利于消除悲观失望情绪，让心情愉快舒畅。

● **积极参与社会活动**　参加健康讲座、老年大学、集体性的体育和文艺活动，与他人交流、分享经验等，都可以帮助中老年人建立新的生活圈和朋友圈，有助于找到归属感。如果身体条件允许，还应积极参加社区志愿服务活动，可以根据自己的专长、爱好进行选择，也可以尝试对自己来说比较新鲜的领域，这是改善空虚失落状态非常好的选择。这些活动能使人感受到充实感和价值感，会让人觉得生活更有意义。

● **适当运动**　在锻炼身体的同时，运动还有利于改善情绪。对中老年人来说，散步、广场舞、游泳等都是很好的运动方式。每周锻炼 3 ~ 5 次，每次 30 ~ 60 分钟，对摆脱空虚、消极情绪有很好的帮助，会让人的身体和心理都更加年轻。**PM**

医生的话 暖我心

✍ 周天明

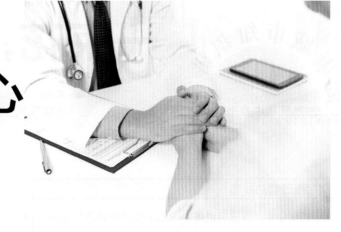

十多年前，我 50 多岁，平时应酬不少。饭桌上，我经常喝酒，特别是啤酒，还爱吃海鲜、豆制品、菠菜等食物。结果几次体检下来，我血尿酸指标连年上升，直至超过 600 微摩 / 升。随后，我的右脚大脚趾时常疼痛不已，没法走路。我害怕患上痛风，于是戒了酒。这么做确实有效，此后的体检，我的血尿酸指标下降了不少，但右脚大脚趾疼痛依然时常发作，多次就医、服药后仍然没有明显改善。

几年前的一天，我脚趾疼痛再次发作，无奈之下只能带着自己多年的病历和体检报告到家附近的医院就诊。那天接待我的是一位中年女医生。她耐心地询问了我的病情后，要我脱下鞋袜，仔细地检查了我双脚及双手的关节。前前后后看了 10 多分钟，她才让我穿好鞋袜。她和颜悦色地对我说："你的验血报告我都看过了，虽然你血尿酸偏高、右脚大脚趾时有疼痛，但我检查下来觉得你双脚、双手关节还算正常，还没有发展到痛风的程度。现在，我对你有两点要求。第一是控制饮食，戒酒，尽量少吃海鲜、豆制品，不吃菠菜，其他嘌呤含量高的食物也尽量少吃，多喝水，促进尿酸排泄。第二是要保持良好的心态，没必要给自己扣上痛风的'帽子'，你只是血尿酸偏高，通过合理饮食，注意自我调理，是可以控制好的。"

听了她这番话，我顿时松了一口气。许多年来，"已患上痛风"的想法使我背上了沉重的思想包袱，这位女医生认真细致的检查与耐心的开导安慰，解开了我多年的"心结"，让我内心感到非常温暖。

当我请她为我开些药时，她解释道："你现在的情况不需要服用降尿酸药物。如果你以后有哪里不舒服，我再为你检查、开药。"

我按照这位医生的要求，严格控制饮食，坚持多喝水，并进行体育锻炼。几年下来，我的血尿酸指标基本稳定，右脚大脚趾的疼痛也基本消失了。那次求医经历令我印象深刻，医生认真细致的态度，以及对我的宽解安慰，令我感动。**PM**

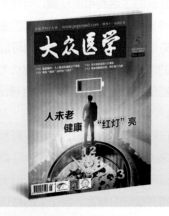

"医患之声" 征文启事

无论你是医生，还是患者，如果你曾经在行医或就医过程中遇到过感动事、愤怒事、困惑事、纠结事、委屈事，或者对如何提高就医效率、改善医患关系等问题有所感悟，可踊跃投稿。稿件一经录用，稿酬从优。

投稿方式：

1. 上海市钦州南路 71 号《大众医学》编辑部"医患之声"栏目（ 200235 ）
2. 电子邮箱：popularmedicine@sstp.cn（ 请注明"医患之声"栏目投稿）
3. 传真：021-64845062（ 请注明"医患之声"栏目投稿）
为方便联系，请投稿作者注明具体地址、邮编和联系电话。

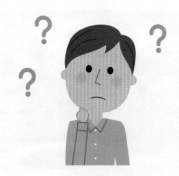

肾炎好转，可以停激素吗

复旦大学附属中山医院肾内科
薛 宁 邹建洲(副主任医师)

生活实例

20岁的小沈发现自己在熬夜、劳累后小便泡沫很多，且不易消散。看着自己逐渐变粗的脚踝和小腿，小沈来到医院就诊。尿常规检查提示尿蛋白++++，24小时尿蛋白定量5.3克／天，血白蛋白20克／升，血肌酐60微摩／升（正常），肾活检病理结果提示"微小病变"，被诊断为慢性肾炎。小沈听从医生的建议，开始口服糖皮质激素。服药2周后复诊，尿蛋白转为阴性，24小时尿蛋白定量<0.15克／天，双下肢水肿也逐渐消退，效果很好。

然而，激素的副作用给小沈带来了烦恼，看着逐渐圆润的脸庞、厚实的肩背部、满脸的"青春痘"，小沈很着急，想马上停药。可医生却叮嘱她继续服药，定时复查。激素治疗10周后，小沈复查尿蛋白仍为阴性，便悄悄停用了激素。1个月后，小沈尿量减少、全身重度水肿，只能再次来到医院就诊，检查提示尿蛋白++++，血肌酐140微摩／升。得知疾病加重与过早停用激素有关后，她很困惑："肾炎已经好转，为什么不能停用激素呢？"

激素、免疫抑制剂、降压药是治疗慢性肾炎的常用药物。其中，激素主要通过抑制免疫细胞间的信息传递，使机体的免疫反应受到抑制。由于大多数肾炎的发病机制与自身免疫有关，因此从治本角度来说，激素是治疗肾炎的重要药物。

擅自停药，可能加快病情进展

根据肾活检结果、24小时尿蛋白水平、血肌酐和合并症等情况，医生会为患者选择合适的激素治疗方案。一般初始剂量较大，此后医生会根据患者的血、尿指标，缓慢减量。激素用量越大，减药速度越慢，直至完全停药。需要注意的是，肾炎患者如果不遵守医嘱，反复、随意减药，不但会引起肾炎复发，而且在以后的治疗中，激素疗效可能会减弱，甚至无效。长期大量使用激素的患者若突然停药，可能出现肾上腺皮质功能不全的表现，如全身不适、无精打采、乏力、倦怠、食欲减退、恶心、体重减

轻、头晕和体位性低血压等，甚至出现肾上腺危象。

激素确实存在一定副作用，尤其是在大剂量、长疗程使用的情况下，副作用更容易出现。因此，肾炎患者在服用激素期间，除需要关注与肾炎相关的蛋白尿、血肌酐水平外，还应定期监测血常规、肝功能、血糖、血脂、血电解质、血压，以预防骨质疏松症、股骨头坏死、消化道出血等副作用。

肾炎好转后，关注4件事

❶ **注意尿量改变** 肾炎患者每天的尿量应比饮水量少500～800毫升。如果尿量突然变得特别多或特别少，或晚上起夜次数明显增加，应及时进行肾功能、血电解质检查。

❷ **保持健康的饮食习惯** 无论尿蛋白是否转阴，肾炎患者均应长期遵循低盐（每日摄入少于5克的氯化钠）、优质低蛋白质饮食，戒烟，限酒，控制体重，减少脂肪摄入，适量运动。

❸ **预防感染** 各类感染均可能导致或加重肾炎病情。去公共场所应戴口罩，季节变换时及时增减衣物，关注手部卫生，不食不洁食物，以预防感染，有助于延缓肾炎进展。

❹ **重视血压变化** 血压过高可造成肾脏内"三高"，即高灌注、高压力、高滤过，导致蛋白尿和血肌酐升高，甚至尿毒症。肾炎患者常伴有高血压，不少患者因为血压升高就诊，结果被发现患有肾炎。血压过低可导致肾脏血流灌注不足，也可加重肾炎。 **PM**

茶和咖啡：
抗骨质疏松药的"克星"

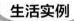复旦大学附属华东医院骨质疏松科　唐雯菁　程　群(主任医师)

生活实例

　　刘阿姨最近很烦恼。一年前，她被诊断患了骨质疏松症。一年来，她坚持药物治疗，但复查结果不理想。她觉得疑惑：每天按时服药，还加强补钙，为什么骨密度不但没有好转，反而有所下降？医生仔细追问后，发现刘阿姨不吸烟、不饮酒，唯独爱饮茶，且钟爱浓茶，每次均以茶水送服抗骨质疏松药。正是这一不起眼的小习惯，导致治疗效果"事倍功半"。

　　治疗骨质疏松症的药物包括基础补充剂、抑制骨吸收药物和促骨形成药物，应用最广泛的是基础补充剂加抑制骨吸收药物的联合疗法。

　　基础补充剂包括钙片和维生素D。钙是人体内含量最丰富的矿物质元素，99%存在于骨骼和牙齿中，构成人体支架，并作为机体的钙储备库。维生素D能够增加胃肠道对钙质的吸收，还能增强老年人的肌肉力量，减少跌倒风险。

　　抑制骨吸收药物能降低全身各部位骨折风险，可抑制破骨细胞的活性，减少骨丢失，从而提高骨强度，减轻骨质疏松。

茶和咖啡：抗骨质疏松药的"克星"

　　错误的服药方式会影响骨质疏松的治疗效果。研究表明，服药时摄入咖啡因会降低人体对药物的吸收率。治疗骨质疏松的药物主要为钙剂、维生素D和双膦酸盐类，这些药物均不能与咖啡或茶水同服。含咖啡因的茶水会使口服双膦酸盐类药物的吸收率下降40%，大大影响药物疗效。由于口服双膦酸盐类药物可能对上消化道黏膜产生局部刺激，患者切忌咀嚼药片，以免发生消化道溃疡。为了尽快将药物送至胃部，降低对食管的刺激，患者应用满满一杯温开水吞服，服药后30分钟内不要躺卧。

骨质疏松症患者：忌过量摄入咖啡和茶

　　咖啡和茶中含有咖啡因，长期大量摄入咖啡因，会减少胃肠道对钙的吸收，降低骨质对钙盐的亲和力，抑制骨质对钙盐的摄取。咖啡因还能增加尿钙的排泄，且作用和咖啡因摄取量呈正比，即摄取咖啡因越多，钙质流失量越多。研究显示，每天饮用3杯以上咖啡会增加骨质疏松发生风险。值得注意的是，茶叶中不但含有咖啡因，还含有草酸，草酸会与食物中的钙、蛋白质及其他营养成分发生凝集而沉淀，影响这些物质在消化道的吸收。骨质疏松症患者应该限制茶的摄入，每天最多1~2杯，尽量避免浓茶。**PM**

伤肾药物知多少

上海中医药大学附属龙华医院肾内科
郑 蓉 邓跃毅（主任医师）

五类药物，容易引起肾损伤

药物相关间质性肾炎可由单一药物或多种药物混合应用所致。根据起病急缓，一般分为急性和慢性。目前，文献报道的致病药物已达数百种，随着新药不断上市，这一数字还在不断增加。

可引起急性间质性肾炎的常见药物包括以下几类。

❶ 抗生素类 青霉素类、头孢菌素类、喹诺酮类、氨基糖苷类、大环内酯类、四环素类、磺胺类、抗结核类、抗病毒类、抗真菌类等。

❷ 非甾体抗炎药和解热镇痛药 阿司匹林、布洛芬、双氯芬酸、对乙酰氨基酚、吲哚美辛、舒林酸、安乃近、柳氮磺胺嘧啶等。

❸ 抑制胃酸药物 奥美拉唑、兰索拉唑、泮托拉唑、雷贝拉唑、西咪替丁、雷尼替丁、法莫替丁等。

❹ 其他药物 包括降压药（氨氯地平、卡托普利、甲基多巴、地尔硫䓬等）、利尿剂（氨苯蝶啶、呋塞米、氢氯噻嗪、吲达帕胺等）、抗癫痫药（苯妥英钠、卡马西平、地西泮、佐匹克隆、苯巴比妥等），以及环孢素A、别嘌呤醇、华法林、非诺贝特，等等。

❺ 相关中药和中成药 包括含马兜铃酸类（广防己、关木通、青木香、天仙藤、细辛等）、矿物类（砒霜、朱砂、雄黄等），以及雷公藤、秋水仙、斑蝥，等等。

可引起慢性间质性肾炎的常见药物包括非甾体抗炎药和解热镇痛药、含马兜铃酸类中草药、亲免素结合剂（环孢素A、他克莫司）以及锂制剂。

急、慢性间质性肾炎，特点不同

急性药物相关间质性肾炎的临床表现为：①发病前数日或数周有可疑用药史。②全身过敏反应，如发热、全身皮肤红疹等；部分患者可有轻微关节痛和淋巴结肿大，外周血嗜酸性粒细胞升高，血清IgE升高。③尿检异常，包括无菌性白细胞尿、镜下血尿或肉眼血尿、轻度蛋白尿。④短期内出现进行性肾功能减退，血肌酐上升、肾性糖尿、低比重尿、尿酶或尿低分子蛋白明显升高、肾小管酸中毒，B超示双肾大小正常或轻度增大。

治疗上，首先应去除病因，尽可能停用所有可疑药物。早期使用糖皮质激素治疗可迅速缓解过敏症状，加快肾功能恢复，改善预后。符合透析指征的患者应进行透析治疗。此类患者日后应避免再次使用可疑致病药物。需要注意的是，一些患者即使原先对某种药物耐受，再次使用该药物依然可发生急性间质性肾炎。

慢性药物相关间质性肾炎的临床表现常不具备特异性，一般有长期或间断反复滥用解热镇痛药等用药史。25%～40%的患者可伴突发血尿、肾绞痛或尿中发现脱落的坏死组织（提示伴有肾乳头坏死）。B超可见肾脏体积缩小，CT扫描可见肾脏形状凹凸不平及肾乳头钙化影。

本病治疗的关键在于早期确诊并立即停服所有可疑药物。患者一旦出现原因不明的肾功能损伤，如果有可疑用药史，应考虑到慢性药物相关间质性肾炎，可进行肾活检明确诊断。**PM**

合理用药，严防药物伤肾

①避免私自、长期不合理用药。特别是抗生素、解热镇痛类等药物，应在医生指导下合理使用。②中草药、中成药应在正规医院和药房购买；养成保留中草药处方、中成药包装数周或数月的习惯，以便发生不适后及时找出原因。③避免从旅游地、网络、推销人员处购买和服用来历不明的保健品、中草药、中成药及其他不明成分的药物；不在野外、路边盲目采摘野菜和中草药服用。④积极预防和治疗高血压、糖尿病、血脂异常等慢性疾病，避免或减少其所致的肾损伤。⑤定期体检，检测肾功能、尿常规等，了解肾脏情况。一旦出现原因不明的肾功能下降、尿检异常，应尽快前往肾内科就诊。

降血糖复方制剂
前景可期

上海交通大学附属第六人民医院内分泌代谢科　应令雯　周 健(主任医师)

糖尿病是临床上最为常见的代谢障碍性疾病，主要采用降糖药进行治疗。起病初期，大多数糖尿病患者只需服用一种降糖药即可满意控制血糖。随着病程的延长，单纯使用一种降糖药往往无法有效控制血糖，需要联合用药。联合用药虽然可以平稳控制血糖，但服用多种降糖药往往会给患者带来负担，忘服药、错服药的事情经常发生。由此，"降糖复方制剂"应运而生。

提高服药依从性

降糖复方制剂是将临床上使用广泛、具有不同降糖机制，可以发挥协同降糖作用的药物，以固定的剂量、剂型组合而成的药物制剂。相较于传统降糖药，复方制剂不仅可以提高降糖有效性，还可以减少不良反应。患者无需一次服用数种药物，有助于提高患者服药依从性。

大多数降糖复方制剂由两种药物组合而成。根据给药方式，可进一步分为口服制剂和注射制剂两种。值得注意的是，由于降糖复方制剂由多种药物组成，患者应充分了解复方制剂中的药物成分，以免重复用药。此外，降糖复方制剂中的用药比例、剂量是固定的，可能会使医生无法根据患者的具体情况灵活调整用药剂量。

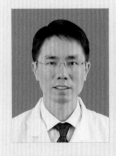

专家简介

周 健 上海交通大学附属第六人民医院内分泌代谢科主任医师、博士生导师，中华医学会内分泌学分会青年委员，上海市医学会糖尿病专科分会委员兼秘书。擅长糖尿病及其并发症，以及甲亢、甲减、妊娠期甲状腺疾病、甲状腺结节等甲状腺疾病的个体化诊治。

并非人人适用

一些患者错误地认为：降糖复方制剂优于单方制剂，人人都可服用。事实上，同单方制剂一样，降糖复方制剂也有适应证和禁忌证，并非人人适用。

● **口服制剂**　西格列汀二甲双胍片是西格列汀(50毫克)和二甲双胍(850毫克或500毫克)的联合制剂，主要用于经二甲双胍单药治疗血糖仍然控制不佳的2型糖尿病患者，以及正在使用西格列汀和二甲双胍治疗的患者。下列人群禁用：①肾病或肾功能异常者。②已知对西格列汀或盐酸二甲双胍过敏者。③急性或慢性代谢性酸中毒者。④接受影像学检查，需要血管内注射含碘造影剂者应暂停用药，因造影剂可能造成急性肾功能受损。

● **吡格列酮二甲双胍片**　由吡格列酮(15毫克)和二甲双胍(500毫克)组成，主要适用于经二甲双胍单药治疗效果不佳，以及使用吡格列酮和二甲双胍联合治疗的2型糖尿病患者。下列人群禁用。①心衰Ⅲ~Ⅳ级、肾衰或肾功能障碍者。②接受静脉注射碘化造影剂者，应暂停使用。

服用其他在国内新上市的降糖复方口服制剂，如维格列汀二甲双胍片、沙格列汀二甲双胍缓释片和利格列汀二甲双胍片等，均需要注意两种药物成分的具体剂量及剂型，对照适应证及禁忌证，合理用药。

● **注射制剂**　预混胰岛素也是一种降糖复方制剂，不仅可以减少胰岛素注射次数，还可以减少皮肤感染等问题，为患者提供了极大的便利。

我国已经上市的口服降糖复方制剂，包括西格列汀二甲双胍片、吡格列酮二甲双胍片、二甲双胍马来酸罗格列酮片、二甲双胍格列吡嗪片、瑞格列奈二甲双胍复方片等。**PM**

无痛分娩，医学上称为"分娩镇痛"，即采用各种方法使产妇在分娩时的疼痛减轻甚至消失，让产妇不再经历疼痛折磨。目前，应用最普遍的分娩镇痛方法是：由麻醉科医生将低浓度、小剂量的局麻药注射到产妇的硬膜外腔，使分娩疼痛明显减轻，而产妇意识清醒、活动正常，能较为轻松地完成分娩过程，这也是目前国际上公认最有效、最安全的分娩镇痛方式。

无痛分娩时"打麻药"
会影响宝宝智商吗

复旦大学附属妇产科医院麻醉科
主任医师 黄绍强

无痛分娩可减轻疼痛，降低剖宫产率

由于存在个体差异，无痛分娩并非能够达到"让每一个产妇一点都不痛"的目的，但确实可以很大程度地减轻产妇分娩时的疼痛，尤其可以让产妇在时间最长的第一产程中得到充分休息。当宫口开全时，产妇因在第一产程中积攒了体力而有足够的力量完成分娩。很多产妇形容无痛分娩"感觉从地狱到了天堂"。还有一些产妇说："无痛分娩让产妇生孩子有了尊严。"为什么这么说？因为剧烈的疼痛，有时会让产妇无法控制自己。

无痛分娩的开展也让相当一部分因为害怕疼痛而选择剖宫产的产妇有信心顺产，从而降低剖宫产率。这对于今后还想生二胎的女性来说，是非常有利的。研究表明，无痛分娩可以降低会阴裂伤风险，降低会阴侧切率。事先留置的硬膜外导管，还有利于处理产程中发生的特殊情况，包括转剖宫产的麻醉，可以提高分娩安全性。

局部麻醉不会影响宝宝智商

无痛分娩使用的是低浓度、小剂量的局麻药。目前常用的是罗哌卡因或布比卡因，这些其实也是剖宫产手术麻醉时常用的局麻药。无痛分娩所需要的麻醉药剂量通常只有剖宫产麻醉用药剂量的 1/10 左右。有人担心打了"麻药"会影响宝宝智商。其实，与全身使用麻醉药相比，作用于局部的麻醉药对胎儿的影响要小得多。很多年以前，美国的无痛分娩率就达到 80%，英国甚至在 90% 以上。所以，我可以很明确地告诉大家：无论是剖宫产，还是无痛分娩，所使用的局麻药对宝宝的智商没有影响，这也是大量研究的一致结果。

即使是全麻药，目前的临床研究也没有发现其影响宝宝智商的证据。在分娩过程中，胎儿暴露于药物的时间很短。

不良反应少见且可控

无痛分娩的不良反应非常少，如瘙痒、恶心呕吐等，但即使有，也比较轻微。产妇只要告知麻醉科医生，医生会根据实际情况进行处理。无痛分娩的另一个不良反应是发热，即体温超过 38℃。未做无痛分娩产妇的发热率为 5%～8%；接受无痛分娩产妇的发热率会增加到 20% 以上，机制尚不清楚，可能与无菌性炎症反应有关。不过，绝大多数无痛分娩引起的体温升高不会对产妇和胎儿产生不良影响，产妇不必担心，只需加强体温监测，无需特别处理。当然，如怀疑发热是由感染引起而非无痛分娩引起，医生会进行抗感染治疗。

在实施无痛分娩过程中，偶尔可能会出现一些并发症，包括低血压、神经损伤、硬脊膜穿破后头痛、感染等。正规医院若按照医疗常规操作，发生率很低（通常是万分之几的概率），且只要及时发现、及时处理，一般不会造成严重后果，产妇无需担心。**PM**

小贴士

"无痛分娩"适用于绝大多数可以顺产的孕妇

无痛分娩的适用人群非常广，只要产科医生认为适合顺产的孕妇，绝大多数可以采取无痛分娩。当然，既往有腰椎骨折、腰椎手术史，合并强直性脊柱炎、神经系统疾病、背部皮肤感染或者正在使用抗凝药等特殊情况的产妇，需要麻醉科医生结合病史和检查结果仔细分析，才能决定是否可以采用无痛分娩。

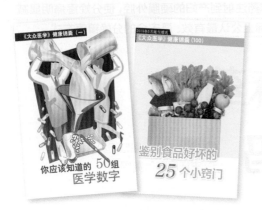

大家喜爱的《健康锦囊》满 100 期了!

从 2007 年起,《大众医学》开始随刊附赠 32 开、16 页的《健康锦囊》。《健康锦囊》因内容短小精悍、图文并茂、便于阅读和收藏,深受广大读者喜爱。至今,《健康锦囊》已经出版了 100 期!

亲爱的读者朋友,您有收藏《健康锦囊》的习惯吗?如果您收藏了全部 100 期的《健康锦囊》,请将所有小册子整理、拍照,并将照片通过《大众医学》微信公众平台发送给我们。我们将从中选取一名忠实读者,赠送 2020 年全年杂志;另选取十位忠实读者,每人赠送《大众医学》创刊 70 周年笔记本一本,以感谢大家对《大众医学》的支持与厚爱。

订全年杂志,赢订阅大奖

为回馈广大订阅读者,我们将于 2019 年 7 月举办一次年度订阅抽奖活动。每位获奖读者将获得由《大众医学》资深编辑精心挑选的健康图书大礼包一份。请订阅了全年杂志的读者尽快将订阅单复印件寄到编辑部或者将订阅单拍照上传至《大众

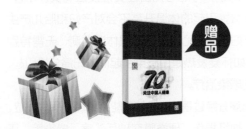

医学》微信公众平台,记得一定要附上您的姓名、地址、邮编和联系电话,以便我们尽快将您的信息纳入抽奖系统。通过《大众医学》微商城订阅全年杂志的读者,您的信息将被自动录入抽奖系统。

有声杂志,您喜欢吗

从 2018 年第 1 期起,《大众医学》推出了精华版有声杂志。大家只要用手机扫一扫封面上的有声杂志专属二维码,就能听到我们为您精心制作的有声杂志。目前,有声杂志已经推出了 17 期,不知您有没有收听呢?您有什么意见和建议想告诉我们吗?欢迎通过电话、邮件、微信公众平台留言等方式,把您的需求、意见和建议告诉我们,以便我们及时改进。

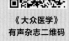

《大众医学》
有声杂志二维码

敬告读者

每一个月,《大众医学》都会带给您权威、实用、最新的保健知识。出版前,每篇文章都经过严格审查和内容核实。我们刊出这些文章,**并不是要取代看病就医**,而是希望帮助大家开阔眼界,让自己更健康。

由于个体差异,文章所介绍的医疗、保健手段并不能适合每一位读者,尤其是在诊断或治疗疾病时。任何想法和尝试,您都应该和医生讨论,权衡利弊。

您可以通过以下方式,进一步了解有关专家信息:

1. 登陆《大众医学》官方微信公众号,直接留言或点击下拉菜单"专家专栏",搜索相关学科,向专家咨询。

2. 发电子邮件至 popularmedicine@sstp.cn 或写信向编辑部咨询。

3. 通过 114 查询相关医疗机构电话,向挂号室或咨询服务台,了解专家近期门诊安排,就近就医。

敬告本刊作者

1. 本刊稿件一律不退,敬请自留底稿。从稿件投到本刊之日起,三个月后未得到录用通知,方可另行处理。如需退稿(照片和插图),请注明。

2. 稿件从发表之日起,其专有出版权、汇编权和网络传播权即授予本刊,同时许可本刊转授第三方使用。本刊支付的稿费包含信息网络传播的使用费。

3. 根据需要,本刊刊登的稿件(文、图、照片等)将在本刊或主办本刊的上海科学技术出版社的网页或网站上传播宣传。

4. 本刊作者保证来稿中没有侵犯他人著作权或其他权利的内容,并将对此承担责任。

5. 对于上述合作条件若有异议,请在来稿时声明,否则将视作同意。

适龄婚育，
促进母婴健康

作者简介

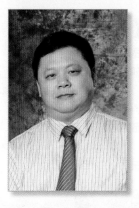

徐丛剑，复旦大学附属妇产科医院院长、主任医师、教授、博士生导师，复旦大学上海医学院妇产科学系主任，上海市女性生殖内分泌相关疾病重点实验室主任，中华医学会妇科肿瘤学分会常委，中国医师协会妇产科医师分会常委，上海市医学会妇产科专科分会主任委员，上海市医师协会妇产科医师分会副会长。

临床上，我经常遇到因"意外怀孕"就诊的女性。一位28岁的未婚女性，因为意外怀孕想要进行人工流产。我劝她："28岁已经不年轻了，如果现在流产，30多岁再生育，一方面工作和生活压力会更大，另一方面会承担更高的健康风险。"她听后表示要好好考虑一下。

另一位31岁的已婚女性因意外怀孕来就诊，她说处在事业上升期，暂时不想要孩子，想做人工流产。我劝她与家人好好商量一下，因为她已经31岁，而且曾经做过妇科手术，需要特别珍惜这次生育机会。经过我的耐心劝说，她和家人最终决定"要这个孩子"。

这样的例子还有很多。一般30岁左右或更大年龄的女性来做人工流产，我都要劝她们慎重一些。随着生活方式的改变，人们的婚育观念发生了很大变化，不少女性认为30岁以后生育并不迟，很多人甚至会等到35岁以后。据我们观察，近年来高龄产妇咨询门诊量持续上升。这一方面与"二孩"政策有关，另一方面也与人们"晚婚晚育"的倾向有关。高龄孕产妇比例的不断上升，给产科带来了极大挑战：妊娠期患糖尿病、高血压、肥胖等情况较以往明显增多，高龄孕产妇出现胎盘植入、产后大出血等的现象也较多。

事实上，"晚婚晚育"并不意味着"越晚越好"。从健康的角度讲，女性过了30岁，生育能力开始明显下降，生育风险也不断提高；尤其是35岁后，女性卵巢功能下降更快，卵泡耗竭加速且卵子质量下降，生育能力呈"断崖式"下降。

生育年龄过高，会带来诸多"风险"。有研究显示：随着年龄的增长，自然流产的风险增加，35～44岁孕妇的自然流产率可达40%；23～28岁孕妇的早产发生风险较低，28岁后逐步升高；妊娠期高血压发生率在20～30岁较低，30岁后逐渐升高；妊娠期糖尿病、前置胎盘等的发生率也随年龄增加而升高。生育年龄对胎儿也有影响，28～33岁女性生育低出生体重儿的概率最低，22～31岁生育的女性后代出生缺陷的发生率较低；而女性生育年龄过大，低体重儿、出生缺陷的发生概率都会明显增加。可见，女性的适宜生育年龄在30岁之前。

值得注意的是，如果每代人生育年龄都推后5～8年，不仅大大增加孕产风险，不利于母婴健康，还会加剧人口老龄化。总之，育龄女性应更新生育理念，尊重自然规律，适时婚育。PM

Contents 目次 2019 年 6 月

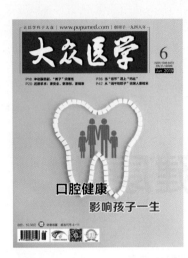

特别关注 口腔健康 影响孩子一生

儿童时期的口腔健康不仅关系到孩子的日常生活、身心健康和生长发育，还对其一生的健康有着深远影响。

儿童口腔健康最常见的问题有哪些？应该如何预防和应对这些问题？家长在引导孩子养成口腔卫生习惯、帮助孩子维护口腔健康方面担负着什么样的重任？本刊特别邀请儿童口腔医学领域的权威专家为您详细分析。

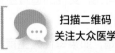

扫描二维码
关注大众医学

大众医学
微信二维码

大众医学
有声精华版

本期部分图片由图虫创意提供 本期封面图片由图虫创意提供

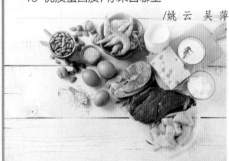

轻松订阅

★ 邮局订阅：邮发代号 4-11
★ 网上订阅：www.popumed.com（《大众医学》网站）
http://item.zazhipu.com/2000399.html（杂志铺网站）
★ 上门收订：11185（中国邮政集团全国统一客户服务）
★ 本社邮购：021-64845191 / 021-64089888-81826
★ 网上零售：shkxjscbs.tmall.com（上海科学技术出版社天猫旗舰店）

创刊于1948年　首届国家期刊奖　第三届中国出版政府奖期刊奖提名奖
新中国60年有影响力的期刊　全国优秀科技期刊一等奖　华东地区优秀期刊　中国百强报刊

大众医学® （月刊）
2019年第6期 Da Zhong Yi Xue

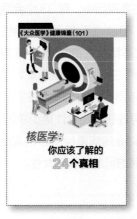

《大众医学》健康锦囊（101）

核医学：
你应该了解的
24个真相

顾问委员会
主任委员 吴孟超 陈灏珠 王陇德
委员
陈君石 陈可冀 曹雪涛 戴尅戎 顾玉东 郭应禄
胡亚美 廖万清 陆道培 刘允怡 邱蔚六 阮长耿
沈渔邨 孙燕 汤钊猷 吴咸中 汪忠镐 王正敏
王正国 肖碧莲 项坤三 庄辉 张金哲 钟南山
曾毅 曾溢滔 曾益新 周良辅 赵玉沛 孙颖浩
郎景和 邱贵兴

名誉主编 胡锦华
主编 温泽远
执行主编 贾永兴
编辑部主任 黄慧
主任助理 王丽云
文字编辑 刘利 熊萍
戴薇 张磊
美术编辑 李成俭 陈洁

主管 上海世纪出版（集团）有限公司
主办 上海科学技术出版社有限公司

编辑、出版 《大众医学》编辑部
编辑部 （021）64845061
传真 （021）64845062
网址 www.popumed.com
电子信箱 popularmedicine@sstp.cn

邮购部 （021）64845191
（021）64089888转81826

广告总代理 上海高精广告有限公司
总监 王萱
电话 （021）64848170
传真 （021）64848152

营销部
主任 章志刚
副主任 夏叶玲
销售经理 潘峥 丁炜 马骏 杨整毅
客户经理 张志坚 李海萍
电话 （021）64848182 （021）64848159
传真 （021）64848256 （021）64848152

编辑部、邮购部、营销部地址
上海市徐汇区钦州南路71号（邮政编码200235）

发行范围 公开发行
国内发行 上海市报刊发行局、陕西省邮政
报刊发行局、重庆市报刊发行局、
深圳市报刊发行局等
国内邮发代号 4-11
国内统一连续出版物号 CN31-1369/R
国际标准连续出版物号 ISSN 1000-8470
国内订购 全国各地邮局
国外发行 中国国际图书贸易总公司
（北京邮政399信箱）
国外发行代号 M158

印刷 杭州日报报业集团盛元印务有限公司
出版日期 6月1日
定价 10.00元

80页（附赠32开小册子16页）

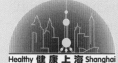

大众医学—— Healthy 健康上海 Shanghai 指定杂志合作媒体

围绕《"健康上海2030"规划纲要》既定的蓝图，上海将聚焦"健康生活、健康服务、健康保障、健康环境、健康产业"五大领域，持续推进"共建共享、全民健康"的战略，将健康融入所有政策。"大健康"理念的践行，需要全社会、全体市民共同参与和努力。《大众医学》作为上海市建设健康城市行动指定杂志合作媒体，邀您与健康结伴同"行"。

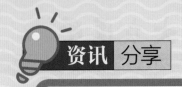

营养

落实国民营养计划，关键在每个人的行动

国家卫健委近日指出，真正落实"国民营养计划"的关键在于每个人的行动，国人要养成科学的膳食习惯，形成健康饮食文化。

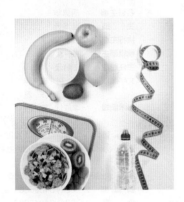

①人人都要学习和掌握《中国居民膳食指南》，建立平衡膳食的理念，并在日常生活中加以实践。②每个人都要执行"三减三健"的健康生活方案，"三减"即减盐、减油、减糖，"三健"即健康口腔、健康体重、健康骨骼。③保持吃动平衡，掌握科学运动理念，养成运动健身习惯。

预期寿命

男女预期寿命差异"事出有因"

世界卫生组织最近发布的报告中指出，全球范围内女性预期寿命均超过男性。在导致死亡的 40 个主要原因中，有 33 个会导致男性预期寿命低于女性。比如，男性在 70 岁之前死于非传染性疾病的概率比女性高 44%，男性自杀死亡率比女性高 75%，15 岁以上男性道路交通事故死亡率约为女性的两倍，男性因凶杀案导致的死亡率也是女性的数倍……报告指出，特别要关注男女两性对待卫生保健的不同态度，在面临同样疾病时，男性往往比女性更少求医问药。例如，在艾滋病流行国家，男性接受艾滋病病毒检测和相应治疗的可能性比女性低，死于艾滋病相关疾病的可能性高于女性。

近视

近视不能治愈，误导性宣传要警惕

近视是常见病，但目前很多人对其仍然存在认识误区，违法、违规的"近视矫正"也很多。为此，国家药品监督管理局等近日发布声明指出：在目前医疗技术条件下，近视不能治愈；儿童青少年应通过科学用眼、增加户外活动时间、减少长时间近距离用眼等方式预防、控制和减缓近视。家长发现孩子视力异常，应当及时带其到眼科检查，遵从医嘱让其接受科学矫正，不要相信一些机构的"康复""恢复""降低度数""近视治愈""近视克星"等误导性宣传。发现医疗机构使用的眼视光产品、医疗器械存在质量不合格或夸大宣传等问题，可向有关部门举报。

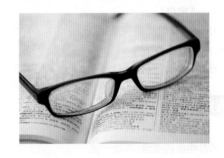

健康素养

上海市民健康素养水平为 28%，稳步增长

上海市民健康素养监测最新数据显示，2018 年上海市民总体健康素养水平为 28%，较 2017 年有所增长，继续保持稳步上升态势。监测发现，上海市民在慢性病防治、基本医疗、传染病预防、生活保健等方面的素养仍有欠缺：①超过一半市民不了解吃大豆食品对身体健康、预防心血管疾病有好处；②超过 40% 的市民不知道运动对健康的好处，包括保持合适体重、预防慢性病、减轻心理压力、改善睡眠等；③超过一半的市民不了解高血压患者定期自测血压的意义；④超过 3/4 的市民不知道肝脏有解毒功能、能分泌胆汁帮助消化；⑤近 60% 的市民不知道"OTC"标识指非处方药，不用医生开处方就可购买；⑥超过 60% 的市民不知道咳嗽、打喷嚏时，应使用手帕、纸巾或胳膊肘弯处捂住口鼻；⑦超过 40% 的市民不知道国家免费提供抗结核药物治疗肺结核病人；⑧超过 50% 的市民不知道母乳喂养能让婴儿少生病；⑨超过 50% 的市民不知道选购包装食品时要注意包装袋上生产日期、保质期、营养成分表和生产厂家等信息。**PM**

2019年4月15~22日是第25个全国肿瘤防治宣传周，今年的主题是"科学抗癌，预防先行"。为普及肺癌防治知识，本刊联合上海交通大学附属胸科医院共同举办了主题为"让肺癌无处可逃"的线下科普讲座和线上义诊周活动。

科学抗癌，预防先行

线下科普讲座

在2019年4月15日举办的线下活动中，上海交通大学附属胸科医院呼吸内科主任韩宝惠教授、胸外科名誉主任赵珩教授、肿瘤科主任陆舜教授做了精彩演讲。

韩宝惠教授指出，肺癌堪称人类健康的"头号杀手"，而中国是肺癌的"重灾区"。早期肺癌常无明显症状，在"因症就诊"（如出现咳嗽、胸痛、痰血、胸闷等症状）者中，75%是晚期肺癌，失去了根治性手术治疗的机会，五年生存率不超过15%。要早期发现肺癌，"主动检查"非常重要。方法有两个：一是高危人群定期进行胸部低剂量螺旋CT筛查，二是定期体检。若体检发现肺内有小结节，大家千万别轻易给自己戴上"肺癌"的帽子。通常，直径在4毫米以下的肺小结节可以继续观察，不需要治疗；直径在8毫米以下的纯磨玻璃结节也可以先定期随访；部分实性结节应在医生指导下密切随访。若在随访过程中发现肺结节体积增大或实性成分增多，应及时干预。

赵珩教授介绍，近十年来肺癌的发病趋势为：老年患者增多，男性患者比例下降，女性患者比例上升，腺癌取代鳞癌成为主要病理类型。体检发现肺部有阴影者，必须先明确病灶的性质，并非发现肺小结节就必须马上手术，以免导致过

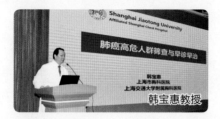
韩宝惠教授

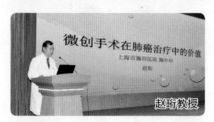
赵珩教授

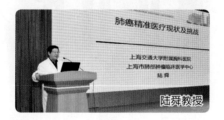
陆舜教授

度治疗。肺癌的手术方式分为常规开胸手术和微创手术两种。微创手术具有创伤小、疼痛轻、恢复快、住院时间短、出血少等优点，更易被患者所接受。不过，无论是开胸手术还是微创手术，区别仅仅在于切口大小不同，两种手术方式在胸腔内的操作和切除范围都是一样的。最终选择哪种手术方式，需要由医生根据病变的早晚和病灶的解剖位置来决定。

陆舜教授介绍，最近三十年来，肿瘤治疗领域经历了三次变革：第一次变革是放疗和化疗的出现，虽然有一定疗效，但其"不分敌我、狂

轰滥炸"的特性会损伤人体正常细胞，影响人体免疫功能，所谓"杀敌一千，自损八百"；第二次变革是靶向药物的出现，其主要针对肿瘤细胞内特定的基因突变（靶点），副作用较轻，疗效平均可以维持9~11个月，但不可避免地存在耐药问题；第三次变革是肿瘤免疫治疗，通过重新启动并维持免疫系统对肿瘤细胞的识别和杀伤能力，恢复机体的抗肿瘤免疫反应，潜在的长期生存获益是免疫治疗的最大优势。在化疗时代，肺癌患者的五年生存率很低；而在如今化疗、靶向治疗和免疫治疗并存的时代，肺癌有望成为一种慢性病。

在线义诊

为满足全国读者的健康咨询需求，本刊于全国肿瘤防治宣传周期间开通了"胸部肿瘤防治在线义诊"通道，特邀韩宝惠教授团队、赵珩教授团队和陆舜教授团队的医生入驻"专家专栏"，开展了为期五天的在线义诊活动。目前，义诊活动已经结束，但医患问答依然能够浏览。有兴趣的读者可以扫描二维码，了解义诊活动详情。

扫描二维码
了解义诊活动详情 →

儿童时期的口腔健康不仅关系到孩子的日常生活、身心健康和生长发育,还对其一生的健康有着深远影响。拥有一口健康的牙齿,既可以保证孩子日常的咀嚼活动,有助于全面摄取各种营养,保证颌面部和全身的生长发育,又能为正常语音学习提供良好的条件,维护面部美观,增强孩子的自信心。

儿童口腔健康最常见的问题有哪些?应该如何预防和应对这些问题?家长在引导孩子养成口腔卫生习惯、帮助孩子维护口腔健康方面担负着什么样的重任?本刊特别邀请儿童口腔医学领域的专家为您详细分析。

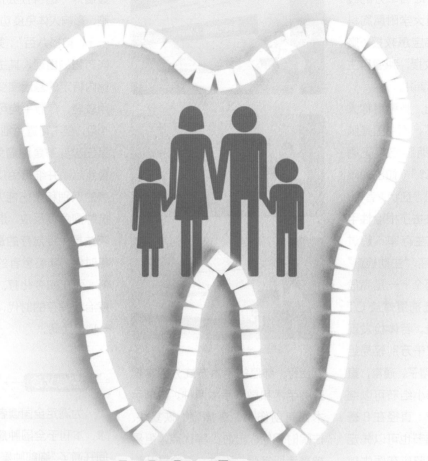

口腔健康
影响孩子一生

策划/ 本刊编辑部
执行/ 王丽云
支持专家/ 汪 俊 池政兵 汪 隼 赵玉梅

我国儿童龋齿患病率不容乐观。2015—2016年第四次全国口腔健康流行病学调查显示：5岁儿童乳牙龋患率为70.9%，比2005年上升了5.8%，平均每个孩子嘴里有4颗蛀牙；12岁儿童恒牙龋患率为34.5%，较2005年上升了7.8%；农村儿童的龋患率高于城市。总的来说，儿童龋患率呈上升态势，龋病预防工作任重道远。家庭预防是龋病预防中的重要环节，家长应成为孩子口腔健康的维护者，帮助和监督孩子完成日常口腔清洁工作，培养孩子逐步养成良好的口腔卫生习惯。

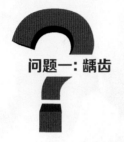

问题一：龋齿

预防龋齿，从出牙前开始

上海交通大学医学院附属第九人民医院儿童口腔科主任医师　汪 俊

乳牙、恒牙三大区别

每个人一般都有两副牙列，乳牙是6个月至2岁半左右萌出的，恒牙是6岁至12岁左右萌出的。年轻恒牙是指萌出后未完成牙根发育的恒牙。儿童至青少年期是乳牙、恒牙的替换时期，家长可以通过以下几种方法区分孩子的牙齿是否已替换。

① 乳牙因为磨耗很难看到明显的牙尖，而年轻恒牙往往呈锯齿状。

② 乳牙颜色偏白；而恒牙微黄，更有光泽。

③ 与恒牙相比，乳牙偏短小，靠近牙龈的部分突出更明显。

龋齿发展分三个阶段

乳牙和恒牙都会发生龋病，病程一般会经历三个阶段。

早期，牙齿的光滑表面出现白垩色点

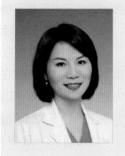

窝沟变黑，周围有白垩色斑块

或斑块，之后可变为黄褐色或褐色斑点；窝沟变黑，周围有白垩色斑块。这时孩子不会有任何不适感。

中期，这些褐色斑块的颜色加深，牙体组织脱落，形成蛀洞。孩子吃冰或热的食物时会有不适，有的孩子可能没有不适症状。

后期，这些蛀洞会影响牙神经。孩子吃饭、刷牙时会出现牙痛，有的睡觉时会突发牙痛，甚至出现牙龈肿胀、脓疱，严重的还会导致面部肿胀、体温升高。

乳牙和年轻恒牙的龋病有很多相似之处，包括：乳牙和"六龄齿"（第一恒磨牙，6岁左右萌出），萌出不久就可能发病，发病时间早；乳牙和年轻恒牙矿化较差，耐酸性差，容易患龋；龋蚀进展快，很快发展为牙髓病、根尖周病，甚至形成残冠和残根。

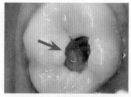

蛀洞

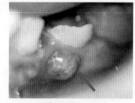

牙龈肿胀、脓疱

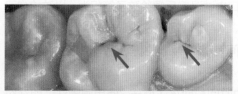

专家简介

汪 俊　上海交通大学医学院附属第九人民医院儿童口腔科主任、主任医师、教授、博士生导师，中华口腔医学会儿童口腔医学专业委员会副主任委员，上海市口腔医学会儿童口腔医学专业委员会前任主任委员，上海市口腔医学会理事。擅长儿童龋病、牙髓根尖周病、牙外伤的诊治，以及错𬌗畸形的早期矫治。

专家门诊：周一上午（南部）

特需门诊：周四上午（南部）

乳牙和年轻恒牙的龋病各有特点。乳牙龋病可同时累及多颗牙或一颗牙的多个牙面，龋蚀范围广；自觉症状不明显，家长易忽视；乳牙龋病常常引起修复性牙本质形成活跃，这种防御机制有利于龋病防治。年轻恒牙龋病受乳牙患龋状态的影响；"六龄齿"龋病可表现为表面完整，内部有蛀洞；牙齿表面的窝沟易患龋。

龋齿发生与四因素有关

临床上，医生经常听到家长抱怨"很难控制孩子蛀牙"。其实，儿童容易患龋与以下几个因素有关。

① 乳牙特殊的解剖特点容易导致食物残渣滞留，无法有效清洁。

② 乳牙和刚萌出的年轻恒牙矿化程度偏低，抗酸力弱。

③ 年纪比较小的孩子咀嚼能力差，以流质或半流质食物为主，且甜食多、黏着性强，易发酵产酸。

④ 儿童较难自觉维护口腔卫生，家长往往又不够重视，加上儿童睡眠时间长，唾液分泌少，菌斑、食物碎屑、软垢易滞留在牙面上，有利于细菌繁殖，导致龋病。

孩子蛀牙怎么治

家长发现孩子蛀牙了，是否需要治疗呢？答案当然是肯定的，因为龋病会带来严重后果。

从局部来看，龋洞会增加口腔内食物残渣滞留的机会，影响整个口腔环境，易使龋病波及周围牙齿；破损的牙冠、暴露的牙根会损伤口腔黏膜；若龋病进展到根尖周炎，会影响继承恒牙的发育和萌出，最终导致牙列发育异常。

从全身来看，龋病带来的咀嚼功能下降会影响儿童营养摄入，进而影响颌面部

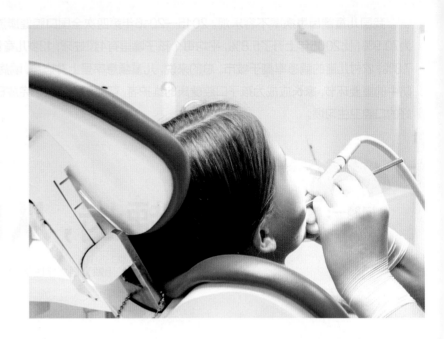

和全身的发育；前牙的缺损会影响正确发音和美观，对心理发育也会造成一定影响；龋病引起的根尖周炎可作为病灶使其他系统发生感染。

因此，家长不能误以为乳牙会被替换而不用治疗，要避免贻误龋病治疗的时机。

乳牙龋病的治疗方法包括直接充填术、预成冠修复术、活髓切断术、根管治疗术及拔除后间隙维持术。医生会根据患牙的病损深度、在牙弓中的位置、继承恒牙的发育情况、儿童年龄等评估后决定治疗方案。家长和孩子如果可以有效配合，并注意日常口腔健康维护，治疗效果一般都是不错的。

预防龋齿：年龄不同，重点不同

如果能有效避免致龋因素，龋齿是可以预防的。在孩子生长发育的各个时期都有相应的预防措施，主要包括维护日常口腔清洁、养成良好进食习惯和定期就医三方面。

● 婴儿期（0～1岁）

宝宝长牙前，家长可半抱孩子于胸前，一只手固定孩子，另一只手缠绕湿润的纱布或佩戴专用指套，轻轻为孩子按摩牙龈。当第一颗乳牙萌出后，可用同样的方法轻轻清洁牙齿和牙龈。

此阶段，宝宝饮食应该以母乳为主，家长应避免用自己的筷子夹食物、把食物嚼碎或将食物放在自己口内试温度后喂给孩子等行为，以防将自己口内的细菌转移至孩子口腔内。

宝宝的第一次口腔检查时间宜在第一颗牙齿萌出后，最迟为1岁前。

● 幼儿期（1～3岁）

家长应每天早晚在固定的时间帮助孩子刷牙，使用画圈法，即在每

个牙面上打圈 5 ～ 10 次后更换位置。随着孩子牙齿数目的增多，刷牙时间应延长。

这个年龄段的孩子应少使用或不使用奶瓶，避免睡前进食。家长要注意控制孩子的零食摄入次数，引导孩子在正餐时吃饱、吃好；培养孩子良好的咀嚼习惯，适当给孩子多吃一些粗粮及富含膳食纤维的食物；将孩子每餐的进食时间控制在 30 分钟内，不要让孩子养成"含饭"的不良习惯。

此阶段，家长应每半年带孩子去医院进行一次常规口腔检查，以早期发现口腔疾病，使孩子逐渐熟悉和适应口腔科环境。

● **学龄前期（3 ～ 6 岁）**

家长应该坚持每天定时帮助孩子刷牙，并使用牙线，每日至少一次，以辅助进行牙齿邻面接触区的清洁。牙线的使用方法为：取一段长 20 ～ 25 厘米的牙线，将线的两端合拢、打结，形成一个线圈；两手间隔 10 ～ 15 厘米，将牙线绕在中指上撑直，水平通过两颗牙的接触区，将牙线紧贴牙面上下牵动；每个牙面上下剔刮 4 ～ 5 次后取出牙线。完成全口清洁后，让孩子用清水漱口。

家长要引导孩子逐渐减少高糖零食的摄入，多吃淀粉类食物、新鲜水果和蔬菜，建立健康的饮食结构。

这个年龄段的孩子宜每 3 个月进行一次口腔检查。对患龋风险高的孩子，应考虑局部涂氟治疗。氟化物在预防龋病方面有重要作用，可以加强牙齿抗酸能力，促进脱矿部分的再矿化。局部涂氟的步骤很简单，只需要医生在孩子牙齿上涂上氟涂料，其不受口水、涂布时间影响，口味也能为孩子所接受。

● **学龄期（6 ～ 12 岁）和青少年期（12 ～ 18 岁）**

在这个阶段，口腔清洁的"主力军"应该是孩子自己，家长只要监督他们每天早晚刷牙和使用牙线即可。刷牙方法可逐步过渡为改良巴氏刷牙法（水平颤动法），刷牙时间应进一步延长，11 岁以前应在 3 ～ 5 分钟，11 岁后延长至 5 ～ 8 分钟。

这个年龄段的孩子饮用碳酸饮料的问题比较严重，孩子还会出现偏食问题。家长应采用合适方式引导孩子平衡膳食，控制碳酸饮料的摄入。

此阶段，口腔定期检查的频率至少为半年一次。随着恒牙的萌出，特别是后牙的萌出，家长需要及时带孩子到医院做窝沟封闭。牙尖之间的凹陷部位叫作窝沟，深而窄的窝沟在食物嵌入后难以清洁，磨牙的龋坏多始发于窝沟处。窝沟封闭是将封闭材料涂布于牙冠咬合面、颊舌面的窝沟点隙，使之流入并覆盖窝沟后固化变硬，形成一层保护性的屏障，阻止致龋菌及酸性代谢产物对牙体的侵蚀，以达到预防窝沟龋的目的。并非所有牙齿都需要这一治疗，前牙没有窝沟形态，不需要做窝沟封闭。对乳磨牙、恒前磨牙、恒磨牙，可以按需进行窝沟封闭。医生会根据遗传、乳牙患龋情况、口腔卫生维护情况及窝沟形态等因素综合考量患龋风险。若患龋风险较低，可以不做窝沟封闭；反之，则应及时进行窝沟封闭。

由于窝沟封闭治疗需要隔绝唾液，因此一般应等待牙齿咬合面完全露出牙龈后进行：乳磨牙在 3 ～ 4 岁，第一恒磨牙在 7 岁左右，第二恒磨牙在 12 岁左右。但是，患龋风险极高的患儿，即使牙齿未完全萌出，也可以考虑使用亲水性材料早期进行窝沟封闭。不过，这种治疗不是永久性的，有材料脱落和部分脱落的可能，因此需要定期检查（每 3 ～ 6 个月一次），如有必要，需要再次进行窝沟封闭治疗。

牙刷、牙膏选择：小头软毛牙刷，含氟牙膏

如何为不同年龄段的孩子选择合适的牙刷和牙膏呢？

牙刷要选小头的，小头牙刷能在口腔里来去自如，刷到每一个牙齿、每一个部位。对刚开始使用牙刷的孩子来说，刷毛要软一些；等孩子适应后，

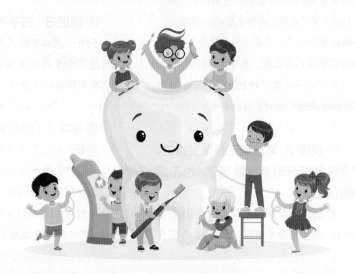

刷毛可逐渐过渡至中等硬度；要选择刷毛末端经过磨圆处理的，以免刺伤牙龈。牙刷最好带有防滑柄，以免刷牙时牙刷从手中滑落。目前，市面上很多品牌的牙刷都设有推荐年龄，家长可以按需选择。

宜使用含氟牙膏。但是，不论哪个年龄段的儿童，都要尽量避免吞入过多的含氟牙膏，以防不良反应的发生。3岁以下的儿童每次可使用米粒大小的低氟牙膏，3~6岁的儿童每次可使用豌豆大小的低氟牙膏，6~11岁儿童每次可使用豌豆至黄豆大小的含氟牙膏，11岁以上的青少年与成年人的用量相当。目前市面上存在各种价格差异很大的儿童牙膏，其功效差异并非如广告宣传的那样。所有牙膏都有增加摩擦力、起泡的基本作用，家长无需刻意追求所谓的功效牙膏。

培养口腔卫生习惯是一个漫长的过程

很多家长都会有这样的困惑：孩子很难配合日常口腔清洁，特别是年龄比较小的孩子。如何从小培养他们的口腔卫生习惯？其实，每种习惯的建立都需要一个过程。在孩子出牙之前，使用湿润的纱布按摩牙龈，可以让孩子提前习惯口腔清洁。当孩子1岁以后，可采用"膝对膝"的姿势（即家长与孩子相对而坐）给孩子刷牙，在刷牙过程中可尽量夸奖孩子的表现，让孩子逐渐喜欢上刷牙。对配合度低的孩子，家长可站在孩子身后，将孩子的头靠在自己的胳膊上，用另一只手给孩子刷牙。

1~3岁是孩子建立每天刷牙习惯的关键期，家长应该引导孩子模仿刷牙动作，慢慢学会自己刷牙。3~6岁时，孩子的刷牙水平显著提高。进入学龄期后，孩子的责任心会增强，逐渐可以自己完成所有的口腔清洁。11~14岁时，孩子的口腔卫生管理水平会变差。这时，家长不应该直接批评、指责，而应充分考虑此阶段孩子出现逆反心理的合理性，耐心引导他们养成良好的口腔卫生习惯。

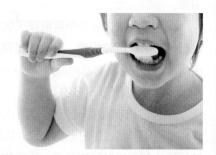

误区解析

⊙ 误区1：孩子还小，将来要换牙，不用做窝沟封闭，等换牙了再做。

分析：乳磨牙也存在窝沟，这些深而窄的窝沟在食物嵌入后，通过刷牙无法清洁。乳磨牙的龋坏容易始发于窝沟处，特别是刚萌出不久时，即2~3岁阶段。而这些牙是最后替换的乳牙，需要保留到10岁之后；它们位于牙弓末端，承担主要的咀嚼功能，如果出现龋坏，会带来牙弓间隙丧失、咀嚼功能下降等不良后果。通过窝沟封闭，可在窝沟上形成一层保护性的屏障，阻止致龋菌及酸性代谢产物对牙体的侵蚀。

⊙ 误区2：乳牙反正是要替换的，即使没到换牙时间就脱落了，也不需要看医生。

分析：牙齿是一颗挨着一颗排在口腔中的。如果有个牙齿脱落了，那么与其相邻的牙齿就失去了支撑。就像书架上紧密排列的书，如果从中抽走一本，旁边的书就会往空隙处倾倒。类似的，如果某颗牙齿过早脱落，而后继恒牙又没有很快萌出，随着时间推移，周围的牙齿就会慢慢地向缺牙处移动。当这个缺牙间隙变小时，恒牙就没有足够的萌出间隙，只能从错误的位置强行长出，甚至无法自行萌出。所以，一旦乳牙过早脱落，要尽可能进行间隙的保持。

⊙ 误区3：孩子不愿意刷牙，可以用漱口代替刷牙。

分析：漱口不能代替刷牙。随着孩子的膳食结构复杂化，大多数食物残渣不能单纯依靠水的冲刷离开牙齿表面，需要通过牙刷和牙膏的摩擦作用才能被彻底清除。

⊙ 误区4：蛀牙补好后就无须担心了，不必定期复查。

分析：补过的牙齿就像打过补丁的衣服，会因为后续口腔清洁不够到位，在充填体和牙齿之间的缝隙再次出现龋洞。特别是乳牙，很多因素会限制充填治疗的效果，如口水较多、配合度较差等，进一步增加了充填体脱落的可能性。所以，孩子补牙后，家长还是要定期带其去医院检查，及时发现充填体松动、脱落情况，避免龋病进一步恶化。

牙外伤是牙齿受到急性创伤，特别是打击或撞击所引起的牙体和牙周组织的损伤，多发生于上下前牙。儿童正处于身体、生理及心理生长发育阶段，易发生外伤事故；加之儿童好动性较强，在剧烈的户外运动或小朋友之间的玩耍过程中，常会发生跌倒、碰撞，导致牙外伤的发生。按照伤及的牙齿类型，牙外伤可分为乳牙外伤和恒牙外伤；按照伤及的组织，牙外伤可分为牙体硬组织和牙髓组织损伤、牙周组织损伤、支持骨损伤、牙龈或口腔黏膜损伤。

问题二：牙外伤

治疗牙外伤，关键在时间与空间

上海交通大学医学院附属第九人民医院
儿童口腔科副主任医师　池政兵

乳牙外伤：主要看恒牙是否受影响

乳牙外伤多发生在 1～2 岁的幼儿，约占 50%。这个年龄段的孩子开始学习走路，运动能力、反应能力等都处在发育阶段，容易摔倒或撞到物体上，导致牙外伤。近年来有报道称，2～4 岁的儿童牙外伤有增加趋势，主要与运动和环境有关。

乳牙外伤造成牙齿移位比较常见，约占乳牙外伤的 80%，主要与儿童牙槽骨较薄且有弹性、乳牙牙根未发育完成或存在生理性吸收、牙根较短等原因有关。

右上中切牙外伤

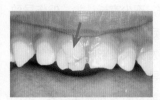

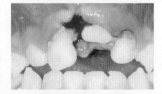

牙周组织外伤，右上中切牙部分脱位、左上中切牙挫入、左上侧切牙侧方移位

儿童发生乳牙外伤后，首先要考虑相应的恒牙牙胚会不会受影响，影响程度有多大。乳牙外伤导致牙髓或牙周组织感染、挫入等，均有可能伤及恒牙胚，影响其生长发育，导致恒牙畸形、阻生（无法萌出），严重时不得不拔除。乳牙外伤对相应恒牙的影响主要表现为以下四种情况：①恒牙萌出异常，如早萌、迟萌、萌出位置异常等；②牙冠部形成异常，如牙釉质发育异常、牙冠形态异常等；③牙根部形成异常，如弯根、短根、双根、牙根部分或全部停止发育等；④严重创伤使恒牙胚坏死，出现牙齿埋伏、倒生、牙瘤样形态等。

恒牙外伤：伤害大，治疗过程长

50%～70% 的儿童恒牙外伤发生在 7～9 岁。随着年龄增长，儿童牙外伤的发生率会降低。恒牙外伤多发生于上颌中切牙（俗称门牙），其次为上颌侧切牙，下颌切牙较少见；常伴有口唇黏膜撕裂伤，有时伴有牙槽骨骨折或颌骨骨折。

专家简介

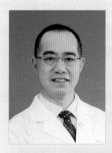

池政兵　上海交通大学医学院附属第九人民医院儿童口腔科副主任、副主任医师、副教授，中华口腔医学会儿童口腔医学专业委员会常委，上海市口腔医学会儿童口腔医学专业委员会副主任委员。擅长儿童及青少年牙外伤、牙体牙髓病等的诊治。

专家门诊：周二上午、周五下午（南部），周四下午（北部）
特需门诊：周四上午（北部）

与乳牙外伤不同，恒牙外伤造成的牙齿折断比较常见，占恒牙外伤的50%左右，原因主要是牙槽骨较坚固、牙根已经形成、牙根较长等。当然，牙根还没有完全形成的年轻恒牙发生外伤后，牙齿松动、移位、脱出也较常见。

儿童恒牙外伤的主要危害为：造成牙齿折断或松动、移位，影响咀嚼功能；导致严重的牙齿缺失或缺损，若不能及时修复或维护好三维间隙，会造成错𬌗畸形；由于儿童正处于生长发育期，年轻恒牙外伤后，诊治结果存在不确定性，有时需要口腔正畸、口腔外科、口腔内科、口腔修复科等多科室联合治疗，治疗过程长，治疗费用较高；不仅伤及局部，还会影响患儿的发音、美观等，导致患儿及家长长期存在心理负担。

常见的两种牙外伤

儿童牙外伤的类型众多，治疗相当复杂。

儿童牙外伤造成的牙冠折断（简称冠折）非常常见，是牙体硬组织和牙髓组织损伤的一种，治疗主要是利用复合树脂材料进行牙冠修复（基本能达到微创、美容的要求），以恢复外伤牙冠的形态和美观，但不能完全恢复其咀嚼功能。如果患儿及其家长对美观和修复精细度方面有更高要求，可以进行前牙美容树脂冠修复。如果儿童监护人（家长或老师）比较细心，把磕掉的牙冠放在牛奶或生理盐水中带到医院，医生经过仔细检查发现其完整或较为完整，可以把磕

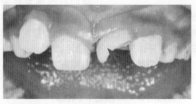

左上中切牙冠折

掉的牙冠用复合树脂修复技术粘回到患牙上（断冠再粘接技术），修复患牙。除了冠折，还有牙根折断（简称根折）、牙冠和牙根一起折断（简称冠根折），损伤程度较严重，治疗更复杂。

儿童牙外伤造成的牙齿松动、移位和脱出也很常见，包括牙齿震荡、亚脱位、部分脱出、完全性脱位，牙挫入、侧方移位，等等。治疗原则主要是复位与固定。固定

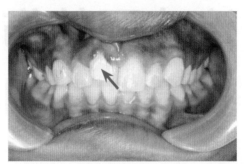

右上中切牙挫入

方法有钢丝唇弓加树脂夹板固定，可用具有弹性的肽链、美观的纤维丝代替钢丝；也可通过佩戴全牙列𬌗垫进行固定。固定时间因牙外伤类型不同而有所不同。

右上中切牙根折

治疗牙外伤："时"与"空"很关键

"时"指时间。在牙髓组织损伤的治疗中，时间很关键：若冠折露髓时间短，一般在24小时内，可以采用直接盖髓术；若时间较长，在24~72小时，可以考虑采用活髓切断术；若时间更长，超出72小时，可以采用根尖成形术或根管治疗术。全脱位的牙齿，若在30分钟内再植回牙床内，2年或更长时间后，90%的牙根不会发生内吸收，预后好；若2小时后再植回牙床内，95%的牙根会发生内吸收，预后差。外伤牙的固定时间很重要：发生牙震荡、全脱位，固定时间一般为1~2周；发生根折，固定时间一般为2~3个月；其他牙外伤的固定时间一般在3周左右。值得提醒的是，外伤牙的固定时间不是越长越好。不少家长认为，外伤导致牙齿松动后的固定时间越长越好，有的甚至固定一年后才带孩子来医院要求拆除固定的夹板，结果孩子的牙和颌骨生长发育大受影响。

"空"指空间。儿童在替牙期发生牙外伤导致牙齿缺损、缺失后，如果不能及时修复，恢复牙齿的三维间隙，或不能及时做间隙保持器，维护牙齿的三维间隙，均有可能造成错𬌗畸形，导致成年后永久修复困难。

儿童牙外伤，并非无法预防

儿童牙外伤是意外发生的，比较难预防，但从发生原因、好发年龄等因素出发，还是可以有所作为的。

① 低龄儿童协调能力差，容易发生跌倒、碰撞。在此阶段，监护人的保护相当重要。

② 对稍大儿童，家长平时要适当进行安全教育：参加体育活动或游戏时，要穿防滑运动鞋，不要盲目冲撞、奔跑，不要用坚硬物品（如小石子等）互投；在进行滑板、滑轮、滑雪、溜冰、篮球、足球等高速度或高风险运动时，最好佩戴头盔、运动防护牙托等防护用具。

③ 替牙期的学龄儿童，若个别牙存在错𬌗畸形，应该进行早期矫正。

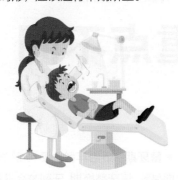

④ 家中的地板应防滑，家具的尖锐硬角要改为圆钝角，儿童乘车时应使用儿童安全座椅，等等。

⑤ 有相当一部分儿童牙外伤发生在学校，老师要有一定的防护和救治知识，遇到儿童牙外伤时应尽快把孩子送到医院诊治。

延伸阅读

爱运动的孩子可戴防护牙托

运动防护牙托是一种弹性片状减震装置，覆盖并包裹在牙齿、牙龈及牙槽骨上，隔绝上下牙齿、牙齿与面颊等组织，具有力量传导与再分配作用，能在运动中保护牙齿及周围组织、颌骨和脑，避免其受到冲击和撞伤。初戴运动防护牙托的儿童，说话可能会受到一定影响，时间稍长即可适应。

运动防护牙托可分三类：第一类是市售成品，可直接放在口中使用；第二类是市售半成品，须先放在沸水中软化，再在口中咬合后冷却成形；第三类是定制式，由专业机构根据个体牙列建模制作。

有效的运动防护牙托必须达到如下要求：①佩戴舒适，与牙齿及牙龈有很好的贴合性和固定性；②根据不同的保护需要，有一定的厚度，能覆盖所有易受伤区域，减少冲击力；③佩戴后上下牙齿咬合时，能确保最大范围的上下牙齿接触关系，减少骨折的可能性；④使用时不影响呼吸和说话，不会推挤牙齿而造成牙齿移动等。

使用运动防护牙托前，应先将牙托浸湿，以增强吸附力。使用完毕后，应使用牙刷、牙膏对其进行清洁，然后晾干或置于清洁水中保存。

答疑解惑

问：孩子的门牙磕掉了一半，能粘上吗？

答：门牙磕掉了一半，如果牙髓组织（俗称牙神经）没有暴露，掉落的牙冠是完整的，而不是碎成几块，磕掉的那部分被找到后放在冷牛奶或生理盐水中保存，并且患儿第一时间到医院就诊，那么磕掉的门牙应该能粘上。但断冠再粘接技术是有一定要求的。如果患牙的牙髓组织有暴x露，医生会对其进行健康评估后再做相应处理。这时断冠再粘接技术的操作可能会延后，家长应把磕掉的牙冠放在生理盐水中，存放在冰箱冷藏室，每3天更换一次生理盐水，直到完成前期治疗。如果磕掉的牙冠折片不完整或碎成几片，用复合树脂进行牙冠修复比较合适，目前复合树脂材料的颜色和强度基本能满足断冠再修复的需求。如果

家长或老师没有把孩子磕掉的冠折片放在冷牛奶或生理盐水中，而是用餐巾纸等包裹以干燥保存，会导致冠折片脱水变色，断冠再粘接后效果不理想。

问：孩子摔了一跤，乳牙好像受伤了，但外观没问题，需要治疗吗？

答：与"乳牙龋病不用治"的误区类似。很多家长认为，乳牙反正是要换的，所以发生外伤后不需要治疗。而实际上，乳牙外伤后，疼痛会影响咀嚼和饮食，反复发炎会导致面部肿胀、发热，并影响恒牙胚的生长发育，因此需要及时治疗并定期复查。这些损伤往往在受伤后较长时间产生，也是家长和部分医生忽视治疗的原因之一。

问：外伤导致牙齿全脱位，应该如何保存？

答：乳牙全脱位无须再植。恒牙（包括年轻恒牙）由于外伤而完全脱离牙床（完全性脱位）后，家长、老师或孩子自己应先尽早手持牙冠用冷水或生理盐水简单冲洗干净，把牙齿放回牙槽窝内，也可泡在冷牛奶、生理盐水、接触镜保存液内，然后尽快到医院进一步诊治。

错殆畸形是指在儿童生长发育过程中因遗传疾病、替牙障碍、口腔不良习惯等造成的牙齿排列异常，牙弓间、颌骨间的关系不调，以及牙颌、颅颌面的关系不调。错殆畸形是儿童的常见病，有研究表明，我国儿童和青少年错殆畸形的患病率高达67.82%。

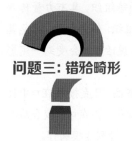

问题三：错殆畸形

不同时期，矫治和预防重点不同

上海交通大学医学院附属第九人民医院
儿童口腔科副主任医师　汪隼

从胚胎孕育到恒牙列建殆完成（15岁左右），是人一生中生长发育最活跃、最关键的阶段，是口颌及颅面形态形成和功能完善期，同时也是儿童性格形成的主要时期。在这个阶段，任何不利于全身及口腔局部正常生长发育的因素，均可导致牙的发育、排列及咬合异常，造成颌骨及颜面的发育异常，不仅会影响颜面美观，还会影响儿童性格及心理健康。因此，在儿童生长发育期间，家长应对可导致错殆畸形的病因进行预防，对畸形趋势进行阻断，对已发生的错殆畸形进行及时治疗。早期预防可保障儿童口颌、颅面及身心的健康发育和成长；早期矫治可在较短时间内用较简单的方法矫正异常，达到事半功倍的效果。

不同时期，矫治侧重点不同

● **乳牙期** 矫治年龄为3～6岁。主要针对口腔不良习惯进行纠正，如由口腔不良习惯造成的开殆、下颌前突等；对明显影响上颌骨发育的前牙反殆，造成颜面偏斜的后牙反殆或锁殆、严重深覆殆，应积极治疗。此阶段一般不宜使用固定矫治器。

● **替牙期** 矫治年龄为7～12岁。这一时期是乳、恒牙替换期，牙列咬合不稳定，变化较快，应鉴别暂时性错殆，不能盲目进行矫治。轻度错殆、对功能发育影响不大者，可暂时不治疗，持续观察；对影响牙齿正常建殆的错殆，应积极治疗。需要矫治的情况有：前牙反殆，后牙锁殆、反殆，第一恒磨牙严重错位；个别牙严重错位；上下牙弓间关系错乱；口腔不良习惯造成的各类错殆；上中切牙间隙在单尖牙已萌出而不能关闭者。替牙期因正值颌骨、牙弓快速发育阶段，矫治器设计应以不妨碍牙颌生长发育为原则，戴矫治器时间不应过长，矫治力应较轻微。

● **恒牙期** 矫治年龄在12～18岁。这一时期的错殆畸形通常须进行正畸治疗。

总之，对因口腔不良习惯所引发的错殆畸形，以及将会影响乳恒牙替换、恒牙建殆的牙性错殆畸形，应尽早积极治疗；轻中度骨性错殆畸形，可在替牙期利用患儿的生长潜力进行矫治；对严重骨性畸形，则不要盲目进行正畸治疗，应观察患儿的生长发育情况，待其成年后再进行正颌手术或正畸联合治疗。

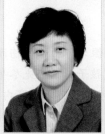

专家简介

汪隼 上海交通大学医学院附属第九人民医院儿童口腔科副主任医师、副教授，中华口腔医学会儿童口腔医学专业委员会常委，上海市口腔医学会儿童口腔医学专业委员会常委。擅长牙体牙髓病、牙外伤等儿童口腔疾病的诊治，对儿童替牙时期的咬合诱导有独到研究。

特需门诊：周一上午（北部）

专家门诊：周一下午（北部），周二下午、周四上午（南部）

有些错殆畸形与口腔不良习惯有关

口腔不良习惯有很多种，长时间作用往往会造成咬合紊乱、颌面部畸形。比如：吮指的习惯会引起上前牙前突（俗称"暴牙"），形成深覆盖、开唇露齿或局部开殆；吐舌习惯多发生在替牙期，当口腔中有松动的乳牙或刚萌出的恒牙时，有些孩子常用舌尖去舔，日久就可能形成吐舌习惯，使前牙区出现梭形间隙；咬上唇习惯会造成前牙反殆（俗称"地包天"）；咬下唇习惯会引起上颌前突、开唇露齿；过敏性鼻炎、鼻咽结构异常、腺样体肥大或上呼吸道感染等原因常常会引起口呼吸习惯，造成腭盖高拱、上颌前突、开唇露齿，还可引起牙龈疾患；咬手帕、笔、指甲等咬异物习惯，会造成局部小开殆；偏侧咀嚼会造成面部发育不对称；夜磨牙是一种非功能性的咬牙或磨牙，可导致乳恒牙磨耗，形成深覆殆；等等。

不同时期，预防侧重点不同

● **胎儿期** 孕妇的健康、营养、心理及内外环境对胎儿发育十分重要。孕妇应注意以下问题：保持良好的心理状态；重视孕期营养，饮食平衡；避免感染，如流感、疱疹等；避免放射线照射，避免接触有害、有毒物质及环境污染物；避免摄入过量酒、咖啡，不吸烟；加强围产期保健，避免分娩时伤及宝宝颜面部。

● **婴儿期** 首先，要注意喂养方式，提倡母乳喂养。宝宝的吃奶姿势为约45°的斜卧位或半卧位，不能平躺着吸奶，否则会使下颌过度前伸，造成反殆。正确的喂养姿势和足够的喂养时间（每次约半小时）是婴儿正常吮吸活动的保障，可保证肌肉正常运动，刺激颜面部正常生长发育。如果采用人工喂养，应使用与口唇外形吻合的扁形奶嘴，孔不宜过大，以使宝宝有足够的吸吮活动。其次，要经常更换宝宝睡眠时的体位与头位，避免其因头部受压变形而影响颜面部正常生长。第三，要采取合适的护理和心理疏导措施，帮助宝宝改掉口腔不良习惯。

● **幼儿期** 首先，家长要引导孩子养成良好的饮食习惯，让其吃富含营养和有一定硬度的食物，以促进和刺激牙颌正常发育。其次，如果孩子患有腺样体肥大、鼻炎、鼻窦炎等呼吸道疾病，应尽早治疗，以维持呼吸道通畅，避免形成口呼吸的不良习惯。第三，防龋治龋，保持牙弓长度及正常咀嚼，保障乳、恒牙正常替换。第四，家长应多与孩子进行情感交流，使孩子产生愉悦感和安全感，得到生理、心理上的满足，进而远离口腔不良习惯。

此外，如果孩子出现乳牙或恒牙早失、乳牙滞留、恒牙萌出异常、舌系带异常等，应及早治疗，避免错殆畸形的发生。

误区解析

⊙ 误区1：乳牙前牙反殆治疗后，恒牙有可能还会反殆。如此看来，乳牙反殆没必要治疗。

分析： 乳牙前牙反殆治疗的意义在于改善颌关系及前牙的覆盖关系，促进上颌骨的正常发育，保障混合牙列或恒牙列期不发生反殆。经治疗后，即使混合牙列或恒牙列期又出现反殆，严重程度也会降低，再次治疗相对比较容易。

⊙ 误区2：为了让孩子尽快入睡，睡前喂奶最管用，孩子吃完奶"秒睡"。

分析： 防龋是儿童口腔预防保健的首要任务。宝宝进食后，家长需要用纱布、指套刷或牙刷帮助宝宝清洁牙齿，清除菌斑，否则乳牙容易龋坏。而乳牙龋坏可能会影响继承恒牙的发育和萌出，导致牙列发育异常。因此，不能用喂奶的方式"哄睡"孩子，更不能让孩子含着乳头或奶嘴入睡。

⊙ 误区3：七八岁的孩子两个门牙刚萌出时，中间有缝，很难看，可以自行用橡皮圈套在两中切牙上进行治疗。

分析： 此举万万不可。这是替牙期的暂时性错殆，为暂时性间隙，即正中间隙。此间隙会随着侧切牙和尖牙的萌出而逐渐关闭，不必矫正。如果家长擅自用橡皮圈直接套在孩子的两个中切牙（门牙）上，橡皮圈会逐步滑向牙颈部，导致牙周炎，严重者会损伤中切牙。

牙齿的正常发育过程大致分为牙胚发生、牙体组织形成和牙齿萌出三个阶段，也称牙齿的生长期、钙化期和萌出期。牙齿的发育遵循一定的规律：按一定的时间、一定的顺序及左右对称发育。在胎儿期，全部乳牙的硬组织均已开始形成，而恒牙的硬组织是在出生时及出生后才开始形成，下颌第三磨牙硬组织在8~10岁才开始形成。

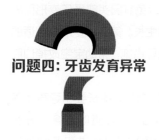

问题四：牙齿发育异常

多拔少补，"先天不足"须补救

同济大学附属口腔医院儿童口腔科
主任医师 赵玉梅

儿童牙齿发育异常比较常见，有时会对牙齿本身及牙齿排列造成不良影响，家长应引起重视。牙齿发育异常通常分为以下几种类型：数目异常、形态异常、结构异常、萌出与脱落异常。这些异常的病因比较复杂，有的是遗传性或家族性的，有的是因环境或局部因素所致，也有的病因目前尚不明确。

多生牙：应尽早拔除

多生牙是牙齿数目过多，在正常牙之外又额外多出一个、两个或多个，发生率为1%~3%，男性多于女性。原因尚不明确，可能与家族遗传有关，也可能是牙齿发育过程中的异常改变；颌骨内有多个埋伏牙常常是某些疾病的表现，如唇腭裂、锁骨颅骨发育不全综合征、家族性多发性结肠息肉－骨瘤－软组织瘤综合征等。

多生牙可位于颌骨的任何部位，最常见于上颌门牙区，可萌出于口腔内，也可埋伏于颌骨。埋伏在颌骨里的多生牙常常在拍口腔X线片时被意外发现，其牙轴方向多有不正或倒置，必须通过手术切开才能将其拔除。

多生牙的形态有发育完整型和发育不足型之分。发育完整型的多生牙与其所在区域的牙齿形态相似；发育不足型的多生牙呈锥形、结节形或不规则形，因形态怪异、有碍美观，故容易引起家长关注。

多生牙常常会影响正常恒牙的发育和萌出，如压迫正常邻近恒牙的牙根，导致正常恒牙牙根吸收、牙齿迟萌及排列不整齐等。因此，发现多生牙后，需要尽早去医院拔除。如果是埋伏多生牙，还要通过X线片或CT检查定位，以确定是否需要拔除、何时拔除，一般应在不伤及正常恒牙的情况下尽早拔除。

先天缺牙：义齿修复，定期更换

与多生牙相反，先天缺牙是指牙齿数目不足，是由于在牙胚形成早期出现异常导致牙齿未能发育形成的一种先天性改变。按缺牙数目，先天缺牙分为个别牙缺失（缺牙数少于6颗）、多数牙缺失（缺牙数在6颗或以上）及先天无牙症。个别牙缺失的病因尚不明确，可能与胚胎早期受到有害物质（如X线照射、创伤、感染、药物等）影响有关。多数牙缺失常与遗传因素有关。

先天缺牙发生在恒牙列（发生率为2.3%~9.6%）的多于乳牙列（发生率为0.1%~0.7%）的，男女比例为2：3。恒牙中，除第三磨牙外，先天缺牙最常发生于下颌第二前磨牙、上颌侧切牙、上颌第二前磨牙及

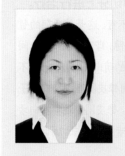

下颌切牙；可发生在单侧，也可发生于双侧，发生在双侧的多呈对称性分布。乳牙列的先天缺牙较少，可见于下颌乳切牙、上颌乳切牙及乳尖牙。需要注意的是，乳牙缺失与恒牙缺失密切相关，75% 的乳牙缺失孩子存在恒牙缺失。发现乳牙缺失后，应追踪观察恒牙是否有缺失及缺失数目。

若缺牙数较少，对咀嚼功能、牙列形态和外貌美观的影响不大，可以不处理。但多数牙缺失不仅会影响孩子的咀嚼功能和容貌，还会使生长发育受阻，并带来心理上的伤害，因此需要进行义齿（假牙）修复，尽早恢复咀嚼功能，促进颌面部骨骼及肌肉的发育。随着孩子牙颌的生长发育，义齿需要不断更换，以免妨碍颌骨发育，一般一年左右更换一次。

畸形中央尖：早发现、早治疗

畸形中央尖属于牙齿形态异常，多为遗传因素或牙胚发育过程中的机械挤压所致。畸形中央尖是指在前磨牙的中央窝或近中

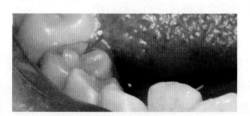

右下第二前磨牙上的畸形中央尖

央窝的颊尖三角嵴处，多出一个锥形牙尖，常左右对称。一般高 1～3 毫米，有些较为平坦圆钝，有些则高而细，一般无临床症状，多在口腔检查时偶然被发现。

对高而细的畸形中央尖，需要尽早处理。因为其很容易折断，折断后又极易引起牙髓感染，导致根尖周炎，使牙根停止发育。牙髓根尖感染时，还会出现牙痛、牙龈肿痛，严重时可伴有发热及周围面部肿胀。此时，由于牙根未发育好，治疗会变得复杂，最终可能因疗效不佳而不得不拔除牙齿。因此，家长定期带孩子去医院进行口腔检查非常重要，可以早期发现这种畸形，避免引起严重后果。

牙釉质发育不全：早做防龋处理或充填治疗

牙釉质发育不全是一种比较常见的牙齿结构异常，是在牙釉质发育期间因某些全身疾病、营养障碍，或反复、严重的乳牙根尖周感染而导致的牙釉质永久性缺陷。根据病因，可分为遗传性和外源性两种，乳、恒牙均可发生。牙釉质发育不全的孩子，轻者牙釉质形态基本完整，仅有透明度和色泽改变，形成白垩色或棕黄色斑块，一般无自觉症状；重者牙釉质表面往往出现带状或窝状的棕褐色实质性缺损。

因牙齿在颌骨内发育期间存在缺陷所致的牙釉质发育不全，直到萌出后才被发现，此时补充钙和维生素 D 已毫无意义。而乳牙根尖周反复感染导致的恒牙釉质发育不全，则是可以预防的：家长一旦发现孩子乳牙患龋后，要及时诊治，以免发展成严重的根尖周炎而导致恒牙受损。

釉质发育不全的牙齿矿化度差，不但容易磨耗及发生龋坏，而且患龋后进展速度很快，同时还因颜色异常而影响美观，因此需要及早进行防龋处理或充填修复治疗。PM

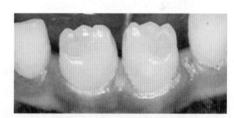

恒牙牙釉质发育不全（棕黄色斑块）

答疑解惑

问：乳牙还没掉，恒牙已经长出来了，需要尽快把乳牙拔掉吗？

答：乳牙还没掉时恒牙已经长出来，这种情况叫作"乳牙滞留"。乳牙牙根到替换期没有被吸收，常会导致乳牙滞留不脱落。未能按时脱落的乳牙往往会使恒牙不能长在正常位置，导致牙齿排列不整齐。因此，一旦发现乳牙滞留，必须尽早去医院拔除，给恒牙"腾出"位置。

问：孩子门牙掉了半年多，新牙总不见长出来，不会是没有新牙吧？

答：乳牙脱落后恒牙迟迟不长，需要拍X线片。原因可能是先天缺牙、牙轴方向异常或存在多生牙阻挡，也可能是牙胚尚未发育好或牙齿正常而牙龈增厚。比较常见的原因是乳门牙疾病或过早脱落，使孩子不得不用牙龈咀嚼食物，久而久之，局部牙龈角化增生，变得坚韧肥厚，导致恒牙萌出困难。如果是这种情况，可以在局麻下做个助萌小手术，新牙很快就能长出来了。若存在牙轴不正、牙根弯曲，或先天缺牙，治疗就会复杂一些。

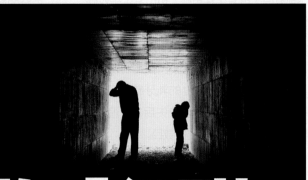

最近，一段17岁男孩与母亲争吵后跳桥的视频广受关注。事发地点是上海卢浦大桥，视频显示：一辆小汽车打着双闪灯在桥上停下，一个男孩突然打开后车门，冲向桥栏杆并一跃而下，母亲随即下车追赶但已来不及……据了解，母子俩事前发生争吵，男孩一气之下采取了极端行为。

冲动酿悲剧，"教子"须理性

上海师范大学心理学教授　傅安球

亲子冲突，原因很多

人在非常愤怒的情况下，会出现"意识狭窄"，即注意力范围缩小，管不住自己的行为和语言，甚至不计后果，出现极端言行，导致悲剧发生。发生亲子冲突的原因是多方面的，主要原因有四个。

● 原因一：孩子的逆反心理

17岁左右的青少年有比较强的逆反心理，喜欢反驳，往往听不进父母的批评和指责，即使父母说得有道理，也可能会"顶嘴"或表现出其他逆反行为。这个年龄段的孩子自尊心很强，不善于保持冷静，如果自尊心受到伤害，反应会比较强烈。面对这一年龄段的青少年，家长在处理问题时一定要讲究方式、方法，避免发生激烈争吵或陷入僵局。

● 原因二：家长急躁、易冲动

家长和孩子发生激烈争吵，大多与家长的脾气有关。如果家长脾气比较急躁，容易冲动，不注意说话或处理问题的方式，可能会让孩子学到这种行为方式。因此，要想"管好孩子"，家长必须控制自己的言行。事件中的这位母亲性格可能比较冲动，

她把车停在车流中，并不是因为车辆故障或身体不适，而是她与儿子发生了较为激烈的争吵，这么做显然不妥。

家长教育孩子的方式很重要。很多家长对孩子的期望过高，当孩子达不到他们设定的目标时，就横加指责，不但影响孩子的自信心，而且可能让孩子感觉自卑。有些家长激动时口不择言，常常对孩子说出"你是废物"之类过激的话。这种责骂只会加剧孩子的逆反心理。

● 原因三：孩子抗挫折能力不足

如果孩子承受压力的能力过低，可能会在承受压力的情况下采取不恰当的行为。家长要从小引导孩子养成良好的性格，增强抗挫折能力，不要一味无条件地满足孩子的各种要求。一些家长对孩子过分溺爱、百依百顺，不管孩子的要求合理不合理，一概予以满足，这样会使孩子过于任性，不利于提高心理承受能力。

脾气、性格也有一定的遗传性。如果父母性格冲动，子女很可能具有同样的性格。虽然性格的某些方面不易改变，但家长完全可以在孩子成长过程中通过教育优化孩子的性格。比如，让孩子意识到自己有冲动的表现，学会在冲动时合理应对。另外，家长要以身作则，学会克制，当好孩子的榜样。

● 原因四：家长期望过高

家长与孩子发生冲突，很多情况下是因为孩子不能达到他们的期望。实际上，家长要灵活变通，为孩子制订合理的目标。

心理学的"最近发展区"理论认为，孩子的发展有两种水平：一种是现有水平，指独立活动时所能达到的解决问题的水平；另一种是可能

的发展水平，是通过适当努力所能达到的水平。两者之间的范围是"最近发展区"。家长给孩子设定的目标应在"最近发展区"，这样才能调动孩子的积极性，促进孩子发挥潜能，超越"最近发展区"，达到下一发展阶段。打个比方：孩子摘苹果，举手可摘下苹果的范围，是他现有的基础；跳一下能摘到苹果的范围，是可以触及的目标；"最近发展区"介于这两个范围之间。只有把目标定在这一范围，才有利于孩子树立信心、获得进步。

总之，家长要实事求是，知道孩子的"最近发展区"是什么，为孩子制订力所能及、可以实现的目标。家长要不断鼓励孩子，让他们增强信心，取得进步；不要让孩子做一些超过他们能力范围的事，以免影响信心，更不可指责、批评，甚至谩骂。需要指出的是，有些孩子各方面表现并不差，但一些家长追求"完美"，总喜欢挑剔孩子的不足，结果往往适得其反。

亲子和谐"必修课"：控制冲动，理性处事

性格冲动者应注意在生活中控制和处理好冲动。以下控制冲动的八条法则既适合家长，也适合青少年。

● 理解冲动并非不可控制

很多人脾气暴躁，但一般在亲朋好友、大庭广众之下会克制，很少发怒，这说明脾气并非不可控制。知道这一点，有利于增强控制冲动的信心。

● 意识到冲动的存在

如果平时脾气"不太好"，要有"自知之明"，出现争吵等情形时要提醒自己注意控制冲动情绪，或者选择迅速离开现场。

● 适时转移注意力

冲动情绪发生时，可有意识地转移注意力。比如，家长在驾驶过程中与孩子发生争吵，要把注意力集中到驾驶动作上，可以将车开到慢车道上，既稳妥，又能转移注意力，避免"注意力狭窄"。

● 做深呼吸

可以在情绪激动的时候做深呼吸，将注意力转移到呼吸动作上。一方面，深呼吸可以起到转移注意力的作用；另一方面，深呼吸能吸入更多氧气，有利于保持头脑清醒。

● 暂时搁置问题

暂时搁置问题有利于保持冷静。很多问题并不需要马上解决，可以暂时搁置。即使对方确实犯了错，也要找合适的场合和时间进行讨论。比如，在驾驶过程中发生争吵，可以暂时搁置问题，等回到家或在停车场停好车后再"理论"。在不恰当的场合争吵，只会使问题激化。比如，在驾驶过程中与人争论，一方面会影响注意力，存在安全隐患；另一方面，驾驶时注意力高度集中，处于紧张状态，不利于放松地交流。

● 养成良好的处事方式

很多家长平时不注意处理问题的方式、方法，对待孩子比较简单粗暴，形成了不良的处理问题习惯。家长要有意识地养成良好的处事方式，凡事要冷静，不要带着情绪和孩子说话；要给自己定个规矩，等心平气和后再处理问题。

● 帮孩子寻找犯错的原因

孩子犯错后，家长首先要帮助孩子找原因，不要在不了解具体原因的情况下教训孩子。孩子的生活经验、处事方式、自我控制能力等都存在客观不足，家长不应该过度指责孩子。

● 注意孩子的行为

家长平时要注意观察孩子的行为。对行为冲动的孩子，细心的家长应注意观察，如果发现孩子有一些极端言行，切不可大意，必要时可求助专业的心理卫生工作者。**PM**

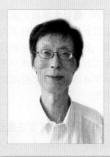

专家简介

傅安球　上海师范大学心理学教授，曾任上海师范大学心理咨询与发展中心主任。擅长应激障碍、神经症、性心理障碍、人格障碍、心境障碍等心理问题的矫治。

当前，近视不仅是医学问题，也是社会问题，我国更是如此。在我国成年人中，42%是近视患者；儿童和青少年近视的比例不断攀升，且有低龄化、重度化的趋势，近视防治任务特别重大。

与近视防控尚无突破性进展相比，成年人近视的手术治疗在现代激光技术介入以来，已取得良好成效。目前，已有充分循证医学证据表明角膜激光手术与晶体屈光手术具备安全性、有效性、预测性及稳定性。

近视手术：
更安全、更微创、更精准

复旦大学附属眼耳鼻喉科医院眼科教授　周行涛

近视激光手术的发展历程

在过去三十多年里，近视手术经历过几次变革。最早的近视手术是放射状角膜切开术（RK），即放射状切开角膜表面，使角膜变平，从而达到矫正近视的效果。不过，该手术对角膜结构是有损害的，且不符合微创性。后来，随着激光手术的诞生，近视手术进入一个良性发展时代。

❶ 准分子激光角膜切削术（PRK）诞生

1983年，美国医生在动物角膜上实施准分子激光实验，证明准分子激光具有精准可控深度、边缘热损伤小、炎症反应小的优点。随着准分子激光技术应用于临床，准分子激光角膜切削术（PRK）应运而生，近视手术实现了第一次飞跃。20世纪90年代初，美国食品及药物管理局（FDA）开始进行激光近视手术的临床试验，先后批准了低、中度近视（600度以内近视、400度以内散光）的准分子激光治疗。1995—2000年，FDA又相继批准了高度近视（1200度以下）、散光（600度以内）和远视（600度以内）的准分子激光治疗。不过，由于准分子激光角膜切削术需要去除角膜上皮，患者术后会有畏光、流泪、眼痛等不适症状，还有发生角膜上皮下浅层浑浊（Haze）及视力回退的风险。

❷ 准分子激光原位角膜磨镶术（LASIK）诞生

近视手术的第二次飞跃是保留角膜前弹力层和前基质的准分子激光原位角膜磨镶术（LASIK）的诞生。LASIK手术借助机械刀制作角膜瓣，待激光扫描基质、完成切削后，再把切开的角膜瓣放回原位。患者术后反应小，视力恢复快，视力回退也较少。

❸ 准分子激光"优化术式"陆续出现

准分子激光上皮瓣下角膜磨镶术（LASEK）是"优化表层切削"的代表。该手术用20%的乙醇浸润角膜上皮层的方法来制作角膜上皮瓣（不需要用刀，用准分子激光扫描基质、完成切削后，再将上皮瓣放回），可显著减少角膜刺激症状和发生角膜上皮下浅层浑浊的风险。

另一个"优化术式"是机械式上皮瓣下角膜磨镶术（Epi-LASIK），它是在LASEK基础上发展起来的一种技术，融合了LASIK和LASEK两种手术方式的优点。Epi-LASIK采用特制的角膜上皮刀，制作的角膜上皮瓣厚度仅60～80微米，完全由机械控制，制作的上皮瓣特别平整，不需要使用酒精。只要在完成激光切削后，将上皮瓣复位即可。

还有一种用准分子激光去除角膜上皮和前部角膜基质层的"优化"准分子激光角膜切削术（T-PRK），因操

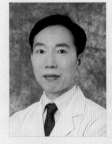

专家简介

周行涛　复旦大学附属眼耳鼻喉科医院副院长、教授、主任医师、博士生导师，上海市眼视光学研究中心主任，亚太近视眼协会学术秘书，中国微循环学会眼专业委员会屈光学组副主任委员。

专家门诊：周一上午、周三上午、周五上午（宝庆路分部）

作简单、快速，术中风险小，疗效也较为肯定。

❹ "飞秒激光"时代到来

随着飞秒激光的问世，LASIK 手术很快被飞秒 LASIK 代替。该手术是用飞秒激光来制作角膜瓣的全激光 LASIK 手术，比机械刀更安全、可靠。最近九年来，全飞秒激光近视手术在我国取得长足进步，无论是手术数量、技术创新，还是发表论文的数量与质量，我国已走在世界前列。

"全飞秒激光"，开启近视激光治疗新时代

"全飞秒激光手术"是近视手术"升级版"和"优质版"的典型代表。"全飞秒激光"手术，即小切口角膜基质透镜取出术，英文缩写为 SMILE。SMILE 手术治疗时，完全应用飞秒激光系统，先在角膜相对深的层面切割一个特定直径和弯曲度的界面，再在相对稍浅的角膜层切削一个直径稍大的特定弯曲度的界面，两个界面周边相交，在夹层中形成一个凸透镜形状的角膜薄层组织，再用特制的工具将制作好的夹层组织取出。该手术通过计算机控制的飞秒激光扫描、制作 3D 透镜组织，再将其从仅 2 毫米的小切口取出即可，不再需要"掀开"角膜瓣（周长切口约 22 毫米），手术精确度高，患者术后恢复快，视觉质量也较好。

目前，全球已完成 200 万例 SMILE 手术，中国约占一半。中国全飞秒手术的技术、质量和效果，已位居世界前列。我院首创 SMILE-CCL 分离技术可显著提高手术效率，减少并发症的发生风险，实现了手术安全质量的精确控制；我院 SMILE 术后 5 年统计结果显示，

98% 的患者术后视力达到 5.0 及以上，94% 的患者视力超过术前预期，有效指数达 0.9（国外平均为 0.9），安全指数达 0.91（国外平均为 0.86）。

"全飞秒激光"手术的矫治范围较广，适用于 18 ~ 60 岁的近视患者，包括运动员、消防、警察、士兵等对手术安全性及术后效果要求较高的患者，可以满足极限运动、高强度运动等需求。

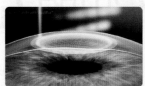
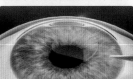

第一步：飞秒激光扫描制作微透镜（下层）　第二步：飞秒激光扫描制作微透镜（上层）

第三步：飞秒激光扫描制作微切口　第四步：取出微透镜

全飞秒激光（SMILE）手术示意图

眼内镜（ICL）手术：超高度近视解决方案

针对不适合进行激光手术的近视患者，如 1000 度以上的高度近视患者、角膜较薄的中度近视患者等，我国分别于 2006 年和 2014 年批准了有晶体眼后房型人工晶体植入术（ICL）和有晶体眼中央孔型 ICL 晶体植入术（ICL-V4C），俗称"眼内镜"。我国高度近视患者基数较大，近五年来，我国眼内镜手术无论在数量、质量、临床和基础研究，以及患者满意度等方面，均已走在国际前列。**PM**

专家感言

从去除角膜上皮的准分子激光角膜切削术（PRK），到机械刀制瓣的准分子激光原位角膜磨镶术（LASIK）、准分子激光上皮瓣下角膜磨镶术（LASEK），再到全飞秒激光（SMILE）手术，近视激光手术正朝着更安全、更微创、更精准、更稳定、更好的视觉质量发展，且越来越注重术前筛查、手术安全、角膜生物力学及视觉质量，以确保近视患者在术后能看得清晰、舒适和持久。未来，以全飞秒激光手术（SMILE）为代表的角膜激光手术和以 ICL 为代表的晶体手术，将使更多近视患者拥有更健康、明亮的视觉。

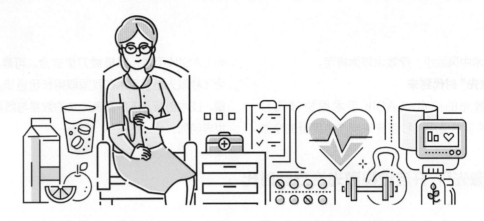

2018年12月，《中国高血压防治指南（2018年修订版）》正式发布。该指南有哪些特色和亮点？美国于2017年更新了高血压的诊断标准，我国的高血压诊断标准变不变？作为普通大众，新指南中的哪些内容值得重点关注？且听《中国高血压防治指南》修订委员会副主任委员、上海交通大学医学院附属瑞金医院高血压科主任王继光教授的分析。

《中国高血压防治指南（2018年修订版）》解读：

不可不知的**五大特点、十个要点**

本刊记者/ 黄 慧
专家支持/ 上海交通大学医学院附属瑞金医院高血压科主任　王继光

五大特点

特点一： 中国高血压诊断标准未变，更关注风险控制

2017 年 11 月，美国高血压协会 / 美国心脏病协会（AHA/ACC）联合公布了《2017AHA/ACC 高血压指南》。该指南将高血压定义为 ≥ 130/80 毫米汞柱，取代之前 140/90 毫米汞柱的高血压诊断标准，这是美国自上次指南发布 14 年来首次重新定义高血压。该消息一出，顿时引发全球热议。我国相关专家也在第一时间给予了积极关注和及时回应，中国高血压联盟主席王继光教授和联盟终身名誉主席刘力生教授特别受邀在美国《循环》杂志发表评论，阐明中国的态度和立场。2018 年，欧洲也发布了新修订的《高血压指南》，但未对高血压诊断标准进行修改。在此大背景下，我国需要对高血压诊断标准是否调整做出选择。

虽然与血压在 130/80 毫米汞柱以下者相比，血压在 130/80 毫米汞柱以上者发生心脑血管事件及心、脑、肾、眼等靶器官损害的风险更高，但鉴于目前我国高血压的知晓率和治疗率仅为 40% 左右，达标率仅为 16%，需要集中精力管好心脑血管疾病发生风险更高、血压超过 140/90 毫米汞柱的患者，故《中国高血压防治指南（2018 年修订版）》未对高血压的诊断标准进行修改，继续采用"正常高值血压"的概念，提醒血压介于 130 ~ 139/85 ~ 89 毫米汞柱的人群及时采取措施，预防血压进一步升高。

专家简介

王继光　上海交通大学医学院附属瑞金医院高血压科主任、瑞金北院高血压科主任、医学博士、博士生导师，上海市高血压研究所所长，亚太高血压学会（APSH）主席，亚洲动脉学会（POA）主席，中国高血压联盟（CHL）主席，中国医师协会高血压专业委员会副主任委员。主要从事高血压诊治与研究工作。

特点二： 诊断方法总体变化不大，细节方面有积极变化

关于高血压的诊断方法，2018年修订版指南的变化不大，但细节方面还是有一些变化。比如：新修订的指南更强调血压测量的准确性，提出需要加强诊室外血压测量和诊室血压测量的标准化；详细介绍了血压测量的正确方法；等等。

值得注意的是，目前美国已经将诊室外血压作为诊断高血压的重要依据。《中国高血压防治指南（2018年修订版）》虽然还没有将诊室外血压作为诊断高血压的主要选项，但是已将诊室外血压（家庭血压测量）和诊室血压放在同等重要的位置。

特点三： 更关注诊断后的评估

确诊高血压以后，如何对病情进行全面评估，对于指导后续治疗和随访十分重要。评估主要包括三方面：①确立高血压的诊断，确定血压水平分级；②根据心脑血管危险因素、靶器官损害及各种合并症，评估心脑血管疾病发生风险，指导后续治疗；③判断高血压的原因，区分原发性或继发性高血压，选择相应的降压治疗方法。

2018年修订版指南将高血压患者按发生心血管病风险水平分为低危、中危、高危和很高危四个层次；将房颤列入伴发的临床疾病；将糖尿病分为新诊断与已治疗但未控制两种情况，分别根据血糖（空腹与餐后）与糖化血红蛋白水平进行评估。

高血压患者是否有靶器官损害是病情评估的重要内容。心电图、超声心动图检查可以筛查高血压患者是否存在左心室肥厚；肾功能、尿微量白蛋白检测可以判断患者是否存在肾脏损害；颈动脉超声检查可以判断患者是否存在颈动脉粥样硬化斑块；脉搏波传导速度、踝臂血压指数检测可用于筛查外周动脉疾病；眼底检查可用于判断视网膜小血管病变情况；头颅磁共振血管成像、头颅CT血管成像检查，可用于判断患者有无腔隙性脑梗死、无症状脑血管病变（如颅内动脉狭窄、钙化、血管瘤等）、脑白质病变等。无症状的亚临床靶器官损害若能被及时检出和干预，是可以逆转的。

特点四： 对继发性高血压进行专门讨论

《中国高血压防治指南（2018年修订版）》指出：新诊断的高血压患者应该进行继发性高血压的筛查，难治性高血压应考虑继发性高血压的可能性。

常见的继发性高血压包括肾实质性高血压（原发性肾小球肾炎、多囊肾、慢性肾盂肾炎、梗阻性肾病、糖尿病肾病等）、肾血管性高血压（肾动脉狭窄）、阻塞性睡眠呼吸暂停综合征导致的高血压，以及原发性醛固酮增多症、嗜铬细胞瘤、库欣综合征等内分泌性高血压，等等。

值得一提的是，药物和食物也可能是引起血压升高的原因。激素类药物（如雌激素、雄激素、孕激素、甲状腺素等）、中枢神经类药物（如左旋多巴等）、非甾体类抗炎药物（如吲哚美辛、布洛芬等）、中草药（如甘草、麻黄碱等），以及部分保健品等，均有可能导致血压升高。原则上，一旦确诊高血压与用药有关，应尽量停用这类药物，换用其他药物或者采取降压药物治疗。

特点五： 关注高血压的社区防控体系建设

高血压社区防控体系建设是我国的特色。在欧美国家，为高血压患者提供服务的是开业医生。我国的情况有所不同，在国家和各级地方政府的支持下，我国目前已建立了较完善的社区卫生服务体系，高血压患者的筛查和管理是社区医生的重要工作之一，对提高我国高血压患者的检出率、治疗率和控制率起到了重要作用。

总体而言，我国社区高血压防控工作已经取得了一定成绩，但由于科研工作的深度和广度还很不够，故 2018 年修订版指南中的不少建议尚未经过严格的有效性验证，未来需要进行更深入研究，探讨更有效的管理和实施方法，全面提升我国高血压的诊治和管理水平。

十个要点

要点一：诊治现状

一句话解读：中国成年人高血压患病率高达27.9%，但知晓率、治疗率、控制率仍较低。

分析： 中国高血压最新调查数据显示，2012—2015 年我国 18 岁及以上居民高血压患病率为 27.9%，总体呈增高趋势；高血压患病率男性高于女性、北方高于南方，大中型城市高血压患病率较高，农村地区居民高血压患病率增长速度较城市快，农村地区高血压的患病率首次超越了城市地区。

值得注意的是，调查显示我国 18 岁以上人群高血压的知晓率、治疗率和控制率分别为 51.5%、46.1% 和 16.9%。虽然与 1991 年（26.3%、12.1%、2.8%）和 2002 年（30.2%、24.7%、6.1%）相比有明显提升，但总体而言，我国高血压的知晓率、治疗率和控制率仍处于较低水平。

要点二：危险因素

一句话解读：高钠膳食、超重和肥胖是高血压最主要的危险因素。

分析： 高钠膳食是我国人群高血压发病重要的危险因素。现况调查发现，2012 年我国 18 岁及以上居民的平均烹调盐摄入量为 10.5 克，虽低于 1992 年的 12.9 克和 2002 年的 12.0 克，但比推荐的盐摄入量（6 克）水平依旧高 75%。

值得注意的是，近年来，我国超重和肥胖的患病率明显增加，35 ~ 64 岁中年人超重率为 38.8%，肥胖率为 20.2%。腹型肥胖与高血压的关系较为密切，随着内脏脂肪的增加，高血压患病风险明

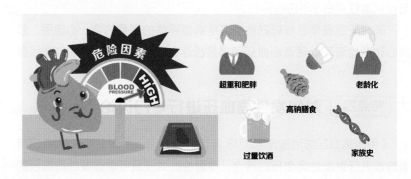

显增加。

此外，过量饮酒、长期精神紧张、老龄化、高血压家族史、缺乏体力活动、糖尿病、血脂异常、大气污染等，也是高血压的常见危险因素。

要点三：危害

一句话解读：血压水平与心脑血管病发病和死亡风险之间存在密切的因果关系。

分析： 血压与卒中、冠心病事件、心血管病死亡的发生风险，呈连续、独立、直接的正相关关系。收缩压每升高 20 毫米汞柱或舒张压每升高 10 毫米汞柱，心脑血管病的发生风险倍增。我国人群监测数据显示，心脑血管疾病死亡人数占总死亡人数的 40% 以上。其中，卒中的发病率是冠心病事件发病率的 5 倍，脑卒中是目前我国高血压患者最主要的并发症。

心力衰竭和卒中是与血压水平关系最密切的两种并发症。随着血压水平的升高，心力衰竭的发生率增高。高血压是导致房颤的重要原因，因房颤引发心源性栓塞性脑梗死的问题需要引起足够重视。此外，随着血压水平的升高，终末期肾病（ESRD）的发生率也明显增加。

要点四: **血压的分类**

一句话解读: 我国采用正常血压、正常高值血压和高血压(1、2、3级)对血压水平进行分类。

分析: 高血压的诊断标准是:在未使用降压药物的情况下,非同日3次测量诊室血压,收缩压≥140毫米汞柱和(或)舒张压≥90毫米汞柱。收缩压≥140毫米汞柱和舒张压<90毫米汞柱为单纯收缩期高血压。既往有高血压史,目前正在使用降压药物者,即便血压低于140/90毫米汞柱,仍应诊断为高血压。

我国采用正常血压、正常高值血压和高血压进行血压水平分类,该分类方法适用于18岁以上成年人(表1)。根据血压升高水平,可将高血压分为1级、2级和3级。当收缩压和舒张压分属于不同级别时,以较高的分级为准(表2)。

表1 血压分类

分类	收缩压(毫米汞柱)	舒张压(毫米汞柱)
正常血压	<120	<80
正常高值血压	120~139	80~89
高血压	≥140	≥90
单纯收缩期高血压	≥140	<90

表2 高血压分级

分类	收缩压(毫米汞柱)	舒张压(毫米汞柱)
1级高血压(轻度)	140~159	90~99
2级高血压(中度)	160~179	100~109
3级高血压(重度)	≥180	≥110

要点五: **血压测量**

一句话解读: 血压测量主要包括诊室血压测量和诊室外血压测量,后者包括动态血压监测和家庭血压测量。

❶ 诊室血压测量

由医护人员在标准条件下按统一规范进行测量。具体步骤:安静休息至少5分钟后,测量坐位上臂血压,上臂应置于心脏水平;宜使用经过验证的上臂式医用电子血压计;使用标准规格的袖带(气囊长22~26厘米、宽12厘米),肥胖者或臂围大者(>32厘米)应使用大规格气囊袖带;首诊时应测量双上臂血压,以血压读数较高的一侧作为测量的手臂;隔0.5~1分钟重复测量,取平均值;如果收缩压或舒张压的2次读数相差5毫米汞柱以上,应再次测量,取3次读数的平均值;老年人、糖尿病患者及体位性低血压者,应加测站立位血压,在从卧位改为站立位后的1分钟和3分钟时测量,并同时测定脉率。

❷ 动态血压监测

可监测日常生活状态下的血压,有助于筛查白大衣高血压、隐匿性高血压和单纯夜间高血压,评估降压疗效,还可评估24小时血压昼夜节律,发现夜间血压不下降或清晨血压升高的患者。

❸ 家庭血压测量

通常由被测量者自我测量,也可由家庭成员协助完成,又称自测血压,适用于长期血压监测。宜使用通过国际标准方案认证的上臂式家用自动电

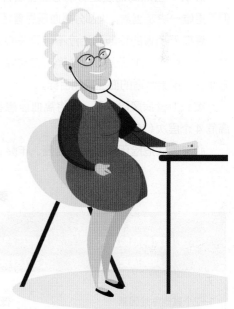

子血压计进行测量。电子血压计应定期校准,每年至少1次。初诊高血压或血压不稳定的患者宜每天早晨和晚上各测量1次血压,每次测2~3遍,间隔1分钟,取平

均值。初诊、诊疗早期或虽经治疗但血压未达标者，应在就诊前连续测量5～7天，取平均值。血压控制平稳且达标者，可每周自测1天血压，早晚各1次。精神高度焦虑的患者不宜自测血压。

随着健康意识的提高，人们对血压测量并不陌生，但对如何选择合适的血压计、如何进行规范的血压测量等知识却了解得并不多。尤其是近几年，一些尚不成熟的血压测量技术有被滥用的倾向，如目前仍处于研发阶段、测压准确性尚未得到验证的无袖带血压测量技术，以及一些比较流行的"非接触式血压计"，如手机app中的血压计等，已随处可见。王继光教授特别提醒广大高血压患者：家庭血压测量是提高高血压知晓率与控制率的有效手段，但前提是血压测量必须规范、准确。高血压患者应选用通过血压计准确性验证方案验证的上臂式示波法全自动血压计，并根据上臂周径大小选择大小合适的袖带；不宜使用手指式、腕式电子血压计，以及未通过准确性验证的各种类型的无袖带血压测量仪。

想知道家里的电子血压计是否经过准确性验证，可以看看说明书中有没有AAMI/ESH/ISO认证标志，也可以上网查询（网址为：www.dableducational.org或www.bhsoc.org）。

扫描二维码，立即收听

王继光教授寄语：
关注健康，从关注血压开始

要点六：心血管病风险评估及分层

一句话解读：根据血压水平、心血管危险因素、靶器官损害、临床并发症和糖尿病对高血压患者进行心血管病风险分层。

分析：虽然高血压是影响心血管事件发生和预后的独立危险因素，但不是唯一决定因素，大部分高血压患者还有其他心血管病危险因素。因此，高血压患者的诊断和治疗不能只关心血压水平，还必须进行整体心血管病风险评估并分层，以便确定启动降压治疗的时机，优化降压治疗方案，制定更合适的血压控制目标。

按心血管病风险水平，可将高血压患者分为低危、中危、高危和很高危4个层次（表3）。

心血管病危险因素包括高血压、年龄（男性55岁以上、女性65岁以上）、吸烟或被动吸烟、糖耐量异常和（或）空腹血糖受损（6.1～6.9毫摩/升）、血脂异常（总胆固醇≥6.2毫摩/升或低密度脂蛋白胆固醇≥4.1毫摩/升）、早发心血管病家族史（一级亲属发病年龄<50岁）、腹型肥胖（男性腰围≥90厘米，女性腰围≥85厘米）或肥胖（体质指数≥28千克/米^2）等。

表3 血压升高患者心血管病风险水平分层

其他心血管病危险因素和疾病史	血压（毫米汞柱）			
	收缩压130～139和（或）舒张压85～89	收缩压140～159和（或）舒张压90～99	收缩压160～179和（或）舒张压100～109	收缩压≥180和（或）舒张压≥110
无		低危	中危	高危
1~2个其他危险因素	低危	中危	中/高危	很高危
≥3个其他危险因素，靶器官损害，或慢性肾病3期，或无并发症的糖尿病	中/高危	高危	高危	很高危
出现临床并发症，或慢性肾病4期以上，或有并发症的糖尿病	高/很高危	很高危	很高危	很高危

要点七： 降压目标

一句话解读：高血压治疗的根本目的是降低心、脑、肾及血管相关并发症的发生风险和死亡风险，降压治疗的获益主要来自血压降低本身。

分析： 普通高血压患者的降压目标为140/90毫米汞柱以下，在可耐受和可持续的条件下，合并糖尿病、蛋白尿的高危患者可将血压控制在130/80毫米汞柱以下。

治疗方案的选择应权衡长期获益和患者耐受性，避免或减少由于患者不耐受所导致的停药。对于老年患者，医生应根据患者合并症的严重程度，对治疗的耐受性及影响坚持治疗的因素进行评估，以确定合适的降压目标。

要点八： 降压策略

一句话解读：降压速度不宜过快，尽量做到平稳降压。何时需要服用降压药物，取决于发生心血管病风险评估结果。

❶ 降压速度

除高血压急症和亚急症外，大多数高血压患者应在4周或12周内将血压逐渐降至目标水平。年轻、病程较短的高血压患者，降压速度可稍快；老年人、病程较长、有合并症且耐受性差的患者，降压速度可稍慢。

❷ 药物治疗时机

在改善生活方式的基础上，若血压仍超过140/90毫米汞柱或目标水平的患者，应接受降压药物治疗。

高危和很高危的患者应立即启动降压药物治疗，并针对其他危险因素和合并症进行治疗。中危患者可观察数周，评估靶器官损害情况，同时注意改善生活方式，若血压仍不达标，应开始药物治疗。低危患者可进行1~3个月的观察，密切随诊，进行诊室外血压监测，评估靶器官损害情况，并改善生活方式，若1~3个月后血压不达标，可开始降压药物治疗。

❸ 药物治疗基本原则

常用降压药物包括钙离子拮抗剂（CCB）、血管紧张素转化酶抑制剂（ACEI）、血管紧张素Ⅱ受体拮抗剂（ARB）、利尿剂和β受体阻滞剂五类，以及由上述药物组成的复方制剂。

开始治疗时，一般患者可采用常规剂量；老年人宜采用较小的有效治疗剂量，并根据需要逐渐加至足量。优先使用长效降压药物，以便有效控制24小时血压。血压≥160/100毫米汞柱、高于目标血压20/10毫米汞柱的高危患者，以及单药治疗未达标的高血压患者，应进行联合降压治疗。两药联合应用时，降压作用机制应具有互补性，降压作用增强，并可抵消或减轻不良反应。

要点九： 生活方式干预

一句话解读：生活方式干预应该贯穿高血压治疗全过程。

分析： 生活方式干预包括坚持健康的生活方式，消除不利于身心健康的行为和习惯。

● **减少钠盐摄入，增加钾摄入量** 钠盐可显著升高血压，增加高血压的发病风险，适度减少钠盐摄入可有效降低血压。

钠盐摄入过多和（或）钾摄入不足是我国高血压发病的重要危险因素。主要限盐措施包括：①减少烹调用盐及含钠高的调味品（包括味精、酱油）；②避免或减少含钠量较高的加工食品的摄入，如咸菜、火腿、各类炒货和腌制品；③烹调时尽可能使用定量盐勺。

增加膳食中钾摄入量可降低血压。主要措施为：①增加富钾食物（新鲜蔬菜、水果和豆类）的摄入量；②肾功能良好者可选择低钠高钾盐。注意：

不宜通过服用钾补充剂（包括药物）来补钾；肾功能不全者在补钾前，应咨询医生。

● **合理膳食** 高血压患者的饮食应以水果、蔬菜、低脂奶制品、富含膳食纤维的全谷物、植物来源的蛋白质为主，减少饱和脂肪酸和胆固醇的摄入。

● **控制体重** 高血压患者应将体重控制在健康范围内（体质指数保持在18.5 ~ 23.9 千克 / 米^2，男性腰围 <90 厘米，女性腰围 <85 厘米）。

● **不吸烟** 吸烟是心血管病和癌症的主要危险因素之一，被动吸烟也会显著增加心血管疾病的发生风险。高血压患者应彻底戒烟，避免被动吸烟。

● **不饮酒或限制饮酒** 过量饮酒显著增加高血压的发病风险，且其风险随着饮酒量的增加而增加，限制饮酒可使血压降低。高血压患者最好不饮酒，或少量饮用低度酒。每日酒精摄入量，男性不超过 25 克，女性不超过 15 克。

● **加强运动** 运动可以降低血压，高血压患者定期锻炼可降低心血管病死亡和全因死亡风险。为降低血压，高血压患者应坚持每周 4 ~ 7 天、每天累计 30 ~ 60 分钟的中等强度有氧运动（如步行、慢跑、骑自行车、游泳等）。高危患者运动前需进行医学评估。

● **减轻精神压力，保持心理平衡** 精神紧张可激活交感神经，使血压升高。高血压患者应保持乐观心态，避免焦虑、抑郁、激动等容易导致血压波动的不良情绪。若有必要，患者可去专业医疗机构就诊，接受心理治疗，以缓解焦虑和精神压力。

要点十：特殊人群高血压

❶ 老年高血压

一句话解读：65~79 岁老年人收缩压≥150毫米汞柱，80岁以上老年人收缩压≥160毫米汞柱，应开始药物治疗。

分析： 单纯收缩期高血压是老年高血压最常见的类型，占老年高血压的 60% ~ 80%。在 70 岁以上高血压人群中，这一比例可达 80% ~ 90%。

老年人血压波动大，高血压合并体位性低血压、餐后低血压的情况较常见；老年人血压昼夜节律异常的发生率高，夜间低血压、夜间高血压、清晨高血压均较多见；老年人多合并多种疾病，如冠心病、心力衰竭、脑血管疾病、肾功能不全、糖尿病等，治疗难度增加。

利尿剂、钙离子拮抗剂（CCB）、血管紧张素转化酶抑制剂（ACEI）和血管紧张素 II 受体拮抗剂（ARB）均可用于老年高血压患者的初始或联合药物治疗。宜从小剂量开始，逐渐增加至足量。

65 ~ 79 岁老年人收缩压≥150 毫米汞柱，80 岁以上老年人收缩压≥160 毫米汞柱，应开始药物治疗。

65 ~ 79 岁的老年人，应先将血压降至150/90 毫米汞柱以下；如能耐受，可将血压降至 140/90 毫米汞柱以下。80 岁以上老年人应将血压降至 150/90 毫米汞柱以下。

❷ 儿童高血压

一句话解读：儿童高血压通常无明显不适症状，不易被发现，3岁及以上儿童应在每年体检时测量血压。

分析： 儿童与青少年（指 18 岁以下人群，简称"儿童"）时期发生的高血压，以原发性高血压为主，多数表现为血压轻度升高（1 级高血压），通常没有不适感，无明显临床症状。除非定期体检时测量血压，否则不易被发现。儿童原发性高血压的影响因素较多，肥胖是最常见的危险因素。为早期发现儿童高血压，3 岁及以上儿童应在每年体检时测量血压。

❸ 妊娠高血压

一句话解读：孕妇血压≥150/100毫米汞柱时，可启动药物治疗。

分析： 妊娠合并高血压的患病率为 5% ~ 10%，其中 70% 是妊娠期出现的高血压，其余 30% 是妊娠前即存在高血压。妊娠高血压的主要治疗目的是保障母婴安全和妊娠、分娩的顺利进行，减少并发症，降低病死率。当孕妇血压≥ 150/100 毫米汞柱时，可启动药物治疗。若无蛋白尿及其他靶器官损害，也可考虑当血压达到 160/110 毫米汞柱以上时，再启动降压药物治疗。**PM**

几十年来，糖尿病发病率不断升高。遗传因素，以及营养过剩、体力活动减少、工作和生活压力增加、环境污染加重等因素在糖尿病的发生发展中起到了重要作用，但很多机制未明。近年来，为阐明可能存在的糖尿病新风险机制，我们团队围绕营养卫生、环境重金属污染、激素水平、免疫调节等方面进行了相关研究，取得了一系列成果。

糖代谢紊乱四大新风险

📖 上海交通大学医学院附属第九人民医院内分泌科教授　陆颖理

新风险一： 饥饿与饱食交替

为探索生命早期饥饿叠加后期营养过剩引起糖代谢紊乱的"二次打击"现象，我们开展了华东地区大规模流行病学调查，根据经济发展水平和城市化水平分层抽样，共纳入受试者 12 483 人。根据受试者经历饥荒时的年龄，把他们分为 5 组：胎儿期暴露组（1959—1962 年出生），儿童期暴露组（1949—1958 年出生），青少年 / 成年期暴露组（1921—1948 年出生），未暴露组 1（1963—1974 年出生）和未暴露组 2（1975 年后出生），以未暴露组 1 为对照组。经济水平由 2013 年每个抽样地区的人均国内生产总值与 2013 年全国相比，分为高或低经济水平地区。

分析发现，生命早期（胎儿期和儿童期）暴露于饥荒（营养缺乏，即第一次打击）和成年后经历经济发展（营养过剩，即第二次打击），与成年后糖尿病患病风险升高相关；与暴露于程度较轻的饥荒相比，胎儿期和儿童期暴露于严重饥荒者的糖化血红蛋白（HbA1c）分别上升 0.31% 和 0.20%，糖尿病患病风险分别升高 90% 和 44%。由此，我们提出了饥饿与饱食交替的"二次打击"营养失衡学说，动物模型研究亦证实了这一观点。

新风险二： 铅污染

铅作为一类内分泌干扰物，可以导致糖代谢紊乱。我们将城市和郊区、经济发展速度作为分层因素，于 2014 年起在我国东部地区和长三角地区进行环境因素与代谢疾病的流行病学调查，历时 3 年，发现铅污染与中国成人肥胖、高血压、血脂紊乱、糖代谢紊乱的发生存在相关性。

研究发现：在正常体重、超重和肥胖的人群中，血铅的平均浓度分别为 44.2、46.2 和 47.0 微克 / 升，呈递增趋势；环境铅暴露与非酒精性脂肪肝、糖尿病前期的发生相关；环境铅暴露与心血管事件的多种危险因素密切相关，如肥胖、高血压、低密度脂蛋白胆固醇（LDL-C）升高、高密度脂蛋白胆固醇（HDL-C）降低等。我们进一步进行了动物试验，发现了铅暴露导致肥胖和糖代谢紊乱的相关机制。

新风险三： 激素水平变化

对卵泡刺激素、甲状腺激素、维生素 D 等激素与糖脂代谢紊乱关系的研究发现，卵泡刺激素水平越高，则糖尿病、脂肪肝的发病率越低，而脂肪肝与维生素 D 水平的变化没有相关性。关于甲状腺激素，定期监测甲状腺功能，避免 TSH（促甲状腺激素）过高（如大于 10 毫单位 / 升），可以预防肥胖，减少糖尿病、心血管疾病的发生。

新风险四： 免疫调节受损

免疫调节蛋白 B7H4 在肿瘤免疫逃逸、移植排斥和自身免疫性疾病的发生中发挥重要调节作用。我们的研究发现，糖尿病患者的免疫调节蛋白 B7H4、Jam3 表达明显下调，其在机体免疫调节中的作用及导致糖代谢紊乱的具体机制将为糖尿病免疫治疗提供新思路。**PM**

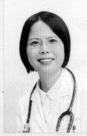

专家简介

陆颖理　上海交通大学医学院附属第九人民医院内分泌科主任、主任医师、二级教授、博士生导师、中华医学会内科学分会常委、糖尿病学分会委员，上海市医学会内科学专科分会副主任委员、内分泌专科分会副主任委员。擅长糖尿病、甲状腺疾病、肾上腺疾病、骨质疏松症、风湿性疾病等的诊断和治疗，以及内科疑难和复杂病例的处理。

专家门诊：周二上午　特需门诊：周三上午

乙型肝炎病毒（HBV）主要经血和血制品、母婴及性接触传播。母婴传播主要发生在围产期，大多在分娩时新生儿因接触HBsAg（乙肝病毒表面抗原）阳性母亲的血液和体液而被感染。世界卫生组织提出，到2030年要实现消除病毒性肝炎对公共卫生威胁的目标，而实现这一宏伟目标的关键在于有效阻断HBV的母婴传播，主要措施是对孕产妇及其新生儿进行规范化、精细化管理，包括妊娠期筛查、抗病毒干预、婴儿免疫接种、免疫效果评价、分娩方式选择、母乳喂养等。

乙肝母婴零传播终将实现

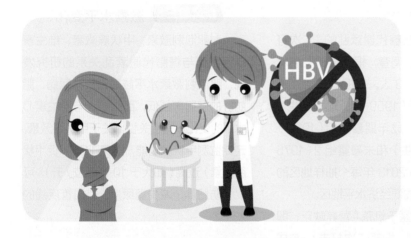

本刊记者/ 王丽云
支持专家/ 南方医科大学南方医院
感染内科教授　侯金林

我国每年有10万新生儿发生HBV母婴传播

我国有 8600 万 HBV 感染者，约占全球 HBV 感染总人数的 30%。自 1992 年实施新生儿乙型肝炎疫苗免疫规划管理以来，HBV 感染率已显著降低。2014 年全国流行病学调查数据显示，我国 5 岁以下人群 HBsAg 流行率已由 1992 年的 9.67% 降至 0.32%。目前，我国孕产妇 HBsAg 阳性者约占 6%，在现行乙型肝炎疫苗和乙肝免疫球蛋白（HBIG）联合免疫的基础上，每年仍有 5 万~10 万新生儿发生 HBV 母婴传播。由此推算，2015—2030 年的新发感染人数将高达 75 万~150 万。

母婴阻断标准流程诞生

2010 年，我国已开始积极推动预防艾滋病、梅毒和乙型肝炎母婴传播项目。2017 年 11 月，国家卫生计生委等 11 个部门联合发布了《中国病毒性肝炎防治规划（2017—2020 年）》，明确提出了全面实施病毒性肝炎各项防治措施及遏制病毒性肝炎传播的工作指标。在此大背景之下，中国肝炎防治基金会启动了"乙肝母婴零传播工程"。该项目集学术价值和公益价值于一体，通过移动医疗工具——小贝壳辅助管理软件对乙型

肝炎孕妇进行规范化管理，以达到进一步减少甚至消除 HBV 母婴传播的目的，最终消除乙型肝炎对公共卫生的威胁。

为规范全国 HBV 母婴阻断临床管理，中国肝炎防治基金会组织来自感染病学、肝病学、免疫学、产科学的专家根据循证医学证据和最新的指南推荐，制定了统一的乙型肝炎母婴阻断临床管理标准流程，对孕妇筛查、评估、妊娠期管理、分娩管理、停药时机、婴儿免疫、母乳喂养、母亲及婴儿随访等各个环节提出了标准化的建议，最终形成了《乙型肝炎母婴阻断临床管理流程》。其中，新生儿免疫和孕妇预防性抗病毒治疗是两个关键环节。

关键环节❶：新生儿免疫

联合免疫策略（乙肝疫苗 + 乙肝免疫球蛋白）是阻断 HBV 母婴传播的基石。HBsAg 阳性母亲生育的新生儿，出生后 12 小时内应接受联合免疫，越早越好；出生 1 个月和 6 个月时接种第 2 剂、第 3 剂乙肝疫苗。婴儿出生 7 个月时，应检测乙肝病毒表面抗体，若未产生足够抗体，需加强免疫。

关键环节❷：孕妇预防性抗病毒治疗

孕妇血清 HBV DNA 水平是发生 HBV 母婴传播的最主要危险因素，HBV DNA 水平越高，母婴传播率越高。如果孕妇分娩时血清 HBV DNA 水平低于 10^6 国际单位 / 毫升，新生儿应用乙肝疫苗和乙肝免疫球蛋白联合免疫，发生 HBV 母婴传播的概率极低。因此，降低孕妇分娩时的血清 HBV DNA 水平，可以进一步减少围产期 HBV 母婴传播。

近年来，对高病毒载量孕妇进行抗病毒治疗的母婴阻断措施已经被广泛接受，国内外主要慢性乙型肝炎管理指南均推荐，在新生儿注射乙肝疫苗和乙肝免疫球蛋白联合免疫的基础上，对孕晚期高病毒载量孕妇加用抗病毒药物，可以进一步减少 HBV 母婴传播。已有多项研究表明，在联合免疫的基础上，采用抗病毒治疗的孕妇中均无一例婴儿被感染，可见对乙型肝炎孕妇进行标准化和精细化的管理是实现 HBV 母婴阻断的关键。

不过，目前在乙肝母婴阻断管理的关键环节上，还存在一些争议。关于启动抗病毒治疗的 HBV DNA 阈值、预防性抗病毒治疗的启动时间、分娩后停药时间，以及在分娩后仍需继续用药的患者是否可以进行母乳喂养等问题，国内外指南意见尚未统一。

● 启动抗病毒治疗的HBV DNA阈值

在 2017 年版 EASL（欧洲肝病研究学会）和 2018 年版 AASLD（美国肝病研究学会）的《慢性乙型肝炎防治指南》中，启动抗病毒治疗的 HBV DNA 阈值为 $2×10^5$ 国际单位 / 毫升。而在 2015 年版亚太肝病学会《慢性乙型肝炎防治指南》、2015 年版《中国慢性乙型肝炎防治指南》和 2018 年版《乙型肝炎母婴阻断临床管理流程》中，启动抗病毒治疗的 HBV DNA 阈值为 $2×10^6$ 国际单位 / 毫升。在临床实践中决定是否需要启动抗病毒治疗，不仅要考虑孕晚期的 HBV DNA 水平，还需要对孕妇个体情况进行综合评价，当孕妇存在母婴传播既往史、先兆早产史、先兆流产史及孕期需要进行有创操作等可能导致 HBV 母婴传播的危险因素时，即使 HBV DNA 水平低于 $2×10^6$ 国际单位 / 毫升，也应该进行抗病毒治疗。

● 抗病毒治疗的启动时间

国内外多数研究表明，在妊娠晚期应用抗病毒药物预防 HBV 母婴传播的效果，与妊娠早期和中期用药没有差异。因此，各国乙肝防治指南或共识均建议于孕晚期（孕 28 ～ 32 周）启动抗病毒治疗。启动抗病毒治疗的时间应该个体化，病毒载量不同，启动抗病毒治疗的时间也应该有所不同。

● 停药时间

关于预防性抗病毒治疗的停药时间，目前仍存在争议。但有研究表明，分娩后延长抗病毒治疗的时间并不能显著增加患者获益。考虑到产后即停药可以避免婴儿因吃母乳而暴露于抗病毒药物，还可以减少治疗费用，故产后即停药可能是更好的选择。

● 药物选择

乙肝孕妇可以使用的妊娠安全 B 级药物有替诺福韦酯和替比夫定。近期，富马酸丙酚替诺福韦在我国正式上市，其具有更高的安全性，在母婴阻断方面的应用备受期待，但还需要更多研究进一步探索。**PM**

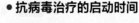

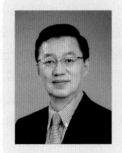

专家简介

侯金林　南方医科大学南方医院感染内科主任、主任医师、教授、博士生导师，亚太地区肝病学会主席，中华医学会感染病学分会前任主任委员。主要从事传染病的临床治疗和基础研究工作，牵头国家十一五科技重大专项课题，主持和完成多项国内多中心临床研究、国家 973 子项目及国家自然科学基金重点项目等。

专家门诊：周二上午

专家感言　对乙肝孕产妇进行规范化、精细化管理是实现HBV母婴零传播目标的关键。当前，全社会各界正在共同行动，携手创造没有乙肝的未来。我们坚信，经过不懈努力，乙肝母婴零传播的梦想终将成为现实。

经常过敏何时休

天津医科大学总医院皮肤性病科主任医师　车雅敏

医生手记

　　29岁的史女士最近脸上经常不舒服，发干、发痒，表面泛红，有时还会起一些小红疙瘩。她知道自己又发生皮肤过敏了，因为这是"老毛病"了。虽然又过敏了，但由于职业原因，她每天上班前还要照常化妆。上个周末是大晴天，她带孩子去公园玩，回来后面部、颈部又红又肿，灼热、刺痒得厉害。由于问题比较严重，她赶紧上医院就诊。医生检查后认为她患的是典型的过敏性皮炎。史女士很急切地问：这过敏怎么如此难缠？能不能找到过敏原？怎样才能不再发？

避免过敏原，预防第一

　　引起面部过敏的原因有多种。现代人化妆品使用频繁，经常更换护肤品或皮肤护理不当，再加上皮肤本身素质不佳，就可引起刺激性皮炎，发生过敏。外界的物理和化学因素，如冷、热、日光、风沙、粉尘、花粉、柳絮等，也可导致皮肤过敏。

　　面部过敏患者就诊时，医生通常会详细询问病史，比如之前是否曾发生过敏、是否常去美容院做护肤等，以此判断可能的过敏原。如果过敏经常发作或不断加重，患者应该注意观察和记录，提供相关线索，以便医生找出过敏原。临床上，皮肤斑贴试验等过敏原检测方法，也有助于诊断。

　　然而，由于过敏原种类繁多，往往不容易找到，这就要求患者尽可能避免各种过敏原。首先，平时要合理使用化妆品。一旦发生过敏，应停用化妆品，酌情使用不含香精、防腐剂、色素和表面活性剂的医学护肤品。其次，在室外活动时，如果公园和野外的植物在开花、吐絮，应引起注意，因为花粉和柳絮是引起皮炎的重要过敏原。第三，对紫外线敏感的人在户外活动时，应做好防晒措施，如戴宽檐帽、撑遮阳伞等。最后，一些蔬菜（如苋菜、芥菜、油菜、菠菜、莴笋等）含有较多光感物质，食用之后再出门经受日晒，可诱发严重皮炎，也要引起注意。

综合治疗，缓解面部皮炎

　　发生皮肤过敏，尤其是有比较严重的急性皮肤炎症后，必须尽早到正规医院皮肤科就诊，综合治疗。可结合具体情况，在医生指导下局部外用药物、口服抗组胺药物、抗光敏感药物等治疗，同时辅助以冷敷、保湿等治疗措施。另外，还要遵守一些日常生活中的注意事项，避免皮肤受到刺激。其中，作为基础治疗手段，局部冷敷和保湿不可缺少，但往往被很多人忽视。

　　●**冷敷**　冷敷对面部皮肤过敏的治疗有重要作用。用冷水对皮肤损害处进行外敷，可达到减轻皮肤充血、水肿的效果。用含有药物的水溶液冷敷，还能起到抗炎、清除分泌物的作用，尤其适用于急性皮肤炎症。冷敷可在医院做，也可在家中进行。如果没有特殊感染，一般可用水（矿泉水或纯净水）或生理盐水做冷敷。具体方法是：用4~6层纱布或小毛巾浸水，然后放在局部皮损之处敷15~20分钟，一天2~3次。如果皮肤感染较重，需在医生指导下用硼酸、高锰酸钾等溶液进行冷敷治疗。

　　●**保湿**　保护皮肤屏障是皮肤病治疗的基础。皮肤屏障受损，水分流失，则更容易发生过敏。水分是皮肤屏障的重要组成部分，皮肤病治疗中非常强调保湿和补水。可使用水或其他保湿因子（如神经酰胺、透明质酸保湿剂）。患者平时可适当使用医学类保湿护肤品，如喷雾、乳液、面膜等，应到药店购买此类特殊护肤品。**PM**

专家提醒　　患者平时一定要注意生活细节：起居规律，饮食清淡，避免辛辣刺激性食物；多吃富含维生素A的食物及新鲜蔬菜、水果，多喝水；用温水或凉水洗脸，尽量不用过热的水及碱性肥皂，不用粗糙的毛巾擦脸。

小王骑电动车时与他人发生碰撞后倒地，因胸部轻微疼痛而就诊，经过拍片等一系列检查后发现左侧第6肋骨骨折。就在他担心需要手术治疗时，医生却嘱其使用胸部弹力绷带固定，回家静养便可。

同样因车祸受伤，小刘就没那么幸运了。经过X线摄片及CT等检查，医生发现小刘发生了多处肋骨骨折，伴发肺挫伤、气胸。除了明显疼痛，肋骨骨折已对他的正常呼吸造成了影响，须立即手术治疗。

一听到骨折，大部分人的第一反应便是石膏固定或手术治疗，而肋骨骨折却有些特殊，正如以上两个病例所表现出来的不同。肋骨骨折的后果与哪些因素有关？哪些情况需要手术治疗呢？

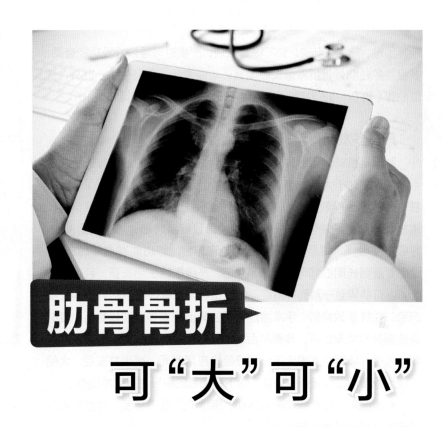

肋骨骨折可"大"可"小"

上海交通大学附属第六人民医院胸外科　郭 翔　杨 异(主任医师)

肋骨骨折分类细

肋骨共12对，平分在胸部两侧，前与胸骨、后与胸椎相连，构成一个完整的胸廓。交通事故、各种意外伤害及自然灾害等直接或间接暴力作用于胸壁，均可造成肋骨骨折。肋骨骨折占全部胸部外伤的85%，原因以直接暴力为主。此外，患有骨质疏松症的老年人更易发生肋骨骨折；发生肿瘤肋骨转移的患者，在外力作用下可发生病理性肋骨骨折。

不同暴力作用方式所造成的肋骨骨折具有不同特点：作用于胸廓局部的直接暴力所引起的肋骨骨折，断端向内移位，可刺破肋间血管、胸膜和肺，产生血胸和（或）气胸；间接暴力，如胸部受到前后挤压时，骨折多在肋骨中段，断端向外移位，可刺伤胸壁软组织，产生胸壁血肿。

肋骨骨折的发生与其结构特点有着紧密关系。第1～3肋骨粗短，且有锁骨、肩胛骨和肌肉保护，较少发生骨折；第4～7肋骨较长而薄，最常发生骨折；第8～10肋骨虽较长，但前端肋软骨与胸骨连成肋弓，弹性较大，不易折断；第11、12肋骨前端游离不固定，也不易折断。

肋骨骨折可以同时发生在双侧胸部，根据骨折断端是否与外界相通，可以分为开放性骨折和闭合性骨折。根据肋骨骨折的数量及程度可进一步细分：仅有一根肋骨骨折称为单根肋骨骨折；两根及两根以上肋骨骨折称为多发性肋骨骨折；每肋仅一处折断者称为单处骨折，有两处以上折断者称为双处或多处骨折；连续多根、多处肋骨骨折造成的胸壁软化称为连枷胸。

肋骨骨折状况多

肋骨骨折最常见的症状便是骨折处局部疼痛，可因呼吸、咳嗽等加重。其他症状随肋骨骨折的部位及断端移位程度不同而不尽相同：肋骨骨折但无明显移位时疼痛不明显，患者往往于咳嗽或活动后疼痛加重，此时若复查胸片，常可发现骨折较前有明显移位，疼痛可使呼吸急促、变浅；若肋骨断端刺破胸膜形成气胸，可进一步加重呼吸困难；若合并肋间动脉等血管损伤，可致血胸，迅速引起低血容量休克；合并肺挫伤，常有呼吸困难、咯血、肺炎、肺不张等表现，严重时可导致呼吸功能衰竭；多根、多处肋骨骨折易造成呼吸循环功能紊乱，危及生命。此外，低位肋骨（第9～12肋骨）骨折易导致肝、脾、肾等腹部脏器损伤。

严重多发肋骨骨折宜手术治疗

肋骨是维持胸廓外形及稳定的支架，并非所有的肋骨骨折都需要手术固定。对于大多数患者而言，胸带固定、制动、止痛等保守治疗基本能达到治疗效果。而对于部分严重多发肋骨骨折患者而言，被严重损伤的肋骨断端可能进一步错位，导致胸壁畸形、肺通气量减少、呼吸功能受损，甚至产生骨不连、畸形愈合、肺功能减退等后遗症，给患者遗留长期的胸痛和胸部不适感，严重影响生活质量。若处理不当，还可能导致一系列并发症，尤其是老年患者排痰不利导致的肺部感染，往往是致命的。手术治疗可明显降低严重多发肋骨骨折患者的急性期并发症发生率，改善预后。尤其是合并严重肺挫伤的多发肋骨骨折患者，早期手术固定可缩短呼吸机应用时间，减少并发症，大幅降低治疗费用。大量研究证实，对下列患者应积极进行手术治疗：

●连枷胸，包括胸壁矛盾运动、持续的胸壁不稳定，导致呼吸困难或无法脱离呼吸机支持者；

●多发肋骨骨折致胸廓塌陷，通气功能受限者；

●多发肋骨骨折错位明显，有3个或3个以上者；

●肋骨骨折错位未达3根，但合并血气胸等需剖胸手术者；

●单纯肋骨骨折达5根（含）以上，虽仅1～2个断端错位，但疼痛明显、保守治疗不能缓解者。

值得注意的是，手术不必固定所有骨折的肋骨，只需将所谓的支柱肋骨及可能影响胸壁稳定性的骨折予以复位固定即可。如固定过多，反而可能增加不必要的手术创伤，使患者术后胸壁僵硬或活动受限。

肋骨骨折后，应警惕肺部感染

胸部创伤或术后，患者由于体位、疼痛、本身胸部损伤等原因导致低效性呼吸形态，容易使痰液在肺内、支气管、小支气管内积聚而诱发肺内感染。因此，肋骨骨折患者需进行肺功能恢复锻炼，主要方法为主动深呼吸（用鼻吸气，停顿3～5秒后用力用嘴吹气）。患者应根据病情及体力恢复情况，逐步增加每日锻炼频次。

此外，有效的咳嗽也是预防肺部感染的重要方法：做5～6次深呼吸，于深吸气末屏气，继而咳嗽，连续咳嗽数次使痰到达咽部附近，再用力咳嗽将痰排出。合并脊柱、骨盆等损伤，不能下床活动的患者，需定期翻身、拍背，勤做四肢伸展运动，在预防肺部感染的同时，也可避免褥疮及深静脉血栓的形成。**PM**

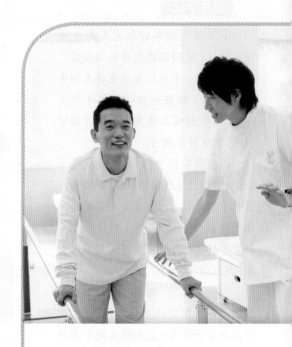

重型颅脑创伤，致残率超五成

我国的颅脑创伤患者中，50%以上的致伤原因为交通事故，约25%的致伤原因为坠落伤、跌倒，其余原因有暴力袭击、体育运动等。

病情较轻（受伤后没有出现意识不清、记忆受损、恶心、呕吐等症状）的患者可在神经外科医生指导下居家密切观察，出现不适后及时就诊。重型颅脑创伤患者的处理措施包括院前急救、手术治疗等。

然而，尽管救治迅速、周密，我国重型颅脑创伤患者的致残率仍超过50%。大部分患者及其家属对康复缺乏重视，观念仍停留在挽救生命层面，对改善功能理解不足。此外，许多患者家属对康复时机、地点缺乏正确认识，认为康复治疗仅能在专门的康复病房和康复医院进行，耽误了患者早期接受康复训练的时机。

颅脑创伤是外部暴力作用于头部造成的脑组织等结构损伤。鲜为人知的是，颅脑创伤是44岁以下人群死亡的首要病因，且患者大多为青壮年，可谓家中的"顶梁柱"。颅脑外伤后的幸存者可残留躯体运动、认知、情感等不同程度的神经功能障碍，给患者本人、家庭和社会带来了沉重的负担。

颅脑创伤，康复有道

同济大学附属第十人民医院神经外科主任医师　高亮

治疗的同时，要抓住"黄金康复期"

《中国重型颅脑创伤早期康复管理专家共识（2017）》指出，生命体征稳定、颅内无活动性出血的患者，应及早进行康复治疗。一般地说，自伤后一周左右（患者病情初步稳定）到伤后半年或一年时间内，均为颅脑创伤康复的"黄金时期"，不同时期的康复目标可略有调整。颅脑创伤患者急性期易发生昏迷、压力性损伤、关节挛缩、肌肉萎缩、深静脉血栓形成等，相应的，康复目标主要以促醒、维持和扩大关节活动度、改善心肺功能及预防关节挛缩、肺炎、下肢静脉血栓、压疮等并发症为主。患者及家属应配合医生积极治疗，在以神经外科和康复科为首的多学科会诊下，及时评估语言、吞咽、运动、认知等功能障碍，制订并执行个体化的康复方案。例如，对昏迷患者，可早期进行神经营养、高压氧、综合感觉刺激、中医针灸、经颅磁刺激、电促醒等治疗。

康复过程中，须积极预防两"征"

❶ 废用综合征

颅脑创伤后，尽管部分患者到康复机构就诊时病情较为稳定，但运动功能明显受损，如出现肌肉萎缩、关节活动受限等。此外，患者的耐力下降、直立性低血压等情况时有发生。值得注意的是，这些均不是由颅脑创伤引起的，而是废用综合征所致。废用综合征是指长期卧床不活动、活动量不足及各种刺激减少而导致的全身或局部生理功能日渐衰退。例如，一侧肢体完全不运动，则该侧肢体的肌力每天可减少1%~3%，而且会影响全身肌力，导致肌肉萎缩；肌无力或肌肉萎缩又会使肢体活动进一步受限，从而进入恶性循环。

❷ 误用综合征

除废用综合征外，还须重视误用综合征，即因护理和治疗方法不当而引起的关节肌肉损伤、姿势异常等。例如，不少患者卧床期间，肩关节、腕关节姿势不当，腕关节处于过度掌屈位或过度背伸位，从卧位转为坐位过程中肩关节受到不当牵拉而致软组织损伤。

这些继发性功能障碍往往预防重于治疗，只要早期、积极、规范地进行康复治疗和护理，废用综合征和误用综合征即可避免。**PM**

专家提醒

家属在颅脑创伤患者康复过程中的作用至关重要。家属应带领、帮助、督促、鼓励患者遵医嘱进行康复治疗与训练，并为患者营造良好的环境。

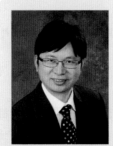

专家简介

高亮　同济大学附属第十人民医院神经外科主任医师、教授。擅长重型颅脑外伤的手术和NICU治疗，脑外伤后脑积水、癫痫等脑功能重建和康复治疗，外伤性视神经损伤的显微外科治疗，以及脑颅底肿瘤和脊髓肿瘤的显微外科治疗。

专家门诊：周三上午

当"结节"遇上"钙化"

随着健康体检的普及,"结节"的检出率越来越高,甲状腺、乳腺、前列腺堪称"结节重灾区"。由于结节很"普遍",故被告知某部位有"结节"时,大部分人尚能平静面对。不过,若检查报告单上写着"结节伴钙化",很多人就不那么淡定了。当"结节"遇上"钙化",十有八九是癌吗?且听专家的分析。

甲状腺结节伴钙化:良性结节居多

复旦大学附属中山医院普外科主任医师　艾志龙

甲状腺是人体最大的内分泌腺体,甲状腺结节是甲状腺内的散在病灶。甲状腺内钙化较少单独出现,常与结节伴发。钙化可发生于良性结节,亦可发生于恶性结节。目前,甲状腺结节钙化的发病机制尚无定论,流行病学统计资料显示,伴钙化的甲状腺结节仍以良性居多。

"微小钙化"要警惕

根据超声影像中钙化灶的大小及形态,可将其分为微小钙化、粗大钙化和边缘环状钙化。微小钙化指沙砾样、颗粒样、针尖样、直径在 2 毫米以下的钙化点。粗大钙化指伴有声影的强回声光团,如斑片、斑点、弧形或其他不规则形态的强回声光团,直径在 2 毫米以上。边缘环状钙化指蛋壳样钙化或外周曲线型钙化。

大部分学者认为:伴微小钙化的结节通常为恶性,而伴粗大钙化和边缘环状钙化的结节则倾向于良性。也有研究认为,恶性结节发生局部坏死后,亦可形成粗大钙化,表现为微小钙化、粗大钙化并存或不规则的粗大钙化。总体而言,良性结节中的钙化颗粒较大,微小钙化亦可见(一般不超过 3 个);恶性结节中以针尖样、沙砾样微小钙化多见,数量多,但亦可见粗大钙化。值得注意的是,在甲状腺结节性质的判断中,钙化仅是其中一个因素,只有结合甲状腺结节的形态、边界、回声及血流分布情况进行综合分析,才能得出正确结论。

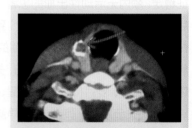

甲状腺CT:
甲状腺结节伴钙化(环状钙化)

治疗并非"一刀切"

伴边缘片状、团状、弧形粗大钙化的甲状腺结节患者,可暂时观察,定期随访(每半年做一次超声检查);疑似恶性、结节直径 <5 毫米、伴微小钙化者,应在医生指导下增加随访次数,密切观察病情进展;结节直径 >5 毫米、伴微小钙化,以及结节位于甲状腺表面、邻近气管或位于甲状腺上极背侧者,宜进行手术治疗。

乳腺结节伴钙化:留心"可疑恶性"的表现

复旦大学附属中山医院普外科　倪小健　朱 玮(副主任医师)

乳房主要由乳腺和脂肪组织构成,被脂肪组织和结缔组织分隔成 15 ~ 20 个乳腺小叶,以乳头为中心呈放射状排列。每个乳腺小叶都有单独的输乳管,呈放射状开口于乳头。乳管系统好比"大树的根",突起的"树桩"就是乳头。随着乳腺钼靶 X 线摄影检查的普及,X 线片上看到钙化点的情况并不鲜见,这令一些女性朋友十分担心。一般地说，乳腺钙化因乳腺间质中钙盐沉积、导管内分泌物潴留所致，但也有少部分钙化由导管癌中的坏死物形成。

"钙化"有良、恶性之分

乳腺结节伴钙化的情况很常见，可分为良性钙化和可疑恶性钙化。《中国抗癌协会乳腺癌诊治指南与规范（2017年版）》对乳腺钙化的分类进行了详细阐述。要区分乳腺结节伴钙化的良、恶性，可通过彩超和乳腺钼靶 X 线摄影来评估。

乳腺良性钙化主要表现为：①皮肤钙化；②血管钙化；③粗糙或爆米花样钙化（直径大于 2.0 毫米，多为退变的纤维腺瘤）；④圆形（直径≥0.5 毫米）和点状钙化（直径＜0.5 毫米）；⑤营养不良性钙化。

乳腺可疑恶性钙化主要表现为：①不定形钙化，钙化点小而模糊，双侧、弥漫分布多为良性表现，段样、线样及成簇分布须进行活检以明确性质；②粗糙不均质钙化，钙化点直径多为 0.5~1.0 毫米，多有融合，形态不规则；③细小多形性钙化，比不定形钙化更可疑，大小、形态不一，直径常小于

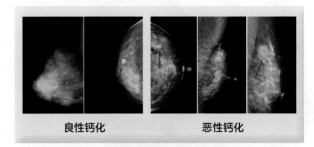

良性钙化　　　　　恶性钙化

0.5 毫米；④细线样或细线样分支状钙化，多提示乳腺癌可能。

可疑恶性钙化需手术治疗

乳腺良性钙化者可暂时不治疗，定期随访即可。乳腺可疑恶性钙化者应尽早接受手术治疗，术中行冰冻病理检查，并根据病理结果进行下一步治疗。

前列腺结节钙化：与前列腺癌无关

复旦大学附属中山医院泌尿外科　徐 磊　郭剑明（教授）

钙化是前列腺结节中的常见类型之一。前列腺钙化，有时也称前列腺结石，多由彩超检查发现，可单发，也可散在多发或呈团块状，常见于中老年男性。据统计，美国约 75% 的中老年男性有前列腺钙化。这些钙化灶通常不会引起不适症状，少部分患者可有下尿路刺激症状，如尿频、排尿不畅、尿痛，甚至血尿等。部分较大的钙化灶可引起腹股沟和下腹部不适，称为盆底疼痛综合征。

前列腺钙化与前列腺癌无关

前列腺钙化的形成原因尚无明确结论，可能与血钙水平升高、前列腺导管中的前列腺液流动缓慢及前列腺炎症有关。

在年轻男性中，前列腺炎症是导致前列腺钙化的最常见原因，良性前列腺增生则是老年男性前列腺钙化的常见致病因素。当然，一些微小钙化灶也可见于前列腺

癌，但两者间无明确的直接关联。

无症状的前列腺钙化，不需要治疗

目前尚无有效预防前列腺钙化的措施。无症状的前列腺钙化一般不需要治疗。有明显不适症状的前列腺钙化患者可在医生指导下接受相应治疗，如抗感染治疗、盆底治疗、中医药治疗等。**PM**

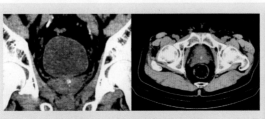

前列腺 CT 显示前列腺内有钙化灶

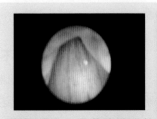

膀胱尿道镜下可见前列腺钙化灶

FM89 都市广播
名医坐堂首播：14：00~15：00
重播：次日 4：00~5：00

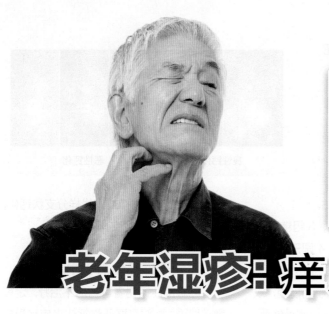

读者咨询

我是一位老年人，去年得了皮肤湿疹，逐渐由小腿蔓延至全身，奇痒无比。在一家医院皮肤科治疗后，效果甚微。如今，我白天症状较轻，晚上发作严重，难以入眠，十分痛苦。有无治疗良方？

老年湿疹：痒入骨，难入眠

上海交通大学医学院附属瑞金医院皮肤科　赵肖庆　郑 捷（教授）

合理诊疗，第一步在于确诊

老年人湿疹很常见，虽然一般情况下并不造成危险，但瘙痒和皮疹严重影响生活质量，给患者带来的困扰可能并不亚于冠心病、"老慢支"等疾病。

合理治疗湿疹的第一步在于准确诊断。并非所有发生于老年人身上的瘙痒都是湿疹导致，其他有些疾病的表现类似于湿疹，但治疗却大不相同。比如：疥疮是传染性皮肤病，由于也有瘙痒症状，常被误诊为湿疹。当然，一旦确诊为疥疮，一两周即可治愈。全身瘙痒也可能是糖尿病、肾功能不全等疾病在皮肤的表现；少数情况下，湿疹样的皮疹可能是类天疱疮、蕈样真菌病等更严重疾病的表现。总之，顽固性湿疹样皮疹的诊断往往并非一目了然，需要皮肤科专科医生仔细鉴别，方能明确诊断。

发病机制：两大共识不可不知

尽管目前对湿疹的发病机制仍有很多未明之处，但在以下两方面已达成共识。

一是湿疹患者皮肤屏障功能受到破坏。正常皮肤存在一层保护层，能使身体免受外界各种刺激的影响。随着年龄增长，这层屏障的功能降低，加上有些老年人患上湿疹后觉得要认真清洁皮肤，喜欢用热水烫、肥皂洗，反而进一步加重了皮肤屏障功能的破坏，造成疾病恶化、反复发作。

二是患者皮肤免疫系统失衡。正常的免疫系统对外界刺激的反应是均衡适当的，有很精密的调控系统；但在湿疹患者身上，这个系统"失控"了，所以会产生过度的炎症反应。几乎所有的湿疹症状都是过度炎症反应的结果，如瘙痒、渗出、皮肤增厚、皲裂、脱屑等。

防治湿疹，要针对两大机制

在湿疹治疗和预防上，必须针对两大发病机制，进行皮肤屏障的修复和异常免疫反应的控制。前者侧重于预防，后者侧重于治疗。

皮肤屏障的修复包括两方面。一是避免破坏皮肤屏障的习惯，比如过度热水洗涤、过度使用洗涤剂、搔抓等。二是坚持外用润肤乳。

异常免疫反应控制方面，外用糖皮质激素是最经典的方案。其具有全面的抗炎作用，价格低廉，尽管长期使用有皮肤萎缩、毛囊炎等副作用，但只要在医生指导下使用，发生副作用的风险是可控的。对于面部、皱褶等皮肤薄嫩部位，外用糖皮质激素容易导致皮肤萎缩，改为外用钙调磷酸酶抑制剂是更合理的选择。外用药控制不佳的严重湿疹患者，可以选择光疗。需要注意的是，激素（包括口服和静脉使用）能快速控制湿疹进展，但长期应用可能会产生严重不良反应，且停药后容易反弹，要避免过度使用。

随着对湿疹发病机制认识的深入，越来越多的生物制剂应用于湿疹治疗，它们具有作用位点精确的优点，但目前临床使用时间尚短，且价格昂贵，还不能作为首选治疗药物。**PM**

肿瘤患者，
警惕"肌少症"陷阱

厦门市营养师协会会长、国家一级营养师　王雷军

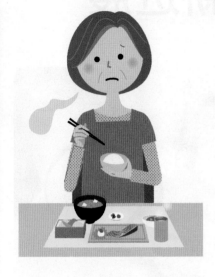

您是否存在乏力、体重下降、行动缓慢、握力下降等情况？如果是，那么您很有可能发生了"肌肉减少症"（简称"肌少症"）。

肌肉减少危害大

肌肉减少症是指进行性的骨骼肌含量减少、力量减退或机体活动功能下降，并因此导致生活质量下降及死亡风险增加。人体肌肉约占体重的40%，每块骨骼肌都具有特定的功能，低肌肉量被认为是影响晚期肿瘤患者病死率的独立危险因素。

很多肿瘤患者存在营养认知误区，怕吃得太好会促进肿瘤生长，对蛋白质含量丰富的肉类"敬而远之"；一些肿瘤患者因接受治疗导致食欲下降、进食量减少；还有一些老年肿瘤患者消化能力弱，蛋白质和能量长期摄入不足，再加上肿瘤患者的异常高代谢，导致机体呈负氮平衡及负能量平衡，故肌肉减少症在肿瘤患者中极其常见。

应对肌肉减少症，营养、运动"双管齐下"

及时发现肿瘤相关肌肉减少症，并加以干预，是肿瘤患者的当务之急。

❶ 营养疗法

营养疗法主要指补充足量的蛋白质、能量、免疫营养素和抗氧化营养素等。骨骼肌的合成需要蛋白质，补充蛋白质可有效对抗肌肉减少症，而充足的能量摄入可保证蛋白质被用来合成骨骼肌。因此，肿瘤患者应多摄入富含优质蛋白质的食物，如牛奶、鱼类、肉类等。深色蔬菜、水果、豆类等食物富含抗氧化营养素，可减少肌肉的氧化应激损伤。免疫营养素（如鱼油中的n-3不饱和脂肪酸）可提高机体免疫功能，改善机体微环境。

因治疗导致厌食或进食困难，不能保证充足营养素摄入的肿瘤患者，应在临床医护人员指导下，通过口服营养配方食品应对肌肉减少症。目前，越来越多的肿瘤科医生和临床营养师建议进食量不足、存在肌肉减少或体重明显下降的患者使用合适的营养配方食品进行营养干预治疗，如由美国研发生产的肿瘤患者专用全营养配方食品——怡补康，这类配方食品能够为肿瘤患者提供易消化的优质蛋白质——水解乳清蛋白和大豆分离蛋白，快速补充人体丢失的蛋白质，促进肌肉蛋白质合成；其所含的谷氨酰胺和亮氨酸可进一步促进肌细胞内蛋白质合成，有效防止肌肉减少，独有的特色八联免疫营养素（n-3不饱和脂肪酸、L-谷氨酰胺、精氨酸、核苷酸、亮氨酸、益生菌、益生元、抗氧化物质）在促进肌肉合成的同时，还能提高肿瘤患者的免疫力，帮助患者尽早康复。

❷ 运动疗法

肌肉减少症的运动疗法以抗阻训练为主，对运动时间、强度、技巧的要求不高。患者可以做伏地挺身运动，也可以借助弹力带等简单器械进行练习，每周两次，每次30分钟，即可收到良好效果。在运动的同时注意补充营养素，效果更佳。 **PM**

专家提醒

肿瘤患者应时刻关注自己的肌肉质量和力量，在肿瘤康复阶段坚持适度体力活动和补充充足的营养，以避免发生肿瘤相关性肌肉减少症，提高治疗效果及生活质量。胃口不好、已经出现体重下降或肌力降低者，可以选择肿瘤患者专用的营养配方食品，这是大多数肿瘤专家推荐的除日常饮食外较适合肿瘤患者的营养支持方式。

恶性黑色素瘤：
值得关注的三个新进展

复旦大学附属肿瘤医院
恶性黑色素瘤诊治中心主任　陈 勇

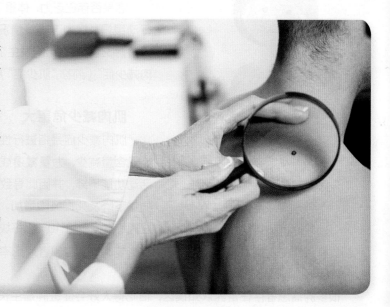

恶性黑色素瘤是来源于黑色素细胞的一类恶性肿瘤，常见于皮肤，亦可见于肢端、黏膜、眼脉络膜等部位，恶性程度高，容易发生远处转移。

总体而言，恶性黑色素瘤好发于白色人种，全球恶性黑色素瘤发病率最高的地区为澳大利亚昆士兰州。恶性黑色素瘤在中国虽然属于低发肿瘤，但近年来我国恶性黑色素瘤的发病率和死亡率均呈快速上升趋势。与白色人种的恶性黑色素瘤多为皮肤型不同，肢端型和黏膜型是我国恶性黑色素瘤的主要亚型。近年来，恶性黑色素瘤的治疗领域惊喜不断，取得了多次突破性进展。

新进展一：

外科治疗更规范、有效

恶性黑色素瘤的外科治疗包括活检、原发病灶的外科处理、区域淋巴结的外科处理、局部复发和转移病灶的外科处理，以及Ⅳ期恶性黑色素瘤的外科处理。

在病灶活检方面，针对不同部位、不同大小的病灶，该如何取活检，是完整切除还是部分切除，都有严格的规范。

对于初步判断无远处转移的恶性黑色素瘤患者，活检时应完整切除病灶，不建议穿刺活检或局部切取活检，以免增加误诊和错误分期的风险；若病灶面积过大或已有远处转移，可行局部切取活检。通常认为，切缘距病灶1～3毫米、深度达皮肤全层的完整切除活检是理想的活检方式。当无法进行完整切除活检时，对病灶最可疑恶性部分进行部分活检可替代完整活检，切勿盲目扩大活检范围，以免造成局部淋巴引流的变化或不必要的功能损毁。

肿瘤厚度>1毫米或有溃疡的患者，还应进行前哨淋巴结活检。前哨淋巴结活检是进行临床及病理分期评估的有效手段，可以明确是否存在区域淋巴结转移并指导后续治疗。

对早期恶性黑色素瘤患者而言，外科手术切除是最有可能根治疾病的治疗方法。对中晚期患者而言，针对性的外科手术治疗是减轻肿瘤负荷、改善生活质量的有效手段。

新进展二：

基因检测和靶向治疗，为晚期患者带来希望

由于大多数患者及部分基层医生对恶性黑色素瘤缺乏足够了解，就诊过晚的情况十分普遍，误诊和漏诊的情况时有发生，故在我国恶性黑色素瘤患者中，早期的比例不超过10%，大多数患者为中晚期。尤其是位于直肠、阴道等部位的黏膜型恶性黑色素瘤，患者常因不明原因出血就诊于妇

科、肛肠科，更易被延误诊治。

在分子靶向药物问世之前，晚期恶性黑色素瘤患者只有化疗一条路，五年生存率几乎为零。近年来，随着分子靶向药物应用于临床，许多存在驱动基因突变的晚期恶性黑色素瘤患者得以长期生存。

在恶性黑色素瘤的发生、发展中存在多种基因的改变，基因检测有助于疑难病例的诊断和鉴别诊断，还可预测分子靶向药物的疗效。目前已明确，与恶性黑色素瘤密切相关的基因靶点是 BRAF、C-KIT 和 NRAS 突变。目前，我院已经可以做包括上述基因在内的、与肿瘤相关的 63 个基因突变靶点的检测，且检测费用已经纳入医保。对于存在 BRAF V600 突变的中晚期恶性黑色素瘤患者而言，服用相关靶向药物可使 80% 以上的病灶得到控制，近一半患者的肿瘤可缩小，并有望获得手术机会。

新进展三：

免疫治疗，开启治疗新时代

作为免疫治疗的研究模型，近些年来恶性黑色素瘤受到持续而广泛的关注。其中最令人振奋的事件莫过于 2015 年被确诊患有晚期恶性黑色素瘤且已发生脑转移的美国前总统卡特在经过 4 个月的 PD-1 抗体治疗后，脑部肿瘤消失。

2018 年是中国的免疫治疗元年，恶性黑色素瘤的治疗也全面进入免疫治疗时代。目前我国已有四种 PD-1 单抗上市，给患者带来了更多治疗选择。

目前，免疫治疗的研究热点集中在免疫治疗如何与其他治疗（如化疗等）联合，以及如何利用现有的循证医学证据选择不同的免疫治疗药物，从而使患者获益最大化。 PM

特别提醒

掌心、足底的大黑痣，要当心

恶性黑色素瘤可以出现在身体的任何部位，但主要发生在皮肤，大部分由痣恶变而来，较容易被发现。总体而言，若皮肤上的色素痣出现下述"ABCDE"变化，切不可掉以轻心。尤其是位于足底、掌心等部位、直径大于6毫米的黑痣，更应定期观察，若发现有异常变化，应及时去医院就诊。

- A（asymmetry，不对称）　痣出现不对称变化，如痣的左半部分和右半部分不对称，或上半部分和下半部分不对称。
- B（border，边缘）　良性痣边缘整齐，恶性黑色素瘤的边缘常凹凸不平，犹如海岸线。
- C（color，颜色）　良性痣的颜色均一，恶性黑色素瘤的颜色常常深浅不一，甚至可以出现蓝、灰、白、红色。
- D（diameter，直径）　恶性黑色素瘤的直径常大于6毫米。
- E（elevation，发展）　指上述情况不断发展。

延伸阅读

2019 版《居民常见恶性肿瘤筛查和预防推荐》发布

为使更多老百姓知晓肿瘤预防和筛查知识，更好地预防癌症，提高健康意识，上海市抗癌协会携手复旦大学附属肿瘤医院于 2018 年首次发布了《居民常见恶性肿瘤筛查和预防推荐》，受到广泛关注。在收集了相关领域肿瘤专家的意见和建议之后，上海市抗癌协会与复旦大学附属肿瘤医院于近日推出了 2019 版《居民常见恶性肿瘤筛查和预防推荐》。

2019 版《居民常见恶性肿瘤筛查和预防推荐》涉及的肿瘤从 2018 年的 7 个扩展至 14 个。在肺癌、大肠癌、肝癌、胃癌、乳腺癌、宫颈癌和前列腺癌的基础上，增加了甲状腺癌、淋巴瘤、食管癌、皮肤癌、胰腺癌、胆囊癌和脑部肿瘤的筛查和预防建议。

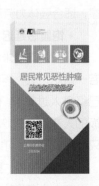

扫描二维码，获取 2019 年版《居民常见恶性肿瘤筛查和预防推荐》

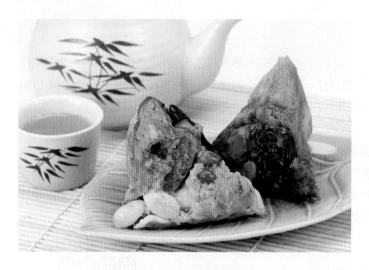

端午节的粽子一直深受欢迎。在我国，不仅是粽子，汤圆、元宵、年糕、八宝饭、糍粑、油糕、麻团这些用糯米做成的美食都深受人们喜爱。糯米为什么这么受欢迎？它到底好不好消化？如何才能健康吃糯米呢？

从"端午吃粽子" 说国人爱糯米

🖊 中国农业大学食品学院
范志红（副教授） 王淑颖

古人为何偏爱糯米

● 口感柔软

在古代，没有精白米、精白面，食物以全谷物和豆类为主，有时还要吃糠麸、咽野菜，纤维太多，质地太硬，所以黏软的主食自然受欢迎。牙齿与黏性食物"碰撞"，也能带来别样的口感。

● "干货"多

糯米烹调时吸水比非黏性食物少，与同样重量或体积的其他谷物相比，糯米的"干货"多，热量高；再加入高油脂的馅心，或用油拌、油炸等方法制作，又会增加热量，适合强体力劳动的古人食用。

● 饱腹感延迟

刚开始吃糯米食物时，饱腹感并不强，若一直吃下去，等到感觉胃部胀满时，就已经摄入过量了。但对于过去经常吃不饱饭的人来说，能吃这样"过饱"的饭，是只有在节日里才可以享受的待遇。

● 加油加糖，更多口味

古人大多生活贫困，日常食物的油水太少，非常向往高脂肪、高碳水化合物的食品。

● 冷热都能吃

普通的大米凉了变干硬不好吃，而圆粒糯米冷了之后仍然柔软。这是因为糯米几乎不含直链淀粉，所以冷后回生的程度很低；加之古人烹调设备较差，而糯米能够不炒而食，很方便。

然而，吃糯米食品的这些"幸福感"随着日益富足的生活产生了变化，糯米的优点变成了缺点：容易吃过量，餐后血糖升高太快。

糯米是否好消化

有人认为，糯米不好消化；也有人表示，糯米健脾、好消化，食用后感觉很舒服。其实，糯米好不好消化与加工方式有很大的关系。

国内外的实验结果显示，刚出锅的热糯米饭，升糖指数非常高，超过白糖，更高于普通粳米。酶解实验也证明，与粳米相比，糯米中所含的支链淀粉比例更大，容易与淀粉酶作用，葡萄糖分子释放的速度更快。其实，只要将糯米打散、煮烂，它很容易消化，例如热的糯米粥，软烂柔细，连腹泻后消化能力弱者都能接受。这就验证了古人的话：刚煮好的糯米饭、糯米粥，都是相当容易消化、养胃健脾的食品，故传统养生说法认为糯米能够"补虚""止泻"。既然虚弱的、腹泻的人都能吃，怎能说它难消化呢？

糯米放凉之后，黏性和韧性上升，特别是经过捶打的糯米团，质地紧密，黏度和韧性过大，在胃里无论怎样"揉搓"，都难以变成细碎状态，消化酶也难与它"亲密接触"，此时就变得难消化了。所谓"三十里的莜面，四十里的糕"，说的就是经过捶打和油炸的黄米糕。如果凉糯米再加上猪油，更难消化，例如冷汤圆、冷肉粽等。黏韧食物本来就很难嚼烂揉碎，再与遇冷凝固的饱和脂肪互相包裹，在胃肠里更是很难与消化液充分混合。

健康吃粽子的六个提醒

① 趁热吃

粽子应趁热吃，加了油脂、肉、蛋黄的粽子更不宜冷吃。有些质量差的糯米放冷后会变硬，五谷杂粮粽子冷后的淀粉回生现象更明显。如果不是刚煮熟的粽子，最好重新加热蒸熟再吃，一则避免细菌超标问题，二则也有利于消化。

② 替代主食吃

粽子是粮食做的，属于主食，无论在哪一餐中，都可替代主食吃，而不能当点心吃。吃了粽子就要相应减少米饭、馒头、面条等主食，也别再食用其他甜食、冷饮、甜饮料等，否则会因摄入过多淀粉而增加体重，还可能因饱胀引起消化不良。一般来说，吃一个大粽子应减一小碗米饭。

③ 搭配蔬菜、豆浆

吃粽子时搭配蔬菜和豆浆较合适。例如，早餐吃一个肉粽，再搭配各种蔬菜，加上一杯豆浆，营养就会较为全面。小枣粽子里只有碳水化合物，在搭配蔬菜和豆浆之外，还需要加一个鸡蛋。

④ 先吃些其他食物

糯米的特点是餐后血糖升高较快，而且下一餐之前的血糖下降较猛。一旦饿了，会感觉饿得特别强烈。如果先吃些蔬菜、豆制品、蛋类、奶类，再吃粽子，就不会有这么巨大的血糖波动。糖尿病患者更应注意，只能吃一个小粽子解解馋，不能多吃。

⑤ 减少油腻食物

糯米食物和油腻的配料混在一起，如肥肉、蛋黄等，消化能力差者食用后可能会感觉不舒服，故宜选清爽的北方小枣粽，也不宜配太油腻的菜。平日运动少、腹部肥胖者食用粽子后血糖和血脂容易升高，餐后感到疲劳，甚至昏昏欲睡，故不宜配富含饱和脂肪酸的牛羊肉类、油炸食品和过油的菜。蔬菜、豆制品和不油腻的鱼类是最适合的"搭档"。

⑥ 胃酸过多者少吃

黏性的糯米能促进胃酸分泌，故胃酸过多者和胃溃疡患者吃粽子可能会不舒服，有烧心感，应少吃。过节吃粽子，可先吃较多蔬菜和蛋白质食物，再食用少量粽子。

粽子包出新花样

关于怎么包粽子，并没有一定之规。粽子只是一个"筐"，任何口感好的食材都可以包在其中。

● 风味

包粽子前，需要将糯米浸泡两三个小时，可用清水，也可用鸡汤、肉汤、排骨汤等，让糯米吸入鲜美的滋味。素食主义者还可以用香菇、冬菇、口蘑、冬笋、黄豆、海带、花生等煮成鲜汤来浸泡糯米。喜欢小资情调的，可以用茶叶汤、桂花汤、薄荷茶、竹叶茶、菊花茶等来浸泡。喜欢别致的可以泡点牛奶、豆浆、杏仁露、椰子汁等，使粽子味道柔美可口。

● 配料

排骨、猪肉、鸡肉、鸭肝、蹄筋、蛋黄、虾仁、鲜贝等荤食原料，以及蘑菇、香菇、竹笋、花生、海带、木耳、银耳等素食原料，都可以用来制作咸味粽。多加些素食食材，对于餐后血糖、血脂的上升有延缓作用。除大枣、小枣、蜜枣，以及豆沙和枣泥外，杏干、葡萄干、桂圆肉、京糕条、橙子酱、榴莲、椰丝、糖玫瑰、青红丝等，也可包进粽子里作为甜味来源。各种杂粮、紫薯、甘薯、山药、芋头等食材也都可以加入其中。虽然这些食材不太适合糖尿病患者，但至少可以略微增加粽子中膳食纤维、钾和抗氧化物质的含量。 **PM**

特别提醒

若要将粗粮、豆类放入粽子中，需提前浸泡，令其变软。一般来说，红豆需浸泡12～24小时，其他豆子浸泡6～8小时。鸡肉、排骨肉、蹄筋、海米、香菇、冬笋等，也需提前煮软调味后再包入粽子中。另需注意，要少加盐。

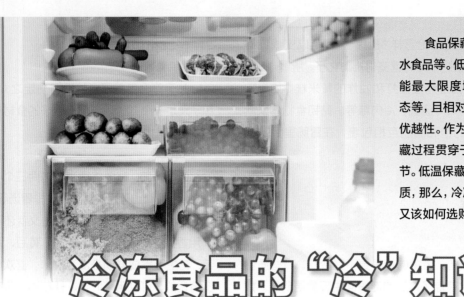

食品保藏的方法很多，如罐头食品、脱水食品等。低温保藏与其他保藏方法相比，能最大限度地保留食品原有的色、味、形态等，且相对方便、卫生，具有不可比拟的优越性。作为商品销售的冷冻食品，低温保藏过程贯穿于生产、运输、贮藏、销售等环节。低温保藏食品处于低温环境，不容易变质，那么，冷冻食品就一定安全吗？生活中又该如何选购与储藏冷冻食品呢？

冷冻食品的"冷"知识，你了解多少

华东理工大学食品科学与工程系教授　刘少伟

什么是冷冻食品

食品的低温保藏是利用低温技术将食品温度降低并维持低温，以阻止或延缓其腐败变质，从而使长途运输和保鲜贮藏成为可能，包括冷藏和冷冻。

将食品在 -2～15℃（常用 4～8℃）条件下进行加工处理，称为冷却或冷藏。根据食品种类的不同，所采用的温度也有所不同，动物性食品多采用 -2～2℃，植物性食品常采用 2～15℃。冷却食品不需要将食品冻结，只是将食品的温度降到接近冻结点，并在此温度下进行保藏，既能延长食品的保存期限，又能尽量保持食品的新鲜状态。而此时部分微生物仍能生长、繁殖，故食品只能短期保藏。

将食品在 -1℃以下（常用 -18℃）进行加工处理，称为冻结或冻藏。食品在冻结状态下，微生物的生长、繁殖受到抑制，大部分酶的活性大大降低，脂肪酸败等作用也会减缓，因而不易腐败，保存时间更长。也正因为如此，冷冻食品的安全问题更容易被忽略。

冷冻食品，营养受损失

一般而言，经过冷冻保存的食品的口味会变差，营养也会有所损失，不如新鲜时期。这是因为在冷冻过程中，食品中的脂类会自发地发生氧化作用，产生哈喇味，游离脂肪酸的含量也会随时间的延长而增加，导致食品风味变差、营养流失。

此外，冷冻过程中，食品的色泽也会发生变化，影响食品感官。例如，牛肉的鲜红色是肌红蛋白的颜色，在冷冻过程中，肌红蛋白被氧化而生成暗红色的高铁肌红蛋白，使肉的颜色变得暗沉；美拉德反应在食品冷冻期间也在缓慢地进行，使鱼肉等褐变。因此，长时间冷冻的食品，营养价值肯定不如新鲜的食品。如今人们的生活节奏比较快，冷冻食品作为一种必要的补充，偶尔食用对健康没有太大影响，但不宜长期食用。

冷冻食品，安全有隐患

● 农药残留、微生物污染

一方面，从生产的角度来看，并不能保证冷冻食品的原料在种植或养殖时不存在农药、化肥和兽药残留的情况，如果上述物质残留量超标，可能会影响人体健康，甚至导致食物中毒等。另一方面，食品在冻结状态下进行保存能够抑制大部分微生物的繁殖、生长，但无法起到绝对的杀菌作用，一旦恢复室温，其中存活的微生物仍可能活跃、增殖，可致微生物污染。

● 包装不达标

从产品包装的角度来看，冷冻食品，特别是市场上最常见的包装速冻食品，其包装应具有透氧性、透湿性、透明性，这样包装袋内才不易产生气雾、结露等现象，且能在 −35~80℃范围内不变色、变形。如果包装不达标，在装卸、销售过程中与外界进行热量交换致使其内的食品升温过快，则会影响质量和口感；且易破损的包装会使食品受到外界环境的污染，使食品串味、脱水，严重者可能造成致病微生物污染，引发食源性疾病。

● 冷链环节不完善

从销售的角度来看，冷冻食品在贮运或销售过程中温度发生变化，易造成再结晶现象，从而影响冷冻食品的品质。据国家标准《食品安全国家标准 肉和肉制品经营卫生规范》（GB 20799—2016），冻肉及冷冻食用副产品装运前中心温度应降至 − 15℃及以下，运输过程中箱体内温度应保持在 − 15℃及以下，贮存和销售过程中温度应保持在 − 18℃及以下。目前，冷冻食品的销售以商场、超市为主，部分冰柜达不到 − 18℃的低温，由商场冰柜到消费者冰箱之间的冷链也无法保证，这些都会影响冷冻食品的安全。

冷冻食品，保质期无明确规定

将食品进行冻结虽然可以延缓食品腐败，但不能完全终止食品腐败。除了明确标识有保质期和生产日期的速冻食品外，很多冷冻食品能保存多久并没有明确的规定。例如冷冻肉，我国各标准仅针对肉制品的色泽、气味、状态等感官指标及微生物指标给出了规定，没有设置明确的保质期。在严格的冷冻贮藏条件下，冷冻肉的保存时间很长。但由于我国冷链体系不完善，从生产到销售的整个过程中，很难保证完全符合冷冻肉的贮藏标准，在反复解冻、冷冻的过程中，很容易产生食品安全问题。因此，尽管冷冻食品相对安全，在选购冷冻食品的过程中，还是要多加辨别。

选购冷冻食品，要做到"三看一摸"

● 看日期

购买冷冻食品时，尽量选择大品牌，总体来说，大品牌产品的质量更有保障。对于标有保质期和生产日期的冷冻食品，一定要看清楚相关信息。虽然冷冻食品的保质期长，但还是要尽量选择生产日期较近的。

● 看冰霜

冷冻食品，经急速低温加工而成，若储存时间久了，表面会出现冰霜。因此，不要购买食品包袋内有较多冰霜的冷冻食品。

● 看包装

商场、超市里有各种散装冷冻食品，深受消费者欢迎，但这类产品被"挑来拣去"，更容易受到污染。宜选择有独立包装且包装完好的冷冻食品。

● 摸产品

购买冷冻食品时，应选择形状完整而且触摸坚硬的商品，若达不到 − 18℃的恒温冷藏条件，或放置时间过长，冷冻食品就会出现变形、变软或粘连等情况。

买回冷冻食品后，安全保藏不能放松

对于买回家中的冷冻食品，仍需注意两点——冷冻和解冻。

为了保证冷冻食品的质量，保持食品的冷冻状态很重要，特别是在夏季，应在结账前再将其从超市的冰柜中取出；有条件时，可同干冰一起放入保冷袋中；为防止热传导，可将食品放在购物袋的中央，用报纸或包装纸包裹 2~3 层。

食品拿回家不打算马上吃，应立刻放进冰箱，以免长时间处于室温环境而致微生物大量增殖。肉类等食品冷冻前，要注意前期处理，如清洗、分装等，并尽快食用。

解冻以后的食品最好不要再次放入冰箱冷冻。因为家用冰箱一般达不到冷库的冷冻温度和效果，通常需要几个小时才能让食品从外到内完全冻结，而反复冻融会导致食品内部细菌繁殖。另外，缓慢的冷冻过程会形成大的冰晶，破坏食品细胞，影响营养和口感。**PM**

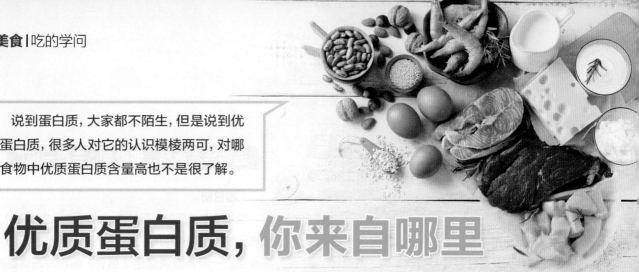

说到蛋白质，大家都不陌生，但是说到优质蛋白质，很多人对它的认识模棱两可，对哪些食物中优质蛋白质含量高也不是很了解。

优质蛋白质，你来自哪里

同济大学附属同济医院临床营养科　姚 云 吴 萍（副主任医师）

什么样的蛋白质才算优质蛋白质

蛋白质由 20 种氨基酸组成，其中有 8 种氨基酸是人体不能合成的，必须从食物中摄取，称为人体必需氨基酸，包括赖氨酸、色氨酸、苯丙氨酸、甲硫氨酸、苏氨酸、异亮氨酸、亮氨酸、缬氨酸。蛋白质的优劣，主要取决于该蛋白质所含 8 种人体必需氨基酸是否齐全，配比是否均衡。只有完全蛋白质（含有 8 种必需氨基酸），且 8 种必需氨基酸配比均衡，才能称得上优质蛋白质。

优质蛋白质具有两大特点。首先，优质蛋白质的生物价高。生物价反映食物蛋白质消化吸收后被机体利用的程度，生物价越高，蛋白质被机体利用的程度越高。优质蛋白质不仅利用率高，而且极少有过多的氨基酸经肝、肾代谢而释放能量，也较少经由尿液排出多余的氮，故而可大大减轻肝、肾负担。其次，优质蛋白质易于消化吸收。因为优质蛋白质的氨基酸模式与人体氨基酸模式相近，所以更容易被人体消化吸收；而非优质蛋白质食物，其中的膳食纤维会在一定程度上影响蛋白质的消化吸收，如植物性食物（豆类除外）。

优质蛋白质的食物来源有哪些

富含优质蛋白质的食物主要有水产类、畜禽肉类、蛋类、奶类、豆类及其制品。

● **水产类**　主要包括鱼、虾、蟹和贝类。水产类除含有较多的优质蛋白质外，还富含矿物质、维生素及较多的 n-3 多不饱和脂肪酸，有些深海水产品还富含二十碳五烯酸（EPA）和二十二碳六烯酸（DHA）。一般成年人宜每天摄入 40～75 克水产品。

● **畜禽肉类**　包括猪、牛、羊等畜类及鸡、鸭、鹅等禽类的肌肉和内脏。畜禽肉类的氨基酸组成较接近人体需求，生物利用率高，且含有较多的赖氨酸，宜与谷类搭配食用。此外，一些畜禽肉富含铁元素，且铁元素的存在形式以血红蛋白、血红素铁为主，消化吸收率很高。一般成年人宜每天摄入 40～75 克畜禽肉类。

● **蛋类**　主要包括鸡蛋、鸭蛋、鹅蛋、鹌鹑蛋等，其中"性价比"最高的是鸡蛋。蛋类的各种营养成分比较齐全，营养价值高，是优质蛋白质的主要来源。尽管蛋类胆固醇含量较高，但适量摄入并不会明显影响血清胆固醇水平。一般成年人宜每天摄入 1 个鸡蛋。

● **奶类**　常见的有液态奶、奶粉、酸奶、奶酪和炼乳等。奶类蛋白质的氨基酸组成比例适宜，符合人体需要，属于典型的优质蛋白质。且奶中的钙含量相当丰富，易于吸收，是补钙佳品。一般成年人宜每天摄入液态奶 300 克或相当于 300 克液态奶的奶制品。

● **豆类及其制品**　豆类分为两类，一是含较多蛋白质和脂肪的大豆类（黄豆、青豆、黑豆），二是除大豆以外的其他豆类。大豆及其制品含有丰富的蛋白质、不饱和脂肪酸、钙、钾和维生素 E，其必需氨基酸的组成和比例与动物蛋白质相似，且富含谷类蛋白质所缺乏的赖氨酸，是与谷类蛋白质互补的天然理想食品。另外，大豆还富含大豆异黄酮、植物甾醇等多种有益于健康的成分。一般成年人宜每天摄入大豆 15~25 克或相当于 15～25 克大豆的豆制品。

如何更好地利用优质蛋白质

● **利用互补，优上加优** 蛋白质的互补，是指将两种或两种以上食物混合食用，使不同的蛋白质相互"取长补短"，使必需氨基酸比例均衡，从而提高蛋白质利用率。如肉类、大豆蛋白质可弥补米、面蛋白质中赖氨酸的不足。

● **高蛋白质不等于优质蛋白质** 蛋白质含量高的食物，其所含蛋白质并不一定都是优质蛋白质。简单来说，牛奶中的蛋白质含量并不高（只有3%左右），但却是优质蛋白质；相反，大米、小麦等谷类中的蛋白质含量为8%～10%，但这些蛋白质为植物蛋白质，其氨基酸模式与人体所需差异较大，算不上优质蛋白质。

● **蛋白质，价高不一定质优** 相信大家都很熟悉燕窝，就算没吃过，也对其价格了解一二。燕窝真的物有所值吗？干燕窝的蛋白质含量为58.6%，但实际食用时，经过浸泡，蛋白质含量仅有5%～6%；而且燕窝所含的蛋白质主要是胶原蛋白，其蛋白质组成中缺少一种必需氨基酸——色氨酸。因此，尽管价格被炒得高，燕窝中所含的蛋白质也不属于优质蛋白质。

特殊人群补充蛋白质应有侧重

● **青少年** 青少年生长发育速度快，必须保证充足的蛋白质供给，否则易导致生长发育迟缓、抵抗力下降、学习效率降低等。14岁以上男、女青少年的蛋白质推荐摄入量分别为75克/日和60克/日。每天一杯奶和一个蛋是必需的；鱼虾类相对于畜禽肉类脂肪含量较低，且其中含有有益于生长发育的n-3长链多不饱和脂肪酸，所以鱼虾类也必不可少；畜禽肉类虽脂肪含量略高，但富含优质蛋白质、维生素和矿物质，且就中国的膳食模式来说，日常饮食也离不开畜禽肉类，应适量摄取。

● **孕妇** 妊娠各期妇女的蛋白质需要量应在非孕妇女的基础上（55克/日），根据胎儿生长速率及母体生理和代谢的变化进行适当调整。在孕早期，胎儿生长速度相对缓慢，孕妇所需营养与孕前无太大差别，应维持孕前平衡膳食；孕中期妇女每天需要增加蛋白质15克，在孕前平衡膳食的基础上，额外增加200克奶（可提供5～6克优质蛋白质），再增加鱼、禽、蛋、瘦肉共计50克左右（可提供优质蛋白质约10克）；孕晚期妇女每天需要增加蛋白质30克，应在孕前期平衡膳食的基础上，每天增加200克奶，再增加鱼、禽、蛋、瘦肉共计125克。

● **老年人** 老年人的蛋白质推荐摄入量为65～75克/日。但老年人肾功能往往有所降低，如过多摄入蛋白质，会增加肾脏负担，故应优先摄入优质蛋白质。牛奶中乳清蛋白富含的支链氨基酸对促进肌肉合成、预防肌肉衰减有益，同时还能补钙；老年人应该每天进食一次大豆及其制品，大豆中的脂肪、卵磷脂、大豆异黄酮、植物甾醇对人体有益，大豆异黄酮可降低老年人骨质疏松的发生风险；鱼、虾、禽畜肉等动物性食物都含有消化利用率高的优质蛋白质及多种微量营养素，对肌肉合成十分重要。

● **运动员** 运动员的蛋白质需要量比一般人高，每千克体重需要蛋白质1.2～2.0克。如一名身高175厘米的运动员，根据其运动量大小，每日蛋白质的需要量为84～140克。支链氨基酸能避免肌肉损伤，降低中等强度运动自觉力竭和精神疲劳的程度；同时，支链氨基酸可直接在肌肉细胞里代谢，不需在肝脏中代谢，可避免肝脏负担加重。牛奶和红肉中支链氨基酸含量最高，运动员可适量多食。**PM**

专家提醒

● **肥胖者** 动物性食物中优质蛋白质含量较高，同时脂肪含量也较高，如过量食用此类食物，会增加脂肪的摄入量。

● **肝脏受损者** 肝脏是蛋白质的主要代谢器官，如果蛋白质摄入过量，尤其是动物性优质蛋白质，势必会增加肝脏分解代谢的负担，从而对身体产生不利影响。

● **肾脏受损者** 肾脏是身体主要的代谢器官，如果摄入过量的蛋白质，尤其是植物性蛋白质，多余的氨基酸先由肝脏降解为氨、尿素、肌酐等含氮物质后，再经肾脏排泄，会加重肾脏负担。

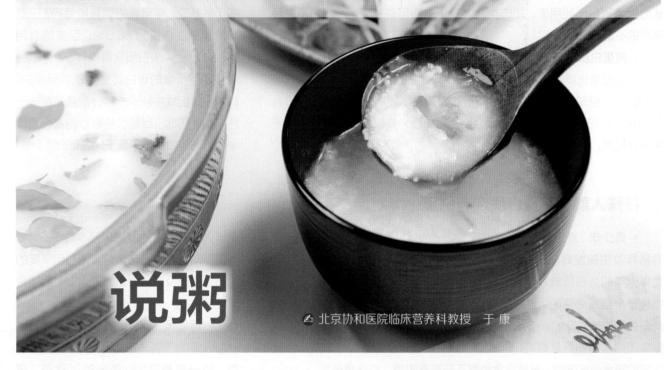

在中国的饮食文化中，粥可谓精粹之一。中国人食粥的历史可以追溯到公元前2200多年前的五帝时代，古籍中就有"黄帝蒸谷为饭，烹谷为粥"的记载。关于粥食，历代典籍医书记载很多，其中比较著名的专著就有20多部。可见我国食粥之风源远流长，历久不衰。

说粥

北京协和医院临床营养科教授　于康

能否喝粥，因人而异

熬粥可用的食材很多，大米、小米、玉米面等等，都可以熬成粥。粥是很多老年人心目中的理想食品，不少人觉得晚饭喝一碗粥，便于消化吸收，可减轻肠胃负担，其实这个看法并不科学。能否喝粥，要因人而异。

以大米为例。一般大米饭的主要成分是淀粉，淀粉经过一系列转化，最终会变成葡萄糖，被人体吸收利用。但是，经过熬煮之后的大米粥，其主要成分既不是淀粉，也不是葡萄糖，而是淀粉分解为葡萄糖的中间产物，叫作糊精。糊精会使血糖快速升高，比淀粉快得多。一些老年人患有糖尿病，喝粥很容易使血糖波动过大。

大米粥容易升高血糖，那么换用淀粉含量低一些的玉米面或其他粗粮熬粥，是否能减缓血糖的快速升高？事实上，只要将粮食熬成粥，其中糊精的含量都很高，不仅是大米、小米，也包括玉米面。玉米面熬成粥之后，其升高血糖的能力要比单吃玉米饼快得多。如果患有糖尿病，

就尽量不要单纯喝粥，吃饭时可以"干""稀"搭配，且"干"的要放在前面吃。例如，先吃点主食，再喝小半碗粥。

当然，如果没有血糖高的问题，晚饭完全可以单喝点粥。所以，能不能单纯喝粥，主要在于有没有血糖问题，而不在于喝什么粥。

想控制体重的朋友，也应注意。粥属于"挑逗型"食物，喝粥之后血糖上升迅速，身体为快速降低血糖而分泌胰岛素，会使人产生更强烈的饥饿感，加之粥属于半流质，会使人觉得更饿。很多人都有过这样的经历：刚刚喝了一大碗粥，不久便饿了。

小小一碗粥，载不动这许多养生"责任"

除了大米、小米等常见的粮食，很多粗粮都可以混搭着熬粥，有人喜欢在粥里加入各种杂豆，还有些朋友熬粥时喜欢加枸杞、百合、莲子、红枣等，熬成一锅"大杂烩"，觉得这样不仅营养全面，还兼具养生功效。

在粥里添加很多粮食以外的东西不是不行，但这么做也不是完全"有利无害"的。首先，粥里的各种食材配在一起，不见得能起到多大的养生作用；其次，原料种类太多了，还有可能制造麻烦，万一喝粥后出现腹胀，都不知道是哪味原料造成的。比如，八宝粥的原意是指用八种不同的原料熬制成的粥，如今许多八宝粥的用料大大超出八种，对人体消化能力的要求比二米粥（大米、小米熬成的粥）高得多。

有很多餐厅推出了一系列养生粥，有"营养丰富"的杂粮粥、美味可口的海鲜粥等，并为它们赋予了不同的功效，比如美白、润肺、补脑等。其实，粥就是将固态主食变成半流质或流质，它作为主食的本质并未改变。很多人给粥赋予过多的"责任"，例如希望通过喝粥达到营养平衡、全面。但是，粥没有这么"强大"，那些不同功效的养生粥只是在"卖概念"。加了其他辅料的粥，无论是蔬菜粥还是鱼片粥、瘦肉粥，都不能替代正常的吃菜、吃肉，因为粥里菜和肉的量远远不达求，没有什么实质性的作用，主要作用只是变换口味、改善口感。

吃泡饭不等于喝粥

米的做法有很多，除了做成白米饭、粥之外，还有很多人喜欢将米饭做成泡饭。粥和泡饭虽然看起来差不多，但对人体来说，却有着两种截然不同的效果。

熬粥的过程是水、米完全融合的过程，经过充分熬煮，淀粉彻底分解为糊精，使米粒和水融为一体，所以粥不需要咀嚼就能很好地被人体消化吸收。

泡饭则不同，是用米饭加热汤水混合制成的。很多人喜欢吃，还喜欢给老人、孩子吃，以为有助于消化，能养胃。其实，泡饭不宜多吃，更不宜久吃。泡饭虽软，但长期吃不仅养不了胃，还会损伤胃。

表面上看，泡饭里的米粒已经变成半流质状态，但其中的淀粉并没有崩解，仍需要牙齿的充分咀嚼。可是，很多人在吃泡饭时与吃粥差不多，根本不咀嚼，加之泡饭含大量汤水，饭粒不易停留，往往被囫囵吞进胃里，增加了胃肠道的负担。实际上，对食物的消化在口腔时就已经开始了。所以，咀嚼非常重要，一定要充分利用咀嚼的机会，使食物在口腔里充分研磨并与唾液混合。

举个常见的例子，很多朋友都有体会，把一块馒头放在嘴里反复嚼，会感觉到有甜味，这正是唾液淀粉酶将馒头中的淀粉初步分解为麦芽糖的缘故。换成米饭也是同样的道理，充分咀嚼米饭，肠胃对淀粉的消化吸收也变得更容易。如果吃泡饭，吃的过程中缺少咀嚼，未经口腔初步分解的食物进入肠胃后则不容易被消化吸收。所以，老人、孩子可以适当地喝粥，但要少吃泡饭。

此外，还有一些朋友喜欢用肉汤或菜汤拌米饭吃。菜汤或肉汤里含有较多的油、盐、糖等，这种吃法会造成上述物质摄入量超标，对健康无益。

粥易消化，但不宜长期食用

说到咀嚼，除了有初步消化食物的作用外，还有一个很大的作用就是锻炼面部肌肉。如果因粥、软烂面条等食物易于消化而长期给老人、小孩吃，也是不可取的。

从孩子的角度来说，应该早一点开始锻炼咀嚼能力。据初步调查，与咀嚼较少、强度较弱的人相比，咀嚼较多、强度较大的人，眼部肌肉更强壮。通过咀嚼，面部、口腔相关肌肉获得锻炼的同时，眼部肌肉也得到了锻炼。晶状体的弹性和厚薄情况，以及睫状肌调整视力的能力，对视力好坏影响很大。所以，锻炼咀嚼能力，有利于保护视力。

从老年人的角度来说，长期吃清粥小菜这种过于"清淡"的饮食，不仅面部肌肉得不到有效的锻炼，还容易缺乏蛋白质等必要的营养素。且清粥小菜虽然不含高油脂，但配粥的腐乳、酱菜往往很咸，反而有悖于清淡的初衷。

在保证营养的基础上，老年人和小孩可以通过饮食锻炼咀嚼能力，可适当吃些瓜子、蔬菜、水果、玉米、烧饼等有一定硬度的食物。**PM**

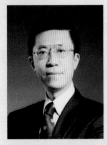

专家简介

于康 北京协和医院临床营养科主任医师、博士生导师，中国营养学会理事兼科普委员会副主任委员，中华医学会肠外肠内营养学分会委员兼营养代谢协作组副组长，中国老年医学会营养与食品安全分会副会长，北京医学会临床营养分会候任主任委员，北京医师协会临床营养分会副主任委员，北京营养师学会副理事长。

民间有句谚语："春吃芽，夏吃瓜，秋吃果，冬吃根。"夏季是吃瓜的季节，瓜果琳琅满目，从顶花带刺的普通黄瓜到品质脆嫩的水果黄瓜，从果形小巧的迷你西瓜到口味甘甜的厚皮甜瓜，以及西葫芦、金丝瓜、节瓜、苦瓜、丝瓜、蛇瓜等，各具特色的瓜类品种应有尽有。它们既可作为蔬菜食用，有的也可作为传统意义上的水果食用，还能清热消暑、增进食欲。

夏季吃瓜好处多
清热消暑增食欲

南京农业大学园艺学院教授　侯喜林

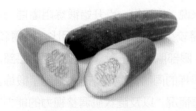

黄瓜：一种世界性蔬菜

黄瓜是一种世界性蔬菜，原产于印度。我国栽培黄瓜始于2000多年前，长期的自然选择和人工选育，使黄瓜的品种和类型十分丰富。黄瓜依果实形状和色泽等，可分为有刺、少刺光皮、迷你等类型。

黄瓜具有特殊的清香气味，嫩瓜水足质脆，特别是近年从国外引进的"水果黄瓜"，非常适合鲜食。此外，黄瓜可凉拌、腌制成佐餐蔬菜，也是西方国家制作沙拉的常用蔬菜之一。黄瓜还兼作药用，常食黄瓜有助于控制体重，用黄瓜汁液擦抹皮肤，有一定的嫩肤防皱功效。《本草纲目》记载，黄瓜有清热、解渴、利水、消肿之功效。

适时采收对黄瓜的品质非常重要。在适宜条件下，从黄瓜雌花开放至采收嫩瓜仅需7~10天，此时黄瓜新鲜脆嫩，长度适中，品质最佳。选购黄瓜时，应挑选瓜条长短和粗细基本一致、弯曲度小、色泽鲜艳、外观清洁者。黄瓜生长后期，若营养及水分不足、不均匀，或授粉不良，可能导致不同部位膨大速度不一，产生弯曲、尖嘴、大肚、细腰等畸形，影响品质。除普通黄瓜外，迷你型水果黄瓜表皮光滑无刺，略带甜味，也非常受消费者欢迎。

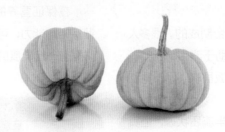

南瓜：可作主食，也可做菜

南瓜属蔬菜作物，种类很多，常见的有中国南瓜、印度南瓜和美洲南瓜三大类。

中国南瓜并非起源于中国，而是起源于亚洲南部，主要分布于中国、印度、日本等，有长形、扁圆形、长把形等众多形态。因含糖量较高，口感绵软，常被蒸煮食用，也可作为糕点、面食的馅料等。中国南瓜颇具有保健价值，南瓜子具有一定的驱虫、消肿功效。

印度南瓜又称西洋南瓜、笋瓜，因口感酷似板栗，也称栗质小南瓜。其果实形状各异，有扁圆形、梨形、碟形等；色泽有绿、橘红、橘黄、黄绿相间等，果肉颜色多为黄、深黄或白色；陈放1~2年不变形，既可供观赏，也可食用。作为特色瓜果，印度南瓜的嫩瓜可作为蔬菜炒食，其味清香可口；老熟果蒸煮，肉质粉糯，风味独特。消费者以食用成熟瓜为主，对品质要求较高，必须在果柄木质化、果肉致密时才采收，外观要求果形整齐一致，果皮色泽均匀、有光泽，无病虫害斑及腐烂斑。

美洲南瓜又称西葫芦，别名白瓜、茭瓜、青瓜等。西葫芦果实外观因品种不同而异，果形有圆筒形、椭圆形、圆柱形、飞碟形等，色泽有白、绿、金黄、花斑色等。西葫芦的含钙量较高，每100克可食用部分含钙22～29毫克，比其他南瓜品种含量均高，此外还含有蛋白质、脂肪、膳食纤维、碳水化合物、维生素、胡萝卜素等营养素。西葫芦以食用嫩瓜为主，可作炒菜或菜馅。一般在瓜长20～25厘米、单瓜重150～500克时采收上市。老熟瓜外皮变硬、果肉木质化程度较高，不可食用。

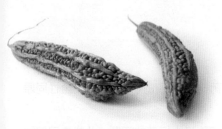

苦瓜：消暑降火不可或缺的"君子菜"

苦瓜别名癞瓜、锦荔枝、凉瓜，是夏秋季特色蔬菜之一，我国自明代初年便开始种植。苦瓜的嫩瓜稍苦而清爽，果肉脆嫩，风味特殊。若嫌味苦，烹调时提前浸泡于清水中或用盐稍腌，苦味即可减轻。苦瓜可制作凉菜、炒菜，或烧汤食用，因与其他蔬菜共同烹饪时不会将苦味带给对方，故而被称为"君子菜"。

苦瓜属于药食兼用蔬菜，性属寒凉，根、茎、叶、花、果均具有清热解毒、明目之效，为夏季消暑降火不可或缺的蔬菜。苦瓜含有苦瓜素，味虽苦，但食后有甘凉之感觉。苦瓜有很高的营养价值，含有蛋白质、脂肪、膳食纤维、钙、磷、铁等多种营养物质，尤其是维生素C含量相当高，是番茄的7倍，苹果的17倍。

苦瓜果形有纺锤形、长圆锥形、橄榄形、圆筒形、长球形、长条形或尖顶形等；表面有多数高低不一的瘤状突起，可分为珍珠状突起、肋条状突起、珍珠与肋条状突起三种；果皮有浓绿、绿白、白色等，老熟时黄色。待苦瓜果实充分长大，果面瘤状突起明显、饱满，花冠干枯脱落，青皮苦瓜色泽光亮、白皮苦瓜前半部色泽由绿转变为白绿时，即可采收上市，此时的苦瓜最新鲜。苦瓜对乙烯敏感，而一些成熟的果蔬会释放乙烯，加速苦瓜后熟、衰老的进程，影响食用品质，故买回家后的苦瓜不宜与其他果蔬混存。

丝瓜：夏季的"主打"蔬菜

丝瓜是夏季主要蔬菜品种之一，有清热化痰、凉血解毒等保健功效，肉质滑嫩、柔软，口味清香。其可分为普通丝瓜与有棱丝瓜两种，华南地区有棱丝瓜较多，其他地区以普通丝瓜为主。丝瓜果实为短圆筒形或长圆柱形，嫩瓜表面光滑或有细纹，密被茸毛，果皮绿色或有深绿色纵条纹。丝瓜果肉淡绿白色，老熟后变为褐色或黑褐色，外皮下纤维形成丝瓜络，可入药或作为洗涤工具使用。

丝瓜一般于开花后10～12天采收嫩瓜，此时丝瓜花冠开始干枯，果梗光滑，茸毛较少，果皮有柔软感。过早采收，产量低；过晚采收，则丝瓜纤维易老化，食用价值降低。

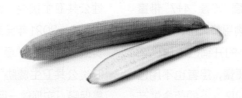

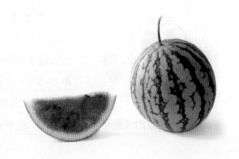

西瓜：被当作水果的蔬菜

西瓜栽培历史悠久，据考古证实，5000~6000年前，埃及就已有种植。中国关于种植西瓜的记载最早见于《新五代史·四夷附录》。我国幅员辽阔，气候、地质条件各异，但全国各地均有西瓜栽培。

西瓜含水量高，糖含量为7.3%~10.6%，主要为果糖和蔗糖，还有蛋白质、钾、磷、钙、铁、钠、维生素C、尼克酸、胡萝卜、硫胺素、核黄素等多种营养素。其不仅营养丰富，还是夏季消暑佳品，具有良好的药用价值，对中暑、咽喉肿痛等有益。

西瓜果形有圆形、椭圆形等，果皮绿色、黑色、金黄色或花色，肉色有红、黄、黄白双色等。西瓜喜高温，在昼夜温差10～15℃的环境下生长者含糖量高，品质优。迷你西瓜属于小型瓜，果型小巧，汁多味甜，肉质细嫩，成熟期较普通西瓜早，通常在夏季率先上市，常见品种有特小风、黄小玉、红小玉等。

选购西瓜时，应先看外观，品质优良的西瓜发育充分，呈现特有的光泽与色彩，表皮上的蜡粉脱落；果柄与蔓蒂连接处呈现黄褐色放射状凸起痕迹，且向果柄基部凹陷。再用手拍打果身，成熟瓜感觉有弹性和沉浊响声，未成熟瓜为清脆声，过熟果为"扑扑"哑声。**PM**

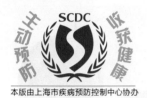

2018 年，电影《我不是药神》声名大作，电影改编自慢性粒细胞白血病患者代购抗癌药物的真实故事，反思了海外就医和药品保障等领域的问题。事实上，不仅仅是白血病患者，我国慢性乙肝和丙肝患者的治疗也曾遭遇过类似的困境。对此，国家卫生计生委联合十一部委于 2017 年发布了《中国病毒性肝炎防治规划（2017—2020 年）》，出台了一套医疗改革"组合拳"。随后，2018 年 11 月 15 日，《4+7 城市药品集中采购文件》于上海阳光医药采购网正式发布；2019 年 2 月 26 日上海发布的《关于本市执行 4+7 城市药品集中采购中选结果的通知》标志着"4+7"药品带量采购政策在上海落地执行。

药品带量采购
肝炎患者受惠

上海市疾病预防控制中心结核病艾滋病防治所　陈恺韵

　　所谓"4+7"带量采购，是指在 4 个直辖市（北京、上海、天津、重庆）和部分省的 7 个城市（沈阳、大连、广州、深圳、厦门、成都、西安），指定目前已有生产厂家通过一致性评价的 31 个品种的药品作为试点药品，实行集中采购。"4+7"带量采购以公立医疗机构零散的采购量作为统筹，招标量占市场份额的 60%~70%，价格最低者中标，未中标的药品生产厂家将竞争剩余 30%~40% 的市场份额。这一药品采购策略形成了以量换价的局面，从而降低药品价格，使患者能以更低的价格用上质量更好的药，其中就包括乙肝治疗的一线药物恩替卡韦和替诺福韦。

带量采购，减轻患者经济负担

　　20 世纪 90 年代起，上海市便形成了完善的病毒性肝炎监测体系，以及"市级疾控中心－区级疾控中心－社区卫生服务中心"三位一体防控网络，新发病例数呈显著下降趋势，但是既往感染人群的疾病负担十分沉重。据估算，1400 万户籍人口中有 100 万慢性乙肝和丙肝病毒感染者；肿瘤登记报告数据显示，每年因肝癌死亡 3500~4000 人，其中 80% 的肝癌可能是由肝炎病毒感染引起的。

　　事实上，通过规范治疗，慢性乙肝患者可将病情控制在稳定水平，最大限度地延缓病程进展。随着"4+7"带量采购政策的实施，治疗乙肝的一线药物恩替卡韦、替诺福韦价格降幅均达 95% 以上，治疗肝炎的开销已不再是患者身上的沉重枷锁。对于低价药品的质量，患者也不用过于担心，带量采购的药品都是通过 GMP 认证的药企生产

的，且均已通过仿制药一致性评价，有效性与安全性同原研药是一致的。

　　对于在临床上如何更换中标药的问题，北京市卫健委指出："慢性病患者、老年人、精神疾病患者等换药风险较高的特殊人群使用中标药品，医疗机构要有详细的替换方案，规范医师用药行为。"上海市也将发布与政策配套的指导意见，且上海各大医疗机构对原研药已恢复供应，长期服用进口原研药的患者不会面临无药可用的局面。

药品进社区，方便患者配药

　　配药难、配药贵的问题一度困扰着慢性肝炎患者。为此，自 2016 年起，上海市 30 余家社区卫生服务中心开始提供延伸处方服务，尝试通过将上级医疗机构处方从 2 周延伸至 1 个月的方式，缓解肝炎患者配药难这一"痛点"。在"4+7"带量采购政策实施之后，中标药品已进入社区卫生服务机构基本药物目录，社区卫生服务中心将能直接开具肝炎相关药品的处方，患者可前往就近的社区卫生服务中心配药，节约频繁前往综合性医疗机构的时间成本。

　　2016 年，在第 69 届世界卫生大会上，针对消除病毒性肝炎威胁这一世界性公共卫生挑战，世界卫生组织通过了《2016—2021 年全球卫生部门病毒性肝炎战略》，承诺"至 2030 年消除病毒性肝炎公共卫生威胁"。如今，药品已有可靠保障，实现这一目标并不遥远。**PM**

关注上海市疾病预防控制中心，了解更多疾病防控信息。

建立居家抗过敏联盟

✍ 肖特明

抗过敏联盟一：

问 从小对某种食物过敏，一辈子都过敏吗？

答 不一定。婴幼儿因胃肠道功能较弱，发生食物过敏的概率的确比成年人高。

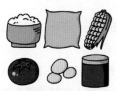
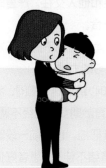
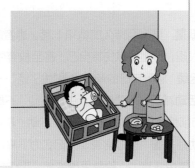

小仙说：最好母乳喂养，母乳不足时，应尽量选择适度水解的配方奶粉，切不可喂食成人奶粉。加辅食需做好记录，密切关注孩子的反应。

抗过敏联盟二：

问 对动物过敏，多接触能脱敏吗？

答 如果确实对动物过敏，无论是儿童还是成人，增加接触并不会减轻过敏反应，情况反而可能变得更糟。

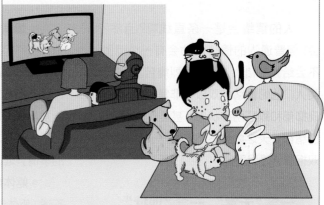

小仙说：研究证实，幼年时期接触猫、狗或其他动物，可能会降低长大后发生过敏的风险。

抗过敏联盟三：

问 用空气净化器可以消除过敏原吗？

答 只有高性能的空气净化器才有所帮助，小型和低效能的空气净化器几乎没有帮助。

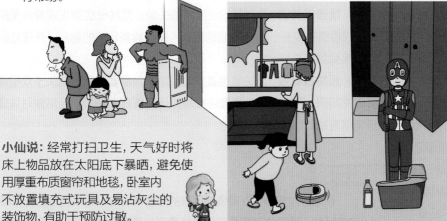

小仙说：经常打扫卫生，天气好时将床上物品放在太阳底下暴晒，避免使用厚重布质窗帘和地毯，卧室内不放置填充式玩具及易沾灰尘的装饰物，有助于预防过敏。

小仙医生语录：

很多人动不动就会发生过敏。在众多过敏原中，有相当比例的过敏原是在室内的，消除室内过敏原，可大大减少过敏概率。家有过敏者，最好在医生指导下，备好盐酸西替利嗪等抗过敏药，筑起一道居家抗过敏联盟。

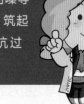

小仙医生

生于：*1983*　　星座：摩羯

身份：来自欧洲的健康医生
家族：世代在欧洲研发和生产原研药
学历：瑞士苏黎世大学医学院博士
专长：对过敏性疾病有丰富的诊疗经验

大型医疗纪录片《人间世》第二季第六集《笼中鸟》，向人们展示了精神类疾病患者的真实状态。其中，大量镜头瞄准了一位刚二十岁出头的女大学生，她所表现出的两种截然相反的精神状态令人心生悲悯。通过纪录片的完整展示及专家的详细介绍，人们认识到精神分裂之外的另一类高发精神疾病——双相情感障碍。

走近"双相情感障碍"

上海市精神卫生中心精神科副主任医师　乔 颖

人的情绪会是一条直线吗？当然不会！但普通人的情绪波动会有一个范围，不会给自身和他人带来剧烈痛苦。而有一类人，他们情绪的双极化非常明显，常出现抑郁和躁狂两种状态，甚至这两种极端情绪在一天之内会不断交替——他们就是双相情感障碍患者。

一念"天堂"，一念"地狱"

在躁狂阶段，患者常表现为"三高"症状：情感高涨、思维奔逸、活动增多。

● **情感高涨**　心情异常好，经常带有夸张色彩，自我感觉良好，感到世界特别"敞亮"、鲜艳。有的患者情绪不稳定，容易被激怒，甚至可能会出现攻击他人的行为。

● **思维奔逸**　思维速度比普通人快很多，思考内容丰富多变，经常感到自己想说的话跟不上思考节奏，给人不切实际、夸夸其谈的感觉。

● **活动增多**　精力旺盛，兴趣广泛，喜欢冒险，有时挥霍无度，喜欢接近异性，睡眠需求减少。

躁狂和轻躁狂的状态往往会令患者"着迷"，因为这是一种异常奔放、活跃的状态。而与之相对的则是另一个极端——抑郁。在抑郁阶段，患者主要表现为情绪低落、思维迟缓、意志活动减退等"三低"症状，以及以认知功能损害和躯体症状为主的临床症状。

● **情绪低落**　显著而持久的情绪低落。患者感觉闷闷不乐，对什么事情都提不起兴趣，严重时欲伤害自己，甚至放弃生命。

● **思维迟缓**　感到自己的脑子像是"生了锈"一般，运转很慢，反应迟钝。

● **意志活动减退**　行动缓慢，生活被动，不愿和他人交往。严重时可能发展成"抑郁性木僵"，表现为不说、不动、不进食。

● **认知功能损害**　患者常表现为记忆力下降，尤其是记不清最近发生的事情。难以集中注意力，抽象思维变差，工作学习能力减退。

● **躯体症状**　患者常有一些身体上的不适，例如心跳加速、胸闷、肠胃不适、躯体疼痛、睡眠障碍、食欲不振、性欲减退、育龄期女性月经不调等。

双相情感障碍患者的临床表现多变，情绪很难把控，也许前一段时间还处于兴奋愉悦的状态，转眼就变得少语少动、情绪不佳了。患者好似在"天堂"与"地狱"间不断游走徘徊。

在"悲喜交织"中找到平衡

患者应认识并理性面对双相情感障碍，在"悲喜交织"中找到平衡。

● **识别很重要**　患者应了解自己的情绪，当出现过度低落、愤怒、能量充沛或不足、睡眠需求减少等情况时，须引起重视，及时就医。

● **就诊很关键**　及时就诊是治疗的关键，尤其是应到正规专科医院就诊。双相情感障碍的治疗时间跨度长，需要具备足够的耐心，并建立积极对抗疾病的信心。

● **预防很有效**　无论是患者本人还是家属都要了解一些关于双相情感障碍的知识，积极预防。患者还应尽量远离重压力环境，经常做对恢复自身情绪有帮助的事。PM

特别提醒

在治疗过程中，双相情感障碍的患者常有难以控制自己的无力感及病耻感。若身边有罹患双相情感障碍的患者，请给他们真挚平等的目光，做一个好的倾听者，慷慨地送出赞美和鼓励。

"吃不停"，只为减压

中南大学湘雅二医院精神卫生研究所　李则宣（副主任医师）　黄任之

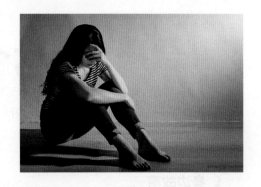

余女士的故事

自从升职后，余女士手上的事情多了不少。这样忙碌了一年多后，她发现自己体重增加很多。仔细推敲，主要是因为常常不自觉地吃零食。她需要参加各种工作部署，实施人员考核和调配，撰写各类工作报告等，这些工作比较"烧脑"，会让她觉得心力交瘁……每当这时，她就会不自觉地掏出点心来吃，以缓解紧张情绪。工作任务越重，她吃的零食就越多。

咨询师分析，余女士吃零食，是为了缓解压力和紧张情绪。人们会借助各种手段来缓解压力，比如找亲近的人倾诉、做运动等，但有些人会从食物里寻找安慰，"借吃消愁"，心理学上称之为"情绪性进食"。

"情绪性进食"显然不是为了应付生理上的饥饿感。心理学研究发现，美味食物的确可以"治愈"一个人瞬间的消极感受。有时候，人们会用一顿大餐、一道昂贵的点心来激励和安抚自己，这样做并无不妥。但过度使用美食来减压，"停不住嘴"，就会成为问题。事实上，很多人只要心情不好或感觉紧张，就会下意识地去吃点东西。这其实是将其当成一种应对内外压力的"精神依靠"。

研究发现，在情绪负荷下，人们更偏爱高能量、高糖和高盐的"垃圾食物"，导致能量摄入过多，增加发生肥胖的风险。实际上，食物对情绪的释放作用是短暂的，可能一时让人舒适，但体重的增加会带来更多问题。一些人会因为"管不住自己的嘴"而自责，从而引起更多的失落感。如何改变"情绪性进食"的习惯呢？

1. 确定进食理由

产生想吃东西的念头时，先自我分析一下：这是正常进食，还是情绪使然呢？可以从以下几点线索进行思考：这种进食念头是突如其来的，还是因为到了正常吃饭时间（饥饿感逐步增加，且累积到了一定程度）？是特别想吃垃圾食品，需要立刻"爽一下"，还是觉得什么种类的食物都可以吃（目的是让自己吃饱）？吃的过程中，是不是特别想找人说说话，且说完后就不想吃了？吃的时候，是否有激烈的心理斗争（觉得不吃更好）？

事实上，对正常的进食行为，我们的关注点在于食物的营养，不会有过多的情绪包袱。而情绪性进食时，人体本身不需要额外的食物，并无明显的饥饿感；进食过程中伴有负面情绪，情绪好转后，进食活动往往会自动停止。

2. 回归进食本身

要明白，食物主要是提供能量给身体，而不是让人拿来作为坏情绪的调节剂。要学会合理进食，进食前问问自己：这真的是我需要的吗？吃了这些食物我会后悔吗？进食的时候，要把注意力集中到"吃"本身，体会食物带给人的那种古朴的味道和感受。进食过程中，不要被人打扰，不要和他人说话，也不要将心绪停留在个人的烦恼里，而是认真吃饭，和食物建立起一种正常的关系，清楚自己在吃什么、吃了多少、吃得快慢等。

3. 学会缓解负面情绪

很多人情绪不好时，往往会借助他人或外物来抚慰自己，"情绪性进食"就是一例。食物有一定缓解负面情绪的作用，但并非解决情绪问题的最终办法。若真正爱惜自己，并不应该放纵地吃，而要科学饮食。缓解紧张情绪的方法有很多，要学会用进食以外的方法来减轻压力，比如运动、找人倾诉、听听音乐、走进大自然等。**PM**

睡得香的七个秘诀

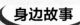 河北医科大学第一医院睡眠健康中心副教授 王育梅

身边故事

除了年龄、性别等不可变因素的影响，许多人不能拥有良好睡眠的原因是缺乏科学管理睡眠的方法。那么，科学管理睡眠主要包括哪些方法呢？

1. 规律作息

规律作息有利于规律生物钟的建立。作息时间不规律容易导致入睡困难、频繁醒来和早醒等问题。现代社会虽然无法重新回到以前"日出而作，日落而息"的状态，但晚上22：30左右入睡、早上7：00左右起床是可以做到的。不科学的作息会给身体留下"抹不掉的痕迹"，导致内环境问题，35岁之后就可能出现"病找人"。

2. 适度运动

运动和睡眠有很大的关系，人体在适量的运动后会产生能量代谢产物腺苷，这种物质可以使大脑发出睡眠信号，令人放松，对睡眠有很大的帮助，使人更容易入睡且睡得更香。但是，睡前2小时内不要做剧烈运动，以免影响睡眠。

3. 睡前准备

睡前1小时内要远离电视、手机等电子设备，因为电视屏幕闪烁的光线会使人神经兴奋，电子设备屏幕释放的蓝光会抑制褪黑素分泌而影响正常入睡。另外，上床睡觉前要保持内心的安宁，把忧虑暂时放在一边，闭上眼睛静静入睡。不要躺在床上想心事，有事情可以"明天讨论"。如果心情难以平静，可进行深呼吸，或听节奏舒缓的音乐，使混乱的心情平缓下来。

4. 睡前冥想

冥想又称静坐，是正念减压疗法中最重要的方法之一，对于改善睡眠问题有很好的疗效。正念减压疗法是指以正念回应各种问题，觉知身心的状态，觉察自我的情绪，避免情绪化反应，做到"活在当下，顺其自然"。具体做法如下：盘腿而坐，注意力集中于呼吸并且心中默数呼吸次数；走神时，通过再次关注于呼吸进而把意念"拉回来"，重新开始数呼吸次数。研究显示，睡前进行30～45分钟的冥想有利于身心放松，促进睡眠。

5. 睡前暗示

入睡困难时，可有意识地想象能使自己感觉舒适、温馨的美好场景；在发挥想象的同时，应全身放松，让呼吸缓缓加深。不要抱着"一定要快点睡着"或"今天又睡不着了"的焦虑心情，可以用积极语言来鼓励自己，如"即使今天睡不着，明天可能睡得更好"等，以保持放松的心态。很重要的一点是，要重新建立睡眠与床的关系，睡不着就起床，切忌一直躺在床上"等觉"。

6. 科学饮食

首先，早餐要吃，以提醒我们"美好的一天开始了"。若不吃早餐，生物钟会被破坏，增加失眠的可能性。其次，睡前2小时内尽量不要饮食，否则会让身体处于兴奋状态，不利于入睡。

7. 限制午睡

午睡时间以半小时至一小时为宜。若时间过长，进入深睡眠，醒来后会感到很不舒服，容易出现头晕等症状，还会影响夜间休息，扰乱生物钟。如果因午睡时间过长导致身体不适，可起来适当活动一下，如用冷水洗脸、喝杯温水等，慢慢调节和适应片刻，就会好转。如果存在失眠问题，则尽量不要午睡，白天不要上床，将睡眠留到晚上。

如果做到以上这些后仍然不能拥有良好的睡眠，可以寻求专业人士的帮助，进行相关检测与评估，以找出失眠的"真凶"，对症治疗。**PM**

医生手记

郝先生患有不育症，曾在多家医院治疗，效果都不好。后来他到我科就诊，我注意到他体重超标，已达肥胖标准，在药物治疗的同时，特别嘱咐他通过各种方式进行减肥。经过一年多的努力，他的体重下降不少，其后不久，他妻子就怀孕了。

肥胖症是一种由多因素引起的慢性代谢性疾病，近30年来发病率显著上升。肥胖男性生育能力下降是不争的事实。近年来，男性精子质量下降发生率、不育症患病率有逐年上升的趋势，这与肥胖症患病人数的增加存在一定的时间一致性。实践表明，改变肥胖状况可以有效改善男性的精子质量和生育潜能。

胖人不育，减肥先行

北京协和医院泌尿外科　张建中　李宏军（教授）

肥胖为何影响男子生育力

肥胖会对许多生理过程产生潜在的不良影响，是男性不育的危险因素。比如：肥胖影响性器官发育和性腺激素调控轴，可破坏男性生殖内分泌的平衡；肥胖症患者运动减少、经常久坐不动，再加上局部的脂肪沉积，导致阴囊温度升高，而阴囊温度升高不仅会影响成熟精子，还会对精母细胞和早期精子产生不良影响；肥胖者易产生自卑、消极情绪，可影响性行为，增加性功能问题的发生概率；等等。

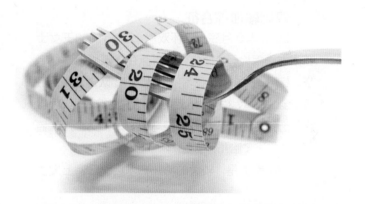

需要说明的是，尽管肥胖可以通过诸多途径降低男性生育力，但不等于肥胖男性的不育一定是肥胖造成的，还应该从其他方面多加考虑，综合防治。

小贴士

肥胖怎么评估

体质指数（BMI）是目前评估肥胖最简便、常用的指标。计算公式为：

体质指数（BMI）= 体重（千克）/ 身高（米）的平方。

BMI＜18.5千克／米² 为体重过低，介于18.5～23.9千克／米² 为正常，介于24.0～27.9千克／米² 为超重，≥28千克／米² 为肥胖。

减肥，恢复生育力的重要保证

肥胖常与不育处于"共病状态"，可以增加不育的患病风险，加重不育的病情严重程度。治疗肥胖合并男性不育时，需要从两方面入手。

首先，不管不育是不是直接由肥胖所致，肥胖者体重减轻后，生育潜能都能得到提升。因此，患者要找到肥胖的"病因"，并通过增加运动、控制饮食、改变不良生活习惯、药物和手术治疗等方式减轻体重。

其次，男性不育往往是多因素造成的，应筛查共同存在的其他因素，采取综合治疗措施。例如：通过口服和注射药物改善精液质量，必要时采取精子体外处理技术、人工授精、体外受精－胚胎移植、卵胞浆内单精子注射等辅助生殖措施。

最后，要注意自我调整与心理治疗，生活要有规律，避免过度劳累，不进食刺激性食物，戒烟戒酒。这些措施都有助于提高生育能力。**PM**

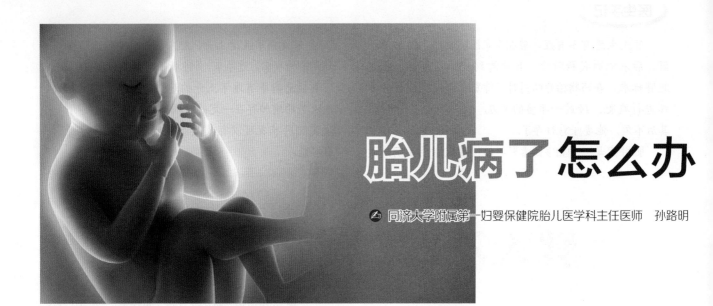

胎儿病了 怎么办

◢ 同济大学附属第一妇婴保健院胎儿医学科主任医师　孙路明

病例 1

双胎输血综合征

2017 年 9 月底，身怀双胎、孕 16 周的王女士在当地医院检查，医生怀疑可能存在双胎输血综合征。其后，王女士来我院就诊，我们团队迅速为她进行了全面检查，确定胎儿存在双胎输血综合征，而且合并选择性生长受限。我们马上安排王女士入院监测，并安排了胎儿镜手术，两个胎儿都保住了。

但不幸的是，较大的胎儿在术后次日晚上发生了胎膜早破，当时才孕 17 周多，保胎成功的概率很低。由于王女士及家人的坚持，我们展开了一系列积极的保胎措施。

在王女士卧床保胎的 4 个月中，危险无处不在。在孕 28 周时，较小的胎儿由于血流持续性缺失，没有保住。到了孕 33 周加 3 天，王女士出现"破水"现象，经评估后于次日剖宫产下一男婴，母子平安。

病例 2

原发性严重胸腔积液

2016 年 7 月 28 日是张女士的预产期，她怀揣喜悦的心情期盼着"二宝"的到来。2016 年 5 月 19 日，张女士进行例行产检，医生发现胎儿存在胸腔积液，双侧肺叶受压，心脏向右侧移位。其后的 10 天中，张女士到当地各大医院就诊，医生给出的建议大多是"放弃"。后来，经朋友介绍，张女士来到我院就诊。

经超声检查评估，初步诊断为胎儿水肿（双侧胸腔积液，以左侧为主；胎儿腹水、羊水过多）。经充分沟通后，我为张女士做了胎儿胸水穿刺、羊水减量术。

但是手术后不久，胎儿胸水又快速增加。3 天后，我为张女士实施了胎儿左侧胸腔 - 羊膜腔引流术：将一根"猪尾巴"管子的一端放到胎儿的胸腔内，另一端放到羊膜腔内，将胸水持续引流到羊水内，以保证胎儿肺的发育。手术顺利，经过几天观察后，张女士出院了。

孕 34 周时，张女士因胎膜早破产下宝宝。宝宝出生后被转至复旦大学附属儿科医院，接受胸腔穿刺、闭式引流等治疗，住院 27 天后出院。目前，宝宝已经和其他同龄孩子一样健康可爱。

对于绝大多数孕妇来说，在整个孕期，胎儿能够正常生长发育至成功分娩。但少数情况下，胎儿会出现一些"状况"，"轻重程度"也会有所不同。

常见胎儿疾病有三类

第一类为严重的胎儿遗传疾病，如唐氏综合征（先天愚型，21三体综合征），也就是常称的"唐宝宝"或"蜜糖宝宝"。不同年龄的孕妇都有可能孕育"唐宝宝"，但年龄越大，风险越高。所有孕妇都应该进行唐氏筛查或无创DNA筛查，高危孕妇最好在孕中期进行羊水穿刺检查，或在孕早期进行绒毛活检。

第二类为排除遗传疾病后的孤立性结构异常，如先天性心脏病、唇腭裂等。这类疾病可在产前通过超声或磁共振进行筛查。

第三类是除遗传疾病和结构异常外的一些疾病，如母胎血型不合导致的胎儿宫内贫血（免疫性贫血）、复杂性双胎、胎儿宫内生长受限等。这些疾病往往可以通过产前超声检查和评估被发现。

部分胎儿疾病需要宫内治疗

一方面，需要进行宫内干预的胎儿疾病较少；另一方面，并非所有的胎儿疾病都能在产前进行治疗。当发现胎儿"生病"后，应尽快去有经验的胎儿医学中心进行评估。

遗传疾病由遗传物质"发生错误"引起，目前还没有有效的产前治疗手段。产前筛查及诊断的目的是筛查及检出致死或严重的遗传疾病。一些严重的胎儿遗传疾病如果能及早被发现，孕妇可以选择终止妊娠。随着新生儿科、小儿内外科的发展，孤立性结构异常的胎儿大多能在出生后得到治疗，且结局良好，如常见的先天性心脏病"法洛四联症"，出生后手术治愈率高达90%。

除遗传疾病和结构异常外的第三类疾病是产前宫内治疗的主要病源。

● 双胎输血综合征

复杂性双胎中常见的双胎输血综合征，是两个胎儿血脉相连、相互影响的结果，可通过胎儿镜手术治愈。在胎儿镜直视下，医生通过激光将胎盘之间的吻合血管电凝，划清"楚河汉界"，使两个胎儿不再互相影响。据报道，如果不进行手术治疗，两个胎儿死于腹中的概率为90%；而如果做了胎儿镜手术，至少保一胎的概率达到85%，两胎均成活的概率可达58%。

● 胎儿宫内贫血或水肿

胎儿免疫性贫血是因母胎血型不合所致，最常见的情况是孕妇为"熊猫血"，即Rh阴性血。对此，需通过给胎儿输血来改善其贫血状况，以免因长期贫血导致胎儿心功能不全、胎儿水肿等，甚至发生宫内死亡。输血方式可以选择胎儿腹腔输血、脐静脉输血或肝静脉输血。

有些胎儿由于先天性淋巴管发育异常而发生淋巴回流受阻，可引起胸腔积液，导致胎肺受压、肺发育不良。对此，在产前可通过胎儿胸腔穿刺把液体抽出，或在胎儿胸壁与羊膜腔之间放置一根引流管，将胸腔积液引流至羊水中，促进胎肺的发育。

● 胎儿心律失常

如果胎儿出现快速性心律失常，可使用抗心律失常药物治疗，使胎儿心跳恢复正常节律，避免胎儿心功能进一步恶化。可以通过母体–胎盘途径给药，也可以直接给药（脐静脉穿刺给药等）。

由此可见，胎儿生病了，也可以"打针、吃药、做手术"。不过需要注意的是，胎儿宫内治疗仅仅针对病情十分危重、危及生命安全的病种，目的是阻止疾病进一步恶化，或为产后治疗创造条件，改善胎儿的远期预后。**PM**

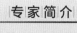
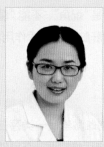

专家简介

孙路明　同济大学附属第一妇婴保健院胎儿医学科主任、主任医师、博士生导师，上海市产前诊断中心副主任。擅长出生缺陷的产前筛查和诊断、胎儿疾病的宫内治疗和干预，以及孕前、产前遗传咨询。
特需门诊：周一上午（西院），周四上午（东院）
胎儿医学部门诊：周二、周三全天（东院，仅接受医生转诊）

喝啤酒
会让男人"女性化"吗

上海交通大学医学院附属仁济医院男科　王鸿祥　陈 斌（教授）

吴先生的疑问：

微信"朋友圈"有文章称，啤酒中含有雌激素，男人长期喝啤酒会出现乳房发育、声音变尖、不长胡子等女性化倾向，甚至还会令精子数量减少，影响生育能力……我天天喝啤酒，最近看起来有些发胖，是不是雌激素太多的缘故？喝啤酒真的会让男人女性化吗？

男人不能没有雌激素

男性体内也有雌激素，活性最高的是雌二醇，除了由睾丸和肾上腺少量制造外，大部分是由皮肤毛囊、脂肪、神经等组织将雄激素（睾酮）转化而成。

雌激素对男性来说非常重要，完善大脑功能、保护心脏、维护骨骼健康、促进男性生育等。由此可见，男性不能没有雌激素，只有雄激素不能成为一个"完整的男人"。

当然，体内的雌激素和雄激素必须维持一种平衡。就男人而言，雄激素占主导地位，雌激素是"配角"，不能"喧宾夺主"。一旦男性体内雌激素多了，肝脏就会发挥作用，将过多的雌激素"处理"掉。

植物雌激素并非雌激素

啤酒中确实含有植物雌激素。植物雌激素是一类存在于植物中、具有杂环多酚类结构的生物活性物质，在自然界中广泛存在，主要有 3 类：异黄酮类、木酚素类和香豆素类。因为结构与雌激素相似，能和人体内雌激素受体相结合，所以被叫做"植物雌激素"，其实它们本身并不是激素。植物雌激素与雌激素不同，不会直接升高人体内的雌激素水平。因此，日常饮用啤酒，其中的植物雌激素绝对不可能破坏体内的性激素平衡，更不可能影响性征。

健康生活是"男性特征"的保证

有些男人长期饮酒，容易发胖，看起来少了些"男人味"。这不是植物雌激素引起的，而是因为摄入酒精导致能量摄入过多的缘故。

啤酒并非不能喝，但要注意适量。不管哪一类酒，过量饮用都有损健康。过量饮酒可发生严重肝损伤，受损的肝脏不能充分灭活"多余"的雌激素，可导致体内雌激素水平过高，引起男性乳腺发育、性功能减退等情况。

养成健康的生活习惯，有利于保持"男人味"：对高糖、高盐、高脂等食品说"不"；生活规律，坚持运动，拥有健康的体魄。**PM**

延伸阅读

男性能喝豆浆吗

网上流传"男性不能喝豆浆"的说法，理由同样是因为豆浆含有植物雌激素。与啤酒一样，豆浆的确含有植物雌激素（比如大豆异黄酮），但同理，它也绝对不会导致男性"女性化"。事实上，每天适量摄入豆浆有益健康，《中国居民膳食指南》推荐人们常吃大豆和豆制品（包括豆浆、豆腐等）。

莫让艾滋病"入侵"校园

上海市虹口区嘉兴路社区卫生服务中心副主任医师　毛　翔
上海中医药大学附属岳阳中西医结合医院皮肤科教授　李　斌

艾滋病的全称是获得性免疫缺陷综合征（AIDS），是由艾滋病病毒（HIV）感染引起的慢性传染性疾病。如今，高校已成为艾滋病的"危险区"。据报道，很多大学（如清华大学、北京大学、同济大学等）在校园里安装了HIV尿液匿名检测包自动售卖机。这类检测包"很受欢迎"，甚至在几个小时内就被"一抢而光"。另据报道，浙江一位大学生故意将艾滋病病毒传染给自己的同性伴侣，所幸受害人反应迅速，及时服用阻断药物逃过一劫。有数据显示，我国15～24岁中、大学生中HIV感染人数增长较快（多数为18～22岁的大学生），男性多于女性。

三个原因，助长HIV传播风险

首先，现在大学生性观念比较"开放"，但性安全、性健康方面的知识却很缺乏，很多人对HIV的知识了解不够。其次，新型合成毒品在一些大学生中的滥用，助长了艾滋病病毒传播的风险。第三，智能手机移动交友软件的流行，使偶然性行为的发生率增加。总体而言，有男男同性行为、卖淫嫖娼行为者及注射毒品者等人群，感染艾滋病病毒的风险显著增加。

六条建议，让HIV远离校园

❶ **不要恐慌**　面对艾滋病的威胁不要恐慌，最关键的是要了解相关知识，科学面对这一问题。HIV主要经性行为、静脉注射吸毒等方式传播，日常接触不会导致HIV感染。同时，应尊重他人的性取向，对艾滋病感染者不要持有偏见。

❷ **保持健康生活方式**　大学生应践行健康的生活方式，洁身自好，远离不安全性行为，远离毒品。

❸ **有性行为时坚持使用安全套**　实践证明，正确、坚持使用质量合格的安全套是预防感染性传播疾病的有效方式，尤其对预防HIV感染非常有效。因此，在发生性行为时，即使采用了其他避孕措施，仍需同时使用安全套。

❹ **有高危行为者要做HIV检测**　有高危性行为及静脉注射吸毒者，要积极去医院或HIV检测点进行相关血液指标检测。也可以利用"HIV尿液匿名检测包"自助检测，根据说明书自行采集尿液标本并寄送至专业实验室，3～5个工作日后即可通过互联网平台查询结果，操作安全，全程匿名。

❺ **事前预防**　未感染HIV的高危人群（有不洁性行为、静脉注射吸毒等高危行为，或经常与艾滋病患者密切接触者），可以事先服用HIV暴露前预防药物（抗逆转录病毒药物）进行预防，能使被感染的可能性降低。

❻ **事后阻断**　一旦发现自己发生了高危性行为，或被恶意传染了HIV，可以在72小时内服用阻断药物，预防HIV在体内扩散。72小时内正确服用阻断药物，艾滋病阻断的成功率很高，失败概率仅为5/1000左右。

感染HIV后，该怎么办

首先，要理性对待。当发现自己感染HIV后，应先去当地的疾病预防控制中心进行检查，并针对情况进行必要的治疗。要相信，经过科学合理的治疗，病情是可以得到控制的，要按时拿药、服药，积极治疗，定期复查。另外，需要说明的是，如果因为被性侵犯而感染HIV，要收集相关证据，拿起法律武器保护自己的权益。**PM**

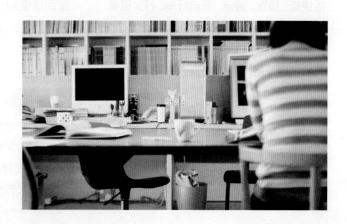

适量运动，保护膝关节

华中科技大学同济医学院附属协和医院　黄　玮　叶哲伟（主任医师）

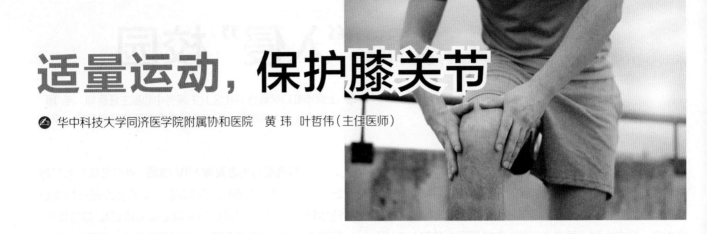

骨关节炎好发于中老年人，发病率高，以关节疼痛、僵硬和活动受限为主要症状。膝关节是骨关节炎的好发部位之一，维护膝关节健康值得引起每位中老年人的重视。

"我年纪大了，腿脚不利索，是不是应该多休息、少运动？"最近，一项研究很好地回答了这个问题。研究表明，休闲跑步者的膝骨关节炎发生率仅为 3.5%，竞技跑步者的膝骨关节炎发生率为 13.3%，久坐不动者的膝骨关节炎发生率为 10.2%。不难发现，休闲跑步者膝骨关节炎的患病率最低，而久坐不动与过高强度跑步均可引发膝骨关节疾病。因此，对中老年人来说，适当运动可减少膝骨关节炎的发生，有益骨关节健康。除了适量跑步，以下四种运动也有利于中老年人的膝关节健康。

❶ **有氧运动**　有氧运动是指人体在氧气充分供应的情况下进行的体育锻炼。包括快走、慢跑、游泳、骑自行车、打太极拳、跳健身操、踩椭圆机等。

中老年人每天宜进行 30 分钟以上的有氧运动，每周坚持锻炼 5 天以上。无运动基础的老年人可将一天的运动量分三次进行，每次 10 分钟左右。

❷ **柔韧性锻炼**　良好的柔韧性对关节健康尤为重要。锻炼时，可一手扶着桌椅，同侧单腿站立；另一只手去触碰同侧肢体的脚尖，以弯曲膝关节。通过这一拉伸过程，可增强关节周围组织的柔韧性，有助于避免膝关节损伤。

❸ **平衡训练**　平衡训练可提高关节稳定性，预防跌倒，减少跌倒造成的损伤。单足站立是最简单易行的平衡训练法：手扶墙壁或桌椅，单足站立，尽量保持身体平衡；持续 10 秒后，更换另一只脚重复上述动作；两脚交替轮换 10 ~ 15 次。

❹ **肌肉力量锻炼**　增强膝关节周围及下肢肌肉力量，可增强膝关节的稳定性。常用方法包括股四头肌等长收缩训练、直腿抬高加强训练、跪姿腿后踢训练及静蹲训练等。

● **股四头肌等长收缩训练**：坐姿或站姿情况下，将一定重量的沙袋（沙袋重量因人而异，可循序渐进，逐渐增加）固定于踝关节处，踝关节背伸，膝关节尽量伸直，缓慢抬起下肢，至距地面约 15 厘米处停下，坚持 5 秒后慢慢放下。两腿交替轮换 20 ~ 25 次。

● **直腿抬高训练**：平躺于床上，一腿绷直，慢慢抬起，与床呈 45° ~ 60°，坚持 10 ~ 15 秒后慢慢放下。两腿交替轮换 20 ~ 25 次。

● **跪姿腿后踢训练**：跪在较为柔软的垫子上，双手伸直支撑身体，腹部收紧，使手臂、大腿与地面垂直；提起一侧膝盖，往后踢腿，同时保持骨盆稳定，腿尽量伸直。两腿交替轮换 10 ~ 15 次。

● **静蹲训练**：背靠墙，双足分开，与肩同宽，脚尖朝向正前方，脚跟距墙面约一脚长为宜；随后，身体缓慢下蹲，尽可能使大腿与小腿呈 90°（可根据自身情况而定，不强求一步到位，应循序渐进），坚持 1 ~ 2 分钟。**PM**

> **特别提醒**
>
> ● 中老年人应避免长时间跑、跳、蹲等有损膝关节健康的行为。
> ● 科学合理安排每日运动，减少或避免爬山、上下楼梯、上下坡等运动。
> ● 肥胖是骨关节炎的重要危险因素，控制体重可显著改善关节功能，减轻骨关节炎患者的症状。

跳广场舞 能否增强体质

苏州大学体育学院教授 张秋霞

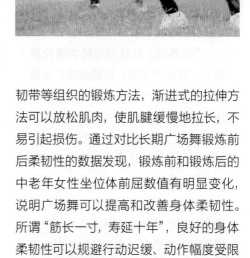

读者咨询

我是一位中年女性，经常感冒，医生说我"体质弱"，建议我采取措施提高身体素质。实际上，我也觉得自己体质一般，多走几步就感觉没力气。现在广场舞很流行，参加起来也方便，对我来说比较适合。不过，跳广场舞只是"玩一玩""放松放松"，能起到增强体质的作用吗？

身体素质，通常指的是人体肌肉活动的基本能力，是人体各器官系统功能在肌肉工作中的综合反映。身体素质一般包括力量、速度、耐力、灵敏性、柔韧性等方面。

● **力量** 力量为运动之源。人体的运动，无论是向前、向后、向左、向右，还是向上、向下，无论是直线运动，还是曲线运动，都必须依靠力量的作用才能实现。力量素质是人体肌肉工作时克服阻力的能力。力量练习方法主要包括静力性练习和动力性练习两种，跳广场舞是动力性运动，在完成各种动作时，身体需要承受不同的负荷，包括自身重力、同伴给的阻力和手持小器械的重量等，会对肌肉产生或多或少的刺激。加之广场舞运动属于较长时间的低强度有氧运动，对提高长时间力量耐力（有氧供能）会起到促进作用。

● **速度** 速度素质指人体快速运动的能力，也指人体或者人体某一部分快速移动、快速完成动作和快速做出运动反应的能力，包括动作速度、位移速度和反应速度。速度素质随着年龄的增长逐渐降低，而长期坚持广场舞运动，可以减缓动作速度和位移速度的衰退。反应速度动用肌群少，直接反映大脑皮质中枢神经系统对信号刺激的反应能力，保持运动习惯，对维持反应速度也有积极作用。

● **耐力** 耐力素质是指身体在较长时间内保持特定强度负荷或动作质量的能力，对人的生活能力及运动能力都有重要影响。人体耐力素质提高，总是伴随着心血管系统供能的提高和有氧代谢能力的改善。广场舞运动一般持续30分钟以上，强度不大，负荷较小，符合耐力素质训练中持续训练法的各种量度，会促进耐力素质特别是有氧耐力素质的发展。

● **柔韧性** 柔韧性是指人体关节活动幅度，以及关节韧带、肌腱、肌肉、皮肤和其他组织的弹性和伸展能力。提高柔韧性可采用拉长肌肉、肌腱及韧带等组织的锻炼方法，渐进式的拉伸方法可以放松肌肉，使肌腱缓慢地拉长，不易引起损伤。通过对比长期广场舞锻炼前后柔韧性的数据发现，锻炼前和锻炼后的中老年女性坐位体前屈数值有明显变化，说明广场舞可以提高和改善身体柔韧性。所谓"筋长一寸，寿延十年"，良好的身体柔韧性可以规避行动迟缓、动作幅度受限的危害，延年益寿。

● **灵敏性** 灵敏性是指在各种突然变

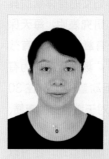

专家简介

张秋霞 苏州大学体育学院教授、运动康复系副主任，中国体育科学学会运动生物力学分会秘书长，江苏省体育科学学会运动医学与康复专业委员会常委，中国中西医结合学会运动医学专业委员会常委。主要从事康复评定与运动康复、生物力学与运动控制的教学与科研工作。

换的条件下，不损失身体平衡、力量、速度或身体控制能力，能够迅速、准确、协调地改变身体运动的空间位置和运动方向的能力。广场舞的音乐节奏感强，人们随着音乐的节律活动肢体，动作强度虽然不大，但一系列动作做下来可以协调身体各部位的运动，起到活动肢体、增强神经肌肉控制能力、增加身体灵敏性的作用。

总之，长期坚持广场舞运动，可以起到增强身体素质的作用。**PM**

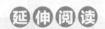

坚持广场舞运动，可增强心肺功能

"体质弱"往往与心肺功能较差有关。有研究表明，长期参加广场舞运动的中年女性，其安静脉搏、舒张压低于很少运动的女性，而肺活量高于很少参加运动的女性。这充分说明，长期参加广场舞运动可明显改善中老年女性的心肺功能。

最大摄氧量是反映人体在极量运动负荷时心肺功能水平高低的一个主要指标，也是估计身体工作能力的重要依据。调查发现，长期参加各种有氧运动的中年女性，其最大摄氧量均好于较少运动组，说明长期参加有氧运动对提高中老年妇女的身体素质具有一定促进作用。研究表明，每天保持30分钟以上的有氧运动可以有效增强身体免疫力。广场舞运动作为有氧运动，每天的运动量能保持在30分钟至1个小时，对于增强身体素质、提高免疫力有积极作用。

此外，参加广场舞运动，还可以消除疲劳、缓解压力、增进交往、提高社会融入感、调节心情，使人保持良好的心理状态。

小豪的遭遇

一周前的一天，14岁的小豪上完体育课突感下体一阵疼痛。起初，他以为这是运动拉伤造成的，且出于害羞，没把这件事告诉任何人，心想自己忍一忍便过去了。不料，随着时间流逝，阴囊疼痛丝毫没有减轻，反而愈演愈烈。第二天，阴囊肿痛难忍，小豪这才告诉父母，随后便来到医院。急诊B超检查显示，小豪左侧睾丸扭转，因时间过长已缺血、坏死，须立即手术切除。听到这个消息，小豪的父母呆坐在急诊室内久久不能接受。不过是阴囊疼痛，怎会失去睾丸？一侧睾丸切除后，另一侧会发生扭转吗？

泌尿外科门、急诊常遇到因"阴囊肿痛"来就诊的男孩子。引起阴囊肿痛的原因包括睾丸附睾炎、睾丸附件扭转、睾丸扭转等。其中，睾丸扭转最需要引起家长的重视。睾丸扭转一旦发生，若不能及时复位，会造成睾丸缺血、坏死。然而，不少家长却因缺乏认识而将其错当成睾丸炎，使孩子错失保留睾丸的最佳时机。

睾丸扭转可致睾丸坏死

若将睾丸、附睾比作"瓜"，为睾丸供血的精索血管就是"瓜上的藤"。阴囊内的睾丸、附睾及精索血管像钟摆一样悬挂于阴囊鞘膜内。当睾丸活动度大时，便可发生睾丸扭转、精索血管打结，导致血供减少，睾丸慢慢坏死。

睾丸扭转多见于青少年（12～18岁），多在睡眠中或刚起床时发生，剧烈运动、外伤撞击、温度变化、精神过度紧张等均可为诱因。

阴囊肿痛，超声检查有助诊断

睾丸扭转的典型症状如下。

❶ **痛**：孩子可出现突发性阴囊疼痛，疼痛不易缓解，常逐渐加重，疼痛范围可放射至腹股沟、大腿根部或下腹部。部分孩子可出现恶心、呕吐、走路困难等症状。

❷ **肿**：阴囊可在数小时内迅速肿胀，伴触痛。扭转初期，睾丸、附睾位置尚可分辨；数小时后，阴囊壁持续增厚、肿胀，无法分清睾丸和附睾。此外，睾丸位置可能上移或呈横位，腹股沟区可摸到粗大的精索血管，托高睾丸不能缓解疼痛，提睾反射（用钝头棉签由下向上轻划大腿内侧皮肤，正常情况下可引起同侧提睾肌收缩，使睾丸上提）为阴性。

年纪较小的孩子常因表述不清而增加诊断难度，家长可观察孩子是否有不明原因的厌食、躁动不安等表现，以及时发现异常。

除了睾丸扭转，睾丸附睾炎、睾丸附件扭转同样可引起睾丸疼痛、阴囊肿胀等表现，需通过超声检查进行鉴别诊断。发生睾丸扭转时，超声检

小小年纪，痛失睾丸

上海儿童医学中心泌尿外科主任医师　孙 杰

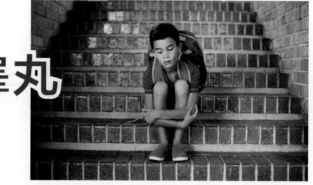

查可见患侧睾丸增大，回声减低，血流信号明显减少或消失；而急性睾丸附睾炎则可见睾丸、附睾内血流增加。因此，孩子出现阴囊肿痛，家长应及时带孩子到医院就诊，由专科医生及时诊断并治疗。

睾丸扭转须"扭转"治疗

睾丸扭转的治疗方法有手法复位和手术复位两种。

❶ 手法复位 双手在阴囊外挤压睾丸向一侧旋转，尝试复位。复位后最明显的表现是疼痛即刻减轻。手法复位虽方便、快速，但因睾丸扭转方向不清，故操作的盲目性较大。部分经手法复位后的患者，肿、痛症状虽有缓解，但仍有可能残留小角度扭转。因此，手法复位应在超声引导下进行。值得注意的是，手法复位不能预防睾丸扭转复发。

❷ 手术复位 手术治疗睾丸扭转需切开睾丸鞘膜，暴露睾丸及精索血管。若睾丸扭转时间短，睾丸未完全坏死，手术复位后需观察睾丸血管再灌注情况，待恢复血供后将睾丸固定于阴囊内，防止睾丸再次扭转。若睾丸完全坏死，手术切除患侧睾丸后，可对健侧睾丸施行预防性睾丸固定术，预防扭转的发生。

保睾丸，宜早不宜迟

睾丸扭转的治疗目的是挽救睾丸。一旦怀疑睾丸扭转，越早复位，治疗效果越好。一般地说，在 4~6 小时内复位，睾丸可存活，且无严重不良后果；超过 24 小时复位，多数患者的睾丸已缺血、坏死。除扭转时间长短外，扭转程度也是重要影响因素，持续扭转 90°、180°、360°、720° 时，发生睾丸坏死的时间分别为 7 天、3~4 天、12~24 小时、2 小时。**PM**

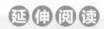

延伸阅读

近年来的研究发现，睾丸扭转复位者，精子畸形的比例高于睾丸切除者，这与睾丸扭转再复位导致的缺血－再灌注损伤有关。当发生睾丸扭转后，生精细胞凋亡，可诱导抗精子抗体形成，从而伤害健侧睾丸。此外，某些毒性物质可引起健侧睾丸发生病变：当患侧睾丸血供恢复后，自由基大量释放，导致细胞内钙离子超载，激活白细胞，使健侧睾丸生精功能受损。因此，睾丸扭转病史是男性不育的重要原因。

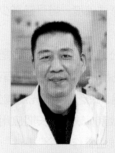

专家简介

孙 杰 上海儿童医学中心暨国家儿童医学中心泌尿外科主任、主任医师、教授、博士生导师，中华医学会小儿外科学分会泌尿外科学组委员，中国医师协会男科医师分会男性外生殖器整形与康复专业委员会委员。擅长腹腔镜微创手术、输尿管镜下碎石、泌尿生殖系统良恶性肿瘤的诊治，以及神经源性膀胱的起搏器调控。

专家门诊：周五上午
特需门诊：周二下午、周六上午

防治骨质疏松=补钙？

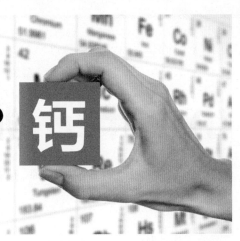

山东省济南医院糖尿病诊疗中心主任医师　王建华

张女士的疑惑：

我母亲今年65岁，前两天喝水的时候不小心呛了一下，咳嗽了两声，居然引起肋骨骨折，医生说是严重骨质疏松造成的。我母亲常年坚持服用钙片，为什么还会出现这么严重的骨质疏松呢？

要回答张女士的问题，得先从骨质疏松症的发病机制说起。

骨质疏松症多见于绝经后妇女及老年人，是一种以骨量减少和骨组织微结构破坏为特征，导致骨脆性增加和易于骨折的代谢性骨病。

人体的骨骼时时刻刻都处于"新旧更替"的变化中，新骨不断生成（骨形成），旧骨不断被吞噬（骨吸收）。随着年龄增长，"骨形成"与"骨吸收"之间的动态平衡被打破，骨吸收速度大于骨形成速度，当骨量减少到一定程度时，骨质疏松就发生了。

一提到骨质疏松，人们首先想到的是"缺钙"。其实，骨质疏松的病因不光是钙摄入不足，还有诸多因素参与其中，如维生素D不足、缺乏活动、光照减少、吸烟、嗜酒、性激素（尤其是雌激素）缺乏、长期应用糖皮质激素等。如果把骨质疏松的发生看作一个"事件"，那么这起事件的发生涉及若干环节：钙摄入不足，肠道对钙的吸收欠佳，血中的钙不能顺利地沉积到骨骼中，骨钙被大量溶解释放入血，肾脏对钙的排泄增加，等等。由此可知，补钙只是解决了其中的一个环节（钙摄入不足），对后面的诸多环节并无作用。

如果肠道对钙的吸收不好，往往是因为缺乏维生素D。

如果体内维生素D不足，即便补充再多的钙，身体也无法有效吸收。人体所需的维生素D主要是在阳光中紫外线的照射下由皮肤合成的，通过饮食摄入的维生素D其实很少。因此，老年人平常一定要注意多晒太阳，不要隔着玻璃晒，应让紫外线直接照射到皮肤上，使机体能够合成足够的维生素D。行动不便、户外活动少、光照不足的老年人，应额外补充维生素D。如果患者有肝肾功能减退，不能将普通维生素D活化，最好"一步到位"，直接补充活性维生素D，如α-骨化醇或骨化三醇。

如果血中的钙不能沉积到骨骼中，或骨头里的钙溶出增加，往往是因为体内的钙调节激素（主要包括甲状旁腺激素、降钙素、维生素D）失衡，导致破骨细胞活性大于成骨细胞活性，最终使骨头逐渐被"掏空"（发生骨质疏松症）。针对这种情况，单纯补钙显然不行，还要结合患者的具体病情，给予相应的"抗骨质疏松药物"治疗。这些药物包括双膦酸盐类、雌激素或选择性雌激素受体调节剂、鲑鱼降钙素、甲状旁腺素类似物等，通过抑制破骨细胞的活性、增强成骨细胞的活性，防治骨质疏松。

以绝经后妇女为例，由于雌激素缺乏，破骨细胞活性增强，成骨细胞活性下降，"骨吸收"大于"骨形成"，导致骨质大量流失；尽管补充了大量的钙，但最终仍然"收"不抵"支"，骨质疏松的发生也就在所难免。因此，防治骨质疏松不能光靠"补"（补充钙剂及维生素D），还要"堵"（抑制骨吸收、减少骨流失）。

总之，骨质疏松的发生远非单纯缺钙那么简单，光靠补钙往往不够，一定要"多管齐下"，在生活方式干预、补充钙剂和维生素D的基础上，配合使用抗骨质疏松药物，方能达到满意的治疗效果。**PM**

众所周知，吸烟对健康可谓有百害而无一利，不仅损害呼吸系统，对消化系统、神经系统、心血管系统也有较大的损害，更是癌症诱因之一。戒烟难，难在成瘾性及不科学戒烟导致的焦虑、头痛、恶心等戒断综合征。

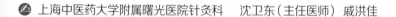

中医药戒烟，
不妨一试

上海中医药大学附属曙光医院针灸科　沈卫东（主任医师）戚洪佳

目前常用的戒烟方法一般有两种。

尚未成瘾或者对烟草依赖程度较低的吸烟者，可听从医生等人的戒烟建议，激发自身戒烟动机，凭毅力戒烟。

已经成瘾或者烟草依赖程度较高的吸烟者，可采用药物干预。干预方式之一是尼古丁替代疗法，通过向人体提供尼古丁来替代从烟草中获得的尼古丁，这是国际上普遍认为比较安全的疗法；还有一种干预方式是非尼古丁类戒烟药，通过抑制多巴胺和去甲肾上腺素的重摄取，以及阻断尼古丁乙酰胆碱受体，从而达到戒烟目的。

不能靠自身毅力戒烟，又不愿意用西药戒烟或经西药戒烟未见明显疗效者，可试试中医药戒烟方法。

大多数学者认为，烟草于16世纪末（明万历年间）传入我国，此后开始盛行。明、清医药学家早已观察到烟草对人体的毒副作用：《滇南本草》中记载，烟草"令人烦乱，不省人事……"；《本草汇言》记载，"偶有食之，其气闭，闷昏如死，则非善物可知矣"。《救迷良方》是现存的第一部中医戒烟专著，初步构建了中医戒烟的理论体系。现今，中医药戒烟方法主要有以下两类。

❶ 针灸戒烟

烟草从口鼻而入，先入于肺，损耗津液，导致肺阴亏损，甚则影响心、脾、肾等其他脏腑功能。此外，戒烟也可出现心烦、纳差、神疲等症状。针灸戒烟通过对经络气血的调整，可缓解吸烟者对尼古丁的依赖性，改善戒烟所致的一系列症状。临床上常可见患者在针灸治疗后，对烟的味觉发生改变，变得不想吸烟。

针灸治疗时，常取用神门穴镇静安神，配伍合谷清热、肺经穴位止咳化痰、脾胃经穴位健脾和胃化痰等。此外，甜美穴为戒烟特效穴，因刺激此穴位后患者产生甜美感觉而得名，位于腕背部列缺穴与阳溪穴连线中点，由一位美国医生欧尔姆（Olms）于1981年发现。他用此穴治疗5000名烟瘾者，成功率达80%。针灸治疗每日1次，每次留针30分钟，10次为一个疗程。

耳穴治疗的辨证原理同上，取神门穴镇静安神，取肺、口、脾、胃、内分泌以及皮质下，通过经络调节人体平衡而达到戒烟目的。耳穴可每天按揉4～6次，每次1～2分钟，留置5天后更换，4～8次为一个疗程。

针灸和耳穴可单独治疗，也可联合运用。此外，还可配合穴位贴敷、埋针、拔罐等方法，也可针药结合治疗。

❷ 中药戒烟

中药戒烟根据患者不同的临床表现，辨证论治，分别立方。对肺瘾证，以咳嗽、咯痰等肺系症状为主要表现，治宜调补肺气，滋养肺阴；对心瘾证，以心悸怔忡、不寐等心系症状为主要表现，治宜补益心血，养血安神。治时也可以配制药茶，以鱼腥草、薄荷、远志等代茶饮。此外，还可以将中药制成戒烟糖、戒烟酒、中药烟杆等，或者通过食疗来达到戒烟的目的。**PM**

梅雨季节的到来令很多朋友感到胸闷不适、恶心纳差，有些人会自制"祛湿药膳"来改善症状。那么，具有祛湿功效的药食两用食材有哪些？是否适合所有人食用呢？

红豆薏仁祛湿，
并非人人适合

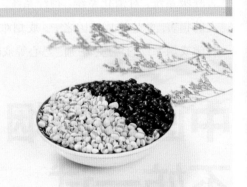

上海中医药大学教授　王海颖

很多食物发挥着药食两用的作用。"药食同源"是古人在发现食物和药物中总结的智慧。唐代大医家孙思邈说："用之充饥则谓之食，以其疗病则谓之药。"这类食物和药物一样具有偏性、四气五味，除了提供基本的营养外，还具有治疗功效。

常用祛湿食材

●**茯苓**　味甘、淡，性平，具有利水渗湿、健脾、宁心安神的功效，用于水肿及脾虚食少便溏。

●**薏苡仁**　味甘、淡，性凉，具有利水渗湿、健脾止泻、除痹、排脓、解毒散结的功效，用于水肿、脾虚泄泻。

●**赤小豆**　味甘、酸，性平，具有利水消肿、解毒排脓的功效，用于疮痈肿毒、水肿胀满。

●**白扁豆**　味甘，性温，具有健脾化湿、和中消暑的功效，用于脾胃虚弱、食欲不振、暑湿吐泻。

●**芡实**　味甘、涩，性平，具有益肾固精、补脾止泻、除湿止带的功效，用于脾虚久泻、肾虚遗精遗尿、带下。

●**砂仁**　味辛，性温，具有化湿开胃、温中止泻、理气安胎的功效，用于湿阻中焦、脾胃气滞之脘腹胀痛及脾胃虚寒、呕吐泄泻。

●**荷叶**　味苦，性平，具有清暑化湿、升发清阳、凉血止血的功效，用于暑热烦渴、暑湿泄泻、脾虚泄泻。

●**橘皮**　味辛、苦，性温，具有理气健脾、燥湿化痰的功效，用于湿阻中焦、脾胃气滞之脘腹胀满、食少吐泻。

●**藿香**　味辛，性微温，具有芳香化湿、和中止呕、发表解暑的功效，用于湿阻中焦、恶心呕吐、暑湿证、胸闷不适。

祛湿食材并非适合所有人

药食两用中药不等同于食物，它们有偏性，有一些可能有轻微的毒性，但总体安全系数较大，长期或大量应用不易中毒。也正因如此，其毒性容易被忽视，人们在应用时容易出现一些误区，最常见的现象是有人一年四季长期食用诸如"薏苡仁赤小豆粥"来祛湿养生，认为这样有助于保持健康。

实际上，以"全民养生佳品"薏苡仁为例，这味药材药性微寒，具有健脾利水之功，又是禾本科的代表植物，味美易得，生品善清肺热、消痈排脓；炒薏苡仁更适合健脾利湿，可以用于脾虚水肿、脾虚泄泻，故若长期服用，

炒薏苡仁更适合。需要注意的是，薏苡仁可以促进子宫收缩，《品汇精要》中提到"妊娠不可服"；《得配本草》更加具体地对不适用的人群加以限制，"肾水不足，脾阴不足，气虚下陷，妊娠，四者禁用"，即气血不足者和阴虚、津液亏少、经常口干者不适合长期食用薏苡仁；脾虚便溏者也只适合食用炒薏苡仁，而非生薏苡仁。

其他祛湿食材，也有各自的适合或限食人群，如：茯苓较适合大众食用，但大便干燥者不适合长期食用；藿香较适合暑热季节感受风寒、内伤暑湿时服用；荷叶最适合夏季鲜品煮粥或加入肉食中蒸制，以调味增色；白

扁豆可调脾胃、养肺，但含有非特异性植物凝集素，对凝血酶有一定的抑制作用，且有一定的毒性，加热及增加煎煮时间可使毒性大减；砂仁较适合作为调味品食用；赤小豆可使湿热从小便排出，配合鲫鱼等做成"赤小豆鲫鱼汤"，适合水肿患者；芡实较适合脾虚便溏者、妇女脾虚带下、慢性肾病，也适合有蛋白尿的患者，但便秘及排便困难者要慎用；橘皮较适合制作药膳，如"陈皮牛肉"或"陈皮山楂"等，有健胃消食、促进消化的作用。

辨体质，选食材

如果不辨体质，不明药性寒热、适应证与禁忌证，盲目滥用以上食材，后果可能不尽如人意。药性有寒热，人的体质也有寒热，在应用药食两用中药时，首先要知道自己的体质是寒性还是热性。

● **寒性体质** 多属阳虚，形体多白胖，面色无华，形寒喜暖，四肢冷，大便溏薄，夜尿清长，毛发易落，脉沉无力，舌体胖、舌质淡、多齿痕，宜选择温热之性的中药，如丁香、八角茴香、小茴香、肉桂、花椒、高良姜、姜（生姜、干姜）、黑胡椒等药食两用中药。

● **热性体质** 多属阴虚，形体多消瘦，面色潮红，口干咽燥，常喜冷饮，手足心热，少眠心烦，易便秘，尿时黄，舌质红而少苔或无苔，脉弦细而数，宜选择寒凉之性的中药，如百合、玉竹、菊花、决明子、栀子、金银花、槐花、枸杞子等。

● **气滞型体质** 多见形体偏瘦，面色苍黄，胸胁满闷，时欲太息，或咽中时有物梗，舌质偏黯，脉沉弦或兼涩，宜选择有行气之功的佛手、香橼、橘红、橘皮、薄荷等。

● **痰浊型体质** 多形体肥胖，皮肉易松弛，身重，头昏，胸闷脘痞，便溏，舌体胖大，苔腻，脉濡或滑，宜选择具化痰或祛湿之功的茯苓、香薷、紫苏、薏苡仁、藿香等药食两用中药。

梅雨季节，巧选祛湿食材

立夏过后，进入小满，雨水变多，天气闷热潮湿，人易受到湿邪的侵袭，出现胸闷、心悸、食欲不振、全身困乏，还常伴有精神萎靡、嗜睡等症状。由于脾"喜燥恶湿"，受湿邪影响最大，此时脾胃消化功能较差。所以，在小满、芒种节气，应以健脾化湿为主。藿香、砂仁、豆蔻等均属气味芳香的药物，含挥发油，煎煮时间不宜太长，10～15分钟即可。芳香药物做成调味品使用更佳。白扁豆、赤小豆等豆类食物应煮熟食用，否则易中毒。

● **茯苓饼**

【原料】七成粳米，三成白糯米，再加适量茯苓、芡实、莲子肉、山药。

【做法】原料共碾成粉末，加水适量，搅拌均匀做饼。日常食用。

● **山药薏仁茯苓粳米粥**

【原料】茯苓（研末）30 克，薏苡仁 30 克，山药 50 克，粳米 100 克。

【做法】将粳米、薏苡仁、山药加水适量，煮至半熟，放入茯苓粉，和匀后煮熟，空腹服用。

● **薏仁茯苓香菇鸡肉粥**

【原料】薏苡仁 200 克，茯苓 10 克，粳米 200 克，鸡胸脯肉 50 克，干香菇 4 个。

【做法】将香菇泡发，切丁。鸡脯肉去皮、去油脂，入锅内煮 30～40 分钟后捞出，切丁。茯苓研粉。薏苡仁洗净，用热水浸泡一夜，沥干后加 7 倍清水煮沸，熬烂。将粳米加 5 倍清水煮 1 小时，与薏苡仁粥合并，加入香菇、鸡肉丁、茯苓粉，煮至稠为度。服食时可加调料。

● **赤小豆鲫鱼汤**

【原料】赤小豆 50 克，鲫鱼 1 尾（约 500 克），陈皮、草果各 6 克，葱、姜、胡椒各少许。

【做法】煮汤，每日 1 次，连服 1 个月。适合低蛋白引起的水肿、腹水及营养不良性水肿者食用。

● **五香粉**

将砂仁、丁香、花椒、八角、茴香和肉蔻等香料的粉末混合，制成"五香粉"，可以用来制作五香豆腐、五香豆等。**PM**

小贴士

长期服用降压、降糖或调节血脂等药物的患者，在选择药食两用中药时，要咨询执业中医师或中药师，以免中西药拮抗，降低彼此药效，或增加毒副作用等。如果服药后出现不适，应及时就医。

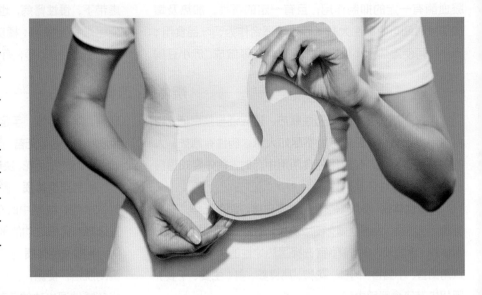

在门诊，经常有患者神色焦虑地拿着胃镜活检的病理报告前来询问，报告上的"中度萎缩性胃炎伴轻度肠化生""肠化生(++)"等描述让他们感到紧张困惑：肠化生是什么？听说肠化生是胃癌的癌前病变，果真如此吗？要了解肠化生，就要先从慢性萎缩性胃炎说起。

认识肠化生，防患于"胃"然

上海中医药大学附属岳阳中西医结合医院
消化科主任医师　王晓素

认识慢性萎缩性胃炎

慢性胃炎是一种常见疾病，发病率居各种胃病之首，主要因胃黏膜上皮遇到各种致病因子（如药物、微生物、毒素和胆汁反流等）的反复刺激，发生慢性持续性炎症性病变后形成。临床上，慢性胃炎分为慢性非萎缩性胃炎和慢性萎缩性胃炎。慢性萎缩性胃炎患者的胃黏膜上皮和腺体萎缩，数目减少，胃黏膜变薄，黏膜基层增厚，可伴幽门腺化生、肠腺化生（肠上皮化生）或异型增生。肠上皮化生合并慢性萎缩性胃炎患者中，约 65.5% 合并肠上皮化生。

慢性萎缩性胃炎的临床表现缺乏特异性，且症状轻重与胃黏膜的病变程度并不一致。大多数患者有程度不同的消化不良症状，个别伴黏膜糜烂者上腹痛较明显，可有出血等情况发生。常见症状如下。

❶ **上腹痛** 疼痛多不规律，与饮食无关。一般表现为弥漫性上腹部灼痛、隐痛、胀痛等，极少数患者表现为绞痛并向背部放射，易被误诊为心绞痛。

❷ **腹胀** 上腹部胀满痞闷，进食后较明显；或上腹部堵塞沉重，似有东西阻隔于胸口，使人恶心、欲呕。

❸ **嗳气** 因胃动力障碍、胃酸相对缺乏或胃内发酵产气等因素，胃内气体积存，常致嗳气。

❹ **食欲不振** 食欲减退，或时好时坏。

看懂胃镜检查报告

慢性胃炎的诊断主要靠胃镜检查及胃黏膜活检，非萎缩性胃炎和萎缩性胃炎在胃镜下的表现不同。

● **非萎缩性胃炎（浅表性胃炎）** 胃镜下可见红斑（点状、条状、片状），黏膜粗糙不平，出血点或出血斑，黏膜水肿或渗出。

● **萎缩性胃炎** 胃镜下可见黏膜红白相间、以白色为主，黏膜皱襞变平甚至消失，黏膜下血管纹理显露，黏膜呈颗粒状或结节样。

胃镜下黏膜活检可取 2～5 块胃黏膜组织，观察其组织学变化，对慢性炎症、活动性炎症、萎缩、肠上皮化生、异型增生和幽门螺杆菌感染等予以分级，"+"为轻度，"++"为中度，"+++"为重度。

中、西医眼里的肠上皮化生

● 西医：肠上皮化生可能是癌前病变

肠上皮化生是慢性萎缩性胃炎的常见表现，是指胃黏膜固有腺体被肠腺或假幽门腺所替代。"正常胃黏膜–浅表性胃炎–萎缩性胃炎–肠上皮化生–异型增生–胃癌"是科雷亚提出的慢性胃炎向胃癌演变的规律模式（Correa级联反应），已得到广泛认同。因此，慢性萎缩性胃炎被称为胃癌的癌前疾病，肠上皮化生、异型增生则被称为胃癌的癌前病变。其中，肠上皮化生按组织学分类可分为小肠型化生和大肠型化生，这二者又可分别分为完全性化生和不完全性化生。

❶ 小肠型化生 上皮分化好，较为常见，广泛见于各种良性胃病（检出率为 57.8%），尤其多见于慢性胃炎。随着炎症的发展，化生逐渐加重。

❷ 大肠型化生 上皮分化差，在良性胃病中检出率很低（约 11.3%），但在肠型胃癌旁的黏膜中检出率很高（约 88.2%），说明大肠型化生与胃癌的发生有密切关系。

● 中医：肠上皮化生为瘀阻胃络之证候

古代并无慢性萎缩性胃炎之称，现代医家根据慢性萎缩性胃炎的临床症状将其归于中医学的"胃痞""痞满""胃痛"等病范畴。其病因复杂多样，感受外邪、饮食内伤、情志失调、久病体虚等因素均会损伤脾胃，导致脾胃升降功能失调、中焦气机不利，进而引起脾胃失和，湿毒瘀结，胃络损伤，胃黏膜失于荣养，促进慢性萎缩性胃炎及肠上皮化生的发生和发展。

肠上皮化生的中、西医治疗

● 西医治疗

目前，肠上皮化生尚未被列为独立的疾病。西医的治疗主要以纠正病因（如根除幽门螺杆菌等），抑制胃酸、保护胃黏膜、促进胃肠动力等为主。伴幽门螺杆菌（Hp）感染者，应予以规范的抗 Hp 治疗；对于内镜下局限性的可疑病灶，可采取内镜下黏膜切除术或剥离术。

● 中医治疗

辨证论治是中医治疗疾病的基本原则，慢性萎缩性胃炎的中医证型一般分为肝胃不和（肝胃气滞、肝胃郁热）、脾胃湿热、脾胃虚弱（脾胃气虚、脾胃虚寒）、胃阴不足、胃络瘀阻等，其中以脾胃虚弱最为多见。

中医讲究个体化治疗，在辨证的基础上结合辨病论治，采用健脾芳香化湿、疏肝理气、行气活血的方法治疗半年左右，对萎缩性胃炎和肠上皮化生具有一定的逆转功效。中成药胃复春，以及某些中药饮片，如莪术、白花蛇舌草、七叶一枝花、铁树叶、半枝莲、佛手、八月札等，可改善萎缩性胃炎和肠上皮化生的临床症状，阻止或延缓病情进一步发展。PM

专家简介

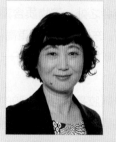

王晓素 上海中医药大学附属岳阳中西医结合医院消化科主任医师、博士生导师，中国医师协会中西医结合医师分会肝病专委会常务委员，中国民族医药学会肝病分会常务理事。擅长中医、中西医结合诊治消化系统疾病，如肝病、胆石症、胃肠病等。

专家门诊：周一下午
特需门诊：周三上午、周四下午（青海路名医特诊部）

近年来，在一些宣传炒作下，阿胶被冠以"补血圣药""滋补国宝"等各种称号。阿胶真的是无所不能的滋补圣品吗?

阿胶非万能滋补药

中国中医科学院广安门医院妇科主任医师　吴向红

原料考证: 驴皮与东阿水

《神农本草经》中已有"阿胶""傅致胶"的记载，由动物皮熬制而成。古代熬制胶的主要原料是牛皮:"鹿胶青白，煮鹿角作之;牛胶火赤，煮牛皮作之，出东阿。"南北朝《名医别录》中明确指出:"阿胶，生东平郡，牛皮作之，出东阿。"唐代《千金方·食治》记载，牛皮、马皮、驴皮均被用来制作阿胶，说明阿胶的原料逐渐多元化。到了元代、宋代，由于牛皮主要用于军备，如制作甲胄、弓弩等，货源紧俏，不敷他用，于是政府颁布了"牛皮之禁"，不准民间私藏牛皮，牛皮逐渐退出了熬胶市场。而毛驴，既不能像骏马一样在战场上冲锋陷阵，又不能如黄牛一样在农田中拉犁，所以驴皮成为制作阿胶的主要原料。

究竟驴皮的功效可否与牛皮相比，争论一直持续到明代，直到李时珍在《本草纲目》中将驴皮阿胶列为"圣药"才告一段落。此后，以牛皮为原料所制造的胶被称为黄明胶，以驴皮为原料制造的胶特称为阿胶。现今驴皮已经成为阿胶原料的主流，《中国药典》也确定了驴皮作为阿胶原料的法定地位。

熬制阿胶所用的水，明清以来的文献均记载为东阿的井水。《图经本草》载:"阿胶以阿县城北的井水作煮者为真。"由此可见，阿胶与东阿水质有密切关系。清《本草从新》云:"阿胶用黑驴皮、阿井水煎成。"东阿地下水发源于泰山与太行山两山山脉的交会之处，矿物质含量高，营养元素多，微量元素极为丰富。东阿地下水比重高，每50升比一般水重1.5～2千克，矿物质含量则高于一般水质几倍乃至几十倍。

据《中国药典》2015版记载，阿胶是马科动物驴的干燥皮或鲜皮经煎煮、浓缩制成的固体胶，其制法是将驴皮浸泡去毛，切块洗净，分次水煎，滤过，合并滤液，浓缩(可分别加入适量的黄酒、冰糖及豆油)至稠膏状，冷凝，切块，晾干，即得。

主要功效: 滋阴润燥、补血止血

世界上没有适合任何人的补益万能药，中医用药应辨证论治，对症用药，才能药尽其用，达到治疗和调养的目的。

《本草纲目》记载:阿胶为治疗吐血、衄血、血淋、血尿、肠风下痢，女人血痛、血枯、经水不调、无子、崩中带下、胎前产后诸疾圣药也。《中国药典》记载:阿胶性平味甘，归肺、肝、肾经，具补血滋阴、润燥、止血功能，用于血虚萎黄、眩晕心悸、肌痿无力、心烦不眠、虚风内动、肺燥咳嗽、劳嗽咯血、吐血尿血、便血崩漏、妊娠胎漏，常规用量为每天3～9克，烊化兑服。

阿胶滋阴润燥，可改善由燥邪伤肺引起的干咳少痰、痰中带血等;补血止血功能适用于各种出血症，被历代医家视为补虚、养血及改善各种出血症的必备良药。此外，阿胶还有安胎、治疗妇科疾病、滋补强身、美容健脑、改善亚健康等功效。但感冒发烧者，痰湿体质、湿热内蕴者，脾虚、消化功能弱者，以及血瘀证者等，皆不宜服用阿胶。

辨别品质: 看、测、闻

有些消费者担心阿胶存在重金属等超标的问题。对此，《中国药典》明确规定:合格的阿胶中，铅含量不得超过5毫克/千克，镉含量不得超过0.3毫克/千克，砷含量不得超过2毫克/千克，汞含量不得超过0.2毫克/千克，铜含量不得超过20毫克/千克。

购买阿胶时，应注意通过正规渠道，另可从以下三方面来辨别阿胶的品质。

- **看色泽**　好的阿胶色如莹漆，表面平整，光滑细腻，对光照呈棕色半透明状，光透如琥珀。品质差的阿胶，通常颜色乌黑，表面不光滑，无光泽。

- **测质地**　好的阿胶质地脆硬，一拍即碎，断面光亮，经夏不软。品质差的阿胶，不易碎，断面黏腻，经夏变软。

- **闻味道**　好的阿胶打粉、熬胶后有独特的胶香味，口感醇厚，含而可化。品质差的阿胶有腥臭味。**PM**

医生不该对患者关上"心门"

郑州大学第一附属医院副主任医师　郭红军

前些日子，山东聊城的"假药门"被炒得沸沸扬扬，再一次将本就趋于紧张的医患关系推向"冰点"。简单梳理一下这个事件：一位医生为癌症患者的女儿提供了购买某种抗癌药的线索，患者女儿通过其他病友获得了两瓶抗癌药。但后来该患者医治无效死亡，患者女儿便将父亲去世的原因归于医生推荐的药物，并多次辱骂医生，扰乱医院秩序。经过部分媒体的渲染，这个事件演变成了医生卖假药牟利，给当事医生带来了极大的压力。公安机关多方查证，未发现当事医生从中牟利，也没有证据证明患者的死亡与药品有直接关系，最终对当事医生做出终止侦查的决定。

事件本身伴随警方的通报结束了，但余波仍在继续。"假药门"关上后，很多医务工作者的"心门"也将关上。一些医院明令禁止医生为患者开具自家医院没有的药，也有一部分患者表示不敢再轻易帮助其他病友。看到这样的消息，我感到很悲哀。这样一件个案，居然导致一大堆无辜的人跟着遭受"歧视"，并且不能获得很好的救治。

不可否认，每个人都有保护自己的权利，医生也不例外。可是如果真的因为这件事就如惊弓之鸟，将人与人之间的信任与善良全部撕裂，不敢再去帮助陷于困境的人，是否违背了我们医务工作者的初心？

我们每位医务工作者都曾经宣读过这样的誓言："我决心竭尽全力除人类之病痛，助健康之完美，维护医术的圣洁和荣誉，救死扶伤，不辞艰辛，执着追求！"如今，誓言犹在耳畔，但理想和现实总是存在差异。面对此情此景，你会如何选择？是选择自我保护，向现实投降，还是选择义无反顾，继续救死扶伤的理想？我选择后者。

倘若医生不把系在心里的这个结打开，把每一位患者都当作"假药门"里的患者方看待，加以防备，甚至拒绝收治，那么我们还如何做到"除人类之病痛，助健康之完美"呢？医院焉能因为一次"战争"就草木皆兵呢？

任何事情，我们都很难做到尽善尽美，但我们可以做到问心无愧。行医亦是如此。虽然医学不能做到挽救每一个人的生命于危困，但是面对患者，我们可以做到尽心、尽责。只要问心无愧，一点小插曲不应该影响主旋律，我们的理想不应该就此轻易改变。

患者来了，应该怎样收治就怎样收治。不能因为一次医患间的孤立事件，就杯弓蛇影，影响我们伸出善良的援手；不能因为医患关系的敏感，就变得缩手缩脚。医生和患者是战友，疾病才是我们的"敌人"！只有医患双方彼此信任、共同作战，才能战胜疾病。**PM**

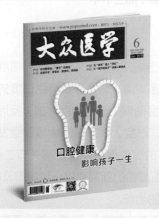

"医患之声" 征文启事

无论你是医生，还是患者，如果你曾经在行医或就医过程中遇到过感动事、愤怒事、困惑事、纠结事、委屈事，或者对如何提高就医效率、改善医患关系等问题有所感悟，可踊跃投稿。稿件一经录用，稿酬从优。

投稿方式：

1.上海市钦州南路 71 号《大众医学》编辑部"医患之声"栏目（200235）

2.电子邮箱：popularmedicine@sstp.cn（请注明"医患之声"栏目投稿）

3.传真：021-64845062（请注明"医患之声"栏目投稿）

为方便联系，请投稿作者注明具体地址、邮编和联系电话。

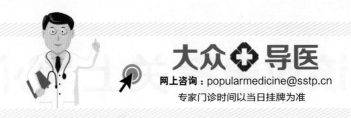

大众➕导医

网上咨询：popularmedicine@sstp.cn

专家门诊时间以当日挂牌为准

问：怎样打胰岛素能减轻疼痛

我女儿被确诊为 1 型糖尿病，医生说要终身注射胰岛素，而且每天要打好几针。作为父母，我们很是心疼，有什么办法可以减轻注射疼痛？

山东 马女士

山东省济南医院糖尿病诊疗中心主任医师王建华：一些小窍门有助于减轻注射疼痛，甚至做到基本无痛。①从冰箱冷藏室里刚取出的胰岛素比较凉，直接注射会引起疼痛。在常温下放置 5～10 分钟或用手"焐"一会儿再注射，疼痛就会明显减轻。②选择超细的短针头。注射针头越细，疼痛感越轻，目前世界上最细的胰岛素针头外径仅为 0.18 毫米，注射基本无痛。③针头使用时间长了容易变钝或出现倒钩，注射时容易引起疼痛。因此，每 3～5 天就要更换一次注射针头，最好每次一换。④待酒精挥发后再注射，否则酒精会顺着针眼到达皮下而引起疼痛。⑤用手捏起注射部位约 3 厘米宽的皮肤，引起轻微疼痛后再注射，既方便注射，又能减轻进针引起的疼痛感。⑥进针越慢，痛感越强，应快速进针；注射完毕后，顺着进针方向迅速将针拔出。⑦避免情绪紧张，保持注射部位肌肉放松，可以减轻注射疼痛及不适。⑧经常更换注射部位，两次注射部位的距离应大于 2 厘米，注意避开皮肤感染处及皮下硬结。

专家门诊：周二、周四全天

问：患帕金森病后，血压为何不正常

我之前血压一直正常，得了帕金森病以后，早上起来常常感到头晕，检查发现血糖正常，但血压很低。这是怎么回事？

上海 刘先生

上海交通大学医学院附属瑞金医院神经内科主任医师王刚：帕金森病主要表现为运动迟缓、肢体抖动、肌强直、步态障碍等，这些症状通过药物治疗可以得到有效改善，但随之而来又会出现新问题，血压异常就是其中一种，包括体位性低血压、卧位高血压、餐后低血压，以及药物相关的血压异常。体位性低血压是指在从躺到站的体位变化过程中出现低血压，如果血压下降到一定程度，还会诱发晕厥、跌倒等严重不良事件。卧位高血压是指躺着时血压增高，但患者本人往往意识不到。餐后低血压是指进餐后的血压降低，甚至出现晕厥。帕金森病患者容易出现血压异常，主要是因为帕金森病的基本病理改变会损伤支配外周血管的神经，使血管不能及时、有效地对各种环境变化做出相应的调整。帕金森病患者应及时进行 24 小时动态血压监测，做到早发现、早治疗。

专家门诊：周四、周五下午

帕金森病专病门诊：周二下午

问：锻炼越多，肩关节为何越疼

近一年来，我的肩关节经常疼，朋友说应该多锻炼。可是我发现，锻炼越多，肩关节越疼，这该如何是好？

安徽 张先生

上海交通大学医学院附属仁济医院骨关节外科副主任医师杨春喜：凡事都应有个度，并不是锻炼越多，对肩关节越好。存在关节损伤或关节疾病时，锻炼的幅度和频率都很有讲究。比如：患肩周炎时，需要避免过度的反复上举锻炼，否则不但不会使肩关节活动度增加，反而会加重炎症；如果已有骨刺，过度上举锻炼还会导致继发性肩袖损伤；已有肩袖损伤的患者更不能进行肩关节主动抬举、外展等锻炼，以免加重肩袖的撕裂程度。建议您及时就医，明确诊断后进行相应的治疗。

专家门诊：周三下午（东院），周四上午（西院）

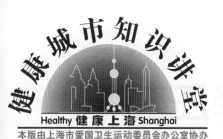

本版由上海市爱国卫生运动委员会办公室协办

坚持运动、调整饮食，平稳控制血糖

本刊记者/王丽云

支持专家/上海交通大学附属第六人民医院内分泌科主任医师　魏丽

市民薛玉峰的故事

我今年 69 岁，10 年前体检发现血糖偏高，达到了糖尿病的诊断标准。近 10 年来，我没有服用降糖药，而是通过坚持运动、严格控制饮食来降糖。我还坚持进行血糖监测，并制成曲线图。从曲线图可见，我的血糖一直控制得比较平稳。

我的血糖控制"格言"是：管住嘴，迈开腿，每餐必动，持之以恒。我还自创了一套运动方法，利用自制的铁柄、哑铃进行甩手、跨腿、踮脚尖等运动。具体方法如下。

甩手：手抓哑铃，先自由甩动，然后分别做逆时针、顺时针旋转。双臂动作可同时进行，也可交替进行。

跨腿：双手叉腰，绷紧脚尖，用力向上踢腿，双腿交替进行。

踮脚尖：踮起脚尖，自由跳跃。

这样的运动不受场地、时间和天气情况的限制，可因时、因地制宜。我坚持每日三餐后 45 分钟开始运动，一般运动半小时左右，以身体发热、微微出汗为度。

这组运动可以使全身得到锻炼，能增强肌肉力量，提高灵敏度、柔韧性和注意力。通过运动控制血糖的同时，我的体质也得到了提升，多年来从无头疼脑热发生，提重物上楼轻松自如、气定神闲。

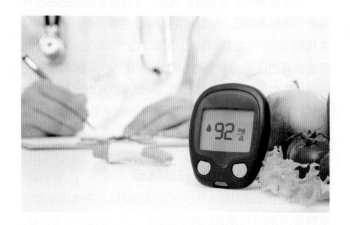

抵抗，降低血糖；促进血液循环，提高心肺功能；预防骨质疏松；增进心理健康；等等。有研究显示，部分 2 型糖尿病患者通过控制饮食、降低体重和运动，可以缓解甚至逆转病情，提高生活质量。

需要提醒的是，糖尿病患者的运动要遵循如下原则：量力而为、循序渐进，选择合适的运动时间和运动方式，并注意监测血糖。运动时间最好选择在餐后 1~2 小时，运动时宜穿宽松的衣裤、柔软的棉袜和合脚的运动鞋，运动前应先做 5~10 分钟的热身运动。运动方式要因人而异，尽量选择中低强度的运动，低强度运动有散步、做家务、打太极拳、骑自行车等，中等强度运动有慢跑、跳舞、做操、游泳等。运动结束后，应进行必要的整理运动，如弯腰、踢腿等，同时要对足部进行检查，看看有无温度异常、发红、水疱和感觉障碍等。

糖尿病综合治疗的"五驾马车"包括糖尿病教育、饮食治疗、运动治疗、药物治疗和自我血糖监测。薛先生通过饮食治疗、运动治疗和自我血糖监测，将血糖控制得比较平稳，为广大糖尿病患者树立了榜样。

饮食治疗是糖尿病治疗的基础，对降低血糖、控制体重十分重要。运动治疗也是糖尿病的基础治疗之一，对糖尿病患者可谓益处多多：增加机体能量消耗，改善胰岛素

对于绝大部分糖尿病患者来说，在饮食和运动治疗的基础上，还需要进行药物治疗。即使在采取饮食控制和运动后血糖控制良好，患者仍然需要定期随访。因为在以后的岁月中，随着胰岛功能下降和走向老年，这些患者中的绝大多数最终仍然不能完全依靠生活方式来控制好血糖，而需要包括胰岛素在内的药物治疗。**PM**

患肾病，为何须长期服降压药

复旦大学附属中山医院肾内科　薛宁　邹建洲（副主任医师）

　　肾脏是调节血压的重要器官，肾脏病变引起的血压升高称为肾性高血压，是最常见的继发性高血压，占成人高血压的 5%、儿童高血压的 60% 以上。调查显示，肾病患者的高血压患病率高达 58.0% ~ 86.2%。随着肾病的进展，高血压患病率逐渐升高。反过来，高血压又会加剧肾脏病变，引起并加重蛋白尿和肾功能减退。也就是说，肾病与高血压互为因果，形成恶性循环。

肾病患者，血压应长期达标

　　肾病患者使用降压药的主要目的是防止高血压加剧肾脏病变，引起并加重蛋白尿和肾功能减退。如此，不难理解，即使肾病患者血压已降至正常，仍须长期服降压药。通常，肾病患者的血压控制目标为 <140/90 毫米汞柱；尿白蛋白排泄率 >300 毫克 /24 小时的肾病患者，血压控制目标应更严格，为 ≤ 130/80 毫米汞柱。如果患者可以耐受，血压应尽量控制在 ≤ 130/80 毫米汞柱。

　　目前公认，在患者能耐受的情况下，宜用 2 ~ 4 周时间将血压控制于目标范围内，并坚持长期达标。遗憾的是，我国肾病患者血压控制于 140/90 毫米汞柱以下者只占 33.1%，血压 <130/80 毫米汞柱者仅有 14.1%。

降压药：有效降压，保护肾功能

　　肾病患者高血压患病率明显高于普通人群，高血压也更难控制。目前，临床上用于慢性肾病患者的常用降压药有 5 类。

　　❶ **钙通道阻滞剂**　如氨氯地平、硝苯地平、非洛地平、维拉帕米、地尔硫䓬等，是我国慢性肾病患者最常用的降压药。钙通道阻滞剂可以扩张血管，引起反应性心率加快。其中，维拉帕米、地尔硫䓬应避免用于心脏房室传导功能障碍的患者。

　　❷ **血管紧张素Ⅱ受体拮抗剂（沙坦类）**　如缬沙坦、氯沙坦、坎地沙坦、厄贝沙坦等。沙坦类降压药除能有效降低全身血压外，还可减少蛋白尿，保护肾功能。对于服用此类药物后血压控制正常的肾病患者而言，只要可以耐受，宜长期使用。当然，用药前需查血肌酐、估算肾小球滤过率和血清钾浓度。若肾小球滤过率过低和 / 或血清钾浓度过高，则不宜使用，必须使用时应在医生监测下进行。

　　❸ **血管紧张素转换酶抑制剂（普利类）**　如卡托普利、赖诺普利、培哚普利等。此类药物具有和沙坦类降压药类似的降低蛋白尿、保护肾功能的作用。需要注意的是，服用普利类降压药可能出现干咳，若患者无法耐受，可更换为沙坦类。

　　❹ **β 受体阻滞剂**　如美托洛尔、索他洛尔等。一般不用于单药起始治疗肾性高血压，常适用于高血压伴快速性心律失常、交感神经活性增高、冠心病等情况。长期使用这类药物者撤药时需缓慢减量，突然停药可导致高血压反跳、心律失常或心绞痛，甚至发生心肌梗死。

　　❺ **利尿剂**　如呋塞米、托拉塞米、氢氯噻嗪、螺内酯、依普利酮等。长期使用利尿剂可以减少体内的血容量，达到降低血压的目的，但用药期间应定期复查血电解质，同时预防血容量过低所致的低血压等。

　　肾病与高血压互为因果，将血压控制于目标范围，对延缓肾病进展十分有利。慢性肾病患者，无论血压是否升高，只要服用降压药后不出现明显的低血压、肾小球滤过率快速下降和高钾血症，均宜长期服用，以降低尿蛋白，保护肾功能，延缓肾病进展。**PM**

> **特别提醒**
>
> 　　服药期间，患者须遵医嘱定期评估肾小球滤过率和血清钾水平，每日测量血压，以防体位性低血压的发生。

复方丹参滴丸和硝酸甘油，哪个效果好

复旦大学附属华山医院心内科　李 剑（主任医师）　刘韦卓

● 生活实例

李先生是一名退休老干部。几年前因为活动时胸闷而就诊，做了心脏冠状动脉造影，证实冠状动脉存在狭窄。虽没有植入支架，但医生嘱咐他规范服药。除了每天必须服用的药物之外，医生还给他开了硝酸甘油，并告诉他，这是"备用药"，可在胸闷、胸痛发作时舌下含服。一次晨练，一位邻居对他说，硝酸甘油是西药，副作用大，不如换成中成药复方丹参滴丸。那么，该不该换呢？

硝酸甘油：缓解心绞痛良药

硝酸甘油适用于冠心病，可以缓解稳定型冠心病患者的症状，也可用于治疗心力衰竭。硝酸甘油可以松弛血管平滑肌，扩张冠状动脉，增加心肌血液和氧气供应。对于原本已存在血管狭窄的冠心病患者而言，可以暂时达到"供求平衡"状态。由于硝酸甘油在扩张冠状动脉血管的同时，也会扩张全身血管，故可能引起头痛、心跳加速、颜面潮红、血压下降等症状。

硝酸甘油需舌下含服，通过口腔黏膜吸收。如果口服硝酸甘油，硝酸甘油会被分解，以致失效。一般在胸痛发作时含服1片，若5分钟后症状不缓解，可以再含服1片。如果胸痛仍然没有缓解，需要立即拨打急救电话，迅速就医。此时，可能不是单纯心绞痛发作，很可能是不稳定型（恶化型）心绞痛，甚至心肌梗死。在心肌严重缺血的情况下，冠状动脉已自动扩张至极限，此时含服硝酸甘油作用不大，只能尽早去医院，接受抗血栓和早期介入等治疗。

复方丹参滴丸：主治气滞血瘀所致"胸痹"

复方丹参滴丸是一种中成药，主要成分是丹参、三七、冰片。其中，丹参为活血化瘀药，可祛瘀止痛、活血通经；三七为活血药，可通络止痛、活血祛瘀；冰片为开窍药，可引药入心、芳香开窍。中药配伍讲究君臣佐使，主药之谓君，佐君之谓臣，应臣之谓使。复方丹参滴丸中，丹参为君药，三七为臣药，冰片为佐使药，主治"气滞血瘀所致的胸痹"。气滞血瘀多因情志内伤、抑郁不遂、气机阻滞而致，与肝失疏泄密切相关，可引起胸闷、心前区疼痛等。

服用复方丹参滴丸后，除胃肠道刺激症状外，一般不会产生血压降低、头痛、脸红等并发症，但从缓解心绞痛程度上看，复方丹参滴丸可能稍弱于硝酸甘油。

硝酸甘油、复方丹参滴丸有无可比性

硝酸甘油对"症"，丹参滴丸对"证"，分别基于不同的中西医理论进行治疗，在药理作用上不能直接比较。但是，我们可以通过观察治疗效果，比较这两种药物的临床功效。研究证实，两药对心绞痛的缓解率相近，复方丹参滴丸不良反应更少；复方丹参滴丸的药理作用可以覆盖由气滞血瘀引起的各种胸痛、胸闷、心悸，甚至胃脘胀满，适应面更广。但从另一方面讲，这种广泛、有效的特点，对于疾病的鉴别诊断十分不利。例如，一个胸闷原因尚不明确的患者，胸闷时含服硝酸甘油有效，可以高度怀疑冠心病心绞痛；含服复方丹参滴丸有效，则难以判断。

硝酸甘油治疗的是西医学上明确的冠心病，复方丹参滴丸针对的是一组"症候群"。例子中的李先生做血管造影时已经明确为冠心病，医生给他处方硝酸甘油备用，作用明确，舌下含服起效快。如果换用复方丹参滴丸，也可能会有效，但具体作用则因人而异。**PM**

🔹 小贴士

硝酸甘油可以和复方丹参滴丸一起服用吗？

理论上，两药联用，可能存在协同作用，会增加彼此的治疗效果。但是，如果剂量较大，可能增加不良反应。在实际应用中，如果只用一种药物能控制症状，则不要随意联用。如果必须联用，一定要在医生指导下进行，注意控制剂量，并测量血压。

腹泻是最常见的消化系统症状，病因很多，可能由病毒、细菌、寄生虫等微生物及其产物引起，也可能与肠道功能紊乱、菌群失调、免疫失衡、血管炎等其他病变相关。腹泻发生后，有些人立即想到使用止泻药，有些人则认为应该使用抗生素……其实，在未明确腹泻病因之前，盲目使用止泻药和抗生素均非明智之举。

腹泻用药 勿入误区

复旦大学附属中山医院消化科　张宁萍　沈锡中(教授)

误区一：盲目服用抗生素

生活实例：周末晚上，小李和朋友"撸串"，还吃了小龙虾、炸鸡、西瓜、啤酒……半夜时分，小李腹痛而醒，肚子咕噜咕噜地叫，腹泻不止。折腾几次后，天还没亮，小李只好从药箱里找出备用的抗生素。被小李翻箱倒柜惊醒的老母亲平时十分关注健康资讯，看到他打算吃抗生素，马上制止。小李很疑惑：拉肚子了，难道不应该吃点抗生素吗？

分析：虽然感染是引发腹泻的常见原因之一，但抗生素只对已经明确诊断为细菌的感染性腹泻有效。有些腹泻是病毒、寄生虫或其他原因所致，滥用抗生素不仅没有帮助，反而可能引起细菌耐药、抗生素相关性腹泻等其他问题。世界卫生组织（WHO）根据感染性腹泻病菌谱的组成及部分细菌性腹泻有自愈倾向的特点指出：90%的腹泻不需要使用抗生素治疗。

误区二：盲目使用止泻药

生活实例：几天前，刘婆婆的女儿、女婿和外孙回家探亲，刘婆婆很高兴，每天变着花样款待他们。这不，他们走了，冰箱里还有好多剩饭、剩菜。刘婆婆舍不得丢弃，可剩菜还没"打扫"完，就开始拉肚子了。她去附近药店买止泻药，店员推荐了盐酸洛哌丁胺胶囊。三天后，刘婆婆腹泻次数减少了，却出现发热、大便带有脓血等症状，只得去医院就诊。

分析：有些抑制胃肠动力的止泻药，如洛哌丁胺，可以缓解腹泻症状，减少大便量与大便次数，但由于这类药物有较强的抑制肠蠕动作用，可延长病原微生物、毒素在肠道内的停留时间，增加病原微生物与毒素被人体吸收的机会。故无论哪种腹泻，均不推荐常规使用止泻药，尤其是腹泻原因尚不明确的情况下，更不能盲目使用。如果确认是细菌感染引起的腹泻，盲目使用抑制胃肠动力的止泻药，还有一定的风险。

专家提醒：腹泻的正确处理

❶ 在未明确腹泻病因之前，应以积极的对症治疗为主：应清淡饮食，食用营养丰富的流质或半流质食物，如米粥、烂面条等；多补充水分，必要时补充平衡盐溶液，以防脱水。

❷ 轻度腹泻者可使用黏膜保护剂辅助治疗，如蒙脱石散等，但不可盲目使用强力止泻药，如洛哌丁胺等。

❸ 即使腹泻症状好转，也不可忽视明确病因，该做的化验和检查不能轻易取消。

❹ 只有明确诊断为细菌感染性腹泻，才可在医生指导下使用抗生素治疗。

除腹泻外，若还出现发热、严重腹痛、脓血便等情况，须及时到医院就诊。**PM**

小贴士

成人急性腹泻：不要随意使用益生菌治疗

通常，成人急性腹泻不宜使用益生菌治疗。因为益生菌起效至少需要4周时间，对急性腹泻无益。当然，如果患者存在肠道功能紊乱，需要重建肠道菌群平衡，可在医生指导下适当补充益生菌。需要注意的是，由于抗生素会"误杀"活性益生菌，故益生菌和抗生素不能同服，最好间隔1~2小时。

在临床上，手足癣有四型：角化过度型、丘疹鳞屑型、水疱型、趾间糜烂型，可单独发生，也可多型并发。

内服加外用，
遏制恼人手足癣

复旦大学附属华山医院皮肤科副主任医师　唐 慧

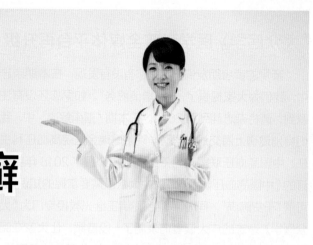

手足癣是一种由皮肤癣菌引起的浅表皮肤真菌感染，根据部位不同分别称为手癣和足癣。手癣主要发生于手指缝、掌心或手指与手掌交界处，多为一只手单发，也可两只手都发；足癣，也就是人们常说的"脚气"，主要发生于脚趾缝、足底、足侧缘等部位。

手足癣主要表现为散在的小水疱、指（趾）缝糜烂或皮肤增厚脱屑，并伴有瘙痒。目前，手足癣的治疗主要通过使用药物将感染的真菌杀灭，包括局部疗法、系统疗法及两种方法的联合用药。

外用：要坚持疗程

局部疗法一般指外用抗真菌药物，具有起效快、费用低、安全性高等优点。常用的药物包括唑类抗真菌药，如克霉唑、益康唑、咪康唑、联苯苄唑等，以及丙烯胺类药物，如萘替芬、特比萘芬等。此外，还有阿莫罗芬、环吡酮胺等。

● **适用人群**：局部疗法适用于皮疹面积小，或不适合口服药物治疗的手足癣患者。

● **使用方法**：外用抗真菌药物多为乳膏、软膏制剂或溶液，每日 1～2 次外涂于患处，疗程一般需用满 4 周。

● **注意事项**：局部疗法的疗程较长，擦药不均匀或提前停药等，均可导致疗效不佳，或症状反复发作。

口服：须防肝损伤

系统疗法一般指口服抗真菌药物，具有疗程短、用药方便、复发率低等优点。常见的口服药物包括特比萘芬、伊曲康唑。

● **适用人群**：系统疗法适用于局部疗法效果欠佳、反复发作、病变面积较大、不能耐受或不愿意接受局部治疗，

以及部分鳞屑角化型手足癣患者。另外，伴发某些系统性疾病，如糖尿病，也可首先考虑系统疗法。

● **使用方法**：以成人为例，伊曲康唑每日口服 100 毫克，连续 2 周；或者每日口服 200 毫克，连续 1 周。治疗角化过度型手足癣则可酌情提高伊曲康唑的剂量至每日 2 次，每次 200 毫克，连续 1 周。

● **注意事项**：系统治疗具有令人满意的疗效，但存在肝脏损害等不良反应，故患者在治疗前应了解自己的肝功能状况，用药期间严密监测肝功能。长期酗酒、患有肝脏疾病、全身状况不佳，或同时服用抗肿瘤药、抗癫痫药、中草药的患者，口服抗真菌药应谨慎。

单独外用药物治疗效果不佳的鳞屑角化型患者，以及皮损泛发的患者，可以采用联合疗法，也就是将一种口服药物与一种外用药物联合，或将两种作用机制不同的外用药物联合。

在日常生活中，患者应避免过度搔抓患处，以免引起皮肤破损或继发感染。此外，还应避免采用热水烫、醋泡、蒜泥涂抹等土方治疗，以防方法不当造成皮肤损伤、刺激或过敏。**PM**

温馨提示

手足癣容易复发，并可通过混穿鞋袜、光脚步行于公共场所、直接接触病变皮肤或接触患病动物皮毛等传播，也可自身传播至腹股沟等部位。平时，大家应注意个人卫生和公共卫生，保持手足干燥、清洁和鞋袜透气良好，不与他人共用毛巾、指甲刀、鞋袜等日常生活用品。当家人或宠物患癣病时，应及时治疗，避免交叉感染。

《大众医学》医学科普全媒体平台再升级

亲爱的读者朋友们，不知您有没有发现，在本期杂志中，我们为大家提供了一个"增值服务"。如果您还没有注意到，请将杂志翻到第 26 页。在本期"指南解读"中，我们特别邀请上海交通大学医学院附属瑞金医院高血压科主任、中国高血压联盟主席王继光教授介绍了 2018 年新修订的《中国高血压防治指南》中大众最需要掌握的知识点，可谓"干货满满"。同时，我们还邀请王继光教授专门为《大众医学》杂志的广大读者们录制了一段音频，让大家在阅读文章的同时，还能聆听权威专家的忠告。收听方法很简单，用手机扫描以下二维码，即可收听。

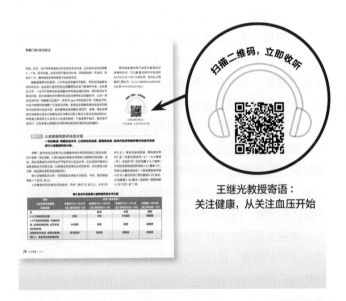

扫描二维码，立即收听

王继光教授寄语：
关注健康，从关注血压开始

这是《大众医学》自 2018 年推出精华版有声杂志以后，对内容建设的又一次升级。从下期起，我们将邀请更多专家"发声"（音频）、"亮相"（视频），为广大读者带来更丰富的体验。同时，我们也希望大家提出宝贵意见和建议，让我们共同努力，把《大众医学》杂志越办越好！

《大众医学》携手复旦大学附属肿瘤医院、喜马拉雅 FM，共同打造"权威肿瘤有声科普"

近日，由复旦大学附属肿瘤医院和喜马拉雅 FM 共同开发、制作的肿瘤科普音频节目《肿瘤科普在掌间》举行了第一季项目总结会和第二季项目启动会。

复旦大学附属肿瘤医院党委副书记顾文英指出，《肿瘤科普在掌间》首创"科普＋公益"模式，第一季共推出 51 期音频节目，涵盖肿瘤预防、治疗、营养及心理康复等内容，一年来共募得善款 6 万余元。该款项将捐赠至上海市志愿服务公益基金会肿瘤医院专项基金，用于志愿者项目开展、权益保障及各类公益活动开展。

为进一步提高该项目的内容质量和影响力，《肿瘤科普在掌间》第二季将由复旦大学附属肿瘤医院、知名医学科普期刊《大众医学》和喜马拉雅 FM 共同打造，以期通过更"接地气"的选题、更生动的科普内容、更符合现代人收听习惯的音频时长和表现形式，为大众奉上一档更权威、优质的原创肿瘤科普音频节目。

心脏健康
重在平日保养

作者简介

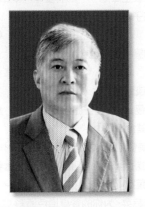

孙永宁，上海中医药大学附属市中医医院副院长，主任医师，教授，上海中医药大学和成都中医药大学博士生导师，师从国医大师张学文教授和著名中医药专家杨明均教授，擅长心脑血管系统疾病的诊治。

经常有患者向我请教："孙医生，中医有没有对付心脏病的好办法？"中医的特点是治未病，即未病先防，或既病防变。因此，日常预防、保养对维护心脏健康十分重要。

心脏健康需要保养并重。所谓"保"，主要是针对外因，就是减少气候因素对心脏的影响，预防外来病邪的侵袭。对老年人，特别是心血管疾病患者而言，气候变化容易诱发疾病。每年严寒、酷暑的时候，过大的温差会增加心血管的负担，甚至诱发心血管疾病。

所谓"养"，主要是针对内因，就是要有正确的生活方式，包括饮食、身体活动、心态和情绪、作息等方面。通过这几个方面的"养"，以达到养护正气、平衡阴阳的作用。

首先，要健康饮食，饮食应多样、均衡。在保证能量供给的情况下，高脂肪食物应尽量少食，特别是血脂异常者。饮食（包括食疗）和用药一样，因人而异，不可千篇一律，期望通过饮食完全解决心脏问题的想法是不现实的。心脏病患者少酒、戒烟是"大原则"。酒有温经、活血、散寒的作用，本身可以入药，心脏病患者可少量饮用。吸烟对身体没有任何益处，心脏病患者尽量不要吸烟。

其次，应劳逸结合、动静适宜。中老年人，特别是有心脏疾病者，做任何事情都要掌握一个度，运动过量会增加心脏负担。如果运动时感觉不适，就不要再勉强运动。运动时微微出汗即可，不要运动到大汗淋漓。运动方式要选择平和的，不要选择剧烈运动。

第三，心态要平和，学会养神。45岁之后，人体正气渐虚，身体功能状态下降，心脏出问题的机会增多。这其实是正常的生理退变过程，大可不必惊恐；同时要"服老"，不能总想"当年勇"。保持一颗平常心，采取正确的方法积极预防疾病的发生。不良情绪是引发心脏病的一个重要因素。中医提倡养神，心主神志，养神就是要做到心静。心态平和，阴平阳秘，气血和顺，可以减少心脏病的发生。

最后，要保持作息规律。法于阴阳、和于术数是中医养生的一个重要原则，提醒人们生活、工作安排要符合自然界的规律。心脏病患者本身正气不足，违背作息规律会增加心脏病发作的风险。**PM**

中国邮政发行畅销报刊　中国邮政发行畅销报刊

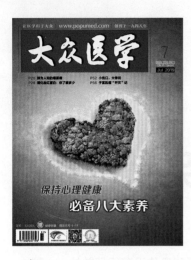

特别关注

保持心理健康 必备八大素养

作为健康重要组成部分，心理健康会受到很多因素影响。研究发现，拥有良好心理健康素养的人更易识别心理疾病并采取适当的应对措施；反之，心理健康素养较低的个体往往会采取不恰当甚至错误的应对方式。个体掌握的心理健康知识越多，对待心理疾病的态度会更加积极，也会主动寻求专业心理援助。大众应该具备哪些心理健康素养？必须掌握哪些心理健康的知识和技能呢？本刊特邀心理健康领域知名专家撰稿，为读者答疑解惑。

本期部分图片由图虫创意提供

本期封面图片由图虫创意提供

扫描二维码
关注大众医学

大众医学　　大众医学
微信二维码　　有声精华版

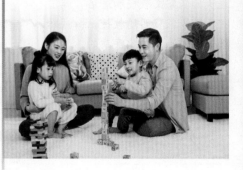

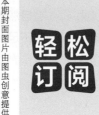

轻松订阅

★ 邮局订阅：邮发代号 4-11
★ 网上订阅：www.popumed.com（《大众医学》网站）
　　http://item.zazhipu.com/2000399.html（杂志铺网站）
★ 上门收订：11185（中国邮政集团全国统一客户服务）
★ 本社邮购：021-64845191 / 021-64089888-81826
★ 网上零售：shkxjscbs.tmall.com（上海科学技术出版社天猫旗舰店）

创刊于1948年　首届国家期刊奖　第三届中国出版政府奖期刊奖提名奖
新中国60年有影响力的期刊　全国优秀科技期刊一等奖　华东地区优秀期刊　中国百强报刊

大众医学®（月刊）

2019年第7期 Da Zhong Yi Xue

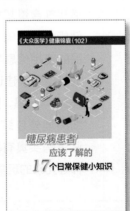

《大众医学》健康锦囊（102）

糖尿病患者
应该了解的
17个日常保健小知识

顾问委员会
主任委员　吴孟超　陈灏珠　王陇德
委员
陈君石　陈可冀　曹雪涛　戴尅戎　顾玉东　郭应禄
胡亚美　廖万清　陆道培　刘允怡　邱蔚六　阮长耿
沈渔邨　孙燕　汤钊猷　吴咸中　汪忠镐　王正敏
王正国　肖碧莲　项坤三　庄辉　张金哲　钟南山
曾毅　曾溢滔　曾益新　周良辅　赵玉沛　孙颖浩
郎景和　邱贵兴

名誉主编　胡锦华
主编　　　温泽远
执行主编　贾永兴
编辑部主任　黄慧
主任助理　王丽云
文字编辑　刘利　熊萍
　　　　　　　戴薇　张磊
美术编辑　李成俭　陈洁

主管　上海世纪出版（集团）有限公司
主办　上海科学技术出版社有限公司

编辑、出版　《大众医学》编辑部
编辑部　（021）64845061
传真　　（021）64845062
网址　　www.popumed.com
电子信箱　popularmedicine@sstp.cn

邮购部　（021）64845191
　　　　　（021）64089888转81826

营销部
总监　　章志刚
副总监　夏叶玲
客户经理　潘峥　丁炜　马骏　杨整毅
　　　　　　张志坚　李海萍
电话　（021）64848182　（021）64848159
传真　（021）64848256　（021）64848152

广告总代理　上海高精广告有限公司
总监　　王萱
电话　（021）64848170
传真　（021）64848152

编辑部、邮购部、营销部地址
上海市徐汇区钦州南路71号（邮政编码200235）

发行范围　公开发行
国内发行　上海市报刊发行局、陕西省邮政
　　　　　　报刊发行局、重庆市报刊发行局、
　　　　　　深圳市报刊发行局等
国内邮发代号　4-11
国内统一连续出版物号　CN31-1369/R
国际标准连续出版物号　ISSN 1000-8470
国内订购　全国各地邮局
国外发行　中国国际图书贸易总公司
　　　　　　（北京邮政399信箱）
国外发行代号　M158

印刷　杭州日报报业集团盛元印务有限公司
出版日期　7月1日
定价　　10.00元

80页（附赠32开小册子16页）

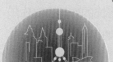

大众医学 —— Healthy 健康上海 Shanghai 指定杂志合作媒体

围绕《"健康上海2030"规划纲要》既定的蓝图，上海将聚焦"健康生活、健康服务、健康保障、健康环境、健康产业"五大领域，持续推进"共建共享、全民健康"的战略，将健康融入所有政策。"大健康"理念的践行，需要全社会、全体市民共同参与和努力。《大众医学》作为上海市建设健康城市行动指定杂志合作媒体，邀您与健康结伴同"行"。

Healthy 健康上海 Shanghai

痴呆症

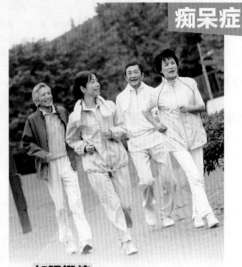

加强锻炼，降低痴呆症发生风险

世界卫生组织最近发布关于降低痴呆症发生风险的提示信息。痴呆症影响着全世界约 5000 万人，每年新增病例近 1000 万。目前虽然没有治愈痴呆症的方法，但主动管理可改变的危险因素，可延缓痴呆症的进展。与痴呆症相关的危险因素包括：①缺乏身体活动，吸烟，饮食不健康，过量饮酒；②患有高血压、糖尿病、高胆固醇血症、肥胖和抑郁症；③社会孤立和认知不活跃。世界卫生组织特别强调，积极进行身体锻炼有助于降低痴呆症发生风险，65 岁以上的老年人，在身体条件允许的情况下，每周应做 150 分钟以上中等强度有氧运动；如果运动时间能增加一倍，效果更好。

糖尿病

2 型糖尿病患者，癌症患病风险高

上海交通大学医学院等机构的研究人员对 23 种癌症在 2 型糖尿病患者中的发病风险进行了研究。结果发现，与正常人群相比，患 2 型糖尿病的男性和女性，患癌风险分别增加 34% 和 62%；男性 2 型糖尿病患者患前列腺癌的风险增加 86%；女性 2 型糖尿病患者患鼻咽癌的风险是普通人的 2.3 倍；不论性别如何，糖尿病患者发生肝癌、胰腺癌、肺癌、甲状腺癌、结直肠癌、胃癌、白血病、淋巴瘤的风险也高于普通人群。专家指出，糖尿病高风险人群及糖尿病前期人群，应通过生活方式干预，包括控制饮食、加强运动，来降低糖尿病的发生风险；已患糖尿病者应积极治疗糖尿病，定期体检，发现问题及早诊治。

玩具

给孩子买玩具，不能忽视安全隐患

最近，上海市消费者权益保护委员会对 40 件玩具进行了检测，这些玩具分别来自儿童用品连锁店、玩具专营店、大卖场及综合性电商平台。结果发现：①2 件样品包装袋薄膜过薄，过薄的塑料薄膜易覆盖儿童口鼻，造成窒息。②1 件样品增塑剂含量超过规定限量。儿童长期接触增塑剂含量超标的玩具，身体健康会受影响。③3 件样品产品的使用信息与警告标识存在缺陷。专家建议家长不要购买"三无"玩具，购买玩具前要仔细阅读外包装上的说明文字，避免购买具有暴力、色情、恐怖等元素的玩具。

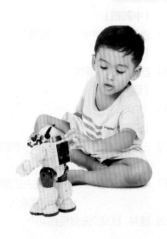

化妆品

网购化妆品，要看"警示语"

国家药品监督管理局近日指出，广大消费者要防范化妆品消费风险，网购化妆品时，要注意网站有无以下消费提示语：国家药监局提示您，请正确认识化妆品功效、化妆品不能替代药品、不能治疗皮肤病等疾病。据规定，化妆品宣称"药妆""医学护肤品""药妆品"等均属于违法行为；化妆品标签、包装或者说明书不得注明有适应证；化妆品不能宣传"疗效"。专家建议，与药物不同，化妆品只起到改善、防护、缓解、美化和修饰的作用，其作用都比较温和。消费者在选择化妆品时需理性，化妆品不是药品，不具有治疗皮肤疾病的功效；如果出现皮肤疾病，一定要及时就医。PM

保护环境 人人有责

垃圾分类
从我做起

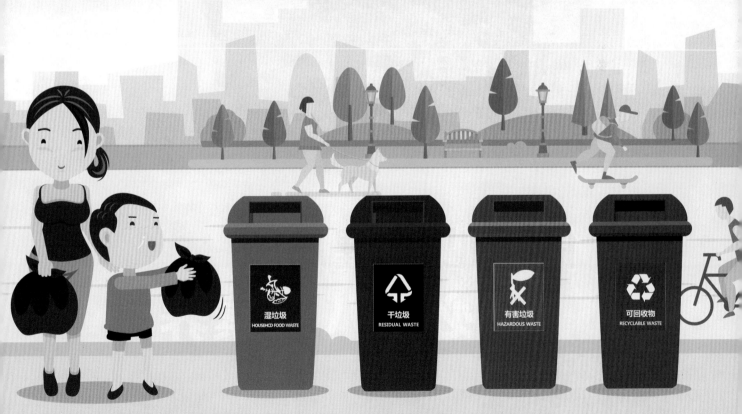

湿垃圾
HOUSEHOLD FOOD WASTE

干垃圾
RESIDUAL WASTE

有害垃圾
HAZARDOUS WASTE

可回收物
RECYCLABLE WASTE

《上海市生活垃圾管理条例》生活垃圾分类标准

世界卫生组织对健康的定义是：健康不仅仅是消除疾病或体弱，而是包括躯体健康、心理健康和社会适应良好。作为健康重要组成部分，心理健康会受到很多因素影响。研究发现，拥有良好心理健康素养的人更易识别心理疾病并采取适当的应对措施；反之，心理健康素养较低的个体往往会采取不恰当甚至错误的应对方式。个体掌握的心理健康知识越多，对待心理疾病的态度会更加积极，也会主动寻求专业心理援助。大众应该具备哪些心理健康素养？必须掌握哪些心理健康的知识和技能呢？本刊特邀心理健康领域知名专家撰稿，为读者答疑解惑。

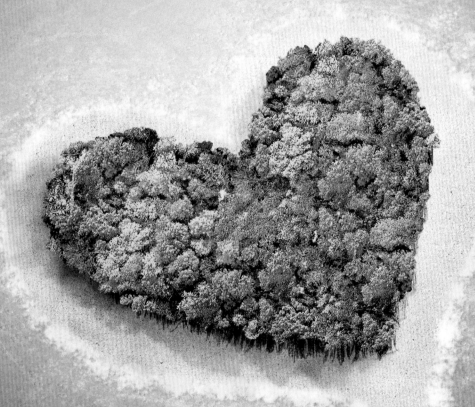

保持心理健康
必备八大素养

策划/ 本刊编辑部
执行/ 刘 利
支持专家/ 赵 敏 张 杰 王学义 刘明矾 崔丽娟

健康，离不开心理健康

上海市精神卫生中心　吴倩影　赵敏（教授）

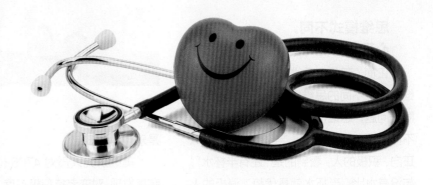

心理疾病已成"流行病"

随着社会竞争加剧，人们所面临的现实压力（如房贷、车贷、养育下一代、医疗、养老等）不断增加，精神卫生问题日益突出。2019年发布的一项关于中国人精神卫生状况的大型调查显示，我国6类精神疾病（不包括老年痴呆）终生患病率达16.6%，其中焦虑障碍是终生患病率最高的精神障碍类别（7.6%），其次为心境障碍（7.4%），物质使用障碍位列第三（4.7%），其余三类为冲动控制障碍（1.5%）、精神分裂症及相关精神病性障碍（0.7%）和进食障碍（0.1%）。

事实上，精神疾病已经成为全球重大疾病，但目前并未引起大部分国人的重视，全国有近90%的精神疾病患者从未寻求任何专业帮助。公众往往是通过极端事件了解有关精神疾病的信息，例如公众人物因抑郁症而自杀、存在精神分裂症争议的犯罪新闻，或青少年自杀、伤人等事件。事实上，并非所有精神疾病都如新闻所描述的那样"极端"。

警惕心理亚健康状态

心理健康与精神疾病之间没有严格分界线，是从心理健康、心理亚健康、轻度心理行为问题、心理疾病，再到严重精神疾病的"连续谱"。攀比和虚荣心理、大城市里的"生存焦虑"、工作和生活压力，以及无缘由的精神疲惫等，都是心理亚健康的表现。不健康的生活模式（如酗酒、赌博等）。自伤或自杀、冲动冒险等，是常见的心理行为问题。

就像"头疼""上火"一样，人也会有难过、愤怒、害怕、厌烦、自责等情绪表现。这些情绪往往由生活事件引起，持续时间一般不会很长，可能会轻度影响正常的工作、学习效率。有这些心理亚健康状态或轻度心理行为问题的，一般通过倾诉、宣泄、运动等方式加以调节，可恢复正常状态。

心理疾病的症状比较严重，主要表现为：持续时间更久，如超过1个月；对生活、工作、学习产生较大影响；难以依靠自我调整恢复到正常状态。

如何保持心理健康

首先，要保持良好的心理状态，不苛求自己与他人，经常对人表达善意，保持知足常乐等积极的生活态度。

其次，掌握有效的情绪管理技巧、沟通技巧、放松技术，建立良好的人际关系，懂得寻求社会支持。

第三，出现心理问题后，应积极寻求专业帮助。治疗心理疾病需要医学、心理及社会相结合的综合干预模式。

此外，还应改变对心理健康的不正确认识。比如：心理问题只发生在少数人身上；情绪焦虑或抑郁不是病，不需要治疗；前往精神科就诊是有碍颜面的事；心理疾病是脆弱的表现……这些错误观念往往会使人对所存在的心理问题视而不见，延误甚至逃避对心理疾病的干预。

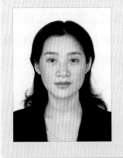

赵敏　上海市精神卫生中心教授、主任医师、博士生导师，中国毒理学会药物依赖性毒理专业委员会副主任委员，中国药物滥用防治协会副会长，中华医学会精神科分会委员。擅长诊治成瘾行为、焦虑、抑郁、冲动攻击等。

合理"选参照"，学会正面思维

山东大学心理咨询中心副主任　许晓梅
中央财经大学社会与心理学院特聘教授　张杰

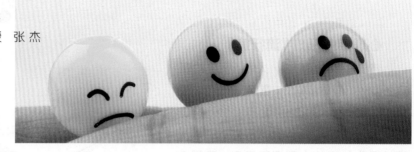

思维模式不同，心理状态也不同

正面（积极）思维和负面（消极）思维是两种不同的思维模式，即使面对的是同一问题，思维模式不同，看到的现象也不同。最常见的例子是"半杯水"的故事。正向、积极的人，看到的是"还有半杯水"，与没有水比，半杯水就是优势；消极的人会抱怨"只有半杯水"，感觉不满足。当期望高于现实时，会产生相对剥夺感，人就会感觉到不满意。

需要说明的是，正面思维不完全等同于乐观，悲观也不一定就是负面思维，还需要看该种思维模式是否有助于解决问题。过度乐观，一直不去解决问题，也属于负面思维；"防卫型的悲观"虽然悲观，想到事情最糟糕的结果，但拥有解决问题的想法与方法，就属于正面思维。

正面思维有助健康

美国积极心理学权威专家对某公司1100名员工进行了长达5年的追踪研究。结果发现，保持正面思维的员工业绩比负面思维者高出88%，负面思维者离职率是乐观者的3倍。

美国研究人员对4765位60岁以上的老人进行了为期4年的研究，结果发现：对变老持积极态度、认为老年是"经验丰富""有智慧""受人尊重"（积极概念）的老年人，患痴呆的比例为2.7%；而喜欢把老年与"老糊涂""老废物"等消极概念相联系（持消极态度）的人，患痴呆的比例为6.1%。另一项追踪了20余年、涉及600多位老人的研究表明，持积极态度的人比持消极态度的人平均寿命延长7.5岁。有消极变老观念的人，更倾向于认为健康受损、生病是不可避免的，喜欢与青年人进行比较，认为自己"老了"。于是，他们对未来幸福的积极性会降低，投入的时间和精力较少，取得的成果自然也少。相反，积极看待变老的人，更多地将同龄人作为参照体，尤其是与很多行动不便的老人相比较，感觉自己"并不老"。在这种正面思维方式下，他们更愿意努力照顾好自己，并坚持改善健康的行为，如进行规律锻炼、遵循医嘱、采用更健康的生活方式等。

如何转变思维模式

正面思维包括两方面内容：一是感受客观世界时，以积极的态度往好处想，尽量去除负面情绪；二是要善于改变参照物来调整观念。当选择不同的参照物，改变了比较对象，调整了期望和现实之间的差距时，想法就会发生改变。

由负面思维模式向正面思维模式转变的难度并不低。有研究表明，正面思维能力强的人有三种特质：①能够坦然面对现实，选择适合自己的参照体系；②深信生命有意义，并以此作为自己的价值观；③实时解决问题的能力较强。试着发掘自身是否有这样的潜质；如果已经展现出这些方面的特点，应继续加强，维持良好的运作模式。

如果尚未具备上述三种特质，可通过认知行为训练，改变参照物，改变过去常常不自觉"跑出来"影响我们的负面思维模式。例如，意识到负面思维出现的时候，停下来

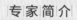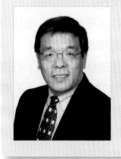

张杰　中央财经大学社会与心理学院特聘教授，纽约州立大学布法罗分院社会学终身教授，山东大学公共卫生学院特聘教授及博士生导师，山东大学自杀预防研究中心主任。擅长老年心理学、社会发展心理学等领域的研究。

抗挫折能力，从小培养

● 许晓梅 张杰

抗挫折能力，在于心理弹性

抗挫折能力也称"心理逆商"，指的是一个人抗挫折和压力的能力，是一种防卫心理及行为。如果一个人的抗挫折能力很差，那么在遇到困难时，心理能量被两个或多个相互矛盾的力量拉扯、消耗，无法解决问题时，就很容易被"打倒"，导致自暴自弃。相反，抗挫折能力强的人，即使遇到较大的困难也能应付。

较强的抗挫折能力有利于个体正确对待挫折，增强战胜挫折的勇气和决心；抗挫折能力较弱的人对挫折消极对待，缺乏战胜困难的意志力。一个人情绪管理能力的强弱，也往往与其抗挫折能力强弱有关。心态调整得比较好的人，对情绪的掌控力强，知道该怎样合理克制和抒发内心的想法，能以平和的心境面对困境和挫折；面对问题时，也会采用积极心态主动进行自我调整，当现实与期望不协调时，会适时有所放弃。

美国心理学会将抗挫折能力解释为：能够直面逆境、麻烦、强压的应变能力和心理过程，代表人的精神恢复能力，也称"心理弹性"。心理弹性较好的人，当压力慢慢减少时，心理就开始恢复原状。一般情况下，心理弹性比较好的人，恢复到正常状态的速度比较快。

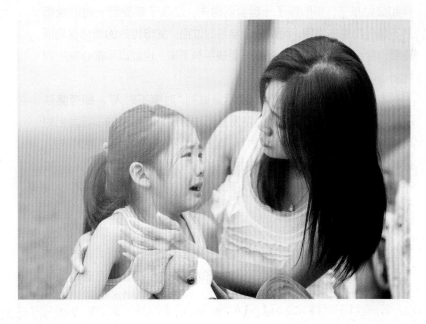

从小培养抗挫折能力

抗挫折力需要从小培养。通过科学的养育方式，让孩子从小具备足够的安全感，使其性格足够坚韧，这样长大后遭遇挫折时，才不会被挫折"打倒"。

从上幼儿园开始，父母就要鼓励孩子的独立自主性。孩子表达个人意愿时，家长尽可能尊重其意愿；孩子需要帮助时，

分析一下：自己的负面思维到底错在哪里，有哪些害处；意识到不合理信念时，不要被负面思维牵着走，也不要受情绪影响，要及时进行自我反驳，并用积极思维替代之。如果经常出现的负面思维方式是"我不行"，当其出现时，就要及时反驳，转变成"我能行"的正面思维。

改变思维模式，需要经过反复练习、反驳，越练越熟悉，直到积极思维成为内在的习惯，在大脑中取得"优势"。这种认知行为练习，目的是将正面思维内化为习惯，强化正向能量。如果有身边人的支持和鼓励，效果更佳。

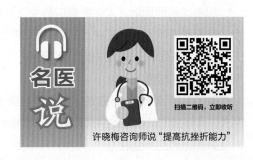

名医说

扫描二维码，立即收听

许晓梅咨询师说"提高抗挫折能力"

家长提供支持和鼓励，但不要代替孩子做事，相信孩子最终能完成自己应做的事情。

当孩子因遇挫折而有挫败感、发脾气或者哭闹时，家长应耐心陪伴孩子，理解孩子的挫败感，而不要替孩子去做事。父母要以平和的心态对待孩子一时的失利或不顺，倾听孩子对失败的倾诉，耐心陪伴和鼓励孩子，帮助孩子一起看到得失，让孩子感受到一时的挫折并不是很严重的事情，而是一个学习的过程。父母传达的情绪信息很重要，平和包容的心态会让孩子更快平静下来，也能以平常心来应对挫折。

家长在夸奖孩子的时候，要尽量做到"对事不对人"，即夸奖孩子的行为，而非其特质。因为特质是无法更改、不可控的；行为相对可控，可以更改。当孩子失败时，可以归因为不够努力，只要更加努力，还是会在未来取得成功，这样对挫折的耐受力也会变强。此外，让孩子分享自己成功或失败的经历，倾听孩子做了些什么，也能够帮助孩子总结经验，下一次做得更好。

接纳、尊重、支持孩子，鼓励其独立自主的态度，能帮助孩子建立良好的自尊，使他们能够有能力抵御各种挫折。此外，家长也需要为孩子设立一些行为规范，当孩子做错事时，要温和而坚定地加以制止。

成年人如何培养抗挫折能力

成年人的心智已成熟，过往的经历、成败往往会影响其认知和信念系统。当困难和挫折来临时，人往往会看到这些困难和挫折带来的各种损失和麻烦，却忽略其背后的意义。

在经历挫折和困难时，要用科学的方法缓解压力，不逃避，不消极。可以时常这样问自己：这些挫折和磨难对我意味着什么？是不是能帮助我成长得更快？如果战胜了困难，可以获得哪些宝贵的经验和成长的喜悦？为了实现理想的目标，自己是否已经做好心理准备，并愿意为此付出艰苦的努力？接下来，应该进一步想一想：如何有效释放压力？如何克服当前所碰到的挫折和困难？有没有好的解决问题的办法？需要去做哪些行之有效的工作？

思考这些问题时，人会把意识的关注点从畏难情绪转移到意志力的培养和具体问题的解决上，等于意识向潜意识下指令，让潜意识开始工作，帮助调节期望与现实的不协调，提高应对能力，找到解决问题的思路和方法。

除了自身特质外，外在的人际支持对增强抗挫折能力也很重要。另外，适量运动和健康的兴趣爱好等，都有利于强健心理弹性，提高对挫折和压力的承受能力。

睡眠与心理因素息息相关

人类生命的 1/3 时间是在睡眠中度过的，大脑消除疲劳的主要方式是睡眠。睡眠与心理因素密切相关，这从古诗词中就可窥探一二。

"月落乌啼霜满天，江枫渔火对愁眠。"落第的惆怅与内疚，让诗人徘徊在自责和懊悔中，久久难眠。

"夜阑卧听风吹雨，铁马冰河入梦来。"陆游老骥伏枥，满腹壮志未酬，失眠多梦。

其实现代人也一样，失恋后、考试前、生病时、刚入职……每一段有关失眠的回忆，都与复杂的心理状态密不可分。

睡眠障碍常与心理疾病相伴

睡眠－觉醒障碍（简称睡眠障碍）是指睡眠时间不正常地增加或减少、睡眠中出现异常行为、睡眠和觉醒节律紊乱等，如失眠、嗜睡、昼夜颠倒、夜行症、梦游等。

据研究，80% 的精神障碍与睡眠障碍有关。失眠是最常见的睡眠障碍，很多心理疾病的伴随症状之一就是失眠。比如，90% 的抑郁症患者首发临床症状是失眠；强迫症、焦虑症、精神分裂症、躁狂症等精神障碍患者，都有可能出现不同程度的失眠。

长期的睡眠障碍可使身心健康严重受损，造成抑郁、焦虑，情绪控制能力下降，甚至会影响人际关系和家庭和睦。

失眠与心理问题互为因果

失眠的发生主要缘于三方面因素，即

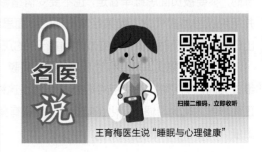

名医说

扫描二维码，立即收听

王育梅医生说"睡眠与心理健康"

睡眠与心理健康息息相关

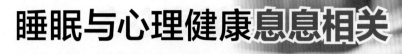

河北医科大学精神卫生研究所 王育梅（副教授） 王学义（教授）

素质因素、诱发因素和维持因素。

素质因素是容易导致失眠的个人特质，包括年龄、性别、个人性格特点等。研究发现，有焦虑或忧虑倾向、完美主义、情绪压抑的人，遇到压力时易发生失眠。

诱发因素是指导致失眠开始发生的事件。生活中，常会面临各种各样的压力与变动，无论变动结果是好是坏，这些事件都会给心情与生活带来某种程度的影响，就可能造成失眠。面对诱发因素时，如果应对方式不恰当，过度关注、紧张，就可导致失眠。

维持因素是让失眠持续下去的因素。吸烟、饮酒、不良睡眠习惯（如上床时间提早、周末补觉、午睡时间过长、夜间躺在床上玩手机等），都有可能让失眠由"短期"变成"长期"。事实上，吸烟、饮酒及不良睡眠习惯，往往也与心理因素有关。

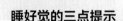

睡好觉的三点提示

● 作息要规律，这样有利于建立规律的生物钟，而作息时间不规律容易导致入睡困难、频繁醒来和早醒等问题。一般可安排晚上22：30左右入睡、早上7：00左右起床的睡眠时间。

● 要限制午睡时间，午睡时间以半小时至一小时为宜。午睡时间不可过长，否则进入深睡眠，醒来后会感到很不舒服。有失眠问题者则尽量不要午睡。

● 睡前一小时内，不要看电视，也不要玩手机等电子设备，更不要在上床后看手机。上床睡觉前要让心情保持平静，上床后也不要躺在床上想心事。

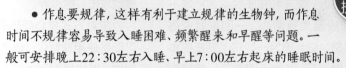

反过来，睡眠不好也可诱发心理疾病，形成恶性循环。大量研究表明，长期失眠可造成大脑得不到充分休息，神经细胞不能得到有效修复和更新，高级中枢神经系统兴奋和抑制失调，扰乱人体内分泌系统和免疫功能，产生负面情绪，诱发抑郁症和焦虑症等精神障碍。

心理问题和睡眠问题要同治

良好的睡眠过程相当于一次电脑的重启，对身体心灵都是一次调整。拥有优质睡眠，可帮助人们远离焦虑、抑郁等负性情绪。

心态平和，才能拥有良好的睡眠，因此要尽量保持愉快的心情。人际关系紧张，会影响心情，进而影响睡眠质量，因此，营造和谐人际关系很有必要。

此外，好的睡眠习惯不可忽视。睡前少看令人兴奋的影视剧，减少外界刺激，营造安静的入睡环境，切忌睡前剧烈活动、喝浓茶或咖啡饮料。坚持早睡早起，减少贪睡不起的行为，上午尽量出去晒晒太阳，加强户外活动。

一旦发现睡眠障碍与心理疾病有关，治疗应双管齐下，心理治疗和药物治疗要相辅相成，不能偏废，否则只是"治标不治本"。药物治疗要遵循医嘱，切不可随意乱用安定等安眠药物。

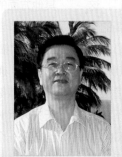

专家简介

王学义 河北医科大学精神卫生研究所主任、主任医师、教授、博士生导师，河北省精神疾病司法鉴定中心主任，河北省心理卫生学会常务副理事长，河北省医学会精神病学分会副主任委员。擅长精神科各类疾病的诊治、心理咨询和治疗、精神康复训练等。

科学"防御"，保持健康心态

江西师范大学心理学院　刘明矾（教授）　曾丽蓉

每个人都有一道"心理防御墙"

两个月前，张女士换了一份工作，工资更高了，家庭生活也得到了改善。但美中不足的是，直属上司为人苛刻，员工稍有差错，他便大发雷霆。张女士在工作时需要小心谨慎，只有下班的时候才能放松自己。最近，丈夫和孩子经常埋怨她不像以前那般温柔有耐心，一回家就变得敏感、易怒，总会因为一些鸡毛蒜皮的事冲他们"撒气"。张女士很伤心：明明自己为家庭做出了贡献，为什么家人不能理解自己？

不难发现，张女士是将对上司的不满宣泄到了家人身上，这种常见的"迁怒"行为，其实是启用了"转换"的心理防御机制。心理防御机制指的是人们在遇到挫折或处于应激状态时，采用自己能够接受的方式，用以解释和处理由主客观因素引起的内心冲突，以减少压力和烦恼。防御机制与个人的成长经历、父母的防御方式、所处的环境息息相关，它是在潜意识里进行的，人们很难意识到它的作用。张女士把工作中的负面情绪迁怒于家人时，自己也茫然不解。

每个人都有一道"心理防御墙"，这道墙在维护心理健康中起着非常重要的作用。当人遇到困难和矛盾冲突时，心理防御能保护自尊心，维持稳定的心理状态。面临挫折时，如果采用不成熟、低适应性的心理防御，则容易导致看待问题不够理性、做出错误的决定，甚至产生人际冲突。张女士如果一再使用"迁怒"这种低适应性的防御来处理自己的不良情绪，很可能使家庭关系恶化，进而影响到正常的工作和生活。因此，了解自己和他人的防御机制，有助于更好地认识和接纳他人的行为。

识别心理防御有诀窍

心理防御机制有100多种，比较常见的包括压抑、否认、合理化、理想化、转移、投射、幻想、升华、幽默、期望、利他、情感隔离、理智化、被动攻击、抱怨等。

应对方式是心理防御机制的外在表现。如果一个人常常讲理不讲情，可能是使用理智化、道德化的防御机制；明明喜欢一个人，却故意说讨厌对方，可能是"反向作用"的心理防御在"作祟"；当无法实现目标时，为自己的行为辩解，安慰自己，摆脱痛苦，可能使用了"合理化"的防御机制……生活中，适当留心观察自己的心理防御方式，或许会有所发现。当然，想要进一步了解自己的主要防御类型和防御的成熟度，需要通过专业的防御方式问卷来测试。

科学"防御"的三条建议

● **提高自我觉察，预防防御不当**　防御机制常在无意识中进行，人们通常难以发现。当意识到防御不当时，可先弥补此次行为造成的后果，再继续观察自己在哪种情境下会出现类似的反应。以后再遇到挫折或内心冲突时，不立即处理，给大脑一个缓冲时间，以寻找更好的应对方式。

● **增加防御成熟度，完善防御系统**　成熟的心理防御机制有利于身心健康，如升华、补偿和幽默等；不成熟的心理防御机制对身心健康有害，如压抑、投射、否认、合理化等。想要保持心理健康，不是去掉防御，而是用成熟的防御机制代替不成熟的。比如：遇到挫折和失败时，可以用其他方面的成功来进行补偿；遭遇负面情绪时，可以记录下自己的心路历程，升华自己的情感；日常生活中也可以巧用幽默"化干戈为玉帛"，轻松一笑"搞定"不愉快。此外，多与有着成熟应对方式的人沟通也是不错的方法，通过交流学习来完善自己的防御系统。

● **懂得防御极限，接纳生活洗礼**　有时候，面对一些巨大的打击，如天灾人祸时，无论何种防御都如螳臂当车。此时，应面对现实，承认脆弱，给自己一个"消化"悲伤的机会，学会承认自身的情感限度，接受并释放心中的悲痛。必要时，也可以寻求家人的支持及心理咨询师的帮助。

本性虽难移，性格可优化

📖 刘明矾 陈旭

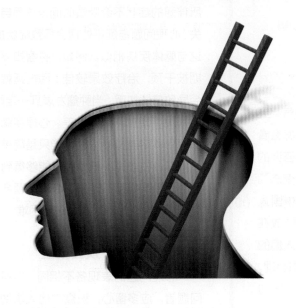

性格是一把双刃剑

在心理学中，性格指的是构成一个人的思想、情感及行为的独特模式，这种模式形成个体稳定而统一的心理品质，并将个体与他人区分开。

每个人的性格都是一把双刃剑。当性格和外在环境相适应时，会大大增强人的自信，有益于身心健康。而当遭遇逆境时，性格的缺陷会限制人潜能的发挥，引发挫败感，甚至损害身心健康。

心脏病学家福利曼及后续的研究者将人的性格分为 A 型、B 型和 C 型三种。A 型性格的人精力旺盛，竞争意识强，能够敢为人先，但如果一直处于"紧绷"状态，则容易焦虑、烦躁，影响人际关系，也损害心血管健康。B 型性格的人乐观随和，容易知足，人缘好，能适应大部分的工作，也是最容易长寿的一种性格，但进取心稍弱，若任由自由散漫的态度发展，较难取得进步。C 型人格的人深思熟虑，克己少言，往往在某些领域具有独到的见解，但缺点在于常常逆来顺受，过分忍耐的处事方式会使心境长期受压抑，甚至引发心理疾病与慢性病。

性格的稳定性和可变性

研究表明，人心理活动的强度、速度、灵活性与指向性是天生的，受自然环境、生理因素影响，是性格中固定的部分。如有的人活泼，有的人稳重，这就是人们常说的"秉性"，并无好坏之分。人对自己和外物的态度及采取的言行是后天形成的，受教育环境、家庭氛围、社会风气的影响，是可以改变的，且一直被外界所塑造。

优化性格的四个建议

● **洞察自身，化不知为自知** 优化性格的前提是全面了解自己。可以经常与身边值得信任的人大胆交流，了解一些自己具备但平日里忽略了的特点。

● **改变行为，避免习惯的诱惑** 当意识到自身不足后，能否改变主要取决于自控力。这需要我们将注意从习惯性行为的诱惑上转移到其他事物上去。如 A 型人格的人想改变暴躁的脾气，与其一味告诫自己"不要生气、生气伤身体"，不如外出运动或做其他自己喜欢的事，获得愉悦心情。

● **欣赏自己，发挥天生所长** 人需要先认可自己的优点，形成良好而稳定的自我感受，再以更大的动力去改正缺点。选择优势环境、认同优秀的榜样都会发挥巨大的作用。

● **学知识技能，优化性格** 文化素养和道德品质是优良性格的基础，正所谓"凡有所学，皆成性格"。学习不仅有助于提升个人的知识技能，降低遭受挫折的可能性，更可以补偿性格的弱势面。对于 B 型性格者而言，学习数学，锻炼思维的周密性，就是一条优化性格的良好途径。

专家简介

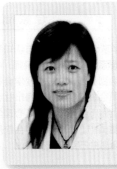

刘明矾 江西师范大学心理学院教授、博士生导师，江西师范大学心理技术与应用研究所所长，江西省高校人文社科重点研究基地心理健康教育研究中心主任，江西省心理咨询师协会常务理事。擅长心理健康、心理咨询、医学心理学等领域的研究和实践。

消除对心理问题的偏见

华东师范大学心理与认知科学学院应用心理学系教授　崔丽娟

偏见来源于文化的影响

很多来做心理咨询的人都说，进心理咨询室需要很大的勇气，到底去还是不去？人家会不会认为我是精神病？朋友知道了会怎么看我……其实，这在一定程度上反映了很多人的看法：去做心理咨询的人都是"心理有问题"的人，心理有问题就是不正常，甚至是"变态"。

部分人之所以会有这样的看法，首先与文化传统有关。中国人性格通常比较内敛，有了心理问题困扰倾向于自己调节；如果"放在台面上"，就会被认为是很严重的精神问题。其次，为了满足人们的猎奇心理，媒体在表现与心理学有关的题材时，喜欢选择变态心理，认为这样更具有炒作价值。实际上，很多人是从电视、电影、报刊上认识心理学的，这很容易形成片面认识，认为心理学只关注变态的人。《精神变态者》《发条橙》《沉默的羔羊》《本能》《催眠》等知名电影，为观众展现了光怪陆离的心理世界，也为心理学打上了带有偏见的烙印。

放下偏见，理性对待心理问题

据调查，因为世人的偏见，很多得了心理疾病的人害怕被别人知道，担心被他人误解，导致心理问题不能得到及时治疗，身心健康持续受损。

正如人会有生理上的头疼脑热一样，人的心理也会发生"感冒"。用对待躯体疾病的态度去对待心理问题，才是科学、理性的态度，也是一个人应当具备的心理健康素养。

每个人都不应对心理疾病患者抱有偏见。如果发现周围的人存在心理问题，要积极伸出援助之手，鼓励他们倾诉内心的苦恼，必要时寻求专业心理卫生工作者的帮助。

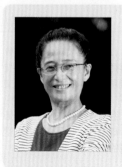

专家简介

崔丽娟　华东师范大学心理与认知科学学院应用心理学系教授，博士生导师，中国社会心理学学会副会长，中国心理学会社会心理学专业委员会主任委员，上海市社会心理学会会长，上海市老年学会老年心理学专业委员会主任委员，上海市心理学会应用心理学专业委员会副主任委员。

心理问题拖延不得

心理问题很难自然康复，心理疾病所伴随的症状不会随着时间推移而自行消失。心理问题拖延不处理会导致症状加重，这与躯体疾病相似。例如，肿瘤如果能早期被干预，治疗效果较佳；而拖延就医则会导致病情加重，当肿瘤发展到一定阶段，治疗难度增加，疗效也差。心理疾病也是如此，早期的心理问题可能只是简单的情绪问题，在被简单干预后就能够得到很好改善。如果拖延不处理，心理问题会复杂化和慢性化，治疗起来往往更困难。

什么时候必须去就医

心理问题的表现各不相同，出现下述问题者，应多留心，积极向他人求助，向专业机构和专业人员求助，维护自我的心理健康。

● **情绪症状**　①焦虑，异常的焦虑情绪表现为毫无缘由的焦虑不安，或是明知没必要，但仍然觉得十分焦虑，无法排解；②抑郁，表现为莫名其妙觉得情绪低落，并且无法自我调节，睡眠质量差，兴趣减退；③恐惧，对一些特定场景或物品表现出过度的恐惧，伴随严重的躯体反应；④躁狂，表现为无现实依据地感觉到快乐、无忧无虑，易激惹，情绪转变快；⑤强迫，表现为难以控制的强迫行为或思维，明知这些观念、冲动和行为不合理与不必要，但仍无法控制和解脱，感到焦虑与痛苦。

● **行为表现**　①不良的生活方式，如酗酒、赌博以及各类药物滥用；②自杀、自伤或是伤人等危险性行为；③行为表现异常，行为方式发生巨大转变，如生活变得懒散、行动缓慢以及回避社交等意识减退行为，或是兴奋话多、有冲动或冒险行为等。

● **认知症状**　①注意力涣散，记忆力减退；②思维模式异常，谈话内容与语速异常；③空间与时间感知异常，无法清晰

出现心理问题要早治疗

上海市精神卫生中心　吴倩影　赵 敏（教授）

分辨空间状态和时间状态。

● **心理问题躯体化**　出现的躯体症状通过常规治疗无法缓解，且身体检查无法查出病因。

总之，当出现无缘由的愤怒、悲伤、焦虑、兴奋等情绪，情绪反应持续时间过长或者个人正常工作、学习、生活受到影响，出现无理由的异常行为或生活方式与作息异常（如不自主反复洗手、饮食问题、睡眠问题等），尤其是这些异常状态难以依靠个人能力解决时，应及时去医院就诊，进行必要的检查和治疗。

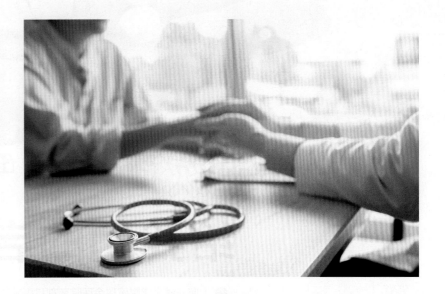

心理问题怎么治疗

心理问题的治疗强调综合治疗，即医学治疗、心理治疗和康复治疗相结合。

● **医学治疗**　症状较轻的患者，可先进行心理治疗或心理咨询；症状较重者，需要通过药物治疗控制症状，再配合心理治疗进行改善。需要强调的是，患者需要按医嘱使用药物，不能擅自减药、换药甚至停药。药物能够有效缓解许多问题，包括不安、睡眠问题、情绪过分高涨或低落，以及幻觉、妄想等精神疾病症状，一般需要数个疗程，甚至更长时间。部分患者因担心药物的副作用而不遵从医嘱用药，导致病情复发。实际上，合理用药利大于弊。

● **心理治疗**　心理治疗的形式多样，医生或心理治疗师会根据患者的具体情况，选择恰当的治疗方法。一般包括团体治疗、个体治疗、家庭治疗等。心理治疗强调"治疗联盟"，患者与治疗师要建立良好的治疗关系，只有这样，心理治疗的作用才能最大化，这需要患者与治疗师共同努力。

● **康复治疗**　心理问题改善后，患者需要继续接受康复治疗，这与躯体疾病治疗后进行康复训练有相似之处。心理康复可通过绘画治疗、音乐治疗等艺术手段加强积极情绪体验能力、改善认知能力、增强情绪控制能力，帮助患者掌握压力管理技巧等。在康复期，患者应留意自己的心理状态变化，预防病情复发。

心理问题的治疗方法并不复杂，但需要患者遵从医嘱，积极参与治疗。治疗主动性是影响治疗效果的重要因素。**PM**

结束语

心理健康素养是一个人对心理健康的认知与态度，提升心理健康素养对维护身心健康具有非常重要的意义。心理健康知识的积累，能有效提升个人的幸福感。具备良好的心理健康素养，能促使个人以更积极的态度面对心理问题，善于进行自我心理调节，能够主动接受心理咨询和心理治疗，从而拥有良好的心理健康状态。

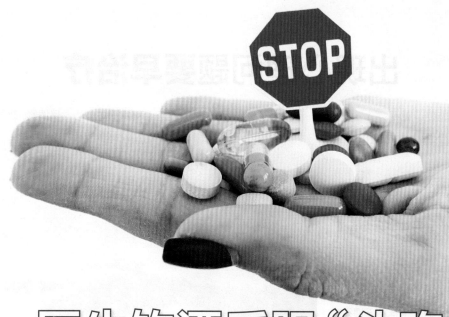

医生饮酒后服"头孢"给我们的启示

上海交通大学附属瑞金医院药剂科副主任药师　石浩强
浙江大学医学院附属第一医院传染病诊治国家重点实验室教授　肖永红

事件回放　前段时间，首都医科大学宣武医院神经外科教授凌锋医生发布了一篇《起死回生的人生体验》文章，讲述了她去年年底一段惊心动魄的经历。

"当我准备出门，忽然想到腹股沟处皮脂腺囊肿发炎，走路有些痛，就顺手拿了一板我经常吃的抗生素头孢呋辛酯。服药前，我仔细看了药品说明书，核对了剂量，就服了一片。"

"服下药物后不到两分钟，我忽然感到左手掌发痒，挠了几下，右手掌也开始痒。只有几十秒钟，这种感觉就出现在口周，并顺着咽部往下走。我赶紧下楼，坐到车上，痒的感觉不太明显，但人昏昏沉沉。我拿起手机，想给科里的医生打电话，可还没等我看清名字，手机就滑到在地上，我也完全没有了意识。此时，离出发时间还不到3分钟！"

……

"司机用最快的速度将我送到了附近的医院（也是我工作的地方）。到医院时，我已经完全没有意识。"

……

"事后回想，我曾在服药前一晚饮用过半杯红葡萄酒，可能是饮酒后服用头孢呋辛酯导致的'双硫仑反应'。"

凌锋医生"死里逃生"的经历，引起了大众的广泛关注。什么是"双硫仑反应"？常吃的抗生素为何也会引发过敏？过敏性休克有哪些早期表现？如何自救？听听专家的分析。

什么是"双硫仑反应"

解析：正常情况下，乙醇（酒精）进入体内后，先在肝脏内经乙醇脱氢酶作用转化为乙醛，乙醛再经乙醛脱氢酶转化为乙酸，进而分解成水和二氧化碳。侧链上存在甲硫四氮唑基团的头孢菌素会抑制乙醛脱氢酶的活性，可使人体内的乙醛蓄积，难以转化和排出，导致乙醛中毒反应，即"双硫仑反应"。

"双硫仑反应"大多于患者接触酒精

并非所有头孢菌素都会导致"双硫仑反应"

● 容易发生"双硫仑反应"的头孢菌素

侧链上存在甲硫四氮唑基团的头孢菌素，如头孢唑啉（先锋霉素 V）、头孢孟多、头孢美唑（先锋美他醇）、头孢甲肟（倍司特克）、头孢哌酮、拉氧头孢（噻吗灵）、头孢替安（泛司搏林）、头孢尼西、头孢曲松等。

● 一般不会引起"双硫仑反应"的头孢菌素

不含甲硫四氮唑基团的头孢菌素，如头孢拉定、头孢氨苄、头孢呋辛酯、头孢克洛、头孢丙烯、头孢他啶、头孢地尼、头孢他美酯、头孢吡肟等。注意，即使这些抗生素发生"双硫仑反应"罕见，但饮酒后最好也不要服用。

需要强调的是，除头孢菌素外，服用甲硝唑、替硝唑、呋喃唑酮等非头孢类药物时饮酒，也会发生"双硫仑反应"，大家需警惕。

后 15～30 分钟发生，临床表现为面部潮红、头痛、眩晕、心慌、气促、呼吸困难、烦躁不安、恶心、呕吐等。"双硫仑反应"的严重程度与用药剂量和饮酒量成正比关系，老年人、儿童、心脑血管病患者及对乙醇敏感者症状更为严重。

专家提醒

> 由于存在个体差异，每个人酒精消除时间不同，但有研究证实，饮酒时间与用药时间间隔越长，"双硫仑反应"发生率越低。为稳妥起见，患者在服用头孢菌素期间及停药后 7 天内不应饮酒，同时应避免食用含酒精的药物，如藿香正气水、十滴水、复方甘草合剂等，以及动物肝脏、沙丁鱼等富含酪胺、苯丙氨酸、色氨酸的食物及酒心巧克力。

以前吃过的头孢菌素，为什么仍然会过敏

解析： 凌峰医生服用的头孢呋辛酯为侧链上没有甲硫四氮唑基团的头孢菌素，一般不会引起"双硫仑反应"，且从服用头孢呋辛酯后到出现不适的时间不足 3 分钟，与"双硫仑反应"一般于服药后 15～30 分钟发生不一致。因此，以"过敏反应"解释更为合理。然而，为什么经常服用的头孢呋辛酯会导致严重的过敏反应呢？

头孢菌素最常见的不良反应便是过敏反应，包括荨麻疹、皮疹、哮喘、发热、过敏性休克等。绝大多数过敏反应是 I 型变态反应（速发型），是由于外界的抗原性物质（如头孢菌素）进入人体后，刺激免疫系统产生相应的抗体，这些抗体会与皮肤、支气管、血管壁的"靶细胞"结合。当同一抗原再次或多次与已致敏的个体接触时，就可能造成过敏。

过敏性休克如何自救

解析： 过敏性休克起病急，短短几分钟就可能导致喉头水肿、血压下降、休克，甚至死亡。因此，及时救治十分重要。

● 立即停药

立即停用可疑药物。

● 就近救治

千万不要为奔大医院而舍近求远，耽误最佳抢救时机。也可请家人拨打120急救电话。救护车上配了医疗急救用品，可以为患者争取到最宝贵的救治时间。

● 保持呼吸道通畅

患者应采取侧卧位，保持呼吸道通畅。若患者已昏迷，家人应及时清除其口鼻中的呕吐物和分泌物，并将其头偏向一侧，防止呕吐物、分泌物堵塞呼吸道，引起窒息。

● 药物治疗

入院后，医生会给予抗休克、抗过敏等治疗，并监测生命体征。

虽然凌峰医生的经历"有惊无险"，但仍然给大家敲响了警钟：在日常生活中，大家应谨慎用药，特别是抗生素。服抗生素前后最好不要饮酒，不管是含酒精度数低的啤酒、果酒、滋补酒，还是含酒精的食品，都应远离。**PM**

FM89 都市广播

名医坐堂首播：14：00~15：00
重播：次日 4：00~5：00

> 在肝病门诊中，常有些上了年纪的患者在就诊时告诉我，他准备或已经在努力地吃糖，目的是为了"补肝"。"吃糖补肝"是民间流传多年的保健方法，可"吃糖补肝"确有其效吗？答案是否定的。

肝病患者需要多吃糖"补肝"吗

上海中医药大学附属曙光医院东院肝硬化科主任医师　徐列明

"吃糖补肝"的由来

早在 40 多年前，在医学尚不发达的年代，治疗肝病的药物主要以"黄药片"（复合维生素 B）和"白药片"（维生素 C）为主，治疗原则是通过"补"让受损的肝细胞进行自我修复。在那物质贫乏的年代，人们连一日三餐的营养都难以保证，除维生素外，肝病患者还能补什么呢？于是，"多吃糖可以补肝"的说法便在民间广为流传。事实上，"吃糖补肝"之说完全是错误的。

"吃糖补肝"可谓火上浇油

"吃糖补肝"非但没有科学依据，还可能成为点燃肝病患者健康隐患的"三把火"。

●第一把"火"：增加肝脏负担

肝脏是人体重要的消化、代谢器官，承担了对肠道吸收物质的分解、转化、贮存、合成等功能，任务繁重。肝脏患病可使肝细胞受损，肝功能指标异常，患者会出现厌油腻食物、食欲不振等症状，需药物治疗。由于绝大部分药物都需要肝脏代谢，当受损肝细胞无法继续"工作"时，尚未严重受损的肝细胞便承担了额外的工作任务。因此，为了给肝脏"减负"，肝病患者应尽量少服或不服无治疗作用的保健品，包括糖在内。

●第二把"火"：诱发或加重糖尿病

碳水化合物经消化道吸收后，以葡萄糖的形式入血，成为血糖。正常人的肝细胞可及时将血中的葡萄糖转化为糖原或甘油三酯贮存起来。当人体饥饿或运动时，糖原或甘油三酯可重新转化为葡萄糖，为身体提供能量。肝脏的这一作用可使人体的血糖保持稳定，不至于引发高血糖。而严重肝炎或肝硬化患者由于肝细胞受损，造成糖代谢异常，可导致肝源性糖尿病。此时若过多"吃糖"，会加重糖代谢异常，使血糖升高，诱发或加重糖尿病。

●第三把"火"：诱发或加重脂肪肝

进食过多的碳水化合物可引起血糖升高，迫使肝细胞将其转化为甘油三酯，当其合成大于消耗时，甘油三酯便在肝细胞内蓄积，进而形成脂肪肝。对已患有脂肪肝的患者而言，多吃糖非但不能补肝，反而会使病情加重；对合并高血糖的脂肪肝患者而言，多吃糖"补肝"的后果甚至是致命的。

肝病患者应遵循"少糖饮食"

既然吃糖对肝病患者不利，那么在治疗肝病时，为什么有些患者需要静脉滴注葡萄糖呢？要正确看待这一问题，需具体情况具体分析。其一，若患者不能进食或因治疗需要禁食时，静脉给予葡萄糖可提供患者维持生命所需的能量；其二，有些药物必须溶解在葡萄糖水中才可为静脉滴注所用；其三，对于有胸水、腹水或水肿的患者而言，体内已存在水钠潴留、需要排钠的情况，此时不宜使用含氯化钠的生理盐水作为溶剂，须以葡萄糖替代。事实上，在为高血糖患者输入葡萄糖溶液时，医生会在给药时加入一定比例的胰岛素，以避免患者血糖升高。

那么，肝病患者是否完全不能吃糖了呢？也不尽然。无糖代谢异常的肝病患者可少量吃糖。脂肪肝患者如增加了食糖量，应相应减少其他碳水化合物的摄入量。存在糖代谢异常的肝病患者，由于糖原难以转化为足量的葡萄糖供机体使用，故容易出现低血糖，表现为心跳突然加快、头晕、出冷汗等症状，甚至晕倒。此时，需立即喝浓糖水，以纠正低血糖。较易发生低血糖的肝病患者可在上午（10 时左右）或下午（16 时左右）喝杯牛奶或吃个白煮蛋。**PM**

治疗肝癌，消融也可行

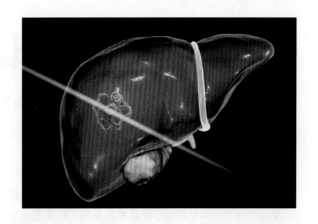

海军军医大学附属东方肝胆外科医院副主任医师　葛乃建

医｜生｜手｜记

55岁的张先生有乙型肝炎病史20余年，一个月前经磁共振检查发现肝内有一个直径约2厘米的肿块，考虑为原发性肝癌。同时，张先生的多项肝功能指标异常，存在重度肝硬化。张先生若接受手术治疗，风险很高，进行局部消融是比较好的选择。消融术后1天，张先生就出院了。1个月后进行增强磁共振检查，显示肿瘤完全坏死，肝功能指标也有所好转。我告诉张先生，他的肝癌治好了，以后定期随访即可，他都有点不敢相信。

很多人认为，根治肝癌必须靠手术。其实，《原发性肝癌诊疗规范（2017年版）》及《巴塞罗那（BCLC）肝癌分期和治疗策略（2012）》皆将局部消融与手术切除、肝移植并列为肝癌的有效治疗手段。局部消融术微创、便捷、安全、可重复、治疗费用低，其中应用最广泛的是射频或微波消融。我国大多数肝癌患者都有慢性肝病，特别是肝硬化。因肝功能不全、肿瘤处在危险区域或多发，以及经济困难等，很多肝癌患者不适合接受手术或肝移植，更适合局部消融治疗。近年来，局部消融治疗原发性或继发性肝癌的效果逐步获得了广泛认可。

什么是局部消融

局部消融是通过B超、CT、磁共振（MRI）等医学影像技术对肿瘤进行定位，并采用物理及化学手段杀死肿瘤细胞的一种治疗方法。肝癌的消融治疗可分为两大类：①注入毒性物质，如乙醇、醋酸、放射性同位素、细胞毒性药物、化疗药物等。②使用射频、微波、激光、高强度聚焦超声等电热能消融，或冷冻消融等。

哪些肝癌患者可选择局部消融

调查发现，仅20%~30%的肝癌患者能获得外科手术切除的机会，多数患者因合并肝硬化或在确诊时已达中晚期而不宜接受手术治疗。局部消融治疗肝癌具有可重复、耐受性好、适应证广等特点。若肝癌患者单个肿瘤直径 ≤ 5厘米，或肿瘤不超过3个、最大肿瘤直径 ≤ 3厘米，且无血管、胆管和邻近器官侵犯及远处转移，肝功能分级为A、B级，可选择局部消融。不能手术切除的直径为3~7厘米的单发或多发肿瘤，可选择局部消融联合介入治疗。

大多数小肝癌可经皮肝穿刺消融，影像引导困难的肝癌，以及肝包膜下或突出肝包膜的肝癌，可经开腹或腹腔镜消融。超声是最常用的引导方式，CT及磁共振结合多模态影像系统可用于超声无法探及的病灶。

射频消融最具代表性，优点是操作方便、疗效确切、安全性高，患者住院时间短、适应证广。研究显示，对肿瘤直径 ≤ 3厘米的肝癌患者来说，射频消融与部分肝切除的长期存活率没有差别。治疗前进行精确的影像学检查，确定肿瘤浸润范围和卫星灶，有助于对肿瘤进行整体灭活，并尽可能减少对正常肝组织的损伤。

微波消融的特点是消融效率高，无"热沉效应"，可消融较大肿瘤。随机对照研究显示，其在局部疗效、并发症发生率及远期生存方面与射频消融相比都没有统计学差异。

无水酒精注射对小肝癌疗效确切，安全性高，特别适用于热消融治疗容易造成损伤的部位，如癌灶贴近肝门、胆囊及胃肠道组织等。**PM**

大众医学 2019·7　**19**

鲜为人知的 烟雾病

上海交通大学医学院附属仁济医院南院神经外科　戴炯（副主任医师）　章素芳

◆ 生活实例

　　一年多前，28岁的小琳突发脑梗死，在当地医院住院治疗。年纪轻轻，既没有高血压，也没有血脂异常，怎么会突然发生脑梗死呢？小琳和家人想不通，医生也觉得困惑。为了搞清病因，小琳在当地医生的推荐下，慕名来到仁济医院南院求治，被收入神经外科病房。为了明确导致脑梗死的病因，小琳在医生的建议下进行了脑血管造影检查，最终被确诊为"烟雾病"（图1）。正当医生准备为小琳实施血管重建手术时，小琳又发生了脑梗死。由于脑梗死急性期不宜手术，故医生先采取了保守治疗。两个月后，小琳成功接受了血管重建手术，术后恢复良好。一年后，小琳返回医院进行复查。脑血管造影显示，其颅内原先的烟雾状血管已经大部分萎缩，新的血供系统已经逐渐形成（图2）。

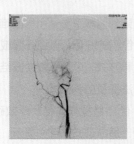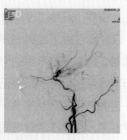

图1 术前脑血管造影：
右侧大脑中动脉闭塞、颅底异常血管增生

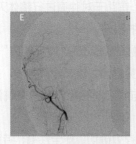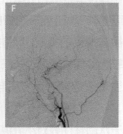

图2 术后一年脑血管造影：
颅底烟雾状血管基本消失

◆ 认识烟雾病

　　烟雾病，并不是烟尘、雾霾引起的疾病，而是原因不明的，以双侧颈内动脉末端、大脑中动脉和大脑前动脉起始部慢性、进行性狭窄或闭塞为特征，并继发颅底异常血管网形成的一种脑血管病。

　　1957年，日本科学家首先描述并报道了这种颈内动脉床突段及大脑动脉环（Willis环）进行性闭塞伴颅底血管侧支循环形成的现象，并于1969年根据该病的血管造影显像特点，将其命名为moyamoya（意为"一缕烟雾"）。

　　烟雾病起初被认为仅发生于日本人，后来世界各地陆续报道了类似病例。总体而言，东亚人群中烟雾病的患病率比其他地区人群高。按每十万人口计，日本发病率为0.94，中国为0.41，北美人群约为0.09。烟雾病的高发年龄段为5～9岁，其次为35～39岁。国外报道男女发病比例为1∶1.8～1∶2.2，我国的发病率无明显性别差异。

　　烟雾病有家族聚集性，10%～15%的患者有家族史。近年来发现多个与烟雾病有关的基因突变位点，其中一些基因突变与家族遗传关系密切。除遗传因素外，烟雾病也可以继发于环境因素及其他疾病，如感染、自身免疫性疾病、炎症、颅脑放射治疗等。

◆ 临床表现多种多样

　　烟雾病的临床表现包括短暂性脑缺血发作、缺血性卒中、出血性卒中、癫痫发作、头痛、认知功能障碍等。不同年龄段患者的临床表现不同。70%的儿童患者以脑缺血症状为主，如短暂性脑缺血发作、可逆性神经功能缺失或脑梗死，常常于患儿哭泣、紧张、进餐、剧烈运动时发作。其他常见于儿童患者的症状包括癫痫发作、智力减退、不自主运动等。出血性症状多见于成年患者，以自发性颅内出血为主，单纯蛛网膜下腔出血相对少见。颅内出血可反复发生，再出血率高达28.3%～33%。

确诊依靠血管造影

烟雾病的诊断、病情评估需要借助影像学检查。数字减影脑血管造影术（DSA）是诊断烟雾病的金标准，还可用于疾病分期和手术疗效评价。

烟雾病在脑血管造影中的典型表现为双侧颈内动脉床突上端狭窄或闭塞，基底部位纤细的异常血管网呈现烟雾一般的形态，伴广泛的血管吻合（图3）。这些烟雾状血管是扩张的穿通动脉，起着侧支循环的代偿作用，是该病的重要特征。脑血管造影检查属于有创操作，如果不能耐受该检查，可以行CT脑血管造影（CTA）、磁共振脑血管造影（MRA）等检查。

脑血流动力学及脑代谢评估能较全面地反映患者的血流动力学损害程度，可作为临床症状和影像资料的重要补充，对手术方案的选择及疗效评估具有重要的参考价值。

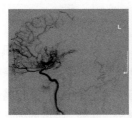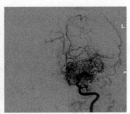

图3 烟雾病的脑血管造影表现

烟雾病分六期

根据DSA的显影特征，烟雾病可分为6期。其中，烟雾状血管网在Ⅱ期形成、Ⅲ期明显、Ⅳ期逐渐减少，至Ⅵ期完全消失。典型的发展过程多见于儿童患者，且可以停滞在任何阶段。根据《2017年中国烟雾病及烟雾综合征专家共识》，只要符合诊断标准，排除其他疾病（如动脉粥样硬化、自身免疫性疾病、颅脑放射损伤等），诊断烟雾病并不困难。

手术是主要治疗方法

目前尚无确切有效的药物能治疗烟雾病。对基础疾病或合并疾病进行积极治疗，同时对脑卒中的危险因素进行有效控制和管理，有助于预防疾病发生和加重。外科手术，尤其是颅内外血管重建术是烟雾病的主要治疗手段，

可有效防治缺血性卒中。

一旦确诊为烟雾病，患者应尽早接受手术治疗。处于脑梗死或颅内出血急性期者，应根据病变范围和严重程度适当推迟手术时间。

进行血管重建术的目的在于通过重建血管，形成新的侧支吻合和血供体系（图4），使纤细、脆弱的烟雾状血管网由于废用而逐渐萎缩、闭塞、消失，从而减少脑梗死、脑出血的发生。血管重建术主要包括3种术式，即直接重建术、间接重建术和联合手术。具体手术方式应由专业医生根据患者的病变特点加以选择。一般而言，直接重建术适用于颈内动脉或大脑中动脉完全闭塞的患者；间接重建术适用于上述血管有狭窄、但尚未闭塞的患者，以及血管很细的患者。

手术治疗有两个难点：技术上的难点在于如何在显微镜下对纤细的血管进行缝合，这些血管常常不及头发丝粗细；策略上的难点在于如何选择合理的重建方案，水往低处流，血液也是由高流量的血管流向低流量的血管，不恰当的选择会导致重建好的血管没有或仅有少量血液通过，不能达到形成新的供血体系的目的。

烟雾病的手术治疗不属于一般意义上的"微创治疗"，从切口角度看，不管是直接重建术、间接重建术，还是联合重建术，都需要切开头皮和头皮下组织，并打开颅骨，切口不小，不能算"微创"。不过，从手术创伤的角度来看，由于该手术不需要进入脑实质，经验丰富的医生在短时间内即可到达目标血管并进行重建，对患者的整体损伤较小，又可以算是"微创"的。

我科在烟雾病的外科治疗中积累了较多经验，每年慕名而来的病患络绎不绝。疑似烟雾病的患者在这里都能第一时间完善检查、明确诊断，医生会根据疾病分期制订个体化的治疗策略，迄今为止已经为上百例患者减缓病痛，战胜疾病。前文的小琳便是其中之一。**PM**

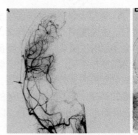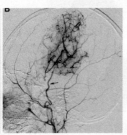

图4 血管重建术后，颅内、颅外血管吻合

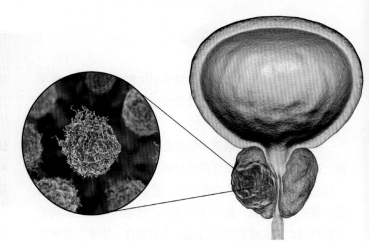

前列腺是男性的"专属器官"，紧贴着膀胱、直肠，体积虽小，却常常隐藏着疾病的风险。前列腺增生、前列腺炎和前列腺癌的发病率都在逐年升高，尤其是前列腺癌，近20年来在我国的发病率直线上升。就上海地区而言，前列腺癌成为男性人群中仅次于肺癌、结直肠癌、胃癌的第4位最常见恶性肿瘤。

关于前列腺癌，你应该了解的六个问题

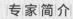 复旦大学附属肿瘤医院泌尿外科主任医师　戴波

什么是前列腺

　　前列腺是男性最大的附属性腺，也是只有男性才拥有的人体器官。因为它像卫兵一样排列在膀胱的前面，人们便给它起名叫"前列腺"。正常前列腺虽然只有栗子大小，重约15克，但其对于人体的作用却不可小看。第一，前列腺分泌的前列腺液是精液的重要组成成分，可维护精子的活性和生理功能，对生育至关重要；第二，前列腺内含有丰富的5α还原酶，可将睾酮转化为更有活性的双氢睾酮，维持男性

正常的生理功能；第三，前列腺包绕尿道，参与构成尿道内括约肌，是正常排尿和控尿的主要"开关"；第四，前列腺实质内有尿道和两条射精管穿过，男性射精时，前列腺和精囊的肌肉收缩，可将输精管和精囊中的内容物经射精管压入后尿道，进而排出体外。此外，围绕前列腺的是成串的神经和血管束，这些血管和神经对控制阴茎勃起有重要作用，一旦受损，则有可能导致男性勃起功能障碍。

发生于前列腺的疾病有哪些

　　在不同年龄阶段，前列腺会发生不同的疾病。在儿童时期，前列腺发育缓慢，很少发病；从青壮年时期开始，直至老年期，前列腺疾病的发病率迅速增加。在青壮年时期，前列腺易发生急、慢性前列腺炎；在老年时期，睾丸功能退化，激素水平降低，前列腺炎发病率下降，而良性前列腺增生症和前列腺癌的发病率明显升高。研究发现，在50～60岁男性中，50%的人会出现前列腺增生症；80岁时，90%的男性会出现前列腺增生症。近年来，我国的前列腺发病率快速上升。就上海地区而言，前列腺癌的发病率在2015年已经上升至41.57/10万，成为男性人群中仅次于肺癌、结直肠癌和胃癌的第4位常见恶性肿瘤。可以说，前列腺癌已经成为威胁中老年男性健康的重要"杀手"。

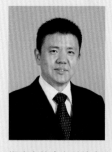

专家简介

　　戴波　复旦大学附属肿瘤医院泌尿外科副主任、主任医师、博士生导师，中国抗癌协会泌尿男生殖系肿瘤专业委员会青年委员会副主任委员，中国医疗保健国际交流促进会腔镜内镜外科分会常委。擅长前列腺癌的早期诊断、保留性神经的手术治疗、进展期患者的个体化用药，以及晚期患者的多学科综合治疗。

专家门诊：周一下午、周三下午

什么是前列腺癌

前列腺癌是发生于前列腺组织中的恶性肿瘤，是前列腺腺泡细胞异常无序生长的结果。95%以上的前列腺癌是发生于前列腺腺体组织的腺癌。前列腺癌多起源于前列腺的外周带，起病较为隐匿，所以早期前列腺癌可无任何预兆症状，仅仅是筛查时发现血清PSA值升高和（或）直肠肛门指检时发现前列腺存在异常硬结。而一旦出现症状，常属较晚期的进展性前列腺癌。

血PSA升高就是前列腺癌吗

血PSA（前列腺特异性抗原）是筛查前列腺癌的主要指标。当体检发现血PSA升高时，很多男性都会非常焦虑，唯恐自己患了前列腺癌。实际上，血PSA是前列腺特异性抗原，而不是前列腺癌特异性抗原，除了前列腺癌患者外，部分前列腺炎、前列腺增生患者的血PSA也会升高。体检发现血PSA升高者，应去医院做进一步检查，如前列腺指检、前列腺超声等检查，必要时可行前列腺穿刺病理学检查，排除前列腺癌可能。

前列腺癌怎么治

前列腺癌有多种治疗方法，如外科手术、放疗、化疗、内分泌治疗、介入治疗等，每种治疗方法各有利弊。

外科手术是目前最常用的治愈性治疗方法，称为前列腺癌根治术，将前列腺和肿瘤完整切除。前列腺癌根治术可采用开放手术或者腔镜手术，两者相比疗效基本一致。泌尿肿瘤专科医师会根据患者的身体和疾病特征来选择相应的手术方式。

放射治疗通过将放射线照射于前列腺局部，以达到杀灭前列腺癌细胞的目的。

冷冻治疗是一种微创治疗手段，在超声引导下将探针置入前列腺中，然后将探针降温至零下200℃，"冻死"癌细胞。目前，冷冻治疗常作为前列腺癌患者的二线治疗。

内分泌治疗是一种姑息性治疗手段，通过去除或阻止睾酮（即雄激素）对前列腺癌细胞产生作用，暂时抑制前列腺癌细胞的生长，延缓疾病进展。

化疗主要用于治疗去势抵抗性、转移性前列腺癌患者，以期延缓肿瘤生长，延长患者的生命。

核素治疗主要用于前列腺癌骨转移、存在严重骨痛症状患者的姑息性治疗。静脉注射或口服二膦酸盐类药物也可用于治疗骨转移导致的骨痛。

为啥说"首次治疗"很重要

肿瘤患者的首次治疗直接影响治疗的最终疗效。前列腺癌的治疗是非常复杂的问题，尤其是疾病分期稍晚的患者，可能会涉及多种不同的治疗措施，因此需要采用多学科综合治疗。多学科综合治疗是指：相对固定的多个临床专科医师定时、定点对某一个特定患者的诊治一起讨论，制订出对患者最适合、最优的诊治方案，由一个临床专科予以执行。在前列腺癌诊治领域中，尽管患者个体的年龄和健康状况不同、发病时肿瘤分期各异，但通过确切的多学科介入，治疗效果可以得到明显提升。复旦大学附属肿瘤医院组建了包含泌尿外科、肿瘤内科、放疗科、核医学科、病理科和影像科医生在内的泌尿肿瘤多学科团队，采取以手术治疗为主，综合应用放射治疗、化疗、内分泌治疗、介入治疗和生物靶向治疗等多种手段，使得前列腺癌患者的治愈率和生存率达到国内领先、国际先进水平。**PM**

特 别 提 醒

前列腺增生和前列腺癌是中老年男性的常见病。两者虽然症状类似，但却是两种完全不同的疾病。前列腺增生不会转变为前列腺癌。不过，前列腺增生以老年患者为主，而老年男性也是前列腺癌的高发人群。因此，当中老年男性出现尿频、排尿困难等症状时，不能想当然地认为就是前列腺增生的问题，以免漏诊前列腺癌。

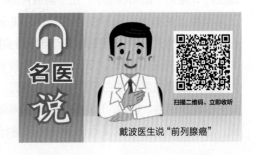

名医说

扫描二维码，立即收听

戴波医生说"前列腺癌"

随着视光学和材料学的快速发展，俗称"隐形眼镜"的角膜接触镜已深入普通百姓的生活。角膜接触镜可以降低框架眼镜带来的棱镜效应、消除像差，更有效地提高视敏度和对比敏感度，带来优质的视觉体验。加之其轻便、不影响美观的特点，隐形眼镜得到了越来越多近视及爱美者的青睐，但不正确地购买和使用所带来的各种眼表损害在眼科门诊也屡见不鲜。让我们来看看隐形眼镜购买和使用中的那些常见误区。

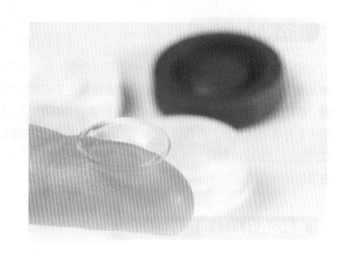

戴隐形眼镜，

你是否有这些误区

上海交通大学附属第一人民医院眼科副主任医师　朱 鸿

三大常见选购误区

初次使用隐形眼镜者，首先接触到的是隐形眼镜繁多的种类，往往不知该如何选购。有些人认为，价格贵的，质量一定有保障；有些人迷信日本、韩国等进口产品，选择网购或代购；也不乏爱美的粗心者，只是按照"美瞳"花色进行选择，毫不在意镜片材质。其实，在眼科医生指导下，根据个人需求选购合适的隐形眼镜才是明智之举。

误区一：购买隐形眼镜无须验光，只需用框架眼镜的度数减去50~100度

隐形眼镜主要有软性和硬性两大类。软性隐形眼镜由含水的柔软材料制作而成，直径约14毫米，比角膜稍大，不易脱离、偏位，更适合在激烈的体育运动中使用，但是不能纠正明显散光。硬性隐形眼镜由透氧硬性材料制成，直径约9毫米，比角膜稍小，由于其镜片的刚性强，能矫正某些类型的散光。两种镜片的选择取决于眼部屈光状态，也就是验光结果。但在戴镜者自行购买隐形眼镜时，大多数人仅关注"度数"，"简单粗暴"地做起了算术，认为用框架眼镜的度数减去50～100度便可，毫不在意正规的眼健康评估。其实，这种做法存在很多隐患。我们发现，近半数戴镜者在购买隐形眼镜前未进行眼部常规检查，而实际上，其中有许多人并不适合戴隐形眼镜，如过敏体质或过敏性结膜炎、睑缘炎或睑板腺功能障碍、严重干眼症、角膜上皮不健康者等。因此，初次戴镜前的医学评估非常重要。

误区二：隐形眼镜的"含水量"越高越好

就隐形眼镜本身来说，其材质很有讲究。

首先，"透氧率"是评估镜片材料好坏的一个重要指标。人的眼睛需要"呼吸"，为了维持角膜健康，须保证眼睛有充分的氧气供应，镜片的材料有较高的透氧率至关重要。

其次，一般而言，在同样材质的情况下，镜片越薄，含水量和透氧率越高，也越柔软，使用后越舒适。因此，很多人误认为镜片的含水量越高越好，事实并非如此。如果隐形眼镜的含水量高于50%，会使镜片易破损、变形，更易黏附蛋白质等物质。相反，较低含水量的隐形眼镜可增加镜片刚性，延长镜片寿命，减少附着沉淀物，矫正轻微散光。还有人认为，使用隐形眼镜后的眼干症状与镜片含水量低有关。其实恰恰相反，镜片含水量高更易导致眼干。这是因为戴镜时间较长时，镜片本身的水分会因为蒸发而流失，此时，镜片会吸取泪液来维持含水量，进而导

致眼表泪膜水分减少，从而出现干眼的症状。

此外，镜片"中心厚度"也是选购隐形眼镜时的重要参数。薄的隐形眼镜可增加透氧性，提高舒适度，但易致镜片干燥、脱水、破损。

因此，选购隐形眼镜应结合自己的戴镜需求，综合考虑镜片的中心厚度、透氧率和含水量几个参数。

误区三：基弧大同小异，选购时不必在意

隐形眼镜验配的准确性除了与眼睛本身的屈光状态（度数）有关外，镜片的曲率半径（基弧）也很关键。基弧越大，意味着镜片的内表面越平坦。如果镜片的基弧大于眼球的基弧，可出现镜片与眼球贴合度差、容易移位的情况；如果镜片的基弧小于眼球的基弧，则易产生过紧的不适感，甚至出现角膜损伤。

每个人的眼球基弧不尽相同，因此，镜片的选择须将眼球基弧考虑在内。配镜前，应进行"角膜地形图"检查并测定角膜曲率，从而为个性化的镜片参数选择提供可靠依据。

三大常见使用误区

隐形眼镜直接接触眼表，存在角膜损伤、眼表感染等隐患。因此，隐形眼镜的使用和保养也大有学问。

误区一：没必要买隐形眼镜护理液，可用纯净水替代

隐形眼镜使用过程中，若操作不当，可致视力模糊、眼部异物感强烈，甚至发生镜片破损、角膜上皮剥脱等现象。有调查显示，隐形眼镜使用者中，使用方法完全正确者不足50%，有10%的人取、戴眼镜时不洗手；由于清洁不当等因素而出现角膜上皮水肿及透明度降低、角膜炎、视力下降等的情况时有发生。

除了注意清洁、卫生用眼之外，镜片养护得当对保证镜片品质、降低眼表感染风险也至关重要。戴隐形眼镜会在一定程度上引起角膜上皮缺氧，使组织内乳酸堆积，连同泪液中的免疫球蛋白等，可在镜片表面形成一层半透明膜，不仅影响其透明度，进而影响视觉质量，还可导致镜片携氧能力下降，加重眼表微环境缺氧状态。因此，须采用专用隐形眼镜护理液规范冲洗并揉搓镜片，以去除镜片表面黏附的蛋白，而纯净水、矿泉水或生理盐水不能达到这样的清洁效果。

误区二：戴隐形眼镜后感到视疲劳，具"清凉"功效的眼药水可缓解

常有人戴隐形眼镜不久后觉得眼睛干涩，便自行使用具有"清凉"等功效的保健类眼药水。殊不知，许多不明成分的眼药水可使眼表微环境代谢紊乱，加重局部缺氧，造成角膜缘出现新生血管，甚至导致角膜上皮水肿、糜烂。因此，若戴镜后出现不适，应及时取出镜片，至眼科就诊，在医生指导下使用人工泪液类眼药水。

误区三：为图方便，戴着隐形眼镜游泳、泡温泉无大碍

目前，我国隐形眼镜使用者数量庞大，但许多人的护理意识十分薄弱。在屈光眼表门诊中，不乏因戴镜游泳或洗浴等引起角膜损伤、感染者，严重的会导致不可逆的视力下降。这是因为，游泳池的水中含有氯及其他化学物质，海水中含有大量微生物及细菌，如大肠杆菌及阿米巴变形虫等，游泳时戴隐形眼镜可使病原微生物附于镜片表面，引发眼部感染，甚至导致角膜损伤。此外，蒸桑拿、泡温泉时也应避免戴隐形眼镜。否则，隐形眼镜中的水分可在高温下蒸发而发生脱水，导致隐形眼镜粘连在眼表，损伤角膜。**PM**

专家提醒

- 应从正规渠道购买隐形眼镜及其相关产品。
- 市场上的隐形眼镜以日抛、月抛、季抛及年抛为主，使用时应注意镜片有效期。
- 镜片保存盒应每天清洗，并定期更换。
- 各品牌的护理液不宜混用，且应尽量在开封后三个月内用完。
- 戴隐形眼镜的同时应随身准备一副框架眼镜，以在眼部出现不适、视物不清等异常情况时使用。
- 定期至眼科检查，以便及早发现异常。

所谓"糖尿病前期",是指血糖高于正常值,但尚未达到糖尿病诊断标准的一种状态。空腹血糖介于6.1~7.0毫摩/升、餐后2小时血糖介于7.8~11.1毫摩/升,就属于"糖尿病前期"。其中,单纯空腹血糖高又称"空腹血糖受损",单纯餐后血糖高又称"糖耐量减低"。

作为糖尿病的"后备军","糖尿病前期"如果得不到及时干预,90%以上会进展为糖尿病。值得庆幸的是,"糖尿病前期"是可以被逆转的,早期积极干预(特别是生活方式干预)可降低糖尿病的发生风险。

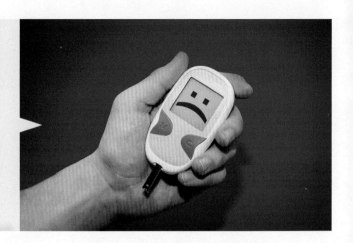

糖尿病前期能否"华丽转身"

山东省济南医院糖尿病诊疗中心主任医师　王建华

1 管住嘴

要想预防糖尿病,一定要管住嘴,不能多吃、乱吃,但也没必要像苦行僧一样啥都不敢吃,要讲究总量平衡、营养均衡。每顿吃七八分饱,多吃新鲜蔬菜,限制巧克力、冰淇淋、奶油蛋糕、果汁、碳酸饮料等甜食及含糖饮料。少吃大鱼大肉及油炸食品,这些高脂肪食物所含的热量和胆固醇都很高,很容易使热量摄入超标,导致体重增加及血脂异常。

2 少静坐,多运动

诸多研究证实,长期静坐的生活方式与糖尿病发生有关。为了远离糖尿病,不要长时间坐在电脑前工作、看视频或打游戏,要动起来,每天至少运动半小时。这样不仅可以消耗身体多余的脂肪和能量,还可以改善胰岛素抵抗,降低血糖。

3 注意控制体重

肥胖(尤其是腹型肥胖)与2型糖尿病的关系非常密切,是导致2型糖尿病的独立危险因素,肥胖者的糖尿病患病率是正常体重者的4倍。体质指数(BMI,体重除以身高的平方)≥24千克/米^{2}为超重,≥28千克/米^{2}为肥胖;男性腰围≥90厘米、女性腰围≥85厘米为腹型肥胖。控制体重,关键在于管住嘴、迈开腿,没有其他捷径可走。控制体重的好处不仅仅是降低血糖,随之得到改善的还有血压、血脂、血尿酸和脂肪肝。

4 学会自我减压

现代社会充满竞争和压力,长期精神紧张会刺激肾上腺素、糖皮质激素等升血糖激素分泌,导致血糖升高。这也是当今社会糖尿病高发及日趋年轻化的原因之一。因此,要学会劳逸结合、张弛有度、自我减压。

5 不要经常熬夜

有些人经常熬夜工作或看电视、玩游戏,这不是个好习惯。有研究发现,与每晚睡眠6~8小时的人相比,睡眠少的人罹患糖尿病的风险高出28%。该睡觉时不睡觉,人体生物钟被打乱,体内激素的昼夜节律性被破坏,会导致升糖激素分泌增加,加重高血糖。所以,要尽量做到作息规律,保证每天7~8小时的睡眠时间。

6 必要时可用药

糖尿病前期患者通过生活方式干预,仍不能纠正高血糖且有逐渐进展的趋势,需要加用药物。目前,被证实对糖尿病前期疗效肯定的药物有:阿卡波糖和二甲双胍。空腹血糖偏高的糖尿病前期患者可以选择二甲双胍,餐后血糖偏高的糖尿病前期患者可以选择阿卡波糖。PM

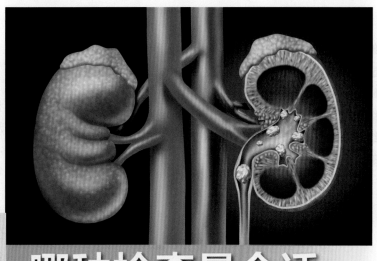

最近体检，B超检查提示我的双肾有多颗结石，医生说需要进一步进行造影检查。听说造影检查有痛苦，我比较害怕，有无其他替代检查方法？

诊断肾结石，
哪种检查最合适

上海交通大学医学院附属第一人民医院泌尿外科　鲁 军（教授）孙 丰

　　肾结石是常见的泌尿系统疾病。近年来，随着人们饮食及生活习惯的改变，肾结石发病率逐年升高。在某些情况下，肾结石会引起严重肾积水，导致肾脏功能损害，甚至尿毒症。

　　肾结石的诊断主要凭借影像学检查，检查方法包括B超、腹部X线摄片（KUB）、静脉肾盂造影（IVP）、泌尿系平扫CT、CT尿路造影（CTU）及磁共振尿路造影（MRU）。如何合理选择这些检查方法呢？

检查方法各有优缺点

●**B超**　B超检查是泌尿系结石最常用的检查方式之一，除诊断泌尿系结石外，还可了解有无肾积水，以及肾实质厚度。由于其方便快捷、费用低廉，故被广泛用于泌尿系结石的筛查、随访。但由于肠道气体阻挡，B超检查无法准确诊断输尿管中下段结石，容易发生漏诊。

●**腹部X线摄片**　腹部X线摄片诊断泌尿系结石同样便宜、快捷，相比B超检查，能更直观地显示结石的大小、形状及位置。X线摄片的缺点是：无法了解肾脏情况；拍摄前需要进行肠道准备，约10%的结石在X线摄片上不显影；如有非结石钙化影存在（如血管壁钙化、淋巴结钙化、胆囊结石等），通过X线摄片很难鉴别。

●**静脉肾盂造影**　静脉肾盂造影指经静脉注射显影剂，通过肾排泄到尿路，以观察肾实质、肾盂、肾盏、输尿管及膀胱的全尿路病变检查方法，不仅能显示结石的大小、位置，还能对肾功能、肾积水和输尿管扩张等情况进行初步评估。由于静脉肾盂造影为X线成像，远不如CT尿路造影立体成像所提供的信息全面，故现已被CT尿路造影所取代。

●**泌尿系CT**　泌尿系CT检查是诊断泌尿系结石及急性肾绞痛的首选检查方法，检查速度快，且其有很高的敏感性和特异性，常用于肾绞痛急性发作时的诊断与鉴别诊断。

●**CT尿路造影**　作为泌尿系结石最重要的检查方法，CT尿路造影兼具静脉肾盂造影和CT的优点，能提供结石与尿路的三维重建图像，医生不仅可观察到结石的大小、形态、位置，还可以更清楚地看到结石以上尿路梗阻的积水情况，了解肾功能。此外，CT尿路造影可以显示泌尿系周围组织的情况，如有无异位血管、肿瘤、泌尿系先天性畸形等。CT尿路造影的图像可以任意方向旋转，从而清晰地显示病变的范围和部位，给诊断和临床医师制定手术方案带来了方便。

●**磁共振尿路造影**　磁共振尿路造影也是一种泌尿系三维成像，其优点是无辐射、无创伤，不需要注射造影剂，尤为适用于肾功能明显减退、肾盂积水而显影不良及对碘过敏的患者。但是，磁共振尿路造影对钙质不敏感，不能直接显示泌尿系结石，只能通过输尿管扩张、肾积水等间接征象去证明结石的存在。另外，体内带有心脏起搏器或其他金属物的患者不能做这项检查。

尿路造影有没有痛苦

CT 尿路造影检查是一种非侵入性的检查，患者在检查过程中没有痛苦：静脉注射造影剂和利尿剂后，行CT 扫描，再利用计算机成像技术重建结石及尿路的三维图像。这项检查通常使用含碘造影剂，如碘海醇、碘普罗胺等，因此在检查前要做碘过敏试验，对碘过敏的患者不能进行此项检查。

造影剂对肾脏会产生一定负担，因此，肾功能中、重度受损的患者不能行此检查，否则可能会加重肾功能不全。肾功能正常及仅有轻度肾功能不全的患者，可以放心进行此项检查。肾脏有强大的代偿能力，通常一个健康的肾脏就可以维持正常的肾功能，单侧肾积水者，只要对侧肾脏没有病变，就可以进行这项检查。存在双侧肾积水、孤立肾及患有相关内科疾病（如高血压肾病、糖尿病肾病、肾小球肾炎等），且已经出现明显肾功能不全的患者，不宜进行此项检查。

合理选择检查方式

如果平时无任何症状，只是进行常规体检和肾结石的筛查，那么应该首选 B 超检查。CT 检查宜用于可疑肾绞痛发作时的诊断与鉴别诊断。当发现结石情况较复杂及泌尿系统存在解剖异常，需要手术干预时，应行CT 尿路造影检查，以全面了解结石与尿路解剖信息，从而有助于医生制定手术方案。腹部 X 线摄片方便、直观，常用于手术前的结石定位与术后疗效评估。不能接受辐射的患者（如孕妇）、肾功能不全者、对造影剂过敏者等，可以行磁共振尿路造影检查。总之，诊断泌尿系结石的影像学检查方法多种多样，患者应在医生的指导下选择最适合的检查方法。**PM**

老唐刚退休不久，身体还算硬朗。几年前，老唐体检时测得空腹血糖6.3毫摩/升，医生叮嘱他要多关注血糖。近来，老伴发现他食量见长，却越发消瘦，便催促他去医院做检查。果然，经糖耐量试验和糖化血红蛋白检测，老唐戴上了糖尿病的"帽子"。

确诊为糖尿病以后，老唐在医生指导下服用降糖药，并坚持每天测指尖血糖3次。然而，每天扎手指不但疼，而且很麻烦。有一次，老唐听一位病友说，糖化血红蛋白也能监测血糖水平，只要每3个月抽1次血即可，十分方便。从此，老唐便"解放"了自己的手指。然而好景不长，还不到1个月，老唐便因突发昏迷被送到了医院，被诊断为"糖尿病酮症酸中毒"。

糖化血红蛋白真的能代替每日的血糖监测吗？其实，老唐并不了解糖化血红蛋白。

什么是糖化血红蛋白

糖化血红蛋白（HbA1c）是红细胞中的血红蛋白与葡萄糖缓慢、持续且不可逆地进行非酶促蛋白糖化反应的产物。当血液中葡萄糖浓度较高时，糖化血红蛋白含量也会随之升高。

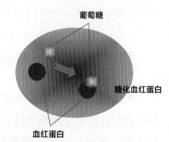

糖化血红蛋白主要用于评价一段时间内的血糖情况

由于人体内红细胞的寿命一般为 120 天，平均为60 天。在红细胞死亡之前，血液中糖化血红蛋白的含量相对稳定。因此，HbA1c 是评价一段时间内（2~3 个月）血糖水平的指标。

空腹血糖、餐后血糖容易受抽血时间、饮食、是否注射胰岛素等因素的影响，只能反映检测当时的血糖水平。而糖化血红蛋白是缓慢、逐渐生成的，短暂的血糖变化不会影响糖化血红蛋白的浓度，且一旦生成糖化血红蛋白，就不易分解。因此，糖化血红蛋白更稳定。

此外，糖化血红蛋白对评估降糖疗效、糖尿病并

糖化血红蛋白：你了解多少

复旦大学附属中山医院检验科教授　潘柏申

发症具有重要指导意义。研究表明，如果糖尿病患者的HbA1c水平降低1%，眼、肾和神经系统的严重并发症发生率将降低25%。一项发表在《英国医学杂志》的研究表明，2型糖尿病患者HbA1c水平降低1%，患白内障的可能性降低19%，患心衰的可能性降低16%，因血管疾病而遭受截肢或死亡的可能性降低43%。

糖化血红蛋白检测方法众多，可能存在误差

HbA1c的检测方法包括层析技术、电泳技术、免疫技术等，不同水平实验室、不同检测方法的结果之间存在一定差异。为了克服这一不足，满足测定结果标准化的要求，自20世纪90年代起，国际临床化学和实验室医学联盟（IFCC）、美国临床化学学会（AACC）分别成立了HbA1c标准化工作组，旨在建立参考检测系统，实现HbA1c检测结果的标准化。2002年，IFCC发布了检测HbA1c的参考方法。复旦大学附属中山医院检验科自2010年参与美国国家糖化血红蛋白标准化计划（NGSP）实验室认证计划起，已连续六年成为NGSP认证的一级检测实验室，检测结果准确性达到国际先进水平。

2018年美国糖尿病协会（ADA）糖尿病诊疗指南提出：如果测得的糖化血红蛋白和血糖水平存在明显不一致，应考虑血红蛋白变异（如血红蛋白病）干扰糖化血红蛋白检测的可能性。

糖化血红蛋白在部分人群中不适用

糖化血红蛋白检测值在以下人群中可能不准确：①因失血过多造成血红蛋白量降低，可造成HbA1c检测值过低；②缺铁性贫血，可造成HbA1c检测值过高；③血红蛋白基因突变或异常血红蛋白，如地中海贫血、蚕豆病、阵发性睡眠性血红蛋白尿（PNH）、球形红细胞增多症等；④最近有输血史或有溶血性贫血，可造成HbA1c检测结果过低；⑤存在红细胞更新增速的情况，如镰状细胞病、妊娠（妊娠中期和晚期）、血液透析、促红细胞生成素治疗等。

糖化血红蛋白不能替代日常血糖监测

对于某些糖尿病患者而言，尤其是胰岛功能较差的患者，血糖就像"坐过山车"，波动很大，监测每日空腹血糖、餐后血糖能及时反映当时的血糖情况，有利于医生根据血糖监测数据及时调整治疗方案。**PM**

延伸阅读

什么是糖耐量试验

口服葡萄糖耐量试验指将75克葡萄糖溶于250~300毫升水中，抽取空腹血标本后，于5分钟之内饮完葡萄糖水，然后在30分钟、60分钟、120分钟、180分钟时分别抽取血标本，检测血糖。

正常人的血糖值为：空腹血糖3.9~6.1毫摩/升，餐后2小时血糖<7.8毫摩/升。如果空腹血糖正常，餐后2小时血糖介于7.8~11.1毫摩/升，为糖耐量减低；如果空腹血糖介于6.1~7毫摩/升，餐后2小时血糖正常，为空腹血糖受损。这两种情况都属于糖尿病前期。

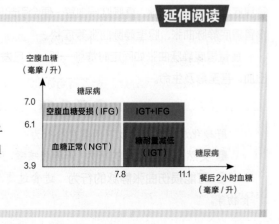

空腹血糖（毫摩/升）

糖尿病

7.0 空腹血糖受损（IFG） | IGT+IFG

6.1

血糖正常（NGT） | 糖耐量减低（IGT） | 糖尿病

3.9

7.8　11.1　餐后2小时血糖（毫摩/升）

一个周末的夜晚，王阿姨和老伴王老伯一起在家吃火锅。还没吃几口，王阿姨忽然感到喉咙口有血腥味，还没等反应过来，竟猛地吐出一口鲜血。这情形吓坏了一旁的老伴，他赶紧将王阿姨送到医院就诊。经抢救，王阿姨的出血总算止住了，可王老伯的心里七上八下，正逢床位医生前来查房，他赶紧拉住医生询问病情。

原来，王阿姨患有乙型肝炎，没有接受正规的治疗，逐步进展到了肝硬化、脾功能亢进、门静脉高压的地步。这次呕血是因为王阿姨进食了过烫的食物，导致食管胃底曲张的静脉破裂，引发大出血。医生告诉王老伯，待出血情况稳定后，王阿姨需要接受脾脏切除手术，还需要对曲张血管进行处理。一听要手术，王老伯更是陷入了焦虑："明明是肝脏的疾病，为什么会引起脾脏肿大？静脉曲张破裂又是怎么回事？手术切除脾脏能否治愈肝硬化呢？"

肝硬化，关"脾脏"什么事

✍ 上海交通大学医学院附属瑞金医院肝胆外科　马 迪　陈拥军（主任医师）

中国目前有近1亿乙肝病毒携带者，若不进行定期复查及治疗，一些患者将逐步出现"乙肝–肝硬化–肝癌"的致命"三部曲"。王阿姨在肝硬化的基础上发生了脾功能亢进、门静脉高压、食管胃底静脉曲张，由于进食了过烫的食物而导致血管破裂，引发大出血。要厘清肝硬化与脾脏肿大的关系，还得从肝脏和门静脉说起。

肝硬化者，消化道出血风险高

肝脏是人体内最大的消化器官，肝脏最主要的血管称为门静脉。如果把肝脏想象成一片肥沃的良田，那么门静脉就好比是灌溉这片良田的水管。正常肝脏质地柔软，门静脉内的血液可以顺利进入肝脏，在营养肝脏的同时，还可进行物质交换。然而，慢性肝炎会使肝脏逐渐出现硬化结节，使原先松软的土壤变成硬石子路。这时，门静脉内的血液想要进入肝脏就比较困难，甚至还会出现血液逆流的情况。逆流的血液若倒灌进入脾脏、食管胃底静脉、腹壁静脉、直肠肛周血管，便会引起脾脏肿大、脾功能亢进、食管胃底静脉曲张、腹壁静脉曲张等症状。

食管胃底静脉曲张如同定时炸弹一般，一旦发生破裂，患者会发生大出血，甚至危及生命。

特别提醒

肝硬化患者需避免以下两类危险行为：

❶ 突然增加腹内压的行为　如剧烈咳嗽、用力排便等。

❷ 可能损伤曲张静脉的行为　进食过烫、辛辣、带刺、坚硬的食物等。

是否需要脾切除，因人而异

人体每天都会产生大量无用的衰老血细胞，需要依靠脾脏进行处理。与此同时，脾脏还行使着部分免疫功能，在维持人体健康中扮演重要角色。脾肿大、脾功能亢进是肝硬化的继发病理改变。随着门静脉压力逐步升高，脾脏会出现淤血肿大、功能亢进，进而出现疯狂破坏身体内血细胞（如白细胞、红细胞、血小板等）的行为。此时，脾脏对于人体来说非但不能行使正常的生理功能，反而会产生诸多危害，如导致抵抗力下降，贫血，牙龈、皮肤出血等情况，严重时还可导致黄疸和凝血功能异常。

若肝硬化患者的脾脏只是轻度肿大，可暂时观察，遵医嘱进行随访。若脾脏明显肿大，已引起严重的血细胞功能紊乱，须接受手术切除。

值得注意的是，虽然切除脾脏并不能治愈肝硬化，但能有效地纠正体内血细胞的功能异常，减少肿大脾脏发生破裂的风险，并降低约20%的门静脉压力，降低患者发生消化道大出血的风险。**PM**

扁桃体肿大莫大意
可能是淋巴瘤作祟

北京大学肿瘤医院淋巴瘤科　杨明子　刘卫平(副主任医师)

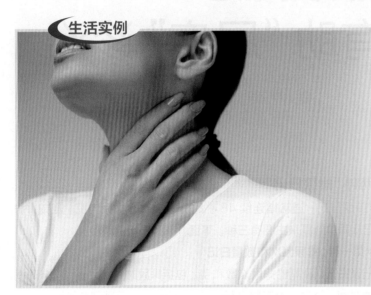

生活实例

王女士今年48岁，2个月前出现吞咽异物感，张大嘴时可以看到左侧扁桃体肿大。王女士以为这只是"扁桃体发炎"，没有放在心上，随意吃了些消炎药便作罢。2个月后，王女士的吞咽异物感非但没消失，反而愈发严重。在家人的督促下，她来院就诊。经检查，医生发现王女士左侧扁桃体上有溃疡，并伴有不光滑的扁桃体新生物。在医生的建议下，王女士接受了扁桃体切除手术。然而，术后病理活检结果却显示，王女士患的是弥漫大B细胞淋巴瘤。王女士感到十分困惑：扁桃体发炎怎会"摇身一变"成了淋巴瘤呢?

扁桃体新生物≠淋巴瘤

扁桃体新生物是指扁桃体上出现的新发肿物，常位于扁桃体表面，外观与正常扁桃体不同，多呈外生状，可占据整个扁桃体。扁桃体新生物的发生可能与慢性炎症刺激、吸烟、饮酒等因素有关，常见症状为咽部异物感、咽痛等。与扁桃体新生物不同，扁桃体淋巴瘤是一种恶性肿瘤，以非霍奇金淋巴瘤多见，约30%为弥漫大B细胞淋巴瘤，以单侧为主，可伴有颈部等多部位的淋巴结肿大。

一般而言，若扁桃体新生物光滑，大多为良性肿瘤；若扁桃体新生物迅速增大并伴有溃疡、糜烂，则恶性肿瘤的可能性较大。

发现扁桃体新生物：莫惊慌，莫轻视

一旦发现扁桃体新生物，患者无须过于惊慌，因为大多数是良性的。不过，由于扁桃体恶性肿瘤的症状不具有特异性，因此极易被误诊为慢性扁桃体炎，从而延误诊断和治疗。因此，发现扁桃体新生物者，应去耳鼻喉科就诊，尤其是40岁以上长期吸烟者、咽部不适或咽痛进行性加重者，更应警惕扁桃体恶性肿瘤的可能。

有些扁桃体新生物无须手术

扁桃体切除术虽然是一个小手术，通常比较安全，但扁桃体是一个免疫器官，切除扁桃体会削弱咽部淋巴组织的抗病能力，降低呼吸道局部的免疫力。因此，较小的扁桃体新生物不必急于手术，定期随访即可。若扁桃体新生物逐渐增大并导致咽痛、吞咽困难等不适，应进行手术切除并做病理学检查，以明确诊断。

一般而言，良性肿瘤不会复发，无须后续治疗；若确诊为扁桃体恶性肿瘤，则需根据病变范围、病理类型、临床分期等进行综合判断，制定个体化的治疗方案。一般而言，扁桃体恶性肿瘤的治疗以化疗为主，必要时可联合免疫、靶向及放射治疗。**PM**

在中国，每100人中就有7人受排尿异常症状困扰，其中大多数患者不能具体描述自己排尿的频率和数量。泌尿外科门诊经常出现这样的对话：

"医生，我最近总想上厕所，感觉小便次数特别多。"

"大约一天几次？"

"很多，具体多少次没数过。"

"每次尿量大概多少？"

"也没留意过。"

由于患者不能提供详细、有效的病史，我们只能根据临床经验结合相关辅助检查，对患者进行初步诊断。结束诊疗时，我们会取出一张叫"排尿日记"的表格，请患者仔细记录排尿情况，复诊时带来。

人体膀胱是一个"弹性十足"的器官，可容纳超过500毫升的尿液。当尿液累积到50~100毫升时，会有第一次想排尿的感觉；尿液累积到350~450毫升时，才有真正尿意。正常成人白天排尿4~6次，夜间0~2次，每次尿量为200~400毫升。

正常排尿过程中无痛感，排尿后身心轻松。排尿次数明显增多称"尿频"，一有尿意即迫不及待地需要排尿称"尿急"，而尿频、尿急往往伴随着每次尿量变少。由于饮水过多、天气原因或者精神紧张所致的暂时性尿频，是生理性的，无须在意。但是，当排尿次数明显增多，特别是有不能控制的排尿，甚至一有尿意不赶紧上厕所就会尿湿内裤时，要警惕排尿异常。出现排尿异常者，应记录排尿情况（排尿日记），并及时就医。

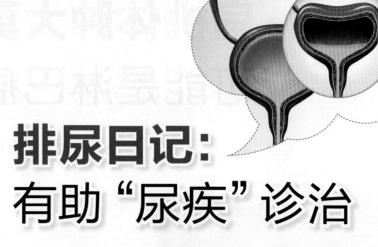

排尿日记：有助"尿疾"诊治

上海交通大学医学院附属第九人民医院泌尿外科
韦自卫　王忠（教授）

两种"排尿日记"

"排尿日记"通常指连续48小时记录自己的排尿情况。目前，排尿日记从简单到复杂主要有三种，下面介绍最常用的两种。

● 第一种：排尿频次和数量日记

记录白天、夜间的排尿次数和量，包括排尿时间、尿量、起床时间和入睡时间，至少记录完整2天，建议3天。

日期	2019年1月1日（第一天）		
起床时间	6：30	入睡时间	22：00
排尿时间	尿量	排尿时间	尿量
06：00-07：00	200毫升	18：00-19：00	200毫升
07：00-08：00		19：00-20：00	
08：00-09：00		20：00-21：00	150毫升
09：00-10：00	400毫升	21：00-22：00	
10：00-11：00		22：00-23：00	
11：00-12：00		23：00-24：00	100毫升
12：00-13：00		24：00-01：00	
13：00-14：00	300毫升	01：00-02：00	150毫升
14：00-15：00		02：00-03：00	
15：00-16：00		03：00-04：00	80毫升
16：00-17：00		04：00-05：00	50毫升
17：00-18：00	150毫升	05：00-06：00	
合计	24小时总尿量1780毫升，排尿10次，平均每次尿量178毫升。		

● 第二种: 排尿症状日记

这是比较复杂的记录方式，好处是更能够反映真实情况。除上述项目外，还需记录：喝了多少水，喝了什么样的水（是咖啡、碳酸饮料、茶水，还是白开水）；有没有尿急等伴随症状，程度如何；有没有出现尿失禁（不受自主意识控制的"尿裤子"）。

日期	2019年1月2日（第二天）				
起床时间	6：30	入睡时间	22：00		
排尿时间	液体摄入量	尿量	伴随症状	尿失禁	
06：00-07：00	水350毫升	200毫升	轻	无	
07：00-08：00					
08：00-09：00	牛奶300毫升				
09：00-10：00		400毫升	轻	无	
10：00-11：00	水300毫升				
11：00-12：00					
12：00-13：00	汤100毫升				
13：00-14：00		300毫升	轻	无	
14：00-15：00	水350毫升				
15：00-16：00					
16：00-17：00	水300毫升				
17：00-18：00		150毫升	中	无	
18：00-19：00		200毫升	无	无	
19：00-20：00	汤100毫升				
20：00-21：00		150毫升	中	无	
21：00-22：00					
22：00-23：00					
23：00-24：00		100毫升	重	有	
24：00-01：00					
01：00-02：00		150毫升	中	无	
02：00-03：00					
03：00-04：00					
04：00-05：00		80毫升	重	有	
05：00-06：00		50毫升	重	无	

说明：1. 这天晚上睡眠好，且控制了饮水量，比平日起夜次数少；

2. 24小时饮水量1800毫升，排尿量1780毫升，排尿次数10次，平均每次尿量178毫升。

注意事项

● 记录的总时间一般为2~3天，因为仅一天的记录存在误差的可能性大，不能真实反映膀胱状态。

● 摄入量和尿量应尽量精确度量，可使用专业的测量工具（量杯、量瓶等）。

● 如果忘记测量，一定要做相应的记录，可在相应栏里画"X"。

排尿日记有什么意义

记排尿日记没有成本、不费事，可能比花上千元做一次影像学检查更有意义。排尿日记是泌尿外科医生评价患者下尿路功能时最基本、最重要的数据，在良性前列腺增生、膀胱过度活动症、下尿路症状等的诊断，以及膀胱功能锻炼过程中，起着举足轻重的作用。

● **在前列腺增生诊治中的作用**

有数据显示，50多岁男性中半数以上患有前列腺增生，年逾古稀者发病率增至75%。

前列腺增生患者会出现很多症状，比如：上厕所时需等几秒才能排尿；排尿无力，"射程"不远，易尿湿裤子或鞋子；感觉尿液一直没排完，排完还想再排；等等。患者就诊时如果能提供排尿日记，有助于医生诊断。

对于以夜尿增多为主的患者来说，通过排尿日记可鉴别是否真的夜间多尿，对诊治大有裨益。通过排尿日记，还可以判断治疗的效果。

● **在膀胱过度活动症诊治中的作用**

膀胱过度活动症是一种以尿急为特征的疾病，常有尿频和夜尿增多症状，可伴有急迫性尿失禁，没有尿路感染或其他明确的病理改变。

膀胱过度活动症的药物及手术治疗效果不理想，行为治疗是主要的治疗方式。详细的排尿日记有助于医生全面掌握患者的排尿情况，及时调整治疗方案。**PM**

大众医学 2019·7 33

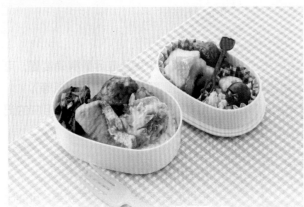

食材放心、吃得顺口、经济实惠……自己带饭的优点很多。然而，夏天气温较高，食物容易变质。即使没有变质，蔬菜中亚硝酸盐含量升高也让不少人担心。夏天带饭，如何保证食物新鲜？

夏日带饭，
安全、营养如何兼得

中国农业大学食品学院　范志红（副教授）　王淑颖

试试"罐头保存法"

微生物无孔不入，只要温度适宜，它们就会疯狂繁殖，给食品安全带来巨大隐患。想要保证食材新鲜，归根到底就是和微生物"作斗争"。

将食物放入冰箱是为了降低食物的储藏温度，从而降低微生物的繁殖速度。在没有冰箱的条件下，如何防止食物变质呢？

大家可以试试"杀菌隔菌法"，也就是利用罐头食品能够长期保存的原理。先将食物中的细菌杀死，再封严，不让外面的细菌进去，食物就能暂时安全。

带饭时，准备两三个大小合适、能耐热又密封的饭盒。先将洗净的饭盒用沸水烫一遍，再将刚出锅的饭菜分别装入饭盒，然后马上把饭盒盖紧（先不扣严），等温度降到不烫手时，再把盖子扣严，随后立刻放入冰箱。取出时，塑料饭盒的盖子会凹下去。这是因为盒内的空气遇冷收缩后形成负压，外面的细菌很难进入。带着这样的饭菜去单位，放半天是很安全的。

烹调方面也有讲究

除了保存方法，烹调方面也有一些小妙招，可起到抑制微生物、减少菜肴中亚硝酸盐的作用。

● **多做酸味菜** 酸多一些，细菌繁殖的速度就会慢一些，亚硝酸盐的生成速度也会减慢。

● **选适合多次加热的菜** 如土豆、胡萝卜、豆角、茄子、番茄、冬瓜、南瓜、萝卜、蘑菇、海带、木耳等。晚餐时再多补充一些绿叶蔬菜。

● **少做凉拌菜** 可以直接带洗净的生蔬菜，蘸甜面酱、黄豆酱吃，清爽可口，也较安全。

食物种类越多越好

既然是自己带饭，那就要在营养平衡上下功夫，食物种类越多越好。

主食的食材，如各种粗粮、细粮、豆、薯类等。可以带些蒸甘薯、蒸山药、蒸芋头、蒸土豆、蒸玉米等，替代部分米饭；也可在米饭中煮一些红小豆、燕麦、小米、糙米等杂粮，提高主食的营养价值。

蔬菜至少要有两种，可以搭配一点香菇、木耳等菌类，以及黄花菜等富含纤维素的配菜。

富含蛋白质的食物包括各种豆制品、鱼、肉、虾、贝类、蛋、奶等。不吃肉的人一定要多吃豆制品、蛋或奶，最好再配一点坚果。

此外，还可以带一些酸奶、盒装牛奶，也可以带一些粉糊类的杂粮或速食燕麦片，用热水冲成杂粮粥喝。**PM**

与其他季节一样，人体在夏季每天都需要40多种营养素。天热，人体出汗多，消耗与损失的营养素也多，营养方面不能将就。本文介绍两道清淡、美味、营养的菜肴，追求健康的你不妨一试。

夏日清爽菜，营养不将就

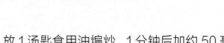江苏省苏北人民医院营养科　蒋 放

炒四素

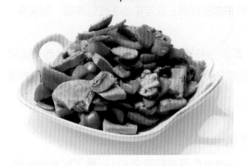

炒锅中放入胡萝卜片，点火，放1汤匙食用油煸炒，1分钟后加约50毫升开水、1汤匙生抽、1汤匙牛肉酱。放入蘑菇、素鸡翻炒，盖上锅盖，约5分钟。收汁后放青椒翻炒30秒，出锅，装盘（青椒富含维生素C，不宜长时间加热）。

┃ 营养特点 ┃

素鸡的蛋白质含量与猪肉相当，钙含量可与牛奶媲美（100克素鸡中的钙含量约等于300毫升牛奶中的钙含量）。而蘑菇、胡萝卜、青椒的"加盟"，使营养素更加均衡、全面。这道清淡而富含营养的素炒，低脂肪、高蛋白质、高钙，营养素丰富，特别适合"三高"人群食用。

┃ 做法 ┃

素鸡切成方块（同炒豆腐干形状）备用。蘑菇、胡萝卜、青椒洗净，切片备用。

花生芽小炒

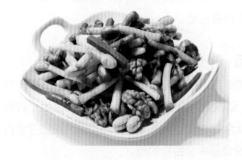

炒1~2分钟。加入醋10毫升，收汁，起锅，装盘。

┃ 营养特点 ┃

● **花生芽** 花生从坚果发成芽后，变身蔬菜，并且是不用施肥、杀虫的蔬菜。而且，连着种子的花生芽，蛋白质含量比花生还高。花生芽富含白藜芦醇，具有抗氧化、抗炎、抑菌等作用。

● **胡萝卜** 胡萝卜中的β胡萝卜素含量很高（所有橙黄色的蔬菜、水果及各种绿叶蔬菜中都富含β胡萝卜素），其所富含的α胡萝卜素也是其他蔬果难以媲美的。

┃ 做法 ┃

清洗花生芽，去根留豆。清洗胡萝卜，切粗条备用。现剥核桃，按人均2个准备。点火，先放菜、后放油，严格控制油温。将胡萝卜条倒入炒锅中，放10毫升（约1汤匙）食用油煸炒，1分钟后加2汤匙开水。将花生芽倒入锅中翻炒，放入少许盐（按人均1克计算）。用开水冲洗核桃，滤水后直接放入锅中，与胡萝卜、花生芽搅拌翻

● **核桃** 核桃"补脑"没有科学依据，但其有利于控制血脂、预防心脑血管疾病却是有科学依据的。核桃中的不饱和脂肪酸（俗称"好脂肪"）的耐热性很差，油炸后不仅会失去保健作用，还可能产生有害物质。摄入"好脂肪"也不能过量，核桃含30%的脂肪，每人每天食2~3颗为宜。

三种各具特色、有健康促进作用的食材，经过合理烹饪，碰撞出一道富含蛋白质、多种植物化学物质（保健物质）、维生素、矿物质的美味菜肴，口感香甜可口、鲜嫩爽脆。这道清新素雅的小炒似乎天生就是为夏天准备的。如果你是一位素食主义者，如果你夏天厌食荤腥，不妨常备花生芽，根据喜好搭配蘑菇、彩椒等其他蔬菜。**PM**

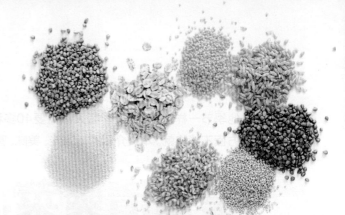

随着人们健康意识的提升和对饮食营养化的趋向，全谷物和全谷物食品进入了人们视野，渐渐地成了健康饮食新风尚。究竟什么才算是全谷物或全谷物食品？它们有哪些营养优势？日常生活中又该如何挑选全谷物食品？

多食全谷物 健康益处多

解放军总医院第三医学中心主任营养师　刘庆春

要说清楚全谷物，首先需要明确谷物的概念。谷物是禾本类植物为主的植物种子和果实的总称，包括稻米、小麦、玉米、小米、燕麦、高粱、大麦、荞麦、青稞、粟米、裸麦等。谷物提供了人所需一半以上的热能、接近一半的蛋白质，以及维生素和矿物质，是中国人传统饮食的重要组成部分，被人们称作主食。

全谷物指未经精细加工，或虽经碾磨、粉碎、压片等处理，仍然保留了完整谷粒所具备的胚乳、胚芽、麸皮层等组成部分，且各组成部分的相对比例没有明显变化的谷物。而全谷物食品，顾名思义，就是以全谷物为原配料制作成的食品，如全麦面包、燕麦片、糙米等。

精米、精粉损失了哪些营养

伴随着科技的进步，以及人们对食品口感、风味与外观要求的提升，过去人们一直致力于使面粉、大米变得更加精白。但是，在对谷物进行精细加工的同时，也造成了许多营养素的损失，如膳食纤维、维生素、矿物质等。

国内外研究发现，受谷物加工影响比较小的营养素主要有蛋白质、碳水化合物。谷物加工对微量元素的影响，因不同谷物种类和不同营养素而有所不同，但总体趋势是出现不同程度的损失。

为了应对上述问题，近年来人们通过添加 B 族维生素、铁等营养素来弥补精加工过程中的损失。然而，这种营养强化产品只能补充有限的部分营养素，不能完全补足全谷物所有的营养成分。

全谷物有哪些营养优势

全谷物由于完整地保留了谷物本身具有的营养成分，除了碳水化合物、蛋白质、膳食纤维、微量元素、维生素外，还含有一些果蔬食品中少见但具有很高营养价值的抗氧化成分，如 γ 谷维素、烷基间苯二酚、燕麦蒽酰胺等，所以相比于精加工谷物，全谷物有着非常明显的营养优势。

2016 年发表于《英国医学期刊（British Medical Journal)》上的一项包含 45 项研究的荟萃分析表明，适量摄入全谷物与冠心病、脑卒中、癌症等疾病的死亡风险呈负相关。与此同时，研究人员没有发现精制谷物与上述结果存在关联。在文章的讨论部分，研究人员表示适当增加全谷物的摄入量，可为人体健康带来益处。

如何选择全谷物食品

对于可声称全谷物食品的标准，目前美国食品药品管理局（FDA）的定义是：产品总重量的 51% 及以上为全谷物的产品，可以标注为全谷物食品。为了让消费者便于辨认全谷物食品，美国全谷物委员会设立了全谷物标志，可以清楚地表明每份食品中全谷物的量。

目前，我国在全谷物研究开发方面还处于起步阶段，市场上全谷物产品较少，给普通消费者购买、食用全谷物食品带来一些不便。但这个问题也不是没有办法解决，消费者在购买食品的时候，可以注意识别食物标签，其主要成分最好为全燕麦、全黑麦、全麦或糙米等。

还有一个可行的办法，就是采购全谷物食材，自行加工制作全谷物食品，如全谷物的饭、面制品、粥等。这样不仅可以翻新食物的花样，根据个人喜好进行增减调配，还可以增加营养素的摄入。例如，一小把燕麦和少量煮黄豆，加等量的糙米和小米，放进豆浆机打成糊，用来替代日常喝的白米粥，营养均衡且容易消化，老人、幼儿都可以喝。PM

清暑翠衣生津汤

广东省中医院临床营养科
何盈犀 郭丽娜（副主任医师）

翠衣生津汤是清代著名医学家王孟英所著《温热经纬》中的清暑益气汤的改良版。原方由西洋参、石斛、麦冬、黄连、竹叶、荷梗、知母、甘草、粳米、西瓜翠衣组成。改良方去黄连、竹叶、知母、甘草这些较少用在药膳汤中的中药材，加入导热下行的灯芯草，配用鸡肉、瘦肉等肉类以顾护脾胃。

西瓜翠衣可清热解毒、生津止渴，可用于治疗咽喉干燥、疼痛及泌尿系感染等。西瓜翠衣捣碎后敷在皮肤上，可改善皮炎症状，冰镇后效果更佳。

西洋参性凉，补气之余更重养阴生津，兼清热，适合气虚伤津、伤阴或夹热者。

暑热天，不仅应清解暑热，还要益气生津。西瓜翠衣甘凉，可清暑生津；西洋参补气生津，一清一补，顾护已伤之津液。荷梗是荷叶的叶柄和花柄部分，可清热解暑、理气宽胸；搭配养胃生津、滋阴清热的石斛，加入清心、导热下行的灯芯草，肉类则选用偏温的鸡肉及益气阴的瘦肉，适合暑热伤及气津见疲倦、口渴、汗多者，或阴虚、气阴不足者。

西瓜翠衣、荷梗、灯芯草清热祛暑，口渴、体热、尿短赤明显者可酌情增加此类药量；西洋参、石斛可益气生津，疲乏、汗多而津液不足者可适当增加此类药量。

翠衣生津汤

原料： 西洋参15克，西瓜翠衣50克，石斛20克，荷梗15克，灯芯草2扎，鸡小半只，瘦肉300克，蜜枣1粒。

制作方法： 药材冲洗后装入煲汤袋；鸡去皮、脂肪，洗净切块；瘦肉洗净、切块。鸡和瘦肉一同飞水。瓦煲内加水2000毫升，放入所有材料，武火煮沸后改文火煲约1小时，加少量食盐调味即可。

功效： 清暑、益气、生津。

适用人群： 身热心烦、精神不振、体倦少气、口渴汗多、尿短赤等暑热气津两伤者。

注意事项： 有肢体困重、口黏口甜、大便黏等夹湿症状者不宜服用。PM

信息

助推核医学发展，更好为患者服务

近日，第十三届亚洲大洋洲核医学和生物学联盟大会在上海举行。上海健康医学院院长、亚洲大洋洲核医学和生物学联盟候任主席、亚大核医学院院长黄钢教授表示，我国核医学近年来发展迅速，上海健康医学院是上海唯一一所培养本科及以上影像技师的学校，未来希望在高层次影像技师的培养过程中有所作为。亚大核医学院秘书长裴元虎博士表示，亚大核医学学术交流平台在促进亚洲地区核医学发展的同时，也促进了核医学最新成果更快应用于临床，让核医学更好地为患者服务。

某些遗传病与卵子"基因功能改变"有关

卵子不仅携带了遗传信息，还携带了特定的表观遗传信息，这些都可以遗传给后代。如果卵子的基因序列没有改变，但基因功能发生了变化（表观遗传信息异常，如DNA甲基化），也有可能遗传给子代，导致子代发生相关疾病。

近日，上海交通大学医学院附属仁济医院生殖医学中心、上海市辅助生殖与优生重点实验室团队在《美国科学院院报（PNAS）》上发表了关于此类母系遗传的基因功能改变相关罕见病的最新原创研究成果。研究团队发现，可以利用单个第一极体（卵细胞发生第一次减数分裂时产生的小的细胞）来评估或预测与疾病相关的同胞卵子的基因功能异常（特定甲基化），并且可以利用基于dCas9的表观编辑技术对特定甲基化进行编辑，从而提供预防和纠正母系传播的相关疾病的方法，有利于发现和阻断母源性传递的部分罕见病。

合理的营养摄入是保证儿童生长发育的基础。给孩子吃什么？哪些食物可以满足孩子需求？哪些食物更适合孩子食用？这些问题总是让家长们绞尽脑汁却常常不得要领。面对市面上琳琅满目的各种食品，特别是打上各种"婴幼儿配方""儿童专用"标签的儿童食品，家长们往往会患上"选择困难症"：需不需要选择儿童食品？如果需要该如何选？要回答这些问题，首先要了解儿童的营养需求。

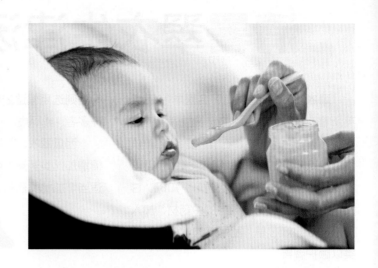

你的孩子需要吃"儿童食品"吗

🔊 南京市妇幼保健院儿童保健科
副主任医师 张 敏

不同年龄段，营养需求不同

与成年人相比，儿童最大的特征是处于不断的生长变化中。为了满足体格生长、器官增大、功能成熟的需要，儿童每日需要更多的能量和营养素。尤其是婴幼儿时期，个体对营养的需求很高，但此阶段的孩子消化系统还不成熟，功能也尚未完善，进食的食物种类和性质与成人食品有着较大差别。随着年龄的增长、生长速度的变化，不同年龄儿童所需能量和营养素的质量也在发生变化。以脂肪为例，脂肪所提供的能量应占婴幼儿膳食总能量的45%～50%，以后该比例逐渐下降，7～14岁时，脂肪所提供能量的比例占膳食总能量的25%～30%。

足月儿在生后最初6个月无须过多地摄入铁、锌等微量营养素，但6月龄后的孩子对某些微量营养素的需要量会明显增加。如0～6月龄婴儿的铁元素参考摄入量为0.3毫克，6～12月龄婴儿的铁元素参考摄入量则增加至10毫克，如果没有含铁元素丰富的食物作为补充，6月龄以上婴儿较容易发生铁缺乏甚至缺铁性贫血。

婴幼儿：宜选择婴幼儿专属食品

婴儿以奶制品（母乳或配方奶）为唯一食物。6月龄内婴儿进行纯母乳喂养可以满足生长需要，6月龄后应在坚持母乳喂养的基础上逐渐添加其他食物。此时，婴儿摄入食物的种类和量还较少，添加的自然食物常常不能提供充足的营养素。

在此情况下，婴幼儿营养强化食品应运而生。这些婴幼儿配方食品可作为自然食物的补充，满足婴幼儿对营养素，特别是铁、锌、维生素A等微量营养素的需求。

国家对婴幼儿配方食品有明确的食品安全标准，对适用年龄、原料要求、营养素限量、污染物限量等安全指标有明确规定。这些配方食品可满足3岁以内儿童的营养素需求，家长可根据需要进行选购。

"儿童食品"只是"商品概念"

对于3岁以上的儿童而言,其消化功能逐渐接近成人,已经可以进食普通食物,从营养学的角度看,无需特殊或专属食物。

国家对3岁以内婴幼儿所食用的配方食品有着一系列安全标准和要求,但针对3岁以上儿童,并没有"儿童食品"一说。换言之,3岁以上儿童食品的标准及要求是与"成人食品"一样的,并无额外规定,"儿童食品"只是一种商品概念。

解读"儿童食品"四大卖点

市面上层出不穷的"儿童食品"声称其所提供的营养更能满足儿童生理需要或兼具其他作用。

❶ 低钠少盐

有的家长被"儿童食品"更加清淡、健康所吸引,如火爆的低钠儿童酱油,而事实上很多儿童酱油没能做到低钠少盐。例如,某款佐餐儿童酱油的钠含量为每100毫升6500毫克,甚至高于一些品牌的成人酱油。有的酱油虽未直接标注为儿童酱油,但其宣传和包装带有婴幼儿图像或暗示性字样,很容易被消费者理解为儿童酱油,甚至一直被商家当作儿童酱油进行售卖,但其钠含量并不比普通酱油低。

❷ 营养丰富

有的家长选择"儿童食品"是认为它们含有更丰富的营养素,如一些儿童成长牛奶。但仔细对照儿童成长牛奶和普通牛奶的成分表就会发现,大部分儿童成长牛奶中虽然会额外添加一些成分,如某国产知名品牌儿童牛奶除了牛乳外,还添加了牛磺酸、DHA藻油、维生素E、食品添加剂等,进口品牌儿童牛奶也不同程度地添加了其他成分,如铁、锌、维生素等,但添加量最大的多为白砂糖。反观很多成人牛奶的配料表,基本上只有生牛乳,属于纯牛奶。至于儿童更需要的蛋白质,儿童牛奶中的含量并不比普通牛奶高。

❸ 聪明益智

聪明的宝宝人见人爱,"益智"也常常是"儿童食品"的一个"卖点",同"没有一种食物可以满足儿童所有营养需求"一样,也没有哪一种食物或者营养素可以达到提高儿童智商、促进智力发展的功效。均衡膳食、保证丰富的食物种类、合理的食物搭配才是儿童"益智"的王道。此外,有些"益智"儿童食品是通过改变产品的物理性状达到"开发智力"的目的,如一些"益智饼干"只是将饼干做成英文字母的形状,供孩子辨认,其配料与普通饼干并无太大差别。

❹ 安全健康

也有家长选择"儿童食品"并不仅仅考虑其营养,而是从安全角度出发。"儿童食品"常标榜不含添加剂或所用的添加剂更安全,但事实上,食品添加剂并无儿童和成人之分,只要在标准允许的范围内,食品中添加剂的安全性是有保障的。但要注意,食品添加剂的安全性常常与剂量相关,如果儿童大量进食加工食品,添加剂摄入量就会"超标",从而引发儿童健康问题。**PM**

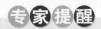

专家提醒

由此可见,3岁以内婴幼儿可以选择符合国家标准的配方食品作为自然食物的补充,而对于3岁以上的儿童来说,所谓的"儿童食品"与普通食品并无很大差别。儿童更需要自然新鲜、口味清淡的食物,因此,家庭自制食物通常比加工食品更为安全、健康。对婴幼儿而言,清淡口味食物有助于提高其对不同天然食物的接受度,减少偏食、挑食的发生概率。另外,无论是婴幼儿配方食品还是普通食品,都要学会查看食品标签,了解其营养成分及含量,择优购买。

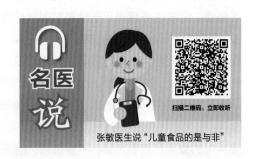

扫描二维码,立即收听

张敏医生说"儿童食品的是与非"

密封的罐头为何也会变质

华南农业大学食品学院　赵力超（教授）　戴嘉雯

> 18世纪末，拿破仑率军征战四方，由于战线长，大批食品运到前线时已腐烂变质。于是，法国政府决定重金悬赏防止军用食品变质的保藏方法。19世纪初，法国人尼古拉·阿佩尔在经过十年的研究后终于获得成功：他将食品装入容器，轻轻塞上软木塞，再将容器置于沸水锅中加热30~60分钟，随后趁热将软塞塞紧，并涂蜡密封。这就是罐头食品的雏形。

如今的罐头加工技术与两百年前已大相径庭。现代食品罐藏技术是将经过一定处理的食品装入镀锡薄板罐、玻璃罐或其他容器中，经密封杀菌，消灭罐内绝大部分微生物并使酶失活，同时将罐内食品与外界隔绝，使其不再受到微生物污染，消除引起食品变质的因素，使其能在室温下长期保存。

合格的罐头食品的保质期为6个月到2年不等。如果发现罐头食品出现以下四种情况，很有可能已经变质，不宜食用。

胀罐　胀罐是区别正常罐头与变质罐头的重要标志。正常情况下，罐头盖和底是平坦或内凹的。发生胀罐时，罐头盖会向外凸出。胀罐主要分为物理性、化学性和细菌性。

物理性胀罐又称假胀，是由物理因素导致的胀罐。例如，罐内装入的食品过多，未留下足够的空间，致使杀菌后罐头收缩不足；或杀菌后冷却速度太快，造成罐内压力远大于罐外压力而使罐头的盖或底呈外凸状态。如果罐头内的食品酸度太高，而金属容器耐腐蚀性不足，罐内壁就会被腐蚀而产生氢气，气体聚集使罐头盖外凸，即化学性胀罐。化学性胀罐多见于储藏时间过长的酸性水果罐头，开罐后可见罐头内壁有腐蚀斑，有的罐内食品还会出现金属味。细菌性胀罐是最常见的胀罐原因，是由于微生物繁殖导致食品腐败、产气所致，杀菌不彻底是主要原因。

从胀罐的原理可以看出，发生物理性胀罐的罐头仍可食用，其内容物并没有变质；而化学性胀罐和细菌性胀罐，罐头内的食品已受到污染，不能食用。由于普通消费者很难准确判断罐头胀罐属于哪种类型，故只要罐头胀罐，就不宜再食用。

发酸　有的罐头外观正常，打开食用后若发现食物有酸味或异味，也不宜再食用。这种罐头很可能发生了平盖酸败。顾名思义，平盖酸败的罐头外观正常，罐头盖仍是平的，但内容物已腐败、变酸。

导致罐头平盖酸败的细菌在罐头工业上统称为"平酸菌"，它们多数是兼性厌氧菌，在无氧条件下也能繁殖，可将食品中的糖类物质分解为乳酸、醋酸等。由于该过程不产气或产气很少，故罐头外观是正常的，不易被及时发现。生产过程中杀菌不彻底是出现平盖酸败的主要原因。

黑变　有的罐头虽然外观看起来正常，但其内的食品已经发黑并有臭味，称为"黑变"，不可食用。黑变常见于水产品、畜产品等蛋白质含量较高的罐头食品。若杀菌不彻底，残留的致黑梭状芽孢杆菌等可将食品中的含硫蛋白质分解，产生硫化氢气体，并与罐头内壁的铁反应生成黑色的硫化物，沉积在罐内壁或食品上，以致食品发黑、变臭。

霉变　罐头食品表面出现真菌生长的现象称为霉变，霉变的罐头一定不要再吃了。但罐头霉变并不多见，正常情况下罐头是密封的，真菌不可能进入。只有罐头密封性不好，青霉、曲霉和柠檬霉等真菌才有可能乘虚而入。**PM**

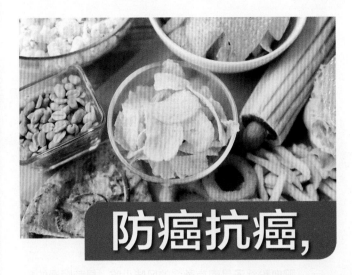

防癌抗癌，
从管理好膳食开始

2018年，国家癌症中心发布的报告显示，中国已经成为世界癌症第一大国：平均每天约有1万人被诊断为癌症，平均每分钟就有7个人被确诊为癌症；30岁以上年龄组发病人数快速增加；癌症发病年龄提前了15~20岁，原来中老年才容易患上的癌症，已提早到了中青年。

北京协和医院临床营养科教授　于康

近半数癌症由饮食不当诱发

癌症的预防和治疗是一项系统工程，要从环境、饮食、卫生、运动、心理等多个方面入手。近年来，饮食因素在预防和治疗癌症中的作用受到越来越多的关注。科学数据表明，至少40%的癌症与饮食不当有关，包括食管癌、胃癌、肝癌、肠癌、乳腺癌、膀胱癌、肺癌等。

食品在熏烤过程中会产生大量多环芳烃化合物，其中的苯并芘是强致癌物质，可渗透到食品内部。此外，食品中的蛋白质在高温下，尤其是烤焦时还会产生杂环胺类致癌物质。常吃熏烤食品可能会引发胃癌。

有研究发现，食管癌高发地区的地表水富含亚硝酸盐，亚硝酸盐与食管癌的发生、发展密切相关。进入胃中的亚硝酸盐能与胺类物质结合，形成强致癌物质亚硝胺，长此以往可导致胃癌。

我国肝癌的地域分布与黄曲霉污染分布基本一致，粮、油、食品受黄曲霉毒素污染严重的地区，肝癌的发病率与死亡率也相应升高。因此，有效预防肝癌的膳食措施之一就是避免食用被黄曲霉污染的食物。

酗酒可增加多种癌症的发生风险。酗酒与胃癌的发生具有很强的关联，酗酒还会损伤肝脏，导致酒精性肝炎、肝硬化，甚至肝癌。大量饮酒的人群，大肠癌的发病率也较高。

还有一些不良饮食与生活习惯，也与癌症的发生有关。最常见的是高脂肪、低膳食纤维饮食，有些证据表明，结直肠癌的发生风险随肉类和脂肪摄入量的增加而升高；大量摄入蔬菜、水果等膳食纤维含量高的食物，能降低结直肠癌的发生风险。此外，进食过烫、过硬的食物可能导致食管癌的发生率显著上升，乙肝病毒感染是肝细胞癌的主要危险因素。

很多乳腺癌是吃出来的，高脂肪、高能量饮食会增加乳腺癌的发病率，雌激素含量高的食物也难辞其咎。子宫内膜癌、卵巢癌、前列腺癌和胆囊癌的发病率也与饮食中高饱和脂肪含量呈正相关。而喉癌、口腔癌的发生很大程度上与吸烟、酗酒有关。

"好好吃饭"，降低癌症发病率

早在20世纪70年代，人们就意识到膳食模式不同，癌症的发病模式也不同；改变膳食模式，很多癌症是可以预防的。

早年在西方国家，在以高脂肪、高糖为主的膳食模式下，其居民结直肠癌、乳腺癌和前列腺癌的发病率较高。关于癌症的移民流行病学研究也佐证了上述说法。最常被引用的例子是日本人移居美国夏威夷几代后，虽遗传特性未发生改变，但其患癌种类发生了变化。

日本人胃癌的发病率很高，结肠癌发病率较低；而美国人胃癌的发病率相对较低，大肠癌、乳腺癌发病率较高。

移居到夏威夷的第一代日本人，由于饮食结构的改变，胃癌的发病率开始有所下降，第二代日本移民胃癌的发病率下降得更为显著。与之形成鲜明对比的是，第一代日本移民的乳腺癌、结直肠癌发病率均大幅增加，而第二代日本移民乳腺癌、结直肠癌的发病率与美国当地人水平相当。

总而言之，随着环境、生活方式的改变，癌症发病率是可以变化的。"好好吃饭"，能帮助我们远离癌症。

预防癌症，须远离几类食物

健康人群要预防癌症，须少吃以下几类食品。

● **油炸、烧烤食物**　很多人都爱吃油炸食品，如薯条、油条、炸糕、薯片等。这类食品含大量淀粉，经高温油炸后会产生致癌物多环芳烃。烧烤类食品常含致癌物质α-苯并芘，是多环芳烃中毒性最大的一种强致癌物。

● **亚硝酸盐含量高的食物**　酸菜、泡菜、咸菜、酱菜的亚硝酸盐含量高。新腌制的泡菜在最初2周内亚硝酸盐含量非常高，2周以后虽开始下降，但仍比新鲜蔬菜高，且隔一段时间后亚硝酸盐含量又开始回升，长期、大量吃泡菜显然不利于健康。蔬菜本身含有的硝酸盐对人没有不良影响，但剩菜中的细菌会把硝酸盐分解成亚硝酸盐。因此，最好不要吃剩菜。此外，蜜饯类食品也含有很多亚硝酸盐。

● **含糖、酒精饮料**　肥胖是癌症发生的"温床"。英国做过一项涉及120万名妇女的研究，发现体重超重的人比体重正常的女性患癌的概率高1.6~2.89倍。含糖饮料作为高能量饮食的"代表"会导致肥胖，增加发生多种慢性疾病及癌症的风险，可谓"口蜜腹剑"。酒精与多种癌症存在因果关系。

● **红肉及加工肉类**　红肉和加工肉类吃太多可能导致结直肠癌、乳腺癌的发病率增高。有研究表明，一周吃三次加工红肉的人患结肠癌的风险比不吃加工红肉的人高30%以上。

● **霉变食品**　黄曲霉毒素是一类致癌物，主要存在于被黄曲霉污染过的粮油中，包括被黄曲霉污染的大米、面粉、花生油、玉米、杏仁、榛子、花生等。在上述食品发生肉眼可见的霉变之前，其中的黄曲霉毒素很可能已经"超标"。因此，食物不可存放过久。**PM**

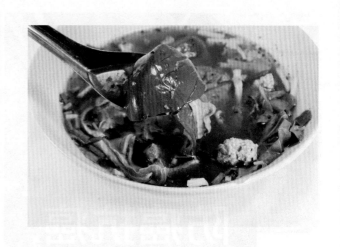

鸭血粉丝汤是南京著名的风味小吃。晶莹顺滑的粉丝浸在米黄色的汤汁里，紫红色的鸭血伴着黄色的豆腐果、绿色的香菜、褐色的鸭肝、深红色的鸭肫，泛白的鸭肠散落其间，真是令人垂涎三尺。

美味秘诀

记得我上大学时，学校附近有一家有名的鸭血粉丝汤店铺，装修简单甚至有些简陋，但物美价廉，生意很好，天天食客不断。当一天的学习结束，又不想吃学校食堂的大锅菜时，我就常常约上三五同学，一同去打牙祭。特别是寒冷的冬天，吃一碗暖暖的鸭血粉丝汤，入口即化的鸭血、香糯的鸭肝、有嚼劲的鸭肠和劲道柔滑的粉丝，还有鲜香的鸭汤，常常让我们吃得满头冒汗，通体舒畅，幸福感倍增。

鸭血粉丝汤的做法看上去很简单：来了客人，厨娘随手抓一把洗净的粉丝放入竹制的漏勺里，在热汤里来回晃动，烫上一两分钟；然后将烫熟的粉丝倒进碗里，再捞出些鸭血和油果子，加上汤水，撒上切好备用的熟鸭肠、鸭肝、鸭肫、香菜；喜欢吃辣的客人还可以浇勺红红的辣油。如此，一碗色香味俱全的鸭血粉丝汤就做成了。

因为经常去吃，我和老板相熟，忍不住刨根问底这汤鲜味美的鸭血粉丝汤的做法。原来，看似简单，实际上却颇为复杂。

最重要的是汤的调制。底汤用老鸭和猪棒骨等原料熬制而成。在干净的不锈钢桶中加入清水，放入鸭块、棒骨及香料袋，大火烧开后改用小火烧1个小时左右，直到香料的香味溶于汤中、汤色呈淡黄色为好；然后用我国幅员辽阔，几乎每一个地方都有特别的美味。作为一名地地道道的南京人，我心目中最爱的美食之一就是那一碗热气腾腾的鸭血粉丝汤了。

"中国美食地图"之江苏南京篇：

鸭血粉丝汤

南京市妇幼保健院营养科副主任医师　戴永梅

网筛过滤，加入盐、味精后待用。

鸭肠、鸭肝、鸭肫的制作也有讲究。鸭肠洗净后焯水，切成小段。鸭肝充分焯水，去掉血水后，一定要放入盐水鸭的鸭汤中卤制，卤熟后改刀切片。由于鸭肫腥味较重，所以处理起来比较麻烦，洗净后要先加花椒盐抓匀，腌渍（冬天腌渍4小时，夏天腌渍2小时）后焯水，再放入盐水鸭的鸭汤中卤熟，最后取出切块。鸭血和鸭肠必须现点现做。粉丝选取苏北、山东一带产的红薯粉丝，透明度高，口感也好。

营养价值

大学毕业后，我选择了自己热爱的营养事业，也许是职业使然，对喜欢的美食，我总是习惯性地分析它的营养价值和适宜人群。例如我喜欢吃的鸭血粉丝汤，是一款食材多样、营养丰富的民间小吃。鸭肝和鸭血热量不太高，富含蛋白质及铁。鸭肝含有丰富的维生素A，可以防治缺铁性贫血及因缺乏维生素A导致的干眼病及夜盲症。鸭血富含维生素K，有一定的辅助止血作用。粉丝富含碳水化合物、膳食纤维、蛋白质、烟酸，以及钙、镁、铁、钾、磷、钠等矿物质。传统粉丝在加工制作过程中添加了明矾，即硫酸铝，摄入过量会影响脑细胞功能，影响人的记忆功能。不过，如今粉丝加工大多已不使用明矾。

综上所述，鸭血粉丝汤总体营养价值较高，但也存在一定的缺陷，比如：粉丝可能含有明矾；鸭肝中的胆固醇偏高，血脂异常者不宜经常食用；汤料由老鸭与猪骨熬制而成，故嘌呤含量颇高，高尿酸血症及痛风患者不宜食用。此外，鸭血粉丝汤中几乎没有蔬菜，如果仅以此汤作为一顿饭，营养不够均衡。

改良制作

为了经常能品尝到美食，我尝试居家改良制作鸭血粉丝汤，兼顾营养，也可避免因粉丝选择不当而过多摄入明矾。确切地说，我改良后的是"鸭血通心粉汤"，即把红薯粉丝替换成劲道的通心粉，再根据情况加入海带丝、黄豆芽或小菜秧，增加蔬菜量，制成一碗香喷喷、热乎乎、营养丰富、中西合璧的鸭血通心粉汤。PM

"鸭血通心粉汤"制法

原料：

切块鸭血40克，切片卤鸭肝30克，切段卤鸭肠30克，切片卤鸭肫30克，小青菜100克，通心粉100克，小豆腐果20克，老鸭汤1000毫升，香菜20克，盐、辣椒油适量。

制法：

① 锅中烧水，水开后加入盐和通心粉，大火煮5分钟，再用小火煮熟，捞出。

② 将老鸭汤煮沸，加入通心粉及豆腐果继续小火煮5分钟。

③ 依次加入鸭血及小青菜，煮沸后出锅，撒上切好备用的熟鸭肠、鸭肝、鸭肫和香菜。根据喜好选择加或不加辣油。

茄科作物是目前世界第三大经济作物，也是最重要的蔬菜作物之一。茄科蔬菜一向被视为人类维生素、膳食纤维、碳水化合物及各种植物类营养成分的重要来源。其中，番茄、茄子、辣椒是中国最主要的茄果类蔬菜，因果形独特、色彩艳丽，许多变种兼具观赏价值，深受消费者喜爱。

茄果类蔬菜：
为你的餐桌增色添彩

南京农业大学园艺学院教授　侯喜林

茄子，古老的夏季蔬菜

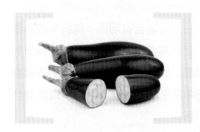

茄子，古名枷，传入我国的时间相当早，西汉杨雄《蜀都赋》有"盛冬育笋，旧菜增枷"之句，说明当时我国四川地区已有茄子栽培。唐朝中期，茄子被称为落苏，意为口感如同酪酥一样绵软。历代的古籍、农书有关茄子的记载很多，如唐末五代初期的《四时纂要》、宋代的《种艺必用》、元代的《农桑辑要》、清代的《齐民四术》等著作中，均可见到茄子的身影。茄子以嫩果供食用，肉质呈海绵状、细嫩松软，可炒、煮、煎、蒸后凉拌、干制或盐渍。茄子营养丰富，尤其是维生素D含量丰富。茄子性凉味甘，常食茄子能清热活血、消肿通络。

我国作为茄子的第二起源地，茄子的品种繁多，主要可概括为三种类型。一是圆茄，果实较大，呈圆球、扁球或椭圆球形；皮色有紫、黑紫、红紫或绿白色；圆茄肉质较为紧密，是我国北方茄子的主栽品种。二是长茄，果实呈细长棒状，肉质松软，籽少；果皮较薄，皮色有紫、绿或淡绿色，我国南方普遍栽培。三是矮茄，又称灯泡茄，果实较小，卵或长卵形，果皮较厚，有紫红色、绿色、白色等，籽较多且易老，品质劣。

新鲜的茄子均应带有光泽、蒂头带刺、老嫩适中。皮薄、籽少、肉厚、细嫩者为优品。若茄子果皮皱缩、按压无弹性，则表明储存时间过长，已失水萎蔫。

五彩缤纷的大辣椒与小辣椒

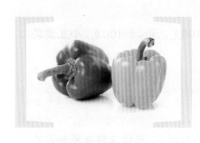

辣椒原产于墨西哥、中美和南美热带地区，最早为果实较小的野生种，后经人们长期选育，形成了众多栽培品种。我国明代高濂撰写的《遵生八笺》中记载辣椒"番椒丛生，白花，果俨似秃笔头，味辣，色红，甚可观"，由此可见辣椒传入中国当在明万历之前。1806年，美国育成了无辣味的甜椒，逐渐形成了与辣椒完全不同的品种群。

甜椒营养丰富，果实中含有丰富的维生素C、维生素A，因辣椒素含量较低而稍带甜味，肉质脆嫩，多以生食为主，可制作沙拉，也可作为炒菜配菜，丰富菜肴色彩。甜椒果实灯笼形，我国北方一些地区称其为"大辣椒"。传统甜椒的果色多为绿色或红色，新品种彩色椒有红色、橙色、黄色、绿色、紫色、白色等多种颜色。黄色彩椒果皮中主要含有胡萝卜素，红色彩椒果皮中主要含茄红素、叶黄素和胡萝卜素，营养各有千秋。

判断彩椒的新鲜程度，除了果实质地和表面光泽度外，彩椒的颜色也可以作为参考。彩椒在生长、成熟的过程中，其果色会发生变化。农业生产上，根据彩椒幼果和商品果颜色的差异，将其分为绿变红色彩椒、紫变红色彩椒、黄色（橙黄色）彩椒、白色彩椒四种类型。无论哪个类型，甜椒果实达到商品果色泽要求后即可上市。绿色、紫色、白色的彩色椒果色均为嫩果色，果实充分膨大、尚保持嫩果色泽时即可采收；而红色、黄色、橙色等彩色椒果实均为老熟果色品种，须待果实均匀转色后才可上市。

微型辣椒又称小辣椒，是辣椒中簇生椒的俗称，因其

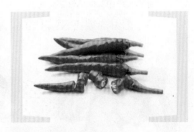

果实小巧玲珑且朝天生长，又被称作朝天椒或朝天红。小辣椒果实中含有大量的辣椒素，具有浓烈的辛辣味，可作烹饪调味之用。果实形状因品种而异，有长圆锥形、圆锥形和圆球形等；颜色通常初为黄绿色，后转为橙、紫、红色，色彩鲜艳，兼具观赏价值，可作为盆景或阳台花卉栽培。适宜盆栽的小辣椒品种有五彩辣椒、子弹头辣椒等。

番茄，从定情信物到美味食物

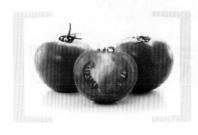

番茄又称西红柿、洋柿子，起源于南美洲安第斯山地区。1550年前后，作为珍奇观赏植物传入意大利，后传入欧洲地区。因颜色鲜红艳丽，欧洲王公贵族一度流行用其示爱，被当时的人们誉为"爱情苹果"。到了18世纪下半叶，番茄才开始作为蔬菜食用。番茄富含维生素C和类胡萝卜素，番茄红素是一种较强的抗氧化剂，对人体颇有益处。除了作为鲜食的蔬菜外，番茄还能制成酱、汁、沙司等加工品，健脾开胃，增进食欲。

番茄果实的颜色取决于表皮和果肉的颜色，表皮无色，果肉黄色，果实为淡黄色；表皮黄色，果肉黄色，果实为橙黄色；表皮无色，果肉红色，果实为粉红色；表皮黄色，果肉红色，则果实为大红色。

番茄果实成熟过程分为五个时期。青熟期，番茄果实基本停止生长，尚未着色；转色期，果顶部由绿白色转为淡黄至粉红色；半熟期，果表面一半着色；坚熟期，整果着色，肉质较硬；完熟期，肉质变软。番茄果实进入青熟期后，重量和大小便不会再有大的变化，此时至转色期进行采收的番茄，可远途运输，到达目的地后进入坚熟期。

市场上的番茄质地多较硬，主要是为了便于储运。

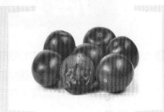

樱桃番茄是番茄的一个变种，由于其果实大小近似于樱桃，故有樱桃番茄、微型番茄及迷你番茄之称。樱桃番茄的风味优于普通番茄，且部分营养成分含量更高，因而近年来颇为风靡，是各色餐厅备受青睐的高档果蔬。樱桃番茄果实形状从扁圆形到长圆形皆有，其中圆球形居多，果重为10～20克，果实颜色多数为大红色，少数为粉红、橙红及黄色，常见市售品种有一串红、七仙女、圣女、黄珍珠樱桃番茄等。樱桃番茄还可作为盆栽栽培，能美化居室，还能随意采摘品尝其果实，可谓一举两得，增加很多生活情趣。**PM**

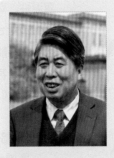

专家简介

侯喜林 二级教授，博士生导师。主要从事不结球白菜遗传育种与分子生物学研究工作。南京农业大学园艺学院原院长，国家大宗蔬菜产业技术体系岗位科学家和江苏省蔬菜产业技术体系首席专家，农业农村部华东地区园艺作物生物学与种质创制重点实验室主任。

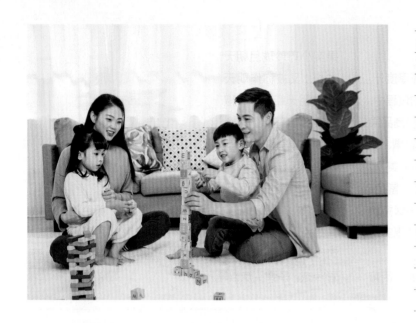

人一生中的大部分时间是在家中度过的。良好的家居环境不仅要使人感到温馨舒适、身心愉悦，更应该是健康的、安全的。然而很多人没有意识到，自家看似豪华、干净的居室里却隐藏着不少"危险因子"，它们正在悄悄影响着家人的健康，有时甚至会诱发疾病。

近日，在上海市健康大讲堂暨第40届解放健康讲坛上，上海市疾控中心病媒生物防制科冷培恩主任医师、上海交通大学医学院附属瑞金医院急诊科盛慧球副主任医师、同济大学附属上海市肺科医院胸外科朱余明主任医师，分别围绕"居家灭蟑""家庭意外伤害预防及处理""居家环境与肺部疾病"这三个主题进行精彩演讲，为消除居家健康隐患支招。

居家健康"暗藏危机"，专家来支招

📖 专家支持/ 上海市疾控中心病媒生物防制科主任　冷培恩
　　　　　 上海交通大学医学院附属瑞金医院急诊科副主任　盛慧球
　　　　　 同济大学附属上海市肺科医院胸外科副主任　朱余明

居家灭蟑，防治"双管齐下"　📖 冷培恩

夏天是蟑螂最活跃的季节。蟑螂因生命力、适应力、繁殖力极强而被戏称为"打不死的小强"。可以说，蟑螂是最令人烦恼的居家卫生问题之一。

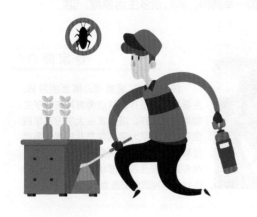

蟑螂属于昆虫纲，常见的有小蠊和大蠊，居民家中常见的是德国小蠊。蟑螂有五个习性：一是夜行性，一般在晚上出现，白天基本看不到；二是喜温性，喜欢生活在温暖的地方，尤其是冬天，蟑螂喜欢藏在冰箱散热器附近或灶台下温暖的地方；三是繁殖能力特别强，如果家里看见一只蟑螂，那么很可能有一窝蟑螂"等着你"；四是食性杂，除食物外，肥皂、书本上的胶水，甚至毛料衣服等，都是它们的食物；五是非常耐饥，如果没有东西吃，它们只要有水喝，就可以活很长时间。

蟑螂虽小，危害巨大

蟑螂喜欢在非常脏的地方爬，比如下水道、垃圾堆、粪便等，身上携

带大量细菌、病毒，甚至寄生虫。蟑螂已被证实携带 40～50 种病原体，如痢疾杆菌、大肠杆菌、鼠疫杆菌等，可引起食物中毒，传播肝炎、脊髓灰质炎、肺炎、结核等。人一旦误食了被蟑螂污染的食物，就可能会生病。此外，蟑螂的排泄物，其体表的细菌、寄生虫卵，以及蟑螂尸体风干后形成的粉末，都是重要的过敏原，敏感体质的人接触后会发生哮喘等过敏反应。

家里的蟑螂从哪里来

蟑螂进入室内的途径主要有两个：一是下水道活动，一些蟑螂可以通过下水道迁入室内；二是物品中带入，蟑螂可以混在人们从超市或菜场购买的食品中被带入家中。值得一提的是，现在网购十分火爆，大家经常收的快递箱也可能是蟑螂进入室内的途径，尤其是放食品的箱子。比较安全的做法是：快递箱不进屋，在房门外把快递箱打开，把里面的货品拿进屋内。如果在快递箱中看见蟑螂，就直接将其消灭在屋外。

蟑螂通常喜欢在哪里"安家"？一般地说，它们会选择阴暗、潮湿、有缝隙、有食物的地方。卫生间的台盆、浴缸、地漏下面，厨房的灶台下、橱柜里，冰箱侧面和散热器出口处，客厅的沙发底下、柜子里、电视机后面、空调管线入墙处等，都可能是蟑螂的藏身之处。

要检查家中是否有蟑螂，有两个关键点：一是看痕迹，如果发现家里有死蟑螂、蟑螂的排泄物（小黑粒）等，说明家里已经有蟑螂；二是仔细检查有水源和热源的地方，因为蟑螂特别喜欢温暖潮湿的地方。

室内防蟑螂，牢记四原则

居室内要防蟑螂，除了要尽量避免将蟑螂带入室内外，还要做到"藏、清、理、堵"四个原则。"藏"，指的是藏食物，要将食物保存在密闭容器内，不要裸露在外，不让蟑螂有接触食物的机会；"清"，指的是要及时清理厨房水槽与食物残渣，由于湿垃圾很容易成为蟑螂的食物，故每天晚饭后最好将湿垃圾投放到小区的垃圾筒，如果当天晚上来不及扔，则一定要把家里垃圾筒的盖子盖好；"理"，就是清理杂物，家里的报刊、纸箱不要乱堆，橱柜里的杂物要及时清理；"堵"，就是堵缝隙，橱柜、下水管道等处若缝隙较多，应用硅胶封住。

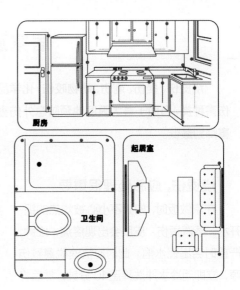

灭蟑胶饵投放点

消灭蟑螂，也有窍门

灭蟑螂的方法很多，如使用贴蟑纸、杀虫剂、灭蟑胶饵等。灭蟑胶饵的灭蟑效果较好，但有微毒，使用时不要接触食物和餐具，触碰胶饵后要洗手。灭蟑胶饵属于农药的管理范畴，附有农药登记证号。我们常用的蚊香、驱蚊剂也有农药登记证号。这说明这些产品有微毒，但在进入市场前做过毒性和安全性试验，是安全的。大家可以去药店或专业网上零售店购买有农药登记证号的灭蟑胶饵。

灭蟑胶饵的投放原则是少量、多点分散，一般为米粒或绿豆大小，间隔 0.5～1.5 米，可点在厨房的水斗下、水龙头周围、冰箱后、微波炉后、橱柜内缝隙、灶台附近、油烟机侧面、卫生间的镜子、浴缸、马桶、排风扇周围、客厅的电视机后面、沙发旁。如果家里有儿童，家长应将胶饵投放在儿童触碰不到的地方，以免发生误食。如果家里蟑螂很多，自己处理不了，可以寻求专业杀虫公司的帮助。

扫描二维码，观看居家灭蟑科普视频

| 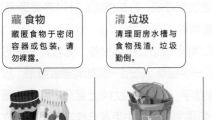 藏 食物
藏匿食物于密闭容器或包装，请勿裸露。 | 清 垃圾
清理厨房水槽与食物残渣，垃圾勤倒。 | 理 杂物
清理报纸、杂志，废弃纸箱与橱柜底的杂物。 | 堵 缝隙
堵洞抹缝，如厨房下水管道缝隙与瓷砖缝。 |

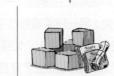

图片来源：《上海市居家灭蟑科普宣传社区行》宣传手册

居家意外伤害，学会妥善应对

盛慧球

烧烫伤、挫伤、刺伤、动物咬伤、化学品中毒、鱼刺卡喉、窒息等，都是常见的居家意外伤害。了解常见的居家意外伤害种类，有助于最大限度地预防意外伤害的发生；而掌握正确的意外伤害处理办法，则有助于将意外伤害造成的危害降到最低。

烧烫伤，应急处理很重要

在家做饭时，如果不小心被灼热的锅、开水、蒸汽烫伤，皮肤会出现疼痛、红肿，严重时会出现水疱。此时应快速脱离致伤源，立即用冷水冲洗降温10分钟，然后将一块干净的纱布（用水浸湿后）覆盖在受伤部位。如果烫伤比较严重，应在局部还没有肿胀的时候，把手表、手镯或戒指摘下。

化学品中毒，紧急处理后立即就医

急性化学品中毒一般通过气道吸入、皮肤接触、眼睛接触、消化道误食等途径发生。有些化学品具有挥发性，可引起鼻和呼吸道刺激症状，如咽部不适、流涕、咳嗽、呼吸困难、头晕、头痛等；有些化学品（如消毒剂、去污剂等）具有腐蚀性或致敏性，接触后可引起皮肤瘙痒、皮炎、皮肤皲裂甚至蜕皮等症状；具有腐蚀性的家用化学品不慎入眼，会导致眼痛、流泪等症状，甚至引发角膜炎，影响视力；化学品误服常因将消毒剂等化学品放在矿泉水瓶或其他饮料瓶里而没有做标记引起，可导致口腔溃疡、咽痛、恶心、呕吐、腹痛、腹泻等症状，若吸入肺内，可引起化学性肺炎。

如果化学品不慎入眼，应立即用大量清水冲洗至少15分钟；如果衣服被化学品沾染，应脱下污染衣物，并用大量清水彻底冲洗被污染的皮肤；误食化学品者应饮足量温水，并尝试刺激咽部催吐，但如果误服的是腐蚀性化学品，则不要催吐，以免损伤咽部。经过上述紧急处理后，患者应及时去专科医院接受进一步救治。

不同外伤，处理方法不同

挫伤在日常生活中很常见，受伤局部会出现红肿、淤青。受伤后应冷敷，并抬高患肢。受伤12小时后，可采用局部热敷或红外线治疗，每次30分钟。不慎被木刺、缝针等刺伤后，一定要将异物拔出，并进行局部消毒、压迫止血，再用无菌敷料覆盖。如果是被生锈的铁钉刺伤，除上述处理外，患者还应去医院注射破伤风抗毒素（TAT）。

动物咬伤，别心存侥幸

现在养宠物的家庭越来越多，被动物咬伤的情况也很常见。一旦被动物咬伤，一定要先彻底清洗伤口，然后去医院就诊，必要时应注射狂犬疫苗。

鱼刺卡喉，"土办法"别用

如果吃饭时不慎发生鱼刺卡喉，应立即停止进食，检查咽喉部是否有鱼刺。如果看得到鱼刺，可以尝试将其拔出。如果看不到鱼刺或无法自行拔出，则应尽快去正规医院的耳鼻喉科就诊，由专业医生来处理。一些网络上流传的"土办法"，如吞饭团、喝醋等，对鱼刺卡喉无效，有时甚至会适得其反，不宜盲目尝试。

异物窒息，时间就是生命

异物窒息最多见于老人和儿童。一旦发生窒息，患者首先会说不出话，手会本能地放在喉部；有严重的呼吸困难或呼吸带有杂声，想用力咳嗽又咳不出；口唇和指甲发青，严重者会出现呼吸、心跳停止。针对这类患者，有一个简单的急救方法，叫作"海姆利希手法"。

具体方法：如果患者意识尚清，可采取站立位或坐位；施救者站在患者背后，用两手臂环绕患者的腰部，一手握拳，拇指一侧朝向患者腹部，放在脐上方，远离剑突；另一只手紧握此手，快速、用力向上猛压，将拳头压进腹部，反复冲击直至异物排出。如果急救过程中患者已神志不清，应立即进行心肺复苏。如果婴儿发生了窒息，可以采用"拍背＋胸部挤压法"，将婴儿放在施救者的大腿上，先拍背5次，再按压胸部5次，交替进行。

居家环境，需要主动改善

朱余明

人一生中有2/3的时间是在室内度过的，室内环境质量的好坏直接影响人们的身体健康。室内环境污染主要分三种：物理污染（如可吸入颗粒物、电磁波等）、化学污染（如甲醛、厨房油烟、二手烟等）和生物污染（如细菌、病毒、寄生虫等）。与肺部疾病相关的室内环境污染主要包括油烟、二手烟、空调污垢、甲醛等。

油烟有害，但与肺癌关系不明确

中国是肺癌发病率很高的国家，肺癌是我国发病率和死亡率均排第一位的癌症。近几年，不吸烟女性肺癌的发病率明显上升。尽管女性肺癌的发生是否与接触厨房油烟有关目前还没有定论，但厨房油烟对健康的影响却是肯定的。当炒菜温度达到 200～300℃时，油烟中含有多种有害和可疑致癌物质，如丙烯醛、苯、甲醛、巴豆醛等。油烟产生的有毒烟雾会损伤呼吸道，导致气管炎等呼吸系统疾病。

要减轻厨房油烟对健康的危害，应做到以下三点：首先，要选对油，不要使用土法榨的粗制油。没有精炼过的油杂质多、烟点低，炒菜时会释放更多油烟。其次，应尽量减少煎炸、爆炒、红烧、干锅等需要高温加热的菜肴，增加用白灼、蒸、煮、炖、焯、凉拌等方法烹调的食物。第三，使用吸力强的吸油烟机，炒完菜后继续开机 5～10 分钟，确保没有被充分燃烧的废气和油烟都能被吸走，同时打开厨房的门窗，保持空气流通。

无论一手烟、二手烟，都有害

一些人错误地认为，吸二手烟得比吸一手烟更容易导致肺癌，不如直接吸一手烟。其实，人在抽烟的时候，同时也在吸二手烟。香烟烟雾中有 400 多种物质，其中 40 多种与癌症的发生有关，如亚硝胺等。为了自己和家人的健康，吸烟者应尽早戒烟。

空调"藏污纳垢"，需要定期清洗

值得一提的是，现在家家户户都经常使用的空调也会带来一系列的健康问题。首先，很多家庭在开空调时喜欢紧闭门窗，室内外空气不流通，室内空气质量堪忧；其次，空调很容易"藏污纳垢"，若长期不清洗，其内部会藏有很多污染物，包括致癌物质、细菌、病毒、寄生虫等。因此，空调应经常清洗，使用空调时应定时开窗通风，空调温度的设定要合理。

家装污染，不容忽视

家庭装修污染对人体健康的影响尤其值得关注，主要污染物为甲醛、苯、氡和氨。甲醛对人体健康的影响主要表现在三方面：一是致敏作用，皮肤直接接触甲醛可发生过敏性皮炎，吸入高浓度甲醛可诱发支气管哮喘；二是刺激作用，甲醛能与蛋白质结合，吸入高浓度甲醛可产生严重的呼吸道和眼的刺激症状，以及头痛等不适；三是致突变作用，高浓度甲醛是一种基因毒性物质，动物实验提示吸入高浓度甲醛可引起鼻咽部肿瘤。苯是强致癌物质，可以引起白血病和再生障碍性贫血。世界卫生组织公布的最新研究成果表明，氡已成为仅次于吸烟的肺癌第二大诱因。氡极易溶于水，对眼和呼吸道的刺激性强。

为减少家装污染，装修时尽量选用环保材料；装修后不要马上入住，尽可能延长通风时间。此外，在居室内放一些有助于吸附有害物质的绿色植物（如绿箩、仙人掌、吊兰等）或活性炭，使用空气净化器等措施，也有助于改善室内环境质量。**PM**

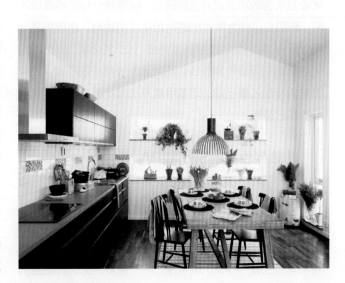

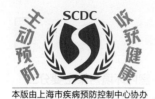

本版由上海市疾病预防控制中心协办

紫外线也称紫外线辐射（UVR），按波长可分为长波紫外线（UVA）、中波紫外线（UVB）和短波紫外线（UVC）。UVC几乎全被臭氧层吸收，能到达地球表面对人体产生作用的主要是UVB（占5%）和UVA（占95%）。

科学防晒，先"读"懂防晒化妆品

上海市疾病预防控制中心
公共服务与健康安全评价所　崔文广

紫外线产生的光学作用和生物效应十分显著：一方面，紫外线能杀死或抑制皮肤表面的细菌，适量照射还可促进皮肤中的脱氢胆固醇转化为维生素 D_3。另一方面，UVA 也会导致皮肤细胞自由基生成、脂质过氧化，影响真皮组织中的胶原和弹性纤维，引起皮肤光老化；UVB 则能引起表皮层及真皮浅层的病变，产生日晒红斑，甚至引发皮肤癌。

防晒应该怎么做

防晒就是要预防紫外线对皮肤的伤害，包括防晒黑、防晒伤、防皮肤光老化和防癌变。最好的防晒方法是避光，避免正午阳光直射时进行户外活动，出门撑伞、戴帽子、戴墨镜、穿长袖衣服等。

搽防晒化妆品也是防止紫外线损伤的重要手段。防晒化妆品所含的功效成分是防晒剂，根据成分和防晒原理不同，防晒剂可分为物理防晒剂和化学防晒剂。物理防晒剂可以反射、散射到达皮肤的紫外线，如二氧化钛、氧化锌等。化学防晒剂可吸收紫外线，防止紫外线被皮肤吸收，如甲氧基肉桂酸乙基己酯、丁基甲氧基二苯甲酰基甲烷、水杨酸乙基己酯等。

防晒化妆品的SPF和PA

SPF 是日光防晒指数的英文缩写，能反映防晒化妆品对 UVB 的防护效果。SPF 值为 10 的防晒产品，可以理解为能使皮肤的防晒红能力提高 10 倍。PA 是 UVA 防护指数的英文缩写。抗 UVA 性能的表示方式较多，目前较为常见的是"PA+"表示法，"+"越多，说明防晒品抗 UVA 能力越强，防晒功能的维持时间也越长，最多可至 4 个"+"。

正确使用防晒产品

● **提前涂抹**　出门前 10 分钟就应该涂抹防晒霜，因为防晒剂需要一定时间才能完全发挥作用。

● **足量涂抹**　面部用量为：防晒霜需约一枚 1 元硬币大小，防晒乳液需约两枚 1 元硬币大小。不要忘记涂抹较易受紫外线伤害的颈部、肩膀、手背和脚背等裸露部位。

● **多次涂抹**　每天仅搽一次防晒霜是远远不够的。阳光照射、出汗等均可造成防晒化妆品的有效成分流失。以室内活动为主的人，早晨出门前应搽一次，中午外出前补一次，下午下班前再补一次；户外活动较多的人，宜每 2~3 小时补搽一次防晒霜。

● **合理选择防晒产品**　夏季从事户外工作或活动需使用 SPF 值为 30 左右的产品，如需在海边活动，则需要使用 SPF 值更高的产品，并选择带有 PA 指数的防晒霜，防止晒黑。不能盲目地认为 SPF 值或 PA 值越大越好，这类产品往往含有大量物理或化学防晒剂，对皮肤的刺激较大，容易堵塞毛孔。应根据实际情况选择防晒产品，够用就好。

● **四季防晒**　普通云层只能将紫外线强度减弱 20% ~ 40%，即使在室内，玻璃也只能阻隔 UVB。无论阴天、晴天、夏天、冬天、室外、室内（特别是靠窗位置），都能接触到紫外线，只是强弱不同而已。因此，科学防晒是一年四季都需要做的"功课"。**PM**

过敏会不会遗传

✍ 肖特明

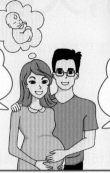

宝宝什么都可以像你，就是过敏不能像你！

全家福真棒，宝宝眼睛、鼻子可千万要像你的帅爸爸呀！

小仙说：导致孩子过敏的原因很多，其中**遗传**是主要原因。

足足喂了你8个月的母乳，宝宝你就是一台"抽水机"啊！

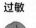

过敏　过敏　过敏　过敏儿
（奶奶）　　　　　　　　70%

正常　过敏　过敏儿　　　50%

正常　正常　过敏儿　　　5%

小仙说：母乳喂养可以有效降低宝宝过敏的发生率。世界卫生组织推荐母乳喂养时间应大于6个月。

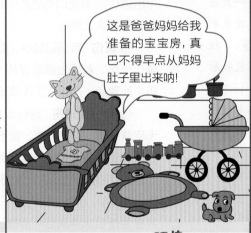

这是爸爸妈妈给我准备的宝宝房，真巴不得早点从妈妈肚子里出来呐！

小仙说：如果父母双方或单方患有过敏性疾病，宝宝发生过敏的概率就很高了。最好选择**自然分娩**，这样可以有效降低宝宝发生过敏的风险。

小仙说：除了遗传因素，**环境**因素也是重要的致敏原因。宝宝房要杜绝花草、毛绒玩具、地毯、厚窗帘等容易导致过敏的物品。

小仙医生语录：

过敏是一种遗传倾向很明显的疾病。父母有过敏，在备孕期间就应做好各种准备，包括孕妇和乳母饮食、居家环境、宝宝奶粉和辅食选择等。居家备好抗过敏药，如盐酸西替利嗪。它有特别的婴幼儿专用滴剂，一甩一滴，安全、方便、起效快。

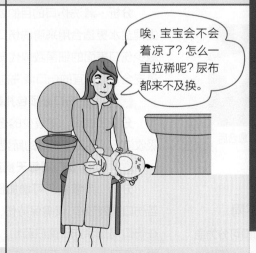

普通奶粉

营养加强奶粉

进口的？国产的？

就是它，宝宝适度水解奶粉！

唉，宝宝会不会着凉了？怎么一直拉稀呢？尿布都来不及换。

小仙说：如果母乳不足或妈妈健康原因不得不选择婴儿**奶粉**时，应挑选适度水解奶粉，以降低宝宝对牛奶蛋白质过敏的风险。

小仙说：宝宝**腹泻**会破坏肠道正常菌群，增加发生过敏的风险，不可轻视，家长要及时带宝宝到医院诊治。

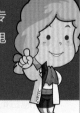

小仙医生
生于：*1983*　　星座：摩羯
身份：来自欧洲的健康医生
家族：世代在欧洲研发和生产原研药
学历：瑞士苏黎世大学医学院博士
专长：对过敏性疾病有丰富的诊疗经验

小伤口，大学问

复旦大学附属华山医院国际造口师　王莺

夏日是绚丽多彩的，人们纷纷穿上美丽时尚的衣衫，构成一道亮丽风景线。然而，夏天也是最容易受伤的，小伤口如果处理不当，轻则留下瘢痕，重则继发感染，甚至威胁生命。小伤口也有大学问，伤口处理你做对了吗？

生活实例

杜女士刚晋升为宝妈，一天在家中为宝宝做辅食时，不慎被鱼刺刺伤。"只是刺伤而已，没事。"杜女士边嘀咕，边用纱布简单包扎后便草草了事。不料几日后，伤口非但没有好转的迹象，反而越来越严重，弯曲一下手指都困难。打开纱布后，杜女士被严重感染的伤口吓了一跳，立即去医院手外科进行清创缝合。拆除缝线后，杜女士遵医嘱使用银离子敷料抗感染治疗，伤口才逐渐愈合。杜女士不禁感到困惑：哪些伤口可自行处理？哪些伤口必须及时去医院处理？方法又是怎样的？

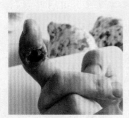 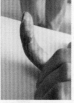

伤口感染严重　　　　伤口愈合后

不同伤口，处理方法不同

按照愈合时间的长短，伤口可分为急性伤口和慢性伤口。愈合时间在4周以上的伤口称为慢性伤口，其他均属于急性伤口。生活中常见的急性伤口有擦伤、划伤、碰伤、刺伤等。

❶ **擦伤**　擦伤只是表皮受伤，伤势一般较轻。浅表、面积较小的伤口，可用碘伏消毒伤口周围的皮肤。若伤口周围有污物，则应以生理盐水冲洗后再用碘伏消毒。

❷ **裂伤**　若伤口较小，周围皮肤未被污染，且没有明显的出血，可用碘伏外涂；若是出血明显的大裂伤、割伤或是脸上的伤口，应在用碘伏初步处理后，及时去医院就诊，进行清创、缝合等治疗。

❸ **砸伤或挤伤**　砸伤或挤伤后，若只出现轻度的局部皮肤红、肿痛，无皮肤破损，可先观察，暂不处理；出现皮肤破损，可按擦伤进行处理；若出现皮肤淤青、破损或感到疼痛剧烈，则应尽快去医院就诊。

❹ **刺伤**　细长的针、钉子、刀、木刺等造成的伤口小而深，应尽早就医。就医前，伤者可自行做一些简单的处理工作，如挤压伤口使血液流出，并在生理盐水冲洗后外涂碘伏等。

伤口处理，误区不少

误区一　清洗伤口必须用消毒水

分析：清洗伤口的目的是去除异物、细菌或坏死组织。比起消毒水，生理盐水更适合用来清洗伤口。生理盐水最符合人体的生理环境，可有效减少伤口表面的细菌数或代谢物，且不损害正常组织。因此，生理盐水是最安全、最适宜的伤口清洗剂，所有伤口均适用。

误区二　伤口必须包扎起来，且包扎得越紧越好

分析：表浅、渗液少的伤口可不包扎；渗液较多的伤口，应选用具有吸收渗液、不粘连伤口的新型敷料覆盖、包扎。

误区三　伤口需每天换药，抹抗生素粉等有利伤口愈合

分析：频繁换药可增加伤口污染的风险，损伤新生肉芽组织。因此，若伤口渗液较少，仅需保持伤口及周围皮肤清洁即可，无须每天换药。另外，在伤口局部涂抹云南白药粉、抗生素药粉等更是多此一举，这些粉状物黏附于伤口上，非但不利于伤口愈合，反而更易引起伤口感染。

误区四　伤口不能碰水，须用创可贴保护

分析：人们通常认为创可贴可起到防水、保护伤口的目的。而事实上，创可贴的透气性不佳，不利于伤口渗液的引流，反而更易造成伤口感染。**PM**

夏日炎炎，长期待在空调房里的女性朋友们都会遭遇皮肤干燥的烦恼，希望能拥有快速补充皮肤水分、缓解干燥的"神器"。除面膜外，最流行的莫过于补水喷雾了。可奇怪的是，为何有时补水喷雾反而越喷皮肤越干呢？

补水喷雾，
为何"越喷越干"

上海市皮肤病医院皮肤性病科　冰 寒　王秀丽（主任医师）

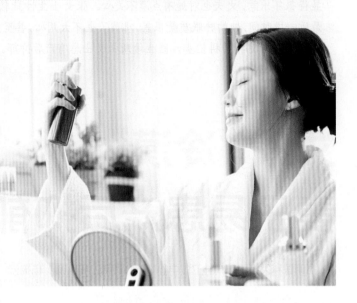

喷雾，干燥皮肤的"及时雨"

喷雾是一类成分较为单一、使用快捷方便的补水产品，使用带有喷雾头的泵瓶包装，只需轻轻一按，便有细密水分扑面而来，随时随地给皮肤补水降温。

喷雾液体常由水和水溶性护肤成分组成。有的喷雾使用纯净水，有的则使用天然矿泉水或植物提取物。添加在喷雾中的水溶性护肤成分也发挥着一定作用，如维生素 B_5 具有保湿、舒缓作用，葡萄提取物有抗氧化和舒缓作用，绿茶提取物对油性皮肤有较强的收敛作用。

喷雾可快速为皮肤补充水分，且成分较简单，不会对皮肤造成刺激，适用于各种肤质。

喷雾虽好，却非万能"神器"

皮肤的保湿护理既需要水也需要油。油具有滋润和锁水功能。缺乏油脂，仅靠补水，无法达到长时间保湿的效果。

许多水溶性保湿成分（如透明质酸钠等）的性状较为黏稠，若大量添加入喷雾中，将导致喷雾的黏度过高，无法正常雾化。受制于喷雾的特点，水溶性保湿成分在喷雾中的添加量有限，故喷雾的保湿效果必然打折扣。

用喷雾"上瘾"，使皮肤"越喷越干"

常用喷雾的人大多有"用补水喷雾会'上瘾'，一旦不用，皮肤会更干"的感受。不少人认为，这是喷雾水分蒸发时带走了皮肤本身里的水分。其实这种说法并无科学依据。为什么使用喷雾后，皮肤会变得紧绷呢？这可能是因为水分蒸发后，水溶性保湿成分在皮肤表面形成保护膜所致。因此，用完喷雾后应及时加用其他保湿产品，缓解皮肤紧绷感。

事实上，过度使用喷雾确实有可能给皮肤带来不少的负面影响。角质层是皮肤最重要的屏障，而角质层并非一成不变。长时间、高频率地使用补水喷雾可使角质层含水量过高，导致角质层变得松软、不牢固，致使皮肤自身的保湿功能下降，使人产生"不喷就干"的不适感。要解决这一问题，应做到以下4点：

❶ 每日使用喷雾不超过5次，每次用量适中，以不在皮肤表面形成水珠为宜。

❷ 选用喷头雾化效果好的喷雾，使用时保持一定距离，使雾滴更小、更轻柔。

❸ 使用喷雾后，应配合使用乳或霜等含油分较高的护肤品（护肤乳或护肤霜）来维持皮肤的湿润度。

❹ 皮肤疾病往往是导致皮肤干燥的根本原因，如面部皮炎、玫瑰痤疮等。一旦皮肤存在健康问题，应及时去医院就诊，进行治疗。待皮肤疾病好转后，才可使用保湿、修复类护肤品。需注意的是，喷雾仅可暂时缓解皮肤干燥症状，不可代替治疗。PM

医生见闻

张女士年过三十方才怀孕，本来是喜事，但孩子出生后，"重男轻女"思想严重的公婆发现生的是女孩，就显得很不乐意，丈夫也对她有点漠不关心。张女士生性比较敏感、内向，自从孩子出生后，她的情绪就一直很低落。最近一段时间，她的睡眠质量很差，对孩子也不太用心，甚至产生了轻生的念头。张女士的妹妹发现她"不太正常"，就带她去医院精神科检查，医生诊断张女士患有产后抑郁。

丈夫"冷漠"，妻子易患产后抑郁

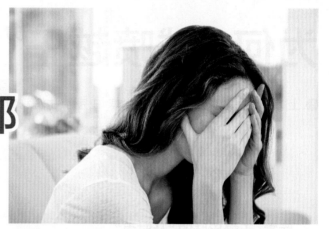

昆明医科大学附属精神卫生中心临床心理科主任医师　杨蜀云

缺少关怀，产后抑郁风险增加

产后抑郁在产妇中较为常见，在我国，其发病率为3.8%~16.7%。主要表现为：产妇在产后2周开始出现抑郁症状（6~8周表现突出），情绪明显低落，对事情不感兴趣（包括对自己的孩子），思维及反应变得缓慢，出现严重睡眠问题，烦躁不安，甚至有轻生的念头。

研究发现，若产妇得到的社会支持不足，尤其是亲属（特别是丈夫）对产妇照顾、关心不够，在其遇到困难时不能给予及时的帮助，产妇发生产后抑郁的风险会增加。事实上，妇女在孕期及产后的第一个月均有暂时性的心理退化现象，情绪处于敏感、脆弱阶段，易出现情绪紊乱和抑郁、焦虑情绪，如果亲属不能给予更多关怀，产妇就可能发生产后抑郁。另外，孕期、产后发生其他不良事件，如失业、经济窘迫等，也可增加产后抑郁的发生风险。

产后抑郁多发生于以自我为中心、情绪不稳定、固执、认真、保守、社交能力不良、

内向性格等个性特征的人群。如果怀孕前有精神疾病或心理问题，或孕期出现过抑郁、焦虑状态，发生产后抑郁的风险会明显增加。

产后抑郁的危害不容忽视

患产后抑郁的产妇自身积极情感减少，生活自理能力严重下降，容易导致社交活动减少、人际关系敏感，以及与家人交流、沟通产生障碍。患者承担的"母亲角色"明显受损，母乳喂养常难以坚持，甚至有患者会认为孩子是负担，很少关注孩子。婴幼儿处在生命发育最敏感的时期，如果一直暴露在母亲消极和负面的情绪中，会造成其认知、行为、情感发育障碍，长大后可能会出现低自尊、自我调节差、注意力障碍，对上学缺乏兴趣等一系列心理问题。对患者本人来说，产后抑郁还会增加未来发生抑郁症的风险。

产后抑郁，心理干预是关键

产后抑郁只要能及时识别，采取相应的支持性心理治疗，多数产妇都能顺利度过产后这一心理脆弱时期。家属要给予产妇多方面的支持。产妇本人要多了解产后相关知识，包括产褥期常识，母乳喂养和心理健康知识，掌握简单的心理调节技巧，如自我放松、尝试表达不良情绪等。近年来，心理干预已成为产后抑郁患者主要的治疗模式。专业心理医生可帮助产妇缓解情感低落、行为思维固定等症状。如果产妇抑郁状态较重，甚至有伤害自己或婴儿的行为，需及时去精神科医生处就诊，接受适当的抗抑郁药物治疗，避免产生不良后果。**PM**

不容小觑的 小儿急性喉炎

复旦大学附属儿科医院耳鼻咽喉头颈外科主任医师　许政敏

生活实例

一日夜晚，2岁的娜娜咳嗽时发出如犬吠般的"空空"声，呼吸非常费力，不一会儿便出现了口唇青紫的表现。见状，刚下班回到家的妈妈赶紧带着娜娜奔赴最近的医院看急诊。医生接诊后发现娜娜已发生了Ⅲ－Ⅳ度的喉梗阻，诊断为"小儿急性喉炎"，立刻行气管插管等抢救措施。抢救室外，娜娜妈妈自责不已，其实当天早上，她就发现娜娜有发热、咳嗽和声音嘶哑等症状，她以为娜娜只是患了感冒，在给其喂服了一包板蓝根后，便匆匆上班去了。晚上回到家，她发现孩子咳嗽加重，张口呼吸、说话困难，异常烦躁，才惊觉情况不妙。幸亏抢救及时，娜娜最终转危为安。

小儿喉炎与成人喉炎有天壤之别

很多家长认为，"急性喉炎"就是普通的"喉咙发炎"，实则大错特错。

家长们理解的"喉咙"通常是指口咽－鼻腔后的一小块区域，而医学上所指的"喉部"位置比"喉咙"更偏下、更深，位于呼吸道最狭窄的部位。喉炎是声门区为主的喉黏膜发生的急性感染性炎症，可使喉头局部充血水肿，继而导致本身就狭窄的喉部变得更狭窄，部分水肿明显的喉炎甚至会导致呼吸道堵塞，严重时可造成患儿窒息，甚至死亡。

有些家长可能会不以为然地说："我也得过喉炎，似乎并没这么严重。"确实，对于成人而言，喉炎或许只会让声音变得沙哑；而孩子的喉部比成人狭窄得多，喉部黏膜也更为娇嫩，一旦发炎水肿，病情常迅速加重，家长切不可大意。

小儿急性喉炎到底有多"急"、多"重"

小儿急性喉炎多由病毒、细菌或过敏引起，常继发于咽炎、鼻炎或感冒之后，也可单独发病，多发生于6个月到3岁的孩子。由于这个年龄段孩子的喉腔较小、喉部黏膜较娇嫩、软骨支架发育不成熟，当喉部发生急性炎症时，常发生严重水肿，极易引起呼吸困难。同时，孩子的咳嗽、咯痰能力较弱，不易排出呼吸道内的分泌物，可加重呼吸困难。在此基础上，孩子若再不停地哭闹，喉部受到刺激后还会引发喉痉挛，使呼吸困难进一步加重。

小儿急性喉炎通常是突然发病，病情进展迅速。临床上将喉梗阻分为4个等级，Ⅰ度喉梗阻最轻，Ⅳ度喉梗阻最重。若病情发展到最为严重的Ⅳ度喉梗阻，即使说孩子处于濒死状态都不为过。

Ⅰ度：孩子安静时反应很正常，但活动之后可能会出现吸气喉鸣的症状，严重者可能出现呼吸困难。

专家简介

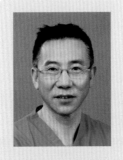

许政敏　复旦大学附属儿科医院耳鼻咽喉头颈外科主任、主任医师、教授、博士生导师，上海市儿童听力障碍诊治中心主任，中国医师协会儿科医师分会儿童耳鼻咽喉专业委员会主任委员。擅长儿童听力障碍、儿童鼾症、儿童过敏性鼻炎及儿童耳鼻喉－声门区和声门下气道先天性疾病的临床诊治和研究。

特需门诊：周一、周三、周六上午

Ⅱ度：孩子安静时也可出现喉鸣音，并伴有呼吸困难等情况。

Ⅲ度：除Ⅱ度相关症状外，孩子常表现异常烦躁，出现嘴唇、指甲紫绀，嘴巴周围皮肤发青或发白。

Ⅳ度：孩子可由烦躁转变为半昏迷，甚至昏迷的状况，面色黯淡发灰。**PM**

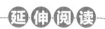

小儿急性喉炎的常见表现

若出现以下4种情况，宝宝可能患上了Ⅰ~Ⅱ度急性喉炎，家长须高度重视，切不可在家自行当作普通感冒处理，须及时带孩子就医。

● 宝宝出现发热、咳嗽，咳嗽声不同以往，与奶狗的叫声相似；

● 宝宝在没有剧烈哭闹、异物吸入的情况下，突发嗓子嘶哑；

● 宝宝哭泣时哭不出声；

● 宝宝呼叫爸爸妈妈时，好似在用气音发声。

出现以下情况的宝宝可能患上了Ⅲ~Ⅳ度急性喉炎，随时有生命危险，须立刻就医，接受吸氧、抗菌消炎、消除喉头肿胀等治疗。必要时，医生须行气管插管或气管切开，解除呼吸道梗阻。

● 宝宝看起来呼吸异常费力；

● 宝宝因难以正常呼吸而不能说话；

● 宝宝出现异常嗜睡；

● 宝宝咳嗽时全身青紫。

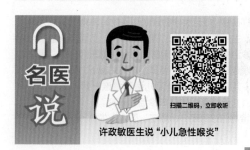

扫描二维码，立即收听

许政敏医生说"小儿急性喉炎"

子宫肌瘤因子宫平滑肌组织增生而成，是女性最常见的良性肿瘤，育龄期女性的患病率可达25%。

按照生长部位，子宫肌瘤可分为：肌壁间肌瘤、浆膜下肌瘤、黏膜下肌瘤。一般地说，当浆膜下肌瘤和肌壁间肌瘤未影响子宫内膜时，大多数患者没有症状。而黏膜下肌瘤（即使肌瘤体积较小）常常会导致患者经血过多、经期延长、月经周期缩短等，容易诱发贫血；若黏膜下肌瘤表面发生感染、产生溃疡，患者还会出现白带增多、脓血白带等症状。黏膜下肌瘤的生长部位靠近子宫内膜和结合带，可改变患者的子宫腔形态，容易妨碍受精卵着床；长在子宫角部位的黏膜下肌瘤还会妨碍精子进入输卵管等，造成不孕。

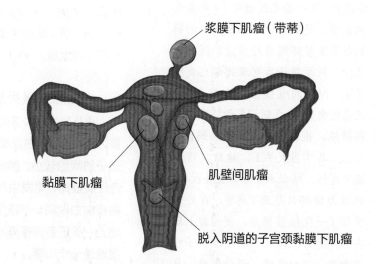

浆膜下肌瘤（带蒂）

黏膜下肌瘤

肌壁间肌瘤

脱入阴道的子宫颈黏膜下肌瘤

子宫肌瘤患者没有症状或症状比较轻，可以采取药物等保守治疗，定期随访；如果患者有月经过多、贫血、压迫等症状，宜手术治疗。目前常用的手术治疗方式有经腹手术（开腹或腹腔镜手术）、宫腔镜手术、海扶手术等。它们有什么区别？患者该如何选择呢？

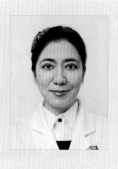

专家简介

艾星子·艾里 同济大学附属第一妇婴保健院海扶中心主任、主任医师、教授、博士生导师，中国医师协会微无创医学专业委员会常委，上海市医学会妇产科专科分会子宫内膜异位症学组副组长。擅长子宫内膜异位症、子宫腺肌病、子宫肌瘤等各种妇科良性疾病的诊治。

专家门诊：周一、周五上午（东院）

特需门诊：周三上午（西院），周五下午（东院）

子宫肌瘤"歼灭"记

同济大学附属第一妇婴保健院妇科
杨新华（副主任医师）　艾星子·艾里（主任医师）

1. 经腹手术

经腹子宫肌瘤剔除术适用于有生育要求、期望保留子宫者，包括腹腔镜和开腹两种方式。

如果患者的肌瘤数目较多、直径较大（>10厘米）、部位特殊，或因盆腔存在严重粘连导致手术难度较大等，宜选择开腹手术。可能存在恶性潜能的平滑肌肿瘤，甚至平滑肌肉瘤者，腹腔镜手术可能有发生肿瘤播散的风险，也应选择开腹手术。无生育要求、不期望保留子宫的患者，可选择子宫全切除术；年轻、希望保留子宫颈的患者，可选择子宫次全切除术。

腹腔镜手术是在腹壁打洞后借助器械切开子宫、剔除肌瘤，或切除子宫，腹壁有小创口。

子宫肌瘤复发率较高，术后远期复发率接近50%，约30%的患者最终需要再次接受手术治疗。首次手术过程中在子宫创面应用防粘连制剂可减少粘连，有助于降低再次手术的难度，但在改善生育及妊娠结局方面尚无足够的数据证实。

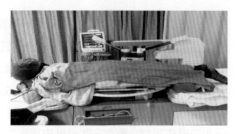

患者正在接受海扶手术

的。HIFUA（俗称海扶手术）是在超声或磁共振引导下，将体外低强度的超声波聚焦于体内的目标区域，形成高能量密度的焦点，使焦点区域的组织快速升温，在很短的时间内发生凝固性坏死。该手术适合要求保留子宫的患者，尤其适合不能耐受或不愿意进行手术治疗的患者。**PM**

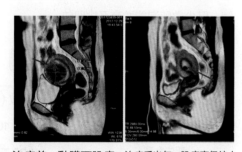

治疗前：黏膜下肌瘤　治疗后半年：肌瘤直径缩小

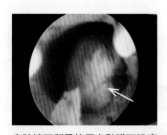

宫腔镜下所见的子宫黏膜下肌瘤

2. 宫腔镜手术

宫腔镜手术借助器械经阴道进入子宫腔，剔除肌瘤，子宫壁和内膜会因肌瘤位置、分型不同而有不同程度的创口。宫腔镜手术适合下列患者：0型黏膜下肌瘤（有蒂，未向肌层扩展）；Ⅰ、Ⅱ型黏膜下肌瘤（无蒂，向肌层扩展），直径≤5厘米；肌壁间肌瘤向宫腔内生长，突出于宫腔，表面覆盖的肌层≤0.5厘米；各类脱入阴道的子宫或子宫颈黏膜下肌瘤；宫腔长度≤12厘米，子宫体积<孕8~10周，排除子宫内膜及肌瘤恶变。

3. 介入手术

高强度超声聚焦消融（HIFUA）和经导管子宫动脉栓塞术（UAE）等方法，是通过缩小肌瘤体积或破坏子宫内膜等，来达到缓解症状的目

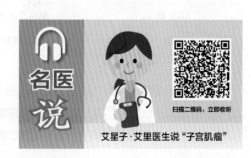

名医说

扫描二维码，立即收听

艾星子·艾里医生说"子宫肌瘤"

步入中年后，女性对皮肤、容貌、体态、衰老等愈发关注。为迎合她们的需求，各种"卵巢保养"项目应运而生，遍布于大街小巷的美容院。

"卵巢保养"靠谱吗

浙江大学医学院附属妇产科医院主任医师 石一复

分析"卵巢保养"前，先来认识一下卵巢。卵巢深藏于盆腔（女婴和年龄较小女孩的卵巢通常还在腹腔内），是女性的性腺，主要担负内分泌（产生激素）和生殖（储备卵子）重任，是女人健康美丽的"源泉"。妇产科有句名言：女性有两个正常的卵巢比只有一个好，有一个卵巢比只留一些卵巢皮质好，留有一些卵巢皮质比没有好。可见卵巢对女性来说是何等的重要和宝贵！

卵巢的"一生"

卵巢是一个充满活力的器官，在女人的一生中，卵巢的结构和功能发生着富有戏剧性的变化。卵泡是卵巢中最主要的内分泌和生殖单位，不能再生，其数量决定着生殖潜能和期限。卵巢有生命周期，卵子质量随年龄增加而明显下降，绝大多数卵泡在其发育的各个阶段发生退化而闭锁，仅少数卵泡能发育至排卵前。

卵巢内卵泡的数量变化

时间	卵泡数（个）
胎儿（孕 20 周）	700 万 ~ 1000 万
新生女婴	70 万
近青春期	30 万
37.5 岁	剩余 2.5 万
绝经	基本耗尽

女性青春期后，卵巢功能逐步完善，25 岁到达顶峰，26~30 岁形成一个"平台"期；30 岁后，卵巢功能开始走"下坡路"，女性会出现色斑、皱纹、面色暗黄、肥胖等现象；

40 岁后，卵巢功能逐渐衰退，雌激素降低较为明显，易致皮肤干燥、弹性差，乳房下垂，记忆力开始减退；进入更年期后，卵巢功能进一步衰退，会导致一系列生理变化，如月经紊乱、潮红、潮热、全身酸痛、阴道干涩、性欲下降、皮肤衰老、乳房萎缩、情绪易波动、心脑血管疾病和骨质疏松症发生率升高等。

评估卵巢储备功能的抗苗勒氏管激素（AMH）水平

年龄（岁）	数值（纳克 / 毫升）
20 ~ 24	1.66 ~ 9.49
25 ~ 29	1.18 ~ 9.16
30 ~ 34	0.67 ~ 7.55
35 ~ 39	0.77 ~ 5.24
40 ~ 44	0.09 ~ 2.96
45 ~ 50	0.04 ~ 2.06

卵巢大小

年龄（岁）	平均体积（立方厘米）
<30	6.6±0.19
30 ~ 39	6.1±0.06
40 ~ 49	4.8±0.03
50 ~ 59	2.6±0.01
60 ~ 69	2.1±0.01
>70	1.8±0.08

项目	单位	卵泡期	排卵期	黄体期	绝经期
促卵泡激素（FSH）	IU/L（国际单位／升）	3.85 ~ 8.78	4.54 ~ 22.51	1.79 ~ 5.12	16.74 ~ 113.59
黄体生成素（LH）	IU/L（国际单位／升）	2.12 ~ 10.89	19.18 ~ 103.0	1.20 ~ 12.86	10.87 ~ 58.64
雌二醇（E2）	pg/ml（皮克／毫升）	27 ~ 122	95 ~ 433	49 ~ 291	20 ~ 40
孕酮（P）	ng/ml（纳克／毫升）		0.31 ~ 1.52	5.16 ~ 18.56	<0.78
泌乳素（PRL）	ng/ml（纳克／毫升）				前 3.34 ~ 26.72
	ng/ml（纳克／毫升）				后 2.74 ~ 19.64
睾酮（T）	ng/ml（纳克／毫升）	0.1 ~ 0.75			

注：1. 女性 40 岁后 FSH 基础值（通常指月经来潮第 3 天测定的数值）> 10 国际单位／升，提示卵巢储备功能下降；两次 FSH 基础值> 20
　　　国际单位／升，提示卵巢功能衰退隐匿期，预示着一年后可能闭经。
　　2. FSH 和 LH 均 < 5 国际单位／升，同时 E2 低，提示促性腺功能减退。
　　3. FSH/LH > 1，提示卵巢储备功能下降。
　　4. 卵巢早衰和绝经后 E2 多数 < 30 皮克／毫升。

狭义的"卵巢保养"

作为一种"美容"项目，狭义的"卵巢保养"一般指将植物精油等涂在某些穴位或体表，加以按摩、推拿等。这种方法能保养卵巢吗？

首先，卵巢深藏于盆腔，平时摸不到，即使在妇科检查过程中，医生也很难摸到。因此，按摩、推拿根本触摸不到卵巢，精油等也只是渗入皮肤，不能到达卵巢。

其次，卵泡数量随年龄增长而急速递减，不会再生；卵巢功能与生俱来，人为手段难以延缓其衰退。卵巢分泌的激素受下丘脑－垂体－卵巢内分泌轴的调节和制约，"卵巢按摩"无法改变内分泌功能。

第三，无论从植物中提取还是其他来源的精油，进入人体的途径、吸收、利用率、代谢等都缺乏严格的科学根据。市场上的多数精油由化学物质合成，对卵巢无保养作用，有些产品甚至有害。一项对亚洲 400 余家美容院的抽查发现，合格的精油产品不足 20%，许多精油中含有雌激素，其短期内对改善皮肤有一定作用，但长期下去，会有致癌等隐患。

广义的"卵巢保养"

除无法抗拒的年龄因素外，卵巢功能也与胚胎和幼年时的发育，以及饮食、营养、运动、睡眠、心情、环境、婚育、家庭、性生活、疾病、治疗等息息相关。广义的"卵巢保养"是一项长期的系统工程，是指顺应卵巢的周期性变化特点，改善卵巢功能，提高卵巢储备能力，促进卵泡发育和排卵，调整月经周期，延缓衰老。

首先，应建立良好的生活和饮食习惯：作息规律，保证充足睡眠；控制体重，适当进行户外活动；拒绝烟酒，少吃油炸食物，饮用干净水，少喝碳酸饮料，少吃加工食物，多吃新鲜蔬菜、水果；尽量少服药，远离含铅的食物和化妆品。

其次，应保持乐观心态，合理释放压力。

第三，科学对待性生活、性卫生、性生理，做好避孕措施，避免人工流产和多次使用紧急避孕药。

第四，定期进行妇科检查，防治妇科疾病。围绝经期女性可在医生指导下进行激素补充治疗。进行妇科和外科手术，以及化疗、放疗时，医生应注意保护患者卵巢。即便绝经后卵巢已不再起重要作用，但在绝经后数年内，卵巢还保持着产生类固醇激素的能力，不能随意切除。PM

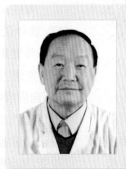

专家简介

石一复　浙江大学医学院附属妇产科医院主任医师、教授、博士生导师，著名妇产科专家，2012 年获首届"中国妇产科医师奖"。擅长妇科肿瘤、妇科疑难杂症、不孕不育等的诊治。

性功能问题，

并非因"自慰"

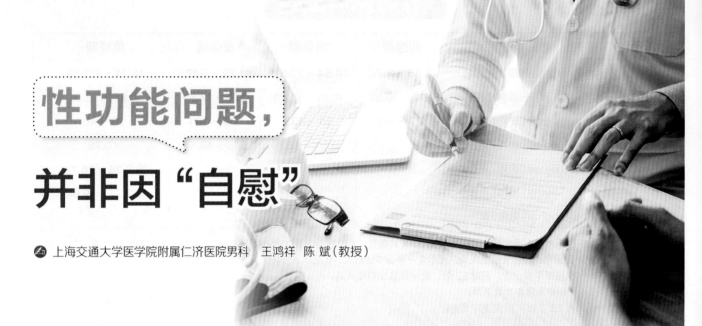

上海交通大学医学院附属仁济医院男科　王鸿祥　陈 斌（教授）

医生手记

小张来门诊找我看病，他说自己新婚不久，房事一直无法完成，于是鼓足勇气到医院就诊。还未等我给他做相关检查，他就向我"坦白"："我读书的时候一直手淫，每星期都有 1～2 次，一定是手淫导致性功能问题……"

面对小张的"坦白"，我觉得既好笑又无奈。中医所述"一滴血，十滴精"的说法实在"深入人心"，但现代医学并不这么认为。精液就是为了排出去而产生的，大部分是水，只有微量的营养素。目前也没有任何医学研究证据表明自慰会导致性功能问题。

自慰会不会损害健康

对于一个身心健康的人来说，适度自慰有益无害。首先，自慰不会传染性病，也不会涉及他人。自慰是一种合理释放性欲的方式，同时能够避免一部分因性而引起的道德和社会问题，甚至婚后自慰也是正常的行为。在医生指导下，自慰还可以治疗某些性功能障碍，例如早泄、勃起困难、性冷淡等。美国、荷兰等国的性学研究机构经过大量研究已证明：自慰不会引起人体生理、心理异常，也不会引起性功能障碍。自慰的危害就在于对自慰的误解而导致的恐惧。

管道经常冲刷才不会发生阻塞，人体"管道"也一样。研究表明，哺乳可降低乳腺癌发生风险，射精有降低前列腺癌发生风险的作用。通过自慰释放性能量，缓解性紧张，有利于身心健康。有临床资料表明，青少年时没有自慰史的人，成年后性功能障碍的发病率反而明显增高。因此，发生过自慰的青少年没有必要为此背上思想包袱，家长也不必为此担忧。

什么是自慰过度

有些人认为，每星期进行若干次自慰是正常的，超过这个次数就过度。这种说法没有道理，正如每个人食欲不同，性欲也会有所不同。有些人身体健康，性欲比较强烈，自慰频率就会比较高；有些人因为工作、学习的原因，比较忙碌，自慰次数就会比较少。随着年龄增长，性欲也会减退，自慰频率也会随之降低。

当然，任何事情过度都有害。暴食暴饮会造成消化不良，运动过度会使肌肉劳损，自慰也同样如此。如果日常生活节奏因为经常自慰而发生改变，或因沉迷于自慰而耽搁了学业和工作，就是自慰过度。**PM**

儿童为何会得 尖锐湿疣

空军军医大学附属西京医院皮肤科主任医师 马翠玲

近年来，儿童尖锐湿疣的发病率有逐年增加的趋势。尖锐湿疣是人乳头瘤病毒（HPV）引起的性传播疾病。儿童为什么会患尖锐湿疣？是怎么传染的？

HPV的侵犯对象：皮肤或黏膜

HPV是一个"大家族"，分很多亚型。笼统地说，能导致人类患病的HPV分为两大类型：皮肤型和黏膜型。这两类又有很多高危亚型（致癌）和低危亚型（引起良性疾病）。大部分致病的HPV很有"领地意识"，不同亚型HPV的"嗜好"也不一样。皮肤型HPV常侵犯皮肤，比如HPV 1、2或4等亚型易侵犯手指等角质层厚的地方，引起俗称"刺瘊"的寻常疣等；HPV 3、10等亚型喜欢侵犯平滑的皮肤，常引起面部、手背等处的扁平疣。黏膜型HPV有的会引起尖锐湿疣（HPV 6、11亚型），有的可以导致宫颈癌（HPV 16、18型）等。HPV疫苗是针对黏膜型HPV的。

传播途径：直接或间接接触

HPV通过接触传染，在皮肤表面有轻微裂伤、破损的情况下，直接接触患者皮肤或黏膜，或间接接触被HPV污染的用品都可能被传染。性接触时，局部皮肤、黏膜因直接接触和摩擦刺激可导致轻微损伤，有利于HPV传播，故性接触是成人尖锐湿疣最常见的传播途径。

儿童是怎么被传染尖锐湿疣的

2岁以内的患儿，疣体通常长在咽喉部及口腔等处，几乎都是经产道分娩时被母亲传染的。所以，患有尖锐湿疣的孕妇应采取剖宫产。

还有一些患儿的尖锐湿疣长在外阴、肛周等部位，一般是通过间接接触或被性侵犯而感染的。如果家庭成员、看护人患尖锐湿疣或感染HPV，有可能通过日常接触将病毒传染给孩子；如果孩子接触了被HPV污染的衣物、毛巾等，也可能被感染。

需要注意的是，免疫系统尚不健全的儿童偶尔会发生HPV"跨界"传染，即引起皮肤疣的皮肤型HPV导致了黏膜部位的尖锐湿疣。免疫力正常的成人不必担心手上长瘊子会传染到外阴，长成尖锐湿疣，但儿童就有这种可能。也就是说，大人或者孩子手上有疣或者携带HPV，就可能导致孩子患尖锐湿疣。因此，父母、家里的老人等都不要随意触摸孩子的外生殖器。

尖锐湿疣可治愈

只要接受正规治疗，尖锐湿疣是可以被完全治愈的，家长没有必要过度紧张。通常可以用激光、冷冻等方法去除疣体，可分次做，外用干扰素凝胶、咪喹莫特等可防止复发。不要使用腐蚀性药物及不明成分的"秘方"进行治疗，以免引起瘢痕等问题。家长要注意孩子的个人卫生，不要与孩子共用毛巾等物品；要看护好孩子，避免其受到侵害。**PM**

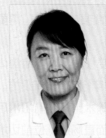

专家简介

马翠玲 空军军医大学附属西京医院皮肤科主任医师、教授，西安市医学会皮肤性病学分会副主任委员，陕西省性学会健康教育委员会主任委员。擅长白癜风等色素性皮肤病、儿童皮肤病、过敏性皮肤病、瘢痕、性病等的诊治。

专家门诊：周一、二上午，周五全天

前列腺癌、膀胱癌和直肠癌等是常见的男性盆腔部位肿瘤，其发病率正逐年升高。随着肿瘤筛查及诊断技术的不断提高，越来越多的患者得以早期发现并接受根治性手术。不少患者在关注癌症治疗的同时，也担心手术对生活质量，特别是性生活的不利影响。

肿瘤术后，性功能如何康复

复旦大学附属肿瘤医院泌尿外科副主任医师　沈益君

三类肿瘤，术后ED发病率较高

数据表明，盆腔部位肿瘤术后患者发生阴茎勃起功能障碍（简称ED）的比例为25%~100%。在美国，每年有超过50 000人接受前列腺癌根治术，术后ED发生率为14%~90%；在法国，2003—2013年约有33 340人接受膀胱癌根治术，术后ED的发生率高达87.3%~88.6%；直肠癌根治术后患者ED的发生率为81%。如此高的ED发生率，不但影响患者术后生活质量，而且给患者家庭的和谐幸福造成很大损害。

前列腺癌根治术即使保留了患者的神经血管束，电刀的热损伤、牵拉挤压伤及术后局部缺血和炎症，均可造成阴茎海绵体神经和周围血管的损伤，增加术后发生ED的风险。损伤的神经功能要得以恢复，需要3~4年之久。

直肠癌手术中易受损的是阴茎海绵体神经纤维，该神经纤维穿行在直肠前侧方。直肠癌腹会阴联合切除术比直肠前切术后发生ED的比例更高，而直肠癌低位前切术则比高位切除术后更易发生ED。

膀胱癌根治术后ED发生的主要原因是盆腔神经丛和海绵体神经血管束受损。如果能施行保留神经的全膀胱切除术，患者术后勃起功能恢复较好。膀胱癌根治术后常见的尿流改道或尿路重建方法有回肠膀胱术、原位新膀胱及输尿管皮肤造口术等。研究发现，接受原位新膀胱术的患者术后勃起功能恢复较接受回肠膀胱术者更好。

相对前列腺癌根治术，膀胱癌及直肠癌根治手术造成的神经损伤的范围更广。因此，三类患者术后性功能康复的效果有所不同。

术后ED，哪些方法有助康复

使用真空负压勃起装置（简称VED）是一种无创的阴茎康复疗法，安全便捷。VED通过负压增加阴茎海绵体血供，诱发阴茎勃起，同时用压力收缩环扎在阴茎根部，阻断海绵体内静脉回流，以维持勃起，改善阴茎海绵体内的缺氧状态，抑制平滑肌细胞凋亡和海绵体纤维化。前列腺癌根治术后ED患者早期进行VED康复治疗，能显著改善勃起功能，维持阴茎长度和周径，性生活满意率高。

5型磷酸二酯酶抑制剂（PDE-5抑制剂）包括西地那非、他达拉非、伐地那非等，是ED的一线用药，能使阴茎平滑肌松弛、动脉舒张，达到使阴茎勃起的效果。研究人员将保留神经的前列腺癌根治术患者分为两组，一组患者每日服用西地那非，另一组患者服用安慰剂，在治疗36周、停药8周后，评估患者的勃起功能。评审结果，治疗组中有27%的患者恢复了自发勃起功能，而对照组只有4%。

需要说明的是，前列腺癌、膀胱癌和直肠癌术后性功能的康复效果与患者年龄、术前勃起功能是否完好等多种因素有关。

通过上述方法康复效果不理想者，可以考虑人工海绵体植入术。阴茎人工海绵体植入也称阴茎假体植入，疗效确切，术后性生活满意度可达95%以上。接受人工海绵体植入的患者能够自己控制阴茎勃起的"开关"，完成性生活后阴茎可以恢复至疲软状态，对排尿和肿瘤本身也不会产生不利影响。**PM**

含蒽醌类化合物的中药由于有很强的致泻作用，故被很多便秘患者及有减肥、美容需求的人追捧成了"明星药"。这些"通便明星中药"包括决明子、番泻叶、大黄、芦荟等。

此外，首乌、泽泻、茜草、虎杖、白花蛇舌草、地骨皮、川芎等中药，以及大黄附子丸、胆宁片、一清胶囊、六味安消丸、牛黄解毒片、牛黄上清丸、大黄䗪虫丸、麻仁润肠丸、地榆槐角丸等中成药，也含蒽醌类化合物。

通便"明星中药"的"短板"

中日友好医院肛肠中心教授　王晏美

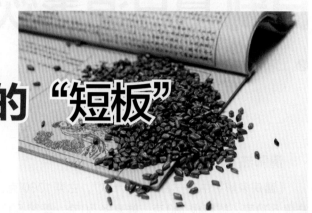

中药通便效果好，但不可长期用

蒽醌类化合物具有止血、抗菌、泻下、利尿作用，但会增强吞噬细胞的活性，损害肠黏膜上皮细胞，导致细胞变性坏死，部分脱落的上皮细胞形成脱落小体陷入黏膜固有层，久而久之会形成大肠黑变病。此外，长期服用此类药物还会造成结肠袋逐渐消失，影响大肠蠕动，造成继发性便秘。一些临床报告显示，结直肠黑变病患者发生大肠癌和大肠腺瘤性息肉的概率高。

大家在使用单味验方、中药处方、中成药，以及保健品之前，一定要看成分，如果有大黄、芦荟、番泻叶、决明子、首乌等含蒽醌类化合物的中药，就不可以长期服用（一般不超过3个月），也不能因"疗效不好"（可能是继发性便秘）而擅自增加剂量。值得一提的是，一些患者对药品使用比较谨慎，但对保健品和美容产品毫不设防，容易轻信广告宣传，这是非常危险的。

便秘原因不同，治法也不同

按照中医理论，大黄、芦荟、番泻叶、决明子主要适用于胃肠燥热型便秘，表现为大便干结，数日一行，口干口臭，舌红苔黄，属于"实证"。实证可攻，但应"中病即止"。虚证者如果服用，只会"越攻越弱"，起反向作用。此外，便秘还有以下类型，患者可在中医医生指导下"对症下药"。

● **痰湿阻滞**　有些患者的大便不是干，而是"黏"，排便时像挤牙膏，有排便不尽感。这种情况属于痰湿阻滞，可用涤痰汤加减。药用半夏10克，枳实30克，茯苓10克，陈皮10克，石菖蒲10克，人参15克，牛蒡子10克，黄芩30克，炙甘草10克。水煎内服，7天为一疗程。

● **阳虚便秘**　此类患者大便不干，总有便意和排便不尽感，形寒怕冷，舌淡苔白，属于阳虚便秘，可用济川煎加减。药用当归15克，牛膝6克，肉苁蓉30克，泽泻6克，升麻10克，枳壳30克，仙茅10克，郁李仁10克，白术15克。水煎内服，7天为一疗程。

● **血虚阴亏**　大便干结难排，眼睛干涩，舌淡少苔，属于血虚阴亏，可用增液汤加减。药用元参30克，麦冬30克，生地30克，桑葚30克，全瓜蒌30克，当归30克，白芍15克，川芎10克，黄芪30克。水煎内服，7天为一疗程。**PM**

专家提醒

根据临床经验，老人便秘多属于虚证，年轻人便秘多属燥热或痰湿，儿童便秘多属阴亏。便秘是一种慢性病，在药物的选择上不能什么见效快就用什么。对待通便"明星中药"，必须了解它们的"短板"，合理使用。

自制 夏日消暑饮

上海中医药大学副教授 孙丽红

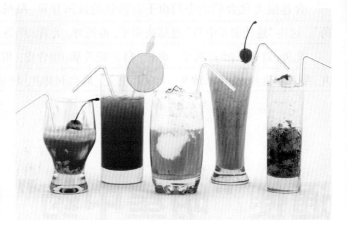

清肺热"五汁饮"

《温病条辨》中有一名方"五汁饮"，由梨1000克、鲜藕500克、鲜芦根100克、鲜麦冬50克、荸荠500克组成。将鲜芦根洗净，梨去皮、核，荸荠去皮，鲜藕去节，鲜麦冬切碎或剪碎，用榨汁机榨汁，冷饮或温饮均可，每日数次。方中梨可清肺热，藕具有清热润肺、凉血行瘀的功效，鲜芦根可清热生津、除烦，麦冬可润肺养阴、清心除烦、生津，荸荠具有清热化痰、消积利湿的作用，合而用之，可清肺热、养阴生津。

清代医学专著《重订广温热论》有一新定"五汁饮"方，由鲜生地、鲜石斛、鲜芦根、梨、甘蔗组成。增加了清胃经火热之力，尤其适合肺热盛、咳嗽黄痰、口臭、便秘、烦热、口渴者饮用。

清热去火汁

中医认为，苦味可以清热泻火、健脾气、除潮湿，有清心除烦、提神醒脑的作用。因此，夏季应多吃一些苦味蔬菜，如苦瓜、莴笋、芦笋等。

西瓜是夏日最受欢迎的解暑瓜果之一，可配合苦瓜、番茄制作一款"去火汁"。取苦瓜50克、西瓜1000克、番茄250克。将苦瓜洗净，切成小块；西瓜洗净，去皮和籽，留瓤备用；番茄洗净，去皮和籽。将苦瓜、西瓜瓤和番茄分别榨汁，混合后饮用。西瓜甘甜爽口，可清热解毒、生津止渴；苦瓜和番茄均具有清热、生津止渴、行水利尿的作用。三者合用可起到清热、生津止渴的作用。

清肝降压茶

夏季天气炎热，很多人会出现心烦气急、口苦等肝火上炎的症状，特别是高血压、脂肪肝、血脂异常患者，常因肝火旺盛而出现烦躁等不适。

清肝降压茶的做法很简单，取决明子20克、苦丁茶9克、梨50克（去皮和核，切小块），将上述三味共煎煮，取汁饮用。苦丁茶具有清热消暑、生津止渴等作用；决明子清肝明目、润肠通便；梨可清热生津，还可以缓解苦丁茶和决明子的苦味。三者同用，可清肝明目、生津降脂。不过，脾胃虚寒者不宜饮用。

健脾祛湿茶

6月中下旬正值南方的梅雨季节，天气闷热，阴雨不断，空气湿度较高，人较易受湿邪困扰，而脾喜燥、恶湿，一旦脾阳为湿邪所遏，超出脾胃的适应能力，就会产生食欲不振、大便稀溏、脘腹胀满等不适。

健脾祛湿茶方用薏苡仁30克、新藕50克、山楂10克、陈皮6克，煎水代茶饮。薏苡仁性味甘淡，可利水消肿、健脾去湿；山楂可助消化；陈皮可理气健脾、燥湿化痰；藕能消食止泻、开胃清热。本品可消积降脂、理气调中，夏季消化不良、厌食油腻、胃口欠佳者可常饮，肥胖者尤其适合。孕妇、脾胃虚弱者及空腹时不宜饮用。

果蔬五汁饮

从猕猴桃、梨、葡萄、白萝卜、苹果中任选3种，加入适量的绿叶蔬菜和1根芹菜，榨汁后加热至温热饮用。这款果蔬汁含有丰富的维生素和矿物质，适合日常保健，夏季热盛津伤、口渴多汗者也适宜。脾胃虚寒见胃痛隐隐、喜温喜按、泛吐清水、食少、神疲乏力、手足不温、大便溏薄者慎饮。**PM**

"拍穴"护心

上海中医药大学附属岳阳中西医结合医院心内科主任医师　符德玉

夏日易出现心脉及情志相关疾病

中医理论认为，夏对应五脏中的心，心主血脉，血流于脉中，营养全身；心又主神明，主思维、意识和精神，为人体生命活动的中心。夏日属火，火曰炎上、心火旺盛、情志化火，故夏日多有心事烦躁，若情志不舒、气郁于内、郁而化火，则心火更甚。故而，人在夏日易出现心脉及情志相关疾病。

拍打穴位可"护心"

拍打穴位是简单易行的保健方式，通过"拍打"的方式刺激局部，具有一定的保健作用。从中医角度而言，手为十二经脉起始之处，手的内外两侧分布了人体的六条经络，在拍打穴位的同时，可起到活血通络、调畅气机的作用。

拍打的穴位以四肢穴位为主，一组50次，2~3组为宜，间隔2~3分钟，每周做3~5次，以皮肤微红为佳。

● 内关穴

内关穴与心脏联系密切，是调理心脏的首要穴位，位于前臂掌侧。在腕横纹上2寸、掌长肌腱与桡侧腕屈肌腱之间。拍打该穴位有宁心安神、理气止痛的作用，可起到推动气血运行、调节心脏功能的作用，对心律失常、冠心病等疾病有一定的辅助疗效。

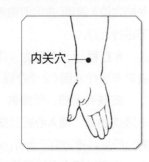

内关穴

● 中冲穴

中冲穴位于中指指尖上，适当掐按或拍打，可以疏通经络、调和阴阳，保护和辅佐心脏部分功能。心为君主之官，主血脉，从而调畅全身气血，有助于血压趋于平稳。

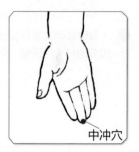

中冲穴

● 三阴交

夏季汗出较多，易伤阴液。三阴交是肝、脾、肾三经的交会穴，可补三经之阴，对于更年期女性心悸、汗出症状也有一定作用。三阴交位于小腿内侧，足踝最高点往上3寸处（手横放，约四根手指的宽度）。

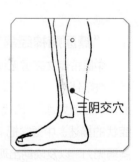

三阴交穴

● 丰隆穴

拍打丰隆穴能调和脾胃，祛除体内痰湿之气，对痰浊引起的头晕、头痛有较好疗效，常用于治疗耳源性眩晕、高血压、支气管炎、腓肠肌痉挛、肥胖症等。夏季消化功能易减退，生痰生湿，拍打此穴位可缓解痰浊引起的血压升高、心悸等疾病。丰隆穴位于胫骨前缘外侧1.5寸（约两指宽），与膝眼与外踝连线中点平齐处。

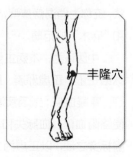

丰隆穴

● 膻中穴

膻中穴位于乳头连线的中点。夏季心脏不适时，按揉膻中穴可使症状缓解，气机顺畅。**PM**

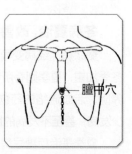

膻中穴

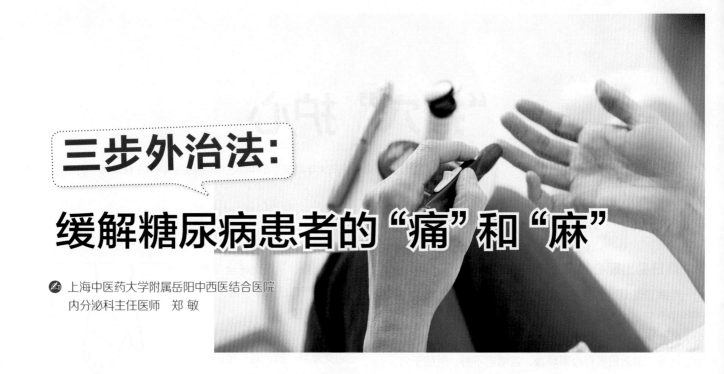

三步外治法：
缓解糖尿病患者的"痛"和"麻"

上海中医药大学附属岳阳中西医结合医院
内分泌科主任医师　郑　敏

"糖尿病神经病变"的中医解释

中医古代文献虽无糖尿病神经病变这一病名，但对其早已有所认识。《王旭高医案》记载"消渴日久，但见手足麻木、肢凉如冰"，历代也有"肢体疼痛""足痿乏力"等症状的描述。中医学把消渴病后出现的四肢麻木、疼痛、痿弱无力，以及晚期出现的肌肉萎缩等相互关联的临床症状，统称为消渴病痿痹，归属于中医"痹症""血痹""不仁"和"麻木"的范畴。

中医认为，本病主要由消渴病久治不愈，使正气日衰、脉络空虚、正虚邪凑、脉阻络痹、血行无力，脉络失于温煦，寒凝血瘀；或因痰浊内生、痰瘀互结、阻遏气血流通，使络阻血瘀、血脉失和，导致肢体麻木、疼痛等症，属本虚标实之证，以正虚为主，病机为气血不畅、脉络痹阻。

冬病夏治，改善糖尿病神经病变症状

糖尿病神经病变导致的麻木、肢冷、疼痛等症状往往冬季加重，夏季则有所缓解。趁疾病缓解之时，采用益气养阴、活血通络的药物进行治疗，可达到冬季病情减轻、少发病，甚至不发病的目的。

夏季是治疗糖尿病神经病变的黄金时期。我科采用三步外治法补益脾肾、疏通经络、活血止痛，对缓解糖尿病神经病变患者的"痛"和"麻"有一定效果。

● **方法**　穴位敷贴可采用中西医结合方式，特色重要穴位敷贴、离子导入，加红外线治疗和耳穴治疗。中医认为，消渴症的病变脏腑主要在肺、脾（胃）、肾三脏，故取肺俞、脾俞、肾俞穴位，共6个穴位敷贴点，外敷特制药饼，配合定向离子导入。同时，沿患者双足足太阴脾经，用红外线照射治疗，以达到健脾和胃、补益气血、利湿化痰通络之效用，并配合耳穴治疗，取耳穴上的饥点（与饥饿感有关的穴位）、渴点（主治消渴等）、内分泌穴（调节内分泌系统）等进行治疗。

● **疗程**　1个疗程为4周，每周三次，隔天一次，严重者需要治疗8周（2个疗程）。

皮肤有创伤、溃疡者，对中药成分过敏者，发热者，血液病患者，植入心脏起搏器者，以及有严重心脑血管疾病、严重肝肾功能不全者，不宜治疗。

治疗过程中有蚁行感、轻微针刺感属正常现象。若出现疼痛，或有皮肤红斑、疱疹、瘙痒等情况，患者请及时告知医师。治疗后2~3小时内不可游泳和洗澡，治疗期间忌食生冷、海鲜和辛辣刺激性食物。**PM**

健康良好的睡眠不仅符合自然规律，也是人体健康的重要保障。然而，还有一个庞大群体需要在夜间工作，他们是医生、护士、警察、司机、保安、空乘人员……

夜班工作者，
如何找回失去的睡眠

上海中医药大学附属曙光医院治未病中心　张晓天(主任医师)　蒋梦琳

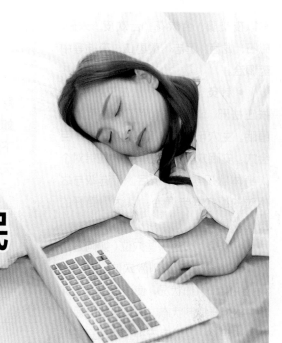

通宵工作，危害不止睡眠

通宵工作打乱了工作者的正常生物钟，是睡眠剥夺的常见原因之一。

短期通宵工作后，人在次日会感觉瞌睡，乏力，学习、工作效率下降，力不从心，情绪不佳，有时甚至可出现轻度的抑郁情绪。长期通宵工作的健康危害更严重，造成如睡眠质量不佳、情绪调节能力受阻、社交意愿下降、人际关系紧张、记忆力下降等异常表现。还有研究表明，长期熬夜、睡眠剥夺可显著增加肥胖、2型糖尿病、心肌梗死、脑卒中、抑郁症及乳腺癌等疾病的患病风险。

休息日不宜"恶补"睡眠

许多人可能会认为，"补觉"可消除夜班工作的危害，实则不然。休息天"恶补"睡眠反而会打乱人体的生物钟，导致头晕无力、精神恍惚等不适，还会对新一周的工作状态造成影响，长此以往甚至可能造成慢性失眠。

休息日可以适当"补觉"，其正确方法是可以比工作日早睡或晚起1个小时，在不影响睡眠节律的情况下获得更充足的睡眠。

短期失眠，可求助镇静催眠药

"下了夜班后，白天睡不着"是夜班工作者经常出现的烦恼。若在调整作息后依然难以入睡，可在医生指导下暂时服用镇静催眠类药物帮助入眠。目前临床上常用的镇静催眠类药物主要为巴比妥类（苯巴比妥等）、苯二氮䓬类（地西泮、艾司唑仑等）、非苯二氮䓬类（佐匹克隆等）、咪唑吡啶类（酒石酸唑吡坦等）等。值得注意的是，这些镇静催眠类药物均以短程（2~4周）应用为宜，常服、久服将产生依赖。

长期失眠，中医来支招

中医理论认为，优质的睡眠过程是人体五脏六腑功能相互协同、气血条达、营卫交会的结果，与心、肝、脾、肾密切相关。而睡眠时间的减少或质量的下降，无不与脏腑功能失调、气血不畅、营卫失和等所致的阳不入阴、阴不敛阳有关。夜班工作者想要调节睡眠节律、促进睡眠质量，中医有一定优势。

● **中药**　中药调治睡眠以平衡阴阳为主要原则。采取怡情安神、重镇安神、养血安神、养心安神等治法，常以夜交藤、合欢花、合欢皮、朱砂、磁石、龙齿、远志、酸枣仁、茯神等中药调治。

● **针灸** 针灸助眠意在疏经活络、扶正祛邪、调理人体阴阳，从而改善睡眠。主穴可选用神门穴、内关穴、百会穴、安眠穴等。除主穴外，在针对个人身体状况辨证分析后，可选取与之相对的配穴同步调治，以达到更好的安眠效果。

● **推拿** 选择一些穴位（如阿是穴等），运用推拿手法刺激穴位，可改善大脑供氧和供血状况，使过度兴奋的神经中枢处于抑制状态，从而促进睡眠。

● **足浴** 足浴有安神作用，宜安排在睡前1小时内。可以用热水，也可用助眠中药，如酸枣仁、合欢花、夜交藤、茯神等泡脚。**PM**

特别提醒

夜班工作者的助眠小妙招

1. 除夜班工作时间外，平时应保持定时、定量的规律睡眠。

2. 每周进行有氧运动，不低于3次，每次运动时间不少于30分钟，如散步、快走、打球、骑车等。

3. 晚餐不宜过晚、过饱，避免饮用咖啡、浓茶。睡前1小时可适量补充助眠食物，如牛奶、核桃等。

4. 改善卧室环境，使之清爽、干净、温度适宜。

5. 夜班结束后，不宜直接入睡，可先吃些食物。然后拉上窗帘，看看电视或书籍，做些家务，在入睡前的90分钟内，营造出夜晚降临的氛围。

6. 午后小睡是仅次于夜晚睡眠的最佳睡眠方式。夜班工作者应利用午后（13：00～15：00）和傍晚（17：00～19：00）的时间小睡。

日常生活中，你有没有出现过以下现象：工作一天后，双下肢出现水肿，走路时酸胀不适。次日晨起，下肢水肿消退，但到了下午，腿又肿了。如此周而复始。这种"朝轻暮重"型水肿，主要是由于下肢静脉瓣功能受损，下肢静脉血液回流障碍所致。中医认为，本病多为先天禀赋不足，加之后天久立、久坐、负重、受寒等引发，与"湿邪""血瘀"密切相关。

经长期临床实践，结合中医学经络理论和现代医学关于下肢静脉功能不全的发病机制，我总结了一套简便易学的下肢静脉锻炼方法——无创经络功。操作重点是沿经络走向（足太阴脾经、足阳明胃经、足少阳胆经），在特定穴位（气海、足三里、涌泉、三阴交、八风等）上进行点压、揉搓，改善下肢血液循环，加快静脉回流，促进组织水肿的吸收，减轻肢体肿胀，改善局部皮肤营养不良。一般每天练习两次，早上起床时、晚上临睡前各一次，每次30分钟左右。

❶ **叠手点睛功** 取坐位，弯曲膝关节，双手环握左足掌，食指端相向，重叠按压左足涌泉穴（点睛），随即松开食指，重复15次。然后换右足，重复上述动作。

涌泉穴，又名地冲，是"长寿穴"之一，位于足底中线前、中三分之一交点处。经常按摩此穴，有平衡阴阳、调理五脏六腑之功。

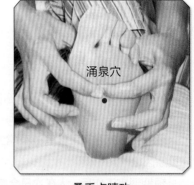

涌泉穴

叠手点睛功

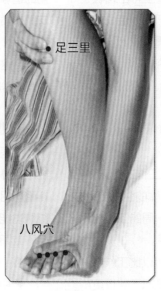

足三里

八风穴

观海赏月功

❷ **观海赏月功** 取坐位，弯曲膝关节，一手按住左下肢足三里，一手握住左足八风穴，以踝关节为轴，做踝关节屈（赏月）、伸（观海）运动，重复15次。然后换右足，重复上述动作。

足三里，别名下陵、鬼邪，为另一"长寿穴"，位于髌骨下缘3寸，胫骨前嵴外一横指处，为足阳明经之合穴、胃下合穴。所谓合穴，就是全身经脉流注会合的穴位，按压此穴可活血通络，促进下肢血液循环。

八风穴属经外奇穴，又名"阴独八穴""八冲"，位于第1～5趾间，一侧四穴，左右共八个穴位。

腿肿，试试"无创经络功"

上海中医药大学附属曙光医院中医血管外科教授　柳国斌

❸ **仙掌摇扇功**　取坐位，弯曲膝关节，一手按住左下肢足三里，一手握住左足八风穴，以踝关节为轴，做环绕运动，重复15次。然后换右足，重复上述动作。

❹ **秀才弹琴功**　取坐位，双手掌跟部交叉重叠，置于左下肢，沿足阳明胃经走向，吸气时垂直向下用力，呼气时抬离；随后上移一手掌的距离，做同样的练习，直至大腿根部。随后沿足太阴脾经（下肢内侧）、足少阳胆经（下肢外侧）做同样的练习，重复15次。然后换右下肢，重复上述动作。

足太阴脾、足阳明胃、足少阳胆三经均起于足部，分别沿下肢内侧、上缘、外侧行走，经常按压此三经可以健脾养胃、理气降火，有利于下肢气血运行，促进下肢血液循环，改善下肢肿胀。

❺ **飘然若仙功**　取坐位，双手握空拳，以腕关节为轴，犹如弹棉花一样，吸气时敲击下肢，呼气时迅速离开，沿走太阴脾经由下肢远端至大腿根部，然后沿足阳明胃经、足少阳胆经做同样的练习，重复15次。

❻ **鹬蚌相争功**　取平卧位，吸气时做下肢屈曲运动，大腿尽量靠近下腹部，小腿尽量靠近大腿，两手中指同时按压三阴交穴；呼气时下肢伸直，重复15次。

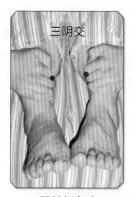

鹬蚌相争功

三阴交，别名承命、太阴，因肝脾肾三经交会穴而得名，位于内踝尖上3寸、胫骨内缘后方，为精血之穴。

❼ **吞云吐雾功**　取平卧位，放松身体，双手五指自然分开，食指交叉重叠放在脐中神阙穴上，中指交叉重叠放在气海穴上，在深吸气的同时按压气海穴，然后慢慢吐气，抬高中指，重复15次。

神阙，即肚脐，又名脐中，位于脐窝正中。气海，又名下肓、丹田，穴居脐下1.5寸，因人体先天元气会聚处而得名。**PM**

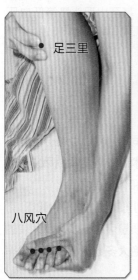

仙掌摇扇功

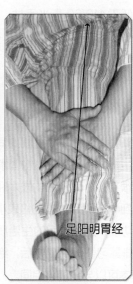

秀才弹琴功

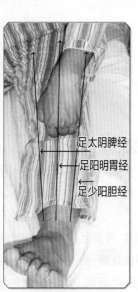

飘然若仙功

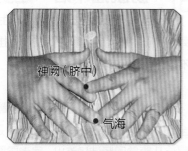

吞云吐雾功

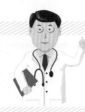

大众✚导医

网上咨询：popularmedicine@sstp.cn

专家门诊时间以当日挂牌为准

问：父母个头矮，孩子能长高吗

我们夫妻二人个子都不高，孩子现在 6 岁，个头在同龄孩子中算比较矮的。如果想让孩子将来个子高一些，有哪些方法可以尝试？补钙有助于孩子长高吗？

湖北 王先生

华中科技大学同济医学院附属同济医院儿科主任医师罗小平：在影响身高的因素中，遗传因素占 70%，营养、运动、睡眠、发育、环境等占 30%。其中，睡眠和运动对孩子身高的影响不容忽视。睡眠是否充足是影响孩子身高的关键因素之一。促进人体长高的生长激素在一天中呈脉冲式分泌，孩子晚上十时左右进入深睡眠时，生长激素分泌达到高峰，几乎占一天分泌量的一半；早上五六时又是生长激素分泌的另一个高峰。家长应设法安排好孩子的作息，晚上早点睡，早上晚点起。合理运动能帮助孩子长高，要让孩子养成爱运动的习惯，跑步、跳绳、打篮球、踢足球等都是很好的运动方式。钙是人体生长的重要元素，在某些特殊阶段可以适量补充，如婴幼儿期、青春期。如果孩子有喝牛奶的习惯，每天牛奶量达到 500 毫升，基本上就不用额外补钙。但如果患有内分泌疾病，单纯补钙也起不到作用。

特需门诊：周一下午

专家门诊：周二下午、周五上午，周四下午（光谷院区）

问：夏天，降压药要不要减量

我患有高血压，一直服用降压药治疗。听病友说，在炎热的夏天，人的血压会下降，应该减少降压药的用量。这是真的吗？

上海 田先生

上海交通大学医学院附属瑞金医院高血压科副主任医师许建忠：血压确实与气温有关，在冬天会相对高些，因为寒冷会使血管收缩，激活肾素 – 血管紧张素系统；在夏天会相对低些，主要原因有温度升高后血管扩张、出汗多使体液相对减少等。但气温引起的血压波动并不大，有研究显示，与一年中温度最低的 1 月相比，在温度最高的 7 月，收缩压、舒张压平均分别下降 6.7、2.9 毫米汞柱。而且，不同高血压患者因气温所致的血压变化存在个体差异：生活和工作在空调环境中的患者，受夏天室外高温的影响很小；夏天睡眠差的患者，夜间血压反而会升高；有些患者存在反季节性血压升高现象，夏天血压比冬天高；等等。由此可见，高血压患者在夏天是否需要减药、停药，不是由温度决定的，而是由血压决定的。患者宜进行 24 小时动态血压监测，全面评估血压水平，如果血压确实有明显下降，如低于 110/60 毫米汞柱，甚至出现头晕等低血压症状，可在医生指导下减药。

专家门诊：周一下午

问：膀胱癌术后一定要挂尿袋吗

我父亲被诊断出膀胱癌，医生说要尽快手术。我了解到，膀胱癌患者手术后需要在体外挂个尿袋，既不方便，又不美观。有没有其他好方法？

浙江 何女士

复旦大学附属肿瘤医院泌尿外科副主任医师沈益君：膀胱全切术后，传统的尿流改道方式是在患者腹壁造瘘，使尿液从腹壁回肠造口流出，患者需要终身佩戴尿袋。目前有一种新办法，在切除膀胱的同时，用患者的一段肠子重新"做"一个新的膀胱，患者术后不需要佩戴尿袋。但这类手术很复杂，对医生的技术和体力要求都比较高。术后 3 个月到半年，患者必须"掐表小便"，定期排尿，锻炼"新膀胱"的功能，这段时间的生活质量可能不如佩戴尿袋的患者。待排尿习惯训练成熟后，绝大多数患者的排尿频率和状态基本可以与健康人相同。

专家门诊：周二上午

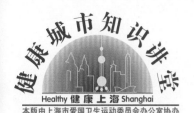

健康城市知识讲堂

Healthy 健康上海 Shanghai

本版由上海市爱国卫生运动委员会办公室协办

小空竹"抖"出大健康

本刊记者/王丽云

支持专家/上海交通大学体育系教授　王会儒

市民葛永法的故事

我是上海市宝山区吴淞街道西朱新村的居民，今年68岁，2011年退休，2012年加入健康自我管理小组，2015年起担任组长。7年来，通过健康自我管理小组的健康讲座和各项活动，我对健康有了全面认识，逐渐建立起健康的生活方式，收获了健康和丰富多彩的晚年生活。

合理饮食、适量运动、戒烟限酒、心理平衡被称为健康的四大基石。如今，这四个方面我都做到了。

首先，加入健康自我管理小组不久，认识到了吸烟对健康的种种危害后，我便下定决心戒掉了40多年的烟。自那以后，我也很少喝酒，只在节日或聚会时小酌一杯。

其次，我在家里进行了"厨房革命"，注重饮食平衡、营养均衡，注意减盐、减油、减糖。

第三，我加强了运动，坚持做哑铃操、拐杖操、颈椎操等，每天晚餐后步行30～45分钟。我和邻居老贾还把"抖空竹"这项运动引入健康自我管理小组，经常请老师来教大家练习。

抖空竹是一项全身运动，好处很多。几年来，大家每天早晨一起练习抖空竹一个半小时左右，"抖"出了健康，也"抖"出了快乐。在2016年11月全球健康促进大会"国家日"活动中，我们为各国来宾展示了抖空竹这一健康技能，得到了一致好评。

运动能使人快乐，集体运动、相互交流、多彩生活，更能促进心理健康。在如此健康、丰富的晚年生活的"滋润"下，我的血压、血糖、血脂、体重等指标都在正常范围，就连以前常常发作的头晕现在都基本消失了。

抖空竹是我国特有的民族传统体育游戏之一。空竹是一种用线绳上下拉动使其高速旋转而发出响声的玩具，一

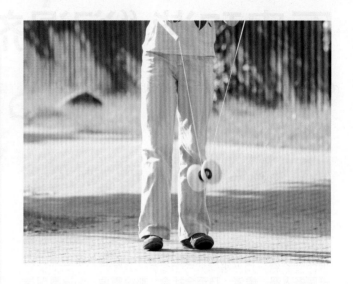

般由木质或竹质所制成，中空、一头或两头大，因而得名。抖空竹有着悠久的历史，过去是我国民间庙会的一个重要组成部分，现在逐渐演变为一项民俗体育游戏。

抖空竹的动作看似很简单，其实必须靠四肢的巧妙配合才能完成。抖空竹时，眼要灵、手要快、身要活、步要轻、腰要活，上肢做提、拉、抖，下肢做走、跳，眼要瞄准，腰要扭，头要俯、仰、转，对四肢、腰椎、颈椎都有不同程度的锻炼，可以提高身体的协调性和灵敏性。此外，抖空竹时注意力高度集中，做各种花样时，眼睛需要始终注视空竹在空间旋转位置的变化，大脑需要及时做出正确的判断，继而准确无误地完成动作。因此，抖空竹对改善视力，提高神经、肌肉反应速度都有益处。

老年人抖空竹需要注意以下问题。首先，运动前应进行健康体检，高血压、肩周炎、膝骨关节炎等患者不宜运动。其次，运动前要热身，以免因用力不当导致肌肉拉伤或关节扭伤。第三，每次抖空竹前，要检查空竹是否松动，务必将发音盘与轴心锁紧，以免旋转过程中空竹松动、脱开，导致安全隐患。第四，注意安全，空竹旋转速度快、力量大，如果掌握不好要领，可能会失手或发生意外碰伤，同时还要注意周围人的安全，防止空竹脱绳而出，碰伤他人。**PM**

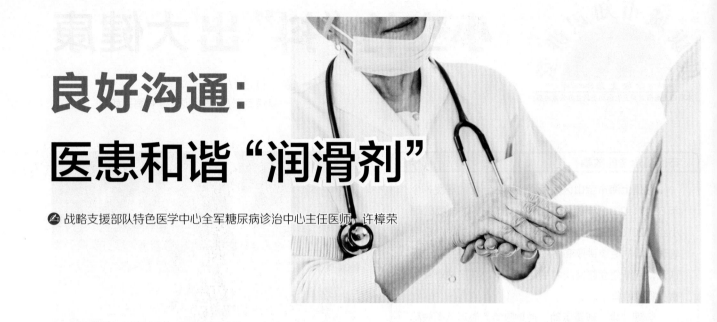

良好沟通：
医患和谐"润滑剂"

战略支援部队特色医学中心全军糖尿病诊治中心主任医师 许樟荣

在医疗行为中，医患双方的目的其实是一致的，那就是战胜疾病。在与疾病作战的过程中，医患关系的处理对于医务人员、患者，乃至全社会，都很重要。沟通是保持良好医患关系最重要的一环，沟通得当，很多可能产生的矛盾便化解在双方的理解之中了。

诊治疾病的过程，应该是患者了解医院就诊程序的过程，应该是让患者体会到医务人员对其关怀的过程，更应该是患者得到医学科普知识的过程。如果能真正做好这些，医患之间又怎会兵戎相见呢？

医务人员：切忌冷漠，要为患者着想

对医务人员而言，面对就诊的患者，应心怀慈爱，同情患者，想患者所想，急患者所急。冷漠是最大的敌人，善意是可以从言语、目光中透出来的。医生在接诊患者时，不要头也不抬地让患者自述病情，即便不用过分热情的言语，也要留意患者的状态。例如：碰到外地患者，在开具检查单前，要询问患者能在本地停留几日，根据患者的日程安排检查；对于医药费用报销的问题，应尽可能开具详细的诊断证明，帮助患者获取医疗资助；等等。患者可以通过医务人员的一言一行感受到善意和关心。

良好的沟通建立在设身处地为对方着想的基础上。医务人员应掌握一些沟通技巧，要避免给人一种"我是医生，你是患者，你必须听从我"的感觉。在说服患者接受自己的诊疗意见时，应站在患者的立场，从"如果我是患者""如果我是患者的家人"的角度考虑，为患者制订合理的诊疗方案。药物的服用、生活方式的调整和坚持、定期随访……很多治疗措施的最终执行者是患者本人，最佳诊疗方案可能不是"最新、最先进"的，但一定是最适合这位患者的。医务人员考虑问题时要以患者为中心，这样可以减少医患矛盾，让医患双方都达到最终目标——战胜疾病。这在糖尿病、高血压等与生活方式关系密切的疾病的防治中尤为重要。

医务人员应尊重患者选择的权利。患者对治疗方案有

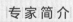

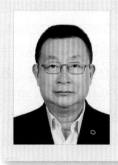

许樟荣 战略支援部队特色医学中心全军糖尿病诊治中心主任医师、教授、博士生导师，中华医学会糖尿病学分会糖尿病足与周围血管病学组顾问，亚洲糖尿病学会监事。

充分的选择权，医生认为"最合理"的诊疗方案，患者可能会感到难以接受。在内分泌科，这种情况最常见于胰岛素起始治疗时。此时，医务人员一定要本着尊重患者的态度，说服患者接受。如果患者实在不能接受，可以选择其他治疗方案，在后续随访中逐渐让患者认识到最佳方案的优势，进而真正从内心接受该方案。患者对治疗方案的认可，是提高依从性的重要保证。

在庞大的患者群体中，"医闹"等过激行为或极不遵医嘱的患者虽然存在，但只是极个别的。对于这类患者，医务人员要有一定的胸怀，要包容患者，不要计较，仍然要充分尊重患者，尽最大努力帮助患者做出正确的选择，尽力使患者获得最好的治疗。在医患关系中，患者是较为被动的，医务人员正确耐心地引导，得到患者的理解和配合，才是医患关系最光明的出路。

患者：信任第一，保持理性

对于患者而言，最重要的是要信任医生，这也是保证治疗效果的基石。若患者认可医生所制订的治疗措施，依从性自然会提高；反之，若患者处处质疑医生的行为，哪怕诊疗方案再完美，执行力也会大打折扣。

就诊时，患者要对疾病的预后有理性认识，要与医生充分沟通治疗后可能发生的结果，包括好的结果和坏的结果，并做好心理准备。医生虽是专业人士，但精力有限，无法了解每位患者对于自己所患疾病的了解程度，在可能的情况下，患者最好把医生当作一位老师，尽可能请医生解答自己的疑问。

患者就诊时一定要冷静，先考虑自己的精力和经济条件，同时综合考虑疾病的预后情况，选择一个对自己而言最合理、最能接受的治疗方案，避免因落差过大而做出过激行为。

共同努力，维护医患和谐

近年来，人们对于医患关系的关注逐渐升温。为博取眼球，一些媒体往往夸大报道医患矛盾，导致医务人员被集体抹黑，医患矛盾加剧。在现实生活中，医务人员也是普通人，和我们的家人、同事、邻居一样，有着自己的喜怒哀乐。由于工作性质与生命息息相关，他们肩负的压力和责任比普通人要重得多。在看够了被过度渲染的医生的冷漠和患者的愤怒后，下面这则真实的小故事可能会带给您一丝暖意。

这个故事发生在人满为患的北京大学人民医院急诊科，故事的主角是一位年轻的急诊科大夫和他的父亲。这位父亲从山东济南来北京办事，正好赶上儿子当天夜里值班，为不影响儿子工作，便想到医院与儿子见一面再走。父亲到了医院急诊科，看到诊室前排着长队，为了不打扰儿子，他便在医院的长廊里坐着耐心等待。谁知，等了很久，患者依然络绎不绝，诊室的长队丝毫没有缩短。

父亲担心儿子太累，便去窗口挂了一个号。当忙了一夜的儿子在清晨接下一张挂号单，习惯性地问完一句"您怎么不舒服"后抬起头准备接待这位患者时，却猛然听到一个熟悉的声音："儿子，我没有不舒服。我就是想让你歇会儿，喝口水。"父亲把一杯水放在桌子上，儿子的双眼不禁湿润了。

这则故事前一阵在朋友圈疯转，因为它太真实了，就发生在我们身边。亲爱的患者朋友，如果您到医院就诊，请耐心些，没有一位医务人员会故意做错事、故意急慢谁。看见忙碌的医务人员，请您不要像看到敌人一样，他们都是一群有梦想的青年人、中年人，甚至老年人，他们的目的只有一个，那就是让患者生活得更好些。选择医学事业的不但不是冷血的"傻大胆"，反而是胸口最有温度的一群人。医患之间本应是世界上最温暖、最充满信任的关系，让我们一起好好地维护它。不仅是为了当下，更是为了未来，为了我们的后代。**PM**

幽门螺杆菌是世界卫生组织（WHO）公认的胃癌 I 类致癌因子。此外，幽门螺杆菌感染还与不明原因的缺铁性贫血、特发性血小板减少性紫癜、维生素B_{12}缺乏症等疾病相关。因此，我国《幽门螺杆菌感染处理共识》建议：幽门螺杆菌感染者应接受根除治疗。

根除幽门螺杆菌，
首选"四联疗法"

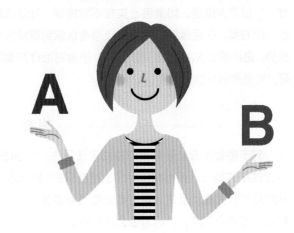

上海交通大学医学院附属仁济医院消化内科　丁　慧　房静远（教授）

根除幽门螺杆菌的方法主要有"三联疗法"和"四联疗法"两种。一般地说，若能严格遵医嘱服用药物，幽门螺杆菌根除的成功率是很高的，但仍有一部分患者因个体差异及耐药性差异导致根除不成功。那么，如何提高幽门螺杆菌根除成功率？治疗失败了怎么办？

坚持服药，提高根除成功率

《幽门螺杆菌感染处理共识》推荐"四联疗法"作为根除幽门螺杆菌的首选方案。在临床工作中，医生会根据患者的具体情况选择根除方案，服药时间为 10 天或 14 天。患者若能应严格遵医嘱服药，基本可以达到 90% 以上的根除成功率。

值得注意的是，根除治疗也存在一些副作用：由于所需服用的抗生素剂量大，疗程长，可能会对消化道造成较大刺激，导致恶心、腹痛、食欲减低等不良反应，一部分患者可能无法适应；服用大剂量抗生素可能引起抗生素相关性腹泻，许多患者会抱怨服药后"拉肚子"次数增加；在服用铋剂期间，一些患者可能出现黑便、口中金属味等；还有极少数患者可出现转氨酶升高。不过，上述情况在停药后可迅速恢复正常。

根除失败，可进行补救治疗

服药后患者应在停药 4 周以后进行呼气试验。血清学检查及快速尿素酶试验结果均不能作为判断标准。

若停药 4 周后复查呼气试验，结果确实仍为阳性，可选择另一种"四联疗法"进行补救治疗。原则上不重复使用原方案，如方案中已应用克拉霉素或左氧氟沙星，应避免再次使用，并尽可能将疗程延长至 14 天。方案的选择需根据当地幽门螺杆菌抗生素耐药率和个人药物使用史，权衡疗效、药物费用、不良反应和可获得性来确定。**PM**

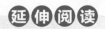

"三联疗法"与"四联疗法"

标准"三联疗法"主要由 PPI（质子泵抑制剂）+克拉霉素 + 阿莫西林或甲硝唑组成。这种方案由于服用药物少、不良反应低，曾广泛应用于临床一线治疗。不过，由于该方案长期使用导致幽门螺杆菌对克拉霉素或甲硝唑的耐药率明显增加，根除率逐步下降，许多地区的根除率在 80% 以下。

经典"四联疗法"由含铋剂的四种药物组成，即PPI+ 铋剂 + 两种抗生素，根除率可达 85% ~ 94%。铋剂主要针对幽门螺杆菌耐药菌株，可额外增加30% ~ 40% 的根除率。铋剂不耐药，短期使用安全性高。因此，除非有铋剂使用禁忌或已知属于低耐药率地区，医生会尽可能应用含铋剂的四联方案。

帕金森病是一种发病率随年龄增长而升高的退行性疾病，65岁以上人群患病率达1.7%。目前，帕金森病尚无有效根治方法，药物治疗可以在一定程度上减轻或控制症状，提高生活质量。然而在药物治疗期间，许多患者存在认识误区，以致加重病情，甚至带来副作用。

走出帕金森病药物治疗 三误区

⚫ 海军军医大学帕金森病专病诊治中心教授　胡小吾

误区一 不能早用药，否则以后无药可用

有些患者在被确诊为帕金森病后，不愿意及时吃药。担心如果早用药，后期就没有药物可用了。

解析：在帕金森病初期或中期的前几年，患者服用较少种类和较小剂量的药物，就可以获得比较满意的疗效，这段时期被称为"蜜月期"。患者在蜜月期的生活质量较高，正常的工作、生活不受影响。如果患者刻意推迟服药时间，症状会越来越重，生活质量越来越差。当病情进展到晚期，虽仍有药物可用，但疗效不好。就像新鲜苹果放着不吃，等到苹果烂了再去吃，味道也没了。

误区二 只要症状加重，便自行加药

有些患者治病心切，只要感觉症状加重，便自行增加服药次数或增加服药剂量。

解析：自行增加服药次数或增加服药剂量，患者的僵硬、迟缓等症状可能会有所改善，但不久就会由"不动"变为"多动"（异动症和开关现象），还会伴随低血压、幻觉等副作用。因此，患者应在医生指导下用药，以获得最佳疗效，减少副作用。

误区三 药吃完了就停药，从不复诊

有的患者看过一次门诊后，就再也不去医院复诊，药吃完了就停药，直到症状加重，才想起去医院治疗。

解析：大多数帕金森病患者需要终身用药，不能随意停药。随意停药可能出现药物戒断反应，甚至有生命危险。

帕金森病在不同时期有不同的治疗方法，患者应至少每3个月去医院随访一次。如果病情没有什么变化，可继续服用原来的药物；如果有新的变化，则需要在医生指导下进行调整。PM

🔴 小 贴 士

认识帕金森病早期症状

帕金森病早期与很多疾病的症状类似，容易被误诊。患者不能仅凭症状就妄下结论。震颤、僵直、运动迟缓、姿势或步态异常是帕金森病的四大主要症状，此外，还伴有睡眠障碍、精神异常和自主神经功能障碍等非运动症状。在日常生活和工作中，如果发现自己动作变慢、迟钝，或有走路会拖步的现象，应尽快到医院进一步确诊。

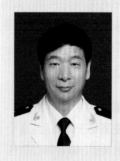

专家简介

胡小吾　海军军医大学帕金森病专病诊治中心负责人，上海长海医院神经外科主任医师、教授，中华医学会神经外科分会功能神经外科学组副组长，上海市医学会神经外科专科分会功能神经外科学组副组长，中国神经调控联盟副理事长。

专家门诊：周四

儿童感冒，不用药会出现并发症吗

上海交通大学医学院附属新华医院
发育行为儿童保健科主任医师　盛晓阳

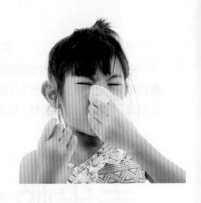

孩子感冒、发热，大多数家长都很紧张。有人开玩笑说："感冒，用了药，一周就好了；不用药7天也会好。"但很多家长还是很担心，什么药都不用，孩子会不会发生中耳炎、鼻窦炎甚至肺炎等并发症呢？

事实上，大多数情况下，孩子都能平安度过感冒期，只有在少数情况下，由于感冒病毒，或孩子体质的特殊性等原因，才会出现并发症。发生并发症时，必须及时治疗，以免造成严重后果。

四大因素导致感冒并发症

感冒并发症与所感染病毒的毒力、继发感染、个体免疫状况等因素有关。

❶ 当病毒毒力较强或孩子抵抗力不足时，病毒感染会进一步扩展，引起支气管炎、肺炎、中耳炎、鼻窦炎等。

❷ 感冒可造成孩子抵抗力暂时下降，以致各种有害细菌有机可乘，如肺炎球菌、流感嗜血杆菌、链球菌等，引起继发的细菌感染性并发症，如化脓性咽炎、化脓性扁桃体炎，还有感染性肺炎、中耳炎，甚至脑炎、脑膜炎等。

❸ 当感染的病毒、细菌比较特殊，加上抗生素应用等相关因素所导致的机体免疫紊乱，以及孩子本身属于过敏体质等，可能导致过敏性鼻炎、过敏性哮喘，甚至肾小球肾炎、心肌炎等各种免疫相关疾病。

❹ 原来就有过敏性疾病或其他各种急慢性疾病（如湿疹、过敏性哮喘、先天性心脏病、肺发育不良、肝肾疾病等）的孩子，感冒可能激发原有疾病，或引发各种并发症。

> **小贴士**
>
> **三类孩子感冒后容易出现并发症**
>
> 临床证实，感冒后出现并发症主要见于体弱儿：3个月以下的婴儿，尤其是早产婴儿；患湿疹、哮喘等过敏性疾病的孩子；生长不良或有其他各种急慢性疾病的孩子。

用药对减少并发症基本无效

抗生素可以抑制和杀灭细菌，但对引起感冒的病毒几乎没有作用。感冒后不分青红皂白就使用抗生素，不仅不能预防继发的细菌感染，反而可能因滥用抗生素导致肠道菌群紊乱等，扰乱人体免疫功能，更容易引发细菌感染，激发过敏性疾病。退热药、止咳药等感冒药可以减轻孩子感冒后的不适症状，但对预防继发细菌感染等无任何作用。

因此，当孩子感冒时，家长不必着急给孩子使用抗生素和感冒药，应给孩子多喝水、多休息，帮助孩子调动自身抵抗力，以尽早痊愈。不过，对于原来就有过敏性疾病的孩子而言，感冒后早期应用抗过敏药可以起到减轻或预防过敏的作用；对原有其他各种疾病并长期使用药物治疗的孩子应加强观察，及时调整药物剂量。

感冒并发症的四类早期表现

孩子感冒期间，家长应加强观察，细致护理。当孩子出现下列并发症的早期表现时，应尽快就诊，合理治疗。

❶ **极度烦躁或精神萎靡** 孩子感冒后往往伴有哭闹、烦躁，但如果过度烦躁或精神萎靡，尤其是在服用退热药、体温下降后仍烦躁或萎靡者，需要考虑是否伴有严重的并发症。

❷ **高热且持续不退** 孩子感冒后容易发热，但大多在3天内消退。如果孩子发热超过72小时，需要警惕继发的细菌性感染。

❸ **咳嗽严重、表现特殊** 孩子感冒后常有咳嗽，若孩子咳嗽严重，伴声音嘶哑、痉挛性咳嗽、呼吸困难，可能并发急性喉炎、过敏性哮喘等，必须紧急就诊。

❹ **鼻塞、流涕迟迟不愈** 孩子感冒后鼻塞、流鼻涕大多持续一周，如果超过7~10天，需要考虑是否并发鼻窦炎、过敏性鼻炎等。**PM**

甲硝唑是人工合成的咪唑类抗菌药，作用广，疗效好，价廉物美，临床常用于治疗口腔、腹腔、消化道、女性生殖系统、骨和关节等部位的厌氧菌感染。甲硝唑经肝脏代谢，不良反应少而轻，偶见恶心、口腔金属味、呕吐、腹泻、头痛、眩晕等，但与两种药物合用时可引起严重不良反应。

甲硝唑 不宜与两类药同服

复旦大学附属华山医院主任药师　李中东

甲硝唑+华法林：可致消化道出血

病例：

63 岁的倪大爷患风湿性心脏病、二尖瓣狭窄并关闭不全，进行二尖瓣置换术后，长期接受抗凝治疗，每天口服华法林2.5毫克。倪大爷无消化道溃疡及消化道出血史。一天，他因牙痛口服甲硝唑 200 毫克，每日 3 次。1 周后，他突感上腹部不适，呕血200毫升，为咖啡样物；黑便5次，为柏油样便，伴恶心、出汗、乏力。去医院就诊，检测发现凝血指标、尿素氮、红细胞和血红蛋白均出现不同程度异常。停用华法林及甲硝唑，使用常规抗凝治疗及抑制胃酸分泌、补液等对症治疗 2 天后，倪大爷的凝血指标、尿素氮、红细胞、血红蛋白等恢复正常，痊愈出院。

分析：华法林为抗凝药物，可预防血栓形成与发展，减少心脏瓣膜置换术后静脉血栓的发生率。倪大爷长期口服华法林，用药单一，并未发生不良反应。但与甲硝唑合用后，甲硝唑可抑制肝微粒体酶，导致华法林经肝脏代谢的速度减慢，血药浓度增加，抗凝血作用增强，进而发生胃肠道出血。

甲硝唑+西咪替丁：可致肝损害

病例：

刘阿姨 56 岁，因持续性中上腹疼痛 6 小时伴恶心、呕吐入院。医生检查发现刘阿姨的血压、血常规、尿（粪）常规、肝功能均未见异常；B 超检查提示胆囊结石、胆囊炎。入院后，经使用头孢呋辛、甲硝唑、西咪替丁、山莨菪碱等消炎、解痉、补液治疗后，刘阿姨的疼痛缓解。用药后第 4 天，复查肝功能显示转氨酶显著升高，而"乙肝两对半"及丙肝、戊肝等指标均为阴性。经综合分析，医生考虑刘阿姨的肝损伤是药物引起的。停用甲硝唑、西咪替丁，4 天后再次检查肝功能，刘阿姨的转氨酶已恢复正常。

分析：西咪替丁是一种 H_2 受体阻断剂，临床主要用于治疗消化道溃疡，少数患者可有心律失常、哮喘发作、牙龈出血、肝损害等反应。甲硝唑和西咪替丁均是肝药酶抑制剂，两药合用，可导致药物代谢减慢，造成肝损伤，使转氨酶显著升高。需要强调的是，由于两药都曾有可引起肝损害的报道，不良反应发生后，很难确定是哪种药物引起的，故应尽量避免联用。必须联用时，应调整剂量，以减少不良反应的发生。**PM**

特别提醒

服甲硝唑期间应禁酒： 在服用甲硝唑期间，甚至停药 1 周内，患者应停止饮酒，不饮含乙醇的饮料，不服含有乙醇的药物，以防"双硫仑反应"发生。"双硫仑反应"主要表现为面部及全身皮肤潮红、发热、口干、头晕目眩、出汗、呼吸困难、恶心呕吐、狂躁、谵妄、意识障碍、晕厥，甚至心动过速、血压下降、濒死感、大小便失禁等，严重者可出现休克，甚至死亡。

吃药"催"来的月经，停药后还会来吗

复旦大学附属妇产科医院
中西医结合科　李　君　王文君（教授）

生活实例

　　21岁的小桂一直想做一名模特，但有点"婴儿肥"。为了实现自己的理想，她横下心，每天只吃一顿饭，体重终于有了明显下降。可是她又有了新烦恼，本来"大姨妈"每月都会如期到来，但最近半年都没有来，自己也说不清哪里出了问题。小桂上网搜索，发现自己"闭经"了。

闭经：与过度节食有关

　　正常月经具有周期性及自限性，周期为21～35天，每次持续时间为2～8天，月经量为20～60毫升。闭经主要表现为无月经或月经停止。根据以往有无月经来潮，可分为原发性闭经和继发性闭经两类。小桂以前月经规律，现在停经六个月，属于继发性闭经，而闭经的原因与她过度节食有关。女性长期过度节食可导致机体产生应激反应，使人体处于"抑制"状态，生殖功能也会出现暂时性抑制。

小贴士

　　继发性闭经的原因　根据调节正常月经周期的5个主要环节，继发性闭经可分为：①下丘脑性闭经，如突然或长期的精神压抑、紧张、忧虑、环境改变、过度劳累、寒冷、体重急剧下降等导致闭经；②垂体病变导致的垂体性闭经；③卵巢异常导致的卵巢性闭经；④子宫内膜被破坏导致的子宫性闭经，如感染、创伤导致宫腔粘连等；⑤其他内分泌功能紊乱导致的闭经。

恢复月经：正常饮食+药物调理

　　根据医生的建议，小桂逐渐恢复正常饮食，并调整了作息时间，可月经还是迟迟没来。小桂有些着急，再次来到医院就诊。医生给小桂开了一些促进内分泌功能恢复的药物。按照医生的嘱咐，小桂先口服小剂量戊酸雌二醇片（雌激素），并于服用雌激素的第12天起加用地屈孕酮片（孕激素）10天，停药3天后，小桂月经来潮。经过三个周期的治疗，并注意观察基础体温。医生告诉小桂，她的月经已基本恢复正常，卵巢也重新恢复了排卵功能。

小贴士

　　了解月经情况，从测量基础体温开始　基础体温是女性观察是否排卵的一大法宝。现在很多手机APP可以记录基础体温，很方便。

健康生活方式：维持正常月经

　　虽然月经来了，但小桂还是有点担心，现在的月经是在药物作用下恢复的，要是停了药，月经还会如期而至吗？事实上，大多数因为过度节食导致的闭经都是一种功能性病变，只要不是十分严重，这种情况是可逆的。患者不要太担心，通过消除病因和严格按照医生要求用药，停药以后，凭借自身的激素调节功能，月经仍然会如期而至。

　　月经作为女性生活中的重要部分，有极其特殊的意义，为了不在花样年华遭遇闭经，女性应保持良好的生活习惯，不过度节食，也不暴饮暴食。学会调适情绪，不让焦虑的情绪影响身体健康。**PM**

小贴士

　　做这些检查，可以找出闭经原因　首先，患者应仔细将月经史、发病前有无导致闭经的诱因，如精神状态、饮食、运动、药物等因素告知医生。其次，需要进行常规身体检查和必要的妇科检查。排除妊娠后，再进行性激素、甲状腺激素等激素水平测定。必要时可进行盆腔超声、宫腔镜、磁共振等检查，排除卵巢异常、宫腔粘连或中枢神经系统病变。

中暑是指暑热季节、高温和（或）高湿环境下，由于体温调节中枢功能障碍、汗腺功能衰竭和水电解质丢失过多而引起的以中枢神经和(或)心血管功能障碍为主要表现的急性疾病。中暑后，许多病人喜欢使用藿香正气水来"解暑"，其实这种做法是错误的。

中暑后，别乱用藿香正气水

上海中医药大学附属中医医院消化科主任医师　刘 旻

藿香正气水，并非"解暑"之品

藿香正气水是夏季家庭常备药品。方中重用藿香，功在辛散风寒、芳香化浊、升清降浊；配以紫苏叶、白芷辛香发散，助藿香外解风寒；半夏、陈皮燥湿和胃、降逆止呕；白术、茯苓健脾化湿、和中止泻；厚朴、陈皮行气化湿、畅中除满；桔梗宣肺解表；生姜、大枣、甘草调和脾胃。诸药相使，重在化湿和胃，解表散寒，宜用于暑月感受寒湿、脾胃失和，对水土不服也很有效。

古时，医生为治疗夏日乘凉、饮冷导致的寒湿之病，选取诸种辛温散寒药，调和为藿香正气散，用以驱散脾胃、肌表之寒湿。因是夏日受凉的病，在当时叫作"阴暑"。如果把辛温之品给一个急待补液、降温的中暑病人喝下，反而会耗伤津液，散发气血。

中暑时，对症选用中成药

出现中暑或有中暑先兆时，可根据暑症的不同表现，对症选服祛暑化湿的中成药。

❶ **阳暑** 表现为汗多、口渴、多饮、发热、面红等症。

暑湿伤人初期，以恶心、呕吐、腹痛、腹泻为主，可用西洋参、西瓜翠衣、枫斗、麦冬等清暑养阴生津之品，也可用清暑益气汤加减。

❷ **暑厥** 突然昏迷，不省人事，伴手足抽搐、高热无汗等表现。

多用羚羊角、水牛角、西洋参等清暑熄风之品，可服清营汤加减。有条件者，可使用醒脑静注射液，或服用安宫牛黄丸，以清热祛暑，醒脑开窍。

❸ **暑风** 表现为高热神昏、手足抽搐、角弓反张、牙关紧闭等症。

宜用羚羊钩藤汤加减，或者清开灵注射液，以清热养阴熄风；伴抽搐时，可用全蝎粉或者僵蚕。紧急情况下，可按摩或针刺人中、合谷、十宣等穴位。PM

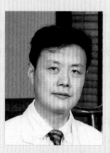

专家简介

刘旻 上海中医药大学附属市中医医院主任医师、硕士研究生导师，上海市中西医结合消化内镜学会学术委员，上海市中西医结合学会会员，上海中医药大学硕士生导师，上海交通大学医学院炎症性肠病诊治中心顾问兼分中心主任。擅长各类急慢性胃炎、消化性溃疡、炎症性肠病、肠易激综合征、脂肪肝、高脂血症、内科虚寒症的诊治以及胃肠镜的诊治。

门诊时间：周一下午、周五上午
　　　　　周二、周三、周六全天（石门路门诊部）

"年度订阅奖"中奖名单公布，快来看看！

为回馈广大订阅读者对《大众医学》杂志的支持与厚爱，2019 年"年度订阅奖"抽奖活动如期举行。恭喜以下 50 名幸运读者！每位读者将获得由《大众医学》资深编辑为您精心挑选的 5 本健康图书（以下图书中随机选 5 本），本本都是"精华"，希望您能认真阅读，收获健康！同时，这 50 位幸运读者还将获赠《大众医学》创刊 70 周年纪念笔记本。

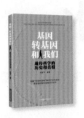
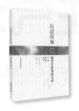
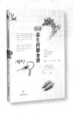
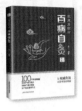
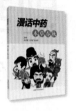
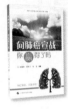
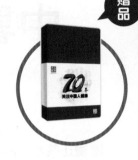

赠品

《基因、转基因和我们——遗传科学的历史和真相》　《医道探骊——揭开中医思维之秘》　《节气养生药膳食谱》　《家庭真验方百病自灸》　《漫话中药——本草春秋》　《向肺癌宣战，你赢得了吗》

恭喜以下50名幸运读者！

顾锦林　罗双进　李延荣　（河北）　吕国持　线秀华　（北京）　李载常　（辽宁）　高国祥　（黑龙江）　黄小裳　叶志诚　金行仁　吕新民　张祥根
贺文娟　娄智华　龚曾企　陆豪　周天明　徐克勤　范光耀　黄骅　朱丽荫　及维忠　陈虔　杨民中　（上海）　徐召年　黄宇麟　陈沙丽
黄建忠　宗祖范　潘云　朱怡新　季宁　（江苏）　李社军　（安徽）　司继君　尚福香　（山东）　孙小明　钱玉霞　姚志康　徐志伟　傅正明
（浙江）　金大鹏　段树声　（江西）　刘文华　（福建）　姚鹤林　（河南）　黄惠成　王忠扬　（广东）　于爱华　（四川）　彭凤麒　（云南）　徐永正
（甘肃）　徐继武　（新疆）

"名医说"音频上线！ 听名医谈健康！

亲爱的读者朋友们，在第六期杂志中，我们为大家提供了一个"增值服务"——特邀上海交通大学医学院附属瑞金医院高血压科主任、中国高血压联盟主席王继光教授谈"高血压防治"。这是本刊自 2018 年推出精华版有声杂志以后，对杂志内容建设的又一次升级。在本期杂志中，我们邀请了六位名医"发声"，使大家在阅读文章的同时，能够听到更为详细、通俗的名医讲解，希望能带给大家更丰富的体验和更多收获。

怎样收听"名医说"音频？找到杂志上"名医说"专属标志，用手机扫描图标中的二维码，即可免费收听。注意：请在 wifi 状态下收听哦！

科学饮食，
维护肠道健康

作|者|简|介

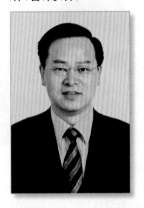

秦环龙，同济大学附属第十人民医院院长，上海市皮肤病医院院长，同济大学医学院肠道疾病研究所所长，主任医师、教授、博士生导师，中华医学会肠外肠内营养学分会副主任委员，中华预防医学会微生态学分会常委，上海市医学会肠外肠内营养学专科分会主任委员、普外科专科分会大肠癌专业组副组长，上海市预防医学会微生态学分会主任委员。

近年来，结肠癌患病率和死亡率呈逐年上升趋势，全球每年近 60 万人死于结肠癌。研究表明，环境因素直接影响着结肠癌的发生、发展。其中，饮食结构不平衡、肥胖和缺乏运动等生活环境因素影响重大，30% ~ 50% 的结肠癌可归因于此。

许多研究证明，肉类摄入量与患结肠癌风险有关，长期过多摄入红肉和加工肉制品会使结肠癌的发生风险增加 20% ~ 30%。其可能的机制为：红肉中富含的亚铁血红素刺激人体肠道产生内源性亚硝酸盐化合物，以及肉类在烹饪过程中产生的杂环胺、多环芳烃等致癌化合物，可改变胆汁酸和肠道微生态，使肠道微环境有利于肿瘤形成，导致结肠癌的发生。

研究显示：高热量饮食可增加患结肠癌的风险。肥胖（特别是向心性肥胖）者患结肠癌的风险更高。高脂肪饮食可改变肠道微生态，使之有利于肿瘤发生；与低脂饮食者相比，高脂肪饮食者结肠内有害残留物和有害菌群数量更多。

还有研究发现，大量饮酒（每天摄入酒精量大于 50 克）、中等量饮酒（每天摄入酒精 12.6 ~ 50 克）人群结肠癌的发生率分别增加 52%、21%，大量饮酒的亚洲人患结肠癌的风险更高，其风险随酒精摄入量的增加而升高，以男性尤为明显。

膳食纤维的摄入量与结肠癌患病率呈明显负相关。膳食纤维能促进肠蠕动，减少粪便在肠腔内的停留时间，改变肠道菌群和局部代谢，增加排便量，降低结肠癌的发生风险。

n-3 多不饱和脂肪酸的摄入也可显著降低患结肠癌的风险。鱼类富含 n-3 多不饱和脂肪酸，适当多吃鱼类可减少结肠癌的发生机会。

结肠癌致病因素错综复杂，与年龄、免疫功能、遗传、饮食、生活方式等密切相关。其中，饮食因素非常关键。从维护肠道健康的角度讲，应该少吃红肉和肉制品，少吃高脂肪食品，限制饮酒，多吃富含膳食纤维的新鲜蔬菜、水果。可多吃十字花科类蔬菜，如白菜、西蓝花、卷心菜、花菜、白萝卜等。另外，平时适当多吃鱼也有好处，尤其是富含 n-3 多不饱和脂肪酸的海鱼，如剑鱼、真鲷、青石斑鱼、鲑鱼、金眼鲷、鲈鱼等。**PM**

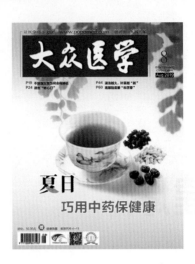

特别关注 夏日，巧用中药保健康

近年来，夏季高温天气时间较长，7月中旬至8月中旬是全年最热的时候，每年都有超过35℃的天气，极端高温可达40℃。暑天气候闷热，常使人头昏脑胀、胸闷、心烦、口渴、食欲不振，容易发生感冒、腹泻，出现皮肤问题等。夏日烦恼何其多！本刊特邀中医专家巧用中药为大家去烦恼、保健康。

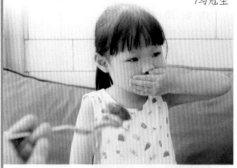

本期部分图片由图虫创意提供

本期封面图片由图虫创意提供

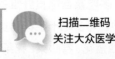

扫描二维码
关注大众医学

大众医学
微信二维码

大众医学
有声精华版

 轻松订阅

★ 邮局订阅：邮发代号 4-11
★ 网上订阅：www.popumed.com（《大众医学》网站）
　　http://item.zazhipu.com/2000399.html（杂志铺网站）
★ 上门收订：11185（中国邮政集团全国统一客户服务）
★ 本社邮购：021-64845191 / 021-64089888-81826
★ 网上零售：shkxjscbs.tmall.com（上海科学技术出版社天猫旗舰店）

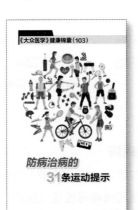

《大众医学》健康锦囊（103）

防病治病的
31条运动提示

顾问委员会
主任委员　吴孟超　陈灏珠　王陇德
委员
陈君石　陈可冀　曹雪涛　戴尅戎　顾玉东　郭应禄
胡亚美　廖万清　陆道培　刘允怡　邱蔚六　阮长耿
沈渔邨　孙燕　汤钊猷　吴成中　汪忠镐　王正敏
王正国　肖碧莲　项坤三　庄辉　张金哲　钟南山
曾毅　曾溢滔　曾益新　周良辅　赵玉沛　孙颖浩
郎景和　邱贵兴

名誉主编　胡锦华
主编　温泽远
执行主编　贾永兴
编辑部主任　黄慧
主任助理　王丽云
文字编辑　刘利　熊萍
戴薇　张磊
美术编辑　李成俭　陈洁

主管　上海世纪出版（集团）有限公司
主办　上海科学技术出版社有限公司

编辑、出版　《大众医学》编辑部
编辑部　（021）64845061
传真　（021）64845062
网址　www.popumed.com
电子信箱　popularmedicine@sstp.cn

邮购部　（021）64845191
（021）64089888转81826

营销部
总监　章志刚
副总监　夏叶玲
客户经理　潘峥　丁炜　马骏　杨整毅
张志坚　李海萍
电话　（021）64848182　（021）64848159
传真　（021）64848256　（021）64848152

广告总代理　上海高精广告有限公司
总监　王萱
电话　（021）64848170
传真　（021）64848152

编辑部、邮购部、营销部地址
上海市徐汇区钦州南路71号（邮政编码200235）

发行范围　公开发行
国内发行　上海市报刊发行局、陕西省邮政
报刊发行局、重庆市报刊发行局、
深圳市报刊发行局等
国内邮发代号　4-11
国内统一连续出版物号　CN31-1369/R
国际标准连续出版物号　ISSN 1000-8470
国内订购　全国各地邮局
国外发行　中国国际图书贸易总公司
（北京邮政399信箱）
国外发行代号　M158

印刷　杭州日报报业集团盛元印务有限公司
出版日期　8月1日
定价　10.00元

80页（附赠32开小册子16页）

杂志如有印订质量问题，请寄给编辑部调换

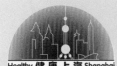

大众医学——Healthy 健康 上海 Shanghai 指定杂志合作媒体

围绕《"健康上海2030"规划纲要》既定的蓝图，上海将聚焦"健康生活、健康服务、健康保障、健康环境、健康产业"五大领域，持续推进"共建共享、全民健康"的战略，将健康融入所有政策。"大健康"理念的践行，需要全社会、全体市民共同参与和努力。《大众医学》作为上海市建设健康城市行动指定杂志合作媒体，邀您与健康结伴同"行"。

Healthy 健康上海Shanghai

骑 车

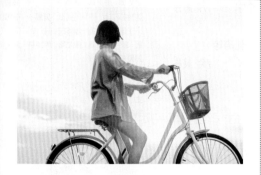

绿色出行，健康骑行

绿色出行已成为一种生活方式，当健康生活方式成为一种习惯时，人们将收获更好、更健康的未来。为此，上海市健康促进中心近日特别提出以下安全、健康骑行倡议：①严格遵守《中华人民共和国道路交通安全法》，坚决摒弃各种不良行为，不在机动车道骑行，不闯红灯，不逆行，不追逐打闹。②树立安全骑行意识，骑行前做好装备和车况检查，保持车距，礼让行人，不争道抢行，不抛撒物品，爱护周围环境。③使用共享单车时，不随意停放，不恶意损坏，不随意改造，不据为己有。④掌握正确的骑行姿势，选择合适的骑行速度。骑行前了解路线、距离，对自己的体力和能力做出合理评估，量力而行。

预约挂号

上海：
预约挂号平台不得提供加价服务

针对一些网上医院预约挂号平台要求患者支付服务费、提供加价"服务包"及 VIP 服务通道等现象，上海市卫生健康委进行了整顿，并建议患者通过以下渠道预约挂号：①上海卫生健康委的"上海健康云"APP。目前，"健康云"已汇集上海市所有三级、二级医院的号源。②各医疗机构官方预约挂号平台。③与上海市医疗机构有签约合作的第三方预约挂号平台。需要注意的是，一旦预约成功后应按时就诊。如不能按约就诊，又没有按要求提前取消预约，将被视为违约；3 个月内累计违约 3 次，将被列入违约名单。

结核病

全社会参与，防控结核病

近日，国家卫生健康委、国家发展改革委等联合制定了《遏制结核病行动计划（2019—2022 年）》。其中指出，近年来虽然我国结核病疫情持续下降，报告发病率从 2012 年的 70.6/10 万下降到 2018 年的 59.3/10 万，治疗成功率保持在 90% 以上，但是结核病流行形势仍然严峻，是全球 30 个结核病高负担国家之一（位居全球第 2 位），每年新报告肺结核患者约 80 万例，学校聚集性疫情时有发生，耐药问题比较突出。为有效遏制结核病流行，公众应树立"个人是健康第一责任人"的意识，不随地吐痰，咳嗽、打喷嚏时要掩口鼻；出现咳嗽、咯痰两周以上等结核病可疑症状时，应佩戴口罩、及时就诊；患者要坚持全程规范治疗，其密切接触者要注意房间通风和个人防护；等等。

性传播疾病

全球每天逾百万人感染性传播疾病

世界卫生组织（WHO）近日发布数据，15~49 岁人群中，每天有 100 多万人患衣原体病、淋病、滴虫病和梅毒等性传播疾病。性传播疾病主要通过未加保护的性接触传播，也可通过血液传播和母婴传播。世界卫生组织指出：衣原体病和淋病若治疗不及时，可导致女性盆腔炎、不孕症等；梅毒中晚期会导致心血管病和神经系统疾病等损害；孕期感染性传播疾病，还会对胎儿健康造成严重危害。事实上，只要在感染后积极接受治疗，治愈滴虫病、衣原体病、梅毒和淋病等并不难。需要注意的是，性传播疾病完全可通过安全性行为加以预防，包括正确并坚持使用安全套等。**PM**

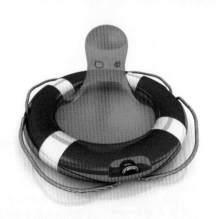

7月3日下午，武汉协和医院首届科普节暨第三届微信科普大赛在协和医院外科大楼底层大厅正式开赛。30余家国家及省市级媒体代表，20余位协和医院党政领导代表，以及15位入围决赛团队的学科带头人，共同见证了本届科普达人的诞生。

比赛开始前，武汉协和医院党委书记张玉、党委副书记夏家红、《健康报》总编辑周冰，湖北省卫健委副主任涂明珍、副巡视员李权林，中国医师协会科普分会副会长彭义香，《家庭医生报》总编刘惊天，《大众医学》杂志副主编黄蕙，武汉协和医院宣传部部长王继亮共同为"武汉协和医院首届科普节"揭幕。

医学科普：回到患者，归于学术

在现场展示阶段，参赛选手们使出浑身解数，用小品、情景剧、演讲、歌舞等形式将枯燥的医学知识生动地展现出来，赢得台下观众的阵阵掌声。尤其值得一提的是，所有参赛队所在科室的学科带头人均亲临现场作精彩点评，为选手们呐喊助威。

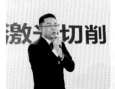
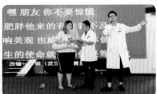
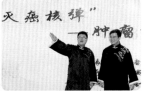
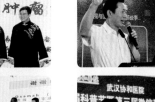
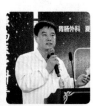
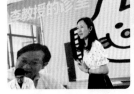
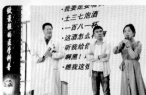
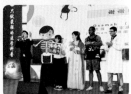

选手风采　　　　　　　　　　　　　　　　　　学科带头人点评

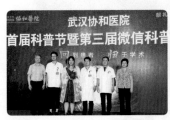

一等奖

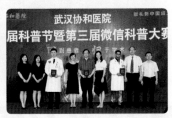

二等奖

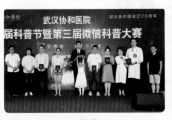

三等奖

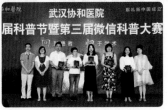

优秀奖

最终，胃肠外科作品《"脂老虎"消灭记》荣获一等奖；心脏大血管外科作品《别听电视剧的，这才是真正的心脏移植手术》、放射科作品《辐射很可怕？留学生用地道中国话带你走出"射恐症"》、血管外科作品《赵美丽的美腿养成记》荣获二等奖；肿瘤中心作品《灭癌核弹，肿瘤放疗》、肾内科作品《大观园中观"血尿"，协和肾医巧断案（手绘红楼）》、体检中心作品《体检发现胆固醇高了，怎么办》、眼科作品《近视与激光手术的那些事》、消化内科作品《网传"三七粉"能治病，是真的吗》、神经外科作品《脑袋里有囊肿，这可如何是好》荣获三等奖，其余五组选手荣获优秀奖。**PM**

　　近年来，夏季高温天气时间较长，7月中旬至8月中旬是全年最热的时候，每年都有超过35℃的天气，极端高温可达40℃。暑天气候闷热，常使人头昏脑胀、胸闷、心烦、口渴、食欲不振，容易发生感冒、腹泻，出现皮肤问题等。夏日烦恼何其多！本刊特邀中医专家巧用中药为大家去烦恼、保健康。

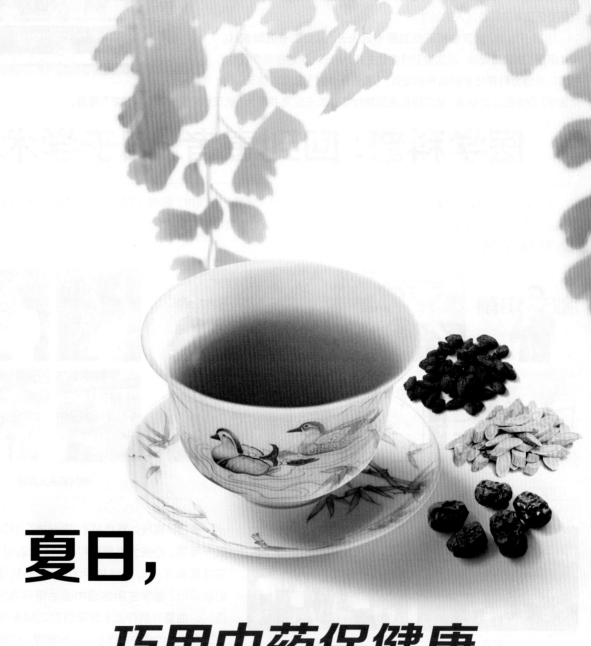

夏日，
巧用中药保健康

策划/ 本刊编辑部

执行/ 寿延慧

支持专家/ 冯 明　徐 军　魏睦新　王一飞　李 斌　张晓天　杨柏灿　方 泓

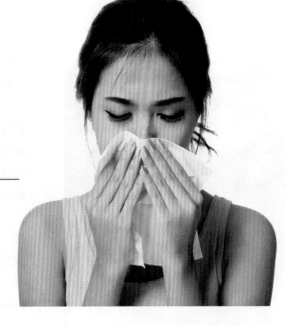

热伤风可以理解为因气候炎热、调摄不慎而引起的感冒，也就是夏季感冒，传统中医称其为冒暑、阴暑。

"热伤风"：防、治两手抓

 山西省中医院副院长、主任医师　冯 明

热伤风不同于普通感冒

　　一般认为，热伤风是在暑热（或暑湿）内蕴基础上，体表感受寒邪所致，故其防治不同于一般的风寒感冒只需辛温散寒，也不同于风热感冒只要疏风散热。热伤风需要根据寒、湿、热的轻重选取治法和药物，有时还需看患者是否有气虚或痰湿体质、是否兼挟食滞等，所以热伤风患者用一般治疗感冒的成药效果并不好，需要有经验的中医师辨证施治。

　　夏季感冒的症状虽与普通感冒相似，但有其特点：虽也有发热、畏寒，但"着衣则热，去衣则寒"，即穿上衣服嫌热，脱了衣服又嫌冷；虽有头身不适，但以困重为主，还有脘腹胀痛、恶心呕吐、肠鸣泄泻等胃肠道症状，也有心烦口渴，或口中黏腻、渴不多饮、胸闷、小便短赤，舌苔薄黄而腻，脉濡数等暑湿内蕴的表现。

防治原则：清暑、化湿、解表、和中

　　中医治疗夏季感冒的常用传统方剂有藿香正气丸、黄连香薷饮、新加香薷饮、藿朴夏苓汤、三仁汤、卫分宣湿饮等。

　　●藿香正气　藿香正气散由藿香、紫苏叶、苍术、陈皮、白芷、生半夏、厚朴等中药组成，具有解表化湿、理气和中的功效，适用于外感风寒、内伤湿（食）滞引起的症状。恶寒发热伴胸脘满闷、恶心呕吐、肠鸣泄泻等，均可选服藿香正气类制剂。

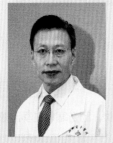

专家简介

冯明　山西省中医院（山西省中医药研究院）副院长、主任医师、教授，国家中医药管理局中医药文化科普巡讲团成员，中国气功学会常务理事，山西省医师协会中医分会副会长，山西省卫生厅中医药文化建设与科学普及专家，山西药膳养生学会专业委员会副主任。擅长发热、感冒、失眠多梦、咳嗽气喘、胃痛腹胀、消化不良、泄泻便秘、头痛眩晕、汗出异常等病症的诊治。

专家门诊：周二、周五上午

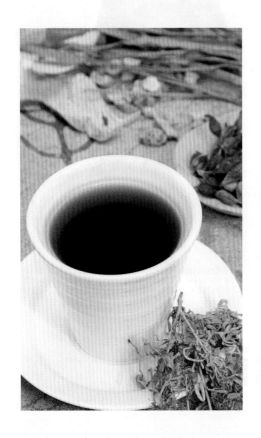

防暑。但需注意，如藿香正气水含有酒精、挥发油浓度较高，容易引起过敏反应，驾车者应慎用。

市场上功效、主治类似，药物组成大同小异的中成药还有四正丸、保济丸、六合定中丸，以及适用于小儿的香苏正胃丸等。值得注意的是，这类方药多长于解表、化湿、行气、调节脾胃功能，适用于外感寒邪、内伤脾胃者，其清热解暑功效不足，不宜用于治疗暑热盛的病症，一些广告宣传将其作为夏季清热解暑的药物是错误的。

● **新加香薷饮** 新加香薷饮由银花、连翘、香薷、厚朴、鲜扁豆花组成，具有清暑、化湿、解表散寒的功效，是主治夏季感冒功能较全面的临床常用效方。其适合的病症为恶寒发热、无汗、心烦而赤、口渴、胃脘痞胀、苔白腻。患者亦可购香薷 6 克、银花 10 克、连翘 10 克、厚朴花 6 克、鲜扁豆花 6 克，泡水代茶饮。

● **暑热感冒颗粒（冲剂）** 夏季感冒属于暑热偏重者，可以用暑热感冒颗粒（冲剂）。药由连翘、竹叶、北沙参、竹茹、荷叶生石膏、知母、佩兰、丝瓜络、香薷、菊花等组成，具有祛暑解表、清热生津的功效，适用于发热重、恶寒轻、汗出热不退、心烦口渴、小便赤、苔黄、脉数的患者，可用于夏季一般感冒、流行性感冒、乙型脑炎初起。

西医诊断为胃肠型感冒、感冒、消化不良、急慢性胃肠炎、中暑等属外感风寒者以及内伤生冷者，也是此类方药的适应证。现代医学研究认为，方中主要药物广藿香具有抗菌、发汗的作用，能促进胃液分泌，增强消化能力；紫苏具有解热作用，能促进消化液分泌、增进胃肠蠕动，并能减少支气管分泌物，缓解支气管痉挛；白芷有抑菌、解热、抗炎、镇痛等作用。经过剂型改革，现在市场上出现了见效快、方便服用的藿香正气水、藿香正气液、藿香正气软胶囊、藿香正气滴丸等，可用于居家

服药注意事项

❶ 平时有基础性疾病，如高血压、心脏病、肝病、糖尿病、肾病等慢性病患者应在医师指导下服用。

❷ 不宜同时服用滋补性中药，以免壅气碍湿。

❸ 服药期间，饮食宜清淡，忌烟、酒，不食辛辣、生冷、油腻、甘甜类食物，以免助热、生湿生寒。

❹ 应严格按照用量用法，儿童、年老体虚者、孕妇及哺乳期妇女应在医师指导下服用；儿童必须在成人监护下使用。

❺ 过敏者禁用，过敏体质者慎用。

❻ 运动员、驾驶员、高空作业者慎用或禁用某些药品，具体应咨询医师。

❼ 若服药 3 天后症状无缓解或加重，或出现新的严重症状，应立即停药，并前往医院就诊。

特别提醒

不少疾病发生初期都会有感冒的症状，如乙型脑炎、肠伤寒、夏季流感、胃肠炎等。因此，如果"感冒"者出现高热持续不退、神志不清、抽搐、剧烈呕吐、腹痛、严重腹泻等症状，应及时就医。

名医说

扫描二维码，立即收听

冯明医生说"热伤风"

当外界温度过高，长时间日晒、湿热或空气不流通的高温环境等阻碍了人体散热，人就容易发生中暑。

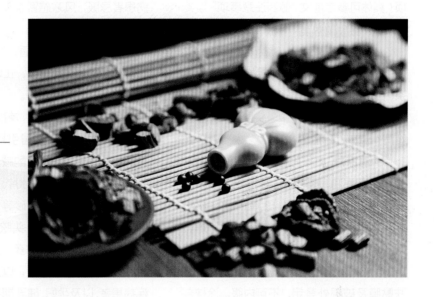

暑热：解暑须用对中成药

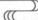 上海中医药大学附属市中医医院副主任中药师　徐军

暑病的特点

暑邪致病的基本特征为热盛、阴伤、耗气，又多挟湿，故临床上以壮热、阴亏、气虚、湿阻为特征。暑热初起可出现里热证，多表现出一系列阳热症状，如高热、心烦、面赤、烦躁、脉象洪大等，称为伤暑或暑热。暑性升散，暑邪易于上犯头目，内扰心神，可致腠理开泄而大汗出，汗多伤津，污液亏损，出现口渴喜饮、唇干舌燥、尿赤短少等临床表现。大量汗出，易于伤津耗气，往往气随津泄，而导致气虚，故中暑者常可见气短乏力，甚则突然昏倒、不省人事。

暑多挟湿，暑季不仅气候炎热，且常多雨而潮湿，中暑患者的临床特征除发热、烦渴等暑热症状外，常兼见四肢困倦、胸闷呕恶、大便溏泄不爽等湿阻症状，虽为暑湿并存，但仍以暑热为主。因此，根据上述暑病的不同特点，应分别使用相应的药物。

四类祛暑中成药

中暑患者应立即撤离高温环境，移到通风、阴凉、干燥处安静休息，补充水、盐，可酌情用盐水静脉滴注。药物降温方面，中医辨证论治，配合服用祛暑剂治疗，也常配合中成药施治。中成药包括祛暑清热药、祛湿利湿药、祛暑和中药、祛暑辟秽药四大类。每种药物均有其适应证，应根据具体情况选择使用，并需关注注意事

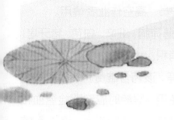

专家简介

徐军　上海中医药大学附属市中医医院副主任中药师，首届全国中药特色技术传承人员，中国中医药信息研究会中药调配与监测分会委员，参与多项局级、市级课题，主编与参编多部专业及科普著作。研究方向为药鉴定、中药制剂质量研究。

项（具体可参考前文"服药注意事项"）。

1 祛暑清热类

●**人丹** 由薄荷脑、冰片、肉桂、砂仁、丁香、干姜、八角茴香、胡椒、木香、儿茶、甘草等制成，具有开窍醒神、祛暑花浊、和中止呕的功效，用于中暑头昏、恶心呕吐、腹泻、晕车、晕船等。

●**清凉丹** 由薄荷脑、薄荷素油、樟脑、桉油、丁香油、肉桂油、樟脑油制成，具有清凉散热、醒脑提神、止痒止痛的功效，主治感冒头痛、中暑、晕车、蚊虫叮咬等。用法是将其搽于头部太阳穴或患处，一日2～3次。使用时需注意眼睛、外阴等皮肤黏膜及破损处禁用，不可内服。涂抹部位如有明显的灼热感或瘙痒、局部红肿等情况，应停用、洗净，必要时向医师咨询。

●**无极丹** 由石膏、滑石、甘草、牛黄、冰片等制成，具有清热祛暑、辟秽止呕的功效，主治中暑受热、呕吐恶心、身烧烦倦、头目晕眩、伤酒伤食、消化不良、水土不服、晕车晕船等。

●**白避瘟散** 由石膏、滑石、冰片、白芷等制成，具清凉解热的功效，主治受暑受热、头目晕眩、恶心呕吐、身重烦倦、伤酒伤食、消化不良、水土不服、晕车晕船等。用法为口服，外闻亦可。

●**碧玉散** 由滑石（飞）、甘草、青黛制成，具有清暑热、平肝火的功效，主治暑热蕴积、烦渴引饮、肝火旺盛、小便短赤等。需用布包煎服。

●**复方乌梅祛暑颗粒** 由忍冬藤、乌梅、山楂、薄荷等制成，具有清热、祛暑的功效，主治高温所致心烦口渴。用开水冲服，必要时饮服。糖尿病患者忌服，孕妇及脾胃虚寒泄泻者慎用。

●**广东凉茶颗粒** 由岗梅、山芝麻、五指柑、淡竹叶、木蝴蝶等制成，具有清热解暑、祛湿生津的功效，用于四时感冒、发热喉痛、湿热积滞、口干尿黄等。糖尿

病患者忌服，风寒感冒者不宜使用。

2 祛暑和中类

●**定中丸** 由广藿香、厚朴、苦杏仁、砂仁、半夏、木瓜、茯苓、白术等制成，具有健脾补脾、止呕的功效，主要用于治疗暑湿呕泻、停食伤胃、膨闷胀饱、吐泻腹痛等。

●**十滴水** 由大黄、辣椒、小茴香、干姜、肉桂、樟脑等制成，具有健胃祛暑的功效，用于中暑引起的头晕、恶心、腹痛、肠胃不适等。用法为口服，每次2～5毫升，儿童酌减。孕妇忌服，驾驶员、高空作业者慎用。

●**救急行军散** 由冰片、黄芩、绵马贯众、薄荷脑、细辛、白芷、猪牙皂、苍术、甘松、雄黄、朱砂等制成，具有通关消积、止痛止泻的功效，用于中暑伤风、发热恶寒、头眩身酸、心胃气痛等。该药含雄黄、朱砂和马兜铃科植物细辛，为处方药，须在医生指导下使用。服药时应定期检查血和尿中的汞、砷离子浓度，以及肝肾功能。肾脏病、肝功能不全、造血系统疾病患者，以及孕妇、哺乳期妇女、新生儿禁用；儿童及老年人一般不宜使用。

3 祛湿利湿类

●**薄荷六一散** 由滑石、薄荷、甘草制成，具有祛暑热、利小便的功效，用于暑热烦渴、小便不利。该药适用于暑热烦渴者，表现为身热、头晕、大渴引饮、饮不解渴、咽痛喉燥、小便短赤、舌红少津、苔薄而黄干，脉细数。需用布包煎服。

●**藿香正气合剂** 由广藿香、紫苏叶、白芷、麸炒白术、陈皮、姜半夏、姜厚朴、茯苓、甘草、桔梗、大腹皮等制成，具有解表化湿、理气和中的功效，用于暑湿感冒、头身困重、胸闷，或恶寒发热、脘腹胀满、呕吐泄泻等。

4 祛暑辟秽类

●**避瘟散** 由檀香、零陵香、白芷、香排草、姜黄、玫瑰花、甘松、丁香、木香、人工麝香、冰片、朱砂等制成，具有祛暑辟秽、开窍止痛的功效，用于夏季暑邪引起的头目晕眩、疼痛鼻塞、恶心、呕吐、晕车晕船等。用法为口服，一次0.6克；也可外用适量，吸入鼻孔。运动员慎用。

●**生茂午时茶** 由广藿香、青蒿、白芷、甘草、川芎、山楂、独活、紫苏叶、厚朴、砂仁、大腹皮、麦芽等制成，具有消暑止渴、开胃进食的功效，用于感冒发热、头痛头晕、湿热积滞等。用法为煎服。若服药3天后症状无缓解或加重，或出现新症状，如胸闷、心悸等，应立即停药，并前往医院就诊。

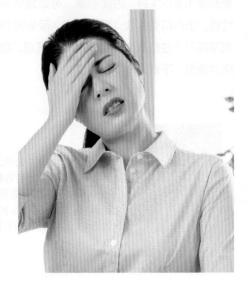

腹泻俗称"拉肚子"，中医学术语称为"泄泻"，主要表现为排便次数增多、粪便质地稀溏，甚至出现水样泻。虽然古代中医通常将泄和泻放在一起，但是这两个字所表现的意思有所不同，泄指大便溏薄而势缓者，泻指大便清稀如水而直下者，两者统称为泄泻。

夏季腹泻：对证用药才有效

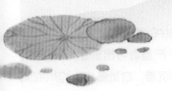
江苏省人民医院中医科　魏睦新（教授）　徐婷婷

夏季腹泻高发的原因有两方面因素。一方面，夏季气温逐渐升高，细菌及病毒等有害微生物的繁殖较其他季节相对旺盛。另一方面，夏季气候炎热，人们为了清凉解暑，经常直接生吃水果和蔬菜。从中医观点看，这些生冷食物从口而入，可直接损伤中焦脾胃的阳气，导致运化吸收功能减退；同时，"长夏"湿气较重，湿浊内生，混杂未消化的水谷，也易引起腹泻。夏季常见腹泻主要分为四类，针对不同类型对证选用中药，可起到一定的缓解作用。

外感寒湿

这类患者的常见症状有大便质地清稀，甚至如水样泻，腹部胀闷不适，饮食减少；可有恶心呕吐，伴腹痛肠鸣；也可伴有外感风寒的症状，如恶寒发热、头痛、肢体酸痛等，舌苔白或白腻。可选用藿香正气丸（或水、软胶囊等），或纯阳正气丸。需注意，有明显发热症状、阴虚或有出血倾向的患者，均应慎重使用。

外感湿热

这类患者的常见症状有腹泻急迫，粪色深黄而臭或夹有黏液，肛门灼热；腹痛阵作，口渴喜饮，食欲不振，恶心呕吐；肢体倦怠，可有发热，小便黄少，舌质红、苔黄腻。可选用的中药汤剂有黄芩汤、芍药汤、葛根芩连汤，常用的中成药有加味香连丸、香连化滞丸、黄连素、洁白胶囊等。这类方剂的主要作用是清利湿热，在疾病早期服用效果较好；若腹泻时间较长、腹部怕冷，则不宜用。

饮食不节

这类患者常表现为腹胀、腹痛欲泻、泻后痛减；大便酸臭，或如臭鸡蛋味，或夹有食物残渣；嗳气酸馊，恶心呕吐，不思饮食，夜寐不安，舌苔薄黄或垢腻。可选用木香槟榔丸、加味保和丸等中成药。

专家简介

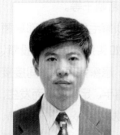

魏睦新　江苏省人民医院（南京医科大学第一附属医院）中医科主任、主任医师、教授、博士生导师，南京医科大学第一临床医学院中西医结合学系主任，江苏省中医学会老年医学分会主任委员。擅长中医疑难病的诊治，尤其是慢性萎缩性胃炎肠上皮化生、肠易激综合征、慢性便秘和免疫异常疾病的诊疗。

专家门诊：周五全天、周六上午

只有将过多或不洁的食物排出体外才能达到治疗效果，故不宜选用止泻药，而应运用消食导滞的药物，这一特殊治法称为"通因通用"。

脾胃虚弱

这类患者病程通常较长，泄泻时轻时重或时发时止，大便稀溏，色淡无臭味，夹有不消化食物残渣；食后易泻，吃多后见腹胀、大便多；平素食欲不振，面色萎黄，神疲倦怠，形体瘦弱；舌质淡，苔薄白。可选用参苓白术丸、补中益气丸等中成药；如寒气较重、消化不良，可加用理中丸；如腹痛明显，可选用大小建中汤；如腹泻不止，可选用桃花汤；如出现虚脱、手脚冰凉，可选用四逆汤先回阳救逆，然后尽早就医。

特别提醒

如因饮食不洁导致一过性腹泻，不必太过紧张。

如腹泻不止，可根据自身情况，服用参苓白术丸、固肠止泻丸、黄连素、藿香正气丸、蒙脱石散等健脾止泻的药物对症治疗。不宜一味单纯止泻，否则不仅不利于疾病恢复，还会埋下隐患。

若腹泻剧烈，且持续多日，或伴有剧烈腹痛、不能缓解，甚至出现皮肤弹性改变、精神烦躁等情况，应及时就医，以防延误病情。如果腹泻日久，而且大便可见黏液脓血，也应及时就医，排查溃疡性结肠炎或克罗恩病等炎症性肠病。

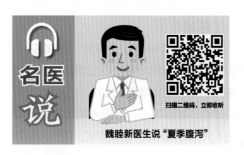

魏睦新医生说"夏季腹泻"

各类夏季皮肤病

- **热出来的"夏季皮炎"** 典型表现为：发生于四肢伸侧或躯干部，尤其是小腿前方，呈对称分布的红斑、小丘疹，针头到粟米大小，局部融合成片，瘙痒明显，并伴有灼热感。搔抓之后可出现抓痕、血痂，久而久之，皮肤可逐渐粗糙增厚。病情轻重与气温、湿度密切相关：气温越高、湿度越大、持续时间越长，则皮损越严重，且瘙痒较明显；天气转凉后，皮损可自行减轻或消退，来年夏季容易再发。本病主要因气候炎热、出汗、紫外线照射等刺激皮肤所致。

- **晒出来的"日光性皮炎"** 本病是由阳光中的紫外线引发的急性光毒反应，常在日晒数小时后见皮肤发红、肿胀，严重者可出现水疱、糜烂，之后数日红斑颜色逐渐变暗、脱屑，留有色素沉着，自觉瘙痒、灼热或刺痛感，轻者2～3天痊愈，严重者1周左右才能康复。皮损面积较大者，可出现发热、畏寒、头痛、乏力、恶心等不适。

- **小虫咬出来的"丘疹性荨麻疹"** 这是一种儿童及青少年常见的风团样丘疹性皮肤病，多见于过敏性体质者，为臭虫、跳蚤、蚊虫、螨等叮咬而致。皮损为绿豆或稍大淡红色丘疹，性质坚硬，顶端常有小疱，搔破后结痂，周围有纺锤形红晕，常分布于腰背、腹、臀、小腿等部位，多群集而不融合，自觉瘙痒。一般2周左右可以消退，但新皮疹可陆续出现，因而新旧皮损常同时存在。

- **出汗惹出的"痱子"** 痱子是皮肤上汗腺开口部位的轻度炎症。夏季人体出汗较多，表皮长时间浸渍在汗液中，加上皮肤上累积的污垢堵塞汗腺开口，可引起痱子。由于小儿皮肤娇嫩，汗腺发育不成熟，汗液不易排出和蒸发，故更容易出痱子，表现为头皮、前额、颈部、胸部、腋窝、大腿根部等容易出汗的部位出现红斑，继之出现针尖大小的丘疹或水疱，可引起刺痒。

- **细菌感染成"暑疖"** 本病好发于夏秋季节，多由痱子搔抓后合并细菌感染而成，常发生于头皮、颈项、胸背、臀部等处。初起局部皮肤潮红，次日发生肿痛，范围局限在3厘米左右，可分为有头疖和无头疖。有头疖先有黄白色脓头，随后疼痛加剧，自行破溃，流出黄白色脓液后，肿痛即逐渐减轻；无头疖初起无脓头，红肿疼痛，肿势高突，3～5天成脓，切开后脓出黄稠。本病轻者散发，重者可遍体发生，少则几个，多则数十个或簇集在一起，可出现全身不适，如寒热、头痛、口苦咽干等。

- **"癣"病罪魁是真菌** 癣病是由红色毛癣菌、须癣毛癣菌等浅部真菌感染引起的一类皮肤、毛发或指（趾）甲的疾病，如头癣、体癣、股癣、手足癣、花斑癣、甲癣等，主要通过直接接触患者、患癣家畜，或间接接触被患者污染的衣物而引起；也可由自身感染（先患有手、足癣等）而发生；长期应用激素、糖尿病或慢性消耗性疾病患者也易发生癣病。气候炎热、环境潮湿、经常接触碱性洗涤剂可促使该病的发生。一般来说，癣病在夏季发作或加重，在冬季减轻或消退。

夏季天气炎热，紫外线强烈，空气湿度较高，人体出汗、皮脂溢出较多，加之蚊虫孳生，细菌、真菌渐趋活跃，因而各类皮肤疾病高发。入夏以来，各类与季节因素相关的皮肤疾病，如夏季皮炎、痱子、暑疖、日光性皮炎、癣、丘疹性荨麻疹等发病迅速增多，给本就酷热难熬的炎夏生活带来了更多烦恼。

夏季皮肤病：中药方来解

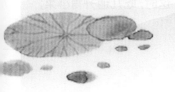

上海中医药大学附属岳阳中西医结合医院
皮肤科　王一飞（副主任医师）　李 斌（教授）

治疗原则：清热祛暑，祛风利湿

夏季皮肤疾病虽有不同的病因和症状，但一般多表现为皮肤起红斑、丘疹、鳞屑或水疱，搔抓后可见条状抓痕、糜烂、渗液，甚至滋水淋漓，自觉灼热、瘙痒或刺痛，常遇热加重、得冷减轻。症状轻者常数日后自行消退，严重者反复难愈，影响情绪、睡眠，甚至引起继发感染。中医认为，这些夏季常见皮肤病多属风、热、暑、湿所致，尤以风热、湿热、暑湿三型多见，治疗多以清热祛暑、祛风利湿为要。

●**风热型**　表现为周身散发红斑、丘疹或风团，遇热或日晒后加重，凉快后减轻，瘙痒时轻时重，或游走不定，多昼轻夜重。此型为风热之邪所致，常见于日光性皮炎、夏季皮炎、癣病及丘疹性荨麻疹初起。可用马齿苋 15 克、蒲公英 15 克、苦参 15 克、黄芩 9 克、蝉衣 6 克，煎汤口服，每日 2 次；也可用成药消风散颗粒等。

●**湿热型**　表现为在红斑、丘疹、风团的基础上，出现群集或散在的小水疱，高于皮面，或隐伏于皮下，或在丘疹顶端见小水疱，瘙痒剧烈，搔抓后水疱破裂，渗液淋漓，干燥后结成痂皮，多分布于双手、外阴或下肢。此型为湿热之邪所致，常见于丘疹性荨麻疹、湿疹、癣病。可用黄芩 12 克、黄柏 12 克、苦参 15 克、蒲公英 15 克、马齿苋 15 克，煎汤口服，每日两次；也可用成药龙胆泻肝丸。

●**暑热型**　多在气候最为炎热的伏季发病，常见头皮、颈项、前胸、后背、腋下等处密集的红色或白色针尖大小丘疹，严重时可见丘疹顶端密集小水疱，如痱子；或在头皮、颈项、胸背、臀部等处出现单发或多发的炎性丘疹，严重者可出现脓疱或结节、囊肿，如暑疖。可用藿香 12 克、紫苏 12 克、绿豆衣 12 克、连翘 12 克、金银花 15 克、野菊花 9 克，煎汤口服，每日 2 次；也可用成药六应丸、六神丸、藿香正气散等。

除口服外，外用中药煎汤浴洗或湿敷患处也可收到不错的效果。以红斑、丘疹、瘙痒为主，而无水疱、渗液者，可用生地黄 15 克、生大黄 15 克、黄柏 15 克、苦参 15 克、地肤子 15 克，煎汤外洗；如伴水疱、渗液、糜烂，可在上述方药基础上加石榴皮 15 克、马齿苋 15 克，以收敛燥湿。

需注意，上述口服方药多为寒凉之品，脾胃虚弱、易腹泻者应酌情减量，或餐后服用，或在医生指导下使用。试用上述方法后效果不明显，或病情较重、皮疹弥漫全身者，应及时前往医院就诊，以免贻误病情。

特别提醒

❶ 患者饮食以清淡为宜，适当增加维生素及蛋白质的摄入量，多吃新鲜蔬菜、水果、鱼类等。

❷ 注意及时补充水和盐分，以保持皮肤滋润和体内电解质平衡。

❸ 注意防晒、防蚊虫叮咬，出汗后应及时清洗并擦干。

❹ 调适精神情绪，保证睡眠充足，保持心态积极健康、精神舒畅。

❺ 坚持适度的体育锻炼，增强抵抗力。

炎炎夏日，人们往往会出现食欲下降的情况。这不仅因为高温对人体的温度调节、消化、神经等系统有影响，更因为"湿热"之邪入侵。除暑邪外，夏季还有湿邪，而脾胃为后天之本，脾主水谷运化，喜燥恶湿，故湿邪最易侵犯脾胃，使脾不能升清、降浊，导致消化吸收功能低下，出现食欲不振、倦怠乏力。这时，吃几道开胃小菜，或许可以增加食欲。

天热胃口差：
中药菜开胃

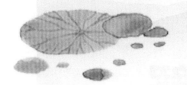
上海中医药大学附属曙光医院
治未病中心 张晓天（主任医师） 唐嘉仪

在夏季的餐桌上，最受欢迎的莫过于凉拌菜，不但"凉"，而且以蔬菜为主，营养丰富，部分凉拌菜中所加的大蒜和醋还可促进消化、刺激食欲、抑菌杀菌，减少胃肠道疾病的发生。此外，用合适的食材制作的汤品、小食也适合在夏季食用。

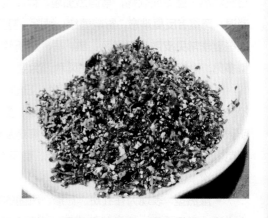

夏季最受欢迎的凉拌菜

● **马兰头拌香干** 马兰头拌香干是当代著名作家、美食家，人称"好老头"的汪曾祺先生所喜欢的菜品。马兰头是长江流域的一种常见野菜，又名马兰，《本草正义》记载："最解热毒，能专入血分，止血凉血，尤其特长……内服外敷，其用甚广，亦清热解毒之要品也。"清人袁枚在《随园食单》中说："马兰头者……京师所谓'十家香'也……摘取嫩者，醋合笋拌食，油腻后食之，可以醒脾。"马兰头的吃法有很多，其中"马兰头拌香干"的做法最为简单和健康：将马兰头在滚水中汆熟后捞出，用冷水冲凉，挤干，切碎，加白色碎香干丁、盐、麻油凉拌即可。

● **凉拌马齿苋** 说到野菜，不得不提的还有马齿苋，历代本草书中对马齿苋的描述是："马齿苋，又名五行草，以其叶青，梗赤，花黄，根白，子黑也。"小小一株草，

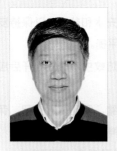

专家简介

张晓天 上海中医药大学附属曙光医院治未病中心主任、主任医师，中华中医药学会治未病分会、亚健康分会副主任委员，上海市中医药学会亚健康分会主任委员，老年病分会常务委员治未病分会副主任委员，世界中医药学会联合会中医适宜技术评价与推广委员会副主任。擅长治疗中风后遗症、高血压病、脑动脉硬化等心脑血管疾病，以及对各种慢性疾病、亚健康及延缓衰老的调理。

专家门诊：周一、周三、周四上午（东院），周四下午（西院）

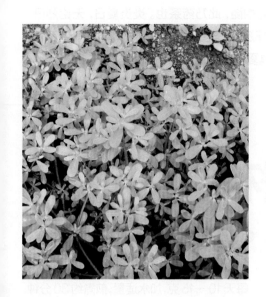

尽现五行色，可见其功效之独特。马齿苋性寒，入心经、肝经、脾经、大肠经，可清除心、肝、肺和大肠之热，有清热解毒、凉血止痢之功。在暑热难耐、心烦气躁的夏季，食用一些寒凉性蔬菜有助于解暑热、泻火毒。用蒜蓉炒马齿苋，或加一些碎萝卜、马铃薯均可，最简单的做法是"凉拌"。将马齿苋的老根、老叶摘成段，用清水加盐泡 10 分钟，洗净，放入沸水锅内焯至碧绿色捞出，过凉水后沥干水分，放入容器中，加入适量味精、醋、辣椒油、盐、香油，拌匀即可。需要注意的是，寒凉性蔬菜均有清火作用，体质虚寒者最好少吃，以防引起肠胃不适，导致腹痛、腹泻；脾胃不佳者也不宜多吃。

适合夏季食用的老鸭汤

● **苦瓜老鸭汤** 夏季是阳气最盛的季节，气候炎热而生机旺盛，人体的新陈代谢也最为旺盛，阳气外发，伏阴在内，气血运行亦相应地旺盛起来，对营养物质的需要较其他季节大为增加，故应适当增加蛋白质的摄入。鸭肉最适合夏季食用，其性微寒、味甘，入肺、胃、肾经，有滋补、养胃、补肾等作用。体内有热者适宜食鸭肉，体质虚弱、食欲不振、发热、大便干燥和水肿者食之更为有益。那么，夏季该怎么吃鸭肉？苦味食物既能泄暑热，又可燥湿邪，有助于恢复脾胃纳运的功能，苦瓜是降火解暑的好选择。将老鸭剖洗干净，汆尽血水，斩块；苦瓜去籽，切块，入开水汆熟；煲内放入适量清水，武火煲至水滚，放入老鸭块、苦瓜块、生姜片、葱、料酒等，待水滚起，改用中火继续煲 3 小时左右，以少许盐调味即可。苦瓜老鸭汤具有清热解暑的作用，也可改为苦瓜炒鸭肉。不喜欢苦瓜的朋友可改用冬瓜，加点陈皮，也有一定的解暑热、健脾开胃、滋阴清肺的功效。

● **虫草炖老鸭** 中医认为，夏季进补以"清补"为原则。根据中医"冬病夏治"原理，一些适合冬病夏治的呼吸系统疾病，如慢性支气管炎、支气管哮喘、肺气肿、感冒等，在夏季多为缓解期，应以扶正补虚为主。虫草炖老鸭就是一款不可错过的食疗验方。将适量虫草放于鸭腹内，加水炖熟，调味食用，连食 1 个月左右。此方有补体内虚损、益肺肾、止咳喘之功效。冬虫夏草是传统的滋补品，性平味甘，具有益肾补肺、止血化痰等功效。鸭肉的蛋白质含量较高，具有滋阴补虚、利尿消肿之功效。虫草和老鸭一起炖煮，食用后有益肺平喘、补虚等作用。

小食和茶，解暑佳配

● **冰镇凉粉** 炎炎夏日，来一杯冰镇凉粉，撒上芝麻，浇上糖水或蜜水，再加一点薄荷，凉丝丝，甜蜜蜜，直爽到心里。糖水凉粉或"黑白凉粉"是全国各地街头"出镜"率很高的夏季小吃，具有清暑、解热、利尿的功效。"黑白"指的是青草糊和石莲糊这两种颜色不同的食物。石莲性味酸平，有祛风除湿、活血通络、消肿解毒、补肾固精通乳之功效。白凉粉即石莲糊，又称石莲豆腐、木莲豆腐、木莲冻，具有清湿热、清心宁神、开胃健食等功效。黑凉粉即青草糊，又叫烧仙草，可冷食也可热饮。常见浇头包括蜂蜜水、红豆、花生、芝麻、水果等。需要提醒的是，夏日适当食用冷食有助于消暑解渴，但过多食用则适得其反，易伤阳气，使阴寒内盛，导致脾胃虚寒，出现纳呆腹胀、腹痛、大便稀溏等症状。

● **藿香茶** 藿香茶是冰镇凉粉的夏日解暑佳配。夏天，人体实际上外热内寒，加之喜欢吃冷食、待在阴凉环境中，而夏季又具有暑热、湿热的特点，湿热之邪易伤脾胃，此时藿香茶便是健脾佳品。藿香是江南房前屋后的一种常见野生植物，《本草正义》记载："藿香，清芬微温，善理中州湿浊痰涎，为醒脾外胃，振动清阳妙品。"藿香味辛、性温，归脾、胃、肺经，有化湿醒脾、辟秽和中、解暑、发表之效。制作藿香茶简单快捷，只需摘几片洗净的藿香叶，用开水冲泡即可，有理气、祛湿、排毒、清火等功能。搭配香薷叶、薄荷叶，还可煮成藿香解暑茶，可健脾胃、祛暑湿，尤其适合脾胃虚寒、肠胃功能较差者饮用。

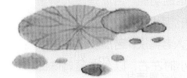

茶，提神解渴；药，治病救人；以药为茶，以茶为媒，茶中有药，茶药相随，此乃药茶也。炎炎夏日，无论烈日照耀还是潮湿闷热的环境，均可使人汗出不止、口干舌燥。此时，喝一杯凉茶，不仅生津止渴、补充水分，还可解暑清热，使人心境安宁。若能喝一杯清热泻火、生津止渴的药茶，则更具夏季养生之道。

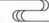

心烦上火：泡一杯药茶

📝 上海中医药大学　杨柏灿（教授）　蒋小贝

药茶的本质与药膳相同，其应用形式多样，目前市面上已有不少药茶，制作方法也多种多样。其实，我们亦可自行制作药茶。不过，夏季药茶的制作必须根据个人的体质和身体状况而选用不同的中药，体现夏季养生的要点：清热解暑、生津止渴、除烦安神、健脾化湿。此外，有些药茶含有鞣酸，容易对胃产生刺激，故不宜空腹饮用，也应控制量，一般一天2～3杯足矣。

养阴生津止渴药茶

具有养阴生津止渴功效的中药均性味甘寒，口感怡人，具有清补之能，但脾胃虚寒、大便稀溏者应慎用，且不宜多用，尤其不宜冰镇饮用。

●芦根、茅根　这是两味常用的药食两用品，味甘性寒，具有清热泻火、生津止渴、通利小便的作用，适用于夏季因暑热而多汗口干、心烦不宁者。这两种中药口感清爽怡人，可以每天用芦根15克、白茅根15克直接煮水作茶饮，无须添加其他辅料。如用新鲜中药，则用量可适当加大。若再加红枣3～5枚，口感更佳、效用更好；亦可根据个人爱好适量加入蜂蜜或冰糖。

●石斛　石斛味甘、性微寒，具有补肾阴、养肝阴、益胃阴、生津止渴、除烦润肤的功效，被称为"养阴圣药"；对于夏季汗出伤津、口干不已、心烦不宁，以及发热后体倦乏力、口干喜饮者有一定作用。石斛干品可以煎汤，

每天10～15克，加水适量，煎煮约30分钟，滤去药渣，温服或凉服，但不宜冰服。若用鲜品则效用更佳，用量可适当加大，每天15～30克，压榨取汁，加入净水（多为石斛汁的1～2倍），搅拌沉淀后即可饮用。需注意，石斛品种较多，质量、效用差异大，应选质量较好的。此外，南沙参、北沙参、天冬、麦冬等也适合制作这类药茶。

健脾化湿解暑药茶

夏季的一大特点是，在艳阳高照的同时雨水也较多，湿气较重。人居其中，烦热困倦，汗出不畅，又多贪图寒凉而易为寒气所伤，故在适当清热解暑、养阴生津之外，健脾化湿解暑也颇为重要，且必要时应注重散寒，即所谓"春夏养阳"。

●香薷　香薷味辛、性温，具有一定的发汗散寒、化湿解暑、利水消肿的作用。作为药用，常用于夏月乘凉饮冷、外感风寒、内伤暑湿所致的阴暑证，即夏季感冒，主要表现为恶寒发热、热重寒轻、头痛无汗、腹痛吐泻、肢体困倦等。治疗既要通过发汗以发散风寒，又要通过化湿解暑以清除暑湿。虽然香薷平时较少用，但在夏季是防治感冒的常用药，很适合用茶饮的形式制作。每天取香薷3～6克，加水适量，

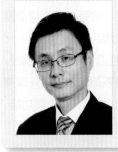

专家简介

杨柏灿　上海中医药大学中药学院教授、博士生导师，中华中医药学会临床中药学分会副主任委员，上海市药学会常务理事、老年药学专业委员会主任委员。长期从事中药临床工作，擅长治疗顽固性咳喘、失眠、肝胆疾病、不正常出汗、肥胖、血脂异常、血尿、月经不调等。

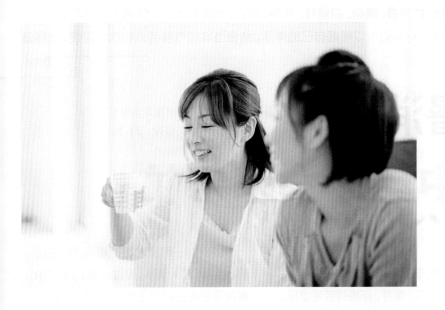

大火煮沸后用小火煎煮 10 ~ 15 分钟，过滤去渣取汁，待药汁转温后调入蜂蜜 10 克即可饮服；亦可加入生姜 3 克、藿香 6 克，发散风寒、解暑化湿的作用更强。但需注意，"热伤风"、汗出过多者不宜使用。

● 扁豆、薏苡仁、荷叶　这三味药都是夏季常用的药食两用品，共性是性味甘淡、平和，有较好的健脾化湿作用，而且口感怡人，适用于脾虚有湿者，症见食欲不振、口中黏腻、四肢倦怠、神情疲乏等；也适用于脚气肿痛、慢性泄泻、白带过多者。每天取扁豆 10 克、薏苡仁 15 克、荷叶 6 克，加水适量，先行煎煮扁豆、薏苡仁约 20 分钟后，再加入荷叶，小火续煎 10 分钟，滤出药液后酌加冰糖或蜂蜜 10 克调匀，多温服。上述药物可每天连续使用 2 ~ 3 次，但荷叶要每次更换。

此外，这类药物中还有两味非常重要的药物——藿香、佩兰。如作茶饮，使用新鲜的藿香和佩兰更佳。

清心除烦安神药茶

在夏季，人们常心气浮躁、心烦不已。若能饮用一杯清心除烦安神的茶水，可使人心境安宁。具有这类功效的中药均性寒凉，作用于心脏，有些药物苦味较重，故用量不宜大，时间不宜长，脾胃虚寒、肝肾功能不全者应慎用。

● 淡竹叶、莲子心　淡竹叶味甘、淡，性寒，莲子心味苦性寒，两药均善于清心除烦安神。可每天取淡竹叶 6 ~ 10 克、莲子心 3 克，直接开水泡服；也可煎服，加水适量，大火煎煮沸腾后，小火续煎 5 ~ 10 分钟，加入冰糖或蜂蜜 5 ~ 10 克调匀，温服、凉服均可；亦可在药茶中加数枚红枣、3 克炙甘草，既可调味，以免过于苦寒，又有一定的养心作用。

● 百合　百合的用途较为广泛，药用、食用、茶用均可，但原理一致：其性味甘寒，作用于心脏，具有清心安神的作用，对心烦、心悸、失眠有较好的养治作用。鲜品或干品均可，新鲜百合用量可稍大。干品常规用量为每天 10 ~ 30 克，洗净后用冷水浸泡约半小时（若用新鲜百合，须掰开）后沥干，加清水适量，煎煮约 20 分钟，调入冰糖或蜂蜜 5 ~ 10 克即可饮用。百合还可加入其他中药作茶饮，以发挥不同的作用，如绿豆百合汤，主要用于解暑清热安神；亦可加入红枣 3 ~ 5 枚、赤小豆 10 克，加水煎煮饮用，具有解暑利尿、养心安神的作用。

此外，夏枯草、菊花、金银花等也是较为常用的清心除烦安神中药。

其他常用药茶

● 玉米须　夏令时节恰逢玉米上市，许多人将玉米须弃之不用，实为可惜。玉米须味甘、淡，性平，具有利尿祛湿、排毒解毒的作用，还有助于降低血糖。用新鲜或干品玉米须 30 ~ 60 克，加水适量，煎煮 20 分钟即可饮用。

● 紫苏叶、陈皮　二者均为药食两用品。紫苏叶不但价格便宜，而且药用、食用效果均较好，其性味辛温，具有发散风寒、宣肺止咳、化湿和胃的作用，并能预防和治疗食物中毒，适合夏季服用。陈皮气味芳香，有理气健脾、化痰止咳之效，适用于痰湿困阻、脾胃不和、咳嗽多痰者。两药合用，可调畅肺胃、化湿祛痰，适用于夏季湿邪困脾、食欲不振及受寒咳嗽多痰者，用作茶饮口感也适宜。每天取紫苏叶 10 克、陈皮 3 ~ 6 克，加水适量，煎煮 15 分钟即可，亦可加入冰糖或蜂蜜 5 ~ 15 克调匀温服。需注意，内热重、多汗者应慎用。

● 乌梅　"望梅止渴"的典故流传百世，其中的主角即为乌梅。乌梅味甘、酸，性平，具有酸甘化阴、生津止渴的作用。在炎热的夏季，在茶水中放入 2 ~ 3 枚乌梅，既可生津止渴，又能增进食欲，还能收敛止汗，可谓一举三得。

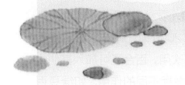

夏日，可用金银花、芦根、荷叶、淡竹叶、广藿香、薄荷、白扁豆、乌梅、砂仁、炒山楂等常用药食两用之品，制成绿豆糕、龟苓膏、酸梅汤、薄荷糖等零食消暑解馋。我们可以根据自己的体质，结合当地的气候特点和饮食习惯，选择适合自己的消暑零食。

解暑消馋：中药零食来帮忙

✍ 上海中医药大学附属龙华医院
中医预防保健科教授　方泓

根据体质选

● **湿热质人群** 苦寒食品能燥湿清热，有助于清除体内湿热之气。这类人群可选用苦瓜、苦菜、苦笋、莲子心、冬瓜、丝瓜、荸荠、杨梅等苦寒食品。

● **阳虚质、气虚质人群** "春夏养阳""温食补脾"，此类人群可选择荔枝、龙眼、桃子、大枣、杨梅、核桃、杏子、橘子、樱桃等温性食物。

● **气虚质、阳虚质和阴虚质人群** 酸能养阴益气、收敛固汗，防止汗出过多造成的津液大泄。此类人群适合食用番茄、柠檬、草莓、乌梅、葡萄、山楂、菠萝、芒果、猕猴桃、橘子、山楂等酸味食物。

根据地域选

● **北方** 在较为干燥的北方地区，"暑热"伤津液，可致乏力、口干、皮肤干燥等，饮食应以养阴生津为主，可适当多食西瓜、梨、提子等水果，还可用菊花、绿豆、百合、芦根熬制清热养阴的粥。

● **南方** 南方"暑湿"较严重，易干扰肠、胃、脾的正常运化，饮食宜以健脾、清热、去湿为主，可适当多吃冬瓜、扁豆，也可用荷叶、薏苡仁、陈皮等熬粥。素体脾胃虚寒、易腹泻者慎食凉性中药。

自制零食推荐

⊕ **南瓜凉糕**

【原料】：南瓜150克，琼脂10克，白糖30克。

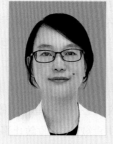

专家简介

方泓 上海中医药大学附属龙华医院中医预防保健科主任、主任医师、教授，中国民族医药学会热病分会副会长，世界中医药学联合会呼吸病专业委员会、中医治未病专业委员会理事，上海市中医药学会治未病分会副主任委员，上海市食疗研究会理事兼呼吸病专业委员会副主任委员。擅长中医防治呼吸系统疾病，以及亚健康的中医调理。

专家门诊：周一下午　特需门诊：周三下午

【制作】：用凉水将琼脂泡至发白后，将水倒掉，加入清水，没过琼脂，上锅蒸化。将南瓜去皮去籽，切成片状，煮成南瓜泥。将琼脂放入南瓜泥中，加入白糖，用勺子搅拌均匀，倒入模具中，放冰箱冷藏至成型，2小时后取出食用。

【功效】：南瓜清热解毒，适合夏季食用。琼脂是海藻中提取的精华，蛋白质含量高、热量低，具有清热祛湿、滋阴降火的作用。

⊕ **西瓜番茄汁**

【原料】：西瓜1个，番茄500克。

【制作】：西瓜去皮去籽，捣烂取汁；番茄剥皮，捣烂取汁。将二者混匀即可。

【功效】：西瓜味甘性寒，能引心包之热，从小肠、膀胱下泄，有"天然白虎汤"之称。番茄味甘、酸，性微寒，入胃、肝、肾经，具有生津止渴、健胃消食之功。西瓜番茄汁可清热解毒、消暑生津。

⊕ **乌梅糖**

【原料】：白砂糖500克，乌梅肉200克，紫苏叶细粉50克。

【制作】：锅中放入白砂糖，加少许水，以小火煎熬至较稠时，加入切碎的乌梅肉、紫苏叶细粉，调匀即停火。趁热将糖浆倒在表面涂过食用油的容器中，待稍冷，用刀划成小块，冷却后即成棕色的乌梅糖。

【功效】：养阴生津，止渴敛汗。**PM**

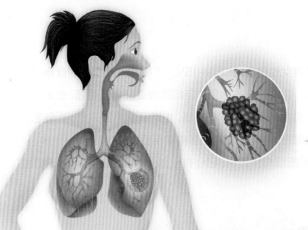

> 20世纪50年代，英国科学家通过大量研究发现，吸烟可以使肺癌的发病风险增加20倍。
>
> 在大多数人的印象中，肺癌最常发生于长期吸烟的男性。然而最近十年来，越来越多不吸烟的女性被查出肺癌。女性不吸烟，为什么也会患肺癌？

不吸烟女性为何会得肺癌

本刊记者/ 黄蕙
受访专家/ 复旦大学附属肿瘤医院胸外科主任医师　陈海泉

女性患肺癌，与厨房油烟有关吗

有人认为，女性肺癌发病率上升与女性长期接触厨房油烟相关。实际上，随着人们生活水平的提高，厨房条件日益改善，家家户户炒菜时都会使用排油烟机，油烟其实并不严重。更何况，现在很多女性肺癌患者平时不做饭，不接触厨房油烟；一些女性肺癌患者非常年轻，只有二三十岁，并没有长期下厨做饭的经历。因此，将女性肺癌高发归因于厨房油烟，似乎并不具有说服力。

有人认为，女性肺癌高发与吸二手烟有关。然而，吸烟男性在吸烟（一手烟）的同时，其实也在吸二手烟，等于在接受"双重打击"。照理说，吸烟的男性应该比仅接触二手烟的女性更容易患肺癌，但事实并非如此。

女性肺癌高发，病因尚未明确

究竟是什么原因导致不吸烟女性肺癌发病率明显增高呢？确切的原因目前尚不明确，还有待进一步研究证实，可能与遗传因素、环境中的类激素、女性内分泌因素、食物中的污染物、基因突变等都有关系。但可以肯定的是，导致不吸烟女性肺癌高发的某些影响因素一定是比吸烟更强的致癌因素，因为很多女性肺癌患者非常年轻，暴露于这些影响因素的时间并不长。

吸烟的肺癌患者，预后更差

为了分析不吸烟女性肺癌患者的特点，陈海泉教授团队对202例非吸烟肺腺癌样本进行集中分析，通过对肺癌的驱动基因——EGFR、KRAS、HER2、ALK基因突变及ROS1基因融合实行检测和分析，在全球率先建立并绘制了"非吸烟肺腺癌人群中关键的致癌基因突变谱"。

陈海泉教授团队的研究还发现，吸烟者和不吸烟者所患的肺癌类型是不一样的。不吸烟女性患的几乎全是腺癌，且90%的患者存在驱动基因突变，是靶向治疗的潜在获益者。而吸烟者所患的肺癌类型大多为鳞癌或低分化腺癌，存在驱动基因突变的比例低，适合接受靶向治疗的患者少，而且即便这些患者存在驱动基因突变，也比不吸烟肺癌患者更容易发生耐药。也就是说，吸烟的肺癌患者比不吸烟的肺癌患者疗效差。**PM**

特别提醒

吸烟仍是肺癌的头号危险因素

需要提醒的是，虽然现在不吸烟的女性肺癌患者越来越多，吸烟男性肺癌患者的比例有所下降，但男性肺癌患者的绝对数并没有减少，更不意味着我们可以忽视吸烟与肺癌的关系，男性可以更加"心安理得"地吸烟。实际上，吸烟仍是肺癌的头号可预防的危险因素，更是二手烟、三手烟的"始作俑者"。从预防肺癌发生，保护不吸烟者免受二手烟、三手烟伤害的角度出发，吸烟者均应尽早戒烟。

宫颈癌、子宫内膜癌、卵巢癌等女性生殖系统恶性肿瘤占所有女性肿瘤的12%~15%，严重威胁着女性的健康和生命安全，其中超过20%发生于未孕年轻女性。针对妇科恶性肿瘤，传统治疗方法是广泛切除病变及邻近脏器，患者术后将永远丧失生育能力。多年来，随着恶性肿瘤治疗技术的进展，患者的生存率不断提高，生活质量不断改善。而随着二孩政策的实施、女性生育年龄的升高，以及某些肿瘤发病年龄的降低，越来越多的患者需要保留生育功能。

近十年来，对妇科恶性肿瘤患者保留生育功能治疗的探索不断取得新进展，已经有一部分患者通过"保育"治疗成功生下宝宝、当上妈妈。

既保命又生娃：
年轻妇瘤患者的"保育"之路

本刊记者/ 王丽云
支持专家/ 复旦大学附属妇产科医院主任医师
华克勤　陈晓军

宫颈癌：早期患者可保留子宫

故事1　宫颈癌术后3年，她当上了妈妈

"医生，我不要切子宫。"

"我想想还是切吧……"

"不，我还想生二胎，我不切了！"

……

切还是不切？经过一天一夜"切与不切"的反复和纠结，在即将接受剖宫产的那一刻，3年前曾患宫颈癌的梅女士终于做出了选择："我决定切除子宫，不管宝宝以后怎么样，这就是我唯一的孩子。"

梅女士的故事要从2014年说起。当年她32岁，正在备孕，因一次性生活后阴道流血到医院检查，结果发现"宫颈鳞状细胞癌"。治疗方法很明确——广泛性全子宫切除，要摘除宫颈、子宫与宫旁组织，并清扫盆腔淋巴结，尽可能阻断宫颈癌的转移之路。从检查结果来看，她的宫颈癌属于早期，若尽早进行根治手术，治愈的希望很大。

然而，切除子宫意味着再也无法生育。面对梅女士强烈的保留生育功能的意愿，华克勤教授团队决定一试，为她留住一份成为母亲的希望。幸运的是，梅女士顺利闯过了宫颈癌"保育"治疗的"三道关卡"，术前检查、术中冰冻和术后病理结果均符合"保育"要求。术后，梅女士的目标是尽快怀孕、分娩，因为保留下来的子宫体就像定时炸弹。为了降低宫颈癌复发的风险，分娩后可摘除子宫。

对梅女士来说，正常怀孕并不容易，宫颈切除、手术创伤，再加上其他因素，她与丈夫备孕一年多也没成功。就在他们准备做试管婴儿时，宝宝悄悄地"生根发芽"了。梅女士的孕期也不顺利，妊娠期高血压、妊娠期糖尿病相继来袭，孕5个月时还因阴道流血入院保胎。2017年12月，因胎膜早破加上宝宝臀位，产科医生决定为她施行剖宫产。同时，根据国际宫颈癌保留生育功能手术指南，妇科专家建议在剖宫产术后行子宫体和输卵管切除术；如果有强烈的生二胎意愿，且理解相关风险、愿意积极配合随访，也有机会保留子宫，仅行剖宫产。

切除子宫，有利于预防宫颈癌复发，但意味着永远不能生育；不切子宫，还有生二胎的机会，但宫颈癌一旦复发，情况将非常凶险，甚至危及生命。最终，梅女士做出了"切"的选择。如今，她的宝宝已经快2岁了。

2018 年 1 月，29 岁的蒋女士发现自己怀孕了，还没来得及从幸福和期待中醒来，便在孕 12 周的产检中被查出 HPV16 阳性，TCT（宫颈细胞学检查）显示非典型鳞状细胞，进一步行宫颈活检后被确诊"宫颈鳞状细胞癌"。当地多位医生均表示：必须终止妊娠，切除子宫。

在一位医生的推荐下，蒋女士抱着一丝希望来到华克勤教授的门诊。经相关检查和会诊确认，她的肿块不小，"保育"难度很大。看着伤心纠结的孕妇，华克勤教授召集了多学科会诊。妇科、产科、宫颈科、病理科、放射科、新生儿科、麻醉科的医生们根据患者情况，遵照相关指南，初步达成共识："保留胎儿，尽快行盆腔淋巴结清扫术。若术后病理结果显示淋巴结阳性，立即终止妊娠；若阴性，则启动新辅助化疗，严密监测孕期胎儿发育及肿瘤进展情况，如果病情稳定，则推迟根治性治疗至胎儿成熟。"这个决定给了蒋女士莫大的信心："我要保住这个孩子，听他叫我一声妈妈。"

腹腔镜下盆腔淋巴结清扫术后的病理检查显示，双侧盆腔 24 枚淋巴结均未见癌转移。其后，华克勤教授制订了周全的治疗及分娩方案：进行化疗，控制肿瘤生长，为分娩时的第二次手术做好充分准备；加强监测，为胎儿生长发育赢得时间，提高出生存活率，减少早产并发症。

孕 33 周时，蒋女士的宫颈肿块有增大趋势。经多科会诊，产科医生为她进行了小切口剖宫产术；其后，妇科医生实施了腹腔镜下广泛全子宫切除术，同时还进行了卵巢悬吊术、阴道延长术，尽力为她保存生殖内分泌功能和性功能，让她能在解除病痛后更好地回归家庭和社会。

术后，蒋女士恢复顺利。看到自己历尽千辛万苦生下的宝宝，她说："我要好好活下去，陪着宝宝长大。"

专家点评

宫颈癌是发病率最高的女性生殖系统恶性肿瘤，全球每年新发病例约 50 万人，其中 80% 发生在发展中国家。十几年来，随着妇科体检的普及和宫颈细胞学检查技术的进步，我国宫颈癌前病变的诊断率明显提高，宫颈癌的发病率明显下降。但统计发现，年轻女性宫颈癌的发病率却呈上升趋势。对这些年轻宫颈癌患者而言，尽可能保留生育功能尤为重要。

根据肿瘤浸润程度的不同，宫颈癌可分为原位癌（没有浸润）和浸润癌。原位癌患者在保证"切缘干净"的情况下可以进行宫颈锥切手术，保留子宫。早期浸润癌患者可以进行保留生育功能的治疗。比如：ⅠA1 期（浸润深度 1~3 毫米）患者，如果"切缘干净"且没有血管和淋巴管浸润、宫颈管诊刮阴性，可进行宫颈锥切术（LEEP）；ⅠA2 期（浸润深度 3~5 毫米）患者可行宫颈锥切术加腹腔镜下盆腔淋巴结清扫术；ⅠB1 期患者，如果病灶小于 2 厘米、局限于宫颈且没有淋巴结转移，可行广泛宫颈切除术加腹腔镜下盆腔淋巴结清扫术，保留子宫体。

近十年来，我们团队不断探索，实现了一次次突破，并应用达·芬奇机器人、单孔腹腔镜等技术使患者获得更微创的治疗，大大提高了患者的康复速度和生活质量。目前，复旦大学附属妇产科医院已完成宫颈癌保留生育功能的手术 800 余例，在有生育需求的 200 多名患者中，有 80 多名生了宝宝。

值得一提的是，对合并宫颈癌的孕妇来说，妊娠在一定程度上限制了治疗手段的选择，治疗不及时或不合理都会给孕妇和胎儿带来一定影响。近年来，复旦大学附属妇产科医院依托多学科团队，在保留生育功能的妊娠宫颈癌诊疗中始终走在前列，逐步形成了规范化、微创化、人性化、连续性的妊娠宫颈癌患者无缝衔接的综合性诊疗"红房子标准"，成功使 30 余名妊娠期宫颈癌患者保住了孩子、当上了妈妈。

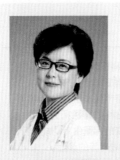

专家简介

华克勤　复旦大学附属妇产科医院党委书记、主任医师、教授、博士生导师，中国医师协会内镜医师分会副会长，上海市医学会妇产科专科分会前任主任委员、妇科肿瘤专科分会候任主任委员。在妇科微创、肿瘤内分泌、生殖道畸形重建等方面取得突出成就，擅长妇科良恶性肿瘤、生殖道畸形、子宫脱垂、月经紊乱、肥胖、子宫内膜异位症等妇科疑难杂症的诊治。

特需门诊：周二上午（杨浦院区），周三上午（黄浦院区）

子宫内膜癌：部分早期患者可保子宫、生孩子

故事1 保子宫、促怀孕、防复发，她如愿做母亲

2016年初，患有多囊卵巢综合征的张女士31岁，正打算备孕，结果却连续数月出现不规则阴道流血。经宫腔镜检查，她被确诊为患有子宫内膜非典型增生。幸运的是，这是一种癌前病变，可以通过治疗逆转，保留子宫。但张女士有肿瘤家族史，她母亲因乳腺癌去世，如果选择保留子宫的治疗方案，她将面临较大的乳腺癌发生风险。

面对张女士强烈的"保育"愿望，陈晓军教授团队联合多学科专家为张女士保驾护航。

首先，为了使孕激素治疗不对乳腺产生影响，乳腺科专家对她进行了仔细评估，并在治疗期间密切随访。经过4个月的治疗后，张女士的子宫内膜非典型增生得到了逆转。为了判断疗效，张女士接受了宫腔镜检查和诊断性刮宫，子宫内膜已经变得很薄。通俗地说，就是"土壤"比较"贫瘠"，很难受孕。为了利于胚胎着床，生殖内分泌专家为她制订了调整子宫内膜的治疗方案。因患有多囊卵巢综合征，张女士还需要进行促排卵治疗，故辅助生殖专家为她制订了既能促进卵泡发育，又能将子宫内膜病变复发风险控制到最小的方案。

又经过半年左右的治疗，张女士成功怀孕。分娩后，张女士仍然面临着复发的危险。为了防止子宫内膜病变复发，她在妇科专家的建议下放置了曼月乐环，并定期随访。

故事2 内膜癌、卵巢癌接踵而至，"保育"就像一场梦

对于曾经罹患子宫内膜癌和卵巢癌的许女士来说，能拥抱自己的孩子，就像是一件还没有从梦中醒来的事情。

2016年10月，28岁的许女士因不规则阴道流血就诊，经诊断性刮宫后发现子宫内膜非典型增生伴鳞化，局部内膜样腺癌（I期）。许女士刚结婚不久，对新生活充满了憧憬，这样一纸诊断对她来说无异于晴天霹雳：难道如此年轻就要失去子宫甚至生命，这辈子都无法拥有自己的孩子？

多方打听之后，许女士走进了陈晓军教授的诊室。当被告知这样的早期子宫内膜癌有望不切子宫就能治愈时，她终于看到了希望。然而祸不单行，许女士在接受治疗后4个月，经B超检查发现左侧卵巢有一个直径2厘米的占位。经过3个月的观察，占位直径发展到4厘米。几近绝望的许女士接受了腹腔镜下左卵巢占位剥离术，术后的病理报告显示"内膜样癌ⅠA期"。不幸中的万幸是，宫腔镜检查发现，子宫内膜的病变消失了。这一结果给医患双方打了一针"强心剂"。

在经过多学科团队全面仔细评估和医患充分沟通后，医患双方决定在保证安全的前提下，严密监控，继续进行保留生育功能的治疗。半年后，许女士借助试管婴儿技术成功受孕，生下了可爱的宝宝。

专｜家｜点｜评

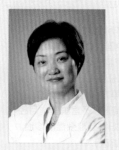

专家简介

陈晓军 复旦大学附属妇产科医院党委副书记、主任医师、教授、博士生导师，中华医学会妇科肿瘤学分会青年委员会副主任委员，上海市医学会妇科肿瘤专科分会常委，上海市医师协会妇科肿瘤医师分会副会长。擅长子宫内膜癌及其癌前病变的保留生育功能治疗，以及妇科良恶性肿瘤、盆底功能障碍等的诊治。

特需门诊：周二、周四上午（黄浦院区）

子宫内膜癌的发病率在女性生殖系统恶性肿瘤中位列第二，40岁以下患者占3%～14%。近年来，由于生活水平提高、人口老龄化等因素的影响，我国子宫内膜癌发病率呈显著上升趋势，在北京、上海等地区已跃居女性生殖系统恶性肿瘤首位。

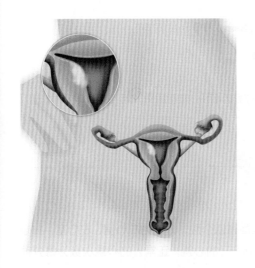

目前认为，子宫内膜癌有两类。一类是雌激素依赖型，子宫内膜在无孕激素拮抗的雌激素长期作用下发生病变，绝大部分为子宫内膜样腺癌。这种类型占大多数，预后较好，患者常有肥胖、高血压、糖尿病、不孕不育及绝经延迟。另一类为非雌激素依赖型，其发病与雌激素无明确关系，包括浆液性癌、透明细胞癌等，较少见，恶性程度高，预后不良。

治疗子宫内膜癌或癌前病变，全子宫切除是目前医学界公认的首选方案，但对于年轻、强烈要求保留生育功能的患者来说，这样的治疗会让她们永远失去当母亲的机会。子宫内膜样腺癌预后较好，迫切要求生育的早期患者（分化好、无肌层浸润）可以先采用大剂量孕激素治疗，等病情缓解后尽快完成生育，再进行手术治疗。

早在 2013 年，上述早期子宫内膜癌

名医说

扫描二维码，立即收听
陈晓军医生说"子宫内膜癌保育治疗"

的"保育"治疗方案就已经写入了国际指南，虽然全球学者也进行了多年努力，但其完全缓解率始终徘徊在 70%～80%。而且，由于卵巢功能障碍及多次诊断性刮宫导致内膜过度损伤，完全缓解患者的妊娠率只有 30%～40%。对此，我们团队在多年实践的基础上，通过规范化诊疗、整合式管理，逐渐摸索出一系列解决方案。

针对疗效不够理想的现状，我们团队创新性地提出宫腔镜联合孕激素治疗的方案：先在宫腔镜直视下彻底切除病灶，同时保护正常内膜，随后采用大剂量孕激素治疗。2013—2018 年，团队为 622 名子宫内膜癌及癌前病变患者进行了保育治疗，将完全缓解率提升到 95% 以上。团队结合影像学检查，采用九宫格方法标记病灶部位，然后通过宫腔镜标尺进行确认，定点切除。目前，该技术已申请专利。

针对促排卵伴发内源性雌激素上升而诱导病变复发的难题，我们团队采用低剂量孕激素连续应用、带曼月乐环促排卵等措施，将完全缓解患者的妊娠率提升至 53.8%，同时降低了复发率。

诊断性刮宫是诊断子宫内膜疾病最常用的方法，但往往会给患者带来剧痛，且反复刮宫还会导致正常内膜过度损伤。对此，我们结合自身研究结果，推广子宫内膜吸取活检技术用于筛查，不仅可明显减轻患者痛苦，还具有费用低廉、手术时间短等优点。

子宫内膜病变虽然看上去是子宫内膜的问题，但是其背后却隐藏着卵巢功能失调及机体内分泌代谢障碍等复杂病因。因此，判断患者能否保留生育功能，多学科的精准评估至关重要，仅凭妇科肿瘤医生的一己之力是做不到的，患者往往需要在各个科室间来回奔波。由于缺乏沟通，各科室提供的信息往往并不全面，甚至会给诊疗决策带来困惑，从而导致疗效不满意。从 2011 年开始，我们团队着手突破这些难题，创新医疗服务模式，逐渐建立了一支涵盖妇科肿瘤、病理学、影像学、宫腔镜、辅助生殖、乳腺科、生殖内分泌等多学科的诊疗团队，各科专家"面对面"就患者病情进行详细评估，全方位把控，立体化考量，为精准诊疗创造条件。同时，各学科也在持续改进诊疗措施，比如：为了更清晰地显示宫腔病变，放射科专家不断尝试调整磁共振扫描轴向，以增加肌层、肿瘤信号对比；肿瘤科专家不再仅仅局限于定性诊断，还对病灶的大小、位置进行判定，结合免疫组化等方法对疗效进行精准评估；等等。

在此基础上，复旦大学附属妇产科医院建立了"子宫内膜病变筛查流程""子宫内膜病变评估和治疗策略""子宫内膜病变宫腔镜评估和个体化治疗系统"等一系列子宫内膜病变诊治的"红房子规范"，并将推广至更多医疗机构，造福更多患者。**PM**

专家
感言

> 我希望有一天，所有的妇科肿瘤患者都能保住她们的生殖器官，做"完整"的女人和幸福的妈妈！

微创 "修心门"

复旦大学附属中山医院上海市心血管病研究所主任医师　程蕾蕾

心脏瓣膜是咋回事

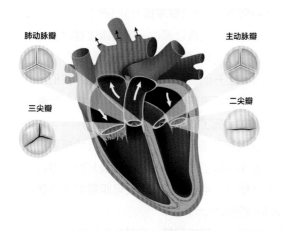

肺动脉瓣　　主动脉瓣

三尖瓣　　二尖瓣

图1 心脏里的四扇 "门"

人体血液的正常流动有赖于心脏的有力搏动。心脏是全身血液循环的"发动机"，汇集身体各处回流的血液，然后再通过收缩将血液泵出。如此循环，周而复始。

心脏是一个空腔脏器，里面有四个腔，分别为左心房、左心室、右心房和右心室。每个人都能感知到自己的心跳，正常人的心跳次数为每分钟60～100次。

我们可以把心脏比作一个坚韧的"橡皮水泵"。当水泵内的血液汇集到一定程度后，"橡皮水泵"会收缩，将血液泵出（水泵清空）；随后，"橡皮水泵"会舒张，再度容纳回流的血液。由于心脏具有"一张一弛"的特性，故在"橡皮水泵"的关键部位必须有"门"，避免血液发生倒流。

就像房门无法关拢，屋内会遭受风吹雨淋一样，心脏的"门"如果出了问题，就会造成心脏功能损害，致使其无法完成为全身脏器供应血液的功能。每个人的心脏里都有四扇"门"，分别为二尖瓣、主动脉瓣、三尖瓣和肺动脉瓣。

很多病友觉得，这四扇门的"名字"过于拗口。其实，这些名字都是大白话。位于左心房和左心室之间的"心门"有两叶，称为"二尖瓣"；位于右心房和右心室之间的"心门"有三叶，故名"三尖瓣"。主动脉瓣位于左心室和主动脉的连接处，肺动脉瓣位于右心室与肺动脉的连接处，它们都是三叶瓣。

心脏瓣膜病，就是"心门"打不开或关不上

当"心门"由于种种原因导致"打不开"或"关不上"，影响心脏功能时，就称为"心脏瓣膜病"。二尖瓣、三尖瓣、主动脉瓣和肺动脉瓣无一例外都有可能由于先天发育不良、感染、外伤等原因，发生狭窄或关闭不全。随着现代医学检测仪器的不断发展，检测精度不断提高，一些非常轻微的瓣膜关闭不全也能在心脏超声等检查中被发现。不过，对于程度较轻的"心门"关闭不全，患者完全不用担心。如果不放心，可以每年复查一次心脏超声，如果情况稳定，就不必治疗。

一般而言，在心脏超声检查中，二尖瓣和主动脉瓣要达到"轻度关闭不全"，三尖瓣和肺动脉瓣要达到"轻中度关闭不全"，医生才会写到报告的结论里。即便检查报告结论中有"瓣膜轻度关闭不全"的描述，患者也不用过分担心。这只说明，此时心脏这个"橡皮水泵"略有"瑕疵"，并不妨碍继续使用。毕竟在日常生活中，家里的房门关闭时稍微留条缝，并不是什么大不了的事。不过，如果"心门关不上"达到"中度或以上"程度时，患者应引起重视，医生也会建议患者做进一步检查，寻找病因。

简而言之，"心门关不上"十分常见，不少正常人也会出现心脏瓣膜关闭不全的现象。心脏瓣膜关闭不全是否需要治疗，要看具体情况而定，

不仅要看"关不上"的严重程度，还要结合病因、心脏大小、肺动脉压力、合并疾病等进行综合评估。

"心门打不开"的情况，多数有病变基础。在我国，二尖瓣狭窄最常见的病因是风湿性心脏病。跟"心门关不上"类似，"心门打不开"是否需要治疗，也要具体情况具体分析。当"心门"严重狭窄、"打不开"，瓣膜增厚变形，影响心脏泵血功能时，医生才会建议患者进行瓣膜修复或者置换。

"心门"坏了怎么办

"心门"明显"打不开"或者"关不上"，流经心脏的血液要么无法顺利通过"心门"，要么通过"心门"后又反流回来。这两种情况都会使心脏无法完成"水泵"的功能，久而久之，就会引发各种问题。因此，对于明显"打不开"或者"关不上"的"心门"，必须采取有效措施，帮助其恢复正常功能。

要修复受损的"心门"，经典的治疗都是心脏外科医生实施的。家里的门坏了，不外乎两种方法：调换或修缮。心脏外科医生修复"心门"也是如此，一种是心脏瓣膜置换术，一种是心脏瓣膜修复术。

心脏瓣膜置换术，顾名思义，就是把原来病变的"门"切掉，在原来的位置缝上一个人工心脏瓣膜。人工心脏瓣膜分两种：一种是机械瓣，优点是经久耐用，缺点是患者术后必须终身服用华法林等抗凝药；另一种是生物瓣，由牛或猪的心脏瓣膜经过特殊工艺制作而成，优点是患者术后无须终身服用抗凝药，缺点是使用寿命有限，10～15年后，患者可能需要再次手术。

心脏瓣膜修复术是对病变的"心门"进行修补。以最常见的二尖瓣成形术为例，对于部分二尖瓣关闭不全的患者，医生可以在其二尖瓣的椭圆形"门框"上缝上"C"字形或者"O"字形的人工软环，以缩小"门框"。缝上人工软环后，虽然二尖瓣的"门板"依然松垮，但由于"门框"有所缩小，松垮的"门板"能够盖住"门框"，血液反流的情况能够得到改善。对于显著松垮的"门板"，医生还可以将其切除一部分，尽可能维持"门板"的紧致性。

微创技术："不开大刀"也能修复"心门"

心脏瓣膜置换术和修复术确实能解决"心门"打不开或者关不上的问题。但是，外科手术创伤大、风险高，年老体弱或者合并肝肾功能不全的患者无法耐受，不得不默默地承受病变不断加重的痛苦，从心脏瓣膜病逐渐演变为心功能不全、心衰，在水肿、乏力、咳嗽、憋喘中告别人世。

随着心脏瓣膜微创治疗手段的蓬勃发展，我国自主研发了数种微创治疗器械，不用"开大刀"，就能天衣无缝地修理"心门"。

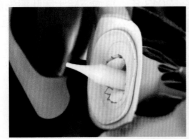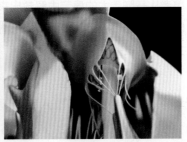

图2 经心尖人工二尖瓣微创植入术示意图

❶ 二尖瓣病变

对于二尖瓣狭窄和关闭不全，复旦大学附属中山医院心脏内科和心脏外科都有具备自主知识产权的"独门绝技"。

心脏外科王春生教授团队开展经心尖"Mi-thos介入人工二尖瓣系统"微创植入术。手术时，医生只需要在患者左侧胸部做一个直径3～4厘米的孔洞，通过导管将人工二尖瓣放置到病变部位，替代已经无法正常工作的二尖瓣。该手术无须开胸、心脏停搏和体外循环，创伤小、出血少，患者术后恢复快。

心脏内科葛均波院士团队自主研发了二尖瓣反流介入器械（ValveClamp），迄今已完成十余例经心尖二尖瓣夹合手术。该手术无须开胸，医生只要在患者心前区胸壁开一个3～5厘米的切口，经心尖穿刺，在超声指导下，将一个夹合器经导管送到二尖瓣部位，将闭合不拢的二尖瓣口夹合，即能减少二尖瓣反流。由于该手术无需心脏停搏和体外循环，手术风险大大降低，适用于无法耐受外科手术的老年二尖瓣反流患者。该方法来自临床医生的奇思妙想：既然二尖瓣关闭的时候两个"门板"松弛，那么如果用一个小夹子把"门板"夹住，是否就能将"门板"当中的缝隙缩小？经过四年探索，中国原创的二尖瓣反流介入器械ValveClamp诞生。在临床实践中，该器械不但显示出较高的安全性和有效性，也大大缩短了手术操作时间，平均仅需20分钟。值得一提的是，这种瓣膜修复器械能适应各类二尖瓣关闭不全，对"门缝"很大的患者也能进行夹合。目前，ValveClamp需要经心尖送入，待技术成熟之后，将改为从股动脉进入，创伤更小。

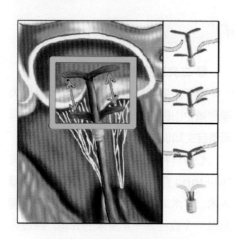

图3 经心尖二尖瓣夹合术示意图

❷ 主动脉瓣病变

2010年，葛均波院士在国内首次成功实施了经心导管主动脉瓣植入术（TAVI）。该技术采用的是一种特制的人工生物主动脉瓣，它可以折叠成一把收起来的"小伞"，装在一个直径只有1厘米的特制心导管中。手术时，医生通过穿刺患者的股动脉，将心导管送入心脏，到达病变的主动脉瓣处，随后将"小伞"打开，替代原先病变的主动脉瓣。目前，我国自主研发的经心导管主动脉瓣置换装置已经进入临床。遗憾的是，由于主动脉瓣需要承受较高的血流速度和压力，对人工瓣膜的要求较高。因此，目前经心导管主动脉瓣置换术只适用于严重主动脉瓣狭窄的患者。而针对主动脉瓣重度"关不上"的治疗技术，目前正在积极研发过程中。

❸ 三尖瓣病变

三尖瓣"关不上"，身体各处回流到心脏的血液容易淤积，患者会出现肝脏肿大、胃肠淤血、下肢水肿等症状，生活质量非常糟糕。三尖瓣"关不上"起病较为隐匿，处理起来也很棘手，因为三尖瓣的"门框"宽大，"门板"与其他三个"心门"相比更加松垮。因此，三尖瓣被称为"被遗忘的瓣膜"。

日前，葛均波院士团队在亚洲首次成功实施了经心导管异位三尖瓣植入术。由于三尖瓣的解剖特点与众不同，人工瓣膜的"门框"很难固定在三尖瓣的位置。于是，"经心导管异位三尖瓣植入术"退而求其次，虽然房门坏了，但好在这扇门通向的是另一个房间（右心室），如果能把这个房间与外面相通的走道"控制住"，也能有效调控房间内的血流量。

上腔静脉和下腔静脉是连接右心房的"走道"。"经心导管异位三尖瓣植入术"通过在"走道"内设置"关卡"，使反流的血液无法返回"走道"，间接减轻三尖瓣"关不上"导致的后果。

❹ 肺动脉瓣病变

肺动脉瓣位于右心室和肺动脉之间。既往，这个瓣膜受关注度不高。但实际上，作为四个"心门"之一，肺动脉瓣的病变同样会导致患者发生心力衰竭。

目前，我国自主研发的全球首款自膨式经导管肺动脉瓣（VenusP-Valve）已进入临床试验阶段，能够有效解决严重肺动脉瓣反流的问题，把患者从开胸手术的痛苦中解救出来。2013年，葛均波院士团队率先在全国完成第一例经心导管肺动脉瓣植入术。在治疗成功的患者中，有一位女性患者在接受治疗后顺利生下了一个健康的宝宝。**PM**

专家感言 科技无极限，只怕有心人。近年来，微创心脏瓣膜植入和修复术蓬勃发展，每年都有鼓舞人心的新技术、新装置问世。在不远的将来，这些微创治疗技术将陆续应用于临床，为更多心脏瓣膜病患者带来福音。

糖尿病并发症有急性和慢性之分，而慢性并发症又可分为微血管并发症和大血管并发症。糖尿病急性并发症（如糖尿病酮症酸中毒）及微血管并发症（如糖尿病肾病、糖尿病视网膜病变等）与高血糖关系密切，血糖控制的好坏直接关系到这类并发症的发生。但是，大血管并发症（心脑血管疾病、下肢血管病变）的发生是多重危险因素共同作用的结果，仅仅控制好血糖是远远不够的。

血糖控制好，就能杜绝并发症吗

山东省济南医院糖尿病诊疗中心主任医师　王建华

生活实例

五年前，李师傅退休时体检查出2型糖尿病。对于糖尿病的危害，李师傅深有体会，他的父母都是因为糖尿病并发心脑血管疾病去世的。因此，自从被确诊后，李师傅丝毫不敢马虎，血糖控制得一直不错，空腹血糖基本控制在7.0毫摩/升以下。最近，李师傅到医院进行全面检查，结果查出冠心病。医生告诉他，这是糖尿病的并发症。对此，他深感疑惑：自己血糖明明控制得挺好，怎么还会出现并发症呢？

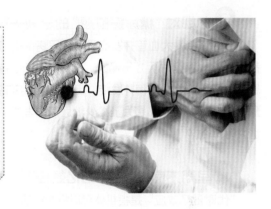

李师傅这种情况在临床上并不少见，原因比较复杂，归纳起来，可能有以下几方面。

❶ 严格控制血糖，主要减少的是糖尿病微血管并发症

国际糖尿病领域两项大型研究——糖尿病控制与并发症试验（DCCT）和英国前瞻性糖尿病研究（UKPDS）证实：严格控制血糖可以显著减少糖尿病微血管并发症（主要指肾、视网膜及神经系统的并发症），对减少大血管并发症（即心脑血管并发症）虽然也有一定效果，但不是特别显著。再者，"减少"不等于"没有"。不过，患者也不能因此灰心丧气，放松对血糖的严格控制，毕竟严格控制血糖对预防并发症的效果还是相当肯定的。

❷ 单纯控制血糖，忽视对其他心血管危险因素的干预

高血糖是导致糖尿病并发症的重要危险因素，但不是唯一的因素。事实上，糖尿病的血管并发症是多重危险因素（高血压、高血糖、高尿酸血症、吸烟、肥胖等）共同作用的结果。尤其是心脑血管病变，与高血压、血脂异常、吸烟、肥胖的关系甚至比高血糖更加密切。因此，预防糖尿病慢性并发症，仅仅控制血糖是远远不够的，还要控制血压、血脂、血尿酸，戒烟，减肥。李师傅虽然血糖控制得较好，但如果其他危险因素控制不佳，仍可出现心血管并发症。

❸ 只重视空腹血糖，忽视对餐后血糖的管控

有研究证实：与空腹高血糖相比，餐后高血糖对全天总体血糖水平的"贡献"更大，与糖尿病血管并发症关系更为密切，对糖尿病患者的危害也更大。所以，糖尿病患者在进行病情监测时，不能只查空腹血糖，还要查餐后血糖及糖化血红蛋白。有些患者所谓的血糖"正常"，仅仅是建立在一两次空腹血糖检测正常的基础上，往往缺乏经常性、全天候的血糖监测。李师

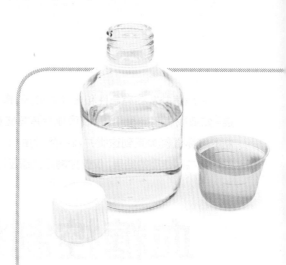

傅尽管多次监测空腹血糖正常，但不代表他的餐后血糖也控制得好。

❹ 对血糖波动及低血糖控制不力

近年的研究表明，糖尿病慢性并发症的发生与发展不但与血糖整体水平升高有关，而且与血糖波动性（即忽高忽低）也有密切关系。血糖波动性越大，慢性并发症的发生率越高，尤其因血糖波动幅度过大而引发的低血糖，其危害程度比单纯高血糖更是有过之而无不及。有专家曾这样说："一次严重的低血糖，足以抵消患者毕生严格控制血糖所带来的益处。"因此，糖尿病患者在严格控制高血糖的同时，还应尽可能避免出现低血糖，减少血糖波动所带来的危害。

❺ 忽视对"糖尿病前期"的早期干预

研究认为，大血管并发症早在糖尿病前期可能就已经发生，并非都是确诊糖尿病之后才出现的。这就是为什么有些刚被确诊的糖尿病患者就已经有了心血管并发症。因此，糖尿病高危人群应积极采取干预措施，这样做不仅是为了减少糖尿病的发生，对预防心血管并发症也大有裨益。

❻ 早期不良的"代谢记忆效应"

"代谢记忆效应"是指机体可以将血糖的变化记忆下来，并做出相应的持久反应。换句话说，若能在病程早期对血糖实施严格控制，能使患者长久获益；相反，如果病程早期高血糖没有控制好，到出现并发症后才引起重视，"亡羊补牢"的效果就会大打折扣，这种情况在我国糖尿病患者中屡见不鲜。如果患者已经出现了严重的糖尿病慢性并发症，此时就算血糖控制得再好，并发症也难以逆转。因此，糖尿病治疗一定要趁早，给机体留下好的"血糖记忆"，这样才能更加有效地预防并发症。

❼ 遗传易感性存在个体差异

临床上经常会看到这样的现象：病程长短及血糖控制情况差不多的两个患者，一个有并发症，另一个则没有。这说明糖尿病并发症的发生、发展与遗传背景有关，不同个体的遗传易感性不同。

总之，糖尿病并发症的发生是多重因素造成的。要想更好地防治糖尿病并发症，首先要做到早期发现、早期治疗。在治疗过程中，不仅要严格控制血糖、减少血糖波动，还要全面控制各种心血管危险因素（如血糖、血压、血脂、吸烟、肥胖等）。只有这样，才能显著减少糖尿病慢性并发症的发生。**PM**

医学上，确实有洗眼这项操作。比如，进行内眼手术前，医生需对患者眼表皮肤和结膜囊进行清洗。一方面，是为了去除皮肤上的油脂及护肤品等，有利于皮肤消毒；另一方面，是为了去除结膜囊里可能存在的细菌，避免手术时继发感染。另外，还有一种须当机立断"洗眼"的情况，是当化学性物质（如酸、碱溶液）不慎溅入眼睛时，应立即用大量清水冲洗（5～30分钟），冲洗时还应注意保护另一只眼睛，避免化学性物质流入。

医用洗眼与日常生活中的洗眼似乎毫无联系，可为何有人提倡在日常生活中勤洗眼呢？让我们一起来分析一下常见的洗眼行为是否科学。

常见洗眼行为一：

眼睛有异物感是因"脏东西"而起，洗眼能洗去"脏东西"。

点评：异物感通常由两种情况引起：一是眼睛里有异物，二是患了干眼症、结膜炎、角膜炎等疾病。如果有异物不慎进

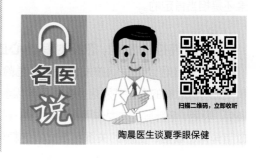

陶晨医生谈夏季眼保健

现代生活中，人们使用电子产品的时间越来越长，眼睛干涩、发痒及视力模糊等现象越来越常见。围绕眼健康、眼保健等话题日渐增多的同时，"洗眼"逐渐走入百姓生活。洗眼对眼保健有什么作用？洗眼不慎会不会反受其害？

眼睛，洗洗更健康吗

上海交通大学医学院附属仁济医院眼科　姜　燕　陶　晨（主任医师）

入眼睛且无法自行排出，应根据其性质采取不同措施。若为棉絮、沙子、灰尘等不溶于水的异物，可用棉签轻轻擦拭结膜囊；如果无法取出，可用清水或洗眼液冲洗。值得注意的是，不要直接对着角膜冲洗，以免损伤角膜上皮。如果冲洗仍无法取出异物，则应及时就诊。若眼睛异物感是由眼部疾病引起的，盲目洗眼不仅于事无补，还可能加重眼部炎症及角膜上皮损伤，延误治疗时机。

常见洗眼行为二：

去美容机构给眼睛"做SPA"，以缓解视疲劳。

点评： 美容机构的洗眼服务没有统一的规范和标准，不同机构使用的工具、材料、手法不同，大致方法是使用某种液体冲洗眼睛。在洗眼过程中，若因操作不当或操作者手部消毒不严格、工具器具不卫生、洗眼液不清洁等问题而损伤眼睛，甚至引起眼部疾病，便得不偿失了。

事实上，想要缓解眼疲劳，首要的方法仍是适度用眼、及时休息。此外，热敷、使用某些眼药水也是缓解视疲劳的有效方法。

常见洗眼行为三：

**购买洗眼液自行洗眼，
洗洗更健康。**

点评： 市面上常见洗眼液的主要成分是人工泪液，对眼睛有滋润、清洁等作用。频繁使用洗眼液会使眼睛过度依赖这类产品，产生眼泪的能力退化，眼睛反受其害。此外，眼睛角膜表面有丰富的微绒毛和微皱襞，洗眼液的冲击及其中防腐剂的长期刺激，可能

破坏眼表正常微环境，加重眼睛的异物感、干涩感。部分洗眼液中还添加了具有清凉作用的成分，类似于眼药水中所添加的冰片、薄荷醇，但这并不是泪液应有的成分，对眼睛来说是异物。洗眼液的成分越复杂，造成过敏的可能性越大，而且会加快泪液流失速度。对于眼睛本身有炎症的人而言，过度洗眼可能会加重病情。**PM**

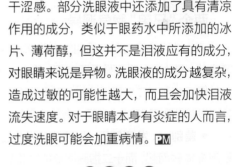

专家提醒

眼睛是对外开放的器官，外界的微生物、灰尘，以及眼表坏死的上皮细胞和炎症产物，都是废弃物。正常情况下，眼睛会通过泪液进行自我清洁。对健康的眼睛来说，眼泪是最好的护理液。眼部不适者，应在医生指导下选择适当的治疗方式和药物，不可盲目洗眼，以免造成二次伤害。

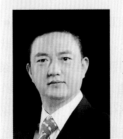

专家简介

陶　晨　上海交通大学医学院附属仁济医院眼科主任医师，上海市医学会视光学专科分会成员。擅长眼科常见病，如白内障、青光眼、慢性泪囊炎、干眼症、屈光不正、斜视、弱视等疾病的诊断治疗，以及各种原因引起的复视鉴别诊断。

专家门诊：周一、周二上午，周四下午
特需门诊：周五上午

"脾气"相反的消化性溃疡

上海交通大学医学院附属新华医院消化内科　张建斌　陈源文（副主任医师）

消化性溃疡里的上下铺"兄弟"

消化性溃疡是胃肠道黏膜在某种情况下被胃酸和胃蛋白酶"自我消化"而造成的溃疡，损伤深度已超过黏膜肌层，比"糜烂"更深。消化性溃疡最常发生于胃和十二指肠，胃在上，十二指肠在下，两者就像同处一室的上下铺"兄弟"。

消化性溃疡的发生是黏膜侵袭因素与防御因素失衡的结果。对胃、十二指肠黏膜有损伤的侵袭因素包括胃酸和胃蛋白酶的消化作用、幽门螺杆菌感染、非甾体抗炎药，以及乙醇等。其中，胃酸和胃蛋白酶在溃疡的形成中起到了关键作用。在正常情况下，胃和十二指肠黏膜依靠一系列保护机制的作用，能抵御这些侵袭因素的损害。一旦侵袭因素和防御因素间失去平衡，胃酸、胃蛋白酶便有了可乘之机，导致消化性溃疡的发生。

两个"兄弟"脾气迥异

消化性溃疡患者常有周期性上腹部疼痛、反酸、嗳气等症状，其中，上腹痛是重要表现，患者大多因此而就医。虽然胃溃疡和十二指肠溃疡被统称为消化性溃疡，但是二者在发病原因及腹痛的表现上有较大差别。

● **差别一：发病原因**　胃溃疡的发生主要因防御-修复因素减弱而起，而十二指肠溃疡的发生则大多是由于侵袭因素增强所致。

● **差别二：腹痛表现**　十二指肠溃疡的上腹痛常为"空腹痛"，多于餐后3~4小时出现，持续至下次进餐，进食后疼痛可减轻或缓解，表现为疼痛→进餐→缓解的规律。主要原因是空腹时酸性胃液多，会刺激溃疡创面引起疼痛；进食后，部分胃酸被中和，疼痛有所缓解。由于夜间胃酸分泌较多，所以十二指肠溃疡常发生"夜间痛"。

相较于十二指肠溃疡，胃溃疡的上腹痛症状较为不规则，多在餐后0.5~1小时发生，胃排空后缓解，表现为进餐→疼痛→缓解的规律。这是因为患者进食后，溃疡创面受食物本身和胃酸分泌增加的双重刺激而引起疼痛，随着食物慢慢排空，胃酸分泌减少，疼痛逐渐消失。

> **专家提醒**：胃溃疡和十二指肠溃疡同时存在时，称为"复合性溃疡"，患者兼有两种溃疡的症状。

● **差别三：疾病进展**　消化性溃疡除了引起疼痛外，更重要的危害在于其并发症，包括出血、穿孔、幽门梗阻等，出血最为常见。部分患者可无腹痛症状，因出血和穿孔而首次就诊。此外，十二指肠溃疡一般不发生癌变，但约1%的胃溃疡可能会发生癌变。胃溃疡患者若出现下列情况，应警惕癌变的可能性：严格内科治疗4~6周后，症状无好转；疼痛节律消失，食欲减退，体重明显减轻；大便隐血试验结果持续阳性，并出现贫血。此时，患者应接受胃镜检查，进一步明确诊断。

"脾气"相反，诊治相似

虽然胃溃疡和十二指肠溃疡在发病原因和表现上有诸多区别，但二者的诊断与治疗却有诸多相同之处。

● **共同点一：诊断方法**　诊断消化性溃疡，胃镜检查最可靠，不仅可发现溃疡，还能取黏膜做病理检查。幽门螺杆菌感染是造成消化性溃疡的重要原因。发现消化性溃疡或有消化性溃疡病史的患者，均应检测是否存在幽门螺杆菌感染。

● **共同点二：治疗原则**　消化性溃疡的治疗目的在于缓解症状，预防并发症发生，及防止复发；治疗重点是削弱各种侵袭因素对胃及十二指肠黏膜的损害，提高防御因素的保护作用。主要治疗方法包括使用质子泵抑制剂等减少胃酸分泌，使用铋剂、铝碳酸镁等保护黏膜，存在幽门螺杆菌感染的要加用抗生素，根除幽门螺杆菌。同时，在溃疡活动期，患者应避免进食粗纤维、刺激的食物，忌烟酒。**PM**

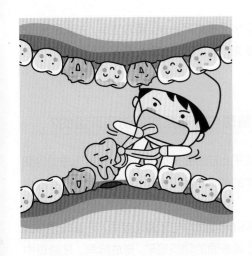

当被牙科医生告知坏牙需要拔除时，大李感觉整个人都不好了！以前听同事们说过，拔牙过程"很痛很暴力"。医生仿佛看出了大李内心的焦虑，安慰他说："不用紧张，你这种情况可以尝试微创拔牙。"

微创拔牙，告别"很痛很暴力"

复旦大学附属中山医院口腔科　郑丹萍　王 庆（副主任医师）

什么是微创拔牙

拔牙是将牙齿的根部和牙槽骨分离并取出的过程。如果牙根与牙槽骨接触的面积很小，拔牙就不费力，比如拔除很松动的牙齿时，就很简单，患者也没多少痛苦。但在很多情况下，拔牙并非如此简单：牙根被牙槽骨紧紧包住，牙根的形态复杂，比如臼齿，往往有多个分叉的牙根；某些原因导致牙根和牙槽骨发生粘连，很难分离；牙根的质地疏松，一碰就断……传统拔牙方法秉承"摇一摇、撬一撬，不行就来榔头敲"的思路，遇到上述复杂情况时，拔牙过程势必比较痛苦。而使用微创拔牙技术，则可减少创伤，减轻不适感。

所谓"微创拔牙"，是指在拔牙过程中采用微创的拔牙器械和手术技巧。微创拔牙需要利用一些特别的工具，包括微创牙钳、微创牙挺、高速涡轮牙科钻、超声骨刀，以及一些特别的牵引装置，等等。合理运用这些特制的微创拔牙器械，可以在拔牙过程中"四两拨千斤"。比如：有一种微创牙挺，其薄而锋利的工作端能推开牙槽骨，切断牙周膜，轻柔拔除牙齿，不需要"暴力"撬动；高速涡轮牙科钻可以快速把牙根分割开；超声骨刀可安全、微创去除牙齿周围的骨阻力，有只磨骨头、不伤牙龈的特性，在对付埋伏阻生牙时创伤更小、更安全。

微创拔牙有哪些优势

微创拔牙对牙周组织的损伤较小，与传统拔牙相比，有几大优势：①医生操作温柔，无需"暴力"；②通过动力钻精确去除牙根所受阻力，手术视野清晰，手术时间明显缩短；③创伤小，创口愈合快，能最大程度减少损伤；④并发症少，避免"暴力"拔牙可能导致的出血多、神经损伤、骨折等；⑤心理影响较小，可减轻患者的恐惧感和心理负担；⑥对牙齿周围骨组织和软组织的损伤小，有利于日后装假牙。

哪些情况适合微创拔牙

一般地说，除了松动的牙齿，其他各种类型拔牙治疗都应该实施微创拔牙，尤其是多根牙、死髓牙、埋伏阻生牙等。通过分析牙齿拔除的阻力，单独或者组合运用各种微创拔牙器械，巧妙实现拔牙目标。此外，有心脑血管疾病的患者，拔牙具有一定危险性：由于心理因素和疼痛的刺激可能导致血压增高引起脑血管意外，也可能因为血压骤然下降，引起供血不足。这类患者应在术前评估后，在心电监护下进行微创拔牙。

微创拔牙需要注意哪些问题

无论是传统拔牙还是微创拔牙，在拔牙前都要做好充分的准备工作，包括以患牙为中心的口腔和全身情况的检查。首先，患者应详尽告知医生患牙病史、系统性疾病史、药物过敏史等，接受口腔检查，明确患牙拔除原因，并进行X线摄片检查，让医生了解患牙的牙根情况，及其与周围解剖结构的关系等。其次，患者拔牙前应适当进食，以免发生低血糖，还应避免熬夜、焦虑，女性患者要避开生理期。第三，在拔牙过程中，患者应尽可能配合医生，发生疼痛或不适时应及时告知，拔牙术后要遵循医嘱，避免出血及感染等并发症。**PM**

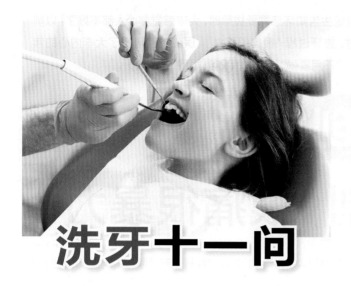

洗牙十一问

⊙ 同济大学附属第十人民医院口腔科副主任医师　张旭

据患者口腔健康状况来选择器械、调节功率，去除牙菌斑、牙石；抛光、冲洗。洗牙时，患者可略有不适感，但一般在可承受范围内。

二问：牙菌斑与牙石是如何伤害牙齿的？

牙菌斑是成千上万的细菌相互积聚、黏附而形成的细菌性团块。其中的细菌"团结协作"，在口腔内产生致病作用。

首先，龋病和牙周病均与牙菌斑有关。牙菌斑分泌的酸性物质可使牙齿表面的釉质脱矿，形成龋洞。牙菌斑中的细菌及其产生的毒性物质会引起牙龈炎，导致牙周炎，严重者可造成牙齿松动及脱落。

牙菌斑较为柔软，刷牙可将其清除。但若牙菌斑未被及时清除，它们便会在唾液、龈沟中逐渐沉积、矿化，形成坚硬粗糙的牙石。牙石表面沉积、吸附着大量细菌和毒素，是引起牙周病的重要因素。牙石坚硬，难以清除。洗牙是去除牙石最有效的方法，也是牙周治疗的首要步骤。

三问：刷牙能摆脱牙菌斑吗？

刷牙是自我清除牙菌斑的主要手段。此外，若要彻底清除牙菌斑，除刷牙外，还需辅以其他清洁工具，如牙线、牙间刷、冲牙器等。对没有明显牙间隙的口腔健康人群而言，刷牙和牙线是"经典搭档"；存在牙周病且伴有牙间隙增大的患者，刷牙与牙间刷可"强强联手"，达到最大程度去处牙菌斑的目的。

一问：什么是洗牙？

洗牙又称牙齿洁治术，方法是用洁治器械去除牙石、牙菌斑和色素，并磨光牙面以延迟牙菌斑和牙石的再沉积。洁治器械可分为手工和超声波两种，由于超声波洁牙具有高效、省力、抗菌效应等优点，因此在临床上被广泛应用。

洗牙前，医生会详细询问患者病史，了解其全身状况，并进行口腔、血液检查。急性口腔感染、血液疾病患者，以及血压、血糖控制不佳者，不宜洗牙。

洗牙的主要操作步骤包括：患者漱口及消毒；医生根

专家提醒

人们已普遍认识到了刷牙的重要性，但对正确刷牙方法的认识依然有所欠缺。改良Bass刷牙法（即水平颤动拂刷法）可有效清除牙颈部及龈沟内的牙菌斑。

"改良Bass刷牙法"操作要领：

● 手持刷柄，刷头置于牙颈部，刷毛指向牙根方向，与牙体长轴约呈45°。轻微加压，使刷毛部分进入牙龈沟内，部分置于牙龈上。

● 以2～3颗牙为一组开始刷牙，做短距离水平颤动的往复动作，在同一个部位至少10次。然后将牙刷向牙冠方向转动，拂刷颊面。刷完第一个部位后，将牙刷移至下一组2～3颗牙的位置，注意与前一组保持有重叠区域，继续完成下一部位的拂刷。按顺序刷完上、下牙齿的唇（颊）面，以同样的方法刷后牙舌（腭）侧。

● 刷上前牙舌面时，刷头竖放在牙面上，使前部刷毛接触龈缘，自上而下拂刷；刷下前牙舌面时，自下而上拂刷。

● 刷咬合面时，刷毛指向咬合面，稍用力做前后短距离来回刷。

四问：漱口液能预防牙石吗？

漱口的主要作用是冲洗食物残渣和碎屑，无法清除牙菌斑与牙石，更无法替代刷牙。

漱口液的选择应以清水或淡盐水为主。某些漱口液因加入了化学成分而具有一定的防龋、抑菌、止血、清新口气等作用，患者可根据个人情况选择使用。值得注意的是，含有抗菌成分的漱口液能在一定程度上起到预防、控制牙菌斑的作用，但长期使用易致口腔菌群失调，效果适得其反。

五问：牙齿坚固、没有龋齿者需要洗牙吗？

定期洗牙不仅可以清除牙菌斑、牙石，还可在洗牙前的口腔检查环节及时发现龋病、牙周病、口腔黏膜病等其他口腔健康问题。即使口腔健康状况良好，也应该定期检查、定期洗牙，防患于未然。

六问：如果有龋齿，先洗牙还是先补牙？

先洗牙还是先补牙需由龋洞部位和患者的临床症状而定。

如果龋病部位在牙龈缘之上，牙齿受冷热刺激后酸痛不明显，且口腔卫生状况良好，洗牙和补牙的顺序并无规定；口腔卫生较差者，可先洗牙后补牙；受冷、热刺激后酸痛明显者，则应先进行补牙治疗，待敏感、疼痛症状缓解后再洗牙。如果龋病范围波及牙龈，牙龈红肿明显，甚至形成息肉覆盖龋洞，应先洗牙，待牙龈消肿后再行补牙，必要时可在牙冠延长术后进行补牙等治疗。

七问：牙龈出血影响洗牙吗？

人们常有刷牙时牙龈出血的经历，原因可能是牙菌斑、牙石造成了牙龈炎。事实上，绝大多数人在洗牙时均会发生牙龈出血，且牙龈炎越重者，洗牙时出血越多。随着洗牙后牙龈炎症慢慢消退，出血情况将逐渐缓解（一般几天内出血症状便可消失）。因此，只要患者没有凝血功能异常、血液病等全身疾病，就不必担心洗牙造成或加重牙龈出血的情况发生。

八问：洗牙后为何会感到牙齿酸痛？

有些人洗完牙后会感觉牙齿酸痛，对冷、热刺激较敏感，便认为洗牙把牙洗坏了。其实这是正常现象。

洗牙前，牙石像"盔甲"一样包裹在牙齿和牙根表面。当牙石被清除之后，冷、热刺激直达牙面和牙根，会使牙齿比洗牙前更敏感。一般而言，经过1~2周的适应，洗牙后的不适感即可缓解或消失。牙周炎较为严重、牙根暴露明显者，洗牙后的敏感症状会持续较久，且可能感到牙缝变大，这是因为牙石被去除后，牙齿之间原本的间隙得以显露而致。中、重度牙周炎患者可能会出现洗牙后牙齿松动加重的现象，这是因为牙石像"水泥墙"般将松动的牙齿箍在了一起，去除牙石后，松动的牙齿才"原形毕露"。

九问：抛光会伤害牙齿吗？

抛光可使牙面光滑，减少菌斑附着，是洗牙必不可少的环节。牙齿表面覆盖着坚硬的牙釉质，无论是超声波洁牙机还是手用器械，均作用在牙石表面，而非直接作用在牙齿上，不会在牙齿上留下划痕，只要操作规范，其对牙齿的损伤是非常小的。

十问：激光治疗与普通洗牙有何不同？

激光具有杀菌、抑菌作用，能去除牙菌斑、牙石和病变牙骨质等，且操作简便、无污染、出血少、创伤小，可降低治疗中的疼痛，是牙周治疗的辅助手段。不过，激光的主要作用并非清除牙石，不能代替洗牙。清除牙菌斑与牙石最有效、最主要的方式仍然是洗牙。当牙周病变位于一般器械难以到达的部位，如重度牙周炎患者的深牙周袋、窄而深的骨下袋及后牙根分叉区病变等，可借助激光的物理特性进行治疗，以达到更好的牙周清创和组织再生效果。

十一问：洗牙后需注意些什么？

洗牙后的2~3天内应尽可能避免进食过冷、过热的食物，以减少牙敏感等不适症状。牙齿酸痛症状较重者，可使用抗敏牙膏。另外，洗牙后需坚持认真、有效刷牙，否则，牙结石将很快"再度光临"。**PM**

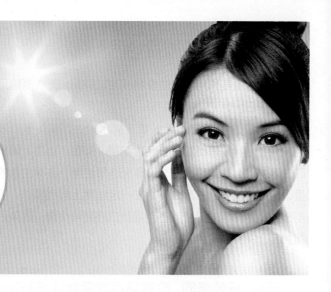

皮肤是人体最大的器官，它覆盖全身，是保护人体免受外界损伤的第一道屏障。由于受环境因素（包括紫外线辐射、风吹、冷热刺激、接触有害化学物品等）的影响，再加上皮肤自然的老化过程，皮肤的衰老就会不可避免地发生。那么，有没有办法预防、减缓皮肤的老化？皮肤老化后，有哪些方法可以治疗呢？

防治光老化，拥有健康皮肤

上海市皮肤病医院教授　王秀丽

【皮肤衰老与光老化密切相关】

衰老是生物界最基本的自然规律之一，而皮肤是面"镜子"，常被作为判断一个人年龄最直观、最重要的标志，即所谓"老于内而形于外"。为什么相同年龄的人，皮肤看起来可以相差十岁，甚至更多？为什么每天小心呵护，涂了那么多护肤品，脸部皮肤仍远不及身上其他部位的皮肤光滑、细腻呢？

皮肤衰老通常分为生理性衰老和外源性老化。生理性衰老是随年龄增长而发生的皮肤自然老化。一般从 25 岁开始，皮肤走上自然衰老的轨道，可先后出现鱼尾纹、额纹、眉间纹，以及皮肤松弛、色素不均等；到七八十岁，则可皱纹满面，斑斑点点。

皮肤外源性老化是由于环境因素、人为因素等造成或加重的皮肤老化，最重要的原因是紫外线辐射，因此又被称为"皮肤光老化"。大量医学研究表明，皮肤衰老与光老化密切相关，事实上，防治光老化是预防皮肤衰老的重要措施。

【光老化的两大危害】

❶ 有碍容颜

光老化在面部、颈部及前臂伸侧等皮肤暴露部位最为明显，其分布与服装样式、发型、日光暴露方式等有关，表现为皮肤粗糙、肥厚、松弛，有色斑、深而粗的皱纹，有色素沉着或毛细血管扩张，外观灰暗，无光泽或呈灰黄色，等等。

❷ 与皮肤肿瘤相关

中国已进入老龄化社会，皮肤癌发病率不断升高。我们对上海某社区老年人皮肤癌患病率进行普查，结果显示，日光性角化病、鳞状细胞癌、基底细胞癌、鲍恩病的患病率分别为 3.07%、0.15%、0.44%、0.05%。事实上，多种皮肤肿瘤与光老化关系密切，日光性角化病是一种癌前病变，基底细胞癌、鳞状细胞癌、恶性黑素瘤等皮肤恶性肿瘤常在光老化基础上发展而来。

名医说

扫描二维码，立即收听
王秀丽医生谈"光老化"

〔预防光老化，关键在防晒〕

● 减少日晒

预防日光性损害最好的办法是防晒，限制紫外线照射时间。选择出行时间很重要，不宜在烈日当空时进行户外活动，远离烈日如炽的"毒日头"。一般的织物对紫外线辐射均有良好的保护作用，室外活动时可利用衣帽、伞、太阳镜等进行"物理性防晒"。

● 合理选择防晒类化妆品

防晒类化妆品是最常用、最有效的防晒手段，可为皮肤添加一层"隔离衣"，增强防晒效果，避免肌肤在阳光下"裸奔"。防晒化妆品的参数选择很重要。防晒品一般都会标注 SPF 和 PA 指数。防晒指数（SPF）是针对紫外线 B（UVB）所设计的衡量标准，代表在 UVB 照射下延缓皮肤晒红、晒伤的时间。PA 是针对紫外线 A（UVA）所设计的衡量标准，代表在 UVA 照射下，延长皮肤晒黑的时间。

科学选择和使用防晒化妆品，可有效预防光老化：①阴天或树阴下的室外活动，可选择防晒指数 SPF30、PA++ 以内的产品；②若紫外线辐射强度较高，如长时间在阳光下活动，可选择 SPF>30、PA+++ 的产品；③若紫外线强度极高，如雪山、海滩、高原等环境，或春末和夏季在阳光下活动，宜选择 SPF>50、PA++++ 的产品；④最好在出门前 15 ~ 30 分钟使用防晒产品，可以间隔 10 分钟再涂抹一次，并每隔 2~3 小时重复涂抹。

〔治疗光老化，多种方法可选择〕

● 激光/光子治疗

激光 / 光子越来越多地被用于皮肤光老化的治疗，有效果明显、见效快、副作用小等特点。超脉冲二氧化碳激光可以去除增生性老年斑；强脉冲光可提亮肤色，对治疗面部色素斑、毛细血管扩张和毛孔粗大等效果较好。

● 光动力治疗

5- 氨基酮戊酸联合红光、蓝光、强脉冲光和脉冲染料激光等光源的光动力疗法可刺激皮肤深层胶原增生及重塑，治疗光老化疗效肯定，可获得明显美容效果。光动力治疗还能有效预防和治疗皮肤癌前病变、浅表皮肤癌。

● 射频治疗

通过射频辐射作用于真皮组织，产生热效应，可使真皮胶原纤维增生和重新排列，达到使皮肤适当年轻化的目的。

● 服用抗氧化剂

适当口服抗氧化剂可为肌肤"穿上"内在的"防护甲衣"，减轻光老化。常用的

抗氧化剂有维生素 E、维生素 C、β 胡萝卜素等。可在医生指导下使用抗氧化剂防治皮肤光老化。另外，辅酶 Q_{10} 外用可有效对抗紫外线辐射，防治光老化。

● 其他方法

维 A 酸类药物可使皮肤皱纹、粗糙及松弛等稍有改善。此外，注射美容技术、美容手术在改善光老化方面也有一定的应用。**PM**

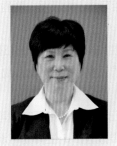

专家简介

王秀丽　上海市皮肤病医院主任医师、教授、博士生导师，同济大学医学院光医学研究所所长，中华医学会激光医学分会常委，中国医师协会皮肤科医师分会常委，上海市医学会激光医学专科分会主任委员、皮肤科专科分会副主任委员，上海市医师协会皮肤科医师分会副会长。
专家门诊： 周三上午（保德路院区）
周四下午（武夷路院区）

日常生活中，应定期自我排查是否有明显光老化症状，甚至皮肤癌前病变。当皮肤上黑痣或老年斑突然增多、颜色加深，出现渗液、溃烂、脱毛、出血等症状，或皮肤突然出现新的包块及色素沉着等，都应及时就医。

人体各器官的衰老时间比我们预想中要早得多,在我们步入老年之前,大部分器官已开始衰老。如果说这些衰老过程不易察觉,那么相形之下,位于体表的皮肤老化就显而易见了,皮肤已成为研究衰老的重要靶器官。

抵抗岁月"痕迹"的饮食"秘籍"

北京协和医院临床营养科教授 于康

皮肤衰老是内源性因素和外源性因素共同作用的结果,常表现为皮肤粗糙、干燥、脱屑增多、敏感性增加,以及皮肤松弛、弹性降低、皱纹增多、色素沉积、皮肤萎缩、血管突显等。

皮肤衰老的内源性机制十分复杂,比较完善的理论包括遗传衰老理论、神经内分泌功能减退理论、自由基理论等。遗传衰老理论认为,生物成年后,特定的遗传衰老程序启动,最终导致生物衰老、死亡。曾有科学家在皮肤成纤维细胞培养物中发现了DNA合成抑制因子,其可使DNA复制速度减慢,当"更新"赶不上"消耗"时,就会表现出皮肤老化。神经内分泌功能减退理论认为,衰老时神经元及相关激素的功能产生变化,直接导致或调控着全身功能的退行性改变。例如,妇女在更年期时,皮肤的老化会突然加速,与激素急剧变化不无关系。有研究发现,雌激素可使皮肤胶原蛋白含量增加,还可间接提高真皮含水量,降低皮肤干燥的发生概率。自由基理论认为,机体在正常代谢中产生自由基,而抗氧化防御系统维持着自由基的动态平衡,随着年龄的增长,抗氧化防御系统衰退,使自由基过量累积及清除障碍,引发氧化性损伤,导致皮肤中胶原蛋白、弹性蛋白变性,以及出现老年斑等。外源性因素主要有太阳辐射引发的光老化,以及化学品危害和不良生活习惯,如吸烟、酗酒、长期熬夜、使用劣质化妆品等。

每个人衰老的速度不同,除取决于各种内源性和外源性因素外,还与所吃的食物有关。食物是最天然健康的"护肤品",多吃以下几类食物,可以延缓皮肤衰老,令你光彩照人。

● **多吃抗氧化食物** 维生素C和维生素E是已被科学研究证实的可通过膳食获得的抗氧化物质。作为维生素E的主要成分,α生育酚可清除代谢中间产物过氧自由基,从而阻止脂质过氧化反应。维生素C则能协助α生育酚抑制脂质过氧化作用,是许多自由基的有效清除剂。富含维生素C的食物有猕猴桃、草莓、柠檬、西蓝花等新鲜果蔬,维生素E的最好食物来源是坚果。此外,β胡萝卜素、类黄酮、番茄红素、花青素等也具有潜在的抗氧化作用,应适当多食含上述成分的食物,橙色果蔬含有较多β胡萝卜素,紫色果蔬则含有大量花青素。

● **适当多吃大豆及其制品** 大豆异黄酮是大豆中一类多酚化合物的总称,能与人体内雌激素受体结合,具有雌激素样作用。其在人体内表现为双向调节作用:当人体内源性雌激素水平较低时,大豆异黄酮可模拟雌激素的作用。女性平时多吃些大豆或豆制品,特别是雌激素水平较低的更年期女性,大豆及其制品可以改善体内雌激素水平而具有美肤功效。相反,在高雌激素环境里,大豆异黄酮与雌激素受体结合后,更具活性的人体雌激素不能再与之结合产生激素效应,因此不必担心过多摄入大豆及其制品会使体内"雌激素"水平过高而引发疾病。

● **均衡膳食,补充微量营养素** 维生素A有抗皮肤角化作用,也是抵抗皮肤衰老的良剂。缺乏维生素A,皮肤会因过度角化而变得粗糙、干燥。瘦肉、胡萝卜、南瓜、橙子等食物中富含维生素A或胡萝卜素(进入人体后转化为维生素A)。缺乏B族维生素会导致皮肤干燥、脱屑、皮疹等,豆类、瘦肉、鸡蛋、鱼、牛奶等食物中B族维生素含量较高。其他微量营养素,如锌、铁,可使皮肤光泽、面色红润,瘦肉、动物肝脏、蛋类、奶类、水产品等都是补铁、补锌不错的食物。**PM**

"中国美食地图"之上海嘉定篇：

绿豆糯米汤

同济大学附属同济医院营养科副主任医师　吴萍

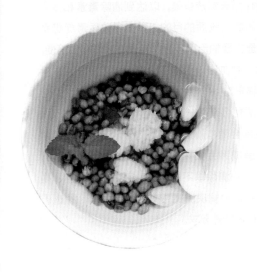

出学校，来到镇上，吃一碗冷面和一碗绿豆汤。

嘉定人的夏天，就是从这碗绿豆汤开始的。我之所以爱吃，除了有怀旧情结，还因为它确实好吃。嘉定的绿豆汤不是普通的绿豆汤，它是由绿豆和糯米搭在一起的绿豆糯米汤。很多人会奇怪，人人都会做绿豆汤，但很少见绿豆和糯米搭配在一起的做法，让我们先来看看绿豆糯米汤独特的原料及制作方法（以下分量适合一家三口食用）。

绿豆糯米汤

原料：

绿豆120克，糯米30克，百合15克，冰糖30克（或元贞糖5克），薄荷叶10片。

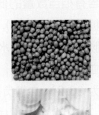

制法：

❶ 将绿豆和糯米挑拣好，洗净，加水浸泡一夜。

❷ 隔天将绿豆、糯米分别铺在纱布上，隔水蒸3~4小时，凉透。

❸ 将糯米和绿豆分别放在保鲜盒中，冰箱冷藏保存。

❹ 提前煮好鲜百合，冰镇1500毫升薄荷凉开水。

❺ 想吃的时候用勺子取一些绿豆、百合，再放一勺糯米，根据个人口味加入少许冰糖（糖尿病患者可不加糖，或加元贞糖），再兑一碗冰镇的薄荷水。

我的童年和青年，是在上海嘉定镇度过的。嘉定镇是上海有名的古镇，2008年被国家建设部认定为"中国历史文化名镇"，有汇龙潭、孔庙、法华塔、秋霞圃等古韵浓郁的景点，至今还保留着明清古民居特色的老街。那街道、河流、石桥、瓦房、水榭，无不凝聚着我儿时的记忆；当然，还有嘉定本地特色的各种美食，小笼、冷面、冷馄饨、响油鳝丝、绿豆汤……

1990年我高中毕业后离开了嘉定，忙碌的学习和工作使我远离了嘉定，即使偶尔回去，也是来去匆匆。前几天，中学同学聚会，我们到嘉定镇上最有名的本帮饭店聚餐，看到了熟悉的菜肴点心：红烧肉、蚕豆、鳝丝、冷面、冷馄饨，还有那一碗冰镇的绿豆糯米汤。这不由得又勾起了我对儿时的回忆。那时，我在嘉定唯一的市重点中学嘉定一中就读，因为学校离家很远，所以住校。学校周围只有一家小卖部，偶尔嘴馋时，我就会和好友偷偷溜

这碗古法烹制的绿豆糯米汤，是最具风情的老嘉定吃法，因加了冷却的糯米饭而更爽口。绿豆、糯米全是蒸出来的，所以汤水入口时，绿豆粒粒分明、饱满不开裂、绵密软糯、酥甜可口，糯米饭会越嚼越香，汤水清澈不带沙，口感清爽。

夏季喝绿豆糯米汤有诸多益处。中医认为，绿豆性寒，有清热解毒、止渴防暑、利尿消肿等功效。夏季高温，出汗过多，机体丢失大量的矿物质和维生素，可能导致内环境紊乱。绿豆、糯米及其汤水含有丰富的碳水化合物、矿物质、维生素，可及时补充丢失的营养物质及水分，达到清热解暑的作用。俗话说，"夏日吃苦胜似进补"，这碗绿豆糯米汤里还辅以带有苦味生物碱的百合及清凉爽口、有特殊香味的薄荷，可刺激味觉，改善食欲，起到醒脑提神、消除疲劳的作用。

糯米属于粮食，主要成分是淀粉，每100克糯米含有80克碳水化合物（即俗称的糖），每100克绿豆含有62克碳水化合物。和大米中的淀粉不同，糯米和绿豆中支链淀粉含量高。其中，100克绿豆约含有支链淀粉32克，居豆类之首。这种淀粉在65℃以上可很好地膨胀，故可使人有很强的饱腹感。同时，绿豆中含有相当数量的低聚糖（低聚果糖、低聚木糖、戊聚糖、半乳聚糖等），俗称益生元。这些低聚糖因人体胃肠道没有相应的水解酶而很难被消化吸收，故绿豆的血糖生成指数低，只有27.2（大米饭的血糖生成指数为80.2），血糖负荷仅为3.8（大米饭的血糖负荷为16.2）。因此，糖尿病患者也可以喝糯米绿豆汤。此外，绿豆中的益生元在肠道可被双歧杆菌等有益菌利用，从而促进益生菌的增殖，故经常食用绿豆还可改善肠道菌群。

当然，由于绿豆、糯米中的支链淀粉较多，人体中的酶水解支链淀粉的能力较差，所以吃多了容易胀气，产生"沉胃"的感觉，老人、孩子和消化能力不好的人应少量食用，切忌贪多贪凉。糖尿病患者可用元贞糖（高甜度，低热量）等代替蔗糖，或不加糖。因绿豆糯米汤具有饱腹感，所以一碗水多、绿豆和糯米少（绿豆40克，糯米10克）的汤也可以成为一道美味健康的主食，热量仅166千卡（1千卡≈4.18千焦），即使加了10克蔗糖（热量40千卡），用来代替米饭等主食，也绝对是减肥佳品。

苦夏难熬，来一碗绿豆糯米汤，沁人心脾。而对于像我这样的中年人来说，这不仅是一份清凉的汤，更是一种美好的童年记忆。**PM**

近年来，我国慢性肾脏病的患病率逐年上升，因急、慢性肾功能衰竭而必须进行肾替代治疗的患者越来越多。目前，肾替代治疗主要有三种方法：一是血液透析（血透），二是腹膜透析（腹透），三是肾移植。腹膜透析是通过一根细小的硅胶管（腹透管），把透析液灌入腹腔并适时引流，利用腹膜作为天然透析膜，以达到清除毒素和多余水分、补充人体需要物质的目的。对大多数尿毒症患者而言，透析是最主要的治疗手段。腹透的操作比较简便，无需透析机器，对血流动力学的影响小，患者在家里就能进行，已被越来越多的患者所接受。

不过，腹透也会带来一些不利影响：①大量蛋白质、氨基酸和维生素会随着腹透液排出体外；②因腹透液内不含钾，容易造成钾丢失，故腹透患者多有低钾血症；③腹透对钠和磷的清除率不高，患者容易发生水肿、高血压和高磷血症。为解决腹透带来的这些问题，腹透患者在饮食方面有着特殊要求。

腹透患者应多吃的食物

● 优质蛋白质

由于透析液在清除毒素和水分的同时，还会带走蛋白质、氨基酸等营养物质，因此，腹透患者需要适当增加蛋白质摄入量，每天需要摄入70~80克蛋白质，如鸡蛋、鱼类、禽类等。

● 含钾丰富的食物

钾离子发挥着维持神经和肌肉活动、维持正常心跳节律的作用。低钾血症主要表现为四肢无力、腹胀、软瘫、尿潴留、心律失常等。腹透患者若存在低钾（经实验

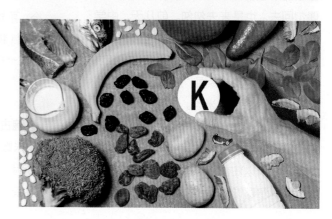

腹膜透析患者应该怎么吃

复旦大学附属中山医院肾内科主管护师　项波

室检查证实），平时可多吃含钾丰富的食物。大部分食物都含有钾，含钾丰富的食物包括以下几类：①蔬菜，如扁豆、竹笋、土豆、菠菜等；②水果，如香蕉、榴莲、椰子、橘子等；③豆类，如大豆、蚕豆、芸豆、绿豆、黑豆、赤小豆等；④菌类，如银耳（干）、蘑菇、口蘑、木耳（干）等；⑤海产品，如紫菜、虾米、海带等；⑥干果，如杏干、无花果、提子干、榛子等。

● **含钙丰富的食物**　腹透患者多存在缺钙问题，平时应多摄入含钙丰富的食物，如奶类及其制品、鸡蛋、绿叶蔬菜、豆类及其制品、海带、虾皮等。

腹透患者应限制摄入的食物

● 高钠食物

食盐、酱油、腌制或烟熏食品、咸菜、咸味零食等，都属于高钠食品。腹透患者应不吃腌制食品，远离加工食品，限制使用盐、酱油、味精等调味品。应尽量利用食物本身的味道，酸味、甜味等调味品，以及葱、姜、蒜的特殊味道来减少食盐的用量。逐步改变自己的饮食习惯，减少外出就餐的次数。可尝试调整烹调方式，如起锅时再放盐、多用勾芡（菜不放盐，芡汁里放少量盐）等。

如果透析患者存在水肿和高血压，每日食盐摄入量应限制在2～3克；水肿严重者，每日食盐摄入量应控制在2克或执行无盐饮食；少尿或无尿时，每日食盐摄入量应控制在1.5～2克。

● 高磷食物

腹透患者容易出现钙、磷代谢紊乱，尤其是高磷血症。多数情况下，高磷血症无特异性症状。患者若出现皮肤瘙痒、骨痛、抽搐、肢体溃烂等情况应考虑存在高磷血症，须及时去医院检查。为防止发生高磷血症，透析患者应限制饮食中磷的摄入量，每日不超过800毫克。

食物中的磷分两类：一类是有机磷，来源于坚果、大豆等植物性蛋白质，以及肉、禽、奶、蛋、鱼等动物性蛋白质；另一类是无机磷，主要来源于饮料等。有机磷的吸收率为40%～60%，无机磷的吸收率为100%。尽管某些植物性蛋白质（如豆类等）含磷量很高，但吸收率通常低于50%。为避免发生高磷血症，腹透患者应做到以下四点。

第一，避免摄入含无机磷的食品，如可乐、红茶、加工肉制品、咖喱粉、芝麻酱等。购买食品前，应仔细看配料表，若配料表中有"磷酸二氢钠、磷酸氢钙、磷酸二钠、焦磷酸四钠"等含无机磷的添加剂，应避免购买。

第二，食物中的蛋白质是磷的主要来源，腹透患者要限制磷的摄入量，势必要限制蛋白质的摄入量。同时，由于腹透会带走大量蛋白质、氨基酸等营养物质，患者又需要适当增加蛋白质的摄入量，因此，鸡蛋白、海参、猪血、鸭肉、金枪鱼等是透析患者比较理想的食物，磷含量较低，而蛋白质含量丰富。

第三，选择适当的烹饪方式，减少食物中的磷含量。将肉类用水煮，弃汤吃肉；只吃蛋白，不吃蛋黄；尝试做"捞米饭"；等等，都可以减少磷的摄入量。"捞米饭"的做法是：将100克精白米置于1000毫升沸水中煮15分钟，弃米汤，用水冲洗后，再将米蒸熟。

第四，尽量少吃含磷量高的食物，如花生、核桃、开心果、菠菜、大豆、蚕豆、香菇、蘑菇、动物内脏、鲤鱼、鱿鱼、奶昔、布丁、奶油、干酪、全谷物、面包、蛋黄、肉汤等。**PM**

专家提醒

腹透患者一般不需要限制水的摄入，水肿、少尿或无尿者应限制水分的摄入。一般地说，每日液体总入量=前日腹透脱水量+前日尿量+500毫升。值得注意的是，很多患者认为只有白开水、饮料、汤等才算"水"。实际上，粥、水果、蔬菜中的含水量也不低，也需要计入。

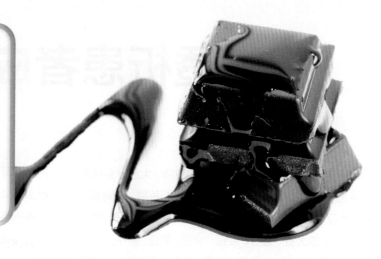

8月7日是农历七夕，同西方的情人节一样，很多青年男女在这一天互赠玫瑰花与巧克力共度七夕。巧克力一直被很多人认为是对健康无益的食品，人们热爱他的甜蜜与香浓，又惧怕它与肥胖、龋齿、痤疮等疾病之间千丝万缕的联系。但是，近年来很多科学研究证实，巧克力并不像很多人所认为的那样，实际上对健康具有不少益处。

为 巧克力 "正名"

同济大学医学院营养与保健食品研究所教授　戴秋萍

被"误解"的巧克力

一提起巧克力，很多人将其误解为毫无营养的糖类食品。巧克力真的"一无是处"吗？先来看看 100 克普通巧克力的营养成分：能量 586 千卡（2453 千焦）、蛋白质 4.3 克、脂肪 40.1 克、碳水化合物 53.4 克、膳食纤维 1.5 克、视黄醇 1.27 微克（视黄醇当量）、硫胺素 0.06 毫克、核黄素 0.08 毫克、烟酸 1.4 毫克、维生素 E 1.62 毫克、钙 111 毫克、磷 114 毫克、铁 1.7 毫克、钾 254 毫克、钠 111.8 毫克、镁 56 毫克、锌 1.02 毫克、硒 1.2 微克、铜 0.23 毫克、锰 0.61 毫克。

看得出来，巧克力所含的营养素非常丰富，尤其是铁、钾、镁、锌、硒等营养素。但不可否认的是，巧克力能量较高，脂肪和碳水化合物含量也较高。因大多数人不容易接受纯黑巧克力的苦味，故巧克力制作过程中常被加入大量白砂糖，这才是巧克力被误解的"元凶"。不过退一步讲，对于嗜甜的人来说，巧克力是比较明智的选择，因为与其他糖类食品相比，巧克力具有更高的营养价值。

"颠覆"传统认识的研究

很多科学家热衷于巧克力的研究，得到了不少"颠覆"我们传统认识的实验结果。巧克力在这些研究中"摇身一变"，成了对健康具有不少益处的食品。下面就来看看这些有趣的研究。

● **降血压**　黑巧克力中黄烷醇的含量十分丰富，黄烷醇属于类黄酮物质的亚类，是一种植物化学物，存在于苹果、葡萄、茶、可可豆等食物中，有助于维持正常血压。有研究发现，居住在远离中美洲海岸岛屿上的库纳人，其传统膳食含有大量食盐，但他们的高血压发病率却相对较低。食盐摄入量大与高血压的发生关系密切，可库纳人的传统饮料中含有大量可可，这也许在维持血压正常方面发挥了一定作用。2015 年的一项研究调查了食用巧克力对 2 型糖尿病和高血压患者的影响。研究人员发现，连续 8 周每天吃 25 克黑巧克力的患者，其血压明显低于那些吃等量白巧克力的患者。

● **抗氧化**　众所周知，过量自由基会导致细胞和组织损伤，促进衰老并引发多种疾病。黑巧克力所富含的黄烷醇还是一种抗氧化剂，可以帮助机体清除自由基，使低密度脂蛋白的氧化受到抑制，增强抗氧化能力。

● **降低血黏度**　黄烷醇可以降低血液中血小板的黏附性。有研究让受试者食用富含黄烷醇的可可饮料和巧克力后，与食用黄烷醇含量较低食品的对照组相比，其血小板黏附在一起的趋势下降，与服用阿司匹林的效果类似。

● 保护心血管健康 从上面几项研究可以看出，黑巧克力中富含的黄烷醇有助于维持正常血压、降低"坏"胆固醇（经氧化修饰的低密度脂蛋白胆固醇）含量，因而可能有助于促进心血管系统健康，降低心血管疾病的发生风险。一项研究表明，与年轻健康者相比，老年人和患心血管疾病风险较高者食用黑巧克力后，血压获益更加显著。

● 提高认知能力 巧克力对集中注意力、加强记忆力和提高智力可能有潜在作用。美国北亚利桑那大学的科学研究发现，午间吃一块无糖黑巧克力可提高注意力，避免下午无精打采。有些司机把巧克力作为长时间驾驶过程中的精神"振奋剂"，学生也可在课间用巧克力补充能量、提神。2018 年，一项小型研究证实，黑巧克力中含有的黄烷醇能增强神经可塑性，尤其是在应对损伤和疾病时，因而可能有助于预防神经退行性疾病，如阿尔茨海默病和帕金森病。

● 补充体力 巧克力能量较高，且能被人体快速消化利用，因而被一些妇产科医生称为"助产大力士"。产妇在临产前吃些巧克力，可以快速补充体力，有助于顺利分娩。

● 减轻抑郁 有研究发现，巧克力是对抗抑郁症的"灵丹妙药"。爱吃巧克力的人患抑郁症的比例较低，抑郁症患者在食用巧克力后抑郁情绪也会有所缓解。澳大利亚的科研人员发现，志愿者在连续摄入巧克力30 天后，心理状态得到了提升。也有研究者认为，巧克力和抑郁症往往相伴而行。美国加州大学圣地亚哥分校的研究人员发现，近 1000 个样本中，没有抑郁情绪的人平均每月吃 5.4 份巧克力，有抑郁倾向和严重抑郁倾向的人则每月分别摄入 8.4 份和 11.8 份巧克力。不过该项研究并没有找出抑郁症和巧克力之间的直接因果联系。换个角度，也许可以理解为巧克力能改善情绪，因而有抑郁倾向的人会更多地摄入巧克力。

● 改善肤质 有研究人员让 24 位女性每天饮用半杯浓缩的类黄酮可可粉，一段时间之后发现，这些女性的皮肤变得湿润、光滑。

巧克力应该怎么选

市面上的巧克力琳琅满目，大体上可分为以下几种。

● 黑巧克力或纯巧克力 总可可固形物 ≥ 30%，不含或含少量牛奶成分，通常含糖量也较低。黑巧克力中的可可香味没有被其他味道所掩盖，味道较苦，是"原味巧克力"。

● 牛奶巧克力 总可可固形物 ≥ 25%、总乳固体 ≥ 12%，是世界上消费量最大的一类巧克力产品。好的牛奶巧克力是可可与牛奶的完美结合，口感丝滑细腻，口味更容易被人接受。在此基础上还衍生出了加入坚果的牛奶巧克力。

● 白巧克力 总可可脂 ≥ 20%、总乳固体 ≥ 14%。白巧克力不含可可粉，主要原料是可可脂及牛奶，因此为白色，口感和一般巧克力不同。此种巧克力通常含糖量较高。

● 代可可脂巧克力 这种巧克力产品不含任何可可成分，并不是真正的巧克力。可可脂较贵，因此一些厂商利用棕榈油或其他植物油通过工业手段制成代可可脂。代可可脂巧克力的口感和光泽度均不及真正的巧克力。

这几类巧克力中，黑巧克力的营养价值最高，含糖量最低，较为健康，但口感较苦；代可可脂巧克力不利于健康。

巧克力应该怎么吃

虽说黑巧克力的营养价值最高，但也不要一味追求可可含量。一般来说，可可含量超过 80% 的黑巧克力，口感稍苦，很难被大多数人所接受。好的牛奶巧克力，可可与牛奶的比例适合，兼具营养与美味，一般人都可以吃。大家可根据自己的喜好和需求选择巧克力，但以下人群吃巧克力应该注意相应的问题。

● 睡眠不佳者 对睡眠不好的人而言，临睡前吃巧克力就像喝咖啡和浓茶一样，有兴奋神经的作用，会使人难以入睡。

● 头痛患者 巧克力中的酪胺会导致血管收缩，诱发或加重头痛。因此，头痛患者应少吃或不吃巧克力。

● 孕妇 巧克力含咖啡因，含量有大有小，通常不会对人产生明显的影响。但若孕妇每日咖啡因摄入量超过 300 毫克，可能会导致流产、胎儿体重下降，因此不宜过多食用巧克力。

● 糖尿病患者 糖尿病患者应少吃或不吃含糖的巧克力，可以选择无糖巧克力。**PM**

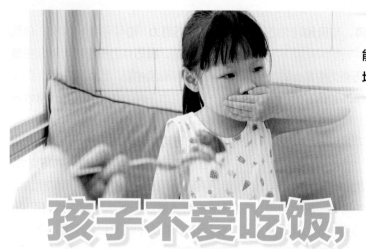

食物所含的营养成分各有侧重，没有一类食物能够提供人体所需要的所有营养素。要获得充足、均衡的营养，食物多样、合理搭配是基础。

孩子不爱吃饭，家长"难辞其咎"

北京大学公共卫生学院营养与食品卫生学系教授　马冠生

饮食行为，影响孩子一生

饮食行为是指与食物选择、购买、摄取等相关的行为。儿童时期不仅是体格和智力发育的关键时期，还是行为和生活方式发展和形成的关键时期，饮食行为的可塑性较强。如果错误的饮食行为得不到有效干预，一旦成型，往往会持续到成年期，甚至保持终身。因此，生活方式和饮食行为关系孩子一生健康。

培养孩子的饮食习惯，父母至关重要

孩子饮食行为发展、形成的过程中，会受到多方面因素的影响，首先便是父母的言传身教。孩子饮食行为的形成最初依赖于模仿身边的成年人，特别是最亲近的父母。调查发现，经常不吃早餐的儿童，其父母大多也不吃早餐。可想而知，父母如果经常吸烟、饮酒、吃快餐、喝饮料、不运动，影响的不仅是自身，还有孩子。

有些父母非常注重孩子饮食的"营养"，力求为孩子提供营养全面、均衡的一日三餐，但孩子还是会出现健康问题，原因很可能就是孩子的饮食行为不够"健康"。常见的不良饮食习惯包括不吃早餐，喜好甜食、饮料，常吃快餐、油炸食品，偏食挑食，进食速度过快，不合理吃零食，等等。就拿最普遍的偏食挑食现象来说，有些孩子吃饭时挑挑拣拣，喜欢吃的"没够"，不喜欢吃的一点不碰，这就与家长的喂养行为有关。曾有一个有趣的研究发现，婴儿对甜味感到愉悦，对苦味则表现出痛苦的表情，证明人类对食物口味有天生的偏好。若家长在喂养孩子时，认为孩子可能偏爱某些食物或口味，为了让孩子"好好吃饭"，而过早或频繁地给予孩子这些食物，孩子长大后很容易偏食、挑食。在孩子发生偏食或挑食行为时，家长应该不做过多评价，平日里也不要总将孩子喜欢吃什么、不喜欢吃什么挂在嘴边，否则会在不知不觉中强化孩子的这些行为；在孩子不好好吃饭时，家长也不应该采取追食、诱食、强食等方法"强迫"孩子，以免他们对吃饭产生抵触情绪。

开展"食育"，让孩子爱上食物

在许多国家，"食育"计划正如火如荼地开展。"食育"是指饮食教育，以及通过饮食相关过程进行的各方面教育。"食育"不仅能促进儿童青少年的健康，还能促进其全面发展，培养他们保持健康的能力、日常生活能力、独立处事能力、爱的能力等。"食育"在学校、家庭中均可开展。

在选择、购买和烹调食物时，家长可以让孩子积极参与其中。孩子不仅可以借此机会认识和了解不同的食物，还能在潜移默化中积累一些营养健康知识。例如：家长买菜时，可以告诉孩子蔬菜中含有丰富的矿物质和维生素；在选购牛奶时，可以告诉孩子奶类含有丰富的钙，有利于骨骼的健康；等等。许多父母不让孩子参与烹调食物，担心孩子伤着、烫着。但事实上，孩子参与到食物的准备、制作中，不仅可以加深对食物和营养知识的了解，还能培养对食物的兴趣，树立正确的饮食观念，可以受益一生。**PM**

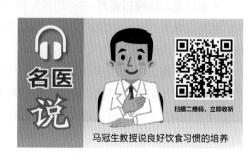

扫描二维码，立即收听

马冠生教授说良好饮食习惯的培养

夏天到了，高温天难免影响人的食欲，很多人面对热气腾腾的油腻饭菜感到没有胃口，喜欢吃些凉菜。脆生生的拌黄瓜、酸酸甜甜的西红柿清淡爽口，令人胃口大开；冷切牛肉、凉拌海蜇、糟醉虾蚶等，也一改荤菜的油腻，好吃又下饭。而且凉菜种类繁多、制作简单，也受到主妇们的欢迎。凉菜虽然好吃，但是安全很难确保。

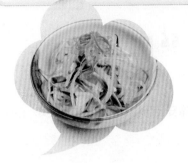

夏季吃凉菜，谨记"三多""三要"

上海市食品研究所教授级高级工程师 马志英

凉菜"三多"有隐患

❶ **原料污染多** 凉菜的食品安全风险比热菜大得多，在餐饮业的食品安全管理中被列为高风险食品。蔬菜原料最好采用可溯源规范种植蔬菜基地的原料，很多大型餐饮企业的蔬菜沙拉原料来自基地"特供"，管理要求较高。制作凉菜的蔬菜一般不需要加热，而清洗、化学消毒和冷杀菌方法杀灭微生物的效果有限。如果致病菌残留较多，加上后续制作过程中可能存在的微生物污染，导致肠胃疾病的概率很大。同样，动物性原料也必须严格要求，海产品原料还要防范生物毒素危害，如扇贝、贻贝、蛤等双壳贝类可能存在麻痹性贝类毒素，常规的烹调方式不能将其去除。

❷ **加工误区多** 制作、加工凉菜的过程中，存在一些人们习以为常的误区。例如：有人认为只要将凉菜的原料洗干净就"万事大吉"了，实际上单靠流水冲洗只能除去食物原料表面的细菌和寄生虫卵，倘若制作凉菜的环境卫生条件差或操作不规范，制成的凉菜依然可能被致病微生物污染；还有人认为糖、醋、盐、酒和大蒜等都有杀菌作用，在凉菜里加这些调味品便可杀菌，其实它们只有在一定浓度下才有抑菌或杀菌作用，而菜品中这些调味品的浓度远达不到抑菌水平。

❸ **储存疏忽多** 凉菜做好后，应当注意储存，其中"时间"和"温度"是两个关键点。把制作好或吃剩的凉菜放在室温下，或将冰箱当作"保险箱"长时间储存凉菜，都是不可取的。无论在室温下还是冰箱里，微生物都会繁殖，只是速度不同。李斯特菌等致病微生物耐低温，在冰箱中仍可繁殖。

谨记"三要"保安全

❶ **要保证原料可靠** 自己制作凉菜时，要保证原料新鲜，尽量不购买临近保质期的原料。有些农贸市场没有冷链条件，很难保证原料卫生。外出就餐时要挑选设置专用加工间并严格遵循制作规程制作凉菜的餐饮店。在夏天，网络订餐时尽量不要选择凉菜，因为目前绝大多数外卖送餐环节没有冷链保障，卫生条件较差，风险极大。为了严控食品安全风险，多地市场监管部门规定：食品销售和餐饮服务环节禁止自行加工醉虾、醉蟹、醉蟛蜞、咸蟹和醉泥螺，食品摊贩禁止销售生食水产品、生鱼片、凉拌菜、色拉等生食类食品。因此，在夜排挡、小饭店等遇到糟醉水产品、凉皮、凉菜等，要特别留心。

❷ **要规范制作凉菜** 制作凉菜时要遵循良好的操作规范，洗干净手，认真清洗食物原料，能去皮的原料尽量去皮。用动物性原料制作凉菜时，应先将原料煮熟烧透，并尽快冷却；需要切配加工的，还应注意砧板和刀具的清洗消毒，生熟分开，防止交叉污染。

❸ **要正确存放成品** 做好的凉菜不能长时间存放，在室温条件下不可超过2小时，最好现拌现吃，一顿吃完。短时间存放一定要冷藏，并尽量做到分隔或独立包装，时间不要超过6小时。食用冷藏后的凉菜前，应确认食品没变质。**PM**

农药残留是老百姓比较关心的食品安全问题之一。叶菜类蔬菜作为百姓餐桌上不可或缺的食物，问题尤为突出。因此，许多人希望通过长时间浸泡去除叶菜中可能残留的农药。但是，这看似健康的行为，不仅使叶菜的营养成分大量流失，还会导致蔬菜越泡越"脏"。

浸泡越久，叶菜越"脏"

江苏省农业科学院农产品质量安全与营养研究所副研究员　白红武

蔬菜农残会越泡越少吗

目前，用于叶菜的农药以脂溶性为主，而传统用水浸泡的方法只能去除叶菜表面的水溶性农药，对脂溶性农药作用不大。如果叶菜农药污染较严重，在浸泡过程中，水溶性农药会逐渐溶解在水中，并形成具有一定浓度的溶液。相当于将蔬菜浸泡在了低浓度的农药溶液中。若浸泡时间过久，农药溶液和叶菜细胞内液形成浓度差，很有可能导致农药溶液向蔬菜内部渗透而被叶菜重新吸附，造成蔬菜组织内部农药残留的增加。

此外，长时间浸泡还会造成叶菜中营养成分的流失，如维生素C、B族维生素等。有研究发现，蔬菜浸泡的时间超过15分钟，其维生素C含量损失率高达90%。

去除叶菜农残，还有这些妙招

● **焯水**　将叶菜洗干净后，在开水中焯1分钟左右，可以去除大部分农药残留，而且不会过多地损失蔬菜中的营养。焯水时放少许盐效果更佳，可使虫卵、蛀虫等更容易脱落。

● **弱碱性水漂洗**　绝大多数农药在碱性条件下更容易分解，使用弱碱性水（淘米水、面粉水和小苏打水等）漂洗叶菜，残留农药清除率比清水漂洗高一些。此外，淘米水、面粉水还有一定黏附性，可部分吸附叶菜表面附着的残留农药。先将叶菜在弱碱性水中浸泡10分钟左右，再用清水冲洗，可有效减少叶菜的农药残留。

● **流水冲洗**　用流水冲洗叶菜可以提高残留农药的去除率，防止细胞吸附农药。但需注意，一些人做菜时习惯先切后洗，这样做会加速营养素的氧化和可溶性营养物质的流失，使蔬菜的营养价值降低。应先用流水将蔬菜冲洗干净，再进行切分。

● **温水清洗**　农药中的氨基甲酸酯类杀虫剂的分解会随着温度升高而加速，因此温水更容易去除叶菜表面的残留农药，水温以40℃左右为宜。

● **超声波清洗**　超声波清洗的原理是：在水中快速产生很多空化气泡，气泡的不断产生和爆破带动液体高速流动，产生高压微射流冲击叶菜表面，使残留农药或其他杂质脱离；超声空泡产生瞬间所致的局部高温、高压，可以破坏一些农药的分子结构，同时将部分水分子分解为游离氧原子和羟基，可对农药起到氧化分解作用。目前市面上已能见到多种家用超声波洗菜机产品。**PM**

特别提醒

❶ **勿轻信路边小贩**　大型超市、农贸市场中的蔬菜会受到更为严格的农残检测。一般而言，比起路边小贩售卖的蔬菜，其农药残留量更低。

❷ **选择当季不易生虫的品种**　夏秋季节，青菜的虫害很严重，种植户很难做到不打农药而生产出外观完好的青菜。消费者在购买叶菜时，宜选择当季不易生虫的蔬菜。例如，冬春吃青菜、夏秋吃生菜较为安全。

❸ **买菜时应"望、闻、问、切"**　在购买蔬菜之前，先闻一闻味道，若略有刺鼻气味，可能是残留农药所致；若略有腥臭味，可能是浇灌未腐熟的肥料所致。带有虫眼的青菜并不一定没打农药，而可能是病虫害不严重，或休药期过短。

各式各样的面，营养非你所想

> "头伏饺子二伏面，三伏烙饼卷鸡蛋"，夏天吃面条是很多地区不成文的习惯。面条的好处，一是烹调简单方便，二是过凉开水做成凉面食用比较凉快。现在市场上的面条种类很多，它们的营养如何呢？

中国农业大学食品学院　范志红（副教授）王淑颖

真相1：筋道的面条不一定更有营养

面条的弹性与面粉中的蛋白质密切相关，而面粉的蛋白质含量及面筋的质量，均与小麦品种相关。面粉所含的蛋白质以"面筋蛋白"为主，其具有奇妙的黏弹性——能成团不散，有很大的延展性，还有很好的弹性。一般来说，面粉中的蛋白质含量越高，其所制成的面条韧性和弹性就越好，拉伸和煮制时越不容易断条，口感也越筋道。然而，面条的筋力与其维生素和矿物质含量无关，甚至很多筋力好的面条，维生素含量比普通面条还要低。

我国传统种植的多数小麦品种面筋含量不够高。在无法改变面粉中蛋白质含量的情况下，人们想了很多方法来改变面条的口感，如加盐、碱、氧化剂、植物胶、保水剂等，所以超市中的挂面产品大多都有"盐"，日式拉面类产品的包装上都有"碳酸钠"的字样。

自己在家做面条，和面时可以加一个鸡蛋。蛋清的蛋白质能增加面条的筋力，而蛋黄中的卵磷脂能让面条口感滑爽，也能起到减少粘连的效果。此外，还可以用牛奶代替水和面，因为牛奶中的蛋白质能加强面团的筋力，做出来的面条不易断，更筋道。

真相3：粗粮面条未必有助于控制血糖

粗粮面条能否控制血糖，关键在于用什么杂粮及其杂粮比例有多少。很多所谓的杂粮面条中杂粮比例很低。做面条的面粉需要很好的韧性，而大部分杂粮不含面筋蛋白，没有韧性，所以加入大量杂粮很难做成面条。

在杂粮中，荞麦和莜麦（裸燕麦）是餐后血糖反应较低的品种。纯的荞麦面、莜麦面均有利于控制血糖，其中B族维生素，钾、镁、钙等矿物质，可溶性膳食纤维及类黄酮等保健成分的含量均比白面条高。当然，如果仅添加一点，保健意义也不大。

真相2：太白或太黄的面条，维生素含量低

面粉本来应是略发暗、发黄的颜色，并非纯白。纯白的面粉，一是去掉了太多外层营养价值高的部分；二是用氧化剂处理过，将面粉中少量黄色的类胡萝卜素氧化，颜色就显得更白。如果面条蒸煮后颜色明显发黄，最大的可能是添加了碱。除微量类胡萝卜素外，面粉中还含有微量的"类黄酮"物质。这类抗氧化物质几乎无色，但处于碱性环境时就会表现出鲜明的黄色。因此，面条颜色发黄，未必是放了鸡蛋等"好材料"。

黄色的面条并没有毒性，但维生素含量有所下降。因为面粉本来是维生素B_1的良好来源，维生素B_2的含量也不少，可一旦加入碱，就会让这两种维生素迅速分解；待面条煮熟后，这两种维生素已经几乎被赶尽杀绝。

真相4：久放的蔬菜面条不值得购买

菠菜面、胡萝卜面等含蔬菜的面条，其营养价值是否比普通的面条营养价值高，要看其中添加的蔬菜比例。虽然很多产品包装上写着"菠菜面"，但细看成分表，菠菜粉仅占2%，这样还不如吃普通面条时配半盘菠菜摄入的营养素多。此外，由于叶绿素、胡萝卜素等都易见光分解，故含有这类成分的挂面长时间储藏后，颜色会越来越浅，叶绿素、胡萝卜素等的含量也越来越低。自己用蔬菜汁制作的"新鲜"面条，倒是值得一吃。**PM**

《全唐诗》中收录了唐代诗人杜荀鹤的一首《送人游吴》："君到姑苏见，人家尽枕河。古宫闲地少，水港小桥多。夜市卖菱藕，春船载绮罗。遥知未眠月，乡思在渔歌。"诗中寥寥几笔便将江南水乡富庶繁华的景象铺陈开来：莲藕、菱角是江南水乡最具特色的水生蔬菜，绫罗绸缎是百姓生活富足的象征，夜市里小船载着货品穿梭于遍布的小桥、交错的河道……

水生蔬菜：
依水而生，灵动似水

南京农业大学园艺学院教授　侯喜林

水生蔬菜多指生长在湖、塘、江、河、沟、田等水泽环境条件中的蔬菜作物。我国长江流域及以南地区水网密布，加之气候温和、雨量充沛，为水生蔬菜的生长提供了独特的自然条件。作为水生蔬菜的主要起源地之一，我国水生蔬菜品种繁多，主要包括茭白、莲藕、荸荠、慈姑、水芹、芡实、莼菜、菱、豆瓣菜、水芋和芦蒿等。

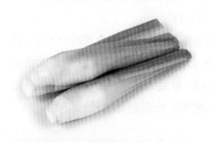

茭白：
青翠洁白，尽显蔬食之美

茭白又名茭笋、茭瓜，生长于湖泊丰富的江南水乡，以太湖流域栽培历史最为悠久，品种和类型最为繁多。茭白由菰演变而来。菰是一种水生植物，新芽细小而不膨大，可食用，俗称"茭儿菜"；开花后所结籽粒为"菰米"，《周礼》将其与稻、黍、稷、粱、麦合称为"六谷"。当菰被菰黑粉菌侵染之后，花茎膨大形成茭肉，称为"茭白"。

清朝文人李渔曾说："论蔬食之美者，曰清，曰洁，曰芳馥，曰松脆而已矣。"茭白绝对担得起这所谓的蔬食之美：带壳的茭白青翠秀颀，郁郁葱葱，剥去外壳，可见茭肉莹白如玉、清爽而洁净；氨基酸含量较高，味道鲜美而独特，可谓芳馥。喜食清淡的人，可将茭白焯水后凉拌，或做成咸中带甘的爽口小菜"茭白炒毛豆"。喜欢食荤的人，可用茭白炒肉丝或与猪肉红烧，渗入肉香的茭白荤素二味相和，能让人吃出肉的丰盈之味。茭白被誉为"水中参"，具有利尿、解烦热、止渴、调肠胃等作用，与芹菜煮水同服能通大便。

质量好的茭白大小均匀，根茎肥大，色泽洁白，质地脆嫩而带甜味。若外观发黄或发红、表面质地硬化，则表明采摘时间过长，适口性变差。

莲藕：古诗词里的"常客"

莲藕别名"荷""芙蕖""芙蓉""水华"等，自古以来歌咏莲藕的诗句非常多，最为著名的当属周敦颐的《爱莲说》，描绘了莲藕"出淤泥而不染"的气度与风节，寄予了作者对理想人格的肯定和追求。公元前2世纪，我国古籍词义专著《尔雅》为莲藕的不同部位赋予了不同名称："其华菡萏，其实莲，其根藕，其中菂"。其中，"华"即花，"莲"即莲蓬，"菂"即莲子。时至今日，莲藕仍被分为"花莲""籽莲"和"藕莲"。

藕莲以食用肥大的地下茎为主。藕一般分3~5节，多则达9节以上，每节长10~20厘米，直径4~7厘米，呈圆筒形，皮色有白、淡黄等。可凉拌或清炒，清脆爽口；亦可熟食，制成桂花糖藕或煨汤，口感软糯。一些浅水藕品质好，多以嫩藕上市，可当

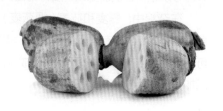

水果生食，味甜无渣，如苏州花藕。莲藕以藕节短粗、外形饱满、水分丰富、色泽白中带微黄、表面洁净有亮度者为佳。

籽莲以食用莲子为主。一般每个莲蓬有籽20余粒，按种皮色可分为"红莲"和"白莲"。苏州地区采收莲蓬以鲜食莲子为主，籽粒充分生长、果皮绿色的莲蓬含糖量高，其籽最适宜鲜食。过嫩枇籽，无法食用；过老则不适宜鲜食。

"红藕香残玉簟秋""晚秋红藕里，十宿寄渔船"……这些诗词中的"藕"并非用来食用的藕莲，而是以观花为栽培目的的花莲，其地下藕细小，结籽较少，不能食用。

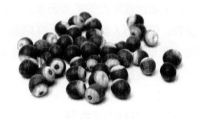

芡实：姓"南"姓"北"不一样

最是江南秋八月，鸡头米赛蚌珠圆。进入8月，芡实上市。作为苏南地区的传统美食，芡实与茭白、莲藕、荸荠等共称"水八仙"。芡实果实呈圆球形，顶端宿存花萼形如鸡嘴，整体呈鸡头状，故又称鸡头、鸡嘴莲等。果实内含种子，即芡米，也称鸡头米。多部医学典籍记载芡实能补脾固肾、助气涩精、延缓衰老，因此常被作为滋补佳品。

我国芡实品种可分为两大类，一类为刺芡（又名北芡），多为野生种，茎、叶、果均密生刺，其米粳性；另一类为苏芡（又名南芡），仅植株叶背、叶脉、叶缘上有稀疏的刺，其米糯性。苏芡主产于太湖地区，在明朝苏州地方志《姑苏志》《元和县志》和《吴邑志》中已有记载。

芡实以苏芡品质最佳，种子圆珠形，种皮未成熟时为橘红色，质松易碎，此时质地鲜嫩，口感粉糯，可以鲜食；苏芡成熟后，种皮转为褐黄色，开始变硬，可以煲汤、煮粥，也可以加工成干芡米。刺芡亦有人工栽培，但品质不如苏芡，籽粒稍小，种壳绿褐色，质地坚硬，多作药用。

菱角："顽强"的水生蔬菜

菱的果实称菱角。如果说芡实籽粒滚圆，菱角则棱角分明。诗人陆游在品味芡实与菱角之后写出了诗句"平生忧患苦萦缠，菱刺磨成芡实圆"。自喻生平所受的苦难挫折极多，仿佛菱角被磨成了芡实，再无锋芒。殊不知，即使饱受"打磨"，菱角依然"顽强"，只要水位稳定、水质允许，均可生长。

菱角外果皮薄而柔软，有绿色、白绿色、鲜红色、紫红色等，当果实老熟后可腐烂脱落；内果皮革质，幼时较软，老熟时坚硬。菱的角因品种而异，呈平伸、上翘或下弯状，有的品种则退化。菱角内含种子，即菱肉，或称菱米。嫩菱角可当水果生食，质

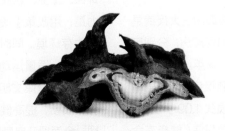

脆而有甜味；老菱角可用清水煮熟，剥壳食用，粉糯甘甜。剥出的菱米能烧菜，如菱角炒肉、菱角汤等，也能加工成粉用来制作糕点。无论生食还是熟食，优质菱角均应形态整齐、充实而饱满。

每年8月下旬至9月上旬，菱开始陆续采收，至10月下旬结束。江苏民歌《采红菱》便是江南女子的生活写照：曲折蜿蜒的河面长满了碧绿的菱叶，女孩们坐在菱桶中，一边采菱角，一边歌唱。

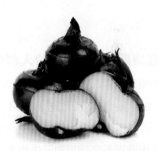

荸荠：形似马蹄味胜雪梨

荸荠，因其形似马蹄，又称马蹄；因其味胜似雪梨，也称地梨。荸荠不仅是水乡美食，还是一种药材，能除胸实热气，脾胃虚寒及血虚者应少食。

荸荠的产品是其地下球茎，以鲜食为主，亦可炒食。当水果生吃，剥去外皮，其肉雪白，汁水丰盈，甜而不腻；当蔬菜熟吃时，可切片或切丁，与肉同炒。淮扬菜经典清炖狮子头的肉糜里即拌入荸荠小丁，以中和肥肉的油腻，入口时肉糜一抿即化，荸荠丁留于口中，口感层次分明，令人回味。

荸荠幼嫩球茎为乳白色，随着嫩茎变老，色泽加深呈红色或栗色。购买荸荠时，应选择形状整齐、果形中等、无伤疤裂缝、平脐者。品质好的荸荠糖分含量较高，淀粉少，味甜而细腻。**PM**

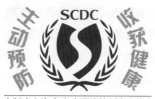

本版由上海市疾病预防控制中心协办

长寿是人类亘古不变的追求。从期望寿命来看，改革开放以来，我国各地区人口的寿命均经历了前所未有的快速增长。2018年，上海市居民期望寿命达83.63岁，其中男性81.25岁，女性86.08岁，与"长寿之国"日本的差距缩小到0.6岁。期望寿命的增长，不仅印证着社会经济的发展和综合医疗卫生水平的提高，也彰显了民众享有健康生活的能力的增强。

生命应"长度"与"质量"并重

上海市疾病预防控制中心疾病预防控制信息所 虞慧婷（副主任医师） 林维晓 王春芳

健康期望寿命：评价人群健康状况的新指标

期望寿命的攀升揭示着人群寿命长度的延伸，但人们对生活品质的要求不断提升，已不再仅仅满足于寿命的延长。因此，作为一个反映国民生命质量的新型综合测量指标，健康期望寿命被世界卫生组织用于评估各国人群健康水平和卫生系统的公平性。健康期望寿命是期望寿命的进一步发展，其含义是人群在保持健康状况下的期望寿命。健康期望寿命将人群的功能状态、活动能力、疾病状况等结合起来进行综合评判，能更全面、准确地反映人群的健康状况。

上海市疾病预防控制中心整合全市居民门急诊、住院诊疗数据和伤残信息，依照全球疾病负担研究的方法，测算出上海市居民健康期望寿命为 69.46 岁，其中男性 68.68 岁，女性 70.23 岁。这意味着上海市居民的期望寿命中，因患病和伤残损失的寿命达 13.7 岁；女性健康寿命损失高于男性，虽然女性寿命更长，但带病或伤残生存的时间更长。

影响健康期望寿命的因素

以上海市居民为例，影响健康期望寿命的三大疾病是消化系统疾病、慢性呼吸系统疾病、心血管疾病，分别可导致健康寿命损失 2.29 年、1.97 年、1.75 年。影响健康期望寿命的常见慢性病包括慢性阻塞性肺疾病（健康寿命损失 1.27 岁）、脑血管疾病（健康寿命损失 1.09 岁）、缺血性心脏病（健康寿命损失 0.84 岁）、糖尿病（健康寿命损失 0.34 岁）、恶性肿瘤（健康寿命损失 0.52 岁）。

文化程度是影响认知和记忆健康的最重要因素，婚姻是影响情绪健康的最重要因素，年龄则是影响人体活动能力、睡眠、精力、视力、生活自理能力的主要因素。社会人口因素分析显示，女性、低学历人群、无业人群和高龄人群自评健康状况较差，吸烟、饮酒、偏胖或偏瘦者自评健康状况也较差，上述人群需要重点关注健康问题。

践行健康生活方式，提升健康水平

随着医疗卫生水平的提高、生活方式的转变，上海居民疾病模式发生了巨大变化：传染病的威胁减轻，慢性病或退行性疾病转而成为威胁居民健康的主要因素。因此，健康期望寿命增长的主要着力点也在于降低慢性疾病的发病率和死亡率。

2018 年，《健康上海 2030 规划纲要》提出"至 2020 年上海人均健康期望寿命 ≥ 70 岁，至 2030 年 ≥ 72 岁"。为实现这一目标，政府应积极动员全社会力量，倡导全民健康理念，践行"将健康融入所有政策"，集文教、住建、环保、工业、农业、卫生等各个部门的力量，用政策手段形成合力，营造健康的生存环境。同时，居民应主动做到合理膳食、适量运动、戒烟限酒、心理平衡，培养健康文明的生活方式，对个人健康负责，提高健康素养，加强健康管理，全面提升自身健康水平。**PM**

关注上海市疾病预防控制中心，了解更多疾病防控信息。

跟婆婆"过招"育儿经

肖特明

李奶奶，是不是觉得您孙子赢在了起跑线?!

你家小宝光吃奶怎么行? 看看我家大孙子，3个月就喂米糊了。

小仙说： 不宜给6个月内的宝宝添加辅食，否则会增加宝宝发生过敏的风险。

这孩子确实是对蛋清过敏，还对一些其他食物过敏。

这可怎么加辅食呢?

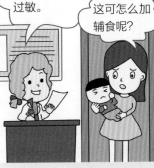

宝宝吃蛋羹喽! 这么快就吃完了，看来李奶奶说得对，是该添加辅食了。

宝宝吐成这样，遭罪啊!

会不会是晕车啦?

蛋羹是我做的，新鲜着呢，怎么会吐呢?

怎么办? 吐出来的全是刚刚喂的鸡蛋羹。

小仙说： 刚开始可加纯米粉，从少量开始，由稀到稠。辅食应一种一种地添加，观察宝宝有没有拉肚子和出疹子。如有，则停止添加；待恢复正常后再添加。

小仙说： 婴儿不宜吃蛋清，因为消化系统发育尚不完善，而鸡蛋中的蛋白质分子小，可直接透过肠壁入血，容易引起一系列过敏性疾病。

小仙说： 宝宝过敏可能会引起呕吐，但80% 的呕吐是因为肠胃问题所致，家长应及时带宝宝就医，最好做个过敏原检测。

小仙医生语录：

　　婆媳两代人在养育孩子方面发生冲突是常有的事。怎么办? 听科学的! 尽量自然分娩、母乳喂养，这是婆婆坚持的，也是正确的。按时添加辅食，选择婴儿配方奶粉，这是媳妇坚持的，也是科学的。如果孩子出现过敏症状，还是要听医生的。6 个月以上的婴幼儿可用一款抗过敏药盐酸西替利嗪滴剂，安全 、便捷，可以作为居家小药箱里的常备药。

我给他喂了一瓶张爷爷送的普通奶粉。

妈，你看宝宝浑身都是疹子，眼睛也肿了。

普通奶粉

城里要找这么一块沙坑还真不容易。

现在的宝宝太娇贵，就该多接接地气。

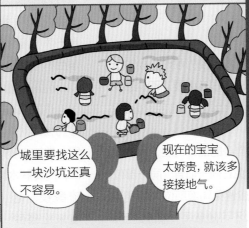

小仙说： 尽量选择母乳喂养。如果必须喂食奶粉时，应选择婴儿配方奶粉，不宜喂食普通奶粉。

小仙说： 要让宝宝尽量接触自然环境。如果环境太干净，会延缓或阻碍肠道正常菌群的建立。

小仙医生
生于：*1983*　星座：摩羯

身份：来自欧洲的健康医生
家族：世代在欧洲研发和生产原研药
学历：瑞士苏黎世大学医学院博士
专长：对过敏性疾病有丰富的诊疗经验

挂水"鼓包"，应对有方

复旦大学附属中山医院普外科　闫亚敏　虞正红（副主任护师）

静脉外渗是指药物在输注过程中由于各种原因渗漏到皮下组织，使注射部位的皮肤出现疼痛、肿胀、红斑等症状，甚至发生溃疡、坏死及静脉炎等严重并发症。

静脉外渗的4个原因

除穿刺技术外，静脉外渗还与以下4个原因有关。

❶ **血管因素**　与患者的年龄、静脉粗细、全身营养状况、是否具有血管相关疾病等原因有关。

❷ **穿刺部位**　在同一血管部位反复穿刺、注射部位位于关节或下肢等情况，最易发生外渗。

❸ **环境因素**　包括输注药物的温度、速度，以及是否使用输液泵，等等。

❹ **药物因素**　药物的剂量、浓度、毒性、pH、渗透压、血管刺激性均与外渗的发生及其损伤严重程度密切相关。

静脉外渗，贵在预防

静脉外渗不仅会产生不适，恢复也较为耗时，故对于静脉输液者而言，尽量避免药物外渗很有必要。不少患者可能认为，观察药物输注情况是护士的事，与自己无关，其实不然。

在穿刺前，患者应主动说明自身的血管情况，为护士选择穿刺部位提供更多信息，避免在同一血管、同一部位反复穿刺。在输液过程中，患者应避免输液部位大幅度活动。如果需要如厕，可请人帮忙；不可随意调节输液速度；若发现注射部位肿胀、隆起，可能已发生针头滑出血管或穿透血管壁，应尽快呼唤护士拔出针头，更换注射部位。静脉输液结束后，应使用消毒棉签或棉球轻轻按压穿刺部位数分钟，直至穿刺点无渗血为止，不可进行局部按揉，以免出现皮下血肿，对血管周围组织造成损伤。

发生外渗，积极应对

发生静脉外渗后，及早干预至关重要。外渗药物的种类不同，应对方法也不同。

方法一：物理干预

❶ **抬高患肢**　可减轻外渗区域的肿胀程度。

❷ **冷敷**　可使血管收缩，限制炎症反应，减轻局部出血和疼痛，还可减轻蒽环类抗癌药、紫杉醇、氮芥、顺铂等所致的皮肤损伤。冷敷以每次15～20分钟为宜，每日至少4次。

❸ **热敷**　可使血管舒张，加快外渗药物的吸收与分散，减轻局部损伤。适用于植物碱类抗癌药物（如长春新碱、长春花碱）、脱水药物（如甘露醇）、细胞毒性药物（如达卡巴嗪）、碳酸氢钠等的外渗。值得注意的是，发生静脉外渗后不可立即（应在24小时后）热敷，以免引起皮下出血。

方法二：药物干预

透明质酸酶、二甲基亚砜、右雷佐生、硫代硫酸钠等药物均对外渗损伤有一定的治疗作用。虽然作用机制不同，但这些药物均可加快局部渗出液或血液的吸收和清除，使皮肤水肿快速消退。此外，还可用金黄散、醋酸膏、硫酸镁、地塞米松磷酸钠、复方盐酸利多卡因等湿敷。**PM**

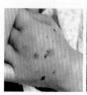

药物干预前　　药物干预2天后　　药物干预8天后

孩子爱告状，
家长怎么办

湖南第一师范学院教育科学学院教授　黄任之
中南大学湘雅二医院精神卫生研究所副主任医师　李则宣

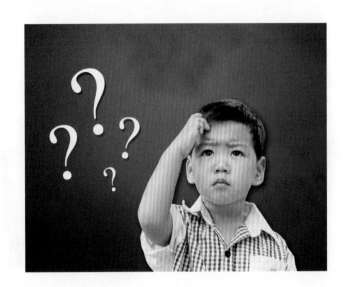

孩子爱告状是天性

不少家长有这样的体验，有些孩子特别喜欢向大人告状：谁偷偷吃了零食，谁未经成人允许做了什么坏事，谁把谁打哭了……如果仔细观察，可以看到这些孩子表情严肃，语气很夸张，带着一点惊讶和正义感。

为什么孩子喜欢向大人告状呢？心理动因有如下几种。

❶ 对权威的信赖和服从　幼儿园和小学阶段的孩子大多还没有形成独立的自我意识，对外部环境的评价主要依靠成年人，包括老师和家长。他们听从权威的话语和规范，遵守纪律，执行相关的要求。这使他们对一切违反规定的行为特别敏感，认为必须要杜绝。

❷ 道德价值观不成熟　低龄孩子对道德内涵的看法比较单一，认为非黑即白，无法理解道德价值观的复杂性。他们将成人的价值观作为行为参照，严格执行，同时往往喜欢寻找同龄人的过失，不允许别人有差错。

❸ 自我表现的一种方式　孩子从家庭走进幼儿园或小学，脱离了家的庇护，渴望得到老师的喜爱和同学的欣赏，希望引起他人的关注。为此，有些孩子可能会通过向老师告状和泄露别人的秘密来获得别人的注意。

三条建议，合理面对告状问题

孩子爱告状，一方面可能会招致同学的不信任，导致社交困难，严重情况下会出现被同学孤立的情况；另一方面，被告状的孩子也可产生很大的心理压力，会担心自己犯错。因此，尽管"告状"是孩子的常见行为，家长仍应加以引导。

❶ 理性对待孩子告状　孩子告状，家长不要被"牵着鼻子走"。如果是别人家的孩子来告状，家长可以先笑眯眯地听完，并表示"我知道了"，将其友好地送走。然后与自家孩子交谈，了解事情的来龙去脉，鼓励孩子说出真相和感受。如果是不大的过错，家长可讲清楚道理，安抚一下孩子的情绪，让孩子明白解决问题的办法。如果是较大的过失，家长应该阐明利害，督促孩子纠正自己的错误。

如果是自家的孩子告状，家长对这种行为既不要表扬也不要批评，可用温和的语言提示孩子："我很高兴你没有那么做，那么做是不对的。以后，先不要着急告诉别人，给别人一个改错的机会。"千万不要怂恿孩子继续告状，也不要用粗鲁的态度指责孩子。

❷ 理解孩子爱告状的动机　家长要理解孩子喜欢告状、渴望成人给予表扬的心理需求。家长要意识到，孩子告状其实是想告诉你：他想成为一个不做错事的乖小孩，所以不会像别的孩子那样犯错误。孩子的这种渴望应该得到家长的肯定和认可。家长可以这样回应：你守规则、没犯错，这一点很好；当然，那个孩子也许还不知道自己犯的错，下次你可以悄悄地告诉他，让他自己知道这一点。

❸ 教会孩子包容别人的过失　家长从孩子幼儿期起，就应该引导孩子去包容他人的小过失和小缺点，让他们学会设身处地地理解他人的难处和局限，同时能看到自己犯错后的难堪和焦灼。这样，孩子可以具有一定程度的接纳力，宽厚待人，更受别人欢迎。**PM**

当今社会，人们对美的追求越来越崇尚美丽与健康并存。除了面部的美容，对身形体态的严格要求也同样备受关注，减脂塑形已成为现代人实现自我价值提升的方法之一。一项针对27个国家和地区273 755名求美者的在线调查研究显示：存在多余脂肪的求美者中，58.4%的女性和53.3%的男性会考虑非手术减脂治疗。另一项国内调研结果显示，各年龄段人群都存在对身体多余脂肪的顾虑。减脂手段多种多样，大致分为有创和无创两类。前者包括负压吸脂、注射溶脂等，后者包括超声、冷冻、射频、低强度激光减脂。

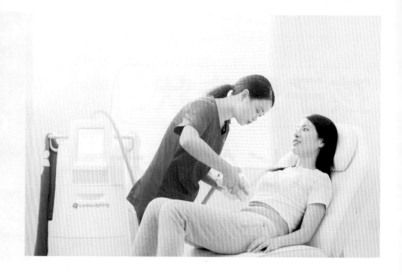

减脂塑形新选择：
美丽"冻"人，健康享"瘦"

王宝玺　项蕾红　李文志　林彤　宋为民　刘红梅　李远宏　闫言　宋峻

减脂：两种方法各有优劣

众所周知，人体内多余的能量会以脂肪的形式储存在脂肪细胞中。脂肪细胞就像气球，当细胞内充满了脂肪，脂肪细胞体积变大，人就会显得肥胖；只有使脂肪细胞内的脂肪量减少，人才会瘦下来。从理论上说，减脂只有两种方法：一是缩小脂肪细胞的体积，二是减少脂肪细胞的数量。

要使脂肪细胞的体积缩小，必须采取一些措施，使人体能量代谢呈"负平衡"（摄入的能量小于消耗的能量），增加脂肪的消耗，如控制饮食、加强运动等。这种方法虽然有效，但需要很大的毅力来坚持；一旦有所懈怠，体重非常容易反弹。爱美人士的减脂"马拉松"源于脂肪细胞体积变小而数量还在，体重反弹仿佛"春日野草"。

要减少脂肪细胞的数量，往往需要依靠"外力"，因为成年人的脂肪细胞数量是固定的。手术吸脂是其中一种方法，通过外力破坏脂肪组织，再通过负压将脂肪细胞吸出，以达到减脂的目的。不过，手术吸脂的过程较痛苦，且存在发生脂肪栓塞等并发症的风险，术后恢复期也长。若抽吸不均匀，还会导致治疗局部凹凸不平，让许多爱美人士望而却步。热能减脂也属于这种类型，它是让局部皮肤的温度上升到43～45℃，通过高压电穿孔导致脂肪细胞死亡，治疗时及治疗后的疼痛感比较明显。

冷冻减脂：减脂塑身新选择

20世纪70年代，科学家发现孩子含冰棒的时间长了，容易形成"酒窝"，从而得出"皮下脂肪细胞对低温较周围组织和神经细胞更敏感"的推论。这种被称为"冰棒脂膜炎"的现象说明，过度接触寒冷环境可使脂肪细胞自然减少。

多年以后，两位美国皮肤病专家 R. Rox Anderson 博士和 Dieter Manstein 博士受此启发共同研发了一种非侵入性减脂"黑科技"——冷冻减脂技术，并于2008年获商业化许可。基于该技术，美国 Allergan 公司研发制造了"酷塑系统"，通过运用冷冻减脂技术达到瘦身目的。

冷冻减脂的原理是启动脂肪细胞的凋亡。由于人体的脂肪细胞对寒冷环境比皮肤、神经和肌肉细胞敏感得多，故在一定的低温条件下（4℃左右），脂肪细胞中的脂质会结晶化，进而逐渐发生细胞凋亡，而皮肤、神经和肌肉可以保持正常的状态。冷冻减脂技术可以将人体局部脂肪所处的温度降到4℃左右，经过"热胀冷缩"后，部分脂肪细胞发生凋亡，几周后完全消失，这就是"冻死脂肪细胞"的核心原理。

冷冻减脂安全吗

为了保障冷冻减脂的疗效及安全性，酷塑系统配备了先进的温度控制器：冷冻探头采用最新冷冻解聚技术，将脂肪细胞迅速冷却，同时又能准确监控皮肤表面温度（不会降至0℃以下），从而确保表皮组织不被冻伤。

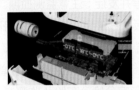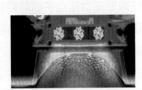

酷塑系统能够调节冷却的目标温度，监控并预防冻伤情况发生

Freeze Detect 是一种专利安全保护系统，可降低组织损伤的风险

据报道，一次冷冻减脂治疗可以"消灭"治疗部位20%～25%的脂肪细胞。冷冻减脂治疗后剩余的脂肪细胞体积可能增加或减少，但脂肪细胞的数量不会再增加。

冷冻减脂要"钻进冰箱里"吗

冷冻减脂技术要将脂肪细胞局部的温度降到4℃，那么，进行冷冻减脂治疗是不是要钻进冰箱里？当然不是。

酷塑冷冻减脂设备包括一个控制单元和一个冷处理的接触部件。治疗前，操作者需要先将局部组织吸入真空手握把中，准确固定于2个冷极之间，并通过温度感受器进行控制。随后在治疗者的皮肤上涂抹一些凝胶，使接触温度保持均衡。设置好参数后，即可进行冷冻治疗。为适应各个身体部位，该系统配备了多种型号的手握把，使治疗的舒适度大幅提高。

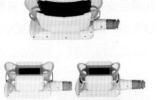

多种型号的塑形手握把

由于真空抽吸、固定了局部组织，故在治疗过程中，不需要医生一直陪伴，求美者可以看看电视剧或者安心睡眠。治疗时间约60分钟。治疗结束后，系统会自动停止冷却处理，并通知操作人员。取下冷冻探头后，治疗师会对治疗区域进行按摩。根据不同情况，求美者一般需要接受1～3次治疗，每次间隔1～2个月。一般在治疗后1～2月，可以看到比较明显的效果。

与其他减肥手段相比，冷冻减脂技术可以在短时间内以较为舒适的方式达到减脂的目的，无创，治疗过程无痛苦。作为一种新的非侵入性减脂项目，酷塑冷冻减脂的主要优势体现在：①减肥更精准。利用真空负压吸引技术，精确定位。②瘦身无创伤，非侵入方式，没有伤口，更安全。③全程低疼痛。利用温度感应技术持续监控治疗温度，在"冻死"脂肪细胞的同时，对皮肤、神经和肌肉组织无伤害。④减脂更彻底。减少脂肪细胞数量，不容易反弹。

"局部减脂"更适用

冷冻减脂技术专门针对皮下脂肪，还可根据身体不同部位、皮下脂肪区域的大小，选择不同的手握把，以配合治疗部位的曲线和面积，实现更精准的减脂。

目前，国家药品监督管理局已批准冷冻减脂技术用于腹部、侧腰部区域。20～70岁人群，非重度肥胖、希望改善体形者，有腰腹部、后背赘肉困扰者，产后局部肥胖者，局部脂肪难以消除者，都可以考虑冷冻减脂治疗。由于该技术只会"冻死"脂肪细胞，不会影响其他细胞，所以女性朋友不用担心该瘦的地方没瘦，不该瘦的反而变小了。男士在健身增肌之前，也可以通过酷塑系统减少皮下脂肪，"雕琢"理想体态。

健康享"瘦"，长久保持

冷冻减脂虽好，但也有一些人不适用。冷球蛋白血症、阵发性冷性血红蛋白尿、冷凝集素综合征患者，不宜进行冷冻减脂治疗。冷冻减脂治疗后，一部分人可能会出现治疗局部不同程度的发红、淤血、酸痛、麻木等不适，但症状一般都较轻，1～3周内会逐渐消失，患者不必过分紧张。求美者一定要去专业的、有资质的机构进行咨询和治疗，也可以关注酷塑官方网站查询附近可开展这项技术的医院。**PM**

> **特别提醒**
>
> 冷冻减脂后，求美者仍需保持健康的生活方式，注意合理饮食、加强运动，改变暴饮暴食、吃夜宵、常饮含糖饮料等不良习惯。毕竟任何先进的减脂技术都无法拯救"肥宅"和"懒癌"。

狼疮患者：
生育不再遥不可及

上海交通大学附属第六人民医院风湿免疫科
王 倩 戴生明（教授）

系统性红斑狼疮（简称狼疮）是一种累及全身多系统的自身免疫性疾病，主要好发于育龄期女性。她们可以安全怀孕、生育吗？孕前、孕期、产后需要关注哪些事项呢？

孕前：稳定控制病情

30多年前，系统性红斑狼疮是致死性疾病，患者性命都难保，更不用说顺利生育。一方面，妊娠期雌、孕激素水平波动，以及妊娠带来的应激反应、合并症等，可能造成狼疮复发、病情加重，给孕妇带来危险；另一方面，狼疮本身可增加自然流产、胎儿发育迟缓、胎儿畸形及早产风险。近年来，随着对疾病认识的深入和治疗方案的优化，狼疮患者经过规范治疗，几乎都能回归正常的工作与生活，成功受孕、养儿育女也不再是难事。在下列情况下，患者可以怀孕：病情不活动且保持稳定至少12个月以上，无重要脏器受累；强的松剂量控制在每日20毫克以内。

需要强调的是，除高龄、高血压、糖尿病、肥胖、甲状腺疾病、吸烟、饮酒等普通孕期相关危险因素外，狼疮患者如果存在以下情况，发生妊娠不良事件的风险会增加：①妊娠前6～12个月狼疮病情处于活动期；②孕期抗dsDNA抗体水平升高，补体水平下降；③患活动性狼疮性肾炎或既往有狼疮性肾炎病史；④抗SSA抗体和抗SSB抗体阳性（新生儿狼疮及胎儿房室传导阻滞的危险因素）；⑤抗磷脂抗体阳性或合并抗磷脂抗体综合征（增加血栓、流产等的发生风险）。

孕期：继续治疗，密切监测母胎情况

怀孕后，患者应在医生指导下继续用药，维持病情稳定。研究表明，持续应用羟氯喹和小剂量强的松有助于控制狼疮病情，不会影响胎儿发育。如果病情反复，患者可在医生指导下口服硫唑嘌呤、环孢素或他克莫司，病情严重者可静脉滴注糖皮质激素、丙种球蛋白，或进行血浆置换。患者需要注意补充钙、维生素D及叶酸。此外，

孕期禁止使用甲氨蝶呤、来氟米特、霉酚酸酯（吗替麦考酚酯）、沙利度胺、环磷酰胺等药物。

患者孕期应在医生指导下注意监测血压水平，尽早发现妊娠期高血压或子痫前期等并发症；注意监测血糖、有无蛋白尿或血尿，了解血小板、白细胞、血红蛋白和肝肾功能变化；注意血清补体及抗dsDNA抗体滴度变化，预防并尽早识别妊娠不良事件。此外，患者应控制体重增长幅度，避免因出现巨大儿而影响分娩。在胎儿监测方面，患者应根据产科要求，按时进行超声等检查，了解胎儿发育情况，及时发现胎儿有无发育迟缓或畸形等。抗SSA和（或）抗SSB抗体阳性的患者应从孕16周起定期监测胎儿心脏传导系统是否存在异常。

产后：防治新生儿狼疮

大约40%的狼疮患者抗SSA抗体和抗SSB抗体阳性。这些抗体在孕中期可以通过胎盘进入胎儿体内，导致少数婴儿发生新生儿狼疮，表现为皮疹、肝功能异常、心脏传导系统异常等。患儿皮疹多可自行消退；肝功能一过性受损，多数无须特殊治疗，肝功能持续受损需要进行对症治疗；糖皮质激素、丙种球蛋白可能对逆转部分患儿的心律失常有一定作用，仅少数伴有Ⅲ度房室传导阻滞的患儿需要安装心脏起搏器。多数狼疮患儿预后良好，甚至可以痊愈，家长不用过分担心。**PM**

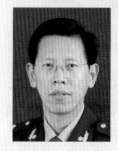

专家简介

戴生明 上海交通大学附属第六人民医院风湿免疫科主任医师、教授、博士生导师，上海市医学会风湿病专科分会副主任委员。擅长类风湿关节炎、银屑病关节炎、脊柱关节炎、系统性红斑狼疮、干燥综合征等的诊断及治疗。

专家门诊：周一下午，周四上午

理性看待 畸精症

中山大学附属第一医院男科　汪富林　冯鑫　涂响安（教授）

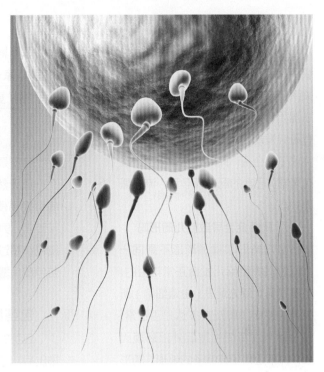

全世界大约有 15% 的育龄夫妇因不孕不育问题而苦恼。引起不孕不育的原因中，男性因素约占 50%，而畸形精子症（畸精症）是导致男性不育的常见原因之一。

正常精子包括头、颈、中段、主段和末段。光学显微镜下难以观察精子末段，因此可以认为，精子由头（头和颈）和尾（中段和主段）组成。只有头和尾都正常的精子才被认为是正常的，否则便是畸形精子。正常人也会出现畸形精子，如果精液检测发现正常形态精子的比例小于 4%，且间隔 1~3 周复查仍小于 4%，则可诊断为畸形精子症；若两次结果有差异，应进行第三次检测。

七大因素可致畸精症

① 遗传因素

近年来，针对遗传学因素的研究开展较为广泛，很多基因的异常和突变被认为与畸形精子症发病有关。其他的遗传学异常，如精子非整倍体异常、精子 DNA 损伤、DNA 甲基化异常、生殖激素及相关受体异常，以及某些先天性疾病等，也与畸形精子症有关。

② 生殖道感染

生殖道感染与精子畸形密切相关，特别是支原体、衣原体等病原体可通过吸附于精子表面或内部直接影响精子形态，亦可使精液中白细胞数量增加而间接影响精子形态。研究发现，精液中白细胞计数升高会使正常形态精子比例降低；经治疗，白细胞水平恢复正常后，精子形态可得到改善。

③ 精索静脉曲张

有研究发现，精索静脉曲张可降低精子的运动能力，并使精子的畸形率明显升高。精索静脉曲张显微结扎术后，正常形态精子比例明显增加，且怀孕率明显提高。

④ 重金属及微量元素

暴露于重金属（如铅、镉）环境中，会使精子畸形率明显增加。此外，若机体缺乏锌等微量元素，也会影响精子的形态和质量。

⑤ 有机化学毒物及药物

许多化学物质及有机农药等已被确认具有生殖毒性，可导致精子畸形。长期服用某些药物，如抗生素、抗癌及抗狂躁类药物等，也可引起精子畸形率上升。

⑥ 内分泌因素

下丘脑－垂体－性腺轴中的任一环节出现异常，均有可能导致精子质量下降，使精子畸形率增加。

⑦ 不良生活方式

吸烟、饮酒等不良生活方式可导致精子畸形率增加。此外，常蒸桑拿也会增加精子畸形率。

关于畸精症的三大疑问

① 畸精症与流产有关吗

畸形精子症患者由于正常形态精子数目较少，且大多数畸形精子存在头部异常，往往会导致不育。畸形精子症与流产也有一定关系，部分复发性流产患者的配偶存在显著增加的异常形态精子。此外，有研究发现，某些畸形精子症（如断头精子综合征，即只剩精子头部，没有尾部）患者的配偶怀孕后，流产概率升高。

❷ 畸精症会导致胎儿畸形吗

胎儿畸形和精子畸形不是同一个概念。决定胎儿发育正常与否的，主要是男女双方配子（生殖细胞）所携带的遗传物质及其表达是否正常，以及胎儿发育的生理及外部环境因素，并不是精子或卵子的外形。畸形精子症与胎儿畸形无明显相关性。

❸ 畸精症会遗传给下一代吗

畸形精子症的病因复杂多样，通常来说，只有因遗传物质异常而致的畸形精子症，才有可能遗传给后代。

畸精症该怎么治

对于畸形精子症，目前尚无针对性药物，较常用的治疗方式为对因治疗：如果存在精索静脉曲张，可行显微镜下精索静脉曲张结扎术，或者使用药物控制精索静脉曲张；如果存在生殖道感染，须行抗感染治疗；若缺乏微量元素，应适当补充；性腺轴异常者应接受内分泌治疗；避免暴露于有害环境；保持良好生活方式；等等。

此外，可使用维生素E等进行抗氧化治疗，也可服用中成药提高精子活力和正常形态精子比例。治疗无效的患者可使用辅助生殖技术。研究显示，即使是严重畸形精子症（正常形态精子比例＜1%）患者，仍有40%左右可通过治疗成功生育。**PM**

每年暑假，对儿童泌尿外科医生而言，是"包皮环切手术"的高峰。诊室内，家长们最关心的问题莫过于孩子是否需要"割"包皮，以及什么时间"割"更好。让我们来分析一下关于男孩包皮的常见问题。

包皮是生长在男性阴茎及龟头外面的一层皮肤。同其他皮肤一样，它是一道天然屏障，身负保护尿道开口、分泌各种免疫球蛋白、避免细菌与病毒轻易侵入尿道及膀胱的重要职责。因此，相较于保护屏障较少的女孩而言，男孩尿路感染的发生率明显较低。然而，凡事有利必有弊。当包皮包绕超过阴茎头部，难以在外力作用下后翻以显露阴茎头时，称"包茎"。若包皮虽覆盖尿道口，但能被轻松上翻并显露阴茎头，则为"包皮过长"。

包茎易藏污纳垢，引发感染

包茎的形成就像在尿道口前方额外增添了一个"口袋"。尿液从尿道口排出后，将首先进入包皮与阴茎头之间的"口袋"，再通过"袋口"排出体外。这样一来，尿液容易积聚在"口袋"内，在排尿后不自觉地滴出"袋口"，使包皮、阴囊及会阴部皮肤处于潮湿的环境。长此以往，可能增加湿疹的发生率。

随着孩子年龄的增长，包皮分泌的免疫球蛋白逐渐增加。免疫球蛋白与脱落的上皮细胞、尿液混合，形成包皮垢积聚在腔隙内，久而久之，可能会形成肉眼可见的白色"团块"，引起不适。更为重要的是，当细菌偶然进入包皮腔后，包皮垢将成为细菌的培养基，使细菌在包皮腔内大量繁殖，引起包皮龟头炎，甚至尿道膀胱炎。长期慢性感染可增加阴茎癌的发生风险，对未来伴侣的生殖健康也有一定隐患。

还有些孩子由于包皮开口过小（如同针尖般），每次排尿至包皮口时便会引起"交通堵塞"，使阴茎头周围的皮肤被尿液撑开，如同吹气球般鼓起。这种情况一方面容易增加泌尿道感染的概率，另一方面，尿道口过大的压力可能会反作用至尿道、膀胱甚至肾脏，引起泌尿系统慢性病变。

专家提醒

与包茎不同，包皮过长孩子的包皮可以上翻，阴茎头可以外露，不存在闭塞的包皮腔。因此，包皮过长的孩子可以通过每天清洗，保持局部卫生，从而避免上述危害。但若不注意清洁，也会藏污纳垢。

九成包茎无需治疗

超过90%的男孩在一岁以内都存在包茎。随着年龄的增长，有些孩子能够冲破"束缚"。如果没有不适，绝大多数包茎并不需要治疗，家长可

"割"包皮
并非男孩"必修课"

上海交通大学附属儿童医院泌尿外科副主任医师　吕逸清

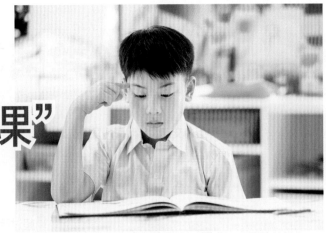

耐心地等待孩子生长至青春期后再做是否需要割包皮的决定。

如果孩子因大量包皮垢堆积而长期不适，或曾发生泌尿系统炎症，家长可采取措施将孩子的包皮外口扩大，使得阴茎头外露。具体做法如下：孩子每晚清洗会阴后，平卧在床，家长用手轻柔地下拉包皮至绷紧状态，维持1分钟左右，坚持半年至一年。操作过程中孩子可能会产生轻微疼痛或不适，甚至发生包皮绽裂，引起少许出血，此时家长不必惊慌，可以继续尝试并密切观察。若孩子无法配合或出血较多，应停止尝试，及时就诊。

若孩子因包皮垢堆积而出现较为严重、反复的包皮或尿道炎症，应及早接受手术治疗。有些孩子的包皮外口因外伤而形成了瘢痕狭窄，无论如何扩张都无济于事，也应及早接受手术治疗。

另外，还有些孩子虽已解除了包茎状态，但包皮外口始终存在一个相对狭窄的"环"，无论上翻还是复原包皮至这个"环"时，都能感到明显的阻力。这种情况下，应及早手术治疗，切除狭窄环。否则，随着孩子年龄的增长，阴茎勃起时，上翻的包皮可能会出现"卡住"的情况，无法复原，继而导致阴茎水肿、疼痛，即为"包皮嵌顿"。

专家忠告

虽然包茎有不少危害，但需要强调的是，包茎本身并不影响阴茎发育。包皮的本质是皮肤，与阴茎海绵体的发育并无直接关联，"包皮环切手术可以刺激阴茎发育"的说法是错误的。只要孩子没有出现不适症状，家长应给孩子自我"突破"的时间与机会，无须过早接受手术。如果经医生检查，孩子符合手术指征（如包皮龟头炎反复发作、瘢痕包茎、包皮嵌顿等），则应尽早接受手术治疗。一方面，手术可以打破恶性循环，有利于局部卫生；另一方面，随着孩子年龄增长，包皮神经与血管日渐丰富，术后恢复的疼痛与出血程度会较年幼时加重。

术后，家长最关心的四个问题

❶ 感染　由于夏季衣物穿戴少，家长普遍认为夏季手术后的护理简单方便，但也有些家长担心天气炎热会增加伤口感染的风险。其实，包皮环切术感染风险很低，只要在医生指导下进行常规护理即可。

❷ 出血　包皮环切术后三天内，伤口容易出血，需加压包扎。如果伤口仍有少许渗血，家长可观察半小时左右，只要出血能自行凝结就无须紧张。若伤口持续有新鲜血液渗出，应立即就医。

❸ 沐浴　拆除包扎后，孩子可正常淋浴。淋浴并不会增加感染风险，反而可以冲走尿道口的分泌物与血痂，使排尿更为顺畅，有利于减轻患儿术后的不适。

❹ 触碰伤口　孩子术后是否可以正常穿裤子是每位家长最关心的问题之一，学术界对此有不同看法。有医生认为过早穿裤子会增加疼痛，建议用罩子隔离伤口。但如此一来，患儿的局部皮肤会非常敏感，可能在手术1个月后仍处于"一碰就痛"的状态。比较合理的做法是，术后当天即可尝试穿宽松柔软的裤子，只要孩子能够接受并坚持，次日皮肤敏感度就会明显下降，有利于术后伤口快速康复。但如果孩子实在无法忍受，也不必强求，待皮肤敏感度下降后再行尝试也可。**PM**

那些粪菌移植的 患儿故事

上海交通大学附属儿童医院消化科
程伟伟 肖芳菲 张婷（主任医师）

"粪菌移植"（FMT）是指将健康人粪便中的肠道菌群通过鼻空肠管、灌肠、肠镜等方式移植到患者肠道内，以重建新的肠道菌群，治疗肠道及肠外疾病。

粪便治病古已有之，最早文献可追溯至东晋时期葛洪的《肘后备急方》："饮粪汁一升，即活。"李时珍在《本草纲目》中也描述了使用发酵粪便的上清液、新鲜粪汁和儿童粪便来治疗严重腹泻、发热、疼痛、呕吐及便秘的情况。现代医学首篇关于粪菌移植的文献发表于1958年，4名伪膜性肠炎成人患者通过FMT治疗后，3名患者症状完全缓解。目前，粪菌移植已广泛应用于难治性或复发性艰难梭菌感染、炎性肠病、顽固性便秘，在功能性胃肠病、代谢综合征、神经发育障碍、自身免疫性疾病及过敏性疾病等多种疾病的治疗中也有应用。

自2013年11月至2019年5月，我科对61例患儿（年龄最小的仅4月龄）进行粪菌移植共计131次，并进行了长期随访。其中，治疗儿童复发性难治性艰难梭菌感染20多例，治愈率达95%；对儿童功能性便秘、儿童炎性肠病等的治疗效果也比较满意。

粪菌移植，缓解严重腹泻

9岁的彬彬（化名）患有罕见病——IPEX综合征，因反复感染多次住院治疗，是消化科的"常客"。前不久，彬彬出现了严重腹泻，一天大便最多可达20余次，并伴有血便，体重下降近5千克，抗生素、激素、免疫抑制剂等常规药物治疗均告无效。我们考虑给他进行粪菌移植，重建他频繁腹泻而"千疮百孔"的肠道菌群，但彬彬难以耐受在全麻下放置空肠管。于是，我们尝试给他使用刚开始研制的粪菌胶囊，获得了意想不到的效果。彬彬服用粪菌胶囊后，大便次数一度减少至每日4次。更可喜的是，彬

彬与父亲的造血干细胞配型成功，不日将接受造血干细胞移植术，他的IPEX综合征有望被治愈。

粪菌移植，治疗术后胃轻瘫

几个月前，CCU（心内科重症监护病房）有一个骨瘦如柴的13岁大男孩程程（化名），患有复杂先天性心脏病，术后出现了明显的腹胀和胃潴留，经胃肠减压后无改善。我科会诊后，考虑程程可能存在胃轻瘫，建议经鼻空肠管进行粪菌移植治疗，以期恢复胃肠蠕动功能。经2次治疗后，程程的腹胀症状减轻，逐渐恢复了正常饮食，转入了普通病房。

粪菌移植，治疗功能性胃肠病

奇奇（化名）常在病房带着他的一班"小弟""巡逻"，从一个房间到另一个房间，偶尔跟医生护士打个招呼、开个玩笑。这个从"小胖子"蜕变成尖下巴、"瘦竹竿"的大孩子已经是消化科病房的老病号了。他患有功能性胃肠病2年多，反复腹痛、腹泻，大便不成形，对症治疗效果不佳。为了改善他的症状，我们为奇奇进行了粪菌移植治疗。服用粪菌胶囊的第二天，奇奇的大便就成形了，其后腹泻、腹痛症状也得到了明显缓解，现已顺利出院。**PM**

专家感言

目前，我国儿童粪菌移植治疗尚处于探索阶段，需针对适应证进行优化和标准化。这些有效治疗案例鼓舞着我们在这条研究道路上继续前行，让这一新的治疗手段造福更多患儿。

40岁学游泳 难不难

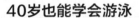 上海海事大学文理学院体育部　笪 恺
上海体育学院运动科学学院教授　庄 洁

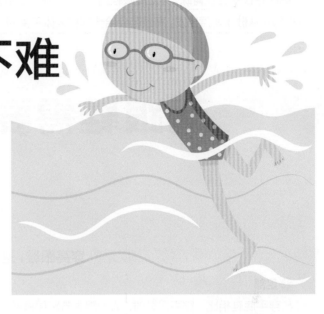

读者咨询

我是一名四十岁的女性，为了提高身体素质，打算学游泳。这个年龄的我还能不能学得会？是自学好还是请老师教好？

40岁也能学会游泳

很多中青年人希望学习游泳，但又担心自己学不会。事实上，40岁的人不但完全可以学会游泳，而且游泳是非常适合这个年龄段的运动项目。与青少年相比，40岁左右甚至更大年龄的人虽然在体能和柔韧性上有一定劣势，但是拥有更全面的知识结构与生活技能，理解能力、学习能力更有优势。

游泳运动分为竞技游泳和游泳健身两种类型。竞技游泳以竞赛为最终目的，通过高强度和专业化技能训练，不断超越自身极限，适合于青少年。而游泳健身则是一种健身方法，目的是提高身体素质。只要身体条件许可，各个年龄阶段的人都可以学习游泳。

初学阶段最好有人指导

关于学习的方法，是请老师教，还是看视频自学，因人而异。互联网带来的方便让人们很容易获得各种知识，包括游泳技能，利用互联网可以找到很多非常优秀和专业的学习教程。不过，在初学阶段，还是建议在专业人士的指导下学习，因为学习游泳的一个难点是适应水中的环境。身体沉浸在水中，这对不会游泳的人来说是一个全新而陌生的环境。当初次尝试着把头闷入水中的时候，大部分人会觉得大脑一片空白，很难做出规范的动作，很多时候完全不知道自己做什么动作。如果有一名专业人士在旁边指导，有助于发现学习、模仿过程中的错误并及时纠正，能

大大减少学习的时间和难度。此外，老师的另一个非常重要的作用是保证安全。

在他人教学之外再结合视频自学，可以使人对动作的理解更加深刻，从而在水中游出更加正确和专业的泳姿。另外，在成功学会一种泳姿后，通过视频自学其他几种泳姿，就会变得相对容易。

合理学游泳的三个提醒

❶ 不追求学会多种泳姿

40岁左右的人学游泳，不必追求在短时间内学会多种泳姿。学习游泳其实是为了掌握一种科学的锻炼方法，哪怕只会一种泳姿，也可充分享受游泳这种健身方式的好处。

❷ 掌握基础打腿技术

掌握扎实的基础打腿技术是非常重要和漫长的过程，要经常练习。四种泳姿中腿部的动作是最重要且进步最缓慢的。即使像孙杨这样顶级的游泳选手，在每天的训练中依然要不断地进行打腿练习。腿部远离心脏，在打腿练习中，身体为了供给腿部足够的氧气和血液，会充分调动心肺功能，身体素质会越来越好。可以说，学习过程本身也是锻炼的一部分。

❸ 坚持锻炼才能达到健身目的

学会游泳仅仅是健身的第一步，持之以恒的练习才是通过游泳强身健体最行之有效的方法。除了用标准的泳姿游泳，水中漫步、水中有氧操也是简单有效的锻炼方法。**PM**

高跟鞋很受女性青睐，穿上高跟鞋后，步伐和体态会更加优美。不过，高跟鞋穿久了会带来很多问题，包括身体相关部位的损伤。从健康角度出发，高跟鞋会给步态和人体平衡带来哪些变化？如何穿高跟鞋才能避免急性和慢性损伤的发生？

高跟鞋需要"科学穿"

✍ 上海体育学院运动科学学院　王 琳（副教授）　陈奕旸

穿高跟鞋，这些部位最受伤

❶ 足部

与穿平底鞋相比，穿高跟鞋时，人的踝关节跖屈角度较大，足弓缓冲减震的作用被大大削弱、承受的应力大大增加，会增加足部过劳性损伤的发生风险。针对穿高跟鞋时足底压力的研究表明，穿跟高3厘米的鞋就会使足第一跖骨处的压力和剪切力增加；鞋跟越高，压力增加越明显。

❷ 踝关节

穿高跟鞋可引起踝关节周围肌肉、肌腱的适应性改变，如跟腱刚度增强、被动拉长，腓肠肌内侧头肌束收缩或缩短，等等。这些潜在的神经肌肉改变会引起踝关节周围肌肉力量不均衡、易疲劳，影响踝关节功能，使人体步态稳定性降低。研究发现，经常穿高跟鞋的人，踝关节内翻功能可能存在一定障碍，从而使步态稳定性降低。

❸ 小腿

有研究表明，经常穿高跟鞋的女性在穿高跟鞋步行时，小腿腓肠肌张力为裸足行走时的3倍，这也是经常穿高跟鞋的人在穿平底鞋时反而会产生肌肉不适的原因之一。尤其是当鞋跟高度大于7厘米时，小腿肌肉活动显著增强，能量消耗增加，发生小腿肌肉劳损的风险也相应增加。

❹ 膝关节

随着鞋跟高度的增加，穿高跟鞋站立或走路时膝关节的屈曲角度也会增加，从而使膝关节髌韧带处于紧张状态，增加膝关节所承受的压力，易导致膝关节疼痛和关节退行性变化。降低鞋跟高度可减少膝关节压力，并缓解下肢关节僵硬。穿高跟鞋走路时，身体重量更多地压在膝关节内侧，使内侧膝关节腔压力增大。有研究显示，女性膝关节内侧骨关节炎的发病率是男性的两倍。

❺ 腰部

随着鞋跟高度的增加，地面对人体的反作用力在垂直、前后和内外侧方向上持续增加，使步态在制动力和推进力的作用下较不流畅、略显僵硬。而这种持续、长期的不良姿势，最终可能导致腰部疼痛及膝、踝关节退行性损伤。

> **小贴士**
>
> 从生物力学的角度出发，穿高跟鞋会使人步行速度减慢，步长和步宽减小，导致身体不平衡，影响姿势的稳定性，增加跌倒的风险。

科学穿高跟鞋的六条建议

❶ 选择高跟鞋时，不仅要美观，更要注重维护足部健康。尽量不要选头部过窄的鞋，以避免足背、足前部（尤其是足趾）受到挤压。

❷ 鞋的前掌承重部位硬度要适中，有弹性。

❸ 尽量选择有后跟包裹的高跟鞋，以增强步行时身体的稳定性。

❹ 可选择带有全掌鞋垫、后跟及足弓支持垫的高跟鞋。

❺ 不宜长期穿同一双高跟鞋，可有针对性地选择不同的低跟、粗跟鞋轮替穿着。

❻ 尽量少穿鞋跟高于7厘米的细高跟鞋。

肌肉拉伸锻炼：消除疲劳，预防损伤

长时间穿着高跟鞋后，应进行肌肉拉伸锻炼，以缓解肌肉紧张和关节僵硬，达到消除疲劳、预防损伤的目的。高跟鞋"新手"应注意进行腰背部肌肉和大腿前侧股四头肌的拉伸；长期穿高跟鞋的人尤其应注意拉伸小腿后方肌肉，并在踝关节背屈和内旋方向做一些深度拉伸运动，以提高踝关节稳定性。

❶ 仰卧抱膝腰背部拉伸法

仰卧在地板上（或床上），弯曲两膝，两腿贴紧，用两手环抱两膝，用力弯曲两肘以使两膝正中接近胸部；然后放松。以上动作重复10~20次为一组，每日可做数组。

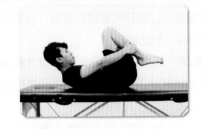

❷ 股四头肌拉伸法

站立位，双足并拢，挺胸抬头，目视前方。以左脚支撑地面，右髋伸直如常，右膝屈曲；左手扶于桌面以保持身体平衡，右手握右脚腕并上拉，使右足跟靠近臀部，此时右大腿前侧可产生牵拉感，保持10秒后恢复双脚站立位。拉伸左腿股四头肌时，方法同上。每日可练习10~20次。

❸ 小腿三头肌拉伸法

● **准备姿势**：弓箭步，上半身保持直立，左腿弓步向前，右腿后伸，脚前掌贴地，脚尖向前。

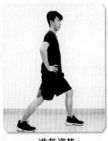 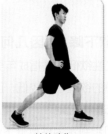

准备姿势　　　　拉伸动作

● **拉伸动作**：左侧大腿用力，身体重心降低，右膝保持伸直，脚跟抬起，脚尖向前，脚前掌注意紧贴地面（拉伸幅度可通过右侧踝关节背屈角度控制），此时可感受到右小腿后方肌肉受到牵拉，保持5~10秒，然后复原。拉伸左小腿三头肌时，方法同上。每日可练习10~15次。

❹ 踝关节背屈深度牵拉

● **准备姿势**：坐姿，将一只脚置于对侧大腿上，一只手固定足跟。

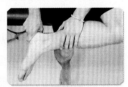

准备姿势

● **拉伸动作**：另一只手用力将足趾向足背方向按压，感受到足底的牵拉感后，保持20~30秒。此动作重复10~15次，然后拉伸另一只脚。

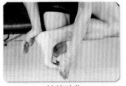

拉伸动作

足部核心力量训练：增强足弓稳定性

日常生活中，常穿高跟鞋者还应注意进行足部核心力量的训练，如脚底卷毛巾、缩足趾等，以增强足弓的稳定性。

❶ 脚底卷毛巾练习

● **准备姿势**：坐姿，大腿和小腿呈90度角，将毛巾放置于脚底。

● **训练方法**：脚趾和足弓发力，将足底的毛巾卷起离开地面。每

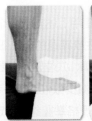 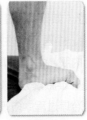

准备姿势　　　　训练方法

日可重复20~30次。此动作可训练足底肌肉。

❷ 短足运动

● **准备姿势**：坐姿，大腿和小腿呈90度，足部较为放松地放在地面上。

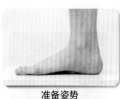

准备姿势

● **训练方法**：足底肌肉发力，足弓抬起，注意脚趾位置不动，同时保持足跟位置固定。每日可重复训练20~30次。此动作可训练足内固有肌肉。**PM**

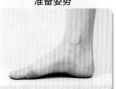

训练方法

性欲下降，提高有方

云南省中医医院男科　张春和（主任医师）　黄子彦

性欲下降，原因几何

男性性欲低下是指成年男性对性活动和性幻想的欲望水平较低，且呈持续或反复的状态。一般地说，每月少于2次性活动即可初步判定为性欲低下。实际上，男性40岁以后性欲开始减退，50岁后减弱明显，这种随年龄增长而发生的性欲减退多为生理现象。

除了年龄，以下因素也可导致性欲减退：社会心理因素，如遇到不开心的事、压力过大等；过度肥胖、营养不良、长期劳累；患有慢性疾病，如帕金森病、结核病、肿瘤等；过度手淫、纵欲过度导致的脊髓功能紊乱；睾丸发育不全、甲状腺功能减退、垂体病变所致的性激素分泌不足；使用镇静剂、某些降压药、抗癫痫药物，以及吸食毒品；等等。

6个方法，提振性欲

① 食补　中医学认为药食同源，即药物和食物来源相通，都能起到防病治病、养生、强身的效果。性欲低下者可根据个人具体情况进行食补。如果性欲减退伴有

怕冷、头晕耳鸣、腰膝酸软，大便偏稀或不成形等症状，可到医院或药店购买人参、鹿茸、肉苁蓉、淫羊藿等泡水喝。人参为滋补之品，鹿茸、肉苁蓉、淫羊藿皆有补阳虚之效。有此类症状者，日常还可适当多食韭菜炒虾仁。伴有情绪低落、郁郁寡欢、胸部或胁肋部胀满、焦虑、烦躁、易怒、爱叹气、心烦等症状，是肝气郁结的表现，日常可用玫瑰花泡水喝，以疏肝解郁、健脾降火、和血散淤。

② 睡眠充足　睡眠时间不足会导致雄激素水平低下，身体和精神的双重疲劳可导致性欲低下。早点睡觉、保证充足的睡眠，是提高性欲最简单，往往也是最有效的方法之一。

③ 深蹲　坚持做深蹲对性欲和性功能的提高都有好处。步骤：腰背挺直，双脚与肩同宽，膝盖与脚尖方向一致（不要内扣）；掌心相对，手臂前平举；下蹲，动作要自然流畅，臀部向后移动，至最低点（大腿与地面近似平行）时，起身还原。全程应保持腰背挺直，下蹲时吸气，起身时呼气。下蹲时，可感觉臀部和大腿前侧有轻微牵拉感；起身时，臀部和大腿前侧收缩发力，臀部的紧张感更加明显。这项练习对提高性欲、提升勃起硬度、延长性生活时间和增强自信心有一定效果，刚开始练习时可每天做36次，待适应后逐渐加量。

④ 调畅情志　作为心理、精神状态的一种体现，性欲非常容易受焦虑、抑郁、畏惧、厌恶等情绪影响。保持平和的心态，调节情绪，与配偶保持和睦、亲密的关系，都有助于提高性欲。

⑤ 按揉穴位　经常按揉命门、腰阳关穴位，对男性性欲和勃起功能有一定改善作用。从肚脐水平绕腰腹一周，第二腰椎棘突下凹陷中即命门穴；命门穴正下方第4腰椎棘突下的凹陷即腰阳关穴（如图）。每日有空时，轻轻按揉这两个穴位即可。

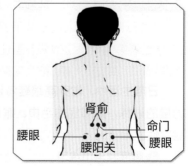

⑥ 医学治疗　如果坚持使用上述方法3个月后，感觉效果不太明显，最好到医院诊治。中医治疗性欲减退的方法很多，医生会根据情况辨证论治，采用中药内服、中药泡脚、穴位贴敷、针刺、艾灸等方法综合治疗。因睾丸功能减退、雄激素分泌减少致性欲低下者，可在医生指导下接受雄激素补充治疗。治疗过程中应严格掌握剂量，定期测定性激素水平，及时调整剂量，适时停药。**PM**

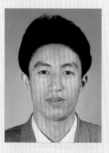

专家简介

张春和　云南省中医医院男科主任医师，中华中医药学会男科分会副主任委员，云南省中西医结合学会男科专业委员会主任委员。

专家门诊：周一上午，周三、周六下午

家有儿女，是很多家庭朴素的愿望。但现代社会工作压力大，很多女性为了能在激烈的职场竞争中安身立足，往往推迟结婚和生育年龄，等到想怀孕时才发现韶华易逝，自己已经步入怀孕困难的高龄人群行列。还有些女性想生二孩，也面临这个问题。从怀孕、生产的角度来看，何为高龄？对于高龄女性而言，孕育宝宝之前该注意哪些问题？

高龄求子，先做生育力评估

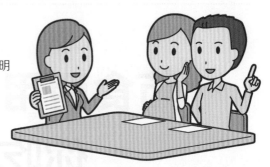

同济大学附属第一妇婴保健院
辅助生殖医学科主任医师　李昆明

多数专家认为，高龄孕产妇是指年龄大于35岁的孕产妇。育龄妇女的原始卵泡以1000个/月的速率减少，35岁后减少更快，且卵子的质量也在不断下降。与女性相比，男性具有一些优势，生育力下降的速度没有同龄女性那么明显。因此，年龄是女性能否成功怀孕的一个非常重要的因素。辅助生殖医学的大数据显示，女性妊娠率在30岁以后开始下降，35岁以后加速下降，40岁以后怀孕就很困难了，45岁以上者妊娠率不足5%。

那么，高龄女性在怀孕之前要注意些什么呢？除了保持良好的生活、作息习惯，远离烟酒之外，还应该进行生育力评估。

1. 卵巢功能评估

卵巢功能的评估，包括储备功能评估和排卵功能评估。

储备功能是指卵巢里还有多少卵泡存留，可以通过在月经周期第2~4天测定内分泌激素（卵泡刺激素、黄体生成素、雌二醇、孕酮、催乳素、睾酮、抗苗勒氏管激素），以及B超下测算窦卵泡数目，进行全面评估。打个比方，就是看看"卵巢"这个银行里还有多少钱（卵泡）可以用，如果钱不多了，就需要在医生的指导下，把钱花在刀刃上。

排卵功能是看现存的卵泡能不能发育为成熟卵泡并排出，这是女性成功受孕的基础。如果虽然有小卵泡，但都很"懒惰"，无法自己发育，则需要进行促排卵治疗，甚至取卵进行试管婴儿治疗，才能帮助怀孕。

2. 子宫环境评估

高龄女性罹患子宫肌瘤、子宫腺肌病等疾病的概率较大，在怀孕之前需要进行B超检查，排除影响宫腔环境的黏膜下肌瘤、较大的肌壁间肌瘤和严重的子宫腺肌病，这些都是成功受孕的"拦路虎"。

还有一部分女性第一胎采取剖宫产的方式分娩，再次受孕之前要仔细检查，看看是否存在剖宫产切口憩室，以及憩室的大小。是可以直接怀孕，还是需要手术治疗后再怀孕，应听从医生的建议。

3. 身体状态评估

随着年龄的增长，女性除了生殖系统容易出问题，总体健康也可能出状况。高龄女性怀孕前，尤其需要排除糖代谢异常、甲状腺功能异常等内分泌疾病，因为这些疾病会影响卵子质量和受孕机会。在受孕之前的一段时间，高龄女性可以适当锻炼身体、补充叶酸等维生素，为受孕做好生理和心理准备。PM

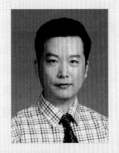

专家简介

李昆明　同济大学附属第一妇婴保健院辅助生殖医学科副主任、主任医师、博士生导师。擅长妇科内分泌疾病，如月经失调、子宫内膜异位症、多囊卵巢综合征的治疗，在人工授精、试管婴儿等辅助生殖技术的用药及手术操作方面经验丰富。

专家门诊：周二下午（西院），周五下午（东院）
特需门诊：周一上午、周三下午、周五上午（东院），
　　　　　周二上午（西院）

随着预防保健意识的提高，人们既要求吃得好，还要求从吃中获得健康。中药的药食两用食材相对来说毒副作用小，且可以用于防治疾病、养生保健等，平时为人们所喜用。但是，对这些看似安全的药食两用食材，食者在使用时需要对药性功效有所了解，否则也可能会出现毒性或不良反应。

药食两用五大"家族"，你吃对了吗

上海中医药大学中药学院副教授　袁　颖

很多药食两用的食品以杏为名，这些"杏"品种各异，毒性也不同。

● 杏仁

杏仁因其独特的气味、丰富的营养，成为人们日常食用的坚果之一。但杏仁品种很多，容易让人分不清。

❶ 苦杏仁　苦杏仁为蔷薇科植物山杏、杏等的成熟种子。中医认为，杏仁味苦，性微温，有小毒，归肺、大肠经，上能化痰浊、平咳喘，下能润肠燥、通大便，适用于痰多咳喘、便秘等症。苦杏仁中含有苦杏仁苷，可分解为苯甲醛和氢氰酸。氢氰酸是止咳的主要成分，也是主要的毒性成分，小量可以镇咳，过量则会抑制呼吸中枢。服用苦杏仁每次以 3 ~ 9 克为宜，绝不可过量，老人和小儿还要酌情减量。

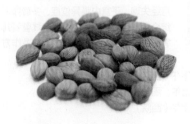

"杏"之家族，毒效并存

❷ 甜杏仁　苦杏仁口感不好，而且有一定毒性，所以现在人们食用的杏仁多为甜杏仁。甜杏仁是山杏或杏栽培变种的成熟种子，属于仁用杏，味甘甜，含油量大于苦杏仁，所含的苦杏仁苷比苦杏仁少，或者不含苦杏仁苷，所以毒性比苦杏仁小得多，相对安全。但有的品种还是含有少量苦杏仁苷，因此也不宜一次多食。甜杏仁有一定的止咳和润肠作用，药力缓和，滋润之性较佳，适用于肺虚久咳或津伤便秘等症。

● 桃仁

桃仁为蔷薇科植物桃或山桃的成熟种子，具有活血化瘀、润肠通便的作用。和杏仁一样，桃仁中也含有少量苦杏仁苷，所以具有止咳平喘的作用，应注意不能过量服用，以免中毒。好在桃仁平时并不作为主要食品应用，危险性相对较小。

另有扁桃仁，其实它不是桃仁，而是杏仁的一种，又称大杏仁、巴旦杏。味甘甜，与甜杏仁性质相似。

● 白果

白果又称银杏，因其传统的营养保健作用而为人们所喜爱。虽然名为"银杏"，但与杏并无关系，为银杏科银杏的成熟种子。白果能敛肺定喘、止带固精，用于咳喘痰嗽、带下、尿频、遗尿等。白果应用不当也会中毒，因为它含有少量氰苷，在一定条件下可分解为毒性很强的氢氰酸，一般以绿色的胚芽部分毒性最大。因此，白果不可多食，尤其不可生食，以防中毒；特别是儿童及老年人，体质愈弱，中毒后死亡率愈高。好在白果的毒性成分能溶于水，加热可被破坏。若作为食品，白果应去种皮、胚芽，浸泡半天以上，烹熟后食。对于成年人来说，一般一天食用不要超过 10 粒，而孩子则不宜超过 5 粒。此外，有实邪者忌食白果，容易出血和身体虚寒者也不宜食用。

"参"之家族，多补益善？

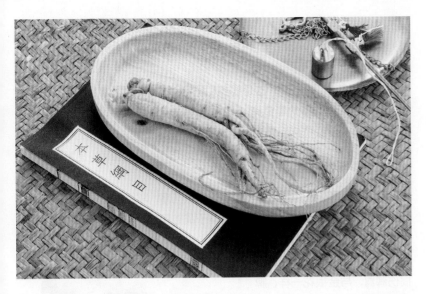

提起"参"，大家肯定会想到人参、西洋参、党参、太子参。说到"参"有什么作用，人们一定会说"补"。那么，"参"一定能补吗？多补对身体一定有益吗？

●"参"效各异

以参为名的中药很多，人参、西洋参、党参、太子参的确有补益作用，主要以补气为主，但并不是所有的"参"都能补益。例如：苦参，味极苦，主要作用是清热燥湿、杀虫止痒，脾胃虚寒、阴虚津伤者不宜服用；玄参，性寒凉，有清热凉血、解毒散结、滋阴降火的作用，脾胃虚弱、大便溏泻者不宜服用；丹参能活血化瘀、通经止痛、凉血消痈，主要用于瘀血病证，孕妇慎用。

●滥"补"伤人

许多参的确有补益作用，但过补、误补也会伤人。例如，人参性微温，具有补气作用，但一般不用于实证、热证，如感冒发热、高血压属肝阳上亢、咳嗽痰多色黄、湿热壅滞之水肿泻痢等患者，均不宜服用。长期大量服用人参还会导致人参滥用综合征，出现血压升高、欣快感、烦躁、体温升高、出血、水肿等。因此，人参虽然是补益之品，但亦不可过量服食，否则也会发生毒副作用。正如《医法圆通》中说："病之当服，附子、大黄、砒霜，皆是至宝；病不当服，参、芪、鹿茸、枸杞，都是砒霜。"

调味家族，随性而用？

厨房的调味品里有很多中药的身影，如小茴香、八角茴香、桂皮、花椒、丁香等。这些调味品具有特殊气味，成为人们烹饪时的佐料。

●肉桂

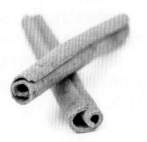

肉桂为樟科植物肉桂的树皮，作为调味品应用时称桂皮。肉桂性热，补火助阳、散寒止痛，可用于肾阳虚证、寒凝疼痛等。有畏寒肢冷、脘腹冷痛、痛经等症状者，可以直接以肉桂用沸水泡服。但需注意，肉桂热性较强，一般用量宜小，以1～3克为宜。因其容易动血，故血热出血、月经过多者不宜服用，孕妇也不宜应用。

●花椒

喜爱麻辣烫的朋友一定对"麻"这种感觉回味无穷，那就是花椒的味道。花椒为芸香科青椒或花椒的成熟果皮，以四川产者为佳，故又名蜀椒、川椒，具有温中止痛、杀虫止痒的作用，用于脘腹冷痛、呕吐泄泻，外用治疗皮肤湿疹瘙痒。正品花椒应该是开口、不含种子的。古人说："花椒闭口者杀人。"一是因为其果实没有成熟，二是因为里面含有种子。花椒的种子中药称椒目，药性更强，本草文献记载有小毒。花椒性温热，所以阴虚火旺者禁服，孕妇也不能多食。此外，在古代文献中，花椒内服还可以回乳，故哺乳期的妇女不宜多食花椒。

●八角茴香

八角茴香又称大茴，俗称大料，为木兰科植物八角茴香的果实，形大如钱，裂成八瓣，故名八角茴香。它既是家庭常用的调味品，又是一味常用的中药材，具有散寒止痛、行气和胃的功效，常用于治疗胃寒呕吐、脘腹冷痛等。一些不法药贩以莽草的果实冒充八角茴香，若误食会引起中毒，造成严重后果。因此，在使用八角茴香时要仔细辨别真伪。

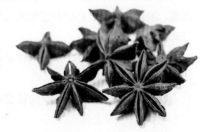

花花世界，芳香宜人？

试想一下：玲珑剔透的玻璃杯里，旋转着一朵朵美丽的花，加上怡人的芳香，是不是一种享受？以花入药用来美容保健是很多女性的选择，但此花是否适合，还需斟酌。

● 玫瑰花 玫瑰花性温，可行气解郁、活血止痛，多用于气滞血瘀证，如月经不调、痛经、经前乳房胀痛等。许多女性笃信玫瑰花美容养颜，可长期服用，但热性体质者服用后可能会出现口舌生疮、痤疮、大便不规律等不良反应。另外，市场上有时以月季花充玫瑰花售卖，二者虽然都为蔷薇科植物，也都有活血行气作用，但月季花的活血作用较强，月经过多者不宜服用。

● 金银花 "上火了"，这是很多人服用金银花的原因。金银花能清热解毒、疏散风热，可用于热毒疮痈、风热感冒等。但是许多貌似"上火"的症状，如口腔溃疡、皮肤疮疡反复发作等，反而是脾虚、气虚、阴虚的表现。如果长期服用金银花，其寒凉药性反而容易损伤正气，脾胃虚寒、易腹泻者尤其不宜服用。

● 菊花 菊花是药用菊科植物菊的头状花序，常用的主要有白菊花和黄菊花。白菊花偏于清肝明目，黄菊花偏于疏散风热。总体而言，两种菊花都性微寒，这就是有人服用菊花会出现胃痛的原因。寒凉药易损伤脾胃，与金银花一样，脾胃虚寒的人也不宜服用菊花。另有一种野菊花，为菊科野菊的头状花序，药味更苦，清热解毒之力更强，对脾胃的损伤更大，不宜长期服用。

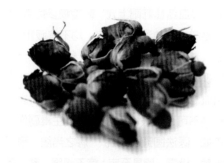

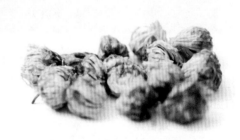

减肥"明星"，轻松享"瘦"？

减肥是很多人的梦想，各种减肥方法层出不穷。一些药食两用食材毒副作用小，为人们所喜用，其中就有山楂、决明子。

● 山楂

山楂为蔷薇科山里红或山楂的成熟果实，具有消食化积作用。古人认为其善消肉食积滞；而针对现代人血脂异常、高蛋白质饮食引起的食积腹胀，它有较好的疗效。又因其能行气散瘀、化浊降脂，可用于冠心病、高血压、血脂异常的治疗。但山楂味酸，能刺激胃酸分泌，有些人每天食用大量山楂会感到胃中不适，原有胃病的人表现更为明显，故不宜长期食用。此外，因为山楂有一定的散瘀作用，孕妇也不宜多食。

● 决明子

决明子为豆科决明或小决明的成熟种子，有清肝明目的作用，可用于目赤肿痛，这正是其名为"决明"的原因。决明子还可润肠通便，用于治疗便秘。现代研究发现，决明子有降血脂、抗动脉硬化的作用，降脂减肥确有其效。但决明子药性寒凉，又能通便，所以脾虚型肥胖、平时大便溏薄者，并不适合应用。**PM**

特别提醒

药食两用食材虽然有一定的预防、保健、治疗作用，但必须有正确的服用方式。

❶ 应对药物的药性和功效有正确认识，选择合适的品种。

❷ 要对自己的体质和疾病状况有正确的判断，辨证选用。

❸ 用量和用法要适当，即使是无毒药物，若用量过大或者使用时间过长，也会出现不良反应。

❹ 某些特殊人群，如孕妇、儿童、年老体弱者、过敏体质者、肝肾功能不全者，是不良反应的高发人群，不可随意服用某些药食两用食材。

❺ 药食两用食材也具有偏性，如果拿捏不准，还是应咨询中医师。

肠胃"闹情绪"
验方可治愈

上海中医药大学附属市中医医院主任医师　徐伟祥

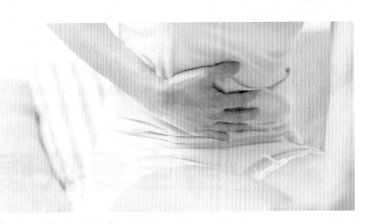

▶ 生活实例

近日，为筹备同学毕业20年聚会，王小姐既紧张又忙碌，平时好好的肠胃也来"凑热闹"，不时出现腹痛、腹泻。经胃镜、肠镜等检查，王小姐并无炎症、溃疡、息肉、肿瘤等疾病。原来，她患的是"肠易激综合征"，经辨证论治，笔者用"经验方"健脾温阳方治愈了她的顽疾。

肠易激综合征是一种常见的功能性胃肠病，以腹痛或腹部不适为主要症状，腹痛可以是胀痛、痉挛痛或钝痛，程度各异。有些患者可表现为一吃生冷食物或一进空调房间就腹痛，一进地铁、超市就突然有"非拉不可"的感觉。该病具有反复发作的倾向，常迁延难愈，患者以20～40岁女性居多。

肠易激综合征属于中医学"肠郁""泄泻""腹痛""便秘"范畴，其病位在肠，与肝脾诸脏关系密切，主要因情志欠调致肝气郁滞、肝脾不和，从而导致肠道气化不利、传导失司所致。此外，饮食不当、劳倦、寒温均可影响病情发展。在治疗上，中医将肠易激综合征分为以下五大证型，并进行辨证论治。

❶ 肝脾不和型　主要表现为肠鸣攻痛、腹痛即泻、泻后痛减，或兼有胸胁胀闷、嗳气食少，舌质淡红，苔薄白或薄腻，脉细弦。痛责之于肝，泻责之于脾，病机在肝郁脾虚，故治当抑木扶土、疏肝健脾。方选参苓白术散合痛泻要方加减，以党参、茯苓、炒白术、白芍、枳壳、陈皮、防风、砂仁、柴胡等为基础。

❷ 阴虚肠燥型　主要表现为大便秘结与腹泻不规则交替进行，并伴有上腹部胀满不适、恶心、咽干口燥、心烦失眠，舌质红，少许白腻苔、中间有裂纹，脉细数。治宜滋阴润肠兼健脾，方用麻子仁丸和四君子汤加减，以麻仁、枳实、厚朴、白芍、人参、白术、茯苓等为基础。

❸ 瘀阻肠络型　主要表现为大便溏薄，时有便秘，便秘不常见，左下腹疼痛难解，并可扪及触痛明显的条索状包块，伴腹胀嗳气、食少纳呆，舌暗红、暗淡或有瘀点瘀斑，苔黄或白腻，脉弦涩或细涩。治宜和中缓急、活血化瘀，方用少腹逐瘀汤合芍药甘草汤加减，以沉香、干姜、元胡、没药、川芎、肉桂、牡丹皮、赤芍、炒蒲黄、三七、当归、白芍、乌药、枳壳、内金等为基础。

❹ 脾虚湿盛型　主要表现为大便次数多，便质清稀如水样，同时伴有脐腹坠胀、腹部阵发性疼痛不适，腹部听诊可闻及肠鸣音亢进。中医认为，此病乃因脾虚清阳不升、湿浊留滞于肠道而致，故治宜健脾升阳化湿，方用香砂六君子汤加陈皮、佛手、神曲、焦楂、炒麦芽等。

❺ 脾肾阳虚型　主要表现为清晨即腹痛泄泻，便下清稀，完谷不化，泻后则安，腰膝酸软，脘腹畏寒，形寒肢冷，四肢不温，舌淡，苔薄白，脉沉细。治宜温补脾肾、固涩止泻。方用附子理中汤合四神丸加减，以制附子、党参、白术、肉豆蔻、吴茱萸、五味子、补骨脂、干姜、甘草、山药、扁豆、茯苓等为基础，若久泻不止可选用诃子、石榴皮、赤石脂，若便秘可加火麻仁、柏子仁。🅿🅜

小贴士

在服中药汤剂的同时，放松心态和饮食调理也很重要。患者应定时进餐，减少酒类、饮料、产气食物、过量脂肪及刺激性食物的摄入。以腹泻为主的患者应适当限制摄入富含粗纤维的蔬菜和水果；以便秘为主的患者应适当多吃富含纤维素的食物。

宝宝夏秋季常见腹泻，尤其是2岁以下的小儿，表现为大便次数增多、粪质稀薄或如水样。现代医学将腹泻分为感染性腹泻和非感染性腹泻，可由细菌、病毒或肠道功能紊乱等引起。中医认为，大便溏薄而势缓者为泄，大便清稀如水而直下者为泻。对小儿腹泻，中医治疗方法多样，如中药内服、外治、针灸、推拿、食疗等，可根据具体情况选择。

宝宝夏秋腹泻多，推拿饮食共调理

河南中医药大学第一附属医院儿科
周正（教授） 杨曼

伤食腹泻

伤食腹泻因小儿素体脾虚、饮食不知自节所致，最为常见。喂养不当，过食生冷瓜果或难以消化之食物，以及饮食不洁，皆可损伤脾胃，使小儿发生伤食泄泻。患儿表现为大便稀溏，夹有乳凝块或食物残渣，气味酸臭或如腐臭鸡蛋，脘腹胀满，泻后痛减，腹痛拒按，嗳气酸馊，或有呕吐，不思饮食，夜卧不安，舌苔白厚。治疗上可给予保和丸，同时配合焦山楂、炒萝卜籽、焦神曲、炒鸡内金适量煮水频服或研散冲服。这些中药多为食材，家长也可在饮食中适当添加。

● 推拿治疗

清（推）天河水：用食指、中指从患儿手臂内侧的手腕推至肘弯，共100～300次。

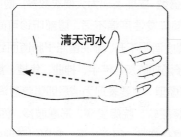
清天河水

运八卦：以右手示指、中指夹住患儿拇指，再用左手拇指以患儿掌心为圆心、掌心至指根的2/3为半径，顺时针画圈100～300次。

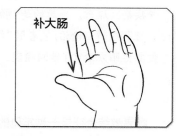
补大肠

清补大肠：用拇指桡侧（外侧）缘或指面在患儿示指桡侧（靠拇指一侧）指尖与指根之间来回推100～300次。

清胃：旋推（在穴位上回旋移动）患儿拇指指腹，或从腕横纹推向拇指根部，共100～300次。

● 饮食调理

食用苹果泥可助消化，收敛止泻。选苹果1个（存放时间久的为佳），洗净，用开水烫5分钟或蒸熟，剥皮后用小勺刮成泥状给患儿食用，每日2次，也可根据患儿年龄大小酌情添加。

风寒腹泻

风寒腹泻表现为大便清稀，夹有泡沫，色淡量多，臭味不著，肠鸣腹痛，肛周不红，可伴发热、鼻塞、流涕等外感症状。治法可用藿香正气散（水）口服或外涂脐部，以解表和中、理气化湿止泻，也可配合小儿腹泻贴外治；亦可艾灸脐部（神阙穴）、脐下（天枢穴）。风寒腹泻多因外感风寒引起，应注意适当保暖。

● 推拿治疗

揉外劳宫：以拇指或中指指端揉外劳宫，即手背第二、三掌骨间，指掌关节后0.5寸凹陷中，正对掌心内劳宫。

推三关：用拇指外侧，或示指、中指指面沿患儿前臂桡侧（靠拇指侧），自腕横纹推向肘横纹，共100～300次。

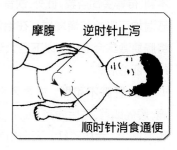
摩腹　逆时针止泻
顺时针消食通便

摩腹：用手掌掌面或示指、中指、无名指和小指并拢，在患儿的腹部做环形按摩，时长 5 分钟。

揉脐：用中指端、大鱼际或掌根揉肚脐，时长 1 ～ 3 分钟。

揉龟尾：用大拇指指腹轻按患儿臀部的尾椎骨处，然

后做轻柔缓和的回旋转动，以 300 次左右为宜。

● **饮食调养**

将普通大米洗净，沥干，文火炒至金黄色，加水煮粥，少量多次频服。

湿热腹泻

湿热腹泻多见于夏季，因小儿感受湿热、暑热等秽浊之气后，湿热之邪蕴于肠胃而致泄泻，表现为发病急，泻下急迫，大便如水样，或如蛋花汤样，量多次频，气味秽臭，可伴恶心、呕吐、腹痛、发热，小便黄，肛周灼热红肿。治疗宜清热利湿，服用葛根芩连汤或黄芩汤，或中成药葛根芩连微丸、小儿肠胃康颗粒等。

● **推拿治疗**

清补脾土：用拇指指腹在患儿拇指指腹顺时针旋推"补脾土"，从螺纹面根部推向指尖"清脾土"。

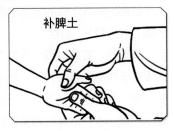
补脾土

清大肠：用拇指指腹沿患儿示指外缘，从虎口推向示指端，共 100 ～ 300 次。

清小肠：操作者一手托住小儿手掌，另一只手的拇指指腹沿患儿小指外侧，从指根推向指尖，共 100 ～ 300 次。

退六腑：用拇指或食指、中指指面沿患儿前臂尺侧（靠小指侧），自肘推向腕，共 300 ～ 500 次。

揉小天心：用一只手托住患儿四指，掌心向上，另一手的拇指或中指指端揉患儿的手掌大鱼际和小鱼际交界处的凹陷处。

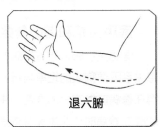
退六腑

● **饮食调养**

用石榴皮切片煮水或马齿苋煮水，有一定改善作用。患儿饮食宜清淡，忌油腻。

脾虚腹泻

因小儿素体脾虚，或久病迁延不愈，脾胃虚弱，胃弱则腐熟功能减弱，脾虚则运化失职，而成脾虚泄泻，表现为大便稀薄、色淡不臭，病久时作，食后作泻，肛周不红，神疲倦怠，面色萎黄，体型瘦弱、舌淡苔白。治疗可给予参苓白术散或七味白术散，以健脾益气止泻，中成药可用健脾八珍糕、小儿腹泻宁泡腾颗粒等。

● **推拿治疗**

推三关：用拇指桡侧（外侧）或示指、中指，沿患儿前臂桡侧自腕横纹推向肘横纹，共 100 ～ 300 次。

推上七节骨：让患儿趴在床上，用婴儿油或润肤露在七节骨穴位（位于腰骶正中，命门至尾骨端一线）上，以拇指或食指、中指指腹稍用力自下向上推。

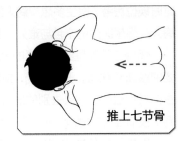
推上七节骨

捏脊：用双手拇指指腹和食指中节靠拇指的侧面在患儿背部皮肤表面沿脊中线循序捏拿捻动。

脾虚腹泻的推拿治疗也可用补脾土、补大肠、摩腹，方法同上。

● **饮食调养**

患儿可经常服用山药粥、芡实粳米粥，炒扁豆、莲子肉煮水服用有健脾止泻的功效。

红枣莲子粥有健脾调胃的功效，止泻效果较好。具体做法为：取干莲子肉 10 克、红枣 10 枚、大米 50 克，洗净；莲子肉用温水泡 3 小时，去心；锅中加入适量水，放入红枣，煮 15~20 分钟，加入大米、莲子肉，熬煮成粥，热服，每日 2 次，连服数日。PM

特别提醒

泻下无度的患儿，若出现精神萎靡不振、眼窝及囟门凹陷、皮肤干燥、哭声低微、少尿甚至无尿、四肢厥冷等严重症状，家长切不可自行处理，应及时送其就医。

医患和谐"三大件"

✍ 张荣泉

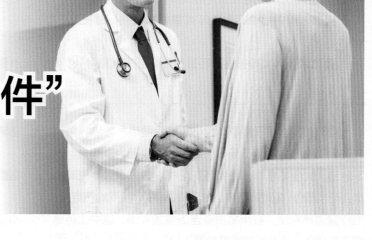

医患关系和谐必备条件一：聪明的病人

医患关系和谐是看好病的基础。首先，创造和谐的医患关系需要病人的坦率与真诚。一个聪明的病人，往往懂得在看病前做充分的准备，并且培养自己的"公关"能力，能够在看病时与医生充分沟通、互动，使自己在诊治疾病的过程中，将收获达到最大化。

无论医生还是病人，面对病情时都是从"无知"到"有知"。对病人而言，当身体感到不适时，或出于对自身健康的考虑，常常会主动从网络上、病友处、书籍中进行学习，积累医学知识，了解疾病的由来、治疗方法等。但无论我们"自学"得到的知识来自何处，都应该学会思考，不要轻易套用别人的经验。对医生而言，初次见到病人，通过问诊、检查，才能逐步了解病人的情况，制定合适的治疗方案。这个过程需要病人的积极配合，包括对自身病情的详细描述、记录等。一个聪明的病人应该对自身病情有一定的认识，能"协助"医生进行判断分析。

我是一名溃疡穿孔伴急性腹膜炎的病人，接受手术前曾与主治医生进行过几次沟通。除了向医生表示足够的信任与尊重，还积极表达自己的愿望与想法，使自己在治疗过程中获得了满意的效果，受益匪浅。

医患关系和谐必备条件二：负责的医生

很多医院都提倡"以人为本"，强调以病人需要为出发点，在医治疾病的同时为病人提供更多的人文关怀。但病人判断医院的好坏，说到底，主要还是看疗效的。

治病是医生的"首要任务"。建立和谐的医患关系，还需要耐心、负责的医生。病人希望医生在为自己诊治的过程中，能够更多地为病人的现实情况考虑，能够循循善诱地帮助病人树立正确的观念与态度，不仅诊治身体的疾病，还能为病人打开"心结"。

现如今，看病过程中医院"失人心"的现象并不少见，病人对于排队挂号、付费、取药时间长，而看病时间短的"三长一短"的意见不绝于耳。医院虽有苦衷，改善这种情况也非一朝一夕，但真心希望医院能做出合理安排，为每个病人多"争取"一点就诊时间。

医患关系和谐必备条件三：交往艺术

人生在世，进食五谷，有谁一辈子不生病、不看病？身为医生，哪年哪月不面对众多病人？病人来到医院，都希望遇见好医生，得到精心、负责的诊治；医生见到病人，总希望病人通情达理、遵守医嘱、密切配合。但是，无论病人还是医生，都有各自的性格和习惯，有各种各样的见解和处理人际关系的方式。因此，在整个医疗过程中，学习一点交往艺术，可以化解很多问题与矛盾。

建立和谐的医患关系，需要医患双方互相宽容与理解，时时换位思考：医生多想想病人的痛苦及家属的焦虑不安，病人多想想医生的辛苦与难处、责任和风险。

怀疑与猜测是医患关系的大忌。病人怀疑医生做不必要的诊断和化验，开高价药，或认为医生不重视自己；医生在得知自己的病人去别的医院或请其他医生看病时，感到不被信任而态度冷淡……凡此种种，都是猜忌引起的。

医患间即使发生纠纷，也应该通过正规的途径解决，拉拉扯扯，推推搡搡，甚至发展为"全武行"，不仅不能解决问题，还会使问题更加复杂。若医院不再是"预防医疗事故"的警钟长鸣之地，而变成"警车常停"之所，病人还怎能获得良好的医疗服务？ **PM**

用一生的时间写好一个字

东南大学附属中大医院急诊科　范志伟

急诊室永远都是一番忙碌的景象，我常常被"困"在急诊室，被病人们层层包围。因为病人太多、平均留给每一个病人的时间太短，以至于我根本记不住病人或家属的样貌。但是，有一位病人家属却令我难以忘记，每每想起，还会有一丝感动和愧疚之情。

两年前的冬天，某个下雪的午后，一位年近七十的男性独自来到医院，风尘仆仆，双肩上还带着没有融化的雪花。老人的要求很简单："老伴有点咳嗽，拖了几天，自己吃药不管用，中午又发热了，再给开点感冒药吧。"这种现象在我的职业生涯中非常见，病人或家属来到医院只为开一些处方药，甚至直接指挥医生进行诊疗。但是，眼前这位老人的话引起了我的重视，他简短的话中透露着重要的信息：第一，病人是老年女性；第二，病人已咳嗽好几日，今日合并发热；第三，常用的治疗"感冒发热"的药物无明显作用。

在接下来的询问中，我得知病人不愿意到医院看病是因为下雪不方便，也不能排除他们对自我疾病认识不清的可能性。对于这样已经患病好几日的老年人来说，咳嗽发热可能只是表面现象，或许那些潜伏着的致命因素正在悄悄酝酿。

对于医生来说，决不能轻易凭借家属几句不完整的描述便开药，尤其是老年人或患有慢性病的人。"见不到人我不能开药，最好把病人带过来看看。"我直接拒绝了老人的要求，继续接诊其他病人。

几个小时后，老人将自己的老伴带进了急诊室。这位常年患有糖尿病、慢阻肺的老年女性病人，果然并不只是感冒发热，而是慢性阻塞性肺疾病急性发作！表面上病人只是咳嗽、发热，实际上不仅感染比较严重，还合并二氧化碳潴留。

为患者进行治疗后，老人带着老伴离开了急诊室。如果说这一幕并没有特殊之处，那么紧接着的一幕让我的内心久久不能平静。大约半个小时之后，这位起初要求我开感冒药的老人再次出现在了我的面前。

"医生，我打断一下……"老人说道，"多亏了你这样负责的医生，不然我就犯错了！"听见有人夸赞我，正在写病历的我抬起头才看见站在身边的正是刚离开的老人。说实话，虽然大多数病人都将医生看病当作一种天经地义的服务，但也有一部分病人总是对医者充满了感恩之心。老人的赞扬令我感到美滋滋的，甚至有些骄傲。紧接着，这位老人又做出了让我措手不及的举动。

"医生，我给你鞠个躬吧！"说着，老人竟然对我鞠躬了。这个动作让我错愕了两秒钟，紧接着又是满心愧疚：极少有人对我鞠躬，更何况是白发苍苍的老人。况且，起初拒绝直接开药是出于长期的职业习惯，同时我也存了一点私心，我的拒绝不仅是为了保护患者的健康安全，也为了保护我自己的诊疗安全。

还没有等我起身扶起老人，他便转过身离开了急诊室。看着他离开诊室的背影，一股复杂的情感涌上了我的心头。我再次深刻地感受到一个现实问题：有时候有的病人或家属会提出一些看似无理甚至莫名其妙的要求，原因固然有很多，其中一个最重要的原因——极度缺乏医疗常识。同时，我也开始反思：医患本应是同一战壕中的战友，共同的敌人是病魔，可我们之间出现了鸿沟，导致这种现象的原因究竟有哪些？

我常常想起那个让我受之有愧的鞠躬。我们都认识"人"这个字，却很难明白它渗透在纸张背后的含义，更不一定能写好这个字。"人"应该是一个饱含深意的立体符号，无论是作为普通人，还是作为医务工作者，我都会用一生的时间去认真地书写它。**PM**

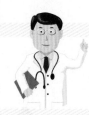

大众✚导医

网上咨询：popularmedicine@sstp.cn

专家门诊时间以当日挂牌为准

问：乳腺癌手术时能否重建乳房

最近，我被确诊患有乳腺癌。可我还不到四十岁，外观上失去一侧乳房比肿瘤本身更让我感到害怕和痛苦。能否在手术切除乳腺肿瘤的同时，重建乳房，保持外观的完整性？

江苏 吴女士

复旦大学附属肿瘤医院乳腺外科教授吴炅：不管年轻还是年老，都有权力追求美。为了帮助像你一样的乳腺癌患者在术后重拾美丽与自信，我们团队自2003年就在国内率先将乳房重建手术大规模应用到临床。目前，乳房重建方法主要有假体重建和自体重建两种。假体重建利用硅胶假体作为主要材料，患者至少需要接受两次手术，每次手术2小时左右。第一次手术切除肿瘤，并放入水囊作为扩张器；第二次手术取出水囊，放入硅胶假体。自体重建是将乳腺肿瘤切除后，在患者的背部或腹部取游离皮瓣作为填充物，一次手术可完成切除和再造两大任务，一般需要6~8小时，难度较高。

专家门诊：周一上午　特需门诊：周四上午

问：降压药一定要早晨服用吗

我三个月前体检时发现血压较高，经过一段时间的生活方式调整，血压还是降不下来，因此我去社区医院找医生开了降压药。听小区里的邻居们说，降压药一定要在早晨服用。这种说法正确吗？

北京 王先生

北京医院心内科副主任医师张妮：医学上有"清晨高血压"的名词，意思是说早上起床后血压超标。在这个概念的影响下，不少患者选择早晨吃降压药，其实这是一个误区。每个人的血压波动情况不一样，如果经过一段时间的监测，患者发现自己下午血压更高，可以选择午睡后吃降压药；如果发现夜间血压更高，可以在睡前三四小时吃降压药。如果只测清晨血压，在早晨吃降压药，尤其是在同时服用两三种降压药的情况下，很可能会出现上午血压正常或偏低，而下午、晚上、第二天清晨血压过高的情况，导致血压波动较大。

专家门诊：周一上午

问：会冒烟的冰淇淋有没有危险

最近有一种"冒烟冰淇淋"走红，美美的冰淇淋冒出白色烟雾，吃起来有"吞云吐雾"的特效。我很想让孩子体验一下，但有人说，这种冰淇淋暗藏危险，特别是孩子，最好不要吃。真的有危险吗？

上海 张女士

上海交通大学医学院附属瑞金医院灼伤整形科副主任医师王志勇："冒烟冰淇淋"只是在原料中加入了液氮而已。氮气是空气中的主要成分，一般通过对空气进行压缩分馏的方法获得液氮。液氮常用来进行低温物理学研究，可迅速冷冻生物组织，也可用于迅速冷冻和运输食品。

液氮的沸点是-196℃（食品行业中用到的干冰，沸点只有-57℃）。无论液氮还是干冰，在变成气体时都会吸收大量的热，使空气中的水蒸气发生凝聚变成小液滴，就形成了我们看到的冰淇淋冒烟的现象。

因为液氮的温度非常低，医生在使用液氮进行科学实验时都非常小心，以免其溅到皮肤上造成局部冻伤。与烧伤一样，严重冻伤也会使细胞、组织发生坏死。如果制作液氮冰淇淋的方法不得当，吃的时候不注意，很容易造成手指、口唇等部位的皮肤及口腔黏膜的损伤。哮喘患者等体质较差的人吸入液氮汽化后的冷空气，还可能会诱发哮喘发作等疾病。

专家门诊：周四、周五上午

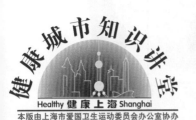

健康城市知识讲堂

Healthy 健康上海 Shanghai
本版由上海市爱国卫生运动委员会办公室协办

打莲湘，让我越活越年轻

本刊记者／王丽云
支持专家／上海交通大学体育系教授　王会儒

市民孙丽娟的故事

我是上海市金山区廊下镇的居民，今年69岁，自56岁退休后加入社区的健康自我管理小组，接触了打莲湘，便一发不可收拾。

长长的莲湘杆两头嵌着铜钱，打起来声音清脆，充满喜庆，寓意赶走霉运、带来福气。十几年来，我平均每天打莲湘半小时，经过日积月累，现在虽已年近七旬，但打莲湘时仍然非常轻松，给人身轻如燕的感觉，而一般人常常打几下就会上气不接下气。欢快的莲湘舞健身又健心，让我越活越年轻，感觉特别幸福。

为了传承、发扬莲湘文化，廊下镇积极打造莲湘文化品牌，建设莲湘雕塑、莲湘广场，并成功申报上海市第二批非物质文化遗产，我担任第三代传承人。通过各项比赛、展示及"祖辈课堂"等，我和姐妹们一起把这项技能传授给了更多人，带动大家学一学、动一动、乐一乐。如今，廊下镇活跃着35支莲湘队伍，有2万多人爱上了打莲湘。

除了积极参加打莲湘等文艺活动和健康志愿宣传活动，我也非常注重践行健康的生活方式，如在饮食方面做到膳食平衡、种类多样、总量控制、少油少盐等。现在，除了血压稍高、需要服用降压药外，我的各项体检指标都在正常范围。

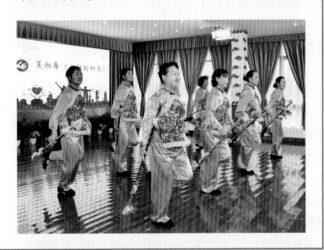

打莲湘又称霸王鞭或打连厢，是一种汉族民俗舞蹈。莲湘由一根长约三尺、比拇指粗的竹竿制成，两端镂成三个圆孔，每一孔中各串数个铜钱，涂以彩漆，两端饰花穗彩绸，亦称"竹签""花棍"，主要流行于江南地区。当前，打莲湘是广场舞的一种，节奏鲜明，动作活泼，极具欢快喜庆特色。在上海市金山区和浦东新区惠南镇有打莲湘的传统，此项目已被列入上海市级非物质文化遗产保护名录。

打莲湘可由一人手拍竹板为唱，三四人手摇莲湘和之。舞时，可由数人、数十人乃至上百人参加，各持莲湘做各种舞蹈动作，从头打到脚，从前打到后，边打边唱；亦可男女双人对打，形成舞、打、跳、跃的连续动作；行进时，可打出前进、停留、下蹲等多种步法；在广场上可组成十字、井字等队形。

打莲湘既健身又健心。首先，与其他广场舞相比，打莲湘动作变化快，轻盈活泼，对手、脚、身体的协调性要求很高。其次，打莲湘步伐变化多，可以促进下肢灵活性，有助于预防跌倒。第三，打莲湘的动作有的打肩，有的打脚，有的打胯，具有按摩关节的作用。此外，打莲湘强调喜悦和欢快，有益于心理健康。

不过，老年人练习打莲湘一定要注意安全。打莲湘动作复杂、节奏快，包含许多敲打腿部的动作和跳跃动作，要防止被绊倒；集体练习时，要注意别伤到同伴。另外，患有下肢骨关节炎的人，最好不要打莲湘。**PM**

益生菌，
人人都需要补吗

海军军医大学附属长海医院消化内科副教授　柏 愚

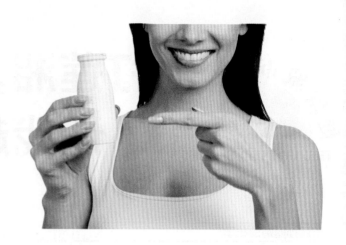

益生菌是指人体摄入后通过影响肠道菌群功能而发挥作用的活菌制品。目前，在国内上市的作为药物使用的药用益生菌主要为肠道微生态活菌制品。研究证实，益生菌具有补充正常生理性细菌、调节肠道菌群平衡、抑制潜在有害细菌的功能。那么，是不是人人都需要补充益生菌呢？

益生菌有助于改善肠内微生态平衡

对健康成年人而言，补充益生菌可短暂改变肠道特定细菌的种类和数量，改善排便习惯。对某些特殊疾病患者或高危人群来说，补充特定菌株可产生较为明显的效果，如：补充植物乳杆菌 ATCC-202195+ 低聚果糖，可预防婴儿败血症；补充罗伊氏乳杆菌 DSM17938，可改善母乳喂养婴儿的肠绞痛；在炎症性肠病、肠易激综合征等疾病治疗中，益生菌可起到辅助治疗作用；某些菌株可改善腹膜透析患者肠道菌群构成，预防艰难梭菌感染；等等。

在临床上，益生菌常用于抗生素治疗、慢性肝病、化疗等多种原因引起的肠道菌群失调和肠道功能紊乱，如急慢性腹泻、肠炎、腹胀、便秘、功能性消化不良等。益生菌的不良反应包括上腹不适、皮疹、头晕、心悸，以及超量服用导致的便秘等，一般均较轻微，可自行缓解。

益生菌须在医生指导下服用

益生菌制品中含有活菌，或有生物活性的蛋白质、脂多糖等成分，肠道黏膜屏障功能受损、免疫功能低下等人群服用益生菌可能有一定风险。目前，有关益生菌安全性的报道相对较少，已有的报道样本量相对较小，且不同的菌株在不同的个体中是有益、有害，还是无功无过，很难在使用前进行量化评估。因此，不宜将益生菌当作保健品或非处方药随意服用，特别是儿童、孕妇、哺乳期妇女、

特别提醒

益生菌与抗酸药、抗菌药合用，可减弱其疗效，应分开服用，至少间隔 3 小时；铋剂、鞣酸、药用炭、酊剂等能抑制、吸附或杀灭益生菌，不宜合用；正在服用抗生素的患者或刚接受抗生素治疗、肠道菌群尚未恢复的患者，不宜同时服用肠道微生态活菌制品，特别是正在接受抗幽门螺杆菌治疗的患者，不可自行补充益生菌。

老年人等，更应在医生指导下服用。

总之，既不要过分夸大益生菌的作用，也不要全盘否定益生菌的价值。健康人群一般不需要额外补充益生菌。因腹泻、肠炎等导致肠道菌群失调和肠道功能紊乱者，应遵医嘱服用益生菌。PM

🔔 小 贴 士

国内益生菌，种类繁多

单菌种制品有双歧杆菌类（丽珠肠乐）、地衣芽孢杆菌类（整肠生、京常乐）、蜡样芽孢杆菌类（源首、乐腹康）、酪酸梭状芽孢杆菌类（米雅、宝乐安、阿泰宁）、枯草芽孢杆菌类等。还有常乐康、美常安、妈咪爱等二联制品，培菲康、金双歧等三联制品，思连康等四联制品。益生菌的保存温度不应超过40℃。

在医院门诊和小区公园里，常有一些中老年糖尿病患者聚在一起，相互交流血糖控制和药物使用情况，有时还会彼此推荐降糖药。互相交流治疗信息有助于糖尿病治疗，但如果盲目跟风，随意更换降糖药，却很可能造成不良后果。我们来看看如下3个案例。

选降糖药别"跟风"

复旦大学附属中山医院老年病科副主任医师　马慧

案例1　嫌打胰岛素麻烦，擅自换成口服药

案例：几个月前，王阿姨因空腹血糖超过12毫摩/升去医院就诊，医生嘱咐她注射胰岛素。打了一段时间胰岛素后，王阿姨的血糖平稳许多。邻居陈先生刚发现糖尿病，服用降糖药西格列汀效果很好。王阿姨嫌每天打针麻烦，且看到自己血糖已经平稳，便去社区医院要求医生给她开西格列汀。服药两周后，王阿姨自觉明显口干、多饮、乏力，检测发现，空腹血糖竟飙升至15毫摩/升。

分析：陈先生新发糖尿病，血糖轻度升高，胰腺里专门分泌胰岛素的B细胞还具有一定的代偿能力，降糖药西格列汀可以增加胰腺B细胞合成并释放胰岛素的能力，从而降低血糖。而王阿姨患糖尿病时间较长，即使在西格列汀作用下，B细胞也分泌不出足够的胰岛素，自然无法降低血糖。

案例2　并发酮症酸中毒，擅自恢复二甲双胍

案例：冯女士正在医院内分泌科住院治疗，原因是肺部感染诱发了糖尿病急性并发症——酮症酸中毒。住院期间，医生停用了冯女士长期服用的二甲双胍，并嘱其每日注射胰岛素。冯女士不想一直打针，临近出院时，便擅自加用了二甲双胍，结果不仅血酮体迟迟不能转阴，还感觉身体不舒服。医生告诉她，她的病情反复与擅自加用二甲双胍有关。

分析：二甲双胍为双胍类口服降糖药，能增强无氧酵解，抑制肝脏及肌肉对乳酸的摄取，抑制糖异生，可导致乳酸性酸中毒。当糖尿病患者病情发生重大变化时，如出现严重心肺功能不全、糖尿病酮症酸中毒、严重感染，以及外伤、重大手术等，必须停用二甲双胍，以免加重酸中毒，造成脏器损伤。待病情稳定后，患者应在医生指导下恢复二甲双胍的治疗。

案例3　有疝气史的"患者"，使用了阿卡波糖

案例：最近，李老伯的餐后血糖一直较高，在公园锻炼时听其他患者介绍，阿卡波糖降餐后血糖效果好，主要是在胃肠道延缓糖分的吸收，且副作用小。于是，李老伯去药店购买了阿卡波糖，服药五天后，他突然腹痛难忍，急忙去医院就诊。医生检查后发现，李老伯因疝气急性发作，引发了肠梗阻。原来，李老伯曾患有疝气，应慎用阿卡波糖。

分析：阿卡波糖是一种 α-葡萄糖苷酶抑制剂，不良反应主要为胃肠道功能紊乱，如腹胀、腹泻和腹痛。临床上，绝大多数糖尿病患者对阿卡波糖可能引起的腹胀、腹痛等症状都能逐渐适应。但像李老伯这样有疝气病史的患者，最好避免服用阿卡波糖，因其可能会使肠道内气体产生过多，引起疝气急性发作，造成肠梗阻，危及生命。

专家提醒：糖尿病是一种常见的慢性病，许多中老年患者都有长期用药的经验和体会，但是每位患者的情况不同，降糖药的选择切勿盲目跟风。如果患者想换药或加药，一定要在医生指导下进行。**PM**

帕金森病是一种常见的神经系统变性疾病，早期大多采用药物治疗，中晚期可选择手术治疗，即安装脑起搏器。有的病人以为手术治疗后就万事大吉。其实，即使安装了脑起搏器，仍然需要规范服药。

治帕金森病，
安装脑起搏器后仍需服药

海军军医大学附属长海医院
帕金森病专病诊治中心教授　胡小吾

早期：积极进行药物治疗

帕金森病早期症状较轻，对工作和生活影响不大，病人可选择副作用较小、有潜在神经保护作用的药物，如多巴胺受体激动剂、减慢脑内多巴胺分解代谢的单胺氧化酶抑制剂，而左旋多巴仍然是最常用、最有效的药物，此外，还可选用抑制血中多巴胺分解的儿茶酚－氧位－甲基转移酶抑制剂、增加多巴胺分泌的金刚烷胺和拮抗胆碱能的盐酸苯海索。

在帕金森病刚开始治疗的 4～6 年内，药物治疗效果较好（药物治疗的"蜜月期"）。过了"蜜月期"，即使增加药物剂量或换用药物，效果也会越来越差。更为棘手的是，长期大剂量药物治疗后，病人可能出现症状波动、异动症、开关现象等运动障碍并发症。随着药物治疗时间的延长，运动障碍并发症越来越重，最终往往成为导致病人残疾的主要原因。

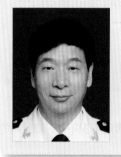

专家简介

胡小吾　海军军医大学附属长海医院帕金森病专病诊治中心负责人，神经外科主任医师、教授，中华医学会神经外科学分会功能神经外科学组组长，上海市医学会神经外科专科分会功能神经外科学组副组长，中国神经调控联盟副理事长。

专家门诊：周四全天

> **◎小 贴 士**
>
> **什么是异动症和开关现象？**
>
> 异动症：病人出现简单重复的不自主动作，或像舞蹈一样的动作。
>
> 开关现象：病人突然出现肢体僵直、不能运动，称为"关"。如走路时突然迈不开步子，好像戴了脚镣铅锤，举步维艰。肢体僵硬突然消失，可自如活动，称为"开"。

手术：并非为了不吃药

4～6 年的"蜜月期"过后，帕金森病病人的症状越来越重，药物疗效越来越差。这时，一些病人需要借助脑起搏器延长药物作用时间，减轻症状，减少药物剂量及其副作用。研究证实，帕金森病病人

夏天血压不降反升，怎么办

上海交通大学医学院附属瑞金医院高血压科副主任医师　许建忠

生活实例

62 岁的老张有高血压病史 20 年，曾发生过脑卒中，目前服用两种以上降压药，血压控制在 140 / 90 毫米汞柱以下。近日天气炎热，老张感觉有些不舒服，自测血压超过 140 / 90 毫米汞柱，便去医院就诊。医生询问病史后，建议他做一次 24 小时动态血压监测。监测结果发现，老张的血压确实控制得不好，夜间血压更高。老张不解：听说夏季血压会有所下降，我的血压为什么不降反升呢？

夏天气候炎热，人体血管扩张，大部分高血压患者的血压会比冬天时低一些。不过，也有一部分高血压患者的血压在夏天不仅没有下降，反而有所升高。究其原因，主要有以下几点。夏季温度高，体表血管扩张后，血管阻力减小，血压会有所下降；但到了晚上，由于天气炎热，一些患者睡眠质量差，导致夜间血压升高。研究证实，心情烦躁、紧张焦虑，可促使交感神经功能亢进，肾上腺类激素分泌增加，血管痉挛收缩，引起血压升高。此外，一些高血压患者在夏天为了增进食欲，常吃一些口味重的食物，如豆腐乳、咸鸭蛋等，无意中摄入了较多的钠盐，也会促使血压升高。

血压"不降反升"：药物控制+良好生活方式

高血压患者平时一定要注意监测血压，一旦发现血压升高，应及时去医院就诊，必要时可进行 24 小时动态血压监测。血压控制不佳者应在医生指导下调整降压药的种类和剂量，必要时联合用药，以防发生心脑血管事件。

患者应养成健康的生活方式，注意劳逸结合，精神放松。空调温度不宜调得太低，以免室内外温差太大，忽冷忽热引起血压波动，增加发生心脑血管事件的风险。适当控制摄盐量，饮食宜清淡，多补充一些水分，以防血液浓缩。睡前勿饮浓茶、咖啡等刺激性饮料，保证充足睡眠。**PM**

特别提醒

睡前不宜服降压药

通常，睡前不宜服降压药。因为药物在体内的达峰浓度与睡眠后血压自然下降常一致，可产生叠加作用，引起血压大幅度下降。夜间血压升高的患者应将服药时间安排在睡前三四小时。

大脑内的多巴胺减少，导致神经元和神经网络放电异常，表现出帕金森病症状。脑起搏器可纠正其不正常放电，从而控制帕金森病症状。目前认为，脑起搏器犹如一种"电子药"，给病人带来了第二个"蜜月期"。

需要注意的是，有的病人以为安装了脑起搏器就万事大吉，从此可以不吃药。事实上，药物是治疗帕金森病的最基本措施，早期用于缓解症状、控制病情；即使病情发展到晚期，药物治疗仍然发挥着不可替代的作用。安装脑起搏器后，大部分病人的服药剂量可减少 1/3 ~ 2/3。

药物治疗和安装脑起搏器，是相辅相成、互不对立的，吃药不是为了不手术，手术也并不是为了不吃药。中、晚期帕金森病病人的最佳治疗方案应是"一手服抗帕金森病药物，一手安装脑起搏器"。**PM**

专家提醒

安装脑起搏器要及时

帕金森病病人出现运动障碍并发症后，应及时进行"早期刺激"——安装脑起搏器。安装脑起搏器后，服药剂量明显减少，症状控制明显好于单纯药物治疗，病人获益大。若等到病情晚期，药效基本消失，病人脑组织严重萎缩，出现明显认知功能下降、严重幻觉、频繁跌倒，甚至长期卧床，再安装脑起搏器已无济于事。

旅途防治腹泻，莫滥用黄连素

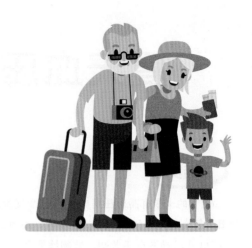

上海交通大学医学院附属仁济医院消化科　陶恩威　高琴琰（副主任医师）

旅行途中，稍有不慎就可能遭受腹泻之苦，特别是在夏秋时节。因此，许多人将黄连素（盐酸小檗碱片）放入旅行小药箱，用于预防和治疗腹泻。这样做科学吗？

治疗：针对某些细菌感染

黄连素是从中药黄连、黄柏等植物中提取出来的一种异喹啉生物碱，对多种革兰阳性菌及阴性菌，如溶血性链球菌、金黄色葡萄球菌、霍乱弧菌、脑膜炎球菌、志贺痢疾杆菌、伤寒杆菌、白喉杆菌等具有一定作用，可在低浓度时抑菌、高浓度时杀菌。除细菌外，黄连素对某些寄生虫和真菌也具有一定的抑制作用。

在临床上，黄连素具有广谱抗菌效果，主要用于治疗细菌感染引起的腹泻，特别是痢疾杆菌、大肠杆菌等。但是，其抗菌效果不强，适用于轻微细菌感染所致腹泻，对于严重的细菌感染，以及病毒感染、肠易激综合征、溃疡性结肠炎等原因导致的腹泻，作用并不显著甚至无效。

滥用：可致副作用和耐药性

很多腹泻由病毒引起，或因起居不慎、胃肠受凉所致，使用黄连素是无效的。若发生腹泻后不问青红皂白就使用黄连素，可能导致副作用和细菌耐药性发生。虽然黄连素经口服后，主要在肠道内发挥作用，难以被血液吸收，副作用相对较少，但仍

可导致胃肠道功能障碍，出现恶心、呕吐、头晕等情况，大剂量服用黄连素还会引起肝脏毒性。

使用抗生素需要严格掌握适应证，滥用可能导致细菌耐药性发生。几乎所有细菌获得耐药性都是在抗生素使用过程中产生的，病原菌与之接触机会越多，越容易出现耐药性。研究证实，金黄色葡萄球菌、肺炎球菌、痢疾杆菌等致病菌对黄连素的耐药已达 50% ～ 90%，因此近年来黄连素疗效有所降低。滥用黄连素还会影响肠道菌群平衡，引起厌氧菌或真菌过多繁殖，导致新的感染。

预防：饮食卫生是关键

旅途中，预防腹泻的发生很重要。有人认为，黄连素是"万能止泻药"，有腹泻能治，无腹泻能防。目前的研究表明，口服黄连素不能预防任何细菌感染性腹泻。预防旅行者腹泻，关键在于注意饮食和饮水卫生。

● **饮用清洁水**　旅途中应特别注意饮水卫生，不喝生水，尽量饮用瓶装水，并注意查看生产厂家、出厂日期等信息。

● **避免病从口入**　尽量不吃凉拌菜，因为其最容易被细菌污染。同时，要避免进食变质、过期食物，水果食用前要仔细清洗。

● **勤洗手**　旅途中应注意勤洗手，特别是在进食前和大小便后。研究表明，正确的洗手可以减少约 30% 的腹泻发生。如果不方便洗手，可用湿纸巾清洁。PM

> ### 小贴士
>
> **两类人慎用、禁用黄连素**
>
> 1. 孕期、哺乳期妇女。黄连素可透过胎盘，影响胎儿；可进入乳汁，影响乳儿的骨骼、牙齿生长。
>
> 2. 遗传性葡萄糖 -6- 磷酸脱氢酶缺乏症（俗称蚕豆病）患者。蚕豆病患者服用黄连素可引起溶血性贫血发生，导致黄疸。
>
> 注意，服用黄连素前后 2 小时内应禁止饮茶。茶水中的鞣质可与黄连素中的生物碱结合形成难溶性的鞣酸盐沉淀，降低黄连素药效。

阿托品是一种植物抗胆碱药，为M受体阻断剂。在眼科，阿托品滴眼液主要用于治疗葡萄膜炎及儿童验光前的散瞳。有些儿童点了阿托品滴眼液后，视力有所提高，是因为阿托品可以放松眼内肌肉，从而去除因睫状肌痉挛导致的调节性近视。

阿托品能否控制儿童近视

上海交通大学医学院附属第九人民医院眼科
蒋 润 周激波（主任医师）

那么，阿托品滴眼液可以治疗儿童近视吗？不可以。阿托品可以在一定程度上控制近视进展，但不能治疗近视。阿托品在近视控制中的作用机制尚不明确，可能与视网膜等组织的M受体被抑制、增加眼部血流供应等机制有关。

低浓度阿托品有助于控制近视

早在20世纪80年代，就有眼科医生将阿托品应用于控制近视，至今已有40多年的历史。最初，台湾地区医生给近视儿童使用1%的阿托品滴眼液，发现其具有减缓儿童近视进展的作用。此后，新加坡、中国香港等地的医生分别对不同浓度阿托品滴眼液延缓儿童近视进展情况进行研究，结果显示，0.05%阿托品滴眼液对延缓近视进展的效果最好，0.01%阿托品滴眼液的不良反应最轻。目前，临床上最为常用的给药方法是0.05%或0.01%阿托品滴眼液，每晚一次，一眼一滴。

并非所有儿童都可以使用

那么，是不是所有儿童都可以使用低浓度阿托品滴眼液？答案是否定的。目前认为，近视度数加深较快的儿童，在排除其他眼科疾病，如青光眼、无明确诱因的高眼压、眼底异常、弱视、斜视等后，可在医生指导下使用低浓度阿托品滴眼液来控制近视进展速度。使用2周后应去医院复查。若没有发生副作用，之后每6个月复查一次，并观察控制效果。如果效果不错，可使用至18岁。尚未发生近视的儿童不宜使用低浓度阿托品滴眼液预防近视。需要注意的是，阿托品滴眼液并不是对所有近视儿童都有效，10%～15%的近视儿童使用阿托品滴眼液后，无法延缓近视的进展。

大多数儿童可耐受不良反应

有的家长担心阿托品滴眼液的副作用。其实，低浓度阿托品滴眼液不良反应较轻，大部分儿童可以耐受。高浓度阿托品滴眼液可导致瞳孔散大、眼内肌调节麻痹，引起怕光，看书、读报等近距离视物困难。低浓度阿托品滴眼液通常不会引起明显不适，停药反跳现象较轻，一般不会引起眼压升高，对视网膜的敏感性和视锥细胞的功能也无影响。PM

特别提醒

虽然低浓度阿托品滴眼液有助于控制近视进展，但是，养成良好的用眼习惯、减少用眼负担、积极参加户外活动，仍不可忽视。

小贴士

使用阿托品滴眼液的注意事项

为了减轻药物不良反应，点阿托品滴眼液时，每次只能点一滴，点完后要立即按压鼻根部5分钟。这样可以减少眼药水流入鼻腔而被鼻黏膜吸收，避免引起全身反应。如果儿童用药后有畏光现象，可以戴上太阳帽；如果写作业时看不清楚，可以把眼镜摘下来，或者把书本放得远一点。

集满 100 期《健康锦囊》，赢杂志免单礼！

2019 年 5 月，在备受广大读者喜爱的《健康锦囊》出版满 100 期时，我们发布了一则"寻找《大众医学》忠实读者，赢免单礼"的活动消息，受到了众多读者的积极响应。目前，我们已收到数十位读者上传的 100 期《健康锦囊》照片，更有数位读者将拍摄的照片快递到了编辑部，令我们深受感动和鼓舞。

由于参与读者众多，我们决定将赠送 2020 年全年杂志名额增加至 5 名；另选取 10 位忠实读者，每人赠送《大众医学》创刊 70 周年笔记本一本，以感谢大家对《大众医学》的支持与厚爱。

目前活动仍在进行中，没来得及参与的读者，现在依然可以参与哦！部分已经参与活动、但没有留下姓名和联系方式的读者，也请联系我们，以便参与抽奖活动。

中奖名单将公布在 2019 年 9 月刊上，敬请期待！

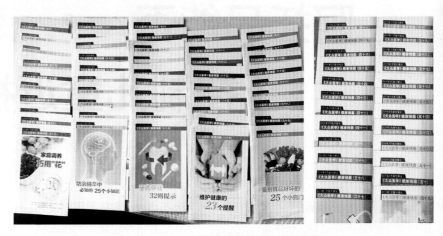

读者收藏的《健康锦囊》

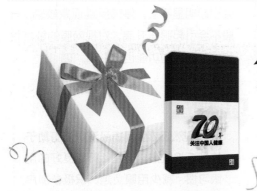

"年度订阅奖"奖品已陆续寄出

上期，我们公布了"年度订阅奖"获奖名单，共有 50 位幸运读者获得了健康大礼包。目前，我们的工作人员正在将奖品陆续寄出，请获奖的读者注意查收。若有疑问，可拨打本刊健康热线（021-64845061）咨询。

与情绪和平相处

|作|者|简|介|

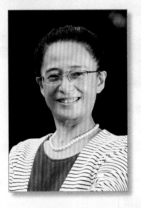

崔丽娟，华东师范大学心理与认知科学学院应用心理学系教授、博士生导师，中国社会心理学学会副会长，中国心理学会社会心理学专业委员会主任委员，上海市社会心理学学会会长，上海市老年学会老年心理学专业委员会主任委员，上海市心理学会应用心理学专业委员会副主任委员。

现代社会，心理压力很常见。面对压力和烦心事，首先当然是要设法解决问题，但与此同时，还要学会与情绪相处，管理好自己的情绪。

压力来临，人往往需要调动身心潜能去解决问题，耗费很多心力。在这一过程中，必然会体验到各种情绪，如紧张、焦虑、不开心、愤怒等等。正如人在寒冷中会发抖一样，人在压力中感受到的各种情绪也是一种正常的反应。由于紧张、焦虑、愤怒等是不好的心理体验，属于消极情绪，所以大家自然而然地都会排斥压力。

压力导致消极情绪是很正常的，意识到这一点有利于保持心态平和。遇到任何事情都表现出积极情绪是不正常的，一个身心健康的人，应该能觉察自己的情绪并与之相处，即该生气时生气、该欢喜时欢喜、该悲伤时悲伤，并适当地表达这些情绪。所以，出现消极情绪没关系，重要的是学会与之相处。过后，生活中的这一页就应该翻过去，不要再纠结不放。其实，即便是积极情绪，我们也同样要学会与之相处，因为处理不好积极情绪也会出问题，比如"范进中举"的故事。

当压力来临时，要注意控制好情绪反应的强度。不妨问问自己：如果做出那样的情绪反应，可能导致哪些局面？如果造成那种局面，我有收拾残局的能力吗？事实上，不是每个人都能修炼到遇事都平心静气的地步，要理解自己的"局限性"，可以允许自己做出激烈的反应，但同时必须提醒自己要有收拾残局的能力，否则就不要放纵情绪，以免带来更严重的问题。

情绪强度控制好后，还要注意情绪持续的时间。如果不良情绪长期存在，对自己的伤害会很大。从这个角度讲，人需要有些气度。当然，如果长期有不良情绪存在，还要寻找专业的心理卫生工作者进行咨询。

适当的情绪宣泄有利于心理健康。每个人的成长经历不同，看过的书籍和影视剧不同，遇到的人不同，情绪宣泄的方式也不同。但只要不影响他人，都是可以接受的。比如，遇到不开心的事情时，可以打打球，吃一顿美食，找朋友聊聊天，来一场说走就走的旅行，甚至可以在无人之处大声喊叫，等等。也可以试试"正念训练"，即学会保持和乐喜悦的心情，遇到烦心事尝试让自己放下，去做点让自己感觉有乐趣的事情。日复一日，就会养成习惯。PM

中国邮政发行畅销报刊　中国邮政发行畅销报刊

Contents 目次 2019 年 9 月

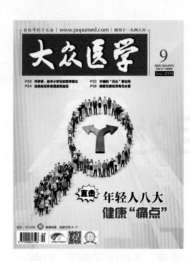

特别关注

直击年轻人
八大健康"痛点"

　　不知从何时起，意气风发的"80后""90后"不再标榜自己青春无限，他们的社交内容逐渐出现"初老症状""脱发危机"等话题。与此同时，"养生"更是成了他们口中的高频词汇。然而有趣的是，尽管他们口口声声称自己追求健康，却在行动上背道而驰——可乐配枸杞、用最贵的眼霜熬最深的夜、暴饮暴食后又疯狂"刷脂"……他们将"自救"与不良生活方式穿插在一起，企图通过这样另类的养生方式来弥补"伤身"的罪恶感。这是许多都市年轻人自我矛盾、知行不一"健康观"的真实写照。

本期部分图片由图虫创意提供

本期封面图片由图虫创意提供

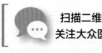

扫描二维码
关注大众医学

大众医学
微信二维码

大众医学
有声精华版

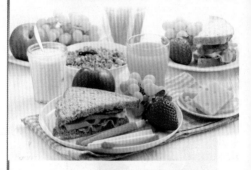

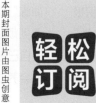
轻松订阅

★ 邮局订阅：邮发代号 4-11
★ 网上订阅：www.popumed.com（《大众医学》网站）
　　http://item.zazhipu.com/2000399.html（杂志铺网站）
★ 上门收订：11185（中国邮政集团全国统一客户服务）
★ 本社邮购：021-64845191 / 021-64089888-81826
★ 网上零售：shkxjscbs.tmall.com（上海科学技术出版社天猫旗舰店）

创刊于1948年　首届国家期刊奖　第三届中国出版政府奖期刊奖提名奖
新中国60年有影响力的期刊　全国优秀科技期刊一等奖　华东地区优秀期刊　中国百强报刊

大众医学® （月刊）
2019年第9期 *Da Zhong Yi Xue*

 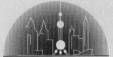
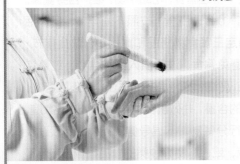

《大众医学》健康锦囊（104）
值得珍藏的 **28** 个防癌小知识

顾问委员会
主任委员　吴孟超　陈灏珠　王陇德
委员
陈君石　陈可冀　曹雪涛　戴尅戎　顾玉东　郭应禄
胡亚美　廖万清　陆道培　刘允怡　邱蔚六　阮长耿
沈渔邨　孙燕　汤钊猷　吴咸中　汪忠镐　王正敏
王正国　肖碧莲　项坤三　庄辉　张金哲　钟南山
曾毅　曾溢滔　曾益新　周良辅　赵玉沛　孙颖浩
郎景和　邱贵兴

名誉主编　胡锦华
主　编　温泽远
执行主编　贾永兴
编辑部主任　黄蕙
主任助理　王丽云
文字编辑　刘利　熊萍　戴薇
　　　　　张磊　张旻　莫丹丹
美术编辑　李成俭　陈洁

主　管　上海世纪出版（集团）有限公司
主　办　上海科学技术出版社有限公司

编辑、出版　《大众医学》编辑部
编辑部　（021）64845061
传　真　（021）64845062
网　址　www.popumed.com
电子信箱　popularmedicine@sstp.cn

邮购部　（021）64845191
　　　　　（021）64089888转81826

营销部
总　监　章志刚
副总监　夏叶玲
客户经理　潘峥　丁炜　马骏　杨整毅
　　　　　张志坚　李海萍
电　话　（021）64848182　（021）64848159
传　真　（021）64848256　（021）64848152

广告总代理　上海高精广告有限公司
总　监　王萱
电　话　（021）64848170
传　真　（021）64848152

编辑部、邮购部、营销部地址
上海市徐汇区钦州南路71号（邮政编码200235）

发行范围　公开发行
国内发行　上海市报刊发行局、陕西省邮政
　　　　　报刊发行局、重庆市报刊发行局、
　　　　　深圳市报刊发行局等
国内邮发代号　4-11
国内统一连续出版物号　CN31-1369/R
国际标准连续出版物号　ISSN 1000-8470
国内订购　全国各地邮局
国外发行　中国国际图书贸易总公司
　　　　　（北京邮政399信箱）
国外发行代号　M158

印　刷　杭州日报报业集团盛元印务有限公司
出版日期　9月1日
定　价　10.00元

80页（附赠32开小册子16页）

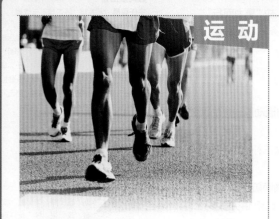

运动

科学原则要把握，运动不能赶时髦

国家卫生健康委近日指出，运动健身是健康中国行动的重要组成部分，但运动要讲科学，不能盲目运动。有些人运动喜欢"赶时髦"，出现了马拉松热、沙漠之旅热、微信运动热等；有的人每天走1万步、3万步，甚至10万步，并通过微信朋友圈"晒"出去，觉得运动量越大越好。其实，运动要因人而异。以现在流行的马拉松为例，这是对耐力、体力、心功能极度考验的一个项目。如果能完成，说明身体功能非常好，但并不鼓励所有人都去跑马拉松。跑马拉松的人中，经常出现关节损伤、小腿抽筋等问题，严重时甚至有猝死发生。总之，运动一定要遵循适度、循序渐进、个性化等原则。

癫痫

近半数癫痫患者未合理治疗

最近，中华医学会、中国抗癫痫协会等机构指出，由于人们对癫痫缺乏正确认识等原因，很多患者未得到合理治疗。据估算，中国约有900万例癫痫患者，其中约有400万人没有得到合理、规范的治疗。比如，有些患者认为癫痫治不好或因为其他原因未及时接受治疗，有些患者受广告的影响接受所谓"祖传秘方"治疗，还有些患者服药期间自行停药或减量，等等。专家指出，癫痫若能及早诊断，在熟悉其病情的医师指导下坚持长期、正规治疗，大约70%患者的癫痫发作可得到完全控制。另外，患者要有战胜疾病的信心和积极乐观的情绪，保持工作、学习和生活规律，周围的人也要理解、支持与关心患者。

饮食

人人都要养成健康饮食习惯

近日，中国营养学会向全国居民发出倡议：人人都要养成健康饮食习惯，行动起来，合理膳食，吃动平衡，维护自身健康。倡议书中指出以下几点。①合理膳食：按照不同年龄、身体活动情况和身体状况来确定三餐食物搭配和比例。②饮食有节：食物多样，规律饮食，避免偏食、过量摄入某种食物、过量饮酒等。③减少食用高盐、高油、高糖食品，关注食品包装标签，了解钠、糖、油脂、能量的含量，并做出合理选择。④倡导家庭、社会使用公用餐具，实行分餐制。⑤倡导健康新食尚，不过度追求"味道"。目前，"辣、咸、炸"等种类的食品很流行，但不利于健康。⑥重视个人和家庭日常膳食管理，把食物多样、饮食清淡、平衡膳食落实到生活实践中。

影像检查

上"健康云"，查影像检查报告

近期，上海市卫生健康委在"上海健康云"App发布"影像档案"功能模块，实名注册用户可通过该模块查询到本人近半年在上海市37家市级医院的医学影像学检查情况，包括X线、CT、MRI等的检查结果和报告。浏览时，可对影像进行移动、缩放、播放等，可查看到高清晰度、完整的影像检查结果。还可将影像报告分享给亲人或临床医生，并邀请专家在线解读影像报告。这一服务有助于减少重复拍片，提高就诊效率，也能为市民减少不必要的医疗支出。📰

影像档案

共筑健康中国
共享健康生活

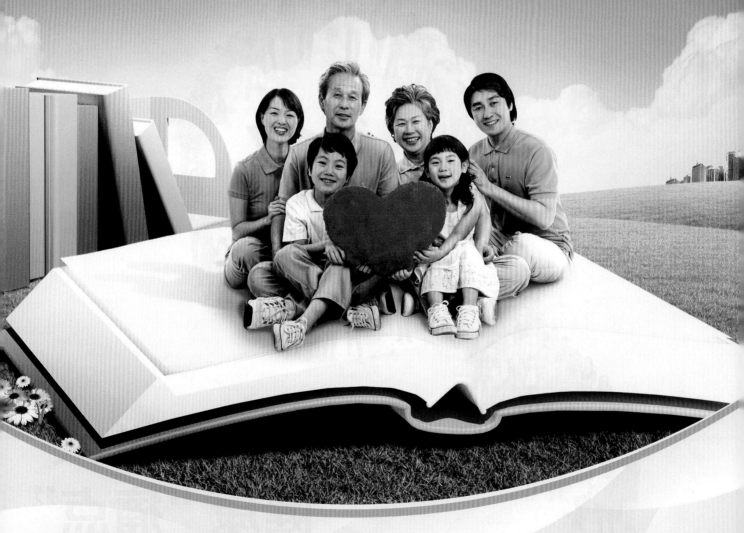

大众医学 时刻关注您的健康

不知从何时起，意气风发的"80后""90后"不再标榜自己青春无限，他们的社交内容逐渐出现"初老症状""脱发危机"等话题。与此同时，"养生"更是成了他们口中的高频词汇。然而有趣的是，尽管他们口口声声称自己追求健康，却在行动上背道而驰——可乐配枸杞、用最贵的眼霜熬最深的夜、暴饮暴食后又疯狂"刷脂"……他们将"自救"与不良生活方式穿插在一起，企图通过这样另类的养生方式来弥补"伤身"的罪恶感。这是许多都市年轻人自我矛盾、知行不一"健康观"的真实写照。

知行不一的不良生活习惯究竟会带来怎样的健康隐患？本刊特邀相关领域的权威专家剖析都市年轻人的健康"痛点"，希望可以帮助年轻人重塑正确的健康观，同时也可以帮助家长有理有据地监督和管理好子女的生理和心理健康。

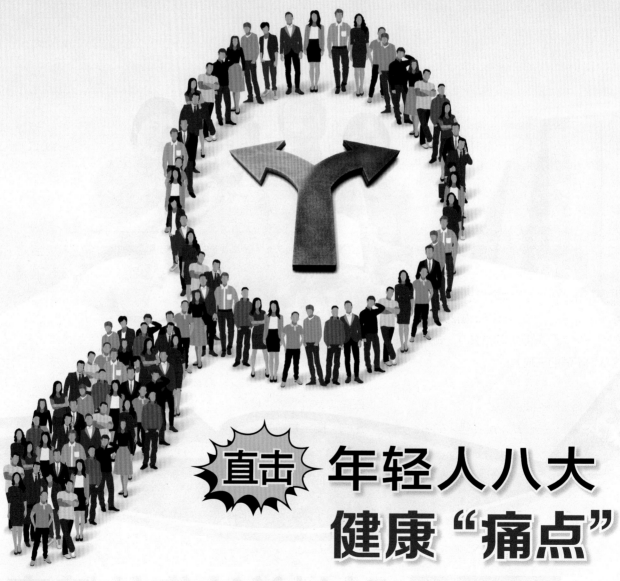

直击 年轻人八大健康"痛点"

策划/ 本刊编辑部

执行/ 张 磊

支持专家/ 温长路 王玉 陈世益 王秀丽 董健 许良 黄晶晶 王勇 范竹萍

⚠️ 痛点1: 边透支，边养生

 温长路

身边故事　27岁的小艾认为，养生是中老年人的事情。对此，24岁的小林却有不同意见。她认为包括自己在内的许多年轻人生活方式不健康，"透支"太多，应尽早养生。为此，她看了许多养生书，热衷中医养生，认为中药材纯天然、对健康有益无害。于是，小林每天轮换着用西洋参、石斛、阿胶枣、枸杞泡茶，每周用黄芪、百合、当归煲汤。可不知为何，进补多日的小林非但没感到"补气提神"，反而食欲不振。她十分困惑：勤于养生，难道错了吗？

健康，是人类的共同追求。随着社会发展、科技进步和人民生活水平的不断提高，人们对养生保健知识的需求正在逐渐增加。

什么是养生

生，是生命、生存、生长的意思；养，即保养、调养、补养的意思。养生，就是根据生命的发展规律，采取必要的心养、食养、体养、药养等手段，实现机体与自然及自身阴阳气血的平衡，把疾病扼杀在萌芽阶段，从而达到培养生机、健康精神、增进智慧、延长寿命的目的。一言以蔽之，养生就是要建立起适合自己的良好生活习惯。千里之行，始于足下。由此可见，"没时间养生"只是懒人们的借口，或是对养生认识不清的表现。

年轻人需要养生吗

不少人认为，养生是老年人的事——年龄大了，积劳成疾，需要养生；退休了，无所事事，有时间养生。其实，这是对养生最大的误解之一。殊不知，积劳成疾是年轻时忽视健康所埋下的"伏笔"，随着年龄的增长，疾病越"积"越多。因此，养生应从年轻时开始，等到年纪大了、疾病缠身时才重视养生为时已晚。

中华中医药学会发布的《2017年全民中医健康指数研究报告》披露，在20～39岁的年轻人中，处于"疾病状态"的人占26.1%，远高于60～80岁的老年人（15.9%）。报告还详细分析了20～39岁年轻人常见的健康问题。从患病部位来看，主要表现为脾、胃、肝功能失调；从疾病性质来看，主要存在阳虚、阴虚、热、湿等问题。

如今，许多疾病均呈现出发病年龄不断降低的趋势。在人的一生中，20～39岁是事业、家庭发展的重要阶段。这个年龄段的人常自诩年轻而"废寝忘食"，认为"熬"一下没有问题，却在不知不觉中透支了生命的长度及质量。久而久之，高血压、糖尿病、胃病等纷纷"找上门来"。

年轻人的养生方式正确吗

互联网的广泛应用给越来越多的人带来了丰富的养生保健知识。调查显示，自2011年至今，中国网民的科普需求搜索行为指数同比增长238%，日均值同比增长80.88%。其中，健康和医疗最受人们关注，年轻人是科普需求搜索参与度最高的人群。在互联网热传的众多养生方法中，搜索量占据第一的是"食疗"和"补法"（食补及药补等的单方、验方、秘方）；宣传力度最大的当属人参、鹿茸、阿胶、石斛、燕窝、冬虫夏草等名贵中药材及保健食品。不可否认，这些方法及药材对调整健康有一定的辅助作用，但必须建立在正确、科学运用的基础上。

首先，补法虽是养生的重要方法，但并不唯一。机体健康失衡的原因有寒、热、虚、实、内、外、表、里之分，是"补"还是"泻"，因人而异：身体虚弱者，"补"是养生；实火亢盛者，"泻"也是养生。即便需应用补法，也须分清阴、阳、气、血之不同，平补、

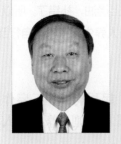

专家简介

温长路　主任医师、教授，中华中医药学会常务理事，国家中医药管理局中医药文化建设与科学普及专家委员会专家，中国民族医药学会常务理事、科普分会会长。长期从事医学教育、临床、科研、管理工作，在中医药文化、中医基础理论、卫生政策和中医内科脾胃病及部分疑难杂症方面研究成果丰硕。

⚠ 痛点2: 边忽视饮食，边补保健品

兰州大学营养与健康研究中心　王玉（教授）　陈睿迪

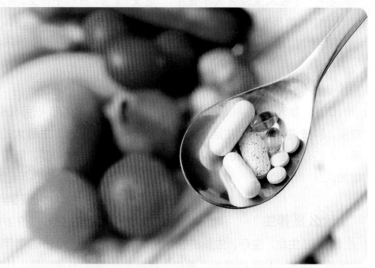

身边故事　要说年轻人不重视健康，蔡小姐第一个不服。她每天喝枸杞、红枣茶，吃各种维生素、鱼油等保健品；就连吃零食也要尽可能选红色的，美其名曰"红色食物补血"。然而，看似重视养生保健的她，在一日三餐上却十分马虎，不吃早餐不说，午餐也常拖延至下午，以咖啡、蛋糕替代，还隔三岔五地"胡吃海喝"。一日在酒桌上，蔡小姐突然感到上腹部剧烈疼痛，呕出不少鲜血。同事见状，立即将她送至医院。经诊断，蔡小姐发生了上消化道出血，由长期饮食不规律引起的消化性溃疡所致。

在社会飞速发展的今天，年轻人的健康状况却不容乐观。相关调查显示：我国健康人群占总人口的 15%，非健康人群占 15%，亚健康人群占 70%。可喜的是，很大一部分年轻人已经意识到了这个问题，他们自发地投入大量时间和精力，试图用各种方式来改善自己的健康状态。但仅凭自身有限的及网络上难辨真假的养生知识，很难做到科学养生。

养生保健，不容主观臆断

在养生保健方面，一些年轻人常常主观臆断，有着另类的"创意"。例如，他们认为"健胃消食片在手，大吃大喝无忧"。但事实上，若进食过多食物，胃酸等消化液的分泌将相应增加，过多的胃酸可损伤胃黏膜，长此以往，易诱发消化性溃疡等疾病。此外，饮食不规律、暴饮暴食将打乱胃肠道对食物消化吸收的正常节律，加重胃肠道负担，导致消化不良。而健胃消食片主治脾胃虚弱所致的食积、不思饮食、脘腹胀满等症状，不能从根本上治疗消化不良。健胃消食片为非处方中成药，虽说不良反应较小，但若在没有找到消化不良具体原因的情况下随意服用，甚至可

温补、峻补之差异，才能达到有效调理的目的。譬如，人参具有良好的补气作用，有的人吃了精神焕发、说话有力、走路有劲、活力显著提升，而有的人吃了却口干舌燥、流鼻血、长疖肿、大便下血。这说明，前者是气虚体质，服用人参可增添其动能，补对了；后者身体壮实，服用人参如同火上浇油，补错了。所以，正确认识补法与科学养生间的关系至关重要，年轻人养生千万不可自行乱补、滥补！

专家寄语：　《素问·上古天真论》中所说的"法于阴阳，和于术数，食饮有节，起居有常，不妄作劳，故能形与神俱，而尽终其天年，度百岁而去"，是中医养生的基本法则。养生在人生的长河中没有捷径可走，也没有止境和句号——养生永远在路上。

使消化不良加重，延误治疗。

与此相似，还有些年轻人认为，保肝药不断，便可"千杯不愁"。殊不知，饮酒后，95%以上的乙醇（酒精）会在肝内分解代谢并氧化为乙醛。过多的乙醇可使肝脏代谢发生障碍，继而导致肝细胞变性坏死及纤维化。若长期大量饮酒，可能会造成肝硬化及肝癌的发生。保肝药是一类用于保护肝脏功能的药品，而非保健品，应在医生指导下服用。长期、不合理地服用保肝药，可加重肝脏负担，与"护肝"期望背道而驰。

营养均衡，没有捷径可走

除了上述另类的错误养生保健方法外，年轻人常因工作忙碌而在饮食上"打折扣"。他们常想走捷径，以零食代替正餐，以鲜榨果汁代替水果，以膳食纤维等保健品代替蔬菜。

首先，若以零食替代正餐，将使机体在本应进食正餐的时候缺乏食欲，长此以往，会破坏消化系统的节律，造成消化道功能紊乱。此外，零食和甜点中存在大量糖和油脂，而营养素的种类和含量远远不及正餐，常使人在不知不觉中摄入了更多的热量，同时又易引起营养失衡。

其次，经榨汁后，水果中的膳食纤维、果胶物质及部分矿物质将会流失，而膳食纤维可吸附肠道内的油脂，促进肠蠕动，改善便秘。因此，水果对人体的健康意义是鲜榨果汁无法取代的。

最后，膳食纤维补充剂真的能代替蔬菜吗？答案显然是否定的。蔬菜除了给人体提供充足的膳食纤维之外，还富含维生素、矿物质及多种生物素（如花青素、番茄红素等），这是膳食纤维补充剂所不能替代的。此外，滥服维生素、钙片等保健品还可能有中毒的危险，且人体对钙剂等

的吸收有限，并不是补多少就吸收多少，滥补的结果往往是无效补充。因此，想要营养均衡，仍应以食补为主。选择多种食物并合理搭配，才能做到营养均衡。

"外食族"的健康饮食策略

随着消费升级，年轻人在"吃"的消费上更注重多元化、场景化，成了在外就餐的"主力军"。越来越多年轻人"不起灶"的原因不外乎工作忙、嫌麻烦等，而想让他们在短期内全部回归家庭目前看来不切实际，但若能结合每日营养所需，对饮食结构有的放矢地做出改变，或许能同时拥有美味与健康。

● **荤素搭配** 在外吃饭时，少点一些大鱼大肉的"硬菜"，多点一些清淡的素菜，荤素搭配得当，才是理想的饮食模式。

● **粗细结合** 《中国居民膳食指南（2016）》推荐，2岁以上健康人群的膳食应多种多样、以谷物为主，全谷物和粗粮合计应占所有食物摄入量的1/4～1/3，成人每人每天平均应摄入谷薯类250～400克，其中全谷物和杂豆类共50～150克，新鲜薯类50～100克。如果能再经常吃一些粗粮更佳。

● **口味清淡** 高盐饮食是患高血压的重要危险因素，而饭馆为追求菜肴的口味，常常会加入较多的食盐。在外点餐时，不妨多嘱咐一句"少放盐"。

● **掌握点菜技巧** 多点一些脂肪含量低的鱼肉、鸡肉，少点脂肪含量高的猪肉；多选择蒸、煮、涮的菜品，少选煎炸、过油的菜品。

专家寄语： 对年轻人而言，养生保健既要"知道"也要"做到"。除了避免长期不合理饮食，做到预防病从"口"入之外，养生还应做到预防病从"心"入，积极向上的精神面貌可以使人心情舒畅、气血协调、正气旺盛，有利于健康。

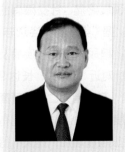

专家简介

王 玉 兰州大学营养与健康研究中心主任、教授、硕士生导师，中国营养学会监事兼法规标准工作委员会副主任委员，中华中医药学会养生康复分会副主任委员，中华预防医学会健康风险评估与控制分会常委、儿童成人病防治工作委员会委员，中国保健协会专家委员会委员。从事营养、食品与健康教学科研与管理工作，主持多项营养相关性疾病的营养改善与干预工作。

⚠ 痛点3： 边懒得运动，边"刷步数"

复旦大学附属华山医院运动医学中心 陈闻波 陈世益（教授）

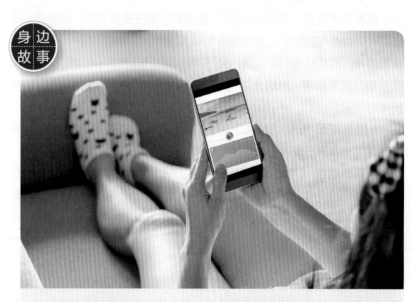

身边故事

在这个提倡全民运动的时代，"微信运动"等计步应用逐渐走入老百姓的生活，"晒步数"成了朋友圈的新潮流。为了争夺第一，在朋友圈排行榜崭露头角，不少人对着"微信步数"暗自较劲，淘淘就是其中颇有代表性的一员。她的"微信运动"平均每天可达3万多步，被朋友们封为"运动健将"。然而，令人感到意外的是，淘淘的大部分步数竟是由"手机摇步器"代劳，她每天只需将手机放入"刷步器"中，惊人的步数得来全不费工夫。

互联网时代，"网购""网游""外卖"等产业的蓬勃发展为"宅文化"提供了滋长的土壤。因缺乏体育锻炼，许多"云端"青年的身体素质出现了明显滑坡。

研究表明，长时间低头注视手机，使青年人颈肩疼痛、社交障碍的发生率显著增加，且同时导致手腕部及眼部不适。据《美国医学会杂志》（JAMA）报道，久坐与肥胖、心血管疾病、肿瘤、糖尿病等慢性疾病及抑郁症等心理疾病的发生均有一定关联。另一项针对近15万人、长达9年的观察性研究发现，每日久坐长达8小时以上者，其全因死亡率显著高于4小时以内者。并且，"以站代坐"或散步等强度较低的运动并不能有效逆转久坐的危害，唯有每日进行1小时"能使呼吸强度增加，让人不得不大口喘息"的剧烈运动，才可显著降低全因死亡率。

缺乏运动，原因有三

❶ 懒于运动

纵使"运动是良医"的观念已为普罗大众所接受，真正付诸行动者仍是少数。究其原因，多数人将其归结为"忙"。但公务繁忙的前任美国总统奥巴马，也能每周坚持锻炼6天以上，在球场上与诸多球星切磋的身影不时见诸报端；一年一度的华尔街运动会上，各金融巨头在赛场上的高超竞技水平更是令人咂舌。总而言之，若没有忙碌到废寝忘食的地步，仍有闲暇享受"抖音""吃鸡"这样唾手可得的快乐，那么忙碌便只是粉饰懒惰的说辞。

❷ 不热爱运动

自千年前宋太祖杯酒释兵权以来，崇文抑武的思想已植根于中华文化之中。在多数人的成长过程中，课业与琴棋书画等大雅之艺均凌驾于体育运动之上。体育课铃声响起时，走进教室的常并非体育老师，以至于无须承担太多教学任务的体育老师们失去了精进业务水平的动力，也使孩子们失去了在校园内接受系统规范体育教育的良机。将体育纳入中考，虽在一定程度上促进了青少年对体育的重视，但体育从此成为枯燥的备考任务，运动成了负担，热爱又从何谈起？

再者，流行文化对健身观念同样有不可磨灭的影响。"小鲜肉"文化一时风靡，使阳刚之气逐渐失去了"话语权"；不少年轻一代执着于追求尽可能瘦削的身型和白皙的肤色，往往对健身可能带来的"肌肉感"及户外活动可能造成的深色皮肤敬而远之。

❸ 运动受挫，身心受伤

由于缺乏运动医学知识，一部分运动爱好者在运动损伤后一味等待自愈或盲目迷信民间偏方，耽误了治疗的最佳时机，难以重获伤前状态，运动积极性备受打击。

三个办法，爱上运动

面对如此现状，年轻人应如何培养良好的运动习惯，并在体育锻炼中收获快乐与健康呢？

❶ 寻找身边的"体育老师"

万事开头难。在运动前，应先找到属于自己的"体育老师"。他可以是很久不曾感到自己被学生需要的体育教师，却在援疑质理中再一次寻回自身价值；可以是身边水平较高、较有运动心得的亲朋好友；可以是相互勉励、相互督促、共同进步的运动伙伴；也可以是一本权威的运动教材、一部精心制作的体育教学视频、一款风靡网络的健身App。

❷ 制定目标，量力而行

入门后，不妨为自己设定一些"运动目标"。可以是熟练掌握一个技巧性的动作，也可以是日益增加的杠铃重量，又或者是逐渐延长的跑步路程。在此期间，还要不断向更高水平的运动爱好者请教，合理制定自己下一个目标及实现目标的方法。例如，如何突破力量训练的瓶颈期，如何在完成训练计划的基础上改善自己的饮食结构，以获得更好的身体状态，等等。

❸ 预防运动损伤

运动过程中，应注意预防损伤。

● 循序渐进：逐步增加运动强度和持续时间。

● 合理安排运动量：运动中应安排好间隔时间，科学规划各项目之间的体能分配。

● 做好运动前的热身运动：运动前的准备活动时间以15~30分钟为宜，强度应根据运动项目而定，以微出汗但不感到疲劳为宜。一般性的准备活动包括跳、慢跑、牵拉、抗阻力量练习等。

● 关注身体反应：运动过程中，如感到疼痛等，应暂时停止运动，寻找原因。

● 做好运动后的整理活动：在较剧烈的运动或比赛结束时，应进行放松练习。整理活动量无须太大，当觉得呼吸和心跳比较稳定、不适感消失即可。整理活动一般有走步、慢跑、动作缓和的游戏及伸展运动等。

专家提醒

如果发生了运动损伤，应科学应对。比如：踝关节频繁扭伤，需注意踝关节周围韧带是否发生了结构性损伤；膝关节屈伸时活动受限、伴有疼痛，不时发生交锁（活动到某个角度时突然卡住），需注意半月板是否有损伤；膝关节在扭伤后出现肿胀，并时常有"打软腿"的感觉，可能提示膝关节前交叉韧带发生了损伤；肩关节反复脱位，可能是由肩关节周围的盂唇韧带复合体发生损伤而引起的；运动后肌肉剧烈酸痛、浑身无力、伴有发热，尿色呈茶色或红葡萄酒色，则须警惕横纹肌溶解的发生。一旦出现上述症状，须尽早至医院运动医学科或骨科就诊（若怀疑横纹肌溶解应前往肾内科）。

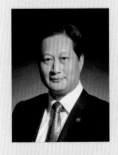

专家简介

陈世益　复旦大学附属华山医院运动医学中心主任、教授、博士生导师，中华医学会运动医疗分会主任委员，亚太膝关节－关节镜－骨科运动医学学会主席，中国医师协会骨科医师分会运动医学专业委员会主席，上海市医学会运动医学专科分会名誉主任委员，上海市体育科学学会副理事长，上海市重大国际赛事首席医务官。擅长膝、肩、踝、跟腱、髌骨关节等的损伤、不稳与疼痛的关节镜微创诊治。

专家寄语： 生命在于运动。远离久坐、低头"刷手机"等，开始每天1小时的中、高强度运动，从"云端"回到现实，您将收获健康与快乐。

⚠ 痛点4： 边自毁皮肤，边注重保养

上海市皮肤病医院教授　王秀丽

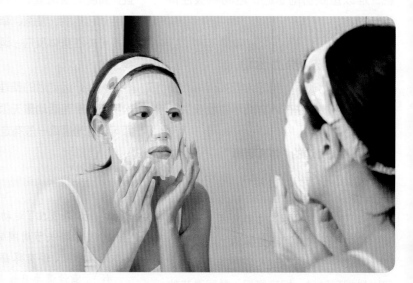

身边故事　莉莉是公司出了名的"面膜狂人"，在她的"护肤经"中，面膜似乎是万能的：晒伤了，敷个面膜，皮肤便可白嫩如初；熬夜了，敷个面膜就能迅速赶走"暗沉""黑眼圈"；换季了，面膜能让皮肤迅速"喝饱水"；过敏了，面膜不仅能"镇静肌肤"，还能击退红血丝、皮疹……仗着面膜"加持"，莉莉变本加厉地熬夜、晒"日光浴"、吃夜宵……久而久之，她的皮肤状况越来越糟，常规护肤已难以补救。

人人都希望拥有光滑细腻的肌肤。虽然年轻人的皮肤修复能力强，又有美妆新技术及护肤品的"加持"，但仍有不少人频受皮肤敏感、痤疮等问题的困扰，甚至有不少人年纪轻轻就有了色斑、老年斑。俗话所说的"气色好"充分体现了皮肤是身体健康的"镜子"。实际上，年轻人的皮肤也需要细心呵护。要"靓肤"，往往离不开以下五个原则。

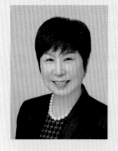

专家简介

王秀丽　上海市皮肤病医院主任医师、教授、博士生导师，同济大学医学院光医学研究所所长，中国康复医学会皮肤病康复专业委员会候任主任委员，上海市医师协会皮肤与性病科医师分会副会长，上海市女医师协会皮肤美容美学专业委员会主任委员。擅长疑难、重症和难治性皮肤病的诊断和治疗，尤其是光老化、面部难治性过敏性皮炎、皮肤肿瘤、痤疮、瘢痕等疾病的诊治。

特需门诊：周一上午、周二下午、周四下午（武夷路院区）
周三上午（保德路院区）
专家门诊：周一下午、周四上午（武夷路院区）

适度清洁

皮肤是人体的第一道保护屏障。"死"的角质细胞层含有脂质、天然保湿因子及抗菌肽，是皮肤屏障的重要物质基础。这些物质（相当于泥）连同角质细胞（相当于砖）一起形成致密的"砖泥结构"，在"锁"住营养成分及水分的同时，还能抵御有害物质及微生物的入侵。此外，皮肤表面的正常菌群也有协助建立免疫屏障的作用。因而，所谓的"死皮"和油脂其实发挥着重要的保护作用。过度的清洁及去角质，短期内可能让皮肤看起来吹弹可破；而失去角质层的保护，即使补充再多的水分，皮肤也"锁"不住。过度清洁还易致皮肤敏感，痤疮、细纹等问题"不请自来"。

此外，生活中常见到职业女性在长期化妆后多发粉刺，这是由于油脂分泌过多或卸妆清洁不当致使毛孔阻塞而成。一般而言，油性及混合性皮肤应选择温和、弱酸性的洗面奶，干性、中性及敏感性皮肤应远离磨砂类产品；各种强效卸妆、去角质、去油脂产品均可破坏皮肤屏障，不宜频繁使用。

重点补水、保湿

皮肤的水分主要依靠体内血液循环输送到组织，经过真皮进入表皮各层细胞内，最

后在表皮角质层蒸发掉。通过这一动态代谢过程，皮肤保持着一定的水分和湿度。

通常，维持人体正常生理需要的水量为每日1500～2000毫升。水的摄取主要依靠饮用水、饮料及其他食物等，一般以早晨起床后饮水较为合适，饭后睡前不宜多饮。

除了补水，保湿更是合理护肤的重中之重，其目的是保护角质层，防止皮肤表面水分流失，在肌肤外形成保湿膜，从而"锁"住水分。同时，保湿还可改善干燥引起的细纹，让肌肤看起来更年轻。值得注意的是，保湿乳剂及霜剂的选用，应根据年龄、皮肤类型、季节及环境变化而定，且须做到持之以恒。

注意防晒

紫外线是皮肤健康最大的杀手，会造成皮肤免疫功能紊乱，诱发或加重痤疮、皮肤敏感、日光性皮炎及"老年斑"等。因此，比起晒后修复，防晒才是皮肤保养的基石。

防晒原则为"躲"和"遮"，具体做法为：尽量避免在日晒最强的时段（12：00～14：00）外出活动；必须外出时，首选物理防晒（用衣物、帽子、墨镜等遮蔽），其次选择化学防晒，即防晒霜。

专家提醒

❶ **防晒产品的选择** 室内可能受到紫外线照射时（靠窗、接触较强紫外灯光源等），宜选用SPF15/PA+以内的防晒产品；室外活动时，根据所处地区、季节、当日紫外线指数及室外活动时间长短来选用防晒产品（一般选择SPF30/PA++）。

❷ **涂擦时间与剂量** 应在出门前15分钟全脸涂抹防晒霜，涂抹量以硬币大小为宜，每隔2～3小时重复涂抹。

❸ **清洗要点** 脱离光照射环境后，可洗去防晒霜。一般用清水或洗面奶洗净即可，抗汗防水性防晒霜可借助卸妆产品清洗。清洁后，应注意涂抹保湿产品。

除了外在的隔离，防晒与"吃"也有关。含叶绿素高的蔬菜，以及无花果、芒果、菠萝等，均属于光敏性食物，食用后更易被晒黑、晒伤；食用富含维生素C、维生素E、β胡萝卜素等的食物，可巩固防晒效果。

内调外养

现代化生活所带来的睡眠不足、紧张和焦虑常是年轻人皮肤问题的"元凶"。当熬夜或精神压力增大时，人体下丘脑－垂体－肾上腺轴活动增强，雄激素分泌增加。在这些激素的共同作用下，皮脂腺分泌增加，

使皮肤出油、"爆痘"；受眼周血液循环影响，出现黑眼圈；免疫系统受干扰，使皮肤变得异常敏感。据报道，由于睡眠时间的缩短，年轻人痤疮的发病率呈明显上升趋势。此外，年轻人所热爱的高糖、高脂饮食亦是导致"青春痘"的重要原因。

事实上，膳食合理、睡眠充足及心情愉悦是皮肤的最佳保养品，这是千张面膜、百种"精华"所难以企及的。况且，面膜选择及使用不当还有可能使护肤效果适得其反。例如，敷面膜时间过长可使水合过度，削弱皮肤屏障，破坏角质层。

正确对待皮肤疾病

年轻人应做到既不讳医忌疾，又不过度医疗和美容。常见的痤疮、玫瑰痤疮、皮肤过敏都可通过医疗手段及正确护理得到治疗。正视疾病并足量规律的用药有助于及时控制皮肤疾病，打破"疾病－化妆遮盖－疾病加重"的恶性循环状态。

患了皮肤疾病，接受针对性的基础护理也必不可少。现代光电手段除了改善皮肤衰老，还能有效改善瘢痕，并可针对不同皮肤疾病开展治疗。例如，强脉冲光对提亮肤色，治疗面部色素斑、毛细血管扩张及毛孔粗大等效果显著；光动力具有较强的抗炎和调节免疫作用，可刺激皮肤深层胶原蛋白增生及重塑，治疗难治性痤疮，改善光老化，有效预防和治疗皮肤癌前病变、浅表皮肤癌等。

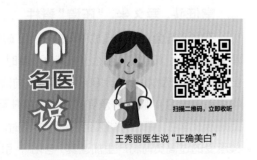

名医说

扫描二维码，立即收听

王秀丽医生说"正确美白"

⚠ 痛点5： 边久坐、低头，边依赖按摩

复旦大学附属中山医院骨科 梁海峰 董健（教授）

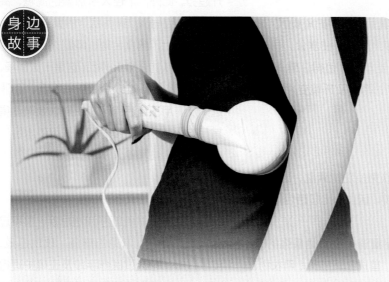

身边故事

27岁的露露经常腰背酸痛、肩颈不适。于是，她买来各种颈、肩、腰按摩仪，有全自动按摩腰背部的，也有手持敲打腿部的，每次用完，都能明显感到按摩部位十分舒服。然而，时间一长，原本有着奇效的按摩仪却"失效"了；与此同时，露露的腰背酸痛症状愈发明显，使她坐立难安。在家人陪同下，露露来到医院就诊，经检查，被诊断为腰椎间盘突出症。医生告诉她，颈、肩、腰按摩仪并无预防或治疗脊柱疾病的作用，相反，过于依赖按摩仪还可能延误疾病的诊断与治疗。

前段时间，有关"996工作制"的话题引发大众热议，从中不难看出都市年轻人承受着巨大的工作压力。随着工作及生活方式的转变，脊柱疾病已不再是中老年人的"专利"，在年轻白领甚至是学生中，脊柱疾病的发病率正逐年攀升。

常低头、爱久坐，"压垮"脊柱

不同姿势会对脊柱造成不同的压力。研究发现，如果站立时腰椎所承受的重量为100%，那么上身直立坐着时，腰椎受力可达140%；前倾坐着时，腰椎受力将增至180%；而过度前倾的坐姿（例如白领伏案工作、学生趴着学习），腰椎所承受的重量可飙升至280%。忙于工作、学习的上班族及学生，每日可能久坐长达十多小时，若再加上不良坐姿，脊柱持续承受的过高负荷将严重加速其"老化"，引起腰背不适，最终导致腰突

症的发生。

此外，年轻人不光在工作中长时间低头看电脑，休息时也习惯于低头玩手机。正常生理状态下（头部略后仰、下颌稍抬高），颈椎所承受的重量等于头部的重量；而低头看手机时，颈椎不得不承受额外的重量。可想而知，这将极大地加速颈椎"老化"，引起颈肩酸痛，颈椎病的发生风险也随之剧增。

按摩有效，但效果有限

许多人明白保护脊柱的重要性，便买来各种按摩仪缓解颈、腰酸胀及疼痛，以期维护脊柱健康。然而，他们依然上班时久坐不动、下班后"葛优躺"。要知道，脊柱周围肌肉等组织的衰减是引起颈、腰部疼痛及脊柱疾患的主要原因。强健发达的肌肉可增加脊柱的稳定性，减缓脊柱的退变，预防脊柱疾患。很多上班族及学生久坐不动，久而久之，肌肉变得僵硬、力量减弱。使用按摩仪可使肌肉放松，能在一定程度上缓解颈、腰部的酸痛和僵硬不适。但是，不主动锻炼而仅靠被动按摩，无法使脊柱周围肌肉变得强壮，不能从根本上缓解颈、腰部不适，更无法预防颈椎病、腰突症的发生。若颈、腰部不适在一段时间后没有缓解，甚至加重，须及时到医院规范诊治。

三招，为脊柱健康"撑腰"

❶ **纠正不良的姿势及生活习惯** 对于年轻人来说，大部分脊柱疾病的发生均与生活方式密切相关。工作和生活中，应注

⚠️ 痛点6： 边熬夜、失眠，边高呼早睡早起

👤 上海中医药大学附属市中医医院主任医师　许　良

身边故事

自从进入职场，熬夜对大豪来说便成了"家常便饭"。背不完的考点、做不完的工作、加不完的班、聚不完的餐……渐渐地，午夜或凌晨入睡成了常态。一开始，大豪对熬夜不以为然，他认为自己还年轻，周末补觉便可将工作日缺的觉统统补回来，对身体健康的影响并不大。然而随着年龄增长，他渐渐"熬"不住了，常因熬夜而感到精神紧张、身体乏力。每个熬夜后疲惫醒来的早上，他都下定决心——"今晚一定要早睡"。可到了晚上，当困意来临时，大豪又不愿早早睡去，待熬到不得不睡时，困意却早已退去，有时不得不借助药物入眠。

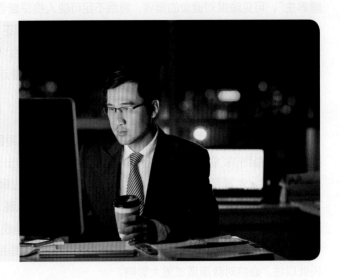

根据上海中医药大学附属市中医医院对以失眠为主症前来就诊的数万名患者的相关因素调查分析发现：31~50岁的失眠者最多（占51%），位居首位；61岁以上的失眠者（占18%）位居第二；职业以干部、管理阶层（占

意以下几个方面：不要久坐、长时间低头玩手机；保持良好的坐姿（挺胸坐），最好选用有靠背和腰后垫的座椅，以支撑腰部，减少腰椎受力；使用电脑时，将屏幕调整至适宜的高度；坐着工作45分钟至1小时后，应站起来走动，并活动腰背部和颈部；避免"葛优躺"；常使头部稍后仰，使颈部姿势符合颈椎的生理曲度，以减少颈椎负担。

❷ 加强颈、腰部肌肉锻炼　在明白了脊柱肌肉主动锻炼的重要性后，读者朋友们可以扫描右侧二维码，跟着复旦大学附属中山医院骨科专家拍摄的"中青年颈椎健身操和腰椎健身操"进行科学的主动锻炼。建议大家每天做2~3次，以加强颈、腰部肌肉力量，预防脊柱疾患。此外，水

的浮力可减轻脊柱负担，对脊柱保健有益，游泳是不错的锻炼方式。

❸ 保持理想体重　超重、肥胖必将使脊柱负担加重，加速脊柱老化。超重、肥胖者应在专业人士的指导下进行减重锻炼或治疗，预防脊柱疾病。

扫描二维码，观看视频

颈椎健身操　腰椎健身操

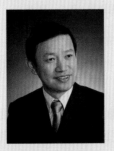

专家简介

董健　复旦大学附属中山医院骨科主任、脊柱外科主任、教授、博士生导师，中华医学会结核病学分会骨科专业委员会副主任委员，中国医师协会疼痛科医师分会腰椎疼痛委员会主任委员，上海市医师协会骨科医师分会副会长，中国中西结合学会骨伤科分会副主任委员，上海市中西医结合学会骨伤科分会主任委员，中国研究型医院学会脊柱外科专业委员会副主任委员，复旦大学医学科普研究所所长。擅长脊柱疾病，尤其是脊柱肿瘤的诊治。

专家门诊：周一上午、周五上午

35%) 居多，位列第一。此外，有镇静催眠、抗精神病类用药史者占失眠人数的 62.16%，11 点以后入睡者占 34.20%。由此可见，睡眠问题已影响到了各个年龄层，尤以青壮年、脑力劳动者居多。同时，在健康人群中，晚睡、熬夜、借助药物入眠等明知故犯的现象更是比比皆是。常言说"以睡养生"，可见睡眠对健康的重要，睡眠不足可使人提早衰老、百病丛生。中医养生所说"劳则气耗"的意思是，长期过度劳累、疲乏，可使人体精气大量消耗，而消除疲劳的最佳"武器"便是良好的睡眠。根据中医的天人相应、"治未病"理论，获得健康睡眠应注意以下三个要点。

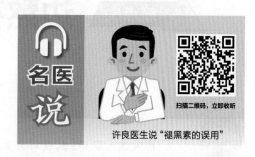

名医说

许良医生说"褪黑素的误用"
扫描二维码，立即收听

规律作息

研究显示，经过广泛的科普知识宣教，人们对健康睡眠的认识有所提高，失眠症的发病人数没有继续攀升，但发病年龄却出现了下移。不少失眠患者，尤其是中青年，白天忙工作，晚上沉溺于应酬或上网娱乐，亢奋与抑制情绪失衡。有些晚睡者，甚至凌晨 1 时后才入睡。受自然界阴阳消长规律的制约，他们往往难以睡得实在，常常"晚睡晚起"或"晚睡早起"，生活规律被打乱，导致体虚、失眠。如不及时调整睡眠或服药治疗，长此以往，必将对健康造成重大影响。

要想改变不规律的作息，应将睡眠时间提前至 24 时以前（22 时最佳），并于第二天早晨 6 时起床。中午可安排 15 ～ 30 分钟午睡，以补充夜睡之不足，可显著提升精神，提高下午的工作效率。

正确认识睡眠

在日常生活中，睡眠不足或失眠在所难免。此时，通过及时调整作息、

额外补充睡眠等方法，绝大多数人都可恢复正常，不必一失眠就如临大敌般焦虑、紧张，也不必立即服用安定等安眠药物。

若发生失眠症，应遵医嘱规范治疗。服用镇静催眠、抗精神病类药物有不良反应及依赖性，临床症状复杂而求治于中医者，可在开始服中药的一段时间内继续口服西药，采取逐步减量的方法，达到减少或彻底戒除安定等安眠药物的目的，即中药为主、西药过渡。经笔者证实，从肝论治的中药复方不仅对失眠症有效，对西药引起的不良反应及依赖性戒断也有一定的作用。

清淡饮食，适度运动

很多失眠患者饮食结构不合理，存在营养过剩及代谢综合征等情况。要想拥有健康睡眠，应清淡饮食，主食除米饭外，适当增加粗粮（如大麦片、玉米等）摄入，做到素菜餐餐有、鱼肉酌量有。

此外，失眠者大多精神负担较重，多思多虑，体力活动不足。无论是从治疗、巩固还是从预防失眠的角度来说，都要做到劳逸结合。只有体力活动与脑力活动相适应，才能维持睡眠健康。

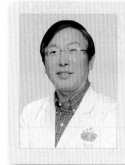

专家简介

许 良　上海中医药大学附属市中医医院主任医师，上海市中医药学会神志病分会副主任委员，中国睡眠研究会中医睡眠医学专业委员会常委，中国医师协会睡眠医学专业委员会中医学组副主任委员。擅长治疗以失眠为主症的相关内科杂病，以及中医康复、养生、调理。

专家门诊：周四下午
　　　　　隔周周日上午（石门一路门诊部）

专家寄语： 长期熬夜、日夜颠倒等睡眠节律混乱，是睡眠健康的最大"杀手"。而睡眠不足或失眠又是许多重疾最初的主症或伴随症状。因此，合理作息，睡个好觉，是健康的重要基石。在日常生活中，人人都应做到顺应四时、起居有常、饮食有节、形与神俱。如此，则精神乃治。

痛点7: 边郁郁寡欢，边喝"毒鸡汤"

上海市精神卫生中心 黄晶晶（副主任医师） 王 勇（主任医师）

身边故事

王先生是公司里的"开心果"，天性乐观的他善于用笑话缓解办公室的紧张氛围。在其他人看来，38岁的他拥有着幸福的家庭、稳定的工作，但事实并非如此。职业瓶颈期的尴尬、孩子教育升学的压力、婚姻步入倦怠期的疲惫、对父母健康状况不佳的担忧……他长期被这些"不说憋屈，说了矫情"的烦心事所累，找不到发泄口，身心俱疲。为了排解自己的烦恼，他常看网上的"鸡汤文"聊以自慰，并时刻告诉自己："劳累、痛苦是人生常态，无论遇到什么不开心的事，熬一下就都过去了。"

你知道吗？在我们每个人的身体里，都住着一个"长不大的孩子"。他时而开心欢快，时而紧张焦虑，时而冲动愤怒，时而抑郁无助……他就是我们的"心理"。当人们在关注身体健康的同时，心理状况对健康的促进作用也不可忽视。《中国国民心理健康发展报告（2017—2018）》的相关数据显示，心理健康状况因不同年龄而表现出明显差异。其中，16~30岁人群处于心理健康的低谷期，且他们不得不面对学业、就业、择偶、组建家庭及为人父母等重大事件，尤其容易发生一系列心理问题。另有流行病学研究显示，我国终生患病率最高的三种精神障碍疾病分别为：焦虑障碍（7.6%）、心境障碍（7.4%）和物质使用障碍（4.7%）。由此可见，焦虑、抑郁所造成的心理问题应被重点关注。

学会与负面情绪和平共处

心理健康与人类的情绪状况密切相关。而说到人类的情绪，焦虑便是最常见的负面情绪之一。我们常说"焦虑是一把双刃剑"，一点也没错：适度的焦虑可让人保持警觉和专注，促使人们及时采取行动，并努力解决问题；而焦虑持续存在，严重干扰了人际关系和日常生活，应警惕"焦虑障碍"的发生。

其实，焦虑只是人类的正常情绪反应，每个人都可找到属于自己的独特、有效的应对方式。当明确知道自己处于焦虑情绪中时，与其一直被焦虑压制，不如主动采取行动去面对并缓解它。

"鸡汤"虽暖，不可"贪杯"

在心理咨询门诊，曾有一位年轻的来访者对我说："我也知道要关注心理健康，如今网络上'心灵鸡汤'类文章'满天飞'，看了真的有用吗？"确实，这也是许多年轻人的常见困惑。

"心灵鸡汤"属于励志心理学的一种，其行文柔软，内容充满正能量，加上独特的"巴纳姆效应"，可使读者透过这些文章中的模糊描述，深信其内容恰好反映了自己的情况。如果二盅"鸡汤"能够帮助

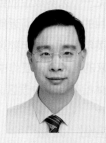

专家简介

王 勇 上海市精神卫生中心门诊部副主任、主任医师、硕士生导师，亚洲青年精神科医师联盟委员，中国睡眠研究会青年委员，中国医师协会睡眠医学专业委员会青年委员。擅长抑郁症、双相情感障碍、强迫症、睡眠障碍的药物和心理治疗，尤其是难治性抑郁症和强迫症的治疗。

特需门诊：周日上午（精神科），周日下午（心理咨询）
专家门诊：周一上午，周二上午（精神科）

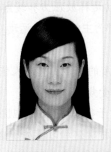

专家简介

黄晶晶 上海市精神卫生中心副主任医师，上海市医学会医学科研管理专科分会委员会青年委员，上海市中西医结合学会医学伦理专业委员会青年委员。擅长失眠、抑郁障碍、焦虑障碍等常见心理问题的临床诊疗，在社会发展心理学等领域研究成果丰硕。

专家门诊：周一下午，周二上午（心理咨询）

读者解决某方面的困惑，不失为有营养的"鸡汤"；但如果"鸡汤"文强调的价值导向与读者相悖，反而会使读者更加迷茫，无形中加深了其焦虑情绪。所以，"鸡汤"虽暖，还请慎饮之。另外，如果经常被某个主题的"鸡汤"所打动，则需特别留意自己在这方面的迷茫无助，并可以此为切入点，进一步寻求专业、实质性的帮助。

内外兼顾，促进心理健康

世界卫生组织提出，心理健康的四个特征为：身体、智力、情绪十分协调；适应环境，能在人际交往中彼此谦让；有幸福感；能在工作中充分发挥自己的能力，过有效率的生活。因此，保持良好的心理健康状态需兼顾内部与外部的全面适应。

良好的内部适应，应有提升控制情绪、认识自我及自我学习的能力。良好的外部适应，包括发展有质量的人际关系、协调自己在社会中的角色功能。现代都市青年在"城市"这个外部环境中，时刻准备着迎接激烈的竞争，时间和精力主要用于协调工作及家庭事务，而忽略了自己的内部适应状况。因此，无论多忙，青年朋友们都应花些时间，做"对自己好的事情"。可以是运动、冥想等有助于控制情绪的活动，也可以是培养兴趣、记录心情等有助于认识自我的事情。另外，若是在保持心理健康的路上感到迷茫无助，不妨大胆地向前"迈步"，主动寻求专业机构或专业人员的帮助和治疗，从而提升心理健康素养。

减轻焦虑的6种方法

● **与他人接触** 孤独和孤立会加剧焦虑，定期与朋友见面或发展新的关系均有利于排解焦虑。

● **管理好压力** 找到自己的压力来源，适当尝试拒绝，勇于向他人寻求帮助。

● **练习放松技巧** 正念冥想、肌肉放松和深呼吸等，均对缓解焦虑有明显作用。

● **养成运动习惯** 运动是释放压力和缓解焦虑的有效方式。其中，以移动手臂、腿部为主的节奏性运动（如游泳、跳舞等）最有效。

● **保持充足睡眠** 优质的睡眠可帮助人们远离焦虑、抑郁。睡眠障碍者应至医院接受规范治疗。

● **打断习惯性担忧** 对于很多人来说，担忧是一种心理习惯，应在自我察觉的基础上打破这种习惯对情绪的干扰。与此同时，学会忍受生活中的"不确定性"，可显著降低担忧程度。

身边故事

单位安排的体检季将至，"95后"的职场新人小美却拒绝参加。她说："我还年轻，况且身体一向健康，体检对我来说就是浪费时间。"

30岁的大壮虽然十分关心自己的健康状况，但是对体检项目中麻烦的"肛门指检""心电图""胸部X片"，和自认为可有可无的"尿检""耳鼻喉科"等检查避之不及。他认为，只要身体没有"大问题"就是健康的。

"80后"的王先生刚晋升为部门经理，虽然平日里小毛病不断，但他已有4年未参加体检了。谈起不体检的理由，王先生笑着说道："我每天学习养生知识，尽可能做到生活规律，大病应该离我很远，不体检也无大碍。另外，随着年龄的增加，体检成了我越来越不愿面对的事，似乎潜意识里认定，只要不体检，疾病就不会来。"

没有全民健康，就没有全面小康。《"健康中国2030"规划纲要》《中国防治慢性病中长期规划（2017—2025）》及《健康中国行动（2019—2030年）》的相继颁布，吹响了以提高人民健康为核心，全方位、全周期保障人民健康的战斗号角，开启了"健康中国"建设的新纪元。近年来，越来越多的企业将员工健康管理视为人才管理的重要保障之一，大多数企业会为员工们安排不同项目的体检。然而近年来，我们仍经常听到英年早逝、中年猝死的悲剧。笔者在近年来的健康管理工作中发现，年轻人对健康体检存在不少误区。

体检，不可擅自做"减法"

不少人认为，"年轻就等于健康""没有感到不舒服就没必要体检"，对于单位

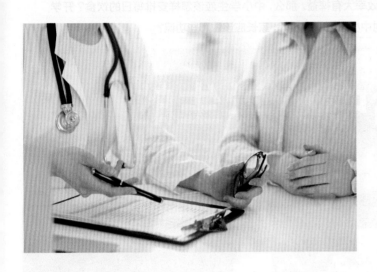

⚠ 痛点8： 边忽视体检，边期待健康

上海交通大学医学院附属仁济医院教授　范竹萍

意，生活方式也没有任何改变，那么若干年后，他的诊断书上或将陆续出现高血压、糖尿病、脂肪肝和代谢综合征等诊断。到那时，再忙着穿梭于心内科、内分泌科和消化科等临床专科进行治疗，则完全失去了健康体检的意义。

体检结果正常，未必就健康

当然，很多年轻人是重视体检和体检报告的，但他们普遍视体检报告上的"无异常"为健康，抱着侥幸心理将不健康的生活方式进行到底。造成这种误区的原因有很多，主要症结在于国民健康素养有待提高。

2015年，我国发布《中国公民健康素养66条》。其中明确提出：健康不仅仅是没有疾病或虚弱，而是身体、心理和社会适应的完好状态；健康体检是开展健康管理的前提和基本手段，而不是终点；目前，对人体危害最大的疾病（包括心脑血管病、癌症、糖尿病和慢性阻塞性肺病等）都是生活方式病，而造成其发生的危险因素，大多可在积极干预（包括健康咨询与教育、营养与运动干预、心理与精神干预、健康风险控制与管理及就医指导等）下消除。**PM**

安排的检查，常常抱着"有空就去，没空就不参加"的想法。此外，在健康体检过程中，还有不少年轻人按照自己的想法，随意放弃一些基本检查，如肛门指检、大便隐血、口腔检查等。殊不知，每项检查对疾病的及早发现、尽早治疗都有着非常重要的意义。

忽视体检结果，等于白体检

体检结束后，每位体检者都会收到一份完整的检查报告，包括结果解读、复查建议等。但许多人在收到体检报告后便将其束之高阁，对建议也未重视。比如，某人每年体检都发现血压、血脂、血糖偏高等异常，但尚未达到高血压、糖尿病等的诊断标准。如果他对这些指标异常毫不在

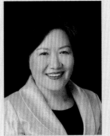

|专家|简介|

范竹萍　上海交通大学医学院附属仁济医院消化科主任医师、教授，中华医学会健康管理学分会第四届常务委员、临床流行病学与循证医学专业委员会第八届委员，中国医师学会内镜医师分会第一届内镜健康管理与体检专业委员会副主任委员，上海市中西医结合学会肝病专业委员会委员。擅长病毒性肝炎的抗病毒治疗、非酒精性脂肪性肝病和肝纤维化等的诊治。

专家门诊：周四上午　　特需门诊：周二下午

专家寄语： 健康中国建设的重中之重是慢病防治，慢病防治的重中之重是健康促进与健康管理，健康促进与健康管理的重中之重是"防大病、管慢病、促健康"。每个人都应从自身做起，管理好自己的健康。

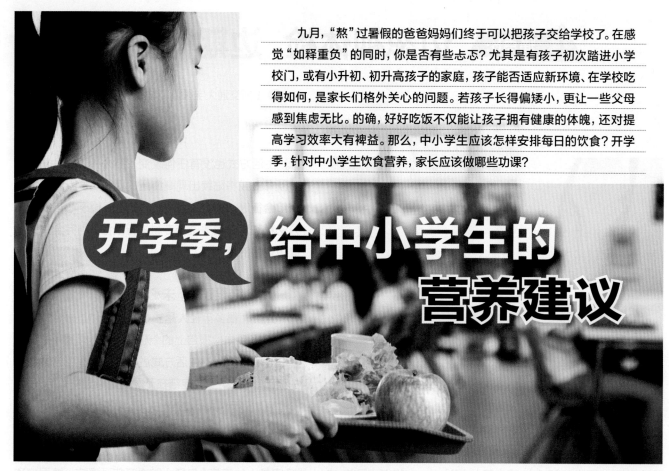

九月，"熬"过暑假的爸爸妈妈们终于可以把孩子交给学校了。在感觉"如释重负"的同时，你是否有些忐忑？尤其是有孩子初次踏进小学校门，或有小升初、初升高孩子的家庭，孩子能否适应新环境、在学校吃得如何，是家长们格外关心的问题。若孩子长得偏矮小，更让一些父母感到焦虑无比。的确，好好吃饭不仅能让孩子拥有健康的体魄，还对提高学习效率大有裨益。那么，中小学生应该怎样安排每日的饮食？开学季，针对中小学生饮食营养，家长应该做哪些功课？

开学季，给中小学生的营养建议

上海交通大学医学院附属新华医院发育行为儿童保健科主任医师　盛晓阳

营养需求：总体大于成人

中小学生正处于生长发育期，总体而言，他们对营养的需求高于成人。尤其是处于青春发育期的中学生，对能量、蛋白质等营养素的需要量更高。

●**能量**　根据中国营养学会公布的《中国居民膳食营养素参考摄入量（2013版）》，中小学生的膳食能量需要量（EER）如右表。从表中可以看出，男孩对能量的需要量总体高于女孩，当然这与男孩体重较重、瘦体重（肌肉含量）较重有关。随着年龄的增长，中小学生对能量的需求呈逐渐增加的趋势，至14～17岁达到最高峰，甚至高于18岁以上的成年人。这与

青春期快速生长、需要更多的能量用于生长有关。另外，身体活动会增加能量消耗，孩子的身体活动水平越高，膳食能量需要量越大。

膳食能量需要量（EER）（千卡/日，1千卡≈4.18千焦）

年龄（岁）	身体活动水平（轻）		身体活动水平（中）		身体活动水平（重）	
	男	女	男	女	男	女
7~	1500	1350	1700	1550	1900	1750
8~	1650	1450	1850	1700	2100	1900
9~	1750	1550	2000	1800	2250	2000
10~	1800	1650	2050	1900	2300	2150
11~	2050	1800	2350	2050	2600	2300
14~	2500	2000	2850	2300	3200	2550
18~	2250	1800	2600	2100	3000	2400

当然，表格中的数值是针对体重和性发育正常的孩子而言的。如果孩子的体重较重或性发育提前，膳食能量需要量往往大于同年龄孩子；如果孩子体重较轻或性发育延迟，膳食能量需要量就可能低于同年龄孩子。很多家长总是担心孩子吃得太少而影响生长发育。其实，换个角度来看，也可能是因为孩子生长比较慢，不需要吃那么多。想要增加孩子的食欲和饭量，关键在于多运动、增加身体活动量。

● **蛋白质** 中小学生摄入的蛋白质除维持基本代谢外，还要满足生长所需，不仅要保证蛋白质摄入量，还应注重蛋白质的质量，应多选择大豆、乳制品等优质蛋白质。中小学生对蛋白质的需要量随年龄的增长而增加，同样在14～17岁达到最高峰。7～8岁孩子的蛋白质膳食推荐摄入量（RNI）为40克/日，9岁为45克/日，10岁为50克/日，11～13岁男孩为60克/日、女孩为55克/日，14～17岁男孩为75克/日、女孩为60克/日，18岁及以上男孩为65克/日、女孩为55克/日。

● **脂肪** 脂肪是人体的必需营养素，也是孩子生长发育不可或缺的。中小学生由脂肪所提供的能量应占总能量的20%～30%。很多家长所熟悉的有利于孩子脑发育的DHA（二十二碳六烯酸）、有利于孩子骨骼健康的维生素D$_3$等，都属于脂肪。但是，脂肪摄入过量，尤其是饱和脂肪，可导致超重、肥胖。因此，中小学生应该控制脂肪摄入量，并摄取有益于人体的脂肪。

● **碳水化合物** 碳水化合物的重要功能是提供能量，能提供每天所需总能量的50%~65%。过量摄入的碳水化合物可转化为脂肪，导致超重、肥胖。因此，中小学生需要控制精制碳水化合物，尤其是注意添加糖、果汁等的摄入量。但是，人体大脑、神经系统等组织器官只能利用葡萄糖供能，因此低碳水化合物饮食并不适合孩子。尤其是11～17岁的中学生，为了保证其脑功能，每天碳水化合物的平均需要量（EAR）应达到150克（7～10岁、18岁及以上均为120克/日）。

● **维生素与矿物质** 针对中小学生对钙、铁、碘、锌、维生素A、维生素D等矿物质和维生素的需求，中国营养学会也有相应的推荐摄入量。例如：钙的推荐摄入量（RNI）以11～13岁最高，这是孩子们身高增长最快的时期；以每千克体重计算，11～17岁的中学生对铁、碘、锌等营养素的需求量往往比18岁以上的成人更高。

另外，性发育前，不同性别孩子的营养需要量是一致的。而性发育后，男孩因体重高于女孩，故营养需求量总体上高于女孩。但是对铁的需求，则女孩高于男孩，因为青春期女孩月经初潮后，会从经血中丢失较多的铁。

膳食矿物质和维生素推荐摄入量（RNI）

年龄（岁）	钙（毫克/日）	铁（毫克/日）		碘（毫克/日）	锌（毫克/日）		维生素A（微克视黄醇当量/日）		维生素D（微克/日）
		男	女		男	女	男	女	
7～	1000	13		90	7.0		500		10
11～	1200	15	18	110	10.0	9.0	670	630	10
14～	1000	16	18	120	11.5	8.5	820	630	10
18～	800	12	20	120	12.5	7.5	800	700	10

饮食原则：遵循"膳食宝塔"

看到这里，家长们虽然对中小学生的营养需求有了一定的了解，但可能还是一头雾水：每天1800千卡能量、45克蛋白质、1000毫克钙、13毫克铁……究竟该吃多少米饭、肉类、蔬菜？

为了使中国居民能量及营养素的参考摄入量落到实处，并切实推进大众的健康饮食习惯，中国营养学会还编制了《中国居民膳食指南（2016）》，并配以具有我国饮食和文化特色的"膳食宝塔"，形象地告诉大家如何安排每天的膳食。对于中小学生来说，每天的膳食模式完全可以遵循"膳食宝塔"的推荐。

首先，根据《中国居民膳食指南（2016）》，中小学生的膳食应保证食物多样，谷类为主。中小学生每天谷薯类食物的摄入量应为 250～400 克，其中全谷物和杂豆类 50～150 克、薯类 50～100 克。为达到食物多样化，每天的谷类、薯类、杂豆类应有 3 种，每周不少于 5 种。

其次，中小学生正处于生长发育期，不能长期素食，必须摄入适量的动物性食物，保证每天一个鸡蛋、40～75 克畜禽肉、40～75 克水产品，每天最好能达到 3 种，每周不少于 5 种。月经初潮后的女孩，尤其是经血量比较大的，以及身高增长迅速的男孩，需要多吃些动物肝脏、瘦肉等，以保证铁的供给。鱼类脂肪含量相对较低，且含有较丰富的 DHA，很适合中小学生，体重偏重的孩子不妨多吃点鱼，少吃点畜禽肉。

第三，奶类可以提供优质蛋白质，中小学生必须多喝奶，至少每天 300 毫升，最好达到每天 500 毫升。奶类还是钙的良好来源，鲜奶、酸奶、奶酪等都含有丰富的钙，有利于孩子的骨骼健康。

第四，鼓励中小学生多吃新鲜蔬菜和

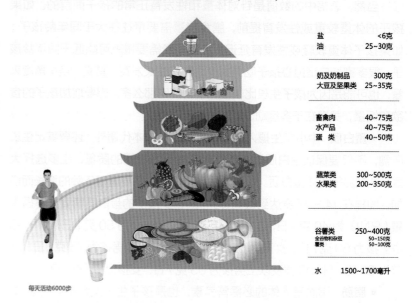

中国居民平衡膳食宝塔（2016）

盐	<6克
油	25～30克
奶及奶制品	300克
大豆及坚果类	25～35克
畜禽肉	40～75克
水产品	40～75克
蛋 类	40～50克
蔬菜类	300～500克
水果类	200～350克
谷薯类	250～400克
全谷物和杂豆	50～150克
薯类	50～100克
水	1500～1700毫升

每天活动6000步

水果，并且保证种类多样，每天 4 种，每周不少于 10 种。每天应摄入水果 200～350 克、蔬菜 300～500 克，其中深色蔬菜应达到蔬菜总摄入量的一半，且不能以水果替代蔬菜。建议让孩子直接吃水果，即使是 100% 鲜榨果汁，每天的饮用量也不宜超过 240 毫升。

第五，烹饪用的油、盐、糖及其他调味品应尽量少用。中小学生应尽量少喝含糖饮料，一定不能喝含酒精的饮料。

当然，孩子从小学到高中，年龄跨度大，又处于生长发育期，对营养的需求有比较大的变化，也有明显的个体差异。因此，家长们在参照"膳食宝塔"给孩子安排膳食的同时，一定要定期监测孩子的身高、体重，保持适度生长才是最健康的。青春发育期前的小学生，生长比较平稳，每年身高增长 5～7 厘米，体重增长约 2 千克。但青春发育开始后，孩子们生长迅猛，开始产生相当大的个体差异。

健康状况：营养不平衡，视力不达标

随着经济的发展，我国中小学生的营养状况一直在不断提高。《2010—2012年中国居民营养与健康状况监测报告》《2010 年中国学生体质与健康调研报告》及《2015 年中国九市七岁以下儿童体格发育调查》等报告显示，我国中小学生的平均身高、体重仍在不断增长；与之前相比，由营养缺乏而造成的生长迟缓、消瘦、贫血的发生率则不断降低：城市儿童中，身

高明显不足的生长迟缓发生率为 1.5%，消瘦率为 7.8%；女孩贫血发生率为 7.8%，以 12～17 岁女孩最高（9.4%），男孩相对较低，为 4.5%。

与此同时，中小学生中，由营养不平衡、营养过剩而导致的超重及肥胖的发生率快速增长：城市 6～17 岁学生中，超重的发生率为 10.9%，肥胖的发生率为 7.5%，而且大城市高于中小城市；伴随着超重、肥胖，中小学生的高血压患病率也明显增加，已经达到 10.8%。另外，视力不良的检出率居高不下，城市小学生的视力不良率为 48.8%，初中生为 75.9%，高中生高达 83.8%。近视会给学习、生活带来不便，甚至影响升学和择业。导致中小学生视力不良检出率不断上升的原因包括

读写姿势不正确、长时间使用电子产品等。特别是随着电子产品的普及，中小学变成了近视的"重灾区"。

健康状况的优劣是影响一个民族人口素质的重要因素。1989年，中国学生营养日活动启动，至今已30个年头。刚过去的2019年中国学生营养日的主题为"营养+运动，携手护视力"，重点关注学生营养不平衡和视力下降问题。我国中小学生所面临的主要健康问题也可以从该主题得到印证：目前，营养不足不再是我国中小学生最主要的营养问题，由饮食习惯不良而造成的营养不平衡才是中小学生的健康"大敌"。另外，身体活动不足也是造成中小学生营养状况不佳的重要原因之一。增加身体活动，特别是户外活动，不仅能够增强体质，消耗多余的能量，有效预防超重、肥胖，也有利于保护视力。

家长对策：合理安排每日饮食

面对目前我国中小学生的营养状况，家长们也不必过于担忧，不要一味要求孩子多吃，应该更讲究食物的合理搭配，帮助孩子养成健康的饮食习惯，包括规律进食、专注进食、不挑食、不偏食、食物多样、多饮水、吃动平衡、保持健康体重等。中小学生需要吃好一日三餐，并合理分配每餐的食物量。但总体上来说，每类食物的推荐量都是以一天为基础的，家长可以根据孩子的需要及生活习惯进行分配。同时，由于生长旺盛、营养需求量高，孩子们需要适宜的餐间点心或课间点心（零食）来弥补一日三餐的不足。

- **早餐** 由于时间匆忙，很多孩子都不能好好地吃早餐，或者早上醒来根本没胃口，不愿意吃早餐。这种情况在中学生中非常多见。确实，由于神经心理原因，青春期孩子的入睡时间会逐渐推迟，早上醒来的时间也较晚，匆忙中只能忽略早餐。家长们不妨给孩子准备好牛奶、鸡蛋、馒头、面包等较为健康又适合在上学路上食用的食物，让孩子带着在路上吃。

- **午餐** 中小学生大多在学校吃午餐，而学校统一安排的午餐可能不合孩子的口味，导致孩子不爱吃或吃得少。其实，绝大多数学校的午餐在营养供应上是完全适合中小学生的。因此，要解决孩子不爱吃"食堂"的问题，除了学校尽力提升午餐质量外，家长也应教育孩子珍惜食物，正面评价学校的午餐，鼓励孩子尽量吃完。

- **晚餐** 晚餐时间是一家人的欢聚时光，多数家长也有时间为孩子准备丰盛的食物。考虑到早餐的匆忙、午餐的将就，晚餐应该以精工细作、易消化的新鲜蔬菜和杂粮为主，以弥补早餐和午餐的不足。但是，太过丰盛的晚餐容易使孩子进食过量。每个孩子的特点不同，家长应参考孩子的意见，同时结合孩子的早餐、午餐情况，合理安排晚餐。

- **零食** 对于中小学生来说，课间加餐是增加营养、均衡营养的理想选择，特别是对来不及吃早餐或不想吃早餐的孩子而言，课间加餐还能补给能量。但遗憾的是，不少学校禁止孩子携带食物。如果有条件，中小学生的课间加餐食物应以奶类、新鲜水果和坚果为宜。另外，对学习到很晚的中学生来说，临睡前再喝杯奶也是不错的选择。

- **饮用水** 中小学生的饮用水也是值得关注的问题。人体所需的水来自食物和饮用水。除了汤、粥、蔬菜、水果提供的水，正常饮食状况下，每天还需要再喝1500～1700毫升水。如果孩子喜爱运动，在参加剧烈运动后所需的水会更多。补充水分的最佳选择是白开水或矿泉水，孩子爱喝的甜饮料必须加以控制。一罐330毫升的可乐，含糖量就有35克。而目前建议这些来自饮料、调味品的糖，也就是额外添加糖的摄入量每天不超过50克，所提供的能量不超过每天总能量的10%。因此，糖含量过高的甜饮料对人体有害无益，家长们应该为孩子准备好凉白开水、矿泉水，方便孩子饮用。**PM**

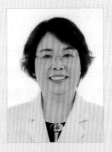

专家简介

盛晓阳 上海交通大学医学院附属新华医院发育行为儿童保健科主任医师、博士生导师，中国营养学会妇幼营养分会副主任委员，中国医师协会儿童健康委员会委员，上海市优生优育协会（上海市妇幼保健协会）理事，上海市微量元素学会理事。多年从事儿童营养和儿童保健的研究与临床工作。
专家门诊：周二上午，周三、周四上午（特需）

当高血压患者遭遇低血压

华中科技大学同济医学院附属协和医院
心内科副主任医师 苏冠华

生活实例

最近，有多年高血压病史的王大爷时不时感到头晕，浑身无力，有几次走路时差点摔倒。他到医院检查，医生发现他的血压偏低，仅为90/60毫米汞柱，连忙为他调整了药物治疗方案，并叮嘱王大爷要经常测量血压，因为对高血压患者而言，血压过高有害，血压过低更危险。

医生的话

像王大爷这样在治疗的过程中发生低血压的高血压患者并不少见。低血压通常指血压低于90/60毫米汞柱。高血压患者出现低血压是比较危险的，需要及时查找和消除病因，以免持续低血压影响重要脏器的血流灌注，导致头晕、眼前发黑、晕厥等症状，严重时还可能诱发脑梗死、急性肾衰竭等严重后果。有时候，如果血压突然快速下降，即使没有低至90/60毫米汞柱以下，也可能引起明显不适或严重并发症。

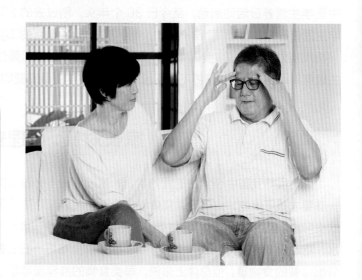

高血压患者遭遇低血压，主要有哪些原因？患者该如何应对呢？

原因一：降压药过量或应用不当

据统计，使用3种或3种以上降压药的患者发生低血压的风险明显增加。高血压患者发生低血压，首先要排除是否存在过量使用降压药物的情况。比如：有些患者为了尽快控制血压，经常擅自增加药物剂量，或者还没等药物充分发挥作用就过早加用其他种类的降压药，从而导致血压过度降低；有些患者在用药初期血压并不低，但服药一段时间后出现血压明显降低，这可能与药物的起效时间有关，如常用的血管紧张素受体拮抗剂（ARB）的最大降压效果往往出现在服药后4～8周，存在一定的"滞后效应"；还有些患者将本应整粒吞服的缓释或控释剂型降压药掰开或碾碎服用，抑或在服药同时饮酒，这些因素都会加速药物吸收，增强降压效应。

│应对策略│

对于服降压药过量导致的低血压，只要减少用药种类或剂量，血压就能逐步恢复正常。降压药种类繁多，每种药物都有其最佳适应证，患者不能擅自增减药物剂量或换药，一定要遵照医嘱或药品说明书规范使用降压药，同时应戒烟、戒酒。经济条件允许者首选长效制剂，避免血压波动过大。

原因二：联合用药不当

高血压患者联合用药不当也是引起低血压的常见原因。当降压药与其他血管扩张药物同时服用时，可导致降压作用叠加，使血压进一步下降。比如：高血压患者同时使用硝酸酯类药物，如硝酸甘油、硝酸异山梨酯（消心痛）、单硝酸异山梨酯等，就可能导致低血压；如果联合应用西地那非之类的扩血管药物，血压可能降得更低，甚至导致严重后果；舌下含服硝酸甘油也可能导致低血压，甚至导致体位性晕厥；某些抗精神病药物，如吩噻嗪、三环类抗抑郁药、抗焦虑药等，也可能导致低血压，尤其是与降压药合用时。

┊应对策略┊

高血压患者同时服用多种药物时，一定要仔细阅读药品说明书或咨询专科医生，注意药物间的相互作用，避免联用不必要的扩血管药物，以免放大降压作用。

原因三：直立性低血压

流行病学资料显示，直立性低血压的发病率随年龄增长而增加，老年人群直立性低血压的患病率为15%～30%。在高血压人群中，直立性低血压多见，尤其多见于服用多种降压药或合并糖尿病的患者。直立性低血压的诊断标准为：体位由卧位变换为直立位后3分钟内，收缩压下降大于20毫米汞柱或舒张压下降大于10毫米汞柱，同时伴有低灌注症状，如头晕、晕厥等。

┊应对策略┊

常用的降压药α受体阻滞剂（如哌唑嗪、特拉唑嗪、多沙唑嗪等）比较容易导致直立性低血压。高血压患者在刚开始服用这些药物时，应从小剂量开始，逐步加量，最好使用控释制剂，变换体位时动作要慢。高血压患者起床和起立时，动作不宜过快，最好先在床边坐3分钟再站起，或起立后先站3分钟再开始行走；若出现头晕症状，应立即卧床休息，症状严重者应尽快去医院就诊。

原因四：季节性低血压

高血压患者的血压存在季节性变化，且变化幅度比正常人要大。夏季气候炎热，机体为保持体温恒定会增加散热，体表毛细血管舒张，外周血管阻力下降，血压会有所下降。同时，夏季出汗较多，盐的丢失也增加，相当于

已经吃了一片利尿剂。如果高血压患者未及时补充水分，可导致血容量下降，血压也会随之降低。老年高血压患者血压的季节性变化更明显。因此，部分高血压患者在服用相同剂量的降压药时，夏季血压下降幅度可能更明显，也更容易出现血压偏低的情况。

┊应对策略┊

血压控制良好的高血压患者在夏季一定要密切监测血压，出汗多时应及时补充水分，必要时可在医生指导下调整用药剂量。

原因五：合并症或并发症导致的低血压

高血压患者常合并冠心病或心功能不全。当发生急性心肌梗死或急性心力衰竭时，可能出现心脏泵血功能急剧下降，导致严重低血压。这种情况若不及时处理，可能危及患者生命。尤其是急性下壁或右室心肌梗死患者，低血压的情况更严重，且难以纠正。

┊应对策略┊

高血压患者在出现低血压的同时，若还有胸闷、胸痛、呼吸困难、大汗淋漓等症状，应立即去医院诊治，切莫迟疑。

原因六：其他疾病导致的低血压

其他可能导致低血压的情况有：进食、进水过少，大量出汗，严重呕吐和腹泻，严重的甲状腺功能减退，肾上腺皮质功能减退，恶性肿瘤晚期，严重的感染、创伤、烧伤、失血，等等。

┊应对策略┊

在专科医生指导下针对原发疾病进行治疗，并采用补液、升压、营养支持等治疗。**PM**

延伸阅读

老年人血压波动大，常合并直立性低血压和餐后低血压，夜间低血压、夜间高血压、清晨高血压也较多见。因此，老年高血压患者应注意定期测量血压，若有不适，应随时测量血压。《中国高血压防治指南（2018年修订版）》推荐使用通过国际标准认证的上臂式家用自动电子血压计进行家庭血压测量，不建议使用腕式血压计、手指血压计和水银柱血压计。初诊高血压或血压不稳定的患者宜每天早晨和晚上测量血压，每次测2～3遍，取平均值；连续测量5～7天，取平均值。血压控制平稳且达标者，可每周自测1天血压，早晚各1次。

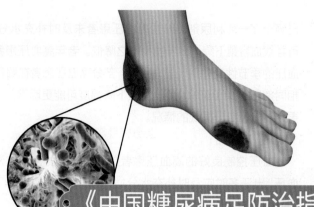

2019年初，中华医学会糖尿病学分会发布了《中国糖尿病足防治指南（2019版）》。该指南的起草人不仅有来自中华医学会糖尿病学分会糖尿病足与周围血管病学组的专家，还有来自感染学、骨科学、创面外科学、精神病学等多专业的专家，反映了国内外糖尿病防治领域的丰富临床实践和最新研究进展。

《中国糖尿病足防治指南（2019版）》解读：

糖尿病足防治四大关键

战略支援部队特色医学中心全军糖尿病诊治中心主任医师　许樟荣

作为严重的糖尿病慢性并发症，糖尿病足是糖尿病患者致残、致死的主要原因之一，预后很差。

糖尿病足溃疡是糖尿病足最为常见的表现，也是导致截肢的主要原因，约85%的糖尿病患者的截肢起因于糖尿病足溃疡。全球每年约有400万糖尿病患者发生糖尿病足溃疡，在我国三甲医院中，因糖尿病足而截肢的患者占所有非创伤性截肢患者的1/3。糖尿病足的发生，给患者及其家庭和社会带来了沉重的经济负担。根据我国的多中心调查，糖尿病足溃疡患者的平均住院日是25天，次均住院费用是1.40万元，截肢患者的住院费用为3.45万元。糖尿病患者发生糖尿病足，不仅仅是个人的不幸，更是家庭的不幸、社会的不幸。预防糖尿病足溃疡的发生，及早科学规范地治疗，是降低糖尿病患者截肢率的关键。

关键一：早期筛查并纠正危险因素

早期筛查并纠正危险因素是预防糖尿病足的关键，也是降低截肢率的基本措施。

糖尿病足的主要危险因素包括老年男性、糖尿病病程长、吸烟、视力障碍、合并多种并发症与合并症（如肾病、神经病变、血管病变等）。存在这些危险因素的患者要重点关注足部的筛查，注意有无足畸形、胼胝（过度角化组织，俗称鸡眼）、嵌甲、皮肤干燥或皲裂；有无感觉异常，如针刺觉、压力觉、痛觉减退或缺失；有无跟腱、膝反射消失；等等。

存在糖尿病足危险因素或足畸形的患者，既要纠正危险因素，又要科学认识和正确对待病情，日常生活中做好预防措施，避免足溃疡的发生和发展。常见的导致足溃疡的诱因为：穿鞋不合适（尤其是穿过小的鞋或鞋内有异物等）、烫伤、灼伤、剪趾甲伤及甲沟、甲沟炎、足部皮肤水疱处理不当等。

关键二：及早、规范诊治糖尿病足

筛查和纠正糖尿病足的危险因素能明显降低糖尿病足的发生风险，但仍有一些患者会发生糖尿病足。这些患者及早进行科学、规范的诊治，可以提高溃疡愈合率和生活质量，明显降低截肢率。

糖尿病足的规范诊治强调分级管理。一级医疗机构着眼于筛查危险因素；二级医疗机构在筛查基础上进行合适的干预，如纠正足畸形（胼胝、嵌甲等），设有外科或创面外科的可以处理没有严重感染、缺血的表浅足溃疡；合并严重感染、缺血的足溃疡患者，以及存在严重畸形的糖尿病足（如夏科关节病）患者，需及时转诊至有糖尿病足治疗团队的综合性三甲医院。糖尿病足的诊治团队包括糖尿病专业的医护人员，以及血管外科、骨科、创面外科、感染科、影像科、介入科等多学科专业人员，根据患者的具体情况，实行多学科合作、分工明确的个体化综合治疗。及早的外科介入和多学科合作是降低截肢率的关键，也是提高治疗效果和节省医疗费用的有效途径。

存在以下情况的患者应该及时转诊至糖尿病足专科或请相关专科会诊：皮肤颜色急剧变化、局部疼痛加剧并有红肿等炎症表现、新发生的溃疡、原有浅表溃疡恶化并累及软组织和（或）骨组织、播散性蜂窝织炎、全身感染征象、骨髓炎等。

认识不到位、处理不专业、转诊不及时、不同专业之间合作不紧密、医患沟通不到位，以及患者治疗依从性差，都是造成糖尿病患者截肢的重要原因。

关键三： 综合治疗糖尿病及其并发症

在糖尿病足的防治方面，还需要强调以下几点。

一是强调糖尿病的基本治疗，即控制血糖、血压、血脂。这些指标长期控制不达标是导致包括周围神经病变、周围血管病变、糖尿病足在内的糖尿病并发症发生的基础。

二是强调并发症的治疗。存在足溃疡的患者，常合并多种糖尿病并发症。调查显示，糖尿病足溃疡患者往往合并三种以上糖尿病并发症，尤其是合并严重肾病和下肢血管病变的患者，足溃疡的后果更为严重。因此，糖尿病足患者应接受充分的糖尿病并发症和合并症的评估，以及规范的治疗。

三是强调抗感染、营养支持治疗。合并严重感染、缺血的糖尿病足溃疡患者往往有低蛋白血症、贫血和严重感染征象，如发热、白细胞计数明显升高、严重高血糖、血沉快、C反应蛋白高等。这些患者不仅需

要降糖治疗、局部外科处理和全身抗感染治疗，还需要营养支持治疗。

四是强调全面检查。因合并神经、血管病变，故患有严重下肢动脉闭塞症的患者出现足溃疡合并感染时，可以不发热，甚至没有严重感染的体征；合并周围神经病变的患者发生严重下肢缺血时，可以没有典型的间歇性跛行（即行走一段路后，缺血严重的下肢出现肌肉酸痛无力，休息后缓解，再走路后又出现肌肉酸痛等症状）。鉴于此，存在糖尿病足危险因素的患者，定期进行全面体检是非常重要的。

关键四： 加强患者教育

20%~30%的糖尿病患者合并心理障碍。而在糖尿病足患者中，合并心理障碍的比例高达50%。调查显示，糖尿病足溃疡患者往往是老年人（平均年龄为65岁左右），病程大于10年，文化程度较低，经济条件较差。他们往往性格执拗，没有发生糖尿病并发症时，不遵医嘱，不规范治疗和复诊；一旦发生严重并发症，往往又自暴自弃，甚至拒绝治疗，以致不得不截肢。所以，加强医患沟通和患者的教育管理非常重要，家属的帮助和配合也十分重要。**PM**

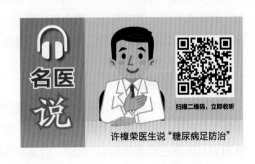

扫描二维码，立即收听

许樟荣医生说"糖尿病足防治"

专家提醒 对糖尿病足患者来说，时间就是肢体，时间就是生命。无论是医者还是患者，对任何形式的足溃疡，都需要认真对待，及时、专业的处置，以及必要时及时转诊，至关重要。老年患者更是如此。耽误了就诊或转诊时间，可能会丧失保肢机会，甚至丧失救命的机会。

泪道冲洗，诊治二合一

上海中医药大学附属岳阳中西医结合医院眼科主任医师　王一心

生活实例

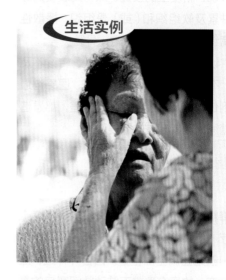

近来，张大妈的左眼总莫名其妙地流泪，若遇到大风，无故流泪的症状便愈发明显。每每遇到邻居或熟人，大家都误以为张大妈情绪不佳，纷纷前来关心慰问，这让她很是尴尬。在家人督促下，张大妈来到医院眼科就诊，医生详细询问病情后，建议她进行泪道冲洗。这让张大妈一下子紧张起来：什么是泪道冲洗？开点眼药水不行吗？

张大妈的疑惑非常具有代表性。临床上，对于主诉流泪的患者，眼科医生常建议进行泪道冲洗，其意义要从泪液产生及无故流泪的原因说起。

泪液是由泪腺、副泪腺和结膜杯状细胞所产生，通过泪道引流后进入鼻腔，这一过程不间断、悄然无息地发生在每个人身上。正常情况下，泪腺不断"产生"与"排出"泪液，使之处于动态平衡的健康状态，发挥着减少眼皮和眼球之间摩擦、湿润角膜和结膜、保持眼表润滑的重要作用。但当人体情绪剧烈波动或受到外界刺激（如眼内进入异物、化学性物质刺激等）时，泪腺将反射性地产生大量泪液，以达到冲洗和稀释有害物质的目的。此时，泪液来不及从泪道排出，便会流出眼外。由于泪道阻塞或狭窄等原因造成的流泪，就被称为"泪溢"。

判断泪溢原因

泪溢多见于中老年人，多与功能性或器质性泪道阻塞有关，在刮风或寒冷季节尤其明显。那么，如何区分功能性泪溢与器质性泪道阻塞呢？此时，泪道冲洗检查便可发挥鉴别诊断的作用。

人的上、下眼睑内侧，都有个不起眼的泪点。正常情况下，泪腺分泌的泪液需经过泪点、泪小管、泪总管、泪囊、鼻泪管，最终从下鼻道排出。其中任一个部位发生狭窄或阻塞，均可导致泪溢发生。如果泪道冲洗通畅，患者的鼻腔或咽部可感到冲洗液流过，发生泪溢的主要原因可能是眼轮匝肌松弛（眼轮匝肌收缩时俗称"眨眼"，可挤压泪道，将泪液从泪道排出，起到泪液泵的作用），泪液泵作用减弱或消失，使泪液排出受阻，只能排出眼外，这种情况被称为功能性泪溢。如果泪道冲洗时遇到阻力，大量冲洗液从泪点反流，患者的咽、鼻部几乎或完全感觉不到冲洗液，则可能发生了泪道狭窄或阻塞，此为器质性泪溢。有些婴幼儿也可出现泪溢（眼睛总是泪汪汪的），可能因鼻泪管下端发育不完全或呈膜状物阻塞所致。功能性和器质性泪溢往往"结伴而行"。在泪道狭窄、中老年人眼睑相对松弛、遇到冷空气或冷风刺激后泪液分泌增多等多种因素影响下，泪液来不及从泪道排出，只能"夺眶而出"。

特别提醒

泪道冲洗是判断泪道是否狭窄或阻塞的基本检查方法，简单安全。检查前，医生一般要为患眼滴几滴麻药。检查时，患者取坐位或仰卧位，医护人员用带有圆钝针头的注射器吸取无菌生理盐水，由泪点插入泪小管，冲洗泪道。

维护泪道健康

若冲洗泪道时发现黏液脓性分泌物，则患者可能存在鼻泪管阻塞合并慢性泪囊炎，可用带有抗生素的冲洗液连续冲洗泪道数日，以达到抗感染、减轻炎症的作用。已发生泪道狭窄或阻塞、慢性泪囊炎的患者，以及存在发育性泪道狭窄或阻塞的患儿，在泪道冲洗后，可根据狭窄和阻塞情况，采取泪道探通、泪道插管、泪道激光或泪囊鼻腔吻合术等方法治疗。此外，内眼手术（需打开眼球的手术）前，患者须进行泪道冲洗，以保证眼睛局部处于清洁及相对无菌的状态。**PM**

FM89 都市广播　名医坐堂首播：14：00~15：00　重播：次日4：00~5：00

儿童倒睫，没那么简单

复旦大学附属眼耳鼻喉科医院眼科副主任医师　袁一飞

生活实例

最近，5岁的彤彤老是"无缘无故"地不停眨眼、揉眼睛，眼睛不红，也没有什么分泌物。为了让孩子改掉这个"坏习惯"，彤彤妈妈不断"威逼利诱"，能想到的招数都用上了，但就是没效果。邻居李阿姨建议彤彤妈妈赶紧带孩子去医院看看，千万别让孩子"习惯成自然"，今后要改可就难上加难了。

经检查，医生发现彤彤存在下眼睑的倒睫，而彤彤之所以频繁眨眼、揉眼，并不是因为孩子调皮捣蛋或者有坏习惯，而是因为睫毛不断刺激角膜所致。只要把倒睫问题解决了，眨眼、揉眼的问题也就迎刃而解。

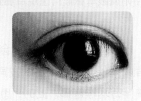

医生的话

当发生倒睫以后，年龄较大的孩子会告诉家长眼睛有异物感；年龄较小的孩子由于表达能力有限，往往表现为常用手揉眼睛、频繁眨眼，或者怕光、流泪，等等。

下睑倒睫，原因有两种

儿童发生下睑倒睫主要是由于先天性下睑内翻或下睑赘皮所致。眼睑赘皮是东方人种的一种常见特征。"赘"的意思是"过多"。儿童下睑赘皮是由于颜面部，尤其是眼眶周围未充分发育，下眼睑靠近鼻根的皮肤及皮下组织向睑缘堆积，出现半月形皮肤皱褶，睫毛向上接触角膜，造成角膜上皮细胞损伤。随着年龄增长和面部发育，部分患儿的下睑倒睫可减轻甚至自愈。因此，角膜上皮无损伤的患儿可不必急于手术。不过，先天性下睑内翻导致的倒睫不能自愈，患儿通常需要手术治疗。

上睑倒睫，也不少见

尽管儿童倒睫以下睑居多，但上睑也存在倒睫可能，通常患儿是单眼皮或"内双"，因睫毛刮擦角膜，引起不适。有的家长试图用睫毛夹改变睫毛方向来改善症状，但成功的案例不多。如果角膜损害不严重，可以等孩子成年后进行重睑手术，同时使睫毛上翘，改善上睑倒睫。如果角膜已受累，则应尽早治疗，以免角膜因长期损伤而留下瘢痕。

倒睫问题，手术可解决

对大部分倒睫患儿而言，滴一些保护性的眼药水只能改善症状，手术才是"治本"的方法。

● **下睑倒睫**　下睑倒睫的手术方法有两种。一种是缝线法，操作简单，适用于6岁以上患儿。缺点是下眼睑在术后较长时间内有"双眼皮"的外观，影响美观，复发率也较高，特别是有眼睑赘皮的患儿，更容易复发。另一种是切皮法。因手术相对耗时，通常只有十几岁的孩子才有可能配合局麻，多数孩子需要在全麻下完成手术。该方法通过去除下睑内侧多余的皮肤，缩短眼睑前层，改变睫毛的方向，从而治愈倒睫。孩子的眼睛也会因为去除了下睑赘皮而变大。该手术的缺点是切除皮肤的宽度取决于手术医生的经验和判断，切得过多会造成下睑外翻，切得过少则倒睫仍然存在。

 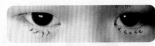

縫线法　　　　　　　切皮法

● **上睑倒睫**　矫正方法与小切口重睑手术类似。术后不仅纠正了倒睫，还形成了双眼皮，创伤小，恢复快。**PM**

特 别 提 醒

剪短睫毛，治不好倒睫

部分家长认为，采用拔除或剪短睫毛的方法可以减轻孩子的不适症状。殊不知，这么做非常不科学，非但不能解决问题，反而会加重症状。因为睫毛被剪短后会再次长出，且可能变得更粗更硬，对角膜的刺激更加严重。

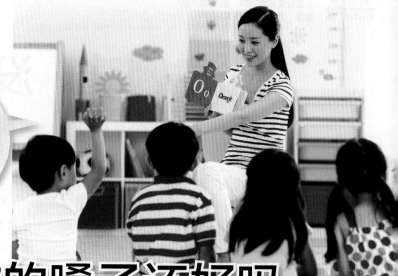

由于长期过度用嗓、吸入粉笔的粉尘等刺激，教师群体往往是咽喉、嗓音疾病的"重灾区"，常受咽喉肿痛、声音嘶哑、声带良性增生病变等困扰。那么，如何保护嗓音，科学合理使用声带？如何正确对待咽喉不适，保持美妙"言值"呢？

老师，你的嗓子还好吗

復旦大学附属眼耳鼻喉科医院耳鼻喉科　陶 磊（主任医师）　汤 迪

教师易患嗓音疾病

嗓音作为人的"第二张脸"，由肺部的空气动力、声带的运动与振动，以及咽腔、鼻腔、口腔等的构音和共鸣器官协调产生。不同的人在说话时发出不同的音量、音域、音色、音时，形成每个人专属的独特嗓音。

嗓音疾病在普通成年人中的发病率约为 7.6%。教师作为职业用嗓群体，其嗓音疾病的发生率远高于其他人群。不同的研究发现，11%~80% 的教师在职业生涯中遭受着不同程度的声音嘶哑、咽喉干燥、咽喉疼痛、喉痒咳嗽、咽部异物感、发声疲劳等困扰。其发病原因包括过度用嗓、疲劳、烟酒过度、上呼吸道感染等。

在急性期，患者往往会出现嗓音嘶哑的症状，表现为音调降低、声音粗糙、发声费力等，严重时可突然失声，并伴有咽喉疼痛。此时，患者若到医院检查，可见声带急性充血、水肿、出血等，一般经禁声、服药及雾化吸入等保守治疗 3~5 天即可好转。相反地，患者若不节制用嗓、不改变不良生活习惯，声带将持续处于张力过大的情况，会引起黏膜充血、上皮层及固有层水肿、纤维组织增生、黏膜肥厚，导致慢性咽喉炎。表现为咽部黏膜慢性充血、水肿、增厚，声带暗红、肥厚、干燥、闭合不全，甚至出现声带小结、息肉、声带任克水肿等良性增生性病变，造成患者长期声音沙哑，咽喉部干燥、有异物感。

专家简介

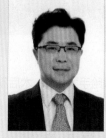

陶 磊　复旦大学附属眼耳鼻喉科医院耳鼻喉科研究院副院长、头颈外科副主任、主任医师，中国临床肿瘤学会（CSCO）头颈肿瘤专委会常委，中国医师协会肿瘤医师分会头颈肿瘤专委会委员，中国抗癌协会康复会学术指导委员会副主任委员。擅长咽部、喉部、鼻腔、鼻窦、腮腺、颌下腺、甲状腺等头颈部良恶性肿瘤的诊断和手术治疗。

特需门诊： 周一上午，周三全天（汾阳路院区）
周五上午（浦江院区）

专家提醒

当出现嗓音疾病时，不应讳疾忌医。疾病初期及时治疗，一般恢复较快；待疾病转为慢性，治疗将较为复杂、困难。慢性鼻炎、鼻窦炎、鼻中隔偏曲等均会影响声音共鸣，应及时诊治。此外，由于生理结构和激素水平的特殊性，女性声带更易充血、水肿，月经期、妊娠期、更年期应更注意嗓音保护。

嗓音训练可有效防治嗓音疾病

早期声带良性增生病变（如声带小结、声带息肉早期）者，不宜首选手术治疗，而应以保守治疗为主。这是因为手术会对声带造成一定创伤，可能形成声带瘢痕，影响嗓音质量。保守治疗方法包括禁声、药物治疗、嗓音训练等。经过2~4周禁声，早期声带小结大多可缩小或消失。但对教师这一职业用嗓的特殊群体而言，长期禁声将影响工作，难以坚持。此外，部分患者即使能坚持，但仍有复发的可能。因此，存在嗓音问题的教师更适宜采取嗓音训练治疗。

正如英国苏塞克斯大学教育学院负责嗓音训练的詹姆斯·威廉姆斯教授所说："不给教师做有关嗓音技巧的培训，就好比培训外科医生而不给他们讲解手术所需要的器械一样。"如果把嗓音比作一台电脑，那么喉部生理结构即为电脑的硬件，发声方式即为电脑的软件，嗓音训练既能改善"硬件"（提高喉部肌群功能），又能提升"软件"（调整发声方式），从而达到改善嗓音功能的目的。一般而言，错误的发声方式主要表现在声带及颈部肌群的过度紧张、错误的呼吸方法、错误的发声部位及音调，系统、科学的嗓音训练对正确发声有重要意义。只有依靠专业发声方法，做到科学用嗓，才不会在长时间授课后出现"倒嗓"的情况。

嗓音训练的主要内容有：进行咽、喉的解剖生理知识科普宣教；放松并按摩颈部、喉部的肌肉；训练腹式呼吸；进行共鸣练习，找到正确的音调和共鸣腔；等等。目前，复旦大学附属眼耳鼻喉科医院提供专业的嗓音训练治疗。嗓音训练不仅适合器质性嗓音疾病，如声带水肿、声带小结、病程较短的小型声带息肉，也适合无明显病灶的嗓音疾病患者，如有说话费力、易疲劳、发声紧张、嗓音轻细、音调异常（男声女调、女声男调）等症状者。

病变较大的声带小结、声带息肉患者，或病程持续半年以上、嗓音训练和药物治疗无效者，可在全麻下行支撑喉镜或显微喉镜下声带小结、声带息肉切除术。

术后康复：正确认识"声休"

声带小结、声带息肉切除术后，患者应做好"声休"等康复治疗。然而不少患者对声休的理解有误，认为压低嗓门、用"气声"说话便可减少声带振动、让声带休息。殊不知，这种"气声"说话方式非但不能减轻声

带负担，反而会使声带处于"半开半闭"的状态，增加声带疲劳，不利于术后创面的恢复。"声休"的正确做法是：在术后1~2天内禁声；术后1~2周内，严格控制说话频率，循序渐进地增加用嗓。

息肉、声嘶：警惕喉癌"潜伏"

值得注意的是，虽然声带小结、声带息肉不会癌变，但声带息肉的好发部位同样也是喉癌的"栖身之所"，且声带息肉与早期声门型喉癌难以通过肉眼鉴别。因此，患有声带息肉者切不可掉以轻心，手术切除的息肉需送病理检查，以免漏诊。此外，临床上不乏患者认为声音嘶哑是小事，常自行冲泡胖大海、红参茶等"润喉"，直到症状加重才到医院就诊，却被诊断出恶性肿瘤，追悔莫及。因此，凡出现声音嘶哑，尤其是症状持续2周以上无好转者，应及时就诊。**PM**

专家提醒

爱嗓、护嗓的4点注意事项

❶ 适量体育锻炼不仅能增强身体素质、预防呼吸道感染，还可加强胸、腹核心肌群的力量，增加肺活量，有利于控制说话时的气息。

❷ 多吃水果、蔬菜，多喝水；可常吃话梅，以刺激唾液腺分泌，达到润嗓的目的。

❸ 因反流性咽喉炎而引起嗓音疾病的患者，除遵医嘱服用质子泵抑制剂外，还应减少酸性、油腻、高脂、高糖或含大量咖啡因食物的摄入，戒烟限酒，少吃辛辣刺激性、过冷或过热的食物，忌长时间饥饿、暴饮暴食，尽量避免睡前2小时内进食。

❹ 教师应尽可能缩短在空气污染环境（粉笔尘等）中的逗留时间。

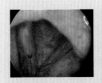 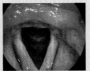 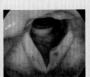 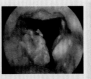

声带血管扩张　　声带小结　　声带息肉　　喉癌

喉镜检查下常见的声带疾病

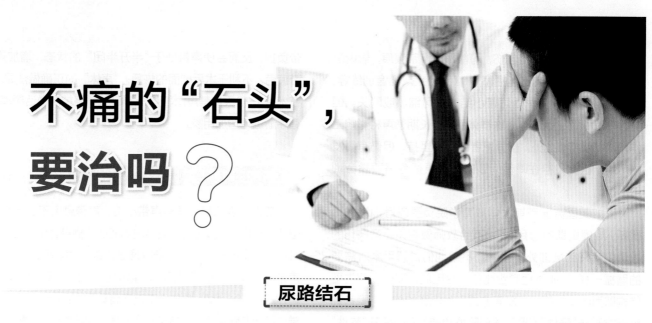

不痛的"石头"，要治吗？

尿路结石

复旦大学附属中山医院泌尿外科　夏 雨　郭剑明（教授）

> 体检，真是"几家欢喜几家愁"。小王看着体检报告上的"左肾下盏结石8毫米"，心里犯起了嘀咕：这结石也不痛，有必要治疗吗？

尿路结石从何而来

泌尿系结石可分为含钙结石（如草酸钙结石、羟基磷灰石等），及非含钙结石（如尿酸结石、磷酸铵镁结石、胱氨酸结石等），它的形成与外部环境、机体代谢状况密切相关。肠道及肾脏对钙、草酸、枸橼酸、尿酸等的代谢异常，甲状旁腺功能亢进，肾小管酸中毒，饮水不足，尿路解剖异常，泌尿系统感染，等等，均能诱发结石形成。例如，最常见的草酸钙结石，就是因尿液中的钙、草酸含量异常增多，或枸橼酸等成分异常减少，使草酸钙过饱和，继而析出结晶，最终发展为结石。

日常生活中，若每日饮水量达2~3升、尿量维持在2升以上，可有效预防结石，并显著降低其复发率。饮用高枸橼酸饮品（柠檬汁、橘子汁等）、少食含高草酸食物（菠菜、巧克力、坚果等）、减少蛋白质及食盐的摄入，对预防含钙结石有所帮助。此外，"补钙会引发肾结石"是大众多年来的错误认识，现有研究认为，刻意低钙饮食反而会诱发泌尿系结石形成。因此，大多数人无须限制钙（如牛乳）的摄入。值得注意的是，饮食调整需在代谢评估的基础上，在专业医生指导下进行。必要时，可留取排出体外的结石做成分分析，根据结石的性质选择相应的药物进行治疗。

尿路结石有哪些症状

泌尿系统由肾、输尿管、膀胱、尿道组成，各部位均可形成结石。肾脏单发小结石常无症状，或仅有轻微的腰背部隐痛、尿隐血，即使结石增大（甚至形成鹿角形结石），患者仍可无明显症状；输尿管结石梗阻时，可表现为典型的肾绞痛（多为突发一侧腰背部剧痛，疼痛可放射至腹股沟），并伴有恶心、呕吐等症状；原发性膀胱结石多见于老年前列腺增生者，可使排

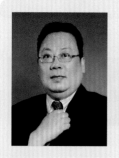

专家简介

郭剑明　复旦大学附属中山医院泌尿外科主任、主任医师、教授、博士生导师，中国医师协会泌尿外科医师分会委员，中国抗癌协会泌尿男生殖系肿瘤专业委员会委员，上海市医学会泌尿外科专科分会前列腺学组副组长，亚洲男科学协会常委。擅长泌尿外科各类疾病的诊断和规范化手术治疗，如保留肾单位的肾肿瘤腹腔镜手术、微创经皮肾镜取石术、机器人辅助腹腔镜前列腺癌根治术等。

特需门诊：周一、周二上午

尿中断，在改变体位后缓解；尿道结石常引发患者排尿不适。所有泌尿系统结石均可伴有血尿、尿路感染、发热等症状。

不痛的肾结石需要治疗吗

小王无意间被检出肾结石，却无腰痛、血尿等症状。在进行必要的结石评估及生活方式指导后，是否需进一步手术治疗呢？

事实上，无症状的肾结石是否必须治疗，医学界尚未达成共识，目前有两种主流观点。欧洲泌尿外科协会的相关指南指出，直径＞15毫米的无症状肾结石患者需要治疗，治疗方法包括体外冲击波碎石、输尿管软镜碎石取石术及经皮肾镜碎石取石术；15毫米及以下的肾结石患者可以随访和药物治疗，待出现结石增大、疼痛、血尿、感染、梗阻等表现时，再治也不迟。另一种观点认为，早期对较小的肾结石(5～15毫米)进行相对无创的体外冲击波碎石，将减少患者未来可能需要的有创治疗(输尿管软镜碎石取石术、经皮肾镜碎石取石术)的概率。

现阶段，一般而言，对＜10毫米的肾结石，首选损伤小的体外碎石；对10～20毫米的肾结石，可选用体外冲击波碎石或输尿管软镜碎石取石术；对＞20毫米的肾结石，宜采用经皮肾镜碎石取石术。当然，治疗方式的选择还需结合结石的位置、成分，以及是否发生了梗阻、感染等因素进行综合判断。例如，对质地较硬、位于肾下盏的结石，体外冲击波碎石的治疗效果大多不理想；对无症状的鹿角形结石，若仅保守治疗，患者远期发生肾功能恶化及死亡的风险将增加30%，故应尽早手术治疗。

这一天，小王准备去医院做体外冲击波碎石。可就在半路上，他不小心绊了一跤。不想，这一摔竟使他突发左腰部绞痛，且感到恶心、呕吐，就医后，被诊断为"左输尿管结石"。小王大惊：肾结石为何"摇身一变"，成了输尿管结石？这可怎么办才好？

输尿管结石会不治而愈吗

肾结石往往会意外地落入输尿管，造成输尿管梗阻，引发肾绞痛。输尿管结石能否随着尿液被排出体外？目前认为，直径＜5毫米的输尿管结石的自行排石率为50%；直径＞10毫米的输尿管结石很难自行排出体外；直径在5~10毫米的输尿管结石，若情况允许，患者可在医生指导下口服"排石"药物(α受体阻滞剂)，并密切随访观察。值得注意的是，随着输尿管结石梗阻时间的延长，肾脏功能的受损程度将愈发严重。因此，等待结石自行排出一般以4~6周为观察界限，若6周后，结石仍无排出迹象，患者应尽早治疗。

肾绞痛缓解后，小王认定输尿管结石已排出体外，全然忘了医生嘱咐的"定期随访"。一年后的体检报告中，等待他的是另一个噩耗——左肾重度积水，皮质菲薄，考虑肾功能不全，左输尿管下段结石。这又是怎么回事呢？

不痛的输尿管结石，
或是肾脏的"沉默杀手"

小王因未遵医嘱随访而懊悔不已。临床上，像小王这样的患者并不少见。

去年，国际泌尿外科权威期刊的一篇题为《肾绞痛停止，是否表示输尿管结石已排出》的文章，对这一现象进行了深入探讨。研究显示，在肾绞痛停止后3日，仍有26%的患者没有排出结石，并可最终发展为肾功能不全(27%)及继发性输尿管狭窄(8%)。因此，输尿管结石患者应严格遵医嘱，在肾绞痛停止后的4周内随访复查，以超声、CT等影像学检查来明确结石的状况，而不是以是否还伴有肾绞痛来判断结石是否被排出体外，以免酿成大错。

除泌尿系结石外，还有一种"石头"也常令人左右为难，它叫胆囊结石。

胆囊结石

同济大学附属东方医院胆石病中心教授　胡　海

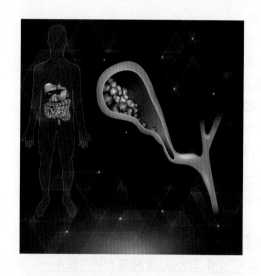

胆囊结石从何而来

随着生活水平的提高，不少人养成了高脂肪、高热量、高糖、高盐等不健康饮食习惯，加之工作节奏加快、运动量减少，由此引发的代谢疾病如脂肪肝、胆囊结石、高脂血症等的发病率大幅上升。胆囊结石与多种因素有关，任何影响胆固醇与胆汁酸浓度比例及造成胆汁淤滞的因素，均可诱发胆囊结石。目前，每10人中就有1个胆囊结石患者，且经济相对发达地区的胆囊结石发生率更高。

专家简介

胡海　同济大学附属东方医院胆石病中心主任、主任医师、教授、博士生导师，中国非公立医疗机构协会常务理事。擅长单孔免气腹腹腔镜手术、胆石病合理治疗的决策、微创保胆取石（息肉）、无瘢痕或隐瘢痕胆囊切除、胆道疑难问题的分析与处理。

特需门诊：周一、周三上午

不痛≠无症状

胆囊结石的症状与结石大小、位置、有无阻塞或感染等因素有关。胆绞痛是胆囊结石的典型表现，常在进食油腻食物后或午夜前后发作，持续15～60分钟，伴胃肠道反应（如呕吐等）。

除胆绞痛外，胆囊结石的不典型症状更为常见，但因其表现为右上腹隐痛、腹胀和消化不良，往往被患者误认为胃肠不适，往往在体检时才偶然发现胆囊结石的存在。因此，这类结石也被称为静止性结石。"不痛"的结石看似无害，但它的存在可引起一系列并发症，如胆囊穿孔、腹膜炎、黄疸、胆源性胰腺炎、癌变等，危害巨大。

疾病的预防分为三个层次。胆囊结石的一级预防，即防止胆囊结石易患人群发生结石；二级预防，即对无症状的胆囊结石进行有效处理，防止并发症发生或结石进展（增大、增多）；三级预防，即对有症状的结石患者进行治疗，避免并发症发生，防止或延缓胆囊失去功能。

由此可见，"不痛的'石头'不必治疗"的观点与预防医学相悖。若能在"不痛"期将治疗前移，不仅可避免胆绞痛的发生，还可显著降低胆囊损伤及并发症的发生风险。

胆囊结石的治疗史历经无数次"切胆与保胆"之争。目前，治疗包括观察或药物治疗、保胆取石及胆囊切除。其中，"胆囊切除"属于三级预防；"观察与保胆取石"属于二级预防；保胆术后，若能采取积极措施预防结石产生和复发，则又兼具了一级预防的意义。

怎么治？因"胆"而异

胆囊结石的治疗方案需根据结石、胆囊、患者全身状况等因素综合评估后制定。理想的治疗顺序依次为：观察或药物治疗、保胆取石、胆囊切除。

● 观察

一项长达15年的随访研究发现，在胆囊结石患者中，只有20%的患者出现症状，80%患者可终身无症状。当然，这个随访结果或许有所偏颇，因其定义的"症状"为胆绞痛，而更多的胆囊结石患者常表现为消化道不适。

现实生活中，特别是欠发达地区，一部分胆囊结石患者其实已经在不知不觉中进行着"观察"，只是随

冲牙器：

近年来，随着人们口腔保健意识的提高，冲牙器的使用越来越多。如何合理选购和使用冲牙器？冲牙器能代替刷牙、牙线和洗牙吗？

口腔清洁"家族"新成员

上海交通大学附属第六人民医院口腔科　许 静　邹德荣（主任医师）

冲牙器是家用口腔护理工具的一种，俗称水牙线，分为便携式和台式两种。其原理是通过泵对水加压产生的高频水气混合脉冲水柱清洁牙齿侧面缝隙，以及牙龈与牙齿交界处的缝隙等隐蔽位置，将牙菌斑和食物残渣冲刷干净。

三类人群宜用冲牙器

❶ 牙周病患者　对牙周病患者而言，清洗牙缝、牙周袋是非常重要的牙齿清洁环节，使用冲牙器可以更有效地清洁牙菌斑，缓解病情。而且，冲牙器的高压脉冲水流产生的冲击是一种柔性刺激，水压稍大还能起到按摩牙龈的作用，对牙周保健有益。

❷ 正畸患者　正畸患者清洁牙齿会面临更大的挑战，特别是对选择固定托槽矫正者而言，牙刷、牙线、牙签难以胜任清洁重任。所以，正畸患者在正确刷牙的基础上，可使用冲牙器冲洗难以清洁的部位，也可配合使用间隙刷，以达到理想的牙齿清洁效果。

❸ 有特殊口腔清洁需求者　中老年人一般牙缝较宽，容易发生食物嵌塞。与牙签相比，冲牙器更容易清除牙缝中的食物残渣，且不会像牙签那样增宽牙缝、损伤牙龈。口腔内有种植牙、烤瓷牙等固定假牙的人群，更要做好口腔清洁维护，因为牙周健康与否对各种义齿的使用寿命有很大影响。另外，吸烟者、糖尿病患者、孕妇等特殊人群更容易出现牙周问题，一定要注意全面的口腔护理和保健，家里备一台冲牙器是不错的选择。

如何选购合格的冲牙器

正确使用冲牙器没有危害，但使用劣质的冲牙器则容易导致牙龈萎缩。因此在购买冲牙器时，一定要选择正规产品。

首先，冲牙器的冲击力一定要达到

着科技进步及体检的普及，越来越多的患者知晓自己患了胆石病。对于确实无症状、结石进展缓慢、发生并发症风险小的患者而言，定期随访是最佳方案。

● 保胆取石

胆囊功能良好、取石后胆囊结石复发可控、能承受再次手术风险的结石患者，保胆取石是较为理想的治疗方案。其最大的难点在于预防结石的再发，因此，与胆石成因相关的研究成果对保胆取石的发展具有重大意义。

然而，目前保胆取石术的适应证并无统一规范。一般而言，以下几类患者可行保胆取石治疗：胆囊位置、大小、形态、功能正常，轮廓清晰，胆囊壁厚＜4毫米，胆囊收缩功能良好者；单纯性胆囊结石，数量少，大小适中，未合并胆总管结石，近期无胆囊炎急性发作者；无上腹部手术史、肝硬化等病史者；有明确保胆意愿者。

此外，从事特殊行业者（如飞行员、航海员等），备孕女性，以及合并其他慢性疾病者（如高血压患者，糖尿病患者，肝、肾功能不全者等），即使胆囊结石无症状，仍应预防性地进行保胆取石术，以绝结石进展的后顾之忧。

● 胆囊切除

对于急性胆囊炎、症状反复发作、胆囊无功能或者功能较差、结石数量多、癌变风险高的患者而言，胆囊切除是首选治疗方案。它不仅可避免胆囊结石的再发风险，还能彻底解除并发症的危险"警报"，可谓标本兼治。**PM**

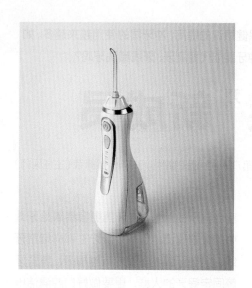

500 毫米汞柱压力，这样才能更好地去除牙周食物残渣，实现口腔深度清洁。

其次，要看冲牙器喷射的水是否是脉冲水流，即短时间内高频次喷出的高压水流。脉冲水流比持续水流的冲刷效果更好，在一定范围内，脉冲率（高压水流喷出频率）越高，清洁效果越佳。高脉冲率更适合清洁附着力强的微小物体，这也是医用超声波洁牙机清洁牙石的技术原理。

第三，冲牙器的质量优劣，要看其内部水泵。在正常使用时，要保证水泵不会发热、发烫。还要看电机是否有热保护装置。热保护装置在电机过热时会自动断电，避免火灾的发生。

此外，要注意冲牙器的防水性。优质的冲牙器可以全身水洗；而劣质冲牙器无法达到 100% 防水，容易损坏，甚至漏电，造成安全隐患。

使用冲牙器要注意哪些问题

使用冲牙器时应遵循以下步骤和注意事项：①检测电量是否充足。②给冲牙器水箱注水，并选择合适的喷嘴。③选择合适的冲洗模式和压力档位。档位越高，彻底清除食物残渣的效果越好。但是，初次使用时应从低挡位逐渐向高挡位过渡，以慢慢适应。④宜餐后使用，每天不超过 2 次。

冲牙器能代替刷牙吗

在日常口腔保健中，有效去除牙菌斑最关键。最能有效清除牙菌斑的方法，还是机械摩擦，即刷牙。事实证明，刷牙仍是目前最重要且不可取代的牙齿清洁方法，牙刷刷毛与牙齿互相摩擦能有效地清除牙菌斑。每天早晚刷牙可以去除 65% 的牙菌斑，而隐藏在牙缝、龈沟内的菌斑，刷毛很难触及。如果不及时清洁，这些菌斑会引起牙龈炎、牙周病及邻面龋，造成牙齿疼痛、牙龈红肿出血，甚至牙齿松动等症状。因此，除刷牙外，还需要用到牙线、牙间隙刷、冲牙器这类齿缝清洁工具。在刷牙后，可使用冲牙器辅助"消灭"刷牙未能清除的部分牙菌斑。

冲牙器能代替牙线吗

冲牙器可以通过水气冲走牙龈沟、牙缝中游离的食物残渣，但不能清除卡在牙缝之间的大量食物纤维。牙线是固体的，而水是液体的，牙线的力量比冲牙器大。对两颗牙齿紧贴的位置，冲牙器也难以清洁；大部分存在于牙缝隙之间的残渣，和贴附在牙面上黏附力很强的牙菌斑，只有靠牙线的移动牵拉力量才可以将其"拉"出来，而且常需要反复牵拉。配合使用冲牙器和牙线，才能有效去除牙缝间的食物残渣，进而减少细菌的滋生。打个比方，冲牙器像是在家里扫地，扫除游离的灰尘；而刷牙和牙线就是拖地，能把黏附在地板上的灰尘和污垢"拖"下来。只有扫地和拖地相结合，才更容易将地板清洁干净，牙齿清洁也是同样的道理。

冲牙器能代替洗牙吗

牙菌斑如果长期得不到有效清洁，会钙化形成牙石，并附着大量病菌，对牙周组织产生很强的破坏作用。由于牙石较为坚硬，一旦形成，很难自行清除。洗牙不仅能彻底清理牙结石、色素斑，喷砂、抛光两道工序还会把牙齿变得更光滑，减少以后发生色素沉着或牙石沉积的概率。冲牙器作为口腔保健的一种辅助用具，难以做到像洗牙那样的深层清理，对于比较顽固的牙结石和已经产生的色素斑更是无能为力。**PM**

专家简介

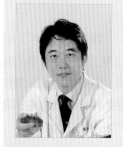

邹德荣　上海交通大学附属第六人民医院口腔种植中心主任、教授、博士生导师、主任医师，上海交通大学口腔医学院口腔系副主任。中华口腔医学会口腔修复学专业委员会常务委员、口腔种植学专业委员会委员，上海市口腔医学会副理事长、口腔修复专业委员会副主任委员、口腔种植学专业委员会常委兼秘书长。

专家门诊：周五上午　特需门诊：周一上午

2011年10月5日，苹果公司创始人乔布斯因病离世。在很多人的印象中，乔布斯是因为罹患胰腺癌而去世的。但实际上，乔布斯所患的疾病并非严格意义上的胰腺癌，而是另一种胰腺肿瘤——胰腺神经内分泌肿瘤。

鲜为人知的 胰腺神经内分泌肿瘤

本刊记者/ 黄蕙
受访专家/ 复旦大学附属肿瘤医院胰腺外科教授　徐近

认识胰腺神经内分泌肿瘤

神经内分泌肿瘤是一种起源于神经内分泌细胞的肿瘤，可发生在人体很多部位，如肺、胃、胰腺、小肠、阑尾、结直肠等。在我国，胰腺神经内分泌肿瘤最为常见。

胰腺神经内分泌肿瘤分型复杂。根据病理分化程度，可分为分化好的神经内分泌瘤和分化差的神经内分泌癌；根据是否有激素过度分泌所引起的临床症状，可分为无功能性神经内分泌肿瘤和功能性神经内分泌肿瘤。

胰腺神经内分泌肿瘤远没有胰腺癌"凶险"

由于胰腺位于腹膜后，位置较深，故胰腺肿瘤往往不太容易被早期发现。相对而言，功能性胰腺神经内分泌肿瘤由于会分泌一些内分泌激素，进而引发一些症状，较容易被发现。比如，胰岛素瘤会分泌大量胰岛素，患者会反复出现无明显诱因的低血糖，进食后可缓解；胃泌素瘤会分泌大量胃泌素，患者可出现腹痛、胃溃疡等表现。不过，大部分胰腺神经内分泌肿瘤还是"无功能"的，不分泌激素或分泌的激素量较少，不会引发明显症状，多数患者是在体检时被偶然发现胰腺上长了个肿瘤。

胰腺神经内分泌肿瘤约占胰腺肿瘤的3%，属于低度恶性的肿瘤，早期患者术后5年生存率接近100%。而胰腺癌是名副其实的"癌中之王"，即使能够切除，患者术后5年生存率也低于20%，晚期胰腺癌患者的中位生存时间仅有3~6个月。由此可见，胰腺神经内分泌肿瘤和胰腺癌虽然都"长"在胰腺上，但它们的发病机制、恶性程度、治疗方式和预后有着天壤之别。胰腺神经内分泌肿瘤远没有胰腺癌来得"凶险"，这也是乔布斯能够"带瘤生存"8年的真正原因。

手术是治疗首选

目前，外科手术仍是胰腺神经内分泌肿瘤的首选治疗方法，早期患者甚至可以被根治。通常，医生会根据肿瘤大小、位置、分级和分期等，采取不同的手术方式。一般而言，不管什么类型的胰腺神经内分泌肿瘤，只要直径大于2厘米，都宜手术切除；有功能的胰腺神经内分泌肿瘤也宜手术切除。由于胰腺神经内分泌肿瘤恶性程度不高，故即便发生了远处转移，也可以考虑手术治疗。不过，胃泌素瘤比较特殊，肿瘤通常较小、多发、位置较隐匿，手术治疗一般较为慎重，通常在药物治疗无效后，才选择手术治疗。直径小于1厘米的偶发、无症状、与遗传无关、分级较低的胰腺神经内分泌肿瘤暂时可以不手术，定期随访即可。

除手术治疗外，针对胰腺神经内分泌肿瘤的药物治疗，如生长抑素类似物等，也能获得较好疗效。生长抑素受体阴性的患者可以采用靶向药物治疗。化疗对胰腺神经内分泌肿瘤也有一定疗效。此外，还有动脉栓塞、射频消融等局部治疗方案可供选择。

总之，胰腺神经内分泌肿瘤是一类虽然复杂，但预后较好、低度恶性的肿瘤。定期体检，尤其是腹部增强CT检查有助于早期发现胰腺肿瘤。不明原因低血糖、胃溃疡者，应注意排查胰腺神经内分泌肿瘤。PM

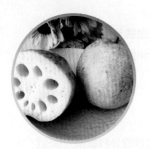

秋季养生重点在于"养肺润燥",然而秋季可分为初秋、仲秋、晚秋三个阶段,其养生又略有不同。初秋暑热未完全去除,故多温燥;晚秋气温明显下降,寒气上升,则多见凉燥。因此,饮食也应根据不同阶段调整。

秋季如何润燥

上海中医药大学附属岳阳中西医结合医院营养科副主任医师 马莉

宜选择的食物

❶ 滋阴润燥的食物 秋季人体极易受燥邪侵袭而伤肺,出现口干咽燥、咳嗽少痰、大便干结等秋燥病证。此时,饮食宜以清淡甘润为主,注意润肺防燥,可多选择蜂蜜、银耳、梨、白萝卜、百合、莲藕、甘蔗、芝麻、大豆、牛奶、鸭肉、乌骨鸡等养阴、生津、润燥的食物。

● 防治温燥

初秋虽属秋季,但暑气仍烈,体内易存有湿热之气,出现脾气被困的病证,故要多吃些能祛除湿热的食物。兔肉、鸭肉、甲鱼、海参等凉性食物较适宜在立秋之后食用,可以达到滋阴润燥、清心安神的效果。此外,茄子、鲜藕、荸荠、绿豆芽、丝瓜、黄瓜、冬瓜、白萝卜、梨等瓜果蔬菜也具有清热化湿的功效。

● 防治凉燥

晚秋气温明显下降,寒气上升,则多见凉燥,可多食用温热汤羹类,选择银耳、胡萝卜、山药、南瓜、蜂蜜、桂花、木瓜、白果、杏仁、板栗、黄豆、花生、核桃、芝麻、牛肉等性温或性平的食材。

❷ 酸味食物 中医认为,秋季肺气太盛,可损伤肝的功能,故秋天还应"增酸",以增加肝脏的功能,抵御过盛肺气的侵入。此时,恰好又值瓜果飘香季节,故可多吃一些酸味的水果与蔬菜,如苹果、葡萄、柚子、柠檬、橙子、石榴、山楂、猕猴桃、番茄等。

❸ 健脾胃的食物 秋季适宜多吃一些健脾胃的食物,如茯苓、芡实、山药、黄豆、豇豆、小米等,以促进脾胃功能恢复,从而为冬令进补打基础,避免虚不受补。

不宜选择的食物

尽量少吃葱、姜、蒜、花椒、辣椒、羊肉、狗肉等辛热之品,以及干燥的膨化食品等,以免加重秋燥的症状;还要避免食用过于寒凉的食物,以免湿邪损伤脾阳。

推荐食谱

★ 秋梨白藕汁饮 ★

原料: 梨500克,藕500克,白砂糖适量。

制法: 鲜藕、梨洗净,去皮,切小块,压榨取汁,加白砂糖少许。

功效: 具有清热、生津、止渴、润燥的功效,不仅对防治温燥有效,其风味、口感也相当不错。

★ 南瓜小米红枣粥 ★

原料: 小米75克,糯米15克,红枣6个,南瓜200克。

制法: 将小米、糯米分别淘洗干净后浸泡15分钟左右,沥干水分;红枣洗净,南瓜洗净、去皮、去籽、切块;砂锅置火上,倒入适量清水,将小米和糯米倒入砂锅中,用武火煮沸,放入红枣和南瓜,用文火慢煮;当米煮熟烂即可出锅。

功效: 南瓜味甘性温,具有补中益气的功效;小米具有健脾益胃、温补五脏的功效,可以温养脾胃,防止因冷食影响消化。这款粥不仅口感香甜,易于消化,还具有健脾胃、调五脏的功效,有助于预防凉燥。

★ 罗汉燕麦粥 ★

原料: 燕麦200克,罗汉果半个。

制法: 罗汉果洗净,煎汤取汁;燕麦淘洗干净,加罗汉果汁,煮至软烂。

功效: 罗汉果性凉,具有清热润肺、利咽开音、通便的功效,且含罗汉苷,其甜度是蔗糖300多倍,是低热量的天然甜味剂;燕麦含有丰富的膳食纤维,可刺激胃肠蠕动。秋季食用罗汉燕麦粥,不仅有助于生津止渴、润肠通便,还可祛除湿热。PM

"中国美食地图"之湖北篇：

洪山菜薹、板栗烧仔鸡

华中科技大学同济医学院营养与食品卫生学系教授　黄连珍

武汉特产——洪山菜薹

洪山菜薹，俗称红菜薹，又名云菜薹、紫崧，色紫红，花金黄，是武汉洪山一带的特产。洪山菜薹颜色紫红，味道脆嫩清香，常食不厌，是武汉人冬春两季家常菜之一。清人曾在《汉口竹枝词》中唱到"不需考究食单方，冬月人家食品良，米酒汤圆宵友好，鳊鱼肥美菜薹香"，将菜薹与鳊鱼（武昌鱼）齐名。

● 典故

从前，洪山菜薹一直是湖北地方向皇帝进贡的土特产，曾被慈禧太后视为"金殿玉菜"，常差人来楚索取。据说，民国初年，"中华民国"第二任大总统黎元洪离开湖北，到北京任大总统，每年冬季他都要派人到湖北运回洪山菜薹。由于当时交通不便，经过长途运输，菜薹已经失去原有的风味及营养价值；后来改用火车运输武汉洪山的泥土到北京种植，虽然也能长出菜薹，但是色香味远不及洪山菜薹；最后只能用火车将洪山菜薹大批运往北京。现如今，交通物流便捷，我们能够轻松享受地道的美味佳肴。湖北很多地方都种植洪山菜薹，但还是以武汉武昌的为正宗，其价格较一般红菜薹高。

● 营养价值

洪山菜薹营养丰富，每百克可食部含蛋白质2.9克、脂肪2.5克、碳水化合物2.7克，并含一定量的膳食纤维、维生素A、胡萝卜素、硫胺素、核黄素，以及钙、磷、钾、镁、锌等矿物质。其所含的人体必需营养素较为齐全，且某些营养素含量较同类蔬菜高，如维生素C、硒等。

● 做法

洪山菜薹的吃法有素炒和荤炒。素炒即急火快炒，可以吃到菜薹中原汁原味的甘甜、脆嫩、清香。荤炒即菜薹炒腊肉，用菜薹和腊肉煸炒而成，成菜色泽紫红，菜薹鲜香脆嫩，腊肉醇美，别有风味。

湖北名菜——板栗烧仔鸡

板栗烧仔鸡是湖北的一道名菜，以鲜板栗和仔鸡为主料，烹饪方法以烧为主，属家常口味。鸡肉鲜嫩、有韧性，板栗绵糯、甜中带有鲜香，板栗烧仔鸡咸鲜味浓，不仅营养丰富，还是秋季养生的滋补佳品。

● 营养价值

鲜板栗（又名栗子）的营养特点是富含大量淀粉、蛋白质、胡萝卜素、B族维生素、维生素C、维生素E及多种微量元素，且高钾低钠，可代替粮食，故板栗素有"千果之王"之美称。研究还发现，板栗含有多种生物活性物质，如黄酮类化合物、生物碱类化合物、多糖等。据文献记载，板栗具有多种保健功能，如益气、补肾气等，故又被称为"肾之果"。

仔鸡因生长期短，肌肉纤维细腻，鲜嫩可口，蛋白质含量不但高，而且属于优质蛋白质；脂肪含量低，不饱和脂肪酸所占比例较高。鸡肉可提供多种维生素，如维生素A和B族维生素，亦可提供大量微量元素，如铁、锌、硒等人体必需营养素。中医认为，鸡肉有温中益气、补虚填精、健脾胃、活血脉、强筋骨的功效，对营养不良、畏寒怕冷、乏力疲劳、月经不调、贫血、虚弱等有一定的食疗作用。

● 做法

将仔母鸡洗净，切块；板栗剥壳。炒锅置旺火上，油烧至七成热时，放入鸡块，烧5分钟捞起。重起油锅，加适量鸡汤，放入板栗、鸡块，以及酱油、盐、糖等调料，旺火烧10分钟，至肉块松爽、板栗粉糯时，加葱段，用淀粉勾芡，起锅装盘即成。**PM**

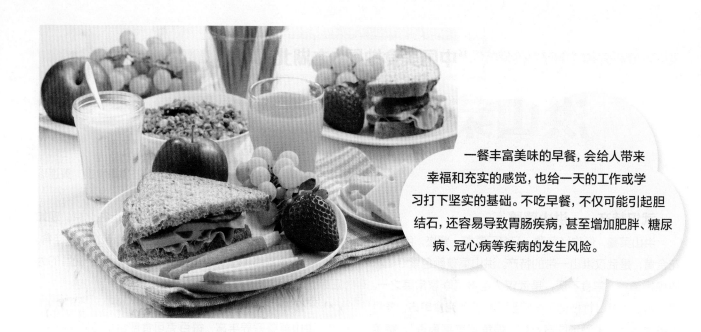

一餐丰富美味的早餐，会给人带来幸福和充实的感觉，也给一天的工作或学习打下坚实的基础。不吃早餐，不仅可能引起胆结石，还容易导致胃肠疾病，甚至增加肥胖、糖尿病、冠心病等疾病的发生风险。

你的早餐能得多少分

⚫ 中国农业大学食品学院 范志红（副教授） 王淑颖

自测早餐"成绩"

❶ 早餐中是否有淀粉类食物？如果有，相当于半碗米饭或更多量的主食，得20分。如果其中还有适量杂粮、薯类、杂豆等，再加10分。最多可得30分。

❷ 早餐中是否有富含蛋白质的食物？如100克以上的奶类、至少半个鸡蛋、肉或鱼20克、一杯豆浆或几块豆腐。以上高蛋白质食物中，吃一种得20分；吃两种或更多，且其中含有奶或豆制品，即可得30分。最多可得30分。

❸ 早餐中有蔬菜，得15分；有水果，得15分；两类食物兼有，得20分。

❹ 早餐有一种坚果，如核桃、杏仁、花生等，得15分；如果有两种或以上，得20分。

❺ 早餐中有油炸食品，请从总分中扣15分；若有烧烤或熏制食品，也扣15分。

❻ 没吃早餐，得0分。

完美早餐五要素

通过上述早餐自测项目，想必很多朋友已经总结出一顿满分早餐应具备的五个要素，即有淀粉类食物、有优质蛋白质类食物、有果蔬、有坚果、健康的烹饪方式。如果早餐要想达到及格水平，前三个要素是基本要求。

● **要素一：有淀粉类食物** 淀粉类主食是我国居民最主要的能量来源，进餐时，先吃适量主食有利于消化液分泌，对肠胃也有保护作用。无论是面包、馒头、包子，还是蒸红薯、小米粥，至少应有其中的1～2种，种类丰富更好。

● **要素二：有优质蛋白质类食物** 奶类、蛋类、豆类、肉类等食物不仅能为机体提供充足的蛋白质，还可延缓胃的排空速度，延长餐后的饱腹感，让早餐更"抗饿"。

● **要素三：有果蔬** 水果、蔬菜可提供膳食纤维、钾、镁、维生素C和多种保健成分。早餐吃蔬果并不是难事，例如，可以吃一碗蔬菜沙拉，在馒头或面包里夹几片生菜、黄瓜，在面条里加些青菜，吃一个番茄或水果，或把水果带在路上吃，等等。

● **要素四：有坚果** 将坚果移到早餐吃，如1汤匙杏仁、松子或花生，不仅不会造成肥胖，还可能提高早餐质量。果仁美味可口，富含维生素E和钾、钙、镁、铁、锌等多种矿物质，有利于心脏健康。

● **要素五：健康的烹饪方式** 油炸等烹饪方法不仅会破坏食物的营养

成分，还含有较多脂肪和能量，甚至含有毒、致癌物质。因此，最好选择蒸、煮、拌等烹饪方式。

10分钟做出营养早餐

● **牛奶＋谷物**　热牛奶加全麦面包片是不错的早餐组合，将全麦面包片烤3分钟，同时将牛奶放入微波炉加热1分钟，加上吃的时间一共只需6分钟左右。也可将牛奶加热后，放入速食燕麦片或混合谷物片。

● **中式早餐**　前一天晚上准备好包子、软煎饼、什锦蛋炒饭之类的食物，早上起来稍加热，同时用微波炉热一碗豆浆，制作速度也很快。如果前一天晚上的饭菜有富余，也可提前分出来一份，做成盖浇饭，早上加热2分钟就可以吃了。

● **面条**　早上起来下一碗挂面，放一包调料包，加适量青菜、番茄等蔬菜，再打入1个鸡蛋即可。

● **应急食品**　假如早上实在没有时间，也可以提前准备一些应急的食品，比如：盒装或瓶装牛奶、酸奶、豆奶、速食芝麻糊、豆粉、奶粉，一小袋坚果，等等。

在外如何吃早餐

在外吃早餐一定要有主食，有豆制品、肉类或奶类，有蔬菜水果，这三项齐全，基本就是合格的早餐。例如：菜包加豆腐脑，虽只有两样，却基本能够达到要求，且远远好于不吃早餐。煎饼果子也是不错的选择。经过改良的煎饼果子包含煎饼（淀粉类食物）、鸡蛋（蛋白质类食物）、生菜（果蔬），相对来说是较为健康营养的早餐。

如今，很多快餐店纷纷推出"营养早餐套餐"。其实，按上述五要素评价，它们根本达不到完美早餐的要求，甚至连合格也做不到，因其多数没有果蔬，并且有些食物采用了油炸的烹饪方式。**PM**

营养早餐举例

全麦杏仁三明治套餐

原料：

全麦馒头1个，扁桃仁1把（25克左右），热牛奶1杯（约200克），生菜叶2片，沙拉酱半勺。

做法：

● 将全麦馒头切成4片。平底锅上涂少量橄榄油，转小火，放入馒头片，焙干焙香（用烤面包机也可，因馒头片小，要减小火力）。

● 同时将牛奶加热至40℃左右。

● 将馒头片翻面，同时把扁桃仁切碎（也可在前一天晚上切碎备用）。生菜叶洗净、沥干。

● 将馒头片取出，一面涂少量沙拉酱，夹入扁桃仁碎和生菜叶，做成三明治。

● 一边喝热牛奶，一边吃三明治。

豆浆菜包套餐

原料：

菜包（可于前一天晚上准备），鸡蛋1个，黄豆、黑豆各10克（最好浸泡一夜），大杏仁或芝麻15克，生菜叶或其他可以生吃的蔬菜少量。

做法：

● 将黄豆、黑豆、大杏仁或芝麻放入豆浆机，制作豆浆。

● 煮蛋，蒸菜包。

● 将白煮蛋去壳、切碎，加少许椒盐、半勺水、几滴香油，加入撕碎的生菜叶，搅拌成沙拉。

● 此时，豆浆制作完成。可以边享用沙拉、菜包，边喝豆浆。

土豆肉菜套餐

原料：

土豆，酱牛肉，菠菜，坚果碎（熟芝麻、杏仁、松子、榛子等均可）。

做法：

● 前一天晚上将土豆切厚片蒸熟，切碎，放冰箱中备用。

● 前一天晚上将菠菜洗净，沸水汆烫，切段，分装盒中，放冰箱中备用。

● 提前购买或自制酱牛肉，切碎，放冰箱中备用。

● 早晨先将菠菜沥干，放入微波炉，高火加热90秒。然后将土豆碎和酱牛肉碎混合，放入微波炉加热到70℃左右。

● 将菠菜段、坚果碎加入土豆碎和酱牛肉碎中，拌匀，配合热水、小米粥或淡豆浆等一起食用。

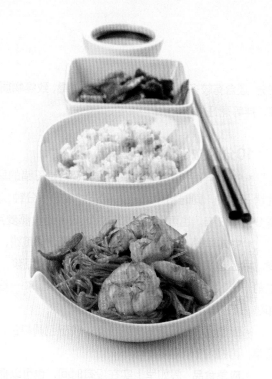

从古至今，衣、食、住、行这四大生活要素与每个人都息息相关。饮食作为这四大生活要素之一，不仅满足人们最基本的生理需要，还担负着重要的社交功能，因为饭桌也是一个加强沟通、联络感情的平台。在一天的劳作结束之后，白天分散各处的一家人聚在饭桌前，面对一桌香气四溢的美味佳肴，谈谈自己一天的见闻和经历，气氛轻松而愉悦。这种平凡的幸福看似来得容易，可事实并非如此。现实生活中，无论是独立生活的年轻人，还是独居老人，抑或是"外派族"，一个人吃饭常常令他们有些无所适从。

"一人食"：
要讲究不要将就

上海中医药大学附属龙华医院营养科主任医师　蔡 骏

前段时间，20集美食类纪录片《一人食》非常火爆，"一个人也要好好吃饭"的理念引起了很多人的共鸣。"一人食"如何保证饮食营养和安全？这里为大家介绍五个小窍门。

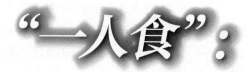

外出就餐巧点菜

独自外出就餐时会发现这样一个现象，真正适合"一人食"的餐厅并不多，即使一些餐厅推出了"单人套餐"，也多是油盐较重的炒菜或盖浇饭，选择余地不大。长期在此类餐厅就餐，可能会引发一些由于营养失衡带来的健康问题。因此，除了将《中国居民膳食指南（2016）》推荐的每日食物摄入量谙熟于心外，独自外出就餐时，还应学会一些"点菜"技巧。

● **先点、先上主食** 打破"凉菜、热菜、汤、主食"的传统点菜、上菜顺序。先确定主食吃什么，再点蔬菜，最后点荤菜。主食是能量的基础，而传统的上菜顺序使不少人直到"酒足菜饱"时才想起来吃点主食，这样会使人在最饥饿、食欲最强的时候摄入大量动物性食品。

● **少点假"素菜"** 地三鲜、过油茄子、干煸豆角等这些人们常点的素菜虽然原料都是素的，却未必是真"素"，其在烹制过程中都洗过"油锅澡"。过了油的素菜，能量甚至比肉还高。最好多选择清淡的蔬菜，如清炒空心菜、蒜茸拌茼蒿等。

● **少点重口味的菜** 有时大家选对了主要食材，却忽略了油和盐。重油、重盐的烹调方式往往会掩盖不新鲜和劣质原料的气味、质地。所以，鱼最好点清蒸的，蔬菜应凉拌或清炒，肉类宜清炖，海鲜宜白灼，这样既能保留食材原味，还有利于健康。

● **少喝肉汤** 餐厅里的汤，通常每100毫升就含有1.2～2克盐；排骨汤、鸡汤等肉汤，还含有大量饱和脂肪和胆固醇。因此，外出就餐应少喝汤，最好喝白开水或茶水。

"量体裁衣"买食材

经常独自就餐的人，最合理、经济、健康营养的就餐方式是自己烹饪、量身定制。购买食材前最好做一个饮食计划，按照计划选购相应食材，以免"冲动购物"。

一次性购买太多食材，通常好几天才能吃完，食之口味不佳，弃之浪费、可惜。要保证烹饪时食材新鲜，鱼类、海鲜、绿叶蔬菜等食材最好现买、现做、现吃。鱼类和海鲜存放时间长，易产生蛋白质降解物，长期食用会损伤肝、肾；绿叶蔬菜中含有硝酸盐，烹饪过度或存放时间过长，不仅营养价值大打折扣，硝酸盐还会被细菌还原成有致癌隐患的亚硝酸盐；凉拌菜并非"无菌"，现做现吃不会对人体产生不良影响，但隔夜后，即使冷藏，也很可能变质。选购预包装食品时要注意查看食品标签，着重关注配料、生产日期、保质期、存放条件等信息。如购买牛奶时，除了保证牛奶处于保质期之内，还得注意存放条件，巴氏消毒奶的保质期一般是 7 天，但前提是存放在 4~7℃条件下。

粮食类、调味品、根茎类蔬菜等食材可适当多买些，存放时间也可略长。

健康烹饪有技巧

学些烹饪技巧，可以让"一人食"更营养、更健康、更美味，激发人的食欲。许多传统的烹饪技巧，如腌渍、焦糖化等，尽管烹饪出的食物美味诱人、色泽漂亮，但往往使用了过多的油、盐、糖，故而并不健康。其实，少油、少盐一样可以做出美味菜肴。

● **更换烹饪器具** 把普通炒锅换成不粘锅，即使放很少的油也不容易糊锅，可在保证菜肴口感的前提下减少所含能量。烤箱也是很好的选择，特别是制作鱼的时候，油煎、油炸和红烧都会导致油用量超标，但是用烤箱就不存在这个问题，一样可以吃到香喷喷的原味烤鱼。

● **以水代油** 采用"油煮菜"或"水煎菜"（水中加少量油将菜煮熟或煎熟）的方法可以让你吃上与普通炒菜味道相似，又能最大限度保留维生素 C 和维生素 B_1 的美味健康蔬菜。无论是肉、鱼，还是蔬菜都可以蒸着吃，以水蒸代油炒将菜做熟，不仅操作简单，味道也绝不逊色。

● **做蔬菜汤** 把菜做成汤羹也是一个值得推荐的烹饪方法，西湖莼菜羹、五彩海鲜豆腐羹这些清淡的汤羹就是很好的范例，既实现了荤素搭配和食物多样化，又减少了油和盐的使用。

只要肯动脑筋，就可以在"一人食"世界里做到美味、营养、健康的平衡。不过，再好的食物也要注意适量，不要一次做得太多。

积极克服孤独感

经常独自吃饭的人，特别是独居的人更应该积极主动参与社会活动，与朋友一起进餐或活动，积极享受生活。工作忙碌的年轻人，可以在周末邀请朋友来家中一起做一顿"大餐"，参与食物的准备与烹饪，变换烹饪方法和食物的花色品种，都有助于激发食欲，提升生活乐趣。孤寡、独居老人可以去集体用餐地点（社区老年食堂或助餐点、托老所）用餐，或与朋友搭伙吃饭，这样可以吃到更多种类的食物，还能克服孤独感，改善心情。对于生活自理有困难的老年人，子女、社区义工应多陪伴，为其提供营养配餐，并采用辅助用餐、送餐上门等方法保障营养。

食品安全要保障

食品安全也是"一人食"不容忽视的重要问题，吃新鲜卫生的食物是防止食源性疾病的根本措施。家庭烹饪尚且经常要面对剩菜剩饭的问题，"一人食"的"分量"更不好掌握。特别是经常独自吃饭的老人，其免疫力较低，更有可能成为食源性疾病的高发人群。

剩菜剩饭很容易滋生细菌，如肉、蛋、豆、奶等食物，由于其营养丰富，比起蔬菜，细菌更容易在其中繁殖，再次食用前若未充分加热，可能会导致食源性疾病，引起呕吐、腹泻等症状。长期吃剩菜，其中的亚硝酸盐也会对健康产生不利影响。所以，一人吃饭，应尽量避免剩菜剩饭，每次少做一些，争取一次吃完。即使偶尔有剩菜剩饭，也要合理储存，注意时间和温度，再次食用前一定要充分加热。**PM**

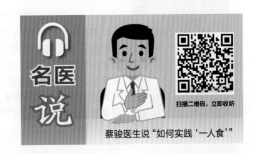

名医说

扫描二维码，立即收听

蔡骏医生说"如何实践'一人食'"

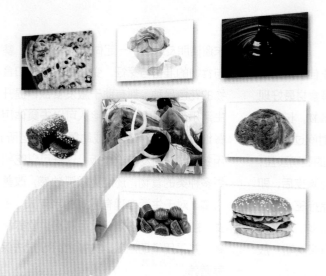

食物是人类赖以生存的物质基础，也是各种营养素和有益生物活性物质的主要来源。每种食物都有各自的营养特点，有的能量高，有的蛋白质含量高，有的维生素含量高，有的矿物质含量高。面对种类繁多、营养成分各有侧重的食物，普通消费者常常会犯"选择困难症"，不知如何选择更有营养的食物。其实，比较不同食物的营养价值，有科学的指标。

能量与营养，该如何平衡

东南大学公共卫生学院营养与食品卫生学系教授　孙桂菊

随着我国居民生活水平的不断提高，居民膳食中蛋白质、脂肪、碳水化合物及能量的摄入量已能满足需要。甚至由于高能量食物摄入过多，超重、肥胖及相关慢性病的发病率比过去明显升高。同时，居民膳食中维生素和矿物质摄入量不足的现象仍普遍存在，《2010—2012 年中国居民营养与健康状况监测报告》表明，城市居民维生素 A、维生素 B$_1$、维生素 B$_2$、钙和锌等微量营养素的摄入量不足。由此可见，低能量、高营养素含量的食物是最佳选择，能让人们在更好地满足微量营养素需求的同时，控制能量的摄入。

《中国居民膳食指南（2016）》将食物分为五大类（包括谷薯类，蔬菜和水果类，动物性食物，奶类、大豆和坚果类，烹调油和盐），并提出了食物种类多样化的建议。但在选择时，许多人关注更多的是食物的营养成分和食品安全问题，却忽略了对食物营养价值及所提供能量的综合考量。

INQ，综合评价食物营养价值

营养质量指数（INQ）是指某食物中营养素能满足人体营养需求的程度（营养素密度）与该食物能满足人体能量需求的程度（能量密度）的比值。INQ 能帮助消费者主动选择营养丰富、能量合理的食物。计算公式为：营养质量指数 = 某食物的某营养素密度 / 该食物的能量密度。

● **能量密度**

能量密度是指一种食物中所含能量能满足人体营养需求的程度，其计算公式为：能量密度 =100 克某种食物的能量含量 / 能量参考摄入量。

● **营养素密度**

营养素密度是指食物中某种营养素含量能满足人体需求的程度。营养素密度越高，说明与摄入营养素密度低的食物相比，摄入相同数量的该种食物，其营养素能满足人体需要的程度越高。计算公式为：营养素密度 =100 克某食物中某营养素的含量 / 该营养素参考摄入量。

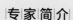

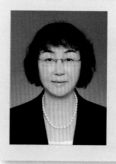

孙桂菊　东南大学公共卫生学院营养与食品卫生学系主任、教授、博士生导师，中国营养学会常务理事、营养与保健食品分会副主任委员、基础营养分会副主任委员，江苏省营养学会副理事长，南京营养学会理事长。主要研究方向为食品安全与食品功效、营养与慢性病。

能量参考摄入量和营养素参考摄入量是指中国营养学会所颁布的《中国居民膳食营养素参考摄入量》中能量和营养素的推荐摄入量或适宜摄入量。食物能量及营养素含量可参考食品的营养标签或《中国食物成分表》。

算一算，食物INQ了然于胸

如果一种食物提供营养素和能量的能力是相当的，则INQ=1。对一般人群（体重正常，不需要减肥，也不希望增加体重）而言，这类食物是最理想的选择。

如果一种食物的营养素供给能力低于能量供给能力，则INQ＜1。人们摄取这类食物，在满足营养素需求的前提下，往往摄入了过多的能量；或虽能满足能量需求，营养素的摄入量却不足。长期、大量摄入该类食物有可能发生某种营养素摄入不足或能量过剩。

如果一种食物的营养素供给能力大于能量供给能力，则INQ＞1。对于需要控制能量摄入或减肥的人而言，在满足营养素需求的前提下，摄入该类食物有助于控制能量摄入。

例如，某从事中体力劳动的成年女性，每日能量参考摄入量为2100千卡（1千卡≈4.18千焦），蛋白质、钙的推荐摄入量分别为55克、800毫克。对她而言，牛奶、羊奶、豆奶的营养价值应该如何评价？根据上面的计算公式，可以得出：

牛奶的能量密度=54÷2100=0.0257；

牛奶的蛋白质密度=3.0÷55=0.0545；

牛奶的蛋白质营养质量指数=0.0545÷0.0257=2.12

牛奶的钙密度=104÷800=0.1300；

牛奶的钙营养质量指数=0.1300÷0.0257=5.06。

同理，可以得出下表中的数据：

	能量（千卡）	蛋白质（克）	钙（毫克）
成年中体力劳动女性每日参考摄入量	2100	55	800
牛奶（100克）	54	3.0	104
INQ		2.12	5.06
豆奶（100克）	30	2.4	23
INQ		3.05	2.01
羊奶（100克）	59	1.5	82
INQ		0.97	3.65

通过上述计算结果可以看出，就蛋白质而言，三种饮品的营养价值从高到低依次为豆奶、牛奶、羊奶；就钙而言，三种饮品的营养价值从高到低依次为牛奶、羊奶、豆奶。

需要指出的是：每种食物都含有多种营养素，不同营养素有不同的INQ；性别、年龄、身体活动指数不同的人，能量及营养素推荐摄入量不同，因而对不同的人来说，即使是同一种食物中的相同营养素，INQ的计算结果也不同。目前，多数人的能量需求已得到满足，所以，在购买食物时应侧重于选择INQ较高且符合自身需求的种类。上述例子中，豆奶、牛奶、羊奶都是不错的选择，但喝豆奶能更有效地补充蛋白质，喝牛奶能更好地补充钙。**PM**

● 通常，蔬菜是胡萝卜素、维生素B_2、维生素C、叶酸、钙、钾、铁、膳食纤维的良好来源。新鲜水果尽管水分及糖含量较高，其他营养素含量相对蔬菜较低，但也是维生素（维生素C、胡萝卜素、B族维生素）、矿物质（钾、镁、钙）、膳食纤维（果胶）的重要来源。所以，蔬菜和水果中维生素和矿物质的ING较高，应适当多食用。

● ING低的食物，应尽量少吃或不吃。精制程度越高，制作过程中加入油、糖、淀粉、糖浆等越多的食物，ING越低。常见的加工食品或高油脂烹调食物包括饼干、锅巴、薯片、蛋挞、甜饮料，以及油条、麻花等煎炸食品。

● 每日摄入的谷类食物应含有1/3粗杂粮，因为粗杂粮中含有更多的维生素、矿物质及膳食纤维，所以这些食物的ING就较高。而随着粮谷类食物加工精细程度的增加，维生素、矿物质的丢失也越严重，其ING也就随之降低。

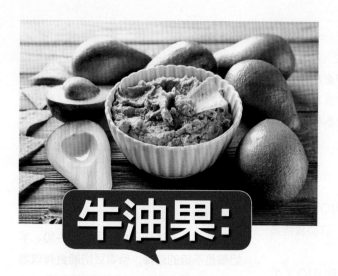

近些年，牛油果备受追捧，很多新式餐厅中将牛油果入菜的菜式颇受追求健康的食客们欢迎，其甚至一度成为高端、健康、营养食物的代表，被贴上了"超级水果"的标签。但是，前不久网络上出现了不同的声音，称牛油果在国外早就被"踢"出健康食品行列，成了水果界的"垃圾食品"，所谓高端与健康是营销商为了占领中国市场而精心策划的一场健康骗局。牛油果到底是对健康颇有益处的"超级水果"，还是被过度炒作的"垃圾食品"？

牛油果：

是"超级水果"还是"垃圾食品"

中南大学湘雅三医院营养科副主任医师 刘 敏

"超级水果"与"水果之王"的"较量"

牛油果是一种热带、亚热带水果，因其果实含油量高，切开后像牛油一样细腻、滑软、绵密，故而得名，又称油梨、鳄梨、酪梨、奶油果。我国的牛油果主要靠进口。2005 年，中国开始从墨西哥进口牛油果。作为舶来品，当时牛油果在国内并未受到关注，无论是口感还是外观，都不像常规水果。近十年来，牛油果在中国的销量出现爆发式增长，开启了"逆袭"之路，摇身一变，成了"超级水果"。

那么，牛油果是名副其实的"超级水果"吗？与其他水果相比，它有哪些与众不同之处？苹果是最常见的水果之一，因其营养丰富，被誉为"水果之王"。这里就以苹果做比较，来看看牛油果的营养素含量。

100克牛油果/苹果营养素含量（1千卡≈4.18千焦）

营养素\水果	能量（千卡）	蛋白质（克）	脂肪（克）	碳水化合物（克）	膳食纤维（克）	维生素C（毫克）	维生素E（毫克）	维生素B_1（毫克）	维生素B_2（毫克）	维生素B_3（毫克）	维生素K（微克）
牛油果	160	2	14.66	8.53	6.7	10	2.07	0.067	0.130	1.738	21
苹果	52	0.2	0.2	13.5	1.2	4	2.12	0.06	0.02	0.2	/

营养素\水果	维生素A（微克）	胡萝卜素（微克）	钙（毫克）	铁（毫克）	磷（毫克）	钾（毫克）	钠（毫克）	镁（毫克）	锌（毫克）	硒（毫克）	铜（微克）	锰（毫克）
牛油果	/	/	12	0.55	52	485	/	29	0.64	/	/	/
苹果	3	20	4	0.6	12	119	1.6	4	0.19	0.12	0.06	0.03

（数据来源：美国农业部）

从以上营养成分表可以看出，牛油果的营养成分有几大特点：

❶ 能量高，蛋白质和脂肪含量高，蛋白质含量是苹果的 10 倍；而碳水化合物含量低，基本上不含糖分。对于糖尿病患者而言，是难得的高脂低糖食品。

❷ 膳食纤维含量丰富，还含有多种维生素和矿物质。其中，维生素 B_2 和维生素 B_3 含量远高于苹果，钙含量是苹果的 3 倍，镁含量高出苹果 6 倍，钾含量是苹

果的 4 倍多。

❸ 不饱和脂肪酸含量高。虽然每100克牛油果的脂肪含量高达 14.66 克，但含有较多的单不饱和脂肪酸（占71%）和多不饱和脂肪酸（占 13%），而饱和脂肪酸比较少（只有 16%）。

通过上述分析我们可以发现，总的看来，牛油果是比较营养、健康的水果。说它是营养健康的"超级水果"，或许有点夸张，但也不算"徒有其名"。

吃牛油果会发胖吗

牛油果脂肪含量高是不争的事实，这是令牛油果饱受争议的原因之一。吃牛油果会发胖吗？

首先，我们应该科学认识脂肪。脂肪对人类至关重要，除供能外，还可支持许多身体功能的正常运转。脂肪可以分成两大类。一类是人造脂肪（如反式脂肪），经氢化处理后制成，如起酥油、人造黄油等。这些反式脂肪会使体内低密度脂蛋白胆固醇（"坏"胆固醇）水平升高，并降低高密度脂蛋白胆固醇（"好"胆固醇）水平，增加心血管疾病的发生风险。另一类是天然脂肪，包括饱和脂肪、不饱和脂肪（单不饱和脂肪酸、多不饱和脂肪酸）。饱和脂肪会提高血液总胆固醇和低密度脂蛋白胆固醇水平，增加心血管疾病及 2 型糖尿病的发生风险。不饱和脂肪可以降低低密度脂蛋白胆固醇水平，提高高密度脂蛋白胆固醇水平，并使机体总胆固醇水平降低，从而降低心脏病的患病风险，还可能有助于降低 2 型糖尿病的发生风险。牛油果中含量丰富的正是对身体有益的不饱和脂肪，对心血管疾病和糖尿病患者也适宜。

其次，聊聊发胖。人体的各项功能处于动态平衡中，当每日摄入的能量超过机体需要量或消耗量，久之便会引起超重、肥胖。牛油果属于能量密集型水果，每100 克含 160 千卡能量，是苹果的 3 倍，虽然营养价值较高，但是不可加控制地大量食用。

任何食物都有着这样那样的不足，摄入过多都可能存在健康隐患，关键还在于摄入量。从这个角度来看，牛油果就是一种普通水果，被说成"垃圾食品"，着实有些"冤枉"。

怎样健康地吃牛油果

健康地吃牛油果，首先是不过量，一天吃半个到一个就可以了。其次，要选择健康的吃法。有些人认为牛油果味淡，喜欢用白糖拌着吃，这是不可取的。《中国居民膳食指南（2016）》建议对添加糖摄入量进行限制，每日不超过 50 克，最好控制在 25 克以内。过量摄入添加糖类会增加龋齿、肥胖及 2 型糖尿病的发病风险。比较适宜的吃法是把牛油果制成沙拉，以借用其他食物的风味，或将其搅拌后涂抹在面包上食用。

若想要口感丰富一点，我们不妨尝试把牛油果制成水果奶昔，奶类可以选择牛奶、酸奶等，其他水果可以选择清爽型的雪梨、青枣等，也可以选择味道较浓的香蕉、芒果等，还可以在奶昔中加入五谷杂粮。下面分享两个牛油果健康食谱。

牛油果三明治

材料： 牛油果1个，马铃薯1个，原味吐司2片，芝士1片，鸡蛋1个，生菜少许，吞拿鱼1罐，盐少许。

步骤：

①把鸡蛋与马铃薯煮熟，分别去壳、去皮，加入吞拿鱼、少许盐，一起捣成泥。②将牛油果去皮、去核，捣烂；将生菜洗净，晾干水分。③在一片吐司上放一片芝士，涂一层牛油果泥，放一层捣烂的吞拿鱼、鸡蛋、马铃薯泥，铺上一层生菜，再盖上另一片吐司。④对切，再对切，装盘即可食用。

牛油果香蕉奶昔

材料： 牛油果半个，香蕉1根，牛奶250毫升或酸奶1杯。

步骤：

①将牛油果切成小粒、香蕉切成小段。②将牛油果粒和香蕉段放入电动搅拌器，倒入酸奶。③用电动搅拌器搅打成泥，倒入杯中饮用。**PM**

日常生活中，你是否常遇到一些"长相"极其相似的蔬菜，仿佛"双胞胎"或"亲兄妹"一样，有时候看上去仅有颜色的差别。这些"双胞胎"之间到底有什么区别？你能分得清吗？

盛产"双胞胎"的甘蓝类蔬菜

南京农业大学园艺学院教授　侯喜林

结球甘蓝、紫甘蓝和皱叶甘蓝

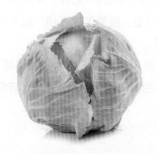

结球甘蓝，又称洋白菜、圆白菜、卷心菜、包菜，原产于地中海沿岸，16世纪传入我国。结球甘蓝具有适应性广、容易栽培、耐贮运等优点，且食用方法很多，可炒、煮、凉拌，还可以腌渍、干制、制成罐头食品，是老百姓餐桌上的常见蔬菜，几乎全年可见。

结球甘蓝不仅营养丰富，还具有一定的药用价值。在古代，人们就曾将甘蓝当作药物，治疗多种疾病。据《本草拾遗》记载，结球甘蓝性平、味甘，能益脾和胃、缓急止痛，可治疗脾胃不和、脘腹疼痛等病证。

结球甘蓝的叶分为外叶和球叶。外叶肉厚，有黄绿、深绿、灰绿、蓝绿等颜色，表面光滑，有灰白色蜡粉，可减少水分散失，增强蔬菜的抗旱性和耐热性，也称莲座叶。当莲座叶生长到一定数目后，结球甘蓝进入包心阶段，再生出的叶片即为球叶；球叶不向外张开，而向内包裹生长，由外向内逐渐变小，相互叠抱，形成紧密充实的叶球。

根据叶球形状不同，结球甘蓝可分为尖头形、圆头形及平头形。尖头形结球甘蓝下宽而上尖，形如陀螺；圆头形结球甘蓝紧实而圆润，仿佛皮球；平头形结球甘蓝的叶球为扁圆形，造型可爱。

紫甘蓝又名红叶甘蓝、赤球甘蓝、紫包菜、红卷心菜，其叶球紫红，颜色艳丽，是结球甘蓝的一个变种。紫甘蓝引入我国栽培的时间不长，估计不足100年。在初传入我国的很长一

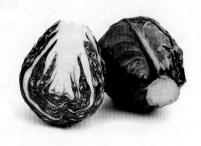

段时间里，由于炒煮时紫甘蓝的颜色会变为黑紫色，不甚美观，而我国民众不习惯生食，故未受到重视。随着社会经济的发展，宾馆、饭店对其需求量日渐增多，食用方法也大有改进，近几年，紫甘蓝已逐步被人们所认识和接受。

事实上，紫甘蓝的各方面"性能"都比普通的结球甘蓝"略胜一筹"。其适应性更强，病虫害少，具有结球紧实、色泽鲜艳、耐贮运、品质好等特点，且营养成分含量更高，如维生素C、维生素E、B族维生素、花青素和矿物质等。紫甘蓝可炒食、煮食、腌渍等，但更宜生食，艳丽的紫色令其成为制作沙拉的好原料。

无论普通结球甘蓝还是紫甘蓝，只要植株进入结球末期，叶球抱合达到一定紧实度，便可采收。普通消费者在购买甘蓝时，除了观察色泽是否鲜艳、有光泽，叶球是否干爽、开裂、腐败，是否抽薹等之外，还可以用手指在叶球顶部按压一下，来判断叶球紧实程度。有紧实感，表明叶球已包紧，品质较好。

除了结球甘蓝和紫甘蓝，皱叶甘蓝也与它们外形酷似。皱叶甘蓝别名皱叶洋白菜、皱叶圆白菜、皱叶包菜，也是甘蓝的一个变种。它与普通结球甘蓝的区别在于叶片卷皱，而不像其他甘蓝的叶那样平滑。皱叶甘蓝的生长方式也不同，在营养生长期，皱叶甘蓝叶片薄壁组织生长快于叶脉，叶脉所构成的空间不足以使其平展地生

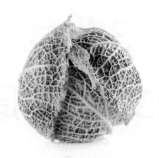

长，因而形成皱褶。由于大量的皱褶，叶表面积增大，皱叶甘蓝叶片不大即

可结成叶球，比其他甘蓝品种质地更为细嫩、柔软。经测定，皱叶甘蓝所含的各种营养成分均显著高于普通甘蓝。且皱叶甘蓝芥子油的气味较轻，口味更容易被人接受。皱叶甘蓝可以生食，与其他蔬菜、水果一起制成沙拉，或洗净后蘸酱食用，还可切成丝加盐、香油等凉拌；亦可炒食，洗净切块过油后，与配菜爆炒。

花椰菜和青花菜

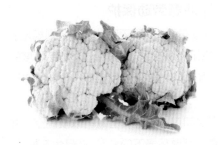

花椰菜又称花菜、菜花，是甘蓝类蔬菜的一个主要变种。与甘蓝为我们提供叶球不同，花椰菜以其主茎和侧枝顶端形成的花球供人食用。花椰菜含有丰富的钙、磷、钾等矿物质，食用风味好。

花椰菜以色泽光洁，无腐败、变色，花球圆整，结球紧实，花蕾细密、蕾枝粗短者品质为佳。有时由于结球期间温度过高，花球膨大受抑制，而花薹、花枝生长迅速，花球会表现得松散；或花球充分长大后未及时采收，引起散球；或在花球生长过程中遭遇低温而出现青花或紫花……这些都是影响花椰菜感官品质的常见原因。

青花菜别名绿花菜、茎椰菜、西蓝花、意大利芥蓝，是甘蓝家族的"亲戚"，以肥嫩的花球供人食用。青花菜

原产于欧洲地中海沿岸的意大利，19世纪末20世纪初方才传入我国。但与紫甘蓝的境遇不同，青花菜一直被人们视为一种营养价值很高的高档蔬菜。不过，青花菜也的确未令人失望：它的营养价值在同类蔬菜中位于前列，蛋白质含量是番茄的4倍、花椰菜的3倍，维生素A的含量是花椰菜的4～5倍，维生素C的含量是花椰菜的2倍，胡萝卜素含量是花椰菜的40多倍。而且青花菜的食用方法简单而多样，可煮、炒、油烩、做汤、凉拌等，烹调后绿色不变，口味清香，可谓色、香、味俱佳，做主菜营养丰富，做配菜颇有"颜值"。

青花菜顶部形成的花球由肉质花茎、小花梗和青绿色的花蕾群所组成，花球结构较松散。影响青花菜质量的常见问题有带叶花球（花球形成过程中突遇高温，花蕾中间长出许多小叶）、花蕾焦黑或变黄等，购买时应注意避免，选择花球圆整、色泽翠绿、茎部无空心者。夏季青花菜虫害较重，因

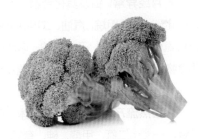

花球松散，菜青虫、菜蛾、甘蓝夜蛾等昆虫的幼虫易生于其间，食用前应注意清洗。此外，青花菜采收后极易变质。如不进行保鲜处理，在室温条件下1～2天就会失绿转黄、失水萎蔫。因此，买回青花菜后，最好冷藏保存并尽快食用。**PM**

|专家|简介|

侯喜林 二级教授，博士生导师。主要从事不结球白菜遗传育种与分子生物学研究工作。南京农业大学园艺学院原院长，国家大宗蔬菜产业技术体系岗位科学家和江苏省蔬菜产业技术体系首席专家，农业农村部华东地区园艺作物生物学与种质创制重点实验室主任。

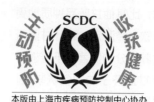

本版由上海市疾病预防控制中心协办

警惕职业危害因素影响女性健康

上海市疾病预防控制中心
职业卫生与中毒控制科　杨凤

工作环境中存在的一些有害因素可损害女性生殖器官和内分泌系统，不但会导致女性生殖系统功能障碍和疾病，而且可能影响下一代。常见的健康影响及与之对应的职业相关危害因素如下。

●**月经异常**　铅及其化合物，汞，锰，铬，苯，甲苯，二硫化碳，三氯甲烷，汽油，二甲基甲酰胺，有机磷化合物、有机氯化合物农药，己内酰胺、丙烯腈、苯乙烯等高分子化合物，噪声，振动，电离辐射，高温和低温，长期负重作业，职业紧张及心理问题，等等。

●**自然流产**　铅、麻醉剂气体、癌症化疗药物、环氧乙烷、一氧化二氮、甲醛、砷、有机溶剂等。

●**不孕**　接触生殖毒性化学物、长期职业压力、超负荷工作等。

●**死产**　可导致出生缺陷的生物和化学因素，或过重体力劳动引起的外伤，等等。

●**新生儿出生缺陷**　二氧芑、多氯联苯、化疗药物、麻醉剂气体、二硫化碳、铅、汞、砷等，以及医护人员、动物饲（训）养人员、实验人员可能接触到的传染性病原体，如巨细胞病毒、风疹病毒和弓形虫等。

●**新生儿低出生体重和早产**　孕期暴露于一氧化碳、多氯联苯、铅、二氯甲烷，或从事重体力劳动，等等。

●**儿童期癌症**　有些致癌物质可通过胎盘影响胎儿健康，如母体在工作环境中接触重金属、有机溶剂、涂料、农药、除草剂、电离辐射等，其子代在儿童期患癌症的风险可能增高。

●**对新生儿的其他影响**　某些有毒物质，如铅、汞、钴、氟、溴、碘、苯、甲苯、二甲苯、二硫化碳、多氯联苯、尼古丁、有机氯化合物、有机磷化合物、三硝基甲苯等，可通过母乳传播给乳儿。

●**子代智力发育障碍**　与其有关的职业相关危害因素

包括铅、有机汞、一氧化碳、多氯联苯、电离辐射等。

上述危害因素对女性职工生殖健康及子代健康造成损害的程度，还取决于有害因素的特性、接触剂量、接触时间、接触方式等。

"特殊时期"，注意劳动保护

2012年，国务院颁布了《女职工劳动保护特别规定》，规定女性禁止从事矿山井下作业、极重劳动（如高强度的挖掘和搬运等），并明确了女性职工月经期、孕期、哺乳期的劳动禁忌。

●**月经期**　不宜参加过重的体力劳动，以及高空、井下、搬运、低温（如需在低温环境下的食品、药品生产加工，冷库工作）、冷水（如冷水打捞）等作业。

●**孕期**　除不宜参加过重的体力劳动，以及高处、低温、冷水等作业外，还应避免强高温和强噪声、振动的工作环境，同时应避开空气中铅及其化合物、汞及其化合物、苯、镉、铍、砷、氰化物、氮氧化物、一氧化碳、二硫化碳、氯、己内酰胺、氯丁二烯、氯乙烯、环氧乙烷、苯胺、甲醛等有毒物质浓度超过国家职业卫生标准的作业；避免从事抗癌药物、己烯雌酚生产，接触麻醉剂气体等作业，以及非密封源放射性物质的操作、核事故与放射事故的应急处置，等等。

●**哺乳期**　除孕期避免接触的危害因素外，还应限制在空气中锰、氟、溴、甲醇、有机磷化合物、有机氯化合物等有毒物质浓度超过国家职业卫生标准的环境中作业。

用人单位应当加强女性职工的劳动保护，广大女性劳动者应通过多种途径了解有关职业防护及健康促进的知识，提高自我保护意识，加强自身防护。**PM**

关注上海市疾病预防控制中心，了解更多疾病防控信息。

过敏了，要不要吃药

✎ 肖特明

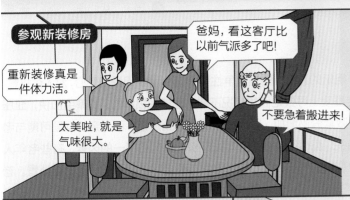

参观新装修房

重新装修真是一件体力活。

爸妈，看这客厅比以前气派多了吧！

太美啦，就是气味很大。

不要急着搬进来！

小仙说：新装修的房子，各种建材混杂的味道容易导致过敏，最好通风几个月再入住。

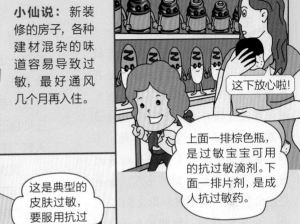

成人药&儿童药

这下放心啦！

上面一排棕色瓶，是过敏宝宝可用的抗过敏滴剂。下面一排片剂，是成人抗过敏药。

小仙说：这款小儿抗过敏滴剂的瓶头装置很先进，无需度量，一甩一滴，安全、卫生，可以加在宝宝餐里喂食，非常方便。

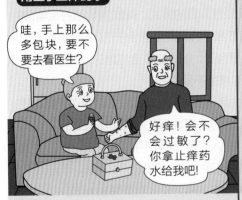

用上了止痒药水

哇，手上那么多包块，要不要去看医生？

好痒！会不会过敏了？你拿止痒药水给我吧！

小仙说：是不是过敏，最好让医生来判断，或者到药房找药师咨询，切忌盲目用药，以免贻误病情。

过敏，还是要吃药

医生说了，这药不通过肝脏代谢，副作用小。

这是典型的皮肤过敏，要服用抗过敏药。

就怕药物副作用太大。

小仙说：皮肤过敏不能按简单的对付蚊叮虫咬的方法来止痒，必须用抗过敏药如盐酸西替利嗪对症治疗。

小仙医生语录：

人们对过敏并不陌生，但对如何治疗过敏却一知半解，甚至采取错误的做法。比如，硬熬着不用抗过敏药治疗，或者用其他药物代替抗过敏药，结果导致症状愈演愈烈，迁延反复。出现过敏，应该在医生或药师指导下及时接受药物治疗。盐酸西替利嗪有针对成人和儿童的两种剂型，不通过肝脏代谢，更安全，更便捷，可以作为"过敏家庭"的常备药。

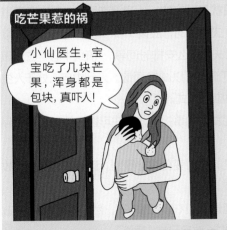

吃芒果惹的祸

小仙医生，宝宝吃了几块芒果，浑身都是包块，真吓人！

小仙说：很多食物会导致过敏，芒果是比较常见的一种。家长要做个有心人，通过记录孩子吃过的食物品种，学会鉴别"可疑"分子。

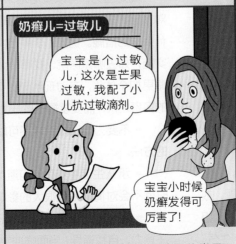

奶癣儿=过敏儿

宝宝是个过敏儿，这次是芒果过敏，我配了小儿抗过敏滴剂。

宝宝小时候奶癣发得可厉害了！

小仙说：其实奶癣就是一种婴儿常见的皮肤过敏，如果宝宝发过奶癣，家长要特别注意防范生活中的过敏原。

小仙医生

生于：*1983*　星座：摩羯

身份：来自欧洲的健康医生
家族：世代在欧洲研发和生产原研药
学历：瑞士苏黎世大学医学院博士
专长：对过敏性疾病有丰富的诊疗经验

亲人苛刻，并非你的错

国家二级心理咨询师　陈露

生活实例

每次给李静打电话，姐姐李敏都像一个马上要爆炸的火药桶：她在单位对老板的行事风格不满，在家对妹妹没照顾好老父亲不满，每次谈话都以对妹妹的一番贬损终结。李静只要能忍受，总是静静地听着姐姐的抱怨，偶尔感到很生气，她也会发出警告："我不想和你说了！"但是，如果她挂断，姐姐的电话总会接着打过来，一定要说痛快了才停。

李静之所以能忍受姐姐的暴脾气，是因为体谅她。姐姐离异，而且要强，因工作压力很大，身体也被拖垮了。所以，自从两年前母亲去世后，李静就把老父亲接到家里照顾，也算尽心尽力。对于照顾父亲这件事，李静毫无怨言，但父亲有些做法让李静感觉很为难。最近，李静工作非常忙碌，恰巧丈夫又因病住院，李静为了照顾丈夫，耽误了父亲的晚饭。结果父亲向姐姐"投诉"后，李静被姐姐劈头盖脸地数落了一顿，非常委屈。连续几天，她都感到情绪烦躁，睡不好，也无心工作。

追根溯源，找出症结所在

成年人在家庭和工作中遇到问题，或与身边亲人发生争执，都会产生压力。姐姐和父亲的挑剔、苛责让李静感到生气。那么，面对亲人的挑剔和不理解，李静应该如何应对？

首先，李静应该了解姐姐和父亲的情绪问题。姐姐的人格特质是竞争性强、抱负远大，但缺乏耐心、对人有敌意，这在一定程度上导致她健康状况不佳。她感到愤怒时，心率会加快，血压会上升，激素分泌增加，导致身体反应达到顶点。而父亲的问题可能与老伴去世有关。配偶死亡是"压力排行榜"里排名第一的因素，有些老年人压抑自己哀伤的情绪，其心理压力很可能会被忽视而未得到妥善处置。老人越"作"，往往说明越需要亲人的包容。

其次，压力本身不是问题，如何应对压力才是关键。如果压力源不能消除，可以尝试改变自己看待及处理问题的方式。例如，当姐姐打来电话时，李静应努力地将姐姐的愤怒和不合理的自我责备区分开，不要将姐姐的愤怒等同于自己的无能，而应提醒自己，姐姐的情绪与她的人格特质和所承受的压力有关，从而保证自己的情绪不受影响。

再次，应该正确看待自己生活和工作中的压力。生活中许多变化是不可避免的，如丈夫生病，她需要做好心理准备以应对突然的变故。工作中，也应该着重解决那些重要的问题，不要"来者不拒"。从来不会主动提要求的李静向上司诚恳地表达了她的诉求，上司虽然有些失望，但还是默许了。对李静来说，这样做可以将更多的精力投入到照顾家人上。

两大策略，学会化解压力

面对压力，可以灵活地采用"问题中心"应对策略和"情绪中心"应对策略。采用前者，可以认为现状是可变的，认清困难所在，并决定采取什么样的措施。例如，李静带丈夫看病时，应该一步一步制定计划并加以实施，如去哪家医院、找哪个大夫、怎么安排时间等。"情绪中心"应对策略更加个体化，在对现状无计可施时可以减轻烦恼。人到中年，处于人生的多事之秋，需要掌握一些压力应对方式。

● 不要为无法改变或不可能发生的事担忧，关注可控事件和掌控事件的方法。

● 承认生活中变化不可避免，并对变化做出预判。这样做，发生变故时就不会对情感产生很大的影响。

● 采取措施缓解愤怒，如延迟反应（让我想一下，然后答复你）、分散注意力、自我指导（当面临冲突时，对自己喊"暂停"）。

● 锻炼身体，练习放松技巧，如深呼吸或散步等，以缓解焦虑程度。

● 寻求社会性支持，朋友、同事都可能给身处压力中的你提供帮助和建议。**PM**

促性腺激素减少，生育麻烦大

中山大学附属第一医院男科 汪富林 冯鑫 涂响安（教授）

医生手记

高先生结婚数年无法生育，彩超检查提示睾丸小，精液常规检查显示无精子，性激素检查结果显示黄体生成素（LH）和卵泡刺激素（FSH）水平明显偏低。医生经过详细问诊及检查之后，诊断高先生患有"特发性低促性腺激素性腺功能减退综合征（IHH）"。高先生接受人绒毛膜促性腺激素（HCG）、人绝经期促性腺激素（HMG）联合治疗后，一年内其妻子成功怀孕。

大男孩小马17岁了，但仍无第二性征发育迹象，身高较矮，睾丸及阴茎也较同龄人小，经精液常规检查显示无精子，被诊断为IHH。经睾酮联合HCG治疗后，小马第二性征开始发育，身高快速增长，阴茎及睾丸发育至正常大小，并已可排精。

男性体内有一条非常重要的内分泌调控通道，可控制第二性征的发育和精子的生成，即下丘脑－垂体－睾丸性腺轴。如果先天性下丘脑促性腺激素释放激素（GnRH）神经元功能受损，或者GnRH合成、分泌、作用发生障碍，就会导致垂体分泌促性腺激素减少，进而引起睾丸功能不足，即特发性低促性腺激素性腺功能减退综合征。患者可表现出一系列症状，包括小阴茎、小睾丸、童声、无喉结、无阴毛生长、无精子生成等；还可伴有嗅觉障碍，进一步影响生活质量。

青春期是第二性征发育成熟的阶段，当男孩年龄超过18岁仍然未出现变声、喉结等，且阴茎偏小时，可自行检查睾丸。如果发现睾丸小于6毫升（正常睾丸为鸽子蛋大小，左右侧睾丸体积都大于12毫升）、阴茎发育不良，应当警惕此病。尤其是同时伴有嗅觉减退，要高度警惕。

当怀疑患有特发性低促性腺激素性腺功能减退综合征时，应及时去正规医院诊治。

由于该病主要是促性腺激素释放激素（GnRH）不足或作用缺陷引起下游激素（如黄体生成素、卵泡刺激素、雄激素）分泌不足所致，因此主要治疗措施是补充激素类似物。目前有以下几种治疗方案，可根据年龄、生活状态和需求及经济情况灵活选择和组合。

① 补充性（雄）激素

即睾酮替代疗法，可促进正常性生活和射精，同时可促进患者阴茎发育，但患者射出的精液中无精子，适用于暂时无生育需求的患者。

② 补充促性腺激素

即HCG、HMG联合生精治疗，可促进睾丸发育，有利于精子生成，适用于有生育需求的患者。

③ 补充促性腺激素释放激素

如果患者的问题是由促性腺激素释放激素分泌不足所致，而不是作用缺陷引起，且患者垂体前叶存在足够数量功能完整的促性腺激素细胞，可使用此疗法促进生精。

④ 睾丸取精

采取上述规范化治疗后，如果精液检查仍无精子，可以实施显微取精术，通过体外受精等方式达到生育目的。研究发现，经过规范治疗后，取精成功率较未治疗前显著提高。**PM**

特别提醒

心理疏导不可缺少

IHH患者容易出现自卑、抑郁等心理问题，需要得到恰当的心理疏导和家人的帮助。患者应当学会向家人和信赖的朋友倾诉，必要时可寻求心理医生的帮助。临床观察发现，保持良好的情绪有利于该病的治疗。

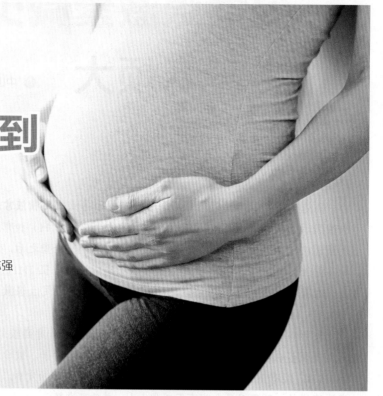

从"痛不欲生"到"不痛欲生"

同济大学附属第一妇婴保健院麻醉科主任医师　刘志强

医生手记

　　十月怀胎，一朝分娩。生育是每个女性成为母亲前必须经历的一道关卡，但自然分娩带来的痛苦对于绝大部分女性来说都是身心折磨。今年第一批国家分娩镇痛试点医院名单的公布，让不少准妈妈们看到了"曙光"。分娩镇痛究竟能给产妇带来何种体验？

　　张女士数年前分娩时的场景令她永生难忘。偌大一间待产室，十几个产妇的"鬼哭狼嚎"声此起彼伏："医生，受不了啦，我要剖！""太疼了，我不生了！""我不想活了！"……由于胎膜早破、羊水流出，张女士只能躺在床上，吃喝拉撒都不能起身……她觉得，在产房里，女性的尊严荡然无存。

　　郭女士去年在我院分娩，接受了产房麻醉医生实施的分娩镇痛。她说："当时的剧烈疼痛让我觉得根本坚持不下去，幸好上了'无痛'，居然睡着了……多亏有了这项技术，产痛缓解后，我感觉仿佛从地狱升入了天堂。"

　　分娩疼痛（产痛）可以说是绝大多数女性一生中经历的最剧烈的疼痛。从医学角度，疼痛指数分为 $0 \sim 10$ 级，初产妇的产痛可达 $8 \sim 9$ 级，许多产妇会达到最高的 10 级。那种痛，常人难以忍受。西方宗教教义认为，这种严厉的惩罚是偷食禁果的夏娃必须面对的，生产经历的剧痛是对自己原罪的救赎，也是对新生命的一种洗礼。当然，文明社会的进步对产痛的看法逐渐变得客观和人性化。1860 年，经历过多次生育的英国维多利亚女王在女儿临盆时写下这段话："多么幸运！她使用了氯仿麻醉，不然她将遭受多大的痛楚！"这时，科学战胜了产痛和愚昧。

分娩镇痛的历史

　　在远古时代，人类就开始用念咒挂符等方式来缓解产痛。一些原始部落采用粗鲁的机械方法来帮助产妇分娩。后来，人们用鸦片、催眠术和麻醉药来减轻分娩疼痛。

1846 年 10 月 16 日，牙医莫顿最先在美国波士顿的麻省总医院演示了乙醚麻醉，被认为开启了现代麻醉学的大门。受此启发，三个月后的 1847 年 1 月 19 日，英国最有名望的产科医生辛普森将乙醚用于产妇分娩，这是人类分娩历史上首次应用现代化的麻醉和止痛方法。随后，英国化学家沃尔迪推荐辛普森医生应用挥发性和气味更好的麻醉药氯仿为产妇镇痛。辛普森将氯仿用于分娩镇痛的观察结果撰文发表在《柳叶刀》杂志上。他在文章中注明了氯仿的优点——"病人被麻醉后，睡眠阻止了疼痛"，这标志着分娩镇痛历史的开端。1880 年，克里克维兹让产妇在分娩中吸入麻醉气体笑气来镇痛，因镇痛效果明显而风靡一时。

1979 年，欧洲的勒维医生提出，椎管内（硬膜外）麻醉是分娩镇痛的最有效方法。从 20 世纪 80 年代开始，将硬膜外麻醉用于分娩镇痛得到越来越多医生和产妇的认可。其后，分娩镇痛在众多西方国家得到普遍推广。到 20 世纪 90 年代末，英国产妇的分娩镇痛率已高达 90% 以上，美国超过 80%，法国、加拿大等国家也已达到或超过 50%。我国没有翔实的统计数据，早些年我国不足 1% 的产妇选择了分娩镇痛，随着近年我国大力提倡分娩镇痛理念和技术，分娩镇痛率有所提高，但即使在一些发达地区，仍不足 30%。

无痛分娩是怎么操作的

在我院，任何一位进入产房待产的产妇都可以选择接受椎管内分娩镇痛服务。我们建议产妇在产检后期到麻醉评估门诊就诊，与麻醉医生沟通，提供必要的病史和相关检查报告，当然也可以在产房里提出申请。

经产妇和家属确认同意，产程进入一定阶段后，产房麻醉医生会实施镇痛操作。麻醉穿刺部位为腰椎间隙，熟练的麻醉医生在几分钟之内即可完成置管和给药，产妇的疼痛即刻就能得到缓解。接着，麻醉医生会在麻醉导管的末端连接一个电子镇痛泵，交予产妇。镇痛泵会以连续、匀速、微量的推注方式向椎管内持续注入镇痛药物。同时，它还具备自控镇痛模式，当产痛剧烈时，产妇可以按压泵上的按键，自行追加药物，主动参与镇痛。整个镇痛过程中，产妇的进食和身体活动都不受影响。

硬膜外镇痛还有一个"隐藏功能"：万一自然分娩失败，通过已置入的硬膜外导管注入一定剂量的麻醉药，医生就可直接为产妇进行急诊剖宫产手术。

并非所有产妇都可以接受硬膜外分娩镇痛。若产妇存在严重凝血异常、严重脊椎畸形、穿刺部位皮肤感染、对麻醉药过敏等禁忌证，可采用其他分娩镇痛方式，如静脉分娩镇痛。

分娩镇痛对母婴有无影响

很多产妇和家属都会担心：分娩镇痛对产妇和宝宝会不会有影响？这个问题也是麻醉医生和产科医生致力研究的问题之一。其实，分娩镇痛的药物是打到椎管内，而不是直接通过产妇静脉输入，药量较低，几乎不会进入产妇的体循环，胎儿通过胎盘吸收的药物微乎其微。目前的证据表明，使用硬膜外分娩镇痛，并不会影响新生儿出生时的评分。所以，无须担心分娩镇痛对母亲和宝宝的影响。

无痛分娩等于无痛吗

包括产痛在内的疼痛，是个人的主观感受。即使对同等强度的疼痛，个人的感受也因人而异。

"无痛分娩"是一种通俗的说法，目前的椎管内分娩镇痛技术可以做到完全不痛，但鉴于完全无痛的分娩可能对产妇的产力和宫缩造成一定影响，因此让产妇保留宫缩感觉和轻微宫缩痛，更有利于分娩。这样，产妇在第二产程可以主动屏气用力，以配合生产。

从专业角度来说，我们更倾向于用"分娩镇痛"来定义麻醉医生对产妇实施的椎管内麻醉，而不是无痛分娩。如此，可以避免医患之间产生不必要的误解及歧义。**PM**

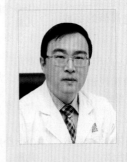

专家简介

刘志强　同济大学附属第一妇婴保健院麻醉科主任医师、教授、博士生导师，中国医师协会分娩镇痛专家工作委员会副主任委员，中国妇幼保健协会麻醉专业委员会副主任委员，中华医学会麻醉学分会妇产麻醉学组委员，上海市医学会麻醉科专科分会委员。

不少家长到儿童保健门诊咨询："我家宝宝需要做微量元素检测吗？"在回答这个问题之前，先要知道微量元素检测的意义何在。

微量元素检测有无必要

复旦大学附属儿科医院儿童保健科　董　萍　徐　秀（教授）

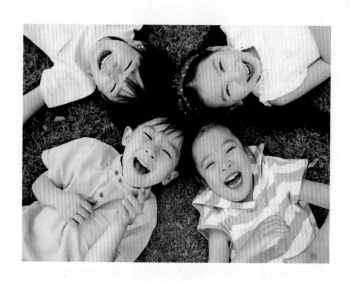

常见微量元素对健康的影响

人体由 60 多种元素组成，根据每种元素在体内的含量不同，分为常量元素与微量元素。占人体总重量万分之一以上的元素，如碳、氢、氧、氮、磷、硫、钙、镁、钠、钾等，称为常量元素，其对人体的重要性不言而喻。比如，钙和磷元素占人体体重的近 6%，它们以羟基磷灰石的形式存在体内，是骨骼的主要成分。与常量元素相对应的，占人体总重量万分之一以下的元素，称为微量元素。别看微量元素"不起眼"，却发挥着重要的生理作用。

下表列举了几种重要微量元素的正常血清值、生理功能、每日推荐摄入量，以及缺乏或过量对健康的影响。

5 种微量元素的生理作用及推荐摄入量

元素 （正常血清浓度）	对人体的作用	每日推荐摄入量	摄入量过高、过低对健康的影响
锌（Zn） （11.5 ~ 18.5 微摩尔 / 升）	众多酶及转录因子的组成部分	婴儿 0~6 个月：2 毫克；7~12 个月：3 毫克 儿童 1~3 岁：3 毫克；4~8 岁：5 毫克	缺乏：食欲缺乏，味觉减退，生长迟缓，性成熟延迟，影响伤口愈合 过量：可加重边缘性（亚临床）铜缺乏
铁（Fe） （7.0 ~ 32.0 微摩尔 / 升）	血红蛋白、众多酶的重要组成部分	婴儿 0~6 个月：0.27 毫克；7~12 个月：11 毫克 儿童 1~3 岁：7 毫克；4~8 岁：10 毫克	缺乏：缺铁性贫血，食欲不振，腹胀腹泻，反应迟钝，智力下降，易引发感染 过量：在肝、胰和淋巴结等处沉积，导致肝硬化和糖尿病，诱发癌症
铜（Cu） （11 ~ 22 微摩尔 / 升）	血浆铜蓝蛋白、众多金属酶的组成部分	婴儿 0~6 个月：0.20 毫克；7~12 个月：0.22 毫克 儿童 1~3 岁：0.34 毫克；4~8 岁：0.44 毫克	缺乏：铁粒幼细胞性贫血，发育迟缓，骨质疏松 过量：可使肝豆状核变性，肝功能障碍
硒（Se） （0.35 ~ 1.00 微摩尔 / 升）	谷胱甘肽过氧化物酶和脱碘酶的组成部分	婴儿 0~6 个月：15 微克；7~12 个月：20 微克 儿童 1~3 岁：20 微克；4~8 岁：30 微克	缺乏：心肌病，肌营养不良，胰腺纤维化 过量：易怒，消化不良
碘（I） （通过血甲状腺激素、促甲状腺激素水平间接反映）	参与体内甲状腺激素的合成	婴儿 0~6 个月：85 微克；7~12 个月：115 微克 儿童 >1 岁：90 微克	缺乏：甲状腺肿大，智力低下，生长落后 过量：甲状腺肿大，碘源性甲亢

微量元素缺乏＝营养不良吗

微量元素缺乏和营养不良是两个不同的概念。营养不良多由长期能量（从碳水化合物、脂肪和蛋白质中获得）或单纯蛋白质摄入不足而造成。若家长们发现孩子不长肉又不长个儿，则须警惕营养不良的可能，尽早带孩子至医院诊治。一些中、重度营养不良的孩子大多伴有维生素和微量元素缺乏，尤其以维生素 A、B 族维生素、铁和锌缺乏为多。

值得注意的是，有些生长发育正常的孩子也可因饮食结构不合理、挑食和偏食等原因，发生微量元素缺乏，俗称"隐性饥饿"。此外，家有"小胖墩"的家长切不可将"胖"与"微量元素充足"画上等号。恰恰相反，这部分孩子可能因从饮食中摄入了大量脂肪和精制碳水化合物，虽然"能量密度"充足，但"营养素密度"却处于较低水平，常是微量元素和维生素缺乏的"重灾区"。

哪些孩子要做微量元素检测

人们常说的"微量元素检测"一般包含锌、铁、铜、铅、镉等元素，以及另一种颇受家长关注的常量元素——钙。临床工作中，我们不建议将微量元素检测作为儿童体检的普查项目，尤其是 6 月龄以下的婴儿更无检查必要。定期健康体检（如身高、体重和头围等长期监测）、按时预防接种、表现正常（如能吃、能喝、能睡等）的孩子，无须进行微量元素检测。

若孩子存在以下几种情况，可根据其临床表现，针对性地进行微量元素检测：① 营养不良、贫血、生长发育迟缓、慢性腹泻、对多种食物过敏；② 严重挑食、偏食；③ 超重、肥胖；④ 多动、注意力不集中；⑤ 免疫功能紊乱，反复发生呼吸道感染；⑥ 发生某些皮肤疾病，常规药物治疗无效或效果不佳。比如，罕见的遗传性锌缺乏症常表现为以肢端性皮炎、脱发、腹泻为主的三联征，微量元素检测可及时发现患儿的血清锌含量低下，而补锌是唯一有效的治疗手段。

微量元素检测有哪些方法

微量元素检测方式可谓五花八门，简单易操作的"夹手指""剪头发""采手指末梢血"等方法均不科学，无任何参考价值。不少家长会问："采集静脉血做微量元素检测一定是最准确的吧？"事实也并非如此。因为人体的微量元素不只存在于血清中，更多的在细胞与组织中，而凭借现有的检测手段，难以精确地测得孩子体内的微量元素值。目前，测静脉血依然是知晓微量元素缺乏与否的最佳途径。需要提醒的是，微量元素检测须在正规医疗机构进行，切忌不加分辨地盲目检测。

微量元素缺乏怎么办

确诊存在微量元素缺乏的孩子，可根据具体情况进行相应补充。轻微或亚临床微量元素缺乏的患儿可采取食补方法。比如：缺铁的孩子应多食动物肝脏、瘦猪肉和牛肉等红肉食品，植物类如黑木耳、黄花菜中的铁也较多，但人体对植物铁的吸收利用率不如红肉食品；缺锌的孩子可多食鱼、牡蛎、动物肝肾、坚果等；缺钙的孩子应增加奶类、豆制品的摄入，同时注意补充鱼肝油（维生素 A 和维生素 D）、适当晒太阳，以促进人体对钙的吸收和利用。需要注意的是，食补法最为安全可靠，但效果相对较慢，微量元素缺乏严重者须在医生指导下进行规范化的药物治疗。**PM**

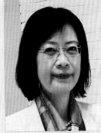

专家简介

徐 秀　复旦大学附属儿科医院儿童保健科主任、主任医师、教授、博士生导师，中华医学会儿科学分会儿童保健学组委员，上海医学会儿科分会发育行为学组副组长，中国营养学会妇幼营养分会委员。擅长儿童孤独症谱系障碍、儿童早期发展及学习困难、注意缺陷多动障碍、儿童营养与发育行为问题的诊断和治疗。

特需门诊：周一上午　专家门诊：周四上午

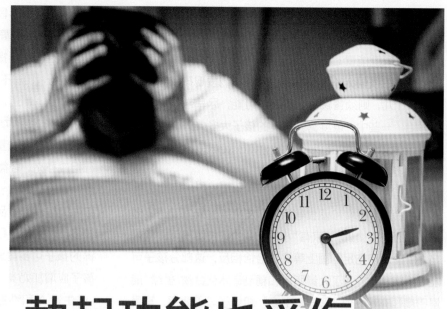

勃起功能是阴茎最重要的功能之一，一旦出现勃起功能下降，很多人都会非常担心。研究显示，勃起功能受多种因素影响，包括糖尿病、高血压、性腺功能减退引起的雄激素水平下降等疾病因素，以及焦虑、抑郁、紧张等心理因素。另外，越来越多的研究证明，睡眠也与勃起功能关系密切。

睡不好，勃起功能也受伤

南京医科大学附属妇产医院泌尿男科主任医师　潘连军

夜间勃起：阴茎的"保养"机制

阴茎的勃起有三种情况：视、听觉刺激时的反应性勃起，心理幻想时的心因性勃起，夜间睡眠期出现的自发性勃起。其中，夜间勃起对阴茎组织结构具有重要作用，是机体的一种保护机制，可为阴茎提供充足的血氧供应，维持阴茎海绵体的正常结构，避免其发生纤维化。

睡眠问题，影响勃起功能

充足睡眠有利于勃起。偶尔的入睡困难或失眠对勃起功能虽无明显影响，但长期发生入睡困难、失眠、多梦、睡眠质量差等睡眠问题，可明显影响勃起功能。调查显示，睡眠障碍患者发生勃起功能障碍的概率是普通人群的2.11倍；若同时伴有其他合并症，则发生风险更高。睡眠障碍对勃起功能的影响还会随年龄增长而增加。

勃起功能是身体健康状态的晴雨表。一方面，长期存在睡眠问题者会感觉身体乏力、精神萎靡、情绪低落、心烦意乱，而性活动会耗损人体精力，机体出于自我保护，在身心状态不佳时，会出现性欲低、不易勃起等反应。另一方面，睡眠对雄激素的分泌至关重要。长期失眠的人往往存在雄激素水平下降，进而导致勃起困难、勃起硬度下降、勃起后维持时间变短等，这在35岁以上人群中表现更加明显。此外，嗜睡、肥胖者普遍存在的睡眠呼吸暂停综合征等问题，也可影响勃起功能。

熬夜，勃起功能"很受伤"

随着生活节奏的加快，很多人（尤其是年轻人）喜欢夜生活，常常熬夜、晚睡，当然也有人因为工作而无法早睡。这种不良习惯对人体健康有很大隐患，也可影响勃起功能。

人体活动存在节律性，夜间是机体进行自我修复的重要时刻。夜间11时至凌晨4时是机体生殖内分泌系统的"工作时间"。在该时间段，人体如果不能处于睡眠状态，久而久之，生殖内分泌系统就会出现紊乱，勃起功能和生育能力都会下降。

夜间性生活时间有讲究

俗语讲："不贪三更色，不进一更食。"古人把二十四个小时分成十二个时辰，"三更"指夜间11时到凌晨1时，"一更"对应的是晚上7时到9时。"三更"正是睡眠的最佳时期，人体已进入"疲惫阶段"，开始进行自我修复，如果行男女之事，会加重身体负担，导致第二天精神不济。所以，性生活宜安排在"三更"之前为妥，如长期"贪三更色"，勃起功能可能也会受影响。**PM**

切包皮 能否治早泄

安徽医科大学第一附属医院泌尿外科教授　张贤生

读者咨询

我有早泄的毛病，经常不到两分钟就发生射精，妻子对此不太满意。我的包皮有点长，最近我看到网上有文章说，割了包皮后，早泄的毛病就会好。这是真的吗？

早泄发生，受四类因素影响

早泄影响 20%～30% 的成年男性，是最常见的男性性功能障碍之一。关于早泄的定义，至今没有达成共识，但多数专家学者认为应包括 3 个要素：①射精潜伏期短；②控制射精能力差；③性满足程度低。早泄可分成原发性、继发性、自然变异型及早泄样射精功能障碍等类型。

早泄的具体发病机制尚不清楚，既往研究认为其影响因素主要包括以下 4 类。

❶ **精神心理因素** 过快的生活节奏、过大的工作压力易使人产生焦虑、压抑的情绪，可引起早泄；同时，早泄又会使男性失去自信，加重自卑、焦虑等负面情绪。久而久之，形成恶性循环。

❷ **器质性因素** 继发性早泄的患者往往存在器质性病变，阴茎敏感性过高或阴茎神经兴奋性过高，射精中枢调控功能失调。

❸ **其他相关疾病** 甲状腺功能亢进症、糖尿病、勃起功能障碍、慢性前列腺炎、精囊炎等，可能会诱发或加重早泄。据报道，大约有 50% 的甲亢患者自述有早泄症状；也有研究发现，30%～50% 的早泄患者同时存在勃起功能下降。

❹ **夫妻关系** 新婚夫妻过度紧张、夫妻关系不和谐等，都可增加早泄的发生风险。

包皮过长与早泄有关吗

早泄患者中，包皮过长者占有很大比例。有统计发现，500 例早泄患者中包皮过长者占 95%；另一研究报道，124 名早泄患者中包皮过长者占 74.2%。这说明早泄有可能与包皮过长有关。包皮过长者，由于龟头及冠状沟缘等性敏感部位受到包皮包裹，刺激阈值较低，因此可能更容易发生早泄。

包皮环切术是指通过切除多余包皮使阴茎头外露，可治疗包茎、包皮过长，手术并不复杂，属于泌尿外科常规门诊小手术。有学者认为，包皮环切术后，外露的龟头等部位在衣物的长期摩擦下，兴奋阈值得到提高，可达到延迟射精的效果。这是不是意味着，割了包皮后，早泄的毛病就会好呢？

答案是否定的。性刺激并不仅仅是性接触部位的表面刺激。早泄发病因素多样，包皮环切术只是切除多余包皮，对改善性生活可能有一定帮助，但并不能治疗早泄。当然，从健康角度来讲，包皮环切术可明显减少包皮龟头炎和其伴侣生殖道感染的机会，也可降低 HPV（人乳头瘤病毒）等病毒感染的概率，减少伴侣宫颈癌的发生概率。

怎样才能治好早泄

治疗早泄的关键在于明确原因，并根据病因选择合适的方法。对原发性早泄，药物治疗是首选；对继发性早泄，应着重治疗原发病。由于早泄的发病原因复杂，且多数患者可能同时存在多种影响因素，故采用单一的治疗方法可能效果不佳。联合方案一般以药物治疗为主，辅以心理、行为治疗，疗效明显优于单一治疗。此外，还可根据患者实际情况采取手术治疗和中医中药治疗等。

由于精神心理因素是早泄的一项重要影响因素，故患者和医生之间需要建立起充分的信任和交流，这样才能有利于治疗的进行。有配偶的男性咨询时，其配偶需一同前往，以有助于医生全面了解病情、制订治疗方案。同时，在治疗过程中，伴侣的鼓励和配合能显著提高患者的自信心和治疗效果。PM

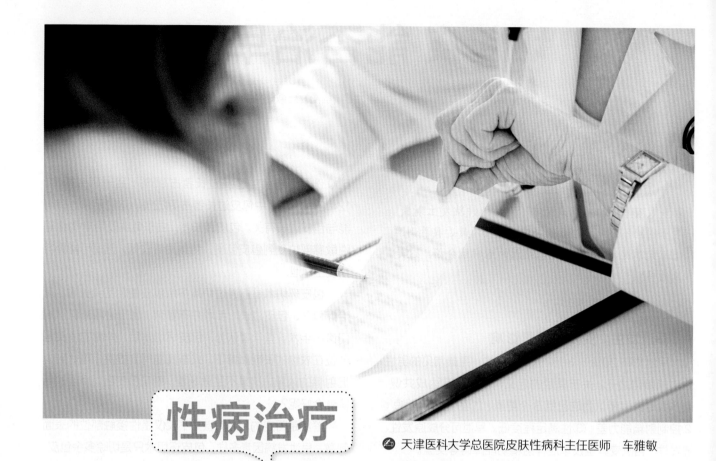

性病治疗

天津医科大学总医院皮肤性病科主任医师　车雅敏

四大错误观念

错误观念一：搜性病关键词找医院就诊

有一位年轻男性，因患尖锐湿疣而辗转于几家医疗机构治疗，几个月下来花费六万多元，疗效却很差。来我院治疗时，我了解到，他是通过网络搜索找到那几家医院的。那些医院的性病治疗很不规范，有"乱治""骗钱"的嫌疑。

还有一位60多岁的女性，因外阴皮肤病而到网上搜索相关知识，并根据相关内容提供的线索去某医院治疗，被那里的"医生"按照性病乱治，花费8万多元。到我院诊治后发现，她所患的只是普通的外阴皮肤病，并非性病。

相比十多年前，现在性病不规范诊治的情况有所好转，但仍时有发生。在网络技术发达的今天，很多患者会通过网络搜索医院或查找相关医学信息。但这类信息良莠不齐，很多内容都夹杂着医疗机构的广告，患者被这些信息误导后不规范就医，很可能上当受骗。加上社会舆论、工作环境、家庭关系等因素的影响，性病患者往往担心被人发现真相，有的人甚至不愿意到正规大医院就诊，这也为不规范诊疗埋下了隐患。

总之，当怀疑患性病时，一定要到正规医院就诊。首先，不要轻易相信网络文章、网络搜索结果中推荐的医疗机构。一般正规大医院（如医学院校的附属医院等）很少做广告，更不会做性病治疗方面的广告。其次，如果希望了解性病相关知识，应查看正规、权威的媒体和医疗机构发布的信息。第三，要认识到性病其实也是一种普通疾病，应到正规医院就诊，正规医院会对性病患者的就医情况完全保密。

错误观念二：不洁性接触后，马上就会"有反应"

经常有患者发生不洁性接触后，因怀疑被感染而心情紧张地来医院检查。当没有不适症状，临床化验也未发现异常时，患者本以为可以"松一口气"，医生却告诉他们"过段时间再来查"。他们往往会感到非常不解："医生，如果有问题，现在就应该有表现了吧？"

事实上，性病有好多种，在不洁性接触后，有些性病会很快出现症状。比如，有的患者在不洁性行为后很快出现尿频、尿急、尿痛，伴有尿道分泌物，在这种情况下首先要怀疑急性淋病。但很多性病的症状出现需要一段时间，即存在潜伏期：衣原体感染有1~2周潜伏期，梅毒的潜伏期约为1个月，尖锐湿疣的潜伏期约为3个月，艾滋病的潜伏期更长。

在性病潜伏期内，患者没有症状，检查也无异常发现。因此，发生不洁性接触后要观察一段时间，待潜伏期过后再至医院检查。

特别提醒

警惕隐性梅毒

隐性梅毒也叫潜伏梅毒，可以说是一种"长期潜伏"的性病。患者感染后一直没有症状，通过检查、化验才能发现。临床上，手术前的常规检查往往会发现很多隐性梅毒。总而言之，只要曾经发生过不洁性行为，就不能对性病掉以轻心。

错误观念三：一次只会患一种性病

很多患者认为一次只会患一种性病，当医生要求他到医院复查有无其他性病时，往往会感到不解。其实，性病的双重甚至多重感染在临床上很常见。

性病有很多种，一次或多次不洁性接触后，可感染一种性病，但也可同时感染多种性病病原体。比如，淋球菌和衣原体的双重感染，衣原体和梅毒的双重感染，衣原体、梅毒、尖锐湿疣和生殖器疱疹的三重、四重感染，等等。

性病的双重或多重感染，治疗上强调连续、全面。如果只治疗其中一种性病，很难治愈。比如，如果患者存在淋球菌、衣原体双重感染，可先用头孢类或青霉素治疗淋病（因为淋病相对好治），治好淋病后再治疗衣原体感染。

虽然双重或多重感染是医生需要重视的问题，但患者也要有这方面的知识，并向医生提供相关线索，积极配合医生进行相关检查，以便得到全面、规范的诊治。

错误观念四：患性病后，一个人偷偷去治

医生在门诊中常常遇到这种情况：某位男性淋病患者有尿痛、尿频、尿急、尿道流脓、尿道口红肿等急性淋病症状，确诊为淋病后，医生给患者开药后，并嘱咐患者一定要带妻子来同时治疗。但患者会说，妻子不难受、没有症状，没得病就不需要治疗。医生会告诉他：男性得了淋病会出现症状并来医院就诊，而女性得了淋病，有50%~60%的患者没有症状或症状很轻微，但她确实感染了淋病。因此，如果再有性接触，就会把淋球菌再传给男方，使治愈后的男性再次得淋病。所以必须请妻子同时检查和治疗。

事实上，不管患哪种性病，必须注意夫妻同时治疗。很多患者认为，如果发病后没有性生活，就不会传染给配偶，这种理解是错误的。实际上，患者在发病之前（虽然没有明显症状，但发生了感染，具有传染性），就可能通过性接触使配偶受到感染。如果仅一方接受治疗，在治疗期间或治疗后与另一方有性接触，会再次被感染，这也是很多性病患者长时间不能治愈的重要原因之一。**PM**

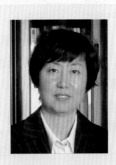

专家简介

车雅敏　天津医科大学总医院皮肤性病科主任医师，中华医学会皮肤性病学分会委员，天津市医学会皮肤性病学分会副主任委员，中国女医师协会皮肤病专家委员会委员。擅长老年皮肤病、外阴皮肤病性病以及其他常见皮肤病的诊治。

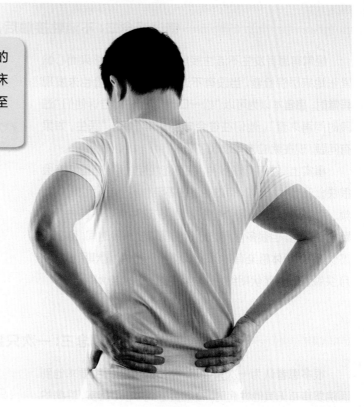

腰椎间盘突出症（简称腰突症）是引起腰腿痛的常见原因，可导致运动功能障碍及疼痛等症状。临床上，80%~85%的患者经非手术治疗后症状缓解，甚至可获得临床治愈，其中，功能锻炼是康复治疗的关键。

五种运动，助腰突症康复

⚕ 上海中医药大学附属龙华医院主任医师　苏　励　叶秀兰

人的脊柱包括颈椎、胸椎、腰椎等。腰椎就像一段竹子；一节腰椎就像一节竹子；椎间盘处于两节腰椎之间，犹如竹节。腰椎间盘厚度为8~10毫米，有弹性，起着弹性垫的作用。当人体由高处下落或肩、背、腰部突然受到某种负荷时，椎间盘能起到缓冲作用，保护脊髓及脑部重要神经。患腰椎间盘突出症（简称"腰突症"）时，椎间盘被破坏，其中有弹性的物体（髓核）脱出，压迫附近神经，就会出现腰痛、下肢一侧或双侧放射痛或麻木，甚至间歇性跛行、行走困难、肌肉萎缩等，严重影响患者的正常生活。

除椎间盘被破坏、髓核脱出外，引起或加重腰椎间盘突出症的另一因素是附着于腰椎及椎间盘结构上的韧带、肌肉等软组织出了问题。正常情况下，韧带和肌肉组织（如腰背肌、腹肌等）相互协调，维持着整个腰椎的平衡与稳定。一方面，

由于种种原因（如局部受寒、不正确的姿势等），腰部的韧带和肌肉发生紧张、痉挛或受到损伤，就会影响腰椎稳定性，长期如此可导致椎间盘受损，发生腰突症。另一方面，腰椎间盘突出的发生，又会破坏腰椎关节的稳定性，导致附着于其上的肌肉和韧带组织痉挛、损伤、平衡失调，久之出现肌力下降，对脊柱的保护作用不足，使其稳定性进一步下降，从而导致腰痛的出现越来越频繁，复发率越来越高。所以，保持韧带和肌肉组织强壮有力，对维持腰椎的平衡稳定、缓解腰突症症状至关重要。

1. "燕飞式"功能锻炼

这是目前临床上常用的腰背肌锻炼方法，可明显提高腰背部肌肉力量，重建腰椎固有的生理平衡，有利于稳定脊柱、缓解疼痛。具体方法：俯卧于床上，上肢贴靠身体两侧，将头部和胸部缓慢抬起，同时向上抬起四肢；当腰部肌肉有酸沉感时，保持这一姿势片刻；然后缓慢放下头部、胸部及四肢，至此为一个完整的燕飞式动作。宜每次锻炼10~20个燕飞式动作，每天3次左右，坚持数月。

2. 五点支撑式功能锻炼

这也是目前临床上常用的腰背肌锻炼方法。腰肌力量较弱者、肥胖者和老年人进行"燕飞式"功能锻炼可能会感觉比较费力，可以采用此法。

具体方法：取仰卧位，屈膝，吸气，用头、双肘及双足做支撑点，拱形撑起肩、背、腰、臀及下肢，使腰背部及大腿、小腿离开床面，并尽可能达到一定高度；保持5～10秒，然后呼气，慢慢落下。起落的动作都要缓慢。宜每次连续做10～20个起落动作，早晚各做1次，坚持数月。

3. 直腿抬高功能锻炼

直腿抬高的动作对椎管内神经根可起到牵拉作用，缓解神经根粘连，预防下肢肌肉失用性萎缩。具体方法：仰卧，两腿自然并拢，一条腿慢慢笔直向上抬起，与平面角度超过30度即可，然后慢慢放下；抬放另一条腿。抬腿动作应尽量缓慢、匀速，不要忽快忽慢；放下时亦如此。每次完成10～20个动作，每天锻炼2～3次。

4. 五禽戏练习

五禽戏是根据虎、鹿、熊、猿、鸟等5种禽兽活动动作的特点，模仿虎举、虎扑、鹿抵、鹿奔、熊运、熊晃、猿提、猿摘、鸟伸、鸟飞等动作的一种传统健身项目。五禽戏动作简单、流畅，动静结合，动作起伏平缓、舒柔，体位转换灵活多变。长期练习五禽戏能起到通经络、柔筋骨、利关节的作用，提高腰椎稳定性和活动能力，对恢复功能、减轻疼痛与麻木等有明显作用。五禽戏的具体锻炼方法可参考相关书籍。

5. 八段锦练习

练习八段锦，可主动运动脊柱、上下肢等，能对腰椎周围的软组织起到温和牵拉作用，减轻局部疼痛和活动受限症状；还可运动全身骨骼，加速血液、淋巴回流，促进腰椎间盘炎症消退，解除肌肉痉挛。八段锦练习强调"以腰为轴"，动作主要包括扭腰转胯、俯仰伸腰、左右弯腰、桥形拱腰、旋腰转背等，对增强肌群力量、加强腰椎稳定性和灵活性、改善运动功能大有裨益，是促进腰突症康复、预防复发的有效方法。具体锻炼方法可参考相关书籍。

需要注意的是，以上功能锻炼方法不适合腰痛急性发作、症状明显的腰突症急性期患者。急性期患者应卧床休息，等症状缓解、病情稳定后方可进行功能锻炼。**PM**

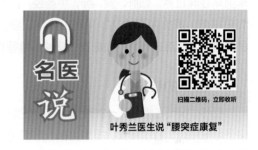

叶秀兰医生说"腰突症康复"
扫描二维码，立即收听

Q&A

⊙ 问：牵引治疗有没有作用？

答： 牵拉脊柱可使椎间隙加宽，降低椎间盘内压，解除对神经根的压迫和刺激，松解神经根及周围组织的粘连，改善微循环，解除肌肉痉挛，对腰突症有一定效果。但牵引疗法有较严格的适应证，应在正规医院进行。有研究表明，牵引疗法的效果与患者发病时间的长短有很大关系，病程短者，疗效较好，复发率低。牵引治疗后需休息1周左右才能进行功能锻炼，可先进行腰背肌锻炼，逐渐增加强度和频次；之后根据情况逐步进行快步走、五禽戏和八段锦等锻炼。

⊙ 问：热疗的康复效果怎么样？

答： 热疗常配合其他治疗方法共同应用，以加强疗效。热疗能增加血液循环，改善局部新陈代谢，降低肌肉及结缔组织的张力，提高白细胞的吞噬能力，促进炎性物质的吸收，调节人体的免疫功能，从而有利于病变部位的肌肉、骨骼、神经等各种组织的营养和修复，最终达到消炎、止痛、康复的效果。热疗的形式丰富多样，可借助仪器直接加热，如高频热疗、微波热疗等；可通过介质加热，如药罐热疗等；也可用仪器加热药物，再将药物敷于患处治疗，如中药热疗；还可使用有刺激性的药物敷贴（不加热药物），使患处产生灼热感，如中药蜡疗等。

⊙ 问：倒走、穿负跟鞋是否对腰突症有效？

答： 倒走是一种人体反向行走的健身运动。倒走时，需腰身挺直或略后仰，这样脊柱和腰背肌将承受比平时更大的压力。倒走对腰臀、腿部肌肉有一定锻炼效果，但对腰突症患者总体来讲弊大于利，一般不提倡练习。因为倒走时患者有可能不慎摔倒、扭伤腰部，使病情加重，得不偿失。负跟鞋属于矫形康复鞋，对腰突症导致的腰痛是否有效，目前尚缺乏专业研究支持。

车前草煮水，能否治尿路感染

天津中医药大学第一附属医院肾病科
王耀光（教授） 高玉萍

> **读者提问：**
>
> 我最近常尿频、尿急，去医院检查后发现患了尿路感染。据说车前草可以治疗尿路感染，我家小区门口就有很多，可以采来煮水喝吗？

车前草的常用别名有钱贯草、车轮菜、老夹巴草、猪肚菜、灰盆草等，多在夏季采挖，除去泥沙，晒干即可。车前草性味甘寒，归肝、肾、肺、小肠经，具有利尿通淋、清热祛痰、凉血解毒之功，常用于热淋涩痛、水肿尿少、暑湿泄泻、痰热咳嗽、吐血衄血、痈肿疮毒等症。

车前草的传说

相传，汉代名将马武一次带领军队去征服武陵的羌人，由于地形生疏，打了败仗，被围困在一个荒无人烟的地方。时值盛夏，又遇天旱无雨，军士和战马都因缺水而得了"尿血症"。一位名叫张勇的马夫偶然发现有三匹尿血的马不治而愈，寻根追源，看见地面上一片牛耳形的野草被马吃光。为证实其治疗"尿血症"的效果，他亲自试服，亦效，便报告马武。马将军大喜，问："此草生何处？"张勇说："就在大车前面。"马武笑曰："此天助我也，好个车前草。"当即命令全军吃此草。军士服后果然治好了尿血症，车前草的名字就这样流传下来。

车前草治疗尿路感染的宜与不宜

尿路感染在中医中属"淋证"一病，其基本病理变化为湿热蕴结在下焦，肾与膀胱气化功能失调。肾者主水，维持机体水液代谢；膀胱者，有储尿与排尿功能。湿热等邪蕴结膀胱，或久病脏腑功能失调，均可引起肾与膀胱功能失调，而至淋证。

车前草甘寒，归属肾、小肠经，可清热利尿，使热邪从小便而出，热邪得去，小便通，则淋证消矣。在西医中，尿路感染是由细菌感染引起的，临床表现为尿频、尿急、尿痛，膀胱或会阴部不适及尿道烧灼感。在中医证候中，尿道的烧灼样感觉属于热证，而车前草具有清热利尿、凉血解毒的作用。现代药理学研究证实，车前草能促进泌尿系统的排泄，具有利尿作用。尿路感染的治疗关键在控制感染，车前草提取物具有良好的抗菌效果，能抑制金黄色葡萄球菌和大肠杆菌的繁殖。因此，车前草煮水可以用于治疗尿路感染。

需注意，车前草煮水主要适用于湿热下注型尿路感染，并非适用于所有尿路感染患者，故应在中医师指导下服用。此外，车前草性寒，长期服用可能会导致胃肠功能紊乱和电解质紊乱；其性寒滑，肾虚精滑者及孕妇禁用。**PM**

车前草验方

❶ 车前草30克，海金沙30克（包煎），瞿麦20克。水煎取汁300毫升，一日分两次服，7～14天为一疗程。

❷ 滑石30克，瞿麦10克，车前草30克，粳米30～60克。先将滑石用布包，后与瞿麦、车前草同入水煎煮，取汁去渣，后加入粳米煮成稀粥，空腹食用。

❸ 冬葵子30克，车前草30克。煎汤取汁，代茶饮，一日数次。

❹ 车前草50克，猪鬃草20克，扁蓄15克，淡竹叶10克。水煎服。

❺ 车前草、蒲公英、银花藤各25克，木通10克。水煎取汁，分次服下。

❻ 金钱草（生全草）100～150克，生车前草50～100克，滑石粉50克。煎取250～300毫升药液，分2～3次服，每日1剂，小儿可酌情减量并加少许白糖。

❼ 鲜连钱草、鲜车前草各100克。水煎，每日1剂，分三次内服。

临床上，将尿常规中尿蛋白定性实验呈阳性称为蛋白尿，或显性蛋白尿。一般来说，除生理性蛋白尿（如运动性蛋白尿、直立性蛋白尿）外，其余蛋白尿都是病理性的，见于各种原发或继发性肾病患者，包括肾小球疾病（如广为熟知的IgA肾病、膜性肾病、狼疮性肾炎、紫癜性肾炎等）、肾血管和小管间质性肾病、尿路疾病（肾盂、输尿管、膀胱、前列腺等部位的疾病）等。

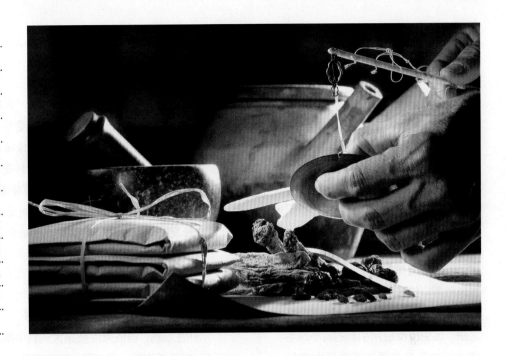

治蛋白尿，中医常用四法

上海中医药大学附属市中医医院肾内科教授　龚学忠

中医对"蛋白尿"的认识

"蛋白尿""肾小球肾炎"等都是西医学的名词术语，由于蛋白尿患者临床上时常出现尿中泡沫增多、尿有油光等尿液性状改变，以及腰酸腰痛、眼睑或下肢浮肿等症状，故在历代中医典籍中，一般将"蛋白尿"记载为"尿浊""腰痛""水肿"等。按照中医学的观点，蛋白质作为人体内的精微物质之一，主要由后天（脾）所生化，又由肾所封藏。肾虚则封藏失司，肾气不固，精微下泄，这是蛋白尿形成的重要原因。当然，除了脾肾亏虚之外，外邪造成湿热、瘀血、热毒等病理产物迫精外泄，亦可产生蛋白尿。

四种方法治疗蛋白尿

基于上述病因病机认识，中医学形成了独特的治疗蛋白尿的理论方法体系，总体上以中医学"急则治其标，缓则治其本"为原则。由于临床疗效确切，已被广大患者接受和熟知。以肾炎舒片、肾炎康复片、黄葵胶囊等为代表的治疗蛋白尿的中成药，也时常被国内广大西医同道采用。中医学治疗蛋白尿的方法大致有四种。

❶ 补肾健脾法　这是目前中医治疗蛋白尿最常用的方法之一，属于补法、治本之法，具体包括温肾补脾法、健脾益气法、升阳固摄法等，均是以补为主。多采用党参、黄芪、太子参、地黄、桑葚、金樱子、芡实、山药、巴戟天、淫羊藿等补益脾肾的药物，以培本补虚为大法，时常可以较快改善患者的腰酸腰痛、神疲乏力、抵抗力低下、畏寒肢冷、梦遗早泄、水肿等症状。临床上以大量蛋白尿为特点的肾病综合征患者，其低蛋白血症、水肿顽固不退，多可联合该法，时能获效；长期服用免疫抑制剂的患者，由于容易出现脱发、骨髓抑制等肾虚症状，也可联用此法。

❷ 补益肝肾法　该法也是中医学治疗蛋白尿的常用方法，与补肾健脾法同属于补法、治本之法，具体包括滋肾填精法、滋阴降火法、滋阴潜阳法等。采用地黄、山茱萸、女贞子、黄精、龟板、丹皮、地骨皮、鳖甲、龙骨、牡蛎等滋阴益肾的药物，补真阴、潜肝阳，常能较快改善患者的头晕耳鸣、遗精盗汗、口咽干燥、失眠烦躁多梦、四肢麻木等症状。临床上，反复蛋白尿日久后出现肾性高血压、失眠焦虑的患者，多可联合该法；大量蛋白尿、肾病综合征服用较大剂量激素治疗者，也可联合该法。

❸ 祛风化湿法　该法属于祛邪之法、治标之法，不属

于补法。祛风、化湿可单用，也可联用，亦可和其他各法联用，临床视患者具体情况而定。常采用防风、连翘、蝉衣、僵蚕、苍白术、薏苡仁、豆蔻、陈皮、猪苓、滑石、玉米须等药物，疏风解表、化湿利水。居住在南方地区的患者湿邪较常见，而化湿的食材较多，故患者可在家采用化湿法食疗等。有蛋白尿的肾病患者，由于长期患病而抵抗力下降，容易感冒，祛风法有助于减少风邪外袭之感冒发生，经典方剂玉屏风散即以祛风加益气立法。

❹ **活血化瘀法** 该法亦属于治标之法。因免疫反应所引起的肾小球毛细血管内凝血是肾性蛋白尿发病的重要环节之一，故该法近年越来越为临床所重视。采用活血化瘀法有助于调整患者全身及肾脏局部血液循环，并有疏通血脉、祛除瘀滞的作用。常采用当归、川芎、丹参、红花、桃仁、芍药、丹皮、地龙等药物祛瘀活血，如能与宁络止血之品配合，对肾性血尿的治疗效果也不错。有大量蛋白尿、难治性肾病综合征、激素依赖型肾病综合征的患者，联合采用活血化瘀法，时常可以收到意想不到的效果。

临床上很多治疗蛋白尿的中药也是常见的食材，如玉米须、山药、芡实、薏苡仁、扁豆、黑大豆、莲子等。在中医理论指导下，配合采用这类药食同源的中药治疗蛋白尿有简便、安全、利于长期服用等特点。当然，治疗蛋白尿的中医治法还有很多，如清热解毒法、行气利水法等，临床上也常用，此处不再赘述。治疗蛋白尿的验方也较多，经典方剂如参芪地黄汤、左归丸、大补元煎、薯蓣丸、参苓白术散、玉屏风散、猪苓汤等，患者可在中医师的指导下应用。PM

张老师是位优秀的美术老师，前几年的每个周末，他总是奔波于各大儿童美术培训班讲课，深受欢迎。然而，今年春节后，家人发现他变得特别爱睡觉，整天好像瞌睡虫附身一样，无精打采，呵欠连天。一开始，家人以为他这样是喝酒导致的，就没有多想。不料，两个月前的一天早上，张老师睡着后，家人竟然叫不醒他，于是急忙将他送到医院。一检查才知道，张老师因饮酒过度导致肝病，已经发展到肝硬化、肝性脑病的地步，所谓的"嗜睡"，其实是肝性脑病的信号和表现。

肝性脑病，源于大脑氨中毒

肝性脑病，通俗来说就是大脑氨中毒。肝脏好似人体内的一座超级化工厂，担负着脂肪、蛋白质、糖等营养物质的代谢和解毒功能。氨是一种对人体有毒性的物质，分子量小，能够通过血脑屏障进入大脑。当我们进食蛋白质类食物后，蛋白质先在小肠内转化为氨基酸，再通过肠道被吸收入血，进入肝脏，经过复杂的转化，有用的部分被合成为白蛋白，而氨等有毒废物则经过和二氧化碳等的结合，生成尿素。大部分尿素通过尿液和汗液被排出体外，其中约有15%的尿素会通过肠黏膜重新进入肠道，被还原为氨和二氧化碳。这部分氨占据肠道中氨总量的90%，剩余的氨来源于食物，由肠道中的细菌分解所产生。当肠道内酸碱值达到一定条件时，这些氨又会通过肠道被吸收进入血液，重新进入肝脏，这就是血氨的主要来源，这一过程称为"肠肝循环"。

当患者发生肝硬化，肝功能进入失代偿期时，肝脏的代谢与解毒作用均受到严重影响，氨基酸分解后产生的氨不能被完全合成为尿素，而直接进入血液，通过血脑屏障进入大脑，进而影响大脑的正常功能。发生肝性脑病，轻者对时间、空间概念不清，对人物概念模糊，吐字不清，颠三倒四，书写困难，计算、计数能力下降，数字连接错误，头昏头晕，昏昏欲睡，甚至出现胡言乱语的表现；重者昏迷不醒，甚至导致死亡。

诊断肝性脑病，查"血氨"最直接

除肝硬化会引起肝性脑病外，重症病毒性肝炎、重症中毒性肝炎、药物性肝病、妊娠期急性脂肪肝、门-体静脉分流术后、原发性肝癌及其他弥漫性肝病的终末期也会发生肝性脑病，但以肝硬化最为多见，约占70%。张老师就是因为经常大量饮酒，发生了肝硬化，进一步引起了肝性脑病。

大多数轻中度慢性肝病患者的常见症状为疲劳、乏力、食欲减退、胁肋隐痛、恶心、厌油、皮肤瘙痒等，一般不会出现嗜睡的状况。但若突然

肝病患者嗜睡，
警惕肝性脑病

江苏省中医院感染科主任中医师　陈四清

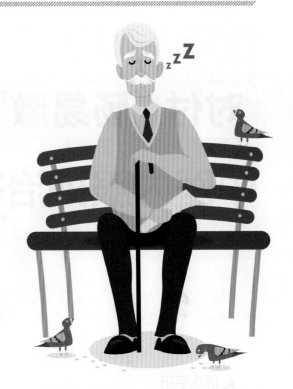

出现疲劳乏力、昏昏欲睡、神志不清等症状时，须警惕肝性脑病。最直接的诊断方法是检查"血氨"。由于氨非常容易挥发，故抽血后应立即进行检查，一般各大医院均在急诊化验室检测血氨。

高蛋白质饮食，肝性脑病的重要诱因之一

诱发肝性脑病的因素很多，如上消化道出血、高蛋白质饮食、大量排钾利尿、放腹水、使用镇静安眠药或麻醉药、便秘、尿毒症、感染、手术创伤等。其中，高蛋白质饮食是重要因素之一。不少患者吃饭前还"谈笑风生"，一个肉圆下肚就很快昏迷。因此，已经确诊为肝性脑病的患者，一定要注意避免食用鸡蛋、肉类、鱼等动物蛋白质，可以用豆腐、百叶、豆浆等植物蛋白质代替。牛奶虽也是动物蛋白质，但对血氨的影响相对较小，可以少量食用。如果血浆中白蛋白太低，只有补充人血白蛋白，或者长期服用黄芪、人参、当归等健脾益气养血药物。

蔬菜、水果中富含维生素 C，能够加快肝脏修复，患者可以适当多食。进餐时，患者要注意细嚼慢咽，以防消化道出血。饮食要清洁，以免引起肠道菌群紊乱。需要使用氨基酸补充营养的患者，千万要注意应使用支链氨基酸，不能使用芳香氨基酸，否则反而会诱发肝性脑病。

肝性脑病的中医治疗法

肝性脑病目前没有根治方法，但通过使用门冬氨酸、鸟氨酸、乳果糖、肠道益生菌等药物治疗，可以迅速扭转眩晕、昏睡、昏迷症状，关键是要早发现和早治疗。

肝性脑病属于中医学"眩晕""昏迷""嗜睡"等范畴，一般多从"痰浊上扰"方面治疗，以使用半夏白术天麻汤治疗为主。肢体震颤明显、舌质光红少苔，则可从"阴虚风动"方面，用"镇肝熄风汤"治疗。还有不少患者表现为"肾阳不足，肝阳不争"，表现为形寒怕冷、容易腹泻、舌质淡白、脉沉细等，可运用真武汤和麻黄连轺赤小豆汤进行治疗，均有较好疗效。

上文中的张老师经望闻问切、四诊合参后，医生判断其属于典型的肾阳亏虚。经过一段时间中药调理，加上彻底戒酒后，张老师又精神抖擞地上课去了。**PM**

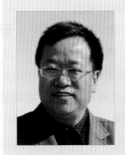

专家简介

陈四清　南京中医药大学中医病案学教研室副主任、副教授、硕士生导师，江苏省中医院感染科主任中医师、院级名医，孟河医派（马家）第五代传人，国家中医药管理局中医药文化科普巡讲专家，全国首批百名中医药科普专家。擅长肝胆消化病、肿瘤、腹泻、内科杂病等的诊治。

专家门诊：周一上午，周二下午，周四上午

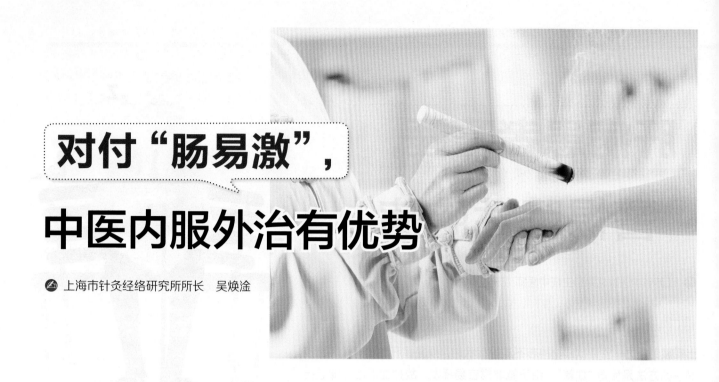

对付"肠易激"，
中医内服外治有优势

上海市针灸经络研究所所长　吴焕淦

医生手记

王女士常年胃肠道不适，有时便秘数日，有时却又腹泻不止，经胃镜、肠镜检查均无异常，被诊断为"肠易激综合征"。医生嘱其在腹泻和便秘症状出现时，分别服用止泻、通便药物，以缓解症状。近来，王女士的胃肠道症状愈演愈烈，不但影响工作，而且常常使她无法正常出门。她再次来到医院就诊，寻求根治肠易激综合征的办法。

什么是肠易激综合征

肠易激综合征是临床上常见的一种慢性功能性肠病，患者以腹痛、腹部不适，并伴有排便习惯及形状的改变为主要表现。腹痛可发生于腹部任何部位，疼痛性质多种多样，但大多局限于下腹部，排便后缓解。患者排便时多有急迫感，腹泻多于晨起或餐后出现，一日3～5次，多者可达十余次，大便多成糊状，也可为成形软便或稀水便；部分患者可出现便秘，多伴有便后不尽感，大便质地较干、量少，呈羊粪状或细杆状，表面可附着黏液；也有部分患者如王女士一样，会出现腹泻和便秘交替的症状。此外，肠易激综合征患者多伴有不同程度的心理、精神异常表现，如焦虑、抑郁、紧张、健忘、失眠等。

在我国，肠易激综合征的发病率为10%～15%，且呈逐年上升趋势，患者以20～40岁中青年居多，女性多于男性。在肠易激综合征高发地区，该病患者约占消化科门诊患者总数的1/3。

肠易激综合征有哪些症状

根据粪便性状和排便习惯的不同，肠易激综合征一般分为四个亚型：腹泻型、便秘型、便秘腹泻交替型、不确定型。其中，以腹泻型居多，患者呈持续性或间歇性腹泻，大便量少，呈糊状，含大量黏液，症状可于禁食72小时后消失。

若近三个月来，腹痛反复发作（至少一周一次），并伴有下列症状中的2个或以上，即可诊断为肠易激综合征：①腹痛缓解与排便有关；②排便频率改变；③大便性状改变。

肠易激综合征是心理疾病吗

不少患者经胃镜、肠镜检查均无明显异常，因此人们常认为肠易激综合征是一种心理性疾病：当患者受某些精神刺激时，便难以控制胃肠道反应，以至于出现腹痛、腹泻等症状。这种说法并非没有道理。肠易激综合征虽是一种肠道功能性疾病，但患者确实常伴有心理障碍。

一项针对肠易激综合征患者症状轻重与情绪紧张程度

的相关研究发现，症状发作或加重均与情绪紧张有关，焦虑、抑郁、激动、恐惧等情绪不安因素，可影响人体的自主神经功能，引起结肠、小肠运动功能改变及分泌功能失调。

中医治肠易激综合征有何优势

从中医的角度来看，肠易激综合征可归属于"腹痛""泄泻""大肠泄""便秘""郁证"等范畴。肠易激综合征的病因复杂多样，总结起来可归纳为感受外邪、情志失调、饮食不节（洁）、先天禀赋不足四方面，常见的证型有兼胸胁或少腹胀闷、纳少泛恶的肝郁脾虚证，兼神疲乏力、胃纳欠佳、劳累后加重的脾虚湿阻证，兼黎明前发作、腰膝酸软的脾肾阳虚证，兼大便干燥如羊屎、少腹可扪及包块的肠道津亏证。

中医治疗肠易激综合征，优势在于整体调节，从肝脾着手，兼顾其他脏腑，多靶向、多环节调治。针对不同的证型，中医讲究辨证论治，根据不同的病因病机选取适宜的治疗方法，以理气健脾、调和肠腑为主，结合利水渗湿、疏肝健脾、补脾益肾、益胃生津等。

中医治肠易激综合征有哪些方法

❶ **中药** 治肠易激综合征，临床常用的中药方有痛泻要方、四逆散、逍遥散、柴胡疏肝散、附子理中丸、升阳益胃汤等。

❷ **针刺** 针刺在治疗肠易激综合征方面发挥着独特的优势，见效快、不良反应少、有整体调节效应，广受患者青睐。临床操作上，通常以脾经、胃经、肝经、任脉等经穴为主，如足三里、上巨虚、天枢、太冲、百会等穴。

❸ **艾灸** 早在《灵枢·官能》中就有"针所不为，灸之所宜"的记载，《医学入门》更提出"凡病药之所不及，针之不到，必须灸之"。艾灸依靠艾绒燃烧的温度刺激相应穴位，燃烧中产生的光、热及艾油通过多途径激发机体内源性调节系统，具有温通经络、调和气血的作用。温针灸、温和灸、隔药灸、太乙灸等多种艾灸疗法，可明显缓解肠易激综合征患者的腹痛症状，改善情绪状态。临床操作上，通常选取天枢、神阙、关元、上巨虚等穴位，一周三次，每次 20 ～ 30 分钟，12 次为一疗程。为了达到更好的疗效，医生会根据患者的病情，结合中药内服与针灸外治。

艾灸治肠易激综合征有何讲究

不同艾灸方法在运用时各有特色，具体如下。

❶ **温针灸** 是指在留针过程中，将艾绒搓团捻裹于针柄上点燃，通过针体将热力传入穴位。每次燃艾 1 ～ 3 柱。本法可温通经脉，治疗寒湿泄泻型肠易激综合征效果较好。

❷ **温和灸** 将艾条燃着的一端与施灸部位皮肤保持一定距离，使患者有温热感而无灼痛的悬起灸，称为温和灸。温和灸操作简单、较为安全，患者可于家中自行实施。具体操作时，将艾条一端点燃，对准应灸的腧穴部位或患处，距离皮肤 2 ～ 3 厘米，以局部有温热感而无灼痛为宜，一般每穴灸 10 ～ 15 分钟，至皮肤红晕为度。

❸ **隔药灸** 指艾炷与施灸部位皮肤之间衬隔物品的灸法，通常以生姜、大蒜、附子饼等辛温芳香、补肾助阳的药物作衬隔，温通经络且借助药物效应，治疗肝郁脾虚及脾肾阳虚型肠易激综合征优势显著。其中，隔附子饼灸使用较多：附子切细研末，以黄酒调和做饼，置于穴位上置艾炷灸之，可起到温补肾阳、益气健脾之效。

❹ **太乙灸** 又名太乙神针，是一种用药艾灸的治疗方法，虽实为灸法，但因其操作方法如同持针施灸，故名"针"。施太乙灸时，将太乙灸艾条的一端点燃，对准施灸部位，距皮肤 2 ～ 3 厘米进行熏烤，使患者局部有温热感而无灼痛感。所用艾条，在以古人太乙神针药物处方的基础上加以改良，以艾绒、乳香、没药、沉香、冰片、桂枝、透骨草、千年健等药物为主，外用桑白皮纸卷制而成。太乙灸可发挥艾绒和中药的双重治疗作用，具有活血通络、行气止痛、温肾健脾之功。 **PM**

专家提醒

艾灸治疗不可时断时续，具体疗程根据患者病情轻重因人而异。治疗过程中，患者应注意以下问题：节饮食，避免生冷、辛辣、油腻的食物；畅情志，及时进行情绪疏导；调作息，起居有节，适当锻炼。

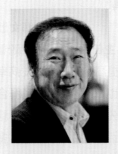

专家简介

吴焕淦 上海中医药大学附属岳阳中西医结合医院上海市针灸经络研究所所长、博士生导师，中国针灸学会副会长。擅长针灸治疗溃疡性结肠炎、肠易激综合征、慢性胃炎等胃肠道疾病。
专家门诊：周二、周六下午

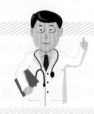

大众 + 导医

网上咨询：popularmedicine@sstp.cn
专家门诊时间以当日挂牌为准

问：“过期药”怎么扔

2019年7月1日起，《上海市生活垃圾管理条例》正式施行。家里的过期药品算哪类垃圾？该怎么处理？

上海 葛先生

上海交通大学医学院附属瑞金医院药剂科副主任药师石浩强：药品化学成分复杂，有些物质在自然界可能需要数年或数十年才能分解，一些有毒有害成分若未经处理，会污染土壤和水。因此，2008年我国环境保护部门将过期药品及其包装物列为"危险废物"。上海市生活垃圾分为四类——可回收物、有害垃圾、干垃圾、湿垃圾，过期药品属于有害垃圾。目前，我国还没有相关法律法规规定如何处置过期药品，过期药品的回收机制也不是很成熟。市民可以将过期药品送至附近设有回收点的药店或医院药房，由这些专业机构帮助统一销毁。对一些抗肿瘤、抗菌药物，以及医疗用毒性药品、麻醉药品、精神药品、放射性药品等特殊药物，最好送到医院的回收点。如果附近没有回收点，且过期药品数量较少，可以在破坏包装后，将其放入密封袋，投入有害垃圾的垃圾桶。需要注意的是，一定要将药品上的文字、图片等信息涂抹或销毁，这样既能保障个人信息安全，又可避免过期药品被他人捡到并服用。

问：贫血与哪些肿瘤有关

我的一位老朋友因长期贫血被查出恶性肿瘤，我的气色一直也不是很好，有时体检结果显示血红蛋白偏低。哪些恶性肿瘤可能会引起贫血？除了贫血，这些肿瘤还有其他蛛丝马迹吗？

北京 王女士

北京大学肿瘤医院淋巴肿瘤内科副主任医师刘卫平：据统计，65岁以上的老年人中，约10%存在贫血，恶性肿瘤是重要原因之一，许多恶性肿瘤的早期往往以贫血为首发症状，包括血液系统和非血液系统恶性肿瘤。有些肿瘤除了表现出贫血，还有其他蛛丝马迹，比如：有吞咽困难的表现，要警惕食管癌；有上腹不适、恶心、呕吐等症状，要警惕胃癌；有大便带血、排便习惯改变等现象，要警惕大肠癌；有乳头溢液现象，要警惕乳腺癌；有排尿困难、尿频、尿急、尿中带血症状，要警惕前列腺癌、肾癌、膀胱癌等；有不规则阴道流血，要警惕子宫内膜癌、宫颈癌；有中重度发热、皮肤出血点多等症状，要警惕白血病、淋巴瘤、多发性骨髓瘤等。因此，如果发现贫血，应做进一步检查，及时明确原因并进行相应治疗。

专家门诊：周五下午

问：脂肪肝会影响乙肝治疗吗

我今年48岁，体检发现脂肪肝，进一步检查发现乙肝"大三阳"，符合抗病毒治疗指征。现在治疗一年了，效果并不理想。医生曾建议我在抗病毒治疗的同时严格控制饮食，我没放在心上，这很重要吗？

江苏 郑女士

复旦大学附属华山医院感染科主任医师尹有宽：随着人们生活习惯的改变和生活水平的提高，脂肪肝的发病率不断增加，乙肝合并脂肪肝的比例也在不断上升。乙肝合并脂肪肝主要有两种情况：第一是先有乙肝，大多处于稳定期，后发生脂肪肝，多与含糖食品及膏粱厚味摄入过多有关；第二是先有脂肪肝，后因转氨酶升高才发现慢性乙肝，50%~80%的患者血清转氨酶呈轻、中度升高，约60%患者糖耐量异常，约80%患者血脂异常。研究表明，慢性乙肝与脂肪肝会互相影响，肝细胞发生脂肪变性后，会影响肝功能恢复，同时影响核苷（酸）类药物抑制乙肝病毒复制的能力，最终可能导致治疗失败。与单纯的慢性乙肝患者相比，合并脂肪肝的患者的抗病毒治疗效果明显下降、治疗时间明显延长，且更容易发生肝硬化及肝癌。因此，对合并脂肪肝的慢性乙肝患者而言，通过积极控制饮食、增加运动来缓解脂肪肝，是一件非常重要的事。

特需门诊：周二全天（东院），周三、周五上午（总院）
外宾门诊：周一、周三下午（总院）

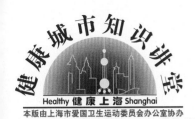

健康城市知识讲堂
Healthy 健康上海 Shanghai
本版由上海市爱国卫生运动委员会办公室协办

脑瘤术后康复，改变了我的后半生

本刊记者/王丽云
支持专家/上海中医药大学附属岳阳中西医结合医院康复医学科主任医师　张 宏

市民何卿卿的故事

我今年 63 岁，近 5 年来爱上了跳舞，身心状态都不错，常常有人夸我看上去比实际年龄年轻得多。其实，十几年前，我曾患过一场大病，与死神擦肩而过。改变心态和穴位按摩是我康复的两大"秘诀"。

那是 2007 年初，我脑子里长了个瘤，名叫脑膜瘤，害得我走路东倒西歪，连话都说不清楚。在医生建议下，我选择了伽马刀手术，半年后肿瘤复发，我又在上海长征医院接受了开颅手术。术前谈话时，医生说手术可能会导致中风，甚至可能会让我变成植物人。幸运的是，我并未发生严重并发症，但这场病彻底改变了我的后半生：以前在单位心高气傲的我，开始改变心态，看淡一切名利；以前从不把头疼脑热当回事的我，开始将康复作为头等大事，重点学习穴位按摩方法并坚持不懈地实践。

书本是我最好的老师，我不断学习，不断实践，不断改进，总结适合我的穴位按摩方法，坚持进行自我按摩。每天早晚各按摩一次，从头到脚按下来差不多需要 45 分钟。同时，我也非常注意饮食清淡、营养均衡。在这样的坚持下，我的身体一天天好起来，身心状态发生了很大变化。回归健康生活后，加之退休后实现了时间自由，我积极融入社区生活，结交新朋友，认识了一位舞蹈老师，开始跟着她学跳舞，后来又加入小区的舞蹈队和健康自我管理小组，生活越来越丰富多彩。

十几年来，每年去医院复查，我的一切指标都正常。就连我的主刀医生都很惊讶，他认为我可以作为患者榜样，给患友们讲讲我的康复故事。

何女士战胜病魔、重回健康的故事给大家很多启示。她手术很成功，没有留下后遗症，非常幸运。康复过程中的四个关键环节她都做到了。一是改变心态、淡泊名利。正如中医经典《黄帝内经》所言："恬淡虚无，真气从之，精神内守，病安从来。"二是积极进行运动康复。适当进行跳舞等运动，可以改善心肺及运动系统功能，对疾病康复非常有益。三是注意饮食、保持清淡。中医认为，膏粱厚味是引起糖尿病、高血压等慢性疾病的重要因素，营养均衡、饮食清淡对维持人体健康非常重要。四是重视自我保健，尤其是穴位按摩，对疾病防治有非常好的效果，可以做到有病治病、无病防病的作用。

脑膜瘤术后常伴有多种后遗症，如情绪障碍、运动功能障碍、偏身感觉障碍等，严重者可能还有意识障碍、言语障碍、大小便功能障碍等。穴位按摩对改善上述问题具有非常好的效果。按摩百会和风池、干梳头可以缓解头晕头痛；叩齿、鸣天鼓、干洗脸可以改善面瘫、言语功能障碍等；按揉或拍打肩井、肩髎、肩贞、曲池、手三里、外关、合谷等穴位，可以改善上肢及手的运动功能；按揉环跳、承扶、委中、承山、解溪、涌泉等穴位，可以改善下肢运动功能。如果再配合掌擦法于上述穴位至皮肤温热感，效果更好；若能结合运动训练，更可事半功倍。**PM**

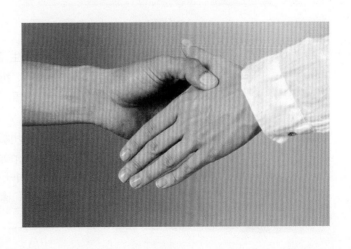

照顾家人，
老年人应"量力而行"

家人如果生病，家属应该怎么应对？当遇到不开心的事情，该如何化解，以免"气大伤身"？关于应激事件对健康的影响，是需要细细考量的问题。

数月前，急诊抢救室来了一名85岁的女性患者，因突发胸前区疼痛1小时就诊，经检查被确诊为心肌梗死。经询问，老人除患有高血压外，没有糖尿病、血脂异常等慢性病，平时身体不错，也没有不适。她为什么会突然发生心梗呢？通过进一步询问，我们得知，老太太的老伴儿前段时间骨折住院了。为了照顾老伴，老太太每天医院、家里来回跑。可能就是因为这段时间过度劳累，内心焦虑，再加上有高血压，身体一直处于应激状态，才导致了心肌梗死。

前段时间，救护车送来一名胸痛患者，男性，62岁，心电图检查提示右室下壁心肌梗死。经仔细询问病史，我们发现患者平素身体很好，生活规律，每天负责接送小孙子上学，没有高血压、糖尿病、血脂异常等病史，不吸烟，不酗酒，脾气也很好。他又是什么原因导致发病呢？再次

仔细询问后，我们发现了其中的端倪：原来，在发病前一天，患者的孙子在学校被其他小朋友欺负了，他气不过，次日早晨便去学校找老师反映情况，但老师正好不在。他憋着一肚子气，一整天都不高兴，想着下午再去一趟学校讨个说法。没想到还没去学校，自己倒发生心肌梗死了。

临床上此类病例很多。遗憾的是，我们并没有针对患者是否存在生活应激事件进行相关研究。临床上，有多少患者是因为受到家人生病等应激事件刺激而发病的，无从考证，但从临床观察来看，应该很多。

老年人常合并高血压、糖尿病等慢性病，同时也是心理疾病（如焦虑、抑郁等）的高发人群。而合并焦虑、抑郁等负性情绪的老年人更容易发生心血管事件、失眠、消化系统疾病。虽然老年人为了照顾亲人会拼尽全力，但这也会大大增加自身发生疾病的风险。因此，老年人尤其是患有高血压、糖尿病、冠心病、脑血管疾病等基础疾病者，在照顾家人的同时，应"量力而行"，避免"火上浇油、忙中添乱"。**PM**

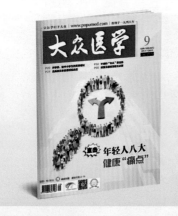

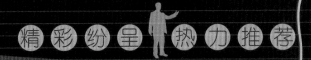

世纪出版
www.ewen.co

上海科学技术出版社
www.SSTP.cn

上海科技出版社
"天猫"旗舰店

陪我"玩"

0~3岁宝宝运动活动指导

好书推荐

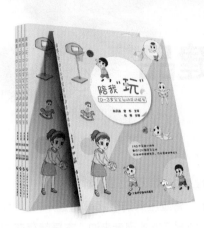

书名：陪我"玩"·0～3岁宝宝运动活动指导
书号：978-7-5478-4359-8
作者：杜青
出版日期：2019.03
定价：48元

编辑推荐

0～3岁是宝宝生长发育的关键期，运动智能是宝宝在生命成长过程中最先发展的智能。父母、家人是0～3岁宝宝最重要的玩伴，高质量的陪伴对宝宝的早期发育至关重要。《陪我"玩"·0～3岁宝宝运动活动指导》的主编杜青教授是国内知名的儿童保健和康复领域专家，她编创的一套适合0～3岁中国宝宝的运动活动游戏，有助于开发宝宝的运动天赋，促进其智力和感知觉发育。本书可供家有0～3岁宝宝的家长朋友们阅读参考。

内容介绍

本书介绍了针对0～3岁儿童编创的运动游戏，有助于开发宝宝的运动天赋，促进其智力和感知觉发育。全书文字通俗易懂，图片清晰明了。书中介绍的运动游戏是根据不同年龄段儿童设计的，每一个运动游戏均设置目的、操作、安全指导等环节。游戏设计简单实用，游戏环境为孩子熟悉的家庭环境或好奇的户外环境，既能满足儿童运动发育的需求，又能促进亲子关系的建立。

作者介绍

杜青 上海交通大学医学院附属新华医院康复医学科主任、学科带头人、主任医师，上海交通大学医学院康复医学系副主任、硕士生导师，上海体育学院运动科学学院硕士生导师兼博士生导师，中华医学会儿科学分会康复学组副组长，中华医学会物理医学与康复学分会疗养康复学组副组长，中国医师协会儿童健康专业委员会副主任委员，中国残联脑瘫康复委员会副主任委员，中国康复医学会儿童康复专业委员会辅具学组组长，上海市康复医学会儿童康复专业委员会主任委员。

银杏树，又名白果树，是世界上最长寿的树种之一。银杏叶自古以来一直被认为有很高的药用价值，《中药志》中记载银杏"敛肺气，平喘咳，止带浊"；《本草纲目》中也记载，银杏"熟食温肺益气，定喘嗽，缩小便，止白浊；生食降痰，消毒杀虫"。

银杏叶片：
并非防治动脉硬化的保健品

上海交通大学医学院附属仁济医院血管外科　倪其泓　张　岚（教授）

银杏叶片，是用从银杏叶中提取的活性成分制成的中成药，归心、肺经，有活血化瘀、通络止痛、敛肺平喘、化浊降脂的功效，可以治疗瘀血阻络所致的胸痹心痛、卒中、半身不遂、舌强语謇、冠心病稳定型心绞痛等疾病。在临床上，不仅有许多心血管疾病患者服用银杏叶片，更有一些老年人为防治动脉硬化将其作为保健品长期服用。

动脉硬化是血管外科最常见的疾病之一，由于动脉管壁增厚、变硬，失去弹性，造成管腔狭窄甚至闭塞，从而导致冠心病、脑卒中及外周动脉疾病等。动脉硬化主要发生于老年人，70岁以上者患病率高达90%，是老年人死亡的主要原因之一。从表面上看，动脉硬化导致的冠心病、脑卒中、外周动脉疾病是银杏叶片的适应证。实际上，问题并非如此简单。

长期服用：增加血管破裂风险

动脉硬化的病理生理过程非常复杂，在造成血管狭窄、闭塞的同时，还会使血管弹性降低、脆性增高。硬化的血管与正常血管相比，更容易发生破裂出血。长期服用银杏叶片，一味想通过活血化瘀治疗动脉硬化，就好比一条河流的下游已经被堵住，此时再加大上游的水量，反而更容易造成河流破堤成灾——血管破裂出血。有些患者的动脉硬化造成血管闭塞的同时，还伴有动脉瘤形成，其本身已经有一定的破裂风险，再加上银杏叶片的活血化瘀作用，破裂风险会增加。

与抗凝药合用：增加出血风险

我国中老年人高血压病的患病率超过70%，对于合并高血压且血压控制不佳的患者来说，本身就存在脑出血风险，而长期服用银杏叶片等活血化瘀药物，更会增加出血的可能性。合并冠心病的中老年患者需要服用阿司匹林、氯吡格雷等抗血小板药物，合并房颤的中老年患者需要服用华法林等抗凝药物，不同的抗凝、活血药物之间会有一定的相互作用。如果再加上银杏叶片，轻者可引起皮肤黏膜、牙龈出血，重者可造成胃出血，甚至脑出血。

患者是否需要服用银杏叶片，应由医生说了算。通常，医生会综合考虑患者的全身情况，包括动脉硬化和各种基础疾病的发生情况。必要时还会要求患者检查凝血功能。因此，中老年人切忌将银杏叶片作为防治动脉硬化的保健品，长期服用。**PM**

小贴士

防治动脉硬化：控制"三高"＋健康生活方式

动脉硬化发病率高，严重者会致残、致死，但并非"不治之症"。除规范服药外，还有很多防治措施。预防动脉硬化的首要措施是控制危险因素，包括控制"三高"（高血压、高血糖、高血脂），纠正不良生活习惯，戒烟、戒酒，加强运动，同时适当减压和避免情绪暴躁。中老年人应定期体检，早期发现动脉硬化。若存在动脉硬化但尚无症状，可每3～6个月复查血管超声，了解动脉硬化发展程度，及时治疗。

儿童秋季腹泻，勿忘补液、补锌

上海交通大学医学院附属上海儿童医学中心
消化内科教授 蒋丽蓉

秋季，儿童腹泻很常见，特别是5岁以下儿童。儿童腹泻病因主要分感染性和非感染性两大类。引起感染性腹泻的病原体多为病毒、细菌、真菌、寄生虫等，病毒感染以轮状病毒、肠道腺病毒、诺如病毒为主，细菌感染以痢疾杆菌、大肠杆菌、空肠弯曲菌多见。非感染性腹泻的原因较多，主要有喂养不当、食物过敏、受凉、护理不当、乳糖酶缺乏、短肠综合征等。

看到孩子腹泻，大部分家长很紧张，不分青红皂白使用抗生素的现象很普遍。其实，在秋季，儿童腹泻，尤其是3岁以下婴幼儿腹泻，大多因轮状病毒感染所致，治疗核心并不是使用抗生素，而是补液、补锌，以及止泻、对症治疗和适当补充益生菌。

及时补液

水是维系生命的重要物质，年龄愈小，水分占体重的比例愈大。若孩子频繁腹泻，会使体内的水分和营养素迅速丢失，造成急性脱水。临床证实，儿童丢失相当于体重5%的水分，即可出现脱水症状，如精神萎靡、口渴、烦躁、无力、尿量减少、皮肤弹性差；丢失超过体重15%的水分，就会发生抽搐、昏迷，危及生命。故对于儿童腹泻，家长要注意给孩子补水。需要注意的是，由于腹泻时丢失的不仅仅是水分，还有电解质，因此不能单补白开水，必须补含有电解质的平衡液，如口服补液盐Ⅲ（药店有售，为低渗口服补液盐）等。只有早期预防并及时纠正脱水，维持电解质及酸碱平衡，才能使孩子尽早恢复健康。

注意补锌

儿童正处于骨骼、牙齿生长发育的重要时期，对锌的需求量比成年人大。世界卫生组织（WHO）发布的《腹泻管理指南》特别强调，在儿童腹泻治疗过程中需要补锌。锌是人体必需的微量元素，可以改善味觉，让孩子吃饭香、不偏食；锌是脑细胞生长发育的关键物质，对孩子智力发育至关重要。缺锌会导致孩子食欲下降，出现厌食、偏食、肠道菌群失调，以及智力发育迟缓、精神不集中、上课爱走神、成绩不好等问题。儿童腹泻时补锌，不仅可以减轻腹泻病情严重程度、缩短病程，还可以维持营养均衡和肠道健康，帮助肠道黏膜修复，并减少2～3个月内腹泻再次发生的次数。

此外，适当补充益生菌很重要。人体肠道内有多种数量众多的细菌生存，其中既有有益菌，也有有害菌。有益菌可以促进消化和营养成分吸收，保护肠道屏障功能，抑制有害菌的生长。正常情况下，有害菌与有益菌相互制约，使肠道处于微生态平衡，少量有害菌并不致病。一旦微生态平衡被破坏，有益菌被消灭或抑制，有害菌就会大量繁殖，导致肠道菌群紊乱，加重腹泻症状，或使腹泻迁延不愈。及时补充益生菌，可以有效抑制有害菌生长，调节肠道菌群平衡，帮助肠道恢复健康。**PM**

特别提醒

儿童腹泻，切莫滥用抗生素

临床证实，5岁以下孩子的腹泻大多为病毒感染所致，70%表现为水样便，不需要使用抗生素。只有在确定细菌性肠炎或继发细菌感染时，即患儿粪便带有黏液、脓血，或粪便化验检查发现有较多白细胞和红细胞，医生才会根据病情酌情选择合适的抗生素。若抗生素使用不当，会破坏肠道正常菌群，导致菌群失调，反而使腹泻迁延不愈。

专家简介

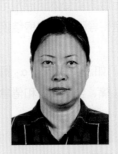

蒋丽蓉 上海交通大学医学院附属上海儿童医学中心消化科主任，中华预防医学会微生态学分会儿科学组委员，中华医学会消化内镜学分会儿科协作组委员。擅长诊治儿童胃肠道疾病、肝胆及胰腺疾病，以及操作小儿胃镜、肠镜。
门诊时间：周二全天

青光眼是常见的不可逆致盲性眼病，大多数患者需要长期使用降眼压药。临床上，降眼压药分为局部用药和全身用药。与全身用药相比，局部用药（点眼药水）更加便捷，可直接到达作用部位，副作用较小，有利于患者长期控制病情。但是，局部用药若使用不当，也可能会造成种种不良后果。

治青光眼：
点点滴滴防伤害

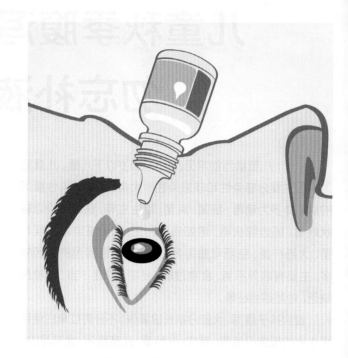

华中科技大学同济医学院附属协和医院眼科主任医师　曹　阳

滥用眼药水，导致副作用发生

病例：

小廖自幼患支气管哮喘。前不久，他左眼受伤，得了继发性青光眼，医生给他开了口服降眼压药，嘱其择日手术。他上网搜索后发现，许多网友说噻吗洛尔眼药水降眼压效果不错。于是，他去药店买了一支，结果点上没多久，就出现胸闷、气喘、呼吸困难等症状。去医院检查后发现，他的哮喘发作与使用噻吗洛尔眼药水有关。

解析：常用的降眼压眼药水较多，虽属局部用药，但也同样存在全身和局部副作用，青光眼患者应注意。

❶ 拟胆碱能药物，如毛果芸香碱。频繁点高浓度的拟胆碱能药可产生恶心、呕吐等胃肠道反应，以及头痛、出汗等全身中毒症状。

❷ β肾上腺素能受体阻滞剂，如噻吗洛尔、卡替洛尔、左旋布诺洛尔、倍他洛尔等。β肾上腺素能受体阻滞剂可诱发哮喘发作，还会减慢心率，房室传导阻滞和窦房结疾病患者禁用。

❸ α_2肾上腺素能受体激动剂，如溴莫尼定。α_2肾上腺素能受体激动剂可引起口干、头痛、全身乏力和倦怠感，驾驶员、机械操作者等慎用。

❹ 碳酸酐酶抑制剂，如布林佐胺。碳酸酐酶抑制剂的常见副作用包括口苦或异味等味觉障碍，对磺胺过敏者、严重肾功能不全者禁用。

❺ 前列腺素衍生物，如拉坦前列腺素、曲伏前列腺素、贝美前列腺素、他氟前列腺素等。较之其他降眼压眼药水，前列腺素衍生物引发的全身不良反应较少，且轻微。

❻ 固定配方复合制剂，如前列腺素衍生物和β肾上腺素能受体阻滞剂的合剂、α_2肾上腺素能受体激动剂和β肾上腺素能受体阻滞剂的合剂、碳酸酐酶抑制剂和β肾上腺素能受体阻滞剂的合剂等。

特别提醒

需要使用降眼压眼药水的患者，一定要如实向医生提供既往病史，用药之前应仔细阅读药品说明书，特别注意禁忌证，以免发生药物副作用。

与"拉唑类胃药"联用 讲究多多

海军军医大学附属长海医院消化内科　毛霄彤　邹文斌

质子泵抑制剂("拉唑类"胃药)是一类抑制胃酸分泌的常用非处方药,包括奥美拉唑、泮托拉唑、兰索拉唑、埃索美拉唑、雷贝拉唑等,广泛用于治疗胃酸相关性疾病,包括胃食管反流病、消化性溃疡、消化道出血、幽门螺杆菌感染、胃泌素瘤等。长期服用拉唑类胃药的患者若需同时服用其他药物,需了解拉唑类胃药联用原则。

● **氯吡格雷**　氯吡格雷是常用的抗血小板药物,心脏支架术后患者需服用氯吡格雷。部分"拉唑类"胃药,可使氯吡格雷活性代谢物的血药浓度下降。

● **华法林**　华法林是香豆素类抗凝剂的一种,用于防治血栓栓塞性疾病。"拉唑类"胃药与华法林联用会影响华法林的代谢,增加华法林的血浆浓度,增加出血风险。若确实需要联合使用,应密切关注国际标准化比值(INR)值,并适当减少华法林用量。

● **苯二氮䓬类药物**　苯二氮䓬类药物具有抗焦虑及镇静催眠作用,包括地西泮(安定)、阿普唑仑、氯氮䓬等。有报道称,"拉唑类"胃药与苯二氮䓬类药物联用,容易发生步态紊乱等共济失调症状,应尽量避免一起使用。必须联用时,需适当降低苯二氮䓬类药物的剂量。

● **卡马西平**　卡马西平是一种抗惊厥药,与"拉唑类"胃药联用时,卡马西平的血浆浓度会升高,患者可出现恶心、嗜睡、眼球震颤、共济失调等中毒症状。两药联用时,需监测卡马西平血药浓度。

● **铁剂**　缺铁性贫血患者常需补铁,铁在消化道主要以亚铁离子形式被吸收,胃酸可促进铁离子转变为亚铁离子。"拉唑类"胃药抑制胃酸分泌,可影响铁剂的吸收。如确需联用,应适当增加铁剂的剂量。此外,长期服用"拉唑类"胃药可引起维生素 B_{12} 缺乏。

● **银杏叶提取物**　银杏叶提取物会使拉唑类胃药血浆浓度下降,降低疗效,两药应谨慎联用。PM

漏点眼药水,导致视功能恶化

病例:

4 年前,玲玲被诊断为双眼原发性开角型青光眼(中期),当时医生给她处方了 3 种降眼压眼药水。起初,她非常担心今后会失明,每天严格遵医嘱点眼药水,几次复查后发现病情没有进展,就慢慢放松了警惕。近两年来,由于工作繁忙,加之没有明显症状,她时常忘记点眼药水。等再次到医院复查时,她的双眼视功能已明显恶化,需要手术治疗。

解析:青光眼患者应严格按照医生推荐的方案用药,包括药物种类、用药次数和时间,这对保持眼压稳定、延缓或避免视功能损害至关重要。首先,青光眼是终身性疾病,不少患者需要长期点 2 种甚至 3～4 种眼药水,也可在医生指导下选用固定配方复合制剂,但不要自行减少用药种类。其次,患者不要随意增减用药次数,若次数不够,往往达不到疗效;若次数过多,不仅不能增加疗效,还可能产生副作用。第三,不要随意更改用药时间,否则不利于保持药效的持续性,可能引起眼压波动。最后,不可因自觉没有任何症状就随意中断治疗,无论是眼压的短期波动还是长期波动,都会导致病情恶化。PM

特别提醒

如果需要使用多种眼药水,一定要间隔 5 分钟以上再用另一种。否则,药物难以发挥作用。

外伤后，打不打破伤风针

上海疾病预防控制中心主任医师　胡家瑜

同济大学附属东方医院急诊科　吴 欣　高志光（副主任医师）

生活实例

王阿姨打扫厨房卫生时不小心被一根锈迹斑斑的铁丝刺破了右手，去医院清洗、包扎伤口后，医生要求她打破伤风针。王阿姨疑惑不解：什么是破伤风？破伤风针有什么作用？哪些情况必须打？

破伤风：一种致命性疾病

破伤风是由破伤风杆菌引起的急性特异性感染。破伤风杆菌是一种厌氧菌，广泛存在于灰尘、土壤、人或动物粪便中，主要通过皮肤或黏膜伤口侵入人体，最常见于外伤和烧烫伤患者、不洁接生的新生儿及因手术器械消毒不严感染患者等。从感染破伤风杆菌至发病有一个潜伏期，其长短与伤口所在的部位、感染情况和机体免疫状态有关，一般为 3～21 天，最长可达 1 个月以上。新生儿破伤风的潜伏期为剪断脐带后 4～8 天。

破伤风杆菌可在伤口中繁殖，产生破伤风毒素，引起中枢神经系统功能改变，表现为全身骨骼肌持续性强直和阵发性痉挛，重症者可发生喉痉挛、窒息、肺部感染和器官功能衰竭。感染破伤风杆菌后死亡率较高，故预防破伤风的发生非常重要。预防破伤风，除彻底清除伤口内的坏死组织、异物等外，还要及时注射破伤风免疫制剂，有主动免疫和被动免疫两种。

主动免疫制剂：
起效慢，保护期长

主动免疫制剂含破伤风类毒素抗原成分，包括破伤风疫苗、白喉破伤风联合疫苗及百白破联合疫苗等。目前，我国婴幼儿按规定在 3 月龄、4 月龄、5 月龄和 18 月龄接种百白破联合疫苗（全程免疫）；6 岁时接种白喉破伤风联合疫苗（在全程免疫基础上加强接种）。百白破疫苗可以同时预防百日咳、白喉和破伤风。

接种含破伤风类毒素抗原成分疫苗的特点是起效慢，从未注射过破伤风疫苗的伤者需要连续注射 3 剂才能达到足够的抗体滴度。如果未完成全程免疫，其作用持续时间少于 5 年；完成全程免疫，作用持续时间可达 5～10 年；全程免疫后进行加强免疫，其作用持续时间可达 10 年以上。

被动免疫制剂：受伤后早期使用，保护期较短

● **破伤风抗毒素（TAT）** 破伤风抗毒素属于被动免疫制剂，保护期一般为 7 天左右。使用破伤风抗毒素的目的是中和游离的破伤风毒素，必须在伤后早期使用才有效。若毒素已与神经组织结合，则难以收效。破伤风抗毒素由马血清制备，对人体而言是一种异性蛋白，具有抗原性，使用前必须做过敏试验，结果为阴性者可直接注射，结果为阳性者应进行脱敏注射。

● **破伤风免疫球蛋白（TI）** 人破伤风免疫球蛋白由人的血浆制备而成，过敏反应发生率低，安全性高，价格高。注射破伤风免疫球蛋白后 1～2 天内，人体即可获得 0.1 国际单位/升的抗体水平，保护期一般为 3～4 周，可以迅速且持久地中和血液中游离的破伤风毒素，但不能与已结合或已进入血脑屏障的毒素发生作用。破伤风免疫球蛋白在早期应用有效，并且以一次给足剂量为佳。**PM**

小贴士

预防破伤风最佳策略：主动免疫 + 被动免疫相结合

发生外伤后，伤者应即刻前往医院就诊，由医生判断伤口的暴露情况，是清洁伤口还是不洁伤口、污染伤口，并根据既往接种破伤风类毒素疫苗免疫史，进行被动免疫（注射破伤风抗毒素或破伤风免疫球蛋白）或主动免疫（接种含破伤风类毒素抗原成分的疫苗）。

目前认为，预防破伤风，最好采用主动免疫和被动免疫相结合的免疫策略。

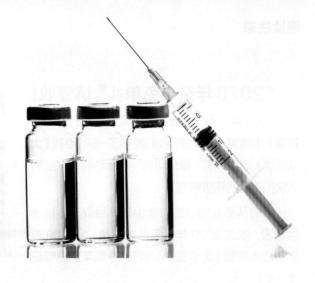

医学整形美容（医美）离不开"安全、无痛、舒适"的麻醉。遗憾的是，在美容手术前，大多数人只关心医生的技术及美容后的效果，很少有人去了解该美容机构有没有麻醉科和麻醉医生，以及手术使用的麻醉方式和麻醉药，更没有想到可能遭遇的麻醉风险。事实上，有条件的美容机构均会配备专业的麻醉医生，但仍有很多美容机构并不具备条件，麻醉意外时有发生。

美容手术前，你了解过麻醉风险吗

上海交通大学医学院附属第九人民医院
麻醉科主任医师　孙 宇

手术不同，麻醉方法不同

目前，医美手术常用的麻醉方法有全身麻醉（全麻）、清醒镇静麻醉（镇静麻醉）、局部麻醉（局麻）。医生会根据手术要求和患者情况，选择相应的麻醉方式。

● **全身麻醉**　全麻使用的麻醉药（全麻药）可抑制中枢神经系统（脑和脊髓），使患者意识消失而无疼痛感觉，适合长时间、复杂的医美手术。全麻的优点是患者可在"睡眠"中不知不觉地接受手术，舒适度高。但其用药复杂，需要专业的麻醉医生才能胜任。

● **清醒镇静麻醉**　镇静麻醉使用的药物部分与全麻一致。与全麻相比，镇静麻醉时患者意识尚存，只是处于安静、嗜睡和痛觉减轻的状态，非常适用于过度紧张和焦虑的患者。镇静麻醉按程度不同分为轻度、中度和深度，深度镇静麻醉与"全麻"仅一线之隔。所以，镇静麻醉最好也由专业麻醉医生实施。

● **局部麻醉**　局麻是通过局麻药暂时阻断周围神经传导，使其所支配区域无痛觉，适合创伤小的手术，如祛斑、祛痣、绣眉、文身等皮肤表层小面积手术，是整形美容外科手术最常用的麻醉方法，常由手术医生操作。局麻药的作用局限于给药部位，患者术中可与医生交流。

局麻也可能发生意外

与全麻和镇静麻醉相比，局麻的要求相对简单。因此，很多人认为局麻比较安全，没什么风险。其实，局麻并非没有风险，若用药量过大、过快，有可能对患者健康造成危害，严重时甚至可能导致生命危险。例如，抽脂手术常用的肿胀麻醉，使用不当，风险很大。

肿胀麻醉是局麻的一种，将大量含肾上腺素及利多卡因的溶液灌注到皮下，使皮下组织产生水肿、间隙分离，压迫微小血管使之闭锁，达到止痛、止血及分离组织的作用。手术过程中，若麻醉药剂量过大，或者注射速度过快，可能造成全身毒性反应，轻者可出现头痛、头晕、恶心、呕吐等症状，重者可发生肌肉抽搐、昏迷、呼吸窘迫，甚至死亡。

防范麻醉风险，应牢记三点

每一种麻醉方式都有一定的风险，并没有哪一种麻醉药特别安全或特别危险。为了防范麻醉意外的发生，应关注以下事项。首先，要去有资质的医美机构接受医美手术。正规机构软、硬件条件有保障，这是降低麻醉风险、确保手术安全的前提。其次，患者应主动告诉医生自己的基本情况，包括药物依赖情况，是否吸烟、嗜酒，以及过敏史、家族史、手术史等，以协助医生做好麻醉前的评估与准备工作。第三，术后，患者和家属要密切观察有无麻醉药导致的不良反应。若有呼吸困难、恶心、呕吐、胸闷、心悸等不适，应及时告诉医生。**PM**

"2020年杂志免单礼",请查收!

2019年5月,在备受广大读者喜爱的《健康锦囊》出版满100期时,我们发布了一则"寻找《大众医学》忠实读者,赢免单礼"的活动消息,受到了众多读者的积极响应。

我们从参与活动的读者中随机抽取了5位幸运读者,赠送2020年全年杂志一份。另有10位忠实读者获赠《大众医学》创刊70周年纪念笔记本一本。

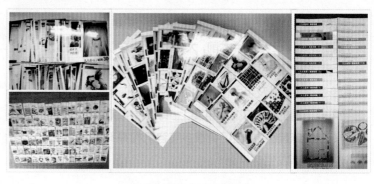

读者收藏的《健康锦囊》

"2020年杂志免单礼"获奖名单

王富根（浙江）
黄方培（四川）
余自文（江西）
陆素琴（上海）
陈 奎（北京）

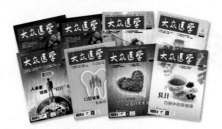

《大众医学》创刊70周年纪念笔记本获奖名单

余起群（浙江）　　蒋广禹（江苏）
车静波（吉林）　　王丽珍（福建）
谢雪雯（河北）　　江勇文（上海）
贺清俊（四川）　　张星初（山东）
周 伟（湖北）　　涂 崑（安徽）

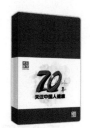

看杂志,听"名医说"!

亲爱的读者朋友们,从今年第六期起,我们在有声杂志的基础上,为大家提供了一个"增值服务"——"名医说"音频。大家在阅读文章的同时,还能听到文章作者更为详细、通俗的讲解。不知大家是否喜欢呢?欢迎通过电话、电子邮件、微信公众平台留言等方式,将您的意见和建议告诉我们。

如果您还不知道怎样收听"名医说"音频,也不用担心,操作方法非常简单。翻开杂志,找到版面上的"名医说"专属标志,用手机微信"扫一扫"功能,扫描图标中的二维码,即可免费收听哦!

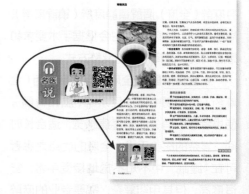

健康中国 人人有责

|作|者|简|介|

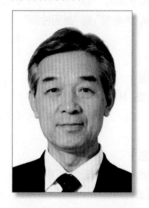

王陇德，中国工程院院士，国家卫生健康委员会脑卒中防治工程委员会副主任，中华预防医学会、中国老年保健医学研究会名誉会长，卫生健康委"健康中国2020战略研究组"首席专家，中国疾病预防控制中心健康教育首席专家，《大众医学》杂志顾问委员会主任委员。

新中国成立初期，我国确定了"预防为主"的方针，号召全国人民开展爱国卫生运动。当时，人民健康的最大威胁是传染病。记得在1953年，长江中下游各省血吸虫病流行，当时全国有1100万血吸虫病人。此后几十年里，在"预防为主、综合治理"等多种防治措施的指导下，血吸虫病得到了有效控制。到2004年，全国血吸虫病患病人数较防治初期减少了90%以上。2017年，已经没有新发感染病例报告。

70年来，通过实施国家免疫规划、重大疾病防控和防治政策，各种重大传染病和地方病得到了有效控制。我国消灭了天花，实现了"无脊髓灰质炎"的目标；传染病的发生率从新中国成立之初的2万/10万左右，降至目前的200/10万左右，降幅达99%。中国是缺碘国家，碘缺乏病也曾一度"流行"，国家通过施行食盐加碘等措施，使碘缺乏病亦得到有效控制。新中国成立之初，孕产妇死亡率高达1500/10万，婴儿死亡率高达200‰；到2018年，孕产妇死亡率下降至18.3/10万，婴儿死亡率降至6.1‰，达到中高收入国家的水平。我国的人均期望寿命也从新中国成立初期的35岁延长到目前的77岁。

随着社会的发展、生活水平的提高，国人的"疾病谱"发生了明显变化。我国现有高血压患者2亿多人，2型糖尿病患者1亿多人，已成为慢性病大国。脑卒中是造成国民死亡第一位的疾病，且年轻化趋势明显。数据显示，我国慢性病导致的疾病负担占总疾病负担的70%，造成的死亡人数占总死亡人数的86.6%。慢性病已成为中国人健康的最大威胁。

党的十八届五中全会做出"推进健康中国建设"的战略决策。习近平总书记指出，健康是促进人的全面发展的必然要求，是经济社会发展的基础条件，是民族昌盛和国家富强的重要标志，也是广大人民群众的共同追求。

要实现"健康中国"的目标，首先需要应对慢性病，尤其要关注导致慢性病发生的危险因素，包括吸烟、高盐高脂饮食、缺乏运动等。其次，我国公民的健康素养水平需要提高，健康教育、科学普及任重道远。

2019年7月，《健康中国行动（2019—2030年）》正式发布，提出了包括健康知识普及行动、合理膳食行动、全民健身行动、控烟行动、心理健康促进行动等十五大行动计划。这些健康行动是防治慢性病的"良药"，相信随着"健康中国行动"的不断推进，"健康中国"的目标必然能够实现！**PM**

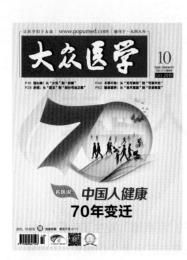

特别关注

名医说：中国人健康 70 年变迁

本期为庆祝中华人民共和国成立 70 周年特刊，我们邀请了数十位临床医学、公共卫生、药学、中医药等领域的权威专家从多个角度讲述 70 年来我国医疗卫生事业的发展历程及我国人民健康状况的变迁。希望广大读者能从中获得启发，主动践行健康的生活方式，未病先防、有病早治，为"健康中国"助力。

在本期中，我们为读者准备了 9 个"名医说"视频和 5 个"名医说"音频，欢迎扫码收看、收听。

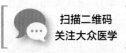

扫描二维码
关注大众医学

大众医学
微信二维码

大众医学
有声精华版

本期部分图片由图虫创意提供　本期封面图片由图虫创意提供

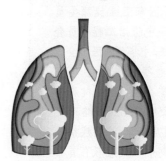

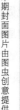

轻松订阅

★ 邮局订阅：邮发代号 4-11
★ 网上订阅：www.popumed.com（《大众医学》网站）
http://item.zazhipu.com/2000399.html（杂志铺网站）
★ 上门收订：11185（中国邮政集团全国统一客户服务）
★ 本社邮购：021-64845191 / 021-64089888-81826
★ 网上零售：shkxjscbs.tmall.com（上海科学技术出版社天猫旗舰店）

创刊于1948年　首届国家期刊奖　第三届中国出版政府奖期刊奖提名奖
新中国60年有影响力的期刊　全国优秀科技期刊一等奖　华东地区优秀期刊　中国百强报刊

大众医学®（月刊）
2019年第10期 Da Zhong Yi Xue

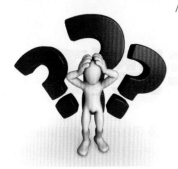

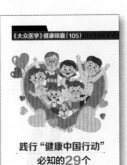

健康锦囊

《大众医学》健康锦囊（105）

践行"健康中国行动"
必知的29个
关键知识点

顾问委员会
主任委员　吴孟超　陈灏珠　王陇德
委　员
陈君石　陈可冀　曹雪涛　戴尅戎　顾玉东　郭应禄
胡亚美　廖万清　陆道培　刘允怡　邱蔚六　阮长耿
沈渔邨　孙燕　汤钊猷　吴咸中　汪忠镐　王正敏
王正国　肖碧莲　项坤三　庄辉　张金哲　钟南山
曾毅　曾溢滔　曾益新　周良辅　赵玉沛　孙颖浩
郎景和　邱贵兴

名誉主编　胡锦华
主　编　温泽远
执行主编　贾永兴
编辑部主任　黄慧
主任助理　王丽云
文字编辑　刘利　熊萍　戴薇
　　　　　张磊　张旻　莫丹丹
美术编辑　李成俭　陈洁

主　管　上海世纪出版（集团）有限公司
主　办　上海科学技术出版社有限公司

编辑、出版　《大众医学》编辑部
编辑部　（021）64845061
传　真　（021）64845062
网　址　www.popumed.com
电子信箱　popularmedicine@sstp.cn

邮购部　（021）64845191
　　　　（021）64089888转81826

营销部
总　监　章志刚
副总监　夏叶玲
客户经理　潘峥　丁炜　马骏　杨整毅
　　　　　张志坚　李海萍
电　话　（021）64848182　（021）64848159
传　真　（021）64848256　（021）64848152

广告总代理　上海高精广告有限公司
总　监　王萱
电　话　（021）64848170
传　真　（021）64848152

编辑部、邮购部、营销部地址
上海市徐汇区钦州南路71号（邮政编码200235）

发行范围　公开发行
国内发行　上海市报刊发行局、陕西省邮政
　　　　　报刊发行局、重庆市报刊发行局、
　　　　　深圳市报刊发行局等
国内邮发代号　4-11
国内统一连续出版物号　CN31-1369/R
国际标准连续出版物号　ISSN 1000-8470
国内订购　全国各地邮局
国外发行　中国国际图书贸易总公司
　　　　　（北京邮政399信箱）
国外发行代号　M158

印　刷　杭州日报报业集团盛元印务有限公司
出版日期　10月1日
定　价　10.00元

88页（附赠32开小册子16页）

杂志如有印订质量问题，请寄给编辑部调换

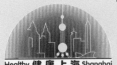

大众医学—— Healthy 健康上海 Shanghai 指定杂志合作媒体

围绕《"健康上海2030"规划纲要》既定的蓝图，上海将聚焦"健康生活、健康服务、健康保障、健康环境、健康产业"五大领域，持续推进"共建共享、全民健康"的战略，将健康融入所有政策。"大健康"理念的践行，需要全社会、全体市民共同参与和努力。《大众医学》作为上海市建设健康城市行动指定杂志合作媒体，邀您与健康结伴同"行"。

中华人民共和国成立70年来，人民生活发生了翻天覆地的变化，从温饱不足到实现总体小康，正在迈向全面小康；我国医疗卫生事业取得了长足进步，人民从"缺医少药"到"病有所医"，健康水平显著提升，我国居民的平均期望寿命已经从新中国成立初期的35岁上升到77岁。同时，我国也面临着工业化、城镇化、人口老龄化，以及疾病谱、生态环境、生活方式不断变化等带来的新挑战，心脑血管疾病、肿瘤等慢性非传染性疾病已成为危害我国人民健康的主要疾病。

本期杂志为庆祝中华人民共和国成立70周年特刊，我们邀请了数十位临床医学、公共卫生、药学、中医药等领域的权威专家从多个角度讲述70年来我国医疗卫生事业的发展历程及我国人民健康状况的变迁。希望广大读者能从中获得启发，主动践行健康的生活方式，未病先防、有病早治，维护好自己和家人的健康，为"健康中国"助力。

名医说：
中国人健康70年变迁

✍ 策划/执行 本刊编辑部

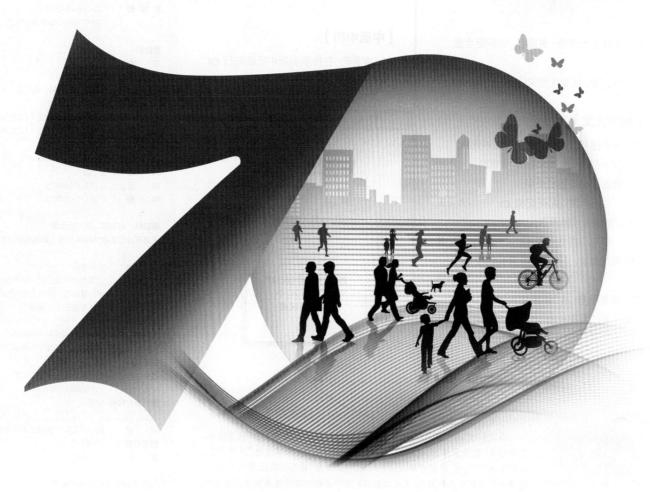

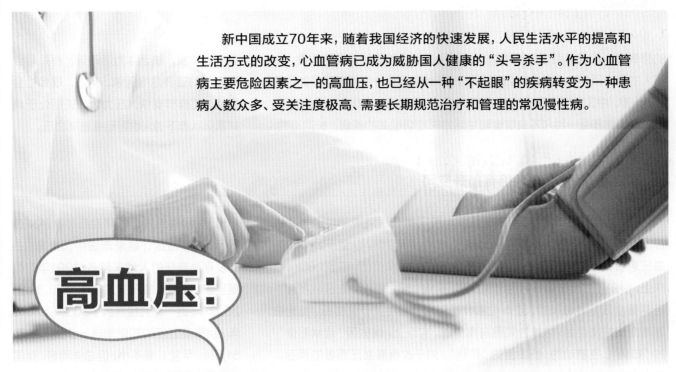

新中国成立70年来，随着我国经济的快速发展，人民生活水平的提高和生活方式的改变，心血管病已成为威胁国人健康的"头号杀手"。作为心血管病主要危险因素之一的高血压，也已经从一种"不起眼"的疾病转变为一种患病人数众多、受关注度极高、需要长期规范治疗和管理的常见慢性病。

高血压：

从"不被关注"到"全民防控"

📝 本刊记者/ 黄 蕙

支持专家/ 上海交通大学医学院附属瑞金医院高血压科　王继光

专家简介

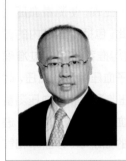

王继光　上海交通大学医学院附属瑞金医院高血压科主任、瑞金北院高血压科主任、博士生导师，上海市高血压研究所所长，国际高血压学会（ISH）前执委，亚太高血压学会（APSH）前主席，中国高血压联盟（CHL）主席，中国医师协会高血压专业委员会副主任委员。

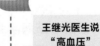

王继光医生说"高血压"

> 目前，我国约有高血压患者2.45亿人，但知晓率仅为50%左右。也就是说，还有1亿多高血压患者不知道自己患病。

▌ 患病率成倍增长，上升势头尚未得到有效遏制

70 年来，我国高血压的患病率呈逐年上升趋势。20 世纪四五十年代，我国成年人高血压的患病率仅为 5% 左右，在大多数人的眼中，高血压并不是一种很常见的疾病。20 世纪 70 年代，我国高血压的患病率也仅为 7% 左右，上升幅度不大。20 世纪 90 年代，我国成年人高血压的患病率攀升至 11% 左右。进入 21 世纪，我国高血压的患病率呈快速上升趋势，2002 年已达 17% 左右。而到了 2015 年，我国成年人高血压的患病率已高达 23.2%。

导致我国高血压患病率快速增长的原因是多方面的。首先，高血压

的患病率一般随年龄增长而增加。随着经济条件和医疗条件的改善，中国人的平均预期寿命已经从20世纪五十年代的五六十岁提高到了如今的七八十岁。中国人的寿命延长了，老年人多了，高血压的患病率也就增加了。其次，高血压是一种与不良饮食和生活方式密切相关的疾病，长期高盐、高脂肪饮食，缺乏体力活动等，都是导致高血压的重要危险因素。第三，现代社会生活、工作节奏快，压力大，长期处于精神紧张状态下的人也容易罹患高血压。

知晓率有所提高，但仍有提升空间

在20世纪90年代以前，血压测量一般只能在医院或单位医务室进行，而当时绝大多数人都没有测量血压的意识和习惯，以至于大多数高血压患者并不知道自己患病，我国高血压的知晓率极低，不到20%。临床上，很多高血压患者是因为出现头晕、头痛、乏力等不适去医院就诊，经测量血压后才被确诊。还有些患者甚至是在发生了心肌梗死、脑出血等高血压并发症后，才被告知患有高血压。实际上，这些因"症状驱使"的"知晓"，是被动的、低质量的"知晓"，对于改善高血压患者的预后，意义不大。

20世纪90年代以后，随着人们自我保健意识的提高，健康体检的逐步普及，经体检发现的高血压患者越来越多。而随着血压计逐渐走进中国家庭，主动发现高血压的人越来越多。1991年的数据显示，我国高血压的知晓率为26.3%；2002年，这一比例提升到了30.2%；2015年，我国高血压的知晓率进一步提升到了51.5%。尽管升幅不小，但总体而言，我国高血压的知晓率仍处于较低水平，还需要进一步努力提升。

诊断标准未变，诊断方法不断进步

70年来，我国一直沿用"在未使用降压药物的情况下，非同日3次测量诊室血压，收缩压≥140毫米汞柱和（或）舒张压≥90毫米汞柱"为高血压的诊断标准。

尽管2017年11月14日美国心脏协会/美国心脏病学会（AHA/ACC）联合公布的《2017AHA/ACC高血压指南》将高血压诊断标准调整为≥130/80毫米汞柱，但鉴于目前我国高血压的治疗率仅为40%左右，达标率仅为16%，需要集中精力管好心脑血管疾病发生风险更高、血压超过140/90毫米汞柱的患者，故我国未对高血压的诊断标准进行修改。

高血压的诊断不难，只要测量血压即可。传统的水银柱血压计听诊测量方法比较难掌握，一般由专业人员操作，且存在重金属汞污染的风险。近年来，各类电子血压计不断出现，使测量血压变得越来越方便。因此，包括中国在内的各国高血压防治指南均推荐使用经过准确性验证的上臂式电子血压计测量血压。此外，24小时动态血压监测和家庭血压测量也已经广泛用于高血压的诊断和监测，进一步提高了高血压的知晓率、诊断率和管理效率。

治疗药物不断推陈出新，降压质量不断提高

高血压治疗药物的研发随着医学界对高血压发病机制认识的不断深入而不断进步。在20世纪五六十年代，高血压被认为与"容量增加"有关，大量利尿剂（如呋塞米、氢氯噻嗪、螺内酯等）被用于高血压的治疗。后来，人们发现高血压与"交感神经过度激活"有关，便又出现了一系列交感神经抑制类降压药物，包括肾上腺素能神经抑制剂（如可乐定、利血平、胍乙啶等）、β受体阻滞剂和α受体阻滞剂。这些药物虽然因为这样或那样的副作用而为人诟病，但在早期的高血压控制与管理中发挥了重要作用，有些至今仍被广泛应用。

值得一提的是，在20世纪60年代，上海瑞金医院邝安教授以利血平、氢氯噻嗪、双肼屈嗪各自常规剂量的1/8，辅以利眠宁（氯氮䓬）、氯化钾等制成复方制剂，命名为"复方降压片"，简称"复降片"。复降片包含不同作用机制、不同类别的药物，由于每种药物的剂量很小，在增强降压作用的同时，大大减少了副作用。之后，国内出现了很多不同"组合"的复方降压药物，北京降压0号（复方利血平氨苯蝶啶片）就是其中之一。在之后长达20多年的时间里，这些复方制剂成为解决我国高血压控制问题的最常用药物。之后，随着一大批降压作用更持久、副作用更小的长效降压药物陆续问世，复降片渐渐淡出了人们的视野。

20世纪70年代以后，抗高血压药物的研发进入快速发展阶段，国内外陆续出现了十几种钙离子拮抗剂（如硝苯地平、维拉帕米、地尔硫卓等）。1976年，第一个血管紧张素转化酶抑制剂卡托普利在美国上市。目前，已有数十种具有长效降压作用的钙离子拮抗剂、血管紧张素转化酶抑制剂、血管紧张素受体拮抗剂类药物在临床应用，为控制高血压提供了良好的治疗条件。

近年来，国内外众多医药企业纷纷推出了将不同类别、不同作用机制药物合用的"固定剂量复方制剂"，常见的组合包括血管紧张素转化酶抑制剂+小剂量利尿剂、血管紧张素受体拮抗剂+小剂量利尿剂、钙离子拮抗剂+血管紧张素转化酶抑制剂或钙离子拮抗剂+血管紧张素受体拮抗剂等复合剂型。与自由联合用药相比，复方制剂服用更方便，治疗依从性显著提高。

未来："多措并举"，进一步提高知晓率和达标率

目前，我国高血压的患病率为23.2%，预计有高血压患者2.45亿人。然而，我国高血压的知晓率仅为50%左右。也就是说，还有1亿多高血压患者不知道自己患病，规范治疗更无从谈起。

为提高我国高血压的知晓率，中国高血压联盟、上海市高血压研究所于2017年5月启动中国高血压控制行动计划——"五月血压测量月"项目，在每年的5、6、7月，在全国数百个测量点，为数十万人测量血压，主要目的是营造血压测量的氛围，创造更好的血压测量条件，让广大老百姓知晓定期测量血压的重要性。此外，鼓励每个家庭配备全自动血压计，主动进行家庭血压测量；在人群密集区域，如机场、车站、购物中心、社区活动室、药店、文体场所，放置血压测量设备，方便广大老百姓随时测量血压，也是提高高血压知晓率的有效手段。

已确诊的高血压患者应在医生指导下接受规范治疗，提高治疗达标率。为实现这个目标，由中国高血压联盟发起，上海市高血压研究所牵头立项的智慧化高血压诊疗中心于2019年启动，旨在通过在全国范围内推动建立区域智慧化高血压诊疗中心体系，打造标准化的技术平台，使高血压诊治行为规范化，最终在信息化的平台上实现高血压管理智慧化。

让"量血压"成为一种生活方式

血压与脑卒中、冠心病事件、心血管病死亡的风险呈连续、独立、直接的正相关关系。收缩压每升高20毫米汞柱或舒张压每升高10毫米汞柱，心脑血管疾病的发生风险倍增。我国高血压知晓率之所以较低，一方面是因为很多人还没有养成定期量血压的习惯，更重要的原因是血压的升高是"悄无声息"的，很多高血压患者甚至不知道自己的血压是从什么时候开始升高的。然而，高血压带来的危害，从血压升高的那一刻就开始了。特别值得一提的是，儿童与青少年（指18岁以下人群，简称"儿童"）时期发生的高血压，以原发性高血压为主，多数表现为血压轻度升高（1级高血压），通常没有不适感，无明显临床症状。除非定期测量血压，否则不易被发现。因此，不论是中老年人，还是年轻人，包括3岁以上的儿童，都应有意识地定期测量血压。**PM**

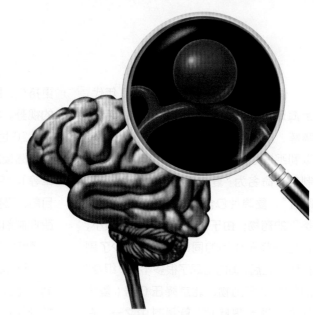

脑血管病分为缺血性脑卒中和出血性脑卒中两种，前者约占80%。在我国，脑血管病具有高发病率、高病残率和高死亡率的特点，轻则留下难以康复的残疾，重则致命。近年来，发达国家脑血管病的患病率、发病率和死亡率逐渐下降，而我国脑血管病的患病率仍呈明显上升趋势，脑血管病已跃升为导致我国居民死亡的首位原因，同时也是导致成年人长期病残的主要原因。

脑血管病：
从"不起眼"到"头号健康杀手"

本刊记者/ 黄 薏
支持专家/ 上海交通大学医学院附属仁济医院神经内科主任　管阳太

专家简介

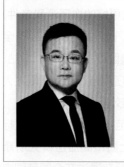

管阳太　上海交通大学医学院附属仁济医院神经内科主任、主任医师、教授、博士生及博士后导师，中华医学会神经病学分会常委，中国医师协会神经内科分会神经免疫专业委员会副主任委员，上海市医学会神经内科专科分会主任委员，上海市医师协会神经内科医师分会副会长。

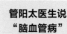

管阳太医生说"脑血管病"

> 目前，脑血管病已跃升为导致我国居民死亡的首位原因，同时也是导致成年人长期病残的主要原因。数十年来，虽然我国血管病的诊治水平明显提高，但对脑血管病而言，预防的意义远远大于治疗。

患病率逐年上升，农村取代城市成为脑卒中"重灾区"

在新中国成立初期，传染病是影响我国人民健康最主要的疾病。对广大老百姓而言，脑血管病还是一种比较少见、不引人注意的疾病。

改革开放以后，随着生活水平的提高和生活方式的改变，慢性非传染性疾病成为影响我国人民健康的主要疾病，脑血管病也渐渐走进了人们的视野。近三十年来，我国脑血管病的患病率明显上升，并呈现一定的年轻化趋势。2013年9月，北京市神经外科研究所联合中国疾病预防控制中心慢性非传染性疾病预防控制中心共同开展的"中国60万人脑血管病流行病学抽样调查"显示：我国脑血管病的患病率为844.5/10万，发病（粗）率为274.4/10万人年；40岁以上人群脑卒中患病率，男性明显高于女性；农村地区患病率明显高于城市。与20世纪80年代相比，我国农村地区脑卒中患病率升高155%，发病率升高31.6%，死亡率降低11.4%；城市脑卒中患病率升高18.2%，发病率降低18.1%，死亡率降低31%。农村地区脑卒中患病率从30年前的低于城市变为目前的显著高于城市，发病率和死亡率也显著高于城市。同时，我国脑卒中发病率在地理分布上还有一个明显特点，即"北方高、南方低"，自北向南呈梯度下降趋势。

诊断技术不断进步，从"凭经验"到病灶、病因"一目了然"

在 20 世纪 80 年代以前，由于 CT 等影像学检查尚未普及，医生诊断脑血管病只能根据患者的症状来判断。然而，脑出血与脑梗死是两种完全不同的疾病，治疗方法完全相反，仅凭症状和临床经验很难做出准确判断：大面积脑梗死的临床表现与脑出血类似，少量脑出血的症状又与脑梗死差不多。诊断不明确，针对性治疗就无从谈起。

20 世纪 80 年代末以后，随着 CT、磁共振等影像学检查应用于临床，脑血管病的诊断变得十分容易，医生不仅能准确判断脑血管病的性质（缺血还是出血），还能明确病灶的位置。20 世纪 90 年代末以后，CT 血管成像（CTA）、磁共振血管成像（MRA）和数字减影血管造影（DSA）技术逐步应用于临床。借助这些检查，医生不仅能看到病灶，还能了解导致脑卒中的"责任血管"，并据此判断导致脑卒中的病因。

理念发生变化，变"保守治疗"为"主动干预"

过去，脑血管病多采用保守治疗，患者死亡率和病残率较高。2000 年以后，静脉溶栓被用于治疗急性脑梗死，取得了一定效果。不过，由于当时对溶栓适应证的把握不够准确，因静脉溶栓导致大面积脑出血的情况时有发生，阻碍了该技术的进一步推广。其后，经过近十年的探索，静脉溶栓技术逐渐成熟，效果越来越好，出血等副作用逐渐减少。《中国急性缺血性脑卒中诊治指南 2010》明确将其作为急性缺血性脑卒中的推荐治疗方法。随着医学影像学技术的发展、血管内治疗技术的日臻完善，脑卒中的治疗也变得更为积极、主动与微创。2015 年，数字减影血管造影（DSA）引导下的脑动脉取栓术被应用于颅内大动脉闭塞的治疗。与传统内科治疗相比，取栓术更"主动"，可以直接开通闭塞血管，疗效"立竿见影"。此外，支架植入、弹簧圈填塞等神经介入治疗技术也已在临床应用。

卒中救治体系建设初见成效，救治效率大幅提升

对急性脑卒中患者而言，时间就是大脑，时间就是生命。当发生急性脑梗死以后，尽早接受静脉溶栓治疗，不仅可以最大限度地降低病残率和死亡率，副作用也更小。过去，由于没有专门的脑卒中救治"绿色通道"，疑似急性脑卒中患者在到达医院以后，只能像普通患者那样预检、排队挂号、等候就诊，耽误了宝贵的救治时间。

为提高脑卒中救治效率和水平，国家卫生计生委脑卒中防治工程委员会办公室于 2016 年 11 月组织制定了《医院卒中中心建设与管理指导原则（试行）》，在全国范围内大力推进卒中中心建设。上海交通大学医学院附属仁济医院于 2017 年建立了上海市首个卒中中心，为疑似急性脑卒中患者开通专门的绿色通道，从挂号、交费、检查、取报告，直至开始静脉溶栓，所有流程必须在一小时内完成。

就诊意识逐渐增强，"防大于治"仍须不断强调

随着科普宣传的不断深入，广大老百姓对脑卒中已不再陌生。当突然出现一侧肢体麻木、无力，说话口齿不清，吞咽困难等脑卒中的"信号"时，选择立即去医院就诊的患者越来越多。在仁济医院，过去几乎一个月都碰不到一个有条件进行静脉溶栓治疗的脑卒中患者，绝大多数脑卒中患者都没能在"4.5 小时治疗时间窗"内前来就诊；但近两年来，仁济医院卒中中心几乎每两天就会有一名急性脑卒中患者接受静脉溶栓治疗，说明患者的就诊意识增强了，卒中中心的运作效率也提高了。

值得注意的是，对脑卒中而言，预防的意义远远大于治疗。因为一旦发生脑卒中，其带来的后果可能是灾难性的。对脑卒中患者而言，预防复发更是重中之重。在导致脑卒中的危险因素中，有一类是不可控危险因素，如老年、男性、遗传等；还有一类是可控危险因素，包括高血压、糖尿病、血脂异常、无症状颈动脉狭窄、吸烟等。要预防脑卒中的发生和复发，必须将这些"可控"危险因素控制好。**PM**

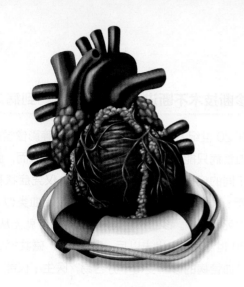

新中国成立70年来，随着我国人民生活水平的提高、医疗条件的改善、平均期望寿命的延长，心血管病在发病率、病种构成、防治策略、诊疗技术等方面，都发生了巨大变化。尤其是冠心病，已经从70年前的少见病，转变为如今心脏病中的绝对"主力"。

冠心病：从"少见"到"井喷"

本刊记者/ 黄 薏
支持专家/ 中国工程院院士　陈灏珠

专家简介

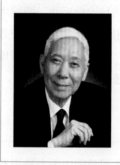

陈灏珠　中国工程院院士，著名心血管病学家，医学教育家，中国现代心脏病学主要奠基人之一，复旦大学附属中山医院心内科教授、主任医师、博士生导师，上海市心血管病研究所名誉所长，中华医学会心血管病学分会顾问，上海市医学会心血管病专科分会名誉主任委员。

> 21世纪以来，与人口老龄化相关的心血管病，尤其是冠心病的发病率快速上升，呈现"井喷"态势，业已成为威胁我国人民生命和健康的主要疾病之一。目前，我国冠心病防控形势依然严峻。

发病率快速攀升，冠心病患者数量已超千万

在新中国成立初期，我国人民生活贫困，卫生条件差，各种传染病流行，人均期望寿命还不到40岁，婴儿死亡率高达20%。常见于中年以上人群的心血管病还没有机会发生，先心病患儿因得不到有效医治而大多夭折。与传染性疾病相比，心血管病还比较少见。

之后，随着我国人民生活水平逐步提高，卫生健康状况不断改善，传染病渐渐得到控制，婴儿死亡率明显下降，人均期望寿命显著延长，我国心血管病的发病率呈逐年上升趋势，病种构成发生了显著变化。

陈灏珠院士团队曾对1948—1999年上海地区住院心脏病病种的变化趋势进行了研究，结果发现：心脏病病例在内科住院病例中所占的比例从1948年的9.89%上升为1999年的24.24%；心脏病病种构成呈持续渐进变化，冠心病所占比例从20世纪40年代的6.78%逐渐上升至90年代的39.19%，90年代冠心病住院人数是50年代的20多倍，列心脏病病种构成比首位；风湿性心脏病住院人数所占比重持续稳定下降，从20世纪50年代的50.3%降至90年代的10.25%。

21世纪以来，与人口老龄化相关的心血管病，尤其是冠心病的发病率快速上升，甚至呈"井喷"态势，已成为威胁我国人民生命和健康的主要疾病。《中国心血管病报告2018》显示：我国现有心血管病患者2.9亿人，其中脑卒中1300万人，冠心病1100万人，肺心病500万人，心力衰竭450万人，风湿性心脏病250万人，先天性心脏病200万人，高血压2.45亿人，心血管病死亡占居民疾病死亡构成比的40%以上，高于肿瘤及其他疾病，平均每5例死亡中就有2例死于心血管病。

危险因素尚未得到有效控制，防控形势依然严峻

导致冠心病的主要危险因素包括高血压、血脂异常（高胆固醇血症）、高血糖、吸烟、超重与肥胖、膳食结构不合理、缺乏运动等。其中，高胆固醇血症和高血压与冠心病的关系尤其密切。要预防冠心病的发生发展，控制危险因素十分关键。数十年来，我国一直在倡导健康的生活方式，出台了一系列措施加强慢性病的管控。但就目前的情况来看，效果仍不理想。《中国心血管病报告2018》显示：我国高血压年龄标化患病率高达23.2%；中国成人糖尿病标化患病率为10.9%；2012年中国18岁及以上人群血脂异常的患病率高达40.4%；2012年18岁及以上居民超重率和肥胖率分别为30.1%和11.9%；2015年我国15岁以上人群标化吸烟率为27.7%；2014年中国经常参加身体活动的人占33.9%，运动量严重不足；中国居民膳食结构不合理，脂肪供能比呈明显上升趋势，食盐量高于标准一倍。这些危险因素的持续流行，意味着我国冠心病防控形势依然严峻，疾病负担仍将持续加重。

诊断方法越来越先进，使"早干预"成为可能

数十年来，心脏超声、心肌核素显像、冠脉CT成像、冠脉造影等辅助检查技术陆续应用于临床，不仅大大提高了冠心病的检出率，也使大量冠心病患者获得了及时治疗。

在20世纪四五十年代，用于心脏的辅助检查手段较少，医生多依靠叩诊、听诊等手段来诊断心血管病。在20世纪70年代以前，医生诊断冠心病主要依靠临床症状和心电图检查。1974年4月，陈灏珠教授为一名心绞痛患者实施了国内首例选择性冠脉造影检查，开启了冠心病诊断的新时代。冠脉造影能明确、直观地显示冠状动脉的形态，狭窄的位置、程度与范围。

如今，冠脉造影已经成为诊断冠心病的"金标准"。患者对该检查的态度，也从过去需要反复"做工作"才愿意接受检查，转变为目前的主动要求检查。

治疗水平越来越高，从"跟跑"到"领跑"

在20世纪70年代，尽管我国已经能够开展冠脉造影检查，但由于当时还没有球囊扩张和支架植入技术，存在冠状动脉病变的患者都需要转至心外科进行手术治疗。改革开放以后，我国派出很多医生到国外学习先进的医疗技术，其中就包括现任中山医院心内科主任葛均波。20世纪90年代中期以后，在以葛均波为代表的一大批心血管病医生的努力下，中国心血管介入治疗技术飞速发展，成为冠心病的重要治疗手段。在冠脉造影和介入治疗的帮助下，很多冠心病患者获得了及时诊断和微创治疗，避免了心肌梗死的发生。近年来，中山医院心内科在血管内超声、冠状动脉慢性闭塞性病变的介入治疗、瓣膜病的介入治疗，以及可降解涂层药物支架、生物可吸收支架的研发方面，取得了一系列成果。在冠心病诊疗领域，我国已从过去的"跟跑""并跑"，变成今天的"部分领跑"。

胸痛中心建设不断推进，心梗救治水平稳步提升

心肌梗死是冠心病的严重状态，是导致冠心病患者死亡的主要原因之一。对心肌梗死患者而言，只有尽早接受介入治疗，开通闭塞的冠状动脉，才能挽救因缺血而濒临死亡的心肌、挽救生命，提高日后的生活质量。

目前公认的心肌梗死的"黄金抢救时间"为发病后6小时。为使更多心肌梗死患者得到及时救治，中山医院于1999年开通了我国华东地区第一条心肌梗死抢救"绿色通道"。之后，我国许多医院都陆续建立了急性心肌梗死患者急诊抢救绿色通道，挽救了一大批心肌梗死患者的生命。近年来，我国正在积极推进以多学科合作为基础，心血管内科为主导，联合急诊医学、急救系统、医院管理等多个学科共同构建的胸痛中心建设。相信胸痛中心的建立和逐步完善，将进一步缩短救治时间，降低心肌梗死患者的病死率和并发症发生率。**PM**

新中国成立70年来，特别是近40年来，随着经济发展、人口老龄化和人们生活方式的改变，糖尿病已经从少见病变成流行病，成为当前威胁全球人类健康最重要的慢性非传染性疾病之一。所幸的是，糖尿病是一种可防可治的疾病，多年来，糖尿病的治疗理念和方法不断发展、完善，核心理念已从"单纯降糖"发展为"综合控制各种危险因素"。

糖尿病：
从"单纯降糖"到"综合防控"

本刊记者/ 王丽云

支持专家/ 海军军医大学肥胖与糖尿病诊治中心　邹大进

专家简介

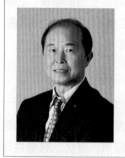

邹大进　海军军医大学肥胖与糖尿病诊治中心、附属长海医院内分泌科教授、主任医师、博士生导师，中华医学会糖尿病学分会副主任委员，中国医师协会内分泌代谢科医师分会副会长兼肥胖与肠道激素专业委员会主任委员。

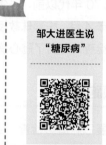

邹大进医生说
"糖尿病"

　　糖尿病是一种以高血糖为特征的心血管危险因素的聚集体。治疗糖尿病，不能单纯降血糖，而要"补短板"，综合防控各种心血管危险因素。

■ 患病率：从0.67%升至10.4%

　　在20世纪80年代，糖尿病还是一种少见病；进入21世纪后，糖尿病患病率急剧上升，已成为一种流行病。从2003年至2017年，中华医学会糖尿病学分会相继颁布了五版《中国2型糖尿病防治指南》。2017年版指南汇总了自1980年以来我国2型糖尿病的患病率情况：1980年，全国14省市30万人的流行病学资料显示，糖尿病的患病率为0.67%；1994—1995年，全国19省市21万人的流行病学调查显示，25~64岁人群的糖尿病患病率为2.28%，糖耐量异常的患病率为2.12%；2002年，糖尿病流行病学调查显示，在18岁以上的人群中，城市人口的糖尿病患病率为4.5%，农村为1.8%；2007—2008年，全国14省市开展的糖尿病流行病学调查显示，我国20岁及以上成年人糖尿病的患病率为9.7%；2013年我国慢性病及其危险因素监测显示，18岁及以上人群糖尿病患病率为10.4%。

　　近年来，我国糖尿病的流行显示出"五多一少"的特点：①糖尿病患者数量多，位列世界第一；②糖尿病"后备军"多，约半数成人存在空腹血糖受损和糖耐量减低，其中每年有7%的人发展为2型糖尿病；③中青年糖尿病患者多，与老年人相比，糖尿病在中青年人群中的增长速度更加迅猛；④并发症多，约一半糖尿病患者存在并发症；⑤2型糖尿病多，1型糖尿病及其他类型糖尿病少见；⑥治疗达标者少。

诊断、监测：从"单一、麻烦"到"多样、方便"

糖尿病起病隐匿，尤其是2型糖尿病，往往在出现并发症时才被诊断，诊断率远低于实际患病率。以前，诊断糖尿病的方法是血浆葡萄糖测定，包括空腹血糖（FPG）、随机血糖、口服葡萄糖耐量试验（OGTT），但均有时间及采样要求，需要空腹或多次取血。随着医学的发展，糖化血红蛋白（HbA1c）被发现能反映既往2~3个月的平均血糖水平，可用于评估患者的长期血糖控制状况，且检测方便、易行，不受进餐时间及短期生活方式改变的影响。因此，2010年，美国糖尿病学会将HbA1c≥6.5%纳入糖尿病的诊断标准；2011年，世界卫生组织推荐将HbA1c6.5%作为糖尿病的诊断切点。

血糖监测是糖尿病治疗的基础，也是糖尿病管理的重要组成部分。近20年来，随着科技的进步，血糖监测技术也有了飞速发展。目前常用的方法包括"点"（自我血糖监测）、"线"（动态血糖监测）和"面"（糖化白蛋白和糖化血红蛋白）。通常，临床医生会根据患者的具体情况，将上述监测手段有机结合，从而全面了解患者的血糖情况。

治疗理念：不仅关注降糖，更关注心血管危险因素控制

过去，治疗糖尿病只"盯着"血糖，仅强调控制血糖。近二十年来，随着临床研究的不断深入，人们认识到，糖尿病是一种以高血糖为特征的心血管危险因素的聚集体。因此，糖尿病的治疗理念也在不断更新，从"单纯降糖"向"控制多重心血管危险因素"转变，包括控制血糖、血压、胆固醇、体重，以及改善生活方式，等等。按照"木桶理论"，只有重视"补短板"，使所有木板的长度"达标"，才能保证木桶的盛水量，减少"生命之水"的流出，即减少糖尿病并发症的发生。也就是说，糖尿病患者应该将所有心血管危险因素控制好，一个都不能少。概括起来，可以总结为"双ABC"。

A：①糖化血红蛋白（HbA1c）的合理控制目标为<7.0%；②阿司匹林（Aspirin）该用就用。

B：①血压（BP）的理想控制目标为<130/80毫米汞柱；②体质指数（BMI）的控制目标为<24.0千克/米^2。

C：①低密度脂蛋白胆固醇（LDL-C）的控制目标，无明确动脉粥样硬化性心血管病史（高危）者应<2.6毫摩/升，有明确动脉粥样硬化性心血管病史（极高危）者应<1.8毫摩/升；②必须戒烟（cigarette）。

当然，糖化血红蛋白、血压的控制目标并非"一刀切"，应视患者年龄、病程、病情、有无并发症等情况稍加调整。

治疗药物：更高效、更少副作用

从1921年发现胰岛素到1956年世界上第一种口服降糖药问世之前，胰岛素是治疗糖尿病的唯一药物。随着口服降糖药问世并不断丰富之后，2型糖尿病的治疗路径越来越明了，药物组合更灵活，治疗更个体化，疗效越来越好。

目前，高质量的降糖药包括胰高血糖素样肽1（GLP-1）受体激动剂、二肽基肽酶Ⅳ（DDP-4）抑制剂、钠-葡萄糖协同转动蛋白2（SGLT-2）抑制剂、二甲双胍、α-糖苷酶抑制剂等。使用这些药物的患者，将糖化血红蛋白降到越接近正常（6%）越好。SGLT-2抑制剂、GLP-1受体激动剂可保护心脏和肾脏等靶器官，可优先选择。美国近十年来糖尿病患者并发症发生率大幅下降，与上述新药的临床应用和危险因素的综合管理不无关系。

胰岛素、磺脲类、格列奈类药物容易使患者发生低血糖和体重增加等副作用。如果患者一个月发生一次低血糖、体重增加3千克，将会抵消糖化血红蛋白降低1%所带来的获益，还可能增加心血管并发症发生率。因此，使用这些药物的患者需要平衡降糖效果和糖尿病并发症的预防，将糖化血红蛋白控制在7.5%相对较为安全。**PM**

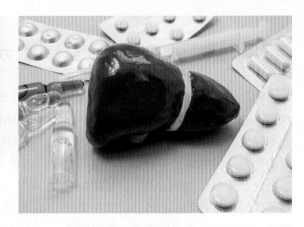

肝脏是人体最大的消化器官，担负着解毒、代谢、分泌胆汁、参与免疫防御等重要使命。多年来，中国人肝脏的"负担"一直很重：我国乙肝病毒感染率曾高达10％左右。近二十多年来，病毒性肝炎防治工作取得了重大进展，乙肝病毒感染由高流行降至中流行，乙肝的控制率显著提高。但是，随着经济的发展和人们生活方式的改变，脂肪肝已取代病毒性肝炎成为我国第一大肝脏疾病。

肝病防治：
成效显著，任务仍重

本刊记者/ 王丽云
支持专家/ 北京清华长庚医院肝胆胰中心教授　魏 来

专家简介

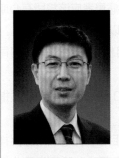

魏 来　北京清华长庚医院肝胆胰中心主任、主任医师、教授，世界卫生组织病毒性肝炎防治策略和技术委员会委员，亚太肝病学会秘书长，中华医学会肝病学分会前任主任委员。擅长不明原因肝病、病毒性肝炎、肝硬化、免疫性药物性肝损害、脂肪肝等的治疗。

> 几十年来，我国为肝脏"减负"的"攻坚战"打得不容易，乙肝、丙肝治疗取得了重大进展。但是，由于人们生活方式的转变，肝脏依然"不堪重负"，脂肪肝患病率增长迅猛。

病毒性肝炎得到有效控制

病毒性肝炎中，乙肝最为多见。1963年，美国科学家布兰博格在一个澳大利亚土著人的血清中首次发现乙肝病毒表面抗原。陶其敏和冯百芳教授团队于1973年研发了我国第一代乙肝病毒表面抗原检测试剂盒，于1975年研发了我国第一支乙肝疫苗。多年来，我国乙肝流行情况发生了重大变化，预防、诊断、治疗等方面也取得了一系列进展和成就。

乙肝流行率明显下降

近40年来，我国采取了一系列针对乙肝的预防策略，乙肝流行病学发生了重大变化：一般人群的乙肝病毒表面抗原（HBsAg）流行率明显下降，由1992年的9.75％降至2016年的6.1％，5岁以下儿童HBsAg流行率下降更为显著，由2006年的0.96％降至2014年的0.32％；急性乙肝发病率明显下降；肝硬化、乙肝相关并发症、肝癌的发病率和死亡率均下降；新生儿乙肝疫苗免疫规划、血液筛查和使用一次性注射器等措施，使乙肝病毒经母婴、输血等途径的传播得到有效控制。

乙肝预防免疫策略日益完善

我国自1992年起将乙肝疫苗纳入免疫规划管理，所有新生儿于出生后24小时内接种首针乙肝疫苗，并于1月龄和6月龄时各接种1剂乙肝疫苗。目前，我国新生儿出生24小时内的乙肝疫苗接种率由1992年的22％提高到95％，全程乙肝疫苗接种率由1992年的30％上升至99％。从2010年开始，对乙肝病毒表面抗原阳性母亲的新生儿实施乙肝免疫球蛋白和乙肝疫苗联合免疫，进一步提高了乙肝病毒母婴传播的阻断率。

乙肝治疗药物越来越多，疗效越来越好

我国于 1993 年批准普通干扰素用于治疗慢性乙肝；1998 年，抗病毒药拉米夫定获批；2005 年，阿德福韦酯、聚乙二醇干扰素 α2a、恩替卡韦获批；2007 年，聚乙二醇干扰素 α2b、替比夫定获批；2014 年，替诺福韦酯获批；其后，国产拉米夫定、阿德福韦酯、恩替卡韦、替诺福韦酯、聚乙二醇干扰素 α2b 也先后获批。

2000 年，中华医学会肝病学分会和感染病学分会联合发布《病毒性肝炎防治方案》，建议对慢性乙肝患者应用抗炎保肝药物治疗。2005 年，我国制定了《慢性乙型肝炎防治指南》，提出"抗病毒治疗是关键"的理念。2010 年，该指南进行了更新，建议初治患者选择强效低耐药抗病毒药物治疗。2015 年，指南再次更新，明确指出恩替卡韦、替诺福韦酯和聚乙二醇干扰素 α 为一线抗病毒药物，还提出"功能性治愈"的理念。2017、2018 年，中华医学会肝病学分会先后发布了《乙型肝炎母婴阻断临床管理流程》和《感染乙型肝炎病毒的育龄女性临床管理共识》。上述指南和共识对规范我国乙肝诊治、加强患者管理、提高疗效和患者生活质量、延长患者寿命、减少甚至消除乙肝病毒母婴传播起到了重要作用。

丙肝已能被治愈

我国约有 1000 万丙肝病毒感染者，每年新报告丙肝患者约 20 万人。丙肝至今没有有效的预防性疫苗，但如果能早期发现并接受规范治疗，90% 以上的丙肝患者是可以治好的。在 2017 年以前，丙肝的标准治疗方案是聚乙二醇干扰素 α 联合利巴韦林，这种治疗方案能治愈 50% 以上的丙肝患者。由于干扰素的副作用比较多，很多患者难以完成疗程；加之肝硬化是干扰素的禁忌证，大量已经进展为肝硬化的丙肝患者失去了治疗机会。2017 年以来，多个直接抗病毒药物在我国获批上市。这类药物通过直接抑制丙肝病毒 RNA 依赖的 RNA 聚合酶、非结构基因 5A 和蛋白酶而发挥很强的抑制病毒复制的作用，将丙肝治愈率提高到 95% 以上，使丙肝真正成为一种可以根治的疾病。这类药物副作用小，可以用于丙肝肝硬化患者的抗病毒治疗。

未来，新发乙肝、丙肝将大大减少

2016 年 5 月，世界卫生组织提出"消除病毒性肝炎作为严重公共卫生威胁"的策略，要求到 2030 年新发生的慢性乙肝和慢性丙肝下降 90%，相关死亡下降 65%。目前，除诊断率和治疗率尚有较大差距外，我国其他相关防治措施已达到世界卫生组织的要求。

脂肪肝患病率不断攀升

近二十多年来，由于肥胖、糖尿病和酒精过度饮用在我国的流行，酒精性肝病和非酒精性脂肪性肝病（俗称"脂肪肝"）的患病率增长迅猛，已取代病毒性肝炎成为我国第一大肝脏疾病，对国民健康产生严重危害。

非酒精性脂肪性肝病患病率已达25%以上

自 20 世纪 90 年代起，我国多地开展了基于 B 超的脂肪肝流行病学调查，因调查人群、诊断标准和调查时间不同，报告的脂肪肝患病率有较大差异，但各地脂肪肝患病率都在迅速增加。十余年前，我国大中城市普通人群 B 超抽样调查显示，成人非酒精性脂肪性肝病的患病率为 15%~20%，其中 80%~90% 为单纯性脂肪肝。近年来，随着肥胖、糖尿病患病率的升高，我国成人非酒精性脂肪性肝病的患病率可能已高达 25% 以上，其中 15% 左右已发展为脂肪性肝炎，少部分患者甚至已发生肝硬化和肝癌。目前，非酒精性脂肪性肝病患者数量占我国慢性肝病患者总数的 49.3%。在健康体检发现的血清转氨酶升高的患者中，非酒精性脂肪性肝病占 75% 左右。在伴有血清转氨酶异常的肥胖患者中，非酒精性脂肪性肝炎的患病率为 34%。

积极防治，有望减缓患病率增长

面对我国脂肪肝防治的严峻挑战，中华医学会肝病学分会于 2001 年成立了脂肪肝和酒精性肝病学组，并于 2006 年发布《酒精性肝病诊疗指南》和《非酒精性脂肪性肝病诊疗指南》，之后进行了数次更新。这些指南的推广与实施，有望规范诊疗行为和提高诊治水平，引导公众正确认识和科学防治，遏制脂肪肝患病率快速增长的势头。**PM**

慢性肾脏病起病隐匿、病因多样、病情迁延、合并症多。新中国成立70年来，我国慢性肾脏病的患病率、疾病谱发生了很大变化，肾脏病的诊治技术也取得了不少进展。

肾脏病：
从"对症治疗"到"全程管理"

复旦大学附属中山医院肾内科

丁小强（教授） 薛宁 方艺 章晓燕 滕杰 邹建洲

专家简介

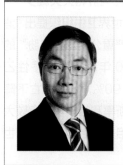

丁小强 复旦大学附属中山医院肾内科主任、教授，上海市肾脏疾病临床医学中心主任，上海市肾病与透析研究所所长，上海市肾脏疾病与血液净化重点实验室主任，上海市血液透析质控中心主任，国际血液透析学会理事，中国医师协会肾脏病医师分会副会长，上海市肾脏病专科分会前任主任委员。

> 目前，我国成人慢性肾脏病的患病率为10.8%，患病人数接近1.2亿人。糖尿病、高血压等已成为导致肾脏病的重要因素，药物性肾损害的问题也不容忽视。

疾病谱发生变化，患病率呈上升趋势

在新中国成立初期，我国一半以上的肾脏病为慢性肾小球肾炎，因感染导致的急性肾小球肾炎、肾盂肾炎和肾结核也很常见。

数十年来，随着人民生活水平的提高、生活方式和环境的改变，糖尿病、高血压等慢性病已成为导致肾脏病的重要因素。在所有肾脏病中，糖尿病肾病的占比已高达26.89%，而慢性肾小球肾炎的占比则降至15.08%。值得注意的是，部分止痛药、感冒药和退热药等导致的药物性肾损害的比例逐年增加，中草药马兜铃酸中毒导致的肾脏损害也引起了医学界和全社会的广泛关注。

相关资料显示，我国慢性肾脏病的患病率呈逐年上升趋势，成人慢性肾脏病患病率为10.8%，患病人数接近1.2亿人。

知晓率低，科普宣传须进一步加强

为普及肾脏病防治知识，提高大众对肾脏病的认识和重视程度，我国开展了一系列科普宣传工作。以上海市为例，由复旦大学附属中山医院丁小强教授发起创立的"上海肾脏周"系列活动，提出"健康肾脏，美好生活"的口号和倡议书，呼吁普通人群体检时勿遗漏肾脏检查；提醒患有糖尿病、高血压、高尿酸血症和痛风、血脂异常、肥胖、自身免疫性疾病等肾脏病高危人群，定期做肾脏相关检查，将肾脏病防治关口前移。经过多年的科普宣传，以往逢年过节常见的生食青鱼胆导致肾损害的病例，现在已经基本绝迹；越来越多的慢性病患者主动要求进行尿液、肾功能和肾脏影像学检查，以筛查肾脏病；非透析慢性肾病患者规律随访的比例达65%以上；在尿毒症患者中，紧急透析的比例逐年下降，择期透析的比例逐年升高。

不过，我国慢性肾脏病的知晓率仍较低，仅为12.8%。也就是说，近90%的肾脏病患者不知道自己患病。未来，进一步普及肾脏健康知识，让更多人了解肾脏病，早期防治肾脏病，任重道远。

诊治技术不断完善，疗效显著改善

过去，很多肾病患者是在出现了恶心、呕吐、贫血等症状时，才想到去医院就诊。此时，大多数患者已处于疾病晚期——尿毒症期，只能通过肾脏替代治疗（透析）维系生命，给患者带来痛苦，亦给家庭和社会造成沉重负担。近年来，随着健康体检的普及，通过尿液、肾功能和肾脏影像学检查，58.7%～89.7%的肾脏病患者被发现；肾穿刺活组织检查技术的开展为肾脏病的分型和治疗提供了有利依据，也使我国肾脏病的临床诊治迈上新的台阶。

数十年来，我国肾脏疾病的治疗日益规范，治疗效果也显著改善。以治疗肾脏病最为常用的糖皮质激素为例，2008年中华医学会肾脏病学分会制定了《糖皮质激素治疗肾脏病的专家共识（第一版）》，依据肾活检病理分型和分级，制定有效的治疗方案。这一规范化指导意见在全国被广泛推广应用，大大提高了我国肾脏疾病的规范化治疗水平。近年来，随着新型免疫抑制剂的研发和临床应用，钙调磷酸酶抑制剂（环孢素A、他克莫司等）、吗替麦考酚酯、利妥昔单抗等新药陆续应用于多种肾脏病的治疗，也取得了显著疗效。除针对肾脏病本身的治疗外，关注糖尿病、高血压、高尿酸血症和痛风、肥胖、血脂异常、自身免疫性疾病、恶性肿瘤、病毒性肝炎、肾毒性药物、尿路梗阻等因素对肾脏的影响，也成为肾脏病综合防治的重要策略。

此外，随着中西医结合研究的发展，肾脏病的微观辨证研究日趋深化，揭示了许多客观指标与中医辨证论治之间的相关性。如基于微炎症反应、慢性缺氧、肾纤维化等导致肾病进展的西医理论，从科学研究的角度阐明了中药盐酸小檗碱（黄连素）、黄芪等应用于肾病治疗的理论依据；雷公藤多苷、昆明山海棠等雷公藤属植物提取物在特定病理类型肾病治疗中的作用机制也得到了验证。

透析技术不断优化，患者生活质量明显提高

血液透析和腹膜透析（简称"血透"和"腹透"）技术的应用在我国起步较早。复旦大学附属中山医院于1956年开展了我国第一例血液透析治疗急性肾衰竭。限于经济等因素，血液透析在全国广泛开展始于改革开放以后。目前，我国几乎所有县级以上医院都能开展血液透析治疗尿毒症和急性肾功能衰竭。20世纪80年代，复旦大学附属中山医院肾内科在廖履坦教授带领下开展连续性肾脏替代技术（CRRT）在重症肾脏病救治领域的推广应用。近年来，CRRT已成为急性肾损伤、多脏器功能衰竭等重症疾病的急救措施之一。1998年，上海市在国际上率先建立血液透析质量控制中心，并向全国推广。严格、规范的透析质量控制使尿毒症和其他危重症患者的治疗效果明显改观，长期血透患者的5年存活率已达到50%～70%。在复旦大学附属中山医院血透中心，透析龄最长的已达30余年，该患者已90岁高龄，目前仍在规律透析治疗中。

数十年来，腹透治疗技术也有了明显的进步：鹅颈透析管、双联袋腹膜透析方法等技术已在国内广泛应用；由陈香美院士主编的《腹膜透析标准操作规程》规范了腹透操作、评估指标，大大提高了腹透质量；腹透专职护士对患者及其家属进行一对一标准化腹透操作培训，大大降低了腹膜透析相关感染率；自动腹透技术的引进和国产化，可以让尿毒症患者在夜间睡眠时自动完成透析，大大提高了患者的生活质量，也降低了腹透管路污染的发生风险。

未来，充分利用现代科学技术的发展，开展基于临床需求的新药和新型器械研发；聚焦"人工智能＋医疗场景"应用开发，进一步提高肾脏病的疗效，可能是肾脏病防治领域的重要发展方向。**PM**

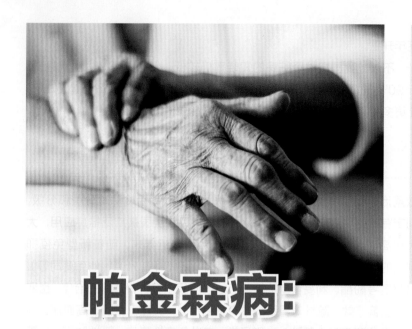

1817年，英国医生詹姆士·帕金森（James Parkinson）首次提出用"震颤麻痹"这个名词来描述帕金森病。从被发现至今，帕金森病已经有202年历史了。我国对帕金森病的研究始于1978年，虽然起步较晚，大众对帕金森病的认识也是最近十几年才逐步深入，但在国家的大力支持和医学专家们的不懈努力下，我国在帕金森病基础和临床研究方面取得了很大的进展，中国专家在国际帕金森病学界也渐渐崭露头角，赢得了更多话语权。

帕金森病：
从"束手无策"到"有效控制"

本刊记者/ 黄 薏
支持专家/ 上海交通大学医学院附属瑞金医院神经内科教授 陈生弟

专家简介

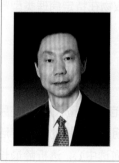

陈生弟 上海交通大学医学院附属瑞金医院神经内科教授、博士生导师，上海交通大学医学院神经病学研究所所长，国际帕金森病及运动障碍学会常委，国际神经病学联盟帕金森病及相关疾病研究委员会执委，中国医师协会神经内科医师分会副会长兼帕金森病及运动障碍专业委员会主任委员。

陈生弟医生说
"帕金森病"

对帕金森病患者而言，早期治疗、规范治疗是延缓病情进展，提高生活质量的"不二法宝"。

患病率上升，有一定年轻化趋势

帕金森病是一种慢性、进行性神经退行性疾病，是由于脑内黑质部位出现结构退化，不能产生神经传导物质"多巴胺"，从而使脑部指挥肌肉活动的能力受限，患者会出现震颤、肌肉僵直、步态和姿势障碍等运动障碍的表现。

随着人口老龄化，我国帕金森病的患病率呈逐年上升趋势。调查资料显示，在我国65岁以上老年人群中，帕金森病的患病率为1.7%。照此估算，我国目前约有帕金森病患者250万人，每年新增患者约10多万人。

过去，人们一直认为帕金森病是一种老年病。近年来，帕金森病的发病年龄呈现一定的年轻化趋势，40岁以下的早发型帕金森病患者已不鲜见。

陈生弟教授告诉记者，他诊治的最年轻的帕金森病患者才17岁。当然，这些年轻的帕金森病患者多存在一定的家族聚集性，提示遗传因素在其发病中起重要作用。

健康意识逐步增强，"主动就诊"者越来越多

过去，由于医学知识相对匮乏，普通群众对帕金森病知之甚少。许多老年人在出现肢体抖动、动作缓慢等症状时，常将其归因于"衰老"，没有引起重视，也不知道要去医院就诊，任由疾病发展。在医院能见到的，大多是已经出现非常严重的运动障碍，生活已不能自理的帕金森病患者。

近年来，随着科普宣传的不断深入，"帕金森病"在中国老百姓心目中的"知名度"越来越高，因手抖、动作慢来医院咨询自己是否患了帕金森病的人越来越多。

陈生弟教授告诉记者，20世纪80年代早期，他在瑞金医院神经内科担任住院医师。那时候，一个月都看不到几名帕金森病患者；而现在，瑞金医院神经内科每月接诊的帕金森病患者超过600人次。

认识更全面，非运动症状受关注

在很多人的印象中，帕金森病与"颤抖"如影随形，帕金森病就是"抖抖病"。近年来，人们开始逐渐认识到，"手抖"不一定是帕金森病，还可能是更为常见的"原发性震颤"；帕金森病也不一定都会出现"手抖"，约30%的帕金森病患者的手并不抖。

与此同时，帕金森病的非运动症状也备受医学界关注。研究发现，帕金森病患者不仅有静止性震颤、肌强直、动作迟缓及姿势平衡障碍等运动症状，还存在焦虑、抑郁等精神障碍，以及睡眠障碍、嗅觉减退、便秘、自主神经功能紊乱等非运动症状（NMS）。与运动症状相比，非运动症状出现时间更早，对患者生活质量的影响更大。因此，早期认识帕金森病的非运动症状对发现更早期的帕金森病患者具有重要的指导意义。

防治手段有限，"更早发现"成研究热点

由于帕金森病的病因尚未完全明确，现有的各种治疗手段均仅能控制症状、延缓疾病进展，而无法治愈疾病。早期诊断、早期治疗可以有效延缓病情进展，使患者在数年乃至十余年中保持生活自理能力。

在过去很长一段时间内，诊断帕金森病主要依靠临床症状，如静止性震颤、肌肉僵硬、动作迟缓等。

近年来，各国科研人员都在大力研究帕金森病的早期诊断方法，如影像学检查（如头颅超声、磁共振、PET等）、嗅觉减退的筛查、体液（包括血液、唾液、脑脊液）中的相关生物标志物的研究等，以便发现更早期的帕金森病患者，及早采取干预措施。

陈生弟教授告诉记者，当患者出现僵硬、颤抖等帕金森病的典型症状时，其实病情已不属于早期阶段了。新近研究发现，入睡后因梦见与野兽或敌人搏斗而出现"拳打脚踢"之类肢体不自主运动等表现的"快动眼睡眠行为障碍"与帕金森病的发生有一定关系。瑞金医院神经内科正在进行相关研究，通过检测帕金森病相关生物标志物等手段，从这些人中筛查出前驱期帕金森病患者，通过运动干预，以期延缓乃至阻止帕金森病的发生。

治疗更规范，选择更多，疗效更好

在20世纪60年代以前，由于对帕金森病的病因、发病机制尚不了解，临床上几乎没有针对帕金森病的治疗药物，对病情的快速进展"束手无策"。那时候，帕金森病患者从被确诊到生活不能自理，平均只有短短七年时间。而当病情发展到严重阶段时，医生也只能采取一些对症治疗和营养支持治疗，患者预后很差。

20世纪60年代，左旋多巴被证实能够有效改善帕金森病患者的症状。

二十多年来，帕金森病治疗药物不断推陈出新，大量帕金森病患者的病情得到了有效控制，生活质量大为改善，死亡率和致残率明显降低。

目前，经临床验证疗效较好的药物有十几种，新药也在不断研发中。帕金森病已经从半个多世纪前的"不治之症"，转变为一种可以有效控制的慢性病。对于药物疗效明显下降或出现严重副作用、严重影响生活质量的患者而言，现在还可以选择脑深部电刺激疗法（简称DBS）改善症状。

为规范帕金森病的治疗，提高帕金森病早期诊断的准确性，减少误诊及漏诊，在陈生弟教授的牵头主持下，中华医学会神经病学分会帕金森病及运动障碍学组于2006年制定了《中国帕金森病治疗指南》，并于2009、2014年进行了修订，有效提升了我国帕金森病的整体诊疗水平。

治疗理念创新，行之有效的"中国经验"

帕金森病是一种需要长期药物治疗的慢性病，随着治疗时间的延长，或多或少会出现一定的运动并发症。过去，国外的治疗理念是：一旦确诊为帕金森病，就用较大剂量的药物，力求尽快控制症状。这么做虽然近期效果十分理想，但会导致一系列副作用，如恶心、呕吐、低血压等急性副作用，异动症、"剂末现象"等运动并发症的发生率较高。

早在20世纪90年代，我国就已经提出"low and slow"的用药原则，即采用"小剂量缓慢递增"的方案治疗帕金森病，尽可能以小剂量达到满意疗效，降低药物急性副作用及运动并发症的发生率。2006年，我国又率先提出"早期小剂量多种药物联用"的治疗策略，发挥不同作用机制药物的协同作用，降低药物副作用。实践证明，我国帕金森病患者异动症的发生率明显低于国外的帕金森病患者。

与此同时，我国学者在世界帕金森病学界的地位也越来越高。陈生弟教授担任国际帕金森病及运动障碍学会常委、国际神经病学联盟帕金森病及相关疾病研究委员会委员。2011年12月，瑞金医院神经内科承办了第19届国际帕金森病及相关疾病大会，这是全球最大规模、最高级别的帕金森病学术盛会之一，也是中国神经病学界首次承办的世界级神经病学学术会议。2012年，陈生弟创办并主编我国首本国际神经病学杂志《Translational Neurodegeneration》，以此作为与全球神经科医师和研究者们的交流平台，更好地进行全球协作。

康复运动，彰显中国特色

除药物治疗外，非药物治疗对帕金森病患者运动障碍症状的改善和康复也大有裨益。从2014年起，瑞金医院将中国特有的传统运动项目——太极拳作为帕金森病的辅助治疗手段。数年的研究发现，在参加训练的帕金森病患者中，90%患者的病情得到改善，运动症状减轻，步速加快，下肢力量增强，平衡能力改善，非运动症状（如记忆力减退、睡眠障碍等）也有所减轻，生活质量明显提高。此外，中医传统保健功法五禽戏也被应用于帕金森病的康复，同样取得了较好效果。陈生弟教授表示，除上述运动外，快步走、打乒乓球、跳广场舞、游泳等，也有助于帕金森病患者的康复，患者可以根据自己的实际情况合理选择运动项目。

未来目标：更早期发现，更精准治疗

陈生弟教授表示，随着基础研究不断取得新突破，将会大大促进帕金森病临床诊治水平的提高。未来帕金森病的诊治应朝着精准化的方向发展。比如：根据临床症状将帕金森病患者分为不同的临床亚型，开发更有效的针对该亚型患者的药物，进一步提升疗效；进一步完善帕金森病相关生物标志物的研发，提高帕金森病的早期诊断率和准确性；开展帕金森病相关基因及药物基因组学研究，开发相关靶向治疗药物，实现更精准的治疗；等等。**PM**

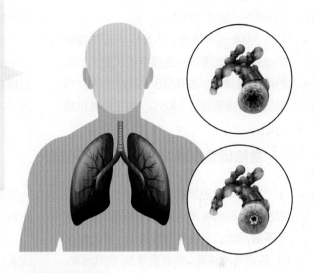

慢性阻塞性肺疾病（简称"慢阻肺"）的"前身"是人们熟悉的慢性支气管炎、肺气肿。2006年11月，世界卫生组织提出用"慢性阻塞性肺疾病"这个名词来代替"慢性支气管炎和肺气肿"。

慢阻肺是一种以慢性气流受限为特征的疾病，病程呈进行性发展，不完全可逆，若不及时治疗，患者的呼吸功能逐渐下降，严重影响劳动能力和生活质量，严重者会因呼吸衰竭而死亡。

新中国成立70年来，我国在慢阻肺防治方面的进展不少，但慢阻肺的患病率不但没有下降，反而仍在上升。慢阻肺在我国具有高患病率、高致残率、高病死率和高疾病负担的"四高"特点，防控形势仍严峻。

慢阻肺防治：
进步明显，仍面临挑战

本刊记者/ 黄 薏
支持专家/ 复旦大学附属中山医院呼吸科教授　白春学

专家简介

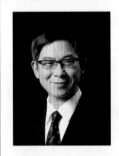

白春学　复旦大学附属中山医院呼吸内科教授，博士生和博士后导师，上海市呼吸病研究所所长，复旦大学呼吸病研究所所长，中国肺癌防治联盟主席，上海市控烟协会会长，中国非公立医疗机构协会物联网医疗分会会长。

白春学医生说
"慢阻肺"

调查显示，我国现有慢阻肺患者接近1亿人。肺功能检查对慢阻肺的早诊早治意义重大，40岁以上成年人应定期进行肺功能检查。

死亡率有所下降，患病率持续上升

自1992年起，我国进行了四次慢阻肺患病率和防控情况的大规模流行病学调查。

1992年，对北京、辽宁、湖北的农村地区基于呼吸症状和吸烟情况进行了调查，提出15岁以上人群慢阻肺的患病率为3%，吸烟是导致慢阻肺的主要因素。

2002—2004年，钟南山院士、冉丕鑫教授牵头，在全国七个省市的城市和农村开展了基于肺功能检测的慢阻肺流行病学调查，首次提出中国慢阻肺患病率高、防治水平不足的状况，发现我国40岁及以上人群慢阻肺患病率为8.2%。

2012—2015年，王辰院士牵头完成的"中国成人肺部健康研究"的首项成果于2018年4月10日发表于国际权威医学期刊《柳叶刀》，揭示了我国慢性阻塞性肺疾病的流行状况。该研究显示：我国20岁及以上成人慢阻肺的患病率为8.6%，40岁以上人群患病率为13.7%，

60 岁以上人群患病率已超过 27%，年龄越大，患病率越高；全国总患病人数为 9990 万，接近 1 亿人。

2014—2015 年，中国疾病预防控制中心方利文教授等在全国组织了更大规模的慢阻肺调查，发现 40 岁及以上人群慢阻肺的患病率高达 13.6%，与王辰教授的研究结果基本一致。由此可见，尽管随着医疗技术的不断提高，新药的不断问世，慢阻肺的死亡率有所下降，但患病率仍在上升，防控形势十分严峻。

此外，我国慢阻肺的知晓率也不容乐观。王辰院士领衔的研究显示，在受访者中，仅约 10% 知道慢阻肺这一疾病；不足 10% 的受访者曾接受过肺功能检查；在所有慢阻肺患者中，不足 3% 的人知道自己患有慢阻肺，近 90% 的患者此前未得到明确诊断。

危险因素众多，吸烟仍是主要因素

吸烟是慢阻肺最主要的危险因素。研究发现，吸烟者慢阻肺的患病风险显著高于不吸烟者，且吸烟时间越长、吸烟量越大，患病风险越高。低教育程度、空气污染、幼年期慢性咳嗽、低出生体重、呼吸系统疾病家族史等，也与慢阻肺的发病有一定关系。

70 年来，我国的控烟工作虽然取得了一定成效，但目前中国仍有 3 亿烟民和 4 亿被动吸烟者，女性吸烟者有所增加，控烟工作任重道远。

在慢阻肺危险因素的研究方面，我国发现了长期以来被忽视的发病因素——中国水烟。中国水烟曾被认为安全无害，在我国西南地区广为流行。但我国的研究发现，与卷烟相比，中国水烟可显著增加慢阻肺的发生风险。这一研究成果被国际慢阻肺权威机构全球慢性阻塞性肺疾病创议组织（GOLD）连续引用，并在其 2017 年发布的报告中明确指出，水烟与卷烟均为慢阻肺的致病因素。

指南、共识不断推出，科普宣传不断深入

自 2001 年起，全球慢性阻塞性肺疾病创议组织（GOLD）发布的《慢性阻塞性肺疾病全球倡议（GOLD）》年年更新，中国的《慢阻肺治疗指南》也持续更新。2014 年，我国制定了全球首个《慢阻肺急性加重专家共识》，对规范和提升慢阻肺的诊疗水平具有重要意义。

此外，为提高大众对慢阻肺的认识和重视程度，改善慢阻肺诊断不足和治疗不力的现状，世界卫生组织将每年 11 月第 3 周的周三定为"世界慢阻肺日"。自 2002 年起，在每年的"世界慢阻肺日"，世界各国（包括我国）都会举办一系列宣传活动，对提高慢阻肺的知晓率起到了积极作用。

诊疗理念不断更新，更注重稳定期治疗和长期管理

在过去的很长一段时间里，人们更关注慢阻肺急性发作期的治疗，忽视稳定期的治疗。不少慢阻肺患者，甚至基层医生均认为，只要没有咳嗽、咯痰、呼吸困难等不适，就不需要治疗。大多数慢阻肺患者只在疾病加重时才想起去医院治疗。

近年来，慢阻肺的治疗理念发生了重要变化，除了控制急性发作外，更重视稳定期的药物治疗。因为慢阻肺患者的气道炎症和气流受限持续存在，是不完全可逆的慢性病，急性发作是导致慢阻肺患者死亡的主要原因，而稳定期的规范治疗是有效预防和改善咳嗽、咯痰、气喘症状，减少急性发作的频率和严重程度，防止或延缓肺功能恶化，延缓病情进展的重要手段。

在慢阻肺患者康复和自我管理方面，中国有更好的基础。早在 2008 年，我国就已经将物联网医学技术引入慢阻肺患者的诊治和管理中。由复旦大学附属中山医院呼吸内科开发的物联网辅助慢阻肺管理系统，通过手机 App 上的"5A 流程"：Ask（询问有无咳嗽、咯痰，吸烟量等）、Assessment（肺功能测定）、Advice（建议）、Arrangement（管理）、Assistance（辅助），不仅有助于提高慢阻肺的检出率，还能有效进行急性加重期和稳定期的管理。

疗效不断提升，从"无药可医"到"良好控制"

在20世纪四五十年代，肺结核是我国最常见的呼吸系统疾病，由于当时没有治疗结核病的有效药物，结核病几乎是不治之症。新中国成立以后，以长期咳嗽、咯痰为表现的慢性支气管炎（慢阻肺）成为导致肺气肿、肺心病和呼吸衰竭的主要原因。

1955年，我国著名肺病学专家、防痨事业奠基人之一吴绍清教授在中山医院建立了我国第一个肺科病房。当时，由于医疗条件有限，治疗药物不多，慢性支气管炎患者常因急性发作而不得不反复住院治疗。对于病情严重的患者，医生只能进行气管插管，辅以抗生素、氨茶碱等药物，帮助患者度过危险期。这样的治疗，不仅疗效差、死亡率高、患者本人非常痛苦，对家庭和社会而言也是极其沉重的负担。

20世纪80年代，氨茶碱、短效 β_2 受体激动剂、阿托品等药物被用于慢性支气管炎急性发作期的治疗，对改善病情起到了重要作用。不过，由于没有预防急性发作的有效药物，急性发作仍时有发生，严重影响患者的生活质量。

20世纪90年代末，吸入性糖皮质激素、长效 β_2 受体激动剂、长效抗胆碱药陆续问世，使慢阻肺患者能更好控制疾病、减少急性发作。

从氨茶碱到短效支气管扩张剂，再到吸入糖皮质激素＋长效 β_2 受体激动剂（ICS+LABA）、长效 β_2 受体激动剂＋长效抗胆碱药（LABA +LAMA）、吸入糖皮质激素＋长效 β_2 受体激动剂＋长效抗胆碱药（ICS+LABA+LAMA），我国慢阻肺的治疗已经走过30多年历程。与单药相比，联合用药有更好的支气管扩张作用，可更好地改善患者症状，减少急救药物使用，提高患者的生活质量。

接受肺功能检查，提高早期诊断率

正常人的肺功能有很强的代偿能力。在静息状态下，人只需动用1/3的肺功能，即能满足机体需要。即便运动时，也只需动用2/3的肺功能。

在慢阻肺发病初期，患者可能仅表现为活动量大时气急，有时可伴有咳嗽和咯痰，但这些表现并非慢阻肺特有，很容易被忽视。而当患者因明显气急去求医时，疾病往往已经进展到中晚期了。

早在20世纪50年代，中山医院就已开展肺功能检查。这是一项简单、无创的检查，通过检测肺活量（VC）、功能残气量（FRC）、残气量（RV）、肺总量（TLC）、用力肺活量（FVC）、第1秒用力呼气量（FEV1.0）、最大通气量（MVV）等指标，可以在症状尚不明显时，判断患者是否患有慢阻肺，还可了解疾病的严重程度，观察用药效果。

尽管肺功能检查对慢阻肺的早诊、早治意义重大，还可以用"数据

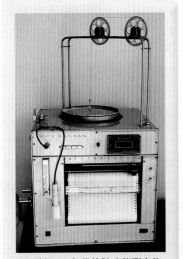

20世纪50年代的肺功能测定仪

说话"，有效劝导吸烟者尽早戒烟。然而遗憾的是，由于肺功能检查尚未列入常规体检项目，大众对其认知度也不高。王辰院士牵头完成的"中国成人肺部健康研究"结果也显示，我国肺功能检查普及率极低，接受过肺功能检查的受访者不足10%。

实际上，肺功能检查不复杂，费用也不高。检查时，患者只要按照医生要求做平静呼吸、深呼吸等呼吸运动，肺功能仪就能记录呼吸参数和图形，一般20分钟左右就可完成检查。

肺功能一般随年龄增长而逐步下降，吸烟者尤甚。大量研究证实，吸烟与肺功能下降密切相关，吸烟者第一秒用力呼气量每年平均下降60毫升，明显高于正常人（每年下降30毫升）。

因此，40岁以上成年人应定期进行肺功能检查，以便早期发现肺功能下降的"苗子"，早期采取干预措施。**PM**

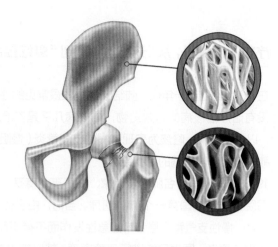

从"无人问津"到循证防治、建立专病门诊，从防控意识薄弱到"全民健骨"、重视骨骼健康……近年来，随着骨质疏松相关研究持续深入、科普宣传力度不断加大，我国骨质疏松的防治工作取得了长足进步。

骨质疏松：
从"认识不全"到"规范防治"

本刊记者/ 张 磊

支持专家/ 上海交通大学附属第六人民医院骨质疏松和骨病专科教授　章振林

专家简介

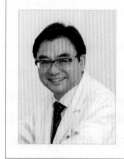

章振林　上海交通大学附属第六人民医院骨质疏松和骨病专科主任、上海市骨疾病临床研究中心主任、主任医师、教授、博士生导师，中华医学会骨质疏松和骨矿盐疾病分会主任委员。擅长疑难代谢性骨病，包括原发性骨质疏松症、骨和关节复杂病变等的诊治。

章振林医生说
"骨质疏松"

> 骨质疏松对人体健康的危害是多方面的，可造成腰背疼痛、身高变矮和驼背，尤其严重的是导致椎体或髋部骨折，已成为老年人的健康"杀手"。

■ 人口老龄化，导致骨质疏松"井喷"

骨质疏松以骨量低下、骨组织微结构破坏为特征，与年龄高度相关，易引发髋部或脊柱骨折，致残、致死率高。骨质疏松常悄无声息地发生，多数患者早期无明显临床症状，因此骨质疏松也被称为"沉默杀手"。

近年来，我国骨质疏松患者数量猛增。2018 年国家卫生健康委员会公布的首个中国骨质疏松症流行病学调查结果显示：50 岁以上人群骨质疏松患病率为 19.2%，65 岁以上女性骨质疏松患病率为 51.6%。国际骨质疏松症基金会主持的一项最新研究估计，至 2020 年，中国骨质疏松或骨密度低患者将达到 2.86 亿；2050 年，这一数字将上升至 5.333 亿。

在造成骨质疏松高发的众多原因中，人口老龄化、不良饮食习惯与生活方式是主因。长期高盐饮食，过量饮用咖啡、浓茶、可乐等含咖啡因的食物，缺少运动，日晒不足等，均是诱发骨质疏松的重要原因。

■ 研究不断深入，致残风险降低

20 世纪 40 年代初，骨质疏松才被当作一种疾病概念提出。人们对骨质疏松的认识不多，部分医生对因骨质疏松导致的反复脆性骨折不了解，常将其当作一般骨折处理，从而延误了患者治疗。

到了 20 世纪 80 年代，我国开始认识并重视骨质疏松的防治。围绕骨质疏松基础研究的骨组织学、骨量或骨容量测定技术、离体骨组织细胞培养技术、骨代谢动力学系统研究、基因分析等技术不断推进。骨质疏松的诊断也由单光子、双光子，发展至双能 X 线吸收仪 (DXA) 等。此后，内分泌科、老年病科、妇科、骨科、放射科纷纷加入，抗骨质疏松药物的研发也渐渐走向成熟。

2001 年 4 月，中华医学会骨质疏松和骨矿盐疾病分会成立；2006 年，《原发性骨质疏松诊疗指南》发布，2017 年修订版和 2018 年社区版指南发布。从此，骨质疏松有了明确的诊疗规范，对骨质疏松的规范诊治起到了重要作用。

药物推陈出新，治疗拥有更多、更优选择

"骨质疏松"这一疾病刚被提出时，仅通过补充钙剂与维生素 D 来进行治疗。随着对疾病研究的不断深入，学者们发现，单靠补充钙剂和（或）维生素 D 来治疗骨质疏松远远不够，必须与抗骨质疏松药物联合应用才行。

20 世纪 60 年代，双膦酸盐被发现具有有效抑制破骨细胞、增加骨密度的作用。直至 20 世纪 80 年代中期，双膦酸盐类药物的系统研发才正式拉开序幕。经过近 30 年的研究，双膦酸盐类药物已成为临床应用最广泛的抗骨质疏松药物。与此同时，雌激素代替疗法、降钙素、选择性雌激素受体调节剂等相继出现，为治疗提供了更多选择。5 年前，促进骨形成，增加骨密度的重组人甲状旁腺素（特立帕肽）问世，自此，骨质疏松治疗多了一个"促进骨形成"药物的重要"武器"。

除了在药物作用机制上"下功夫"，抗骨质疏松药物在剂型、用法上也进行了优化，如部分双膦酸盐类药物只需一周服用一次，避免了每日服药的麻烦，而且有一年一次的静脉滴注治疗制剂，显著提高了治疗依从性，也在一定程度上降低了药物不良反应。

防控意识增强，早诊、早治成为可能

过去，很多人认为骨质疏松是一种正常的生理现象，没必要就诊，更没必要治疗。为提高大众对骨质疏松的认识和重视程度，世界卫生组织将每年 10 月 20 日定为"世界骨质疏松日"。经过多年的努力，越来越多的老百姓开始意识到骨质疏松是可防、可控的，并开始重视自己的骨骼健康，不少认识误区也被逐渐纠正。

起初，人们认为"骨头汤含钙丰富"，于是"喝骨头汤补钙"的说法风靡一时。经过大力宣传，许多人开始认识到这种方法并不科学，且补钙效果甚微。后来，每日服用大量钙片的做法又逐渐流行起来。随着科学知识的普及，越来越多的人意识到补钙绝非多多益善，在维生素 D 的辅助下，钙才能被更好地吸收，因此人们在补钙的同时也需补充维生素 D。

过去，许多患者是在发生骨折后才被告知患有骨质疏松症。如今，不少 50 岁以上中老年人已经将骨密度检测列入常规体检，从被动治疗转为主动筛查。已发生骨质疏松的患者也能在医生指导下规范治疗，这就是过去"驼背老人"身影随处可见、如今却大为减少的重要原因。

未来，社区医院或将接过防治"重担"

目前，我国大型综合性医院对骨质疏松的诊治比较规范，但在经济落后地区及大部分基层医院，诊治不规范的情况仍十分常见。如今，我国骨质疏松诊治率依然处于较低水平，接受有效抗骨质疏松药物治疗的比例低于 25%。

事实上，社区医院可在骨质疏松防控工作中起重要作用。社区医院通过对 60 岁以上人群进行普查，对高危人群加以重点关注，对已发生骨质疏松性骨折的患者做好家庭医生上门服务，并进行预防二次骨折的健康宣教，防止骨折再次发生，将有效提高骨质疏松诊治率、降低致残率。**PM**

阿尔茨海默病（AD），俗称"老年痴呆"，是一组神经系统退行性疾病。人们常将阿尔茨海默病比作记忆的"橡皮擦"，看似"不痛不痒"，但它所造成的患者记忆力、生活自理能力等多方面的能力缺失，为家庭及社会带来了沉重的精神、照护和经济负担。近年来，阿尔茨海默病的患病率呈明显上升趋势。幸运的是，人们对该病的认识、防治等方面已取得了一些进展。

阿尔茨海默病：
从"就诊过晚"到"积极干预"

本刊记者/ 张 磊
支持专家/ 上海交通大学医学院附属仁济医院南院神经内科教授　李焰生

专家简介

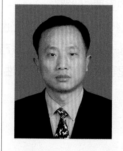

李焰生　上海交通大学医学院附属仁济医院南院神经内科主任、主任医师、教授，中国医师协会神经内科医师分会委员、疼痛与感觉障碍专科委员会副主任委员，中国卒中学会理事，中华预防医学会卒中预防与控制专业委员会常委，上海市医学会脑卒中专科分会候任主任委员。

李焰生医生说
"阿尔茨海默病"

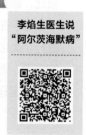

> 对于出现阿尔茨海默病早期症状的老年人，家属应提高警惕，早期诊断、早期干预、亲情护理等，都是延缓疾病进展的重要因素。

患病人数由少到多，中国患者数居全球第一

年龄是阿尔茨海默病最直接的危险因素。研究显示，60 岁以下人群阿尔茨海默病的患病率小于 1%；此后年龄每增长 5 岁，患病率翻一番；85 岁以后，患病率可达 30%~40%。

20 世纪 70 年代前，神经内科诊治的大多为脑血管病患者，阿尔茨海默病患者极为罕见。如今，我国居民平均预期寿命大大延长，人口老龄化情况日趋严重，阿尔茨海默病的患病率明显上升。我国现有 1000 多万阿尔茨海默病患者，是全球阿尔茨海默病患者数量最多的国家，且以每年 5%~7% 的速度递增，已成为威胁老年健康的重要因素之一。

认识不断深入，从"健忘"到"疾病"

从 1906 年阿尔茨海默博士发现该病以来，全世界的科研人员针对其进行了广泛而深入的研究。与国外相比，我国对阿尔茨海默病的研究起步较晚，国人对该病的认识一度停留于"自然老化"和"健忘"，从未将其与疾病联系在一起，更不用说如何对其进行正确的防治。

20 世纪 80 年代后，研究阿尔茨海默病的群体逐渐壮大。1998 年，中国阿尔茨海默病协会开始筹建，2002 年正式成立，并成为国际阿尔茨海默病协会的正式成员。与此同时，中国老年痴呆协会、中国老年保健学会的相继建立，也为阿尔茨海默病的专科队伍建设奠定了良好的基础。

过去，大多数阿尔茨海默病患者是在出现了严重的认知障碍或行为异常时，才在家属的陪同下去医院就诊。如今，存在一定程度记忆、认知功能障碍的老年人，主动去医院就诊的越来越多。

诊断技术进步，早期检出率有所提高

过去，诊断阿尔茨海默病主要靠心理测试量表和临床表现，几乎没有客观检查可用，医生常依靠经验来判断。如今，随着医学研究的不断深入，医生可以通过脑脊液、头颅磁共振、PET等客观检查手段对早期阿尔茨海默病患者，甚至对阿尔茨海默病前期患者进行筛查。若头颅磁共振检查提示有脑萎缩，特别是海马萎缩；脑脊液检查发现生物标记物tau蛋白浓度升高、β-淀粉洋蛋白（Aβ42）浓度降低；PET检查发现脑代谢下降，特别是葡萄糖代谢下降，且PiB含量升高（特异性老年斑显像），再结合患者的临床表现及神经心理学检查，医生即可做出明确诊断。

新药物研发，"中国制造"或将冲破治疗"瓶颈"

多年来，科学家们一直在积极探索，希望能在阿尔茨海默病的治疗上有所突破。但迄今为止，其确切病因及发病机制仍不明确，这也是目前众多药物难以从根本上逆转疾病进展的主要原因。中国新药研发监测数据库显示，自20世纪以来，全球正在研发的阿尔茨海默病治疗药物共计1141个，其中，已上市药物15个，仅3%的药物进入了Ⅲ期临床试验，最终成功上市的仅1%，68.4%的药物处于无进展或终止状态。

近20年来，阿尔茨海默病患者的治疗药物以胆碱酯酶抑制剂（卡巴拉汀、多奈哌齐和加兰他敏）与兴奋性氨基酸受体拮抗剂（美金刚）为主。虽然这些药物能够在一定程度上改善阿尔茨海默病患者的症状，延缓其病情进展，但并不能从根本上治愈疾病。

可喜的是，经过20年来的不懈努力，2018年7月，由我国自行研发的阿尔茨海默病治疗新药"甘露寡糖二酸（GV-971）"顺利完成了Ⅲ期临床试验，预计将于2019年下半年上市。该药从海藻中提取海洋寡糖类分子GV-971，通过重塑机体免疫稳态，降低脑内神经炎症，阻止病程进展。

老龄化时代，"记忆健康"逐渐被重视

过去，人们认为阿尔茨海默病是不治之症，无法治疗，亦无法预防。近20年来，人们逐渐认识到阿尔茨海默病早诊、早治的重要性。

不良生活方式，包括饮酒、吸烟、缺乏运动（包括体力和脑力）、长期高脂饮食等，不仅会增加罹患高血压、糖尿病、冠心病的风险，也会增加罹患阿尔茨海默病的风险。虽然年龄、性别、遗传背景难以改变，但积极改变不良生活方式，还是可以做到的。此外，越来越多的老年人在关注自身躯体健康的同时，也重视"记忆健康"，许多人开始有意识地训练自己的记忆力，并养成了终生学习、终生运动的习惯，希望以此来达到有效预防阿尔茨海默病的目的。

未来，更多手段助力老年健康

目前，神经干细胞移植已应用于脑损伤疾病（如脑瘫等）的治疗，但在阿尔茨海默病领域尚未深入。未来，细胞移植治疗有望从根本上解决阿尔茨海默病的发生发展。

因阿尔茨海默病患者记忆、生活自理能力丧失，"走失"问题十分普遍。在微信、微博、网络、报纸等平台上常可见到"寻找走失老人"的讯息。目前，应用带有定位功能的手环可预防老人走失。未来，在人脸识别等更多科技手段的帮助下，家属可更容易地了解到患者的一举一动，大大减少走失等意外情况发生。

在阿尔茨海默病的康复管理方面，未来VR技术或许能提供帮助。VR虚拟游戏、街景模拟、家庭聚餐模拟等，可将老人"送"到故乡、学校或旅游景点，让他们足不出户便可"参与"到这些场景中，鼓励患者多动、多思考。同时，VR系统后台还能同步收集患者的运动时间、反应时间及任务完成度等数据，有助于了解患者疾病进展状况，评估治疗效果。**PM**

在中华人民共和国成立初期，由于没有特别有效的诊断和治疗方法，肝癌曾一度被称为"癌王"，患者从被确诊到死亡，一般仅有短短数月时间。数十年来，经过一代又一代医学科学家们的不懈努力，我国在肝癌预防、早期诊断、治疗，以及基础与临床研究方面均取得了一系列重要成果。

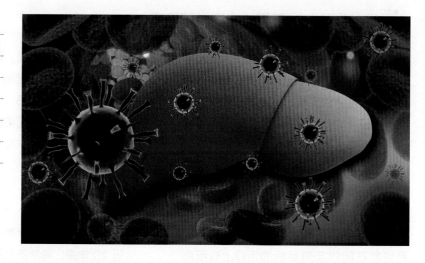

肝癌：
从"癌王"到"部分可治之症"

本刊记者 / 黄 慧
支持专家 / 中国科学院院士　樊 嘉

专家简介

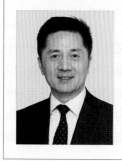

樊 嘉　中国科学院院士，复旦大学附属中山医院院长、教授、主任医师，复旦大学肝癌研究所常务副所长、器官移植中心主任，上海市肝肿瘤临床医学中心（重中之重）主任，上海市肝病研究所所长，中国医师协会外科医师分会肝脏外科医师分会主任委员，中国抗癌协会常务理事，中华医学会常务理事。

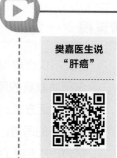

樊嘉医生说"肝癌"

肝癌已从曾经的"癌王"变成了一种可治之症。未来，肝癌的治疗将变得更加个体化、精准化，肝癌实现发病率、死亡率"双降"指日可待。

发病率、死亡率仍较高，但未来有望迎来"双降"

2019 年 1 月，国家癌症中心发布的最新一期全国癌症统计数据显示，肺癌、肝癌、上消化系统肿瘤及结直肠癌、女性乳腺癌等是我国主要的恶性肿瘤。在所有癌症中，肝癌位列发病率第四位、死亡率第三位。由于人口基数大，我国肝癌患者数量目前仍居全球首位，我国每年新诊断的肝癌患者约有 40 万人，约占全世界新发肝癌患者数的一半。

目前已知的与我国肝癌高发有关的危险因素主要有三个：一是病毒性肝炎，尤其是乙肝病毒和丙肝病毒感染，我国 90% 以上的肝癌患者有乙肝病毒感染史；二是进食被黄曲霉菌污染的食物，如发霉的花生和玉米等，其中富含的黄曲霉毒素是极强的诱发肝癌的物质，人体对黄曲霉毒素普遍敏感，儿童期尤甚；三是饮水污染，存在于池塘水中的蓝绿藻毒素是极强的致癌物。当然，遗传、吸烟、酗酒等，也与肝癌的发生有关。

20 世纪 70 年代，我国科学家对肝癌高发区江苏启东等地的肝癌流行、发病情况进行研究后发现，这些地区肝癌高发的主要原因可能与霉变食物摄入、饮用水污染和乙肝病毒感染有关，遂提出"防霉、改水、防肝炎"的预防肝癌"七字方针"。数十年来，该"七字方针"对预防肝癌起到了重要作用。尤其是新生儿乙肝疫苗接种的推广普及，已使我国乙肝病毒感染率显著下降，我国5岁以下儿童乙肝病毒携带率已从1992年的9.7%降至2014年的0.3%，从源头上阻断了肝癌最重要的危险因素——乙肝病毒感染。可以预见，我国离摘掉"乙肝大国"帽子已为时不远。随着肝癌早期诊断、综合治疗技术的不断提高，我国肝癌发病率、死亡率"双降"的目标也有望实现。

从甲胎蛋白到微小RNA：筛查技术不断进步

由于肝癌起病隐匿，早期无特异性症状，约80%的肝癌患者在首次确诊时已是晚期，失去了手术机会。早期肝癌患者术后的5年生存率可达60%以上，而不能手术的晚期肝癌患者的5年生存率仅为7%。因此，肝癌的早期诊断十分关键。

在20世纪四五十年代，由于缺乏有效的血液学、影像学检查手段，肝癌的诊断主要依靠症状，如黄疸、消瘦、上腹部疼痛、肋下触及包块、腹水等。而当患者出现这些症状时，病情已经处于中晚期，预后极差。

20世纪70年代，复旦大学附属中山医院汤钊猷教授率先通过检测血液中的甲胎蛋白来早期诊断肝癌，发现了一大批肿块直径在5厘米以下的小肝癌患者，使肝癌的早诊、早治成为可能。之后，随着超声、CT、磁共振等影像学检查被广泛应用于临床，肝癌的早期诊断率进一步提高。复旦大学附属中山医院的数据显示，在20世纪六七十年代，肝癌手术患者的平均肿瘤直径为8厘米，术后5年生存率仅为23%；如今，肝癌手术患者的平均肿瘤直径已缩小至4厘米，术后5年生存率已提高到64%。

虽然甲胎蛋白检测在肝癌早期筛查方面发挥了重要作用，但存在一定的局限性：30%～40%的肝癌患者甲胎蛋白不升高，而在肝炎、孕妇、泌尿系统肿瘤患者中，甲胎蛋白可能会升高。为了能早期发现这些甲胎蛋白阴性的肝癌患者，有效监测这些肝癌患者的疗效，早期预警肿瘤复发转移，复旦大学附属中山医院樊嘉院士团队历经9年攻关，在肝癌患者的血浆中，筛选到由7个微小核糖核酸（microRNA）组成的早期肝癌诊断分子标志物，并在此基础上开发了检测试剂盒。目前，该试剂盒已在全国大医院推广使用，成为肝癌诊断、预后评估和疗效监测的有效工具。

治疗理念不断更新，患者生存期不断延长

20世纪50年代，第二军医大学附属长海医院吴孟超教授找到了肝脏血管的分布规律，并据此提出至今仍在沿用的中国人肝脏解剖经典理论——"五叶四段"理论，为我国肝脏外科奠定了重要的解剖学基础。

1960年3月，搞清肝内管道的解剖和分叶、掌握了肝切除后生理生化改变的吴孟超主刀完成了第一例成功的肝癌切除术，中国肝脏外科实现了零的突破。之后，吴孟超又创造了"肝门间歇阻断切肝法"，缩短了手术时间，减少出血量，提高了手术成功率，使手术成为唯一有可能使肝癌得到根治的办法。不过，由于当时早期诊断技术缺乏，大多数肝癌患者发现较晚，能够进行手术切除的比例不超过10%；而在接受手术的肝癌患者中，5年生存率也不超过10%。20世纪60年代，化疗和放疗开始应用于肝癌治疗，但均未取得理想疗效。

20世纪70年代起，通过采用甲胎蛋白对肝癌高危人群进行普查，发现了一些肿块直径小于5厘米的小肝癌患者，此时进行手术切除，患者术后5年生存率可达50%～70%。

20世纪80年代，冷冻、微波、射频、经导管肝动脉介入治疗等"局部治疗"应运而生，使部分无法进行手术切除或无法耐受手术治疗的患者受益，首次证实非手术治疗也可能使少数患者获得长期生存的机会。

20世纪90年代，复旦大学附属中山医院汤钊猷院士团队在国际上最早提出"不能切除肝癌的缩小后切除"

这一理念。至 2004 年底，共有 146 位原先不能切除的大肝癌患者接受了"缩小后切除"治疗，5 年生存率达 51%。而在 20 世纪 60 年代，不能切除的大肝癌患者的 5 年生存率为 0。

进入 21 世纪，科技的迅猛发展为肝脏外科微创化提供了可能。2003 年，复旦大学附属中山医院肝外科樊嘉教授及周俭教授率先在国内开展腹腔镜辅助下肝脏切除术治疗肝癌，并于 2010 年 3 月开展达·芬奇机器人肝脏切除术。目前，在复旦大学附属中山医院肝外科，微创手术的比例约占 25%。对适合的患者而言，微创手术具有创伤小、恢复快的优点，远期疗效与传统开腹手术相当。

2013 年 4 月，复旦大学附属中山医院肝脏外科在亚洲首先报道联合肝脏离断和门静脉结扎的二步肝切除术（ALPPS）治疗传统肝脏外科手术不能切除的巨大肝癌患者。这项新的肝切除手术分两期进行：I 期手术将病变侧有肿瘤的肝脏与无肿瘤的肝脏分隔开，并将病变侧的肝脏门静脉结扎；7～14 天后，待病侧肝脏部分萎缩、健侧肝脏代偿长大（平均增长 79%）后，再行 II 期手术，完整切除有肿瘤的病侧肝脏。ALPPS 术显著延长了巨大肝癌患者的生存时间（最长存活期已超过 41 个月），而不能切除的巨大肝癌患者的平均生存期为 9～10 个月。

肝癌肝移植：从"跟随国外"到"提出'上海复旦标准'"

肝移植是通过手术将一个健康的肝脏植入到终末期肝病患者体内，使其肝功能得到良好恢复的一种外科治疗手段。自 1963 年世界上第一例人体原位肝移植手术实施以来，历经 50 余年的发展，肝移植技术已日趋成熟。

肝移植是治疗肝癌的有效手段。因为肝移植能在彻底切除肿瘤的同时，切除肝癌发生的土壤——硬化的肝脏。一直以来，肝癌肝移植普遍采用的是意大利米兰标准、美国 UCSF 标准。2006 年，复旦大学附属中山医院樊嘉教授率先在国内提出了符合中国国情的肝癌肝移植标准——"上海复旦标准"：单发肿瘤直径 ≤ 9 厘米；或多发肿瘤 ≤ 3 个，最大肿瘤直径 ≤ 5 厘米，全部肿瘤直径总和 ≤ 9 厘米，无大血管侵犯、淋巴结转移及肝外转移。"上海复旦标准"在不降低术后总体生存率及无瘤生存率的基础上，扩大了肝癌肝移植的适应证范围，使更多肝癌患者可以通过肝移植获得治疗机会。

针对肝癌肝移植术后肿瘤复发的问题，我国研究人员也在不断探索，通过在肝移植术前、术中和术后积极采取抗复发转移的措施，最大限度地降低术后复发转移的风险。即便发生了术后复发转移，也可以通过综合治疗，延长患者的生存期。

减少转移复发，精准医疗"正在路上"

随着医疗技术的不断进步，肝癌的治疗手段逐渐增多。对早期肝癌患者而言，手术依然是最佳选择。对中晚期肝癌患者而言，合理应用介入治疗、化疗、靶向药物治疗、免疫治疗等系统治疗，有助于控制病情、缩小肿瘤直径、延长生存期，部分患者甚至能够获得手术切除的机会。遗憾的是，肝癌的死亡率并没有明显下降。原因是多方面的，其中最重要的原因是肝癌容易复发和转移。虽然目前尚无预防肝癌切除术后肿瘤复发的标准方案，但使用抗病毒药物（乙肝患者），进行干扰素治疗和介入治疗等，有助于减少复发机会。

值得一提的是，近年来众多国内外学者一致认为，外周血中游离的循环肿瘤细胞（CTC）是肿瘤转移复发的"种子"，在肿瘤的复发转移过程中扮演着极其重要的角色。经过多年科研攻关，复旦大学附属中山医院樊嘉院士团队在国际上首次检测"外周血中干细胞样循环肝癌细胞"，发现干细胞样循环肝癌细胞可作为肝癌切除术后复发预测的新指标，自主研发了多种 CTC 分选检测技术，并成功研制了全球首台"全自动循环肿瘤细胞分选检测系统"原型机和检测试剂盒。相信在不久的将来，肝癌患者的治疗将变得更加个体化、精准化；随着基础研究的不断深入，以及新技术、新药物的不断推陈出新，有效杜绝肝癌术后复发转移，也将成为可能。**PM**

宫颈癌、子宫内膜癌、卵巢癌等女性生殖系统恶性肿瘤占所有女性肿瘤的12%~15%。针对妇科恶性肿瘤，传统治疗方法包括广泛切除病变及邻近脏器的手术治疗，以及化疗、放疗等。几十年来，随着早期筛查、预防和治疗技术等的发展，越来越多的患者能被早期发现，接受早期治疗，生存率不断提高，生活质量不断改善，部分年轻患者还能保留生育功能。

妇科肿瘤：
从"挽救生命"到"追求质量"

✍ 本刊记者/ 王丽云
支持专家/ 复旦大学附属妇产科医院教授　华克勤

专家简介

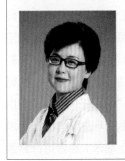

华克勤　复旦大学附属妇产科医院党委书记、主任医师、教授、博士生导师，中国医师协会内镜医师分会副会长，上海市医学会妇产科专科分会前任主任委员、妇科肿瘤专科分会候任主任委员。在妇科微创、肿瘤内分泌、生殖道畸形重建等方面具有丰富经验。

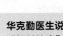

华克勤医生说
"妇科肿瘤"

❝❝ 将来，越来越多的妇科恶性肿瘤患者将得到更好治疗，兼顾治疗效果与生活质量、生育功能。❞❞

宫颈癌：发病率有望大幅降低，治疗更注重生活质量

宫颈癌是发病率最高（我国宫颈癌发病率为12.96/10万）的女性生殖系统恶性肿瘤，几十年来在防治方面发生的变化也最大。

HPV疫苗的普及有望降低宫颈癌发病率

宫颈癌是目前唯一病因明确的妇科恶性肿瘤。研究证实，高危型人乳头瘤病毒（HPV）的持续感染，是引起宫颈癌前病变及宫颈癌的原因。80%的妇女一生中可感染HPV，通常在8~10个月内自然清除，只有5%的妇女呈持续感染状态，5~15年后导致宫颈癌发生。

由于病因明确，宫颈癌是目前唯一可以做到一级预防（病因预防）的恶性肿瘤。2006年美国食品药品管理局正式批准HPV疫苗上市，应用于宫颈癌的预防，标志着宫颈癌防治进入一个新时期。目前，主要有HPV 2价疫苗（针对HPV 16和18亚型）、HPV 4价疫苗（针对HPV 6、11、16、18亚型）和HPV 9价疫苗（针对HPV 6、11、16、18、31、33、45、52、58亚型）。HPV疫苗的逐步普及，有望降低宫颈癌的发病率。

"三阶段筛查法"可早期发现宫颈病变

随着妇科体检的普及、宫颈细胞学检查和阴道镜检查技术的进步，我国宫颈癌前病变的诊断率明显提高，宫颈癌的发病率明显下降。以前，巴氏涂片这一传统的宫颈癌筛查方法为及时发现宫颈癌做出了重要贡献，但误差较大。随着科技的发展，人们为了更精确地筛查出宫颈癌，发明了更先进的"液基细胞学检查"，大大提高了检查速度和诊断准确性，同时还能发现癌前病变、微生物感染（如真菌、滴虫、病毒、衣原体等）。

具有宫颈癌高危因素的女性应定期进行宫颈病变筛查，即"三阶段筛查法"：宫颈细胞学检查、HPV检测、阴道镜下宫颈组织学活检。

宫颈上皮液基细胞学检查结果分为正常范围细胞、炎症细胞（包括微生物感染）、不明意义的不典型鳞状细胞（ASC，包括ASCUS与ASC-H）、低度鳞状上皮内瘤变（LSIL）、高度鳞状上皮内瘤变（HSIL）、鳞癌（SCC）、不明意义的不典型腺细胞（AGC）、腺癌（AC）等。HPV检测是取宫颈脱落细胞，通过基因检测看细胞内是否有HPV感染。以上两种检查有异常者，需进行阴道镜检查，对宫颈可疑病变进行组织活检及病理学检查。

"三阶段筛查法"能检测出绝大多数宫颈病变，可早期发现宫颈癌前病变和宫颈癌，使患者得到及时治疗。

治疗更注重提高生活质量、保留生育功能

近二十年来，随着发病年轻化及生活水平的提高，宫颈癌患者对治疗后的生活质量要求也较高，宫颈癌的治疗不再"一刀切"，而是根据临床分期、患者年龄、生育要求、全身情况等综合考虑，一般采用以手术和放疗为主、化疗为辅的综合治疗方案。如今，随着腹腔镜、达·芬奇机

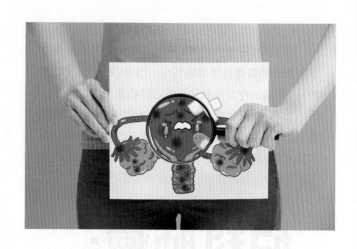

器人、单孔腹腔镜等微创技术的陆续应用，宫颈癌的治疗，正在尽可能地实现微创化。同时，保留生育功能的宫颈锥切术或广泛宫颈切除术、保留卵巢内分泌功能的卵巢移位术、保留女性正常性生活的腹膜代阴道术等手术方式，新化疗方案，以及靶向治疗、免疫治疗等综合治疗措施，都有助于保留患者的生殖内分泌功能、生育功能及生理功能。

值得一提的是，近十年来，越来越多年轻的早期宫颈癌患者的生育功能得以保留，部分患者成功当上了妈妈。根据肿瘤浸润程度的不同，宫颈癌可分为原位癌和浸润癌。原位癌患者可以进行宫颈锥切术，保留子宫。早期浸润癌患者可以进行保留生育功能的治疗。比如：IA1期（浸润深度1~3毫米）患者，如果"切缘干净"且没有血管和淋巴管浸润、宫颈管诊刮阴性，可进行宫颈锥切术（LEEP）；IA2期（浸润深度3~5毫米）患者可行宫颈锥切术加腹腔镜下盆腔淋巴结清扫术；IB1期患者，如果病灶小于2厘米、局限于宫颈且没有淋巴结转移，可行广泛宫颈切除术加腹腔镜下盆腔淋巴结清扫术，保留子宫体。

子宫内膜癌：手术范围缩小，部分患者可保留生育功能

子宫内膜癌的发病率在女性生殖系统恶性肿瘤中位列第二，占妇科恶性肿瘤的20%~30%。

发病率上升快，大多预后较好

近年来，由于生活水平提高、人口老龄化等因素的影响，我国子宫内膜癌发病率呈显著上升趋势，总体发病率约为8.77/10万。在上海、北京等地区，子宫内膜癌发病率已跃居女性生殖系统恶性肿瘤首位。

目前认为，子宫内膜癌可能有两种发病机制。一种是雌激素依赖型，子宫内膜在无孕激素拮抗的雌激素长期作用下发生病变，绝大部分为子宫内膜样腺癌，占大多数，预后较好，患者常伴有肥胖、高血压、糖尿病、不孕不育

及绝经延迟。另一种是非雌激素依赖型，发病与雌激素无明确关系，包括浆液性癌、透明细胞癌等，较少见，恶性程度高，预后不良。

绝经期前后不规则阴道流血是子宫内膜癌的早期症状。只要重视不规则阴道流血，大部分子宫内膜癌患者是可以做到早期发现的。诊断性刮宫是最常用、有价值的诊断方法。

诊断"金标准"是宫腔镜下子宫内膜活检并做病理学检查。因诊断性刮宫往往会给患者带来剧痛，且反复刮宫还会导致正常内膜过度损伤，故近年来，子宫内膜吸取活检技术被推广用于筛查，不仅可明显减轻患者痛苦，还具有费用低廉、手术时间短等优点。

缩小手术范围，提高患者生活质量

长期以来，手术是子宫内膜癌的主要治疗方法，标准术式为：全子宫切除 + 双侧卵巢和输卵管切除 + 盆腔淋巴结清扫（部分高危患者行腹主动脉旁淋巴结清扫术）。肿瘤累及宫颈的患者，需要接受子宫广泛切除术。近年来，秉承微创化、尽量提高患者生活质量的理念，在保证治疗效果的基础上，子宫内膜癌的手术范围越来越小。

接受盆腔淋巴结清扫的患者，术后容易发生下肢淋巴水肿，严重影响生活质量。现在可以先进行前哨淋巴结活检，根据活检结果再确定是否进行盆腔淋巴结清扫及清扫范围。

迫切要求生育的早期患者（分化好、无肌层浸润）可以先采用大剂量孕激素治疗，等病情缓解后尽快完成生育，再进行手术治疗。为了提高"保育"治疗的完全缓解率及其后的妊娠率，可采用宫腔镜联合孕激素治疗的方案：先在宫腔镜直视下彻底切除病灶，同时保护正常内膜，随后采用大剂量孕激素治疗。

卵巢癌：早期发现仍较困难，治疗进展不多

在妇科恶性肿瘤中，尽管卵巢癌的发病率次于宫颈癌和子宫内膜癌，居第三位，但死亡率却居首位。在已就诊的卵巢癌患者中，70%~80%为晚期，治愈率较低，5年生存率不足30%。

难以被早期发现，超声检查、肿瘤标志物有助筛查

与宫颈癌、子宫内膜癌不同，卵巢癌深藏于盆腔中，"发展"空间大，与"外界"没有"交流通道"，很难被早期发现，特别是在还没有超声检查的年代。而且，卵巢癌患者早期症状不明显，往往在肿瘤逐渐增大，腹痛、腹水等症状越来越明显时，才被发现。

近三十年来，随着影像学技术的发展和相关肿瘤标志物的应用，用于筛查卵巢癌的方法主要有两种。

一种是经阴道超声，它可以精确地测量卵巢的体积，且没有创伤。但是由于超声本身的局限性，不能分辨良性还是恶性，不能发现卵巢大小正常情况下的病变，且主观性强、假阳性率高、特异性差。

另一种是糖类抗原CA125，在多数卵巢浆液性腺癌中呈阳性，诊断准确率可达80%以上，但特异性差，在非卵巢恶性肿瘤、子宫内膜异位症等疾病中也可升高，且有50%的早期卵巢癌患者CA125可以不升高。

近年来，国内外学者不断寻找特异度、灵敏度高的血清肿瘤标志物，如人睾丸分泌蛋白4（HE4）、可溶性间皮素相关蛋白(SMRP)、人激肽释放酶（HK）、骨桥蛋白(OPN)等，以及血清肿瘤标志物的联合检测等，取得了一系列进展，在超声辅助下可显著增加诊断的灵敏度和特异度。

治疗以手术、化疗为主

治疗卵巢癌目前仍以手术为主。暂时无法手术的晚期患者，化疗可使肿瘤缩小，为手术创造条件。其他治疗方法包括放射治疗、免疫治疗、靶向治疗等。

以往，卵巢癌术后的病理学分型并未对治疗起到很大帮助，仅能为基本的化疗方案提供参考。近年来，靶向治疗药物的引进、治疗方案与策略的进一步优化，都为卵巢癌的治疗提供了新方向。然而，当前手术、化疗的有效率已逐渐进入瓶颈期。将来，从诊断到治疗，从基础到临床各层面，针对卵巢癌发生起源和分子分型展开探索，必将进入更为精准的分子诊断与治疗领域，为改善患者的预后带来希望。**PM**

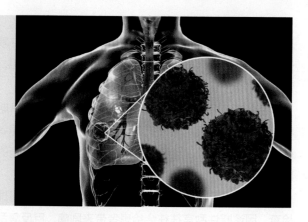

随着工业化社会的飞速发展，公众对烟草导致的危害认知不足，以及人口老龄化进程加快，我国肺癌的发病率越来越高，已经从"不引人注意"的疾病变成了发病率和死亡率均居首位的恶性肿瘤，严重威胁着国人的健康。所幸，肺癌的诊治也不断传来令人振奋的消息，筛查早期肺癌的低剂量螺旋CT问世，以及化疗药物、靶向药物、免疫治疗等研究的快速进展，提高了肺癌疗效，也使患者的生存期越来越长。

肺癌：从"默默无闻"到"头号"恶性肿瘤

本刊记者/ 熊 萍
支持专家/ 上海交通大学附属胸科医院教授　廖美琳

专家简介

廖美琳　上海交通大学附属胸科医院首席专家、主任医师，上海交通大学医学院兼职教授。曾任上海市肺部肿瘤临床医学中心主任、上海市胸部肿瘤研究所副所长、中国抗癌协会肺癌专业委员会副主任委员。长期从事各种肺部疾病的诊治，在肺部肿瘤诊断、肺癌化疗和多学科治疗、非小细胞肺癌个体化方案研究、肺癌靶向治疗等方面颇有建树。

> 在过去的几十年中，我国肺癌死亡率增长465%。防治肺癌，从戒烟开始。戒烟越早、戒烟时间越长，获益越大。

从"不引人注意"到"肺癌大国"

20世纪五六十年代，结核病是我国发病、死亡人数最多的重大传染性疾病，而肺癌则是"不引人注意"的疾病。随着多个杀灭结核杆菌的特效药问世，结核病由"不治之症"转变为可治之症，结核病的发病率和死亡率得到了有效遏制。然而，由于高吸烟率、空气污染及人口老龄化，

在过去的几十年中，我国肺癌死亡率增长465%，在癌症死因排名中已从20世纪70年代的第5位上升至如今的第1位。目前，我国已成为世界上肺癌发病和死亡人数最多的国家之一。据世界卫生组织预测，到2040年，我国肺癌患者将超过130万人。

从"容易误诊"到"有效筛查"

20世纪70年代以前，诊断肺癌主要依靠痰脱落细胞学检查和胸部X线片。痰脱落细胞学检查的准确性受痰标本、涂片制作、染色技巧、读片水平等影响；而胸部X线片往往只能发现直径3厘米以上的较大肿块；再加

上人们对肺癌认识不足，常将肺癌误认为是肺结核，延误诊断的情况很多。20世纪80年代，纤维支气管镜检查开始应用于肺癌的诊断，医生不仅可以直接观察，还可即时取材活检，甚至可以做介入治疗。20世纪90年代，胸

部 CT 被应用于肺癌的临床诊断，在肺癌分期、治疗方案制订和手术术式选择等方面发挥了重要作用。2000 年以后，低剂量螺旋 CT 成为有效的早期肺癌筛查利器，且其放射剂量只有传统 CT 剂量的 1/6。

手术创伤越来越小

肺癌的三大治疗手段为手术、化疗和放疗。外科手术对延长患者生存期最有效，甚至可以根治早期肺癌，提高患者生存率。过去，肺癌手术创伤很大，患者术后疼痛难忍，胸口还会留下长长的一条瘢痕。1992 年，"微创外科"理念提出，给外科学界带来巨大变革。与传统开胸手术相比，胸腔镜手术创伤小、恢复快，不会留下明显瘢痕。进入 21 世纪，肺癌手术不再局限于"小切口"和"少打洞"等技术层面，而是力争达到"脏器创伤最小化"目标。也就是说，微创不仅要"小切口"，还要在确保切除肿瘤基础上，最大限度地保留患者的肺功能。

多学科综合治疗进一步改善预后

肺癌的常用化疗药物包括抗代谢药、植物来源药和铂类药物等。其中，铂类药物在肺癌治疗中具有划时代意义。以铂类药物为基础的联合化疗方案，被证实可控制并改善晚期非小细胞肺癌患者的症状，延长其生存期。随着化疗药物的不断发展，化疗的副作用逐渐减少，疗效相应提高。此外，各种降低化疗药物副作用的药物的应用，也显著减轻了患者的不适。

放疗是一种采用放射线照射、杀伤肿瘤细胞的治疗方法。无论是单独应用，还是与其他治疗手段（手术、化疗）联合应用，在肺癌的治疗中均占有重要地位。以前，肺癌患者进行放疗时，肺、食管、心脏和脊髓都会被包括在照射野内，各种放射性损伤均可出现。近年来，放疗技术不断改进，从二维传统放疗到三维适形放疗、调强放疗，再到影像引导放疗，在对局部病灶实施有效治疗的同时，能最大限度地减轻对周围组织的损伤。进入 21 世纪，质子重离子技术也被应用于肺癌的治疗。

20 世纪五六十年代，大多数被确诊的肺癌患者是中晚期，无法进行手术治疗。再加上年龄、慢性病等因素的影响，真正能够接受手术治疗的比例很小。当时，肺癌的发病率与死亡率十分接近。20 世纪 90 年代以后，随着对肺癌发病机制的深入理解，多学科综合治疗对改善生活质量、提高疗效起到了重要作用。

肺癌治疗新时代：慢性病成为可能

2010 年前后，靶向治疗、免疫治疗的快速发展，将肺癌治疗带入一个"肺癌慢病化"新时代。

靶向治疗是对已知肿瘤发生机制所涉及的异常信号传导通路进行阻断，从而起到杀伤肿瘤细胞、抑制肿瘤生长的作用。与其他方法相比，靶向治疗最明显的特点是能够准确"打击"癌细胞而又不伤害正常细胞。一旦肺癌患者的基因检测呈阳性，即找到靶向药物的治疗靶点，其治疗有效率非常高。例如，找到 EGFR 靶点的患者，70% 可以缓解；发生耐药后，还可以通过寻找新的靶点进行治疗。在靶向治疗药物的帮助下，长期生存或生存率超过 5 年的患者，在临床上已不罕见。可以说，靶向治疗对晚期肺癌患者具有"划时代"的意义。经过近十年的研究，目前已发现不少肺癌驱动基因靶点，并已有相关药物运用于临床。

免疫治疗的快速发展更是助推了"肺癌慢病化"进程。2015 年，美国食品药品管理局批准了首个用于治疗晚期非小细胞肺癌的免疫检查点抑制剂（PD-1、PDL-1）。目前，该方法对部分患者已经发挥很好的疗效。与其他治疗方式相比，免疫治疗不仅可以用于抑制肿瘤生长，还可以联合手术或者其他方式，改变肺癌患者的治疗模式，其最大益处是明显延长晚期肺癌患者的生存期。已经失去手术机会的中晚期患者在接受免疫治疗后肿瘤明显缩小，重新获得手术机会，在临床已不是个例。**PM**

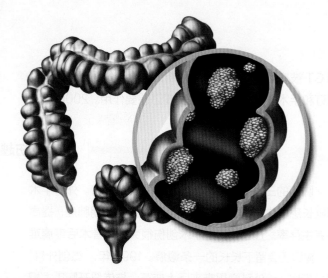

随着社会经济的快速发展，居民生活方式和饮食结构发生极大改变，再加上人口老龄化进程加快，我国大肠癌（包括结肠癌和直肠癌）发病率和死亡率呈逐年上升趋势，已经成为危害我国居民健康的主要恶性肿瘤之一。

大肠癌：发病率持续增长的"生活方式病"

复旦大学附属肿瘤医院大肠外科
蔡国响　蔡三军(教授)

专家简介

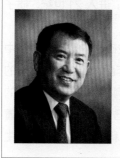

蔡三军　复旦大学附属肿瘤医院大肠外科主任医师、教授、博士生导师，中国抗癌协会大肠癌专业委员会前主任委员，中国临床肿瘤协会结直肠癌专家委员会副主任委员，上海市抗癌协会大肠癌专业委员会主任委员，复旦大学大肠癌诊治中心主任。

大肠癌最常见的症状是便血，便血最容易与痔疮相混淆而误诊误治。因此，病人一旦出现便血，应到医院肛肠外科进行详细检查，千万别把早期直肠癌当作痔疮治，以免造成不可挽回的损失。

人口老龄化和饮食结构改变，促使大肠癌发病率逐年上升

1973—1975 年，由全国肿瘤防治办公室承担并完成的全国人口死亡原因普查发现，大肠癌死亡率在所有恶性肿瘤中排第 6 位。这是新中国成立以来首次描述大肠癌死亡率。近年来，人口老龄化进程加快，加上随着经济条件的好转，人们的饮食结构发生变化，从"粗茶淡饭"到"大鱼大肉"，大肠癌发病也呈现逐年上升的趋势。

2015 年中国癌症统计数据显示，相较于 2005 年，大肠癌新发病例数在十年间翻了一番，发病率和死亡率在恶性肿瘤中位列第五位。大肠癌在大城市中的发病率以年均 4% ~ 5% 的速度递增，发病率跃居第二位，仅次于肺癌。研究证实，饮食结构中的高蛋白质、高脂肪与大肠癌发病呈正相关。

诊断方法变化，结肠镜活检成为诊断"金标准"

20 世纪 50 年代，大肠癌的诊断方法除大便隐血试验和直肠指检外，主要采用硬式直肠镜、乙状结肠镜和

钡剂灌肠等方法。直肠指检是医生用手指经肛门来探察肠道的一种检查方法，仅能触及距离肛门较近的直肠病

变，直肠镜和乙状结肠镜也无法触及更高位置的结肠肿瘤。20世纪70年代初，纤维结肠镜开始在临床应用，并逐渐推广。通过纤维结肠镜检查，医生能顺次、清晰地观察肛管、直肠和结肠的黏膜状态，可以进行病理学检查。20世纪80年代以来，CT、MRI、腔内超声和全身PET/CT等影像学手段出现，提供了更加精准的影像学评估。目前，诊断大肠癌的金标准是结肠镜检查和病理活检。无法行全结肠镜检查的人群可做CT结肠成像检查。

大肠癌筛查逐步受到重视

大肠癌筛查是发现癌前病变，降低大肠癌发病率和死亡率的重要途径。1977年，我国专家在浙江省海宁进行首次大肠癌人群防治研究；1989—1997年，我国首个大肠癌筛查干预队列研究在浙江省嘉善开展；2007年，上海市率先开展大肠癌社区筛查，100万人参与了大肠癌社区筛查项目。北京、天津、广州也相继启动了大规模社区人群大肠癌筛查工作。

手术技术进步，使"保肛"成为可能

外科手术是治疗大肠癌最有效的方法。传统的手术方式为开腹手术，腹壁切口较长，腹壁创伤较大。

20世纪80年代起，国际上微创外科崛起。1993年，我国开展了首例腹腔镜大肠癌手术。经过20多年的推广应用，腹腔镜手术已经成为治疗大肠癌的常见手术方式。2009年，我国大陆开展了首例机器人大肠癌手术。近年来，我国还开创了经自然腔道的大肠癌手术，进一步减少了手术创伤。值得一提的是，随着技术的进步，更多低位直肠癌"保肛"成为可能。

20世纪90年代以前，由于诊疗技术限制，许多时候低位直肠癌患者需要切除肛门，失去肛门给患者的生活和工作带来诸多不便。20世纪90年代以后，随着术前放化疗效果的提高、手术技术和手术器械的发展，直肠癌的"保肛率"显著提高。

多学科协作，进一步改善预后

除手术外，化疗、放疗等也是治疗大肠癌的方法。自20世纪50年代发明氟尿嘧啶以来，氟尿嘧啶一直是大肠癌化疗的基础性药物。除氟尿嘧啶的静脉制剂外，氟尿嘧啶口服剂型也相继出现。此外，奥沙利铂、伊立替康、雷替曲赛等的出现，提供了更多细胞毒性药物选择。2006年，针对表皮生长因子受体（EGFR）的靶向药物西妥昔单抗在中国上市；2010年，抗VEGF单克隆抗体贝伐珠单抗在中国上市。靶向治疗药物的出现，进一步提高了转移性大肠癌患者的治疗效果。近年来，免疫治疗药物也开始应用于大肠癌患者。

放射治疗主要用于直肠癌的新辅助治疗、辅助治疗以及转移性大肠癌的局部治疗。从传统放疗发展到今天的三维适形放疗、束流调强放疗、立体定向放疗、放疗栓塞等多种技术，放疗在大肠癌治疗中发挥了重要作用。2015年，质子放疗技术被用于治疗转移性结直肠癌。

进入21世纪，大肠癌的治疗模式发生了显著变化。在多学科综合治疗模式下，大肠癌患者获得最合适的个体化诊疗方案。经过十几年来的不懈努力，国内众多医院建立了大肠癌多学科综合治疗团队，提高了我国大肠癌的整体疗效。在国内一些大肠癌综合治疗中心，大肠癌5年生存率已经达到70%以上，与欧美国家相近。

降低大肠癌发病率和死亡率，一定要重视癌症筛查，及早将大肠癌筛查纳入常规检查项目，将癌变扼杀在萌芽状态。**PM**

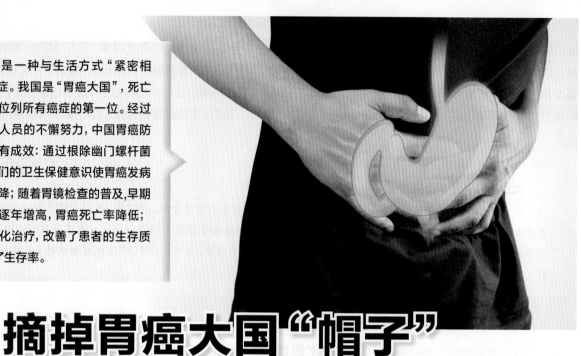

胃癌是一种与生活方式"紧密相连"的癌症。我国是"胃癌大国",死亡率曾一度位列所有癌症的第一位。经过几代医务人员的不懈努力,中国胃癌防控工作卓有成效:通过根除幽门螺杆菌和提高人们的卫生保健意识使胃癌发病率有所下降;随着胃镜检查的普及,早期胃癌比例逐年增高,胃癌死亡率降低;通过规范化治疗,改善了患者的生存质量,提高了生存率。

摘掉胃癌大国"帽子"
指日可待

北京大学附属肿瘤医院　何琦非　步召德(教授)

专家简介

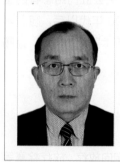

步召德　北京大学肿瘤医院胃肠中心主任医师、教授,中国抗癌协会期刊出版专委会副主任委员,中国医师协会外科医师分会委员。长期从事消化道肿瘤的临床和科研工作,参与胃癌的新辅助治疗临床研究、胃肠肿瘤的个体化治疗研究,以及国内外多中心临床试验;擅长腹部肿瘤,特别是胃癌和结直肠癌的诊治。

> 胃癌的发生与幽门螺杆菌关系密切。目前建议,有胃癌家族史并伴幽门螺杆菌感染者,需尽早根除幽门螺杆菌。

发病率有所下降

1973—1975 年,我国开展的新中国成立以来第一次全国人口死因普查结果显示,胃癌居恶性肿瘤死亡率首位。1987 年,我国肿瘤登记资料显示,恶性肿瘤发病率为 110 ~ 145/10 万,胃癌发病率为 35 ~ 40/10 万,居所有恶性肿瘤发病率第一位。1990—1992 年,我国开展的第二次全国人口死因调查结果显示,胃癌仍居恶性肿瘤死亡率第一位,但发病率和死亡率均得到了一定控制。2006 年,我国开展第三次全国人口死因调查,结果显示胃癌死亡率有所下降,不再是死亡率第一的癌症。

进入 21 世纪,得益于人们卫生意识的提高,分餐制或公筷的使用,具有高温消毒功能的碗柜及冰箱的普及,减少高盐腌制食品的摄入,戒烟戒酒等一系列措施,胃癌发病率呈持续下降趋势。但由于我国较大的人口基数,饮食习惯和地域环境等因素,每年新发胃癌 40 万例,死亡 35 万例,新发及死亡病例约占世界的 40%,目前仍是"胃癌大国"。

早期诊断率不断提高

在胃癌早期，80% 的患者无症状或仅有轻微症状，常被误认为是消化不良或溃疡病。当出现胃部不适、呕吐或进食困难，病变已非早期。由于胃癌缺乏特异的肿瘤标志物，早期诊断一直是个难题。

20 世纪 50 年代末，中国学者通过"双腔管带网气囊"拉网方法筛查、诊断食管癌和胃食管交界处的肿瘤，但这种方法对胃窦癌和胃体癌的诊断价值有限。20 世纪 70 年代，X 线钡餐造影检查成为诊断、筛查胃癌的主要方法，但当造影出现比较明显的恶性征象时，病变已经相对较晚。20 世纪七八十年代，胃镜及胃镜下活检逐渐取代 X 线钡餐造影检查，成为诊断胃癌的金标准，尤其是对于平坦型和非溃疡性胃癌，胃镜的检出率远远高于 X 线钡餐造影检查。随着胃镜设备更新换代，胃黏膜显像更清晰。若患者不愿做普通胃镜，可以做无痛胃镜。现在还有遥控胶囊胃镜，患者只要将胶囊吞下，医生就能了解胃内的情况。2018 年，我国制定了《中国早期胃癌筛查流程》，建议结合患者年龄、家族史、是否感染幽门螺杆菌、血清胃泌素含量等，筛查出高危人群后再进行胃镜检查。

"综合治疗"进一步提升疗效

手术作为胃癌的主要治疗手段，几十年来经历着不断变化和发展。20 世纪 70 年代，扩大手术甚至超扩大手术盛行，虽然切除了病灶，但患者术后的死亡率高。20 世纪 80 年代后期，随着胃癌早诊、早治工作的开展，人们逐渐认识到，胃癌从胃壁的里面往外面长，早期胃癌位于胃壁内侧最表面的黏膜或黏膜下层，淋巴结转移率低，切除范围不需要很大。从 20 世纪 90 年代开始，针对早期胃癌的内镜黏膜下剥离术出现，进一步提高了患者术后的生活质量。

早期胃癌越做越微创，胃癌外科手术也越做越小，其中，最明显的进步是腹腔镜技术在胃癌手术中的运用。中国胃癌腹腔镜外科于 2000 年左右开始技术探索，2005 年左右进入技术成熟阶段，2008 年左右开始进入临床推广。由于早期胃癌发生淋巴结转移相对较少，腹腔镜手术最初的探索就是从早期胃癌开始的。遗憾的是，在我国，早期胃癌诊断率不足 10%，许多胃癌患者发现时已经是局部进展期，不再是早期。对于这部分局部进展期胃癌患者，由于肿瘤的淋巴结和胃壁侵犯的程度更重，手术范围也比早期胃癌更大，能否通过腹腔镜把肿瘤和淋巴结都切干净，达到和开腹时一样的根治手术的效果，一直处在探索阶段。2019 年 5 月，一项纳入了我国 14 家医院、1056 例患者的研究，证明了腹腔镜微创手术治疗局部进展期胃癌具有确切的远期疗效与显著的微创获益。

2000 年以后，胃癌的治疗由单纯的手术治疗走进综合治疗时代，化疗、靶向治疗、免疫治疗等成为治疗进展期胃癌的重要手段。"卡培他滨联合奥沙利铂"的化疗方案将我国进展期胃癌术后 3 年无病生存率提高到 78%；术前的新辅助化疗使不具备手术条件的患者获得根治性切除的机会；靶向药物、免疫制剂陆续问世，用于进展期胃癌患者的二线、三线治疗，均取得了一定疗效。

精准治疗，未来可期

虽然我国进展期胃癌患者的 5 年生存率由 2000 年的 30.2% 提高到 2014 年的 35.9%，但胃癌具有很强的组织学异质性特征，不同胃癌患者或同一肿瘤的不同区域，肿瘤的组织形态学特征可以差别很大。如何筛选适合特定化疗、靶向治疗和免疫治疗的患者，提高化疗、靶向治疗、免疫治疗的疗效，仍然面临巨大的挑战。

精准医学无疑是未来的研究和发展方向。以个人基因组信息为基础，或将能精准预测患者对什么治疗有效，甚至能根据胃癌的基因表达，了解患者发生淋巴结转移和复发的风险，知道手术应该切得大些，还是可以切得小些，真正实现肿瘤治疗的精准化。到那时，就离攻克胃癌，彻底摘掉"胃癌大国"的帽子不远了。PM

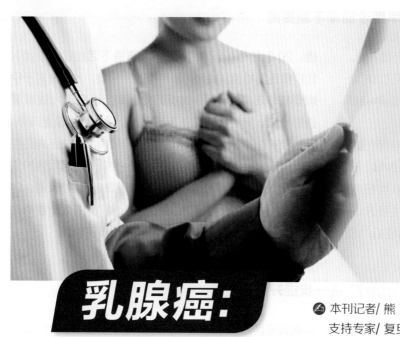

乳腺癌是女性最常见的恶性肿瘤，严重威胁女性健康。20世纪80年代以前，由于医疗诊治水平低下，乳腺癌曾被人们看作是"红颜杀手"，患者不仅饱受病痛之苦，心理上也承受巨大折磨。近20年来，随着乳腺癌早期诊断和治疗技术的不断完善，乳腺癌患者的预后有了明显提高，5年生存率从60%上升到90%以上。可以说，乳腺癌已从"红颜杀手"转变为可以早发现、早诊断、早治疗，且能长期生存的慢性病。

乳腺癌：

本刊记者/ 熊 萍
支持专家/ 复旦大学附属肿瘤医院乳腺科教授　沈镇宙

从"红颜杀手"到"长期生存"

专家简介

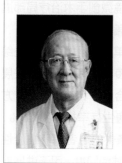

　　沈镇宙　复旦大学附属肿瘤医院乳腺外科终身教授，曾任中国抗癌协会副理事长、中华医学会肿瘤学分会副主任委员、上海市抗癌协会理事长、上海市医学会肿瘤专科分会主任委员等职。主要研究方向为乳腺癌的早期诊断、综合治疗、个体化治疗及相关基础研究。

> 女性朋友至少每月应对自己的整个乳房（包括两侧腋窝）进行一次细致的自我检查，一旦发现可疑情况，立即去医院乳腺科或外科就诊。

诊断：从"过晚"到"越来越早"

　　20世纪五六十年代，乳腺癌的诊断只能依靠医生的双手触诊，而触诊往往会受医生对乳腺肿块的大小、形状、质地以及有无向周围浸润等经验的影响。20世纪60年代，乳腺超声检查出现，但诊断准确性较差。20世纪60年代后期，乳腺X线摄影（钼靶）检查在国外问世，80年代以后正式进入中国。乳腺X线摄影检查能清晰显示乳腺各层组织，不仅可以发现乳腺结节，还可以发现小于0.1毫米的微小钙化点及钙化簇，是早期发现乳腺癌的有效方法。

　　如今，乳腺癌的诊断技术越来越先进：乳腺X线摄影检查和超声检查设备不断更新换代，磁共振可以更好地显示病灶的大小、形态、位置及浸润范围。同时，许多女性的自我保健意识增强，主动自查，积极参加普查、体检等，也使不少没有症状的早期乳腺癌被发现。

手术：从"全切"到"保乳"

乳腺癌的治疗方法有手术、放疗、化疗（包括新辅助化疗）、内分泌治疗、靶向治疗等。20世纪70年代以前，乳腺癌主要采用手术治疗，那时候的理念是：切除范围越大越好，很少有人关注乳房缺失或畸形带给患者的困扰，许多患者在术后出现焦虑、抑郁情绪，甚至丧失生活的信心。20世纪70年代以后，人们逐渐认识到，手术切除的范围过大，并不能提高患者的生存率，治疗理念也逐渐发生了改变，从最初切除全乳、胸大肌、胸小肌及肋软骨，同时清除腋部及内乳淋巴结的扩大根治手术，发展为保留胸肌的改良根治术，甚至保乳手术。

遗憾的是，并非所有乳腺癌患者都可以接受保乳手术。乳房是女性美的体现，也是女性的重要性器官。过去，乳腺癌根治术导致的乳房缺失，以及术后胸前留下较大瘢痕组织，带给了女性巨大的心理冲击。20世纪90年代，欧美等国家相继开展了乳房再造术，帮助乳腺癌根治术后患者获得满意的"乳房"外形。

辅助治疗：从"难以耐受"到"精准打击"

手术是局部治疗方法，不能预防全身性播散。因此，医生会根据患者可能发生转移风险、年龄、激素受体情况等，选择是否需要辅助治疗。化疗是乳腺癌的重要辅助治疗手段。20世纪70年代以后，国内开始使用化疗药物治疗乳腺癌，但副作用较大，患者难以耐受。20世纪八九十年代，阿霉素类药物和紫杉醇类药物被相继用于乳腺癌的治疗，效果较好。21世纪初，靶向药物曲妥珠单抗（赫赛汀）问世，显著改善了HER-2表达型乳腺癌患者的生存状况。此后，治疗乳腺癌的另一靶向药物帕妥珠单抗问世，用于治疗HER-2阳性转移性乳腺癌，效果肯定。

乳腺癌是一种激素依赖性肿瘤。免疫组化检查提示雌激素（ER）、孕激素受体（PR）阳性的患者，可接受内分泌治疗。如果雌激素受体和孕激素受体均为阳性，内分泌治疗的有效率可达70%以上；两者中有一个阳性，有效率为40%~50%。迄今为止，内分泌治疗仍然是乳腺癌辅助治疗中的重要手段之一。与此同时，放疗设备越来越先进，放疗技术取得长足进步，对一些做了局部切除的早期乳腺癌患者进行放疗，远期疗效与根治性手术相似。

康复：从"孤独无助"到"群体康复"

大多数乳腺癌患者在医院的治疗仅仅限于围手术期，术后的康复之路还很漫长。过去，由于乳腺癌治疗效果不佳，社会对患者的支持和关爱不够，大多数患者无法回到正常的工作和生活状态，容易出现悲观、抑郁、焦虑等负面情绪，有的患者甚至有轻生的想法和行为。现在，乳腺癌的治疗效果越来越好，长期生存的患者越来越多，患者的康复问题也受到社会的高度关注。

研究证实，家庭成员的安慰和疏导，社会的支持，在患者的康复中起重要作用。为帮助乳腺癌患者正确认识乳腺癌，让乳腺癌患者获得更多的社会支持、患者之间的榜样支持以及家庭支持，我国许多地区成立了"粉红丝带之家""乳腺癌康复俱乐部"等公益组织，对促进乳腺癌患者术后康复发挥了积极作用。35年前，胡女士因患乳腺癌切除了一侧乳房。术后，她在丈夫和医生的鼓励下，加入了乳腺癌康复俱乐部，通过医生的专业指导和病友间的交流和鼓励，她逐渐建立起战胜疾病的信心，重新投入工作。如今，她已70有余。事实上，像她这样得以长期康复的乳腺癌患者在全国各地还有很多。

目前，乳腺癌位列我国女性癌症发病率首位，但绝非不治之症。手术、化疗、放疗、靶向治疗、内分泌治疗等综合治疗手段，已使乳腺癌患者的疗效显著提高。部分患者即使发生转移，仍能长期"带瘤生存"。**PM**

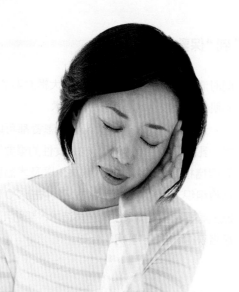

我国女性的平均绝经年龄为49.5岁。在1949年之前，我国女性的平均寿命不到42岁，绝经这个问题往往是被忽略的。新中国成立70年来，随着生活水平的提高和医疗技术的发展，中国女性的平均寿命不断延长，到2015年已高达79.4岁，更年期（围绝经期）及绝经后女性越来越多。

更年期保健：
从"缺乏认识"到"逐渐重视"

本刊记者/ 王丽云
支持专家/ 北京协和医院妇产科教授　郁 琦

|专家|简介|

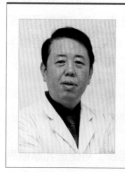

郁 琦　北京协和医院妇产科学系副主任、妇科内分泌与生殖中心主任、主任医师、教授、博士生导师，中华医学会妇产科学分会绝经学组组长、内分泌学组委员，亚太绝经联盟主席。擅长绝经、不育、月经相关疾病和性发育异常等的诊治。

更年期是每位女性都需要经历的特殊时期。当出现不适症状时，女性应及时就医，在医生指导下进行规范治疗，同时注意调整生活方式，为健康晚年打下坚实基础。

从字面上来讲，更年期的"更"是变化的意思；"年"指的不是一两年，而是一个"时期"。所谓更年期（围绝经期），是指自出现与绝经有关的内分泌、生物学和临床特征起，至绝经后一年的时间段，也就是女性卵巢功能下降，逐步从生育期过渡到无生育能力的时期。在此阶段，女性体内雌激素、孕激素分泌开始出现较大波动，直至分泌减少，身体、心理都可能出现一系列相关的不适感。比如：出现月经紊乱、潮热、全身酸痛、阴道干涩、性欲下降、皮肤衰老、乳房萎缩、肥胖等；情绪可能变得不稳定、抑郁、易激动，容易失眠；高血压、糖尿病、血脂异常、骨质疏松、关节酸痛等接踵而至。

统计数据显示：1982 年，我国绝经女性人数为 0.7 亿；2008 年，我国绝经女性人数为 1.8 亿；预计到 2030 年，这个数字将超过 2.7 亿。这意味着，许多女性人生的最后 30 年，甚至四五十年，都处于绝经期。"更年期"相关问题也逐渐被人们认识和关注。

对更年期的认识逐渐明了

过去，很多人对更年期的理解大多停留在"神经质、爱发脾气、麻烦事多"等字面上，对疾病的认知程度不高。很多更年期女性认为，绝经、卵巢功能衰退是自然现象，"扛一扛"就会过去，根本没有想过去医院接受治疗。近年来，越来越多的人了解到，绝经相关问题的"核心"是卵巢功能衰退造成的雌激素缺乏。

可以说，雌激素是女性的"保护神"。它呵护血管，调节血脂成分，抑制动脉粥样硬化斑块的形成；它扩张血管，保持血压稳定；它促进神经细胞的生长、分化与再生，促进神经递质的合成；它促进皮肤修复，保持皮肤弹性和血供；它维持骨盆肌肉的弹性；它促进骨形成、抑制骨破坏，维持身高和身体的活力……体内雌激素逐渐减少，上述"保护力"会大大下降，也意味着更年期的到来。

对绝经激素治疗的争议逐渐平息

治疗更年期综合征，补充雌激素是不可替代的方法。遗憾的是，直到现在，我国规范接受绝经激素治疗的女性依然很少。究其原因，一方面是公众对这种治疗方法不了解、不熟悉，另一方面是更年期女性对绝经激素治疗的安全性有顾虑。

作为一种新的治疗方法，绝经激素治疗曾备受争议，一度被认为会增加乳腺癌、子宫内膜癌等多种癌症的发生风险。

进入 21 世纪后，在临床实践的基础上，经过近 10 年的反思和总结，学术界对绝经激素治疗的时机、药物剂量、使用途径和孕激素选择等方面进行了审慎思索，对绝经激素治疗利弊的认识越来越充分：只要应用得当，利大于弊。2013 年，国际绝经协会明确指出，绝经激素治疗是缓解围绝经期症状最有效的方法，适用于有绝经相关症状（如月经紊乱、潮热、出汗、情绪不稳定等）、泌尿生殖道症状（阴道干涩、疼痛，性交困难，反复发生尿道炎和阴道炎，等等），以及有骨质疏松发生风险或患有骨质疏松症者。

此外，妇科内分泌学界发现，绝经激素治疗存在"机会治疗窗"，即绝经 10 年以内、60 岁以前。在此阶段尽早开始绝经激素治疗，获益最大、风险最小。如果在绝经早期合理使用绝经激素治疗，除了可以有效缓解更年期症状外，还可以抑制动脉粥样硬化斑块形成、预防冠心病，对骨质疏松症、阿尔茨海默病也有预防作用。但如果错过"机会治疗窗"，绝经激素治疗不仅没有预防冠心病的作用，反而可能引起血管壁血栓脱落，增加心血管事件的发生率。

目前已有大量研究表明，绝经激素治疗并没有增加包括子宫内膜癌在内的多种癌症的发生率。绝经激素治疗至少在用药 5 年内不增加乳腺癌的发生率。当然，并非所有更年期女性均适合接受绝经激素治疗。更年期女性在接受治疗前需要进行全面体检，排除子宫内膜病变、激素依赖性肿瘤、乳腺癌、血栓形成风险等禁忌证。

科普宣传不断深入，主动就诊意识不断增强

为帮助更年期女性正确认识、接受规范化治疗，我国开展了各种形式的宣传活动。中华医学会妇产科学分会绝经学组吸收国际前沿研究结果，结合国内现状，制定并持续更新《绝经管理与绝经激素治疗中国指南》，还组织了大规模全国巡回演讲，从医生教育入手，宣传绝经激素治疗的正确应用方法，同时鼓励各医院开设"更年期门诊"，方便患者就医。

如今，越来越多的更年期及绝经女性开始重视生活方式的调整，如心态平衡、控制体重、平衡膳食、适当运动、戒烟限酒等。当出现不适症状时，主动去医院就诊的女性也越来越多。PM

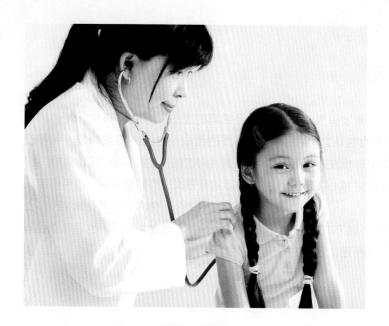

儿童时期的生长发育和健康状况影响着一个人一生的身心健康。儿童保健学是以预防医学和临床医学为基础，研究儿童生长发育规律、营养与健康、疾病早期防治、健康管理等关系到儿童生存、保护与发展的综合性学科。重视儿童保健事业是人类社会发展的趋势，也是社会文明进步的标志。我国儿童保健事业的发展有着很强的历史特点，随着不同时期儿童健康特点的变化，其工作任务也发生着相应改变。新中国成立70年来，儿童保健事业从无到有，从粗到细，日趋成熟和完善，儿童健康水平也大幅提高。

儿童保健：从"防治传染病"到"关注身心健康"

本刊记者/ 张 磊

支持专家/ 上海交通大学医学院附属新华医院儿童保健科教授　许积德

专家简介

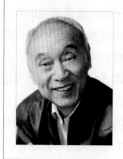

许积德 上海交通大学医学院附属新华医院儿童保健科教授，曾任中华预防医学会儿童保健分会副主任委员、上海市预防医学会妇幼保健专业委员会主任委员。擅长儿童生长发育问题的防治。

许积德医生说"儿童保健"

> 儿童是祖国的花朵、祖国的未来。儿童保健以预防为主，关注每位儿童的身心健康。可以说，儿童保健工作是关系到国家昌盛、民族兴旺的大事。

20世纪50~70年代，儿童健康工作重点在传染病防治

我国儿科学起步很晚，20世纪30年代之前几乎没有经过专业培训的儿科医师，大部分医院也根本不设立儿科，更不要说开展儿童保健工作了。

新中国成立前，因经济及卫生水平落后，新生儿大多由"产婆"接生，而"产婆"常用未彻底消毒的剪刀或瓷碗碎片等工具断脐，导致新生儿患破伤风而死亡。再加上当时麻疹、脊髓灰质炎、白喉、百日咳、结核病等传染病流行，儿童营养不良的发生率也较高，儿童更易罹患上述传染病，以致婴儿死亡率高达200‰。

新中国成立后，儿童保健工作主要为儿童生存而奋斗。通过培养接

生员、推广新法接生、推行预防接种、宣传科学育儿等工作的开展，大大降低了婴儿死亡率。20世纪60年代，初步建立了儿童保健网络，对婴幼儿进行我国自制的麻疹疫苗及脊髓灰质炎疫苗的预防接种。此后，之前每隔两三年就暴发一次的"麻疹大流行"终告消失，因传染病所致的婴幼儿死亡人数进一步降低。1960年，我国宣布消灭了天花；2000年，我国实现了消灭脊髓灰质炎的目标；2012年，消灭了麻疹。

改革开放后，儿童保健工作不断发展，儿童健康水平不断提升

改革开放后，由于经济文化的发展，国际交流及先进技术的应用，开展了以儿童生存、保护、发展为目标的保健工作，儿童保健迎来了发展的春天。早在1977年，我国儿童保健事业开拓者和发育行为儿科创始人郭迪教授就率先将儿科学研究从生理拓展到心理、社会等层面，在综合性医院中成立了儿童保健科，积极开展儿童身心发育等保健工作。其后，我国儿童保健学科不断发展，儿童保健工作稳步推进：1979年，卫生部召开儿童保健工作会议；1986年，卫生部制定了《城乡儿童保健工作要求》；1989年，中华预防医学会增设儿童保健分会，中华医学会儿科学分会增设儿童保健学组。由此，婴幼儿喂养与营养指导、佝偻病、注意缺陷多动障碍等一系列与儿童生长发育行为相关的防治规范相继制定，儿童保健医师的业务水平也不断提升。1990年9月，世界儿童问题首脑会议通过了《儿童生存、保护和发展世界宣言》及其行动计划，承诺和呼吁让每个儿童拥有更好的未来，我国政府于1991年3月签署了以上文件，同年制定了《九十年代中国儿童发展规划纲要》；1995年，我国颁布了《中华人民共和国母婴保健法》，要求开展新生儿疾病（先天性甲状腺功能低下、苯丙酮尿症、先天性耳聋）的筛查和治疗工作，使存在出生缺陷的孩子"病而不傻、聋而不哑"；2011年，国务院颁布了《中国儿童发展纲要（2011—2020年）》……

经过几十年的努力，具有中国特色的三级（乡、县/市、省）儿童保健服务网络体系逐步完善，大部分儿童保健工作均可在社区完成。在儿童保健基本工作取得突出成绩的同时，儿科学各科之间的渗透与交叉也在不断促进着儿童保健学的发展，拓宽了儿童保健工作的范畴，提升了儿童保健医生的综合能力。正是在基层儿童保健医生的共同努力下，我国儿童保健事业才成绩斐然，在全球占有重要一席之地。

70年来，我国儿童保健工作取得了很大成绩，儿童健康状况明显改善。最具有说服力的是自1975年以来每隔10年进行一次的全国7岁以下儿童体格发育调查结果。2015年的调查报告显示，40年间，除"新生儿组"及"1~＜2月龄组"变化不明显外，其他年龄组儿童的体重与身高均有明显增长。以5岁年龄组为例：城市男童体重增加了3.77千克，身高增长了7.0厘米；女童体重增加了3.29千克，身高增长了6.6厘米。郊区男童体重增长了4.18千克，身高增长了9.8厘米；女童体重增加了3.81千克，身高增长了10.1厘米。我国婴儿死亡率由新中国成立前的200‰下降至2018年的6.1‰，充分体现了儿童保健工作所取得的辉煌成绩。

未来，儿童保健工作仍面临诸多挑战

今后，儿童保健工作的任务应以促进儿童体格发育和心理健康、提高儿童生命质量为主，逐步缩小城市与农村、东部地区与西部地区之间儿童健康水平的差距。要实现这样的目标，仍需长期努力。值得注意的是，2017年12月发布的《中国青少年儿童伤害现状回顾报告》显示：2010—2015年，意外伤害是我国0~19岁青少年儿童死亡的首要原因，尤以1~4岁儿童占比较高；家庭是意外伤害发生最多的场所；7~8月份是伤害发生较多的时间；跌倒、坠落是门急诊儿童意外伤害中最常见的伤害类型。因此，未来儿童保健工作应更关注儿童意外伤害的预防。

随着儿童保健学科的发展，如何在细分亚专业的同时，保持对儿童生长发育和相关疾病诊治的整体观，也是一大挑战。

此外，当今时代对儿童保健管理体系的信息化提出了更高要求，远程医疗技术的应用或将解决更多儿童医疗及预防问题，因而要积极开展健康管理和疾病防治工作，从而促进儿童健康。PM

不孕不育：
从"无可奈何"到"可享天伦"

> 目前，繁衍后代这项人类最根本的能力正受到越来越大的挑战。在我国，不孕不育症的患病率已从20世纪60年代的5%上升至现在的12%~15%。几十年来，随着不孕不育诊疗技术的进步，越来越多的不孕不育夫妇可以生育自己的孩子，享受天伦之乐。

本刊记者/ 王丽云
支持专家/ 中国科学院院士　黄荷凤

不孕不育症分为不孕症和不育症。育龄夫妇同居1年以上，有正常性生活，在没有采用任何避孕措施的情况下，未能成功怀孕者称不孕症；虽能受孕，但因种种原因导致自然流产、空孕囊、胚胎停育、宫外孕而不能获得存活婴儿的称为不育症。引起不孕不育的原因多种多样，其中，女方原因占40%，男方原因占40%，男女双方原因占20%。

患病率增长，诊疗技术在进步

治疗不孕不育症，首先要找到病因，然后针对病因进行治疗。在过去很长一段时期，由于治疗手段有限，很多不孕不育夫妇常常得不到有效治疗，往往只能无可奈何地听天由命。近40年来，随着我国不孕不育患病率的不断增加，治疗技术也在不断进步，尤其是辅助生殖技术的迅猛发展，给数百万不孕不育家庭带来了福音。

自1978年世界第一例试管婴儿出生以来，它的发展历经了体外受精－胚胎移植(IVF-ET，第一代试管婴儿)、单精子卵细胞质内注射(ICSI，第二代试管婴儿)、植入前胚胎遗传学诊断/筛查(PGD/PGS，第三代试管婴儿)等多项技术变革。第一代试管婴儿的精子和卵子是自由结合的，对精子的数量和活力有一定要求。如果男方患有严重少、弱、畸精症，达不到与卵子"自由恋爱"的能力，就需要借助第二代试管婴儿技术，用显微注射针将一个精子直接注入卵细胞中，这种"精准化"人工干预的授精方式只需几个精子。第三代试管婴儿技术是将胚胎植入母体之前先对其进行遗传学检测，筛选出正常胚胎植入母体，从而防止因胚胎染色体异常造成的流产，或基因缺陷的遗传病患儿出生，为高风险生育遗传缺陷儿的未来父母提供生育健康孩子的机会。简单地说，这是一项优生优育、防控出生缺陷的技术，适合已知夫妻双方或一方是染色体或基因变异携带者。

近年来，1%~2%的新生宝宝为"试管儿"

我国辅助生殖技术起步于20世纪80年代，30多年来迅速发展并逐渐与世界先进水平同步前进。1988年我国首例试管婴儿诞生，1996年第二代试管婴儿诞生，1999年第三代试管婴儿诞生。据统计，2009年我国接受第一代试管婴儿技术治疗的患者约有11万例，至2011年达20万例；近年来，接受辅助生殖技术治疗的患者逐年增加，每年出生的试管婴儿占出生人口的1%～2%。需要引起重视的是，因辅助生殖技术应用时间较短，其对患者后代的远期影响还不明了，故不能盲目应用，制订治疗方案时一般应遵循从简单到复杂的原则。也就是说，不孕不育夫妇应尽可能通过治疗后自然生育，无法自然生育的再借助辅助生殖技术。**PM**

|专家|简介|

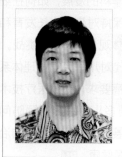

黄荷凤　中国科学院院士，上海交通大学医学院附属国际和平妇幼保健院院长、生殖中心主任，中国医师协会生殖医学专业委员会副主任委员，中国中西医结合学会生殖医学专业委员会主任委员。

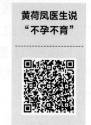

黄荷凤医生说
"不孕不育"

女性怀孕后，医生会要求孕妇定期进行产前检查（产检）。定期产检就像"排雷"，对于影响孕妇和胎儿的疾病，可以早期发现、早期诊断、早期预防、早期治疗。70年来，随着医学的不断发展和人们对优生优育的日益关注，产前检查越来越受到重视，检查项目和流程也越来越完善。

产检：
从"木听筒"到"基因检测"

同济大学附属第一妇婴保健院教授　段涛

虽说怀孕生孩子对于多数人来讲是正常的生理过程，但各种问题的发生概率加起来却是一个不小的数字：早产的发生率是8%，妊娠期高血压的发生率是3%～5%，妊娠期糖尿病的发生率是15%～18%，各种出生缺陷的总发生率是3%～5%，等等。因此，所有孕妇都要进行系统的产检。让我们以出生缺陷的诊断为例，来看看技术进步所带来的革命性变化。

20世纪六七十年代："听得到，看不见"

在20世纪六七十年代以前，B超技术还不成熟，分辨率不高，也没有常规应用于临床。医生无法判断宫内胎儿的状况，也不知道胎儿是否存在器官结构异常和染色体异常，"两眼一抹黑"。最常用的了解胎儿状况的方式是听胎心，而且是用木听筒。由于只能听到胎心率，无法做趋势性判断，所以不能很好地预测和判断胎儿是否可能发生宫内缺氧。对医生来说，子宫就像一个"黑匣子"，可以听得到胎心，但是看不见胎儿。胎儿健康状况是好是坏，只有等到出生后才能揭晓。

20世纪八九十年代："听得到，看得见"

进入20世纪八九十年代，B超检查逐步普及，羊膜腔穿刺和染色体核型分析也开始慢慢进入临床应用并逐步推广，孕妇外周血标志物开始被用来进行唐氏综合征发生风险的筛查（唐氏筛查）。这时候，医生可以用多普勒胎心仪听胎心，可以做胎儿心电监护，可以看到胎儿的大结构畸形，可以筛查和诊断胎儿染色体数目异常和染色体结构异常。但B超的分辨率不高，唐氏筛查的检出率不够高，染色体核型分析的"分辨率"也比较低，只能发现明显的异常。医生可以"听得见、看得到"胎儿，但还比较简单、粗糙。

21世纪：肉眼看不见的，也能"看见"

进入21世纪，特别是近5～10年，产前检查和产前诊断技术发生了革命性变化：超声普遍进入了彩色和三维、四维、高分辨率时代，医生的诊断水平普遍提升；胎儿磁共振技术日益成熟；唐氏筛查进入无创胎儿DNA检测（NIPT）时代，检出率和准确率大幅提升；染色体核型分析进入了基因芯片、外显子基因测序，以及全基因组测序时代。在这个阶段，产前诊断技术已经进入"显微、超微时代"，医生不仅可以看到很多以前根本看不到的异常和缺陷，还可以看到肉眼无法发现的细微异常和缺陷。

未来，重点是一级预防

孕产保健的目的在于早期预测，早期预防，早期发现，早期干预。出生缺陷的三级预防是在孩子出生以后进行疾病筛查；二级预防是产前筛查与产前诊断，避免或减少缺陷儿的出生；一级预防是在孕前及孕早期综合干预，避免或减少出生缺陷的发生。未来孕产保健的重点是一级预防，通过各种措施降低出生缺陷的发生率。**PM**

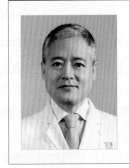

|专家|简介|

段涛　同济大学附属第一妇婴保健院教授、主任医师、博士生导师，曾任中华医学会围产医学分会主任委员，上海市医学会妇产科专科分会主任委员。擅长产前诊断、胎儿医学，以及产科危急重症的抢救，等等。

新中国成立七十年来，国家一直高度重视口腔健康工作，组织了四次全国性的口腔健康流行病学调查，陆续出台了一系列维护口腔健康的政策和措施，对增强大众的口腔保健意识，改善全民口腔健康状况起到了积极作用。数十年来，我国居民口腔保健意识明显增强，口腔健康行为显著改善，口腔健康水平也逐步提升。

口腔健康：
从"忽视"到"重视"

本刊记者/ 黄薏 刘利
支持专家/ 中国工程院院士 邱蔚六

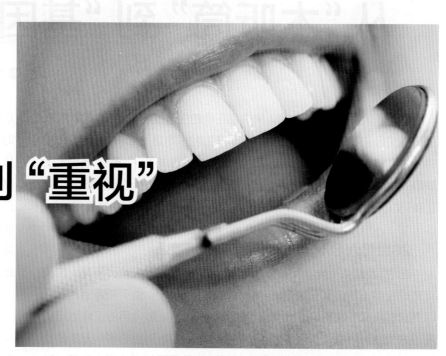

专家简介

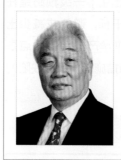

邱蔚六 中国工程院院士，我国口腔颌面外科、头颈肿瘤外科及口腔颌面修复重建外科的开拓者之一，上海交通大学荣誉讲席教授、博士生导师，上海市口腔医学临床中心名誉主任，曾任原上海第二医科大学口腔医学系主任、口腔医学院院长、附属第九人民医院院长等职。

> 世界牙科联盟于2007年提出将每年3月20日定为"世界口腔健康日"，要求老人应拥有20颗天然牙齿，儿童应拥有20颗乳牙，成人应拥有28~32颗牙齿、0龋齿。认真做好口腔卫生工作，定期进行口腔健康检查，发现牙病及时治疗，"320"目标并非遥不可及。

口腔卫生习惯改善，"刷牙率"稳步提升

口腔健康不仅包括牙齿健康，还包括口腔颌面部的健康。口腔疾病不仅会对咀嚼、发音、呼吸等功能造成影响，还与脑卒中、心脏病、糖尿病、消化系统疾病等全身疾病密切相关。

在新中国成立初期，我国居民的口腔健康意识比较薄弱，对口腔健康知识了解甚少，能做到每天早晚刷牙的人很少。

70 年来，我国居民的口腔保健意识逐步提升，越来越多的人认识到刷牙能去除牙菌斑、软垢和食物残渣，对维护牙齿和牙周组织的健康具有重要作用。2015 年进行的第四次全国口腔健康流行病学调查结果显示，我国居民

口腔健康素养水平逐渐提高，居民口腔健康知识的知晓率为 60.1%，84.9% 的人对口腔保健持积极态度，认同口腔健康的重要性，认为定期检查和自我维护口腔健康是必要的；我国 5 岁、12 岁儿童和成人每天两次刷牙率分别为 24.1%、31.9% 和 36.1%，与 2005 年相比分别上升了 9.5%、13.9% 和 12.8%。当然，30% 左右的每天两次刷牙率仍偏低，说明目前还有 60% 以上的国人未能做到每天早晚刷牙。未来仍须继续加强口腔健康科普宣传，鼓励大众养成良好的口腔卫生习惯，主动维护口腔健康。

观念更新，"牙病不是病"的误区已被纠正

在过去很长一段时间里，老百姓中普遍流传着"牙病不是病"的说法。当出现牙龈出血、肿痛、龋病等问题时，很多人都是"能忍则忍"；当孩子的乳牙龋坏后，大多数家长也都认为，反正将来要换牙，不治也罢。

近年来，越来越多的人开始认识到，养成良好的口腔卫生习惯，爱护牙齿，掌握正确的口腔保健知识和日常口腔保健方法，不仅关系到口腔健康，也关系到全身健康。

如今，定期去医院"洗牙"已经被很多人列入"年度健康计划"；督促孩子早晚认真刷牙、限制孩子吃糖和饮用含糖饮料、定期带孩子去医院做口腔检查、知晓窝沟封闭能防龋的家长已是"主流"；而当发生龋病、牙周病、缺牙等口腔疾病后，主动去医院诊治也已成为绝大多数人的共同选择。

口腔健康状况"喜忧参半"，儿童龋患率呈上升态势

随着饮食结构和生活方式的改变，以及吸烟、饮酒等不良习惯的影响，我国居民的口腔健康状况虽然总体向好，但也存在着一些隐忧。

第四次全国口腔健康流行病学调查结果显示，我国儿童龋患率呈上升态势，12 岁儿童恒牙龋患率为 34.5%，比 2005 年上升了 7.8 个百分点；5 岁儿童乳牙龋患率为 70.9%，比 2005 年上升了 5.8 个百分点，我国儿童龋病防治工作任重道远。

同时，中年人的牙周健康状况也不容乐观。调查显示，在 35～44 岁居民中，牙石检出率为 96.7%，牙龈出血检出率为 87.4%（比 2005 年上升了 10.1 个百分点）。而牙周病是导致中老年人牙齿缺失的主要原因之一。

相对而言，老年人口腔状况及口腔卫生服务水平有所提升。调查显示，在 65～74 岁老年人中，平均存留牙数为 22.5 颗，全口无牙的比例为 4.5%，缺牙修复率为 63.2%，与 2005 年相比，老年人存留牙数平均增加了 1.5 颗，全口无牙的比例下降了 33.8%，修复比例上升了 29.5%。不过，目前我国老年人的缺牙率仍较高，牙周病的患病率也很高，需要进一步加强预防和干预。

口腔医学发展迅猛，口腔颌面外科独具特色

从牙科到口腔医学；从拔牙、补牙、镶牙到全方位呵护口腔健康；从中华医学会口腔科学会到中华口腔医学会；从设立"爱牙日"到"健康口腔"被列入全民健康生活方式行动……70 年来，我国口腔医学事业发展迅猛，口腔专业医务人员队伍逐步发展壮大。

与此同时，口腔医学的分科也越来越细，从过去的四大科——口腔内科、口腔外科、口腔修复科、口腔正畸科，进一步细分为牙体牙髓科、牙周科、口腔黏膜病科、口腔预防科、口腔颌面外科、口腔种植科等，为不同口腔疾病患者提供了更专业、更有针对性的医疗服务。

数十年来，随着治疗技术的不断进步，口腔疾病的治疗理念和方法也发生了不少变化。以口腔修复为例，在种植牙出现前，缺牙只能通过安装活动义齿或固定义齿来修复。然而，活动义齿虽摘戴方便，但美观、舒适度差，咀嚼效率低，常有异物感；固定义齿虽美观、舒适，但不能自行摘戴，对缺牙区两侧的基牙也有一定损伤。种植牙具有美观、舒适、咀嚼效率高、不损伤邻牙的优点，为缺牙患者提供了更多治疗选择。再比如，在龋病治疗方面，以往只有"补牙"和"拔牙"两种方法，现在有了根管治疗技术，使许多原本需要拔除的牙齿得以保留。

特别值得一提的是，在口腔颌面外科领域，我国已经形成了集治疗、整复、功能重建于一体的具有中国特色的口腔颌面外科诊疗体系，学科内容覆盖面广，医疗水平高，并具有中西结合的特点，在口腔颌面部肿瘤诊治、显微外科、颌面部畸形与缺损的整复治疗、治疗性颞下颌关节镜外科、正颌外科、唇腭裂的综合序列治疗等方面已达到国际先进水平，被国外同行誉为"中国式"口腔颌面外科。**PM**

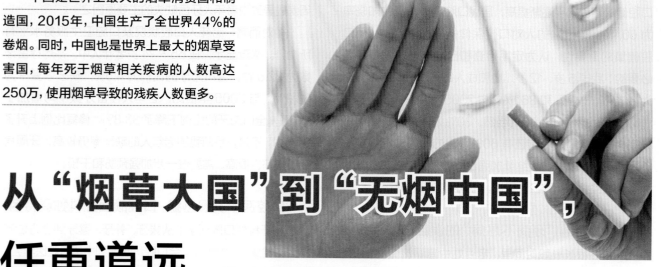

中国是世界上最大的烟草消费国和制造国，2015年，中国生产了全世界44%的卷烟。同时，中国也是世界上最大的烟草受害国，每年死于烟草相关疾病的人数高达250万，使用烟草导致的残疾人数更多。

从"烟草大国"到"无烟中国"，任重道远

中国疾病预防控制中心控烟办公室主任　姜垣

|专|家|简|介|

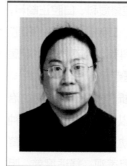

姜垣　中国疾病预防控制中心控烟办公室主任，中国控烟协会副会长。长期致力于组织开展各种烟草流行监测工作及各项控烟活动，评估各项控烟政策的效果。

35年来，中国男性吸烟率居高难下

1984年之前，中国没有全国性的烟草流行调查。1984年，翁心植院士领导开展了第一次全国性流行病学调查，调查对象达50万人之多；之后，我国又在1996、2002、2010、2015和2018年分别开展了调查。结果显示：中国男性吸烟率居高不下，6次调查的男性吸烟率分别为61%、63%、57%、53%、52.7%、50.5%，虽然有下降趋势，但仍有超过一半的男性吸烟；2018年，中国成人吸烟率为26.6%，女性吸烟率为2.1%。

20年来，吸烟所致死亡人数不断增加

中国居民每年因慢性非传染性疾病所致的死亡人数占总死亡人数的87.8%。导致慢性非传染性疾病死亡的第一位原因是高血压，第二位就是吸烟。

2015年10月发表在《柳叶刀》杂志的两个关于烟草与死亡关系的前瞻性研究（1990—2000年和2006—2014年）结果显示，男性人群烟草归因死亡比例一直在上升，从1990年的12%上升至2014年的20%；2000—2014年，随着开始吸烟年龄的提前和吸烟量的增加，中国男性吸烟者的死亡风险增加了一倍，20岁前开始吸烟的城市男性死亡率超过不吸烟者两倍。

据《2015年中国癌症统计》报告，我国2015年肿瘤新发病例达429万例，癌症死亡病例数为281万例。即使按烟草归因死亡比例为20%估算，也有1/5的肿瘤归因于吸烟，即56.2万例。

2000年，中国归因于吸烟的死亡人数为100万人，2013年已达159.33万人；最新研究显示，2017年中国归因于吸烟的死亡人数高达250万人。在我国的22个省，导致死亡的第一位危险因素是烟草使用；在其他省份，烟草使用也排在第二、三位。烟草使用已经成为中国人民群众生命健康不可承受之重。

2006年前，控烟法规着重于禁烟倡导

早在20世纪70年代，我国政府就已经意识到吸烟有害国民健康。1979年7月，卫生部、财政部、农业部联合发布了《关于宣传吸烟有害与控制吸烟的通知》。有关控烟的立法和政策大多出现在某些法律、

法规、规章的某些条文中，以及某些规划和通知中。比如：1985年9月，全国爱国卫生运动委员会、铁道部联合发布《关于禁止在旅客列车上随地吐痰、乱扔脏物和在不吸烟车厢内吸烟的规定》；1987年4月国务院发布《公共场所卫生管理条例》，1991年卫生部发布该条例的实施细则，规定了禁止吸烟的13类公共场所，并于2011年3月修订；1997年，全国爱国卫生运动委员会、卫生部、铁道部、交通部、建设部、民航局联合发布《关于在公共交通工具及其等候室禁止吸烟的规定》；同年，中国民航总局发布《民用机场和民用航空器内禁止吸烟的规定》；1997年，全国爱国卫生运动委员会、国家教育委员会、卫生部、共青团中央、中华全国妇女联合会联合发布《关于在儿童活动场所积极开展不吸烟活动的通知》；等等。

以上法律法规都是在世界卫生组织《烟草控制框架公约》（以下简称《公约》）生效之前颁布实施的，禁烟覆盖范围有限，没有处罚措施，更多的意义是一种禁烟倡导。

2006年后，控烟立法、执法逐步推进

2006年，《公约》在中国生效。2009年5月，卫生部、国家中医药管理局、总后勤部卫生部等联合发布《关于2011年起全国医疗卫生系统全面禁烟的决定》，要求2011年底医疗卫生系统全面禁烟，并积极展开创建活动；2010年6月，教育部办公厅、卫生部办公厅联合发布《关于进一步加强学校控烟工作的意见》；2011年3月，《中华人民共和国国民经济和社会发展第十二个五年规划纲要》明确提出"全面推行公共场所禁烟"；2011年，中央文明委发布《全国文明城市测评体系（2011年版）》，规定所有室内公共场所和工作场所全面控烟，并有明显的禁烟标识。由于这些决定和规定只覆盖了某些行业或青少年学习活动场所，范围有限，也没有明确的执法主体，因而在实施效果上大打折扣。2013年12月，中共中央办公厅和国务院办公厅共同下发《关于领导干部带头在公共场所禁烟有关事项的通知》，北京、上海、湖南、河南及河北等省市先后开展了无烟政府创建活动，在一定程度上推动了无烟社会风气的形成。2015年9月1日生效的新《广告法》规定，禁止在大众传播媒介或公共场所、公共交通工具、户外发布烟草广告，禁止向未成年人发送任何形式的烟草广告。2016年审议通过的《慈善法》规定，任何组织和个人不得利用慈善捐赠违反法律规定宣传烟草制品等。

《公约》生效后，北京、上海、深圳等20个城市先后修改了地方性控烟法规，确定了立法原则，扩大了禁烟场所，明确了执法单位。但遗憾的是，这些法规只覆盖了全国不到10%的人口。从监测数字看，通过这些年的不懈努力，室内工作场所二手烟暴露有了较大程度的下降。

认识烟草危害，宣传不断深入

加强宣传教育，提高公众对烟草使用危害的知晓率，是控烟的重要一环。近年来，我国从中央到地方开展了一系列关于烟草危害的宣传活动，包括请烟草使用的受害者现身说法，围绕"世界无烟日"主题开展主题宣传教育，等等。从监测数据看，公众对烟草使用，包括二手烟危害的知晓程度，有了一定比例提高。改变中国的"烟草文化"需要大家的共同努力。当然，国家也需要制定相应法律政策，包括在公共场所全面禁烟，全面禁止烟草广告和促销活动，提高烟草税率和价格，在烟盒上使用图形方式的健康警示，减少烟草生产和种植，加大控烟投入，等等。如此，我们才能生活在100%的无烟环境中。

"无烟中国"，未来可期

2016年《"健康中国2030"规划纲要》明确指出，要全面推进我国控烟履约进程，加大控烟力度。为了实现"健康中国2030"目标，2019年7月，国务院印发了《关于实施健康中国行动的意见》，提出将开展15个重大专项行动，其中"控烟专项"包括：鼓励领导干部、医务人员和教师发挥控烟引领作用，把各级党政机关建设成无烟机关，在全国范围内实现室内公共场所、室内工作场所和公共交通工具全面禁烟；将违反有关法律法规向未成年人出售烟草的商家、发布烟草广告的企业和商家，纳入社会诚信体系"黑名单"，依法依规实施联合惩戒；研究利用税收、价格调节等综合手段，提高控烟成效；完善卷烟包装烟草危害警示内容和形式；提倡个人戒烟越早越好，什么时候都不晚；创建无烟家庭，保护家人免受二手烟的危害；鼓励企业、单位出台室内全面无烟政策，为员工营造无烟环境，为吸烟员工戒烟提供必要的帮助；到2020年和2030年，全面无烟法规保护人口比例分别达到30%及以上和80%及以上；到2022年和2030年，15岁以上人群吸烟率分别低于24.5%和20%。

"无烟中国"是健康中国的保障，健康中国必将是"无烟中国"。**PM**

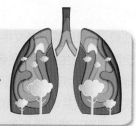

结核病是由结核分枝杆菌引发的感染性疾病，可侵害人体全身各器官，如肺、肾脏、骨骼、胃肠道、淋巴结、脑膜等，导致肺结核、肾结核、骨结核、肠结核、淋巴结核、结核性脑膜炎等。其中，肺结核是最常见的结核病，也是严重威胁人类健康和公共卫生安全的传染性疾病。

结核病：
从"卷土重来"到"居高不下"

本刊记者/ 王丽云
支持专家/ 同济大学附属肺科医院结核病临床研究中心教授　肖和平

专家简介

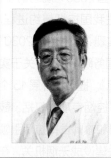

肖和平　同济大学附属肺科医院结核病临床研究中心顾问、主任医师、教授、博士生导师，上海市结核病防控专家组组长，中华医学会结核病学分会第十四届委员会主任委员，中国医促会结核病防治分会第一届委员会主任委员，上海市医学会结核病学专科分会第一届委员会主任委员，上海市防痨协会荣誉理事长。

肖和平医生说
"结核病"

❝ 结核病是可防可治的。预防的关键在于避免传染源，治疗的关键在于"早期、联合、适量、规律、全程"。❞

结核病是一种古老的疾病。有证据表明，在距今 7000 年前的石器时代，人类就有了结核病。1882 年，德国微生物学家首次采用抗酸染色发现了结核分枝杆菌（结核菌），明确了结核病病因。

发病率一度下降，后又"走回头路"

在我国，结核病曾被称为"痨病"，有"十痨九死"之说。自 20 世纪 40 年代开始，由于抗结核药物的发明，结核病一度得到控制。然而到了 20 世纪 70 年代，随着人类免疫缺陷病毒感染和艾滋病的出现，耐药结核病疫情的加重，以及流动人口的增加，结核病"卷土重来"，患病人数迅速增加。1993 年 4 月，世界卫生组织宣布"全球处于结核病紧急状态"，要求世界各国迅速采取行动，推行现代结核病控制策略（DOTS）。

近十余年来，结核病发病率虽然以每年 2% 的速度递减，但全球结核病疫情仍然不容忽视。据估计，2017 年全球有 17 亿人感染结核菌，新发结核病 1000 万人，结核病发病率为 133 / 10 万，死亡率为 17 / 10 万；2/3 的结核病患者分布在印度、中国、印度尼西亚、菲律宾、巴基斯坦、尼日利亚、孟加拉共和国、南非这 8 个国家；结核病死因顺位（按各类死因构成比的大小由高到低排列的位次）由第 9 位变为第 10 位，是最大的单一感染性病原体致死原因。

中国是全球 30 个结核病高负担国家之一，结核病负担位列全球第二位，仅次于印度，2017 年结核菌感染人数达 3.3 亿，新发病例 89 万人，死亡病例 3.7 万人。结核病患者中，男性是女性的 3 倍，发病年龄呈现"双峰"形态，青少年和老年人高发。

诊断方法不断多样化

最可靠的确诊结核病的方法是在患者的痰液或病变组织中找到结核菌，或者通过对病变组织的病理学检查，发现有典型的结核样改变。但是，痰结核菌的检出率较低，需要结合临床症状及其他方法加以诊断。几十年来，随着科技的进步，结核病的诊断方法不断多样化，如痰结核菌培养，结核菌素试验，γ干扰素释放实验，血液或痰中结核抗体检测、胸部X线检查、CT检查，支气管镜检查，痰液、分泌物、脑脊液等的结核菌DNA检测，等等。

治疗面临挑战，少数患者无法治愈

药物治疗是控制结核病流行、治疗结核病的主要手段，治疗药物包括异烟肼、利福平、乙胺丁醇、吡嗪酰胺、链霉素、对氨水杨酸、卷曲霉素、卡那霉素、丁胺卡那霉素（阿米卡星）等。早在20世纪50年代，上海医学界就提出抗结核治疗的"十字方针"——早期、联合、适量、规律、全程，这一治疗原则至今仍然适用。要彻底治愈结核病，需要及早治疗，多种药物联合使用，且疗程要长，一般为6~18个月。几十年来，我国县级以上城市都设有检查、治疗结核病的专门机构，并对传染性结核病患者实行免费诊疗政策，大多数患者被治愈。

但是，结核菌这种古老的微生物非常"聪明"，会不断"武装"自己来抵抗药物。早在1944年链霉素应用于抗结核治疗一段时间后，结核菌就出现了耐药。再加上诊断延误、治疗方案不合理、药物供应不规律、药物不良反应、中断服药、擅自停药等因素，耐药结核菌不断"壮大"，耐药结核病的发生率不断增加。

目前，全球结核病耐药情况十分严重。据估计，全球2017年新发的1000万结核病患者中，利福平耐药结核病患者约有56万，其中耐多药结核病约占82%。在我国2017年新发的89万结核病患者中，耐多药结核病患者有5.8万；肺结核患者痰标本的分离菌株对四种一线抗结核药物（异烟肼、利福平、乙胺丁醇、吡嗪酰胺）中任一药物的耐药率为36.8%，初治患者为36.9%，复制患者为35.9%；耐多药率为6.8%，初治患者为5.4%，复治患者为15.4%。

耐药结核病主要分为四种类型：单耐药结核病、多耐药结核病、耐多药结核病、广泛耐多药结核病。普通结核病的治愈率可达90%以上，而耐多药结核病的治愈率远低于普通结核病，广泛耐多药结核病的治愈率更低，不到50%。

为了战胜耐药结核病，世界卫生组织不断更新治疗指南，我国也制定了《耐多药肺结核临床路径》《耐药结核病化学治疗指南》等一系列诊疗规范和指南。同时，不少新的抗结核药物正在研制并逐步应用于临床，适当的外科手术干预，都有助于提高治疗成功率。

除了耐药，结核病治疗面临的挑战还有复发，多见于老年人，糖尿病、自身免疫性疾病、肿瘤患者，以及长期使用激素治疗的患者。50%的复发患者会出现细菌耐药情况，增加了治疗难度。"规范初治"是预防复发的"至尊宝典"；注意随访、适度锻炼、提高免疫力等，是预防复发的"小小窍门"。

预防难点在于控制传染源

卡介苗是目前唯一一种用于预防结核病的疫苗，接种对象是新生儿，主要用于预防和减少儿童结核病，特别是儿童粟粒性结核和结核性脑膜炎等严重结核病的发生。20世纪70年代中期，我国制定了《全国计划免疫工作条例》，并于1985年开始在全国范围内普及儿童计划免疫工作，主要内容为"四苗防六病"，其中就包括卡介苗。不过，卡介苗预防结核病的效果并不是100%，接种过卡介苗的儿童仍有可能罹患结核病。

预防结核病，避免接触传染源是重点，也是难点。令人痛心的是，多年来，传染源一直没有得到有效管理和控制，很多活动性结核病患者没有主动进行居家隔离。据统计，一个未被发现、未经治疗或未居家隔离的活动性肺结核患者，一年平均可以感染10~15人。

结核病传染性的强弱，取决于结核菌的毒力和人体的易感性，更取决于人体对结核菌的抵抗力。通常，健康成人的免疫系统会把入侵的结核菌"消灭"，不会发生结核病；而当抵抗力低下，特别是患有糖尿病、恶性肿瘤、感染性疾病时，入侵的结核菌就可以"长驱直入"，发生结核病的危险性就大大增加。

未来，发病率有望显著下降

为应对全球结核病流行复杂而又严峻的形势，20多年来，世界卫生组织多次制定遏制结核病全球计划，提出了"一个没有结核病的世界，结核病不再导致死亡、疾病和痛苦"的愿景，以及"终止全球结核病流行"的总目标，呼吁全球各国加强结核病防治工作，争取到2025年，使结核病死亡率比2015年降低75%，发病率降低50%（低于55/10万），到2035年，使结核病死亡率比2015年降低95%，发病率降低90%（低于10/10万）。**PM**

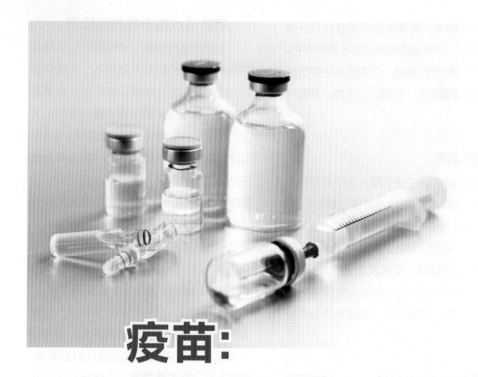

接种疫苗是防控感染性疾病经济而有效的手段。世界卫生组织指出：疫苗是人类与疾病斗争的重要武器，除安全饮用水之外，没有其他药物（包括抗生素）或疗法对降低死亡率有过如此重大的作用。

新中国成立以来，预防接种是我国卫生防病的首要工作。70年来，随着新技术的不断应用、新疫苗不断问世，预防接种工作也发生了翻天覆地的变化。

疫苗：
制度更完善，保护更周全

广东省疾病预防控制中心免疫所所长　孙立梅

法规陆续颁布，为疫苗"保驾护航"

我国颁布了一系列关于疫苗管理方面的法律规范。1989年，《中华人民共和国传染病防治法》通过，其中规定了疫苗预防接种制度。2005年颁布的《疫苗流通和预防接种管理条例》则着重规范疫苗流通和预防接种的管理。今年6月29日，我国颁布了《中华人民共和国疫苗管理法》（2019年12月1日起施行），这是全球首个为疫苗管理专门设立的法律规范，内容详尽，为疫苗的安全管理、发展和创新提供了法律保障。其精神实质和核心是坚持把人民群众的生命安全和身体健康放在首位，坚持疫苗生产、运输、使用全过程、全链条严格监管，促进疫苗事业创新发展。

疫苗品种更多，获益人群扩大

20世纪50～70年代，我国在每年冬春季开展牛痘、卡介苗、白喉、破伤风、百日咳、脊髓灰质炎、麻疹等疫苗的突击预防接种工作。从1978年开始，我国将卡介苗、脊髓灰质炎疫苗、百白破疫苗、麻疹疫苗纳入计划免疫，

开始了"四苗防六病"为主的计划免疫；2008年，我国开始实施扩大免疫规划，将乙肝疫苗、流脑疫苗、乙脑疫苗等14种疫苗纳入国家免疫规划。

21世纪伊始，国产自费自愿接种的疫苗陆续上市使用。2000年，国产口服轮状病毒活疫苗开始使用；2004年，国产b型流感嗜血杆菌结合疫苗开始使用；2006年，国产23价肺炎球菌多糖疫苗获得生产批准文号；2016年，国产肠道病毒71型灭活疫苗上市使用；2018年国产四价流感疫苗上市……

与此同时，国外进口疫苗也逐步被审批通过，在国内陆续上市使用。2011年，吸附无细胞百白破灭活脊髓灰质炎和b型流感嗜血杆菌（结合）联合疫苗在国内上市使用；2016年，二价人乳头瘤病毒疫苗（即HPV疫苗）获批国内上市；2017年，13价肺炎球菌多糖结合疫苗和四价HPV疫苗获批上市；2018年，九价HPV疫苗获批上市……

过去，疫苗品种多集中于预防传染病的疫苗。目前，具有预防感染性疾病、肿瘤等作用的疫苗陆续走进了人们

的生活,如肺炎球菌疫苗、HPV疫苗等。从受种群体看,既往主要以儿童为主,现在接种疫苗的不仅仅是儿童,青少年、女性、老年人均可通过接种疫苗预防疾病。

疫苗储存、配送更规范

疫苗主要由蛋白质、脂类和多糖等具有生物活性的物质组成,对光、热不稳定,容易发生蛋白质变性和多糖分解等,从而失去原有的免疫原性。因此,疫苗运输要求实施冷链管理,包括使用冷库、冷藏车、冰箱、冷藏箱、冷藏包、冰排等。

1978年以前,很多地方疫苗运输的方式主要是货车、自行车或卫生防疫人员背包步行等,运输过程中使用冷藏箱、冷藏背包、冰壶等工具。20世纪80年代开始,各地陆续加强疫苗冷链体系建设,逐步配备冷库、冷藏车、专用冰箱等设施,显著提升了疫苗储存运输质量。

目前,我国对疫苗储存配送提出了更高、更严的要求,不但要求疫苗全程冷链存储,而且要求全程温度监控,确保疫苗储存、运输全流程的温度符合要求,有效保障疫苗质量安全。同时要求对每一支疫苗进行扫码追溯,掌握每支疫苗的"来龙去脉"。

接种信息获取更便捷

20世纪90年代以前,接种疫苗的信息多记录在纸质接种卡和儿童接种本上,每接种一针,需要接种人员在接种卡上进行登记。随着信息技术的发展和电脑的普及,我国自21世纪起,逐步采用电脑登记保存接种信息。随着互联网技术的发展,目前已实现跨县域、跨市接种信息的联通,但跨省接种信息交换尚未实现。

未来,受种者可以利用手机查询接种门诊的地点、是否有疫苗,并按时段进行预约接种,还可以方便地获取所接种疫苗的生产企业名称、配送和储存情况、有效期、接种门诊及接种人员信息等。

接种门诊环境更舒适,服务更专业

过去,预防接种门诊比较简陋,面积较小;部分预防接种点设置不合理,打预防针不方便。21世纪开始,各地陆续开展预防接种门诊规范化建设,陆续出台了预防接种门诊建设标准或评价标准,改善了预防接种门诊的环境。

当前,各地先后开展了预防接种"数字化门诊"建设

工作。接种门诊可通过手机客户端提醒受种者接种疫苗,受种者可以利用手机进行疫苗接种时间预约;到门诊接种疫苗时,先通过取号机取号,然后等待语音和电子大屏幕上"叫号";接种时会通过语音或电子屏幕等方式提示疫苗名称和有效期;接种后,还会提醒要留下来观察至少30分钟……接种流程更加清晰,接种环境也更为舒适。

另一方面,由于疫苗品种越来越多,受种者接种需求不断增多,很多有针对性的预防接种门诊应运而生。比如,专为新生儿进行接种服务的门诊、专打人用狂犬病疫苗的犬伤处置门诊、为成人提供接种服务的成人接种门诊,还有为特殊状态人群(比如免疫功能低下患者、癌症患者、心脑血管疾病患者等)提供接种服务的特殊状态人群接种门诊,等等。

疫苗更安全,保障更完善

随着疫苗制造技术的提高,再加上相关法律法规对疫苗的存储、运输、使用等多个环节做出了明确的规定,疫苗的安全性越来越有保障。部分人接种疫苗后会出现轻微发热,接种部位红、肿、热、痛等反应,通常不需要处理,短时间即可康复。可能个别人会发生不良反应,但发生的概率很小。

为了让接种者完全打消顾虑,国家还不断完善相关的保障制度,包括预防接种异常反应的相关补偿制度。20世纪80年代,我国开始开展预防接种异常反应补偿试点工作。2008年,国家规定免疫规划疫苗异常反应补偿费由政府出资,非免疫规划疫苗异常反应补偿费由疫苗生产企业承担。新颁布的《中华人民共和国疫苗管理法》则为受种者建立了完善的保障机制,比如由国家制定补偿范围、标准和程序,鼓励通过商业保险等多种形式进行补偿,等等。**PM**

专家简介

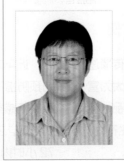

孙立梅 广东省疾病预防控制中心免疫所所长、主任医师,国家百白破疫苗和轮状病毒疫苗技术工作组成员,广东省免疫规划专家咨询委员会委员,广东省免疫规划技术工作组组长,广东省手足口病防控专家组成员。从事预防医学工作多年,目前主要从事免疫规划管理工作。

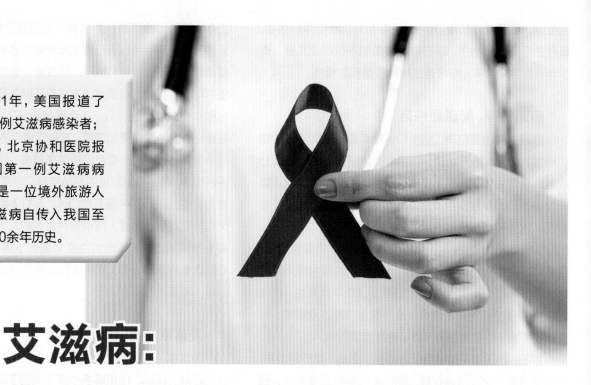

1981年，美国报道了世界第一例艾滋病感染者；1985年，北京协和医院报道了我国第一例艾滋病病例（患者是一位境外旅游人员）。艾滋病自传入我国至今，已有30余年历史。

艾滋病：
防治在进步，观念在改变

北京协和医院感染内科 林 铃 李太生（教授）

传播途径变化：从血液传播到性传播

早期，艾滋病在我国主要是通过血液及血制品传播。20世纪80年代，共用针具静脉注射毒品的吸毒人群是艾滋病病毒（HIV）的主要易感群体。20世纪90年代，我国部分省份出现"血液买卖市场"，由于操作不规范、共用针头等诸多因素，导致艾滋病在这些地区迅速蔓延。2003年起，我国完善了公共卫生法规，开始对医疗用血进行艾滋病病毒检测，禁止卖血行为，经血液及血制品感染艾滋病的病例大大减少。

2005年后，我国新发感染病例的传播途径由血液传播转向性传播。以异性性传播为主，但同性性传播的比例由2006年的2.5%迅速增至2014年的25.8%。近几年，60岁以上老年男性的异性性传播感染和20岁左右青少年的同性性传播感染比例上升，需要引起重视。2017年，有3077例学生感染艾滋病病毒，其中81.8%是同性性传播感染。

预防更"主动"，检测更方便

预防艾滋病，主要方法是切断传播途径。自艾滋病传入国内后，我国就大力宣传预防艾滋病的知识，包括拒绝毒品，不共用针具，洁身自好，进行安全性行为，坚持正确、全程使用安全套，等等。

近年来，暴露前后预防成为阻断艾滋病传播途径的重要方式。暴露前预防指不持续使用安全套、可能感染HIV的高危人群，每天服用药物，以降低感染概率。这一预防方式于2014年提出，2016年被世界卫生组织推荐，2018年被写入我国相关指南。暴露后预防指在高危行为发生后72小时内，在专科医生指导下服药进行预防。

20 世纪 90 年代，艾滋病病毒的检测尚不"普及"，人们也不清楚哪里可以进行检测。目前，各地疾病预防控制中心都设立了自愿咨询检测门诊，可以提供免费、保密的咨询和检测。另外，综合性医院也提供基本的 HIV 检测服务。

疗效提升，艾滋病也能成为"慢性病"

在发现艾滋病之初，人类对艾滋病认识较少，缺乏有效的治疗药物，加上严重的机会性感染，大多数患者的生存时间只有 1~2 年。1983 年，法国巴斯德研究所首次分离出艾滋病病毒，国际病毒分类委员会于 1986 年将其命名为"人类免疫缺陷病毒"。之后，核苷类逆转录酶抑制剂和蛋白酶抑制剂相继被开发出来用于治疗艾滋病，但是单药治疗效果有限，二联治疗虽增加了疗效，但存在耐药性等问题。1996 年，何大一教授提出高效联合抗反转录病毒（HAART）的三联疗法，成为治疗艾滋病的有效方法。经有效抗病毒治疗后，艾滋病患者的免疫功能得以重建，可长期存活。

在我国，HAART 治疗开始于 1999 年底。2003 年，我国正式在全国范围内开展免费抗病毒治疗，推行"四免一关怀"政策，艾滋病患者的死亡率明显下降（2003—2014 年，病死率降低 86%）。

2005 年，我国发布《艾滋病诊疗指南》，对抗病毒治疗的指征和时机给出了指导意见。至 2018 年底，我国《艾滋病诊疗指南》已更新至第四版。艾滋病患者可在现有的 3 类 7 种药物中进行选择，既可接受国家免费抗病毒药物治疗，也可自费购买进口的单片复合制剂。

目前，艾滋病已经由最初的致死性疾病转变为与高血压病、糖尿病类似的慢性疾病。患者只要遵医嘱按时服药，不仅可以长期存活，还能获得较好的生活质量。大部分患者可以回归社会，正常工作、生活。

艾滋病完全治愈是全人类的共同希望，但从目前的研究看来，还有很长的路要走。下一步的目标之一是达到功能性治愈。通俗地说，就是不服用抗病毒药物，也能保持体内病毒不再复制。

观念更新，不再"谈艾色变"

早些年，由于艾滋病无药可治，几乎与死亡"画等号"，吸毒、性混乱、同性恋等名词也成为艾滋病感染者的"标签"。人们"谈艾色变"，对艾滋病感染者的歧视和偏见普遍存在。

2006 年，我国《艾滋病防治条例》实施，明确提出任何单位和个人不得歧视艾滋病病毒感染者、艾滋病患者及其家属；艾滋病病毒感染者、艾滋病患者及其家属的婚姻、就业、就医、入学等合法权益受法律保护。但此后很长一段时间里，艾滋病感染者在社会上仍然被严重"边缘化"，不仅大众对艾滋病感染者排斥，各大医院对需要接受手术治疗的艾滋病感染者也持"保留态度"，艾滋病感染者手术难的问题普遍存在，很多企业也将艾滋病抗体筛查作为入职体检的一部分。由于受到"排挤"，艾滋病感染者首先想到的是隐瞒病情，更有一些感染者逐渐出现扭曲心理，不积极接受治疗，甚至产生报复他人和社会的想法。

近年来，抗病毒治疗药物可以将患者体内的病毒量降低到检测不到的水平，虽然无法完全清除，但对患者的存活不造成威胁。人们也逐渐开始认识到，艾滋病并没有那么可怕，社会上对艾滋病感染者的接纳度也在逐渐上升。

只有坚持宣传艾滋病相关知识，引导大众正确认识艾滋病，重视对感染者的人文关怀，艾滋病的"污名化"、对感染者的歧视才有望得到缓解。实际上，与艾滋病病毒感染者一起吃饭、握手、拥抱、游泳、泡温泉、共用马桶等，都不会被传染。给艾滋病感染者多一点关怀，就会让他们对生活多一些自信和希望。**PM**

专家简介

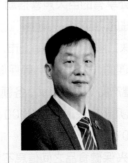

李太生 北京协和医院感染内科主任、主任医师、教授、博士生导师，国家卫生健康委艾滋病专家咨询委员会临床组副组长，中华医学会感染病学分会候任主任委员兼艾滋病学组组长。擅长各种感染性疾病的诊治。

我国的保健食品自20世纪80年代问世以来，创造了巨大的经济效益，社会效应深远，但是消费者对其褒贬不一、众说纷纭，保健食品市场也是风云多变、跌宕起伏。

保健食品：
从"红极一时"到"喜忧参半"

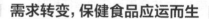

复旦大学公共卫生学院教授　厉曙光

需求转变，保健食品应运而生

中华民族自古以来就有"药食同源"的传统食疗文化，祖国传统医学中，药物与食物的界限并不明显，一些药物本身也是食物，如生姜、大枣、山楂、马齿苋、白扁豆、龙眼、百合、昆布、枸杞、桃仁、菊花、黑芝麻等。3000多年前的医学典籍《黄帝内经》就曾指出："药毒攻邪，五谷为养，五果为助，五畜为益，五菜为充，合气味而服之，以补精益气。"这是先人们最早的健康养生基础理论。传统中医学和中药学的原理也是借助食物的营养成分和特殊作用达到调节人体生理功能、养身健体、延年益寿的目的。

改革开放后，人民生活的重心由解决温饱转变为追求高品质生活，健康成为人们孜孜追求的目标，这为保健食品行业的崛起和发展提供了良好的契机。20世纪80年代初期，我国最早的一批保健食品应运而生，如"振华851口服液""人参蜂王浆""娃哈哈儿童营养液""延生护宝液"等，其所声称的保健功效极大地满足了社会需求和消费者心理。

商机无限，保健食品曾经辉煌

1992年，"太阳神口服液"被大力推出，问鼎市场。自1993年开始，中国保健食品行业进入高速发展时期。先是"马家军"以其在国内外享有的巨大声誉推动"中华鳖精"迅速走红，同年史玉柱的"脑黄金"问世、武汉"红桃K"集团成立，次年"三株口服液"在济南上市，此后又有上海的"昂立1号"、大连的"珍奥核酸"等保健食品闪亮登场。一时间，各类保健产品"八仙过海"、各领风骚。全国的保健产品生产厂家从几十家快速增至3000多家，年产值从约16亿元增至300亿元。

当时，由于消费者与新兴保健食品之间信息不对称，且媒体资讯更新速度相对滞后，不良事件鲜少被披露，保健食品生产企业通过投放大量广告进行营销，获得了巨大成功。这是我国保健食品行业发展的鼎盛时期，可谓产品种类丰富，营销模式多样，消费需求巨大，企业盈利激增。

在此期间，外资企业（如安利、宝洁、美国全球健康联盟等）也陆续进入中国市场。我国的保健食品行业开始与国际接轨，这些外资企业在带来竞争的同时，也为我国引入了全新的保健概念，触发了行业技术的提升和营销模式的转变。直销、会议营销、广告宣传结合终端营销、体验营销等营销模式推动了保健食品市场的快速发展。例如，

1992年进入中国的安利公司向中国百姓展示了一种新的销售模式——直销。通过培养数以万计的直销人员为消费者提供售前、售后服务，推动产品的大量销售，获得成功。

这一时期，在国家积极发展市场经济的大环境下，保健食品行业从无到有，从小到大，虽有几度沉浮，但还是保持了较好的发展势头。

"先天不足"，保健食品遭遇"瓶颈"

日中则昃，月满则亏，古之常理。保健食品市场一面发展得如火如荼，另一面开始暴露出诸多问题。由于保健食品行业的高额利润和相对较低的技术门槛，加之监督管理制度尚不完善，资质参差不齐的投资者蜂拥而上，导致保健食品行业鱼龙混杂、泥沙俱下。虚假广告泛滥，保健食品质量良莠不齐，假冒伪劣大行其道，产品雷同，技术水平不高，产业集中度低，销售价格畸高……都为整个行业遭遇挫折进而跌落谷底埋下了隐患。

1995年，原卫生部对212种口服液进行了抽查检验，结果发现保健食品的合格率仅为30%，令人咋舌。一时间舆论大哗，抨击之声骤起，人们对保健食品行业的诚信度和产品的有效性产生强烈质疑。为保护消费者的权益，加强对保健食品的监管，同时引导行业健康发展，在1995年颁布《中华人民共和国食品卫生法》的基础上，《保健食品管理办法》于1996年出台。国家有关部门开始自上而下，依法依规监督、管理、整顿保健食品市场。

1996年，"巨人集团"宣布破产，"太阳神"销量大幅下滑……1998年，湖南一老人因服用三株口服液死亡的信息被媒体披露，令已经"麻烦"不断的保健食品行业雪上加霜、风雨飘摇。曾经辉煌的行业风光不再，消费者信任度大幅下降，整个市场陷入低迷状态。

"喜忧参半"，未来任重道远

我国的保健食品行业已走过了20余年的历程，其间几多风雨、几多坎坷，令人扼腕，也令人感慨。回顾过去，展望未来，我既为保健食品行业所存在的诸多隐患和困难感到担忧，也为它的发展和变化感到喜悦。

保健食品发展至今，虽经历了低迷时期，但其成就有目共睹：市场日渐扩大，总体需求不减反增。2018年，我国保健食品生产企业有2317家，从业人员近千万，产业规模超4000亿元，保健食品占食品工业总产值（11.09万亿元）的3.6%；已获批的保健食品17 470种，其中国产产品16 690种，进口产品780种；目前共有91家企业获得直销牌照，其中外商投资企业33家。充分表明该行业拥有很大发展潜力，未来可期。

2005年出台的《保健食品注册管理办法》和《保健食品广告审查暂行规定》，从产品注册和广告投放两个方面对保健食品行业行为进行了规范。在1996年《保健食品功能学评价程序和检验方法》中规定的12项功能声称，已扩增到现在的27项。保健食品的功能声称也更加严谨、明确——具有特定保健功能或者以补充维生素、矿物质为目的的食品。即适宜于特定人群食用，具有调节机体功能，不以治疗疾病为目的，并且对人体不产生任何急性、亚急性或者慢性危害的食品。国家相关法律法规的日臻完善，为有效监管保健食品行业提供了坚实的基础。往者不可谏，来者犹可追。未来保健食品行业的道路还很长，其健康发展还需要多方共同努力。监管部门应做足工作，严厉查处假冒伪劣产品，大力整治虚假广告宣传，规范保健食品市场的销售行为，保护消费者的权益，在目前严格审批的基础上加强入市保健食品的监管。生产企业还需多花"心思"，增加自主创新能力和开发投入，避免产品同质化，提高产品的技术含金量。作为消费者，可以主动了解和掌握相关的保健食品科普知识，不盲从和轻信不实广告和宣传，理性选购保健食品。PM

专家 简介

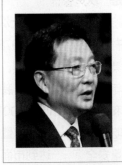

厉曙光 复旦大学公共卫生学院营养与食品卫生教研室教授、博士生导师，国家食品安全风险评估中心专家，上海市食品安全地方标准审评委员会专家，中国食品科技学会理事，上海市营养学会理事，上海市食品学会理事。主要研究方向为食品毒理和食品安全。

我和中华人民共和国同龄，一起经历了70载春秋。这段历史，尤其是我亲历的我国食品安全发展过程，恰似"九曲黄河万里沙，浪淘风簸自天涯"。我国的食品安全问题始于源头冒出的"小浊流"，后逐渐加剧，以致泥沙俱下，进而引起了党和国家的高度重视，"激浊扬清治源头"，在不懈努力下，我国食品安全稳定向好。中国老百姓对食品安全的观念也经历了"淡薄—恐慌—理性关注"的变化。

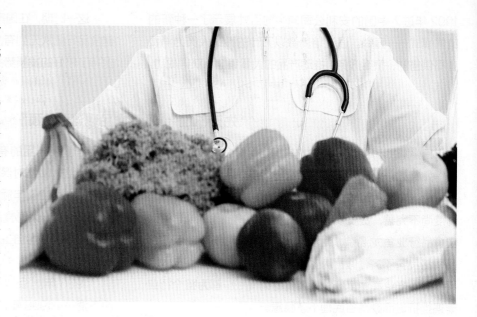

食品安全：
从"鲜少关心"到"理性关注"

上海市食品研究所教授级高级工程师　马志英

专家简介

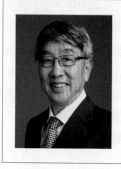

马志英　上海市食品研究所技术总监、教授级高级工程师，上海市食品学会食品安全专业委员会主任，上海市食品协会专家委员会主任。长期从事食品生化、食品工艺和食品安全领域的科研工作，主持完成十多项国家和省部级重大科研项目。

计划经济时代，食品安全是"次要矛盾"

中华人民共和国成立至改革开放前，是我国实行"计划经济"的年代。其间影响范围较大的事件是1959—1961年发生的"自然灾害"，导致全国性的粮食和副食品短缺危机，我们那一代人都有过吃不饱的痛苦体验。从广义上讲，食品数量安全

出现问题也属于食品安全问题的范畴，只不过与食品质量安全问题性质不同。

当然，那个时期也有食品质量安全问题。例如，受到食物供应缺乏、食品生产加工、经营条件等客观因素的限制，加上大众对饮食卫生的认识度不足，食物中毒事件时有发生。但当时的主要矛盾是解决全民温饱问题，农业和食品工业生产的主要任务是在国家计划下保障供给，解决老百姓"吃不饱"的问题。所以，即使在没有食品安全立法监管的情况下，为牟利而生产有毒有害食品的情况也非常罕见，老百姓对食品安全的意识也比较淡薄。

一次调研引发的思考

1978年以后，随着改革开放的不断深入，我国的社会和经济结构逐步转型。乡镇企业如雨后春笋般出现，不少食品加工企业都是"一口锅、一台包装机"的简陋食品加工作坊，食品安全问题开始日益显露、加剧。

2003年初，正从事食品科研方面工作的我接到一项任务——开发市场上销量很好的一种卤制鸡翅包装产品。试制时，我想了不少办法都没法达到市面上已在销售的那种鸡翅的鲜艳红色。有人嘲笑道："工程师不如

'乡巴佬'。"于是，我决定到这些产品的原产地——浙江东南部的一些乡镇去调研。结果，眼前所见令我震惊：仅一个县就有上百家加工卤制鸡翅的家庭作坊，且卤制鸡翅的加工过程大多不符合卫生规范。同时，我也发现了鸡翅颜色鲜艳的"奥秘"。原来，当地的家庭作坊都在使用一种叫作酸性橙的化工染料，使鸡翅颜色鲜红、不褪色。

此次行程中，我还调研了当地一些奶粉生产企业，发现有些所谓婴儿奶粉中根本不含奶粉，而是用廉价的淀粉、蔗糖和牛奶香精制作而成。调研结束后，我马上向各有关方面做了汇报，同时在一些报刊上发表了相关文章，特别对有害婴儿奶粉做出了预警。2003年底，央视《每周质量报告》栏目曝光了这些生产卤制鸡翅的企业。但遗憾的是，直到2004年安徽阜阳"大头娃娃"事件爆发，有害奶粉才震惊全社会，从而被广泛关注。

上述事件令我的心情非常沉重，以前在食品新技术、新产品领域搞科研，虽也获得了不少成果和荣誉，创造了上亿元的经济效益，但是食品安全涉及百姓的健康，甚至生命安全，这远比经济效益重要。我也进行了反思，不深入农村和工厂进行调查，只身在实验室和办公室根本不可能全面了解我国的食品安全现状。从此，我的科研重心从新技术研发转移到了食品安全领域。

重大食品安全事件，引发"全民关注"

随着市场竞争加剧，有些企业为了牟利"冒天下之大不韪"。"瘦肉精猪肉""苏丹红鸭蛋""孔雀石绿多宝鱼"等一系列事件影响深远，令百姓十分恐慌。"吃荤菜怕激素，吃素菜怕毒素，喝饮料怕色素，能吃什么心里没数"，就是当时人们恐慌心理的写照。

2008年发生的"三聚氰胺奶粉"事件是我国食品安全历史上的一个重大事件。不仅"三鹿"一家企业，此次事件涉及全国几十家企业的相关产品，上海一家生产奶糖的知名企业也被波及。因部分奶糖使用的奶粉原料可能含有三聚氰胺，食品监管部门要求相关专家对全部产品的处理方案给出意见。担任专家组长的我，在对成千上万箱奶糖做出"全部销毁"处理的报告上签字时，笔头仿佛千斤重。此次事件开始，全民关注食品安全的时代拉开了序幕。

后续我又参与了一系列重大食品安全事件的危害性质认定工作，包括众所周知的"染色馒头事件"（2011年）、"福喜事件"（2014年）、"法润面包事件"（2017年）等，协助政府监管部门打击食品安全违规、违法行为。

从中国颁布《食品安全法》（2009年）到新《食品安全法》的实施（2015年），我国在食品安全法制建设上大步迈进。

过去，食品安全事件多发与法律法规制度建设滞后、监管能力不足不无关系。老百姓也曾抱怨"九条龙治不好水""对违法的惩罚处置太轻"等等。近十年来，我国在加强食品安全法制、法规和标准体系建设的基础上，改革强化了监管体制，使"九龙治水"变成了"一条龙"监管体系，大力打击食品安全违法犯罪行为，并取得了显著成效：全国食品监督检查合格率从82.4%（2007年）上升到97.6%（2018年），全国食物中毒人数从18 063例（2006年）下降到7389例（2017年），群众对食品安全的知晓率和满意度也逐年提高。

此外，我发现我国食品安全的"短板"之一是风险交流不足，政府、企业、消费者、专家之间的信息"不对称"。尤其网络上各种不实信息和谣言，令不少群众因轻信而产生恐慌心理。面对"今天还有什么可以吃"这样的疑问，食品安全领域的工作者有必要站出来"发声"。通过科学知识的普及，使人们对食品安全的关注回归理性，学会自我保护，在食品安全事件发生时也可以聆听科学、专业的声音，不再过度恐慌。

未来，打好食品安全"持久战"

食以安为先，人民群众希望吃得放心、吃得健康。"问渠那得清如许？为有源头活水来。"历年的经验教训说明，保证食品安全关键在于早发现、早预警，重点在于监管和控制，防患于未然。目前，我国科研人员正在致力于食品安全源头控制、预防和预警技术的开发。虽取得了一些成果，但"路漫漫其修远兮"，离真正掌控食品安全尚有距离。食品安全的形势依然复杂严峻，还有一些问题不仅涉及技术层面，还涉及我国农业整体发展、环境污染控制、食品安全监管监测等众多层面，如蔬果农药残留、畜禽肉和水产品药物残留等。解决这些问题任重道远，保障我国的食品安全是一场艰巨的"持久战"。

"君不见，黄河之水天上来，奔流到海不复回。"纵观中华人民共和国成立70年以来，我国的食品安全发展与治理历程犹如万里黄河九曲治沙，愿未来能激浊扬清，奔腾向前。**PM**

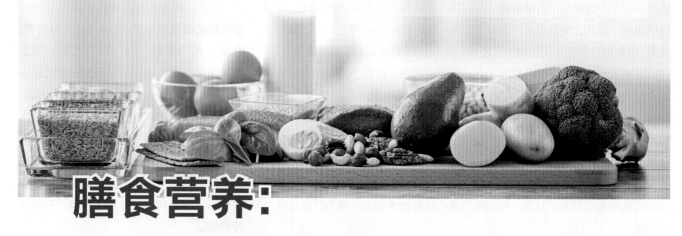

中华人民共和国成立70年来，国人的饮食结构、健康状况都发生了巨大变化。从过去物质匮乏、副食品短缺，百姓食不果腹，到如今物质丰饶，人们饮食有节、追求营养与健康。可以说，百姓的餐桌显现了祖国的变化与发展。

膳食营养：
从"食不果腹"到"饮食有度"

本刊记者/ 戴 薇
支持专家/ 复旦大学公共卫生学院营养与食品卫生学教研室教授　郭红卫

百姓膳食： 过去渴望"吃得饱"，如今追求"吃得好"

中国的饮食文化源远流长，西汉时期中医典籍《黄帝内经》便有云："五谷为养，五果为助，五畜为益，五菜为充，气味合而服之，以补精益气""谷肉果菜，食养尽之，无使过之，伤其正也"，以朴素的辩证思想提出了时至今日仍具有借鉴意义的饮食见解，可谓最早的"膳食指南"。中国的现代营养工作始于 20 世纪 40 年代，几乎与中华人民共和国"同龄"。

由于长期战乱，中华人民共和国成立初期国力孱弱、百废待兴。这一阶段的中国，物资极度匮乏，部分地区居民食不果腹。鉴于此，1953 年，营养学家杨恩孚提出"谷类加工精白度应合理"，以减少浪费，增加口粮，即"八五面"和"九二米"的粮食加工标准。该建议被政府采纳并实施后，百姓"饿肚子"的情况有所缓解。另一方面，副食品供应严重不足，膳食的单调使得营养不良人群非常庞大。百姓

餐桌上每日的食物以谷类为主，虽能基本满足能量的供给，但肉类、鸡蛋、奶类等动物性食物严重缺乏。考虑到当时的国情，营养学专家曾经倡导国家广泛种植和食用大豆。豆类蛋白质含量高、质量好，营养价值接近动物性蛋白质。

专家简介

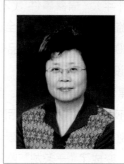

　　郭红卫　复旦大学公共卫生学院营养与食品卫生学教研室教授、博士生导师，中国营养学会常务理事，上海市营养学会理事长，上海市学生营养与健康促进会副会长、专家委员会副主任委员。主要研究领域为营养与慢性病防治、食品毒理学及食品中污染物风险评估等。

到了 20 世纪 70 年代初期，虽然百姓的日子依然比较拮据，但温饱问题已经解决，副食品供应不足的情况也有所好转，百姓开始花心思关心自己的膳食营养。当时，蔬菜供应已较为充足，但肉类依然到逢年过节才可以享用。

1978 年，改革开放的春风吹遍了中国大地。中国百姓的生活发生了翻天覆地的变化：有统计显示，与 1952 年相比，1991 年我国每人每年消耗的食物中，谷薯类食品增加 18%，肉类增加 181%，水产品增加 154%，蛋类增加 596%，禽类增加 360%，植物油增加 189%。1992 年的全国营养调查显示，我国居民碳水化合物摄入量已开始下降，而畜禽类、奶类、蛋类、水产品的摄入量均有不同程度的增加；与 1982 年相比，来自谷类、薯类食物的能量分别下降了 4.5%、3.1%，来自动物性食物的能量比例明显上升，蛋白质供能占总能量比例已能满足营养需求。由此可见，百姓的膳食构成趋于多样化，动物性食物成了很多人日常膳食的"主角"。

进入 21 世纪，经济飞速发展，老百姓吃得越来越"好"，但饮食结构不合理。《中国居民营养与健康状况监测（2010—2013）》报告显示，城市居民动物性食物消费总量充足，但畜肉类吃得多，禽肉和鱼虾类吃得少；奶类、豆类和水果的摄入量虽有改善，但仍然不足；炒菜重油、重盐的危害也未得到居民的重视。好在随着营养知识的传播与普及，不少人开始有意识地追求膳食的健康与科学，努力做到饮食有度、营养均衡，并主动增加身体活动量，这是一个良好的趋势。

营养与健康状况：不同时期面临不同挑战

中华人民共和国成立初期，传染性疾病肆虐、地方病横行，百姓贫病交加。饥饿问题尚未消除，营养不良问题几乎困扰着整个中国。20 世纪 70 年代初期，随着国力的日益增强，传染病得到有效控制，营养素缺乏带来的健康问题也有所缓解。但由于食物种类有限，我国百姓餐桌上的膳食仍以碳水化合物为主，蛋白质、脂肪供给不足，一些矿物质和维生素摄入不足，致使我国部分地区儿童佝偻病高发，缺铁性贫血在妇女和儿童中仍较普遍。

改革开放以后，经济的发展对我国居民健康的影响十分显著。儿童生长发育状况显著改善，人均期望寿命大幅提高，贫血患病率、成人营养不良的比例亦有所下降。但随着膳食结构的变化，动物性食物摄入过多，一些"富裕病"的患病率悄然上升，超重、肥胖、心血管疾病在城市成年人中日渐显现。

21 世纪以后，我国儿童青少年生长发育水平稳步提高，营养不良患病率持续下降，但营养失衡的问题日益凸显。油脂和动物性食物摄入量过多，谷薯类、蔬菜等食物摄入不足，加之缺乏运动等不健康的生活方式普遍，使得超重肥胖、糖尿病、血脂异常等营养相关慢性病患病率持续上升，成了现阶段我国居民突出的健康问题。《中国居民营养与健康状况监测（2010—2013）》显示，与 2002 年相比，城市儿童青少年的超重、肥胖率分别由 8.5%、4.4% 增长至 11%、7.7%；城市成年男性居民腰围增加了 3.3 厘米，女性居民腰围增加了 2.1 厘米；高血压、糖尿病、血脂异常患病率攀升。

营养工作：坚持不懈，成效显著

在中华人民共和国成立初期，还在与饥饿和疾病做斗争的老百姓无暇顾及"吃的学问"，但中国的科学家们早已把膳食营养视为最值得研究的问题之一。1950 年，我国公共卫生事业的先驱机构——中央卫生研究院营养学系（现中国疾病预防控制中心营养与食品安全所）成立。随后，该研究所做了一系列工作，如出版了《食物成分表（第一版）》、首次进行了全国营养调查等，对全民营养健康产生了深远的影响。中华人民共和国成立最初的十余年里，营养素缺乏症非常普遍，接连发生，经过我国营养工作者的不懈努力，被逐一"攻克"。

例如，1950 年，渡江战斗中某部队曾出现流行性阴囊炎、口角炎，严重影响作战与训练，经营养专家确认为核黄素缺乏。口服核黄素后，战士们的症状迅速缓解。抗美援朝时期，因无法及时吃到新鲜的水果和蔬菜，我国志愿军发生大规模夜盲症，补充维生素 A 后，夜盲症得到了控制。20 世纪 50 年代，新疆南部流行癞皮病，后经补充烟酸配合加碱处理玉米（释放烟酸）进行防治，癞皮病于 1959 年被基本消除。1960 年，我国营养工作者在江西发现并解决了由维生素 B_1 缺乏引起的脚气病……

1988 年，中国营养学会推出了《推荐的我国每日膳食中营养素供给量标准》，是《中国居民膳食营养素参考摄入量（2013）》的雏形，堪称营养科学史上的一座里程碑。

1989 年，在许多国家相继发布适合自己国情的膳食指南后，中国营养学会据我国居民的饮食和健康状况、传统饮食习惯、可利用自然及社会资源等条件制定了《中国居民膳食指南》第一版，共设八个推荐条目：食物要多样，饥饱要适当，油脂要适量，粗细要搭配，食盐要限量，甜食要少吃，饮酒要节制，三餐要合理。之后，又于 1997、2007、2016 年分别颁布了《中国居民膳食指南》第二版、第三版、第四版。

1993 年，为全面预防我国新生儿神经管畸形，卫生部开始大力推广妇女口服叶酸，这一举措沿用至今。

1994 年，加碘盐作为一项国策开始推行。2000 年中国消除碘缺乏病的阶段目标已基本实现。

针对营养不均衡、慢性病高发的严峻形势，国家和许多科研机构也采取了一系列控制措施。2015 年 5 月，首届"全民营养周"活动启动，旨在利用科技界的力量，汇集社会资源，将营养科学知识带进千家万户。迄今为止，"全民营养周"活动共动员了全国 30 个省，600 余个城市和地区，覆盖全国近 5 亿人。

展望：未来是"全民营养"的时代

随着健康知识的传播、影响的不断扩大，人们对于营养的重视空前高涨。2019 年 6 月 25 日，国务院印发了《关于实施健康中国行动的意见》，其中合理膳食的内容备受关注，全民营养时代即将来临。

饮食习惯的改变是一个漫长的过程，需要持之以恒，全民参与。作为普通百姓，应践行《中国居民膳食指南（2016）》以及"膳食宝塔"的推荐，保持健康体重，做到食物多样、吃动平衡。自觉维持健康体重，将体重指数（BMI）控制在 18.5 ~ 24 千克/米^2；成人男性腰围小于 85 厘米，女性小于 80 厘米。每天的膳食应包括谷薯类、蔬菜水果类、畜禽鱼蛋奶类、大豆坚果类等食物；最好坚持每天运动，至少要保证每天 6000 步左右的日常身体活动。注意减盐、减油、减糖，人均每日食盐摄入量不高于 5 克，食用油摄入量不高于 25 ~ 30 克，添加糖摄入量不高于 25 克。在购买食品的时候，应学会认读营养标签。针对特殊人群，中国营养学会也推出了一系列特殊人群膳食指南，涉及婴幼儿、学龄前儿童、孕妇、哺乳期妇女、老年人等，可供参考。**PM**

> 从过去物质匮乏、副食品短缺，百姓食不果腹，到如今物质丰饶，人们饮食有节、追求营养与健康，百姓的餐桌显现了祖国的变化与发展。

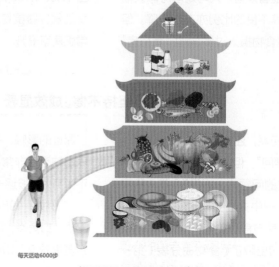

每天活动6000步

盐	< 6 克
油	25 ~ 30 克
奶及奶制品	300 克
大豆及坚果类	25 ~ 35 克
畜禽肉	40 ~ 75 克
水产品	40 ~ 75 克
蛋类	40 ~ 75 克
蔬菜类	300 ~ 500 克
水果类	200 ~ 350 克
谷薯类	250 ~ 400 克
全谷物和杂豆	50 ~ 150 克
薯类	50 ~ 100 克
水	1500 ~ 1700 毫升

中国居民平衡膳食宝塔（2016） 来源：中国营养学会

心理健康：
从"不了解"到"受关注"

本刊记者/ 刘 利
支持专家/ 上海市精神卫生中心教授　徐一峰

精神心理问题越来越受重视

新中国成立初期，去医院诊治的多数是病情较重、需要住院治疗的精神疾病患者。为更好地服务于患者，上海市精神病防治院于 1958 年成立。目前，全国有精神卫生机构近 3000 家，对防治精神疾病起到了积极的作用。

随着社会快速发展、工作节奏的加快和人们生活方式的变化，精神心理疾病患病率总体呈上升趋势。其中，精神分裂症患病率的变化不显著，而以焦虑、抑郁为代表的与社会环境或心理压力密切相关心理疾病的患病率呈快速增长之势。

心理咨询走进大众视野

长期以来，医学界关注的重心多在精神分裂症等较为严重的精神疾病，而症状较轻的精神障碍和心理问题多被忽视。20 世纪 80 年代后期，始于西方国家的心理咨询传入国内，为国人所认识，心理咨询机构才纷纷成立。上海市心理咨询中心成立于 1989 年，是国内第一家专注于心理咨询和治疗的机构。截至目前，仅上海市就有上千家商业心理咨询机构，全国有 100 多万心理咨询师和 7000 多名心理治疗师。通过科普宣传，人们越来越意识到，心理健康是健康的重要组成部分，出现焦虑、抑郁等不良情绪需要引起重视，并可寻求专业人士的指导。

目前，各中小学校都配备了心理卫生教师，大学也设立了专门为学生服务的心理咨询部门。三级甲等精神卫生机构还专门为学生设立了"绿色通道"，有较严重心理问题的学生可由学校陪伴至专业精神卫生机构寻求帮助。很多社区也在尝试为老年人提供心理咨询服务。

此外，心理救援也是心理咨询的一种。1994 年，新疆克拉玛依市发生严重火灾事故后，我国派遣专门的心理救援队伍为受灾群众提供心理救助服务，开启了心理救援的先河。此后，每当发生灾难性事件（如汶川大地震等）后，心理救援队都会到灾区进行心理救援。

治疗手段更丰富

早期的精神科药物副作用相对较大。随着新药不断研发，药物疗效越来越好，选择也越来越多。20 世纪 50 年代，治疗精神分裂症主要用氯丙嗪，患者服用后容易发生心血管、锥体外系的不良反应。20 世纪 70 年代以后，氯氮平、奥氮平、利培酮、喹硫平、齐拉西酮、帕利哌酮和阿立哌唑等新一代抗精神病药相继开始应用，疗效更好，副作用可控。近年来还出现了利培酮的长效针剂，只需半年注射一次，避免了患者自行停药等问题。再如，最早用于治疗抑郁症的三环类抗抑郁药副作用较大。20 世纪 80 年代以后，氟西汀、舍曲林等 5- 羟色胺再摄取抑制剂的陆续应用，以及米氮平、文拉法辛、度洛西汀等药物的出现，使治疗更有效，副作用更小。

除药物治疗外，20 世纪 80 年代中后期，我国逐步引入心理治疗，如精神分析治疗、认知行为治疗、森田疗法等。2000 年之后还出现了物理治疗方法，如用于抑郁症等的经颅磁刺激疗法等。此外，传统的治疗精神分裂症的电休克疗法也得到了改良，安全性更高。**PM**

专家 简介

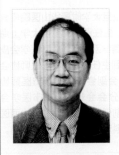

徐一峰　上海市精神卫生中心院长、主任医师、教授，上海交通大学医学院精神卫生学系主任，上海市重性精神病重点实验室主任，中国医师协会精神科医师分会会长，上海市医学会常务理事、精神医学专科分会顾问，中国医院协会精神病医院分会主任委员。

性病是一组通过不洁性接触传播的疾病，包括梅毒、淋病、尖锐湿疣、生殖器疱疹、非淋菌性尿道炎和宫颈炎、软下疳、性病性淋巴肉芽肿、艾滋病等。在我国，性病曾一度"绝迹"，但近几十年来，由于性观念开放等原因，性病又"死灰复燃"。

性病：
从"曾经绝迹"到"死灰复燃"

本刊记者/ 刘 利
支持专家/ 复旦大学附属华山医院皮肤科教授　徐金华

性病：从"基本消灭"到"死灰复燃"

新中国成立前，我国性病流行十分严重，梅毒患病率在一些大城市达 4.5% 以上。1949 年的调查发现，北京市妓女梅毒患病率高达 84.90%，淋病患病率为 53.80%，其他大城市的情况类似。当时全国约有 1000 万的性病病人。

新中国成立后，党和政府十分重视性病防治工作，采取了一系列措施，使性病（特别是梅毒）的发病率迅速下降。至 1964 年，我国基本消灭了性病。20 世纪 70 年代末、80 年代初，性病在我国大陆死灰复燃，且呈日益蔓延之势。1988 年，全国 30 个省（市、区）均有性病病例报告。1995 年，全国报告有 36 万例性病患者。目前，估计我国有数百万性病患者。

诊疗观念：从"羞于见人"到"理性面对"

二三十年前，人们对"性病"两个字避之不及，很多性病患者不敢去医院就诊。于是，很多游医、小诊所打起了"治性病"的广告，很多患者碍于"面子"，去不正规的机构诊治，结果上当受骗。

经过多年宣传，大家对性病不再那么"恐惧"。发现感染后，患者能够保持相对理性，会通过正规的报刊和网络等途径了解相关知识，并及时去正规医院就诊。

随着监管力度加大，目前不正规性病诊所、性病广告已大大减少，但患者仍要有所防备。

治疗手段更丰富，疗效更好

随着医学的进步，性病的治疗手段不断丰富，治疗效果也越来越好。以尖锐湿疣为例，传统的治疗方法包括药物、激光、冷冻、电灼和手术治疗。近年来，氨基酮戊酸光动力疗法等新疗法得以应用，不仅对肉眼可见的疣体有破坏作用，还可清除亚临床损害和潜伏感染，治愈率高、复发率低、不良反应轻微。生殖器疱疹具有很强的复发性。近年来研究发现，生殖器疱疹的感染、进展及预后与机体的免疫功能状态密切相关，除抗病毒治疗外，还可联合应用免疫调节剂，并鼓励患者增强体质，改善机体免疫力，以减少复发。妊娠梅毒的治疗也取得了很多进步，梅毒患者在怀孕 20 周以内接受规范的青霉素治疗可以预防 70% 以上的胎儿被传染。另外，艾滋病的抗病毒治疗也取得了突破性进展。**PM**

专家简介

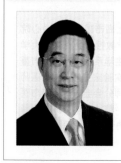

徐金华　复旦大学附属华山医院皮肤科主任、教授、主任医师，复旦大学上海医学院皮肤性病学系主任，中华医学会皮肤性病学分会副主任委员，中国医师协会皮肤科医师分会副会长，上海市医师协会皮肤科医师分会会长，上海市医学会皮肤专科分会前任主任委员，中国中西医结合学会皮肤科专业委员会副主任委员。

男性生殖健康：
更重视，呵护更全面

北京协和医院泌尿外科教授　李宏军

从"羞于启齿"到"很重视"

从新中国成立至 20 世纪 80 年代，男性生殖健康的主要工作是研究男性避孕，包括输精管结扎、杀精药物的研究等。1958 年，吴阶平院士采用输精管精囊内注入醋酸苯汞杀灭残存精子的办法，迅速达到绝育效果，为我男性生殖医学的发展奠定了基础。20 世纪 70 年代，我国在世界上率先开展男性口服节育药棉酚的研究。李顺强教授发明的"直视钳穿法输精管结扎术"在国内应用于男性绝育，并被国际社会广泛接受。

1990 年之后，阴茎勃起功能障碍及男性不育症成为研究的重点，精液分析、性激素测定、神经肌电测定、阴茎血管彩色多普勒超声检查等逐步成为男科常规检查项目。

2000 年以后，随着男科学的发展，出现了显微外科治疗不育、精囊镜下检查等一大批新技术。显微外科技术在男性不育方面的应用，使男性不育症的治疗发生了革命性的变化。显微外科治疗不育始于 20 世纪 90 年代末，当时国外学者借助手术显微镜，发现不育患者睾丸局部的曲细精管内含有精子，分离出来用于试管婴儿获得成功。

在过去很长一段时期里，国人普遍对男性生殖健康方面的问题"羞于启齿"。近二三十年来，人们对男性生殖健康越来越重视，不再忌讳讨论这方面的问题，出现问题会积极求治。

男性不育问题增多

半个世纪以来，中外学者通过研究发现，人类的精液质量呈现明显下降趋势，引发了人们对男性生殖健康的担忧。我国的情况类似。近年来的研究结果证明，我国不育症患病率为 10% ~ 15%，因不育去医院诊治的育龄男性人数逐年增加。男性生育能力下降的原因是多方面的，如晚婚晚育、生活压力大、环境和食物的污染等。此外，因生育问题主动去医院就诊的男性多了，也是造成"不育症患者人数增多"的原因之一。

从"治病"到"治人"

过去，对男性生殖健康问题的治疗主要着眼于药物治疗或借助辅助生殖技术，以"治病"为主。随着男科学的不断发展，针对男性生殖健康问题，除了用药，医生还会为患者开出"生活方式处方"。比如，若发现患者存在焦虑和抑郁情绪，医生会对患者进行必要的"心理辅导"，帮助其放松心情，放下心理包袱；若发现患者存在夫妻性生活不和谐的问题，也会对患者进行相应指导。

规范治疗：有改观，仍任重道远

从 20 世纪 80 年代开始，各种具有欺骗性的"偏方""祖传秘方"开始泛滥，男科病诊治小广告屡禁不止。很多治疗男科病的虚假广告甚至上了主流媒体，没有资质的"男科诊疗""不孕不育"治疗机构也"遍地开花"。由于不具备医学知识，对媒体上的虚假信息难以分辨，许多患者"跟着广告走"，结果病没治好，经济上还蒙受了损失。

近年来，随着正规男科医生队伍的壮大和男科知识的普及，人们对男性生殖健康知识的了解逐渐增多，"小广告"有所减少，但网络上的虚假广告仍然存在。多年来，男科学界专家通过广播电视、报纸杂志、网络媒体，做了大量科普工作。相信人们在更多了解男性生殖健康知识后，能主动远离虚假广告，规范就医，合理治疗。**PM**

专家简介

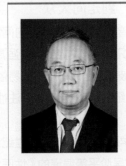

李宏军　北京协和医院泌尿外科主任医师、教授、博士生导师，中华医学会男科学分会常委，中国医师协会男科学分会常委，北京市医师协会男科专科医师分会会长。长期从事男科学临床工作，擅长诊治各类男科疾病。

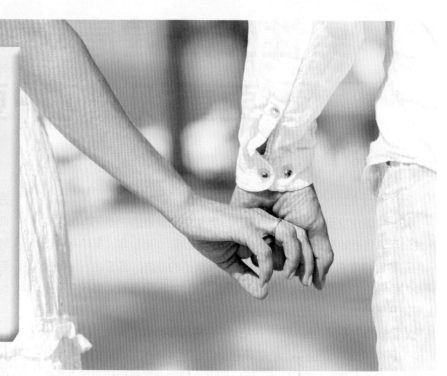

性健康是人类不可回避的话题。尽管祖国医学有诸多涉及性健康的论著，近代个别有识之士也曾呼吁开展性医学研究，但由于长期受封建思想的影响，人们历来认为涉及性的问题都是淫秽、下流和见不得人的事，羞于启齿，甚至谈"性"色变，也就谈不上对性健康的关注。新中国成立70年来，国人在性健康的认识与实践方面，发生了翻天覆地的变化，从"漠视性健康"转变为"关注性健康"。

性健康：从漠视到关注

上海交通大学医学院附属第九人民医院泌尿外科教授　姚德鸿

专家简介

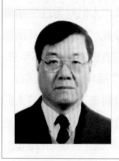

姚德鸿　上海交通大学医学院附属第九人民医院教授，曾任中华医学会泌尿外科学分会委员、中华医学会男科学分会委员、上海市医学会泌尿外科专科分会常委、上海市医学会男科学专科分会副主任委员、上海市医学会科普专科分会主任委员等职。

> 人们越来越意识到，只有科学掌握性知识，才能建立正确的性观念，杜绝性迷信、性愚昧和性无知。性是人类本能，并不是什么羞耻、见不得人的事，没必要避而不谈，更不能将其看作是"神秘"的。

性健康知识：从"禁锢"到走向大众

早在1963年，周恩来就曾多次关心性健康的问题，提出一定要把青春期的卫生知识告诉男女青少年，强调向青少年普及性卫生知识是一场破除迷信思想、移风易俗的大事。不过总体而言，在20世纪70年代之前，关注性健康的局面还没有形成。

严格地说，我国当代性科学研究工作始于20世纪70年代末。1982年，著名医学家吴阶平等编译的《性医学》一书出版，是我国性科学研究的开端。在吴阶平的倡议下，我国第一次以国家教委体育卫生司的名义出版了《中学生青春期性教育百题问答》，开始针对青春期学生进行性知识和性道德教育。1988年，吴阶平主持编撰了《中国性科学百科全书》，对我国性医学、性教育工作的开展具有里程碑意义。之后，中国性学会于1994年正式成立，各地方性学会也纷纷成立，关注性健康的局面"渐入佳境"。

1978年秋，我曾认真写了一篇题为《男子的性功能障碍》的科普文章，投寄给《大众医学》杂志。本来，我对这篇文章的发表不抱太大的希望，但出乎意料的是，数天后接到编辑部的回函。信中写道："现在虽然时机尚未完全成熟，但开展性科学普及教育指日可望，你能大胆跨出这一步精神可嘉。来稿我们会妥善保存，一旦适合刊登定会及时让它'出笼'，请放心并静候消息。"3个月后，此文被刊登于《大众医学》1979年2月号上。文章刊出后，数千封读者来信纷至沓来，充分反映出当时人们对性健康知识的渴望。

此后，越来越多的报刊开始发表关于性健康的文章，让更广大的群众了解、接触到性健康知识。

认识转变：性观念和性道德是"性健康"的一部分

过去，很多人对性健康的理解仅仅停留在性相关疾病诊治上。随着视野的扩大，人们对性健康的内涵有了更深刻的认识：衡量性健康好坏，除了有无性疾病之外，还必须重视性观念、性道德等一系列问题。

人们越来越意识到，只有科学掌握性知识，才能建立正确的性观念，杜绝性迷信、性愚昧和性无知。性是人类的本能，并不是什么羞耻、见不得人的事，没必要避而不谈，更不能将其看作是"神秘"的。比如，司空见惯的青少年手淫问题。过去，很多青少年由于受到陈旧观念的影响，认为手淫有害健康，并因为自己的手淫行为而背上沉重的心理包袱，甚至由此导致一系列健康问题。随着性健康知识的普及，很多青少年能正确认识手淫问题，并将手淫看作是一种无害的性行为，"手淫有害论"也已成为过去。

此外，性道德也是性健康的一部分。如果受"性开放"观念的影响，在性行为上"不节制"，不遵守性道德，可招致性心理与性生理的双重危害，甚至发生性罪错。遵循性道德，妥善处理性方面的行为，才能保障性健康。

性健康还要求讲究性文明，即抛弃"夫权思想"，在双方互敬、互爱的基础上平等地进行性生活，充分尊重配偶的意愿，照顾双方健康状况，做到不强迫、不伤害。另外，还应拒绝带有非正当目的的性行为。

性健康还包括防范性罪错。性罪错的具体表现有嫖娼、卖淫、猥亵、强奸等，对社会的危害极大。应培养强大的自控能力和良好的意志品质，树立正确的人生观与世界观，远离性罪错。

破除错误观念，广泛开展性教育

新中国成立70年来，尤其是改革开放40多年来，针对青少年的性教育开展也越来越广泛。有的学校会开展青春期相关教育课程或性健康专题讲座等，还会利用报刊、书籍、影像进行性知识的宣教。随着互联网的出现，性教育的方式变得更加灵活。

70年来，人们对性教育的认识也经历了一个转变过程，很多错误观念得以纠正。比如，过去很多人持有一种"无师自通论"，认为随着年龄增长，性的问题必然会"无师自通"，根本不需要教育。事实上，性并非"无师自通"，如果对性知识一知半解，得不到相关的教育与引导，可能会发生很多性问题。

"封闭保险论"认为性的问题只有封闭才"保险"，知道得越少越好，不必大肆宣扬，以免让人"想入非非"。如今，这一错误观点也已得到纠正。因为人的性心理与性生理渴求无法"封闭"，越封闭越会诱发好奇之心，反而越不"保险"。

"诱发罪错论"认为进行性教育容易诱发性罪错，原本不知道"太平无事"，经性教育反而知道更多，容易发生性罪错。实际上，人类的性心理与性生理是一种本能，到了一定年龄，性能量就需要释放，正面、正确、严谨的性教育，只会起到正确引导的作用，并不会诱发性罪错。

"应急补救论"则认为没有问题就不需要进行性教育，等有了问题再去教育解决也不迟。这其实是一种消极的做法，性教育还是应该"趁早"。

目前，针对性教育提倡采取"扶正"措施，即正面与主动出击，主要做好三方面工作：①加强性卫生保健机构的建立与管理，积极开展针对各年龄层次人群的性健康工作；②编写全面的性教育教材，建立完整的性教育体系；③利用互联网大力开展性健康普及宣教工作。**PM**

特别提醒

在孩子成长过程中，全面性教育对其健康发育和成长起着非常重要的作用。不仅学校有责任对孩子进行性教育，父母在家庭中对孩子的性教育也至关重要。家长有必要掌握一定的性健康及性教育知识，并通过适当的方式向孩子传达相关信息，让孩子从小建立科学的性健康观念、掌握必要的性健康知识。

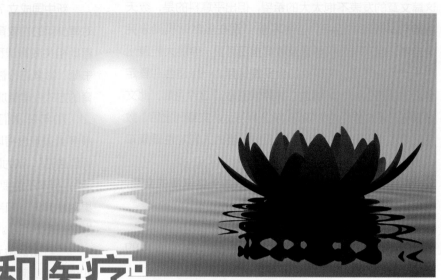

"死亡",是一个让绝大多数人都感到不愉快的话题。中国人一向"重生忌死",更不会大张旗鼓地谈论"死亡"。但是,每个人都无法回避死亡。过去,由于人们一直避免讨论甚至回避"死亡"话题,故当死亡到来时,很多人会感到无所适从、惊慌失措。

安宁缓和医疗:
学会坦然面对死亡

✍ 本刊记者/ 熊 萍

支持专家/ 北京协和医院老年医学科　宁晓红　刘晓红(教授)

专家简介

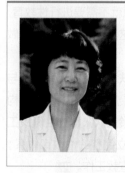

刘晓红　北京协和医学院老年医学系主任、主任医师,中国医师协会老年医学科医师分会副主任委员,中国老年医学中心联盟副主席、中国老年保健研究会副会长、安宁缓和医疗分会主任委员,北京市医师协会老年医学专科医师分会主任委员,北京市医学会老年医学分会副主任委员。

随着社会的进步,人们逐渐认识到,更好地了解死亡,才能够更深刻地理解生命;大声谈论"死亡",是对生命的一种唤醒,更是文明进步的标志。而在面对亲人离世的这个阶段,除了必要的救治外,可以做的事还有很多,比如进行有效(爱)陪伴、帮助患者完成心愿等,让逝者善终,生者善别。

惜亲情,竭力回避"死亡"

长久以来,我国传统文化重孝道,"视人命胜天"的观念普遍且根深蒂固,许多家属明知医治无效,但在面对患有严重疾病、可以预见到生命终点的亲人时,其普遍做法是请求医生不惜一切代价救治患者,无法面对亲人的"死亡",结果可能是患者失去"死亡"自主决定权,在不情愿、不知情的情况下,身上被插满大大小小的管子,在痛苦中结束生命。

他是一位知识分子。70 岁时被医生诊断患肺癌,接受手术治疗。71 岁时癌症发生转移,他未接受治疗,此后咯血、呕吐等症状日益严重,完全无法进食,伴剧烈骨痛,被家属送往医院。在医院里,他极度抗拒治疗,只求减少痛苦,尽快结束这一切,但家属不舍得他就这样离世,要求医生给予积极救治。

她年仅 28 岁,因为发热、头痛入院,病情迅速恶化,很快神志不清,经检查,被医生诊断为免疫介导脑脊髓神经病变,尝试了所有的治疗方法后。神经内科医生判定患者不能恢复,且完全没有生活质量可言……可年迈的父母不能接受女儿的状况,希望奇迹能够在女儿身上发生。

"医学的局限性"让我们清楚地明白:医生不可能挽

留住濒临死亡的患者。虽然大家都知道这个道理，但是亲情、不舍、恐惧，让许多人竭力回避"死亡"。

护佑为先，开启安宁缓和医疗

1987 年，西方的临终关怀理念传入中国，临终关怀研究所在天津成立。1990 年，世界卫生组织（WHO）"癌症三阶梯止痛"方案推向全国，医务界开始逐渐接触缓和医疗的理念，并尝试和推广。缓和医疗、舒缓医疗、姑息治疗都来源于英文"Palliative Care"，这个词的本意是"缓解""保守的疗法"。现在，我们更多地使用缓和医疗这个叫法。

2002 年，世界卫生组织对缓和医疗的定义进行了修订，提出缓和医疗三条原则：第一，重视生命并承认死亡是一种正常过程；第二，既不加速，也不延后死亡；第三，提供解除临终痛苦和不适的办法。也就是说，缓和医疗是在最小伤害和最大尊重的前提下，让患者的最后时光尽量舒适、宁静和有尊严。

严格说来，缓和医疗和安宁疗护并非一个概念。缓和医疗可与以治愈疾病、延长生命为目的的治疗同时开始；安宁疗护是针对生命不会超过 6 个月的终末期患者。安宁疗护是缓和医疗的一部分。在我国，统称为安宁缓和医疗。安宁缓和医疗，为重病患者和终末期的人开辟了一个光明的、温暖的选项。是的，它是一个选项。面对死亡，我们可以选择，而不是必须经历痛苦。

平安离开，坦然面对"死亡"

安宁缓和医疗不仅仅面对死亡，更是在疾病自确定其不可治愈起，全方位地关注重病患者身体、心理、社会层面和家属的感受。通过镇痛和控制其他各种症状，减轻痛苦，并非一些人理解的"不治疗""等死"。

安宁缓和医疗让患者处于身体舒服或尽可能舒服的状态下，医务人员、家属等通过陪伴、倾听、理解的方式，关注其心理层面的痛苦（焦虑、抑郁、恐惧等）、社会层面的痛苦（不能再做一个照顾孩子的母亲，不能做孝敬父母的儿女……），让患者表达自己的愿望，并帮助他们完成。关注和抚慰面对亲人离世的家属的痛苦、哀伤，也是安宁缓和医疗的内容。

刘女士在 60 多岁时被确诊为胰腺癌伴肝转移，传统的治疗方法对她已经无效。于是，她找到专门从事安宁缓和医疗的医生，说她想跟家人去旅行，医生给她开了止痛药，以备她需要时服用；她有些腹泻，医生给她开了止泻药；她还希望在病情恶化以后能住在家里而不是去医院，她想让医生跟她的家人讲一讲，以后应该如何照顾她。后来，她真的和家人一起去看了向往已久的大海，回来还跟医生分享了她的旅行体验。有一天，她又来了。因为出现腹水，她的肚子开始鼓起来。她说："大夫，我下次可能来不了了，但我的家人还会来，希望你继续指导我的家人，让他们在家里好好照顾我。"就这样，医生尽最大努力帮助她，家人尽心尽力陪伴她……8 个多月后，她在家中安详离世。患上胰腺癌，她是不幸的，但在面对死亡这件事情上，她又是幸运和明智的。最可贵的是，她的一切愿望和决定均得到了周围人的帮助和尊重。

无论医学如何发展，生老病死的自然规律都不能改变。帮助重病患者和终末期的人过好最后一段值得延续的日子，找到通向"好死"和"善终"的道路，这是"安宁缓和医疗"的初衷和使命。

推动安宁缓和医疗，提高患者生活质量

2017 年 10 月，第一批全国安宁疗护试点在北京市海淀区等 5 个市（区）启动；2019 年 5 月，国家卫健委印发了《关于开展第二批安宁疗护试点工作的通知》，在上海市和北京市西城区等 71 个市（区）启动第二批试点。此外，中国医学科学院北京协和医学院、北京大学医学部、中国医科大学、四川大学华西医学中心等十几所大学，也开设了相关课程。

但是，国内安宁缓和医疗的发展依然面临着不少问题。我国因疾病死亡的患者很多是在医院中过世，而终末期患者到医院可能会遭遇过度检查和无效的治疗，不仅身心痛苦，医疗资源也没有起到应有的作用。如何把选择死亡方式的权利还给患者本人？如何减少无意义的"无效"救治？如何更好地控制症状，减轻精神、心理和灵性痛苦，让患者在家人的陪伴下，心境平和地离世？推广安宁缓和医疗，还需要大家的共同努力。

一生一春秋，一花一轮回。让我们行动起来，帮助每一个重病患者，有尊严地走完生命中最后一程。帮助别人，就是帮助未来的自己！**PM**

器官移植被誉为20世纪医学领域最伟大的成就之一，为许多终末期器官功能衰竭患者带来了治愈希望，挽救了成千上万患者的生命。早在新中国成立初期，我国就已经开始器官移植技术的探索。70年来，我国器官移植技术不断提高，器官移植数量稳居世界第二位。近十余年来，我国颁布了一系列有关器官移植与器官捐献的法律法规，对促进我国器官移植事业的健康发展起到了重要作用。

器官移植与器官捐献：
生命礼物，如花绽放

本刊记者/ 黄 葸
支持专家/ 复旦大学附属中山医院泌尿外科教授　朱同玉

专家简介

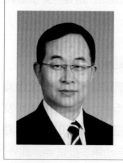

朱同玉　上海市公共卫生临床中心主任、教授、主任医师、博士生导师，上海申康医院发展中心副主任，复旦大学附属中山医院副院长，上海市器官移植重点实验室主任，上海噬菌体与耐药研究所所长，上海市医学会第五届器官移植专科分会主任委员。长期从事肾移植临床和基础研究工作，成功开展国内首例 Denys-Drash 综合征患儿的活体亲属肾移植和亚洲首例序贯心肝肾多器官联合移植手术。

朱同玉医生说
"器官移植"

> 我们无法决定生命的长度，但可以决定生命的厚度。生命如花，因奉献而美丽，因爱而延续。

器官移植在中国：起步稍晚、进步很快

早在 20 世纪 50 年代末，我国就已经开展器官移植相关动物实验研究。20 世纪 60 年代初，吴阶平院士实施了我国第一例尸体肾移植。1972 年，梅桦教授在广东中山医学院实施了首例活体肾移植。1975 年，复旦大学附属中山医院完成了一例当时存活时间最长的肾移植手术，患者在没有专门的免疫抑制药物的情况下存活了 9 年。1978 年，中山医院吴肇光教授为一位肝肿瘤患者实施了肝移植手术。1978 年，张世泽教授在上海瑞金医院实施了首例心脏移植。1979 年，辛育龄教授在北京结核病研究所开展了首例肺移植。当时，由于没有高效低毒的抗排斥药物，器官移植的成功率很低。20 世纪 80 年代以后，随着环孢素 A 等免疫抑制剂陆续问世，器官移植的疗效

明显提高。近二十余年来，随着手术技术的不断提高、免疫抑制药物的不断推陈出新，我国器官移植技术逐渐成熟，器官移植数量迅速增长，移植术后患者的生存率也明显提高。在 20 世纪 80 年代，我国器官移植术后患者的 1 年、5 年生存率远低于国际水平。而现在，我国器官移植术后患者的生存率已与国际先进水平相当。在科研领域，我国学者近年来在移植免疫耐受、缺血再灌注损伤、器官保存、干细胞治疗等方面取得了一系列重要成果，在国际知名杂志上发表了很多高质量的科研论文。与此同时，越来越多的中国专家受邀在国际器官移植会议上做报告，在国际器官移植界赢得了重要地位和更多话语权。

2000 年以后，为规范人体器官移植，保证医疗质量，保障人体健康，维护公民的合法权益，我国颁布了一系列

法律法规：2006年7月，卫生部颁布并施行《人体器官移植技术临床应用管理暂行规定》，明确规定了开展器官移植技术的医疗机构的资质和业务范围；2007年5月1日，《人体器官移植条例》正式施行，对于器官捐献制度、器官移植制度、器官移植医疗机构资质等方面都有明确规定，标志着中国器官移植进入了一个全新的法治化时代。

从"抗拒"到"主动申请"，器官捐献"中国模式"受关注

在过去的很长一段时间里，我国用于移植的人体器官主要来源于司法途径。也正因为如此，国际器官移植界对中国实行"三不"政策：不承认器官移植成果，不允许在国际权威杂志发表临床器官移植文章，不同意中国器官移植专家加入世界移植组织。

2010年3月，中国红十字会总会受卫生部委托启动全国人体器官捐献试点工作。2013年2月，我国全面推行人体器官捐献工作，器官捐献体系覆盖所有省份，各地红十字会都成立了专门的器官捐献办公室。

2013年3月，在上海市红十字会的见证下，包括朱同玉教授在内的复旦大学附属中山医院十位党政领导一起签署了《上海市人体器官捐献自愿书》，正式成为人体器官捐献志愿者。

2019年4月16日，中国器官移植事业开创者之一、华中科技大学同济医学院附属同济医院夏穗生教授辞世，享年95岁。家属遵从夏老遗愿，捐献角膜，并向同济医院器官移植研究所捐献了100万元用于医学研究，令无数人动容。夏穗生教授为中国器官移植事业的发展倾注了一生心血，也用实际行动兑现了他作为一名器官捐献志愿者的承诺。

2015年1月1日起，我国宣布全面停止使用死囚器官作为移植供体来源，公民逝世后自愿器官捐献成为器官移植使用的唯一渠道。2015年10月，国际移植界在国际器官捐献大会上正式取消了对中国器官移植工作实行的"三不"原则，标志着国际器官移植界对中国器官移植事业发展的充分认可。

器官分配：从"无序"走向"公开透明"

为确保人体器官分配的公正、公平、公开，减少人体器官的浪费，国家卫计委于2013年8月出台《人体捐献器官获取与分配管理规定（试行）》，首次明确严格使用中国人体器官分配与共享计算机系统实施器官分配，遵循区域优先、病情危重优先、组织配型优先、儿童匹配优先、血型相同优先、器官捐献者直系亲属优先、等待顺序优先等原则。而在此之前，我国的移植器官多由医院自行分配。

2019年3月1日，国家卫生健康委员会新修订的《人体捐献器官获取与分配管理规定》正式施行，明确规定捐献器官必须通过器官分配系统进行分配，保证捐献器官可溯源。任何机构、组织和个人不得在器官分配系统外擅自分配捐献器官，不得干扰、阻碍器官分配。

70年"成绩斐然"，仍有提升空间

经过数十年的发展，我国器官移植的数量和质量都有了显著提升，我国已成为仅次于美国的世界第二移植大国。国际上能够开展的人体器官移植手术在我国都能够开展，移植术后疗效也与国际先进水平相当。

与此同时，我国在人体器官捐献方面取得的成绩也令世界瞩目。中国红十字会中国人体器官捐献管理中心网站的数据显示：截至2019年7月21日，我国人体器官捐献志愿登记人数为1 424 773人，实现器官捐献24 804例、捐献器官70 829个。也就是说，自2010年我国启动人体器官捐献试点工作至今，短短九年时间，已经有2.4万人实现了器官捐献，有七万余人因为器官移植而重获新生。相关资料显示，我国每百万人口年捐献率已从2010年的0.03上升至目前的4.53，年捐献量位居世界第二位。

当然，相对于我国庞大的人口基数而言，一百多万的器官捐献志愿登记人数还远远不够，移植器官短缺的问题还未完全解决，器官捐献工作尚有很大的提升空间。未来，仍须进一步加强科普宣传，鼓励更多人加入器官捐献志愿者队伍，一起传递爱与希望。**PM**

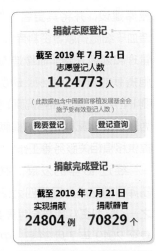

来源：中国红十字会中国人体器官捐献管理中心网站

造血干细胞移植是治疗多种血液病（白血病、淋巴瘤、骨髓异常增生综合征等）、某些免疫及遗传性疾病（如重度联合免疫缺陷症等）的重要方法，甚至是唯一可能治愈的方法。为挽救众多亟需接受造血干细胞移植患者的生命，我国于2001年正式启动中国造血干细胞捐献者资料库（简称"中华骨髓库"）建设。尽管与国外相比，我国造血干细胞捐献工作起步较晚，但中华骨髓库成立18年来取得的成绩有目共睹，不仅吸引了数百万人加入志愿者队伍，令数千名重症患者重获新生，也让"造血干细胞捐献"这项生命的希望工程深入人心。

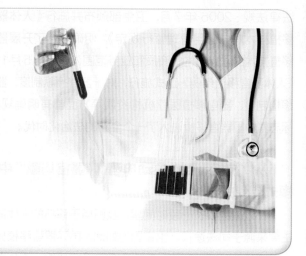

"髓缘"："世界这么大，只有你能救我"

本刊记者/ 黄 蕙
支持专家/ 中华骨髓库上海分库　张 懿

18 年发展，成绩斐然

1992 年，中国红十字会总会受卫生部委托设立中华骨髓库，在上海、北京等全国五个城市开展骨髓捐献志愿者的征募试点工作。2001 年 4 月，中国红十字总会正式启动中华骨髓库建设，并将其更名为"中国造血干细胞捐献者资料库"，统一管理和规范开展非血缘造血干细胞捐献的宣传、组织、动员，检测 HLA（人类白细胞抗原）分型，为患者检索配型相合的捐献者及提供移植相关服务等工作。

经过 18 年的发展，中华骨髓库目前已成为国际四大骨髓库之一，配型资料库与全世界共享。截至 2019 年 7 月 31 日，中华骨髓库库容超过 265 万人份，累计实现造血干细胞捐献 8680 例。

> **最新数据**
>
> 截至 **2019年07月31日**
>
> 中华骨髓库库容（人份）
>
> **2657297**
>
> 捐献造血干细胞例数
>
> **8680**
>
> 患者申请查询人数
>
> **81050**

来源：中华骨髓库网站

"髓缘"：十万分之一的"缘分"，因"髓"而生

造血干细胞移植要求捐献者与接受移植的患者必须进行 HLA（人类白细胞抗原）配型，只有找到与患者 HLA 一致的捐献者方能进行移植。然而，不同种族、不同个体的 HLA 千差万别，配型成功的概率非常低。除同卵双生儿的 HLA 相合率为 100% 外，患者与父母、非同卵兄弟姐妹之间配型成功的概率分别仅为 50% 和 25%；而在非血缘人群中，配型成功的概率更低，一般为几千到十万分之一。

1996 年，在上海开展骨髓捐献动员工作的第 5 个年头，第一例非血缘关系的造血干细胞配型成功。1996 年 8 月，全国首例非血缘关系外周血造血干细胞移植在上海华山医院成功实施，上海银行系统

的一名职工成为全国首例非血缘造血干细胞捐献者。这份珍贵的"生命种子"被输入一名12岁白血病患儿的体内。23年过去了，当年27岁的捐献者已经是50岁的中年人了；当年那个在死亡线上挣扎的白血病患儿也早已完全康复。

误区逐步被纠正，宣传仍须加强

过去，由于人们对造血干细胞捐献不了解，从而产生了不少误解。比如，不少人担心捐献造血干细胞会影响健康，还有些人认为捐献造血干细胞就是"抽骨髓"。如今，随着科普宣传的不断深入，越来越多的老百姓了解到：造血干细胞捐献类似成分献血，提取的是外周血中的干细胞，并不需要"抽骨髓"；用于捐献的干细胞数量仅为人体正常干细胞数量的1/300，并不会对捐献者今后的健康造成影响；在注射集落细胞刺激因子进行骨髓动员时，捐献者可能会出现嗜睡、肌肉酸痛、骨骼酸痛等不适，但一般较轻微，并不会对健康产生长期的不利影响。

经过十多年的宣传、动员和建设，目前中华骨髓库的容量已达到265万余份，但相对于我国庞大的人口基数而言，这些库容仍显得十分不足，能够成功配型并接受造血干细胞移植的患者还是极少数。因此，进一步加强造血干细胞捐献知识的普及力度、扩大传播范围，鼓励适龄中青年人加入志愿者队伍，让老年人更了解和支持造血干细胞捐献工作，让儿童青少年知晓造血干细胞捐献的意义、成为今后潜在的志愿者，是中华骨髓库当前及今后一段时期的重要工作和努力方向。

"入库"更便捷，"足不出户"即能成为志愿者

凡年龄在18～45周岁，身体健康，经血液检查合格者，都可以成为造血干细胞志愿者。申请者可以去当地具有捐献造血干细胞登记条件的献血点填写"志愿捐献造血干细胞同意书""造血干细胞捐献登记表"及相关资料，并留取用于进行HLA分型等项目检测的血样（6～10毫升）。经检测合格的申请者的信息和HLA分型检测数据等资料将被录入资料库，等待需要进行造血干细胞移植的患者来检索配型。从此，申请者就是造血干细胞志愿捐献者了。

为方便适龄人群加入中华骨髓库，中华骨髓库上海分库提供血液和口腔黏膜两种检测方法，并开通了"微信自助入库"服务。申请者只要关注"上海造血干细胞捐献"微信公众号，点击"我要入库"菜单中的"个人申请与查询"，在线签署"志愿者承诺书"、填写个人信息后，中华骨髓库上海分库的工作人员会将用于口腔黏膜样本采集的口腔拭子快递给申请者。申请者按照要求完成标本采集后，中华骨髓库上海分库会通过快递的形式将口腔拭子盒取回。经检测后，工作人员会将合格申请者的相关信息录入库内，等待检索配型。

当检索到某位志愿捐献者与需要进行造血干细胞移植患者的HLA配型相合时，工作人员会迅速与志愿捐献者取得联系。若确认该志愿捐献者愿意捐献，工作人员会安排其留取血样进行高分辨配型复合检测。若经检测确定符合移植条件，志愿捐献者需要签订捐献同意书及捐献协议书，并进入体格检查、注射造血干细胞动员剂等后续捐献流程。

从申请成为志愿者的那一天起，牢记"三保持"

由于造血干细胞配型成功的概率很低，故大多数志愿者在"入库"后数年甚至十多年都不会被"选中"，患者能够检索到配型相合造血干细胞的可能性也是微乎其微的。因此，当配型成功的消息传来，对患者而言是莫大的鼓舞、重生的希望；对志愿者而言，则是重任在肩、义无反顾，因为"世界那么大，只有你能救他"。

为避免因个人信息未及时变更、志愿捐献者身体原因或家属反对等阻碍捐献的顺利实施，使患者遭受身体和心理的双重打击，在成为造血干细胞志愿捐献者的那一天起，志愿者就应该做到"三保持"：保持健康（具备捐献条件）、保持联系（随时更新个人信息，确保配型成功后能够第一时间联系上）、保持意愿（坚定捐献意愿，征得家属同意），等待有朝一日为某位患者带去生的希望。 **PM**

专家简介

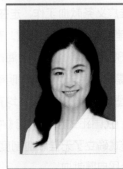

张懿 中国造血干细胞捐献者资料库上海分库负责人，负责上海地区非血缘造血干细胞捐献工作的社会发动、志愿者征募和捐献志愿者配型、捐献、采集等工作。

血液由血浆和血细胞组成,血细胞又可分为红细胞、白细胞和血小板。血液具有携氧、免疫、调节人体渗透压、维持酸碱平衡、运输、调节体温等一系列重要生理功能。到目前为止,人体血液还没有理想的代用品,临床用血只能通过爱心人士献血来供给。

无偿献血:
"感谢你挽救我的生命"

本刊记者/ 黄薏
支持专家/ 中国输血协会理事长　朱永明

专家简介

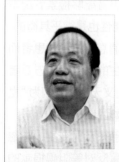

朱永明　中国输血协会理事长,世界卫生组织输血合作中心主任、输血医学咨询组成员,亚洲输血医学协会(AATM)副主席;曾任上海市血液中心主任、党委书记,国际输血协会(ISBT)资深副主席,上海医学会输血专业委员会主任委员等职。

从"有偿"到"无偿":我国献血制度大变革

在新中国成立初期,与当时大多数国家类似,我国实行的是有偿献血制度。20世纪50年代,长春、沈阳、上海、天津等地建立了第一批血站,负责采血、检验、供血等工作。由于有偿献血存在着利益驱动,献血者的健康、营养状况难以保证,采血量、血液质量均得不到有效保障。

1975年,世界卫生大会通过决议,要求成员国全面推行自愿无偿献血制度,并在自愿无偿献血的基础上建立采供血服务体系。因为实践证明,只有不是以经济利益为目的的无偿献血,才能从根本上保证血液质量。上海于1978年开始动员和推广义务献血工作,走在了全国前列。当时,献血者主要由单位、学校统一组织,有效保障了采血量和血液质量。1989年7月1日,《上海市公民义务献血条例》正式实施,提倡公民无偿献血,明确提出凡居住在上海市管辖区域内适龄、健康的公民,均有履行献血的义务。1998年10月,我国正式颁布实施《中华人民共和国献血法》,以法律形式确立了无偿献血制度,提倡18周岁至55周岁的健康公民自愿献血。

21年,中国交出靓丽"成绩单"

自1998年至今,21年过去了,我国无偿献血制度已全面建立,血液管理制度体系和血站采供血服务体系日益完善,血液供应能力、血液安全水平和临床用血水平显著提高。全国无偿献血人次从1998年的32.8万上升到2018年的1500万人次,增加了40多倍;献血量从1998年的400万单位提高到了2018年的2500万单位,增加了5倍多。为保障血液安全,我国于2015年底实现了血站核酸检测全覆盖,有效缩短了疾病传播的"窗口期",进一步确保了血液质量。

2017年,世界卫生组织发布《全球血液安全与供应报告》指出,中国在无偿献血总量、自愿无偿献血比例、血液质量安全水平、血液报废率、临床合理用血水平等方面,均位居全球前列。

让无偿献血成为健康生活的一部分

近年来,随着科普宣传的不断深入,大众对无偿献血的认识和接受度正在不断提高,认为献血有害健康等的误区正在被逐步消除,愿意主动参与无偿献血的人也越来越多。虽然与过去相比,我国无偿献血量有了显著增加,但仍然无法完全满足日益增长的临床用血需求。总体而言,我国临床用血处于一种"紧平衡"的状态,虽然能保障临床急救用血,但仍存在季节性、部分血型暂时性紧缺的问题。未来,临床用血量不断增加与人口老龄化进程加速带来的适龄献血人群减少,对我国的血液保障能力提出了新的要求。为此,更需要加强科普宣传,鼓励更多人参与无偿献血,用自己的爱心奉献去挽救他人的生命。**PM**

医学科普：
从"星星之火"到"百花齐放"

⚕ 复旦大学附属中山医院教授　杨秉辉

专家简介

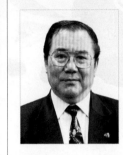

杨秉辉　复旦大学附属中山医院教授，曾任复旦大学附属中山医院院长、中华医学会全科医学分会名誉主任委员、中国首席健康教育专家、上海市科普作家协会理事长等职。近十余年来积极推进全科医学在我国的发展，并热心参与医学科学普及与健康教育工作。

中国科普：应时而生，应运而兴

我出生于 20 世纪 30 年代末，经历了旧中国时期。由于那时年龄尚小，对医药卫生知之甚少，依稀记得街头张贴着"一只正在飞的大苍蝇'丢'下了许多炸弹"的宣传画，上面还印有"虎烈拉"（霍乱"Cholera"的音译）等字。现在回想起来，结合当时危害民众健康的主要是急性、烈性传染病的背景，这大概是在宣传"霍乱与苍蝇所携带的细菌有关"的内容吧。到了 20 世纪 40 年代前后，部分医学界前辈创办了《大众医学》等医学科普刊物，有了医学科普的"星星之火"。

新中国成立后，政府开始关注民众健康，大力推进爱国卫生运动，"除四害、讲卫生"成了医学科普宣传的主要内容。此外，还有宣传"标准米、标准粉"较"精白米、精白粉"营养更好的内容。这些科普宣传如今看来似乎十分普通，但在当时的背景下，不仅贯彻了"预防为主"的理念，还开创了健康教育的先河，意义重大。

1978 年，改革开放的春风"吹"遍祖国大地。随着经济建设的推进、科学技术的进步，我国医疗卫生事业突飞猛进，基本完成了控制传染病、营养缺乏病等所谓"第一次卫生革命"的任务。近年来，我国人民的寿命显著延长，平均期望寿命、孕产妇死亡率、婴幼儿死亡率等指标皆已达到或接近发达国家水平。人们对自身健康的关注度越来越高，科普工作也得到了各级政府部门的高度重视，全国各地的报刊纷纷开设医学科普专栏，广播与电视台无不开设医学科普节目，健康论坛、健康讲座时常举办……关注健康蔚然成风。

"大健康"时代，科普也要不忘初心

党和国家制定了《"健康中国 2030"规划纲要》。习总书记在"十九大"报告中强调，要实现"健康中国 2030"的战略目标，便要倡导科学健康的生活行为，而科学健康生活行为的倡导，需在政府主导下使全社会关注医学卫生知识。

近年来，国家对科普非常重视，甚至将其提升到了与科技创新同等重要的地位。科普工作者为之振奋，医学科普也迎来了空前的发展机遇。

医学科普工作者应积极投身到时代的洪流中去，体验时代的"脉搏"，认清历史的使命，努力推进医学科普工作，不忘初心，进一步钻研科普的表达方法，将高深的医学知识变得通俗易懂甚至喜闻乐见。努力创作更多、更好的医学科普产品，在促进民众健康的同时，更要助力国家、社会的发展。

医学科普应坚持科学性，除了作品本身的科学性外，还应关注对科学精神、科学思想、科学方法的普及。

医学科普服务于人，科普作品应充满人文精神，充满对生命的敬畏，对人性的热爱。

医学科普事关民众健康、国家兴旺，也正面临着重大的机遇与挑战，医学科普之路漫长而修远。但正如唐朝诗人王维所言："长安何处在？只在马蹄下。"只要努力奋进，相信中国的医学科普事业定能发扬光大，无愧于我们所处的伟大时代。**PM**

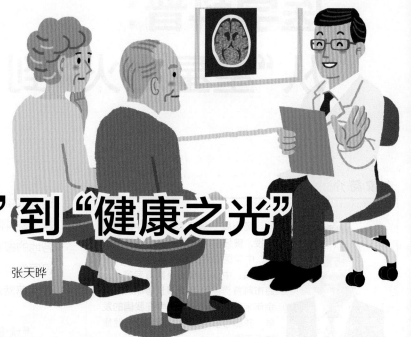

家庭医生：
从"点点星火"到"健康之光"

上海市卫生健康委员会基层卫生健康处副处长　张天晔

　　家庭医生制度以家庭医生为核心，与居民建立长期、稳定、紧密的签约服务关系，以家庭医生首诊为基础，为居民提供安全、方便、有效、连续、经济的基本卫生健康服务。

　　随着社会发展与居民健康意识的提高，居民对健康的需求不仅仅是疾病诊疗，还包括专业性的健康咨询、针对性的健康照顾、权威性的健康指导和持续性的健康关怀，单一的服务提供模式已经不能适应多层次的实际需求，真正能够全面串联、融会贯通、综合供给的，唯有家庭医生。

　　实践证明，实行家庭医生制不仅可有效优化卫生资源分配，也是健全医疗服务体系、推进分级诊疗的必由之路。

　　近年来，我国从无到有，大力推动家庭医生制度发展。2009 年发布的《中共中央、国务院关于深化医药卫生体制改革的意见》中指出，目前医改首要目标之一是让百姓享受到家庭医生的服务。2011年，国务院印发《关于建立全科医生制度的指导意见》，提出到 2020 年基本形成规范统一的基层首诊服务模式，基本实现每万名居民有 2 ~ 3 名合格的全科医师，建立稳定的家庭医生制服务。

　　目前，家庭医生制度在全国各地得到了持续、快速发展，家庭医生理念深入人心，全科医生培养步入正轨，签约覆盖范围不断扩大，服务内涵持续丰富，越来越多的中国老百姓正在知晓、熟悉、接触与信赖身边的家庭医生。

　　上海是我国最早引入与发展社区卫生服务的地区之一。在上海，越来越多的居民主动到家庭医生处签约，越来越多的签约居民与家庭医生建立了彼此信赖的伙伴关系。在上海市静安区彭浦镇社区卫生服务中心，51 位签约居民将自己家里的钥匙交给了家庭医生严正，体现了居民对家庭医生的深深信赖及医患之间的和谐关系。这 51 把钥匙被中国国家博物馆永久收藏。

上海家庭医生制度的"两大阶段"

　　2011 年，上海启动家庭医生制度试点，这一阶段的主要任务与成效是将家庭医生签约服务的理念向居民广泛传播，引导居民自愿与家庭医生建立签约服务关系，被称为上海家庭医生制度的"1.0 版"。

　　2015 年，上海以"1+1+1"医疗机构组合签约为路径，进一步做实家庭医生制度，打造上海家庭医生制度"2.0 版"，主要体现为三个方面的提质增效。一是提升诊断分诊能力。与专科医生不同，诊断分诊是全科医生的"看家本领"。二是提升初级诊疗能力，特别是常见病、多发病，通过初级诊疗能解决的，要在社区解决好。三是提升健康管理能力，加强以健康评估为基础的针对性健康管理，使居民健康管理更加科学、有效。

上海家庭医生制度的"三个守门人"

经过几年努力，上海家庭医生制度正向着"三个守门人"的目标迈进。

● 一是"居民健康守门人"

上海将签约服务对象进行分层分类，对签约对象开展健康评估，掌握主要健康需求，制定与实施个性化健康管理方案，做好"一人一评一方案"，针对不同群体服务需求，按需实施针对性服务举措，提升签约有效服务率。各社区家庭医生普遍利用微信群、App等与签约居民紧密联系，主动推送健康宣教知识，及时回应居民健康咨询。针对居民不同阶段、不同层次的健康服务需求，家庭医生整合各类资源，努力实现全生命周期健康守护。比如，针对儿童签约居民在"家门口"获得常见病、多发病的诊疗需求，上海加强家庭医生全科诊疗服务与上级医院儿科专科服务对接，通过组建儿科医联体、社区儿科诊疗能力专项培训等举措，使全市近半数社区卫生服务中心能够提供儿科常见病诊疗服务。又如，针对老年签约居民的护理服务需求，社区卫生服务中心对接覆盖各类养老机构，对养老机构内住养老人、居家养老老人提供居家护理、家庭病床等服务，2018年新建家庭病床超过5万张，服务人次超过70万人次。

● 二是"卫生资源守门人"

上海将构建和做实家庭医生制度作为构建分级诊疗制度的基本路径，完善以市级医学中心为支撑、区域医疗中心和专科医院为骨干、社区卫生服务中心为基础的三级医疗服务体系架构。依托三级医院组建50余个以区域和专科为主要形式的医联体，实行医联体医保总额打包预付机制，健全"结余留用、合理超支分担"的激励和风险分担机制，有效推动了卫生工作重心下移和资源下沉。

在现阶段自愿签约的基础上，上海通过一系列服务举措，引导居民主动在社区和家庭医生处就诊，发挥家庭医生对医疗服务资源的合理分配作用。比如，针对慢性病签约居民的长期、便捷、安全用药需求，上海先后推行了慢性病长处方（一次性开具1~2个月药量）、延伸处方（延续上级医院处方，并通过第三方物流免费配送至社区卫生服务中心、服务站、居民就近药房等）等政策。上海各社区卫生服务中心2018年共开具慢性病长处方648万张，累计开具延伸处方240万张，签约居民的针对性用药需求在社区得到了有效满足，既方便，又安全。又如，建立全市家庭医生预约转诊平台，接入38家市级医院、7700余名专科医生，畅通优先诊疗路径，各市级医学中心、区域医疗中心成立"签约居民转诊协调部门"与"签约居民服务专窗"，为签约居民提供优先预约、优先就诊、优先检查、优先住院等服务。2018年，上海各社区卫生服务中心双向转诊超过80万人次，上级医院在社区共开展专病（科）门诊服务40余万人次，开展全专联合门诊7.9万人次。

● 三是"医疗费用守门人"

2018年，上海正式实施家庭医生签约服务费政策，按照每位"1+1+1"签约居民每月10元的标准，根据"有效签约""有效服务"和"有效控费"考核后，向家庭医生团队支付，激励家庭医生更主动地服务签约居民。结合签约服务费的实施，上海正在全市社区卫生服务中心进行家庭医生"管费用"的全面探索，利用信息化手段，持续监测签约居民就诊频次、费用等。

截至2019年8月15日，上海已有超过700万居民签约"1+1+1"医疗机构组合，常住居民签约率超过30%。签约居民年内门诊就诊，70%在签约医疗机构组合内，55%在社区卫生服务中心，在签约社区就诊率继续上升，人均就诊频次有所下降。签约居民就诊下沉社区、合理使用资源的效应初步显现。

未来，更多人拥有家庭医生

上海家庭医生制度的发展历程是全国家庭医生制度蓬勃发展的一个缩影。未来，更多居民将拥有自己的家庭医生，拥有自己的"医生朋友"与"健康顾问"；家庭医生将在居民健康生活中发挥更大作用，对签约居民覆盖生命全程的健康需求给予持续、全面的关注与关怀。**PM**

专家简介

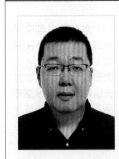

张天晔　上海市卫生健康委员会基层卫生健康处副处长，上海市卫生和健康发展研究中心青年专家，长期从事社区卫生服务、家庭医生制度改革与发展的研究。

药学承担着确保药品的安全和有效使用的职责。70年来，我国药学事业得到了长足发展，从曾经的仿制药大国到创新药不断问世，从没有药品监管到监管制度不断完善，从不良反应难以防范到有效控制，药师从单纯发药到开展药学服务，等等。飞速发展的药学事业为疾病防治做出了重要贡献。

药品监管：
从"缺乏"到"不断完善"

国家药品监督管理局药品评价中心主任药师　夏东胜

新中国成立初期，我国经济基础较差，人们挣扎在温饱线上，缺医少药，无暇顾及安全用药。分布于城市、乡村的药店虽然为老百姓买药、治病提供了很多方便，但与当时国际社会一样，市场上所有药品处于自由销售状态，由此带来的用药安全风险不小。

制定药品监管法规、制度，为安全用药"保驾护航"

改革开放以后，老百姓生活水平明显提高，对健康生活提出了更高要求，对药品安全及如何安全用药等问题也愈加关注。近年来，我国政府加强了药品监管机构和体系建设，陆续出台了一系列药品相关法规、制度，为老百姓用药安全"保驾护航"。

1998年，我国建立国家及省级药品监管机构，负责药品监督管理等工作。此外，国家还建立、强化了药品审评、标准制定、检验、检查等机构。1999年，国家药品不良反应监测中心成立，开展药品不良反应监测，收集药品不良反应报告。之后，国家还出台了诸多药品监管相关法规、制度，如《药品管理法》等，不断加强对药品的监管。

20世纪末，为降低药品自由销售带来的风险，我国借鉴国际上通行的药品管理模式，对药品实施分类管理，出台了《处方药与非处方药分类管理办法（试行）》，之后又发布了《麻醉药品和精神药品管理条例》等，公布特殊药品管理目录、必须凭处方销售的药品目录及非处方药目录等，不断加强处方药、非处方药的管理，逐步建立健全执业药师制度，进一步保障老百姓的用药安全。

加强药品安全性监测及监管，保障公众用药安全

近20年来，国家通过加强对药品生产企业的监督及检查，出台相关规定，要求其承担所生产药品的主体责任；加强药品注册、生产、经营等环节的监管；加强药品检验、检查及药品上市后不良反应监测；查处药品安全事件；要求企业修订说明书等一系列风险控制措施，保障公众用药安全。同时，我国还制定了一系列技术原则及规范，发布了70余期《药品不良反应信息通报》，积极向全社会警示药品的安全风险，倡导安全用药。

2003年国家食品药品监督管理总局发布"关于加强零售药店抗菌药销售监管促进合理用药的通知"，规定从2004年7月1日起，未列入非处方药品目录的抗菌药（包括抗生素、磺胺类、喹诺酮类等），在全国所有零售药店必须凭执业医师处方才能销售。这是我国根据国际惯例，为加强抗菌药物监管、减少抗菌药物滥用、维护公众身体健康所采取的一项重要举措。此外，国家对含可待因的复方口服制剂、部分含麻黄碱类复方制剂等也采取了加强监管的措施。经过几十年的努力，我国对药品的管理已取得了较大进步，并在不断完善。2019年8月我国审议通过了《药品管理法》修订案，并将于2019年12月1日正式实施。该法的实施对加强药品监管、保障人民用药安全具有重要意义。**PM**

专家简介

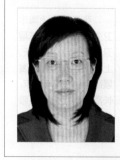

夏东胜　国家药品监督管理局药品评价中心主任药师，《中国药物警戒》杂志常务编委。多年来从事药品不良反应监测与评价等相关工作，倡导药品的安全合理使用。

新药研制：
从"仿制"走向"原创"

本刊记者/ 熊 萍
支持专家/ 中国科学院院士　陈凯先

药品是人类同疾病斗争的有力武器。新药研究的历史与人类文明的进步和医学的发展相伴随。70年过去了，我国的新药研发和医药产业发生了翻天覆地的变化。

仿制药时代：满足国内用药需求

从1949年到20世纪90年代中期，我国的药物研发总体处在"跟踪仿制"阶段，即依照国外药物（包括专利期内的药物）的化学结构、适应证和质量标准等进行仿制，仿制出来的药品称为"仿制药"。在这一阶段，我国生产的化学药品（西药），有97%是仿制国外的产品。几十年的"仿制"之路，在当时的历史条件下支撑了我国医药产业的发展，也满足了临床用药的需求。

当然，这一时期我们也有创新，也研发了一些新药，有些新药在国际上还有一定影响力。不过当时，我国自主研发的新药数量很少，新药研发还不成体系，采用的还是一些经典药理学和药物评价的技术、方法和模型，与发达国家相比还有非常大的差距。

模仿创新时代：新药研发取得丰硕成果

为提高我国新药研究与开发水平，国家科委牵头建立了国家新药研究与开发协调领导小组，于 1996 年开始实施"1035 工程"，旨在推动新药研究与产业化开发；2001 年，国家又在"863 计划"框架下实施"创新药物与中药现代化研究"项目；2008 年，国家实施"重大新药创制"重大科技专项。这三个"计划"的实施，前后衔接，投入大，成效显著。

从 2008 年"重大新药创制"专项实施至今，我国共有 44 个一类新药（有完全自主知识产权、有新的化学结构的药品）获批上市，而在 1985 年到 2008 年的 23 年间，我国批准的一类新药只有 5 个。这些新药的上市，不仅为老百姓用药提供了更多、更好的选择，也促使国外专利药价格显著下降，有效减轻了患者的负担。

原始创新时代：向更高目标努力

从三个"计划"实施以来，20 多年的时间里，我国新药研发实现了跨越式发展。我国拥有自主知识产权的药物品种迅速增加，新药研发能力不断增强，医药产业也迅猛发展。但是，我国新药研发仍存在短板和不足。目前，我国研发的创新药虽然具有新的化学结构，拥有自己的专利，但这些创新药治疗疾病的基本原理、药物作用的靶点，并不是我国原创的，而是模仿国外专利药的。

从现在开始，我们需要进一步加强基础研究，努力实现从"模仿创新"到"原始创新"的过渡和转变。这个过程很不容易，必须不畏艰险，开拓进取。在这方面，我国的研究者已经有了一些初步的收获。例如，北京大学药学院专家发现，对病毒基因组进行改造，突变一个三联体可以使病毒从传播疾病的病原体变成预防性疫苗；如果突变更多的三联体，就有可能使其变成治疗药物。这样的新发现可能开辟抗病毒药物研究的新方向、新策略。**PM**

专家简介

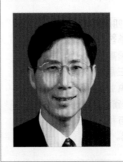

陈凯先　中国科学院院士，中国科学院上海药物研究所研究员、博士生导师，"重大新药创制"国家重大科技专项技术副总工程师，中国药典委员会副主任委员，中国药学会监事长，中华中医药学会副会长；曾任上海市科协主席、中科院上海药物所所长、上海中医药大学校长等职。

药物不良反应：
从"难以防范"到"有效控制"

华西医科大学药学院教授　徐　正

中国有句俗语："是药三分毒"，表明几乎所有的药物都可能引起不良反应，只是危害的程度和发生率不同。20世纪70年代以前，我国经济不发达，药物短缺，只有很少的药物可供人们选择和使用。为了治疗疾病，尤其是控制多发、高危的传染性疾病，即使药物有明显副作用，也只能在"权衡利弊"后使用。例如，四环素在体内可与钙质相结合，生成四环素钙（一种黄色复合物），沉积于牙冠上，造成儿童牙齿色素沉着（四环素牙），影响美观。20世纪六七十年代，常用的庆大霉素、链霉素有较严重的耳毒性，曾导致数以万计的聋哑儿童，危害很大。

关注不良反应，付诸行动

为保障公众用药安全，防范药物不良反应，我国相关部门采取了有力措施，及时、有效控制药品风险。1982年，我国卫生部曾一次性淘汰127种副作用较大或疗效不确切的药物。同时，还将一些副作用较大的药物成分从复方制剂中剔除，改用疗效好、副作用少的药物成分替代。例如，含阿司匹林、非那西丁、咖啡因的解热镇痛药散剂头痛粉（各个厂家名称不同，但处方大同小异）中的非那西丁有较大毒性，会导致肾衰、肾癌和视网膜毒性，卫生部将其换成有类似功效、毒性较小的对乙酰氨基酚。

2007年12月，国家食品药品监督管理总局发布了《药品召回管理办法》，一些副作用较大的药物相继被国家行政部门强制召回，如存在心脏毒性的特酚伪麻片和特洛伪麻胶囊、不良反应严重的含呋喃唑酮复方制剂等，并注销其上市许可。2010年12月，我国政府制定了《药品不良反应报告和监测管理办法》，规范了药品不良反应报告和监测制度。

需要指出的是，虽然有些药物有严重不良反应，但若临床上仍需使用，药品监管部门会要求生产厂家修改药品说明书，或增加警示语。例如，追风透骨胶囊（片）是治疗风湿性关节炎等疾病的中成药，含发散、行气、行血的中药成分乳香、没药等，孕妇应忌用。2018年10月底，国家食品药品监督管理总局对追风透骨制剂（胶囊剂、片剂、丸剂）说明书增加了"孕妇禁用"警示语。

基因检测，降低药物副作用

进入21世纪，随着基因检测技术的发展，人们逐渐认识到，一些药物不良反应的发生与某些基因的突变有关。若能借助基因检测，就能让患者通过精准用药获益，降低药物不良反应的发生率。研究证实，线粒体A1555G突变基因与某些药物性耳聋（出生时无听力障碍，但在接触庆大霉素、链霉素等氨基糖苷类药物后出现严重耳聋）的发生有关。别嘌醇是治疗高尿酸血症（痛风）的常用药物，大部分患者使用该药没有任何问题，但个别人会发生超敏反应，表现为大面积皮肤坏死，严重时甚至致命。研究发现，超敏反应与人体HLA-B*5801基因相关。如在使用别嘌醇前检测HLA-B*5801基因，就能大大降低超敏反应的发生风险。

总之，患者在服药前要仔细阅读说明书，服药后要密切观察是否出现与自身疾病不一样的症状；一旦发现有异常，就应及时采取相应措施。**PM**

专家简介

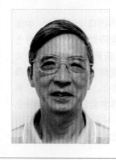

徐　正　四川大学华西药学院教授，前药化教研室主任，曾任全国高等学校药学专业教材第三届评审委员会秘书、国家执业药师资格认证专家、四川省新药审评专家等职。曾参与和主持多个药物的工艺研究。

药师:
从单纯发药到开展药学服务

复旦大学附属中山医院药剂科　许 青 吕迁洲（主任药师）

长期以来，医院药师的职能是制备、保管、调配和发放药品。20世纪50年代后，在各种内外因素的影响下，药师的职能发生了明显变化，业务范围不断扩大，工作性质也由"面向药品"向"面向患者"转变。

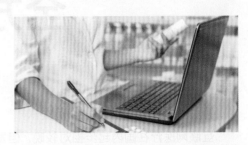

面向药品：发药+生产医院制剂

一直以来，药品的采购、保管与供应等工作是我国医院药师的主要工作，也就是我们常说的"发药"。新中国成立初期，由于我国制药工业落后，治疗药物匮乏，医院药学部门与药师的主要任务是保证患者用药需求。20世纪50—90年代中期，药师的另外一项重要工作是开发、生产医院制剂。医院制剂在临床药物治疗中具有十分重要的地位，为解决临床药品短缺做出了重要贡献。20世纪80年代以后，我国制药工业迅速发展。再加上，国外医药企业大量进入，医疗用药逐步由供不应求转变为供大于求，医院制剂逐渐成为"拾遗补缺"的业务，其重点也慢慢转变为开发新制剂和新剂型。

面向公众：宣传、推动"临床药学"

20世纪50年代中后期，美国首先提出并创建了临床药学。当时，美国制药工业已较发达，新药大量上市。随着临床用药不断增加，不合理用药情况日趋加重，药物副作用和过敏反应发生率增高。20世纪60年代初期，美国加强了药师队伍的建设，要求药师参与临床药物治疗，协同医师鉴别、遴选适宜的药品和用法、用量，防范药物不良反应和用药错误的发生，促进合理用药，保护患者用药安全。20世纪70年代末，受国外临床药学和医院药学发展的影响，我国药学界开始思考和探索医院药学发展道路，宣传、推动临床药学概念和内容。从20世纪90年代末开始，卫生部对医院药事管理工作和临床用药加强了调研与管理，提出医院要发展临床药学，药师应参与临床用药，帮助患者获得及时的药物信息和用药知识，帮助患者分析和解决用药中出现的问题，帮助患者掌握正确合理的用药方法。

进入21世纪，越来越多的药师参与到疾病预防、治疗及保健，指导患者和医护人员更有效、安全、合理地使用药物。医院药学服务的职能由"以药物为中心"走向"以患者为中心"。许多医院都开设了药学门诊、药学咨询窗口，药师也从幕后走向台前，像医生一样直接面对患者，为患者进行专业的用药指导，提供精准用药及全程化用药管理等服务。药师还与医护人员紧密协作，参与临床查房、药学查房，进行医嘱审核和处方点评，开展药物监测和基因检测等服务。经过十多年的努力，我国实现了药学工作"从药品供应型"向"以患者为中心的知识服务型"的转变，有效提高了用药安全性和合理性。

临床药师是药师的新角色，其工作不再局限于配方、发药，而是与医护人员紧密协作，直接为患者服务，帮助临床更加安全、有效、经济地使用药物，是合理用药的"守护神"。

药物治疗是把双刃剑，用好了可以治愈或减轻病痛，使用不当则会危害生命。大家一定要在医生和药师指导下合理用药，让药物真正造福人类。**PM**

专家简介

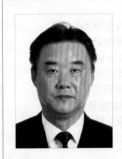

吕迁洲　复旦大学附属中山医院药剂科主任、教授、主任药师、博士生导师，上海市药学会副理事长、医院药学专业委员会主任委员，上海市医学会临床药学分会副主任委员，上海市医院协会药事管理专业委员会副主任委员，复旦大学药学院临床药学专业委员会副主任委员。

互联网医疗是网络信息技术在医疗领域的应用，包括网络健康教育、医疗健康信息查询、在线疾病风险评估和疾病诊疗咨询、网上就诊预约、网上或远程医疗服务、线上医疗支付、电子处方、在线健康监测、慢病管理、康复指导，以及其他通过网络提供的医疗、健康相关服务，等等。随着网络信息技术的不断进步，互联网医疗也在一步步改变着人们生活。

互联网+医疗：
全方位改变就医模式

本刊记者/ 刘 利
支持专家/ 上海交通大学附属儿童医院院长　于广军

互联网助力，让就医更轻松

互联网医疗在国内起步相对较晚，但发展很快。2006 年左右，上海很多医院开始推广互联网预约挂号服务。由于当时智能手机尚不普及，患者主要通过电脑在网上进行预约挂号，这是我国互联网医疗最早期的形式之一。随着智能手机的普及，"互联网医疗"的概念于 2015 年被正式提出。相比电脑，移动终端更加便捷，为互联网医疗注入了活力。

以挂号为例。大医院就诊患者众多，排队挂号费时费力。互联网医疗出现后，预约就医成了轻而易举的事。患者可以到医院的官方网站、官方 APP、官方微信号预约挂号。一些医院还开通了"预约＋支付"功能，不但可以通过手机进行预约挂号，还可以在线支付挂号费；就诊后，可以在手机上进行缴费，免去了排队缴费的麻烦，进一步节约了患者的就诊时间。不少医院还推出了"分时预约"功能，将预约就诊的时段精确到 1 小时内，大大节省了患者的就诊时间。值得一提的是，人工智能辅助下的"自动问诊"也已经出现。比如，上海市儿童医院微信号的"自动问诊"模块，可根据孩子的症状推荐家长看哪个科，相当于"自动预检"。

政策推动，为互联网医疗发展"开路"

我国高度重视"互联网＋医疗健康"的发展，目的是"让百姓少跑腿、数据多跑路"，让群众在家门口就能享受优质医疗服务。2015 年，《国务院关于积极推进"互联网＋"行动的指导意见》发布，细化了互联网在医疗卫生领域的应用；2016 年，《国务院办公厅关于促进和规范健康医疗大数据应用发展的指导意见》发布，从政策层面推动了"互联网医疗"的蓬勃发展；2018 年，《国务院办公厅关于促进"互联网＋医疗健康"发展的意见》发布，提出发展"互联网＋"医疗服务、公共卫生服务、家庭医生签约服务、药品供应保障服务、医疗保障结算服务、医学教育和科普服务，为互联网医疗的发展进一步指明了方向。

网上诊疗越来越近，就医模式发生改变

随着互联网医疗的推进，网上诊疗离我们越来越近。《国务院办公厅关于促进"互联网＋医疗健康"发展的意见》中提出，鼓励医疗机构应用互联网等信息技术拓展医疗服务空间和内容，构建覆盖诊前、诊中、诊后的线上线下一体化医疗服务模式，允许依托医疗机构发展互联网医院。不少医院设立了"互联网医院""网络医院""云医院"等，开展各类互联网医疗服务，包括慢性病的网上复诊。互联网医疗的价格也将在今年出台。

展望未来，互联网医疗会进一步改变就医模式。医院除了提供常规医疗服务外，还会充分利用远程医疗技术，为患者提供线上诊疗服务。一旦慢性病患者复诊、开药，可以通过互联网完成，医院就可以主要处理急危重症、疑难病的患者等。**PM**

专家简介

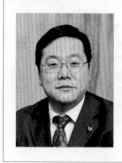

于广军　上海市儿童医院院长、研究员、博士生导师，上海交通大学中国医院发展研究院医疗信息研究所所长，上海市预防医学会副会长，上海市医学会互联网医疗专业委员会主任委员。

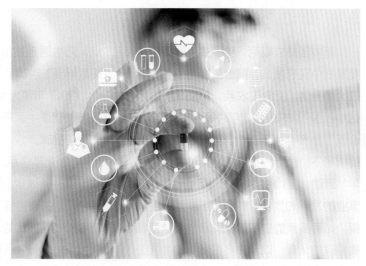

中医药是我国古代科学的瑰宝，是中华文明的杰出代表，承载着丰厚的人文、哲学底蕴，是中国人民在几千年生产生活实践和与疾病做斗争中逐步形成并不断丰富发展的学科，不仅为中华民族繁衍昌盛做出了卓越贡献，也对世界文明进步产生了积极影响。新中国成立70年来，中医药在改善我国人民健康水平、提升我国医疗卫生水平方面发挥了不可替代的重要作用。

中医药：
在传承创新中砥砺前行

本刊记者/ 黄 蕙
支持专家/ 上海市中医药学会会长　胡鸿毅

专家简介

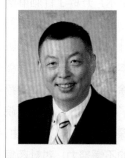

胡鸿毅　上海市中医药学会会长，上海中医药大学副校长，上海中医药大学附属龙华医院消化科主任医师，中华中医药学会常务理事、全科分会主任委员，上海科普教育发展基金会副理事长，"海派中医"丁氏内科流派黄文东脾胃病传承基地负责人，师从著名中医脾胃病学家马贵同教授。

胡鸿毅医生说
"中医药"

> 中医药是中华民族的瑰宝，是打开中华文明宝库的钥匙。中医药是我国独特的卫生资源，也是中华文化自信的重要源泉，必须传承好、利用好、发展好。

几度辉煌、几度风雨，中医药发展迎来最好时代

中医在过去的岁月里，为中国人的医疗保健做出了不可磨灭的贡献，现在仍然发挥着重要作用。

远古时代，中华民族的祖先发现一些动植物可以解除病痛，积累了一些用药知识。春秋战国时期，扁鹊总结前人经验，提出"望、闻、问、切"四诊合参的方法，奠定了中医临床诊断和治疗的基础。秦汉时期的中医典籍《黄帝内经》，系统论述了人的生理、病理、疾病，以及"治未病"和疾病治疗的原则和方法，奠定了中医学的理论基础。东汉时期张仲景的《伤寒杂病论》提出了外感热病（包括瘟疫等传染病）的诊治原则和方法，确立了中医辨证论治的原则。同时期的《神农本草经》概括论述了君臣佐使、七情合和、四气五味等药物配伍和药性理论，确立了中药学基础。明代李时珍的《本草纲目》，在世界上首次对药用植物进行了科学分类，创新发展了中药学的理论和实践，是一部药物学和博物学巨著。清代中期以来，特别是民国时期，随着西方医学的传入，中医药曾陷入存与废的争论之中。

新中国成立以后，党中央、国务院高度重视中医药发展，指出卫生防疫工作的三大原则为"面向工农兵，预防为主，团结中西医"，充分肯定了中医中药的实践价值和重要作用。在"中西医结合"方针的指导下，医疗界很快兴起了"中西医互学"运动。"西学中"有力地促进了中医药事业的发展和繁荣，并取得了一些重要成果，如青蒿素的提取、针刺麻醉及针刺镇痛原理的阐明，以及许多名贵中药的人工培育，等等。

1978年，中医药迎来发展的又一个春天。中共中央发出《关于认真贯彻党的中医政策，解决中医队伍后继乏人问题的报告》。邓小平同志亲自批示："这个问题应该重视，特别是要为中医创造良好的发展与提高的物质条件。"

1982年，全国中医医院和高等中医教育工作会议召开，明确提出"突出中医特色，发挥中医药优势，发展中医药事业"的指导方针，为中医药事业的发展指明了前进方向。同年，"发展现代医药和我国传统医药"被写入《中华人民共和国宪法》。

1986年，国务院成立相对独立的中医药管理部门，各省、自治区、直辖市也相继成立中医药管理机构，为中医药发展提供了组织保障。

之后，国家出台了一系列政策支持中医药的发展。

第七届全国人民代表大会第四次会议将"中西医并重"列为新时期中国卫生工作五大方针之一。

2012年召开的中国共产党第十八次全国代表大会提出"坚持中西医并重，扶持中医药和民族医药事业发展"。

2016年2月，《中医药发展战略规划纲要（2016—2030年）》出台，明确了未来十五年我国中医药发展方向和工作重点，把中医药发展上升为国家战略。2017年颁布的《"健康中国2030"规划纲要》明确了一系列振兴中医药、服务健康中国建设的任务和举措。

2017年7月1日首部《中医药法》正式实施，为继承和弘扬中医药，扶持和促进中医药事业发展确立了法律依据，这是新时代中医药发展的又一个里程碑。

2019年7月，习近平总书记主持召开了中央深改委第九次会议，再次审议并通过了《关于促进中医药传承创新发展的意见》，明确指出："坚持中西医并重，推动中医药和西医药相互补充、协调发展，是我国卫生健康事业的显著优势。要健全中医药服务体系，推动中医药事业和产业高质量发展，加强中医药人才队伍建设，促进中医药传承和开放创新发展，改革完善中医药管理体制机制，发挥中医药在疾病治疗和预防中的特殊作用。"这是党在新时代对中医药事业提出的新要求。

中西医结合，尽显独特魅力

针刺麻醉技术及其理论是中国医务工作者和科研人员在传统针灸学基础上，将针刺疗法与外科手术相结合而创造的一种中国特有的麻醉方法，是现代麻醉的有效补充。作为中西医结合的典范，针刺麻醉无疑是中国医学史上最具原创性的医学研究之一，被世界卫生组织认可为"中国原创性医学科学研究五项重大成果之一"。

1958年上海市第一人民医院首次在扁桃体摘除术中未使用任何麻醉药物，采用针刺双侧合谷穴的方法为患者完成手术，开辟了针刺麻醉这一全新的领域。1960年上海市肺科医院成功完成了首例针刺麻醉肺切除手术。1972年上海仁济医院成功完成了首例针刺麻醉体外循环心脏直视手术。1972年美国总统尼克松访华，尼克松本人及其代表团先后参观了针刺麻醉下进行的甲状腺切除手术和肺叶切除手术，推动了针灸疗法走向世界。20世纪80年代后，针刺麻醉引发了不少争议，国内医院逐渐放弃了针刺麻醉，但医学界从未停止过对它的探索和研究。以韩济生、曹小定教授为代表的一批"老针麻人"，历经多年的不懈努力，对针药复合麻醉的方法和基本规律进行了继续探索。之后的一段时期，针药复合麻醉逐渐成为针刺麻醉的主流，包括针刺复合局麻、针刺复合硬膜外麻醉和针刺复合全麻3种，不但增强了针刺麻醉的镇痛效果，而且有效弥补了以往单纯针刺麻醉肌肉紧张、内脏牵拉反应的不足。如今，针药复合麻醉这一中国原创技术得到了完善和发展，在显著减少麻醉药用量、加强脏器保护、减少并发症、加快术后康复、降低医疗费用方面显现了独特优势。

此外，将传统中药砷剂与西药结合治疗急性早幼粒细胞白血病、以中药提取物青蒿素为基础制成的抗疟药，都是彰显中医药独特魅力、体现中西医结合特有优势的典型例子。正如屠呦呦获得2015年诺贝尔生理学或医学奖时所说："青蒿素是中医药给世界的一份礼物，中国医药学是一个伟大宝库，应当努力发掘，加以提高，青蒿素正是从这一宝库中发掘出来的。通过抗疟药青蒿素的研究经历，深感中西医药各有所长，二者有机结合，优势互补，当具有更大的开发潜力和良好的发展前景。"

从"家传私授"到"教育体系建设"，中医药"后继有人"

1956 年，毛泽东、周恩来等老一辈革命家为发展中医药事业，决定在北京、上海、广州、成都等地建立四所中医学院，开创了现代中医高等教育的新纪元。经过 60 余年的发展，我国已经建立起以中医药高等教育与师承教育相结合的独具特色的中医药人才培养体系。

截至 2017 年底，全国共有设置中医药类专业的高等院校 317 所（独立设置的本科中医药院校 25 所），在校生数量达 85.8 万人。此外，我国还建立了 1482 个全国名老中医药专家传承工作室、902 个基层名老中医药专家传承工作室、64 个中医学术流派工作室，评选了 90 名国医大师、100 名全国名中医、60 名中医药高等学校教学名师，为做好中医药的传承工作奠定了坚实的基础。

"走出去"，让中医药造福世界人民

习近平总书记多次指出：中医药是中华民族的瑰宝，是打开中华文明宝库的钥匙。中医药作为中华民族原创的医学科学，是中华民族灿烂文化的重要组成部分，已经成为弘扬中华优秀传统文化的重要载体。中医药是我国独特的卫生资源，也是中华文化自信的重要源泉，必须传承好、利用好、发展好。

中医药发祥于中华大地，早在秦汉时期就传播到周边国家。预防天花的种痘技术在明清时代就传播到世界，《本草纲目》被翻译成多种文字广为流传。今天，随着中国走上世界舞台中心，为进一步发挥中医药在深化人文交流中的独特作用，不断提高中医药在国际传统医药领域的话语权，我国在中医药国际交流与合作方面也取得了重要进展。

2016 年发表的《中国的中医药》白皮书显示：中医药已传播到 183 个国家和地区；世界卫生组织 103 个会员国认可使用针灸；30 多个国家和地区开办了数百所中医药院校，培养本土化中医药人才；总部设在中国的世界针灸学会联合会有 53 个国家和地区的 194 个会员团体，世界中医药学会联合会有 67 个国家和地区的 251 个会员团体。可以说，中医药已成为中国与世界各国开展人文交流、促进东西方文明交流互鉴的重要内容。

标准化与现代化：中医药面临重大机遇与挑战

中医药诞生于讲究天地人合一的农耕文明时代，在很长一段时间内，

在帮助人类抵抗传染病、慢性病方面发挥了重要作用。之后，由于物理、化学、解剖学、生理学等技术手段的落后，一度阻碍了中医药的发展。20 世纪 90 年代后期，中医药被纳入国家重大科技创新的范围。近几年，国家对中医药发展的投入史无前例，中医药进入多元、全面、系统发展时代。

近年来，中医药研究逐渐显示出一些新的趋势：研究课题日益重视遵循转化医学的理念，研究过程日益强调采用标准规范，研究朝着深入化、定量化、系统化方向发展。以中药的药物代谢研究为例，通过吸收、分布、代谢和排泄四个方面，揭示药物在体内变化过程的特征，证明和保证中药的有效性，揭示方剂配伍、中药药性、中药炮制等中医传统用药特色的科学内涵，为研发优质、高效、安全、稳定、质量可控、服用方便的新一代中药，实现中药现代化提供了有力保障。此外，中医"四诊"的信息化、智能化研究，采用中医健康状态辨识技术采集以往只能依靠"望、闻、问、切"获得的信息，实现了中医辨证的客观化、数字化和标准化。

为解决中药质量问题和资源面临的现实问题，国家还出台了《中药材保护和发展规划（2015—2020）》，对当前和今后一个时期我国中药材的资源保护和中药材的产业发展进行了全面部署。重点针对中药材种植、中药炮制加工、中药饮片生产、中成药的质量提升等生产全过程中的技术规范和标准缺失或过时等问题，着力于中药生产各流程的技术规范优化、中药产品标准及中药产品可溯源的系统建设，完善并修订一批中药生产全流程标准，强化中药产品的监督、鉴别和鉴定的方法，系统构建中药标准化服务支撑体系，促进中药产业种好药、产好药、造好药，使人民群众吃上好药。**PM**

加班"捂出"荨麻疹

肖特明

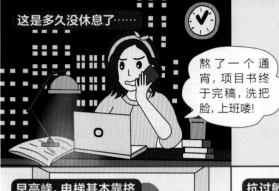

这是多久没休息了……

熬了一个通宵，项目书终于完稿，洗把脸，上班喽！

小仙说：熬夜使人精神不振、抵抗力下降、体力透支，易导致感冒、胃肠道不适等问题。如果因工作不得不熬夜，应适当休息，还要注意补充营养，增加免疫力。

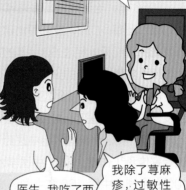

还是要听医生的

吃的药没错，就是疗程不规范。

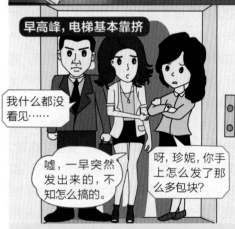

早高峰，电梯基本靠挤

我什么都没看见……

嘘，一早突然发出来的，不知怎么搞的。

呀，珍妮，你手上怎么发了那么多包块？

小仙说：过度劳累可导致荨麻疹。一般情况下，接触过敏原后不一定发病，抵抗力下降会诱发荨麻疹。部分年轻白领患荨麻疹与过度劳累有关。

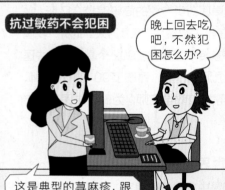

抗过敏药不会犯困

晚上回去吃吧，不然犯困怎么办？

这是典型的荨麻疹，跟我上次一样。我抽屉里还有几粒抗过敏药，你先拿去吃吧！

小仙说：第二代抗过敏药是非镇静抗组胺药，不会导致嗜睡、注意力下降等副作用，上班族可以放心服用。

医生，我吃了两粒药后，症状消失了，但过两天又出现了。

我除了荨麻疹，过敏性鼻炎也非常严重。

小仙说：第二代抗组胺药是治疗荨麻疹和过敏性鼻炎等过敏性疾病的一线用药，但必须用足疗程才有效果。

小仙医生语录：

第二代抗按组胺药（如盐酸西替利嗪），起效快，作用时间长，血脑屏障穿透性低，对中枢神经系统的抑制作用小，而且不通过肝脏代谢，可作为治疗荨麻疹和过敏性鼻炎等过敏性疾病的一线药物。但需要严格按照医生和药师规定的疗程进行治疗，才能获得应有的疗效。

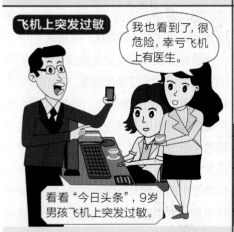

飞机上突发过敏

我也遇到了，很危险，幸亏飞机上有医生。

看看"今日头条"，9岁男孩飞机上突发过敏。

小仙说：有些突发的急性过敏反应确实很危险，建议有过敏史的患者外出备好第二代抗组胺抗过敏药，以备不时之需。

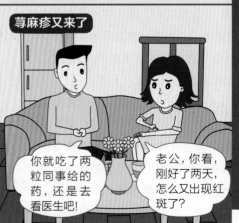

荨麻疹又来了

你就吃了两粒同事给的药，还是去看医生吧！

老公，你看，刚好了两天，怎么又出现红斑了？

小仙说：对付过敏，不能"三天打鱼，两天晒网"，需要规范治疗，按照正规疗程服药才有效果。

小仙医生

生于：1983 　星座：摩羯

身份：来自欧洲的健康医生
家族：世代在欧洲研发和生产原研药
学历：瑞士苏黎世大学医学院博士
专长：对过敏性疾病有丰富的诊疗经验

心理问题不可怕

|作|者|简|介|

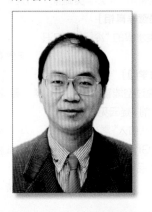

徐一峰，上海市精神卫生中心院长、主任医师、教授，上海交通大学医学院精神卫生学系主任，上海市重性精神病重点实验室主任，中国医师协会精神科医师分会会长，上海市医学会常务理事、精神医学专科分会顾问，中国医院协会精神病医院分会主任委员。

人吃五谷杂粮，难免会生病，包括心理疾病。人的内心深处，时时刻刻都发生着各种各样的心理活动。现实生活中，人们往往会遇到各种各样的困难处境，如果应对不当或感觉难以应付，心理问题就会发生。生活中的幸与不幸随时有可能发生，考验个人的应对能力和承受能力。

整个社会都应重视心理健康，对心理问题要持开放的心态，不应有偏见。还要为心理疾病患者提供资源，使他们能够及时得到必要的帮助，在法律、制度、政策、医疗保障等方面提供必要的支持和保障。

社会支持对心理健康非常重要。社会支持最核心的部分是家庭；同学、同事、朋友等也是社会支持系统中重要的部分。在社会支持系统中，个人可与他人分享自己的心理体验、所遇到的困难，别人也可提供有用的经验和反馈。一般地说，个人的社会支持系统越完善，就能获得越多的心理支持，越不容易发生心理问题。心理学研究发现，老年男性比老年女性更容易发生心理问题。因为老年女性往往"成群结队"，彼此之间交流较多，能得到有效的心理支持；而老年男性往往习惯于一个人处理困难、解决问题，当困难超出个人应对能力时，就会产生心理问题。

自我调节也是呵护心理健康的重要手段。心理压力较大的时候，可以做做深呼吸，放松一下身体各部位的肌肉。国外文献报道，对于轻、中度抑郁症，运动可以起到与抗抑郁药物相似的治疗效果；另有研究表明，游泳、打太极拳等有氧运动有助于缓解焦虑情绪。

良好的意志品格能提高个人的心理素质和"抗压"能力。锻炼意志的方式很多，如爬山、长跑等。

生活作息安排不当，不仅影响躯体健康，也不利于心理健康。早睡早起，不吸烟、不喝酒，适当锻炼，调整好生活节奏，方能拥有良好的心理状态。

需要提醒的是，发生心理问题后，如果通过自我调节不能改善，应及时寻求专业心理卫生工作者（包括精神科医生）的帮助。专业人员会通过心理咨询、药物治疗等多种手段，帮助患者解决心理问题。**PM**

> 整个社会都应重视心理健康，对心理问题要持开放的心态，不应有偏见。

BEST SELLING
中国邮政发行畅销报刊　中国邮政发行畅销报刊

Contents 目次 2019 年 11 月

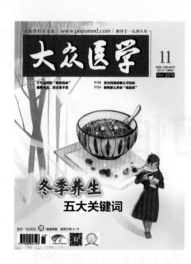

冬季养生 五大关键词

特别关注

冬乃一年之"终"，寒风起而蛰虫眠，是万物收藏的季节，更是人们养精蓄锐、为来年生机勃发做准备的重要时机。冬季养生是四季保健中的"重头戏"：一则天气寒冷，容易诱发或加重心脑血管病等慢性病，好好保养方能平安度过；二则民间有俗语"冬令进补，来年打虎"，抓住良机为身体"加油"，来年方可身强体壮。

那么，冬季养生具体怎么做？本刊特邀中医和运动领域的权威专家为您分析。

本期部分图片由图虫创意提供　本期封面图片由图虫创意提供

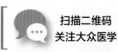

扫描二维码
关注大众医学

大众医学
微信二维码

大众医学
有声精华版

轻松订阅

★ 邮局订阅：邮发代号 4-11
★ 网上订阅：www.popumed.com（《大众医学》网站）
http://item.zazhipu.com/2000399.html（杂志铺网站）
★ 上门收订：11185（中国邮政集团全国统一客户服务）
★ 本社邮购：021-64845191 / 021-64089888-81826
★ 网上零售：shkxjscbs.tmall.com（上海科学技术出版社天猫旗舰店）

创刊于1948年　首届国家期刊奖　第三届中国出版政府奖期刊奖提名奖
新中国60年有影响力的期刊　全国优秀科技期刊一等奖　华东地区优秀期刊　中国百强报刊

大众医学®（月刊）

2019年第11期 Da Zhong Yi Xue

《大众医学》健康锦囊（106）

提升药学素养 27招

顾问委员会
主任委员 吴孟超　陈灏珠　王陇德
委员

陈君石　陈可冀　曹雪涛　戴尅戎　顾玉东　郭应禄
廖万清　陆道培　刘允怡　邱蔚六　阮长耿　沈渔邨
孙 燕　汤钊猷　吴咸中　汪忠镐　王正敏　王正国
肖碧莲　项坤三　庄 辉　张金哲　钟南山　曾 毅
曾溢滔　曾益新　周良辅　赵玉沛　孙颖浩　郎景和
邱贵兴

名誉主编	胡锦华
主 编	温泽远
执行主编	贾永兴
编辑部主任	黄 蕙
主任助理	王丽云
文字编辑	刘 利 熊 萍 戴 薇
	张 磊 张 旻 莫丹丹
美术编辑	李成俭 陈 洁

主 管	上海世纪出版（集团）有限公司
主 办	上海科学技术出版社有限公司

编辑、出版	《大众医学》编辑部
编辑部	（021）64845061
传 真	（021）64845062
网 址	www.popumed.com
电子信箱	popularmedicine@sstp.cn
邮 购 部	（021）64845191
	（021）64089888转81826

营销部
总 监	章志刚
副总监	夏叶玲
客户经理	潘 峥 丁 炜 马 骏 杨整毅
	张志坚 李海萍
电 话	（021）64848182 （021）64848159
传 真	（021）64848256 （021）64848152
广告总代理	上海高精广告有限公司
总 监	王 萱
电 话	（021）64848170
传 真	（021）64848152

编辑部、邮购部、营销部地址
上海市徐汇区钦州南路71号（邮政编码200235）

发行范围	公开发行
国内发行	上海市报刊发行局、陕西省邮政报刊发行局、重庆市报刊发行局、深圳市报刊发行局等
国内邮发代号	4-11
国内统一连续出版物号	CN31-1369/R
国际标准连续出版物号	ISSN 1000-8470
国内订购	全国各地邮局
国外发行	中国国际图书贸易总公司（北京邮政399信箱）
国外发行代号	M158
印 刷	杭州日报报业集团盛元印务有限公司
出版日期	11月1日
定 价	10.00元

80页（附赠32开小册子16页）

杂志如有印订质量问题，请寄给编辑部调换

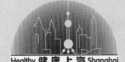

减盐

"915"：每天吃盐要少于5克

国家全民健康生活方式行动办公室特别向公众提出"915"（就要5克）的最新减盐理念。考虑到我国居民的饮食习惯和口味偏爱，我国制订的膳食指南中推荐健康成人每人每天食盐摄入量不超过6克；由于减少盐摄入量有很多健康收益，世界卫生组织推荐成人每人每天吃盐少于5克。实现"减盐"目标的措施包括：家庭烹饪少放盐，使用定量盐勺；循序渐进减盐，可用蒜、醋等为食物提味；少吃榨菜、咸菜和酱制食品；在外就餐，要求餐馆少放盐；等等。

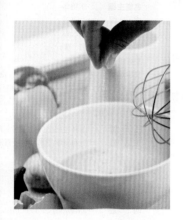

自杀

自杀未遂是最大自杀风险因素

世界卫生组织近日公布的数据表明，全世界每年有近80万人自杀身亡，自杀已成为15~29岁年龄组人群第二大死亡原因。研究发现，在一般人群中，自杀未遂是最大的自杀风险因素。据估计，每年自杀未遂人数是自杀死亡人数的20多倍。预防自杀，应采取多项有效的干预措施。早期识别和治疗抑郁症等，是预防个人自杀的关键；应密切关注自杀未遂者，为他们提供心理支持和必要的医疗服务；应采取有效措施，使人们不易获得自杀工具；促进媒体谨慎报道自杀事件，不要过分渲染具体情节。

健身

跑步：上海市民最喜欢的健身方式

2019年9月18日发布的《2018年上海市全民健身发展报告》指出，跑步已成为上海市民首选的运动健身项目，2018年上海市经常参加体育锻炼的人数占常住人口比例为42.8%；市民参加体育锻炼的主要目的首先是改善体质、增进健康，其次为调节情绪、减轻压力、减肥塑身和增加体力活动等；跑步、快走（健步走）、骑自行车、游泳、力量健美（徒手、器械）、羽毛球、徒步登山攀岩、篮球、瑜伽等是上海市民经常参加的体育锻炼项目。

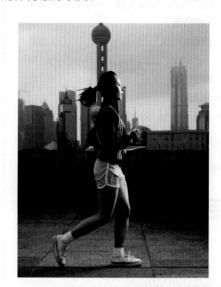

健康行动

《健康上海行动（2019—2030年）》发布：全面提升上海市民健康水平

2019年8月28日，《健康上海行动（2019—2030年）》正式公布，这是全国首个省级中长期健康行动方案。该方案在落实《健康中国行动（2019—2030年）》提出的15个行动任务的基础上，增加了健康服务体系优化和长三角健康一体化、健康信息化、健康国际化等内容，最终形成18个重大专项行动、100条举措，按照2022年和2030年两个时间节点，分步推进实施。上海健康工作有很好的基础。2018年，上海户籍人口期望寿命为83.63岁（其中男性81.25岁，女性86.08岁），孕产妇死亡率为1.15/10万、婴儿死亡率为3.52‰，已达到世界发达国家水平。《健康上海行动》坚持"健康优先、预防为主、共建共享、促进公平"的基本原则，提升健康上海能级，对标国际一流标准，着眼民生健康福祉，力争到2030年，使上海市居民主要健康指标有更大提升，率先实现可持续健康发展目标，加快建成具有全球影响力的健康科技创新中心和全球健康城市典范。PM

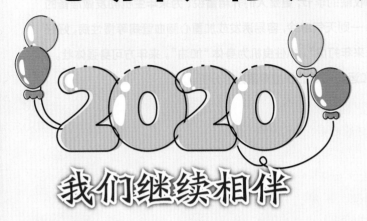

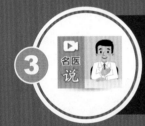

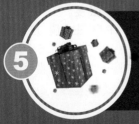
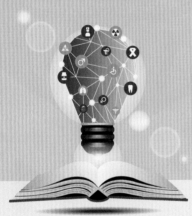

　　冬乃一年之"终"，寒风起而蛰虫眠，是万物收藏的季节，更是人们养精蓄锐、为来年生机勃发做准备的重要时机。冬季养生是四季保健中的"重头戏"：一则天气寒冷，容易诱发或加重心脑血管病等慢性病，好好保养方能平安度过；二则民间有俗语"冬令进补，来年打虎"，抓住良机为身体"加油"，来年方可身强体壮。

　　那么，冬季养生具体怎么做？本刊特邀中医和运动领域的权威专家为您分析。

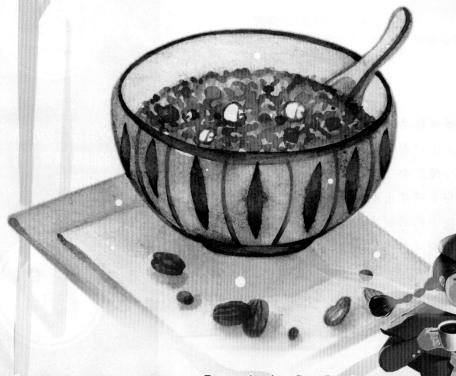

冬季养生五大关键词

策划/ 本刊编辑部

执行/ 王丽云　张旻

支持专家/ 许良　王会儒　方泓　陈德兴　李其忠

冬令，包括立冬、小雪、大雪、冬至、小寒、大寒六个节气，是一年中气候最寒冷的季节。我国历来有冬令进补的传统习俗。时值深秋初冬，许多人摩拳擦掌准备"大补一番"，给忙了一年的身体"充充电、加加油"。实际上，调身固然重要，调神也应在冬季养生保健中占有一席之地。

关键词一：调神　天人合一，如伏似藏

上海中医药大学附属市中医医院中医睡眠疾病研究所主任医师　许 良

冬季调神主旨在于"藏"

四气调神指四季起居及情志的合理调适，而冬季调神的主旨在于一个"藏"字。

冬归大地，寒气催人，阳气潜伏而阴气渐盛至极，草木凋零，昆虫蛰伏，许多小动物进入了冬眠状态，万物生机闭藏，以适应寒冷的袭击，养精蓄锐以待来年。冬季，天地进入"生数皆终"的极变状态，过后乃"万物复始"。中医主张天人相应，认为人体各脏腑也渐渐进入休整状态，为接下来春天的生发蓄积能量。寒冬时节最易伤阳气，人们应该适当减少活动，早卧晚起，不要扰动阳气，使精、气、神都深藏于内，养肾保精，养藏避寒，达到人与自然的协调统一。正如《黄帝内经·四气调神大论》所指出的："冬三月，此谓闭藏。水冰地坼，无扰乎阳，早卧晚起，必待日光，使志若伏若匿，若有私意，若已有得。去寒就温，无泄皮肤，使气亟夺，此冬气之应，养藏之道也。逆之则伤肾，春为痿厥，奉生者少。"

起居：早睡晚起，必待日光

冬季万物收藏，昼短夜长，人的睡眠时间可相应增多，以利于身心情志的调养。不过，《内经》所说的"早卧晚起，必待日光"，意思是等到太阳出来以后再起床活动，并不是鼓励大家睡懒觉。事实上，冬季经常睡懒觉也是不可取的，不利于人体阳气的生发。

起床后宜安静自若，不宜做过多剧烈运动，以免汗出太多致阳气随汗而泄。若有闲暇，择和暖无风的天气、日照充足的地点（如家中朝南的阳台、公园的长椅等）晒晒太阳，可以充盈人体阳气。

情志：若伏若匿，若已有得

当代人往往用脑过度，精神损耗过多；同时，若受到某种外因的刺激或干扰，比如与家人、邻居、同事之间闹不愉快或发生争吵后，常多思多虑、担心、敏感等。这些因素都有可能造成心神不调，不利于保持冬天情志的"伏匿"状态。《黄帝内经》说"阴平阳秘，形与神俱，精神乃治"，笔者从中得到启发，归纳出"尊重自然，合理作息，顺应四时，有益调神"的十六字口诀。

如果起居与情志异常，超出人体自我调节的范畴，则可以根据寒热虚实的偏异，辨证服用一些药物。肝木偏旺是当今失眠症及情志病的常见发病基础，临床用药常以平肝、疏肝、柔肝之法，并兼顾其他脏腑，调和气血。常用方有酸枣仁汤、逍遥散、甘麦大枣汤等。

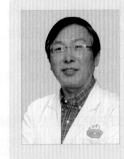
专家简介

许 良　上海中医药大学附属市中医医院中医睡眠疾病研究所主任医师，上海市中医药学会神志病分会副主任委员，中国睡眠研究会中医睡眠医学专业委员会常委，中国医师协会睡眠医学专业委员会中医学组副主任委员。擅长治疗以失眠为主症的相关内科杂病，以及中医康复、养生、调理。

许良医生说
"调神"

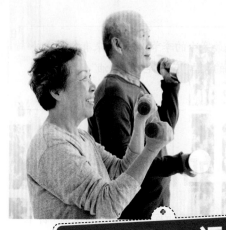

冬季是最重要的养生季节。冬季运动对提高人体耐寒能力、增强机体免疫与抗病功能、磨炼意志都有重要意义。"动以养阳，静以养阴"，对大众健身来说，冬天锻炼的原则有三：一是以动态练习为主，冬季天气寒冷，皮肤毛孔收紧，宜多做动态练习；二是适当增加心肺耐力和力量练习，做好体能储备；三是注意锻炼的时间和保暖，不宜太早和太晚。冬季锻炼"必待阳光，无泄皮肤"，是指要等阳光出来后再进行室外运动；同时要注意防寒、防风，不要让寒风直接吹到皮肤。

关键词二：运动

动静结合，避寒就暖

上海交通大学体育系教授 王会儒

运动项目有讲究

东北地区环境独特，有条件的话，冬泳及冰雪项目正逢其时。其他地区人群，室外运动可选择长跑、球类项目、广场舞等，室内运动可选择力量练习、有氧操等。青少年宜多做跑、跳、投及球类运动，尤其是足球、篮球、羽毛球、田径等，以促进身体全面发展；中年人宜多做心肺耐力及力量练习，可以进行高强度间歇训练，有氧与无氧运动相结合；老年人以有氧运动为主，如乒乓球、羽毛球等球类运动，以及快走、慢跑等。

重视心肺耐力和肌肉力量训练

良好的心肺耐力是身体健康的保证。心肺耐力涉及心脏泵血功能、肺部摄氧及交换气体能力、血液循环系统携带氧气至全身各部位的效率，以及肌肉等组织利用氧气的能力。

肌肉力量会随着年龄增长而快速下降，尤其是 50 岁以后。对于中老年人来说，进行增强肌肉力量的抗阻训练极其必要。上肢力量、下肢力量、核心肌群、背部肌群等，都有专门的锻炼方法。俯卧撑、引体向上、平板支撑等居家锻炼，简单易行，也有一定效果。

注意事项要谨记

❶ **选择合适的锻炼场所** 有条件者可以在室内运动场锻炼，尽量避免在室外及风口锻炼。在室外锻炼时，要注意路面是否平整、有无安全隐患，不要在凹凸不平的马路上跑步，更不能在结冰的地面锻炼。

❷ **注意气候和温度的变化** 最好在有太阳、风小的时候进行室外锻炼。风大、气温低、雾霾天时，可在室内进行站桩、健身气功等运动，以免受寒、跌倒等。

❸ **适当晒太阳** 在阳光和温度适宜时进行室外活动，如放风筝、散步等。

❹ **穿合适的运动服装，做好热身活动** 冬季天气寒冷，人体的肌肉、关节比较僵硬，弹性和伸展性降低，身体不容易伸展，压腿、拉韧带会变得更加困难，中枢神经对运动器官的协调指挥能力也有所下降。所以，一定要做充分的热身运动，不可突然进行较剧烈的运动，以防引发肌肉、肌腱、韧带损伤。另外，锻炼后若全身出汗较多，应及时擦干身体，并更换衣裤，切忌穿着湿衣在寒风中逗留。

❺ **做好防护工作** 冬天气候寒冷，心血管疾病、呼吸系统疾病患者的病情容易加重，锻炼时可以戴上口罩，避免做激烈运动。膝关节炎患者可佩戴护膝，以保护膝关节。

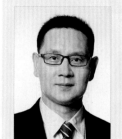

专家 简介

王会儒 上海交通大学体育系副主任、教授，中国体育科学学会武术与民族传统体育分会委员，上海市精品课程"瑜伽"责任人。主要从事运动与健康促进研究。

关键词三：食养

温热松软，敛阴护阳

🖊 上海中医药大学附属龙华医院中医预防保健科　方泓（主任医师）成颜琦

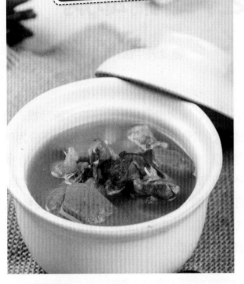

借食物性味，调人体阴阳

食物的四性又称四气，指食物具有寒、凉、温、热四种性质。食物的五味，指食物具有酸、苦、甘、辛、咸五种不同的味道，辛散、酸收、甘缓、苦坚、咸软。五味顺应五脏之气，有助充养脏腑之气，以保持人体生理活动的协调平衡，维持整体的健康状态。

若不顾食物的四性五味，致饮食失宜，会破坏脏腑平衡，导致疾病的发生。临床上可见不少例证，比如过食温热，内热乃生，热盛则肿，可见咽喉肿痛，出于上则牙龈出血，出于头面背部则痈疮发生，走于下则便秘、痔疮等。

中医饮食养生的原则是运用食物的性味来调整机体阴阳，使其恢复平衡。《素问·至真要大论》提出"谨察阴阳所在而调之，以平为期"的原则，并据此提出"寒者热之""热者寒之""虚者补之""实者泻之"等一系列治则。比如：蔬菜、瓜果性质多寒，能清热解渴，根据"热者寒之"的治则，适用于热性体质，症见发热、咽喉红痛、大便燥结等。由于这些食物多属生冷、性寒，容易使胃肠功能受损，故虚寒之体及虚寒型肠胃病患者不可过食。生姜、辣椒、大蒜、酒等多属辛热，少食有通阳健胃作用，根据"寒者热之"的治则，适用于寒性疾病，如胃脘冷痛等。热性体质、目疾、热病者如若多食，易生痰动火，损害视力。

温养调摄，培元为先

元朝饮膳太医忽思慧在《饮膳正要》中提道："冬气寒，宜食黍以热性治其寒。"冬季阳虚阴盛，宜食温性食物，以食物热气治寒，以"和血行气，壮神御寒"。常见的温热食物有：牛肚、羊肉、公鸡、桂圆、枣、胡桃仁、糯米、高粱、韭菜、洋葱、生姜等。冬季食疗养生当以补肾温阳、培本固元、强身健体为首要原则，可以鹿肉、羊肾、韭菜、对虾、栗子、胡桃仁等温补肾阳，以海参、龟肉、芝麻、黑豆等填精补髓。

此外，还应根据自身情况选择合适的食物，以食物之性味，补机体之虚，纠阴阳之偏。比如：牛肉味甘，专补脾土；羊肉味甘性热，能益气补虚，温中暖下；鸡肉甘而微温，可温中、益气、补精、添髓，凡虚劳羸瘦者可用之；鸭肉味甘微凉，可滋五脏之阴，清虚劳之热，素体阴虚偏重者可食之；等等。

专家简介

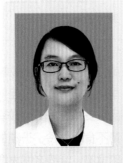

方泓　上海中医药大学附属龙华医院中医预防保健科主任、主任医师、教授，中国民族医药学会热病分会副会长，世界中医药学联合会呼吸病专业委员会、中医治未病专业委员会理事，上海市中医药学会治未病分会副主任委员，上海市食疗研究会理事兼呼吸病专业委员会副主任委员。擅长中医防治呼吸系统疾病，以及亚健康的中医调理。

中医有"虚则补之"一说。补虚有多种方法,药补和食补是常用的两种,各有千秋。食补以强身、健体为主,药补以纠偏、治病为主。药补,即运用补益的中药来治疗人体的虚弱不足。当身体已明显出现气、血、阴、阳方面的不足,单纯依靠食补已不能纠正其亏损,对较重的虚损病证则应运用药物,遵照"虚什么,补什么"的原则,以药物的偏性补偏纠弊,最终起到平衡阴阳、纠偏却病的作用。

关键词四:药补

虚则补之,纠偏却病

上海中医药大学教授　陈德兴

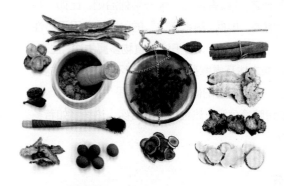

虚则补之,补之有度

冬令药补的原则是"虚则补之"。所谓虚证,是以五脏六腑亏损、气血阴阳不足为主要病机的多种慢性虚弱证候的总称。中医将虚证分为气虚、血虚、阴虚、阳虚、气阴两虚、气血两虚、阴阳两虚等不同类型,须结合不同脏腑进行辨证。药补必须掌握分寸,适可而止,切忌补之过偏,否则不仅无益,反而有害。还要避免"无虚滥补",体质健硕却投补药,不仅无益,还可能引起阴阳气血的偏盛,造成对身体有害的药源性疾病。比如,幼童长期滥用补品,有性早熟之虞。

冬补食谱举例

良姜炖鸡块

【组成】公鸡1只(约800克),高良姜6克,草果6克,陈皮3克,胡椒3克,葱、食盐等调料适量。

【制法与吃法】诸药洗净装入纱布袋内,扎口;公鸡去毛及内脏,洗净切块,剁去头、爪,与药袋一起放入砂锅内;加水适量,武火煮沸,撇去浮沫,加入食盐、葱等调料,文火炖熟,装盆即成。每周食用2~3次。

【功效】温中散寒,益气补虚。

【适宜人群】阳虚质,特别是中焦虚寒者。

白胡椒炖猪肚

【组成】白胡椒粒10克,猪肚500克,食盐适量。

【制法与吃法】将白胡椒粒编炒至香味出,加水适量;将猪肚切丝后放入砂锅内,文火炖,至猪肚软烂,加食盐调味即可。食肚喝汤,每周1次,连服4次。

【功效】温中暖胃,行气止痛。

【适宜人群】阳虚质、脾胃虚寒体质者。

羊肉山药粥

【组成】淮山药500克,羊肉500克,粳米250克。

【制法与吃法】羊肉去筋膜,洗净,切碎,加水煮至肉质软烂后,捣成泥;山药去皮、洗净、切块,加水煮熟捣成泥。取羊肉汤2勺,加入粳米、羊肉泥及山药泥一同煮粥,空腹食用。

【功效】健脾养肾,温中补虚。

【适宜人群】阳虚质,特别是脾肾虚寒者。

食养小禁忌

冬季不宜过食生冷,海蜇、田螺、螺蛳、蛤蜊、蟹、蚌肉等寒凉性食物应少吃。孙思邈有"冬七十二日,宜省咸增苦,以养心气"之语。冬季为肾经旺盛之时,肾主咸,心主苦,少食咸味食品、多吃苦味食物,可使心肾相交、阴阳平衡。冬季虽是进补时令,但依然要避免进食大辛大热之品,以温补为佳。进食补品宜安排在一天中较早的时候,以便消化吸收;肉食要尽量烹制至熟烂;尽量不食用生冷、干硬的食物,以免损伤脾胃;熏、炸、煎、烤等方式烹饪的食物,燥热之性大增,应少食或不食。

六类主要虚损人群

凡属虚证者，冬令期间皆可服药调补。虚证的形成，可由先天禀赋不足引起，也可因后天失调、疾病耗损和高龄老化等所致。例如：饮食失当，营血生化之源不足；思虑太过，悲哀惊恐，过度劳倦等耗伤气血营阴；房事过度，耗损肾精元气；久病不愈，若再失治、误治，易致正气阴血虚损；高龄老化，先天之精与脏腑功能衰减；等等。

适宜冬令药补的人群主要有以下六大类。

❶ **老年人** 气血衰退、精力不足、脏腑功能低下的老年人，各项生理功能都趋向衰退，冬令进补能增强体质、延缓衰老。

❷ **慢性病患者** 慢性肾病、哮喘、高血压等疾病患者，冬季可以采用"边补边治"的方法，促进疾病的康复。

❸ **疾病康复期患者** 病后、手术后、出血后和放化疗后处于康复阶段者，冬令进补能促进康复。

❹ **亚健康人群** 工作和生活压力大、节奏快、不良生活习惯等，可使机体处于亚健康状态，如头发早白、头晕目眩、耳鸣眼花、腰疼腿软、性欲减退、神疲乏力、心悸失眠、记忆衰退、妇女月经紊乱等。此类人群冬令服药调补，可以改善亚健康状态，预防或延缓早衰。

❺ **女性** 女性常有气血亏虚、元气不足等证。冬季调养脾胃，可使全身营养不断得到补充，抗衰老与抗疾病能力均能增强，亦可对已有疾病进行调养和治疗。

❻ **体虚的儿童** 患有反复呼吸道感染、厌食、贫血等疾病的体虚儿童，可根据病情适当调补。

经典药、方，辨证选择

以下介绍一些常用的补气、补血、补阴、补阳的中药和方剂，供大家在冬令进补时选用。

经典药、方举例

补气
气虚主要表现为说话无力、语声低微、一动就出汗甚至气喘、容易疲劳、懒得运动、食欲不振等。常用补气药包括人参、党参、太子参、黄芪、白术、大枣、绞股蓝、炙甘草等。

补气代表方：四君子汤
【经典出处】《太平惠民和剂局方》
【组成】人参、白术、茯苓、甘草
【功效】益气健脾
【主治】脾胃气虚证

补血
血虚主要表现为面色萎黄、头晕眼花、心慌失眠、唇甲淡白、月经不调等。常用补血药包括当归、熟地、白芍、制首乌、阿胶、龙眼肉等。

补血代表方：四物汤
【经典出处】《仙授理伤续断秘方》
【组成】白芍药、当归、熟地黄、川芎
【功效】补血和血
【主治】营血虚滞证

补阳
阳虚主要表现为四肢冰凉、经常怕冷、腰酸腿软、小便清长、夜尿频繁、大便不成形甚至经常腹泻等。常用补阳药包括肉苁蓉、淫羊藿、仙茅、补骨脂、锁阳、鹿茸等。

补阳代表方：金匮肾气丸
【经典出处】《金匮要略》
【组成】干地黄、山药、山茱萸、泽泻、茯苓、牡丹皮、桂枝、附子
【功效】补肾助阳
【主治】肾阳不足证

补阴
阴虚主要表现为心烦、手脚心发热、午后潮热、盗汗、口干、咽干、大便干燥等。常用补阴药包括北沙参、麦冬、石斛、黄精、山药、百合、龟板、鳖甲等。

补阴代表方：六味地黄丸
【经典出处】《小儿药证直诀》
【组成】熟地黄、山茱萸、干山药、泽泻、牡丹皮、白茯苓
【功效】滋阴补肾
【主治】肾阴虚证

专家简介

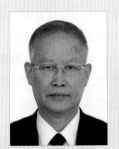

陈德兴 上海中医药大学教授、博士生导师，中华中医药学会方剂学分会、药膳分会顾问，世界中医药学会联合会药膳食疗研究专业委员会副主任委员，上海市药膳协会副会长。长期从事临床中药学、中医方剂学、中成药学、食疗药膳、养生保健等的教学、临床、科研工作。

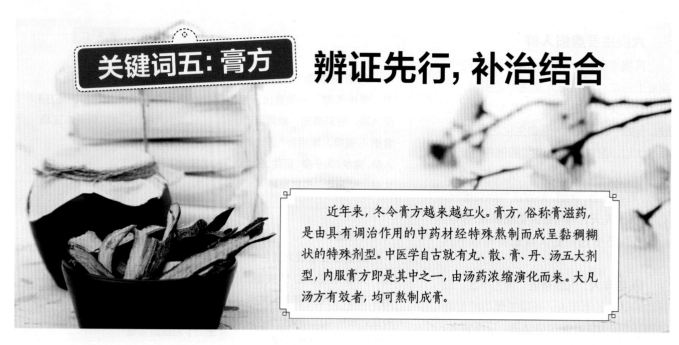

关键词五：膏方

辨证先行，补治结合

近年来，冬令膏方越来越红火。膏方，俗称膏滋药，是由具有调治作用的中药材经特殊熬制而成呈黏稠糊状的特殊剂型。中医学自古就有丸、散、膏、丹、汤五大剂型，内服膏方即是其中之一，由汤药浓缩演化而来。大凡汤方有效者，均可熬制成膏。

⚕ 上海中医药大学教授　李其忠

良药适口显优势

膏方受到普遍欢迎的重要原因是"辨证调补"，可以做到因人而异、度身定做、一人一方、一方一锅。这一特点是任何保健品、调补品无法比拟的。再者，膏方处方药味较多，顾及面较广，又能做到"良药不苦口"，并能免去熬药的麻烦。

膏方的特点是：以调补为主，兼顾治病；以脾肾为主，兼顾余脏；以大方为主，也可小方专补；以老人为主，但不限于此；以荤膏为主，也可制作素膏；以冬令为主，他季亦可应用。

膏方中多会用到胶状物，这是因为胶状药物有助于收膏，其本身也有良好的补虚治病作用。比如：龟板胶、鳖甲胶可以滋阴益肾；鹿角胶能温阳补气；阿胶有助于养血调经。当然，也可根据需要制作不用胶状物的素膏。

膏方中往往还会加入一些珍贵药材，行称"细料"，如人参（生晒参平补、红参温补、西洋参凉补、生晒山参大补）、冬虫夏草、羚羊角、鹿茸、枫斗、牛黄、狗肾、海马等。这些细料可有效加强膏方的调补作用。

膏方中还需用糖。糖可改善其口味，降低胶状物的黏稠性而有利于其融化，使之与药汁充分融合。另外，糖本身也有治疗作用，如：饴糖可温中补虚，蜜糖可润肠通便，冰糖可润肺止咳。糖尿病患者可改用木糖醇、甜蜜素或蜂蜜。

你适合吃膏方吗

膏方既可以调补身体，也可以治疗疾病，更多是具有补治结合的功效。然而，并不是所有人均适合服用膏方。

凡需运用膏方调补、治疗者，必有其可补、可调、可治之处。总的原则是：虚则补之，偏则调之，病者治之，以平为期。由此可见，运用膏方，辨病证为先，辨体质为本，切忌乱补。

综合而言，以下五类人群尤其适合服用膏方。

● **先天不足，禀赋亏虚**　先天禀赋偏于虚弱的人群，如现代体质分类中偏于气虚、血虚、阳虚、阴虚等虚弱性禀质的人群。所谓先天不足，后天调补，通过辨析体质运用膏方，可使这些先天禀赋偏于虚弱的人得以补虚纠偏，改善体质。

● **后天失养，脾胃虚弱**　长期消化吸收功能欠佳者，久而久之，气血不足，身体虚弱，需要调补。因膏方服用时间较长，功效发挥缓和，故对这类人群较为适宜。当然，膏方处方首先以健脾和胃为主，其调补也应以清补、轻补为宜。

● **过度劳累，身心疲惫**　长时间超负荷工作的都市白领、科技精英等人群，往往体力、精力透支，疲劳、失眠、健忘、焦虑、抑郁等诸症频发，可通过膏方调补来补气助力、宁神安眠、益智健脑、疏肝解郁。

● **年迈之体，形神不支** 年纪越大，生理功能减退越明显，老年疾病越普遍。老年人是膏方调补的主要群体。膏方可在一定程度上延缓老年人生理功能的减退，兼顾疾病调治。

● **病后体弱，正虚待复** 处于大病、重病、急病之后的康复期者，依据病证不同予以膏方辨证调补，对祛除余邪、扶助正气、促进康复大有益处。

这些人不能吃膏方

● **无虚而补** 年轻力壮、全无虚象之人不适合服用以滋补为主的膏方，而应该调整生活方式，尤其是尽可能按时作息，避免长时间熬夜。

● **病不宜补** 虽有疾病但不宜服用膏方者有以下几类："宜发散者"（如急性感染）、"宜攻下者"（如腹满便秘）、"宜通利者"（如湿阻纳呆）、"宜涌吐者"（如食积痰嗽）等。此外，由于膏方服用时间较长，中途难以加减调整，故病情尚在急剧变化期、方药需要不断化裁者，也不宜服用膏方。

● **虚不受补** 虽身体虚弱，但当前湿浊偏重、脾胃虚、食欲差、舌苔黏腻之人，需先服用一段时间化湿辟浊、健脾开胃的汤药或成药来"开路"，之后才能服用膏方。

膏方调补，必须辨明体质、证情、时节、地域等诸多因素，根据每个人的具体情况施以不同的调补手段。合理的调补有利于养生，漫补、峻补不利于健康，甚则反而生害，这在现实生活中屡屡可见。比如：阳盛之体，投以温补之物，必致"火上浇油"；阴盛之体，施以凉补之物，多成"雪上加霜"。若需调补，切切慎之。因为某些药物会造成流产，所以孕妇进行膏方调补，要提前向医生说明妊娠情况。患有糖尿病、高血压等慢性疾病的人也要向医生特别说明，便于医生合理选用药物。

此外，服用膏方期间，若遇到以下情况，一般须暂时停服：感冒发热，月经来潮，急性胃肠道感染所致的呕吐、腹泻，厌食、腹胀等胃肠不适，等等。

膏方怎么吃

冬令膏方调补的习惯古已有之。究其原因：一是崇尚天人合一，冬季天寒地冻，自然界阳气阴精收敛，应之于人，亦为补益身体的最佳时节；二是农耕文化养育的古代民众，每至冬季不便农作，自然趁此绝好时机休养生息；三是限于历史条件，古时唯至寒冷冬季，膏方才能长时间存放。凡此种种，久而久之，渐成习俗。如今冰箱的普遍使用，较长时间地保存膏方已不再全赖于自然气候的寒冷。因此，一些患有慢性疾病需要长期调治者，其他季节也可以服用膏方。

膏方制成后，一般需要放置五六天后再服用，古称"退火"。开始服用膏方的一两周内，每天早晨空腹时，用温开水冲服一次（若小包装，即一包；若传统罐装，即一小勺）；其后，早晚各一次，温开水冲服。**PM**

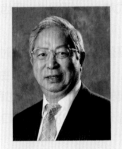

专家简介

李其忠 上海中医药大学教授、博士生导师，曾任基础医学院院长，海派中医传承人指导老师。近年来致力于中医养生文化研究及中医养生科普创作，出版相关科普书籍十余部。

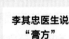

李其忠医生说"膏方"

延伸阅读

服用膏方时，为了保证疗效，必须重视忌口问题。比如：服用含有人参的膏方时，忌吃生萝卜；服用含首乌的膏方时，忌食猪血、羊血及铁剂；服用滋补性膏方时，不宜饮浓茶；等等。服用膏方时，还要注意尽量不要吃生冷、油腻、辛辣等不易消化及有特殊刺激性的食物。

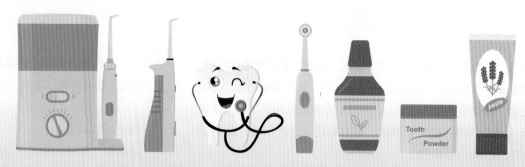

　　随着生活水平的提高和保健意识的增强，人们对口腔健康的关注也大幅提升。消费者对口腔保健的需求催生了市场上不断涌现的口腔清洁产品，有些甚至走红网络，受到大肆追捧。那么，这些价格显著高于普通洁牙产品的"后起之秀"究竟是被夸大宣传，还是确有其效？是否值得购买？

新兴洁牙产品 优劣大盘点

上海交通大学医学院附属第九人民医院口腔预防科　叶 玮（副主任医师） 林主美

电动牙刷值得买吗

　　电动牙刷的原理是利用高频振动的机芯带动刷头，通过高速振动的刷毛与牙面的机械摩擦清除牙齿表面的食物残渣和牙菌斑。与手动牙刷相比，电动牙刷具有以下优势：

　　●更易达到刷牙的清洁效果。刷牙看似不难，但要达到理想的清洁效果也需要一定技巧，很多时候人们掌握不好牙刷的位置、角度及刷牙的方向和力度。使用电动牙刷相对容易很多，高频振动的刷头更易产生足够的摩擦力，因而其去除牙菌斑的效果更佳，还能减少不当刷牙方式对牙齿产生的磨损和对牙龈的刺激。

　　●电动牙刷刷毛的颤动对牙龈组织具有良好的按摩效果，能促进口腔的血液循环，有助于预防牙龈萎缩。

　　●增加趣味性。一次刷牙虽然只有几分钟，但重复的动作往往让人觉得枯燥，电动牙刷自带的振动能让刷牙变得有趣起来。对于不太喜欢刷牙的儿童，电动牙刷能引发他们对刷牙的兴趣。

　　但是，电动牙刷也有以下不足之处：

　　●价格较高，且不方便携带。由于电动牙刷的制造工艺比手动牙刷复杂，所以价格也比手动牙刷高。由于其需要充电、重量较重、体积较大，携带较为不便。

　　●电动牙刷的频率和力度相对固定，儿童如果不能掌握合适的使用方法，容易损伤稚嫩的牙龈，甚至可能引发牙周炎、牙齿脱落等。儿童若需使用电动牙刷，应选择儿童专用款。

　　●使用时有噪声，且易从手中滑脱。电动牙刷在使用过程中会产生较大的声响，年纪较小的儿童可能难以接受。此外，使用过程中产生的振动容易使电动牙刷从手中滑脱，增加了划伤口腔黏膜的可能性。

漱口水需要用吗

　　漱口水分为非处方漱口水和处方漱口水。非处方漱口水是人们能够在超市购买到的漱口水，其主要成分包括除味剂、抗菌剂和口气清新剂等，一般用于口腔的日常清洁护理，无须特殊指导，使用人群也无限制。而处方漱口水则是在医生指导下使用的漱口水，具有以下特点：①含有某些药物（如三氯生、西吡氯铵等），具有抑菌作用，能抑制牙菌斑形成，减轻牙龈炎；②含有氟化物，有一定的防龋效果；③含有 0.5% 普鲁卡因，对口腔溃疡等引起的疼痛具有止痛作用；④含有焦磷酸盐、过氧化氢，有美白牙齿的作用。使用这类处方漱口水需要遵循医嘱，不适用于一般人群的日常口腔清洁。

日常使用的非处方漱口水具有以下优势：

● 能清洁口腔内各个部位，尤其是牙刷难以刷到的部位，减少牙菌斑。

● 操作简单、方便，清洁快速，适用于不方便刷牙的场合，比如旅途中。

● 能迅速清新口气。

但是，使用漱口水不能代替刷牙。因为没有对牙齿的机械摩擦，漱口水难以完全清除附着在牙齿表面的食物残渣和牙菌斑。而且一些漱口水对口腔黏膜的刺激性较大，容易引起不适。需要强调的是，很多人使用漱口水的方法不正确，难以真正地发挥效用。

那么，如何使用漱口水才能最大程度保护口腔呢？漱口的最佳时机是餐后，因为进食半小时后口腔内的细菌是最多的，在此时间段内使用漱口水效果最好。一天最好不超过三次（早、中、晚饭后各一次），频繁使用漱口水会抑制口腔内正常菌群的生长。

使用漱口水的正确方法是：将约10毫升漱口水含在嘴里后，头上仰，唇闭紧，上下牙可稍微张开，然后鼓动两颊及唇部，利用腮部肌肉的运动轻轻加压，同时运动舌，使漱口水能在口腔内充分地接触牙面、牙龈及黏膜表面，并使之通过牙缝，让水在口腔深部发出"咕噜咕噜"的声音，持续约1分钟，这样才能达到清洁口腔的目的。用漱口水漱完口后，无须再用清水漱口，半小时内避免进食。

水牙线值得买吗

冲牙器，又称水牙线，能通过喷射出的脉冲水流去除牙间隙内的食物残渣和软垢；其喷射出的高压水流还可进入牙龈下，有利于阻断牙龈下细菌的定植和繁殖；对牙龈也有一定的按摩作用，能促进血液循环，减轻牙龈和牙周组织炎症，减少口腔疾病的发生，维护牙龈组织的健康。冲牙器与牙刷不同的是，它能有效清洁刷毛难以清洁的部位。同时，冲牙器利用水流的压力和冲击力清洁牙齿，能有效减少手动洁牙导致的机械摩擦，避免损伤牙龈。

使用冲牙器的最佳时机是餐后，因为进食后牙面及牙缝间的食物残渣和软垢是最多的。餐后刷牙配合使用冲牙器效果更好。

需要注意的是：

● 冲牙器不能代替刷牙，刷牙仍是目前最重要且不可取代的洁牙方法。

● 冲牙器不能代替牙线。牙线通过几次移动牵拉的力量，能彻底清除牙缝之间的食物纤维，而冲牙器不能。

● 冲牙器不能代替洗牙，牙菌斑若长期附着在牙面上未能得到有效清除，会钙化形成牙结石，并释放大量有害菌，危害口腔健康。较大或顽固的牙结石往往难以去除，需要通过洗牙时的特殊器械进行深度清洁才能彻底清除。洗牙还能清除色素斑，而且洗牙后的喷砂和抛光能使牙齿表面变得光滑，减少色素沉着和牙结石的形成。

牙洁素比牙膏好吗

牙洁素，又称洁牙素或牙粉，以白色粉末状为主，少数因添加中药提取物而颜色有所改变。牙洁素相比于普通牙膏的优势在于美白牙齿的效果更好。由于牙洁素中含有较强力的摩擦剂，使用时对牙齿的摩擦力比普通牙膏更强，所以清洁能力更强，能有效去除色素沉着，发挥美白牙齿的作用。

但牙洁素也有以下不足之处：

● 易污染。使用牙洁素时需要从盒子或袋子中取出粉末，而人们往往因为贪图方便而直接使用刷头蘸取粉末，牙洁素被污染的可能性很大。

● 对牙齿的磨损性强、刺激性大。由于使用牙洁素时对牙齿的摩擦力较大，不如牙膏柔和，所以对牙齿及牙龈的损伤也较大，容易破坏牙齿表面的牙釉质，刺激牙龈组织，增加牙齿的敏感程度。所以，牙洁素并不适用于每日的口腔清洁。

可见，无论是传统的牙刷、牙膏，还是功效更丰富的新兴洁牙产品，都不是十全十美的。它们各有特色，消费者可以根据自己的需求和实际情况，选择合适的洁牙产品，关键是要掌握正确的使用方法，有些情况下需要联合使用，以达到更好的口腔清洁保健效果。PM

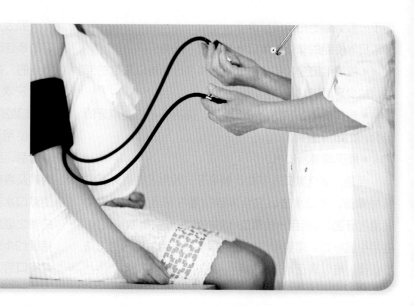

妊娠期高血压是指妊娠女性出现的血压异常增高，即收缩压≥140 毫米汞柱和（或）舒张压≥90 毫米汞柱。妊娠合并高血压的患病率为5%~10%，其中70%是与妊娠有关的高血压，其余30%是在怀孕前即存在的慢性高血压。妊娠期高血压可显著增加胎儿生长受限、胎盘早剥、脑水肿、急性心力衰竭、急性肾功能衰竭的发生风险，是孕产妇和胎儿死亡的重要原因。因此，正确认识和防治妊娠期高血压十分重要。

当妊娠遭遇高血压，如何应对

华中科技大学同济医学院附属协和医院心内科副主任医师　苏冠华

妊娠期高血压有哪些类型

妊娠期高血压可分为4类：①妊娠期高血压，为妊娠20周后发生的高血压，不伴明显蛋白尿。分娩后12周内血压可恢复正常。②妊娠合并慢性高血压，是指妊娠前即存在或妊娠前20周出现的高血压，抑或妊娠20周后出现高血压而分娩12周后血压仍持续升高。③先兆子痫（又称"子痫前期"）为妊娠20周后出现血压升高伴蛋白尿（尿蛋白≥300毫克/日），或无蛋白尿但伴有器官和系统受累，如心、肺、肝、肾、血液系统、消化系统、神经系统等；先兆子痫患者出现抽搐发作或伴昏迷，可诊断为子痫。④慢性高血压并发先兆子痫或子痫。

哪些女性易患妊娠期高血压

具有以下特征者更容易罹患妊娠期高血压：①长期精神紧张者；②孕期久居气候寒冷地区者；③初产年龄在18岁以下或40岁以上者；④合并肾炎、糖尿病、系统性红斑狼疮、抗磷脂综合征等慢性疾病者；⑤营养不良者；⑥体型矮胖者；⑦子宫张力过高者，如羊水过多、双胎或多胎、巨大儿、葡萄胎等；⑧有高血压家族史者；⑨合并睡眠呼吸暂停综合征（鼾症）者；等等。

妊娠期高血压怎么治

妊娠期高血压的主要治疗目的是保障母婴安全及妊娠、分娩的顺利进行，减少并发症，降低病死率。非药物治疗适用于所有妊娠期高血压患者，包括加强血压监测、限盐、适当限制体力活动、情绪放松、适当控制体重、保证充足睡眠等措施，重症患者可能需要卧床休息。患者每日盐分摄入量宜控制在6克/日，但不应过度限盐，以免造成孕妇低血容量，影响胎盘血液循环。

一般而言，当血压≥150/100毫米汞柱时，即可启动药物治疗。将血压控制在130~140/80~90毫米汞柱，即为理想的治疗目标。值得注意的是，妊娠期高血压并非降得越低越好，孕妇的血压不宜低于130/80 毫米汞柱，以避免影响胎盘血流灌注。若孕妇的收缩压≥170毫米汞柱或舒张压≥110 毫米汞柱，宜住院治疗。对于病因明确的妊高症患者需进行及时干预, 控制其病因。

轻、中度高血压(血压<160/110 毫米汞柱)患者应强调非药物治疗, 并积极监测血压, 定期复查尿常规。存在靶器官损害或同时使用多种降压药物的慢性高血压患者, 应根据妊娠期间血压水平进行药物治疗, 尽可能减少用药种类和剂量。血压轻度升高的先兆子痫患者, 需密切观察血压、尿蛋白变化及胎儿状况。重度高血压(血压≥160/110毫米汞柱)患者应在严密观察母婴状态的同时, 由心内科医生和妇产科医生共同确定治疗的持续时间、降压目标、药物选择和终止妊娠的时机。重度先兆子痫者, 可静脉滴注硫酸镁, 并密切观察血压、腱反射和不良反应, 由妇产科和心内科医师会诊, 评估并确定终止妊娠的时机。

降压药如何选

对于孕妇而言, 目前没有任何一种降压药物是绝对安全的。因此, 孕妇应在心内科或妇产科专科医生的指导下谨慎使用降压药。最常用的口服药物有甲基多巴、β受体阻滞剂(如拉贝洛尔、美托洛尔)和钙拮抗剂(如硝苯地平、尼卡地平), 必要时可考虑小剂量利尿剂(如氢氯噻嗪)。若单药治疗后血压控制情况仍不乐观, 需考虑联合应用降压药物, 一般可选用硝苯地平联合拉贝洛尔或小剂量氢氯噻嗪进行治疗。

值得注意的是, 血管紧张素转换酶抑制剂(ACEI)与血管紧张素Ⅱ受体拮抗剂(ARB)可能导致胎儿畸形, 孕妇禁止使用。拉贝洛尔、尼卡地平的注射剂型可用于静脉注射, 常用于妊娠期重症高血压患者(血压≥180/110毫米汞柱), 应从小剂量开始, 并加强监测, 以免造成低血压。硫酸镁是治疗严重先兆子痫的首选药物。

慢性高血压患者如何备孕

❶ 慢性高血压患者宜至心内科或妇产科进行全面身体状况评估, 包括血压水平、靶器官(心、脑、肾、视网膜等)损害情况、正在应用的降压药物与疗效等。

❷ 积极改善生活方式, 通过饮食控制与增加体力运动将体重控制在理想范围内(体质指数18~25千克/米²), 避免精神紧张、熬夜和过度劳累, 保持愉悦心情和充足睡眠。

❸ 积极查找可能引起高血压的原因并予以纠正。

❹ 经上述生活方式干预措, 施血压仍不能降至正常者, 需遵医嘱服药治疗。

❺ 拟妊娠前6个月, 可改用硝苯地平和(或)拉贝洛尔控制血压, 避免应用ACEI和ARB类降压药。药物治疗后血压不能降至150/100毫米汞柱以下, 或合并蛋白尿者, 宜暂缓妊娠。

产后仍有高血压怎么办

一般而言, 如果产妇不考虑进行母乳喂养, 绝大多数类型的降压药物都可在产后使用, 包括ACEI和ARB类, 治疗原则与慢性高血压基本相同。但产后降压治疗需注意以下几点: ①不宜使用甲基多巴, 它可能增加产妇发生产后抑郁的风险; ②基于相关研究数据, 美国儿科学会药物委员会认为, 如果产后考虑母乳喂养, 选择以下降压药对母婴健康的影响较小, 如钙离子拮抗剂(硝苯地平、地尔硫草、维拉帕米)、β受体阻滞剂(拉贝洛尔、普萘洛尔、美托洛尔)、ACEI类(依那普利、卡托普利)、肼屈嗪、米诺地尔等。由于相关研究的支持证据较少, 一般不宜使用ARB类药物。**PM**

妊娠合并高血压的常用治疗药物

药物名称	常用剂量	可能出现的不良反应
甲基多巴	每天200~500毫克, 分2~4次服用	抑郁、过度镇静、直立性低血压
拉贝洛尔	每天2次, 每次50~200毫克, 最大剂量为600毫克/日	胎儿心动过缓、孕妇皮肤瘙痒
美托洛尔	普通制剂每天2次, 每次25~100毫克; 缓释制剂一天1次(47.5~190毫克)	胎儿心动过缓、胎盘阻力增高
氢氯噻嗪	每天1次(6.25~12.5毫克)	大剂量可影响胎盘血流
硝苯地平	缓释制剂每天2次, 每次10~20毫克; 或控释制剂每天1次(30~60毫克)	低血压
硫酸镁	总量为25~30克/日	低血压、肌无力

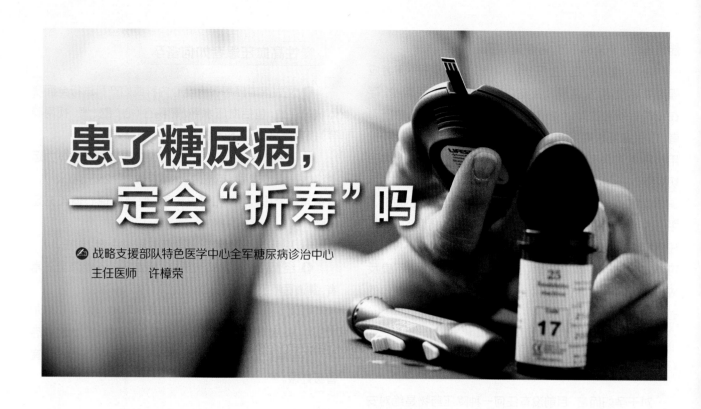

患了糖尿病，一定会"折寿"吗

战略支援部队特色医学中心全军糖尿病诊治中心
主任医师 许樟荣

【研究: 中国成人糖尿病患者平均寿命缩短9年】

经常有患者问："我患了糖尿病，还能活多久？"这个问题很难回答。

总体上，有数据证明糖尿病患者的寿命会缩短几年。例如，2017年1月国际顶级医学期刊《美国医学会杂志》发表了北京大学李立明教授课题组与牛津大学课题组合作的研究，结果显示：与无糖尿病者相比，中国成人糖尿病患者的平均寿命将缩短9年。研究人员发现，在随访期间，与无糖尿病的成年人相比，糖尿病患者的死亡风险增加1倍，农村地区较城市地区更明显。糖尿病显著增加缺血性心脏病、卒中（中风）、慢性肾病、慢性肝病、感染，以及肝癌、胰腺癌、乳腺癌等各类疾病患者的死亡风险；在农村地区，由于血糖控制不当所导致的糖尿病急性并发症（糖尿病酮症酸中毒或昏迷）的死亡风险远高于城市地区。

那么，我们是否可以理解为：一旦发生糖尿病，寿命就会缩短9年？绝对不可以，因为来自人群的数据并不完全适用于具体的人。每个糖尿病患者寿命的长短与诸多因素相关，包括遗传背景、发病年龄、病程、血糖、相关危险因素（高血压、血脂异常、肥胖或超重、吸烟、饮酒等）控制、有无并发症（如糖尿病肾病、糖尿病周围神经病变、糖尿病眼病、糖尿病下肢血管病变、冠心病等）、伴随疾病（如高血压）及其严重程度、心理状态等等。

【寿命缩短的根源: 血糖、血压、血脂控制不达标】

造成糖尿病患者残疾和死亡的最重要原因是糖尿病相关并发症。其中，急性并发症（酮症酸中毒、乳酸酸中毒、低血糖）是完全可以避免的。

然而，大样本人群调查显示：我国城市糖尿病患者中，大约只有47%的患者血糖控制满意；合并高血压的糖尿病患者中，服用降压药的不到一半；血脂控制达标的不足20%；血糖、血压和血脂综合达标率只有5.6%。农村糖尿病患者的血糖控制更差，糖尿病知晓率、治疗率和血糖控制达标率更低。换言之，我国90%以上的糖尿病患者治疗未达标。

自1922年开始，胰岛素被应用于临床。胰岛素的发现和应用挽救了无数糖尿病患者的生命，甚至使1型糖尿病患者享有正常寿命。

美国的数据显示，从1990年到2010年的20年间，糖尿病患者急性心肌梗死发生率下降67.8%，脑卒中发生率下降52.9%，截肢率下降51.4%，高血糖引起的死亡下降61.4%，终末期肾病发生率下降28.3%。这充分说明，科学规范的治疗可以使糖尿病死亡率和残疾率明显下降，现在的糖尿病患者应该能够享有更长的寿命和更高质量的生活。

几年前，我到哈佛大学加斯林糖尿病中心参观学习。该中心的糖尿病患者中，约40%为1型糖尿病。重视糖尿病教育管理是该中心的一大特色。1970年，该中心设立糖尿病50年成就奖，专门奖励活过50年的1型糖尿病患者，有2400名患者获奖。1996年，该中心给活过75年的17名1型糖尿病患者颁奖。

近期，我与香港中文大学的陈重娥教授一起参加学术活动。陈教授是著名的糖尿病学者，她说，调查显示糖尿病患者少活10年，但如果患者能将血糖控制好，就可以延长生命2~3年；将血压控制好，又可以延长2~3年；将血脂控制好，再延长2~3年；再加上控制好体重、戒烟等，就可以享有正常寿命。这个观点我非常赞成，而且我身边有许多生动的事例。

北京理工大学钱浩生教授1959年患上1型糖尿病，当时他是一个家境贫寒的清华大学学生，因多次发生酮症酸中毒而耽误了学业，几乎被退学。他写信告诉校长，如果退学回到苏北农村，不仅无法完成学业，更面临临死亡风险（因为那时胰岛素是短缺药品）。该信获得校长批示后，学校给他增加助学金，师生帮他补课；协和医院的医生关心他；他自己也非常努力，坚持自测尿糖，每天注射胰岛素。他大学毕业到北京理工大学工作，后来因表现突出，被评为北京市劳动模范。我与他结识于1993年我到该校做糖尿病科普讲座时，时至今日，钱教授已80多岁，身体很好，且未发生并发症。

1992年，我在悉尼大学留学时，参加当地糖尿病学会组织的一场报告会。一位近80岁的老人步履蹒跚地走上讲台告诉我们，50年前他患上糖尿病时，医生说他活不了几年。他不相信，坚持学习、检查和治疗，到现在还能走上这个讲台。他幽默地说："我今天来此地，就是希望告诉当年给我看病的医生，你的话是错误的！"

再谈谈我本人的体会。2012年，由于饮食上不注意，尤其是进食蛋白质、脂肪类食物较多，我的体重增加到前所未有的79千克，被确诊为糖尿病。当时，我每日口服二甲双胍，注射一种人胰高糖素样肽-1（GLP-1）类似物，加上每天步行1万多步、控制饮食，12周内体重下降了8千克，体质指数从28.3千克/米^{2}降到25.5千克/米^2，腰围减少了10厘米，脂肪肝从中度到轻度、消失，血糖控制完全达标。停用GLP-1类似物后，我继续服用二甲双胍，坚持每天主食摄入控制在150~200克，日均步行1.3万步。目前，我的空腹血糖、餐后血糖和糖化血红蛋白均正常，动态血糖检查从未发现血糖高于10毫摩/升，精神状态很好。

作为工作了40余年的糖尿病专科医生、有7年糖尿病病史的患者，以及《糖尿病之友》杂志的主编，我深切地体会到：对于绝大多数糖尿病患者而言，糖尿病是一种良性疾病，关键是从患病开始就注意控制好血糖、血压、血脂和体重，坚持健康的生活方式，戒烟限酒，保持乐观的心态。我相信，绝大多数糖尿病患者能够享受正常的人生，甚至因患糖尿病而更注意保持健康的生活方式，避免了一些疾病的发生，寿命可能更长。**PM**

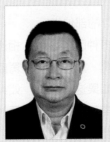

专家简介

许樟荣 战略支援部队特色医学中心全军糖尿病诊治中心主任医师、教授、博士生导师，中华医学会糖尿病学分会糖尿病足与周围血管病学组顾问，亚洲糖尿病学会监事。

专家提醒 只要科学规范地治疗，并持之以恒地付诸努力，绝大多数糖尿病患者都可以享有正常的寿命和高质量的生活。

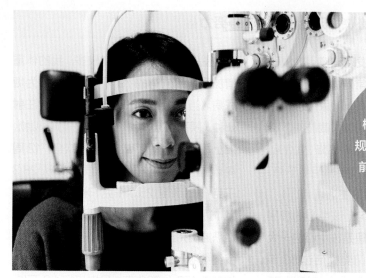

随着人们对生活质量要求的不断提高，以及对健康的日益关注，每年一次的健康体检已成为很多人的惯例。在诸多体检项目中，眼科常规体检项目包括裸眼视力及矫正视力的检测、裂隙灯眼前节检查、眼底镜检查，有时还有眼压检查。在眼科检查报告中，往往有一些描述较为专业，常让没有医学背景的老百姓们感到困惑，甚至产生不必要的忧虑。

看懂体检报告里的那些眼科术语

复旦大学附属眼耳鼻喉科医院眼科副主任医师　叶晓峰

术语1： 视力下降

正常人戴镜后，矫正视力一般可以达到0.8及以上。如果检查发现矫正视力低于0.8，则提示视功能异常，可能存在眼部疾患，需到医院做进一步检查。

术语2： 结膜充血

结膜充血是指俗称"眼白"的部位发红或有红血丝。结膜充血可由多种因素刺激引起，包括感染、化学性烟雾、风、紫外线照射和长期局部用药等。如果这种现象偶然发生，且经过休息、远离不良环境刺激等可以好转，便不用进一步治疗；如果长期结膜充血不缓解且伴有其他症状，如异物感、烧灼感、眼痒、畏光、流泪等，则需进一步至医院检查是否有炎症等问题，并及时接受治疗。

术语3： 结膜结石

结膜结石是在睑结膜表面的黄白色凝结物，其形成往往是由脱落的上皮细胞和变性白细胞凝固而成。无症状的结膜结石一般无须治疗，但如果结石突出结膜表面而引起异物感，可能会擦伤角膜，需至眼科剔除结石。

术语4： 翼状胬肉

翼状胬肉是一种向角膜（眼黑部分）表面生长的、与结膜（眼白部分）相连的纤维血管样组织，常发生于鼻侧，患者有时在照镜子时可观察到。胬肉小而静止时，一般不需要治疗，只需注意防风沙、阳光等刺激即可；如果胬肉进行性发展，会对视力产生威胁，需至眼科行进一步检查，必要时须进行手术治疗。

术语5： 白内障

白内障表现为晶状体混浊，常见于50岁以上的老年人，可在裂隙灯检查时被发现。轻度白内障对视功能影响不大，无须治疗，每年定期检查即可；中度或重度白内障会损害视力，需到医院做进一步检查，决定是否需要手术治疗。

术语 6： 视网膜动脉硬化

视网膜的血管是人体可以直接观察到的血管，是医生了解内脏其他血管情况的"窗口"。当出现视网膜动脉硬化时，眼底检查可以发现动脉变细、血管带反光增强，甚至出现动、静脉交叉压迫征。此时，眼部常不会出现病理性改变或视觉异常，患者无须至眼科门诊就诊，而更应至内科接受进一步检查，并针对动脉硬化进行诊治，以降低未来发生心脑血管疾病的风险，且能预防视网膜静脉阻塞的发生。

术语 7： 眼压高

人体的正常眼压为 10~21 毫米汞柱，当体检测得的数值高于正常值时，需警惕青光眼的可能。值得注意的是，也有部分眼压大于 21 毫米汞柱者，长期随访并未出现青光眼特有的视神经、视野损害，因此，眼压值高与青光眼并不能完全画上等号。而且，眼压受到角膜厚度、测量方法、配合程度等因素影响，可能存在一定误差。体检时测得眼压高者，需到眼科进一步排查青光眼，在确诊之前不必过于焦虑。

术语 8： 视盘凹陷变大（大视杯）

视盘又称视神经乳头，是视网膜上神经纤维汇集穿出眼球的部位，也是视神经的始端。视盘凹陷指视杯与视盘的比例，正常值一般小于 0.3。造成视盘凹陷变大的情况有两种：一种可能是长期眼压高所致，是青光眼的特征性表现；另一种则是部分人天生具有这种解剖特点，他们的视盘凹陷不会逐渐扩大，也不会出现青光眼所特有的视野及视功能损害，无须治疗。因此，体检发现视盘凹陷变大者，需到眼科做一些青光眼相关的检查，以明确是上述哪种情况。确诊为青光眼者需积极治疗，生理性视盘凹陷变大者也应定期随访。

术语 9： 视网膜出血

一些视网膜相关疾病可引起视网膜出血，如视网膜静脉阻塞、糖尿病视网膜病变、血管炎、视网膜裂孔等。量少且位于周边的出血往往不易被觉察。若体检中发现视网膜出血，患者应及时接受进一步检查，寻找出血原因并积极治疗。

术语 10： 黄斑病变

黄斑是视网膜最重要的部分，位于视网膜中央，70% 的视功能依赖于黄斑。发现黄斑的形态发生异常者，无论是否存在眼部不适症状，均须及时到医院进一步检查。由于黄斑变性的发生风险随年龄增长和近视度数增加而升高，故 50 岁以上老年人和高度近视人群更需关注黄斑检查结果。

术语 11： 豹纹状眼底

豹纹状眼底常见于高度近视人群。由于近视度数高、眼轴长，这些人的视网膜延展变薄，眼底检查可以透见视网膜下的血管，似豹纹状。一般而言，豹纹状眼底并不会导致视功能异常，如果没有伴随其他眼底病变，无须进一步检查。不过，高度近视者比正常人更容易出现眼底问题，故应重视眼底检查，定期随访。

术语 12： 糖尿病视网膜病变

糖尿病患者可能会发生视网膜病变，特别是病程较长、血糖控制不佳，或伴有高血压和血脂异常者，发生视网膜病变的风险大大增加。糖尿病视网膜病变表现为视网膜微血管瘤、出血、渗出和水肿。眼底检查发现视网膜病变者，需做进一步检查，对视网膜病变进行分级评估，并接受针对性治疗。与此同时，视网膜病变的发生也提示全身其他脏器存在糖尿病并发症的可能，患者需到内分泌科或相关科室接受诊治。如果糖尿病患者在眼科体检中未发现视网膜病变，也不可掉以轻心，仍需每年定期进行眼底检查，做到早发现、早干预。**PM**

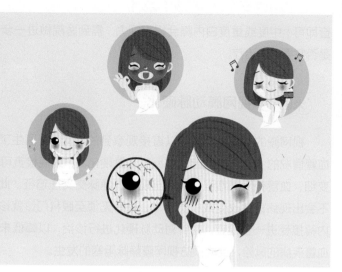

化妆品过敏是化妆品不良反应的一种。化妆品不良反应包括化妆品接触性皮炎、化妆品光接触性皮炎、化妆品甲损害、化妆品唇炎、化妆品毛发损害、化妆品痤疮等。其中，化妆品接触性皮炎、化妆品光接触性皮炎最常见，也就是人们经常说的"化妆品过敏"。

化妆品接触性皮炎是在接触化妆品后，在接触部位或其邻近部位发生皮肤炎症；化妆品光接触性皮炎（或化妆品光感性皮炎）是接触化妆品并在光照后出现皮肤炎症。前者的发生只需要接触化妆品一个因素，而后者的发生需要有化妆品接触和光暴露两个因素共同作用。

化妆品过敏，应知四件事

上海市皮肤病医院皮肤与化妆品研究室副主任医师　邹颖

1 长期使用的化妆品也可致敏

化妆品接触性皮炎发生的时间长短不一。可以在使用化妆品后数小时至数天后出现不适，这类患者占大多数。在某些情况下，需要有较长时间的接触才会"致敏"。因此，不要以为长期使用的化妆品就绝对不会有过敏的情况发生。

2 及时治疗是避免"留痕"的关键

一旦发生化妆品过敏，应及时、彻底清洗残留的化妆品，避免继续接触。可以用正确的冷敷方式，缓解皮肤红肿，并及时去医院皮肤科就诊（带好化妆品及包装）。普通的化妆品过敏经皮肤科常规处理后，不会留有瘢痕。如果化妆品过敏非常严重，如出现糜烂、溃疡，愈合后可能遗留色素沉着和瘢痕，影响美观。

3 化妆品需要合理使用

出现了化妆品过敏，或者容易皮肤过敏者，应避免频繁更换化妆品，勿使用过期化妆品、美容院自制化妆品等。尽量选用针对"敏感性皮肤"的较为温和的化妆品。在使用化妆品前，可以先进行简单的测试，取适量产品涂抹在前臂内侧，观察48～72小时，如皮肤出现红斑、皮疹、红肿等症状，或感到瘙痒、刺痛、灼热等，则不适合使用。化妆品过敏反复发作的人，宜观察测试2周。

4 可通过"斑贴试验"确定过敏成分

化妆品过敏主要是化妆品中的原料成分引起的。能够引起过敏的原料相当多，常见的有防腐剂、香料、抗氧化剂、防晒剂、植物添加剂等。经常有患者问：我对化妆品过敏，什么品牌的化妆品可以用？其实，化妆品过敏的本质是成分过敏，而非对某个特定产品或品牌的化妆品过敏。因此，明确引起过敏的成分非常重要。那么，如何才能知道化妆品中的哪种成分导致过敏呢？最有效的方法是通过"斑贴试验"（将可疑化妆品或化妆品成分贴敷于背部，观察皮肤反应）来明确。皮肤斑贴试验看似繁复，但对化妆品过敏的防治十分重要。受化妆品过敏困扰的患者，不妨到医院皮肤科做一次皮肤斑贴试验，明确导致皮肤过敏的成分，为以后选择化妆品"指明方向"。 **PM**

中耳炎术后，听力为何不升反降

上海交通大学附属第六人民医院耳鼻咽喉头颈外科
周慧群　时海波（教授）

▶生活实例

刘女士患有慢性化脓性中耳炎，患耳常间断性流脓。每次发病时，她都去医院进行耳道冲洗，并使用滴耳液，症状能被控制。因此，刘女士认为中耳炎只是"耳朵发炎"而已。最近，她感到自己的听力明显下降，用药效果越来越差。在医生的劝说下，刘女士接受了鼓膜重建手术。本以为术后便万事大吉了，可刘女士的听力却比手术前更差了。刘女士很焦虑：手术后听力不升反降是正常的吗？是否还需进一步治疗呢？

中耳炎是如何"偷走"听力的

慢性化脓性中耳炎是耳科的常见病之一，可侵及中耳黏膜、鼓膜甚至骨质，常合并慢性乳突炎，出现反复耳流脓、鼓膜穿孔、听力下降等不可逆损伤。

要知道慢性化脓性中耳炎是如何损伤听力的，须先了解外界声音被人类感知的途径：声波→外耳道→鼓膜振动→听骨链振动传递→内耳→听神经→大脑听觉中枢→人感知到声音。外耳起集音作用，中耳内的鼓膜至听骨链起传音作用。那么，什么是听骨链呢？听骨是人体内最小的一组小骨，包括锤骨、砧骨和镫骨，三者衔接成听骨链，位于鼓膜和前庭窗之间，负责将外界的声音传导至内耳。慢性化脓性中耳炎可使听小骨出现不同程度或部位的缺损、坏死，并伴有鼓环、鼓窦或中耳腔内骨质破坏，损伤患者听力。

手术时机如何选择

化脓性中耳炎急性发作期，应以药物治疗为主。长期反复发作的患者，宜手术治疗。手术治疗目标有二：一是彻底清除病灶，二是尽可能保存听力或进行听力重建。

从手术时机的选择来看，仅有鼓膜穿孔，耳镜和CT未提示中耳腔内有肉芽或息肉形成、没有明显骨质缺损，且听力学检查显示听力损失在40分贝以内的患者，可在静止期接受鼓室成形术及鼓膜修补术；反复耳内流脓、迁延不愈的慢性中耳炎患者，耳镜和CT提示中耳腔内有肉芽或息肉形成、骨质缺损，且听力学检查提示听力损失大于40分贝，应直接进行手术治疗，尽早清理病灶，修补鼓膜，重建听力。鼓膜修补术与听力重建术能否同时进行，医生会在术中根据患者的病变范围、程度、术前听力残余、全身情况等差异来确定。需分期手术者，一般在一期手术（鼓膜修补术）后半年，形成健康的中耳乳突含气腔后，再行二期手术（听力重建术）。

鼓膜修补术后，真实听力"原形毕露"

值得注意的是，在慢性化脓性中耳炎的发生、发展过程中，中耳胆脂瘤或肉芽组织可能在被破坏的听骨链间形成假性连接，造成听力下降不明显的假象。当手术清除炎性不健康组织后，假性连接中断，真实听力才得以显现。因此，如果仅行鼓膜修补术，确实会发生术后听力反而比术前更差的情况。

随着耳纤维外科的迅速发展，重建听力成为趋势。一般而言，同时进行鼓膜修补术及听力重建术的患者，听力多在术后4~6个月内明显提高并达到稳定状态；分期手术者，多在二期手术后3个月内可感到听力明显提升，并逐渐稳定。**PM**

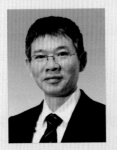

专家简介

时海波　上海交通大学附属第六人民医院耳鼻咽喉头颈外科主任医师、教授，博士生导师，上海市医学会耳鼻咽喉头颈外科专科分会秘书兼听力学组组长，中国中西医结合眩晕专病委员会副主任委员，上海市声学学会生理学组主任委员。擅长耳科疾病诊治，精于面神经减压、内淋巴囊减压乳突腔分流、迷路切除、各型鼓室成形、电子耳蜗植入、颞骨切除、听骨链重建等手术。

专家门诊：周四下午　　特需门诊：周四上午

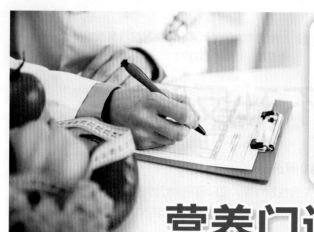

20余年来，许多医院相继开设了营养门诊，从最初无人问津，到如今患者排队预约。营养门诊患者数量的增多，折射出"舌尖上的美味"带来的健康隐患：随着生活方式和饮食模式的改变，人们吃得越来越丰富，与之相关的慢性病（如糖尿病、肥胖、高血压等）也越来越常见。此外，在肿瘤、消化道疾病患者中，营养不良的发生率较高。营养与健康息息相关，营养门诊不仅是传播营养知识的窗口，也是提供一线治疗的窗口。

营养门诊应该怎么看

上海交通大学医学院附属瑞金医院临床营养科副主任医师　施咏梅

哪些人需要看营养门诊

营养门诊是为营养代谢性疾病、营养失调患者开设的。简而言之，营养过剩与营养缺乏者均需要看营养门诊。饮食、代谢等因素可导致机体某些脏器因"超负荷"代谢而发生紊乱，使人患上糖尿病、肥胖、高血压、血脂异常、高尿酸血症、痛风等，属于营养过剩。而由疾病、行为、遗传等因素引起的厌食、贫血、腹泻、闭经，招致营养素缺乏或营养不良等，则属于营养缺乏。另外，正常人群在特定的生命周期，如婴幼儿期、青春期、怀孕哺乳期和老年期均可以看营养门诊，以获得合理的营养指导。

营养治疗是怎么回事

营养门诊由具有临床医学和营养学背景的医师或营养师坐诊。营养治疗通常由专业人员通过营养评估和相关检测做出诊断，再通过饮食指导、医学营养治疗、营养支持等手段，对患者进行治疗。营养门诊开具的"营养处方"很有特色。

饮食指导是营养（医）师根据患者的具体情况为其制定个体化的饮食计划，包括吃什么、吃多少、怎么吃，以及相应的注意事项等，并定期随访调整治疗方案，帮助患者达到改善营养状况的目的。

医学营养治疗是在临床条件下，针对特定疾病营养与代谢障碍而采取的营养干预措施，涉及对患者进行个体化营养评估、制定相应的营养干预计划，并在一定时期内实施营养干预。通过合理饮食，纠正代谢紊乱，预防营养素缺乏，促进疾病的控制与痊愈。糖尿病饮食、低蛋白质饮食等均属这一范畴。同时，医学营养治疗也是患者自我教育的重要组成部分。

营养支持指经消化道或静脉途径为患者提供较全面的营养素，包括肠内营养和肠外营养。肠内营养指通过口服或管饲肠内营养制剂为机体提供营养物质，更符合生理营养途径，对恢复和维持肠道功能有一定的作用。肠内营养制剂有别于普通膳食，是因特殊医疗目的而经口摄入营养补充剂。肠外营养是经静脉途径为无法经消化道摄取或经消化道摄取营养物质不能满足自身代谢需要的患者输入营养物质。

看营养门诊前应做哪些准备

由于营养涉及众多疾病，患者应事先了解医生的专业特长，选择适合自己的医生。就诊时，务必带齐近期与疾病相关的检查报告、出院小结等资料，以便医生了解病史，给出营养治疗意见。糖尿病患者宜记录1～3日的饮食及血糖监测数据，便于营养医师发现问题。需要提醒的是，营养治疗涉及饮食习惯和饮食行为的改变，需要医患互相配合，持之以恒，方能见效。**PM**

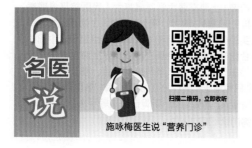

名医说

扫描二维码，立即收听

施咏梅医生说"营养门诊"

在这个高效的时代，宝贵的时间都是靠"挤"出来的。为了尽可能节省时间，许多人主动或被迫舍弃了"厕所自由"，经常憋尿的情况十分常见。殊不知，这个坏习惯会带来诸多健康隐患。

不可忽视的"厕所自由"

天津中医药大学第一附属医院肾病科主任医师　王耀光

何为憋尿

尿液的生成、排泄与肾脏和膀胱密不可分。肾脏就像人体的"回收站"，对机体有益的物质（如葡萄糖、氨基酸、维生素等）进行回收；对机体无用的物质（如多余的水、肌酐、尿酸等）则被"丢弃"。膀胱就像人体的"垃圾桶"，肾脏所"丢弃"的有害物质经输尿管到达膀胱，暂时储存在"垃圾桶"内。当"垃圾"达到一定的量（150～250毫升）后，膀胱便会发出"丢垃圾"的信号，产生尿意；当膀胱内的存储量达到250～450毫升时，可引起排尿活动。若膀胱内尿量超过450毫升，却有意识地"忍而不排"，称为憋尿。

击溃三大谣言

日常生活中，憋尿难免发生。有不少人认为，憋尿"无伤大雅"，甚至在某些方面还有一定的健康促进作用。实际上，刻意憋尿，最终将反受其害。

❶ 男性憋尿可"助性"

有谣言称，性生活时憋尿可锻炼耻尾肌功能，提高射精的控制力，从而延长性交时间，引得不少男性跃跃欲试。事实上，这个说法毫无理论依据可言。早泄本身就是由于过度敏感所致，再加上尿液的刺激，会让男性更易发生早泄。此外，为了避免尿液的溢出，男性不得不分神控制排尿，导致性生活质量降低，甚至可能因过度隐忍而发生勃起功能障碍。

❷ 女性憋尿可锻炼盆底肌

另一则与"男性憋尿可'助性'"如出一辙的谣言称，女性憋尿可使盆底肌功能得到锻炼，有效预防或改善盆底功能障碍疾病。答案是否定的。憋尿时，腹内压升高，长此以往，盆底肌的收缩能力会受损，盆底肌会逐渐松弛。锻炼盆底肌的正确方法是经常做"提肛运动"。

❸ 憋尿可提高工作效率

憋尿能否提高注意力，因人而异。有些人因憋尿而精神高度紧张，短时间内可提高学习、工作效率；有些人的注意力会被憋尿产生的不适所分散，工作效率因此降低。无论憋尿对提高工作效率是否有帮助，可以确定的是，经常憋尿易引发尿路感染、泌尿系统结石等危害。因此，学习、工作效率的提升切不应通过憋尿来实现。

认清三大危害

❶ 危害泌尿系统

短时间憋尿对人体健康的影响较小。长时间憋尿，使尿液长时间停留在膀胱内，起不到冲刷尿路的作用，细菌聚集在尿路，容易引发尿路感染。女性生理尿道短而直，且与阴道邻近，长时间憋尿更易引起尿路感染。此外，憋尿时膀胱壁血管被尿液压迫，使膀胱黏膜处于缺血状态。当抵抗力下降时，细菌从尿道上行进入膀胱，易导

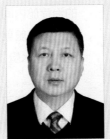

专家简介

王耀光　天津中医药大学第一附属医院肾病科主任医师、教授，中华中医药学会肾病分会常委，天津市中医药学会肾病专业委员会主任委员。擅长中西医结合治疗急慢性肾小球肾炎、乙肝病毒相关性肾炎、狼疮性肾炎、糖尿病肾病等继发性肾病、顽固性尿路感染、尿道综合征，以及眼针疗法治疗尿频、尿失禁、功能性尿潴留等。

专家门诊：周一上午、周二下午、周六全天

致膀胱炎，引起尿频、尿急、尿痛等膀胱刺激征症状。

憋尿还会使膀胱内压力增高，当压力超过膀胱输尿管连接部"活瓣"的抗反流作用时，含有细菌的尿液会逆流至肾脏，引发急性肾盂肾炎。憋尿时，逼尿肌、括约肌处于持续收缩状态，正如长期、高强度的工作会使人崩溃一样，当它们的收缩功能衰退时，将出现尿频、尿失禁、尿潴留等症状，严重影响生活质量。

对男性而言，憋尿还可使尿液通过前列腺管逆行至前列腺。有研究表明，尿液中的尿酸盐不仅对前列腺有刺激作用，还可沉淀并形成结石，堵塞腺管，成为细菌的栖身之所，易导致前列腺炎。

❷ 影响心脑血管

对患有高血压的中老年人来说，憋尿在增加腹内压的同时，还会使血压升高，增加发生心脑血管意外的风险。此外，憋尿后突然用力排尿，可使胸腔内压力剧增，导致脑供血不足，甚至晕厥；尿液迅速排空又会刺激迷走神经，引发心动过缓，诱发排尿性晕厥。

❸ 祸及生殖系统

女性的子宫位于膀胱后，憋尿使子宫受到充盈膀胱的挤压而向后倾，长此以往，子宫可能难以恢复至原来的位置。生理期时憋尿，子宫被膀胱压迫可使经血流出受阻，引发痛经。🄿🄼

专家提醒

健康成年人每人每日应饮水约1500毫升。少量多次饮水，可促进代谢产物排泄，利于身体健康。与此同时，大家应尽量避免憋尿，若出现不适症状，须及时就诊治疗。

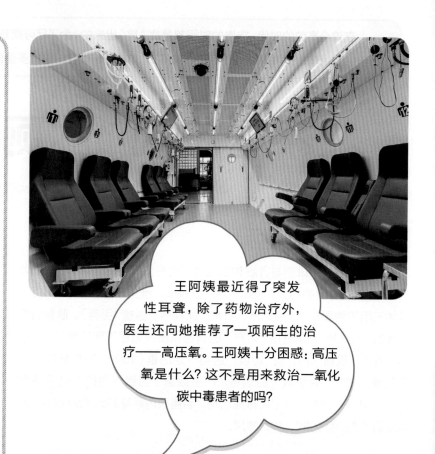

王阿姨最近得了突发性耳聋，除了药物治疗外，医生还向她推荐了一项陌生的治疗——高压氧。王阿姨十分困惑：高压氧是什么？这不是用来救治一氧化碳中毒患者的吗？

相信许多人有着与王阿姨一样的疑问。事实上，高压氧治疗并非近期出现的，它的起源可追溯到17世纪。可以说，高压氧是一门古老而新兴的学科。

经过50多年来的发展，我国高压氧舱数量居世界第一，且分布广、从业人员多。如今，高压氧治疗在内、外、妇、儿、眼、耳、口腔等学科上均有用武之地，尤其在心脑血管、感染、中毒等方面应用广泛。

什么是高压氧

我们平常所处的环境（平原地区）为1个大气压，在高于1个大气压的治疗舱内间断呼吸纯氧或高浓度氧的治疗方法即为高压氧治疗，而这个治疗舱就是高压氧舱。由于外形独特，人们亲切地称它为"太空舱""潜水艇"。高压氧舱可分为纯氧舱和空气加压舱，我国以空气加压舱为主。

高压氧可有效提高血液中氧的压力，增加氧的弥散距离，对改善缺氧有着独特优势。正常人血氧分压为80~100毫米汞柱，进行高压氧治疗时，血氧分压可升至上千毫米汞柱。与普通吸氧相比，高压氧力度更大，效果更佳。

走近高压氧舱

首都医科大学附属北京朝阳医院高压氧科副主任医师　张奕

不少患者在接受高压氧治疗前，十分担心会发生氧中毒。事实上，早在1972年，瓦荷特就提出了计算肺型氧中毒剂量的方法。高压氧治疗的常规方案（2个大气压、吸氧60分钟、每天1次）安全可靠，无氧中毒风险，患者可安心接受治疗。

高压氧能治哪些病

目前，国际上有四个公认首选高压氧治疗的疾病。除大家熟悉的急性一氧化碳中毒外，还有减压病、气栓症和气性坏疽。此外，还有一系列可用高压氧进行辅助治疗的疾病，如一氧化碳中毒迟发性脑病、糖尿病足、问题伤口、脑损伤、脑瘫、自闭症、神经退行性病变、脊髓炎、脊髓损伤、周围神经病、骨折愈合、骨髓炎、断肢指（趾）再植后等等。

在门诊中，高压氧辅助治疗最多的是突发性耳聋患者；而在病房内，高压氧治疗最多的是脑外伤和脑卒中患者。

❶ 突发性耳聋

20世纪60年代末，欧洲医生首次报道高压氧治疗突发性耳聋。据统计，高压氧联合药物治疗突发性耳聋的有效率超过单用药物。除改善内耳循环、纠正缺氧外，高压氧治疗还可通过减轻局部水肿、抑制炎性反应等机制，达到有效治疗突发性耳聋的目的。多项研究表明，突发性耳聋（尤其是全聋型）患者应在药物治疗基础上尽早开始高压氧治疗。现已证实，起病后2周内开始高压氧治疗的效果明显好于2周后。

❷ 脑外伤

在脑外伤急性期，高压氧治疗能有效降低死亡率、改善患者意识状态、促进血管生成和神经修复、减轻脑外伤恢复期的继发性损伤，高压氧治疗除了能促进患者意识恢复，还能改善其认知、肢体活动及语言功能，提高日常生活能力。

❸ 脑卒中

从现有资料看，高压氧治疗脑出血的疗效稍优于脑梗死。目前，高压氧在脑卒中急性期的应用虽然仍存在争议，但国内21项研究、共562例脑梗死急性期患者的调查结果显示，联合高压氧治疗的有效率高于常规治疗。还有研究证实，在脑卒中晚期（6个月至3年），高压氧治疗仍可改善患者的神经功能。

患者入舱须知

在接受高压氧治疗前，专科医务人员会对患者进行入舱前的评估。感冒、鼻塞、咽鼓管不通畅者禁止接受高压氧治疗。高压氧治疗全程分升压、稳压吸氧和减压三个阶段，每个阶段的注意事项不尽相同。

❶ 升压时，鼓膜受压，患者可有飞机降落时的感觉，需做吞咽等动作来调节鼓膜两侧的压力。

❷ 稳压吸氧时，患者无须过于用力吸氧。因为高压氧治疗时的氧分压比平时高十几倍，完全能满足疾病治疗需要。患者在治疗途中应以"吸得动、吸得舒服"为宜。高压氧舱内均设有对讲设备，患者一旦感到不适，可及时呼叫舱外的医务人员，重新进行身体状况评估，以判断能否继续接受治疗。

❸ 减压时，高压氧舱内的温度会稍下降，患者可在入舱前备好衣物，以免着凉。此外，减压时，患者不可屏气。**PM**

专家提醒

● 进舱前，不宜进食可能产气及有刺激性气味的食物，如萝卜、大蒜等。

● 常规高压氧治疗时间约为2小时。舱内大多不设厕所，患者在治疗前不宜大量饮水，并尽量排空膀胱。

● 为减少静电，入舱者宜穿纯棉衣物。

● 电子产品、易燃易爆品禁止携带入舱。

慢性肾病进展到终末期，患者须接受肾脏替代治疗以维持生命，包括腹膜透析、血液透析和肾移植。血液透析受场所和设备限制，肾移植有排异风险且肾源短缺，因此，多数终末期肾脏病患者更倾向于选择腹膜透析作为长期治疗手段。

腹膜透析，
终末期肾病患者的"家庭医生"

海军军医大学附属长征医院肾内科　宫婵娟　邢小红　李 林（副主任医师）

"居家自助"：还肾病患者"诗和远方"

腹膜透析利用腹膜作为半渗透膜的特性，将配制好的透析液规律、定时经导管灌入患者腹膜腔，并不断更换，达到清除体内代谢产物、毒性物质，以及纠正水、电解质平衡紊乱的目的。

腹膜透析治疗前，患者须在腹腔中"埋"下腹透的"生命线"——腹透管。概括地讲，腹透可分为"腹透液灌入"和"腹透液排出"两个步骤：通过腹透管向腹腔内灌入腹透液，保留4～6小时后，将腹透液排出体外，如此循环往复。目前，临床常用的腹膜透析方式有持续非卧床腹膜透析（CAPD）和自动化腹膜透析（APD）等。采用CAPD的患者需每日交换透析液3～5次；采用APD的患者可使用腹透机代替人工操作，如此一来，患者便可充分利用夜间睡眠时间完成治疗，非常适合上班族或对生活质量要求较高的肾病患者。

腹透具有灵活的时间安排、便捷的透析操作、与血透相似的生存率、多形式的自由切换、更低的透析花费、更好的残肾功能保护、远程管理与监控等优点，不仅为终末期肾病患者提供了更多治疗选择，更为他们的生活带来了"诗和远方"。

感染：腹透治疗的"劲敌"

居家腹透虽给患者带来了便捷，但相关感染时有发生，是腹膜透析患者反复住院、透析失败甚至死亡的主要原因。由于大多数患者没有医学背景，腹透操作不规范或自身免疫力下降等因素，均可造成腹腔、腹透管出口处及隧道感染。

腹痛、腹透液浑浊等是腹膜透析相关腹膜炎的典型症状。患者出现上述症状后，应即刻带着浑浊的腹透液至医院就诊，完善病原学培养等相关检查，确诊后，遵医嘱使用抗生素治疗。导管出口处及隧道感染的主要表现为腹透管出口处有脓性分泌物，以及红、肿、热、痛等症状，需进行抗感染治疗。

定期随访：保证疗效的重要环节

腹透是一种高度个体化的治疗方式，且具有"居家自助"的特性。医护人员需根据患者的身高、体重、残余肾功能和尿量变化等情况，定期调整透析方案，评估治疗效果及更换腹透外接短管，等等。因此，定期随访是长期腹透治疗必不可少的重要环节。每3～6个月，稳定的透析患者应进行腹膜功能及透析充分性的评估。PM

黑甲是甲板或甲床出现肉眼可见的黑色、棕色条带的一种疾病。根据临床表现分为纵行黑甲、横行黑甲及全黑甲。其中，纵行黑甲最常见，表现为从甲皱襞延伸到甲远端边缘的一条或多条纵行色素带。

发现黑甲后，应该及早就诊。除了观察黑甲的临床表现外，医生还会询问黑甲出现的时间、颜色、宽度变化情况，以及相关的内科疾病及用药情况等。医生会利用皮肤镜检查辅助诊断，必要时会要求患者接受组织活检及病理检查，以明确诊断。然后根据诊断结果进行合理治疗。

形形色色的 "黑甲"

复旦大学附属华山医院　赵颖　杨勤萍（教授）

❶ 甲母痣

儿童多见，常累及手指，特别是拇指，指甲外观可见规律的棕色或黑色纵行条带。

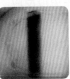

处理原则：定期随访。成年人若突然出现甲母痣，或者发现黑甲宽度突然变宽，需高度警惕甲黑素瘤可能。

❷ 甲下雀斑样痣

多见于成年人，表现为甲下规则的棕色条带，棕色背景上有浅黑色线条。

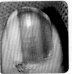

处理原则：甲下雀斑样痣属于良性黑素细胞增生，一般无须特殊处理，定期随访即可，但发现异常变化时应及早就医。

❸ 甲黑素瘤

罕见，预后差。成年人甲板出现单条色带，且不能用其他原因解释时，需警惕甲黑素瘤可能。色素带常为棕褐色或黑色，边缘模糊，宽度超出3毫米。明确诊断需行活检及组织病理学检查。

处理原则：先根据浸润深度、是否形成溃疡、有无淋巴结转移等进行分期，再进行手术治疗及综合治疗。

❹ 甲真菌病

甲真菌感染通常累及数甲，典型表现为甲板变色浑浊、增厚，甲下角质堆积，甲板破坏、残缺，甲分离，等等。可因皮肤癣菌引起，亦可由曲霉及念珠菌等非皮肤癣菌感染引起，常与皮肤真菌感染相伴，真菌相关检查可确诊。甲周或甲下疣可造成纵行黑甲，多单发，必要时可行活检及组织病理学检查。

处理原则：外用或口服抗真菌药物，甲周疣可行冷冻治疗。

❺ 甲下出血

多见于创伤后，如长时间跑步、走路后造成的甲下出血。常见于第一足趾内侧，表现为不规则甲板下紫红色至黑色色素。

处理原则：无须治疗，出血会逐渐吸收。

❻ 剔甲、咬甲、摩擦所致黑甲

剔甲、咬甲、摩擦等外伤可导致甲母质损害，并继发甲板病变，包括表面不平和纵行黑甲。摩擦性黑甲常见于女性第四、第五趾甲，因鞋子和相邻趾摩擦造成甲母质黑色素细胞活化，可能是多条黑带。

处理原则：解除物理刺激后可自行恢复。有咬甲等不良嗜好者，应改变不良习惯，必要时求助心理医生。

此外，扁平苔藓、银屑病等也可导致黑甲，且可累及多甲。肿瘤化疗药物、补骨脂等药物可诱导黑素细胞活性增加，导致黑甲。甲下乳头状瘤、基底细胞癌、Bowen病（原位鳞状细胞癌）等非黑素细胞性肿瘤亦可造成纵行黑甲，常单发，诊断依靠活检及组织病理学检查。**PM**

过敏性紫癜与特发性血小板减少性紫癜是小儿的常见病，都以皮肤出血点为突出表现，很容易被混淆。家长应如何辨别这两种疾病呢？

细说两种"紫癜"

上海交通大学附属儿童医院肾脏风湿科　黄冰雪　黄文彦（教授）

小小"紫癜"，危害不小

❶ 过敏性紫癜

过敏性紫癜为儿童常见病，好发于秋冬、冬春交替季节，常见于 5～14 岁儿童，男孩多于女孩，近年来发病率呈上升趋势。过敏性紫癜实际上是全身性的小血管炎症。紫癜不单单发生在皮肤表面，其他小血管丰富的地方，如消化道、关节、肾脏等也会出现"看不见的紫癜"。

过敏性紫癜是由于感染（如感冒、扁桃体炎、肺炎、腹泻、尿路感染等）、药物（如青霉素、磺胺类药物、生物制剂、预防接种、血浆制品等）、毒素（如蚊虫、蜂、蝎子叮咬等）、某些食物（如鱼、虾、蛋、奶等）等导致机体发生免疫反应，产生了一种医学上称之为"免疫复合物"的小颗粒。这些小颗粒沉积在小血管壁，从而引起全身的小血管炎症。除导致皮肤紫癜外，炎症还可侵犯其他部位，引起不同症状。

● **腹型紫癜**　炎症反应发生于消化道黏膜及腹膜脏层毛细血管，产生一系列消化道症状，如恶心、呕吐、呕血、腹泻及黏液便、便血等。腹痛（阵发性绞痛）最常见，多发生于脐周、下腹或全腹，不少未出现皮肤紫癜的患儿可能被误诊为急腹症。

● **关节型紫癜**　1/3～2/3 患儿可出现关节红、肿、疼痛，不能走动。疼痛多发生于膝、踝、腕、肘等大关节，部分患儿可有关节腔积液。关节肿胀一般较轻，呈游走性，反复发作。其特点是炎症消退后一般不会留有后遗症。

● **"紫癜肾"**　肾脏毛细血管丰富，易被侵犯。医学上称之为"过敏性紫癜性肾炎"（简称"紫癜肾"）。紫癜肾是过敏性紫癜最严重的并发症，也是影响患儿预后最主要的原因，发生率高达 30%～60%。紫癜肾多在过敏性紫癜发生后一个月出现。

除以上类型外，少数患者还可因病变累及眼、脑及脑膜血管，从而出现视神经萎缩、虹膜炎、视网膜出血及水肿、中枢神经系统症状（如头痛、精神不振、烦躁等）。

❷ 特发性血小板减少性紫癜

大家对血小板并不陌生，血小板在凝血过程中起着非常大的作用。当血管破裂或受到损坏时，血小板通过黏附、聚集在损伤部

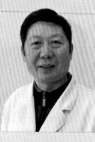

专家简介

黄文彦　上海交通大学附属儿童医院肾脏风湿科主任、博士生导师、教授，中华医学会儿科分会免疫学组委员，中国医师协会儿科医师分会血液净化及风湿免疫专业委员会、儿童血液净化专业委员会常委，上海市医学会儿科专业分会、肾脏病专科分会委员，上海市医师协会肾脏病医师分会、儿科医师分会委员。擅长诊治各种儿童肾脏及风湿免疫性疾病。

专家门诊：周三下午、周五上午（泸定路院区）周六上午（北京西路院区）
特需门诊：周四上午（泸定路院区）

位并形成血栓，堵塞伤口，起到止血作用。正常血液中的血小板数量通常为（100～300）×10⁹/升。当血小板低于正常值时，患儿易发生外伤后出血；进一步降低时，会发生自发性出血，甚至危及生命。特发性血小板减少性紫癜就是这样一种出血性疾病。由于患者体内的自身抗体与血小板表面的抗原结合，导致血小板被吞噬细胞破坏，血小板减少影响凝血功能，继而出现出血性皮疹。

特发性血小板减少性紫癜多见于婴幼儿，男女发病率无明显差异，好发于春季。约80%的特发性血小板减少性紫癜患儿在发病前3周左右有病毒感染史。由于患儿常在病毒感染后2～3周发病，且血清中血小板抗体明显增加，故目前认为，特发性血小板减少性紫癜并非由病毒直接作用所致，而是有自身免疫机制的参与。

特发性血小板减少性紫癜患儿以皮肤、黏膜广泛出血为主要特点。除皮肤"紫癜"外，还有其他脏器出血的表现，如鼻出血、牙龈出血、消化道出血（呕血、便血），偶有泌尿道出血（肉眼血尿），青春期女孩可有月经量过多。其中，以颅内出血最为严重，也是该病的主要致死原因，患儿在发病时表现为神经系统异常。

两种"紫癜"，大不同

❶ 血小板计数不同

两种"紫癜"均起病较急，两者间最大的区别是血常规中的血小板计数。过敏性紫癜是一种血管炎，血小板计数正常；特发性血小板减少性紫癜是一种因血小板被破坏而导致的出血性皮疹，患儿的血小板计数明显降低。

❷ 皮疹表现不同

过敏性紫癜患儿的皮肤紫癜为红色或暗红色，针尖至片状大小不等；以后，紫癜可逐步变成紫色并融合成片。紫癜多出现在双下肢，如双侧小腿、踝关节周围，呈对称性分布；少数患者（尤其是年幼者）的紫癜可发生于上肢、胸背部等，甚至可出现大片瘀斑或血性水疱。过敏性紫癜的皮疹具有高出皮肤、压之不变色且没有痒感等特点，一般1～2周可自行消退。

特发性血小板减少性紫癜表现为广泛的皮肤、黏膜出血，多为针尖样大小的出血点，也可为瘀点、瘀斑，严重者可有血疱及血肿形成。鼻出血、牙龈出血、口腔黏膜出血较为常见。出血点压之不变色，一般不高出皮肤表面，呈不对称分布。当血小板计数上升后，皮疹会逐渐消退。

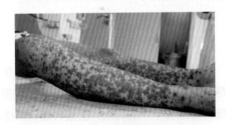

过敏性紫癜

得了"紫癜"，及时就医莫惊慌

家长一旦发现孩子身上有紫癜，应及时带孩子去医院就诊，完善相应检查，明确"紫癜"的性质和原因。

治疗过敏性紫癜，最重要的是去除病因。经过正规治疗，大多数过敏性紫癜患儿可自行缓解且不留后遗症。反复发作的过敏性紫癜患儿须积极配合医生检查，寻找反复发病的原因。部分关节型或腹型过敏性紫癜患儿需遵医嘱使用激素，严重者还需住院观察。过敏性紫癜患儿在皮肤紫癜消退后3个月内，仍有可能发生紫癜性肾炎。因此，无论紫癜有无累及肾脏，患儿均需坚持随访3～6个月。过敏性紫癜患儿可以正常上学，但应避免感染，防止反复发作。

治疗特发性血小板减少性紫癜，最重要的是充分止血。患儿须停用一切可能影响凝血功能的药物。急性期患儿应避免磕碰。血小板极度减少者须绝对卧床，以软食为主，避免坚硬的食物划伤胃肠道导致消化道出血。重症患儿须输注血小板、应用激素类药物或大剂量免疫球蛋白等治疗。血小板数量回升后，特发性血小板减少性紫癜患儿可回归正常生活。**PM**

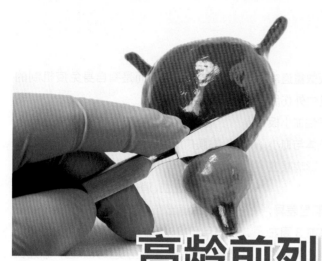

上海市的一项调查显示，60岁以上男性60%以上患有前列腺增生，其中需要手术治疗的占16.7%。另有调查表明，70岁以上老年男性前列腺增生的患病率超过75%。

高龄前列腺增生，手术非禁区

上海交通大学医学院附属第九人民医院泌尿外科
陶昱成　王 忠（教授）

高龄患者手术面临更多风险

相比普通患者，高龄前列腺增生患者在进行手术时会面临更多风险。随着年龄增长，人体器官功能逐渐衰退，对术中出血和麻醉的耐受性变差，术后恢复也比年轻人慢。同时，高龄患者往往合并较多基础疾病，如心血管疾病、糖尿病、呼吸系统疾病等。这一系列问题对手术医生、麻醉团队和护理团队都是较大考验。基于这些原因，不少高龄前列腺增生患者不得不采取保守治疗，如带导尿管生活等，生活质量明显受影响。

高龄非外科手术禁忌证

随着医学技术的进步，高龄已经不是前列腺外科手术的禁忌证。在身体状况允许的情况下接受手术，可使患者获得更高的生活质量。为降低高龄患者手术的风险，医生会结合具体情况，与相应学科团队进行详细的多学科讨论，制订最安全的手术方案。当然，如果患者身体状况确实非常差，不能耐受手术，或者本人手术意愿不强烈，可继续接受保守治疗。

高龄前列腺增生患者若符合以下一种情况，可考虑手术：①反复尿潴留；②反复发生血尿、泌尿系统感染，伴膀胱结石、继发性上尿路积水（伴或不伴肾损害）等；③前列腺增生合并膀胱大憩室、腹股沟疝、严重痔疮或脱肛等；④患者药物治疗无效或不愿进行药物治疗，而手术意愿强烈。

经尿道前列腺剜除术，更适合高龄患者

开放手术因创伤较大，目前已基本被微创手术取代。经尿道前列腺电切术是目前微创治疗前列腺增生的主要手术方法，但存在手术耗时长、术中术后出血多等问题。经尿道前列腺剜除术，尤其是钬激光剜除术，可以彻底去除增生的腺体组织，手术时间短，患者出血少、恢复快，适合高龄前列腺增生患者。**PM**

専家简介

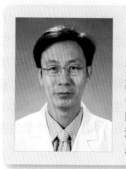

王 忠　上海交通大学医学院附属第九人民医院泌尿外科主任、临床医学院副院长、主任医师、教授、博士生导师，中华医学会男科学分会副主任委员，中国医师协会泌尿外科医师分会委员，上海中西医结合学会泌尿外科男科专业委员会主任委员。

大肠癌，离我们并不遥远

复旦大学附属中山医院结直肠外科　陈竞文　许剑民（教授）

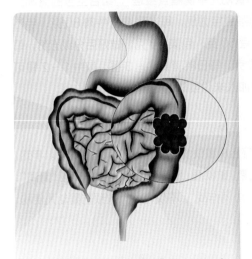

相信大家对"大肠癌"这个词一定不陌生。医学上，它的名字是结直肠癌，包括结肠癌和直肠癌。2019年国家癌症中心发布的《中国恶性肿瘤流行情况分析报告》显示，男性结直肠癌发病率排名第四，女性结直肠癌发病率排名第三。或许你会觉得，"癌"这个词听起来虽然吓人，但离自己很遥远，和年轻人更是"八竿子打不着"？其实不然。

近年来，随着生活水平的提高，原本属于"老年癌症"的大肠癌出现年轻化趋势，且发病率逐年升高。过去，大肠癌的发病高峰一般在50岁以后。近年来，30岁以下青年白领罹患大肠癌的比例逐渐升高，约占患者总数的10%。我国大肠癌发病年龄明显提前，较欧美等国家提前12~18年。结直肠癌的发病与生活方式、遗传、大肠腺瘤等息息相关。要预防结直肠癌的发生，必须重视以下危险因素的控制。

"拿什么拯救你，我的'卡路里'"：不良饮食习惯

目前认为，饮食习惯与结直肠癌的发生密切相关。高脂饮食会显著增高大肠癌的发病率，约6%的结直肠癌与长期食用红肉有关，约5%结直肠癌与长期饮酒有关。因此，合理的饮食结构和正确的饮食习惯是必不可少的。少油盐、多膳食纤维，肠道才健康。

"来啊，快活啊"：不健康的生活方式

生活方式是仅次于饮食的又一个引发大肠癌的危险因素。吸烟、过量饮酒、久坐、缺乏体育运动等不健康的生活方式都会增加大肠癌的发生风险。久坐和疏于锻炼者发生大肠癌的风险比经常锻炼者高4倍。此外，肥胖也会增加发生大肠癌的风险，30%的大肠癌患者有肥胖的情况。

"一天三顿小烧烤"：不容忽视的化学致癌物

加工、腌制肉类食物中往往含有亚硝酸盐，而亚硝胺及其化合物是导致大肠癌最主要的化学致癌物质。油炸、烧烤类食物中的甲基芳香胺类物质也与大肠癌的发生密切相关。

"为什么'肠'是你"：久治不愈的消化道疾病

某些消化道疾病若经久不愈，也会增加发生大肠癌的风险，如溃疡型结肠炎、克罗恩病、大肠腺瘤等。

"是谁送你来到我身边"：血吸虫病

血吸虫病曾流行于我国长江流域及其以南地区。经过多年的防治，我国血吸虫病感染率已明显下降。血吸虫卵沉积会造成肠黏膜反复发生溃疡、修复及慢性炎症，最终可导致大肠癌的发生。此外，血吸虫病导致的胆汁分泌异常和免疫力下降，也是致癌的原因。因此，血吸虫病患者应注意定期复查肠镜。

要预防大肠癌，还是那句老话：管住嘴，迈开腿。调整生活方式，坚持健康饮食，勤加运动锻炼，切忌少动久坐。如果出现便血、大便性状或大便习惯改变时，应及时就医。直系亲属中有大肠癌患者的人群，宜从40岁起定期进行肠镜检查；不存在特殊危险因素者，宜从45岁起定期进行肠镜检查，一般每五年检查一次。**PM**

营养辅食：牛肉蔬菜泥

江苏省苏北人民医院临床营养科　蒋 放

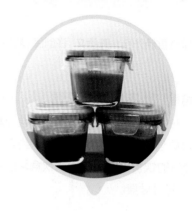

数量与搭配

根据"中国7~24月龄婴幼儿平衡膳食宝塔"，结合宝宝的情况按需喂食，逐步增加。以8月龄宝宝为例，每次可准备牛肉80克、芋艿100克、胡萝卜100克、豌豆50克、包菜50克。做好后分成五份，每份含牛肉16克、蔬菜约60克。每日喂辅食2~3餐，其中1~2餐可选这款牛肉蔬菜泥。辅食中加入米粉或碎面更佳。

营养特点

牛肉富含蛋白质和铁，符合从富铁食物开始添加辅食的要求。芋艿、胡萝卜、豌豆、包菜富含维生素、矿物质、膳食纤维等。芋艿口感"滑润"，富含膳食纤维，与其他蔬菜"协同作战"，不仅可以有效预防婴幼儿便秘，还有助于其肠道菌群的建立。

注意事项

● 制作辅食前须先洗手。制作辅食的餐具、场所应保持清洁。辅食应煮熟、煮透。制作好的辅食应及时食用或妥善保存。

● 婴幼儿辅食应保持食物原味，不需要额外加糖、盐及各种调味品。这款辅食的味道是甜的，甜味来自豌豆、胡萝卜，让婴幼儿品尝大自然的味道并喜欢上食物，这是添加辅食的重要目的之一，也是制作辅食的基本要求。

● 每次只添加一种新的食物并观察宝宝有无过敏反应，逐步达到食物多样化。这款辅食涉及5种食物，家长应先确认无过敏反应后，方可给宝宝食用。

● 辅食尽量现做现吃。若一次制作的辅食量较多，应分装后放入冰箱保存。一般地说，48小时以内食用的辅食可以冷藏保存；48小时后食用的辅食应冷冻保存，食用前应蒸透。**PM**

牛肉蔬菜泥

★ 食材 ★

牛肉、胡萝卜、芋艿、有机包菜、豌豆。

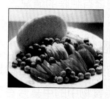 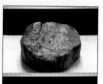

★ 做法一 ★

● 胡萝卜、芋艿洗净，去皮，切片；牛肉洗净、切丁；包菜洗净、切丝；豌豆洗净。

● 胡萝卜、芋艿、牛肉、豌豆放入锅中，加水200~500毫升，中火煮15~20分钟；加入切成丝的包菜，再煮5分钟。将食材捞出，放入料理机打成泥。

★ 做法二 ★

● 胡萝卜、芋艿洗净，切片；牛肉洗净、切丁；包菜、豌豆洗净。

● 将胡萝卜、芋艿、牛肉、豌豆一起蒸30分钟；加入包菜，再蒸5分钟。放入料理机，加水约200毫升，打成泥。

添加辅食的三大理由

❶ **补充营养**　宝宝满6月龄后，仅靠母乳喂养已经不能完全满足宝宝快速生长的营养需求，必须添加其他营养丰富的食物。

❷ **已具备消化能力**　宝宝满6月龄时，胃肠道已具备可以消化母乳以外食物的能力。

❸ **学习需要**　让宝宝学会咀嚼和吞咽动作，学会使用匙、杯、碗等餐具，逐渐适应普通饮食。

"中国美食地图"之重庆璧山篇

番茄煨牛腩

重庆市璧山睿祥健康烹饪营养工作室　张　涛
重庆医科大学公共卫生与管理学院营养与食品卫生学教研室教授　赵　勇

　　璧山位于中国重庆以西，东靠巴岳山，西据缙云山，向南延伸至长江，往北直到嘉陵江。璧山的气温适宜，土层深厚，富含有机质的肥沃红壤土，非常适合番茄生长。所以，番茄在璧山是非常著名的蔬菜，璧山的当地老百姓也非常智慧，结合当地饲养的黄牛肉，发明了一道地方名菜——番茄煨牛腩。

番茄煨牛腩

　　原料：黄牛牛腩，番茄，胡椒粉，老姜。

　　制作方法：①将牛腩、番茄分别切成块，老姜切片。②锅内放油，加老姜片炒香；加入牛腩、番茄块炒出汁液，加水适量，大火烧开；放入盐与胡椒粉，用砂锅小火煨2个小时至牛肉酥烂即成。

　　营养价值：番茄煨牛腩营养丰富，老少皆宜。番茄富含维生素A、维生素C、维生素B_1、维生素B_2、钙、磷、钾、镁、铁、锌、铜、碘等多种营养素，以及膳食纤维。番茄所含有的植物化合物"番茄红素"有抑制细菌的作用，还可改善老年性黄斑变性等。牛腩可提供优质蛋白质，还含有矿物质和B族维生素(包括烟酸)，是血红素铁的良好来源。牛腩中的脂肪可以增加番茄中的番茄红素活性。不过，正如很多传统地方美食一样，在营养健

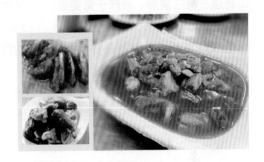

康元素方面，番茄煨牛腩也有些许不足。比如，其食材仅两种，如果改良制作方法，可提升其营养价值。

改良版：七彩番茄煨牛腩

　　原料：牛腩500克，番茄3个，洋葱、西芹各100克，胡萝卜、红椒、青椒、黄瓜、香菇、蘑菇各50克，生姜5克，葱花适量。

　　制作方法：①将牛腩洗净、切块，番茄、洋葱、西芹、胡萝卜、红椒、青椒、黄瓜、香菇、蘑菇分别切丁，姜切片。②锅内放少许油，加姜片炒香；加入牛腩、番茄块，炒出汁液；加水适量，大火烧开，放入盐、胡椒粉；用砂锅小火煨1个小时，加入蔬菜丁；再煨1小时至牛肉酥烂即成。

　　营养价值：这道菜在传统番茄煨牛腩的基础上，加入了各种颜色的蔬菜，清香味浓。牛腩含有丰富的优质蛋白质；番茄中的番茄红素有抗氧化作用；西芹富含纤维素；洋葱、青椒等辅料含有多种维生素和矿物质；香菇营养丰富，富含的麦角甾醇、甘露醇等经日光或紫外线照射，可转变成维生素D_3，有助于增强人体免疫能力，并能促进钙的吸收。这道菜低油、低

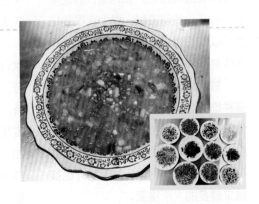

盐，炖煨的烹饪方法不仅简单，还可以减少营养素的损失，适合居家制作。此外，这道菜色彩丰富，对儿童有吸引力，可促使其食用平时不太爱吃的各种蔬菜。**PM**

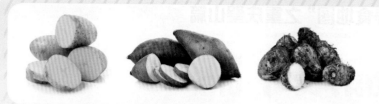

薯芋类蔬菜包括甘薯、马铃薯、芋、魔芋、山药、豆薯、菊芋等，既可当蔬菜，又可充当粮食、饲料，还可作为工业原料。

"粮菜兼用"的薯芋类蔬菜

南京农业大学园艺学院教授　侯喜林

上得席面、入得家常的马铃薯

马铃薯别名土豆、洋芋、地蛋、山药蛋、荷兰薯等，原产于南美洲，目前已遍及全世界。世界上140多个国家均有栽培，尤其是在欧、美等温带国家，马铃薯在人们的膳食中占有十分重要的地位。中国的马铃薯栽培始于1700年，由荷兰传入。

马铃薯易于生长，能与玉米、蔬菜、林木等作物间套种植，被誉为"不占地的庄稼"。富含淀粉、蛋白质、矿物质的块茎是其食用部分，既能代粮，又能作为蔬菜。马铃薯既能制成端得上席面的高档菜，也能做成颇"接地气"的家常菜。

马铃薯皮色有白、黄、粉红及红色，肉色有黄、白两种。变绿的马铃薯应慎食，其中龙葵素含量增多，多吃会引起中毒。选购马铃薯时，以薯块大小适中，芽眼浅，表皮光滑、干净，不萎蔫，不变软，无机械伤者为佳，表皮粗糙、龟裂，薯块萎蔫变软者为次品。

用途众多的甘薯

甘薯别名白薯、红薯、山芋、番薯、地瓜等，原产于美洲墨西哥，明代首先传入我国福建、广东两省，后逐渐扩及长江、黄河流域，成为我国栽培面积仅次于水稻、小麦、玉米的第四大作物。

甘薯块根中含有大量淀粉、糖和多种维生素，适当吃些甘薯，有益人体健康。其茎叶也是营养价值很高的食物，过去可作为饲料，如今，随着菜用甘薯品种的开发，甘薯茎叶也被越来越多的人所接受。

甘薯淀粉产量非常高，可作为食品工业的原料，如制造酒精、葡萄糖、饴糖、粉丝、粉皮；甘薯也是轻工业和纺织工业的原料，可制造柠檬酸、

乳酸、味精、酶制剂、氨基酸、抗生素、维生素和各种淀粉衍生物，广泛应用于化工、医药、纺织、塑料、染料等工业。

块根是甘薯的主要食用部位，形状可分为纺锤形、球形、圆筒形和块形。其形状的变化除与品种特性有关外，还因土壤及栽培条件不同而有所变化：如土壤疏松、潮湿，则薯形偏长；如土壤板结、干燥，薯形则呈圆球形或纺锤形。甘薯的皮色由皮中色素决定，有白、淡黄、黄、淡红、紫色等；肉色有白、淡黄、黄、杏黄、橘红或紫晕等。黄肉、红肉品种的胡萝卜素含量多，营养价值高，适宜直接食用。制成薯干或生产甘薯淀粉，以薯肉白

色或淡黄者为好。

近些年，一些新品种逐渐"走俏"。小型甘薯（或称迷你甘薯）薯块较小（50～150克），质地细腻，适于微波炉烘烤或整薯蒸煮，也可与粗精粮搭配食用，颇受消费者欢迎。还有可供生食的水果甘薯，膳食纤维含量丰富且富含维生素A，营养价值较高且口味清香。紫薯表皮和肉质呈紫色至紫黑色，外形小巧玲珑，除具有普通甘薯的营养成分外，还含有大量花青素，具有一定的保健功效。

一般家庭购买甘薯应首选黄肉、红肉的。这类甘薯味甜，适宜蒸、烤后食用，或与大米、面粉、玉米等一起食用，也可蒸熟捣成泥后制作煎饼、

馒头等。宜选择皮色鲜艳，表皮光滑，无霉变、黑斑的。霉变的甘薯中含黑斑病毒，不易被高温杀死，应禁止食用。若甘薯已发芽，也不宜食用，因为其中龙葵素含量增加，食用后可能会中毒。

"芋"不可貌相

芋别名芋头、芋艿、毛芋。芋的球茎富含淀粉及蛋白质，可供菜用或粮用，也是淀粉和酒精的生产原料。叶用芋的叶柄是一种蔬菜。

芋的可食用部分是其球茎。球茎上有棕色鳞片毛，虽外形丑陋，却是"败絮其外，金玉其内"。传说苏轼在岭南常煨芋头吃。芋头所具有的益气克饥之功和药用功效，帮助他克服了岭南的瘴毒之气。"香似龙涎仍酽白，味如牛乳更全清"便是苏东坡赞美芋头的诗句。郑板桥最爱"闭门品芋挑灯，灯尽芋香天晓"，也许他在品芋之时找到了许多灵感，从而成就了许多佳作。蒸煮芋头糯软清香、黏滑爽口，炒菜做羹同样口味别具一格。

芋头还有一个特点是"多世同堂"。母芋上的健壮腋芽还可以形成新的球茎，称为子芋。子芋长到一定程度后，又可长出新的小球茎，称为孙芋。如条件适合，还能形成曾孙芋、玄孙芋。选购芋头时，应选择完整肥厚，表皮无斑点、瘰眼，颜色均匀有光泽，球茎中心无粗纤维者。

一杯山药进琼糜

山药别名大薯、薯蓣、佛掌薯，其食用部分为地下块茎，富含淀粉、蛋白质和碳水化合物。陆游在《秋夜读书每以二鼓尽为节》中写道："高梧策策传寒意，叠鼓冬冬迫睡期。秋夜渐长饥作祟，一杯山药进琼糜。"诗人在伴着青灯读书的寒冷秋夜，听着梧桐树叶摇落的声音，忽觉饥肠辘辘，一杯山药下肚，有如天上的"琼玉之糜"。山药既能代粮，又可做菜，可炒食、煮食、糖熘。

山药的块茎有长圆柱形、圆筒形、纺锤形、掌状或团块状；外皮有红褐、黑褐、紫红等色泽；肉白色，也有淡紫色，表面密生须根。山药的栽培品种较多，比较著名的品种主要有淮山药、华州山药、菜山药等，口味各有千秋。淮山药俗称毛山药，是江苏淮北地区的传统品种，块茎粗大，呈圆柱形，外皮较厚，肉色洁白。华州山药是陕西特产，主要产地在华县，已有2500年栽培历史。该品种块茎粗、条长、皮薄、质细、味浓，一般以药用为主。嘉祥细长毛山药是山东特产，已有200多年栽培历史。其块茎外皮薄，黄褐色，有一至数块红褐色斑痣，肉质细，味香甜，叶腋可着生椭圆形的山药豆。菜山药又名凤山药。其块茎表面光滑，瘤少而小，毛根少而短，品质脆而有甜味，适合鲜食和加工。

蔬菜市场上的山药主要为长柱形品种。购买时应选择表皮光洁无异常斑点、机械伤者。大小相同的山药，较重的更好。山药的横切面应呈白色并有黏稠汁液，若发黄则说明储存过久。

减肥"利器"魔芋

魔芋别名蒟蒻、蒻芋、蒻头、鬼芋等，中国最早的记载见于公元前1世纪司马迁编撰的《史记》。因其枝叶如伞，花朵好看，最初魔芋栽培仅作庭园花卉，以供观赏。后因其球状块茎富含淀粉及果胶，而被开发成食品。因能量低且具有较强饱腹感，魔芋被不少人当作减肥"利器"。

目前，世界上的魔芋品种有160多个，但有些品种根茎粗糙，未形成食用器官，或球茎毒性过强难以加工去毒而无食用价值。目前可供食用的仅有20种。中国有6个品种可以食用，包括花魔芋、白魔芋、田阳魔芋、西盟魔芋、攸乐魔芋、勐海魔芋。

优良魔芋呈椭圆形球体，上端略大于下端。魔芋鲜块茎有毒，不能直接食用，要把块茎磨碎，经石灰漂煮后，方可食用或酿酒、制豆腐、制粉丝。因此，市面上可供购买的魔芋产品多为加工制品。魔芋产品颜色多因原料及加工方式而不同，呈棕红色或浅青绿色、半透明状，肉质柔软而有弹性。**PM**

柑橘类水果的"冷门"小知识

橘、橙、柑、柚子、金橘、柠檬……最近，你有没有被这些体形圆圆、泛着黄灿灿光泽、散发着诱人香味的水果包围？时下正值柑橘类水果大量上市，在享受美味的同时，你是否对它们有足够了解？

中国农业大学食品学院　范志红（副教授）　王淑颖

❶ 柑橘皮油亮亮，不一定是打了蜡

近年来，水果打蜡的新闻不时就会出现，让很多人对外表油亮的水果敬而远之。其实，外皮油亮的水果，不一定是打了蜡或者涂了油。柑橘类水果黄灿灿的果皮上有一些小小的突起，这一结构称"油囊"，是其储存挥发性香气成分的地方。一般来说，油囊越饱满的柑橘，气味越芬芳。所以，柑橘水果看着"油光闪闪"，并不一定是人为涂了油，油囊和最外层的薄薄果蜡都是它们"自带"的。当然，为了使柑橘保存的时间长一些，避免水分的散失，果农有时会在其表面上打一层无害的果蜡。例如，进口的橙子通常都要打上一层果蜡，防止果肉失水、干瘪。

❷ 柑橘内的"白色海绵层"可以吃，而且有营养

很多人吃橘子、柚子时，习惯把外果皮里的"白色海绵层"扔掉。鲜为人知的是，这层白白软软的结构，包含了大量果胶等膳食纤维，还有大量矿物质和类黄酮物质（橙皮苷、柚皮苷等成分是苦味的），有助于延缓食物消化速度、预防消化系统疾病，并具有辅助降低胆固醇的潜在功效。这些海绵层可以直接和果肉一起吃掉，柚子的白色内皮还可以与柚子皮一起做成蜂蜜柚子茶。

❸ 柠檬不是维生素C含量最高的柑橘类水果

提及水果中的"维生素C之王"，柠檬的"呼声"最高。维生素C是柑橘类水果中最为出众的营养素之一。然而，柠檬的维生素C含量并不是柑橘类水果中最高的。《中国食物成分表（2018）》中数据显示，葡萄柚的维生素C含量为38毫克/100克，橙和橘为33毫克/100克，柠檬为22毫克/100克。所以，虽然柠檬不是柑橘类水果中维生素C含量最高的，但说柑橘水果是维生素C的宝库，却是"实至名归"。

❹ 颜色越深，并非营养价值更高

通常，血橙、红心蜜柚等颜色较深水果的价格要比颜色浅的贵一些，这是否说明它们的营养价值更高？其实，柑橘中的红色、黄色都来源于类胡萝卜素类物质，颜色的深浅与其中类胡萝卜素的含量和种类有很大关系。例如：颜色如红宝石般美丽的葡萄柚、红色蜜柚，以及红色的血橙，含有一种红色的类胡萝卜素——番茄红素；而黄肉品种的柑橘中，番茄红素的含量几乎为零。当然，葡萄柚还富含能在体内合成维生素A的β胡萝卜素，且其含量是浅黄色橙子的10倍之多，更是比柠檬高200多倍。

❺ 大量吃柑橘类水果，皮肤会变黄

一些人曾有这样的经历，在大量吃了一段时间橘子之后，发现自己的皮肤变黄了。这是因为短时间内大量吃柑橘类水果后，其中丰富的类胡萝卜素会迅速在体内富集，源源不断地被运输到皮下脂肪储存起来，把原本偏白的脂肪染成金黄色，皮肤就变黄了。不过，这对健康没有影响，只要停止大量摄入含类胡萝卜素的食物，肤色很快就可以恢复正常。

❻ 柑橘类水果碳水化合物含量不低

柑橘类水果的含糖量较高，橙的含糖量约为11.1%，早橘的含糖量在12.6%左右。最厉害的是金橘，糖含量高达13.7%。虽然10%左右的含糖量还不算特别高，但如果食用超过一定量，如一下子吃500～1000克，所摄入的糖量可就不是小数目。比如，吃500克金橘约等于摄入68.5克糖，接近1碗米饭的含糖量，相当于一个轻体力活动女性每日所需能量的15%。在三餐之外吃这么多碳水化合物，需要运动1小时才能消耗完。**PM**

如今，人们的生活条件越来越好，"吃饱喝足"已成为家家户户的饮食常态，但各种健康问题也随之而来：四处可见"横向发展"的体型，高血压、高血糖和血脂异常成了中老年人常见的健康问题。套用一句风靡网络的话：吃了那么多，换来的"并非强壮，而是虚胖"。这背后的"罪魁祸首"之一就是空能量食物。

你听说过**空能量食物**吗

上海交通大学医学院营养系　蔡美琴（教授）吴轲

"空能量"食物并非"零能量"食物

空能量食物给人的第一感觉往往是"零能量"。恰恰相反，"空能量"指的是"无营养能量""纯能量"，也就是只提供能量而不提供或只提供少量蛋白质、维生素、矿物质和膳食纤维等营养素。

机体所需的能量来源于食物中的碳水化合物、脂肪和蛋白质。一日三餐除提供能量物质外，还可以提供维生素、矿物质等营养物质。空能量食物中蛋白质、维生素、矿物质等营养素的含量很低，除了提供能量外，营养价值并不高。如果每日膳食中多数能量来源于这样的食物，就无法给那些提供基础营养素的食物留下充足空间了。

空能量食物的"罪恶之源"主要是添加糖和固态脂肪。添加糖包括在食品制作过程中使用的白砂糖、糖浆等。固态脂肪是指在室温下呈固态的油脂，主要包括动物脂肪及加工食物中的氢化植物油。

空能量食物如何判断

判断空能量食物最简单的方式是查看食品配料表。配料表中的各种配料一般以含量高低进行排列，排在前三位或前五位的就是食物的主要成分。若食品配料表列出的主要成分以添加糖、固态脂肪为主，而其他营养物质含量很低，那么这种食物就是空能量食物。

比如，某水果软糖配料表的前五位分别是白砂糖、葡萄糖浆、代可可脂、食用盐、食用明胶，某茶饮料配料表的前三位是水、白砂糖、果葡糖浆。水果软糖中主要含添加糖和脂肪，茶饮料则以水和添加糖为主，都是典型的空能量食物。

需要提醒的是，很多商家为了防止人们"识破"空能量食物，常常会给原料取"别名"，如固体脂肪又叫"代可可脂""人造奶油""起酥油"等。还有的食品宣称没有添加蔗糖、白砂糖，但事实上配料表中却含有大量高果糖玉米糖浆、果葡糖浆。

少吃这些空能量食物

● **甜品**　糖是空能量饮食的一大"元凶"。以糖为主的食物，如糖果、含糖量高的巧克力、蜂蜜、蜜饯等都是空能量食物。空能量食物的"重灾区"是甜品类食物。甜品店里的产品都是"雷"，蛋糕、甜甜圈、曲奇、泡芙等食品不仅含有大量的糖，还含有大量脂肪。特别是带"酥"字的食品，如羊角酥、丹麦酥的制作过程更是离不开大量的脂肪。

● **甜饮料**　说起饮料中的空能量食品，人们首先想到的往往是各种碳酸饮料，但高糖饮料远不止这些。一些运动饮料、能量饮料、甜味茶饮料、果汁饮料、奶茶中添加糖的含量不输碳酸饮料。很多益生菌饮料，添加糖含量一点都不低。

● **酒和酒精饮料**　常常被大家忽略的空能量食物还有酒和酒精饮料。酒精虽不属于糖和脂，但每克酒精可以提供7千卡（1千卡≈4.18千焦）能量，而每克糖和脂分别提供的能量为4千卡和9千卡。《中国居民膳食指南（2016）》建议男性一天饮酒的酒精量不应超过25克，女性不应超过15克。

● **调味酱料**　沙拉酱和中式的芝麻酱、沙茶酱、花生酱等，虽然不是常规意义上的固态脂肪，但含有大量的植物油，且常添加白砂糖调味，少量食用尚可，大量食用对健康无益。**PM**

今年7月中旬，一种法国知名品牌的核桃油产品卷入"塑化剂"风波，其代理商自曝核桃油产品存在塑化剂邻苯二甲酸酯类（DEHP）成分超限残留的情况。在这起事件背后，除商业纠纷外，消费者更关心的是：塑化剂源头在哪？到底有多大危害？

"塑化剂"疑云见分晓，"塑从口入"需当心

 上海市食品研究所教授级高级工程师　马志英

疑问一　什么是塑化剂？它怎么会在食品中出现？

塑化剂（又名增塑剂）是一类常用的塑料添加剂，能增加塑料的延展性、弹性及柔软度。塑化剂的种类多达上百种，常见的邻苯二甲酸酯类塑化剂有20多种，如邻苯二甲酸二甲酯（DMP）、邻苯二甲酸二乙酯（DEP）、邻苯二甲酸二丁酯（DBP）、邻苯二甲酸二（2-乙基）己酯（DEHP）、邻苯二甲酸二异壬酯（DINP）等。既然是塑料添加剂，它怎么会在食品中出现呢？

食品中的塑化剂主要来源于塑料包装材料的迁移，也可能来源于环境中塑化剂对食品的污染。由于DEHP一类塑化剂与塑料之间的分子结合力较小，很容易从塑料产品中迁移出来。例如，常见白酒中的塑化剂含量较高，经溯源分析发现，酿酒过程中塑料输酒管道是白酒中塑化剂的主要来源。因此，欧盟2012年禁止含塑化剂的食品包装材料接触酒精含量20%以上的饮料。另一方面，塑化剂在环境中已经普遍存在，在塑料制品制造、燃烧过程中及夏季高温条件下，塑化剂都容易释放出来。它们会释放到空气、土壤中，也会溶于地下水或地表水，最终污染农作物。粮食在生产过程中也会富集环境中的塑化剂，2015年我国有研究检测了22类食物样品共6650份，发现其中大米、面粉、叶类蔬菜和海鱼中DEHP的检出率都超过44%。丹麦研究人员调查了29种成人食品和11种儿童食品，发现50%的食品中含有邻苯二甲酸酯类物质。这次法国核桃油事件中超限残留的塑化剂很可能来自包装材料和核桃原料本身的污染。不过，超量的塑化剂也可能是人为加入的。2011年台湾一家食品添加剂公司在其生产的产品中违法掺入了塑化剂，受污染产品达数千种。这起严重的食品掺毒事件引起了全世界对食品中增塑剂的关注和研究。

疑问二　塑化剂怎么进入人体？危害有多大？

邻苯二甲酸酯类的塑化剂主要通过食物进入人体。国内有项对中国居民DEHP膳食摄入水平和风险评估的研究显示：我国居民每天DEHP平均膳食摄入量为2.07微克/千克体重。大米、瓜茄类蔬菜和面粉是我国居民从膳食中摄入DEHP的主要来源，其中大米的DEHP膳食摄入贡献率达28.4%。还有报道称在被认为是人类最安全的食物——母乳中也检出了塑化剂成分。

从目前对常用塑化剂的毒性研究结果来看，DEHP等邻苯二甲酸酯类塑化剂对健康的影响取决于摄入量。欧洲食品安全局认为DEHP的成人每日允许摄入量（TDI）

为 50 微克/千克体重。国际相关研究表明，大部分邻苯二甲酸酯类塑化剂对人类致癌性证据不足；DEHP、DBP、邻苯二甲酸丁酯苄酯（BBP）具有 2 类生殖毒性（即对动物产生生殖毒性，具有类雌激素作用，有可能引起雄性内分泌紊乱，导致精子数量减少。暴露于一定剂量的 DEHP 可能导致动物的生殖器官缺陷或造成不育），但对于人体长期大剂量摄入 DEHP 和 DBP 对健康的影响，目前尚缺乏临床案例及直接证据。

疑问三 我国有没有食品中塑化剂安全限量标准？

目前我国还没有食品中塑化剂安全限量标准。许多国家允许 DEHP 等塑化剂用作食品包装材料，并通过对包装材料的管理（包括禁用于脂肪性食品、婴幼儿食品和制定最大迁移量等措施）控制塑化剂污染食品。我国 GB9685-2016《食品安全标准 - 食品接触材料及制品用添加剂使用标准》也规定了食品接触塑料的添加剂品种、范围和特定迁移量或残留量，但未制定食品中塑化剂的限量标准。

疑问四 怎样减少"塑从口入"？

按照现代社会的生活方式，要完全避免摄入塑化剂几乎是不可能的。不过，通常生活中接触到的塑化剂对人体产生危害的风险不大，无须害怕。要减少"塑从口入"，应做到以下"三不"：

❶ 不要用塑料容器长时间存放油、酒等有机物

"相似者相溶"，作为有机物的塑化剂容易溶入有机物中，如食用油、白酒等食品中。合格的塑料包装材料迁移到食品中的塑化剂不应超出有关标准。包装材料中塑化剂的浓度、食品的油脂含量、与塑料包装的接触面积、贮存时间、温度等，都会对食品的塑化剂含量产生影响。有些食用油采用大容积的塑料油桶包装，普通家庭往往几个月甚至半年才能吃完。有关研究显示，用含有塑化剂的塑料容器盛放油脂或油脂含量高的食品，贮存时间越长，这些食品中的塑化剂含量越高。与塑料相比，玻璃、陶瓷、不锈钢的性质更加稳定，与食品直接接触更加安全。有流言说："喝瓶装矿泉水，也会喝进很多塑化剂。"这是谣传，因为水不是有机溶剂，根据检测结果，合格的瓶装矿泉水中塑化剂含量极其微量，不会对人体健康造成危害。

❷ 不要在高温条件下使用塑料包装食品

大多数塑料的耐热性很差，温度越高，塑化剂的迁移率越大。常见的低密度聚乙烯食品袋在 50℃就会变形，100℃以上就会融熔；即使是耐热的聚丙烯塑料热变形温度也只有 102℃。而刚出锅的油炸、油煎食品表面温度可超过 130℃，熔融的塑料成分很容易黏附在食品上，直接

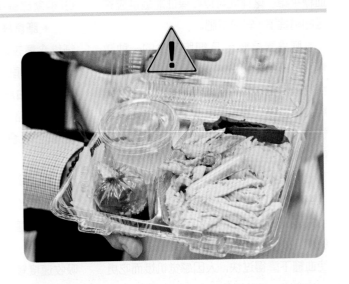

污染食品。研究发现，刚炸好的油条用低密度聚乙烯塑料袋盛放，油条中的塑化剂含量会大大增加。用微波加热食品时，采用专用的玻璃、陶瓷容器较安全，尽量不要用塑料容器。

❸ 不要使用不安全的食品塑料容器

有些人很节俭，用过的一次性塑料瓶和塑料杯舍不得扔，常反复使用。其实，反复使用的一次性塑料制品不仅化学和微生物污染增加，还可能释放塑化剂等有害物质。一些农贸市场摊贩采用的塑料袋用回收塑料加工而成，价格低廉，但不符合食品包装材料的安全要求，有害物质含量较高，具有较大的安全隐患。所以，不要使用来路不明或没有写明材质的塑料制品包装食品。**PM**

虽然美食给人带来愉悦享受，但一不留神肥胖就会"找上门来"。肥胖不仅使人身材走形，还与许多慢性病直接相关，如糖尿病、心脑血管疾病、肿瘤、痛风等。那么，身上的"肥肉"是从哪来的？其实，"肥肉"是"吃"出来的。

吃"低GI"食物能减肥吗

复旦大学附属华东医院营养科主任医师　韩维嘉

减肥，应控制血糖平稳

对于想减肥的人而言，成功减肥的秘诀不是饿肚子，也不是严格遵循苛刻的食谱，而应在选择健康食物的前提下，保持血糖平稳。这样就可以在保证能量供应充足的前提下，轻松减肥。

胰岛素是胰腺B细胞产生的一种激素，对葡萄糖最敏感。当人进食后，随着食物被消化吸收，血葡萄糖浓度上升，胰腺会释放胰岛素，促进肝脏和肌肉对葡萄糖进行吸收，以降低血糖水平。简而言之，胰岛素的任务是降低血糖，并将多余的葡萄糖以脂肪的形式储存起来。精白米面、糕点、饮料等食物转化成葡萄糖的速度相当快，在短时间内即可引起血糖大幅上升，使胰腺处于"恐慌"状态，释放过多胰岛素，使血糖下降得过快，人因感觉饥饿而吃更多的食物。长此以往，人就越来越胖。

有一类食物转化为葡萄糖的速度较慢，人体摄入这类食物后，血糖不会发生大的波动，这类食物统称为低血糖生成指数（GI）食物。GI值反映与葡萄糖（GI=100）相比，某种食物升高血糖的速度和能力，可以用来衡量该食物对血糖浓度的影响程度。根据GI值，可将食物分成三类：GI<55的食物为低GI食物，GI>70的食物为高GI食物，GI值介于55～70的食物为中GI食物。

凡是碳水化合物含量高的食物都属于高GI食物，如糖果、巧克力、冰激凌、饮料、以及精加工米面、各色糕点，等等。粗粮、蔬菜、坚果及大部分水产品等属于低GI食物。

低GI食物有以下特点：

● **含糖量低**　含糖量低，GI值自然也低。如草莓含糖量低于香蕉，GI值就比香蕉低。

● **膳食纤维含量高**　除淀粉含量较高的种类以外，大部分蔬菜的膳食纤维含量较高，都属于低GI食物。粗粮含有更多的膳食纤维，其GI值普遍低于精白米面。

● **蛋白质、脂肪含量未必低**　GI值与脂肪、蛋白质含量关系不大。因此，牛奶、奶酪、鱼、肉类等食物，能量不低，但因糖类含量相对较低，所以仍属低GI食物。

低GI食物，"吃对"才能减肥

既然维持血糖平稳有助于减肥，那么吃低GI食物可以减肥吗？要回答这个问题，需明确两点。

首先，低GI食物≠低能量食物，勿将两者混为一谈。低GI食物是消化、吸收速度较慢的食物，并不代表其能量一定比中、高GI食物低。不能根据食物GI值来判断食物能量的高低，倘若吃错了，无法达到减肥的目的。

其次，食物的GI值并非一成不变，而会受烹调方式的影响。加工时间越长、糊化越好的食物，GI值越高。例如，同样是麦片，快熟麦片的GI值比普通燕麦高，白粥的GI值比米饭高。

因此，想要成功减肥，必须选对食物和烹调方式。

● 吃含碳水化合物的食物时，应用低GI食物替代高GI食物，以维持血糖平稳，增加饱腹感。例如，用粗粮、红薯或杂豆等膳食纤维高的食物替代或部分替代精制米面，用需要更多咀嚼的意大利面替代卷面，用不易消化的全麦面包替代白面包，等等。

● 在摄入相同能量的前提下，用多种食物替代单一的淀粉类食物。例如，用含蛋白质和脂肪的三明治替代面包，用坚果和牛奶替代甜点，等等。

● 尽量吃天然的水果，不榨汁；将食物发酵后食用，以降低食物的GI值；等等。**PM**

临期食品，买还是不买

华南农业大学食品学院　赵力超（教授）李清岚

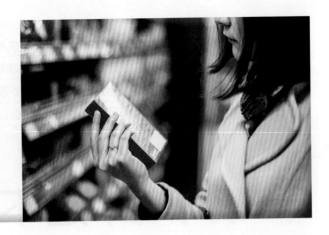

近几年，很多大型超市纷纷设立了"临期食品"货架，打折销售临近保质期的食品。临期食品能不能买？回答这个问题，要看食品的类别和状态：有些临期食品不易变质，可以食用；而有些"放不住"的临期食品，还是不买为宜。

食品劣化，无法避免的过程

食品的品质劣化是由微生物的生长繁殖、化学反应及食品自身的代谢作用引起的，是一个缓慢而渐进、却又无法避免的过程。有些劣化过程对人体相对安全，仅是外观、口感劣变，营养价值降低，并不会引起实质性的危害。有些劣化过程则对人体有害，如某些微生物在生长繁殖过程中会产生毒素，高油脂食品中的油脂氧化、酸败而产生过氧化物，某些食品成分分解产生有害物质，等等。

通常情况下，食品的感官劣变和有害物质的产生是同时发生的。所以，食品一旦出现明显的感官变化，无论是否处于保质期内，都不能再吃了。在保质期内的食品，实际上也处于缓慢的劣化过程中。接近保质期的食品，各方面指标肯定不如刚出厂的食品好。

临期食品安全吗

为了保护消费者的安全与健康，食品生产者会结合所生产食品的特性做一些实验，并根据实验结果确定最适宜食用的期限，标注在食品标签上。在此期限内，生产者要尽可能保证食品感官接近食品出厂时，且不允许有有害物质生成。不同厂家生产的同一种类食品，其保质期受产品工艺、原料种类、配方等的影响而有所差别。保质期相当于生产者对消费者做出的承诺。如果在这个期限内，消费者吃出了问题，生产者要承担相应的责任。通常情况下，食品的保质期要比真正发生"变质"的时间短。从这个角度来看，临期食品的安全是有保障的，且经济实惠。

需要提醒的是，保质期是指在正常贮存条件下保证食品最佳质量的时间。食品的贮存条件极大地影响着食品劣化的速度，高温、高湿、频繁的搬动容易加速食品变质。应尽可能按照食品标签的提示正确存放食品，如冷藏贮存、避光保存、阴凉处保存等。如果贮存条件不适宜，食品很有可能会在保质期内变质，临期食品就不再安全。

买不买临期食品，要看类别

食品临近保质期，意味着食品色、香、味已不是最佳状态。

不同食品的劣化速度不一样。像奶茶、果汁、糕点等营养丰富、含水量高的食品，一旦滋生微生物，变质的速度非常快。这类临期食品最好谨慎购买。如果买回家后因未尽快食用而"过期"，就不要再"冒险"食用。

水分含量低的食物，如烤鱼片、方便面等，以及罐头食品、冷冻食品等微生物不易生长或生长速度较慢的食品，安全性相对高一些。这类临期食品若外观正常，通常可以放心购买。

食品过期了，有什么妙用吗

很遗憾，这个问题的答案是"没有"。但是可以借鉴国外的做法，变废为宝，将过期食品打造成其他生产原料。已腐败变质的过期食品已无利用价值，应及时进行无害化销毁处理。家庭应理性购买临期食品，买回家后尽快食用，避免过期。**PM**

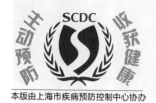

本版由上海市疾病预防控制中心协办

咳嗽的日子久了，很多人脑海中可能都曾闪现过这样的疑虑：我是不是得了百日咳？其实，长期咳嗽并不是百日咳特有的症状。除了百日咳，鼻部和咽喉部疾病（鼻炎、鼻窦炎、慢性咽喉炎或慢性扁桃体炎等）、咳嗽变异型哮喘、胃食管反流、慢性支气管炎、支气管扩张等，都可能引起咳嗽。那么，到底什么是百日咳呢？

咳不停，是不是得了百日咳

上海市疾病预防控制中心免疫规划所　任 佳

百日咳≠咳百日

百日咳是一种由百日咳杆菌引起的急性呼吸道传染病，曾是全球范围内导致儿童死亡的重要原因。通过大规模接种含百日咳成分疫苗，我国的百日咳年发病率由 20 世纪六七十年代的 100～200/10 万下降至 2006—2010 年的 0.2/10 万。但近年来，我国的百日咳发病率整体呈上升趋势，在 2017 年，发病率为 0.75/10 万，病死率为 0.03%。

百日咳的早期症状与普通感冒无异，表现为低热、流涕及轻微咳嗽。起病 1～2 周后，会出现典型的百日咳症状：阵发的、急促的咳嗽，并伴有"鸡鸣回声"（公鸡打鸣声）。这是由于猛烈而急促的咳嗽导致肺部气体被"咳"出，人体被迫吸气，发出响亮的"嘶嘶"声。一阵咳嗽之后，患者往往精疲力竭。

但是很多时候，百日咳患者的症状不典型，特别是婴幼儿，有时并不咳嗽，更不一定有典型的"鸡鸣回声"，取而代之的是窒息和因缺氧导致的皮肤青紫。青少年和成人患者，尤其是接种过含百日咳成分疫苗的，一般症状较轻，病程较短，有时候咳嗽不超过 3 周，阵发性咳嗽、咳嗽伴"鸡鸣回声"或咳后呕吐较为少见。

百日咳，不只是咳嗽

很多人觉得，百日咳忍忍就过去了。其实不然，对婴幼儿（尤其是没有接种过含百日咳成分疫苗的）来说，百日咳可能会导致严重并发症，甚至死亡。根据上海市的监测数据，约 12% 的百日咳病例出现并发症，其中大部分为支气管肺炎，也有个别病例发生百日咳脑病或继发性哮喘。

如何预防百日咳

百日咳主要通过患者咳嗽或打喷嚏进行人际传播，传染性非常强。一名百日咳患者可以传染给周围 12～15 个对百日咳杆菌没有免疫力的人。如果未得到规范治疗，传染期可以长达 3 周以上。家庭、学校聚集性发病较常见。抗生素可以在一定程度上降低百日咳的传染性并缩短病程，但目前针对百日咳患者的治疗仍以支持性治疗为主。因此，百日咳防重于治。

尽管接种疫苗无法完全避免发病，疫苗的保护力也会随时间减弱，但接种过疫苗的人，即使感染百日咳，症状也相对较轻。因此，接种含百日咳成分疫苗仍是预防百日咳最为有效的手段。儿童应在 3 月龄、4 月龄、5 月龄和 18 月龄分别接种 1 剂百日咳－白喉－破伤风联合（百白破）疫苗，也可接种自费疫苗（如五联疫苗、四联疫苗等）进行替代。

需要注意的是，目前我国使用的百白破疫苗仅可用于 7 岁以下儿童，7 岁及以上青少年和成人暂无可用疫苗。青少年或成人若出现持续性咳嗽症状，应注意戴口罩，尽早诊治。**PM**

关注上海市疾病预防控制中心，了解更多疾病防控信息。

求婚历险记

✍ 肖特明

邮轮海外游走起

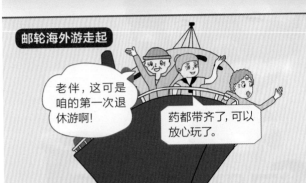

老伴，这可是咱的第一次退休游啊！

药都带齐了，可以放心玩了。

小仙说： 老年人外出旅游，需做好各种准备工作，还要备好常用药及应对突发情况的药物，如止吐药、止泻药、抗过敏药等。

见证奇迹的时刻

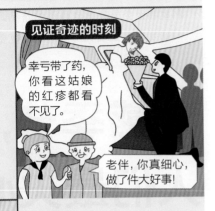

幸亏带了药，你看这姑娘的红疹都看不见了。

老伴，你真细心，做了件大好事！

小仙说： 日光性皮炎可防可治。短时间内应避免强风和日照再次刺激，并及时服用抗过敏药盐酸西替利嗪等。

邮轮上玩嗨了

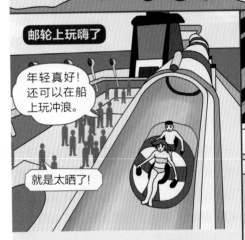

年轻真好！还可以在船上玩冲浪。

就是太晒了！

小仙说： 艳阳天在露天活动，需要事先做好防晒准备，以免发生皮肤晒伤或过敏。

被晒伤了

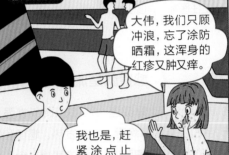

大伟，我们只顾冲浪，忘了涂防晒霜，这浑身的红疹又肿又痒。

我也是，赶紧涂点止痒膏吧！

小仙说： 因晒伤导致的日光性皮炎，也称紫外线过敏，不能简单止痒，必须用抗过敏药治疗。

我就看看

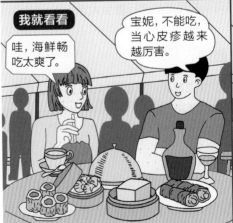

哇，海鲜畅吃太爽了。

宝妮，不能吃，当心皮疹越来越厉害。

小仙说： 很多食物会导致过敏，海鲜是比较突出的一类。如果已经出现皮肤过敏，要避免"雪上加霜"。

抗过敏药

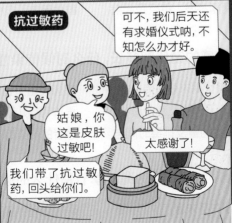

可不，我们后天还有求婚仪式呐，不知怎么办才好。

姑娘，你这是皮肤过敏吧！

太感谢了！

我们带了抗过敏药，回头给你们。

小仙说： 对付皮肤过敏，可服用抗过敏药（如盐酸西替利嗪），服药后半小时即可起效，一天只需服一粒，安全有效。

小仙医生语录：

旅游已成为现代人的生活方式，很多人出游时会随身带好"小药箱"。在药箱里，有些是治疗慢性病的常用药，有些是针对急症的备用药。在止泻药、止吐药、晕车药、退热药、创可贴等组合中，别忘了加上抗过敏药，有过敏病史者更应如此。地域不同，饮食、环境等变化更易导致过敏。出现过敏症状，应及时用抗过敏药物进行治疗，如盐酸西替利嗪。其有针对成人和儿童的两种剂型，不通过肝脏代谢，更安全，更便捷，可以作为家庭常备药。

小仙医生

生于：1983　星座：摩羯

身份：来自欧洲的健康医生
家族：世代在欧洲研发和生产原研药
学历：瑞士苏黎世大学医学院博士
专长：对过敏性疾病有丰富的诊疗经验

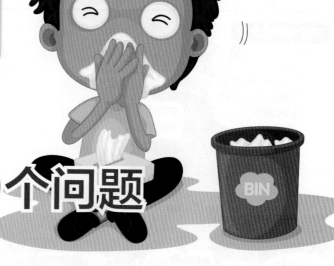

进入秋季，随着天气转冷，因呼吸道感染就诊的人数不断上升，各大医院呼吸科、儿内科等科室甚至会呈现患者爆满的情况。秋冬季是流感的高发季，正确预防流感尤为重要。

流感季节，
人们最关心的9个问题

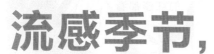 上海市疾病预防控制中心免疫规划所主任医师　胡家瑜

1. 感冒就是流感吗

感冒，俗称"伤风"，医学上称为急性鼻炎或上呼吸道感染，任何季节均可发生，无明显季节特征，主要由鼻病毒、呼吸道合胞病毒、副流感病毒等病毒感染（可合并细菌感染）引起。感冒起病较急，鼻塞、流涕等呼吸道卡他症状明显，一般无发热及全身症状。每次发病可由不同的病原体引起，一年中可多次患感冒。

流感则由流感病毒感染引起，常侵袭人类的呼吸系统（包括鼻、咽及肺等），一般在冬春两季高发。特点是起病快、传染性强，一年中不会多次发病。典型的流感以突然发热、咽痛和咳嗽为特征，常伴有畏寒、头痛、乏力、肌肉酸痛、食欲减退等全身症状。轻症流感常与普通感冒表现相似，但发热和全身症状更明显。重症流感可出现多种并发症，病情严重时可导致死亡。

流感与一般感冒的不同之处是：对个体而言，流感的病情通常较严重，如处理不当可能引起致命的并发症；对群体而言，流感可引起局部的流行甚至大流行。

2. 流感的潜伏期多长，什么时候传染性最强

流感的潜伏期一般为1~3天。潜伏期末即有传染性，发病之初传染性最强，传染期为5~7天，呼吸道分泌物、体液和排泄物都具有传染性。排出病毒的量及排毒时间与病情轻重呈正比，体温越高，排毒量越大，体温正常后不再排毒。儿童或存在免疫抑制的患者排毒时间更长，儿童患者的传染期一般在10天以上。

3. 流感的高发季节是什么时候

在温带和寒温带地区，流感主要在冬末春初流行，冬季病情较重；而在热带和亚热带地区，流感任何季节都可流行，但以雨季为多。我国大部分流感出现在每年11月到次年2月；而在大城市，流感夏季也可发生。

流感的流行与气温和湿度有关。流感病毒在寒冷、干燥的空气中存活时间较长，且在寒冷天气中人呼吸道黏膜的抵抗力降低，体内分泌黏液迟钝，无法将病毒清除。冬春时节环境温度较低，人们喜好在密闭的空调房内，不开窗通风，室内空气流通较少，人群密切接触增加，均能为病原传播提供有利条件，易造成流感流行。

4. 哪些人容易得流感且并发症风险大

人群对流感病毒普遍易感，男女之间易感性没有差别；儿童的感染率和发病率通常最高，随年龄的增长而略有下降。医务人员在日常诊疗活动中接触流感患者的机会多，感染流感病毒的风险也较高。

感染流感后出现并发症风险最高的人群是免疫力较低的孕妇、儿童、老年人及慢性病患者。流感最常见的并发症是肺炎，其他并发症有心肌炎、继发性中耳炎、脑脊髓炎等，病情严重时可导致死亡。

5. 如何预防流感及减少其传播

❶ 重视手部卫生，勤洗手，正确洗手。在准备食物前后、进食之前、如厕之后、处理动物或动物排泄物后、照顾病人后，都要用流动、清洁的水和肥皂（或洗手液）洗手。

❷ 保持健康的生活方式，如适量运动，注意平衡饮食、补充营养，保证充足的睡眠，增强抵抗力。

❸ 出现头痛、发热、全身乏力、肌肉酸痛等流感样症状时要及时就医，并主动自我隔离。患病后最好在家休息，避免传染给他人。

❹ 在咳嗽及流鼻涕时用纸巾遮挡口鼻，并将用过的纸巾扔到有盖垃圾桶内；如果没有带纸巾，在咳嗽或打喷嚏时可用衣袖遮盖口鼻。

❺ 家庭、学校、托幼机构中出现流感患者时，要尽量避免接触。

❻ 接种流感疫苗。

6. 需要接种流感疫苗吗

流感病毒容易发生基因变异、抗原漂移和转变，这就导致人们对流感缺乏终身免疫力及有效的治疗方法。所以，流感是一种易传播且难控制的疾病。

接种流感疫苗是个体预防流感最有效的措施。大量研究和许多国家长期的实践证明，接种流感疫苗可以有效降低感染风险，还可降低患流感后传染给他人的风险。

7. 哪些人群需要接种流感疫苗

原则上，6月龄及以上有意愿接种流感疫苗且没有禁忌证的人都可以接种流感疫苗。患流感后并发症发生风险较高，以及有较大概率将流感病毒传染给高危人群的人员均宜接种。根据《中国流感疫苗预防接种技术指南（2018—2019）》，6月龄至5岁婴幼儿、60岁及以上老年人、特定慢性病患者、医务人员、6月龄以下婴儿的家庭成员和看护人员，以及孕妇或准备在流感季节怀孕的女性为优先接种对象。

8. 何时接种流感疫苗为宜

流感疫苗的接种工作贯穿整个流感季节，从每年9月到次年1月，甚至更晚一些。不过，在流感流行高峰前1~2个月接种流感疫苗能更有效发挥疫苗的保护作用。由于流感病毒每年都会发生变异，世界卫生组织每年年初会根据全球上个流行季节病毒的监测情况，推荐本年度流感疫苗组分，每年生产的疫苗所含毒株成分因流行优势株不同而有所变化。因此，上一年度生产的疫苗不能预防今年流行的流感，流感疫苗需要每年接种。

9. 接种过流感疫苗还会患流感吗

即使接种过疫苗，仍有可能感染流感，但是概率比较低，流感疫苗通常可以保护大多数人免于患流感。流感疫苗发挥作用与很多因素有关，包括接种者年龄、健康状态、用于制作疫苗的病毒株是否与当年的流行株"匹配"等。**PM**

> "双十一"购物热潮来临,很多消费者在选购洗衣液、纸巾等日用品和化妆品时格外青睐标示"不含荧光剂"的产品。因为网上传言"荧光剂可通过皮肤被吸收,进而在人体内蓄积,削弱人体免疫力、阻碍伤口愈合、具有潜在的致癌性等",已引起了大家对荧光剂的关注和担忧。
>
> 那么,荧光剂究竟有没有危害?日常生活中的接触会不会使之在体内蓄积?孕妇和儿童接触荧光剂的安全性如何?

荧光剂真的那么可怕吗

上海市疾病预防控制中心科研管理处主任医师　肖萍

1. 什么是荧光剂?生活中如何接触到荧光剂?

荧光剂,又称荧光增白剂,是一种复杂的有机化合物,它能吸收不可见光,同时产生肉眼可见的荧光,从而使被染的物料白度增加,给人以洁白、明亮、鲜艳之感,故又称荧光染料或白色染料。

目前荧光剂按照化学结构可分为六大类,共400多种化合物,适用于不同的行业。其生产和使用工艺简单,在产品中少量添加即可达到增白效果,因而具有非常高的经济性和实用性,现已广泛应用于洗涤剂、造纸、纺织、橡胶、塑料和油漆等行业,是染料界20世纪后期的三大成就之一。可以说,在日常生活中,需要增白、增艳的物品几乎都有荧光剂的存在,例如洗衣液、纸张、涂料、纺织物、塑料制品等。

日常生活中人们接触荧光剂的途径主要有两种:直接接触和间接接触。直接接触主要是指皮肤直接接触含有荧光剂的产品;间接接触则是指接触了经含有荧光剂的洗涤剂洗涤后,残留有荧光剂的衣物等。

2. 荧光剂会危害健康吗?国家有使用标准规定吗?

针对经皮肤接触荧光剂的安全性问题,相关研究获得的结论不尽相同。但绝大多数安全性评估结果表明,日用品中常规添加小剂量荧光剂相对安全,皮肤上吸附少量荧光剂不会对人体造成健康危害。小剂量荧光剂不具有急性毒性(即皮肤的刺激性、致敏性和光敏性),对破损皮肤的愈合也无不良影响;慢性毒性试验未见不良反应,不具有致畸性和致癌性,对孕妇和儿童也无特殊影响。且绝大多数日用品含有的荧光剂都是水溶性的,即使有少量进入体内,也可通过正常代谢在短时间内排出,不会发生蓄积。简而言之,排除不良生产厂商的违禁添加,在国家标准允许范围内使用荧光剂是安全的,消费者无须过于担忧。

随着化学工业的发展,荧光剂的种类也不断推陈出新。出于人类健康优先和谨慎的态度,安全性更高、经济性更好的荧光剂种类更受生产者青睐;而一些安全性存有争议的种类已逐步被淘汰或禁用。不仅如此,作为一种化工类染料,荧光剂被允许使用的范围也有法规限制。例如:国内外均规定食品和医用纺织品中禁止添加任何荧光剂,食品包装材料中禁止添加可迁移的荧光剂种类。值得注意的是,一些化妆品生产者为了提升美白效果,在化妆品中添加荧光剂。我国《已使用化妆品原料名称目录(2015版)》虽已收录洗涤产品中常用的荧光剂联苯乙烯二苯基二磺酸二钠(CBS),但也仅是客观收录,国家食品药品监督管理总局未组织对其安全性进行评价。所以,化妆品中添加荧光剂并不是绝对安全的,对于美白类化妆品,还应持谨慎态度。

3. 使用标示"不含荧光剂"的产品就绝对安全了吗?

产品上标示"不含荧光剂"的做法只是利用消费者对荧光剂缺乏专业知识和科学判断的一种营销手段,不仅不能表明其更安全,反而对消费者有误导作用,并不值得提倡。

再者,任何产品都不是绝对安全的,只有在一定条件下的相对安全,产品的各个组分及生产工艺都可能成为不安全的因素。消费者应选用生产合乎法规、质量有保障的商品。**PM**

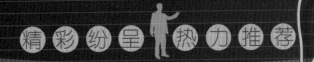

世纪出版
www.ewen.co

上海科学技术出版社
www.sstp.cn

上海科技出版社
"天猫"旗舰店

听懂话，看好病：
妇科医生对你说

好书
推荐

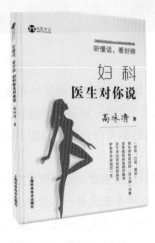

书名： 听懂话，看好病：
妇科医生对你说
书号： 978-7-5478-4518-9
作者： 高泳涛
出版日期： 2019.09
定价： 39.8 元

内容介绍

作者"肆意"发挥自己的"才气"，用原创打油诗的形式把一些医学知识写成"诗话"，将女性的生理现象和疾病发生的原因进行概括，然后用通俗的文字予以展开，方便读者理解。把 25 年妇产科临床工作中遇到的一些病例，浅显易懂地进行介绍和剖析，让读者了解医生的"言"（医疗语言）和"行"（诊疗计划）。用不专业的"医诗"解说专业的事："医诗"用"诗话"说"因"（起因、病因），"医事"用"行话"说"理"（道理、情理）。

同时，作者用肺腑之言对女性说，她对她们说的"情话"，不仅是医患间的善意提醒，也是朋友间的知心交流。

作者介绍

高泳涛 中国福利会国际和平妇幼保健院妇科主任医师、硕士生导师，中华医学会行为医学分会第六届委员会行为临床学组委员。擅长月经失调、子宫肌瘤、宫颈疾病、子宫内膜增生症等疾病的诊治。崇尚至真至善的为医之道，不忘文学情怀的仁心医者。

编辑推荐

诗中本草经，案头养生茶。

"才女"，我十几年前就这样称呼高医生了，后来知道这不是我的"发明"，她周围的同事都这样叫她。因为在白衣天使的本职之外，她还兼职诗人。你们能想象，艰涩难懂的妇科疾病防治知识，可以变成一首首有趣的小诗吗？你们想听一个资深文艺女中年说的悄悄话、情话吗？

《听懂话，看好病》
当当二维码

《听懂话，看好病》
京东二维码

《听懂话，看好病》
天猫二维码

以上图书在全国各大书城、新华书店及当当网、亚马逊网、京东网、"天猫"上海科学技术出版社旗舰店有售，另可通过邮购方式购买。

邮购地址：上海市钦州南路 71 号邮购部
邮编：200235
电话：021 - 64845191
网址：www.sstp.cn

被谎话搅成"一锅粥"的家庭

国家二级心理咨询师　陈露

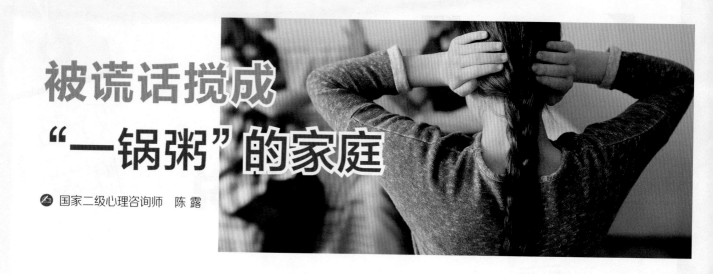

说谎的少女，"盯梢"的母亲

一对40多岁的夫妻坐在咨询室里，显得非常沮丧。他们的女儿16岁了，整日谎话连篇，连写没写作业这种小事都要撒谎。有一次，女儿说去图书馆写作业，结果却是前脚进了图书馆，后脚就从另一个门溜了出来，被妈妈逮了个正着。女儿反抗："你跟踪我！"妈妈说："我不放心你。"

问及女儿的想法，她表示自己并不想对妈妈撒谎，只是为了让妈妈高兴，不再骂她。妈妈很生气，在一旁的爸爸连忙劝慰妻子。看到爸爸的举动，女儿很不屑地把头扭到一边。她说，爸爸不仅会骂她，有时还会打她。

妈妈承认丈夫管教女儿的方式有些简单粗暴，但爸爸认为妻子在管教孩子这件事上总是前后矛盾，前一刻还在大喊大叫的母女俩，后一刻又一起说说笑笑了。妈妈说，自己小时候没少挨打，所以现在发过脾气平静下来后，总会后悔对待女儿太过严苛，于是又会纵容女儿。

母女"拉锯战"，三人均"有责"

女儿用撒谎来表达青少年需要隐私和独立的需求。在写不写作业这样的小事上，妈妈的过度干预引发了亲子之间的"权力斗争"。女儿不想直接与妈妈抗争，就挑妈妈爱听的说，能应付就应付。同时，妈妈的妥协又在某种程度上强化了女儿的行为。女儿和妈妈同时陷入了"控制－叛逆"的循环。女儿只看到妈妈对自己的限制，而看不到自己的偏差行为直接导致了妈妈更严格的管束。

妈妈把自己看作"控制－叛逆"循环的受害者，而没有发觉自己的焦虑心理有一部分来自自身的不安全感。这种不安全感一部分来自现实，一部分来自对女儿未来的担忧，双重焦虑使她无法信任女儿。当女儿的哭泣触发了她早年的伤痛体验，她又妥协了。这样反反复复，孩子的问题一直无法得到解决。

爸爸在"控制女儿之战"中的态度倾向妈妈，动手引发女儿反抗，开启新一轮冲突。当父女两人的对抗引起妻子的不满时，冲突又转移到夫妻间。接着，孩子又奋不顾身地加入维护母亲的"战斗"，把父亲排斥在外。

如此下来，三人搅成"一锅粥"，谁都没有办法解决问题。母亲陷于与女儿的纠缠中，无论惩罚还是奖赏都很难奏效。而父亲的无能为力，也是让母女双方受困在这场"拉锯战"的原因之一。

打破界限，重组家庭结构

实际上，女儿可以选择更公开、成熟的方式争取自己想要的自由，如选择与母亲在情绪上保持距离，停止以撒谎的手段哄骗妈妈，对自己的课业负责。爸爸和妈妈需要理解女儿的撒谎行为与他们三人间的控制与反控制有关，要女儿摆脱撒谎的习惯，需要让她懂得对自己负责，而不是无休止地与妈妈玩"警察抓小偷"的游戏。

这个家庭需要创造新的界限，三人间形成新的家庭结构。爸爸应承担起一个丈夫的责任，更具包容性，容纳母女两人的情绪，做到多听、会问、少评价。妻子应多给予孩子和丈夫信任和鼓励，看到自己的情绪、想法对家庭的影响，尝试着把"我担心孩子"变成"我祝福孩子"。当家庭成员间的互动模式得到改善，孩子就不再需要用不合适的方法应对压力了。**PM**

宠物是人类的好朋友。在一天的忙碌工作之后，回到家中，与自己的宠物玩耍，能缓解疲劳、放松心情。但是，这样的生活常常在宝宝到来时戛然而止。

一旦怀孕，家中宠物的去留往往成为家庭中争论的焦点。有人认为，宠物身上有寄生虫，会对胎儿造成不利影响，孕妇应该远离；而与宠物建立深厚情谊的"铲屎官"们，却不愿送走宠物。那么，怀孕了就不能养宠物了吗？

怀孕了，还能养宠物吗

△ 上海市第一妇婴保健院产科副主任医师　花晓琳

孕妇接触宠物的风险

提到孕妇接触宠物的风险，就必须要提一组被称为"TORCH"的病原微生物，即刚地弓形虫（TOX）、风疹病毒（RV）、巨细胞病毒（CMV）及单纯疱疹病毒（HSV）。妊娠期间发生"TORCH"感染，病原体可能通过胎盘传染给胎儿，导致流产、死胎或畸胎。而通常所说的养宠物导致的胎儿畸形，大多是由弓形虫引起的。

弓形虫的感染范围很广，它的宿主既包括人类、猫、狗、猪、牛等哺乳动物，也包括鸡、鸭等禽类和鱼类。健康人群感染弓形虫后往往没有明显症状，但孕妇感染弓形虫，则可能有较严重的危害。

❶ **孕早期（0～13周）感染**：妊娠早期是胎儿发育的关键时期，此时感染弓形虫可致流产、早产、死产以及胎儿畸形。受到感染的存活胎儿常常因为脑部先天性损害而患有智力低下或癫痫，也有成年后出现视网膜脉络膜炎的情况。小头畸形、脑积水、脑组织钙化病灶和视网膜炎是先天性弓形虫病"四联症"。

❷ **孕中期（14～27周）感染**：受感染的胎儿多数表现为隐性感染，一般影响较小。但也有在出生后数月、数年甚至成年后出现淋巴结肿大、肝脾肿大、脑炎、视力突然下降等弓形虫感染症状的病例。

❸ **孕晚期（28周后）感染**：损伤多数较轻。

备孕女性应做TORCH检查和监测

为了孕育健康的宝宝，备孕女性应在孕前进行 TORCH 检查（优生五项／致畸五项），若存在感染，应在治愈后再考虑受孕。妊娠期间如接触动物，也应进行 TORCH 检查。若在妊娠的前 3 个月内发现弓形虫感染，则发生流产、死产或畸胎的可能性较大，此时继续妊娠就要比较慎重。

怀孕了，宠物并非一定不能保留

猫和狗是最常见的宠物。猫是弓形虫的中间宿主和唯一的终宿主，弓形虫感染猫后会在其体内不断繁殖产生卵囊，并随其粪便持续排出，进而感染人类。而狗只是弓形虫的中间宿主，其感染弓形虫后，体内不会产生卵囊，也不会通过粪便向外界传播。但中间宿主的血液中可能存在弓形虫，仍具有传染性。如果家里的猫常常在户外活动、觅食，那么确实有一定风险感染弓形虫；但如果猫平时只待在家里、经常洗澡、定期接种疫苗，也只吃猫粮，那么被感染的可能性就很小。所以，如果能做好宠物的清洁和管理，那么孕期也是可以延续下去的。

保留宠物，孕妇需注意防护

孕期毕竟是一个特殊时期，为了宝宝的安全和健康，准妈妈们应注意以下几点，谨防弓形虫感染。

❶ 做好宠物防感染措施，定期注射疫苗、驱虫，降低宠物感染寄生虫的风险。

❷ 不用未煮熟的生肉饲喂宠物。

❸ 注意清洁，经常给宠物洗澡，及时清理粪便，并定期清扫其住所。

❹ 避免直接接触宠物的粪便。

❺ 与宠物接触时注意安全，避免被抓、咬伤，并勤洗手。

❻ 加强宠物的管理，孕期尽量避免宠物钻入被窝、沙发等；避免宠物外出、在外觅食及接触其他野生动物。**PM**

绝经后：
女性抑郁症高发时段

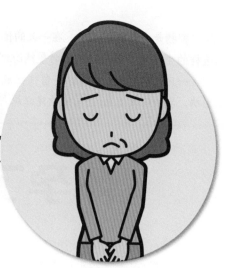

⚕ 首都医科大学附属北京安定医院　周晶晶　王　刚（主任医师）

抑郁症具有高发病率、高复发率及高自杀率的特点，以情绪低落、思维迟缓及意志减退为主要表现。既往流行病学调查显示，女性一生抑郁症患病率高于男性，男女比例约为1∶2。绝经后是女性抑郁症高发时段。绝经后抑郁症指末次月经1年之后首发的抑郁症。相比普通抑郁症，绝经后抑郁症患者具有更严重的认知功能损害，会出现明显的记忆力下降或注意力难以集中等，且有更严重的自杀倾向。

绝经后抑郁症与激素有关

绝经后抑郁症的发生可能是生物、心理、社会等多因素共同作用的结果，最显著的特点之一是与激素相关。绝经后雌激素的减少可能导致抑郁症状。另外，暴露于雌激素时间（绝经年龄减去初潮年龄）越长，绝经后抑郁症的发病风险越低。换言之，初潮年龄的推迟或绝经年龄的提前均可能增加绝经后抑郁症的发病风险。

躯体不适症状可更突出

绝经后抑郁症的临床表现与抑郁症相同，以持续2周以上显著心境低落、缺乏愉快感和动力为主要特征。不过，绝经后抑郁症患者的躯体不适症状可能更为突出，包括胃肠道症状（上腹胀满、恶心、腹泻、便秘）、心血管症状（心慌、胸闷、心前区不适）、皮肤症状（脱发、皮肤瘙痒），以及不明原因的疼痛，等等。症状常多变，严重程度不一，患者常反复就诊于综合性医院，接受多项躯体相关检查；即使未发现器质性病变，依然会因为持续存在的躯

体不适反复就诊及检查，不仅增加了生活负担，还延误了治疗时机。因此，绝经女性如出现上述症状，应警惕绝经后抑郁症，并到医院精神科进行诊治。

药物治疗是首选

明确诊断为绝经后抑郁症后，药物治疗为首选。研究表明，激素替代治疗能够有效改善围绝经期和绝经早期抑郁症，对轻度绝经后抑郁症有效，但对绝经晚期、中重度绝经后抑郁症疗效不明显。由于激素治疗可能会使乳腺癌和卵巢癌的发病风险增加，故激素治疗需在专业医生指导下进行。中重度绝经后抑郁症或雌激素替代治疗无效者，宜选择抗抑郁药物治疗，如选择性5-羟色胺再摄取抑制剂（SSRIs）、选择性5-羟色胺和去甲肾上腺素再摄取抑制剂（SNRIs）。

家属关怀很重要

除药物治疗以外，社会心理干预也非常重要。绝经是每个女性必经的生理阶段，生理和心理上可能发生一系列变化。这些问题仅通过药物治疗无法解决，家庭和社会支持必不可少。作为家属，应给予患者更多关心、理解和帮助。患者要培养积极的生活态度和健康的生活方式，在医生、家属的帮助下，积极应对疾病，配合医生治疗。

近年来，国外多个指南均将运动干预作为轻、中度抑郁症的治疗手段之一。运动干预同样适用于绝经后抑郁症患者。规律的运动可有效改善抑郁症状，绝经后女性应多运动。**PM**

睡眠正常，为何感觉"没睡好"

河北医科大学精神卫生研究所
王育梅（副教授） 王学义（教授）

医生手记

张先生是一家企业的高管，在成为部门主要负责人后，逐渐出现失眠症状，反复在各大医院求治，服用过大量药物。经了解，张先生平时很注重体育锻炼，生活习惯也很好，不喝咖啡、浓茶、不熬夜，心态也比较豁达，似乎找不出失眠的理由。我转而问他太太："你觉得他睡得好吗？"他太太非常肯定地说："他睡得挺好的。"

面对患者及家属的困惑，我们给患者做了夜间睡眠检测。结果发现，患者的睡眠效率和深浅睡眠的比例都很正常。综合患者主观失眠的感受和睡眠检测的结果，我考虑该患者可能存在矛盾性失眠。

"矛盾性失眠"是怎么回事

失眠分为慢性失眠、短期失眠及其他类型失眠三大类。矛盾性失眠是慢性失眠的一个亚型，也称为主观性失眠、假性失眠或睡眠感知不良。患者主诉严重入睡困难，夜间睡眠时间显著缩短，甚至彻夜未眠，但日间嗜睡情况和功能受损程度与其陈述的睡眠缺失程度不符。

矛盾性失眠的发病与代谢异常因素、心理因素和家族遗传因素有关。焦虑和抑郁是矛盾性失眠患者夸大其主观症状的重要因素，而夸大的主观症状又会进一步加重患者的焦虑和抑郁情绪，形成恶性循环。

确诊依靠多导睡眠监测

矛盾性失眠的诊断、病情评估需要借助多导睡眠监测（PSG）。多导睡眠监测是在患者睡眠过程中，借助仪器连续记录其脑电图、呼吸等10余项指标，它可以了解夜间入睡潜伏期、觉醒次数和时间、深浅睡眠的比例、醒来的时间和睡眠总时间等。多导睡眠监测可以记录和分析睡眠，正确评估和诊断失眠，帮助找到失眠的病因。

矛盾性失眠的PSG典型表现为总睡眠时间（TST）> 6.5小时，睡眠效率（SEI）（总睡眠时间/卧床时间 × 100%）> 85%，与患者"长期失眠"的主诉不符；患者日间功能无明显受损，并未因日间嗜睡而造成严重影响。

体动记录仪、睡眠日记能比较全面地反映患者连续多夜睡眠的状况和主观感受，可作为临床症状和多导睡眠监测的重要补充，对疾病的确诊及治疗方案选择具有重要的参考价值。

解除"失眠"的焦虑情绪

矛盾性失眠患者的睡眠完全正常，但患者对自己"失眠"坚信不疑。疑似矛盾性失眠的患者应及时去专业睡眠中心或专科完善检查、明确诊断，通过多导睡眠监测获得客观、科学的睡眠证据。如果监测结果与正常人无异，则说明存在矛盾性失眠。

确诊为矛盾性失眠的患者，首先应该相信睡眠监测的结果，降低因"失眠"导致的焦虑情绪。同时，应到医院的睡眠中心或专科接受治疗，在医生引导下倾诉自我感觉，纠正"低估睡眠时间，高估觉醒时间"的不良认知；要认识到，过分担心失眠所带来的危害，甚至远大于真正失眠带来的影响。通过认知心理治疗，撕掉"失眠"标签，纠正对"失眠"的主观夸大。此外，还可在医生指导下接受药物治疗、放松治疗等。PM

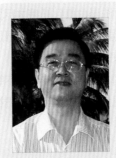

专家简介

王学义 河北医科大学精神卫生研究所主任、主任医师、教授、博士生导师，河北省精神疾病司法鉴定中心主任，河北省心理卫生学会常务副理事长，河北省医学会精神病学分会副主任委员。擅长精神科各类疾病的诊治、心理咨询和治疗、精神康复训练等。

经常听人抱怨：随着年龄增大，自己的"强迫症"越来越频繁了，比如，经常担心门没锁好而反复推门，担心电源没关好返回家里查看，经常怕手没洗干净……现实生活中，人们常把爱干净、检查门锁、做事小心谨慎、按部就班、追求完美、拘谨多疑等表现自动归类到"强迫症"范围内，另外一些行为也被贴上了"强迫症"的标签，如购物癖、收藏癖、手机强迫症、熬夜强迫症……这些行为到底是不是真正的强迫症呢？

哪有那么多的"强迫症"

上海市精神卫生中心副主任医师　乔　颖

强迫症是怎么回事

在医学上，强迫症是一种以慢性、波动性发作为主要特征的严重致残性精神障碍，好发于青壮年。患者往往出现无法控制的强迫思维、动作，其突出特点是控制不住"要去做""要去想"（专业术语中叫"自我强迫"）；同时，患者明白地知道做这些事、想这些事毫无意义（专业术语称为"反强迫"）。这两种矛盾的意念同时存在，产生了强烈的心理冲突，患者会感到极度焦虑和痛苦，并且会陷入进一步的"强迫"中。

强迫行为和思维不等同于强迫症

出现强迫行为和思维，如担心手没洗干净而反复洗手、怕门没锁好而反复推门等，并不意味着患有强迫症。只有当其明显、严重影响到日常生活、工作、学习时，才能诊断为强迫症。以下是一个真实病例，因患者的强迫行为严重影响正常生活，被诊断为强迫症。

小李33岁，是一名小学老师，她工作认真细致、一丝不苟。然而她却忍受着令人难以理解的痛苦——她对于污染和细菌有着超乎寻常的恐惧。比如，即便只是接触了上公共厕所的人，她都一直担心自己会染上性病。这些念头让小李的生活变得"一团糟"，因为她总是认为自己被污染。为了保护自己，她会随身携带酒精棉球，经常使劲用它擦手；回到家，她会立刻脱掉身上的衣服，花数个小时反复洗澡，直到筋疲力尽为止。小李非常痛苦，觉得自己生活得很累，甚至只要离开家，她就觉得是"不安全"的，生怕自己"被污染"，甚至产生了离职的想法。

实际上，生活中大家津津乐道的"强迫症"往往并不等同于精神障碍中的"强迫症"。如果实在担心自己患病，最好咨询一下精神科医生。

缓解焦虑是"王道"

心理学研究发现，人们生活中的所谓"强迫症"，包括反复性思维和动作等，往往是焦虑引起的，可能是压力太大、需求太多，或情绪太紧张的表现。因此，最有效的解决办法是缓解焦虑。

❶ 尝试新鲜事物

换一种发型，听一首新歌，买一条新裙子，在"抖音"上学一个新菜……稍微改变一下自己，就会感受到世界充满了无数的奇妙，有助于缓解焦虑情绪。

❷ 与大自然来次亲密接触

空旷的田野、山间的小路、涓涓的细流、汹涌的波涛、巍峨的高山、绵延的小丘……大自然中的这些美景，无一不令人心旷神怡。研究发现，人置身于大自然中时，会显得格外心平气和、精力充沛、心胸开阔，焦虑心情自然会消失。

❸ 学会"断舍离"

断掉一些纷繁复杂的念想，舍弃一些"鸡肋"甚至是"糟粕"的事物，断掉一些不那么必要的需求，你会发现，原来生活并不那么复杂，你已经拥有很多。

❹ 处理好日常的事

早睡早起，饮食规律，保证高质量的睡眠；适当进行体育锻炼；照顾好身体，控制好情绪，关注自己的心理健康。做一些合理的调整，你会发现自己身心都变轻松了。**PM**

疣体较大，
适合光动力治疗吗

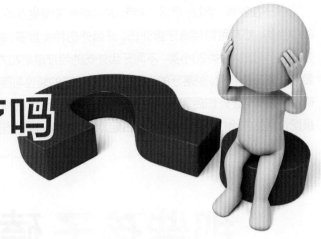

南京医科大学第一附属医院皮肤科教授　骆 丹

生活实例

患者卫先生患有尖锐湿疣，位于尿道口外的疣体较大。他听说光动力疗法治疗尖锐湿疣不会留下瘢痕，很想尝试一下。结果去了几家医院后，医生都说他的疣体较大，不适合光动力治疗。后来患者到我院治疗，根据他的情况，我们先利用传统物理疗法清除疣体，然后再使用光动力治疗。经过2次治疗后，疣体得以完全清除，未留下瘢痕。

医生的话

尖锐湿疣是人乳头瘤病毒（HPV）感染所致的性传播疾病，好发部位在外阴、肛周、尿道口外等，典型皮损为增生性疣体。

尖锐湿疣传统的治疗手段包括激光、冷冻、电离子等，虽能快速、有效清除疣体，但创伤较大，伤口愈合较慢，还可留下瘢痕。同时物理疗法仅能消除肉眼可见的疣体，对无症状的亚临床感染基本无能为力，治疗后的复发率相对较高。

光动力疗法：创伤小、复发率低

5-氨基酮戊酸光动力疗法（ALA-PDT）是利用特定光敏剂（5-氨基酮戊酸）与光源的共同作用治疗尖锐湿疣。与物理疗法不同，光动力疗法能更加精准地消灭被HPV感染的细胞，对正常细胞无损伤。光动力治疗时，医生先在患处及其周围约2厘米的正常皮肤上涂抹5-氨基酮戊酸溶液；避光等待3小时后，再用特定波长光线照射患处及周边，产生光动力效应，使疣体及其周围可能存在的亚临床感染的细胞凋亡。

疣体较大也可使用"光动力"

光动力治疗的缺点是对较大疣体疗效较差，因为光照的穿透能力有限。疣体较大的患者宜先采用激光、冷冻、电离子治疗等物理疗法，减小疣体体积，为光动力治疗创造条件。基本清除疣体后，再进行光动力治疗。由于剩余病灶体积有限，可以提高光动力治疗的效果。

相比单一的传统物理疗法，"传统物理疗法＋光动力"联合治疗后，尖锐湿疣的复发率也明显下降。国内一项研究显示，单独采取电离子治疗尖锐湿疣，治疗后复发率为30%；而采用电离子联合光动力治疗尖锐湿疣，复发率为11.8%，明显低于前者。**PM**

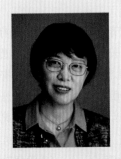

专家简介

骆 丹　南京医科大学第一附属医院皮肤科主任医师、教授、博士生导师，中国女医师协会皮肤病专家委员会副主任委员，江苏省医学会医学美学与美容分会副主任委员，江苏省医师协会变态反应分会会长，江苏省整形美容协会微创与激光美容分会主任委员。擅长各类皮肤病的诊治，如皮炎、湿疹、痤疮、白癜风、银屑病、自身免疫性皮肤病、性传播疾病等。

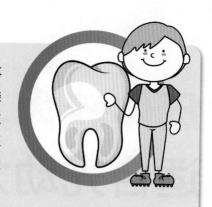

孩子在家庭、学校、小区、商场、游乐场所等发生跌倒或磕碰，以及在交通事故中受伤，都有可能伴随牙齿外伤。牙齿外伤种类繁多，临床上常用的一种分类方法将其分成4大类20小类。不同牙齿外伤的治疗原则和方法不同，归纳起来，主要有折断牙的修复、脱落牙的再植、松动移位牙的复位与固定等。除了治疗方法正确很重要外，牙外伤后能否及时带孩子去专业的医疗机构治疗，治疗期间能否积极配合医生的治疗计划，治疗后能否定期随访复诊，也相当重要。

那些孩子 磕断牙的故事

上海交通大学医学院附属第九人民医院儿童口腔科副主任医师　池政兵

故事1

玩滑板车摔跤，门牙磕进了牙床……

2018年7月上旬，8岁安徽小女孩琪琪在小区玩滑板车时不慎跌倒，上颌刚长出的两颗门牙被撞入牙床内（临床上称为牙挫入），下嘴唇磕破，上前牙牙龈撕裂伤。到当地医院就诊后，医生对琪琪的下唇黏膜和上前牙牙龈组织进行了清创缝合，抗菌补液3天，对挫入牙没有做处理。2周后，家长发现琪琪两门牙处牙龈一直红肿流脓，遂来我院就诊。

经检查发现，琪琪上颌两门牙挫入，牙根发育尚未完成。我们判断两门牙有再萌出的动力，向家长说明了病情及治疗计划：当天局部冲洗，消炎防腐；3天后、1周后复诊；等待上颌两门牙再萌出。经3次治疗后，琪琪的牙龈组织红肿消退，伤口也不流脓了，但门牙没有萌出。家长开始怀疑医生的治疗，要求实施更好更贵的治疗技术，如牙牵引技术（网上查的）。我们耐心解释病情的发展过程，建议3周后复诊。

3周后，也就是伤后1个月，琪琪的门牙有再萌出现象，均达牙龈组织上2毫米，X线片显示牙根没有吸收现象，根尖周组织也没有阴影出现。我们建议继续观察，2个月后复诊。家长再一次提出质疑，我们又一次耐心地跟家长进行了交流。

伤后3个月、6个月复查发现，琪琪的门牙逐渐萌出。今年暑假（伤后12个月），其门牙已完全萌出到位，与旁边新萌出的两侧切牙齐平，X线片显示两门牙牙根在继续生长发育中，没有牙根吸收现象。

我们把检查结果和病情告诉家长，并建议1年后再复查。这次，家长终于流露出对整个治疗过程的理解和满意的表情。

专家分析

牙挫入是牙周支持组织外伤的一种。对儿童及青少年上颌前牙外伤性牙挫入，医生会根据患牙牙根的生长发育情况制定相应的治疗方案：若牙根未完全形成，可观察，等待其再萌出；若牙根完全形成，可进行外科脱位再固定或正畸牵引再固定。当然，医生还会综合考虑患儿牙齿挫入的程度和时间，制定个性化的治疗方案。

牙外伤的治疗需要患儿及家长的理解、支持和配合，整个治疗过程中需要多次复诊，时间长达几个月至数年，要观察患牙牙根是否继续发育、牙髓组织有没有坏死、牙根有没有吸收等现象，再决定是否需要调整治疗方案等。

牙外伤可能累及牙齿硬组织、牙髓组织或牙周支持组织，因此，治疗方案有时会很复杂，患儿家长应选择专业的医疗机构就诊。需要特别说明的是，治疗费用高并不代表治疗效果好，适合的才是最好的。

故事2

打羽毛球，被球拍打掉门牙……

2018年国庆长假后的第一个门诊病人——9岁男孩林林，来自福建。2周前，他在体育课上打羽毛球时，被同学的羽毛球拍打到了上颌的门牙，造成一颗门牙从牙床中掉了出来（临床上称为牙完全脱位）。老师找到了牙齿，用自来水冲洗后放回林林的牙床内，并迅速带林林到学校附近的一家医院就诊。医生为林林进行了外伤牙的复位固定手术，并建议2周后复诊。

这时，林林妈妈赶到了医院，了解病情和治疗方案后，产生了犹豫。原因是：她闺蜜的孩子1年前不小心跌了一跤，把一颗门牙给磕掉了，医生把磕掉的门牙植了回去并用夹板固定，建议10天后拆除夹板。闺蜜怕拆除夹板后孩子的牙会掉下来，所以没有遵医嘱复诊，夹板至今还未拆除。

经过10天左右的思想斗争后，林林妈妈决定带孩子到我院听听专家的意见。经详细检查和沟通后，林林妈妈接受了我们的治疗方案。当天，我们为林林拆除了用于固定外伤牙的夹板，并嘱其定期复诊、接受后续治疗，同时建议林林妈妈通知闺蜜带孩子去医院复查。

—— 专家分析

林林的上颌门牙是刚换不久的恒牙。恒牙发生外伤性完全脱位，需要再植回牙床内。林林学校的老师在处理上非常专业：及时找到外伤牙，冲洗后迅速植回孩子牙床内。不管是何种牙外伤，尽早就诊对预后非常有利。外伤牙完全性脱位后，再植成功与否的影响因素主要有以下几方面。

❶ **再植时间** 从牙齿离开牙槽窝到再植回槽窝的时间，如果控制在30分钟内，再植的成功率较高。如果脱落的牙齿在2小时后再植回牙床内，预后会很差。

❷ **牙齿保存方法** 生活中，可以将脱位的牙齿保存在牛奶（最好是4度左右）或生理盐水中，保存在唾液中也可以，但时间不能太久。若将牙齿保存在干燥环境或自来水中时间过长，则预后差。

❸ **再植操作** 再植术中的固定方式会影响患牙愈合。一般宜使用弹性固定，允许患牙有正常生理动度。固定时间一般为10~14天，固定时间超过6周将显著降低患牙再植成功率。

此外，患儿年龄和牙根发育程度也是外伤牙完全性脱位后能否再植成功的重要影响因素。

故事3

乘车被追尾，多颗牙受伤……

9岁的甘肃男孩小罗今年暑假在上海游玩时，乘坐的出租车被追尾，坐在后排的他，脸撞到前排座位，左上中切牙完全脱出牙床，左上侧切牙向内移位，右上中切牙也几乎要脱出牙床（临床上称为牙部分脱位），伴上颌前牙区牙龈组织撕裂伤、下颌两中切牙折断。

经询问病史并进行相关检查后，我们给小罗进行了局部麻醉，把脱位的左上中切牙植回牙床内，将左上侧切牙复位，对右上中切牙进行复位和固定，对撕裂的牙龈组织进行清创缝合，对折断的下前牙进行暂时性牙冠修复。术后X线片显示牙齿复位、固定情况良好。

—— 专家分析

儿童牙外伤伤及的牙齿大多为刚萌出不久的年轻恒牙，治疗方法不同于成人。小罗受伤的上颌中切牙为年轻恒牙，脱位、损伤严重，需要进行牙髓组织治疗，做根尖成形术。治疗后，每3个月要复诊、治疗，直到牙根形成后，才能做根管治疗。

小罗的左上中切牙为完全性脱位，我们对该牙进行了再植术。如果小罗只是三四岁的孩子，这时上颌中切牙应该是乳牙，而乳牙发生完全性脱位后一般不做再植术。主要原因是再植过程中可能会伤及牙床内的恒牙胚，或再植后感染可能会损伤牙床内的恒牙胚，影响恒牙的发育和萌出。

有家长会问："我们不知道孩子脱落的牙齿是乳牙还是恒牙，该怎么办？"在这种情况下，应先把脱落的牙齿放到生理盐水或冷的新鲜牛奶中，及时带孩子找专业的口腔科医生就诊，医生会决定是否做脱位牙再植术。

时间对牙外伤治疗很重要。牙外伤时间越短，治疗效果可能会越好。**PM**

AMH值低，
怀孕是否再无可能

上海市第一妇婴保健院生殖中心副主任医师　伍园园

生活实例

吴小姐今年33岁，从月经来潮起，她的生理周期向来正常且规律。因此，结婚三年未孕，她也从未想过自己有不孕的可能。然而，抵不过家人的催促，吴小姐最终还是来到医院，希望做一些孕前的常规检查。几日后，吴小姐收到了自己的雌激素六项及抗苗勒管激素（AMH）检查报告。报告显示，吴小姐AMH值仅为0.37纳克/毫升，远低于正常值，卵巢储备功能"告急"。吴小姐一下子陷入了前所未有的焦虑中，据说AMH值低怀孕可能无望，可这AMH值到底是什么呢？有没有"特效药"能使AMH值恢复正常呢？

AMH值是卵巢储备功能的"风向标"

在生殖科门诊，医生经常会提到"卵巢储备功能"这个医学术语。卵巢储备功能指的是女性"卵巢库"内剩余卵泡的数量，反映了女性生殖内分泌功能与生育的潜能，是不孕症患者能否成功妊娠的重要因素。

卵巢储备功能可通过卵泡刺激素（FSH）、雌二醇（E_2）、抑制素B、窦卵泡计数、抗苗勒管激素（AMH）等指标的测定进行评估，其中以抗苗勒管激素最具代表性。

抗苗勒管激素即AMH值，由卵巢内小卵泡分泌。刚出生时，女童的AMH值很低，几周后AMH值逐渐升高，在青春晚期达到顶峰。成年后，随着年龄增加，女性卵巢储备功能逐渐下降，AMH值随之降低，至绝经前5年内，AMH值将降至无法检测到的低水平。

AMH值的高低与卵巢内卵泡数量有直接关系。一般来说，正常育龄女性的AMH检测值为2～6.8纳克/毫升，35岁后将急速下滑。当AMH值为0.5～1.1纳克/毫升，甚至更低时，表示卵子"存量"严重不足，卵巢加速老化，女性生殖能力大大减退。

比起"数量"，卵子质量更关键

大量研究显示，AMH值过低的女性，其受孕成功率也会随之降低，甚至可能提早进入更年期。然而，比起卵子数量，卵子质量才是成功妊娠的关键。只要还存在高质量的卵子，就能与精子结合形成好的受精卵，依然能成功妊娠。AMH值不能预测卵子的质量，对预测能否妊娠的价值不高。因此，简单地将"AMH值低"与"不孕症"画等号的做法是片面且错误的。

值得注意的是，卵子质量的好坏与备孕女性的年龄密切相关。即使AMH值相同，高龄女性不孕症的治疗效果较差。AMH值偏低者应客观看待这一问题，不必盲目悲观，也不可放任其发展，应尽早考虑生育事宜。

AMH值低，及时改变备孕策略

测得AMH值偏低后，许多备孕女性最常向医生咨询的问题是"是否有办法让AMH值升高？"，还有不少人通过网络等渠道寻求"偏方"治疗。事实上，迄今为止并没有"特效药"或其他治疗可增加卵子数量。测得AMH值较低、可能已经发生了卵巢功能早衰的女性应适时改变备孕策略，不宜再花大量时间追求自然受孕，而应在卵子还未消失殆尽前，主动寻求适合自己的辅助生殖技术，以免错过最佳生育时机。PM

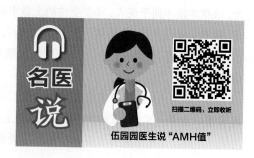

名医说

扫描二维码，立即收听

伍园园医生说"AMH值"

对号入座，看看你有多"老"

本刊记者/ 王丽云
支持专家/ 复旦大学附属妇产科医院主任医师 张绍芬

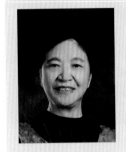

专家简介

张绍芬　复旦大学附属妇产科医院主任医师、教授、博士生导师，上海市生殖内分泌中心专家组成员，中华医学会妇产科学分会绝经学组顾问。擅长子宫内膜异位症、生殖内分泌疾病、妇科肿瘤及妇产科疑难杂症的诊治。

专家门诊：周一、周四上午（杨浦院区）
周三上午（黄浦院区）

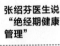

张绍芬医生说
"绝经期健康管理"

延缓衰老对人类来说是一个永恒的话题，特别是爱美女性，总希望自己可以"冻龄""逆生长"。但在现实生活中，往往事与愿违，人们还是按照自然规律一步步走向衰老，有些女性甚至不得不面对卵巢早衰的"悲剧"。临床上，检测某些指标可以帮助判断卵巢储备功能，了解生殖衰老情况，但相对比较麻烦。有没有一种方法可以让人"对号入座"，简单地判断自己处于生殖衰老的哪个阶段，从而及时鉴别异常情况、做好保健和疾病预防工作呢？

答案是肯定的。

一项跨越60多年的大型研究揭示了女性生殖衰老过程的神秘面纱。自1934年起，在美国明尼苏达州大学中进行着一项关于月经和生育健康的研究，目标是了解女性一生的行经史，记录每个女性从月经初潮直至绝经的月经状况。女教师、女学生，以及她们的女儿、外孙女，相继参加了该项研究。通过对35 000人年的数据库分析发现，女性一生的行经史可以分为三个阶段：月经初潮过渡期（初潮后的6年）、中期行经期、绝经过渡期（绝经前8年）。其中，两个过渡期变异性很大，月经周期不规则、相对延长，彼此呈"镜像"；中期行经期间（20～40岁）变异性小，月经规则。

2001年，结合上述研究结果，美国生殖医学协会提出了国际上第一个标准化绝经过渡期分期系统（STRAW

	月经初潮				末次月经			
	生育期			**绝经过渡期**		**绝经后期**		
分期	早期	峰期	晚期	早期	晚期	早期		晚期
					围绝经期			
持续时间	可变			可变	1～3年	2年	3～6年	余生
月经周期	从可变到规律	规律	规律	经量或周期长度轻微改变	周期长度持续改变≥7天，10个周期内再次发生	停经间隔≥60天		

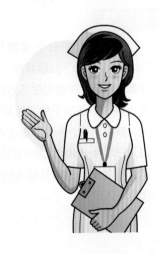

2001)。其后，医学界对月经前后下丘脑－垂体－卵巢轴功能的重要变化有了更深入的研究和认识，遂促成了"STRAW+10"分期系统。"STRAW+10"为研究和临床评价生殖衰老提供了更全面的依据，被视为评估生殖衰老进程的金标准。

"STRAW+10"分期系统将女性的生殖进程分为三个阶段：生育期、绝经过渡期、绝经后期。其中，生育期分为早期、峰期、晚期；绝经过渡期和绝经后期分别分为早期、晚期。生殖衰老进程应包括从生育晚期开始，经由绝经过渡期进入绝经后期的各阶段。

评定分期的依据有三个方面。

❶ 主要指标：月经周期改变。

❷ 支持指标：包括内分泌激素（卵泡刺激素、抗苗勒管激素、抑制素－B）和窦卵泡数量。

❸ 描述性特征：如潮红潮热等血管舒缩症状、泌尿生殖道萎缩症状等。

每位女性对自己的"大姨妈"再熟悉不过了。因此，对照"STRAW+10"分期系统，算一算自己近期的月经周期和经期天数，就能对号入座，判断自己处于生殖衰老的哪个阶段了。如果发现异常或疑问，可及时就医或咨询。从这个角度讲，它真是女性保健的好帮手。**PM**

专家提醒

目前，大部分女性都可以应用"STRAW+10"分期系统，不必考虑年龄、种族、体重和生活方式的影响。但该系统不适用于早发性卵巢功能不全、卵巢早衰、多囊卵巢综合征患者，以及已切除一侧卵巢或子宫的女性，她们的生殖衰老进程及恰当的分期标准仍需深入研究。

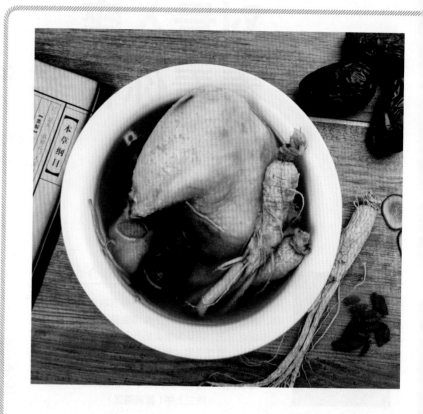

何为"经期延长"

月经的经期，是每次月经持续的天数，即月经从开始到完全干净的天数。通常，经期3～7天为正常。"经期延长"是指月经的周期正常，但行经期超过7天，甚或2周才干净的情况。比较常见的原因是黄体功能不全、子宫内膜炎及宫内膜息肉等。

如何用药膳调理

中医认为，经期延长的主要发病机理是冲任不固，经血失于制约。常见的分型有气虚、虚热和血瘀。治疗上以"固冲调经"为大法，气虚者重在补气升提，阴虚血热者重在养阴清热，瘀血阻滞者以通为止。

气虚型"经期延长"

[主要症状] 经行时间延长，月经量多、颜色淡红、质地稀薄，伴有肢倦神疲、气短懒言、动辄出汗、面色㿠（白光）白等。舌淡而胖，舌边有齿痕，舌苔薄。

● 食疗方：党参黄芪鸽子汤

原料：鸽子1只，党参15克，黄芪30克，红枣5颗，干香菇5朵，香葱、生姜适量。

制法：将鸽子洗净，对半切开，汆烫去血水。党参、黄芪、红枣分别洗净，干香菇泡软，香葱打成结，生姜切片备用。将所有食材放药膳是以药物和食物为原料，经过烹饪加工制成的一种具有食疗作用的膳食。药膳"寓医于食"，良药不苦口，食之味美，既具有营养价值，又可防病治病、强身健体、延年益寿。

"经期延长"，药膳来调理

中国中医科学院广安门医院妇科主任医师　吴向红

入砂锅，加适量水和料酒，大火烧开后转小火，慢炖 2 小时。加少许盐调味后食用。

注意事项：喝汤吃肉，每周 1 ~ 2 次，不能与萝卜同食。若遇到月经期，可以在食材中加 6 克乌贼骨固冲止血。若有上火迹象，可将党参改为西洋参 8 ~ 10 片。

● 食疗方：桂圆淮山大枣汤

原料：鲜淮山药 200 克，桂圆肉 15 克，大枣 8 颗。

制法：将大枣洗净、去核，与桂圆肉一同放入砂锅，加水 800 毫升。淮山药去皮，切小段，放入砂锅中。大火烧开后改用小火熬煮 30 分钟。

注意事项：月经期食用时，可将 3 克阿胶烊化后兑入熬好的汤中，有养血、止血的功效。

虚热型"经期延长"

[主要症状] 经行时间延长，月经量少、经色鲜红、质地稠，伴咽干口燥、潮热颧红、手足心热、大便燥结等症状。

● 食疗方：莲藕龟板排骨汤

原料：排骨 150 克，鲜藕 100 克，龟板 15 克。

制法：龟板洗净，浸泡 20 分钟。新鲜莲藕洗净、切片。排骨洗净、切块，焯水后备用。将排骨、莲藕、龟板一起倒入锅中，大火煮沸后，转小火煮熟，出锅前加盐调味。

注意事项：脾胃虚弱、便溏、泄泻者不宜食用，血尿酸高者慎食。

● 食疗方：凉血三鲜汁

原料：鲜白茅根、鲜小蓟、鲜莲藕各 20 克。

制法：以上原料榨汁后饮用。

注意事项：经期延长、出血量略多者，可将鲜莲藕改成鲜藕节。

血瘀型"经期延长"

[主要症状] 经行时间延长，经色紫暗、有血块，经行小腹疼痛拒按，舌紫黯或有小瘀点。

● 食疗方：当归益母草蛋

原料：当归 50 克，益母草 50 克，鸡蛋 5 个。

制法：将当归、益母草放入锅中，水位以高出药材 2 厘米为宜，浸泡半小时。将鸡蛋加清水煮熟，敲碎外壳，与当归和益母草同煮，大火烧开后用小火煮半小时，待温度降至 60℃左右，去渣取汁（鸡蛋继续泡在药汁中）。

注意事项：自月经前一周开始，饮汤食蛋，每次喝药汤 100 毫升、鸡蛋 1 只，连续 7 天。PM

特别提醒

经期延长的原因很多，有功能性的，也有器质性病变，子宫内膜癌早期也仅表现为经期延长。在服用药膳前，务必先去正规医院就诊，排除器质性病变，再辨清是气虚、血热还是血瘀导致的经期延长后，方可选择药膳调理。

自我按摩是指在自己身体部位或穴位上进行按摩，短期可以缓解症状，长期可强身防病。以下介绍几种常用的经穴按摩方法，主要用于舒缓头部，对缓解压力、眼部疲劳、精神紧张、失眠、头晕、头痛（排除器质性变化）有一定作用。

经穴按摩，缓解头痛

上海市针灸经络研究所副主任医师　秦秀娣

头痛按摩要穴

● **睛明穴**　睛明穴位于目内眦角稍上方的凹陷处，左右各一，是治疗眼部疾病的要穴。

● **太阳穴**　太阳穴位于颞部，眉梢与目外眦之间，向后约一横指的凹陷处，是治疗偏头痛的首选穴。每日揉按2~5分钟，有预防感冒、头痛的作用，还可美容除皱。

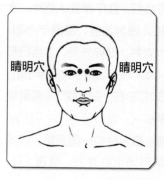
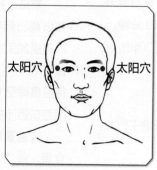

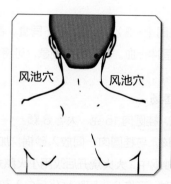
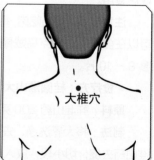

● **风池穴**　风池穴位于项部，枕骨之下，胸锁乳突肌与斜方肌上端之间的凹陷处，对缓解头痛、鼻炎、近视、咽喉病、卒中有一定的作用。按摩风池穴应采用按揉、拿法，向深层用力，如用对捏法按揉风池穴1~2分钟。

● **大椎穴**　大椎穴位于第7颈椎棘突下凹陷中，按摩此穴可治疗感冒、头痛、颈项酸痛。

● **百会穴**　百会穴位于头顶正中线，与两耳尖（耳尖指折耳向前时耳郭上方的尖端处）端连线的交点处。按摩百

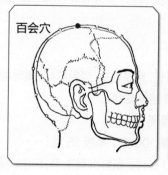
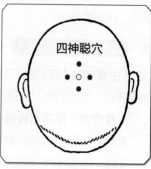

会对治疗失眠、神经衰弱、忧郁烦躁、头痛、眩晕、休克、高血压、卒中失语、脱肛、子宫脱垂等有一定作用。

● **四神聪穴**　四神聪穴位于头顶部，在百会穴前后左右各1寸处，主治头痛、失眠、眩晕、神经衰弱、健忘等症。扣此穴1~2分钟，可使思想集中，缓解精神压力。

● **内关穴**　内关穴位于腕横纹上2寸，两筋之间。一

般按揉1~2分钟,有解除疲劳,改善胸痛、心悸、盗汗,舒缓腹胀感等作用。平时出现头痛、头晕、恶心、呕吐、晕车、晕船时,也可按压此穴位。

● **合谷穴** 食指拇指并拢,虎口处出现隆起肌肉,约平第二掌骨中点处即为合谷穴。凡颜面部位的疾病,如牙痛、头痛、发热、口干、流鼻血、脖子痛、咽喉痛等,均可通过按压此穴缓解症状。按揉合谷穴时,可将左(右)手拇指指尖放到另一手的合谷穴(即虎口处),拇指用力,按揉10~20次,双手交替,可舒风解表、开窍、醒神。需要注意的是,体质较差的患者不宜采用较强刺激,孕妇一般不宜按摩合谷穴。

● **印堂穴** 印堂穴位于两眉头连线的中点,按摩此穴有养心安神的作用。有头痛、眩晕、睡眠障碍时,均可按揉此穴位。一般按揉1~2分钟。

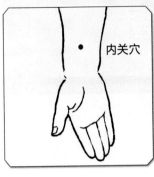

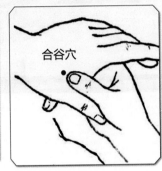

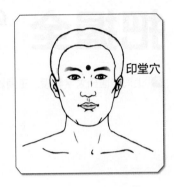

舒缓头痛的按摩法

❶ **按压各穴** 用手指、掌或肘尖,安放于合谷穴、睛明穴、百会穴、四神聪穴、大椎穴、内关穴、印堂穴,逐渐用力加压,由轻到重,用力勿猛,自我感觉酸胀而没有痛感。每个穴位按摩1~2分钟。

❷ **按揉睛明穴、太阳穴等** 按揉睛明穴1分钟,按揉两侧太阳穴1分钟;用按法揉按眼眶(左右眉下),刮眼眶,1~2分钟;按揉风池穴1~2分钟,可缓解头痛引起的眼部痉挛,有明目提神的作用。

❸ **叩百会穴、四神聪穴** 以指尖或大小鱼际、掌根配合,有节律地敲打百会、四神聪等穴。

❹ **拿风池穴** 用拇指与其他四指捏风池穴,收拢如钳,以对合之力提拿。力量应适宜,以产生酸胀感为宜。

❺ **扫散头部** 用拇指桡侧面及其他四指指端,自太阳穴沿头颞部向脑后(胆经循行部位)做弧形单向推动。拇指在额角发际自耳上范围内移动,其余四指在枕骨两侧的上下范围内移动,左右交替进行3~5遍。

❻ **拿五经** 用五指分别点按头部中间的督脉(头部正中线),两旁的膀胱经(起于内眼角)、胆经(起于外眼角),左右相加,共五条经脉。五指分开,指腹着力,单手或双手从发际向后拿,或指梳至后枕部10~20遍。

头部按摩注意事项

❶ 引起头痛的原因较为复杂,按摩推拿虽对缓解头痛症状有一定疗效,但推拿前一定要排除器质性病变。手法轻柔,由轻到重,由浅入深,循序渐进。

❷ 避免在头面部使用蛮力,以免损伤头部。有较严重骨质疏松者,最好去医院进行治疗。头痛分风寒、风热、瘀血、肝阳、痰湿、肾虚头痛,需中医师辨证论治。自我按摩适用于风寒、风热、感冒引起的头痛或偏头痛。

❸ 如出现头痛、头晕、胳膊发麻、脚踩棉花感等症状,提示可能存在血管、神经受压,需到正规医院由医师判断是否可以进行按摩。

❹ 妊娠期或经期女性,有传染病、外伤、皮肤病者等,不适合按摩。**PM**

秋冬季节，正是橘子大量上市的时候。酸甜可口、清香诱人的橘子让大文豪苏轼都忍不住赞叹"一年好景君须记，最是橙黄橘绿时。"

把握全"橘"

上海中医药大学教授　王海颖

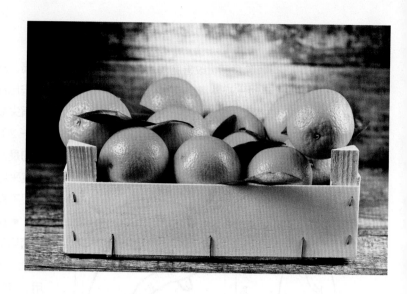

橘子不仅美味，还是中药大家族的成员，浑身都是宝。

根据《本草纲目》的解析，鷸（读音"yù"）是一种外赤内黄、非烟非雾、郁郁纷纷的彩云，橘子因为与从外在色泽到剖开后香雾纷郁的观感都与鷸云十分相似而得名。

"橘"字俗写作"桔"，冰心奶奶有一篇家喻户晓的散文《小桔灯》，给这个字赋予了无限的温暖。

"橘"也是个有趣的植物，是芸香科植物橘及其变种的成熟果实。晏子曰："橘生淮南则为橘，生于淮北则为枳。叶徒相似，其实味不同。水土异也。"后人逐渐用"南橘北枳"来比喻环境对人的影响。其实不然，从植物学角度来说，橘和枳其实是两个不同的品种，虽同属芸香科，枝、叶、果实形态相似，但橘喜爱温暖，枳却耐寒，淮河线以北的冬天，总是低于0℃，橘就无法存活于寒冷的霜雪中。所以，不是橘到淮北变成了枳，而是两者本来就只是同属芸香科的"亲戚"而已。

橘有"六宝"

橘子在中医方剂里可是个"熟面孔"，因为橘子的叶子、核、筋膜、皮都能入药。

● **橘叶**　为橘的叶子。味苦、辛，性平。具有疏肝理气、化痰散结的功效，主治乳房结块、乳痈、胁痛、疝气。

● **橘核**　食用果肉时，收集种子，洗净、晒干即为橘核；入药时一般盐水炙，去壳取仁，研碎之后使用。味苦，性平，具有理气、散结、止痛的功效。主治疝气、睾丸肿痛、乳痈、腰痛。治疗乳腺增生，可取青皮、橘叶、橘核各15克，以黄酒、水合煎，一日两次温服。

● **橘络**　橘络又名橘丝、橘筋，是成熟果实的中果皮与内果皮之间的干燥维管束。通俗地说，就是橘皮里的"白色橘筋"，由果皮内撕下晒干制得。橘络性平，味甘、苦，具有通经络、理气、化痰的功效。主治经络气滞、久咳胸痛、痰中带血、伤酒口渴。

● **橘红**　橘成熟时采摘，剥取果皮，去除橘皮内部白色部分后晒干，称为橘红。其味苦、辛，性温，具有散寒燥湿、理气化痰、宽中健胃的功效。用于治疗风寒咳嗽、痰多气逆、恶心呕吐、胸脘痞胀。橘红虽是治咳好手，但专治"肺寒咳嗽"。"久咳气泄"者不适合单独服用。

● **青皮**　又名青橘皮，是橘的干燥幼果或未成熟果实的果皮。味辛、苦，性温，具有疏肝破气、消积化滞的功效。主治肝郁气滞之胁肋胀痛、乳房胀痛、乳核、乳痈、疝气疼痛、食积气滞之胃脘胀痛等。由于此药破气效果较佳，被称为消坚积之药，用时须配伍补脾药，以防破气太过，伤及正气。老弱虚羸、气虚者慎用。

● **陈皮**　又名黄橘皮，为橘的干燥成熟果皮。其性苦温，具有理气健脾，燥湿化痰功效。常与半夏配伍，如化痰经典名方"二陈汤"。

小贴士

青橘皮与黄橘皮的区别

❶ 采收时间不同。

青皮是未成熟橘的果皮，呈青绿色。可以在 5～6 月收集自落的幼果直接入药（个青皮），或在 7~8 月采收未成熟果实（四花青皮）。

陈皮是成熟橘的果皮，呈橙红色或者红棕色。每年 10~12 月果实成熟后采摘，剥取果皮，通风干燥而得。

❷ 归经、功效不同。

陈皮归肺、脾经，理气作用较为温和，有燥湿健脾之效。

青皮归肝、胆、胃经，理气作用比较峻猛，还能疏肝解郁、消食化滞，但化痰、健脾之力不如陈皮。

什么人不适合多吃橘子

橘子虽然浑身是宝，却也不是人人可食。

❶ 多吃橘子易"上火"，阴虚阳亢、口舌生疮者不宜大量食用橘子。

❷ 虽然橘皮有化痰作用，但大量食用橘肉易助湿生痰，脾虚湿盛者、有痰饮者不宜大量食用。清代的《随息居饮食谱》记载"风寒咳嗽有痰饮者勿食"。

❸ 橘子含有大量维生素 C 和丰富的有机酸，虽然有开胃的功效，但肠胃虚弱的人和老年人不宜多吃、空腹吃，以免刺激胃黏膜，导致肠胃不适。另外，橘子含有大量胡萝卜素，若过量食用会使胡萝卜素堆积在人体内而无法及时被肝脏代谢，可能引起皮肤发黄，这就是"橘子病"了。

精致品橘三招

大"橘"在握，除了直接剥开品尝，还有不少精致的吃法，让我们一起了解一下。

‖ 橘香满室 ‖

将新鲜的橘皮去白、烘焙后研为细末，混入茶叶中。每次取 5 克冲泡，清香提神，颇有雅趣。

若要做养生代茶饮，应选择一年以上的橘皮（即陈皮）。橘皮入药以陈年者佳，故名陈皮、贵老。如有伤食腹胀，胃肠不适，可单用陈皮，沸水冲泡即可。单味陈皮浓煎取汁还可解鱼蟹中毒、解酒毒干渴。

‖ 橘皮煨肉 ‖

先将瘦猪肉、生姜切片，猪肉用盐和湿淀粉调匀码味；锅内放油烧热，炒制姜片和肉片，再加适量清水烧开后，放入陈皮，以盐调味，小火稍煮即可用。

橘皮性温，猪肉滋阴，二者相配温而不燥，补而不腻，是绝佳的养生美食搭档。

‖ 开胃橘饼 ‖

为长久地享受橘子的美味，人们将酸甜可口而又开胃的橘子与蜜糖结合制成橘饼。

❶ 去涩 橘子去皮洗净后用小刀在橘果上划 4～5 个 1 厘米左右深的小口，压出橘核及部分果汁使果呈扁状，置于凉开水中浸泡 24 小时，其间换 3~4 次水，以去除涩味。

❷ 软化 把去涩后的橘果放进开水中煮软，10 分钟左右即可。

❸ 糖渍 将软化的橘果捞起沥干，装进清洁缸中。一层橘果一层糖，橘果和糖的比例为 2∶1。装满后，用糖盖实橘果。两天后，把缸中的橘果连同汁水一起放入锅中煮沸，捞出橘果放入缸中，锅中糖汁取出备用。隔两天，将橘果与糖汁放入锅中，加热煮沸至果面色泽金黄后，捞起橘果，沥干糖液。

❹ 晒干 将橘果置于清洁器具上晾晒。晒干后加细白糖拌匀，便成为爽口的橘饼。

橘饼味甘、辛，性温，具有很好的消积化痰、理气宽中的功效。主治饮食积滞、泄痢、胸膈满闷、咳喘。

[食疗方]

● **止泻** 过量吃生冷瓜果后的伤食腹泻，可以用橘饼一个，切薄片，放碗内，用沸水冲泡，饮汤食饼，可分数次服。

● **平喘** 橘饼 1 个、杏仁 10 克、川贝 3 克，加水适量煎汤，再加冰糖 30 克，喝汤食橘饼。**PM**

清热解毒的中药在治疗各类热性疾病中发挥了重要的作用，其中较常被提到的有三味，分别是金银花、半边莲和野菊花。这三味药解体毒各显神通，但使用时均应"见好就收"，不宜久服。脾胃虚寒者不宜服。

中药解毒"三剑客"

上海中医药大学附属龙华医院感染科主任医师　张　玮

金银花解热毒

热毒，又称温毒，是中医病证名，指火热病邪郁结成毒。患者可出现发热口渴、烦躁不安、面红目赤、口舌生疮，以及其他部位的疱疹溃破，大便秘结，小便发黄、气味重，舌苔黄糙。

金银花被誉为清热解毒之良药，对平素体质平和或体质内热者出现的热毒征象有一定作用。其性味甘寒，芳香透达，具清热功效，暑天使用更为适合。金银花可作茶饮，每天冲泡两三次，不宜隔夜饮用。脾胃虚寒者，症见乏力怕冷、经常腹泻、便溏等，不宜饮用金银花茶，以免影响脾胃运化，适得其反。

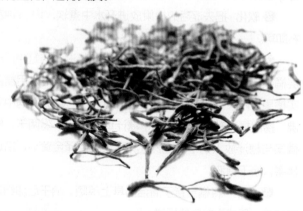

半边莲解蛇毒

抗蛇毒血清是目前公认的治疗毒蛇咬伤的最佳方法。在没有抗毒血清的时候，或在偏远的山区，或许能依靠中药自救。

半边莲生长在水渠、路边等地，具有利尿消肿、清热解毒等功效，可用于治疗蛇虫咬伤等。毒蛇咬伤后，一定要尽早把毒液挤出。2015版《中国药典》记载，治疗毒蛇咬伤，可用半边莲、田基黄各90克，共捣烂，取汁冲酒服，药渣敷伤口四周。经上述紧急处理后，应尽早前往医院就诊。

野菊花解疔毒

疔是致病细菌侵入毛囊和汗腺，引起单个毛囊及其所属皮脂腺的急性化脓性感染。中医认为，疔是肌肤浅表部位感受火毒，致局部红肿、热痛。病情严重时出现的疔疮，称为"疔毒"，往往因饮食不规律、熬夜等导致皮肤毛囊感染。

《本草汇言》称野菊花可"破血疏肝，解疔散毒"。野菊花具有清热解毒、疏风平肝的功效，味道清香，可以泡茶喝。但需注意的是，野菊花性寒凉，不宜久服，特别是脾胃虚寒及寒性体质者忌服。每天服用野菊花以3～6克为宜，过量服用会引发肠胃不适，严重时会诱发腹痛、腹泻或大便稀溏等不良反应。PM

延伸阅读

清热解毒中药在治疗热性疾病中有独特的作用。除"三剑客"外，治疗外感（病毒、细菌感染）的中药，还有连翘、穿心莲、大青叶、板蓝根、贯众、蒲公英、紫花地丁等；兼具祛瘀排脓的中药有金荞麦、败酱草、射干、山豆根、马勃等；凉血止痢的中药有白头翁、马齿苋等；兼具理气、抗肿瘤的中药有半枝莲、七叶一枝花、白花蛇舌草、鸡骨草等；兼具散结的中药有山慈菇、夏枯草等；兼具凉血的中药有玄参、丹皮、赤芍、紫草、水牛角等。不过，清热解毒药会影响脾胃功能，不可随意使用，需由中医师辨证施治。

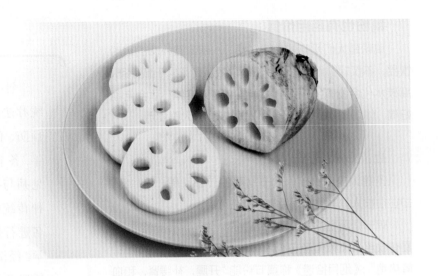

秋冬季，白花花、肥嫩嫩的藕大量上市，它既是食物，又是一味药效卓越的中药。

一双回春妙手，可以将藕开进中医处方治疗疾病；一双厨房妙手，可以把藕做成令人回味的美味佳肴。

妙手"藕"得

上海中医药大学食品卫生与营养学副教授　孙丽红

藕是大众常吃的食物，微甜而脆，可生食也可做菜。民间早有"荷莲一身宝，秋藕最补人"的说法。农村俗话也说"男不离韭，女不离藕"，可见藕是药食两用界的一把好手。

秋天气候干燥，人体容易出现皮肤干燥、干咳等表现，吃些藕能起到养阴清热、润燥止渴、清心安神的作用。

生食、熟食，功效大不同

藕既可以生食，也可以煮熟后食用。

生藕性偏寒，能清热除烦、解渴止呕，可用于烦热口渴、恶心呕吐等症。藕还可以榨汁饮用。清代名医吴鞠通在其《温病条辨》中有一名方"五汁饮"，由梨、鲜藕、鲜芦根、鲜麦冬、荸荠榨汁而成。洗净鲜芦根，梨去皮、核，荸荠去皮，鲜藕去节，鲜麦冬切碎或剪碎；以洁净的纱布或榨汁机绞汁，冷饮或温饮，每日数次。可清肺热、养阴生津，尤其适合于肺热津伤、咳嗽黄痰、皮肤干燥、咽干口渴者。鲜藕汁也可用来治疗咳嗽、哮喘和肺炎等呼吸系统疾病。秋季气候干燥，容易上火，生食莲藕可以清热祛火。莲藕顶部的第一节最为脆嫩，也最适宜生吃。

熟藕性偏温，具有益血止泻、补脾养胃的功效，适用于脾胃虚、体质弱者。莲藕有安神清心的作用，每天晚上吃一些莲藕，能够促进睡眠。莲藕可以和肉片同炒，也可以做桂花糯米藕、炸藕盒、莲藕小排汤，滋补功效不可小觑。

脾胃虚寒、腹泻者，不宜多食生藕。藕淀粉含量高，患有糖尿病、肥胖人群要控制食用量。

藕孔塞肉

藕的吃法很多，教大家做一道藕孔塞肉，制法简单、营养美味。

[原料]　鲜藕 500 克切成 6 段，猪肉末 200 克，鸡蛋 1 只，姜末、胡椒粉、葱末、盐、淀粉、生抽、植物油各适量。

[制作方法]　将藕洗净、鸡蛋打散，备用；猪肉末、蛋液、姜、葱、胡椒粉、植物油、生抽和盐拌匀；淀粉加适量清水调匀后淋在肉酱上，彻底搅拌均匀；将调好的肉馅塞进藕的小孔里；将塞肉的藕放进蒸锅，蒸 30 分钟左右起锅装盘。

[功效]　藕富含维生素 C、蛋白质、膳食纤维、钙、磷等营养成分，对便秘、营养不良者颇有裨益。肉类富含优质蛋白质、适量脂肪，藕孔中塞肉，二者互搭，蛋白质整体利用率得到提升，口感软滑鲜美。

藕粉也有药用价值

藕粉是人们爱吃的食养佳品，一碗清香扑鼻的藕粉饮品，不仅软糯细滑，还有滋补功效。藕粉属于低脂肪、高碳水化合物食品，可补益气血、强身健体，适合老幼妇孺、体弱多病、食欲不振、病后恢复期人群食用。

止血良药藕节

莲藕浑身都是宝，藕节是藕的节部，是一味中药，却往往被人们当作废料丢弃，实在可惜。

藕节是著名的止血良药。中医认为，藕节味涩性平，具有收涩止血和化瘀的作用。《本草纲目》谓其"消瘀血，解热毒"；《纲目拾遗》称藕节粉能"开膈，补腰肾，和血脉，散瘀血，生新血""产后及吐血者食之尤佳"。临床可用于治疗吐血、咯血、衄血、尿血、崩漏等各种出血，且有止血不留瘀的特点。

藕节可以煎汤、捣汁或入散剂。如用三七末5克、藕节汁一小杯、鸡蛋1个，食盐、素油各适量，制成羹食用。三七可化瘀止血，藕汁能止血散瘀，鸡蛋具有养血作用，可用于各种出血者。PM

小贴士

❶ **藕有几个孔**

市场上的莲藕基本分为两种：七孔藕和九孔藕。民间有句美食俗语"七孔软，九孔脆"。七孔藕，俗称红藕，肉质粗糙松软，水分少，比较适合用来炖汤喝。九孔藕，即白藕，表面光滑，口感清脆甘甜，更适合凉拌或生吃。

❷ **怎么把藕孔洗干净**

将一节藕从中段切开，放入一盆清水中；向盆中加入一大勺白醋和半勺食盐，浸泡约20分钟；最后用清水冲洗。

❸ **如何防止藕变色**

莲藕中含有鞣质，被切开和去皮后，鞣质暴露在空气中会氧化变成褐色。为了防止变色，可将莲藕放在清水或淡盐水中浸泡。为防止藕片变黑，应用大火快炒。可以一边炒、一边加入少量清水，这样炒出的藕片色泽鲜亮、白净清爽，让人更有食欲。由于鞣质遇铁后会变成蓝色或暗绿色，故煮莲藕时忌用铁锅，用砂锅为宜。

针灸、推拿、功法、内服、外治等中医传统疗法几千年来为人们的健康保驾护航，在预防、保健、康复等方面具有独特优势。近年，各省市纷纷将经过临床长期实践、对常见病与多发病确有疗效、能在基层普及的各种传统中医药疗法，以"中医药适宜技术"之名进行推广，以充分发挥其安全有效、便捷易学、经济实用、针对性强的特色和优势，更好地服务于人民群众。

从2005年起，上海市卫生与计划生育委员会、上海市中医药发展办公室等部门多次组织专家研究讨论，确定将"电针治疗腰椎间盘突出症""艾灸治疗膝骨性关节炎""腕踝针"等24项临床技术成果，作为上海市基层中医药适宜技术向全市社区推广应用。

迄今为止，上海市所有区县的245家社区卫生服务中心已基本实现了基层中医药适宜技术全覆盖。

中医适宜技术的推广提高了中医药在基层的利用率，使社区居民享受到物美价廉的医疗服务，在一定程度上缓解看病难、看病贵问题，减轻大医院的就诊压力，以"简、便、验、廉、效"的特色和温馨的服务深受百姓欢迎。

简约不简单

● **针刺腰痛穴治疗急性腰扭伤**

腰痛穴，即精灵、威灵二穴，位于手背第二、三掌骨

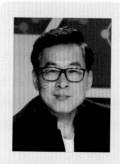

专家简介

吴耀持 上海交通大学附属第六人民医院针推伤科主任、腰突症诊治特色专科主任、教授、博士生导师，中国针灸学会理事，上海市针灸临床医学专业委员会主任委员，上海市中医药适宜技术专家指导委员会主任委员，上海市中医药学会适宜技术分会主任委员。

"简、便、验、廉、效"的中医适宜技术

上海交通大学附属第六人民医院针推伤科主任医师　吴耀持

与第四、五掌骨之间，腕背横纹与掌指关节连线中点处，属经外奇穴，为现代经验用穴。根据经络学说，腰痛穴是腰部病症在手部的反应点，针刺腰痛穴可以起到疏通腰部经脉、活血化瘀止痛的作用。

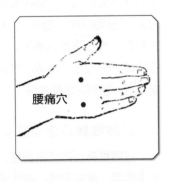

腰痛穴

有位35岁的男性因为搬动重物伤腰，腰痛无法转动、侧身两天，前来就诊，勾着腰，需要人搀扶进入诊室。第三腰椎到第五腰椎近处痛，可以触及条索状物，诊断为急性腰扭伤。

针刺选取双侧腰痛穴，直刺快速进针，施以大幅度的提插捻转手法，以患者产生明显的酸麻胀痛感并扩散至手掌或指尖为度，每隔5分钟重复行针一次；针刺过程中嘱患者扭腰、弯腰及下蹲动作，幅度逐渐加大，每个动作持续1分钟，循环往复，直至20分钟后取针。每天治疗1次，3次为一个疗程。首诊完毕腰痛减轻，第三日已活动自如。

● 神阙穴隔盐灸治疗前列腺增生

良性前列腺增生是一种较为常见的引起中老年男性排尿障碍的疾病，在临床表现上属于中医"癃闭"范畴。

古代医家很早就将神阙穴隔盐灸用于治疗小便不利。中医理论认为，盐能入肾，艾能温阳，而肾主水液、司二便，与膀胱相表里。隔盐灸神阙穴具有温补脾肾、利水通便的作用，适用于脐部（神阙穴）及四周皮肤完整未见破损、中医辨证为肾气亏虚型的前列腺增生患者。

[操作步骤]

❶ 患者取舒适仰卧位，充分暴露腹部。

❷ 将适量粗盐填平肚脐后，将纯艾绒搓成纺锤状，再用力压制成上尖下圆的圆锥体艾炷，放于粗盐上。

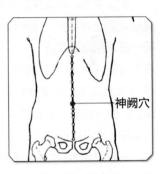

神阙穴

❸ 将艾炷点燃令其自燃成灰，或患者自觉施灸部有发烫感时将艾炷移除，每次灸4壮。清除艾炷及肚脐中粗盐后，用医用膏药贴敷肚脐，防止施术后受风寒。

[注意事项]

❶ 每天1次，7次为一疗程，疗程间休息3天，继续下一个疗程，共3个疗程。

❷ 前列腺增生症伴尿路梗阻或尿路刺激征者，合并肝、肾功能不全及其他严重疾病者，过饱、过劳、过饥、醉酒、大渴、大惊、大恐、大怒者及艾叶过敏者，湿热下注、肝郁气滞、瘀浊阻塞等非肾气亏虚证型患者，不宜接受治疗。

从上述两则实例可以看出，中医适宜技术的"简"不等于没有技术含量。恰恰相反，其不仅需要标准的技术操作方法，还有严格的适应证和禁忌证，值得深入推广与应用，以造福更多百姓。PM

益肺健脾补肾：
治疗过敏性鼻炎的中医思路

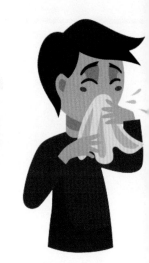

上海市香山中医医院　施　磊
上海交通大学医学院附属瑞金医院中医科副主任医师　张守杰

秋冬季节，以发作性鼻痒、喷嚏、流清涕、鼻塞为主要症状的过敏性鼻炎患者苦不堪言。治疗过敏性鼻炎，目前一般采用以下方法：一是避开过敏原，如果患者对动物皮毛过敏，家中就不养猫狗、不睡鸭绒枕头、不盖鸭绒被等，但过敏原众多，很难做到完全避免接触。二是应用抗组胺药，如开瑞坦、息斯敏等。这类药物虽见效快，但维持时间短，今日用药今日效，明日停药病又发。三是脱敏疗法，一般采用10联菌苗注射液定期小剂量注射，疗程为10～12个月。但引起过敏性鼻炎的过敏原众多，混合菌苗不可能"包罗万象"，故脱敏疗法只对一部分病例有效。

总体而言，上述方法虽有一定疗效，但都有不足之处，这也是过敏性鼻炎患者久治难愈的原因。

"邪之所凑，其气必虚"，治疗过敏性鼻炎需要"整体观"

《黄帝内经》指出："邪之所凑，其气必虚。"意思是，外邪之所以能侵袭人体，是因为人体本身的免疫力、抵抗力虚衰。如果人体强壮，就能抵抗外界致病因子的入侵。如果人体免疫功能正常，即使外界有各种各样的过敏原，也不会发生过敏反应。

中医将过敏性鼻炎称为"鼽嚏"。鼽指鼻塞不通，嚏是指打喷嚏。元代医学家李杲的《东垣十书·内外伤辨惑论》对此有详尽描述："病者善嚏，鼻流清涕，寒甚出浊涕，嚏不止。"将过敏性鼻炎"鼻痒、打喷嚏、流清涕"三大症状都描述了出来。同时，他还进一步提出："比常人大恶风寒，小便数而欠，或引行小便色清而多，大便不调，夜萎无寐。"描述了患者的全身症状：畏寒怕冷，小便清长而频数，大便溏薄，晚上冷得难以入睡。这些症状与过敏性鼻炎患者的临床主诉相符。如果病情进一步发展，会产生更严重的后果："甚则痰咳，为呕、为秽、为吐、为唾白沫，以至口开目瞪，气不交通欲绝者。"这是过敏性鼻炎继发了过敏性哮喘，患者出现咳嗽、气急、呕吐、会厌水肿、严重缺氧症状，甚则可危及生命。

过敏性鼻炎患者多有"三脏虚寒"

过敏性鼻炎的脏腑辨证，以肺、脾、肾三脏虚寒为多。肺主皮毛，宣发卫气，肺气虚则腠理不密，卫表不固，易受外邪异气（如花粉、灰尘、油漆、过寒、过热等）侵袭。脾主运化，脾失健运则水谷精微难以吸收，致使气虚而不能卫外；脾虚则清阳之气不能上升，邪害空窍，故鼻塞不利；过敏性鼻炎患者鼻黏膜苍白、水肿而流清涕，也是脾的运化失司、水液代谢调节障碍所致。肾藏一身之精气，肾阳气虚亏可导致肺气不足和脾阳虚亏，而肺气脾阳虚亏也可损及肾阳气；肾气化功能失司，可导致鼻黏膜苍白、水肿；患者喷嚏冲鼻而出，更是肾不纳气的一种表现。以全身辨证来分析，患者大便溏薄、小便清长、怕风畏寒、四肢不温、腰膝酸软、咳嗽、打喷嚏，尤是一派"肺、脾、肾三脏虚寒"之证候。

"益肺健脾补肾"，有助长期改善症状

中医治疗过敏性鼻炎，以黄芪、白术、防风补肺健脾，枸杞子、五味子、炒杜仲、山药、制首乌、山萸肉补肾收敛，苍耳子、辛夷开通鼻窍。针对嚏多、长流清涕者，可加生麻黄、细辛温肺止涕。经辨证施治、调整体质数月，患者可提高抗过敏能力，有助于减轻症状。停用汤剂后，患者可长期服用玉屏风冲剂加六味地黄丸，以巩固疗效。**PM**

无偿献血：
帮助别人，于己无害

天津市泰达医院主任医师　李青

无偿献血是一项关系国计民生的社会公益事业。古语有云，"爱人者，人恒爱之；敬人者，人恒敬之"。无偿献血既是无私奉献的真情流露，也是一项人类互助互救的历史使命。

然而，传统观念中，我们对"血"的认识误区太多，导致自愿无偿献血者少之又少。例如，有人认为献血会传染疾病。实际上，从体检到血液采集，所有与献血者接触的耗材均为一次性用品，有严格的管理和操作要求，献血不会感染疾病。还有人认为，献血会引起贫血或损伤"元气"；临床上有些患者"惜血如命"，检查时多抽几管血就大发脾气的案例比比皆是。其实，红细胞的平均寿命为四个月，白细胞和血小板寿命更短，寿命到期后，衰老的血细胞就会被清除。血液是有再生功能的，人体内的血液不会越献越少，献血后，血液会很快得到补充，献出少量血液不会引起贫血。

我是一名医生，既了解血液对于患者的重要性，又清楚地知道适量献血对身体无害。最关键的是，我也是一名无偿献血的践行者。医生献血，更能打破有关献血的谣言，这里就来说说我的献血故事。

我从大学毕业后就开始无偿献血，到现在已累计献血5000毫升（编者注：一般成年男性血液总量为4000～5000毫升）。回顾这些年的"献血之路"，我有过两次最有意义的献血。一次是我儿子上小学时，为了给他庆祝生日，我带着他去献血。另一次是我50岁以后，给我所治疗的患者献了400毫升血。那是我们收治的一个慢性肾功能衰竭患者，61岁，患有严重的肾性贫血，血红蛋白仅为52克/升（正常范围为120～160克/升），根据诊疗指南应该进行输血治疗。当时血源紧张，只能互助献血，而且亲属献多少，才能给患者输多少。他唯一的儿子

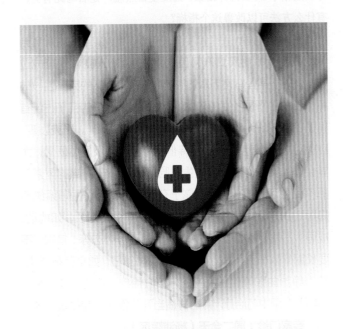

献了400毫升血，但对患者来说杯水车薪；他的老伴年岁大了，身体也不好，无法献血，求遍了所有的亲属，他们都以各种理由拒绝。其子无奈，拿着现金在献血车边的大街上足足等了一天也没有一个人伸出援手。第二天上午查房，我了解到情况后，为他献了400毫升血。后来经过输注铁剂等治疗，这名患者的病情明显好转。毫不夸张地说，像他这样幸运的患者并不多。

近两年，我利用自媒体的影响力，成立了天津市滨海新区无偿献血者联盟，召集志愿者定期献血。爱心是可以"传染"的，现在我儿子也开始无偿献血，在他的影响下，他的一些同学也加入了无偿献血的队伍。

献血并不是轰轰烈烈的大事业，我的信条只是力所能及地帮助别人。作为医生，我用医学知识和自身体会郑重地告诉大家：无偿献血，帮助别人，于己无害，请伸出你的手臂，奉献爱心！**PM**

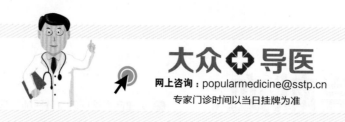

网上咨询：popularmedicine@sstp.cn
专家门诊时间以当日挂牌为准

问：精子 DNA 碎片指数高怎么办

我今年 32 岁，自然流产 3 次。就诊后发现，我的检查结果基本正常，但丈夫的精子 DNA 碎片指数很高。什么是精子 DNA 碎片指数？我反复自然流产是否与此有关？有什么方法可以改善这个指标？

浙江　刘女士

复旦大学附属妇产科医院主任医师王凌：精子形成过程中，由于某些有害因素的影响，精子 DNA 的完整性被破坏，会发生断裂，生成碎片。DNA 发生断裂的精子占所有精子的百分比，叫精子 DNA 碎片指数（DFI）。研究发现，DNA 碎片化程度增高，可降低受精成功率及胚胎质量，尤其会增加复发性流产的发生风险。导致 DFI 升高的因素包括不良生活习惯、长期暴露于有害环境、泌尿生殖系统疾病等。DFI 高的男性，首先应纠正不良生活习惯，如戒烟、戒酒、不熬夜、加强体育锻炼、保持良好心态等；其次，不要长期暴露于污染、高温等工作环境；第三，如果存在感染、精索静脉曲张等疾病，应进行相应治疗；第四，可在医生指导下应用中药治疗，并酌情适当补充维生素和微量元素。

专家门诊：周二全天（杨浦院区）

特需门诊：周五下午（黄浦院区）

问：儿童红斑狼疮能早期发现吗

我大女儿今年 10 岁，前不久出现乏力、面部皮疹症状，我们没有重视；后来她又出现眼睑、面部浮肿，并逐渐加重，而且伴有尿量减少，我们才带她看病。经住院检查，女儿被诊断为系统性红斑狼疮、狼疮性肾炎、急性肾损伤，其后病情不断恶化，经免疫抑制治疗和血液透析才渡过难关。听说系统性红斑狼疮与遗传有关，为避免小女儿"重蹈覆辙"，我想了解一下，这种病能否早期发现？

江西　黄女士

复旦大学附属儿科医院风湿科副主任医师孙利：系统性红斑狼疮是一种可以累及多系统和多脏器的疾病，与成人患者相比，儿童患者病情较重，更容易发生脏器损伤，80% 以上累及肾脏。儿童发生系统性红斑狼疮的年龄一般超过 5 岁，高发年龄在青春发育前期和青春发育期。若出现不明原因的眼睑水肿、全身水肿、尿色改变等情况，需要及时进行尿液常规检查。肾脏疾病起病隐匿，早期症状可能不典型，尿液检查简单无创，可以早期发现各种原发性和继发性肾脏疾病。

特需门诊：周一上午

专病门诊（系统性红斑狼疮）：周四上午

问：空腹血糖为何有时比餐后血糖还高

我老伴今年 80 岁，患有糖尿病，目前服用格列齐特（早晚各 1 粒）、阿卡波糖（早、中、晚各 1 片，随第一口饭嚼服）。最近测过多次血糖，晚餐后 2 小时和临睡前血糖一直在 8 毫摩 / 升左右，但次日早晨的空腹血糖有时会超过 8 毫摩 / 升，糖化血红蛋白为 7.6%。我们很困惑，为什么空腹血糖反而比餐后还高呢？

上海　孙先生

上海交通大学附属第六人民医院内分泌科主任医师魏丽：糖尿病的血糖控制不但要空腹达标，而且餐后 2 小时也要达标，这样糖化血红蛋白才能达标。有些人餐后血糖达标，但是空腹血糖控制差，需要综合分析饮食、睡眠、肝脏情况、胰岛素水平及用药情况，找出原因后有针对性地调整治疗方案。您老伴早晨空腹血糖有时超过 8 毫摩 / 升，原因可能有以下几种：晚餐吃得过晚、过多，餐后食用坚果类食物，睡眠质量差，机体对胰岛素敏感性降低，或者有黎明现象（晨起有短时间血糖升高）。因此，需要监测血糖，注意饮食，加强晚餐后运动，或者到医院请医生调整药物治疗。

专家门诊：周一下午（总院），周二上午（东院）

特需门诊：周六上午（总院）

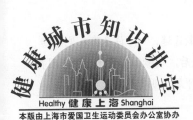

健康城市知识讲堂
Healthy 健康上海 Shanghai
本版由上海市爱国卫生运动委员会办公室协办

柔力球给我
健康、快乐和成就感

本刊记者/王丽云
支持专家/上海交通大学体育系教授　王会儒

市民周美琴的故事

在上海市嘉定区南翔古镇，流行着一项拥有广泛群众基础的健身项目——柔力球，以及一支上海唯一获得"全国柔力球推广贡献奖"的队伍——飞翔柔力球队。我是现任队长，今年57岁，偶然接触柔力球并爱上了这一运动，收获了健康、快乐、气质，以及满满的动力和成就感。

十年前，我在一家书店工作，因久坐而长期腰酸背痛、脖子疼，经常头晕、失眠。有一天，我在小区看到有人打柔力球，动作优美流畅，便跟着学。柔力球运动看上去轻柔简单，练起来却不容易。面对枯燥的反复练习，很多人半途而废。我抱着强身健体的心态坚持了下来，每天练习两小时。

渐渐地，我发现自己的身体变得轻盈挺拔，腰酸背痛不见了，头不晕了，睡眠也好了，每天心情愉悦，精神越来越饱满。柔力球运动融入了太极、舞蹈、武术、音乐等元素，是一项全身运动，但核心功夫在手上，需要手臂、手腕、手指的精细动作配合。为避免球掉落，注意力还要高度集中。因此，除了一般意义上的锻炼

身体、提升气质外，我认为这还是一项"大脑体操"运动，对延缓大脑衰老很有帮助。

经过三年左右的练习，我打起柔力球来终于得心应手了。为了学习各种花式套路，我去西安、青岛、南京等多地参加培训，接受专业老师的指导，逐渐领悟到了诀窍，并先后获得社会体育指导员、A级教练员资格。退休后，时间比较充裕，我投入了更多精力，把学习和推广柔力球运动当成事业来做。在南翔镇文体服务中心的支持下，我带领团队积极参与各项比赛，获得了诸多奖项，比如，在最近举办的2019年上海城市业余联赛中获得上海市柔力球团体赛一等奖。自2017年来，我们每年举办全国柔力球培训班，吸引了来自全国各地的500多名学员；在上海市"社区体育配送"工作中，我每周都会去其他社区担任一次指导员；为了创新招式，我最近刚刚报名学习舞蹈……这些活动给我的后半生带来了源源不断的动力和成就感。可以说，柔力球已经成为我生命中不可或缺的一部分。我会不断学习和推广，让更多人从中收获健康与快乐。

柔力球运动也称太极柔力球，是太极拳动作与网球、羽毛球技术的结合，包括花式柔力球与网式柔力球两种，具有浓厚的中国传统文化色彩。研究发现，柔力球锻炼能增强老年人的平衡能力、反应能力，改善身体柔韧性和协调性，有效增强老年人行走时身体重心的稳定性，降低跌倒发生率。练习柔力球，首先要遵循一般的运动锻炼注意事项，如选择合适的鞋子、服装、地点，做好热身运动等；其次，有慢性病的老年朋友们要及时和医生沟通，控制好运动量，防止发生意外。柔力球运动是一项技巧性较强的运动，国家规定套路有四套，其中有一套属于B类难度，其他三套属于C类，难度较大。锻炼时要注意选择合适的

套路，循序渐进。具体而言，需要特别注意以下几点：

❶ 根据年龄和身体状况合理安排运动强度和锻炼频率，一般以每周3～6次、每次30～60分钟为宜。既要避免"一曝十寒"，也不能一时兴起而运动过度。尤其是骨关节炎、心血管病、老慢支患者，更要注意科学锻炼。

❷ 练好基本功，掌握运动技巧，把握好"迎、引、抛"弧形引化过程的三个阶段，不要用蛮力，以免损伤手腕、腰部、肘关节等。

❸ 注意保护膝关节，必要时可戴护膝，以对膝关节起支撑保护作用。**PM**

扫码看周美琴演示
柔力球运动

治咳嗽，
七类人慎用复方甲氧那明

🖋 复旦大学附属中山医院呼吸科　李佳旻　洪群英(主任医师)

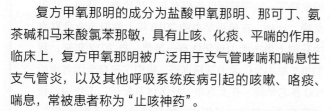

复方甲氧那明的成分为盐酸甲氧那明、那可丁、氨茶碱和马来酸氯苯那敏，具有止咳、化痰、平喘的作用。临床上，复方甲氧那明被广泛用于支气管哮喘和喘息性支气管炎，以及其他呼吸系统疾病引起的咳嗽、咯痰、喘息，常被患者称为"止咳神药"。

那么，是不是所有咳嗽患者都可以使用复方甲氧那明？事实并非如此。乱用、滥用复方甲氧那明不但无法发挥止咳作用，反而会产生不良反应，常见的有口干、恶心、眩晕、头痛、失眠、心悸等。服用复方甲氧那明后，若出现皮疹、发红、呕吐、食欲不振、眩晕、排尿困难等症状，应立即停药，并及时就诊。目前认为，以下七类人群不宜服用复方甲氧那明。

❶ 严重心血管病患者

盐酸甲氧那明及氨茶碱均可使心率增快，氨茶碱还可致心律失常。严重心血管病患者服用复方甲氧那明后，病情可能会加重。

❷ 哮喘危象患者

哮喘危象是指在遇到过敏原时，哮喘病情加重的一种现象。出现哮喘危象的患者往往伴有心率增快，服用复方甲氧那明后，可能会发生心血管不良反应。

❸ 哺乳期妇女

氨茶碱可以通过胎盘屏障，也能分泌入乳汁。婴儿肾脏功能不完善，清除氨茶碱较慢，哺乳期妇女服用复方甲氧那明后，可使婴幼儿血液中氨茶碱浓度增加，从而引发心血管不良反应。

❹ 8 岁以下儿童

未满 8 岁的儿童禁止服用复方甲氧那明，8 岁以上儿童应在家长监护下服用。

❺ 驾驶员或机械操作者

那可丁及马来酸氯苯那敏均有嗜睡的不良反应，因此，患者在口服复方甲氧那明期间，应禁止驾驶车辆或操作机械。

❻ 青光眼及排尿困难者

马来酸氯苯那敏可引起眼压升高及尿潴留，青光眼及排尿困难者需遵医嘱规范服用。

❼ 甲亢患者

甲亢患者需排除严重甲亢性心脏病后才可服用。**PM**

特别提醒

复方甲氧那明治疗咳嗽仅是"对症治疗"，当治疗效果不佳时，需进一步查找引起咳嗽的原因，以免误诊，尤其是慢性咳嗽患者。只有去除病因，咳嗽才能真正被治愈。

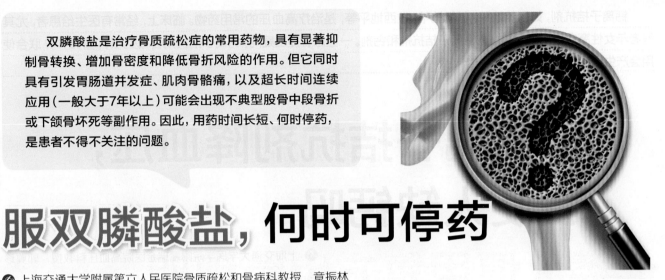

双膦酸盐是治疗骨质疏松症的常用药物，具有显著抑制骨转换、增加骨密度和降低骨折风险的作用。但它同时具有引发胃肠道并发症、肌肉骨骼痛，以及超长时间连续应用（一般大于7年以上）可能会出现不典型股骨中段骨折或下颌骨坏死等副作用。因此，用药时间长短、何时停药，是患者不得不关注的问题。

服双膦酸盐，何时可停药

上海交通大学附属第六人民医院骨质疏松和骨病科教授　章振林

用药时间至少1~3年

骨质疏松症是慢性疾病，需要长期治疗。有的患者口服双膦酸盐3~6个月，症状改善后就自行停药，这是错误的。目前公认，没有发生过骨质疏松性骨折的患者需要使用双膦酸盐1~3年；严重骨质疏松症，即发生过骨质疏松性骨折的患者需要使用双磷酸盐3~5年。用药期间，患者需要每半年去医院检查一次血钙、磷、肝肾功能和骨转换指标；每年采用双能X线吸收仪检查一次骨密度。临床医生通过骨痛等症状是否改善、是否发生骨折，以及血骨转换指标和骨密度的变化来评估药物疗效。大多数患者治疗3~6个月后，血转换指标会显著下降；治疗1年后，腰椎骨密度可以增加5%~10%，股骨颈部位骨密度可以增加5%左右。需要注意的是，即使患者的相关指标得以改变，也不能随意停药。

停药前须评估骨折风险

虽然股骨中段不典型骨折或下颌骨坏死风险非常罕见，但也应引起大家的重视。目前，中华医学会骨质疏松和骨矿盐疾病分会《原发性骨质疏松症诊疗指南》推荐：口服双膦酸盐治疗5年、静脉双膦酸盐治疗3年后，应对骨折风险进行评估。也就是说，只有口服双膦酸盐治疗5年、静脉双膦酸盐治疗3年后的患者，才需要考虑是否可以停药。当骨密度已经得到很好的改善，且经评估认为骨折风险较低时，可以停止使用双膦酸盐；如骨折风险仍高，需要继续使用双膦酸盐，或换用其他抗骨质疏松药物，如特立帕肽

或雷洛昔芬等。注意，停药期间，患者仍需定期随访骨密度等指标，以判断何时需要恢复用药。

总之，使用双膦酸盐的患者不能盲目停药，但也并非用得越久越好。患者能否停药，必须建立在评估骨折风险的基础上，盲目停药可能导致仍具有高骨折风险的患者得不到较好的治疗。PM

小贴士

服用双膦酸盐的注意事项

双膦酸盐分为口服和静脉滴注两种制剂。目前，我国有阿仑膦酸钠、利噻膦酸钠口服制剂和唑来膦酸静脉制剂。

阿仑膦酸钠或利噻膦酸钠片的服用方法为每周一片，早餐前半小时，用200毫升温开水送服。服药后30分钟之内应避免躺卧，其间不能进食饮料和食物。如果患者忘记服药，可以在第二天早上补服一片。

唑来膦酸的使用方法为静脉滴注，每年一次，一次5毫克，滴注时间不得少于15分钟。静脉输注唑来膦酸等含氮双膦酸盐可引起一过性发热、骨痛和肌痛等流感样症状，一般持续1~2天。此时，服用泰诺等抗感冒药可使症状较快缓解。

注意，胃食管反流、胃炎、十二指肠溃疡患者慎用双膦酸盐口服药，但可以采用静脉滴注唑来膦酸。

> 钙离子拮抗剂，如硝苯地平、氨氯地平、拉西地平等，是治疗高血压的常用药物。临床上，经常有医生给患者，尤其是老年女性高血压患者同时处方钙离子拮抗剂和钙剂。一些患者提出疑问：钙离子拮抗剂会减少人体内的钙吗？联合使用会产生矛盾吗？

服钙离子拮抗剂降血压，会使人缺钙吗

上海交通大学医学院附属瑞金医院高血压科教授　郭冀珍

钙离子拮抗剂不会使人缺钙

人体的基本单位是细胞，40亿~60亿个细胞组成人体不同的组织，执行不同的生理功能。细胞有细胞膜（主要由脂质和蛋白质组成），内含胞质（含水、脂肪、碳水化合物及少量矿物质），胞质内的矿物质主要有钙、镁、钾、钠、铁等离子。细胞膜上有各自特有的离子通道，但互相影响。其中钙离子通道，正常情况下，细胞外的钙离子浓度远远大于细胞内的钙离子浓度，这种浓度差通过离子通道使细胞功能处于正常平衡。但是，如果细胞膜上的钙离子通道调控失灵，大量钙离子就会进入细胞内，引起血管平滑肌收缩，血压升高，甚至引发心绞痛、心肌梗死。

钙离子拮抗剂可拮抗钙离子通过细胞膜进入细胞，阻断钙离子的非正常内流，从而减少血管收缩，降低血压。那么，钙离子拮抗剂在拮抗钙内流、降血压同时，会不会引起人体缺钙呢？事实上，人体内90%以上的钙存在于骨骼中，仅1%的钙以离子形式存在于细胞内外，只是这1%的离子钙发挥着重要的调节心血管及血压的作用。钙离子拮抗剂可以阻止钙离子过度进入细胞内，降低的仅仅是细胞内的钙离子浓度。况且，钙离子拮抗剂不会促进钙的排泄。所以，钙离子拮抗剂不会导致人体缺钙。

联合使用不矛盾

大多数高血压患者的细胞膜存在缺陷，细胞质内的离子，如钙、钠、钾等相互影响，发生复杂的病理生理变化。给高血压患者补钙的主要目的是为了纠正负钙平衡，维持足够的钙摄入。研究证实，足够的钙摄入不仅可以抵抗国人高盐、高钠饮食的有害作用，还可以对抗高钠所致的尿钾排泄增加。钾离子对稳定细胞膜起重要作用，可阻断钙通道，使细胞外的钙离子不能进入细胞内。显然，将钙剂与钙离子拮抗剂联合使用，其拮抗钙内流、降血压的作用不但不会相互抵消，而且能相互促进，有利于血压下降。

当然，高血压患者在增加钙摄入同时，还应关注补钙的效果。研究证实，每天摄入800毫克钙可以使血压轻度下降。据调查，我国人民饮食中的含钙量为每天388毫克，这与世界卫生组织的钙推荐摄入量（800毫克/日）的标准相差甚远。因此，高血压患者需要多吃含钙量高的食物。由于大多数老年高血压患者肠胃功能减弱，吸收不好，即使服用含维生素D的钙片，补钙效果也不佳，故应适当多晒太阳，促进皮肤合成有活性的维生素D，或适当加服活性维生素D₃，以增加钙的吸收。**PM**

小贴士

低钙饮食增加高血压发病率

研究发现，钙摄入量和血压水平明显有关，低钙饮食会增加高血压的发病风险。与每天摄入钙1200毫克者相比，每天钙摄入量低于300毫克者的高血压发病率高2~3倍。更年期女性由于雌激素下降，骨骼中的钙主动释放、流失，在引起骨质疏松同时，高血压发病率也明显高于同龄男性。因此，高血压和饮食长期缺钙或钙流失有一定关系。

普通感冒，
七天就能自愈吗

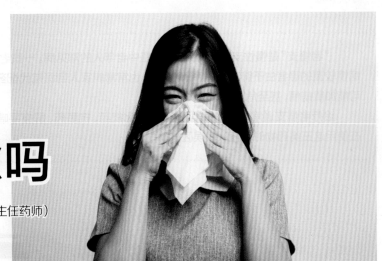

复旦大学附属中山医院药剂科　金知萍　吕迁洲（主任药师）

普通感冒是常见的急性上呼吸道感染性疾病，一般在7天左右可自行恢复。目前，用于治疗普通感冒的药物并不是针对感冒本身，而是为了缓解一些感冒症状。有人开玩笑说："感冒不用药，7天会好；用了药，一周也好了。"那么，这是不是意味着感冒时使用感冒药没有意义？如果感冒后"硬扛"，7天后就一定能好吗？

用感冒药，能加速康复吗

普通感冒的症状主要是机体对病毒感染的免疫应答所致，而不是缘于病毒对呼吸道的直接损害。最常见的症状是鼻部症状，如喷嚏、鼻塞、流清水样鼻涕，其他常见症状包括咽痛、咳嗽等。目前常用的感冒药以缓解症状为主，一般不需要抗病毒治疗。没有严重症状的感冒患者可以不用药或少用药，注意休息、忌烟、多饮水。

如果感冒症状严重影响日常生活和工作，可以根据症状适当服用一些感冒药对症处理。市面上用于普通感冒的药物大多为复方制剂，包括解热镇痛药、抗组胺药、镇咳祛痰药、缩血管药等多种成分。不同感冒药的药物成分有差别，患者不要同时服用多种感冒药，以免重复用药，造成药物剂量累加，导致不良反应。需要提醒的是，虽

然大多数感冒药是安全性较好的非处方药（OTC），患者可以自行购买、使用，但使用前仍需要仔细阅读药品说明书。从事高空作业者、机械操作者、驾驶员，以及患有某些疾病（如肝肾功能不全、青光眼、前列腺增生、支气管哮喘、消化性溃疡等）者应慎重选择和使用感冒药。

普通感冒，7天一定会好吗

对免疫功能正常的患者而言，普通感冒通常持续3~10天，7天基本可以自愈。但有数据表明，约25%的感冒患者病程可能持续长达2周。如果出现了感冒并发症，病程可能会更长。

普通感冒常见的并发症包括急性鼻炎、下呼吸道感染、急性中耳炎等。感冒药并不能减少并发症的发生率。儿童、老年人和免疫力低下的人群易出现并发症。当感冒病程超过2周，感冒症状无明显好转，甚至进一步加重，或出现咽部脓苔、咯黄脓痰等，往往提示并发细菌感染，患者应及时就医。

总之，普通感冒一般情况下可以自愈，但未必所有人都能"扛"得过去。体质弱的人可能并发其他疾病，如鼻炎、咽炎、肺炎等。因此，感冒后是否用药，何时应去医院就诊，应该根据实际情况进行处理，切莫疏忽大意。**PM**

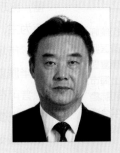

专家简介

吕迁洲　复旦大学附属中山医院药剂科主任、教授、主任药师、博士生导师，上海市药学会副理事长、医院药学专业委员会主任委员，上海市医学会临床药学分会副主任委员，上海市医院协会药事管理专业委员会副主任委员，复旦大学药学院临床药学专业委员会副主任委员。

　　"老慢支"是慢性支气管炎的简称，是中老年人的常见病。一些老慢支患者自恃"久病成良医"，经常自选药物；一些病情较重的患者由于肺功能差、行动不便，也常常叫家人到医院代配药物。然而，不合理用药不仅不能有效缓解症状，还可能加重病情，甚至危及生命。

　　治疗老慢支通常离不开三类药物：止咳化痰药、抗菌药、解痉平喘药。从目前患者的用药情况来看，一些老慢支患者在使用这三类药物时存在认识误区。

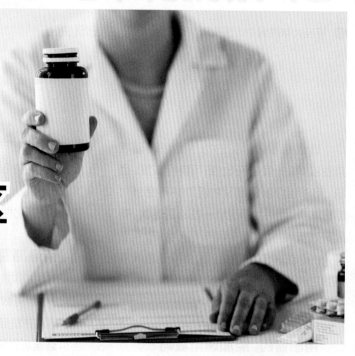

"老慢支"患者，
走出用药三误区

复旦大学附属华山医院呼吸科教授　陈小东

误区一：胡乱选用镇咳药

　　咳嗽、咯痰是老慢支患者的主要症状，止咳化痰药是老慢支患者最常用的药物。在稳定期，痰多为白色黏液或者泡沫样痰；而在急性加重期，则为黄痰。有的老慢支患者因为咳嗽剧烈会自己去药店购买镇咳药，或者叫家人去医院代开镇咳药。殊不知，这对患者来说是极其危险的。

　　解析：老慢支患者的咳嗽是由于慢性炎症导致气道黏液分泌亢进，单纯使用镇咳药会影响排痰，痰液阻塞大气道会加重喘息症状，严重时会导致机体缺氧和二氧化碳潴留，出现呼吸衰竭。因此，老慢支患者的镇咳治疗应以祛痰为主、镇咳为辅，痰液咯出了，咳嗽自然减轻。

　　市场上的祛痰药种类繁多，如氨溴索、羧甲司坦、乙酰半胱氨酸等，具有稀释痰液、使痰液易于排出的作用，患者可在医生指导下服用。一些祛痰镇咳的中成药，如川贝枇杷膏、参贝北瓜膏等，也可使用。患者千万不能随便使用强效镇咳药，如含可待因止咳药水、苏黄止咳胶囊、强力枇杷露等。

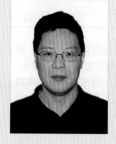

|专家|简介|

　　陈小东　复旦大学附属华山医院呼吸科主任医师、博士生导师，中国医师协会呼吸医师分会委员，上海市康复医学会呼吸病学分会副主任委员，上海市医学会呼吸病专科分会哮喘学组和肺癌学组副组长，上海市中西医结合学会呼吸病学分会肺癌学组组长。擅长慢性咳嗽、哮喘、慢性阻塞性肺病、肺部疑难杂症的诊治。

误区二：凭经验自行使用抗菌药

慢性支气管炎急性加重大多是因为细菌感染所致，抗菌药的应用至关重要。不少患者一出现咳嗽、咯痰、喘息等症状，就凭经验自行使用抗菌药，或随意加大抗菌药剂量。殊不知，这样做不仅疗效不好，还很容易诱导细菌耐药和体内菌群失调，严重时还可能发生不良反应，如药物热、皮疹等。

解析：老慢支患者出现咳嗽、咯痰加重，咯黄脓痰，发热，往往提示合并有肺部感染，需要在医生指导下口服3～5天抗菌药，如头孢呋辛酯、头孢克肟或者氟喹诺酮类（左氧氟沙星、莫西沙星等）等。服药期间要注意观察症状是否有所缓解，有无加重的迹象。一旦症状好转，应及时停药，不要长期使用抗菌药。如果症状没有缓解甚至有所加重，要尽快到医院接受进一步治疗。合并重度感染的老慢支患者，仅仅口服抗菌药是不够的。

特别提醒

应注意平喘药与抗菌药之间的相互影响以及平喘药的副作用。如氨茶碱与大环内酯类、喹诺酮类等药物联用，容易造成氨茶碱中毒。

误区三：反复、大量使用短效支气管扩张剂

老慢支患者病情发展到一定阶段，除咳嗽、咯痰外，更为明显的是出现气急、喘息症状。有的患者出现气急、喘息症状后，经常自行反复、大量使用短效支气管扩张剂，如沙丁胺醇、特布他林等。

解析：慢性支气管炎并发喘息并不仅仅是支气管痉挛引起的，主要是因为肺通气功能严重下降。一旦受到理化因素刺激或者继发感染，则喘息症状更为严重，甚至可能出现低氧血症和二氧化碳潴留。正确使用平喘药对改善症状、提高生活质量非常关键。平喘药有多种，其使用取决于不同的病情需要，尤其要注意平喘药的副作用。

- 如果疾病处于稳定期，患者仅表现为活动后气喘，可以选择长效支气管扩张剂，如长效 β_2 受体激动剂和长效抗胆碱能药物，规律使用。

- 急性发作时，患者喘息症状较平时明显加重，必须到医院查清病因，排除自发性气胸、肺不张、肺部感染等合并症，并进行肺功能测定和动脉血气分析。根据检查结果，轻、中度患者可在抗感染基础上，使用短效支气管扩张剂，如沙丁胺醇等；重度以上患者，可短期使用糖皮质激素，如口服泼尼松或者静脉注射甲泼尼龙（一般应用7～10天），或者雾化吸入糖皮质激素（布地奈德溶液）等。有的患者感觉口服泼尼松平喘效果很好，故一有急性发作，就口服泼尼松平喘。殊不知，长期不规范口服激素，可能会带来严重副作用。**PM**

特别提醒

使用 β_2 受体激动剂平喘时，有可能会加快心率，尤其反复大量使用短效 β_2 受体激动剂会出现严重心律失常；使用抗胆碱能药物（如噻托溴铵）平喘时，可能加重前列腺增生患者的排尿困难。

小贴士

"老慢支"分稳定期和急性加重（急性发作）期

"老慢支"是由多种理化因素引起的气管、支气管黏膜及其周围组织的慢性、非特异性炎症，是中老年人的常见病。医学上认为，凡是一年当中有3个月以上反复咳嗽、咳痰，并持续两年或以上，在排除了其他心、肺疾病后就可以诊断为慢性支气管炎，现今又归类于慢性阻塞性肺疾病（COPD）范畴，是一种慢性气道炎症性疾病。

临床上，"老慢支"主要表现为反复咳嗽、咯痰，或伴有气短、喘息等，疾病呈进行性发展，严重者会发展为阻塞性肺气肿和肺心病，最终出现慢性呼吸衰竭和心功能不全。"老慢支"分为稳定期和急性加重期。稳定期患者咳嗽、咯痰、喘息症状相对较轻，对患者的生活质量影响较小；当出现咳嗽、咯痰和喘息症状加重，甚至出现黄痰、发热，严重影响患者的正常生活，为慢性支气管炎急性发作期。

《大众医学》获颁"致敬创刊 70 年"荣誉证书

2019 年 8 月 20 日，在中国期刊协会举办的"迎接新中国成立 70 周年期刊出版座谈会"上，包括《大众医学》在内的全国共 102 家期刊单位获颁"致敬创刊 70 年"荣誉证书和奖杯。

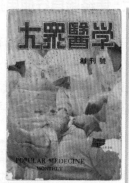
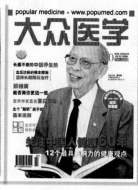
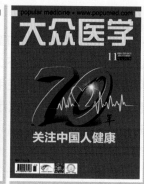

《大众医学》
1948 年创刊号

《大众医学》
创刊 60 周年特刊

《大众医学》
创刊 70 周年特刊

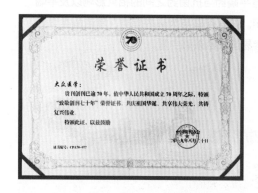

《大众医学》杂志创刊于 1948 年，是我国办刊历史最悠久的综合性医学科普期刊。创刊 71 年来，《大众医学》始终坚持创刊人裘法祖院士提出的"让医学归于大众"的办刊宗旨，为普及医学知识、提高中国人民的健康素养不遗余力。

在广大作者眼中，《大众医学》权威、科学、实用，是医学科普界的一股清流，是一块干净的医学科普宝地。在万千读者心中，《大众医学》是一座取之不尽的医学宝库，是他们生活中不可或缺的保健医生，也是让他们受益终身的好朋友。

凭借办刊严谨、科学性强这一特色，《大众医学》得以在众多的医学科普刊物中脱颖而出，至今仍保持医学科普界"领头羊"的地位，得到期刊界和各级主管部门的一致好评，曾荣获"全国医药卫生科普优秀期刊""首届国家期刊奖""第二届国家期刊奖提名奖""新中国 60 年有影响力的期刊""第三届中国出版政府奖期刊奖提名奖""中国百强报刊""中国最美期刊""上海市科普教育创新奖科普传媒奖二等奖""上海市科技进步奖三等奖""中国期刊数字影响力 100 强"等诸多荣誉。

让我们循着历史的足迹，重温《大众医学》创刊 70 年来走过的心路历程。扫描右侧二维码，观看《大众医学》创刊 70 周年纪念短片。

扫描二维码，
观看视频

敬告读者

每一个月，《大众医学》都会带给您权威、实用、最新的保健知识。出版前，每篇文章都经过严格审查和内容核实。我们刊出这些文章，并不是要取代看病就医，而是希望帮助大家开阔眼界，让自己更健康。

由于个体差异，文章所介绍的医疗、保健手段并不能适合每一位读者，尤其是在诊断或治疗疾病时。任何想法和尝试，您都应该和医生讨论，权衡利弊。

您可以通过以下方式，进一步了解有关专家信息：

1. 登陆《大众医学》官方微信公众号，直接留言或点击下拉菜单"专家专栏"，搜索相关学科，向专家咨询。

2. 发电子邮件至 popularmedicine@sstp.cn 或写信向编辑部咨询。

3. 通过 114 查询相关医疗机构电话，向挂号室或咨询服务台，了解专家近期门诊安排，就近就医。

敬告本刊作者

1. 本刊稿件一律不退，敬请自留底稿。从稿件投到本刊之日起，三个月后未得录用通知，方可另行处理。如需退稿（照片和插图），请注明。

2. 稿件从发表之日起，其专有出版权、汇编权和网络传播权即授予本刊，同时许可本刊转授第三方使用。本刊支付的稿费包含信息网络传播的使用费。

3. 根据需要，本刊刊登的稿件（文、图、照片等）将在本刊或主办本刊的上海科学技术出版社的网页或网站上传播宣传。

4. 本刊作者保证来稿中没有侵犯他人著作权或其他权利的内容，并将对此承担责任。

5. 对于上述合作条件若有异议，请在来稿时声明，否则将视作同意。

合理用药，保健康安全

|作|者|简|介|

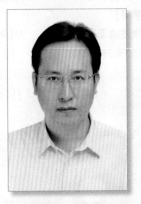

陈中建，上海市皮肤病医院副院长，中国麻风防治协会皮肤病药物治疗学分会主任委员，中国中西医结合学会皮肤性病学专业委员会药物治疗学组组长，上海市中医药学会美容分会副主任委员。

在皮肤科门诊，我们经常遇到自行使用激素类药膏治疗足癣瘙痒而造成病情加重的患者。这类药膏的成分包括激素、薄荷脑和樟脑等，而足癣是由真菌感染引起的，须用抗真菌外用药。外涂激素类药膏止痒，短时间内效果可能不错，但在感染未控制的情况下使用，反而可使病情加重。

自行用药不可取，擅自停药也应避免。经常有足癣患者在外用抗真菌药治疗几天后，瘙痒症状缓解或消失，就认为"治疗效果达到了"，于是自行停药。事实上，正规方法是在瘙痒症状消失后继续用药1~2周，以巩固疗效。否则疗程不足，足癣常复发，结果只能从头开始再次治疗。

生活中不合理用药的例子随处可见。比如：很多人迷信输液，一感冒就去医院要求输液，以为这样好得快；有些患者主动要求医生开最贵的药，认为这样疗效更好；有些患者服药时从来不看说明书，更懒得进一步了解药品的相关知识，常常"跟着广告买药"；等等。

药品与老百姓的健康息息相关。据统计，全球每年死亡人数中，近1/7的人并非死于自然衰老或疾病，而是死于不合理用药。目前，不合理用药已成为严重威胁生命安全和身体健康的重要问题：延误治疗，增加不良反应发生率，引起耐药，危及生命……

合理用药是指在当代医药科技水平下，安全、有效、经济、适当地使用药物，不但要充分发挥药物疗效，而且要避免或减少可能发生的不良反应。调查显示，目前老百姓合理用药的知识非常缺乏，亟须学习和掌握一些用药的"基本原则"。

首先，药品能不用就不用，能少用就不多用。通过调整生活规律、饮食习惯等即可改善的失眠、普通感冒等疾病，无须用药时坚决不用。对可用可不用的药，亦以不用为好。从用药方式上讲，能口服则不肌注，能肌注则不输液。其次，药品并无"贵贱之分"，贵的药不一定效果更好；只要用对人、用对病、用对法，安全有效，就是好药。再次，必须通过正规途径获取药品。处方药应该到正规医院就诊后，由医生开出处方，然后至医院药房或正规药店购买。网上购药时，必须选择药品监管部门批准的网站或网店。第四，用药前应仔细阅读药品说明书，特别要注意药品可能引起的不良反应及防治措施、用药注意事项、药物相互作用和保存方法等。应严格遵医嘱用药或按说明书用药，规律用药，勿自行加量、减量或停药。第五，就医时务必向医生说明自己用药的情况，包括保健品食用情况。为防止描述不清，就医时可随身携带所用药品（保健品）及其包装或说明书。**PM**

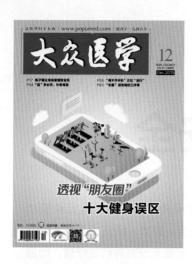

特别关注

透视 "朋友圈"
十大健身误区

生命在于运动。体育锻炼可以促进身体健康，提高生活质量，减少医疗开支，是实现全民健康最积极、有效、经济的手段。为此，《健康中国行动（2019—2030年）》特别将运动健身列为专项行动之一。运动需要讲究科学，否则不仅运动效果不佳，还可能导致运动损伤，损害健康。近年来，在"朋友圈"等社交平台上，有越来越多的人秀运动、刷步数，在展示自己、激励自己、带动他人的同时，他们的一些运动方法和观念，也反映出不少误区。"朋友圈"中有哪些健身误区？它们到底错在哪里？如何才能避免？

本期部分图片由图虫创意提供

本期封面图片由图虫创意提供

扫描二维码
关注大众医学

大众医学
微信二维码

大众医学
有声精华版

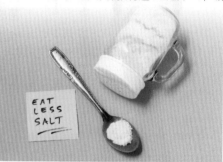

EAT LESS SALT

轻松订阅

★ 邮局订阅：邮发代号 4-11
★ 网上订阅：www.popumed.com（《大众医学》网站）
　http://item.zazhipu.com/2000399.html（杂志铺网站）
★ 上门收订：11185（中国邮政集团全国统一客户服务）
★ 本社邮购：021-64845191 / 021-64089888-81826
★ 网上零售：shkxjscbs.tmall.com（上海科学技术出版社天猫旗舰店）

创刊于1948年　首届国家期刊奖　第三届中国出版政府奖期刊奖提名奖
新中国60年有影响力的期刊　全国优秀科技期刊一等奖　华东地区优秀期刊　中国百强报刊

大众医学®（月刊）

2019年第12期 Da Zhong Yi Xue

健康锦囊

《大众医学》健康锦囊（107）
止痛、治痛，
你需要了解的20个知识

总目录

2020年，《大众医学》将继续提供科学、权威、丰富、实用的健康保健知识和医疗信息服务，是您提升自身和家庭健康水平的好帮手。快来订阅2020年《大众医学》杂志吧！祝大家新的一年更健康！

顾问委员会
主任委员 吴孟超 陈灏珠 王陇德
委员
陈君石 陈可冀 曹雪涛 戴尅戎 顾玉东 郭应禄
廖万清 陆道培 刘允怡 邱蔚六 阮长耿 沈渔邨
孙燕 汤钊猷 吴咸中 汪忠镐 王正敏 王正国
肖碧莲 项坤三 庄辉 张金哲 钟南山 曾毅
曾溢滔 曾益新 周良辅 赵玉沛 孙颖浩 郎景和
邱贵兴

名誉主编 胡锦华
主 编 温泽远
执行主编 贾永兴
编辑部主任 黄蕙
主任助理 王丽云
文字编辑 刘利 熊萍 戴薇
　　　　　 张磊 张旻 莫丹丹
美术编辑 李成俭 陈洁

主 管 上海世纪出版（集团）有限公司
主 办 上海科学技术出版社有限公司

编辑、出版 《大众医学》编辑部
编辑部 （021）64845061
传 真 （021）64845062
网 址 www.popumed.com
电子信箱 popularmedicine@sstp.cn

邮 购 部 （021）64845191
　　　　　 （021）64089888转81826

营销部
总 监 章志刚
副总监 夏叶玲
客户经理 潘峥 丁炜 马骏 杨整毅
　　　　　 张志坚 李海萍
电 话 （021）64848182 （021）64848159
传 真 （021）64848256 （021）64848152

广告总代理 上海高精广告有限公司
总 监 王萱
电 话 （021）64848170
传 真 （021）64848152

编辑部、邮购部、营销部地址
上海市徐汇区钦州南路71号（邮政编码200235）

发行范围 公开发行
国内发行 上海市报刊发行局、陕西省邮政
　　　　　 报刊发行局、重庆市报刊发行局、
　　　　　 深圳市报刊发行局等
国内邮发代号 4-11
国内统一连续出版物号 CN31-1369/R
国际标准连续出版物号 ISSN 1000-8470
国内订购 全国各地邮局
国外发行 中国国际图书贸易总公司
　　　　　 （北京邮政399信箱）
国外发行代号 M158

印 刷 杭州日报报业集团盛元印务有限公司
出版日期 12月1日
定 价 10.00元

80页（附赠32开小册子16页）

杂志如有印订质量问题，请寄给编辑部调换

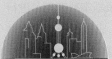

大众医学—— Healthy 健康上海 Shanghai 指定杂志合作媒体

围绕《"健康上海2030"规划纲要》既定的蓝图，上海将聚焦"健康生活、健康服务、健康保障、健康环境、健康产业"五大领域，持续推进"共建共享、全民健康"的战略，将健康融入所有政策。"大健康"理念的践行，需要全社会、全体市民共同参与和努力。《大众医学》作为上海市建设健康城市行动指定杂志合作媒体，邀您与健康结伴同"行"。

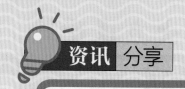
流感疫苗

流感疫苗，冬春季都可接种

每年冬春季是流感流行的季节，为此，中国疾病预防控制中心发布《中国流感疫苗预防接种技术指南（2019—2020）》。指南推荐6月龄至5岁儿童、60岁及以上老年人、慢性病患者、医务人员、6月龄以下婴儿的家庭成员和看护人员、孕妇或准备怀孕的女性为优先接种对象。流感疫苗一般应在10月底前完成接种，如未接种，整个流行季节都可以接种，孕妇在孕期任一阶段均可接种流感疫苗。目前有7家厂家供应流感疫苗，包括三价灭活流感疫苗和四价灭活流感疫苗，有关信息可至中国食品药品检定研究院网站查询。

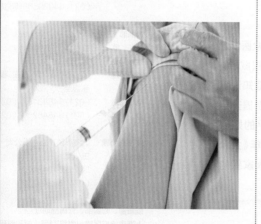

视 力

全球视力损伤或失明人数高达22亿人

根据世界卫生组织发布的第一份《世界视力报告》，全球至少有22亿人视力受损或失明。报告指出，眼部疾患和视力损伤流行率随年龄增长而上升，人口老龄化、生活方式改变和获得眼科护理机会有限，是视力障碍人数不断增加的主要因素。可能导致视力损伤和失明的眼部疾患（如白内障、沙眼和屈光不正等）是重点关注对象，但不能忽视通常并不损伤视力的眼部疾患，包括干眼症和结膜炎。报告指出，长时间待在室内和从事"近距离工作"活动，导致越来越多的人有近视问题，而增加户外活动时间可降低这一风险。几乎所有糖尿病患者一生中都会有某种形式的视网膜病变，因此，糖尿病患者应进行常规眼部检查，妥善控制病情，以防视力受损。

长期处方

高血压、糖尿病患者可开长期处方

2019年9月16日，国家医疗保障局等印发《关于完善城乡居民高血压糖尿病门诊用药保障机制的指导意见》。其中提出：对需要连续长期用药、病情相对稳定的高血压、糖尿病患者，可实施长期处方用药管理。以往要求，门诊处方药量一般不超过14天。在医保支付支持长期处方后，符合条件的高血压、糖尿病患者每次可得到3个月药量的处方，减少了不必要的往返和重复性的挂号诊疗。据估计，目前我国糖尿病和高血压总治疗人数已经达到1.43亿人；患者从每两周就诊一次延长为3个月就诊一次，一年下来可减少20次就诊。个别省市目前已实行高血压、糖尿病的长期处方制度；这一制度推广至全国后，将给更多患者带来方便。

骨质疏松

骨质疏松症防治应贯穿于生命全过程

调查显示，我国目前骨质疏松症患者有7000万人，骨量减少者2.1亿人；预计到2050年，骨质疏松症患者将达2.21亿人。为此，北京市卫生健康委员会发出骨质疏松症预防建议，即采取三级预防措施，贯穿于生命全过程。①一级预防（针对儿童和青少年）：改善骨骼生长发育，促进成年期达到理想的峰值骨量。如安排富含钙、低盐和适量蛋白质的均衡饮食；坚持体育锻炼，在阳光下运动；不吸烟，少饮酒、咖啡、浓茶及碳酸饮料。②二级预防（针对有骨质疏松危险因素的中年人，尤其是绝经后妇女）：应维持骨量、预防增龄性骨丢失，避免跌倒和骨折；除合理饮食和采取科学生活方式外，每年应进行一次骨密度检查，应服用维生素D及钙剂等骨健康基本补充剂，进行缓和的运动，如走路、慢跑、太极拳、广播体操等。③三级预防（针对已有骨质疏松症人群）：应接受长期、个体化的抗骨质疏松药物联合和序贯治疗，以避免发生骨折或再次骨折；老年人还应注意防跌倒。**PM**

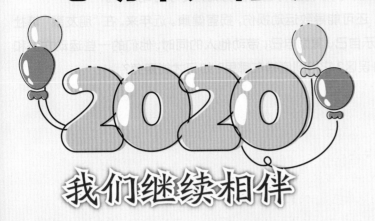
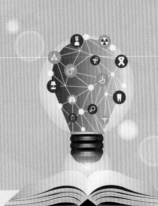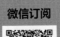

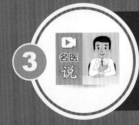

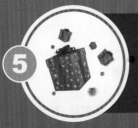

生命在于运动。体育锻炼可以促进身体健康，提高生活质量，减少医疗开支，是实现全民健康最积极、有效、经济的手段。为此，《健康中国行动（2019—2030年）》特别将运动健身列为专项行动之一。

运动需要讲究科学，否则不仅运动效果不佳，还可能导致运动损伤，损害健康。近年来，在"朋友圈"等社交平台上，有越来越多的人秀运动、刷步数，在展示自己、激励自己、带动他人的同时，他们的一些运动方法和观念，也反映出不少误区。"朋友圈"中有哪些健身误区？它们到底错在哪里？如何才能避免？

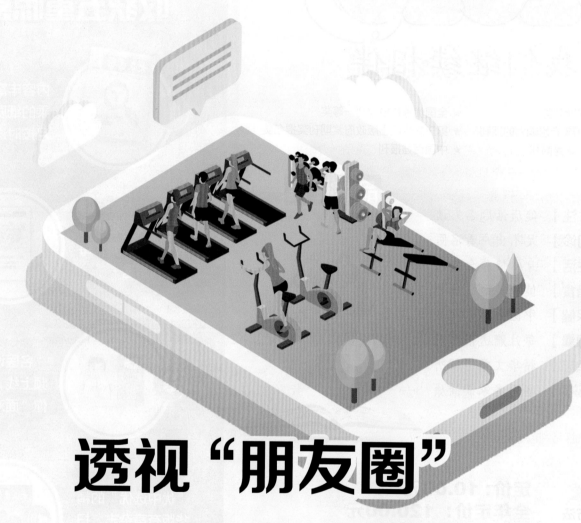

透视"朋友圈"
十大健身误区

策划/ 本刊编辑部

执行/ 刘 利

支持专家/ 王会儒 陈世益 王 琳 张海峰 张秋霞

一味跟风，追求时尚运动方式

上海交通大学体育系教授 王会儒

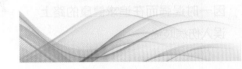

在运动健身的人群中，有些人喜欢跟着潮流走，频频变换运动项目，啥流行就学啥。紧跟时尚看起来很"酷"，但未必科学。

运动技能形成有一个过程

运动技能的形成，是大脑神经与肌肉建立新连接的复杂过程，需要经过"泛化、分化、自动化"三个阶段，只有经过反复练习和一定时间积累，才能实现这一过程。

在技能学习初期，练习者的神经肌肉连接过程处于泛化状态，主要通过观察示范动作进行模仿练习，较多地利用视觉来控制动作，动觉感受性较差，对动作的控制力不强，动作之间联系不协调，特别是肌肉紧张与放松配合不好，多余动作较多，难以发现自己动作的缺点和错误。这个过程既累又效果差，几乎总在犯错。以打乒乓球为例，刚开始学习时，发不好球、接不好球，经常判断失误，往往打不了几个回合，常常频繁捡球。

继续练习后进入第二个阶段：练习者初步掌握了一系列局部动作，并开始把个别动作联系起来，其神经肌肉连接过程逐渐形成了分化性抑制，大脑兴奋和抑制过程在空间和时间上更加准确，注意的范围有所扩大；紧张程度有所减少，多余动作趋向消除，动作准确性提高，识别错误动作的能力也有所加强，初步形成了一定的技能；可以根据肌肉运动感觉来分析判断。以打乒乓球为例，在此阶段，基本上会打了，但在动作之间的衔接处常出现间断、停顿

和不协调现象，动作尚不熟练，还会出错。

如果继续练习，练习者的动作逐渐在大脑中建立起巩固的动力定型，神经肌肉连接过程的兴奋与抑制更加集中与精确，掌握的一系列动作已经形成了完整的有机系统，自动化程度扩大，会进入熟能生巧阶段。以打乒乓球为例，发球、接球、反击会得心应手，能够体会到打乒乓球的乐趣，健身效果明显。

运动技能的三个过程无法跨越，不能一蹴而就。如果经常换新项目，会导致"样样通，样样稀松"的情况，锻炼效果不佳。

健身项目，适合自己的才是最好的

健身项目有很多种，适合自己的才是最好的。运动项目的选择与年龄、性别、运动基础、性格特点、经济状况等因素都有关系。如果选择不当，反而有害健康。比如，近些年城市马拉松很"火"，但并不是人人都可以去跑马拉松；每年的全马、半马中，猝死、伤病情况时有发生。又如最近比较火的"空中瑜伽"，利用反重力原则追求形体塑造效果，但脊柱亚健康、核心肌群弱者若贸然练习，会有一定的危险性。

总之，运动不能盲目跟风，要掌握一些运动学和生理学基础知识，根据健身目的和自身特点选择适合自己的项目，必要时可咨询医生或体育学专家。

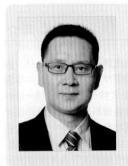

专家简介 🎧

王会儒 上海交通大学体育系副主任、教授，中国体育科学学会武术与民族传统体育分会委员，上海市精品课程"瑜伽"责任人。主要从事运动与健康促进研究。

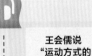

王会儒说"运动方式的选择"

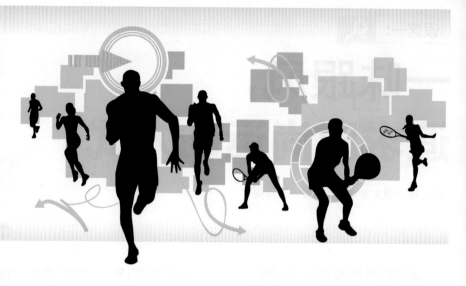

追求"更高、更快、更强",是多数运动爱好者乐此不疲的重要原因。必不可少的好胜心是促使技艺精进的"催化剂",但大可不必因一时逞强而在追求健康的路上误入伤病歧途。

误区二：🔍

盲目攀比，超负荷运动

复旦大学附属华山医院运动医学科　陈闻波　陈世益（教授）

"上进心"虽可嘉，科学锻炼更重要

以力量训练为例。近年来，健身房在街头巷尾如雨后春笋般涌现，成为越来越多男女老少挥洒汗水、挑战自我的场所。每当奋力呐喊伴随沉甸甸的杠铃坠地，"大力士"们总能成为大家关注的焦点。的确，大重量抗阻训练不仅能塑造健硕的肌肉，还能吸引周遭艳羡的目光。近年来的研究表明，大重量抗阻训练能促使神经系统释放更为强烈的电信号，从而更高效地促进肌肉力量增长。实验中，接受过一段时间大重量抗阻训练的志愿者相比接受小重量抗阻训练者，无论在静息状态还是在接受同等水平抗阻训练时，所调动的神经电信号都显著降低，能够更轻松地完成相同任务。

事实上，力量增强对多数体育项目竞技水平的提升都有重要意义。然而，盲目增加训练配重并非明智之举。训练经验尚浅的初学者的首要任务是熟练掌握各动作要领，充分感受并学会控制肌肉收缩和舒张的过程，建立意念和动作间的联系。盲目攀比或竞争，草率选择过重负荷，不仅无法体会动作细节，更可能因无法标准地完成动作而养成错误的动作习惯，大大增加受伤风险，并降低训练效率。例如：硬拉时，应将脊柱保持在中立位，若养成"弓背"的习惯，将增加患腰椎间盘突出的风险；卧推时，腕关节应处于中立位或略微伸展，若过度伸展则增加腕关节的受伤风险。当错误习惯养成后再试图纠正，所付出的代价远大于在初学阶段就打好基础。

专家简介

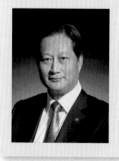

陈世益　复旦大学附属华山医院运动医学科主任、教授、博士生导师，复旦大学运动医学研究所所长，中华医学会运动医疗分会主任委员，亚太膝关节－关节镜－骨科运动医学学会主席，中国医师协会骨科医师分会运动医学专业委员会主任委员，上海市医学会运动医学专科分会名誉主任委员，上海市体育科学学会常务理事。擅长膝、肩、踝、跟腱、髌股关节等的损伤与疼痛的关节镜微创诊治。

俗话说，一口吃不成胖子，体育锻炼同样如此。运动健身的效果与多种因素有关，不可能一蹴而就。然而，现实生活中很多人缺乏耐心，刚锻炼几天就希望能看到"锻炼效果"；看不见效果就失去了信心，甚至放弃锻炼。

误区三：

急于求成，短期不见效就放弃

上海交通大学体育系教授　王会儒

运动效果是否明显与年龄有关

从人体生长发育的周期看，儿童和青少年时期锻炼的效果最明显、进步最快，而老年期锻炼基本以维持身体功能、延缓衰退为主。

身体素质提升需要时间

从各种身体素质看，在力量、速度、耐力、柔韧性等身体素质中，柔韧性练习进步最快，但退步也最快。一般情况下，经过一个月的瑜伽或伸展练习，坐位体前屈的测试就会有显著变化，但是如果停止拉伸练习一周，柔韧性就会回到原点。速度素质的提高很慢，需要至少半年的系统训练，50米、100米等短跑成绩才会略有提高。力量和耐力素质的提高，比速度素质的提高快，但比柔韧性素质的提高慢。

运动效果日积月累才能"看得见"

健身是"运动刺激→疲劳→休息→超量恢复"的平衡不断被打破和重构的过程，需要日积月累才能看到效果。以骨质疏松症为例，运动能够促进骨健康，是世界卫生组织推荐的预防骨质疏松症的A级方案。但是，成年人"骨吸收→骨重建"的一个代谢周期是6个月左右，这就意味着，运动干预骨质疏松症需要坚持6个月才能看到效果。

总之，运动效应以人体生理代谢规律为基础，无论为了健美形体还是增进健康，运动效果都不是立竿见影的。运动是良医，更是一种健康积极的生活方式，养成习惯并坚持下去，才是科学健身之道。

"资深"健身者也不能"超负荷"

别说是初学者，即使是训练经验丰富的资深健身爱好者，甚至职业运动员，也不可忽视超负荷运动带来的危害。

20世纪30年代，加拿大生理学家提出的"应激－适应"理论至今仍被视为运动训练的生物学基础理论。这一理论将人体对"应激源"的适应过程分为"报警""抵抗""疲惫"三个阶段。训练负荷作为"应激源"使人体进入"报警"阶段，开始调动机体各项潜能，促使内分泌、神经－肌肉及心血管等系统工作强度增加。当训练负荷进一步增加时，机体随之进入"抵抗"阶段，在与训练刺激的对抗过程中逐渐产生功能与结构上的适应性改变，从而提升身体功能。但当机体始终处于高水平甚至持续增加的训练负荷下，则可能进入"疲惫"阶段，此时运动员极易遭受伤病侵害，甚至可能诱发"过度训练综合征"，出现肌力、协调能力下降，以及食欲下降、睡眠失调、焦虑等表现。这对运动员的运动表现或基本健康状况，都可能造成严重负面影响。因此，一旦出现运动过度的表现，应及时降低训练负荷，并积极改善饮食结构、睡眠质量，以提高身体的恢复能力。

总之，高强度训练确实是提高运动水准的必经之路，但以"追求健康"为初衷的广大健身爱好者，一定不能盲目攀比或竞争，应夯实基础、循序渐进，时刻关注身体对不同训练负荷的反应并及时做出调整。这是健身爱好者应铭记于心的运动准则。

锻炼需要秉持科学原则，应根据个人实际身体素养制定合理的运动处方，选择合适的运动装备，从而最大限度获取健康收益，减少运动伤病发生。就锻炼频率而言，相当一部分人认为坚持锻炼就是天天锻炼、不能中断，甚至带病坚持锻炼。

误区四：

锻炼必须天天坚持，不能中断

上海体育学院运动科学学院　王　琳（教授）　尹璐璐　胡潇月

运动频率并非锻炼效果的决定性因素

运动频率指每周或每月进行锻炼的次数或天数，运动量是由运动频率、强度和时间共同决定的。日常锻炼选定运动项目后，确定运动量极为重要。流行病学和随机临床试验研究结果均显示，健康收益随运动量增加而增加，运动频率只是构成运动量的必要因素，而非决定性因素。运动频率需搭配合理的运动强度和运动持续时间，才能降低运动成本，使运动效益最大化。

每周锻炼几次才能使锻炼收益最大化

世界卫生组织向大多数成年人推荐

的运动量是：相当于大约每周 150 分钟中等强度的有氧运动，或每天步行至少 5400 步。18 ～ 65 岁健康成年人至少需要进行每周 5 天、每天 30 分钟中等强度有氧运动，如快走、慢跑、游泳、自行车、有氧健身操、登台阶等，可分次进行，但每次至少持续 10 分钟或以上；或每周 3 天、每天 20 分钟较大强度运动，如长跑、跳跃、肌力训练等。建议采取中等强度和较大强度相结合的运动。运动可以是每天一次性达到推荐运动量，也可以是每次不少于 10 分钟运动时间的累计（每次少于 10 分钟的运动适用于健康状况较差的患病人群）。

研究显示，以增强肌肉力量为目的的锻炼，每周可安排 3 次（隔日运动）；全身持久性锻炼（耐力锻炼）频率越高，则收益越大；以增进健康、保持体力为目标的体育锻炼，每周 4 ～ 5 次为好，重要的是养成锻炼习惯。可见，科学的运动频率并非要求每天坚持，甚至带病坚持；只要合理选择运动项目，搭配好运动强度和时间，达到合理运动量，持之以恒，循序渐进，就可以获得良好的健康收益。

如何判断运动量是否合适

由于个体差异，运动量很难统一规定，但可根据自我医疗监督和观察身体器官的反应来判断运动量是否合适。合理的运动量应使人精神愉快、体力增强、食欲增加、睡眠良好。如果锻炼后感觉十分劳累、四肢酸沉，次日早晨疲劳未消，出现心慌、头晕、食欲下降、睡眠不好等感觉，说明运动过度，需要调节运动量。此外，如有条件，可对运动时的脉搏、心率、血压、心电图进行监控，从而保证科学、安全锻炼，提高健康收益。

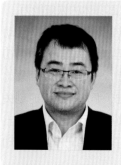

专家简介

王　琳　上海体育学院运动科学学院运动康复学系主任、教授、博士生导师。从事运动康复的研究和教学工作，主要研究方向包括体适能与健康促进、运动的神经肌肉控制等。

超重和肥胖的主要原因是能量摄入大于消耗。全球范围内肥胖流行，很大程度上是由于高能量食物摄入过多和体力活动过少所致。很多人认为，只要经常锻炼，就可以"随便吃"。

误区五： 🔍

经常运动，饮食可随心所欲

河北师范大学体育学院教授 张海峰

能量消耗不容易

能量消耗体现在三个方面：基础代谢（保持正常新陈代谢所需的能量）、食物的热动力效应（用来分解、消化、吸收食物所需的能量）、各种体力活动。增加体力活动是最重要的增加能量消耗的途径，其中，增加有规律的运动锻炼至关重要。

美国运动医学学会推荐的减肥运动处方为：每周运动 5～7 天，每天运动 60～90 分钟,实现每周能量消耗 2500~2800 千卡（1 千卡≈4.18 千焦）。按照这个运动处方的标准，如果每周运动 5 天，则平均每天运动的能量消耗需要在 500 千卡以上。一个体重 60 千克的人消耗 500 千卡能量大约需要散步 2 小时，或骑车 1.5 小时，或跑步 1 小时。如果能够每天坚持，且不增加平时的能量摄入，理论上一星期后这个人可减去 1 磅（约 0.45 千克）脂肪（燃烧 1 磅脂肪大约相当于消耗 3500 千卡能量）。由此可见，运动对能量的消耗效率并不是很高。事实上，这样的运动时间和运动频率，对大多数人来说，坚持起来不太容易。

能量摄入须"把关"

人体的能量摄入来源于食物，而现代人的膳食中能量明显过高，尤其是"西式饮食"。一个炸鸡腿便当大约含有 810 千卡能量，消耗这些能量需要中低强度运动 2 小时以上；一个汉堡包所含的能量大约是 470 千卡，需要运动 1 小时以上才能消耗掉；一罐可口可乐所含的能量需要跑步 1.87 千米才可以消耗掉；消耗一大包薯条的能量大约需要跑步 6 千米；跑一场马拉松消耗的能量，6 块比萨饼就可以补上了。

中国传统饮食的成分比较复杂，但所含能量也不低：1/4 碗米饭、半碗稀饭或半碗面条（普通大小的碗）的能量就相当于 80 千卡；37 克瘦肉和 20 克肥肉所含能量都是 80 千卡；125 克奶类、两小茶匙或半汤匙油脂所含能量也是 80 千卡；1 个煮鸡蛋的能量是 80 千卡，1 个煎荷包蛋的能量是 120 千卡。

不难看出，我们吃几口食物或喝几口饮料就摄入的能量，需要大量运动才能燃烧掉。能量"进来"容易、消耗困难，"经常运动就可以随便吃"的认识是非常错误的。

减肥要采取综合措施

从长远减肥效果来看，单一运动干预并不乐观，应该结合饮食治疗或其他治疗。调查显示，90% 的成功减肥者均采用运动和饮食联合治疗。减肥时，除了增加规律的运动，还应该在平时的基础上把每天的能量摄入减少 500～750 千卡，不低于最低能量摄入要求即可。

除了总能量摄入减少，膳食结构也需要改变，应限制脂肪和糖类的摄入，增加水果、蔬菜、谷类、全麦和坚果类的摄入。

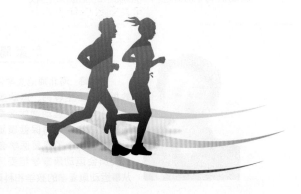

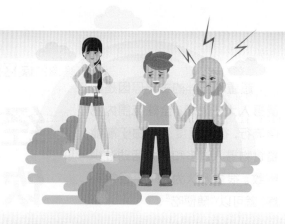

由于脂肪分布部位的不同，肥胖者会表现出不同的特征：有人表现为全身性肥胖，有人表现为腹部明显肥胖，还有人表现为臀部、大腿部脂肪过多。男性肥胖通常以"腹部向心型"（苹果型）为主，而女性肥胖通常以"臀部外周型"（梨型）为主。因此，很多人想通过局部运动锻炼来减少身体某些部位的脂肪。

误区六：

局部运动，能局部瘦身

河北师范大学体育学院教授　张海峰

局部运动，能否局部减肥

一个流行的观点是：身体局部运动可以使局部脂肪减少（例如，锻炼腹部肌肉可以减少腹部脂肪）。这个观点看上去似乎是合理的，但事实并非如此。

人体是一个有机整体，运动中的脂肪消耗主要通过全身脂肪组织中脂肪的分解来实现，即甘油三酯分解成游离脂肪酸和甘油，进入血液循环，被运输到收缩的骨骼肌进行氧化供能。运动过程中，游离脂肪酸和甘油可以来自身体任何部位的脂肪，不仅仅是正在运动的区域。局部运动时，收缩的骨骼肌较少，"燃烧"的脂肪量也较

少，而且时间过长容易产生局部疲劳，故很难达到减肥效果。有研究对比网球运动员不同运动量的左右手臂皮下脂肪厚度，结果发现，并没有显著差异。由此说明，通过局部运动并不能起到局部瘦身的效果。

局部减肥，也应全身运动

大量研究表明，进行全身运动方式（如跑步、踏车、登山等）时，大量骨骼肌同时收缩，对脂肪的需求量较大，容易达到减肥的效果。因此，希望局部瘦身者，也应采取全身运动的方式。

另外，最新研究成果显示，身体不同部位的脂肪组织对不同强度的运动刺激可能存在特异性。比如，腹部内脏脂肪的分解可能对高强度运动更敏感，因此高强度运动比相同运动量的中低强度运动减少腹部内脏脂肪的效果可能更好。原因可能是由于人体腹部内脏脂肪细胞有更多脂解激素（促进脂肪分解的激素，如肾上腺素、生长激素等）受体，对脂解激素更敏感，而高强度运动能够刺激人体分泌更多的脂解激素，并在运动后使之在体内保持更长时间。因此，采用高强度间歇训练可能对减少腹部内脏脂肪更有好处。

需要指出的是，虽然局部运动并不能局部瘦身，但局部抗阻运动（如仰卧起坐、哑铃等）可以增加局部肌肉体积，改善局部肌肉与脂肪的比例，起到塑形作用。

专家简介

张海峰　河北师范大学体育学院教授、博士生导师、运动康复学科带头人、亚洲运动学学会委员，中国康复医学会体育保健康复专业委员会委员，中国康复医学会康复教育委员会运动康复学组委员。主要从事运动康复学的教学和科研工作。

张海峰说
"运动减肥"

随着全民健身、运动促进健康等理念的深入人心，女性参加日常体育锻炼活动的意愿日益增强。现在，越来越多的女性选择在健身俱乐部、社区体育中心、综合体育场馆或居家进行健身锻炼。然而，一些女性在健身锻炼时，往往对力量训练忧心忡忡，担心会练出"肌肉块"，像男性一样显得健硕。

误区七： 🔍

力量训练，
会使女人变成"肌肉男"

🏛 苏州大学体育学院教授　张秋霞

女性很难练出"肌肉块"

相较于男性，女性体内雄激素较少，且睾酮分泌极少。由于睾酮是肌肉围度发展的重要物质，因此女性即使进行高强度的力量训练，也很难训练出大肌肉块。另外，女性进行力量训练的强度比男性低不少，因此根本不必有这方面的顾虑。在健身锻炼中刻意规避力量训练，会使女性无法锻炼出更具线条感、美感的体形。

力量作为发展一切身体素质的基础，重要性不言而喻。无论男性还是女性，力量训练都不可或缺。女性通过力量锻炼可减脂增肌，达到修身塑形的目的。为了健康和美丽，力量训练是女性体育锻炼计划中必不可少的一部分。

女性进行力量训练收益多

力量训练可以给女性锻炼者带来意想不到的变化。首先，力量训练可以提高基础代谢率，有益身体健康。年龄增长、久坐、运动减少等会降低基础代谢率，造成脂肪堆积，增加心血管疾病等慢性病的发生风险。

其次，女性通过力量训练增加肌肉，可消耗更多能量，达到减脂的目的，有助于保持良好的身体功能和状态。

再次，力量训练可以延缓女性发生骨质疏松的进程，对预防老年女性跌倒也具有积极作用。力量训练还可以使中老年女性安静心率下降、平衡能力提高、肺活量显著提升。研究表明，女性选择有氧运动和力量训练相结合的锻炼方式，对防治骨质疏松、脂肪堆积、心血管疾病等非常有帮助。

此外，女性进行力量训练还能提升女性的运动表现和社会适应能力。

力量训练是一个长期过程

肌肉的生长需要时间，是一个艰苦、漫长的过程。女性进行力量训练时，首先需要制定符合自身体能的训练计划，按照循序渐进的基本原则进行锻炼，注意提高力量训练动作的质量。

其次，女性应更多关注核心力量训练，即人体核心部位肌肉的力量训练。众多研究表明，普拉提核心力量训练、振动力量训练、核心力量结合有氧训练、全身抗阻锻炼等核心力量训练方法，有助于缓解精神紧张和压力，提升运动表现和身体功能，塑造健康体形，使人更轻松地应对生活中的体力活动。

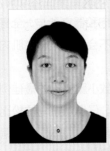

专家简介

张秋霞　苏州大学体育学院运动康复系副主任、教授，中国体育科学学会运动生物力学分会秘书长，江苏省体育科学学会运动医学与康复专业委员会常委，中国中西医结合学会运动医学专业委员会常委。主要从事康复评定与运动康复、生物力学与运动控制的教学和科研工作。

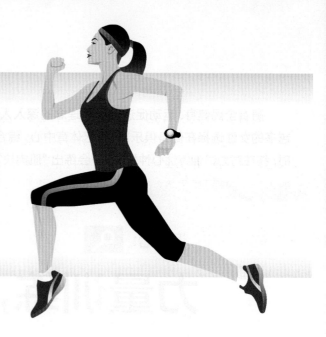

跑步是最经济、便捷的身体锻炼方法之一，也是提高肺活量的有效手段。跑步对运动场地要求不高，对活动时间没有具体限制，适合跑步运动的人群广泛，且运动速度、强度完全由个人控制，因此，很多人热爱跑步。但是，有些人担心跑多了小腿会变粗。

误区八：🔍

经常跑步，小腿会变粗

⚉ 苏州大学体育学院教授　张秋霞

跑步会让小腿变粗吗

日常生活中，经常听到"跑步会让小腿变粗"的言论。对女性来说，紧致、苗条的小腿能让体形看起来更具美感。由于害怕"练出"粗壮的小腿，不少人对跑步望而生畏。那么，经常跑步真的会让小腿变粗吗？

答案是否定的。日常生活中，我们所接触的各类运动大部分是全身性运动，跑步练习也是其中之一。做全身性运动时，人体调动全身主要肌肉和器官参与，全身会得到整体锻炼，并不会出现某一块肌肉变得异常粗壮的现象。

经常跑步不会导致小腿变粗的最佳例证就是马拉松运动员。仔细观察马拉松比赛中的运动员，可以看到他们体形一般偏瘦，并没有小腿异常粗壮的现象；观察中长跑运动员和中长跑爱好者的身体形态，同样会发现他们的小腿没有因经常跑步而变粗。相反，他们的小腿显得紧致、线条美观，这是长期锻炼的结果。

如果跑步的运动强度较大，跑步后由于乳酸堆积，可产生腿部酸胀、僵硬的感觉，造成跑步后"小腿变粗"的假象。事实上，经过适当休息和拉伸处理，这种现象很快就会消失。而且，随着身体功能逐渐增强，跑步后疲劳感减轻，乳酸堆积减少，跑步带来的愉悦感会增强，就不会再有"小腿变粗"的担心了。很多人由于肥胖等原因小腿本来就比较粗，反而有必要进行跑步锻炼，达到瘦身、瘦腿的目的。

正确跑步，塑造良好体形

跑步是一种有益身心健康的运动，经常跑步可以降低全身脂肪含量，腿部脂肪含量也会减少，有助于腿部肌肉线条的塑造。

跑步要掌握正确姿势，以降低运动损伤的发生风险。例如：在跑步过程中，身体微微前倾、重心前移，有助于身体处于一个向前的运动状态；避免身体左右晃动和上下起伏；等等。

跑前热身、跑后拉伸也必不可少。跑前热身能让身体从静止状态过渡到运动状态，使身体功能与跑步强度渐渐适应，激活重点肌肉，防止大肌肉群拉伤；跑后拉伸（包括静态、动态等拉伸方法）有助于肌肉塑形和运动后身体功能的恢复。

总之，肌肉增长并没有我们想象得那么容易，学习正确的跑步姿势，关注跑前热身和跑后拉伸，系统地进行跑步练习，才是重点。

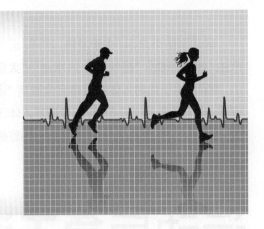

"轻伤不下火线"，这在职业运动员中比较多见。然而，职业运动员为了荣誉带伤上阵比赛，结果也并不总是理想的。相比之下，广大运动爱好者"带伤上阵"往往并非为了"荣誉"，多数是缺乏运动科学知识的表现。很多人认为自己并非专业运动员，受点伤也"没什么大不了"；或心存侥幸，认为运动损伤"过段时间自然会好"，不及时到医院就诊。

误区九： 🔍

运动受伤，
心存侥幸等"自愈"

📱 复旦大学运动医学研究所
陈闻波 陈世益（教授）

踝关节受伤：盲目运动会加重伤情

踝关节扭伤在生活中十分常见，可损伤踝关节周围韧带，并可导致关节本体感觉部分缺失、功能下降；伴随神经肌肉控制力的减弱，可发生踝关节不稳。踝关节扭伤后，若依旧频繁参与体育活动，可造成关节反复扭伤，并可能最终发展成踝关节退行性关节炎，以致影响日常生活。为避免这一结局，当踝关节反复扭伤时，应及时至医院运动医学科或骨科就诊，明确踝关节是否发生结构性损伤，以及是否需要佩戴护具或接受手术治疗，以恢复关节稳定性。另外，还可通过康复训练重建缺失的本体感觉。

踝部跟腱损伤也比较常见，刘翔、科比等世界顶尖运动员都曾深受跟腱伤势困扰。倘若在运动中突感足跟后方被人踢中或遭受重击，随即无法跖屈踝关节（即踮脚尖）且行走困难，极有可能发生了跟腱断裂。受伤后应尽快至医院就诊，万万不可盲目期待自愈而延误治疗时机，从而演变成为陈旧性跟腱断裂。跟腱断裂未治疗超过三周，其断端将出现瘢痕组织增生，影响手术重建及日后的功能恢复。

膝关节受伤："不理睬"可致反复扭伤

在球类运动或滑雪等体育项目中，倘若发生膝关节扭伤，并出现关节肿胀，行走时发生打软腿、关节交锁且活动受限等症状，应及时就医，以明确是否发生膝关节韧带或半月板等损伤。膝关节受伤后继续参与体育活动，不仅运动表现会受到严重影响，还可能导致膝关节反复扭伤，使韧带或半月板损伤程度进一步加重，甚至继发膝关节炎，影响日常生活。

肩关节受伤：及时治疗预防损伤扩大

长期进行需要反复上举肩关节的运动项目，例如游泳、举重、网球或投掷运动等，若在肩关节外展上举至某一角度或位置时感到疼痛，应及时就诊，以明确是否存在肩峰下撞击综合征或肩袖撕裂。若确实存在却不予处理，可能进一步导致病情恶化，使肩关节周围肌腱（即肩袖）损伤甚至断裂回缩，对肩关节活动造成进一步影响。

大部分运动损伤不需要手术治疗，但须采取保守治疗，如物理治疗等。总之，出现运动损伤后及时就诊，不仅有助于早日恢复运动状态，更是对自己的健康负责。

运动刚结束之后，由于发热、出汗、运动消耗等原因，很多人会产生"凉快凉快""赶快洗个热水澡""太饿了，马上吃东西"等想法。然而，由于此时人体并没有完全脱离"运动状态"，如果不注意保暖，或急于洗浴或进餐，可能会破坏人体正常的生理平衡，加重部分器官的负担，轻则导致身体不适，重则致病。

误区十: 🔍

运动后急于满足"欲望"

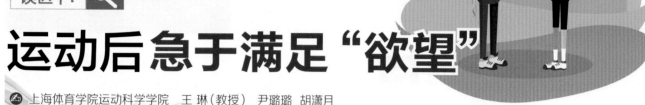

上海体育学院运动科学学院　王琳（教授）　尹璐璐　胡潇月

运动后不注意保暖，感冒风险增加

很多人在夏天运动后立即进入空调房休息，在冬天运动后不及时穿衣，长此以往，容易使身体"受伤"。剧烈运动时，人体代谢率明显升高，大量热能需要散发；运动结束时，机体代谢率开始下降，且长时间剧烈运动后机体免疫功能可能会暂时性下降，此时人体被病原体入侵的概率更大，更容易患感冒等疾病。

一些年轻人觉得运动后太热，喜欢喝冷饮降温、解渴，这种做法是错误的。运动后消化系统仍然处于抑制状态，此时若贪凉大量饮用冷饮，极易导致胃肠道痉挛、腹痛、腹泻等。

正确做法是：运动后擦干汗水，及时保暖，同时补充水和电解质。尤其是冬季在室外运动后，若出汗较多，千万不要找地方"凉快"，应尽快进入室内，擦干汗水后换上干净衣物。

运动后立即洗澡不妥

运动后身上都是汗，很多人选择立即洗澡，这种做法不可取。运动时，流向肌肉的血液增多，停止运动后这种情况仍会持续一段时间。如果立即洗热水澡，外周血管扩张，会导致其他重要器官血液供应不足。心脏和大脑供血不足时，人会感到头晕、恶心、全身无力，严重的还会诱发其他疾病。

那么，运动完可以立即洗冷水澡吗？答案同样是否定的。因为运动时身体新陈代谢加快，大量出汗，皮下血管扩张，运动后马上洗冷水澡会使体内产生的大量热量不能很好地散发，破坏人体生理平衡。

正确的做法是：运动后先休息，待身体恢复、脉搏平稳后再洗澡，水温应与体温接近。尤其是剧烈运动后，要进行适当的整理活动（包括拉伸和慢跑等），最好等待20~30分钟，心跳、呼吸基本恢复正常后再洗澡。游泳后也要先进行整理活动，等脉搏平稳后再冲澡。

运动后急于进食，当心胃肠"受伤"

有的人运动过程中有饥饿感，运动结束后急于进食，这其实是一种非常伤身体的行为。运动（特别是激烈运动）时，运动神经中枢处于高度兴奋状态，副交感神经系统则加强了对消化系统活动的抑制；同时，为了保证运动器官正常工作，运动时全身血液重新分配，腹腔内各器官血液供应相对减少。这些因素使得胃肠道蠕动减弱。如果运动后急忙大量进食，会增加消化器官负担，引起消化功能紊乱，长此以往，甚至会造成多种疾病。

事实上，运动后产生的饥饿感不一定是真正的饥饿，而常常只是口渴而已。这时正确的做法是：先补充液体（水或果汁），这样既补充了失去的矿物质和水，还可以抑制过于旺盛的食欲；如果仍有饥饿感，可坐下来平静地吃些低热量食品，以不感到饱胀为原则。一般建议运动后大约一小时，待消化系统基本恢复至正常状态后再进食。**PM**

新闻回放

2019年9月,美国纽约州宣布将于10月起禁用香味电子烟。10月4日,美国相关新闻报道称,目前已有1080人被确认患有与电子烟相关的严重肺损害,至少18人死亡。调查证实,虽然大部分病人都使用过含有THC(四氢大麻酚)的电子烟,但也有17%的病人使用的是只含尼古丁的电子烟。10月18日,美国疾病预防控制中心(CDC)发布最新版《临床医师指南》中指出:此前,这种肺部损伤一直被暂称为"电子雾化产品相关性肺疾病";现在,它有了一个新名字——EVALI,即吸食电子烟或者其他电子雾化产品后出现的肺损伤。也就是说,目前认为,"电子雾化产品相关性肺疾病"不仅发生在吸食含大麻电子烟的病人身上,也发生在吸食不含大麻电子烟的病人身上。这对近年来吸食号称"安全健康"的电子烟的人敲响了警钟。

电子烟比传统卷烟安全吗？

复旦大学健康传播研究所控烟研究中心教授　郑频频

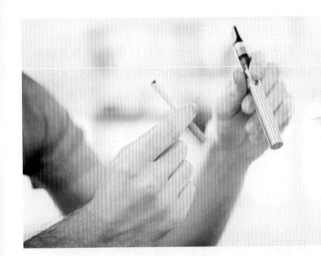

随着自我保健意识的不断增强,"吸烟有害健康"这一观念已深入人心,为寻找替代品,电子烟逐渐进入烟民们的视野。时至今日,在一些场合,经常可以见到使用电子烟的烟民,吸电子烟似乎已演变成一种时尚和潮流。然而,随着对电子烟的深入了解,人们逐渐认识到,电子烟对健康的危害不容忽视。

电子烟有害健康

电子烟是一种可加热液体并能在空气中产生气雾或小颗粒混合物的电子设备。通俗地讲,电子烟是一种模仿卷烟的电子产品,有着与卷烟一样的外观、烟雾、味道和感觉,它通过雾化等手段,将尼古丁等变成蒸汽后让用户吸食。电子烟问世后,一些人认为,电子烟比传统卷烟更安全,可以成为卷烟替代品;还有一些人认为,想戒烟又戒不了的吸烟者,可以改吸电子烟,以辅助戒烟。事实上,世界卫生组织(WHO)相关专家研究认为:电子烟不仅有害健康,更不是戒烟手段,必须对其进行管控,杜绝电子烟对青少年和非吸烟者产生危害。

研究表明,电子烟加热溶液产生的二手气溶胶(电子烟的二手烟)是一种新的空气污染源。二手气溶胶包括颗粒物质(细颗粒和超细颗粒)、1,2-丙二醇、某些挥发性有机化合物、某些重金属和尼古丁,并非如宣传所言"雾化后产生的仅仅是'水蒸气'"而已。吸食电子烟者吸入丙二醇会导致咳嗽加剧、痰液增多等,长期吸入者会导致肺功能显著下降。接触丙二醇，还会引起眼部刺激症状。吸入电子烟中的尼古丁，会导致心率加快、血压升高，出现痰液增多、黏度增加等表现。此外，尼古丁还会导致DNA受损。为了增加电子烟的香味和吸引力而添加的香味剂，可能诱发过敏和喘息发作。研究显示，电子烟会导致吸烟者血管弹性变差，增加心脏病和脑卒中的发生风险。孕妇吸用电子烟会危害胎儿神经系统发育，增加其出生后发生过敏性哮喘的风险。

电子烟也会产生"二手烟"

电子烟同传统卷烟一样，会对吸烟者和周围的人产生影响。电子烟不直接燃烧，与传统烟草燃烧产生的烟雾相比，电子烟产生的气溶胶中致癌化合物及其他有毒物质含量低1~2个数量级，但在部分电子烟产品中，依然检测出相当高含量的有毒物质。此外，电子烟产生的微粒多在超细范围内（100~200纳米），明显小于传统卷烟烟雾微粒。这些微粒被人体吸收后，同样可能危害人体健康。对比无烟的清新空气，电子烟的"二手"气溶胶可以造成PM1.0升高14~40倍，PM2.5升高6~86倍，尼古丁含量升高10~115倍，乙醛含量升高2~8倍，甲醛含量升高20%。其产生的某些金属含量，如镍和铬，甚至比传统卷烟产生的"二手烟"含量还要高。

研究还发现，若电子烟油中化学添加剂含有苯甲酸或苯甲醛，则电子烟在高功率下运行时，可以产生大量的致癌性苯。香港某大学测试市面上13种电子烟，发现含有多种有害物质，包括甲醛、多环芳香烃及多溴联苯醚等。其中，甲醛及多环芳香烃是已知致癌物，多溴联苯醚会干扰甲状腺功能，影响生殖能力和胎儿发育。由于电子烟的兴起较晚，近年内甚至几十年内还无法获得长期使用电子烟与慢性病关联的确凿证据，但其危害是无疑的。世界卫生组织做了一个比喻，如果吸烟相当于从100层楼跳下去的话，那么，吸电子烟可能相当于从2层楼跳下去，也可能相当于从99层楼跳下去。

可怕的伤害：电子烟爆炸

电子烟爆炸是另外一种可怕的伤害。美国消防部门的报告称，从2009年至2016年，至少有195支电子烟爆炸或着火，造成133人受伤，其中38人伤情严重。2018年5月17日，美国一名38岁男子在使用电子烟时发生爆炸，电子烟碎片飞入脑部，致该男子身亡。

吸电子烟也会成瘾

最初，电子烟是作为一种戒烟替代品出现的，一度被烟民们奉为"戒烟神器"，后来却演变成一种潮流和文化。电子烟添加香味剂，外观设计新颖，被打造为健康、好玩、时尚的产品，增加了青少年使用的可能性。

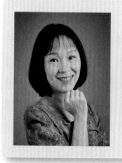

专家简介

郑频频　复旦大学健康传播所控烟研究中心教授、博士生导师，上海市预防医学会健康教育与健康促进委员会副主任委员，中华预防医学会健康教育分会常务委员兼健康传播学组组长。长期从事烟草预防与控制研究。

在美国，从2011年到2018年，电子烟的使用率从1.5%上升到20.8%。2013年，有超过26万名青少年第一次尝试吸电子烟，是2011年的3倍多；在尝过电子烟的味道后，49.3%的青少年打算改吸传统卷烟，而2011年仅有21.5%尝试过电子烟的青少年有此打算。

在中国，2018年全国成人烟草调查显示：使用电子烟的人群主要以年轻人为主，15~24岁年龄组人群电子烟使用率为1.5%；获得电子烟的最主要途径是互联网（45.4%）；与2015年相比，听说过电子烟、曾经使用过电子烟，以及正在使用电子烟的比例，均有所提高。

电子烟不含焦油，但其中的尼古丁并非无害，单纯吸入尼古丁同样会产生健康风险。尼古丁本身不是一种致癌物质，但可以起到"肿瘤启动因子"的作用。有充分的证据显示，使用电子烟的青少年暴露于尼古丁中，不但他们的大脑和神经系统发育会受到长期危害，而且他们的尼古丁成瘾性也会增加。研究亦证实，那些从不吸烟的青少年使用电子烟之后成为吸烟者的概率上升为原来的2倍。青少年过量吸入尼古丁，甚至还可以致命。基于保护未成年人的理念，应该禁止销售带有巧克力、蓝莓等口味的电子烟，以防止青少年和未吸烟者使用电子烟。

电子烟能否辅助"戒烟"尚无定论

世界卫生组织把电子烟称作"电子尼古丁传送系统"。电子烟对戒烟的影响，目前还没有获得一致的结论。由于电子烟的安全性及有效性尚未得到证实，所以世界卫生组织并没有将电子烟作为戒烟方法进行推荐。

一项针对美国成年人电子烟辅助戒烟的前瞻性研究表明：成功戒断传统卷烟且不再继续使用电子烟的仅为6.67%，有超过半数的人成为电子烟和传统卷烟的双重使用者。目前，全球已经有30个国家禁止使用电子烟。英国公共卫生署支持电子烟用于戒烟，并将其纳入医保范畴，这一点与其他大部分国家公共卫生机构的做法有所不同。

迄今为止，我国尚未对电子烟全面立法，但最近一些城市出台的控烟条例已经明确规定，公共场所禁止使用电子烟。在电子烟安全隐患没有解除的情况下，建议大家暂停使用电子烟。从长远来看，建议国家市场监督管理局按照药品监管方法对电子烟进行监管，在其安全性和戒烟有效性得到证明后，再将其作为辅助戒烟产品在吸烟人群中使用。

如果想戒烟，最好还是使用经过国家主管部门批准的正规戒烟产品。世界卫生组织目前推荐的戒烟药物包括小剂量尼古丁制剂（尼古丁替代疗法）、伐尼克兰和盐酸安非他酮。这些药物都是通过大样本人群临床试验被证明是有效的。小剂量尼古丁制剂（尼古丁口香糖、贴剂等）为非处方药，其他戒烟药物在戒烟门诊可以获取。值得一提的是，虽然小剂量尼古丁制剂主要成分是尼古丁，但可以帮助吸烟者维持体内的尼古丁浓度在低水平，减缓戒烟引起的不适，且不含电子烟中的香味剂等成分，给药方式也与电子烟的雾化方式完全不同。因此，除对尼古丁过敏者，以及心肌梗死、不稳定或进展期心绞痛、变异性心绞痛、严重心律失常等患者外，其他人采用尼古丁替代疗法是安全的，可以按照说明书使用。

戒烟确有难度，然而任何时候戒烟都能给吸烟者的生活带来立竿见影的好处，从长远看，对健康更是大有裨益。愿大家远离烟草，避免烟草带来的危害，尤其是青少年。**PM**

延伸阅读

电子烟在全球的使用情况

全球电子烟销售量在不断增长。2014年，全球电子烟销售额达到27.6亿美元，2016年达到86.1亿美元，到2023年，预计达到268.4亿美元。不同国家和区域对电子烟的使用大不相同：①根据欧洲联盟委员会在2010至2017年开展的调查，自2012年以来，在英国，尝试过电子烟的成年吸烟者所占比例增加了2倍多，到2017年达到60%。②在美国，《2016年国民健康访问调查》的数据表明，有3.7%的人口使用电子烟。③《2015年全球成人烟草调查》显示，3.2%的加拿大成人使用电子烟，3.2%的马来西亚成人使用电子烟，而在菲律宾则为0.8%。

不同国家对电子烟采取的管制方法

①在对电子烟进行管制的59个国家中，有13个国家禁止销售含尼古丁的电子烟；②有39个国家全面禁止电子烟的广告、促销和赞助；③有30个国家禁止在封闭的公共场所使用电子烟；④有19个国家要求在电子烟投放市场之前接受审查；⑤有9个国家要求有电子烟销售许可证；⑥29个国家有关于向未成年人销售电子烟的政策，如最低购买年龄为18至21岁不等。

生命不能忍受之"痛"

——糖尿病痛性神经病变

上海交通大学附属第六人民医院内分泌代谢科　沈雯琦　刘　芳（教授）

▶ 生活实例

54岁的金老伯患2型糖尿病8年，最近3个月出现了难以忍受的下肢疼痛，呈刀割、烧灼、针刺样，晚上尤其明显。他还发现自己双腿变细了许多，两只脚好像有蚂蚁在爬一样，麻麻的，刺刺的，走起路来又像踩在棉花上似的，使不上力。这些症状严重影响了他的睡眠和日常生活，体重由原来的90千克快速下降至70千克。体格检查发现，他的双下肢压力觉、温度觉、振动觉减退，痛觉过敏，下肢皮肤有触痛、压痛，肌肉萎缩，肌力减退；血液检查显示糖化血红蛋白高达8.4%，肌电图检查显示多支神经感觉性和运动性神经传导速度减慢。医生告诉金老伯，他出现了糖尿病并发症，并给他开了几种药，让他几周后复诊。

金老伯看着病历本上"糖尿病痛性神经病变"的诊断，脑海中满是疑惑：这是什么病？能治好吗？再翻翻手里提着的一大包药物，发现除止痛药外，还有一种抗抑郁药，感到更加不解：内分泌科医生为什么给我开抗抑郁药？难道怀疑我心理有问题？这些药需要终身服用吗？

什么是糖尿病痛性神经病变

顾名思义，这是一种症状性诊断。30%~80%的糖尿病患者会出现周围神经并发症，其中16%~26%伴有疼痛症状，这种由糖尿病引起的以疼痛为主要表现的周围神经病变，称糖尿病痛性神经病变。它以自发性疼痛及痛觉过敏为主要特点，是目前临床上最复杂、最难治的糖尿病并发症之一。现有研究证实，与糖尿病神经病变有关的危险因素包括：空腹血糖变异系数和糖化血红蛋白（HbA1c）升高，腹部肥胖和高甘油三酯，以及吸烟、饮酒等不良嗜好。

糖尿病痛性神经病变有哪些症状

糖尿病痛性神经病变的发病机制涉及神经系统各个方面，病因复杂。患者的疼痛通常出现在四肢末端，下肢较上肢多见，远端重于近端，往往于夜间加重。临床症状可表现为以下几方面。

● **感觉异常**　如肢端麻木感、蚁行感、针刺样、刀割样、烧灼样、触电样、钻凿样疼痛，踩棉花感，等等。

● **感觉减退**　轻者有戴手套、穿袜子的感觉，重者对冷、热、痛的刺激毫无知觉。患者因缺乏下意识的自我保护反应，故很容易受伤。

● **感觉过敏**　与感觉减退相反，这类患者受到轻微的冷、热、触、碰等外来刺激，就会特别敏感。如盖被子、穿衣服时，患者会觉得皮肤十分疼痛，难以忍受。

● **自发性疼痛**　有的患者表现为静息痛，夜间疼痛尤为剧烈，严重影响睡眠及生活质量，还容易引起情绪异常，严重者可致抑郁、焦虑，甚至有自杀倾向。

糖尿病痛性神经病变有哪些类型

糖尿病神经病变所致的疼痛可分为急性和慢性两类。

慢性疼痛多见于糖尿病病程达数年之久的患者，疼痛持续超过6个月，夜间疼痛更为严重。上述案例中的金老伯就属于这一类。患者对于镇痛剂的反应较差，后期常发生镇痛剂依赖或耐受，需早发现、早干预，以免影响生活质量。

急性疼痛多继发于血糖水平突变（包

括突然改善或恶化）的患者，表现为重度疼痛，但神经系统检查常无明显异常发现，电生理检查也大多正常或只有轻微异常。急性神经痛相对较少见，预后较好，有自限性，病程多短于 6 个月，往往在 1 年内可达完全缓解。

糖尿病痛性神经病变之"痛"怎么治

过去，糖尿病痛性神经病变的治疗手段相对有限，约 40% 的患者未能得到有效诊治。近年来，随着对该病认识的加深，新技术、新药物的出现，治疗有了多种新手段。

❶ 药物治疗

治疗药物主要分为两大类。

● **治本** 治本药物针对病因和发病机制，进行神经修复、抗氧化应激、改善微循环、改善代谢紊乱等，目前常用的包括抗氧化剂（α- 硫辛酸）、前列腺素制剂（前列腺素 E₁、贝前列腺素钠）、醛糖还原酶抑制剂（依帕司他）、神经修复剂（维生素 B₁₂、甲钴胺）等。

● **治标** 治标药物着力于减轻疼痛症状，主要有抗抑郁药、抗惊厥药、阿片类药物。它们通过恢复抑制性神经递质 γ- 氨基丁酸、阻断外周神经敏感性、阻断中枢神经敏感性、调节钙通道等发挥作用。

镇痛药的疗效和耐受性存在明显个体差异，需要个体化用药，而且通常需要联用才能获得理想的效果。

❷ 物理治疗、外科治疗

● **物理治疗** 包括经皮神经电磁刺激或脊髓植入电刺激电极、激光疗法、针灸、穴位注射、高压氧治疗等。局部外用 0.025% 的辣椒素软膏或 5% 左右的辣椒素膏贴也有一定疗效。

● **外科治疗** 如周围神经减压术，通过切开肌纤维或韧带组织，松解受压神经，改善神经纤维血液供应，可有效缓解麻木、疼痛的症状。

❸ 基础治疗

控制血糖、血脂和体重，戒烟限酒，以及养成良好的生活习惯等，是治疗糖尿病痛性神经病变的基础。

● **稳控血糖** 高血糖的内环境是神经病变的始作俑者。糖尿病患者应养成定期监测血糖的习惯，尽量将血糖控制在正常范围，并定期（每年至少 2 次，病程较长者每 3～4 个月 1 次）检测糖化血红蛋白。

● **减重降脂** 肥胖与糖尿病神经病变息息相关，饮食控制及适当运动都是减体重、降血脂的有效手段。研究提示，糖尿病患者的体重减轻 5%～10%，便可大大降低神经病变的发生率；对已经出现足部神经痛的患者来说，减轻体重还可减少足底所受的压力。此外，每年应至少检查一次血脂，服用调脂药的患者须增加检查次数，并注意肝肾功能变化。

● **戒烟限酒** 吸烟不仅是患心血管疾病的危险因素，也是神经病变的危险因素之一，吸烟的患者应在医生指导下逐步戒烟。酒精可影响血糖水平，还会升高甘油三酯，因此糖尿病患者应限制饮酒。

糖尿病痛性神经病变能治好吗

绝大部分患者经规范治疗后，疼痛症状都能得到显著缓解，但神经痛难以"根治"。治疗过程中，患者应注意以下两点。

● **药物起效慢，需要耐心** 镇痛药物常需数周才能达到较好的镇痛效果，疼痛症状往往需要治疗 1～2 周后才开始减轻，因此 4～8 周是基本疗程，患者不要急于求成，频繁换药。

● **关注止痛药的副作用** 患者要注意自己用药后的疗效和不良反应，出现明显消化道、精神、血压等方面的副作用时，应及时告知医生，在医生指导下停药或换药。阿片类药物极有可能产生依赖性，不宜长期使用。**PM**

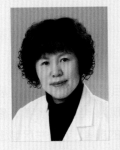

专家简介

刘芳 上海交通大学附属第六人民医院内分泌代谢科副主任、主任医师、教授，中华医学会内科学分会委员，中华医学会糖尿病学分会糖尿病足与周围血管病学组、基础与转化学组委员。擅长糖尿病及其神经血管病变、足病等的诊治和多学科管理。

专家门诊：周二上午，周二下午（特需）

刘芳医生说
"糖尿病神经病变"

生活实例

王老伯的故事：

半年前，60岁的王老伯感到腰背疼痛，起初，他以为只是跟邻居一样得了腰椎间盘突出症，卧床休息一段时间就会缓解，便没有足够重视。可谁知，6个月后，王老伯腰背疼痛加剧，甚至没法下床，吃止痛药也无济于事。在家属陪同下到骨科就诊，经过腰椎穿刺及影像学等检查，王老伯被确诊为第5腰椎转移性肿瘤。患者家属在了解到脊柱转移肿瘤通常是癌症晚期的表现后，不敢告诉王老伯实情，对是否要治疗非常纠结：肿瘤转移了，还有治疗的意义吗？

李女士的故事：

六年前，38岁的李女士曾患乳腺癌，接受了手术治疗，并辅以放疗、化疗，直至各项指标恢复正常。今年3月，李女士发现腰背疼痛后立即就医，被诊断为脊柱转移性肿瘤。磁共振检查结果显示，第9胸椎和第5腰椎的肿瘤压迫脊髓，医生嘱其立即接受手术治疗。李女士非常害怕，担心脊柱手术有截瘫的危险。事实真是如此吗？

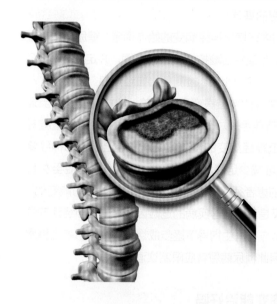

肿瘤转移至脊柱，治疗意义大不大

复旦大学附属中山医院骨科　周雷　林红　董健（教授）

如今，恶性肿瘤的发病率越来越高，患病人数逐年增加。同时，随着肿瘤治疗手段的发展，患者的生存时间不断延长，这给肿瘤患者带来生存福音的同时，也给肿瘤转移带来了更多机会。常见的恶性肿瘤，如肺癌、前列腺癌和乳腺癌，均易发生骨转移，而脊柱是骨骼中最易发生转移的部位。按照传统观念，恶性肿瘤发生转移就意味着已经到了晚期，患脊柱转移性肿瘤就如同被判了"死刑"。脊柱转移性肿瘤真如洪水猛兽那般可怕吗？事实上，这样的消极观念极大程度地影响了脊柱转移性肿瘤的治疗，造成了治疗晚、效果差、患者痛苦的现状，令人惋惜。

脊柱肿瘤大多为"移民"

脊柱肿瘤是"定居"在脊柱的肿瘤，一般可分为原发性脊柱肿瘤和脊柱转移性肿瘤两类，分别是脊柱肿瘤中的"原住民"和"移民"。"原住民"（原发性脊柱肿瘤）发病率仅占全身肿瘤的0.4%左右。"移民"（脊柱转移性肿瘤）也就是其他部位的肿瘤，如肺癌、前列腺癌、乳腺癌等，"跑"去了脊柱。这些家伙最喜欢"搬迁"到胸椎，其次是腰椎和颈椎等。约70%的恶性肿瘤可能会发生脊柱转移；恶性肿瘤患者活得越久，留给这些"坏细胞""搬迁"的时间也就越充裕。因此，脊柱转移性肿瘤日益频繁地出现在人们的视野中。

肿瘤患者应警惕腰背痛

发生脊柱肿瘤，大多数患者表现为腰背痛，且疼痛随着病情的进展而逐渐加重。当肿瘤组织侵犯到脊神经时，可表现为神经源性疼痛，疼痛剧烈，用止痛药也难以缓解。曾罹患恶性肿瘤的患者，若脊柱区域出现不明原因疼痛，须提高警惕，留心是不是原来的肿瘤细胞"移民"去了脊柱。

一旦肿瘤组织侵犯脊髓，就相当于侵犯了脊柱的核心地带。患者除了疼痛，还会出现明显的脊髓受压症状，如感觉减退、麻木，肌肉无力、萎缩，反射异常，病理反射阳性，等等。肿瘤较大时，可导致脊柱畸形、活动受限，患者可在无明显诱因或仅在轻微外力下，即发生病理性骨折。脊髓压迫严重者，可致截瘫。

尽早手术是治疗关键

任何发生在胸椎及以上部位的脊柱转移瘤均可能导致大、小便失禁，而腰椎的转移瘤除引起大、小便失禁外，还可能造成截瘫。截瘫出现的时间取决于肿瘤的性质：高度恶性的转移瘤可使患者在一两个月内发生截瘫；低度恶性的转移瘤患者，截瘫出现的时间可能稍晚。当磁共振结果显示脊髓受压时，患者须尽快接受手术治疗。

值得注意的是，肿瘤发生脊柱转移是癌症晚期，却不是终末期，患者仍应积极治疗。有不少患者担心手术后再也站不起来。其实，手术后是否瘫痪，取决于脊髓受压后的损伤程度，有无完全性瘫痪。如果没有完全性瘫痪，患者术后恢复将会较好；如果患者在术前已完全瘫痪，且大、小便失禁，通常说明受损神经已经"死透了"，丧失了

最佳手术时机。

那么，对于术前已完全瘫痪的患者而言，手术是否就失去了意义呢？事实并非如此。恶性肿瘤本身会产生癌性疼痛，如果侵犯了神经，会使疼痛变本加厉。临床上常常能看到脊柱转移性肿瘤患者被剧烈疼痛折磨的情景，若能在此时进行肿瘤切除术，甚至只进行姑息减压手术，将使疼痛大大缓解，为后续的放疗、化疗、中医药治疗等提供良好的身体条件。

综合阶梯治疗，脊柱转移瘤≠"命不久矣"

自2006年起，我院骨科在国内率先采用全脊椎整块切除术（以连接脊椎前后两大块、横截面很细的椎弓根为切割点，将脊椎分成前后两大块完整切除，使脊椎肿瘤治愈成为可能的新技术）治疗脊柱转移性肿瘤，几乎没有患者发生局部复发，存活数年甚至十几年者大有人在，实现了晚期肿瘤患者生活质量提高和生命延长的目标。自2014年起，我们又率先通过多学科协作（MDT），集合骨科、肿瘤内科、放疗科、病理科、核医学科、影像科等十余个临床科室的力量，综合诊治脊柱转移瘤。根据患者症状、原发肿瘤恶性程度及分型、预期生存期及患者全身情况，科学制定精细化的内、外、介入、放疗等科综合阶梯治疗方案。对需要手术治疗来缓解疼痛、重建脊柱稳定性、保存和恢复神经功能的患者，根据其病情选用微创椎体成形术、微创经皮内固定术、微创椎管减压经皮内固定术、椎管减压肿瘤分离术、肿瘤大块切除术、全脊椎整块切除术等手术方案，实现了脊柱转移性肿瘤的精细化、全流程治疗。**PM**

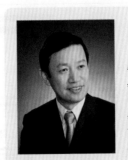

专家简介

董健 复旦大学附属中山医院骨科主任、脊柱外科主任、教授、博士生导师，中华医学会结核病学分会骨科专业委员会副主任委员，中国医师协会疼痛科医师分会腰椎疼痛委员会主任委员，上海市医师协会骨科医师分会副会长，复旦大学医学科普研究所所长。擅长脊柱疾病，尤其是脊柱肿瘤的诊治。

专家门诊：周一、周五上午

董健医生说"脊柱肿瘤"

专家提醒 **手术治疗后需注意以下3点：**

1. 积极进行主、被动下肢活动，以免出现深静脉血栓等并发症。

2. 遵医嘱佩戴颈托、腰托或者胸部支具，增强保护作用。

3. 遵医嘱进行介入、放疗、化疗等综合治疗，注意肿瘤是否有复发的迹象，定期复诊随访。

近年来, 我国心血管病发病率及死亡率逐年升高。预计在未来一段时间内, 心血管疾病仍将是城乡居民最主要的死亡原因之一。因此, 对心血管疾病, 尤其是动脉硬化性心血管疾病 (ASCVD) 开展针对性的防治刻不容缓。

想知道心血管病发病风险有多高,
"ASCVD风险评估" 告诉你

复旦大学附属中山医院检验科教授　潘柏申

风险指标众多, 综合评判不易

高血压、吸烟、血脂异常、糖尿病、超重与肥胖、身体活动不足、不合理饮食等都是患心血管疾病的重要危险因素。如何对这么多的风险指标进行综合评判一直是多年来困扰医学界的重要问题。

1998 年以来, 欧美科学家们建立了 Framingham 风险积分、ATPⅢ指南、SCORE 风险积分、QRISK 积分、Reynold 积分等多个评分系统, 综合利用血糖、血脂、血压及生活习惯等临床数据来协助心血管疾病的发病风险评估。不过, 这类评分模型存在适用人群年龄范围较窄、对患者病史有限制、人种限制较大等缺点, 在中国人群中的应用较为有限。

多年来, 国内外发布的血脂异常防治指南的核心内容均包括动脉硬化性心血管疾病 (ASCVD) 发病总体危险的评估方法和危险分层的标准, 但涉及的参数分层十分详细, 评判与控制方案也很复杂, 不利于临床应用及推广。

独创 "风险评估模型", 风险、目标、措施 "一目了然"

为解决这一问题, 复旦大学附属中山医院检验科通过对十多年来检验大数据的综合统计分析, 建立了一套适合中国人的 ASCVD 风险评估模型。只要输入患者的生活习惯、家族史、用药史, 以及血糖、血脂等数据, 通过计算机系统对这些信息分别进行评分并代入大数据模型, 即可得出患者 10 年内 ASCVD 的发病风险, 并自动导出个性化的风险评估报告。

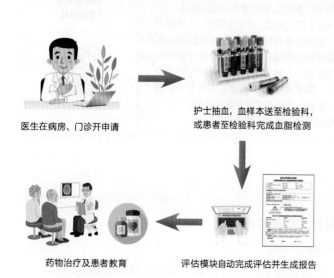

医生在病房、门诊开申请

护士抽血, 血样本送至检验科, 或患者至检验科完成血脂检测

药物治疗及患者教育

评估模块自动完成评估并生成报告

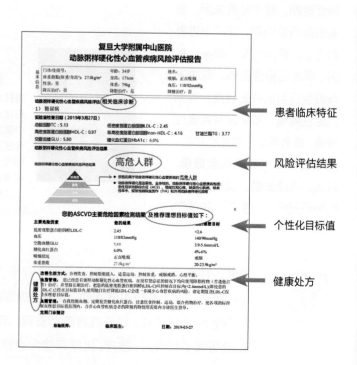

患者临床特征

风险评估结果

个性化目标值

健康处方

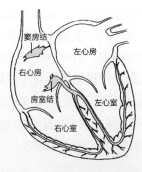

心脏是人体的发动机，通过持续不断地跳动为全身血液流动提供动力，流动的血液为体内的器官、组织提供充足的氧气和各种营养物质，并运走代谢废物。"指挥"心脏跳动的"最高司令部"称为窦房结，它发出冲动后，通过心脏传导系统（结间束→房室结→希氏束→左右束支→浦肯野纤维）使心脏产生收缩和舒张，将血液自心脏泵出，为全身各个脏器供血。正常心率为每分钟60~100次。当心率低于每分钟60次时，医学上称之为缓慢型心律失常。心动过缓会影响体内各器官的血液供应，可引起头晕、黑蒙、晕厥等症状，严重时可导致猝死。对于严重的缓慢型心律失常患者而言，起搏治疗（安装心脏起搏器）是维持正常心率的唯一有效方法。

心脏传导系统示意图

心脏起搏新技术：
维持心率、改善心功能"一举两得"

上海交通大学附属胸科医院心内科主任医师　李若谷

传统起搏治疗：非生理性起搏，易导致心室收缩不同步

心脏起搏治疗起源于半个世纪前，如今已是一项十分成熟的技术。不过，传统的心脏起搏治疗虽然可以解决心动过缓的问题，但由于其将起搏电极放置于右心室心尖部（心脏的"墙壁"），不是生理性起搏，会人为造成左右心室收缩不同步的问题。心脏正常的泵血功能有赖于心脏有力、协调、同步地收缩。左右心室收缩不协调、不同步，容易诱发心力衰竭；而心力衰竭又会加重左右心室收缩不协调、不同步的问题，形成恶性循环。

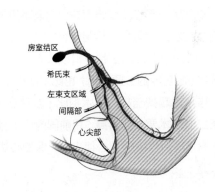

ASCVD风险评估报告分为四部分：临床特征、风险评估结果、个性化目标值和健康处方。认真阅读这份报告，患者就能轻松获知自己ASCVD的患病风险及应当采取的防治措施。临床医生也能够根据报告设定的个性化的血脂、血糖、血压控制目标，制订相应的药物治疗方案。

怎样进行ASCVD风险评估

患者在门诊就诊时，由临床医生开具血脂、血糖等化验单，并记录患者身高、体重及相关病史信息。随后，患者在检验科进行相关检查。检测完成后，检验医师会将患者的相关临床信息及检验结果输入ASCVD风险评估模型中，由计算机进行评估与建模，最终得到一份个性化的ASCVD风险评估报告。患者可以参照评估报告，在医生指导下进行针对性防治。**PM**

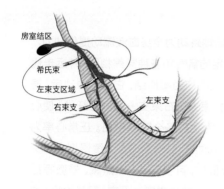

左束支区域起搏: 生理性起搏，有助于维持心功能

近年来，左束支区域起搏成为医学界研究的热点。左束支区域起搏技术是一项由我国发明的起搏新技术，创新性地将起搏电极放在心脏的传导系统（心脏的"电路"），使左右心室同步收缩。相对于传统起搏方式，左束支区域起搏治疗的最大优势在于其起搏电极直接放置在左束支区域，起搏冲动沿左、右束支等正常的心脏传导束下传，与正常心脏传导过程一致，是一种生理性的起搏方式，可以保持左右心室收缩同步，有助于维持心功能，尤其适用于存在心功能减退的心动过缓患者。

图一是一名接受了传统起搏治疗患者的心脏同步性显像图（PSD）。PSD 的颜色与心室不同步严重程度相关，由重到轻依次为红色、橙色、黄色和绿色。患者术前心率为 35 次 / 分，术后心率为 73 次 / 分。起搏治疗虽然解决了其心动过缓的问题，但与术前相比，其心脏收缩的同步性变差了（红色区域面积变大）。

图二是一名接受了左束支区域起搏治疗患者的心脏同步显像图。该患者术前心率为 45 次 / 分，术后心率为 83 次 / 分。PSD 显示，采用左束支区域起搏治疗，起搏器植入后，既解决了心动过缓的问题，也改善了心脏收缩的同步性（黄色区域面积变小）。

图三是一名心动过缓合并心力衰竭患者的心脏同步显像图。该患者术前存在左束支区域传导阻滞合并心力衰竭。术后左束支区域传导恢复正常，心脏收缩的同步性也得以改善。同时，超声心动图显示其左室射血分数（心功能的主要指标）也比术前有了明显提高。

与常规起搏器植入手术相比，左束支区域起搏技术耗时相对较长，对医生的技术要求非常高，目前国内仅少数几家医院能够开展。但就疗效来看，其治疗缓慢型心律失常、保护心功能的作用远优于传统起搏治疗。**PM**

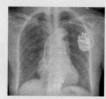

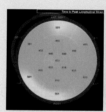 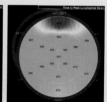

传统起搏电极位置 　 左束支起搏电极位置

图一

术前自身同步性 　 传统起搏同步性

图二

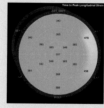 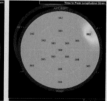

术前自身同步性 　 左束支区域起搏同步性

图三

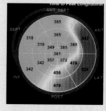 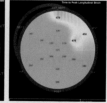

术前自身同步性 　 左束支区域起搏同步性

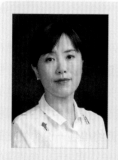

专家简介

李若谷　上海交通大学附属胸科医院心脏起搏器科主任、心功能室主任、主任医师，中华医学会心电生理和起搏分会起搏学组委员、青年委员会副主委，上海市生物医学工程学会常委，中国医师协会心律学专业委员会委员，中国医促会心律与心电分会委员，中国心脏联盟晕厥学会委员。主要研究方向为生理性起搏（希浦系统起搏）治疗缓慢心律失常、ICD 预防心源性猝死、CRT 治疗心力衰竭及心律失常的发生机制与干预策略。

24小时眼压监测：
多此一举还是必要之举

上海交通大学附属第一人民医院眼科副主任医师　朱 鸿

◤生活实例

最近，程序员小张走路时经常不知不觉地撞上门框或路边的电线杆，他很纳闷："明明没看见东西，怎么就撞上去了呢？"详细的眼科检查发现，小张虽然视力正常，但存在视野损害，也就是看东西的范围缩小了，这是导致他经常看不到身旁物体而无故撞伤的原因。医生怀疑小张患有青光眼，嘱其进一步做24小时眼压监测。小张感到非常不解：单位体检时曾测过眼压，24小时眼压监测与单次眼压测量有什么区别？24小时眼压监测既麻烦又耽误时间，非做不可吗？会不会是多此一举？

青光眼是一种神经退行性眼病，主要特征是因病理性眼压升高致特征性视野损害。青光眼有很多类型，有些类型的青光眼患者没有自觉症状，视功能损害常常从周边视野开始，发病隐匿，但一般不可逆。因此，青光眼又被称为夺走光明的"隐形杀手"。诊断青光眼，最重要的方法之一是测量眼压。

单次眼压测量，难以捕捉到眼压峰值

高眼压是造成青光眼性视神经损害的唯一被确认的危险因素，把眼压降到安全的"目标水平"是目前治疗青光眼的主要途径。有研究证明，把眼压降低至基础水平的30%才能得到安全的"目标眼压"，从而有效控制青光眼病情的进展。

每个人的眼压状况取决于眼压峰值。一般而言，正常眼压为10～21毫米汞柱。与血压类似，眼压具有节律性且通常表现出昼夜变化，从白天到夜间，眼压呈上升趋势，其原因与体位有关（一般平卧位时的眼压比坐位时的眼压高2～3毫米汞柱）。然而，患者去医院就诊时大多为白天，单次测量不能准确捕捉到眼压的峰值，尤其是昼夜波动情况，导致眼压峰值常常被低估。因此，一些患者在单次眼压测量时虽显示眼压控制良好，但在随访期间却依然出现了进行性视野损害，这就可能是未发现的高眼压所致。

24小时监测，更关注眼压波动情况

青光眼患者中，较大的眼压波动也是重要的独立危险因素，是导致视功能损害进展的原因之一。24小时眼压监测不仅关注一天之内的眼压峰值在何时出现，还关注眼压波动状况，也就是最高眼压与最低眼压之差。

正常眼压波动应该在6毫米汞柱以内。如果眼压波动大于8毫米汞柱，即使24小时眼压均在正常范围内，视功能也可能受损，导致视野缺损。因此，24小时眼压监测对青光眼患者的确诊和治疗方案的制定都很重要，有助于医生根据峰值及波动幅度制定个性化的治疗方案，确定目标眼压，合理选择药物和用药时间，及时察觉并阻止视功能进行性损害。

专家提醒
24小时眼压监测怎么做
传统的24小时眼压监测采取昼夜均坐姿的非接触式眼压测量方法。一般从清晨开始，每2小时测量一次。以往眼压控制良好，但病情持续进展，特别是部分正常眼压的青光眼患者，可采用习惯性体位，即日间坐位测量、夜间平卧位测量，从而获得相对准确的测量结果。

检查前，做好自身准备

24 小时眼压监测是疑似青光眼患者必做的常规检查，检查前需要注意以下细节。

首先，由于眼压的测量受角膜厚度影响，较厚的角膜会导致眼压测量值高于实际值。所以，在进行 24 小时眼压监测前，应先完成中央角膜厚度的测量，为后续评估真实眼压水平和判断"目标眼压"提供参考。

其次，为了测得接近人体生理节律的眼压波动情况。患者须预先调整生物钟，排除影响眼压波动的主观因素（紧张、焦虑等），提高检查结果的准确性。测量前 1 周，患者应确保每日 8 小时的关灯卧床睡眠时间；测量前一天禁止饮酒，勿食用影响眼压的食物（如咖啡等）；测量当日可正常进食和饮水，但应避免在测量前半小时内饮水，且每次饮水量不宜超过 500 毫升，以免影响检测结果。

需要了解青光眼治疗期间眼压波动情况的患者，要详细记录测量前 2 周内的用药情况，并在眼压监测前将记录结果告知医生。**PM**

专家提醒

青光眼控制是否得当，须结合患者的视功能损害情况进行综合评估。患者良好的就医依从性和按时随访，有助于眼科医生制定准确的"目标眼压"和药物治疗方案。24 小时眼压监测虽然较为不便，但考虑到青光眼可能导致不可逆转的视功能损害这一严重后果，这项检查是完全必要且值得的。

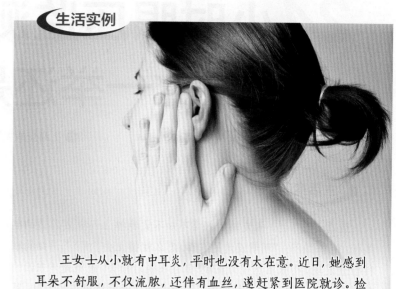

生活实例

王女士从小就有中耳炎，平时也没有太在意。近日，她感到耳朵不舒服，不仅流脓，还伴有血丝，遂赶紧到医院就诊。检查后，医生告诉她，耳朵里面有肉芽，需要做个耳朵的CT检查。CT检查结果显示，王女士患了中耳胆脂瘤。这可把她吓坏了：中耳胆脂瘤是什么？耳朵里也会长"肿瘤"吗？

在回答这个问题之前，先简单地介绍一下我们的耳朵。耳朵是重要的听觉和平衡器官，可以分为三个部分——外耳、中耳和内耳。我们所看到的耳郭和耳道属于外耳；鼓膜及内部的一些结构，比如听骨链（可以把声音传导至内耳）等属于中耳；内耳包裹在坚硬的骨质里面。耳朵周围还有一些重要的结构，比如耳朵的上方是脑组织，耳朵周围有粗大的血管（乙状窦和颈内动脉），负责面部运动的神经——面神经也是耳内的重要结构。除了负责听觉，耳朵还是重要的平衡器官，因此，有些耳朵疾病会引起眩晕。

中耳胆脂瘤并不是真正的肿瘤

中耳胆脂瘤不是真正的肿瘤，有先天性和后天性之分，在耳科疾病中并不少见，对患者耳内的重要结构都具有破坏性。

所谓先天性中耳胆脂瘤，是由于先天发育异常导致上皮组织残留在中耳内，这些上皮组织慢慢增生、聚集，形成胆脂瘤，并压迫、侵犯周围组织结构。先天性中耳胆脂瘤的发病较为隐匿，在出现急性炎症发作之前，有些孩子并不会诉说自己的不适，常常在诊断其他疾病时被偶尔发现。正因为先天性中耳胆脂瘤有这种隐匿发病的特点，所以被发现时可能病变已经非常广泛，或者已造成周围重要结构被破坏，为后续治疗带来诸多不便，而且复发概率更大，预后也更差。先天性中

多年中耳炎竟成"瘤"

复旦大学附属眼耳鼻喉科医院耳鼻喉科副主任医师　李庆忠

耳胆脂瘤的早期症状主要是听力下降，如果引起急性炎症，可能会出现耳痛、流脓、流血等症状，CT检查可以显示胆脂瘤侵犯的范围。

后天性中耳胆脂瘤大多由长期慢性中耳炎逐渐演变而来，往往是因为在中耳炎早期，患者未足够重视，未得到有效治疗；部分患者中耳腔内由于不通气而产生负压，导致鼓膜松弛部内陷，或上皮组织从鼓膜穿孔边缘移行进入中耳腔，逐渐积聚在中耳内。

严重者可危及生命

尽管中耳胆脂瘤并非真正的肿瘤，但却具有肿瘤组织的一些特性——不断增长，并对周围组织造成损害。因此，中耳胆脂瘤患者仍应引起足够重视。

如前文所说，中耳腔内有重要的传音结构——听骨链，由三块听骨（锤骨、砧骨和镫骨）组成。声音由外界传入内耳，听骨链起着至关重要的作用。若中耳胆脂瘤侵犯听骨链，可阻止声音传导进入内耳，导致听力损失。虽然内耳由坚硬的骨质包裹，但中耳胆脂瘤也可以破坏这些坚硬的骨质，侵犯到内耳，造成不可逆的神经性听力损失，严重者可发生耳聋。中耳胆脂瘤侵犯内耳，还可能引起迷路炎，患者可出现眩晕、视物旋转、恶心呕吐等不适。

面神经是负责面部运动的神经，它从中耳经过，中耳胆脂瘤可以破坏其表面的骨质，侵犯面神经，从而导致面瘫（表现为眼睛不能闭紧、口角歪斜等）。一旦出现面瘫，要及早清除胆脂瘤，这样面神经功能才有可能恢复。

中耳胆脂瘤如果侵犯破坏乙状窦和脑板骨质，会造成严重并发症，如乙状窦血栓、脑膜炎或者脑脓肿等，若得不到及时有效的治疗，可危及患者的生命安全，后果严重。

手术治疗最有效

对典型的中耳胆脂瘤，往往耳镜检查就可以提供重要信息。但对不典型的病例，一般需要借助影像学检查手段，如耳部CT检查。CT检查可以显示中耳腔的细微结构，医生可就此判断有没有胆脂瘤形成。若经CT检查发现胆脂瘤可能侵犯内耳或乙状窦、颅内等，还需进行

磁共振检查，以明确是否存在严重并发症，有助于制订合适的治疗方案。

一旦确诊中耳胆脂瘤，手术切除是有效的治疗方法。手术可以彻底切除胆脂瘤及病变组织，重建中耳的传音结构。中耳胆脂瘤切除手术是非常精细的显微外科手术，全程在显微镜下完成，医生在清除病变的同时，会尽可能保留重要结构。如果听骨链被破坏，有时还需用人工听骨替代，进行听力重建。**PM**

专家提醒

慢性化脓性中耳炎主要表现为长期耳流脓，听力减退，是耳科门诊常见病、多发病之一。生活中，患者有以下5点注意事项。

● 季节交替时注意防治感冒，保持耳咽管通畅。

● 擤鼻涕时，应单侧交替进行，且不可过于用力。

● 积极治疗鼻腔疾病，如鼻炎、鼻窦炎、鼻咽炎等，保持鼻腔通畅。

● 慢性中耳炎患者不宜游泳。

● 婴幼儿吃奶时，不宜平躺，以免漾奶或呕吐后，呕吐物通过耳咽管进入中耳腔。

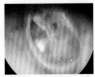
正常鼓膜

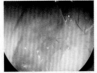
中耳胆脂瘤引起炎症肉芽

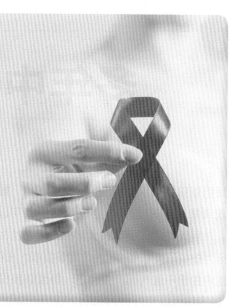

随着乳腺癌诊疗水平的不断提高，大部分早期乳腺癌患者通过规范治疗可实现临床治愈；一些需要辅助治疗的乳腺癌患者可以像高血压、糖尿病等慢性病患者一样长期生存；即便有30%~35%的乳腺癌术后患者会发生复发和转移，但其中大部分患者经过规范的综合治疗后，仍然能够得以长期生存。在此状况下，乳腺癌术后康复和随访问题成了患者及其家属极为关心的话题。过去，医生在回答此类问题时，大多是"凭经验"，不同医院、不同医生的回答可能有差异。

近日，《中国抗癌协会乳腺癌诊治指南与规范（2019年版）》正式发布。与上一版相比，2019年版指南结合国内外最新研究成果，对乳腺癌内分泌治疗、保乳手术及乳房重建、全身治疗等内容进行了更新，并首次将"乳腺癌患者随访与康复共识"作为一个章节纳入其中，这对于促进乳腺癌患者术后随访和康复的规范化具有重要意义。乳腺癌患者术后该如何康复？如何随访？一起来听听指南起草者之一、复旦大学附属肿瘤医院乳腺外科邵志敏教授的建议。

乳腺癌康复与随访
十大关键词

复旦大学附属肿瘤医院乳腺外科教授　邵志敏

乳腺癌患者随访的目的是让医生了解患者的生存状况，评估疾病是否复发和转移，以及患者对辅助治疗的依从性和不良反应等，以便医生采取相应的干预措施，帮助患者更好地康复并改善预后。乳腺癌患者的康复包括生理功能的康复、心理状态的调整及社会活动能力的恢复。

关键词一：　随访频率

乳腺癌患者的随访频率需要根据复发风险来决定：①术后2年内，每3个月随访1次；②术后3~5年，每6个月随访1次；③术后5年以上，每年随访1次，直至终身。如有异常情况，应当及时就诊而不拘泥于固定时间。

关键词二：　上肢功能

乳腺癌患者应循序渐进地进行患侧上肢功能锻炼：①术后1~2天，练习握拳、伸指、屈腕；②术后3~4天，做前臂伸屈运动；③术后5~7天，患侧的手摸对侧肩、同侧耳（可用健肢托患肢）；④术后8~10天，练习肩关节抬高、伸直、屈曲至90°；⑤手术10天后，进行"爬墙"及器械锻炼，一般应在1~2个月内使患侧肩关节功能达到与术前或对侧同样的状态。

需要提醒的是，乳腺癌患者术后7天内应限制肩关节外展。严重皮瓣坏死者，术后2周内避免大幅度运动。皮下积液或术后1周引流液超过50毫升者，应减少练习次数及肩关节活动幅度（限制外展）。植皮及行背阔肌皮瓣乳房重建术后患者，应推迟肩关节运动。

关键词三：　上肢淋巴水肿

乳腺癌根治术往往需要进行腋窝淋巴结清扫，在切除腋窝淋巴结的同时，也切断了淋巴管，阻断了淋巴液的回流通路，易造成患侧上肢淋巴液回流障碍，导致患侧上肢发生淋巴水肿。下列措施有助于减轻上肢淋巴水肿。

● **预防感染** 保持患侧皮肤清洁；不在患侧手臂进行有创操作，如抽血、输液等；洗涤时戴宽松手套，避免长时间接触有刺激性的洗涤液；避免蚊虫叮咬；衣着要宽松，佩戴的首饰或手表不宜过紧。

● **避免高温环境** 避免烫伤；患侧手臂不要热敷，沐浴时水温不要过高；避免强光照射等高温环境。

● **避免负重** 术后2～4周内避免上肢负重，负重一般不超过500克；4周后，缓慢、逐渐增加肌肉及肌耐力的活动，避免提、拉、推过重的物品；避免从事重体力劳动或较剧烈的体育活动。

● **避免上肢近端受压** 避免穿紧身衣、测量血压、患侧卧位。

● **注意睡姿，保证睡眠质量** 平卧位时，应将患侧肢体垫高，手臂呈一直线，手掌高度要超过心脏平面；健侧卧位时，患肢放于体侧或用枕头垫高，超过心脏水平。良好的睡眠能够帮助患者放松心情，有助于预防并改善淋巴水肿。

● **其他** 尽快恢复手臂功能，不要忽视手指、手背、上肢的轻微肿胀；乘坐飞机或长途旅行时，可戴弹力袖套；在医生指导下进行适当的体育锻炼，避免过度疲劳。

关键词四： 心脏损害

存在心脏基础疾病者，应避免使用心脏毒性药物。治疗期间及治疗后随访期间，若出现胸闷、心悸等不适，以及心肌酶谱、心脏超声检查异常，应及时停药并复查。若上述指标持续存在异常，应立即停止使用可能导致心脏损害的药物，并邀请多学科专家共同参与诊疗。

关键词五： 血脂管理

定期检测血脂，由医生根据检测结果、病史和危险因素决定是否开始调脂药物治疗。生活方式干预有助于防治血脂异常。他汀类药物是临床上最常用的调脂药物，与内分泌治疗药物间无相互作用。

关键词六： 骨折风险

所有绝经后及使用第三代芳香化酶抑制剂的患者均应重视骨折的预防，并进行生活方式干预。骨折风险评估为中高危的患者，应在医生指导下服用相关药物（钙剂、维生素D、双膦酸盐制剂等）预防骨折，并密切监测骨密度。

关键词七： 健康生活方式

越来越多的循证医学证据表明，乳腺癌患者的生活方式影响预后。乳腺癌患者不仅需要长期医疗和康复服务，还需要形成和坚持健康的生活方式，提高治疗效果，改善预后。

乳腺癌患者应按照"中国居民平衡膳食宝塔"选择食物，合理安排一日三餐的食物量；多吃水果、蔬菜、全谷类食物；适当摄入禽肉和鱼；减少精制谷物、红肉、加工肉、甜点、高脂奶类制品和油炸薯类食物摄入；尽量从饮食中获取必要的营养素，经营养师评估无法从食物中摄取足够营养素者，可以考虑服用营养素补充剂；不吸烟，避免被动吸烟；不饮酒，避免饮用含酒精饮料。

乳腺癌患者应避免长时间静坐，保持一定的日常体力活动。一般地说，18～64岁成年人，每周应坚持至少150分钟中等强度运动（每周5次，每次30分钟），或75分钟高强度有氧运动；力量性训练（大肌群抗阻运动）每周至少2次。65周岁以上老年人应尽量按照以上强度

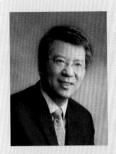

专家简介

邵志敏 复旦大学附属肿瘤医院大外科主任兼乳腺外科主任，复旦大学肿瘤研究所所长、乳腺癌研究所所长，中国抗癌协会乳腺癌专业委员会名誉主任委员，中华医学会肿瘤学分会副主任委员、乳腺癌学组组长，上海市抗癌协会乳腺癌专业委员会名誉主任委员，上海市医学会肿瘤专科分会主任委员。主要从事乳腺癌的临床和基础研究，建立适合中国人群的早期筛查和诊疗流程，开展临床试验提高乳腺癌患者的预后。

进行锻炼，合并慢性疾病者可在医生指导下适当调整运动时间与运动强度。

关键词八： 体重

乳腺癌患者在治疗结束后，应尽量使体质指数（BMI）恢复到正常范围，即 BMI 在 18.5～23.9 千克/米^2。超重或肥胖的乳腺癌患者应减肥。营养不良或体重过轻的患者应在专科医生和营养师的指导下进行营养改善治疗。

关键词九： 心理和社会支持

医护人员需要了解患者的心理变化特点及心理状态调整的过程，并提供必要的心理干预。患者应当尽快使自己的生活恢复常态化，尽快摆脱患者角色，积极面对生活。存在明显心理异常的患者应主动寻求心理医生的帮助，接受包括药物治疗在内的跨学科综合治疗。乳腺癌患者的社会支持网络涵盖专业支持、家庭支持和同辈支持，完善的社会支持有助于患者最大限度地恢复社会功能。

关键词十： 性生活和生育

乳腺癌患者进行健康及适度的性生活有利于身心康复，但应严格避孕。避孕方法宜采用物理屏障避孕法，避免使用激素类药物避孕法。

虽然目前没有证据显示生育会影响乳腺癌患者的预后，但患者在选择是否生育及何时生育时，必须充分考虑疾病复发的风险和治疗对后代的影响。

以下乳腺癌患者可考虑生育：①乳腺原位癌患者手术和放疗结束后；②淋巴结阴性的乳腺浸润性癌患者手术后 2 年。③ 淋巴结阳性的乳腺浸润性癌患者手术后 5 年；④需要辅助内分泌治疗的患者，在受孕前 3 个月停止内分泌治疗，直至生育、哺乳结束后，再继续内分泌治疗。此外，对年轻患者而言，在全身治疗前应考虑生育功能保留的问题。目前较常用的手段包括胚胎冻存、冻卵、低温保存卵巢组织。**PM**

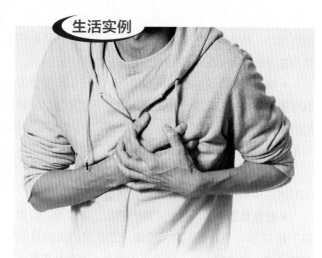

生活实例

企业白领小孙工作繁忙，近来常感到左胸间歇性疼痛。因无胸部外伤史，故小孙担心过劳而引起"心脏病"发作，赶紧到医院就诊，结果心电图与心肌酶谱等检查均正常。打消担忧的小孙回到家中，仍感到左胸隐隐作痛，咳嗽、大笑时疼痛加剧。他不放心，再次来到急诊，胸部CT检查显示：左侧胸部少量积液，胸膜炎可能。小孙对这个诊断感到十分不解：胸膜炎是什么？并未感冒发烧，胸膜炎为何会找上门呢？

什么是胸膜炎

肺外面有两层"皮"，一层紧贴肺，一层紧贴胸壁。这两层"皮"非常薄且紧贴，甚至在 CT 上也很难分辨清楚，被叫作胸膜，即内层的脏胸膜和外层的壁胸膜。内外两层胸膜围成的封闭腔隙叫胸膜腔。

胸膜炎是指胸膜的炎性改变，感染（细菌、病毒、真菌、寄生虫等）、肿瘤、变态反应、结缔组织病和胸外伤等均可引起胸膜炎。根据胸腔内有无液体积聚，可分为渗出性胸膜炎（有液体积聚）和干性胸膜炎（无液体积聚）。

所谓干性胸膜炎其实是结核性胸膜炎的早期表现，起病急，患者有发热及不同程度的胸痛，咳嗽或呼吸时加剧。渗出性胸膜炎可有胸闷、呼吸困难等胸腔积液症状：胸腔积液量少时可无明显症状或出现胸痛；当积液量大于 500 毫升时，患者可感到胸闷，出现不同程度的呼吸困难，亦可伴有发热、咳嗽等症状。

"不请自来"的胸膜炎

同济大学附属肺科医院呼吸与危重症医学科副主任医师　程克斌

胸腔积液从何而来

既然正常人的胸膜及胸膜腔不直接与外界相通，那么胸腔内为何会有积液产生呢？在感染或非感染因素的作用下，胸膜若发生炎症反应，当从胸膜腔渗出的液体量大于吸收量时，胸膜腔内就会有液体积聚。据报道，我国胸腔积液的主要原因为结核性胸膜炎（占54%）、恶性肿瘤（占23%）、外伤（占4%）、心功能不全（占3%）、肺炎及脓胸（占3%）等。

造成胸腔积液的常见原因有以下几种。

❶ **损伤** 例如胸主动脉瘤破裂、胸导管破裂、食管破裂，均会导致胸腔内出现血性、乳糜性、脓性胸腔积液。

❷ **壁层胸膜淋巴回流受阻** 如癌栓、外伤及寄生虫阻塞等，可导致淋巴回流受阻，从而产生胸腔渗出液。

❸ **慢性感染、肝硬化等蛋白合成减少性疾病，或肾病综合征等** 这些疾病会使血浆白蛋白浓度降低，引起血浆胶体渗透压降低，使壁层胸膜毛细血管液体滤出的同时，脏层胸膜毛细血管吸收显著减少或完全停止，引发胸腔积液。

❹ **全身性疾病、肺梗死累及胸膜等** 邻近胸膜的组织器官发生感染或存在胸膜炎症时，会增加其毛细血管的通透性，从而导致胸膜腔内有大量液体、蛋白、细胞渗入，增加胸腔积液含量。

此外，缩窄性心包炎、充血性心力衰竭等疾病所致的体循环静水压增加，也是引发胸腔积液的最重要因素之一。

胸膜炎严重吗

胸膜在肺的气体交换功能中有重要作用。胸膜炎会影响呼吸和循环功能，是否危及生命取决于疾病的严重程度及患者的心肺功能。病变轻者可无任何临床表现，重者会导致呼吸衰竭、心力衰竭。当患者存在较严重的心、肺疾病时，胸膜的轻微病变即可导致严重的呼吸、循环障碍。

普通的胸膜炎不会致命，但一些严重的胸膜炎，如化脓性胸膜炎，若不及时治疗，可导致细菌扩散，有生命危险。

胸膜炎会传染吗

一般来说，胸膜炎是闭合性的，虽然其中一部分是由细菌、病毒或结核杆菌等致病因素引起，但一般不开放，所以传染的概率较小。开放性感染会导致传染，如结核性胸膜炎合并支气管黏膜感染时，结核杆菌可通过口腔排到体外，存在一定的传染性。

哪些胸膜炎需要治疗

胸膜炎的治疗应结合患者具体的临床诊断，必要时应抽取一定量的胸腔积液来缓解症状。漏出性胸腔积液患者应主要针对原发病治疗，当病情得到控制后，症状通常会自行消失；恶性胸腔积液的常用治疗方法包括控制原发恶性肿瘤、胸膜固定术及治疗性胸穿抽液术；脓胸和肺炎旁胸腔积液的治疗原则为引流胸腔积液，控制患者感染症状，促使肺复张；结核性胸膜炎可注射或口服抗结核药物，进行胸腔穿刺置管引流，或胸腔内注射抗结核药，早期使用糖皮质激素可迅速缓解结核性胸膜炎的中毒症状，防治胸膜增厚、粘连；结核性脓胸、脓气胸合并支气管胸膜瘘的患者，可能需要外科手术治疗。

不同类型胸膜炎的治疗效果不一样。一般来说，感染性胸膜炎可以治愈，但前提是规范治疗和及时引流。结缔组织疾病导致的胸膜炎，治疗效果取决于原发病的控制情况：若控制得好，胸水吸收，胸膜炎可以痊愈；若控制不佳，常复发。结核性胸膜炎治疗不彻底或再次感染结核杆菌，均可导致复发。结核性胸膜炎和胆固醇性胸膜炎等均可引起胸膜增厚、粘连，且难以恢复正常。如果胸膜增厚程度较轻，患者生活不会受到严重影响，胸膜严重增厚者可影响肺功能，导致呼吸困难。**PM**

肺移植：亟须澄清的四个误解

本刊记者/ 黄 蕙

受访专家/ 同济大学附属肺科医院肺移植中心教授　陈 昶

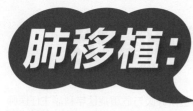

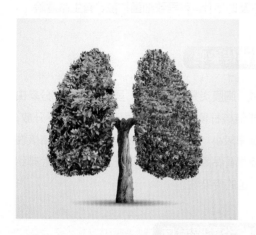

2019 年 8 月，同济大学附属肺科医院收治了一名由浙江当地医院紧急转来的 23 岁男性患者小罗，高度怀疑其为化学物吸入导致的肺损伤。入院后，小罗的病情每况愈下，双肺纤维化、心功能衰竭，挣扎在死亡线上。肺科医院多学科专家会诊后认为，唯有尽快接受肺移植，患者方能获得一线生机。在等待供体的 14 天里，肺科医院肺移植 ECMO（体外膜肺氧合）团队为小罗实施了 ECMO 治疗，用人工心肺机暂时替代其心脏和肺进行工作，为肺移植争取时间。最终，小罗等到了合适的肺源，成功接受了肺移植手术，如今已顺利康复出院。提起当时惊心动魄的救治过程，肺移植团队成员们依然十分感慨："如果没有长达两周的 ECMO 支持和及时的肺移植，小伙子肯定救不回来。"

与人们熟知的肾移植、肝移植相比，肺移植是个相对"冷门"的话题，人们对其认识不多，误区却不少。比如：有人认为，肺移植是"万不得已"的选择，能拖则拖，实在不行了再考虑肺移植；有人认为，肺移植手术风险太大，几乎是"九死一生"，不如不做，以免"人财两空"；还有人认为，人有两个肺，如果要做肺移植，自然是双肺移植更保险……

肺移植有没有最佳手术时机？哪些患者需要做肺移植？影响肺移植成功率的因素有哪些？与国外相比，我国肺移植的水平如何？带着这些问题，本刊记者采访了同济大学附属肺科医院肺移植团队。

❌ 误解一：肺移植手术风险太大，几乎"九死一生"，不如不做。
✔ 正解：肺移植手术技术已日趋成熟，长期生存者已不鲜见。

肺移植确实可以说是器官移植中难度最大、风险最高的手术之一。首先，肺直接与外界相通，时刻与外界进行着气体交换，细菌、真菌等容易侵入，再加上肺移植术后患者需要服用免疫抑制剂，术后的感染控制是难点；其次，肺移植手术本身的难度也很大，供体的质量好不好、患者的心脏状况、医生的手术技术及团队的配合，都直接影响手术的成败；第三，术后管理和康复也是一大挑战，患者需要闯过感染关、急性排异关、手术并发症关等重重"关卡"。正因为如此，与肾移植、肝移植相比，肺移植开展得不多，有资质进行肺移植手术的医院也不多。

1963 年，美国密西西比大学 James Hardy（詹姆斯·哈代）医生做了第一例人类肺移植，之后 20 年虽进行了 40 余例肺移植，但均未成功。

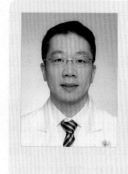

专家简介

陈 昶　同济大学附属肺科医院副院长，肺移植中心教授、主任医师、博士生导师，上海市领军人才，中华医学会胸心血管外科分会青年委员会副主任委员，上海市医师协会胸外科医师分会副会长。擅长胸外科微创手术、肺移植和大气道外科手术，对于肺癌的规范诊疗、肺移植管理有深入研究。

专家门诊：周一上午、周三上午

1983 年 11 月 7 日，加拿大多伦多总医院的 Cooper（库珀）医师成功为一位 58 岁的终末期肺纤维化男性患者行右侧单肺移植，患者存活了 6.5 年。之后 2 年，他领导的多伦多肺移植组共报道了 7 例单肺移植，5 例存活。从此，肺移植在全球范围广泛开展。

经过 30 余年的发展，肺移植的数量和疗效取得了长足的进步。国际心肺移植协会（ISHLT）2018 年发布的报告显示，截至 2017 年 6 月，全世界肺移植总量为 64 803 例，术后 1 年、3 年和 5 年生存率达 80%、65% 和 54%，肺移植术后患者的中位生存期为 5.7 年，存活满一年患者的中位生存期为 7.9 年。

我国开展肺移植工作虽然起步较晚，但进步很快。作为国内最早开展肺移植基础研究和临床探索的医院之一，同济大学附属肺科医院于 2003 年正式开展肺移植工作，迄今共实施肺移植 145 例。其中，2019 年 1 ~ 10 月共实施肺移植 25 例，存活 24 例，术后生存率为 96%。

在肺科医院接受肺移植手术的患者中，患慢阻肺的约占 58%，其次是患肺纤维化，还有的患支气管扩张、肺淋巴管平滑肌瘤病、尘肺、化学物中毒等。存活时间最长的肺移植患者是 13 年前做的手术，当年才 50 岁出头。术后，他的情况一直很稳定，按时来医院复查，如今已 70 多岁，生活丰富多彩，特别喜欢去世界各地旅游。

由此可见，随着医疗技术的不断提高，肺移植手术已不再是"高死亡率"的代名词。如果病情已经发展到需要进行肺移植的地步，患者切莫讳疾忌医，听从医生的建议是最明智的选择。

⊗ 误解二：肺移植是"最后一招"，不到万不得已"不出手"。
⊘ 正解：把握肺移植的最佳时机，为自己争取"生机"。

由于肺移植难度大、风险高，很多肺部疾病患者都是在药物治疗无效，全身状况极差，实在"无计可施"的时候，才想到向肺移植医生求助。遗憾的是，此时再考虑肺移植，往往已为时过晚。临床上，因等不到合适供体（肺源）而死亡的患者不在少数。还有一部分患者虽然等到了供体，但由于全身状况差，是否有条件接受肺移植、能否耐受手术创伤、术后能否顺利恢复都是未知数。

要提高肺移植的疗效，手术时机的选择十分关键。一般地说，如果不进行肺移植，因肺部疾病在 2 年内死亡的风险高于 50%；如果进行肺移植，患者术后生存至少 90 天的可能性大于 80%，就应当考虑登记进行肺移植。在药物治疗的同时，等待合适的肺源。此时，患者的身体状况较好，手术风险相对可控，术后顺利恢复也比较有把握。

⊗ 误解三：人有两个肺，双肺移植比单肺移植效果好。
⊘ 正解：因人而异，老年人更适合单肺移植。

对年轻患者而言，双肺移植的远期预后优于单肺移植。但对年龄在 60 岁以上的患者而言，单肺移植术比双肺移植术生存率高，因为双肺移植的手术创伤比单肺移植大，术后恢复也较慢。单肺移植一般选择肺功能相对较差的一侧，将病肺切除后，换上新的肺。一般地说，单肺移植年龄为 65 岁以下，双肺移植年龄应在 60 岁以下。

⊗ 误解四：肺移植成功与否，关键在于手术技术。
⊘ 正解：肺移植手术是一项系统工程，需要术前、术中、术后多学科团队的密切配合。

与普通外科手术不同，肺移植涉及供体获取、转运，手术，术后康复、随访等多个环节，需要多个团队的通力配合，方能取得良好疗效。成功的手术是决定肺移植成功与否的一个重要环节，但并不是全部。肺源质量好坏，转运时间长短（越短越好，不超过 6 小时），手术、麻醉、护理、人工心肺支持团队配合是否密切，术后重症监护、预防性抗感染、抗排异、并发症处理等措施是否到位，康复锻炼是否跟上等，都直接影响移植手术的成功率。**PM**

有句俗话说："随着年龄增长，眼睛越看越远，尿越撒越近！"引起老年男性排尿问题的原因多为前列腺增生，很多人认为这是衰老的表现，属于正常现象，故不予理会。但实际上，很多男性的生活质量因此而下降，如不敢出远门（怕小便不方便）、夜尿增多影响睡眠等。一些患者希望解决排尿问题，但检查后发现前列腺增生体积不大。部分患者认为，既然前列腺增生体积不大，那么问题也不大，不需要治疗。这种观念正确吗？

前列腺增生体积小，问题不一定小

首都医科大学附属北京世纪坛医院
泌尿外科教授 夏溟

前列腺大小与下尿路梗阻程度不成"正比"

笔者从事泌尿外科工作30余年，临床上见过数量众多的前列腺增生患者。根据笔者临床经验，并非前列腺增生体积越大，排尿越困难；前列腺增生体积小，也不意味着排尿通畅。仔细研究人体前列腺解剖结构后不难发现，增生的腺体压迫尿道后，会导致排尿异常；如果未压迫尿道，即使前列腺体积再大，对排尿的影响也不一定很大。

是否需要治疗，关键看尿路梗阻症状

前列腺增生是否需要治疗，关键不在于前列腺体积大小，而是要看患者是否存在下尿路梗阻症状，如排尿困难、费力。只要存在症状，就该及时治疗。需要提醒的是，患者务必要清楚地向医生说明目前真实的排尿情况。临床上，医生经常会问患者"排尿怎么样"，多数患者会回答"还好""没问题"。但是，如果医生再问患者"现在排尿情况与年轻时比有什么区别"时，多数患者就会说"差多了"。因此，在向医生诉说症状时，最好把现在的排尿情况与年轻时的排尿情况对比一下，向医生交代清楚真实情况和感受，以便医生了解病情，采取适合的治疗方法。

多数可服药，少数须微创手术治疗

任何治疗方案的制订都取决于对疾病的全面诊断，如同战争一样，不了解敌情，总会"吃败仗"的。从医生角度来说，要对小体积前列腺增生精心、全面诊断，不光看大小，还要了解增生的形态和方向等。这个过程需要医生的责任心和不断主动积累经验，提高技术。从患者角度讲，不要认为前列腺增生体积小就不需要治疗，更不要认为手术很简单，最好请有经验的泌尿外科专家诊治。医生会根据前列腺大小、形态、梗阻程度、患者年龄及全身状况等众多因素，与家属和患者共同商量治疗方案。一般情况下，65岁前可采取药物治疗；若药物治疗无效，65~75岁是手术的较好时机；75岁以上，甚至80岁后，患者手术耐受性减弱，可采取保守治疗。当然，特殊情况应特殊对待。

目前，小体积前列腺增生多数以药物治疗为主；少数患者在药物治疗无效的情况下，可采用微创手术治疗，经尿道电切术（TURP）仍然是治疗前列腺增生的"金标准"（要尽量避免开放手术）。近年来，激光技术发展迅猛，已在小体积前列腺增生治疗中发挥积极作用。**PM**

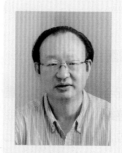

专家简介

夏溟　首都医科大学附属北京世纪坛医院泌尿外科主任、主任医师、教授。擅长泌尿外科各种疾病及疑难重症的诊断与处理。

专家门诊：周二上午

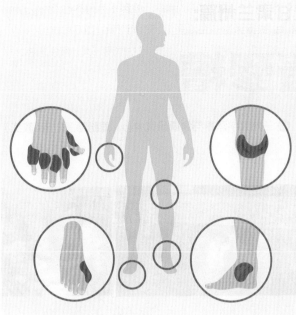

健康无痛的生活是每个人的追求，但有这样一种"富贵病"，发病率随着人们生活水平的提高而升高，不仅给患者带去阵阵疼痛"风暴"，严重的还会在身体各处长"包"。对此，不少患者常以为是肿瘤而忧心忡忡地前来骨科就诊，却发现造成这一切的根源竟是痛风。

痛风久了，竟会长出"石头"

华中科技大学同济医学院附属协和医院
黄玮 叶哲伟（主任医师）

痛风石： 尿酸盐结晶的产物

痛风是一种慢性代谢性疾病，高尿酸血症是病理基础。人体内尿酸浓度过高，会形成尿酸盐结晶，沉积于关节及软组织，以第一跖趾关节（脚大拇趾和脚掌连接处）为多见，其他受累关节有踝、膝、腕、指和肘等，表现为关节红、肿、热、痛和活动受限。若病情得不到有效控制，长此以往，尿酸盐结晶越积越多，就会在局部形成痛风石（又称痛风结节），使受累关节被破坏，发生畸形。

痛风石虽然不是肿瘤，但严重影响患者生活质量。在外力摩擦、温度变化及压力作用下，病变局部皮肤极易破损，并发生感染，严重时致脓毒血症，危及患者生命。

痛风： 以对因治疗为主

如果痛风石引起如神经压迫、机械性损伤、严重畸形或感染等，应选择手术治疗。如果痛风石不大、不影响脏器功能，则不必手术治疗，以对因治疗为主。

❶ 科学饮食

不合理饮食是诱发痛风的重要因素之一，调整饮食结构可在一定程度上减少尿酸的生成。具体要求如下：

● **限制高嘌呤食物** 动物内脏、海鲜、浓肉汤、菌菇类蔬菜等高嘌呤食物会增加尿酸生成，故应尽量少吃或不吃；猪、牛、羊等畜禽肉要适量吃；新鲜蔬菜、牛奶等可适量多吃。

● **多喝水** 多饮水、多排尿，有助于尿酸的排泄。痛风患者每天饮水量应在2000毫升以上。

❷ 合理用药

在痛风急性发作期，应选择具有消炎镇痛作用的对症治疗药物（如非甾体抗炎药、秋水仙碱、糖皮质激素等）；在疼痛症状完全缓解、过了急性期后，可服用降尿酸药物（如别嘌醇、非布司他或苯溴马隆）。

值得注意的是，即便血尿酸浓度已降至目标范围，患者也不可擅自停药，应将药物逐渐减至可将血尿酸维持在目标范围的最小有效剂量，并坚持长期服用，以使血尿酸长期稳定在目标范围内，避免病情反复。同时，患者应避免服用影响尿酸排泄的药物，如青霉素类、喹诺酮类、噻嗪类利尿剂及呋塞米、吡嗪酰胺和乙胺丁醇、大剂量阿司匹林（每天大于2克）等，这些药物可影响尿酸排泄，使血尿酸升高。**PM**

"中国美食地图"之甘肃兰州篇：

牛奶鸡蛋醪糟

兰州大学营养与健康研究中心　鹿盼婷　王玉（教练）

俗话说"一方水土养一方人"，美食亦是如此。在金城兰州，西北大地特有的地理位置、气候环境和社会文化孕育出的兰州美食——牛奶鸡蛋醪糟，便是兰州最受欢迎的特色美食之一。

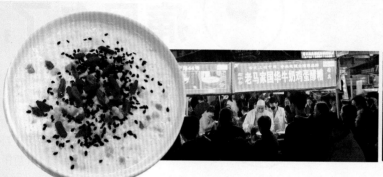
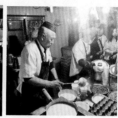

如果你在黄昏时分，夜市开张后，走进兰州最有名气的正宁路小吃街，一定会发现有些摊位前拥挤着众多慕名而来的食客。他们排着长队，就是为了喝上一碗热气腾腾的牛奶鸡蛋醪糟。

顾名思义，牛奶鸡蛋醪糟就是以牛奶、鸡蛋和醪糟（即米酒，又叫酒酿）为原料加工制作而成的食品。牛奶爽滑，鸡蛋浓郁，醪糟香甜，该美食曾经被纪录片《舌尖上的中国》推荐，被誉为兰州特色。

引入兰州

最先食用牛奶鸡蛋醪糟的是甘肃临夏人，后来它被进城的人们传入兰州。改革开放后，随着经济体制的转型，那些迫切需要改变生活、从农村来到城市的临夏人，凭借着最初的一身正气和满腔热血，依靠自己的勤劳和智慧，将牛奶鸡蛋醪糟引入兰州。多年来，他们用自身的辛勤和坚持将这道美食打造成兰州的专属品牌。可以说，牛奶鸡蛋醪糟不仅是一道美味佳肴，更是一代甘肃人艰苦奋斗的缩影。

丰富营养

牛奶鸡蛋醪糟具有丰富的营养价值。牛奶中蛋白质的含量为 3.5%（人乳中蛋白质的含量为 1.25%），属优质蛋白质；牛奶富含维生素和钙元素，不仅有清除血液中过量钠的作用，能预防动脉硬化、高血压的发生，还有助于保持血管弹性，延缓动脉硬化的发生。一个鸡蛋所含的热量仅相当于半个苹果或半杯牛奶的热量，但它拥有丰富的优质蛋白质、矿物质和维生素，这些营养素在修复人体组织、消耗能量和参与复杂的新陈代谢过程中起着极其重要的作用。醪糟含有丰富的糖、肽、氨基酸、微量元素、维生素等，适量食用有助于提高免疫力、促进新陈代谢，并有补血养颜、舒筋活血、健身强心、延年益寿之功效。

牛奶鸡蛋醪糟在完美结合这三种主要原料的基础上，还添加了葡萄干、坚果碎、枸杞子、黑芝麻等干果，不仅增加了食物种类的多样性，还丰富了营养，是中老年人、孕产妇和身体虚弱者补气养血之佳品，适量饮用还有美容养颜和减肥的功效。

居家制作

居家制作牛奶鸡蛋醪糟需要准备的材料有鸡蛋、牛奶、醪糟、干果（葡萄干、坚果碎、枸杞子、黑芝麻等）和白糖。

- 将牛奶放入锅中，大火烧开后放入两勺醪糟。
- 转小火，用勺子慢慢搅拌。
- 煮开后放少许碱粉，搅拌均匀后，放入干果略煮。
- 鸡蛋打匀，浇在锅中，转大火，5秒后关火，薄薄的蛋花会浮上来。
- 碗里放入干果，加少许糖，倒入牛奶鸡蛋醪糟，撒上黑芝麻即可。

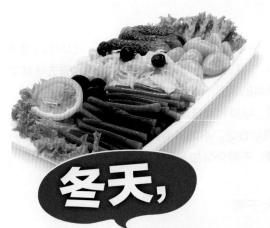

"寸草不生""万物萧条""一片荒凉"……过去，人们常常用这些词来形容北方的冬天。那时，人们的餐桌上通常只有大白菜、萝卜、胡萝卜、土豆等窖藏蔬菜，酸菜、泡菜、咸菜等腌菜，以及豆角干、萝卜干、瓜干、茄子干等干制蔬菜。这些冬储菜保障了当时的蔬菜供应。

随着温室栽培技术和现代运输业的不断发展与进步，现在即使在寒冷的北方，新鲜蔬菜供应也已不成问题，南方特有的蔬菜也能被很便捷地运输到北方市场。然而，这些"反季蔬菜"能不能放心吃？冬储菜是否应该被淘汰呢？

冬天，
也能丰富餐桌上的蔬菜

📖 中国农业大学食品学院　范志红（副教授）王淑颖

窖藏、干制，保障蔬菜供应

● **窖藏蔬菜**　以前，人们靠地窖来储存萝卜、大白菜等蔬菜，该保藏方法可以将耐储蔬菜存放两三个月之久，不仅可以保证当时的人们直到春节都能吃到相对新鲜的蔬菜，而且经济、环保、无能耗。

● **干制蔬菜**　新鲜蔬菜的水分含量为70%～90%，甚至高达95%以上，常温下不宜长时间存放。干制蔬菜利用降低水分活度的原理来抑制微生物繁殖和酶反应，从而延长蔬菜的保藏期。豆角干、萝卜干、瓜干、茄子干、土豆干、笋干之类，在干制后的储藏中，质地变得富有韧性，还因其中的微量糖分和氨基酸发生"美拉德反应"，在颜色变深的同时，也带来特殊的香气和口感，不经意间成就了很多独特的民间美食原料。

尽管当时窖藏的萝卜、白菜等蔬菜本身的营养不及新鲜绿叶菜，经过长时间储藏之后，维生素C含量也有下降，而蔬菜干制之后，维生素C和胡萝卜素确实损失严重，但是在过去物资匮乏的年代，这些蔬菜保藏品仍非一无可取，它们至少可以提供丰富的矿物质和膳食纤维。

腌制蔬菜，合理食用保证安全

如今，多数人已经不再依靠窖藏和干制来储存蔬菜，但酸菜、泡菜、酱菜、咸菜等腌制蔬菜依然是大家餐桌上的常客。酸菜、泡菜的制作主要靠醋酸菌或乳酸菌

注意事项

● 如果醪糟发过了，就会出现牛奶结块或者水分离，所以当醪糟非常酸时，需要添加少许碱粉。

● 丰富的干果可以提高食物的营养价值，但不能煮太久，否则会影响口感。

● 醪糟本身带有甜味，所以不宜过量加糖。

● 因为醪糟中含有酒精，故对酒精过敏者不能食用；对牛奶或者鸡蛋过敏者也不能食用，以免引起过敏反应。

牛奶鸡蛋醪糟是每一个甘肃兰州人延续至今的独家记忆，特别在气候恶劣的秋冬季节，一杯飘香四溢、热气腾腾的牛奶鸡蛋醪糟足以温暖每一个食客的心窝，因为这道美食是如此的简单而富有内涵。如果此时的你对这道美食感兴趣，可以尝试在家中烹饪一番；如果你还想感受大西北独特的民俗乡风，感受甘肃人民淳厚朴实的情怀，品味传统正宗的牛奶鸡蛋醪糟，那么，兰州欢迎你的到来！**PM**

的作用，产生乳酸、醋酸等酸性物质，抑制有害微生物的生长，从而延长保存时间，又带来乳酸发酵和醋酸发酵所特有的美味。酱菜和咸菜则利用食盐的高渗透压来抑制微生物的生长，在长时间的腌制过程中，也因耐盐微生物的作用和美拉德反应而产生鲜香味道。除了能提供丰富的矿物质和膳食纤维，酸菜、泡菜中仍能保存少量维生素，经发酵还能产生对人体矿物质吸收有益的有机酸。

然而，"腌菜含亚硝酸盐，会致癌"的说法让很多人担心不已。的确，蔬菜是一种容易富集硝酸盐的食物，人们所摄入的硝酸盐中有80%以上来自蔬菜。但是，硝酸盐本身不仅没有毒，并且已被证明对心血管有益处。蔬菜在储存的过程中，硝酸还原酶会把其中的硝酸盐转化为亚硝酸盐；腌制过程中，微生物也能把硝酸盐转化为亚硝酸盐，而亚硝酸盐过量是有毒的。大量测定表明，在腌制几天到十几天之内，亚硝酸盐的含量达到高峰，但经过2~3周，又会慢慢地下降，20天后一般可以达到安全水平。真正需要警惕的应该是短期腌制蔬菜，也就是所谓的"暴腌菜"。其中高水平的亚硝酸盐和微量的氨基酸分解产物结合，还会产生致癌物"亚硝胺"，它是胃癌的诱因之一。所以，只有腌制时间达20天以上的腌菜，才能放心取出食用。

需要提醒的是，即便不考虑安全性，腌菜仍然是一类高盐食品；而且腌菜不是新鲜蔬菜，除酸泡菜之外，大部分腌菜中的维生素C含量已经微乎其微，不能替代吃大量新鲜蔬菜的健康益处。所以，腌制蔬菜不能食用过多，而且也不能因为吃了腌菜而不吃新鲜蔬菜。

不过，对腌菜风味的热爱和对健康营养的追求也并非不可协调。首先，做菜总要放盐，如果用腌菜替代盐，在严格控制咸度的情况下，还能比直接放盐增加一些矿物质和膳食纤维的摄入，同时还可增加风味，省去味精或鸡精。这样一来，就把腌菜的负面作用变成了正面作用。

总之，对传统的腌菜，与其将其妖魔化，不如合理使用它：合理制作，保证安全；限制数量，偶尔食之，不妨碍新鲜蔬菜的摄入量；吃腌菜时相应减少烹调时的加盐量，不额外增加一餐中的总盐量。

反季蔬菜，利远大于弊

对于北方人来说，所谓反季蔬菜，除了冬天温室大棚里栽培出来的蔬菜，还有来自南方的产品，甚至是来自国外的产品。例如，在海南，一年四季都可以生产蔬菜水果，其实并无应季问题，其营养价值也未必低于北方的应季产品。尽管与夏季大田蔬菜相比，冬季温室蔬菜的叶绿素、维生素C、总糖、钙、镁、钾等营养素含量会略逊一筹，但总比窖藏很久的蔬菜中的维生素含量高，比腌菜干菜的抗氧化保健物质多。

然而，"反季蔬菜是催熟的，会导致儿童性早熟""反季蔬菜农残高，会致癌"的说法让很多人对反季蔬菜敬而远之。其实，没有证据表明，果蔬催熟剂和儿童早熟有关系。目前在蔬菜中使用的植物激素类物质，或称"植物生长调节剂"，都是国家批准使用的正规产品，其毒性和残留都符合要求。在农艺师的指导下使用这些产品，可以促进果实发育，而且实际上，由于这些生长活性物质作用非常灵敏，农民不可能超量使用，因为使用量稍一增加，就会带来生产上的不利影响，如有碍植物生长，或果实生长异常。

至于农药残留，蔬菜中多少都会有一点，发达国家也不例外。只要不超过标准，就无须太担心。按中国食品安全信息网提供的信息，大城市的超市和市场的蔬菜农药超标率和超标程度已经比前些年有明显下降。由于国家陆续禁止了多种高毒高残留农药，目前蔬菜中使用的农药毒性较小，降解性较好，喷药后几天会快速降解，烹调中还会有明显下降，大部分在体内并不会蓄积。所以，只要用国家许可使用的农药品种，残留不超标，就没有想象中那么可怕。此外，大家可以通过流水冲洗、浸泡、焯烫等方法去除一部分农残。**PM**

> 总之，无论哪个季节，多吃蔬菜水果，才是有益于健康的明智之举。哪怕吃所谓反季蔬菜，也总比吃不到蔬菜要好得多。无数国内外研究证实，蔬菜水果的总摄入量越大，患癌症、心脏病的危险就越小，反季蔬菜和大棚蔬菜也从未改变这一结果。

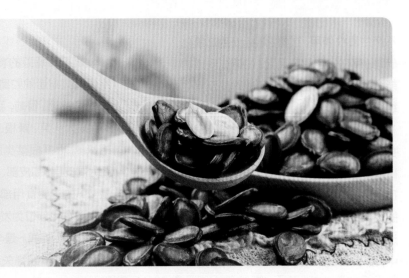

不久前，北京市市场监督管理局发布了10批次不合格食品通报，一批次奶油味西瓜子登上了"黑榜"，不合格项目为二氧化硫残留。对此，该品牌瓜子生产厂家立即发布声明，称公司已第一时间对该批次产品实施召回，在召回的产品中抽取部分样品委托有关部门进行检测确认，结果均为合格。那么，二氧化硫能用于食品吗？为何两次检测结果截然相反？我们该如何选购瓜子？

还能愉快地嗑瓜子吗

华东理工大学食品科学与工程系教授　刘少伟

很多人对瓜子二氧化硫残留感到疑惑：二氧化硫作为一种气体，是如何残留在瓜子中的？其实，食品中直接应用的二氧化硫，并不都是二氧化硫气体。《食品安全国家标准 食品添加剂使用标准》（GB 2760—2014）中明确规定，二氧化硫及其亚硫酸盐类（包括亚硫酸钠、焦亚硫酸钠、焦亚硫酸钾、亚硫酸氢钠、低亚硫酸钠）可用于水果干、蜜饯、干制蔬菜等多类食品中，作为抗氧化剂、漂白剂、防腐剂使用。二氧化硫是一种国内外均允许使用的食品添加剂，在食品工业中发挥护色、防腐、漂白和抗氧化的作用，但须按照规定使用。

《食品安全国家标准 食品添加剂使用标准》同时规定，在坚果与籽类产品范畴内，二氧化硫仅可用于坚果与籽类罐头中，不包含瓜子。所以，在瓜子产品中使用二氧化硫是不符合规定的。

瓜子中的二氧化硫来自哪里

如果厂家并未违反规定进行生产，那么瓜子中可能存在二氧化硫吗？其实，我们吃的很多食物中本身就含有二氧化硫，西瓜子也不例外。西瓜在生长过程中，大气中的二氧化硫会通过植物叶片表面的气孔进入植物体内，土壤或水中的结合态二氧化硫也会通过植物的根系直接被吸收。其中，一部分二氧化硫和植物内的化合物发生反应，生成结合态的亚硫酸，另一部分以游离态存在于植物体内。植物体内亚硫酸和二氧化硫的含量与生长环境（空气、土壤、水源等二氧化硫含量）有关，也与品种差异、栽培方式等有关。因此，瓜子本身可能就含有二氧化硫，而且瓜子生产过程中还会用糖（二氧化硫本底值较高）调味，能检出二氧化硫也不意外。

另外，本次抽检的检测报告显示，检测方法遵照《食品中二氧化硫测定》（GB 5009.34—2016），但该方法的适用范围并不包含炒货食品西瓜子，且不同检测机构的结果也存在较大差异，这也是造成两次检测结果截然不同的原因之一。因此，尚需要适用于炒货的新检测方法出台。

二氧化硫超标的瓜子有害吗

一般来说，食品中存在的少量二氧化硫及其衍生物，随着食品进入人体内后会生成亚硫酸盐，并被组织细胞中的亚硫酸氧化酶氧化为硫酸盐，最后随尿液排出，不产生毒性作用。过量、超标使用二氧化硫，则存在一定健康风险，如造成肠道功能紊乱、肝脏损伤等，还可能对脑及其他组织产生不良影响。

但是，脱离剂量谈毒性不科学。国际食品添加剂联合专家委员会针对二氧化硫制定了比较严格的摄入量标准——每日每千克体重0.7毫克。如体重为60千克的成年人，每日二氧化硫摄入量只要不超过42毫克，就不会损害健康。本次检测中，瓜子中二氧化硫残留量是0.022克/千克。按照这个量计算，一个成年人一天之内要吃掉1.9千克瓜子才会达到这个"安全线"，而实际上，一般不会有人吃这么多。

如何选购瓜子

● 尽量选择正规厂家生产、销售的带包装产品。若购买散货，应注意观察瓜子的外观，若表皮破损较多、有发霉现象，有可能是不新鲜的存货。

● 颗粒均匀、外形饱满是优质瓜子的象征，如果瓜子外形瘦瘦、大小不一，则不宜购买。可以用手捏一捏，感觉紧实的瓜子一般果仁饱满，一捏就瘪的，品质通常较差。

● 尽量选择原味瓜子，若混有其他味道，不易分辨异味。

● 发霉或吃起来有苦味的瓜子，一定不要食用。发霉瓜子含黄曲霉毒素，过量摄入会影响人体健康。

● 慎选卖相特别好的瓜子。不要一味追求"表象"，瓜子本身有很多自然纹路和凹陷，表面异常光滑、颜色光亮的瓜子很可能含有滑石粉。

● 二氧化硫具有刺激性气味，较容易识别，可以通过"闻一闻"来鉴别。**PM**

根菜类蔬菜的食用部位是由直根膨大而形成的肉质根。根菜类蔬菜耐运输贮藏，是冬季的主要蔬菜，有些品种甚至一年四季都可栽培。目前，我国栽培的根菜类蔬菜主要包括萝卜、根用芥菜、大头菜、辣根、胡萝卜、牛蒡等，其中栽培最广的是萝卜与胡萝卜。根据根菜类蔬菜肉质根的解剖学构造，萝卜由外到内主要为周皮层、韧皮部、形成层与木质部，其次生木质部特别发达，是萝卜的主要食用部位；胡萝卜的基本解剖结构与萝卜相似，但其主要食用部位为发达的次生韧皮部。且萝卜为十字花科萝卜属蔬菜作物，胡萝卜是伞形科胡萝卜属蔬菜作物，二者虽因外形相似而"同名"，亲缘关系上却离得很远，"个性"也有所差异。

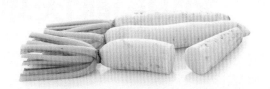

萝卜，享有众多美誉

萝卜原产于中国，栽培历史悠久，《诗经》中有"采葑采菲"的记载，其中"菲"就指萝卜。我国萝卜的类型繁多，肉质根表皮颜色有白、红、青、粉、紫、黄等，也有皮色上下不一致的类型，如上青下白、上红下白；肉色多为白色，也有青绿、紫红等颜色。萝卜形状有长形、圆形、扁圆形等，大小差异很大，如樱桃萝卜仅20～40克，拉萨冬萝卜可达5～10千克。萝卜按肉质根入土状态，可以分为露身型（肉质根2/3以上露出地表）、隐身型（肉质根全部在土中）、半隐身型。按生长期长短，萝卜又可分为早熟、中熟、晚熟等。我国东北、华北一带红萝卜较多，山东、江苏等地区绿色品种和红色品种较多，华南地区以白萝卜为主。随着大量优质白萝卜品种的引进和选育，消费者选购萝卜的习惯有从红萝卜、青萝卜向白萝卜转变的趋势。

萝卜对人体健康有很大益处，中国民间对其有许多美誉，如"十月萝卜赛人参""萝卜进城，药铺关门""冬吃萝卜夏吃姜，不用医生开药方"等。萝卜的根、叶、种子均可入药，我国传统医学认为，萝卜具有消食、顺气、止咳、化痰、生津、散瘀、解毒、治喘、利尿、醒酒和补虚等功效，对消化不良、胃酸胀满、咳嗽痰多、胸闷气喘、伤风感冒等病证均有一定疗效。一般认为，生食萝卜升气，可以止渴、消胀气；熟食萝卜降气，可以化瘀、助消化。

"个性"不同的"萝卜"

南京农业大学园艺学院教授　侯喜林

萝卜还具有很高的营养价值，其能量低，但矿物质和维生素 C 含量较高。据测定，100 克可食用部分中钙的含量达 36～85 毫克，维生素 C 含量达 14～24 毫克。萝卜中还含有淀粉酶和芥辣油（70℃以上即受破坏），形成萝卜特有的辛辣味，生吃能开胃、助消化。

在生长后期和冬贮期间，萝卜可能出现糠心现象，不仅重量减轻、糖分减少，口感也会下降。因此，购买萝卜时，除选择外表饱满、色泽清亮、不伤不裂者，还应掂一掂分量，同等大小的萝卜，重的品质更佳。

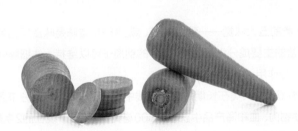

胡萝卜，最有营养的根菜类蔬菜

胡萝卜又名红萝卜、黄萝卜、番萝卜、黄根、金笋、红根等，原产于亚洲西部，元代传入我国。因病虫害较少，栽培过程中不需施用农药，故只要稍加注意就可培育成优质蔬菜。

根菜类蔬菜中，胡萝卜的营养价值最高。胡萝卜肉质根中含有碳水化合物、维生素，以及钾、磷等矿物质。据测定，每 100 克可食用部分中含蛋白质 0.6 克、脂肪 0.3 克、碳水化合物 7.6～8.3 克、钙 32 毫克、磷 30 毫克、铁 0.6～0.7 毫克、维生素 C 12～13 毫克；胡萝卜素含量很高，是番茄的 5～7 倍。

胡萝卜的药用价值很早就被人们所认识。《本草纲目》中记载，胡萝卜"味甘、辛、微温，无毒，主下气补中，和胸膈肠胃，安五脏，令人健"，有健脾、化滞、解毒、透疹的功效。胡萝卜富含的胡萝卜素在人体内可分解成维生素 A，能防治夜盲症和呼吸系统疾病，增强机体抵抗力。

胡萝卜的营养和药用价值与食用方法有很大关系。生食胡萝卜，虽口感清脆香甜，但对胡萝卜素利用率甚低（90%不被吸收）。因此，最好熟食，如用油、肉类烹调可大幅提高胡萝卜素的吸收率。胡萝卜加工成泥，是婴儿的最佳营养食品之一。此外，胡萝卜还可蜜渍、腌渍、榨汁食用。

胡萝卜肉质根的皮色和肉色有红褐、紫、浅紫、橙红、黄、浅黄、白色等。肉质根中胡萝卜素的含量与根色密切相关，橙红色胡萝卜肉质根中胡萝卜素含量最高，红褐、紫色胡萝卜次之，黄色胡萝卜最低，而白色胡萝卜则缺少胡萝卜素。因此，应多选择红、橙色胡萝卜品种。依肉质根的形状，胡萝卜可分为长圆柱形、长圆锥形、短圆锥形三类。长圆柱类型肉质根为长圆柱形，根细长，肩部粗大，根先端钝圆，抗病、抗寒能力强。短圆锥类型胡萝卜肉质根为圆锥形，较短，其外皮及内部均为橘红色，肉厚、心柱细、质嫩、味甜，宜生食。长圆锥类型肉质根为圆锥形，较长（均在 20 厘米以上），味甜、耐贮藏。

选购胡萝卜时，以根茎均匀、头部略大于尾部、表皮光滑、无须根、无开裂、手感重、颜色橘红者为佳。**PM**

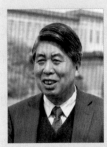

专家 简介

侯喜林　二级教授，博士生导师。主要从事不结球白菜遗传育种与分子生物学研究工作。南京农业大学园艺学院原院长，国家大宗蔬菜产业技术体系岗位科学家和江苏省蔬菜产业技术体系首席专家，农业农村部华东地区园艺作物生物学与种质创制重点实验室主任。

"盐"多必失，补救有道

海军军医大学附属长海医院临床营养科　王冠丹　郑　璇（副主任医师）

盐被誉为"百味之祖"，也是调和诸味的关键。在人类的五大味觉——酸、甜、苦、咸、鲜中，咸味是味蕾探测到食盐中钠离子之初的感觉，能增强或抑制其他味觉感受。食盐的主要成分为氯化钠，其中的钠离子可以维持人体细胞外液渗透压，参与体内水电解质平衡的调节，从而发挥重要的生理作用。

尽管如此，动物本身并不能合成盐分，只能通过食物获取。人类在长期的生产实践中学会了从海水等盐分来源中提取食盐。据估计，旧石器时代的采猎者平均每天可以从动物肉、血和海产品中获取近800毫克钠，相当于现在的2克盐。

随着食品工业的发展，食盐变得越来越廉价、普及，以至于现代人每天在不知不觉中摄入的食盐高达采猎者的5~10倍。我国是世界上食盐摄入量最高的国家之一。中国疾病预防控制中心的调查数据显示：我国18岁及以上居民平均每日盐摄入量为10.5克，比《中国居民膳食指南（2016）》推荐的6克高出75%；东北地区居民平均每人每日的盐摄入量高达18克以上，远超国内外平均水平。

"高盐值"饮食危害多

高盐饮食会使多种疾病的患病风险增加。生活中已被大家熟知的"高盐值"疾病，非高血压莫属。这一点，古代的医学前辈们就有所认识，春秋战国时期的《黄帝内经》中就有"多食咸，则脉凝泣而变色"的说法，劝诫人们不要过食咸味，否则可能导致血液流动变缓、颜色变深。高血压的危害不只在于它引起的症状，而在于它强大的压力"考验"着全身的每根血管，造成器官损害，引发动脉粥样硬化、冠心病、脑卒中等心脑血管疾病。

"高盐值"饮食可能引发胃病。2014年5月，《癌症研究和治疗》（Cancer Research and Treatment）杂志发表的关于膳食盐摄入量与胃癌关系的文章中，提到高盐饮食会抑制前列腺素E的合成，从而使胃黏膜更容易受到"攻击"；盐是一种高渗透性物质，会对胃黏膜造成直接损害，使其出现一系列炎症反应；这些炎症和溃疡长期存在，最终可能转变成胃癌。

吃得咸更下饭，体重超标的风险增大。《高血压》杂志在2015年发表的一篇文章就证实了高盐饮食易引发肥胖：每额外增加1克食盐量，儿童肥胖发生风险会增加28%，成人肥胖发生风险会增加26%。

2017年，《中国骨质疏松杂志》就高盐饮食与骨代谢发表了相关文章，证实高盐饮食与骨量丢失有直接关系，肾脏每排出2300毫克钠（相当于6克盐），就会丢失 40～60 毫克钙。而我国居民人均钙的摄入量本就不足 400 毫克 / 日，不到推荐值（800 毫克 / 日）的一半，再加上高盐饮食导致的钙流失增加，相当于为骨质疏松的发生"推波助澜"。

2019 年 3 月的《亚太临床营养杂志》刊登的文章表明，高盐饮食还可能加速认知能力退化，导致记忆力下降。

高盐饮食"补救"方法大比拼

❶ 喝水"稀释"

有人认为，吃的饭菜咸了，多喝点水"稀释"一下就万事大吉了。其实没这么简单。首先要肯定的是，多喝水的确能够帮助身体排出多余的钠。高盐饮食后，血液中钠离子浓度升高，刺激人们饮水，可使血容量增加，造成血压一过性增高。而随着血容量的增加，具有"保"钠作用的醛固酮分泌减少，同时身体分泌心房钠尿肽，使血管平滑肌舒张，促进肾脏排水、排钠，一切又重归平衡。这场高盐饮食带来的健康"危机"，看似通过喝水就被轻而易举地化解了。

但事实上，长期高盐饮食会增加机体的代谢负担，且有高血压遗传倾向、对盐敏感或代谢性疾病患者的水电解质平衡调节机制是紊乱的，结果往往使钠潴留在体内，使更多水分蓄积，导致血容量增加。这样，心脏每次需要泵出的血液就更多，血管壁压力更高，长此以往，患高血压的风险显著增高。

❷ 适量补钾

钾和钠是人体液中最主要的电解质，它们对机体体液均衡分布起着重要的调节作用。钾具有降血压作用，适量的钾离子还能促使体内过剩的钠离子排出体外。高盐饮食的危害主要在于高钠，所以有些人在日常饮食中适当补充钾元素，以预防因摄入钠盐过多而导致的高血压。比如，增加富钾食物（如香蕉、菌菇类、柑橘类等）的摄入，对"减钠"有一定帮助。

而低钠盐更是"另辟蹊径"，一边仍保持着咸味，一边"偷梁换柱"地用氯化钾、碘化钾将差不多 30% 的氯化钠替代，同样的食盐用量，钠的摄入量一下子就少了近 1/3，效果显著。

不过，低钠盐也不是所有人都适用。慢性肾脏病晚期或尿毒症患者不适合用低钠盐，因为这些患者会出现少尿甚至无尿的症状，使用低钠盐有引发高钾血症的风险。

❸ 运动排汗

除了多吃含钾的水果、蔬菜，充分运动排汗也是有效增加钠排出的一种方式。据计算，运动 1 小时，出汗可达 1.2 升，而每升汗液里有 3 克钠离子。所以，如果偶尔"重口味"一顿，配合适当的运动也是促进钠排出的有效手段。

控盐"5g"时代已经来临

减少食盐的摄入量是最根本的控盐方式。《中国居民膳食指南（2016）》建议成年人每日盐摄入量不超过 6 克。2019 年 7 月，《健康中国行动（2019—2030）》发布，将健康成年人盐推荐摄入量由 6 克改到 5 克，正式进入了减盐的"5g"时代。不管是"盐不过 6"还是"盐不过 5"，核心宗旨都是提倡大家在日常饮食中控制钠盐的摄入，养成健康的饮食习惯。

例如，购买食品时，要养成查看营养成分表的习惯。营养成分表能最准确地反映食品中的钠含量。很多食物，即使吃起来不咸，钠含量也未必低，比如油条、松花蛋、冰淇淋、甜点都是含"盐"大户。家庭烹饪时，最好使用控盐勺，以帮助计算和控制每日的用盐量。烹饪时，除了用盐，还可用香菇、香菜、醋、大蒜、胡椒、洋葱等提味，以减少盐的用量。**PM**

控盐应从娃娃抓起，培养清淡的饮食习惯，注重食物本身的滋味，能使孩子终身受益。老年人由于味蕾敏感性变差，口味变重，同时肾功能、心功能下降，代谢调节能力也随之下降，更需要注意控制盐的摄入量。

最近，关于人造肉的各种消息频出，有不少国际投资大鳄先后重金砸向人造肉领域，也有不少人造肉新食品上市。据报道，国外著名连锁快餐企业已经开始销售用人造肉制成的汉堡、三明治、炸鸡等。随后，"人造肉旋风"从大洋彼岸一路吹到了中国，掀起了一波人造肉创业潮。今年中秋节，国产人造肉月饼的出炉也成为一大新闻热点。

什么是人造肉？目前国内外还没有统一的标准定义，也没有人造肉产品的相关国家标准。不过，根据以往的历史和目前的情况，所谓人造肉不外乎两种，一种以植物为主要原料，一种以动物细胞为主要原料。

火爆的 人造肉 究竟是什么

上海市食品研究所教授级高级工程师　马志英

"1.0版"植物人造肉

以植物为主要原料的人造肉发展历史较长，20世纪，亚洲地区出现了大量以大豆为原料，经挤压、膨化等工艺加工制成的"素肉"原料产品，主要供应素食餐饮店或素食品工厂，进一步经烹调或调味加工成素牛肉干等最终产品。此类产品工艺技术较简单，成本低，风味、口感与肉的差异较大。

近年来，欧美各国也有各种以大豆、豌豆、小麦等植物为主要原料制成的人造肉。这些植物原料经过热压、膨化、挤出等工艺，更接近动物肉的纤维构成；再添加椰子油等植物油脂和变性淀粉，为其增加油脂和柔性质感。还有一项较大的技术突破是血红素的加入。过去的素肉因不含血红素，无论外观还是口感，都与天然肉相去甚远。后来，人们通过转基因技术将酵母菌改造，用来快速发酵豆血红蛋白，生成血红素。添加了这种血红素的人造肉，色泽、口感、风味都更接近天然肉。目前，国外多数人造肉公司生产的就是这类人造肉。有的公司生产人造肉的工艺技术更加复杂，如先提取大豆蛋白质形成黏胶液，经喷丝器喷出的细丝在酸和盐溶液中凝固成重组的大豆纤维丝后，再缠绕成股，从而做出有纤维感的人造肉。

国外开发的植物人造肉产品以汉堡肉馅、无骨鸡块、香肠为主，我国则以饺子馅、狮子头、肉丸子等食品为主。但这些人造肉产品在营养成分、口感和风味等方面还不尽完善，技术方面存在诸多问题，市场也有局限。不妨称其为人造肉"1.0版"。

"2.0版"动物人造肉

以动物细胞为原料制造的人造肉是人造肉领域的"后起之秀"，属于生物工程技术范畴。比如，从动物中提取干细胞，通过组织培养，使之形成类似肉的组织。

目前，已有从金鱼细胞培养出的人造鱼肉、从动物肌肉细胞（加入胶原蛋白）培养出的人造牛排。不过，它们大部分还是实验室产物，产量低而成本高，没有形成工业化的规模生产。但从长远来看，这种人造肉更接近自然肉的口味和质感，营养也更符合要求，若能保障安全性，并实现规模化生产，它们很可能是人造肉的"2.0版"或"3.0版"。

专家简介

马志英　上海市食品研究所技术总监、教授级高级工程师，上海市食品学会食品安全专业委员会主任，上海市食品协会专家委员会主任。长期从事食品生化、食品工艺和食品安全领域的科研工作，主持完成十多项国家和省部级重大科研项目。

马志英说
"人造肉"

为什么要生产人造肉

从乐观的角度来看，人造肉的成功研制可应对人类发展遇到的一系列重大挑战，如自然灾害、人口增长、环境污染、畜禽疫病感染、食物短缺等问题。20世纪90年代以来，随着人口数量的增长和生活水平的提高，全球肉类消费量迅猛增长，年均增长率为2%左右。根据联合国最新报告，预计世界人口将从目前的77亿增加到2050年的97亿。届时，如果人造肉确实能成功替代部分天然肉，那将是非常了不起的贡献。

此外，食用人造肉有利于环境保护，减少温室气体排放。当前，全球陆地面积有30%被用于养殖业；而人类活动导致的温室气体排放中，有18%来自养殖业。

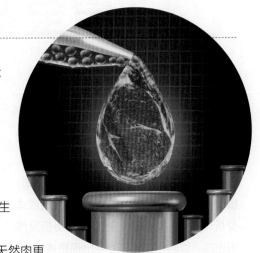

人造肉生产占地很少，且不会产生粪便等排泄物，也没有毛、角、骨之类不可食用的产物。据理论推算，人造肉将比传统畜牧业减少35%以上的能耗，少占用60%以上的土地，少产生70%以上的温室气体。

同时，人造肉也可能比天然肉更有利于人体健康。人造肉可从源头上杜绝疯牛病、口蹄疫等疫病，有效防范各种微生物污染，在生产过程中不需要使用抗生素。人造肉的生产还可以科学地根据人体需要配比营养物质，使其中的蛋白质、脂肪、维生素等营养成分的组成更加合理，并克服天然肉中饱和脂肪酸过多、胆固醇过高的弊端，降低血脂异常和冠状动脉硬化等疾病的发生风险。

人造肉有健康隐患吗

作为一个新的食品资源，尤其是可能成为人类主要营养来源的食物品种，有些问题必须加以重视。

首先是安全性问题。人造肉的安全涉及原料、生产、储存、流通、烹饪加工等各环节。尤其是以动物细胞为原料的人造肉，其安全性更为社会关注，长期大量食用后对人类的健康、遗传等有何影响，都尚未完全明确。目前我国还未批准认定动物源的人造肉为新资源食品。即使是植物蛋白组成的人造肉，其生产过程中各种添加剂的使用、生产工艺的安全性也不可忽视。2017年7月，美国食品药品管理局公布了一份文件，称人造肉中用来上色的亚铁血红素，可能是潜在的过敏原。这无疑为生产企业敲响了警钟。

其次是营养和风味问题。天然肉中除了干细胞，还有肌肉、脂肪、血等多种类型的细胞组织，其营养成分包括蛋白质、矿物质、维生素等。虽然人造肉的营养组成可以人为地进行设计，但理想中的"定制营养"技术难题还在攻克阶段，其营养组成是否科学合理，也需要长期食用后方能得到答案。人造肉最大的技术难点之一就是风味、口感问题，目前生产的人造肉与天然肉的风味、口感还存在差距，细微之处很难模仿。

当然，还有生产技术、市场成本、原料产品等诸多问题需要解决，产品标准和市场监管也需要进一步完善。

人造肉能取代天然肉吗

人造肉是否成功还有赖于市场的检验，谈"取代"为时尚早。发展到现在，人造肉在肉类市场中占比远低于1%。要做到部分取代尚属不易，而且上述问题的解决不可能一蹴而就。即使多年后，人造肉也难撼动天然肉的主流地位。对人造肉这种新生事物，我们不妨抱着一种科学谨慎而又积极的态度。PM

宝宝坠床，要紧吗

湖南省人民医院教授　祝益民

发生坠床，有些宝宝在哭闹后可以照常活动、玩耍；有些宝宝可出现皮肤破损、皮下出血或者血肿，皮肤出现青紫的瘀斑；极少数宝宝可能出现严重损伤，包括肢体骨折、局部活动障碍，甚至颅骨骨折及颅内出血，这时，宝宝可能会出现精神不振、嗜睡、呕吐、昏迷，甚至呼吸、心跳停止等脑疝症状，危及生命。

3个要素，决定损伤程度

宝宝坠床后的损伤情况，与坠落高度、所接触地面的性质和坠落时身体着地部位有着密切关系。

❶ **坠落高度**　一般来说，宝宝坠落的高度较低，如从矮沙发等高度在60厘米以内的地方坠落，伤害相对较小；如果从较高的婴儿床、较大的行李箱上跌落，损伤则较严重。

❷ **地面性质**　宝宝坠落时，如果接触到的是硬质地面（如水泥地），或者撞到茶几、桌角等坚硬物体，更容易发生局部损伤；若跌倒时接触到的是木质地板或地毯地面，则损伤较小。

❸ **着地部位**　若宝宝最先着地部位为手、脚等，家长首先要观察其肢体活动状态、是否有局部红肿发生、是否哭闹不止。若为头部着地，家长须观察其头部是否有出血、血肿，是否出现精神萎靡、嗜睡、反复呕吐、抽搐，甚至意识不清等症状。这些症状往往意味着宝宝发生了严重损伤，可能伴有颅内出血，有危及生命的可能。

3方面观察，决定是否送医

❶ **观察精神状态**　宝宝发生坠落后，家长应首先观察其精神反应。如果出现上述颅内出血等相关症状，须立即就医。

❷ **观察肢体活动**　若无异常精神症状，家长应进一步检查宝宝有无肢体局部活动异常。帮宝宝抬一抬胳膊和腿，观察是否出现哭闹加重的情况。如果发现宝宝的单侧肢体不能自由活动，出现形状改变、异常凸起等，或者在某一姿势时宝宝大声哭闹，均要警惕骨折可能，特别是颈部及脊椎部位摔伤。此时切勿随意移动宝宝的身体，以免造成二次伤害；正确的做法是尽快拨打"120"急救电话，等待专业医护人员的救助。

❸ **观察局部损伤**　如果宝宝仅仅是哭闹，稍做安抚后便能缓解，且肢体活动没有异常，此时，家长应进一步检查宝宝有无局部软组织挫伤、皮肤破损出血、淤青血肿等，并可在家为宝宝做简单的包扎处理。

局部软组织挫伤、肿胀常表现为局部红肿、青紫。家长可先给予冷敷（伤后24小时内），第二天再给予热敷。要注意，受伤处的软组织不可反复按摩，否则可能增加皮下软组织出血及组织渗出，加重损伤。若宝宝发生了局部皮肤破损出血，较小的伤口只需局部消毒，用干净的纱布或棉签压迫止血即可；若皮肤裂口较长或较深，或为毛细血管丰富的头皮出血，往往出血不易止住，应尽快压迫止血，尽早送医接受伤口缝合等治疗。

值得注意的是，尽管宝宝坠床后的表现一切如常，也不代表可以高枕无忧。在发生坠落后的48~72小时内，家长仍须继续观察宝宝的精神反应。极个别宝宝可能在1周内出现异常精神反应。送医后向医生描述病情时，应将坠床情况补充说明，以便医生结合病情进行分析。此外，对于坠床后哭闹不止的宝宝，家长可逗引其进行平时喜欢参与的游戏，观察宝宝玩耍时的动作、表情及情绪。若仍然哭闹不止，或在进行某些动作时出现哭闹，或拒绝某种动作，也应尽早带宝宝到医院就诊。**PM**

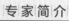
专家简介

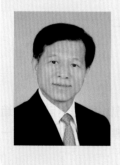

祝益民　湖南省急救医学研究所所长，急危重症代谢组学湖南省重点实验室主任，教授、博士生导师。中华医学会科学普及分会候任主任委员，中华医学会急诊医学分会儿科急救学组组长，中国医师协会儿童重症医师分会副会长，湖南省医学会副会长兼急诊专业委员会主任委员。

广场舞引出的风波

✍ 肖特明

大家一起来跳舞

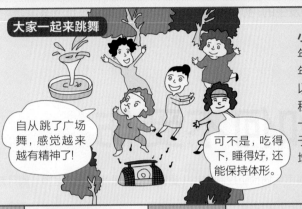

自从跳了广场舞，感觉越来越有精神了！

可不是，吃得下，睡得好，还能保持体形。

小仙说：广场舞是这几年流行的运动项目。老年人适度锻炼，不仅可以强身健体，在跳舞过程中互相交流，还具有一定的社交属性，有益于老年人的身心健康，增强抵抗力。

戴口罩治不好过敏症

程阿姨，你最近怎么没去跳广场舞？

我之前鼻炎很厉害，吃了抗过敏药，现在全好了。

鼻子过敏太厉害了，简直要带着卷筒纸上街。

小仙说：近来天气骤冷，有些人对冷空气过敏，容易出现频繁打喷嚏、流涕等过敏症状，除了戴口罩防止冷风直吹外，还要在医生指导下及时服用抗过敏药。

广场舞皇后又回来了

是啊，太谢谢你了！我去医院配了第二代抗过敏药，服药后立竿见影，现在维持治疗。

程阿姨，你吃了药不犯困呀？

看来你的过敏好了！

小仙说：第二代抗过敏药是非镇静抗组胺药，不会导致嗜睡、注意力下降等副作用，而且不经过肝脏代谢，老年人可以放心服用。

用足疗程才有效

听药房的医生说孩子要吃一个疗程的药才行。

看这孩子脸上的红斑全消了，这下可以放心了。

奶奶好！

小仙说：第二代抗组胺药是治疗荨麻疹和过敏性鼻炎等过敏性疾病的一线用药，但必须用足疗程才有效果。

奶奶快回家吧

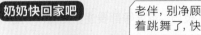

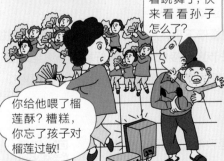

老伴，别净顾着跳舞了，快来看看孙子怎么了？

你给他喂了榴莲酥？糟糕，你忘了孩子对榴莲过敏！

小仙说：孩子的喂养问题是大事，家长要做个有心人。如果是过敏儿，家长最好做一份过敏食物备忘录，记下孩子可能过敏的食物，特别要留意"隐形过敏食物"，榴莲酥就属此列。

抗过敏的新式武器

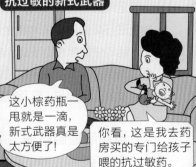

这小棕药瓶一甩就是一滴，新式武器真是太方便了！

你看，这是我去药房买的专门给孩子喂的抗过敏药。

小仙说：第二代抗过敏药有针对孩子设计的小棕瓶，甩一次就是一滴，不需要量刻度，可以滴入开水、牛奶或果汁中喂食，而且起效很快。

小仙医生语录：

出现过敏，要及时在医生和药师指导下服用抗过敏药，服药需规范，必须按照正规疗程服药才有效果。相比之下，第二代抗过敏药（如盐酸西替利嗪）起效更快，作用时间长，血脑屏障穿透性低，中枢神经系统抑制作用小，而且不通过肝脏代谢，可作为治疗荨麻疹和过敏性鼻炎等过敏性疾病的一线药物，但需要严格按照医生和药师规定的疗程治疗，才能获得应有的疗效。

小仙医生
生于：1983　星座：摩羯

身份：来自欧洲的健康医生
家族：世代在欧洲研发和生产原研药
学历：瑞士苏黎世大学医学院博士
专长：对过敏性疾病有丰富的诊疗经验

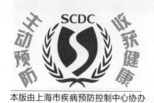

本版由上海市疾病预防控制中心协办

体育运动可以强健儿童青少年的体魄，培养耐力和意志，但如果不注意防护，很容易发生运动伤害。常见的有骨关节损伤、软组织损伤、下腰部损伤、外伤性炎症等。上海市疾病预防控制中心历年来的学生伤害监测发现：中小学生在体育运动中的跌倒和碰撞非常普遍，近40%的伤害是在体育活动中发生的；初中男生和高中学生运动时受伤比例最高。

学生运动，如何不受伤

上海市疾病预防控制中心儿童青少年健康所副主任医师　周月芳

学生运动伤害的常见危险因素有很多。例如：对运动损伤预防的重要性认识不足，未能采取有效的预防措施；运动前没有准备或准备不当；运动过程中心理紧张、争强好胜、盲目冲动，忽略循序渐进、量力而行的原则；运动环境、场地不适宜；等等。运动伤害看似意外，实则和疾病一样，只要对各种危险因素加以防范，是可以预防和控制的。

运动前准备充分

运动前应进行热身运动，时间为10~15分钟，可以选择慢跑、徒手操等方式。同时，应注意选择适宜的时间、合适的项目、合身的着装、安全的场地和器械等。

较适宜的体育锻炼时间为早晨、下午两节课后或傍晚，中午及睡前不宜进行剧烈的体育锻炼。早晨体育锻炼时间不宜过长，时间以1小时左右为宜。

应根据年龄、性别等特点合理选择不同的运动项目。小学低年级学生可选择平衡能力项目，高年级学生可选择协调能力、反应速度的项目。初中学生可进行速度类项目，力量、耐力型的项目要晚一些开展。

运动时，宜穿质地柔软、有利于活动的服装，衣服上不要带有钩子、钥匙等物品，应选择大小合适、具有一定弹性和透气性的鞋子。参加危险性较大的运动项目（如溜冰）时，应戴上保护用具，如护膝、护腕、头盔等。

运动场地应平整、软硬适中，无乱石、积水，不要在凹凸不平的场地上运动。活动前还应注意检查运动器械是否失修，杜绝事故隐患。

运动中自我保护

参加比赛或游戏时要遵守规则，不要故意推挤或冲撞，避免互伤，杜绝故意伤人的行为。对于技术复杂、难度大的运动项目或器械项目，要在有老师或专人保护的情况下开展。

运动应当循序渐进，运动量、技巧、难度等都要逐步提高，不能一开始就进行高强度和技术难度大的运动。

运动中如果感到不适，应缓慢停下来休息，及时报告老师或同伴。跌倒或滑倒时尽量不以头部或骨关节直接接触地面，最好能侧身滚至地面。一旦发生运动损伤，要及时到正规医疗机构治疗，以免发展为慢性损伤。

运动后适当整理

运动后如果立即坐下，会导致脑部和其他器官缺血、下肢淤血肿胀。运动结束后，应通过整理运动逐渐减少运动量，如慢跑、步行、做操、深呼吸等。

需要注意的是，当身体不适或非常疲倦时，不宜参加体育运动。旧伤未愈时，也不能参加需要频繁使用受伤部位的运动，以免加重旧患或增加新伤。**PM**

关注上海市疾病预防控制中心，了解更多疾病防控信息。

皮肤屏障修复
迎来"5G护肤"时代

本刊记者/张 磊
支持专家/上海交通大学医学院附属瑞金医院皮肤科主任　郑 捷

皮肤屏障受损:
"亚健康皮肤"与"炎症性皮肤病"的根源

皮肤是人体最大的器官,是人体健康的镜子,具有许多功能,屏障功能是其中最重要的功能之一。良好的屏障功能既能防止外界化学、物理、机械、生物等诸多危险因素的侵害,又能预防因水分、营养物质经表皮丢失而引发皮肤干燥、瘙痒,避免炎症性皮肤病的发生,如特应性皮炎(湿疹)、银屑病、脂溢性皮炎、玫瑰痤疮、老年性与季节性瘙痒、鱼鳞病等。

皮肤屏障受损是干燥、敏感等亚健康肌肤问题的根源,也是所有炎症性皮肤病发生和发展的共同基础。自2003年起,上海交通大学医学院附属瑞金医院与上海家化合作,根据"通过修复皮肤屏障实现皮肤病的防与治"的理论与研究结果,历时6年、经1386例临床观察发现,亚油酸-神经酰胺皮肤屏障修护剂能有效控制因皮肤屏障受损而引发的种种症状。这一成果被成功转化为玉泽第一代产品"皮肤屏障修护身体乳"。产品一经上市,其功效性和专业性受到了消费者的认可与医生的推荐。

2018年,瑞金医院与上海家化进一步加深合作、强强联合,成立了"瑞金医院-上海家化玉泽联合实验",对现代人最常见的亚健康肌肤问题,银屑病、特应性皮炎、玫瑰痤疮的辅助治疗,以及烧伤后不留或少留瘢痕等,进行深入临床研究,寻找解决对策。

近日,上海家化聘请两位权威皮肤科专家担任"上海家化玉泽首席科学家",为玉泽系列产品的研发提供进一步医学支持。为助力皮肤病医学研究与成果转化,上海家化设立"玉泽医学护肤研究基金"(初期研究基金为200万元),用于奖励在皮肤屏障修复领域取得研究成果的临床医师,推动护肤品行业的发展。

修护皮肤屏障,"5G护肤"时代到来

近日,由上海家化发起的"2019中国皮肤屏障高峰论坛"在沪召开,百余位皮肤科专家齐聚一堂,共同探讨。在本次大会上,美国北加州研究教育所蔺茂强研究员为玉泽皮肤屏障修护剂赋予了"5G护肤品"的概念。他指出:玉泽是第五代(5G)化妆品,其采用的PBS植物仿生脂质技术,能够通过激活PPAR受体,使人体自动生成神经酰胺,从而发挥抗炎和改善皮肤屏障功能的作用,是目前较为理想的润肤剂,且其未来应用不仅限于皮肤,可能对预防乃至辅助治疗心、脑及代谢性疾病具有重要意义。

近期,瑞金医院皮肤科郑捷、李霞带领的皮肤科团队凭借《银屑病新的关键致病性细胞的发现、新的治疗对策及相关机制》荣获教育部"2019年度高等学校科学研究优秀成果奖(科学技术)一等奖",这是国家对"玉泽皮肤屏障修护剂"产品安全性和有效性的认可,是对转化医学产品造福患者的表彰,更是对经由循证医学验证的医学护肤产品的肯定。

郑捷教授指出,玉泽皮肤屏障修护剂经过临床医学验证,开启了炎症性皮肤病医学治疗的新模式。患者通过居家护理、自我护理,可预防疾病复发,有效节约医疗资源,减少医疗费用支出,也可以降低药物治疗相关并发症的发生率。**PM**

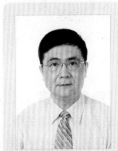

专家简介

郑 捷　上海交通大学医学院附属瑞金医院皮肤科主任医师、教授、博士生导师,上海交通大学皮肤病学重点学科带头人,中华医学会皮肤性病学分会前主任委员,上海市医学会皮肤性病学专科分会主任委员。

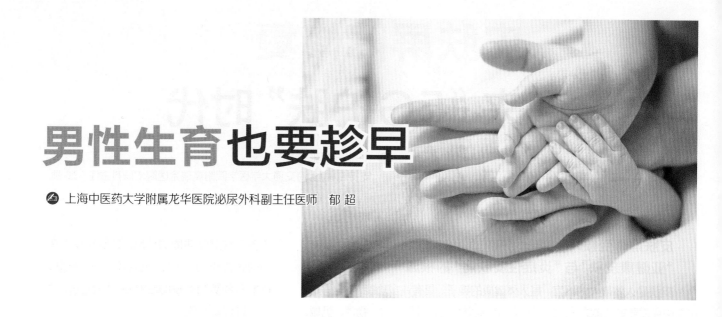

男性生育也要趁早

上海中医药大学附属龙华医院泌尿外科副主任医师　郁超

医生手记

高先生四十多岁，妻子比他小十几岁，两人育有一子。随着"二孩"政策的实施，高先生夫妇商量后打算再要一个。不过，高先生觉得妻子年龄还不算大，而男人生育"不受年龄限制"，所以他打算再等几年，等事业稳定后再考虑生育。

最近，高先生参加同学聚会，一位要好的同学悄悄告诉他一个"秘密"。原来，这位同学也想生二胎，却被查出"不育症"，想生也生不了。高先生听后非常吃惊，担心生二胎的计划也会"泡汤"，尤其是他的生活习惯一直不大好：吸烟、喝酒、熬夜、久坐……于是特地赶到医院咨询。

高龄男性生育"隐患"增多

很多人认为，女性年龄大了难生育，而男性"高龄"生育没问题。这种观点是错误的。统计数据表明，30岁之后，男性生殖能力逐渐走下坡路，精子数量逐渐减少、活力逐渐下降，精子染色体"出错"的概率也会不断上升。

临床上发现，"高龄男性"生育时会遇上各种问题：少弱精、畸形精子、精液不液化、染色体异常、性功能障碍、继发性睾丸功能受损……年龄增长引起的衰老性精液质量下降，原因多为两个方面：一方面，年龄过大导致雄激素水平生理性降低，而雄激素参与并影响着精液质量；另一方面，遗传物质在生殖细胞分裂中的变异、缺失，也会随着年龄增长、各种有害物质的侵袭而逐渐增多。

有大样本研究显示，高龄男性精子的遗传物质"异质性"很强，上亿个精子中携带有很多断裂和基因突变染色体。另有研究发现，精神分裂症、自闭症等与父亲的年龄和吸烟行为等密切相关。因此，男性生育也要趁早。

"高龄"备育，良好习惯是关键

在过去几十年里，越来越多的研究发现，精子会"记住"男性的生活习惯，并把这些信息传递给他的后代。不良的生活习惯会影响男性生育能力，并可影响优生优育。现实生活中，很多男性在生育完第一个孩子后，往往会"放松警惕"，认为自己的生育任务已完成，可以"随意一点"，于是在不知不觉中就"染上"了很多不良生活习惯，这对再次生育非常不利。因此，年龄较大的男性除了要尽早开始生育计划外，还要及早放弃不良生活习惯。

在备育期间，男性应遵守以下十条"健康备育"原则：①不吸烟、饮酒；②避免长时间处于高温环境；③避免熬夜；④平衡饮食，多吃新鲜蔬果；⑤避免接触不良物理化学因素，以免给精子带来损伤；⑥不要久坐，适量运动，控制体重；⑦保持心情愉悦，避免精神紧张；⑧避免接触宠物、活禽身上的病原微生物；⑨衣裤要干净卫生、松紧适度；⑩洁身自好，避免传染性疾病，如肝炎、性病等。**PM**

艾滋病自测试纸
带来的"烦恼"

上海市公共卫生临床中心　吴雪韵　卢洪洲（教授）

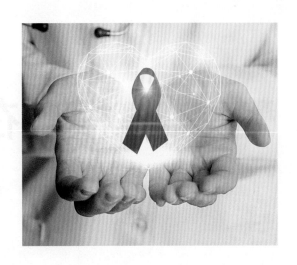

📝 医生手记

常有人来门诊咨询："医生，我自己在家用网上买的HIV快速检测试纸测了一下，结果阳性，是不是肯定感染了HIV？"

HIV即人类免疫缺陷病毒，是导致艾滋病的"罪魁祸首"。随着我国艾滋病防治工作的推进，人们对HIV有了更高的警惕性，也有一定的自我检测意识。随着公益组织、网络平台的不断发展，HIV检测试纸也越来越容易获得。一些人使用自测试纸后发现HIV阳性，往往会非常紧张。

自测试纸检测阳性是否意味着一定感染了HIV呢? 答案是否定的。因为任何试剂都可能出现检测结果与实际不一致的情况。HIV快速检测试纸属于初筛检测，灵敏性高，倾向于将所有HIV感染者"一网打尽"，但与此同时也"网入"了一些非HIV感染者，即容易出现"假阳性"。虽然"假阳性"会给受试者带来不必要的心理压力，但鉴于HIV快速检测试纸有创伤小、标本采集简单、快速出结果和保密性高等优点，所以只要合理使用，仍具备优势。

哪些情况下易发生"假阳性"

试纸本身原因，受试者所患的疾病、用药情况，以及试纸操作不当等，都可影响HIV试纸检测的结果。市面上现有的HIV自测试纸大多为第三代和第四代试剂。第三代试纸检测HIV抗体，第四代试纸同时检测HIV抗原和抗体，可能会相互干扰，假阳性率高于第三代。

诸多病原微生物感染（如乙肝、丙肝病毒感染）、疫苗接种（如近期接种流感疫苗）、自身免疫性疾病（如红斑狼疮）和肿瘤（如淋巴瘤）等，可促使人体产生与试剂检测目标类似的物质，从而干扰检测结果。有研究认为，妊娠、老龄、吸烟与HIV筛查出现假阳性相关。选择口腔黏膜渗出液作为待测样品时，口腔内残留的蛋白质类物质可能导致假阳性。此外，接受"细胞免疫疗法"的患者也可能出现假阳性。

如何合理使用自测试纸

经国家批准的正规试剂，假阳性率被控制在合理范围内。若发现自行购买的HIV检测试纸出现以下情况，应避免使用：①试剂盒有损坏，保护包装纸破损或被污染；②包装内存在混杂物质，有泄漏或污染发生；③标签缺失、出现错误、字迹模糊，特别是产品名称或厂家名称、批号和货号、失效期或生产日期等信息标注不清。

由于试纸中含有性状易变的蛋白质，应当在有效期内按照说明书上的说明保存和使用。完成操作后对结果进行判读时，需要注意质控线有无显色；无显色的试剂已失效，有显色时，勿将质控线看作阳性结果。如果在使用正规试剂并严格按照说明书操作的情况下测出阳性结果，应当及时去当地疾病预防控制中心或指定医疗机构做进一步检测。如果仍为阳性，应及时就医，尽早开始抗病毒治疗。 PM

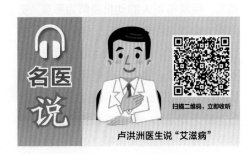

名医说

扫描二维码，立即收听

卢洪洲医生说"艾滋病"

爱抬杠，根源在哪里

✍ 湖南第一师范学院教育科学学院教授　黄任之
中南大学湘雅二医院精神卫生研究所副主任医师　李则宣

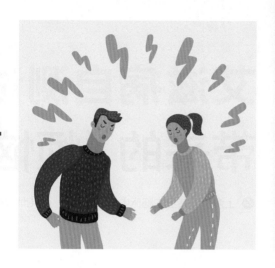

生活实例

梁小姐总喜欢抬杠。除了在生活中经常与人抬杠外，她还把这种习惯带到了网络中。比如，朋友圈有人发什么图或说什么话，她总能找到"攻击点"。对此，有人气量大，不计较；有人心生不满，远离她；还有人与她发生了争执……为什么有些人像梁小姐这样，喜欢抬杠呢？

爱抬杠的3个心理动因

① 表达欲望过强

一些人存在较强的表达欲望，热衷于回应别人的话题，希望更多人注意他。于是，在自己熟悉的社交圈内，他们就会抓住每一次机会，把自己的想法和情绪不加考虑地表达出来，满足自己的表达欲望。

② 性格偏执、缺乏灵活性

爱抬杠可能与性格有关。比如，偏执型人格障碍者对别人有很高的不信任感和猜忌，经常将别人的动机曲解为恶意，觉得别人会冒犯和伤害自己。他们有很强的"防御性敌意"，对别人的话语会做出快速而愤怒的回应。强迫型人格障碍者也有爱抬杠的性格基础，他们看重秩序和标准，行为缺乏灵活性、开放性和包容性，喜欢挑剔细枝末节和无关紧要之处，过度追求道德伦理，苛求别人。

③ 不善于体会他人感受

爱抬杠的人常常自认为比别人知道得多，有一种心理上的优越感。实际上，这是以自我为中心的表现，他们无法体察和理解别人的情绪，不能对别人的处境感同身受。他们的交往是单向的，只顾自己想说什么，根本不关心别人想听什么。

改变抬杠习惯的4个建议

① 求同存异

得理不饶人或"有理没理都要争一下"，都是心理不成熟的表现，要懂得理解和包容别人。人生如同爬山，每个人的路径、起始点不同，所看到的风景皆有不同。因此，求同存异非常重要，不要轻易下结论，更不要急于与别人争论。

② 心理"刹车"

爱抬杠者需要学会一种能起到"制动作用"的心理机制。在意识到自己想要争辩时，不妨"刹一下车"，劝自己"免开尊口"，先去做点别的事情，转移一下注意力，"熄灭"要冒出的念头。另外，即使在心底不认同对方的观点，也可以在别人说话的间歇点头附和："你说得有道理！"这其实是对他人的一种尊重。

③ 换位思考

应学会换位思考，体察和理解别人的感受，因为人际交往的顺利进行离不开双方的互相理解。不妨想一想：如果是自己，听到这些抬杠的话会觉得舒服吗？换位思考后就会知道，抬杠除激起对方的负性情绪外，根本不利于双方理性地探讨问题，反而会让双方都变得"为反对而反对"。

④ 正式辩论

生活中很多事情并不值得针锋相对。但如果是在工作谈判、商务洽谈、演讲比赛、擂台辩论等场合下，"能言善辩"则是一种能力的体现。喜欢抬杠者如果有机会参加这类活动，那么自己的特点和长处就有了"用武之地"。**PM**

随着技术的进步，人们生活中越来越离不开智能手机的陪伴，随之而来的是许多与手机相关的问题：在工作、学习中难以集中注意力，常常看手机；出门不将手机电量充满，就感到不安心；睡前躺在床上"刷"手机，越"刷"越不想睡觉⋯⋯

"离不开手机"正在"流行"

上海市精神卫生中心　陆 静　赵 敏（教授）

"离不开"手机，算不算"成瘾"

过度使用手机属于行为问题，但目前国际疾病分类系统中公认的行为障碍只有赌博障碍和游戏障碍两种，还没有"手机成瘾"这一疾病名称，因此不能把过度使用手机看作是一种病。不过，在临床工作中，我们遇到过一些难以控制手机使用时间、地点和场合的患者，他们的情况与行为障碍的特点高度相似。这些不合理使用手机的"患者"，在必要时应到相关医疗机构寻求帮助。

过度使用手机，有哪些表现

● **无手机恐惧**　在难以接触到手机的情况下，或手机信号不好、电量不足时，会产生焦虑感、压力感和不安全感，严重的会有颤抖、出汗、心动过速和呼吸改变。

● **信息焦虑**　一段时间没有发送或收到微信、短信等社交消息，就会感到焦虑不安，产生不被重视的感觉，严重的甚至可能导致抑郁。

● **铃声和振动焦虑**　听到手机铃声或感受到振动，会产生焦虑和紧张感，必须尽快拿起手机才能缓解这些情绪，严重者会在手机未响的情况下产生有手机铃声或振动的幻觉。

手机对我们"做"了什么

手机过度使用与年龄、性别、心理特征、所处环境、社交状态、手机用途等有关。具有自我否定、外向、冲动、自我控制较差、缺乏紧迫性、缺乏预谋和毅力等性格特点的人，更容易发生手机相关问题。青少年处于认知发育关键时期，更易受外界影响，尤其是缺乏家庭和社会支持、心理健康问题未受重视的青少年，出现手机过度使用的风险更高。

研究发现，很多人经常将手机作为应对或躲避生活压力的方式。例如，对社交场合或与他人面对面交流有逃避心理的"社交焦虑"者，更容易依赖手机的线上社交功能；被社交圈"排除在外"或担心"跟不上时代"的人，更易产生信息焦虑；对工作和生活压力感觉难以处理者（如工作不久的年轻人、缺乏家庭支持的大学生），更容易长时间使用手机中的各种社交、游戏等软件来"躲避压力"，也容易产生对无手机的恐惧；因手机铃声和振动焦虑者，多与其焦虑型性格特质有关。

"离不开"手机，该怎么改变

● **正确认识手机**　手机可以作为生活中的一个实用工具，但不应主导和操纵我们的生活，也不应该成为一个新的压力源。

● **纠正手机的强迫性使用模式**　无论在工作、学习中，还是在路上、餐时、睡前，都需要抛开"固有"的手机使用习惯。

● **辨识自身的焦虑情绪**　焦虑情绪大多源于自身压力，压力管理是减轻焦虑的有效方法。可通过自身生理、心理信号，辨识压力来源；树立"压力可以解决"的信念，保持良好心态和情绪；另外，要找到缓解压力的方法。

● **养成良好生活方式**　以面对面的社交代替手机联络；以看书、看电视作为手机娱乐的替代方式；增加户外活动、旅行及运动；规律作息；养成良好的时间管理习惯，对自己的生活有一定规划，尽量减少外部事物对既定规划的影响。

● **向他人求助**　如果通过上述方法不能完全解决困扰，应该勇敢地向家人、朋友和医生倾诉，寻求他们的支持和帮助。有时，群体支持比个人努力更有效。**PM**

当好

多囊卵巢综合征女孩的"管家"

同济大学附属第一妇婴保健院中西医结合科
张勤华（主任医师） 吴胜男

医生手记

两个"青春痘"女孩的故事

多多和楠楠是初中同学，虽然上高中去了不同的学校，但两人感情很好，经常联系。同为16岁花季少女，本该无忧无虑地享受这青春时光，但今年上半年，她们不约而同地迎来了青春痘的烦恼。

因为父母工作忙，所以多多经常叫外卖，饮食重油、重辣，她一直偏胖。11岁初潮后，她的月经一直不规律，两三个月才来一次，且常淋漓不尽。半年前，多多觉得自己又胖了，脸上还冒出很多痘痘，于是向妈妈诉说了自己的烦恼。妈妈经常出差在外，听了多多的话没太在意，加上自己年轻时也这样，青春期过后就好了，所以没当回事，多多也就依然故我。

楠楠12岁初潮，月经也不规律，要么半个月来一次，要么两个月都不来，量时多时少，经常发生上课时"大姨妈"突然来访这种小尴尬。半年前，楠楠也发现自己脸上冒出很多痘痘，皮肤和头皮容易出油，还掉头发。楠楠妈妈马上咨询医生朋友，并带楠楠去医院做了相关检查，结果发现楠楠患有多囊卵巢综合征。妈妈在医生指导下帮楠楠调整饮食习惯，经常带她锻炼，并督促她服药。现在，楠楠的月经已经变得规律，停止了药物治疗，痘痘也消失了，脸上皮肤光滑细腻，身体轻盈、健康。

最近，半年未见的两对母女偶遇，她们发现了两位少女的不同：楠楠青春靓丽、自信活泼；多多胖了10千克，脸上的痘痘又红又肿，留下了不少瘢痕，上唇还长出了"小胡子"，性格越来越孤僻。这时，多多妈妈才意识到问题的严重性……

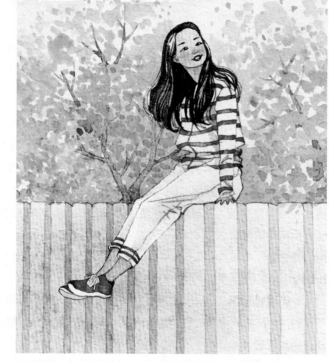

多囊卵巢综合征（PCOS）是常见的生殖内分泌代谢性疾病，严重影响患者的生活质量、生育能力及远期健康，育龄期女性患病率为8%～13%。其确切发病机制尚不清楚，可能与遗传、环境、心理等因素密切相关。目前认为，对多囊卵巢综合征的诊断应从青春期开始，但其许多症状与正常青春期表现类似，因此很容易被青春期女孩的父母忽视。其实，月经推后、青春痘、长"小胡子"等可能是青春期多囊卵巢综合征的表现，家长们应提高警惕，及时干预，当好青春美少女的健康"管家"。

哪些女孩容易患PCOS

刚刚来月经的女孩如果出现月经不规律，家长们不用太着急。只有65%的女孩在初潮后1年会建立起规律的月经模式，直到初潮后3年，超过90%的女孩才会有规律月经。但是，如果初潮2年后仍无规律月经，且存在家族史（女性 PCOS、男性秃顶、糖尿病、高血压、肥胖）、超重或肥胖（尤其是腹型肥胖）、腋毛或阴毛提早出现（< 8 岁）、月经初潮提早（< 10 岁）、持续无排卵（月经周期 > 35 天）、代谢综合征、高胰岛素血症等高危因素，则应进行 PCOS 筛查。

依据 2016 年我国相关专家编写的《青春期多囊卵巢综合征诊治共识》，同时符合以下 3 个指标，并排除其他导致雄激素水平升高的病因（先天性肾上腺皮质增生、库欣综合征、分泌雄激素的肿瘤等），即可诊断为青春期多囊卵巢综合征：

① 初潮后月经稀发持续至少 2 年或闭经；

② 有高雄激素的临床表现，如痤疮、多毛等，或存在高雄激素血症；

③ 超声检查发现一侧或双侧卵巢窦卵泡数量 ≥ 12 个，或卵巢体积 > 10 厘米^3。

PCOS 女孩怎么"管"

目前，青春期多囊卵巢综合征的治疗以对症处理为主。由于患者常常合并代谢异常（往往是花季少女长胖的原因），所以需进行长期的健康管理，包括生活方式干预、调整月经周期、纠正内分泌代谢异常。因患者没有生育要求，故一般不进行促排卵治疗。

① 生活方式干预

● "管住嘴"：限制每日摄入的热量，采用低糖、高纤维素、适量蛋白质饮食。

● "迈开腿"：坚持进行每周至少 5 次、每次 30 分钟的有氧运动，可进行适度的力量训练，同时保证作息规律。不过，体重下降不宜过快，否则也会引起内分泌紊乱，造成月经失调或闭经。

● "放宽心"：青春期女孩比较敏感，多毛、痤疮、肥胖等症状容易对她们的心理健康产生负面影响，甚至导致焦虑、抑郁等。因此，家长应及时关注孩子的心理变化，帮助孩子调节情绪、保持心情愉悦。

② 调整月经周期

青春期多囊卵巢综合征女孩因稀发排卵而孕激素缺乏或不足，子宫内膜只受到雌激素作用，往往过度增生，

容易造成异常子宫出血，甚至恶变。因此，月经稀发或长期闭经的女孩，一般至少每 3 个月要使用药物诱导 1 次撤退性出血，这就是俗称的"调经"。

● **孕激素**：适用于无高雄激素及无胰岛素抵抗的女孩。

● **短效复方口服避孕药（COC）**：是治疗青春期多囊卵巢综合征女孩高雄激素血症、多毛及痤疮的首选药物。

● **雌、孕激素序贯治疗**：适用于雌激素水平偏低的女孩。

家长们不必谈激素色变，雌、孕激素都是人体内原本就有的，只不过因为内分泌失调而出现缺乏或不足，通过补充接近天然的雌、孕激素可达到治疗疾病的目的，何乐而不为呢！同样，对避孕药也不要过度惊慌，它并不是只有避孕作用，还可以治疗很多内分泌疾病。

③ 治疗高雄激素血症

对痤疮的治疗，一般需要 3 ～ 6 个月，而多毛症至少需要 6 个月以上，可选用短效复方口服避孕药或螺内酯。后者适用于不适合 COC 或 COC 治疗无效的患者，若大量用药须定期复查电解质功能，以防发生低钾血症。

④ 治疗胰岛素抵抗

经糖耐量试验及胰岛素释放试验确诊存在胰岛素抵抗的患者，应首选生活方式调整，其次才是药物治疗，常用二甲双胍。90% 的多囊卵巢综合征女孩经过 6 ～ 12 个月的治疗可以恢复正常月经，并降低体重。

⑤ 中医药治疗

中医认为，多囊卵巢综合征的病因主要是肾 - 冲任 - 胞宫轴失调，其病机与肝、肾、脾三脏功能失调及痰湿、血瘀密切相关，临床多分为肾虚、痰湿阻滞、气滞血瘀、肝经湿热等不同证型。中药口服配合针刺促排卵、艾灸、耳穴压丸、穴位外敷等中医特色治疗，可以起到很好的疗效。一般中医治疗起效较慢，3 个月为一个疗程，恢复正常月经 3 个月后可停药，停药后远期疗效好。**PM**

专家简介

张勤华 同济大学附属第一妇婴保健院中西医结合科主任、主任医师、博士生导师。擅长中西医结合治疗不孕症、闭经、多囊卵巢综合征等妇科疾病，以及中西医结合针灸治疗反复胚胎移植失败等。

专家门诊：周一、周四上午，周三全天（东院）
特需门诊：周五上午（东院）

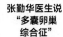
张勤华医生说"多囊卵巢综合征"

白萝卜，也叫莱菔，为十字花科植物莱菔的新鲜根。我国是萝卜的故乡，栽培食用历史悠久。古人评价萝卜："熟食甘似芋，生荐脆如梨。老病消凝滞，奇功值品题。"萝卜不但价廉物美，而且营养价值甚高，深受大众青睐。

秋冬花式 吃萝卜

上海中医药大学副教授　孙丽红

营养、药用价值显著

白萝卜味甘、辛，具有通气行气、止咳化痰、健胃消食、利大小便、除燥生津等功效，主要用于食积腹胀、腹痛、痰多咳嗽、小便不利、大便不畅等。研究显示，萝卜富含碳水化合物、多种维生素和矿物质；其含钙量较高，且不含草酸，可以提高钙的利用率。白萝卜中的钙、磷、铁和维生素 B_2 含量均超过柑橘、梨等水果；维生素 C 尤其丰富，比桃、苹果高出 3～6 倍。丰富的维生素 C 和微量元素锌，有助于增强机体免疫力，提高抗病能力。白萝卜含有一定量的膳食纤维、木质素和多糖类物质，可促进胃肠蠕动，通利大便。现代研究表明，萝卜所含有的淀粉酶和芥子油成分对人体消化功能大有裨益。淀粉酶能够分解致癌物亚硝胺，起到防癌作用。

萝卜除了可以食用外，药用价值也不可低估。常言道，"冬吃萝卜夏吃姜，不用医生开药方""萝卜上了街，药铺取招牌"，均提示萝卜在预防保健和治疗疾病中的重要作用。

萝卜的花式吃法

萝卜亦果亦蔬，吃法很多，如炖汤、清炒、腌制、凉拌，皆甘甜脆爽，味道鲜美。《日用本草》中记载其"生食止渴宽中，熟食化痰消谷"，《唐本草》曰其"下气、消谷、去痰癖"，所以白萝卜特别适合胃口不佳或食积饱胀者。

● **萝卜捣汁** 取生白萝卜捣汁饮，也可直接食用，有开胃助消化之功。

● **萝卜姜汁** 用萝卜捣汁，入姜汁同服，可健脾、生津、利咽喉，适合恶心呕吐、失声不语者饮用。

● **饴萝卜汁** 明代倪朱谟编纂的《本草汇言》记载，取白萝卜1000克，饴糖100克，白萝卜洗净、切碎、绞汁。每次取白萝卜汁30毫升，加饴糖20克，加沸水适量搅匀，每日饮用3次。饴萝卜汁是脾肺气虚咳嗽的常用方。白萝卜宽中下气、润燥止咳，饴糖补益脾肺，合而用之，对于肺部出现咳嗽不止、喘息气虚者有很好的疗效。

● **五汁蜜膏** 五汁蜜膏由鸭梨、白萝卜各1000克，生姜、炼乳、蜂蜜各250克组成。鸭梨、白萝卜和生姜分别洗净，切碎，榨汁。梨汁和萝卜汁放入锅内，先以大火烧沸，改小火熬煎浓缩如膏状时，加入姜汁、炼乳和蜂蜜搅匀，继续加热至沸，停火，待冷装瓶备用。梨养阴清热、润肺止咳，萝卜止咳化痰、消食化积，生姜发汗解表、温肺止咳，炼乳、蜂蜜补益润燥，五物合用共奏滋阴润肺、止咳化痰的功效。可用于阴津亏虚之干咳少痰，或痰少而黏不易咯出、口燥咽干、形体消瘦、五心烦热，或痰中带血、声音嘶哑等症的调养。

● **糖醋小萝卜** 小红萝卜200克去须根和顶尖，洗净沥干，用刀拍碎，切成块，放入盘中，加精盐腌20分钟，将渗出的水分滤去，加白糖、味精、醋和麻油拌匀即可食用。本方具有开胃理气、消食化痰的功效，适合胃口不佳、饮食减少、消化不良及胸闷痰多者食用。

● **萝卜饼** 取白萝卜500克，瘦肉250克，面粉500克，调料适量。萝卜洗净，切成细丝，加葱末，入油锅略煸炒捞起。猪肉制成肉糜，与萝卜丝混合，加精盐、味精后拌匀成馅。面粉加清水制成面团，分成10只。馅放入制好的面团中制成饼，放烤箱中烤熟即成。本品可健脾胃、消积滞，适合脾胃虚弱、食多胃部饱胀积滞者食用。

秋冬吃萝卜注意事项

❶ 服用人参大补元气，若同时吃萝卜则会破气，使人参无法发挥滋补作用。因此，秋冬天吃萝卜时，最好不要同时吃人参。

❷ 腌萝卜不宜食用过多，因其含有大量亚硝酸盐，在人体内可转变为亚硝胺、亚硝酸胺等致癌物质，过量食用对健康不利。**PM**

"通阳"佳品 ——薤头

⚕ 广东省中医院临床营养科　林淑娴

薤头在我国的栽培历史已有三四千年，自古就是人们喜爱的食材，同时还具有药用保健价值。很多南方人喜欢吃，但每当和北方的朋友聊到这种食物时，总是因为"薤"字既难写又难认而交流失败。其实"薤"读作 jiào，和"教"同音，有些地方把薤头叫作荞头或者荞头。

薤头既可食用，也可药用。药用时，将其鳞茎蒸熟或用沸水烫透后晒干即可。其入药称为薤白，薤字也略显生僻，虽然薤和韭字形相似，味道也差不多，还都属于百合科葱属，发音却相差甚远（薤读 xiè，音同"谢"）。薤白有理气宽胸、通阳散结的作用，是治疗胸闷胸痛、胃肠气滞的一味好药。汉代张仲景所著的《金匮要略》中记载了瓜蒌薤白白酒汤、瓜蒌薤白半夏汤、枳实薤白桂枝汤等方剂，都是治疗胸闷、胸痛的名方。肠胃气滞导致的腹胀、腹泻，也可以用到辛温通畅、善散壅滞的薤白。

现代研究显示，薤白的辛辣味是由一种含硫化合物的活性成分产生的，这种活性成分可以有效升高位于平滑肌细胞内的酸性胆固醇酯水解酶的活性，促进胆固醇酯的水解和转运，从而调节血脂。另外，薤白的提取物具有抗动脉粥样硬化、保护心肌、抗癌防癌、抗氧化、调节免疫力等作用。

薤头的味道介于大蒜和韭菜之间，食后口腔却不会残留大蒜的蒜臭味。薤头肥白晶莹、脆嫩清爽，自古就被称为"菜中灵芝"。下面介绍几种常见做法来烹制这道佳肴。

1. 糖醋薤头

材料：薤头 200 克，盐 6 克，红糖 30 克，白糖 30 克，香醋 30 克，生抽 6 克。

制作方法：

❶ 将薤头洗净，去除根须和上面绿色的部分，沥干，加盐腌数小时，放入干净、干燥的玻璃罐中。

❷ 罐中加入红糖、白糖、香醋和生抽，倒入干净的凉开水，直到完全没过薤头。

❸ 用干净、干燥的筷子将其搅拌均匀，盖上盖子，放入冰箱冷藏保存。每天拿出来搅动 1 次，大约 7 天后就可以食用了。

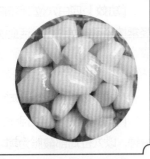

2. 薤头炒腊肉

材料：薤头 200 克，腊肉 100 克，蒜头 4~5 瓣，干辣椒、油、盐、酱油适量。

制作方法：

❶ 把薤头洗净切段，腊肉稍冲洗切薄片，蒜头拍扁去蒜衣后切成蒜片。

❷ 热锅下油（少油即可），爆香蒜片，然后爆香腊肉，翻炒到腊肉蜷缩变色，加少量酱油和干辣椒，再翻炒均匀。

❸ 最后加入切好的薤头，炒至薤头变软、变色，加盐调味即可。

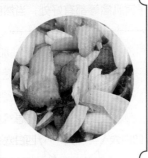

3. 薤头红烧肉

材料：薤头 200 克，脆皮烧肉 150 克，蒜头 4~5 块，生姜片 3 片，油、盐、酱油、白砂糖适量。

制作方法：

❶ 把薤头洗净切段，脆皮烧肉斩块，蒜头拍扁去蒜衣后切成蒜片。

❷ 热锅下油（烧油即可），爆香蒜片和生姜片，然后爆香薤头，撒少量水，再放入脆皮烧肉炒香。

❸ 最后加适量酱油、盐和白砂糖再翻炒均匀即可。**PM**

"山山黄叶飞"的秋冬季节，万物渐渐凋零，人的心情容易受到影响，加上家庭与工作的各种压力，很多人常常唉声叹气、睡眠不佳、面色黯淡、容易发脾气。中医认为，生气、烦忧易使人肝气郁结，而肝气郁结与肝脏本身或者肝经循行部位的病变关系密切，如甲状腺结节、乳腺增生、子宫肌瘤等。所以，"忘忧除烦"不仅关乎内心平和，还与身体健康息息相关。

其实，我们的身体里就有"出气筒"一样的"按键"，平时多加按摩，有助于消散坏情绪、排除负能量。

身体自带的"忘忧除烦键"

上海市针灸经络研究所　李明哲

1. 四白穴

位于瞳孔直下的眶下孔凹陷处。

[按摩方法] 用双手食指按揉双侧四白穴，每次3分钟，以穴位局部酸胀为宜。

[功效] 四白穴位于面部正中，此处多为色斑聚集之处，经常按揉可改善肤色、活血祛斑、改善心情。

2. 膻中穴

位于人体前正中线上两乳头连线的中点。

[按摩方法] 用右手食、中二指按揉膻中穴，每次3分钟，以穴位局部酸胀为宜。

[功效] 宽胸理气，调节胸部气血，对减轻乳腺增生、子宫肌瘤等都有好处，当然也非常"解气"。

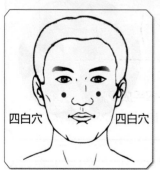

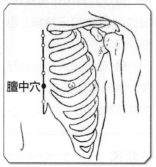

3. 乳根穴

位于乳头直下，乳房根部，当第5肋间隙，距前正中线4寸。

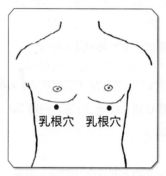

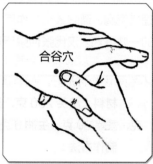

[按摩方法] 用双手食、中二指同时按揉双侧乳根，每次3分钟，以穴位局部酸胀为宜。

[功效] 舒经活络，调节乳房部位气血，对治疗各种乳腺疾病都很有好处。

4. 合谷穴

位于第二掌骨的中点，手背靠近拇指的侧缘。

[按摩方法] 用一手拇指按揉另一手合谷穴，每次3分钟，以穴位局部酸胀为宜。

[功效] 通过调气来理血活血、通经止痛，用于治疗气血不和所致的妇产科疾病。

5. 血海穴

屈膝时位于大腿内侧，膝盖骨（髌骨）底部内侧端上2寸，股四头肌内侧头的隆起处。

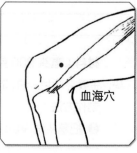

中药调理"变通"顽固便秘

上海中医药大学附属市中医医院主任医师　徐伟祥

生活实例

"艰苦"便秘险送命

57岁的刘先生已被便秘困扰十多年，他一般两三天才有一次大便，常常肚子胀得难受。有时，他用香蕉伴着牛奶一起囫囵下肚，或者喝完热汤又马上吃冰棍、喝冰饮料，故意让自己拉肚子。即使因腹泻而两腿发软，他也觉得比便秘舒畅。

今年，刘先生的便秘情况越来越严重，排便非常困难，后来又伴痔疮出血，肛门口灼烧般地疼痛，不知该如何是好。他尝试过吃泻药，但治标不治本。前几天，刘先生又在家分外艰难地与便秘"作斗争"，稍有感觉后立马猛烈用力，孰料，一阵剧烈胸痛突然袭来！当家人发现时，他已经歪倒在地，面色苍白，大汗淋漓。家人随即拨打"120"急救电话，把他送到医院。经检查，他发生了心肌梗死，幸好抢救及时，保住了性命。

长期便秘致抑郁

陈女士的便秘病史长达5年。她曾自行服用减肥茶、丸药、胶囊等，起初还有一些效果，但服用几次后，便秘状况照旧，甚至加量服用也毫无效果。后来，陈女士只能靠开塞露来排便。日积月累的便秘让陈女士完全变了一个人：异常焦虑，常常整晚失眠、发无名火，已经发展为轻度抑郁症。

[**按摩方法**] 用双手食指同时按揉双侧血海，每次3分钟，以穴位局部酸胀为宜。

[**功效**] 活血化瘀、散结，使血行通畅，对增生、结节、肌瘤都有消散作用。

6.三阴交穴

位于内踝尖直上三寸，胫骨后缘。

[**按摩方法**] 用双手食指同时按揉双侧三阴交穴，每次3分钟，以穴位局部酸胀为宜。

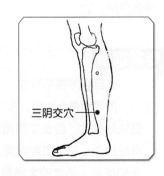

三阴交穴

[**功效**] 调理肝、脾、肾三阴经的气血，可促进女性乳腺和生殖系统健康，尤其是对妇科炎症有缓解作用。

7.太冲穴

位于足背第一、二跖骨结合部之前的凹陷处。

[**按摩方法**] 用双手拇指同时按揉双侧太冲穴，每次3分钟，以穴位局部酸胀为宜。

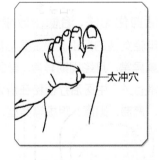

太冲穴

[**功效**] 疏肝理气，缓解郁闷、烦躁心情，有助于疏通肝经气血。

此外，还可以推胆经：将双手放于腋下，从腋下一直向下推，直到大腿外侧，同时配合深吸气。从上到下为一回，每次推20回。人体的身侧为胆经循行部位，肝胆互为表里，推胆经有助于肝气条达、精神愉快。

以上自我保健方法，应早、晚各做一次，10天为一疗程。一般三个疗程之后，能明显感受到身心状态的改善。同时，要尽量少生气，保持乐观、豁达的心态，才能让烦忧渐行渐远。**PM**

老年人和女性便秘发生率高

在排便过程中，倘若有以下任何一种情况，就可以判断为便秘：排便感到费力；大便为干球状或坚硬；一天多次排便，但总有排便不尽感；排便时有肛门直肠梗阻感或阻塞感；排便时需要手法帮助，如用手指帮助排便等；每周排便次数少于3次；如果不使用泻药，则很少出现稀便。

便秘作为一种常见病、多发病，主要发生在两个群体：老年人和中青年女性。其中，60岁以上的老年人由于肠道功能减退，便秘发病率很高，约占肠道疾病的2/3；而很多中青年女性由于工作压力大、长期伏案、缺少运动，以及饮食过于精细等，也是便秘的高发人群。

对于女性而言，除了面部色素沉着、肥胖、胃口不佳外，便秘的心理影响也不容小觑。因为一些长期便秘的女性会渐渐对排便产生恐惧心理，继而引发神经衰弱，严重的还会导致抑郁症。还有一些便秘的女性患者由于长期盆腔肌肉受到刺激，常会发生痛经。

此外，久治不愈的顽固性便秘容易引发多种肛肠科疾病，如痔疮、肛裂、直肠脱垂等，还可能诱发荨麻疹、哮喘等过敏性疾病，以及胆石症等多种疾病。更为严重的是，便秘可能诱发癌症。因为便秘者体内的有害毒素持续刺激肠黏膜，可导致大肠癌。

活血化瘀法，治便秘效果佳

年轻女性的严重便秘主要与排便协调系统障碍、女性激素异常、月经周期异常、骨盆底部和括约肌神经分布异常有关。中医治疗便秘在辨证分型的基础上，针对火燥、气滞、阳虚、阴虚等类型，分别采用清热润燥或理气导滞的药物。

许多患者在行经期间，便秘会有所缓解。因为此时正值女性活血和祛瘀期，利用这一特点，中医可以运用"活血化瘀"和"扶正行气"来治疗便秘。曾有一位女性患者，约一周排便一次，笔者查看其舌象，发现她舌色红，边有瘀点，脉象弦涩。经过辨证后，笔者用自拟的经验方"车前五仁汤"辅以扶正滋阴及活血治疗，半年后，该患者彻底告别了多年的便秘。

"车前五仁汤"以车前子加杏仁、桃仁、郁李仁、柏子仁和火麻仁为基础方，根据具体症状调整剂量，从而具有理气、活血、滋阴、清热的作用。在基础方上，可加入丹参、川芎等，以活血化瘀、扶正补气。其中，川芎属血中之气药，具有一定的补气作用，可促进胃肠道蠕动。丹参具有良好的营养及双向调节作用，可以改善全身特别是胃肠道微循环，使排便协调功能得以恢复。脾肾阳虚的患者在基础方上加肉苁蓉、黄芪，也能达到治疗效果。而该方最大的特点是：不含泻药，对用药者本身没有太大伤害。

温和滋润药，缓解棘手孕期便秘

妊娠中后期常出现便秘，这是因为孕妇体内激素水平改变、子宫增大，可能会压迫结肠，影响其正常蠕动，从而产生排便困难。孕期便秘的治疗以饮食调理为主，药物为辅。因为通便药物有攻下作用，易动胎气，应尽量少用。如用药，可使用一些温和滋润的药物，如五仁汤，其中的麻子仁、杏仁、柏子仁等含有油脂的药物可起到润肠作用。**PM**

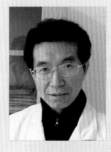

专家简介

徐伟祥　上海中医药大学附属市中医医院主任医师、教授。擅长顽固性便秘、慢性结肠炎、溃疡性结肠炎、肠易激综合征、克罗恩病、环状混合痔、高位复杂性肛瘘、多发性肛裂、肛窦炎、肛门瘙痒、甲状腺结节等疾病的中西医综合治疗。

专家门诊：周二下午（芷江中路总院）
周四下午（石门一路门诊部）

专家提醒

盲目服泻药不可取

泻药大多含大黄、番泻叶、芦荟等成分，虽能加强结肠蠕动，但长期服用会损害肠壁神经丛，减弱直肠排便反射，加重病情。正常大肠黏膜为粉红色，长期使用泻药者的大肠黏膜覆盖黑色斑点，有色素沉着，出现异常的暗褐色和黑棕色，称为结肠黑变病，即使停药半年以上，色素沉着也不能消除。国内外很多医学专家都认为，结肠黑变病常与结肠腺瘤样息肉相伴相生，同时有增加结肠癌变的风险。

中医有"春生、夏长、秋收、冬藏"之说。《黄帝内经》曰："冬不藏精，春必病温。"也就是说，冬天是一个生机闭藏的季节，也是一年之中保养、积蓄的最佳时机，故应顺天而"藏"，借天而"补"。冬藏，是指"藏阳气"和"藏五脏六腑之气"，将阳气敛纳于肾。肾为先天之本、藏精之本，人体生命活动的维持赖于肾精的充盛，而肾通于冬，故冬季养生重在养藏，贵在养肾。

说起"冬补"，大家一般想到的是"滋补"与"保暖"。民间有"入冬进补"的习俗，保暖也是"冬藏"的重要环节，尤其对于老弱病残者。除此之外，锻炼、睡眠和精神调摄也非常重要，但常常被忽略。

"冬藏"易忽略的 三件事

上海中医药大学附属曙光医院急诊科教授　熊旭东

1. 比起保暖，锻炼也重要

冬季在五行中属水，"宜藏不宜泄"，关键在于保暖，避风寒，适应冬天的气候而活动，勿使毛孔过度开泄，减少体内阳气向外散发，并使精神内蓄，保持潜藏状态。俗话说，"冬天动一动，少生一场病；冬天懒一懒，多喝药一碗"，说明冬季锻炼身体的重要性。形不动则精不流，精不流则气郁结、百病生。动则气消，血脉通畅，百病不生。冬季运动可调节自身热能，抵御严寒；活动肢体关节，精气血流畅通，增强免疫能力；提高胃肠消化功能，加快新陈代谢。有研究资料表明，长期坚持冬季锻炼的人，耐寒力强，不易患

感冒、支气管炎、肺炎等疾病，还能预防老年人常见的骨质疏松症。

"冬月不宜清早出、夜深归，冒犯寒威。"立冬后，运动时间应在早晨待阳光出现之后，运动前应做好准备活动，且待身体暖和后再脱去厚重的衣服。对于老年人，尤其是患有呼吸道疾病、高血压、心脏病的患者，晨练并不是最佳的时机，因为晨起时气温较低，而寒性收引，血管易收缩，寒性凝滞易使气血运行不畅，使原有的疾病复发或加重。对这一人群来说，傍晚锻炼是不错的选择。需注意，冬季不宜进行剧烈运动，因为剧烈运动会使汗多泄气，有悖于冬季阳气伏藏之道，故冬季宜选择轻缓的运动，如打太极拳、散步、慢跑、游泳、骑自行车、做体操、跳绳、跳舞等。只要达到全身暖和、四肢不滞即可。很多人喜欢冬泳健身，但是冬泳并非人人适宜。因为冬泳运动剧烈，氧气消耗大，对心肺功能要求较高，身体素质较差或患有慢性病的中老年人应谨慎选择。

2. 比起滋补，睡眠也重要

《黄帝内经》记载："冬三月……早卧晚起，必待日光。"也就是说，在寒冷的冬季，应该早睡晚起，顺应天时，以有利于阳气潜藏、阴精蓄积，不要因扰动阳气而破坏人体阴阳转换的生理功能。

冬季白天短、夜晚长，作息强调早睡晚起，每天要保证 7 ~ 8 小时的睡眠时间。

早睡，即每天睡觉不晚于 23 点。夜晚之于人体就相当于冬季之于自然，大自然在冬季要休眠，人在夜晚也要睡觉。23 点是子时，相当于人体的冬天，睡觉时，阳气才能藏入身体，而醒着时，阳气则浮于体外，这时睡觉，人体的阴、精、气、血、阳气可补。晚起，即最好等到太阳出来以后再起床活动。《素问·生气通天论》中载有早晨、中午、傍晚劳作歇息的规律。凌晨 4 时是一天中最"危险"的时刻，此时血压、体温较低，血液流动变慢，血液浓度和黏稠度较高，最容易发生缺血性脑卒中和心肌梗死，有心脑血

管疾病的患者尤应注意。当然，在夜间保证8小时睡眠的情况下，午睡可以适当减少。

3. 比起"吃进嘴的"，"心里想的"也重要

冬季主蛰伏闭藏，所以冬季养生的核心就是"伏藏"二字。冬天寒冷，易使人情绪低落，长期情志不畅，还可能导致严重的生理疾病。为了保证人体阴阳精气之伏藏，需要保持精神的安宁和情绪的稳定，以保护人体的精、气、神。

"藏情绪，调情志"需做到以下3点：第一，抑目静耳，减少外界对神气的不良刺激，则"神气内守而心不劳"。不要轻易动肝火，防止情绪波动过大，使人体气机运行障碍、脏腑功能失常，甚至损伤机体阴阳、精血等。第二，要精神内守，有意识地锻炼、控制、调节自己的思维活动，使自己的心情始终处于淡泊宁静的状态，并做到含而不露，秘而不宣。老年人"保养"精神最好的方法是学习新知识、新事物，同时要增加社会交往，不断否定自己跟不上形势的观念和思维方式。当遇到不愉快的事情时，要用各种方法将注意力转移到自己平时感兴趣和喜欢做的事情上，借此来分散和转移注意力，摆脱消极情绪的影响，将自己从不良的心理状态中解脱出来。第三，多到室外晒太阳，适当运动，参加娱乐活动，以及外出旅游。这些活动可使人新陈代谢加快，肾上腺素分泌增加，令人情绪开朗、精神愉快。

进入冬季，有些人会意志消沉，这可能是患上了"季节性情绪病"：对身边事物不感兴趣，伴有嗜睡、多吃、易怒、过敏等症状，并且年复一年地出现，尤其多见于青年女性。精神调摄、体育锻炼有助于减轻因自主神经功能失调而引起的紧张、激怒、焦虑、抑郁等状态。冬季光照时间短是情绪抑郁的主要原因之一，因为当黑夜来临时，人体大脑松果体的褪黑激素分泌增加，影响人的情绪，而光照可抑制这种激素的分泌。另外，在情绪低落时，不妨适量饮绿茶、咖啡，吃香蕉、巧克力等，有助于兴奋神经系统，改善心情。**PM**

医生手记

在眩晕病门诊，我经常会碰到这样一类病人：一躺下、起床、翻身就天旋地转，还会恶心呕吐，但不到1分钟就好了，平时走路、坐着不晕。眩晕常反复发作，有的人难受得只能睡在躺椅上。我告诉这些病人，从症状上判断，初步考虑是耳石症，需要手法复位治疗。这时，病人普遍感到很疑惑：耳石症是耳屎造成的吗？需要手术取出来吗？

耳石非"耳屎"

耳石和耳屎不是一回事。耳屎在外耳道中，可以用工具取出来，而耳石存在于内耳的椭圆囊和半规管中，是掏不出来的；耳屎主要是耳朵的分泌物，而耳石是内耳碳酸钙的结晶；耳石相对耳屎要小得多，只有20~30微米，肉眼不可见；耳屎的堆积会形成耵聍堵塞，耳石脱落会出现强烈的眩晕感，影响正常生活。

耳石症又称良性阵发性位置性眩晕，一般可分为两类：一类为特发性，病因未明；另一类为继发性，常继发于梅尼埃病、慢性中耳炎、脑外伤等。内耳除了负责听觉外，还有维持人体平衡的功能。内耳的椭圆囊和球囊上有一种感受直线加速度的结构，称为囊斑，它的表面有一层耳石膜，附着很多的碳酸钙结晶。当主管旋转平衡的半规管发生炎症或缺血损伤时，会导致耳石颗粒脱落、掉入半规管。当头的位置突然改变时，耳石颗粒在半规管中移动，从而引起眩晕。

耳石症多发于中老年人，女性略多，发病突然，多与头位、体位变化有关。患者常说在抬头晾衣服、低头捡东西时，特别是躺下、坐起或翻身时容易出现眩晕症状，常持续数十秒，一般不超过60秒，

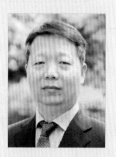

专家简介

李文涛　上海中医药大学附属市中医医院脑病科主任、主任医师，上海市中医药学会神经科分会副主任委员，上海市中西医结合学会神经科专业委员会常委。擅长中西医结合治疗眩晕病、帕金森病、脑血管病、失眠、神经肿瘤等神经系统疑难病。

专家门诊：周一上午，周二下午，
隔周周六上午（芷江路总院）
周三上午（石门一路门诊部）
特需门诊：周二上午（芷江路总院）

"天旋地转"的 耳石症

上海中医药大学附属市中医医院脑病科　李文涛(主任医师)　张凌凌

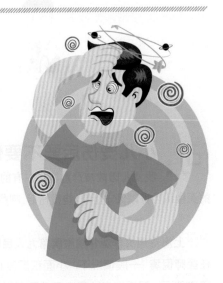

可伴恶心及呕吐。眩晕呈周期性发作，间歇期可无任何不适，个别病人在眩晕发作后有较长时间的头重脚轻及飘浮感。

手法复位快又好

耳石症主要治疗方式是手法复位和机器复位。手法复位最常用，需要根据半规管及嵴帽结石部位的不同，选用不同类型的手法。治疗时，耳石症患者需要配合医生在病床上做几个翻转的动作，使脱落至半规管的耳石回纳入耳石囊。患者在复位过程中出现随体位变化的眩晕为正常现象，不要紧张。

手法复位若操作不当会耽误病情，所以务必由专业医生进行治疗。首先要排除脑卒中（中风）、前庭型偏头痛等其他疾病引起的眩晕，并根据诱发姿势、眼震方向、发作时间、潜伏期及患者能否适应等，判断具体是哪种类型以及属于后半规管、前半规管、水平半规管中哪个部位的耳石。耳石症患者如能在早期得到正确的诊断和治疗，多数预后良好。大多数耳石症患者经1～2次手法复位后能痊愈，少数嵴帽耳石或难治性耳石患者需较长时间复位，并配合药物治疗。

耳石症复发率较低。据文献报道，复位后3年观察的复发率为10.9%，50%的复发产生于复位后6个月内，50～60岁人群多见，劳累、情绪紧张、压力大为主要诱因，可再次进行复位治疗。

中药防晕效果佳

中药对耳石症手法复位后残留的头晕症状有较好效果。中医认为，眩晕病机不离"风""痰""虚"。"风"主要是肝风，"痰"为痰湿，"虚"主要是气血亏虚。本病的病位在头窍，与肝、脾、肾三脏相关。肝肾阴亏，肝阳上亢，上扰头目，发为眩晕。脾为后天之本，气血生化之源，脾胃虚弱则气血亏虚，清窍失养；或脾虚生痰，肝风夹痰，上扰头目，发为眩晕。肾主骨生髓，脑为髓海，肾精亏虚，髓海失充，发为眩晕。

我科经过多年临床实践，将眩晕病分为五种基本证型并给予相应治疗。

证型	治法	常用主药
肝阳上亢证	平肝潜阳，熄风止眩	天麻、钩藤、石决明等平肝熄风药
风痰上扰证	健脾和胃，化痰平眩	半夏、白术、茯苓等化痰除湿药
肝郁不舒证	疏肝解郁	柴胡、香附、陈皮等疏肝理气药
气血亏虚证	补益气血，调养心脾	黄芪、当归、党参等补气养血药
肾精不足证	滋养肝肾，熄风通络	熟地、杜仲、牛膝等补脾益肾药

耳石症患者多有紧张和焦虑情绪，可配以珍珠母、龙骨、牡蛎等镇静安神药物。我们在临床中总结出的"晕平方"主要由平肝熄风药物和解郁安神药物组成，对多数耳石症后眩晕患者都有较好疗效。

头晕较顽固的患者需要配合前庭功能康复训练，如快走、慢跑、跳操等，特别是平衡功能锻炼。同时应保持良好的心情、保证睡眠，少喝刺激性的饮料，以尽快康复。**PM**

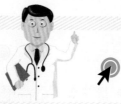

大众 ✚ 导医

网上咨询：popularmedicine@sstp.cn

专家门诊时间以当日挂牌为准

问：小儿烫伤后要不要做手术

我女儿因故被严重烫伤，有的医生建议手术，有的医生认为可以保守治疗。烧烫伤后，哪些情况下必须手术？

江苏 王先生

上海交通大学医学院附属第九人民医院整复外科副主任医师倪涛：一般情况下，小面积深度（深II度、III度）烧烫伤创面，因损伤皮肤真皮深层及更深部组织，若换药治疗，常需一两个月甚至更长时间，且愈合后瘢痕增生明显，影响美观及功能，宜及早手术治疗；大面积（大于体表面积的10%）烧烫伤的深度创面，如果不及时通过手术去除创面坏死组织，可能发生严重感染、全身炎症反应综合征，甚至威胁生命，需要手术治疗。此外，若创面可能或已经发生严重瘢痕挛缩，影响患儿肢体功能或生长发育，即使孩子年龄较小或瘢痕尚未完全成熟，也要考虑及早手术。但是，要具体情况具体分析，应根据患儿烧烫伤的深度、面积、部位等决定是否手术。儿童创面生长能力强，若面积不太大，基底组织较为红润，也可暂不手术，待创面愈合后进行抗瘢痕治疗，或等孩子大一些再做瘢痕整复手术。

专家门诊：周一上午（北部），周六上午（南部）

瘢痕专科门诊：周二下午（南部）

问："甲减"为何让我格外怕冷

我以前很抗冻，今年却一反常态，早早被冻得穿上了冬装，但还是觉得冷，精气神大不如前，一天到晚老想睡觉，以前很准时的月经最近也常姗姗来迟。去医院检查发现，我患有"甲减"。难道这就是我怕冷的原因？这个病能治好吗？

山东 张女士

山东省济南医院糖尿病诊疗中心主任医师王建华：甲状腺激素有很多生理功能，其中之一是促进物质代谢、产生热量、维持人体的正常体温。冬季气温低，机体需要更多的热量来抵御寒冷，"甲减"（甲状腺功能减退症）患者由于甲状腺激素合成及分泌减少，产生的热量不能满足需

问：脊髓性肌萎缩症有药可治吗

我儿子今年8岁，1岁时被诊断患有脊髓性肌萎缩症，近年来肌肉无力症状日渐加重，最近连咳嗽、吃饭和呼吸都难以自行完成。这种病以前一直没有很好的方法治疗，不知道现在有没有特效药？

浙江 刘女士

复旦大学附属儿科医院神经内科主任医师周水珍：脊髓性肌萎缩症（SMA）是一种罕见的遗传性神经肌肉疾病，但其在罕见病中并不少见。因脊髓前角和下脑干中的运动神经元丢失、变性，患者表现为严重肌肉萎缩、无力，连普通的翻身、蹬腿、爬行都难以实现，最终可能丧失行走能力，并出现呼吸、吞咽障碍。一直以来，全世界对SMA的治疗措施仅限于呼吸支持、营养支持、骨科矫形等辅助治疗，没有针对性的药物可用。令人欣慰的是，今年，全球首个SMA精准靶向治疗药物——诺西那生钠注射液通过优先审评审批程序在中国上市，使这一罕见病的治疗迎来了新突破。该药可提高患者的运动神经元生存（SMN）蛋白水平，从而改善运动功能，提高生存率。

专家门诊：周一上午

特需门诊：周二、周四上午

求，因而表现为畏寒怕冷。甲状腺激素还有许多其他作用，如促进骨骼及大脑发育、调节全身各器官功能，因此"甲减"患者的临床表现往往多种多样，常见的有畏寒、乏力、心跳缓慢、食欲差、腹胀、便秘、声音嘶哑、反应迟钝、精神萎靡、嗜睡、月经不调、皮肤干燥、毛发脱落、黏液性水肿、体重增加等。与"甲亢"相比，"甲减"的治疗相对简单，只需每日补充一定量的甲状腺激素便可。除少数"甲减"（如亚急性甲状腺炎、药物引起的甲减）能彻底治愈外，大多数"甲减"（主要是"桥本甲状腺炎"引起的甲减）是永久性疾病，患者需要终身治疗并定期复查，切不可擅自停药。

专家门诊：周二、周四全天

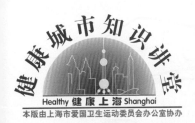

健康城市知识讲堂
Healthy 健康上海 Shanghai
本版由上海市爱国卫生运动委员会办公室协办

防跌倒，
从健康自我管理做起

本刊记者/王丽云
支持专家/上海交通大学医学院附属第九人民医院骨科主任医师 王晓庆

市民王志勤的故事

我今年67岁，以前工作时曾任单位的工会主席，退休后闲不住，希望发挥余热为社会做点事，于是加入了社区健康志愿者队伍，并相继担任小区居委会主任、龙华街道健康自我管理小组组长。

由于平衡能力的减弱和骨质疏松症的发生，老年人容易跌倒，常常发生手腕、腰椎、腿等部位的骨折，造成极大的痛苦和不便。我们小组的成员一致认为，预防跌倒应从健康自我管理做起，做到"三多三少"：多吃蔬菜水果、多运动健身、多动手动脑，少盐、少油、少糖。

我将这些健康自我管理的知识和技能融入小组的各种活动中，带动大家在不知不觉中增进健康。比如：学习家庭芽菜种植，为餐桌增添一道清香爽口又营养丰富的凉拌菜；开展环保手工制作，利用废弃物制作盘花、笔筒、布艺娃娃、纸浆画、纽扣花等，既动手，又动脑，有助于预防老年痴呆症；坚持每天锻炼一小时，做操、跳舞、慢跑、快走等，以增强身体灵活性和肌肉力量，提高平衡能力；提倡合理膳食，少盐、少油、少糖，多

吃含钙丰富的食物，多晒太阳，维护骨骼健康……

在这样的健康自我管理下，我们的健康状况都很好。我的退休生活很丰富、很忙碌，不仅创立了"好妈妈工作室"，做一些公益工作，还要带孙子，健康自我管理小组、健康志愿者的工作是我生活中的一部分。忙而快乐，忙而身心健康，并带动更多的人一起提高健康水平，我感到非常有成就感。

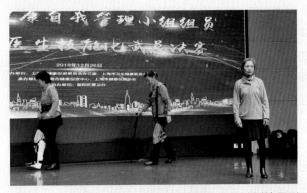

王志勤（右一）与同伴编排的防跌倒情景剧

随着年龄的增长，脑功能退化、肌肉力量减弱和骨质疏松越发严重，老年人容易发生跌倒，且年龄越大，发生概率越高。轻者引起软组织损伤，重者发生骨折，如手腕、股骨颈、腰椎、骨盆骨折等。手腕等上肢骨折可导致疼痛和生活不便；下肢和骨盆骨折后果往往较为严重，除了无法行走、生活无法自理外，还可因长期卧床导致多种并发症，如肺炎、褥疮等，严重的可引起心、肺功能衰竭，威胁生命。

导致老年人跌倒的原因主要有视力障碍、药物影响、慢性疾病、肌力减退、外界环境等，老年人及家属应采取有针对性的预防措施。

首先，老年人应提高警惕性，增强防摔倒的意识，行

走及移动时应放缓速度，睡醒或久坐后不要突然起立。

其次，患有高血压、糖尿病等慢性病的老年人应积极治疗，在医生指导下规律用药。

第三，老年人应适当锻炼身体，以延缓神经系统衰老及肌肉萎缩，维持肌肉力量，提高平衡能力。

第四，有老年人的家庭应注意居家环境安全，如室内光线要充足，保持地面干燥，物品摆放整齐，浴室、厕所、厨房等处最好设置扶手及防滑垫。夜间起床时不要太急，可先坐起来清醒一会儿，最好打开灯或使用小夜灯，以防因视物不清而跌倒或绊倒。

此外，老年人出行时应尽量有家人陪伴，必要时携带手杖，夜晚及雨天宜减少出行。PM

在基因与人性之间

上海交通大学医学院附属新华医院临床遗传中心　季　星

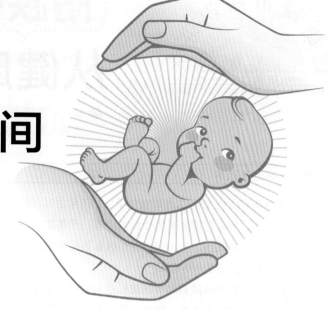

　　过去十年，随着遗传检测技术的进步，临床遗传学科迎来了飞速发展，遗传疾病也在不知不觉间渐渐进入了公众的视野。尽管如此，我们对于遗传疾病的认知依然有很长很长的路要走——这是一个技术走在意识之前的时代，并且是远远地走在前面。

　　普通人对遗传疾病具有"与生俱来"的恐惧，这是由知识缺乏、社会环境和人生态度共同带来的结果，令人感到无奈。我至今仍记得十年前，当我们刚开始对一种叫作"脊髓性肌萎缩症"的严重遗传疾病进行基因诊断时，一名年轻的母亲拿着诊断结果站在实验室门口，眼神迷离地听着我的解释，一边抽泣一边摇头，口中呢喃："怎么办，怎么办，这可怎么办……"诚然，这种疾病预后不良，而且当时并无治疗方法。然而，把她"掏空"的并非只有疾病本身。她反复地说："我回去怎么办？生了这样一个有病的孩子，他们都会觉得是我有问题才会生出这样的孩子，我一辈子都抬不起头了……"此情此景，去解释这种常染色体隐性遗传病是因父母双方都携带了致病基因所致，是毫无意义的。因为她未必能完全理解，更不可能改变并塑造她所生活的环境。她对那种谈遗传而色变的环境的恐惧溢于言表，当然也夹杂着"孩子有毛病，问题在女方"的封建遗毒。

　　作为每天接触遗传病和基因的医生，对我来说，遗传疾病和高血压、糖尿病没有多少不同，甚至这些患者应该得到更多的理解和呵护。因为遗传病往往更严重、更难治

疗，而且患者自己并没有"做错"什么，只是天生无辜携带了异常的遗传物质而已。

　　现代医学强调身心和社会的一体，这一点在遗传疾病的诊疗上体现无遗。我在诊治遗传病的过程中，见过太多人性的复杂，爱情、婚姻、家庭都可以因为一个小小的核苷酸的变化而瞬间崩裂，甜言蜜语和海誓山盟脆弱得不堪一击。有些患者在拿到遗传诊断报告后马上会直白地问："如果我和其他人结婚生孩子，是不是不会有问题？"我也见证了很多令人感动的时刻，比如：父亲夜里守着自己那出生后被诊断为进行性肌营养不良、在未来若干年会瘫痪死亡的孩子默默流泪，白天却把无奈深藏心间；携带致病基因的母亲再次怀孕后寻求产前诊断，门诊结束时，面对自己的基因报告流泪，无奈而痛恨，她的丈夫轻轻为她擦泪，给她坚定的依靠……

　　我常常对遗传病患者及家属说，这不是谁的错，这是疾病，不要去怪谁。这或许只能令他们"一知半解"，要他们真正地理解遗传疾病还远远不够。我们已经拥有足够先进的技术，但只有医生、患者乃至公众了解遗传疾病及其治疗技术，我们才能发挥这些技术的真正潜能。技术可以改变社会，但是如何改变，则取决于人与人之间的沟通。当一封又一封来自平衡易位携带者的邮件向我描述，因看了我的文章而鼓起勇气，最后生育健康宝宝的故事，我觉得这是作为临床遗传医生最有意义的时刻。在这方面，我将继续努力。**PM**

胆道结石（胆结石）是胆道系统中最常见的疾病，包括胆囊结石、肝外胆管结石和肝内胆管结石。胆道结石形成的原因尚不清楚，影响因素很多。一般认为与胆道感染（尤其是寄生虫感染）、饮食不规律、高脂饮食、胆汁淤积，以及胆固醇代谢失调有关。

有的病人在被诊断为胆结石后，希望通过服用药物消除胆结石。那么，药物可以消除胆结石吗？

药物可以消除胆结石吗

上海交通大学医学院附属仁济医院胆胰外科主任医师　杨林华

药物"溶"石，疗效差

胆道结石可分为胆固醇结石、胆色素结石和混合性结石三类。胆固醇结石多为单发圆形且较大，表面光滑可呈颗粒状，剖面呈放射状，可透X线；胆色素结石多为多发，小而无一定的形态；混合性结石中心多为胆固醇（寄生虫的残体或虫卵亦可构成核心），形成同心分层状，可单发或多发，大的结石多数位于胆囊内，位于胆管内结石多数较小，且会因梗阻导致胆管扩张甚至感染。

药物溶石疗效差，仅对极少数胆固醇性结石可能有效，且全溶率不高，只有20%左右的结石能够被溶解，停药后复发率也较高。同时，由于胆囊管螺旋瓣和胆总管末端奥迪（oddi）括约肌的存在，使胆道结石难以经胆管排入十二指肠。因此，体外震波碎石、药物溶石、排石等治疗方法，目前已经不再采用。什么情况下可以采用药物治疗？一般而言，只有在胆道结石诱发炎症，同时没有胆道梗阻的情况下，病人可以使用利胆药物，如鹅去氧胆酸和熊去氧胆酸等，以促进胆汁排出，消炎利胆，缓解症状。

胆结石部位不同，治疗方法迥异

根治胆结石需手术治疗。按结石部位不同，胆结石治疗方法也各不相同。

❶ **胆囊结石** 可分为没有症状和有症状的胆囊结石。没有症状、结石直径小于2.5厘米，定期随访即可。由于胆囊结石体积可能会增大，也有可能进入并堵塞胆总管，引起胆源性胰腺炎；少部分胆囊结石患者会发生胆囊癌。因此，病人应每半年做一次B超检查，观察是否存在胆囊壁增厚、胆囊萎缩等情况。

部分胆囊结石病人有明显症状，表现为右上腹剧烈疼痛向右肩背部放射，有时候还伴发热、黄疸，应行胆囊切除术。胆囊结石较大（直径2.5厘米以上）、胆囊泥沙样、充填型结石，胆囊颈管结石，以及伴糖尿病的胆囊结石病人，即使无明显症状，也应及时行胆囊切除术。

❷ **肝外胆管结石** 肝外胆管结石会堵塞胆管，引起胆管炎、黄疸、胆源性胰腺炎。一旦确诊，应及时进行手术治疗。

❸ **肝内胆管结石** 肝内胆管结石的处理需谨慎。医生一般会根据结石在肝内胆管位置，有无引起肝脏萎缩、胆管阻塞来选择治疗方案。胆管树末梢的小结石，以及无症状、不引起肝脏萎缩的肝内胆管结石病人可以随访。反之则需手术干预。

值得注意的是，保胆取石是国内新兴的一种手术方式。由于对此种手术方式的优缺点，目前尚缺乏循证医学证据，故不建议所有病人盲目采用保胆取石术。中药排石等方法，对胆囊结石无确切疗效。**PM**

小贴士

胆汁由肝脏产生，胆囊的作用是浓缩、贮存胆汁

胆汁由肝细胞产生，经肝内各级胆管收集，出肝门后，再经肝外胆道输送到胆囊。胆囊是位于右侧肋骨下肝脏后方的梨形囊袋构造（肝胆囊窝内），分底、体、颈、管四部，有浓缩和储存胆汁的作用。肝脏每天产生800毫升左右胆汁，经肝管排出，一般先在胆囊内浓缩、贮存。胆囊腔的容积为40～70毫升。进食后，尤其是进食高脂肪食物后，小肠内分泌细胞分泌胆囊收缩素，经血流至胆囊，刺激胆囊肌层收缩，排出胆汁。

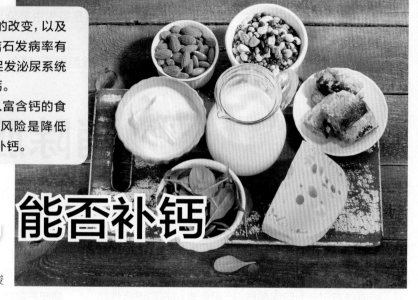

随着人们生活水平的提高、饮食结构的改变，以及有些人盲目摄入各种保健品，泌尿系统结石发病率有不断上升的趋势。有人认为，高钙饮食会促发泌尿系统结石，因此，泌尿系统结石患者不可以补钙。

事实上，研究发现，高钙饮食（即摄入富含钙的食物，如牛奶等）者，罹患泌尿系统结石的风险是降低的，确诊为泌尿系统结石的患者仍然可以补钙。

患泌尿结石，能否补钙

复旦大学附属中山医院肾病科副教授　吉　俊

高钙食物有助于降低患结石风险

泌尿系统结石的形成与环境因素、遗传因素、机体酸碱平衡、营养状况及饮食习惯等有关。钙、草酸、磷酸盐等物质从尿液中排出增多，是形成泌尿系统结石的最重要因素。一般而言，人体摄入的钙越多，钙在肠道被吸收越多，随后从尿中排出也越多。然而，大量研究发现，富含钙的食物有助于降低患结石风险，这可能是由于钙能与食物（主要为蔬菜）中的草酸结合，形成不溶性的草酸钙，随粪便排出体外，从而降低了钙和草酸在泌尿系统中的浓度，避免了钙与草酸浓缩、聚集，最终减少了草酸钙结石形成的概率。

过量补充钙、维生素D有害

长期或短期大量补充钙（钙片、液体钙）和维生素D制剂，可使肠道吸收的钙增多，血钙浓度升高。机体为了维持正常的血钙浓度，从尿中排出的钙就会增多，从而成为"制造"结石的原料。因此，钙剂和维生素D的补充需要有个度。中国营养学会提出的指导意见为：一般成人维生素D摄入量为每天不超过800国际单位，钙摄入量为每天800~1200毫克。

得了泌尿系结石仍可补钙

那么，是不是得了泌尿系结石就不能补钙了呢？答案是否定的。低钙饮食虽然降低了尿中钙的含量，但毕竟仍

有一定量的尿钙排出，而食物中的草酸（以草酸钙形式）经肠道排泄量却会明显减少，因而尿中草酸的浓度升高了。也就是说，低钙饮食可能增加草酸钙结石的发生率。由此可见，肾结石患者不用完全限制钙的摄入，尤其是饮食中的钙。富含钙的食物包括奶制品、豆制品、海带、虾皮、芝麻酱等。《中国居民膳食指南》指出，牛奶是补钙的首选食品，别的食物难以替代。其原因是，牛奶含钙丰富，每100克牛奶含钙量达110毫克，并且人体对牛奶中的钙吸收率可达40%；同时，牛奶还可提供大量蛋白质、氨基酸、脂肪和多种维生素。成年人每日应摄入相当于300克液态奶的奶及奶制品。当然，泌尿系结石患者如果因血钙偏低或其他原因需要额外补充钙剂和维生素D制剂，须在医生指导下合理应用，并且定期监测血液和尿液中钙的浓度。**PM**

小贴士

什么是泌尿系统结石

泌尿系统结石，是指一些晶体物质，如钙、草酸盐、尿酸盐等，与有机基质结合沉淀于泌尿系统（肾脏、输尿管、膀胱等）的结石。泌尿系统结石多发生于青壮年，男性多于女性。其种类很多，包括含钙结石、尿酸结石、感染性结石等，含钙结石约占75%，以草酸钙和磷酸钙为主；纯尿酸结石不足10%。

减停

抗抑郁药后不舒服，
是"上瘾"吗

上海市精神卫生中心临床心理科 畅临亚 苑成梅（主任医师）

经常有服用抗抑郁药的患者在复查时向医生反映，在减停药物过程中自我感觉很不舒服。一些患者担心不舒服是抗抑郁药"上瘾"的表现。为什么减停抗抑郁药时，患者会感到不舒服？不舒服是抗抑郁药"上瘾"的表现吗？

"停药反应"使人不舒服

抑郁症具有高复发性，因此，首次发作的中重度抑郁症患者通常需维持治疗6~12个月，复发两次者需维持治疗3~5年，复发三次以上者需长期服药。通常，在足够长的维持治疗结束、病情稳定后，患者可在医生指导下逐渐减少药物剂量，直至停药。而在减药、停药过程中，一些患者自我感觉很不舒服，这主要是由"停药反应"造成的。抗抑郁药主要通过对神经系统相关递质的平衡进行调节而发挥抗抑郁作用，患者停止服药后，神经系统递质在较短时间内形成的平衡会被彻底打破，以致患者出现易激惹、恶心、呕吐、失眠、多梦等"停药反应"，又称"撤药综合征"。停药反应的出现是正常的，就像我们出国需要倒时差、晚上可能会失眠一样，身体也要一定的时间去适应减药、停药的变化。

不舒服不是"上瘾"表现

一些患者认为，减药、停药后出现的不舒服是抗抑郁药"上瘾"的表现，心理负担很重。事实上，一种药物有没有成瘾性，是由药品的化学性质决定的。抗抑郁药并无成瘾性，停药反应的出现主要与药物的半衰期长短有关。有些抗抑郁药半衰期较短，如帕罗西汀，一旦停药，血药浓度急速下降，就可能引起停药反应，出现头痛、焦虑、睡眠问题。此外，有的患者抑郁症没有完全缓解，或没有按照医嘱逐步递减用药量，也可能导致"停药反应"。因此，患者在减药、停药前，一定要确保进行了足够长时间的维持治疗，在医生指导下减药、停药，并观察停药后的反应会不会随着时间变化而减轻。如果不舒服持续存在甚至加重，要及时就诊。

科学减停抗抑郁药

抑郁症患者减药、停药必须遵医嘱，不可认为自己情绪好转就擅自减药，更不可骤然停药。研究表明，每周减量1/4是较为稳妥的方式（递减停药）。也就是说，患者最少需要4周时间才能完全停药，但具体情况还要由医生判断。递减停药可使药物在体内的有效浓度呈递减性下降，让大脑海马回和杏仁核结构有充分时间适应人体内药物的变化，从而达到持续稳定病情的效果，避免直接停药造成疾病反复。此外，患者要好好把握停药时机。春季是抑郁症高发季节，患者情绪容易不稳定，应避免在这个季节减药、停药；也不要在面临重大事件或压力性事件时减药、停药，如婚娶、升学、亲人病故等。患者在减药、停药期间及之后可进行心理治疗，或学习应对抑郁症复发的方法，缓解可能出现的焦虑情绪。例如，患者可通过心理治疗方法克服停药反应，因为很多时候不舒服不仅仅是生理问题，与心理压力也密切相关。

总之，患者只要坚持全程治疗，达到临床治愈，并在医生指导下逐步减量，即使出现"停药反应"，最后也能完全停药，恢复健康。**PM**

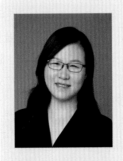

专家 简介

苑成梅 上海市精神卫生中心临床心理科主任医师、硕士生导师，中国心理卫生协会认知行为治疗委员会委员、精神分析委员会委员，中国睡眠研究会睡眠医学教育委员会委员，中国医师协会精神科医师分会青年委员，上海市医学会行为医学专科分会委员。长期从事睡眠障碍、情绪障碍的临床和研究工作。
专家门诊：周四下午（心理咨询门诊）
周五下午（精神科门诊）

冬天到了，天气寒冷，面对干燥和低温的挑战，皲裂、冻疮及瘙痒等皮肤病很常见。冬季皮肤病看似来势汹汹，实则可防、可治。

给冬季皮肤病
"上点药"

复旦大学附属华山医院皮肤科副主任医师 唐 慧

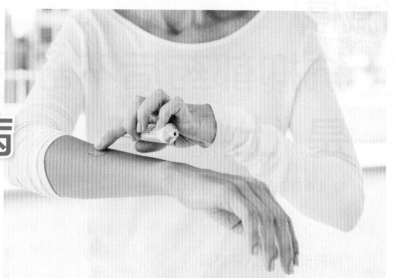

皲裂

冬天，气候干燥，皮肤很容易皲裂，尤其是暴露在外的脸颊、唇部、双手、脚跟等。皲裂的皮肤会变硬、增厚、脱屑、泛红，甚至开裂、出血，常伴有遇冷疼痛、遇热瘙痒等症状。

防治方法

预防皲裂的发生，"锁"住皮肤中的水分最重要。日常生活中，我们可以采取以下方法来减少水分丢失：戴上保暖的手套和口罩，穿好厚实的衣裤，与寒冷干燥的室外环境隔绝；避免过于频繁的洗澡、洗脸、洗手，避免与洗洁精、洗衣液等洗涤用品直接接触，以减少刺激；在暖气或空调供暖的干燥室内，可使用加湿器。此外，保湿霜比保湿乳更适合防治皮肤皲裂，在皮肤干燥或皲裂部位，可每日多次涂抹面霜、护手霜、唇膏等。

在选择和使用保湿霜过程中，需注意以下两点：①选用的保湿霜或者润唇膏成分应尽量单一，尿囊素、凡士林等较安全、有效。色素、香精等添加剂可能会刺激皮肤，应避免接触。②手足部位皮肤较厚，日常生活中又容易受到摩擦刺激，发生皲裂后往往较严重，为避免因疼痛影响生活，涂抹保湿霜后可采用保鲜膜、薄膜手套等进行短时"封包"，增加保湿和防裂效果。

瘙痒

冬季天气寒冷，汗液、皮脂分泌减少，容易出现皮肤瘙痒。皮肤瘙痒好发于中老年人，表现为皮肤干燥，或有细薄鳞屑，甚至出现轻度开裂。

防治方法

皮肤瘙痒发生后，患者在生活中应关注以下事项：洗澡时，尽量减少沐浴液或肥皂的使用频率，少搓澡；温水洗浴时间应短于10分钟，浴后轻轻吸干，并立即全身涂抹保湿剂；贴身穿着棉质衣服，避免羊毛、化纤织物等对皮肤的刺激；在暖气或空调供暖的干燥室内，可使用加湿器。

需要提醒的是，引起皮肤瘙痒的原因很多，尤其是老年人。除某些皮肤病，如湿疹、神经性皮炎等可导致皮肤瘙痒外，某些系统性疾病，如糖尿病、肝胆系统疾病、尿毒症、血液病等均可引起皮肤瘙痒。当瘙痒顽固、进行性加重时，患者应及时去医院就诊，切忌随意使用"止痒药"，以免贻误病情。

高血压患者：

上海交通大学附属瑞金医院高血压科副主任医师　陶波

慎用含麻黄碱感冒药

感冒是最常见的疾病，一年四季均可发病。当前，市场上的感冒药种类繁多，有相当一部分属于非处方药，患者可以自行购买。但是，老年人，尤其是患有高血压、心脏病的患者，不能盲目选用感冒药，要先了解清楚感冒药的主要成分，再慎重选择。

目前，市场上许多感冒药的主要成分有解热镇痛的对乙酰氨基酚、减轻鼻黏膜水肿的麻黄碱、镇咳的氢溴酸右美沙芬、抗病毒的金刚烷胺和抗组胺的马来酸氯苯那敏等。这些成分相互协同作用，可在一定程度上缓解感冒症状，但也不可避免地会带来一些副作用。比如，麻黄碱具有收缩上呼吸道毛细血管、消除鼻咽部黏膜充血及减轻鼻塞症状等作用，但同时还能使血压在短时间内快速升高，并具有使心跳加快等不良反应，且作用持久，可加重高血压患者的病情。摄入麻黄碱过量还容易引起精神兴奋、失眠、神经过敏、震颤等。高血压、冠心病、动脉硬化、心绞痛及甲状腺功能亢进等患者，应慎用或禁用含麻黄碱成分的感冒药。

目前，市场上常用含麻黄碱成分的感冒药包括：双扑伪麻片（康利诺）、日夜百服宁、酚麻美敏片（泰诺）、复方盐酸伪麻黄碱缓释胶囊（新康泰克）、氨酚伪麻美芬片（白加黑）等。**PM**

冻疮

除皮肤皲裂和瘙痒外，冻疮也是频繁发作于冬季的皮肤病。正常情况下，气温降低后，位于皮肤下的小血管会发生收缩。但如收缩过久，便会引起血管麻痹、扩张，造成局部血液循环不良，发生冻疮。冻疮最常累及手、足、耳等易于暴露的部位，末梢血液循环差或长期在低温环境下工作的人群，如儿童、老人及室外工作者等，更易罹患冻疮。

防治方法

在日常生活中，我们可以通过"三部曲"预防冻疮。①保暖：穿戴足够保暖的耳罩、手套、鞋袜。②宽松：许多人为了保暖，喜欢在冬天将自己裹得严严实实。实际上，穿着过紧的衣物会压迫末梢血管，影响血液循环，反而更容易诱发冻疮。因此，冬季的鞋、袜、裤子等切勿过紧，应宽松、透气、干燥。③运动：适当的体育锻炼可以促进血管扩张，有利于末梢血液循环。不适合进行剧烈运动的人可采用多按摩手脚、双耳和脸颊等简单易行的方法来预防冻疮。

一旦出现冻疮，应根据症状进行治疗。初发或不严重的冻疮，通过保暖，多数可在数周内自愈。红、肿、痒比较明显时，可在皮肤科医生指导下酌情选择外用药膏或口服药物。常用的外用药有冻疮膏、复方硝苯地平软膏或激素类药膏，口服药物有硝苯地平、烟酰胺等。万一出现皮肤破溃，可加用抗炎药膏，如莫匹罗星或夫西地酸乳膏。

需要提醒的是，吸烟、高血压及糖尿病等人群的血管状况常常较差，更易发生冻疮或相关并发症，在日常生活中需要注意保持良好生活习惯，积极治疗和控制原发疾病。患有部分皮肤病、心血管疾病、风湿性疾病、血液病，甚至肿瘤，也可能出现冻疮样症状，因此，持久不愈或常年发作的冻疮患者，应提高警惕，必要时到医院就诊完善检查。**PM**

2019年总目录

2019年总目录

2019年总目录

订 2020 年《大众医学》杂志，把健康带回家

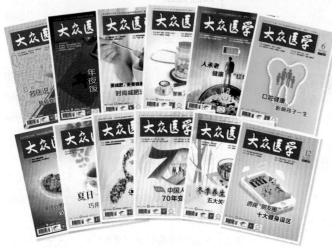

2019 年《大众医学》

还没来得及订阅的读者，现在依然能通过以下方式订阅杂志。

★ 邮局订阅：邮发代号 4-11

★ 网上订阅：《大众医学》官方网站、杂志铺网站

★ 上门收订：11185（中国邮政集团全国统一客户服务）

★ 上海科学技术出版社邮购：021-64845191 / 021-64089888-81826

★ 网上零售：shkxjscbs.tmall.com（上海科学技术出版社天猫旗舰店）

★ 微信订阅：扫描二维码，轻松订阅

扫描二维码，
在线订阅

亲爱的读者朋友们，当您拿到本期杂志的时候，2020 年已近在眼前。喜欢《大众医学》杂志的您，一定已经早早订好了 2020 年杂志了吧？

2020 年，我们依然保持每期 10 元的定价不变。每月，我们都会为大家精心准备丰富多彩的健康大餐——纸质期刊、健康锦囊别册、精华版有声杂志、"名医说"音视频。

我们的新媒体矩阵——官方网站、官方微博、官方微信、今日头条号等，也会在手机端陪伴大家，随时随地为大家带来权威、靠谱的医学科普知识。

同时，我们也会不定期举办线上线下公益活动，邀请专家为大家答疑解惑。

敬告读者

由于 2020 年杂志收订工作结束较晚，2020 年 1 月底遇到春节假期，《大众医学》杂志上市时间有所调整，敬请留意。

2020 年 1 月刊：2020 年 1 月 10 日上市

2020 年 2 月刊：2020 年 2 月 5 日上市

2020 年 3 月刊：2020 年 3 月 5 日上市

2020 年 4 月刊：2020 年 3 月 31 日上市

2020 年 5 月刊起：上市时间恢复正常（上月 25 日）

《大众医学》编辑部

敬告读者

每一个月，《大众医学》都会带给您权威、实用、最新的保健知识。出版前，每篇文章都经过严格审查和内容核实。我们刊出这些文章，并不是要取代看病就医，而是希望帮助大家开阔眼界，让自己更健康。

由于个体差异，文章所介绍的医疗、保健手段并不能适合每一位读者，尤其是在诊断或治疗疾病时。任何想法和尝试，您都应该和医生讨论，权衡利弊。

您可以通过以下方式，进一步了解有关专家信息：

1. 登陆《大众医学》官方微信公众号，直接留言或点击下拉菜单"专家专栏"，搜索相关学科，向专家咨询。

2. 发电子邮件至 popularmedicine@sstp.cn 或写信向编辑部咨询。

3. 通过 114 查询相关医疗机构电话，向挂号室或咨询服务台，了解专家近期门诊安排，就近就医。

敬告本刊作者

1. 本刊稿件一律不退，敬请自留底稿。从稿件投到本刊之日起，三个月后未接录用通知，方可另行处理。如需退稿（照片和插图），请注明。

2. 稿件从发表之日起，其专有出版权、汇编权和网络传播权即授予本刊，同时许可本刊转授第三方使用。本刊支付的稿费包含信息网络传播的使用费。

3. 根据需要，本刊刊登的稿件（文、图、照片等）将在本刊或主办本刊的上海科学技术出版社的网页或网站上传播宣传。

4. 本刊作者保证来稿中没有侵犯他人著作权或其他权利的内容，并将对此承担责任。

5. 对于上述合作条件若有异议，请在来稿时声明，否则将视作同意。